Hinweise zur Benutzung

Folgende didaktische Elemente helfen dem Leser, sich optimal zu orientieren und gesuchte Strukturen schnell zu finden:

- Jedes Kapitel hat eine eigene **Signalfarbe.**
- Die **„Menüleiste“** oben auf jeder Doppelseite zeigt an, wo man sich gerade befindet: das aktuelle Unterkapitel ist fett gedruckt.
- Das **Thema jeder Seite** ist kursiv gedruckt.
- Viele Abbildungen haben **„Windrosen“:** die Zahlen weisen auf Abbildungsnummern anschließender Regionen hin, so dass man den Verlauf einer Struktur über mehrere Abbildungen leichter verfolgen kann.
- Kleine **Orientierungsskizzen** bei den komplexen Ansichten geben Blickrichtungen und Schnittebenen an.
- **Farbpunkte an den Hinweislinien** topographischer Abbildungen helfen, Arterien, Venen, Muskeln und Nerven schnell zu finden.
- Viele Abbildungen sind durch **Querverweise** untereinander vernetzt.
- Das **separat zu beziehende Tabellenheft (ISBN 978-3-437-44100-4)** zu Muskeln, Gelenken und Nerven ist ideal zum Mitnehmen und schnellen Nachschlagen. Der Leser kann die passende Tabelle neben die gewünschte Abbildung legen und direkt vergleichen.
- **Querverweise zwischen Abbildungen und Tabellen** ermöglichen die schnelle Zuordnung der Bilder und Tabellentexte.
- **Abkürzungsverzeichnis, Richtungs- und Lagebezeichnungen sowie Erklärungen der Klammern** finden sich am Ende des Buches.

Perfekt zurechtfinden – das neue Navigationssystem:

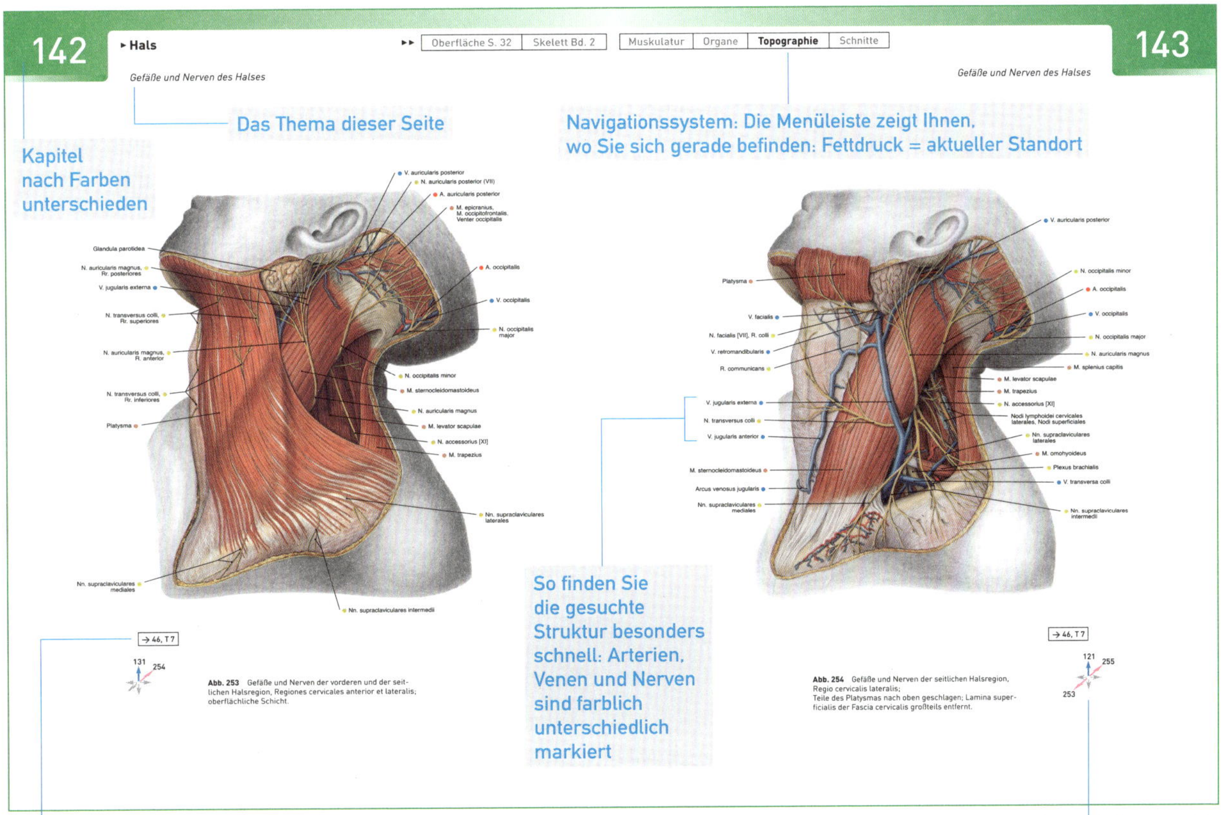

→ 46, T 7

T = Verweis auf die Nummer der passenden Tabelle in der separaten Broschüre.

Querverweise auf die Abbildungsnummern weiterer thematisch passender Bilder im Atlas

„Windrose“: Verweis auf Bildnummern der anschließenden Regionen:

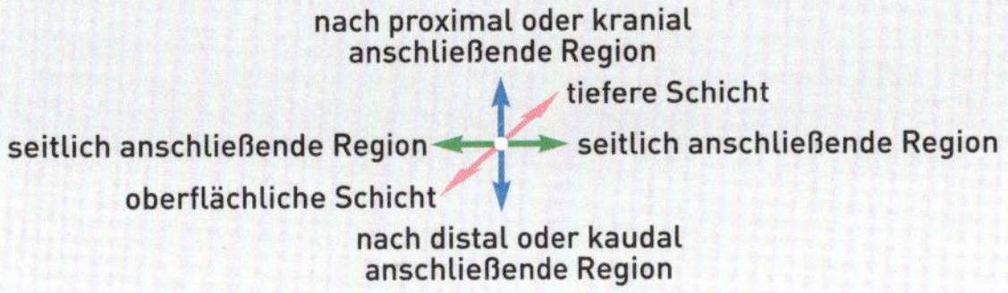

Übersicht

Sobotta

Anatomie des Menschen
Der komplette Atlas in einem Band

Herausgegeben von R. Putz und R. Pabst
unter Mitarbeit von Renate Putz

Allgemeine Anatomie
Bewegungsapparat
Innere Organe
Neuroanatomie

22., neu bearbeitete Auflage
1431 farbige Tafelbilder mit 1984 Einzelabbildungen

ELSEVIER
URBAN & FISCHER

URBAN & FISCHER
München

Zuschriften und Kritik an:
Elsevier GmbH, Urban & Fischer Verlag, Lektorat Medizinstudium, Hackerbrücke 6, 80335 München
e-mail: medizinstudium@elsevier.de

Anschriften der Herausgeber:

Professor Dr. med. Reinhard Putz
Vorstand des Anatomischen Instituts
der Ludwig-Maximilians-Universität
Pettenkoferstraße 11
80336 München
e-mail: reinhard.putz@med.uni-muenchen.de

Professor Dr. med. Reinhard Pabst
Leiter der Abteilung für
Funktionelle und angewandte Anatomie
Medizinische Hochschule Hannover
Carl-Neuberg-Straße 1
30625 Hannover
e-mail: pabst.reinhard@mh-hannover.de

Bibliografische Information Der Deutschen Bibliothek

Die Deutsche Bibliothek verzeichnet diese Publikation in der Deutschen Nationalbibliografie; detaillierte bibliografische Daten sind im Internet unter http://dnb.ddb.de abrufbar.

Diese Ausgabe ist inhaltlich identisch mit der 22. Auflage in zwei Bänden. Die Kapitelreihenfolge wurde geändert.

Programmleitung: Dr. med. Dorothea Hennessen
Teamleitung und Lektorat: Alexander Gattnarzik
Zeichner für die 22. Auflage: Ulrike Brugger, München; Rüdiger Himmelhan, Heidelberg; Horst Ruß, München; Henriette Rintelen, Velbern
Herstellung: Renate Hausdorf, München
Satz: Typodata, München
Druck und Bindung: Appl, Wemding
Umschlaggestaltung: Carsten Tschirner, München

Printed in Germany
978-3-437-43592-8

Der Begründer dieses Atlaswerkes, Professor Dr. med. Johannes Sobotta †, war zuletzt o. ö. Professor der Anatomie und Direktor des Anatomischen Instituts der Universität Bonn.

Deutsche Ausgaben mit Erscheinungsjahr:
1. Auflage: 1904–1907 J. F. Lehmanns Verlag, München
2.–11. Auflage: 1913–1944 J. F. Lehmanns Verlag, München
12. Auflage: 1948 und folgende Auflagen
Urban & Schwarzenberg, München
13. Auflage: 1953, Hrsg. H. Becher
14. Auflage: 1956, Hrsg. H. Becher
15. Auflage: 1957, Hrsg. H. Becher
16. Auflage: 1967, Hrsg. H. Becher
17. Auflage: 1972, Hrsg. H. Ferner und J. Staubesand
18. Auflage: 1982, Hrsg. H. Ferner und J. Staubesand
19. Auflage: 1988, Hrsg. J. Staubesand
20. Auflage: 1993, Hrsg. R. Putz und R. Pabst
Urban & Schwarzenberg, München
21. Auflage: 2000, Hrsg. R. Putz und R. Pabst
Urban & Fischer, München

Lizenzausgaben:
Arabische Ausgabe
Modern Technical Center, Damaskus
Chinesische Ausgabe (complex characters):
Ho-Chi Book Publishing Co, Taiwan
Chinesische Ausgabe (simplified Chinese edition):
Elsevier, Health Sciences Asia, Singapore
Englische Ausgabe (Nomenklatur Englisch)
Atlas of Human Anatomy
Lippincott Williams & Wilkins
Englische Ausgabe (Nomenklatur Latein)
Atlas of Human Anatomy
Elsevier GmbH, Urban & Fischer
Französische Ausgabe
Atlas d'Anatomie Humaine
Tec & Doc Lavoisier, Paris
Griechische Ausgabe (Nomenklatur Griechisch)
Maria G. Parissianos, Athen
Griechische Ausgabe (Nomenklatur Latein)
Maria G. Parissianos, Athen
Holländische Ausgabe
Bohn Stafleu van Loghum, Houten
Indonesische Ausgabe
Atlas Anatomi Manusia
Penerbit Buku Kedokteran EGC, Jakarta
Italienische Ausgabe
Atlante di Anatomia Umana
UTET, Torino
Japanische Ausgabe
Igaku Shoin Ltd., Tokyo
Koreanische Ausgabe
ShingHeung MedScience, Seoul
Kroatische Ausgabe
Naklada Slap, Jastrebarsko
Polnische Ausgabe
Atlas anatomii cztowieka
Urban & Partner, Wroclaw
Portugiesische Ausgabe (Nomenklatur Portugiesisch)
Atlas de Anatomia Humana
Editora Guanabara Koogan, Rio de Janeiro
Portugiesische Ausgabe (Nomenklatur Latein)
Atlas de Anatomia Humana
Editora Guanabara Koogan, Rio de Janeiro
Spanische Ausgabe
Atlas de Anatomia Humana
Editorial Medica Panamericana, Buenos Aires/Madrid
Türkische Ausgabe
Insan Anatomisi Atlasi
Beta Basim Yayim Dagitim, Istanbul
Ungarische Ausgabe
az ember anatómiájának atlasza
Alliter Kiadái, Budapest

Aktuelle Informationen finden Sie im Internet unter www.elsevier.com und www.elsevier.de

Inhalt

Vorwort

Johannes Sobotta hat vor etwas über 100 Jahren den Atlas der Anatomie des Menschen herausgebracht. Seither hat sich dieses Werk in ständiger Interaktion zwischen Studierenden, Dozenten und Herausgebern Schritt für Schritt weiterentwickelt. Es wurde für Generationen von Studierenden sowie Ärztinnen und Ärzten modernste Lerngrundlage für den komplexen Stoff der makroskopischen Anatomie und bleibendes Nachschlagewerk während der klinischen Ausbildung, der ärztlichen Weiterbildung und für die ganze berufliche Tätigkeit, eben ein „Buch für das ärztliche Leben". Auch in dieser Auflage wurden Neuzeichnungen grundsätzlich auf der Basis von Originalpräparaten angefertigt.

Die 22. Auflage folgt in besonderer Weise den Anliegen der Reform des Medizinstudiums, wie sie durch die neue Approbationsordnung für Ärzte (ÄAppO) vorgegeben wird. Die geforderte verstärkte Integration von klinischen Bezügen in die Vorklinik wurde in der 22. Auflage konsequent umgesetzt:

- Oberflächenanatomie einschließlich der Projektion innerer Organe (45 Farbfotos)
- anatomische Strukturen neben Abbildungen von bildgebenden Verfahren
- Integration von bildgebenden Verfahren in großem Umfang (Ultraschall, Röntgen, CT, MRT, 119 Abb.)
- endoskopische, intraoperative Farbfotos und Abbildungen zu Punktionstechniken und Untersuchungsverfahren (54 Abb.)
- beispielhafte Patientenbilder zu den häufigsten Lähmungen
- wichtigste Arterienvarietäten als Schemata (93 Abb.)
- häufige Lagevarianten innerer Organe (24 Abb.)
- Integration der Lupenanatomie wichtiger innerer Organe (Darm, Leber, Niere etc.).

Eine übersichtlichere Gliederung strukturiert das Wissen jetzt noch besser:

- eindeutige Kapitelgliederung nach Körperregionen
- Doppelseitensystematik mit thematisch passenden Abbildungen auf gegenüberliegenden Seiten
- Tabellen von Muskeln, Gelenken und Nerven als systematische Lernhilfe in einer kompakten separaten Broschüre, die der Leser neben die gewünschte Abbildung legen kann.

Besonderes didaktisches Anliegen der Neuauflage ist es, dem Leser optimale Orientierung zu bieten und ihn gesuchte Strukturen rasch finden zu lassen. Zu diesem Zweck wurden bewährte didaktische Hilfen ausgebaut und neue Wege entwickelt:

- Jedes Kapitel ist durch eine eigene Signalfarbe gekennzeichnet.
- Eine „Menüleiste" auf jeder Doppelseite schafft Klarheit, wo man sich innerhalb eines Kapitels befindet.
- Viele neue Orientierungsskizzen zu Blickrichtung und Schnittebene wurden aufgenommen (270 Abb.).
- Neue Bilder ganzer Körperregionen helfen, den Überblick zu behalten.
- Neue Darstellungen einzelner Muskeln verdeutlichen die Lage und den Verlauf der wichtigsten Muskeln (24 Abb.).
- Die ausschließliche Darstellung der rechten Extremitäten ermöglicht die sofortige Orientierung.
- „Windrosen" weisen auf die jeweils anschließenden Bilder hin und lassen den Verlauf einer Struktur über mehrere Abbildungen hinweg leichter verfolgen.
- Durchgezogene Hinweislinien erleichtern das rasche Finden der Strukturen.
- Farbpunkte an den Hinweislinien topographischer Abbildungen helfen Arterien, Venen, Nerven und Muskeln schnell und sicher zu finden.
- Die Querverweise zwischen Abbildungen und Tabellen verknüpfen die Inhalte von Bild und Text.
- Die Abbildungen des Tabellenhefts beziehen sich direkt auf die Atlasbilder.
- Das größere Buchformat (23 x 31) ermöglicht eine bessere Übersichtlichkeit.

Die Kapitel wurden wie bisher unter den Herausgebern aufgeteilt, wobei Konzept und Korrekturen wie immer gemeinsam diskutiert wurden:

R. Putz: Allgemeine Anatomie, obere Extremität, Gehirn, Auge, Ohr, Rücken, untere Extremität;
R. Pabst: Kopf, Hals, Brust- und Bauchwand, Brust, Bauch, Becken.

Um die vielen Neuzeichnungen haben sich in bewährter Weise Frau Ulrike Brugger, Herr Rüdiger Himmelhan und Herr Horst Ruß verdient gemacht. Bewusst wurde versucht, den bewährten plastischen „SOBOTTA-Stil" beizubehalten, der die individuelle Vorlage erahnen lässt und zugleich den Typus darstellt. Eine Reihe von computergraphischen Schemata stellte Frau Henriette Rintelen her. Dankbar sind wir den klinischen Kollegen, die auch für diese Auflage Abbildungen zur Verfügung gestellt haben (siehe Bildernachweis). Den beteiligten Mitarbeitern der Institute danken wir sehr herzlich für ihr Verständnis und für wichtige Anregungen. Herr Dr. N. Sokolov und Herr A. Buchhorn haben in akribischer Arbeit Präparate als Grundlage vieler Neuzeichnungen hergestellt; Frau S. Fryk und Frau G. Hoppmann haben uns bei der Textverarbeitung unterstützt.

Den Mitarbeitern des Verlages Elsevier, insbesondere dem Lektorat mit Frau Dr. D. Hennessen und Herrn A. Gattnarzik, sei sehr herzlich gedankt. Manche gestalterische Entwicklung geht auf überaus anregende Gespräche zurück. Dankbar sind wir für die hervorragende Betreuung der Herstellung durch Frau R. Hausdorf. Frau R. Putz übernahm gemeinsam mit Frau G. Meier die Hauptarbeit bei der Kontrolle der Korrekturen und sorgte für konsequente Seitenaufteilung und die Vereinheitlichung der Hinweise und Legenden. Unser besonderer Dank gilt Frau Dr. U. Osterkamp-Baust für die Erstellung des Registers und allen, die an den Korrekturarbeiten beteiligt waren. In gemeinsamer Anstrengung ist es gelungen, den SOBOTTA zu einem modernen Lehrbuch mit vielen neuen Inhalten und in neuem Glanz werden zu lassen.

Viele kritische Anmerkungen und Anregungen von Studierenden und Fachkollegen haben wir dankbar aufgenommen und größtenteils umgesetzt. Die Herausgeber waren und sind allen Nutzern für jeden Hinweis dankbar und bitten die Benutzer auch dieser Auflage, sich nicht zu scheuen und uns ihre Kommentare zu übermitteln.

München und Hannover, September 2005
R. Putz und R. Pabst

Univ.-Prof. Dr. med. Reinhard Putz

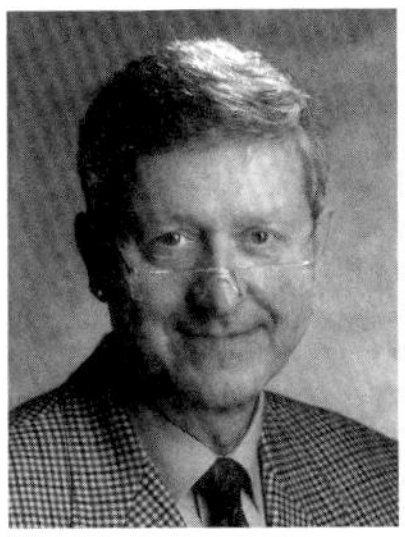

Geboren in Innsbruck/Österreich

1962–68	Medizinstudium an der Leopold-Franzens-Universität Innsbruck
1968	Promotion zum Dr. univ. med.
1968–82	Universitätsassistent am Institut für Anatomie der Universität Innsbruck
1978	Habilitation für das Fach Anatomie
1979	Facharzt für Anatomie
1982–89	Direktor des Lehrstuhls I des Anatomischen Instituts der Albert-Ludwigs-Universität Freiburg
seit 1989	Vorstand des Lehrstuhls I der Anatomischen Anstalt der Ludwig-Maximilians-Universität München
1992–1994	Präsident der European Association of Clinical Anatomists
1993	Approbation als Arzt
1998–1999	Vorsitzender der Anatomischen Gesellschaft
1999	Aufnahme in die Akademie der Naturforscher und Ärzte (LEOPOLDINA)
2002	Dr. h.c. Universität Constanta/Rumänien
2003	Prorektor I der Ludwig-Maximilians-Universität München

Forschungs- und Interessengebiete:

- Funktionelle Anatomie des passiven Bewegungsapparates
- Evolution und funktionelle Anatomie der Wirbelsäule
- Morphologische Parameter der Beanspruchung der Gelenke (Form-Funktions-Beziehung)
- Angewandte Anatomie (anatomische Grundlagen für Orthopädie, Chirurgie, Radiologie)
- Fragen zu Inhalt und Organisation der medizinischen Ausbildung
- Entwicklung von hochschuldidaktischen Ausbildungsprogrammen

Univ.-Prof. Dr. med. Reinhard Pabst

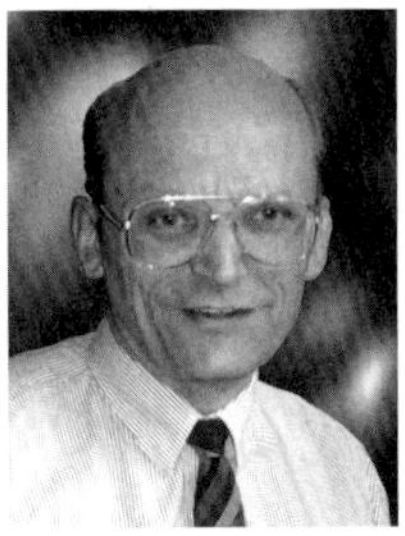

Geboren in Posen, aufgewachsen in Lüneburg

1965–70	Medizinstudium an der Medizinischen Hochschule Hannover und in Glasgow/Schottland
1970	Staatsexamen und Promotion zum Dr. med.
1971	Approbation als Arzt
1971–76	Wissenschaftlicher Mitarbeiter, Abteilung für Klinische Physiologie, Universität Ulm
1976	Habilitation für Klinische Physiologie, Universität Ulm, und Umhabilitation an die Medizinische Hochschule Hannover
1976–80	Oberassistent der Abteilung für Funktionelle und Angewandte Anatomie, MHH
1978	Erweiterung der Venia legendi auf Anatomie
1980-92	Leiter der Abteilung für Topographische Anatomie und Biomechanik
seit 1992	Leiter der Abteilung für Funktionelle und Angewandte Anatomie, MHH
1986–90	Prorektor Studium und Lehre, Medizinische Hochschule Hannover
1993–97	Rektor der Medizinischen Hochschule Hannover
1999–2003	Prorektor für Forschung, Medizinische Hochschule Hannover
1997–98	Vorsitzender der Anatomischen Gesellschaft
2001	Aufnahme in die Akademie der Naturforscher und Ärzte (LEOPOLDINA)

Forschungs- und Interessengebiete:

- Funktionelle Anatomie lymphatischer Organe
- Proliferation und Migration von Lymphozyten
- Entwicklung des Darmimmunsystems
- Funktion des Lungenimmunsystems
- Fragen einer klinisch orientierten Anatomie in der studentischen Lehre
- Lehrevaluation

Bildernachweis

Den nachstehend benannten klinischen Kollegen sind die Herausgeber für die Bereitstellung von Ultraschall-, Computertomographie- und Magnetresonanztomographiebildern sowie von endoskopischen Aufnahmen und Farbfotos von Operationssiten zu sehr großem Dank verpflichtet:

Prof. Altaras, Zentrum Radiologie, Universität Gießen
(Abb. 741, 763, 764)
Dr. Baumeister, Abteilung Radiologie, Universität Freiburg
(Abb. 889)
PD Dr. Burgkardt, Orthopädische Klinik, Technische Universität München
(Abb. 1163)
Prof. Brückmann & Dr. Linn, Neuroradiologie, Institut für radiologische Diagnostik, Universität München
(Abb. 1367, 1431a, b, 1432a, b)
Prof. Daniel, Abteilung Kardiologie, Universität Erlangen
(Abb. 631, 632, 633, 705)
Prof. Degenhardt, Bielefeld
(Abb. 865, 867)
Prof. Galanski & Dr. Kirchhoff, Abteilung Diagnostische Radiologie, Med. Hochschule Hannover
(Abb. 944, 945, 994, 996)
Prof. Galanski & Dr. Schäfer, Abteilung Diagnostische Radiologie, Med. Hochschule Hannover
(Abb. 603a, b, 659, 703, 723, 926, 936, 939, 941)
Prof. Gebel, Abteilung Gastroenterologie und Hepatologie, Med. Hochschule Hannover
(Abb. 242, 749, 758, 759, 770, 771, 806, 824)
Dr. Goei, Radiology, Heerlen, Niederlande
(Abb. 882, 883) (mit Genehmigung aus Radiology 173; 137–141:1989)
Dr. Greeven, St.-Elisabeth-Krankenhaus, Neuwied
(Abb. 150, 970)
Prof. Hoffmann & Dr. Bektas, Klinik für Viszeral- und Transplantationschirurgie, Med. Hochschule Hannover
(Abb. 772, 960)
Prof. Hohlfeld, Klinik für Pneumologie, Med. Hochschule Hannover
(Abb. 661, 662)
Prof. Jonas, Urologie, Med. Hochschule Hannover
(Abb. 834a, b, 835)
Prof. Kampik & Prof. Müller, Augenklinik, Universität München
(Abb. 1362)
Dr. Kirchhoff & Dr. Weidemann, Abteilung Diagnostische Radiologie, Med. Hochschule Hannover
(Abb. 773, 825, 834, 928, 930, 932, 934, 937)
Prof. Kremers, Poliklinik für Zahnerhaltung und Parodontologie, Universität München
(Abb. 169)
Prof. Kunze, von Haunersches Kinderspital, Universität München
(Abb. 327–330)
Dr. Meyer, Abteilung Gastroenterologie und Hepatologie, Med. Hochschule Hannover
(Abb. 676, 719a, b, 724, 877, 878)
Prof. Müller-Vahl, Neurologie, Med. Hochschule Hannover
(Abb. 128a, b)
Prof. Pfeifer, Radiologie Innenstadt, Institut für radiologische Diagnostik, Universität München
(Abb. 293, 294, 310, 312, 449, 451, 501–504, 539–542, 987, 1018, 1019, 1049, 1050)
PD Dr. Rau, Abteilung Radiologie, Universität Freiburg
(Abb. 644, 657, 658)
Prof. Ravelli †, ehem. Institut für Anatomie, Universität Innsbruck
(Abb. 499)
PD Dr. Rieger, Radiologie Innenstadt, Institut für radiologische Diagnostik, Universität München
(Abb. 1127)
Prof. Reich, Klinik für Mund-Kiefer-Gesichtschirurgie, Universität Bonn
(Abb. 113a, b)
Prof. Reiser & Dr. Wagner, Institut für radiologische Diagnostik, Universität München
(Abb. 436, 449, 451, 453, 524, 1276, 1277, 1278, 1281, 1282)
Prof. Rudzki-Janson, Poliklinik für Kieferorthopädie, Universität München
(Abb. 72, 73)
Dr. Scheibe, Chirurgische Abteilung, Rosman-Krankenhaus Breisach
(Abb. 1011a–c)
Prof. Scheumann, Klinik für Viszeral- und Transplantationschirurgie, Med. Hochschule Hannover
(Abb. 243, 244, 245)
Prof. Schillinger, Frauenklinik, Universität Freiburg
(Abb. 866)
Prof. Schliephake, Mund-Kiefer-Gesichtschirurgie, Göttingen
(Abb. 152, 196, 197)
Prof. Schlösser, Zentrum Frauenheilkunde, Med. Hochschule Hannover
(Abb. 864a, b, 872, 873, 910)
Prof. Schumacher, Neuroradiologie, Abteilung Radiologie, Universität Freiburg
(Abb. 1166a, b)
Dr. Sommer und PD Dr. Bauer, Ärzte für Radiologie, München
(Abb. 1022–1024, 1367)
Prof. Stotz, Kinderpoliklinik, Universität München
(Abb. 971, 972)
PD Dr. Vogl, Radiologische Poliklinik, Universität München
(Abb. 436, 453, 1349, 1350)
Prof. Vollrath, HNO-Klinik, Mönchengladbach
(Abb. 229, 230, 231)
Prof. Wagner †, Diagnostische Radiologie II, Med. Hochschule Hannover
(Abb. 684, 796, 797, 801, 804, 884)
Prof. Wenz, Abteilung Radiologie, Universität Freiburg
(Abb. 500)
Prof. Witt, Klinik für Neurochirurgie, Universität München
(Abb. 405)
Dr. Willführ, ehem. Abdominal- und Transplantationschirurgie, Med. Hochschule Hannover
(Abb. 783)
PD Dr. Wimmer, Abteilung Radiologie, Universität Freiburg
(Abb. 531)

Weitere Bilder wurden aus folgenden Büchern übernommen:

Benninghoff-Drenckhahn: Anatomie, Band 1 (Drenckhahn D., Hrsg.), 16. Aufl., Urban & Fischer, München 2003
(Abb. 555, 556, 580, 581, 582)
Welsch, U.: Lehrbuch Histologie, Urban & Fischer, München 2003
(Abb. 654, 752, 829, 854, 855)
Welsch, U. (Hrsg.): Sobotta, Atlas Histologie, 6. Aufl., Urban & Fischer, München 2002
(Abb. 857a, b, 869, 917)
Wicke, L.: Atlas der Röntgenanatomie, 3. Aufl., Urban & Schwarzenberg, München–Wien–Baltimore 1985
(Abb. 675a, b)

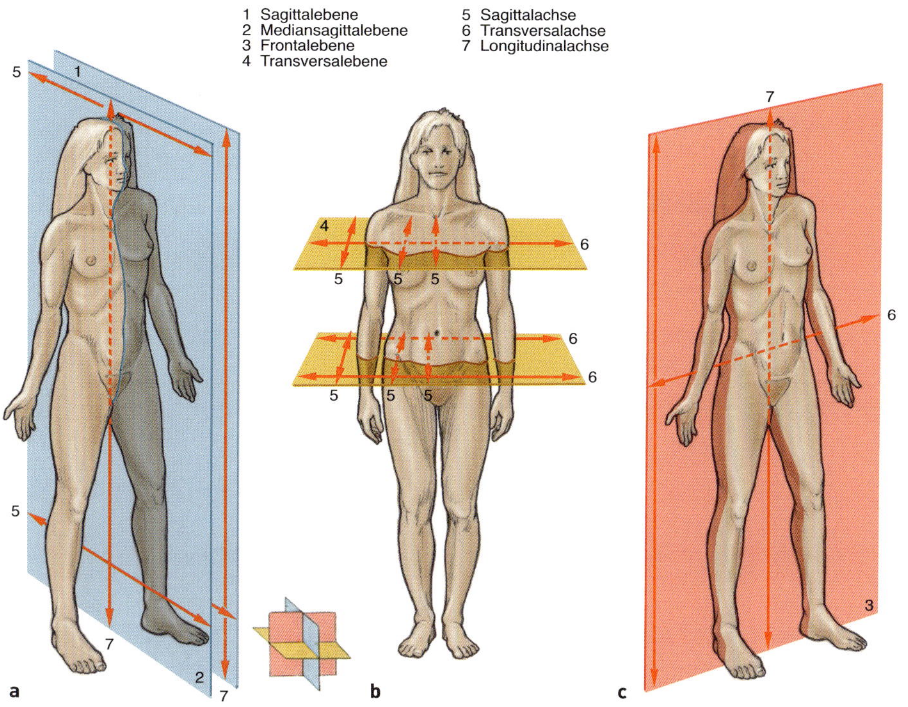

Abb. 1 a–c Ebenen und Achsen.
a Sagittalebene, Planum sagittale, sagittale und longitudinale Achsen
b Transversalebene (= Horizontalebene), Planum transversale, transversale und sagittale Achsen
c Frontalebene (= Koronalebene), Planum frontale, longitudinale und transversale Achsen

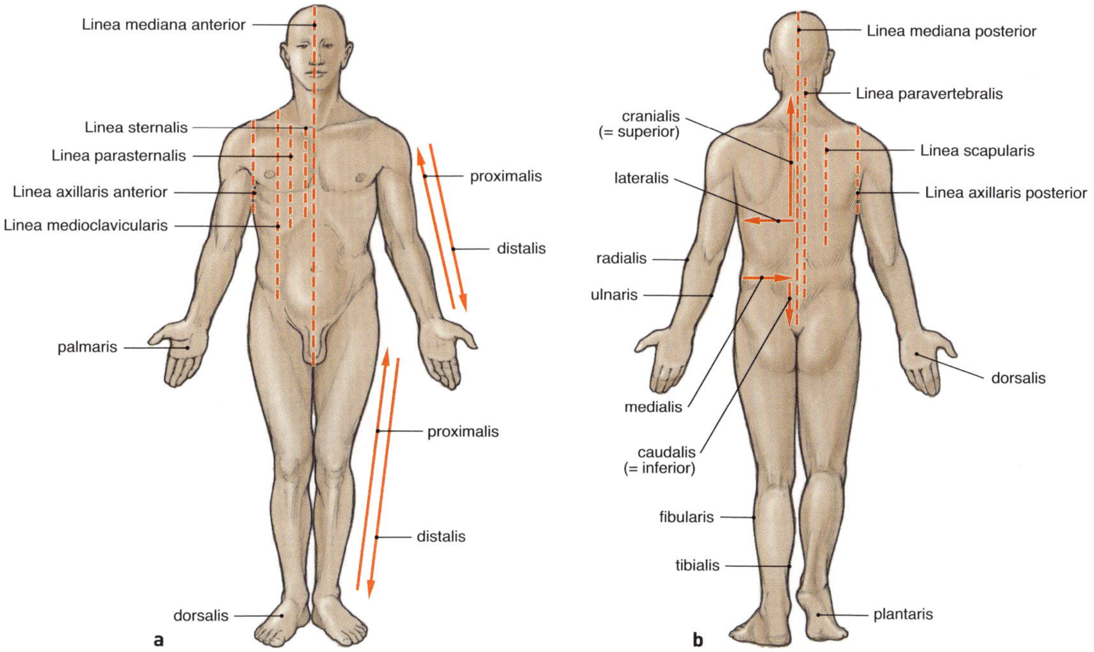

Abb. 2 a, b Orientierungslinien sowie Richtungs- und Lagebezeichnungen.
a Ansicht von ventral (ventralis, anterior)
b Ansicht von dorsal (dorsalis, posterior)

Teile des Körpers

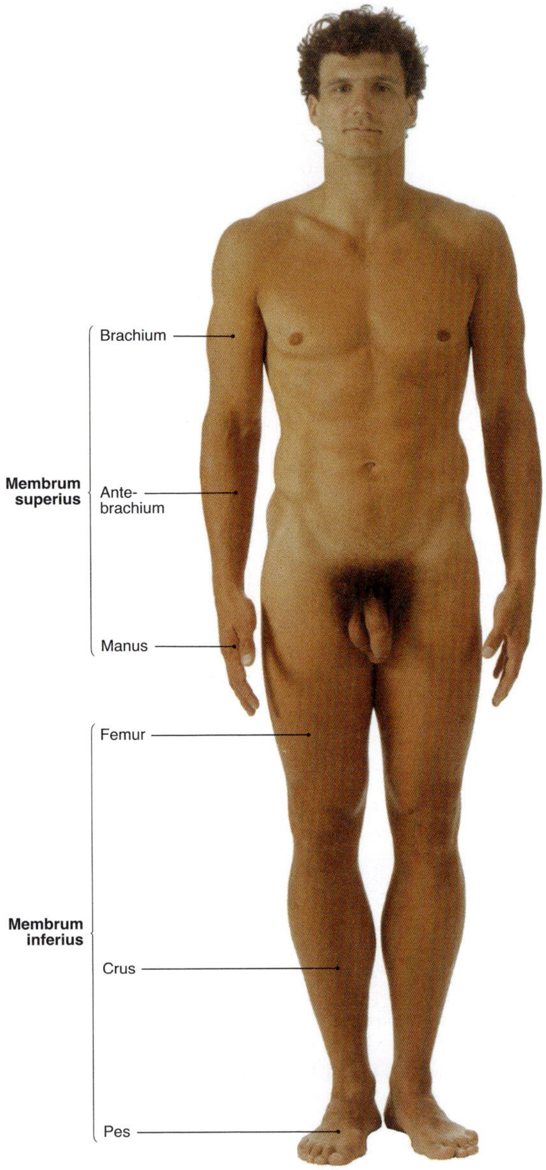

Abb. 3 Oberflächenanatomie des Mannes.

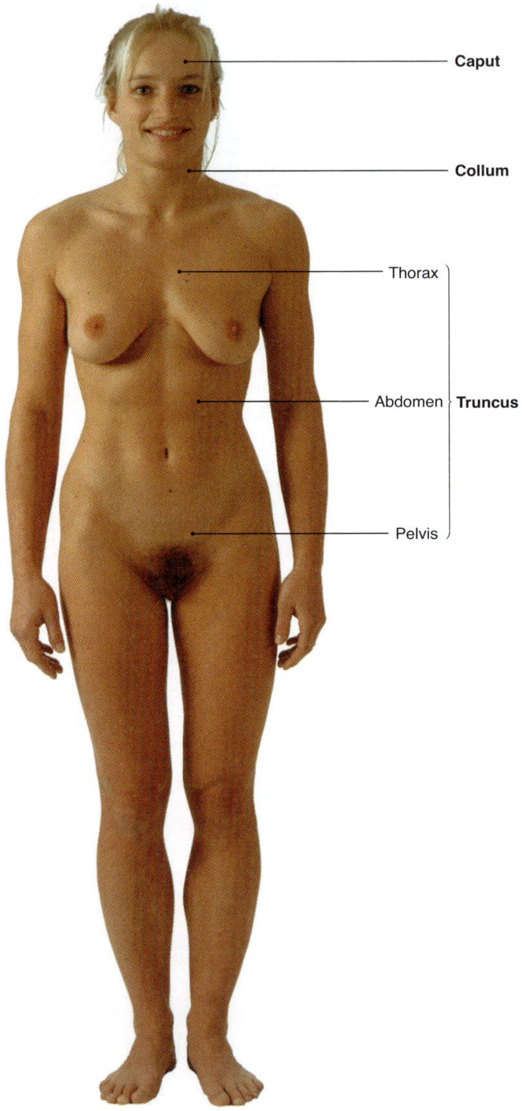

Abb. 4 Oberflächenanatomie der Frau.

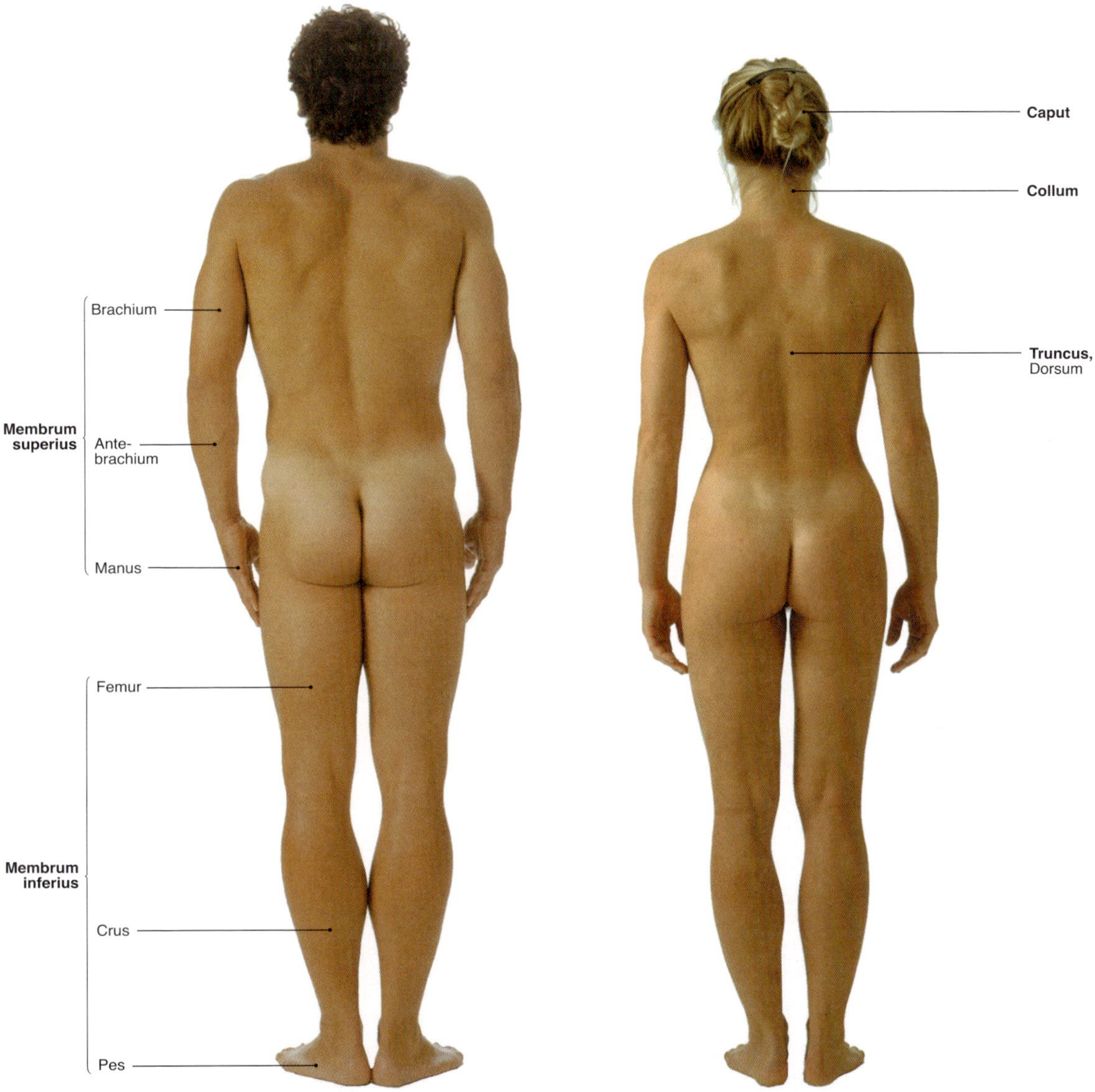

Abb. 5 Oberflächenanatomie des Mannes.

Abb. 6 Oberflächenanatomie der Frau.

Regionen des Körpers

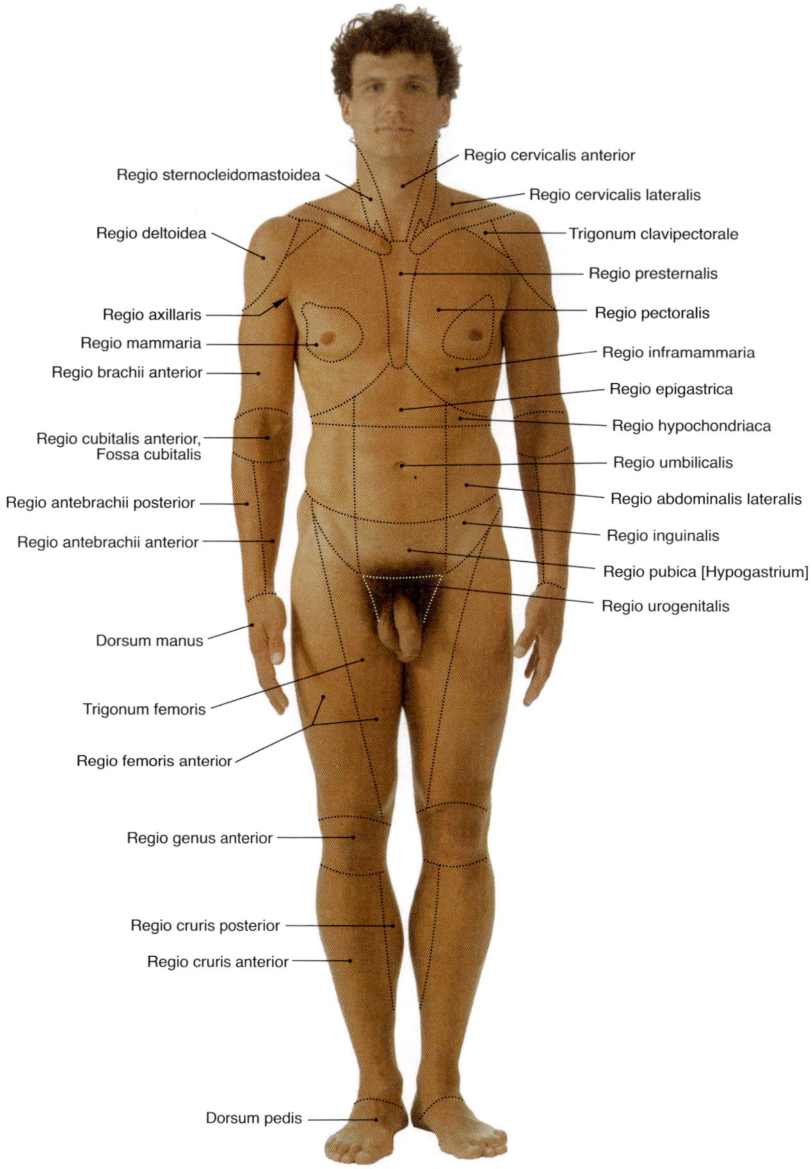

Abb. 7 Regionen des Körpers, Regiones corporis.

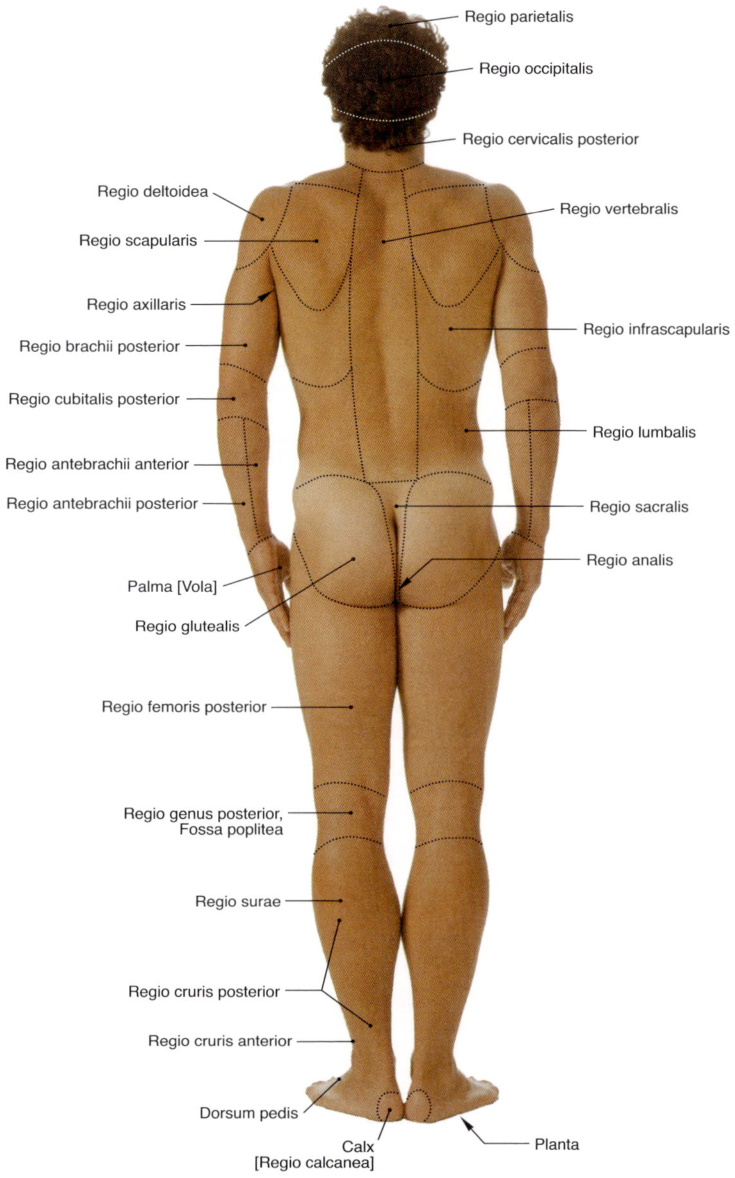

Abb. 8 Regionen des Körpers, Regiones corporis.

Skelett

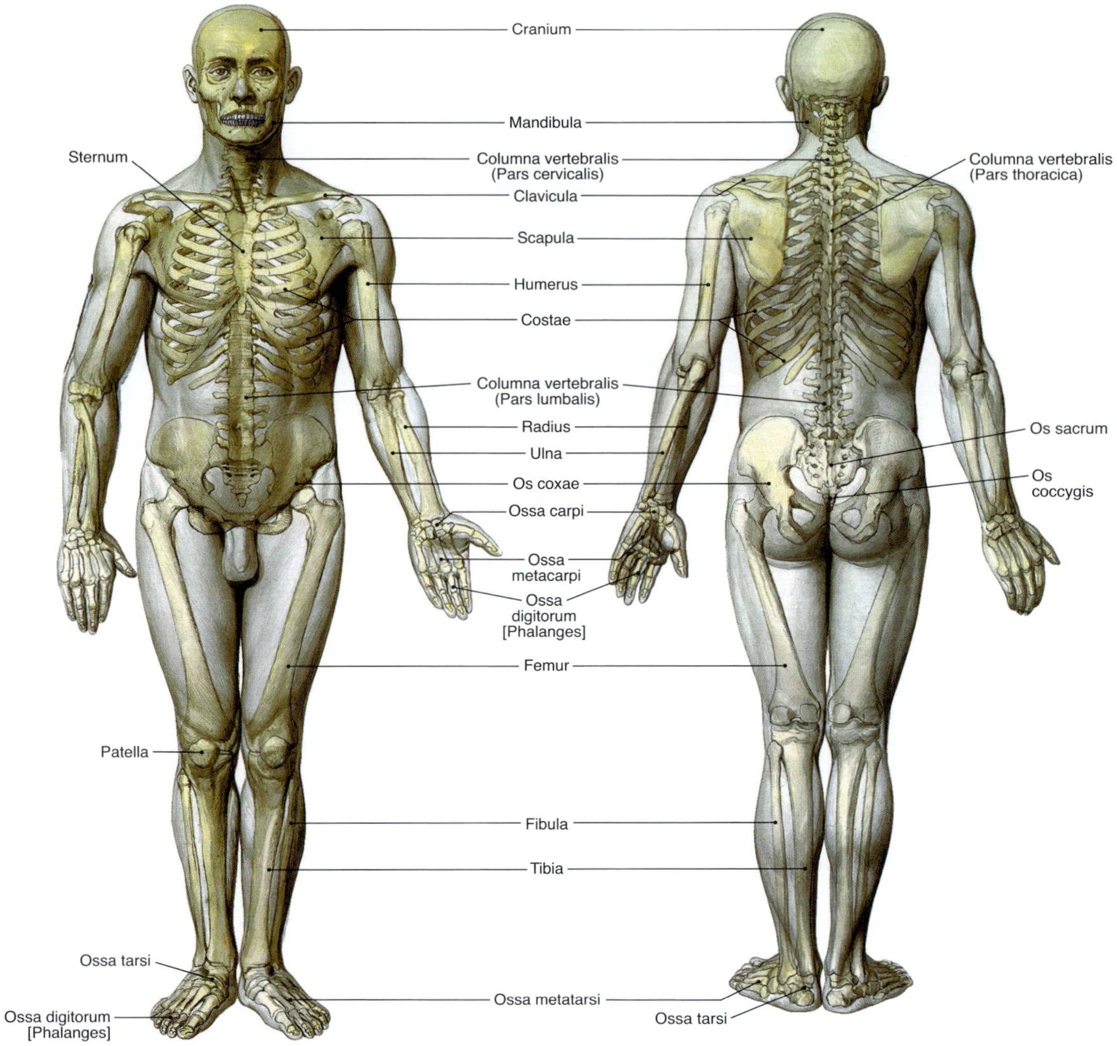

Abb. 9 Übersicht über das Skelett, Systema skeletale.

Abb. 10 Übersicht über das Skelett, Systema skeletale.

Teile des Körpers

Caput

Collum

Truncus
Thorax
Abdomen
Pelvis

Membrum superius
Cingulum pectorale [Cingulum membri superioris]
Pars libera membri superioris

Membrum inferius
Cingulum pelvicum [Cingulum membri inferioris]
Pars libera membri inferioris

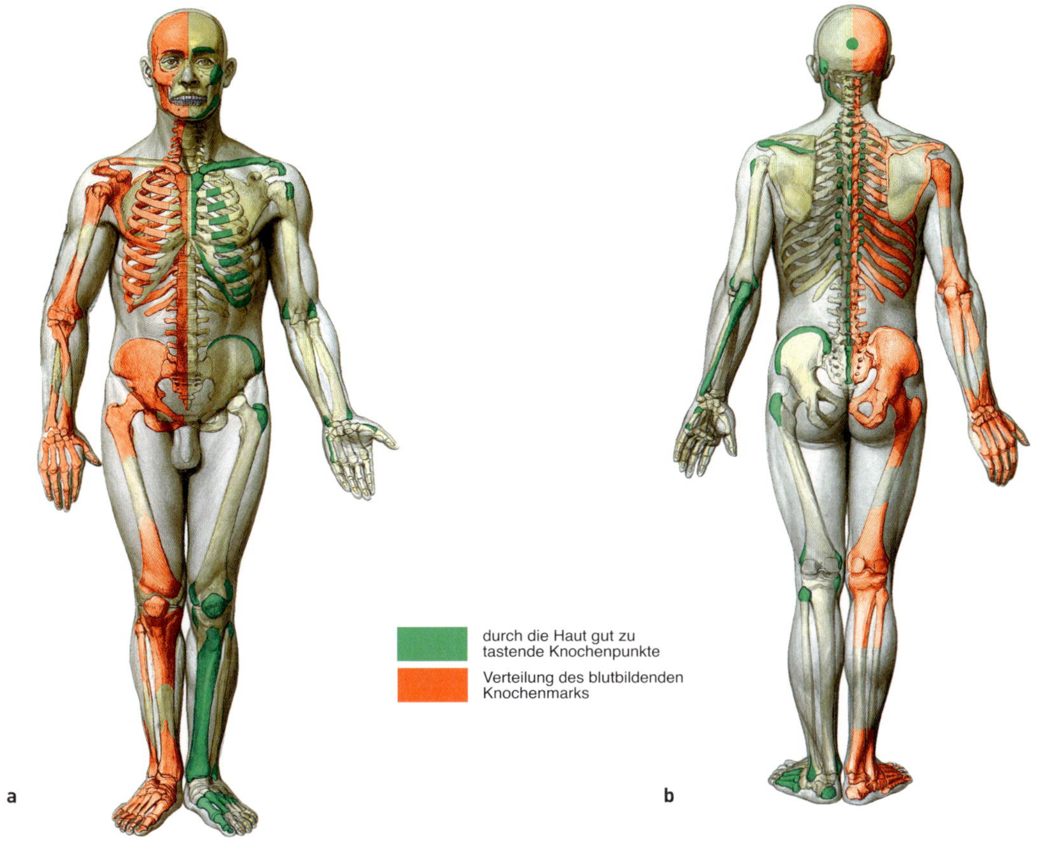

Abb. 11 a, b Skelett, Systema skeletale.

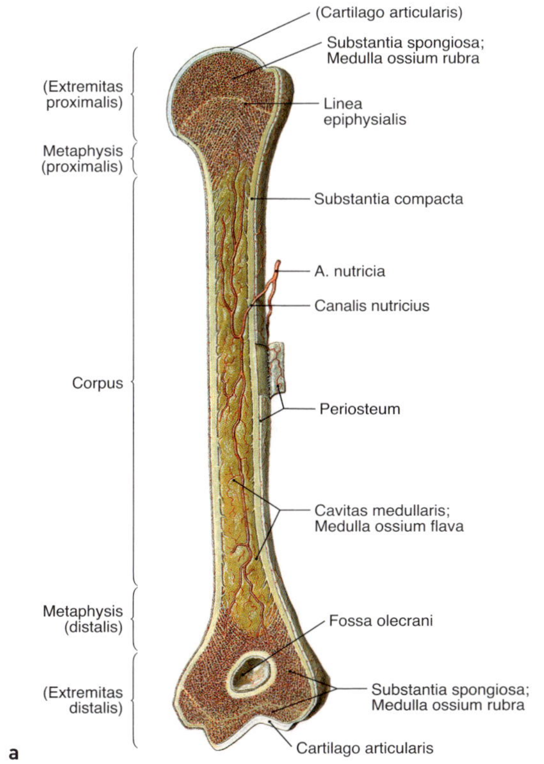

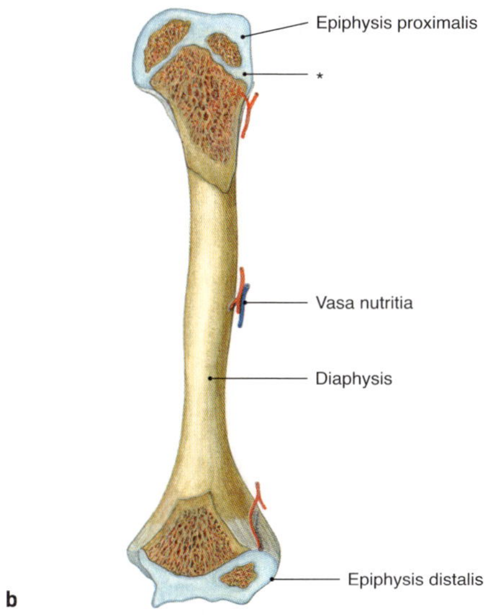

Abb. 12 a, b Aufbau der langen Röhrenknochen, Ossa longa; Längsschnitte.

a Oberarmknochen, Humerus, eines Erwachsenen
Die synostosierten Wachstumsfugen (Epiphysenlinien) sind noch schwach erkennbar.

b Oberarmknochen, Humerus, eines Kindes
Die Wachstumsfugen sind aus hyalinem Knorpel aufgebaut.

* Wachstumsfuge, Epiphysenfuge

Knochenentwicklung

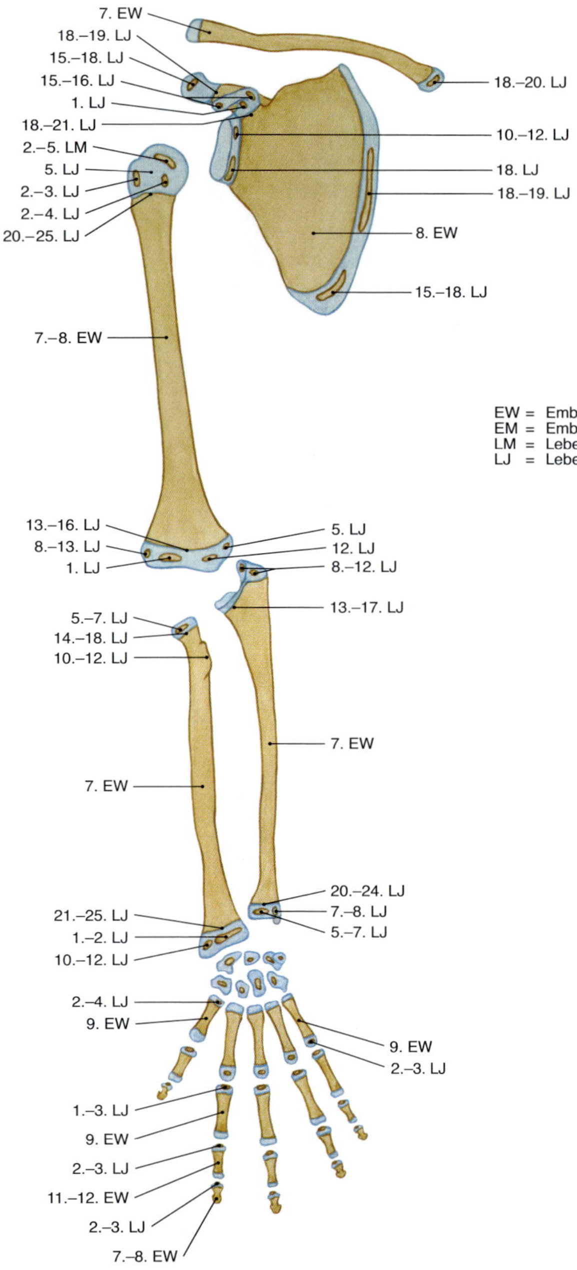

EW = Embryonalwoche
EM = Embryonalmonat
LM = Lebensmonat
LJ = Lebensjahr

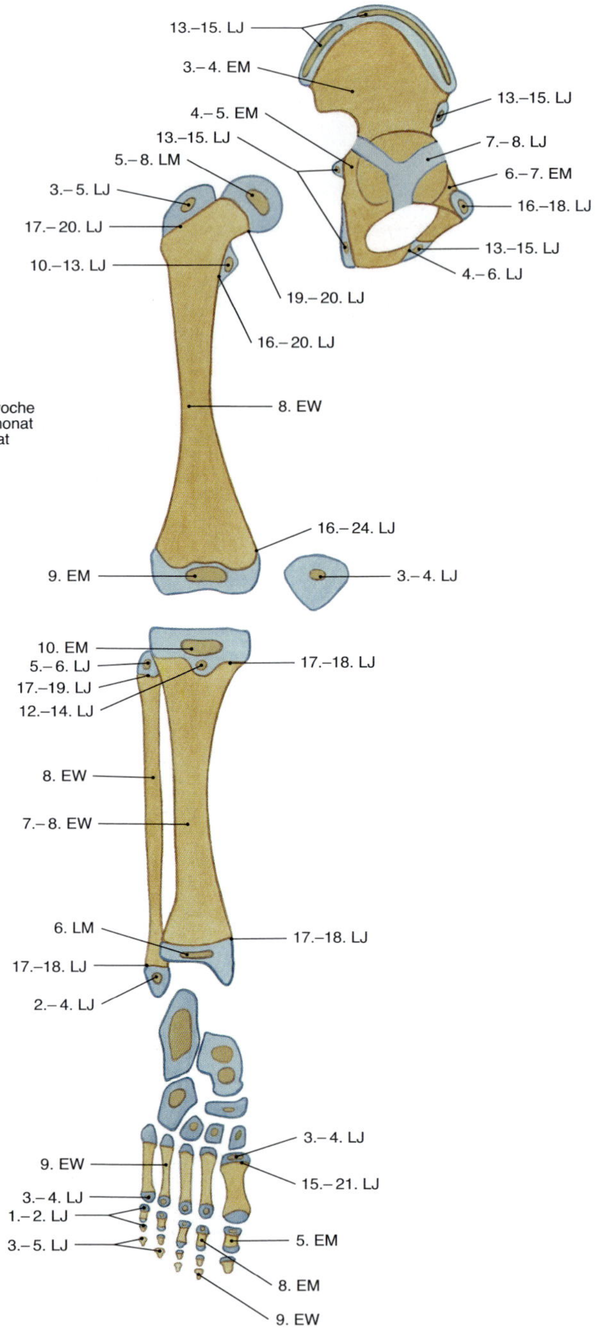

Os scaphoideum 3.–6. LM
Os lunatum 3.–6. LJ
Os trapezium 3.–8. LJ
Os trapezoideum 3.–7. LJ

Os pisiforme 8.–12. LJ
Os triquetrum 1.–4. LJ
Os hamatum 2.–5. LM
Os capitatum 2.–4. LM

Abb. 13 Auftreten der Knochenkerne und Synostosierung der Epiphysenfugen der oberen Extremität (Durchschnittswerte nach v. LANZ, 1956; EXNER, 1990; HEUCK und BAST, 1994).

Talus 7. EM
Calcaneus 5.–6. EM
Os naviculare 4. LJ
Os cuboideum 10. EM

Os cuneiforme mediale 2.–3. LJ
Os cuneiforme intermedium 3.–4. LJ
Os cuneiforme laterale 12. LM

Abb. 14 Auftreten der Knochenkerne und Synostosierung der Epiphysenfugen der unteren Extremität (Durchschnittswerte nach v. LANZ, 1956; EXNER, 1990; HEUCK und BAST, 1994).

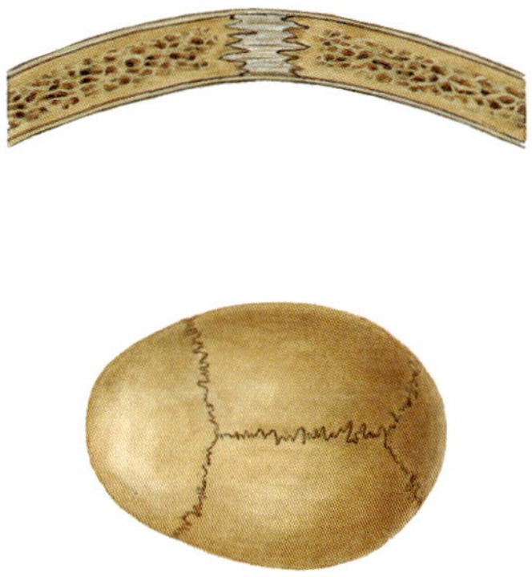

Abb. 15 Bandhaft, Articulatio fibrosa, am Beispiel der Schädelnähte.

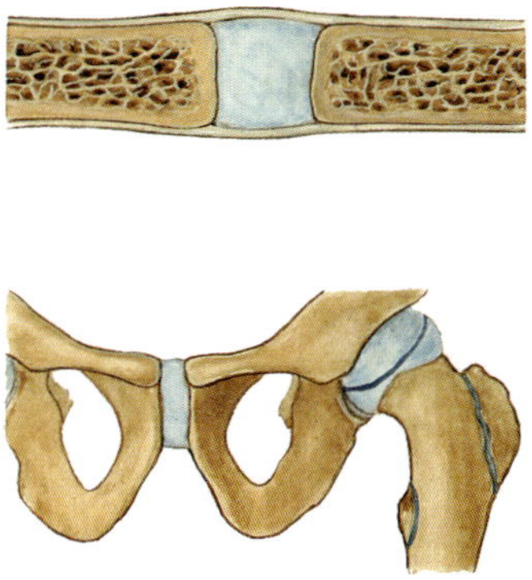

Abb. 16 Knorpelhaft, Articulatio cartilaginea, am Beispiel der Schambeinfuge.

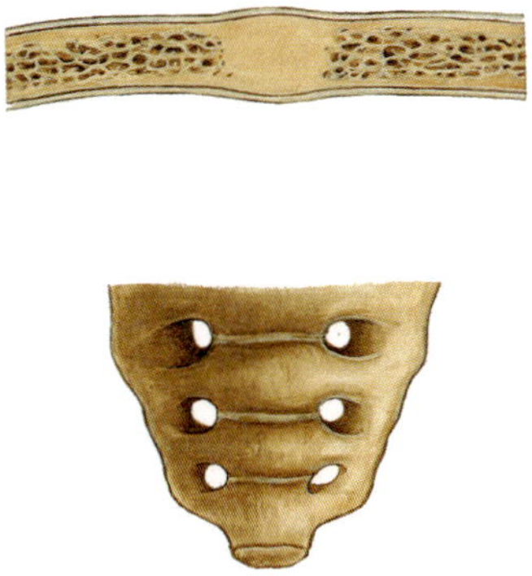

Abb. 17 Knochenhaft, Articulatio ossea, am Beispiel des Kreuzbeins.

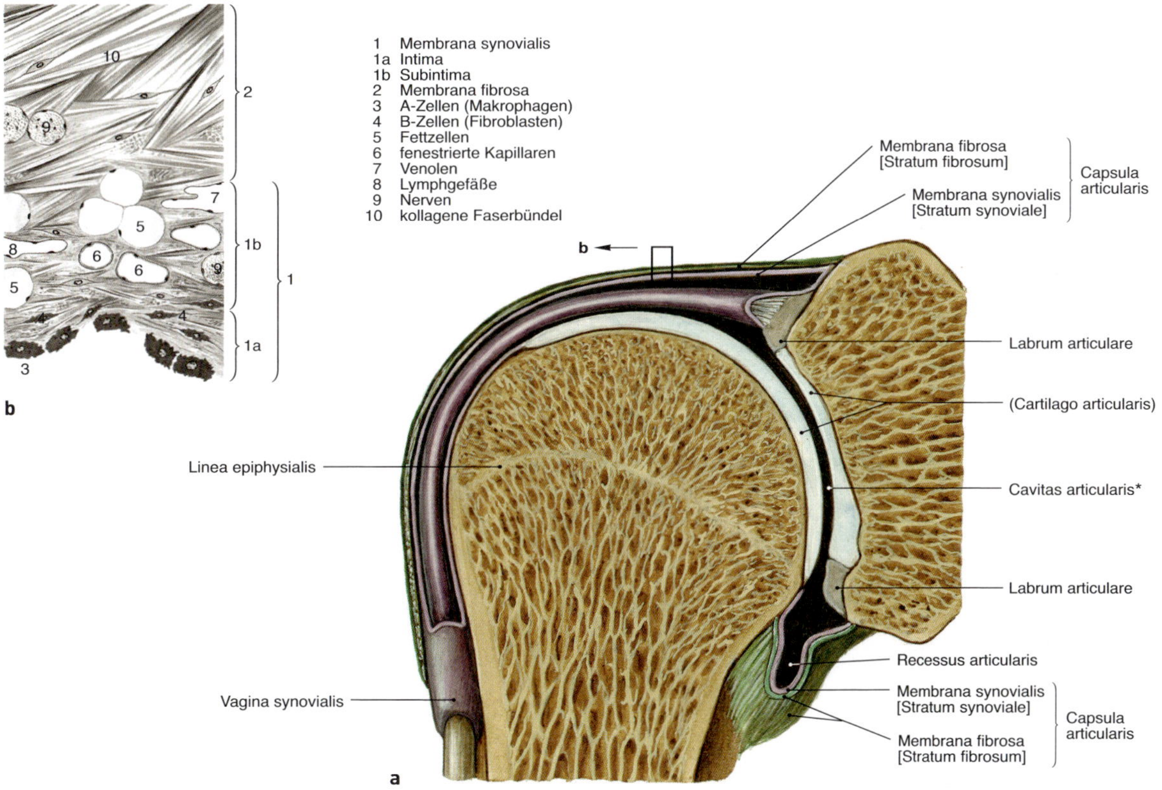

Abb. 18 a, b Echtes Gelenk, Articulatio synovialis, am Beispiel des Schultergelenks.
a Schnitt in der Skapularebene
b Aufbau der Gelenkkapsel
* Die Cavitas articularis ist hier zur besseren Sichtbarkeit breiter dargestellt.

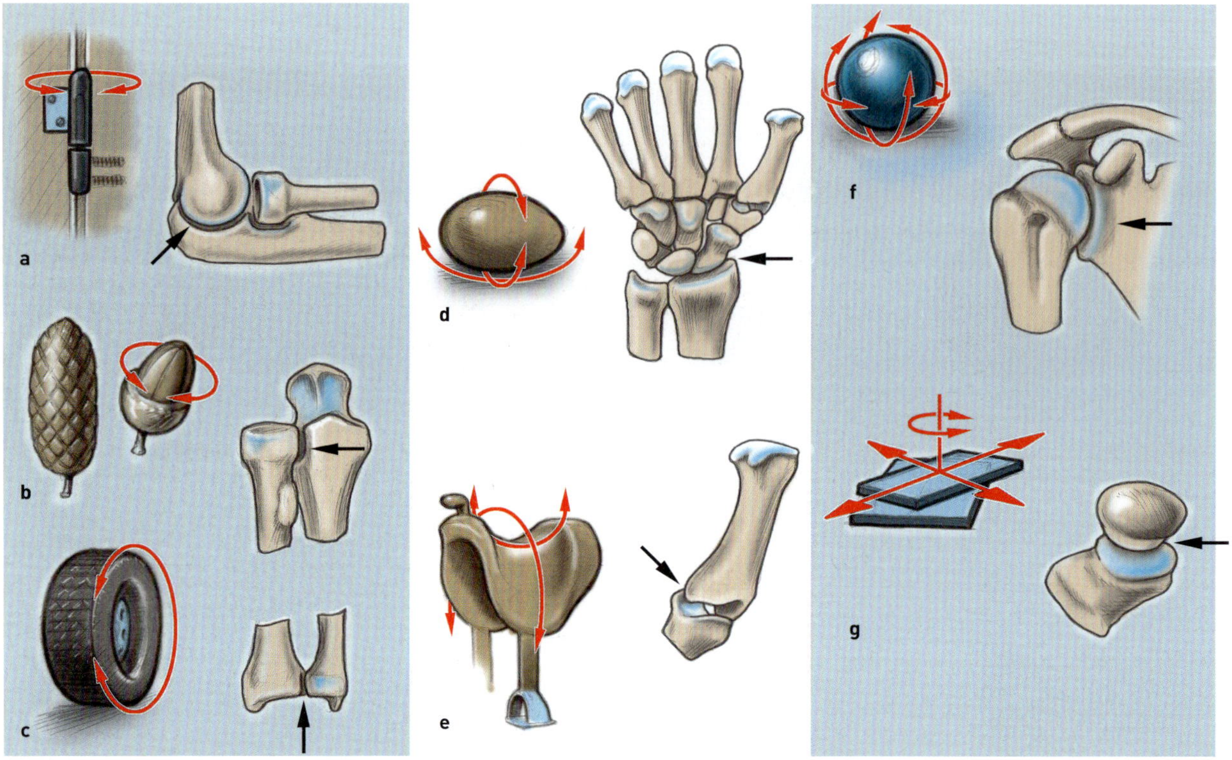

Abb. 19 a–g Gelenke, Juncturae synoviales.
a Scharniergelenk, Articulatio cylindrica
b Zapfengelenk, Articulatio conoidea
c Radgelenk, Articulatio trochoidea
d Eigelenk, Articulatio ovoidea
e Sattelgelenk, Articulatio sellaris
f Kugelgelenk, Articulatio spheroidea
g planes Gelenk, Articulatio plana

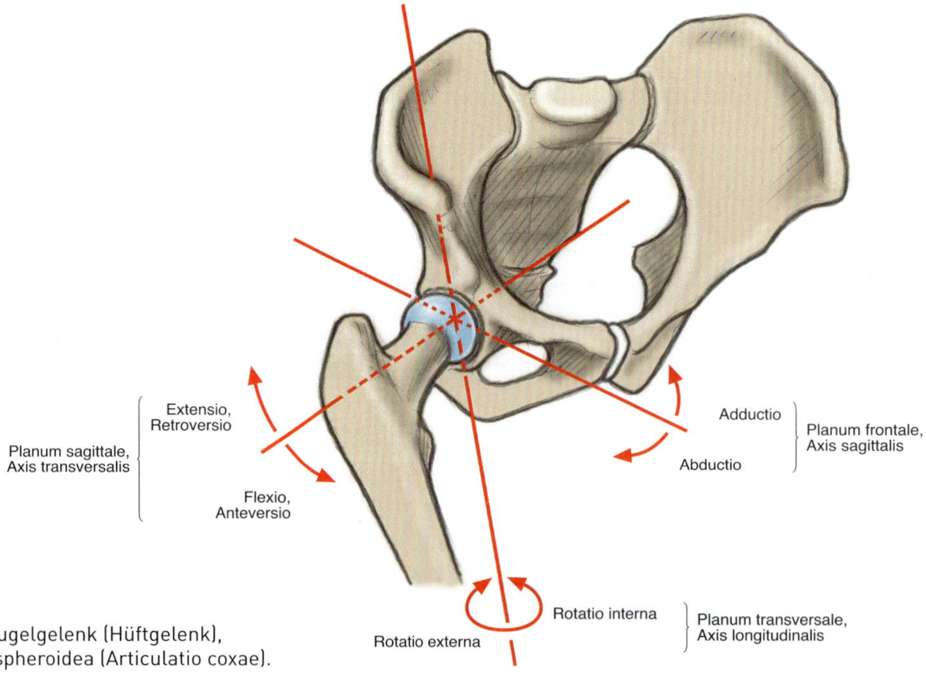

Abb. 20 Kugelgelenk (Hüftgelenk), Articulatio spheroidea (Articulatio coxae).

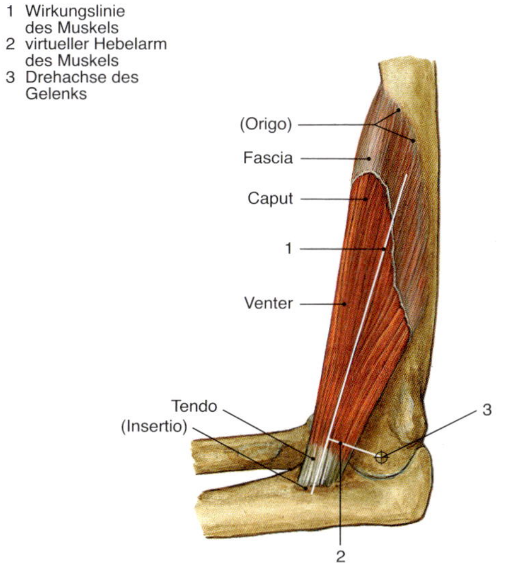

Abb. 21 Gliederungsprinzip des Skelettmuskels am Beispiel des M. brachialis.

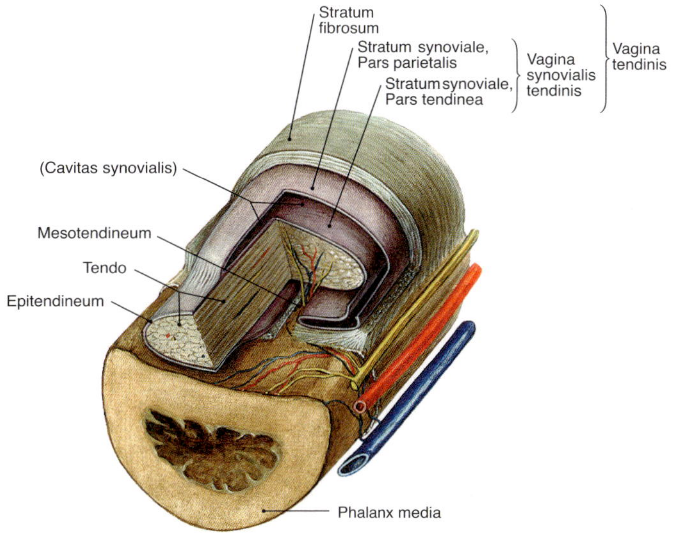

Abb. 22 Bauprinzip der Sehnenscheide, Vagina tendinis, am Beispiel eines Fingers.

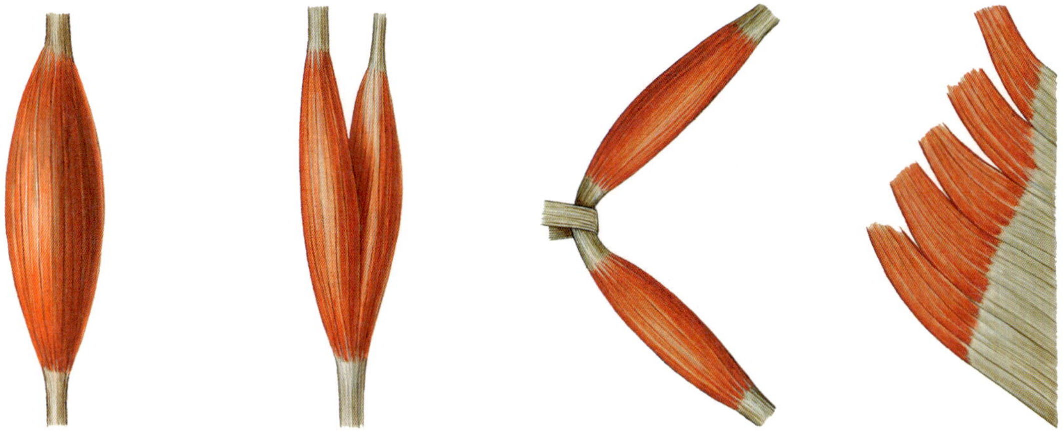

a Musculus fusiformis **b** Musculus biceps **c** Musculus biventer **d** Musculus planus

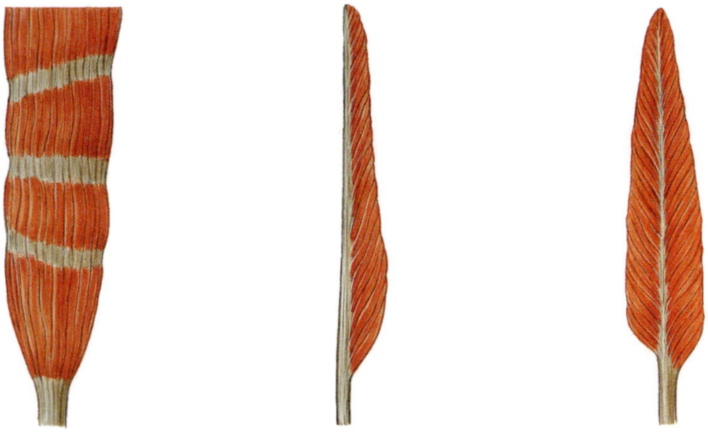

e Musculus intersectus **f** Musculus semipennatus **g** Musculus pennatus

Abb. 23 a–g Muskeltypen.

- **a** einköpfiger, parallelfaseriger Muskel
- **b** zweiköpfiger, parallelfaseriger Muskel
- **c** zweibäuchiger, parallelfaseriger Muskel
- **d** mehrköpfiger, flacher Muskel
- **e** durch Zwischensehnen unterteilter, mehrbäuchiger Muskel
- **f** einfach gefiederter Muskel
- **g** zweifach gefiederter Muskel

Skelettmuskeln

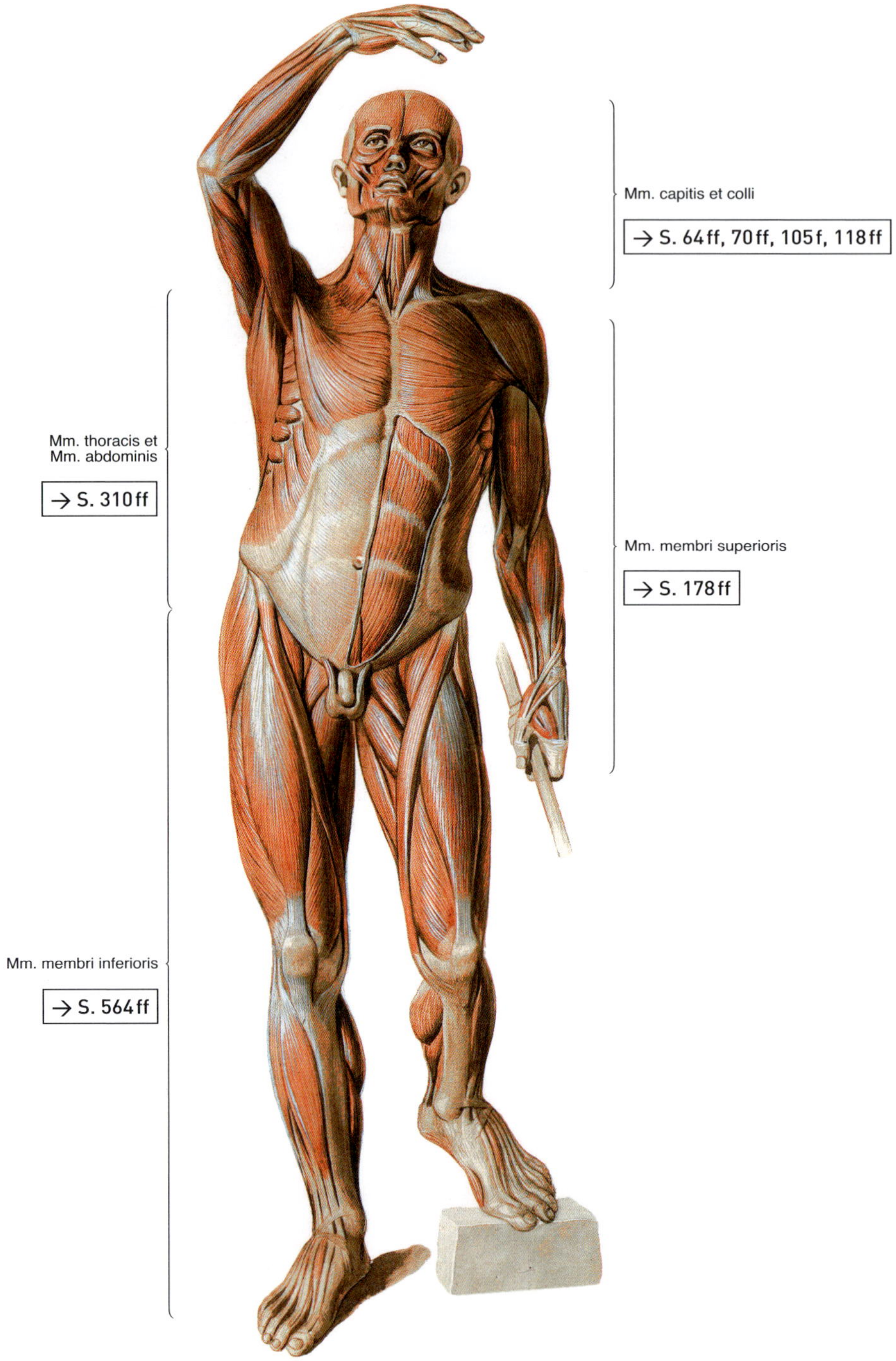

Abb. 24 Übersicht über die Skelettmuskeln.

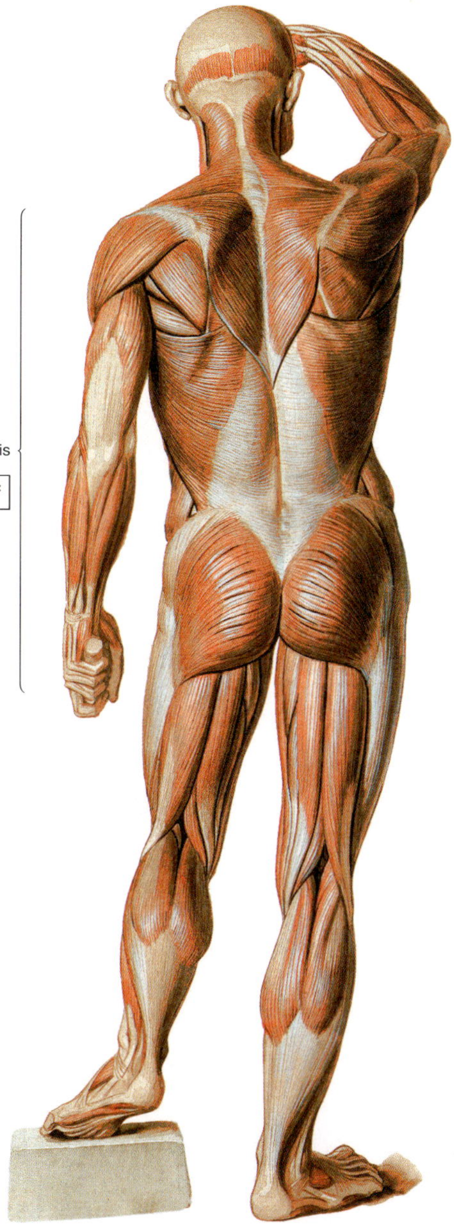

Abb. 25 Übersicht über die Skelettmuskeln.

Verdauungs- und Atmungsapparat

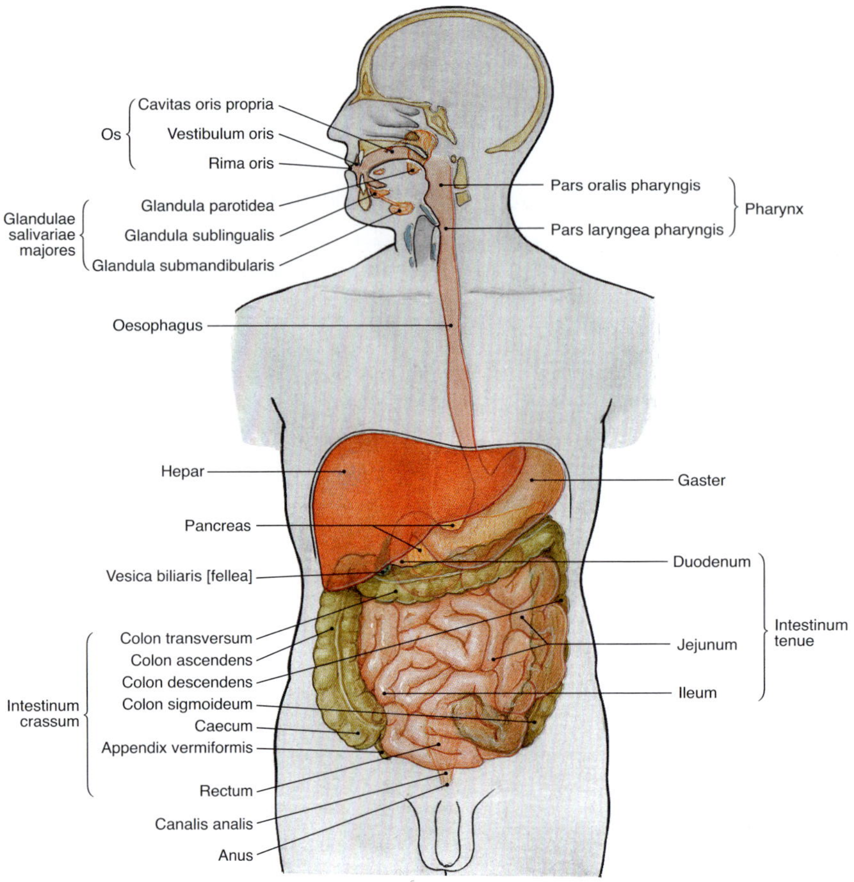

Abb. 26 Übersicht über den Verdauungsapparat.

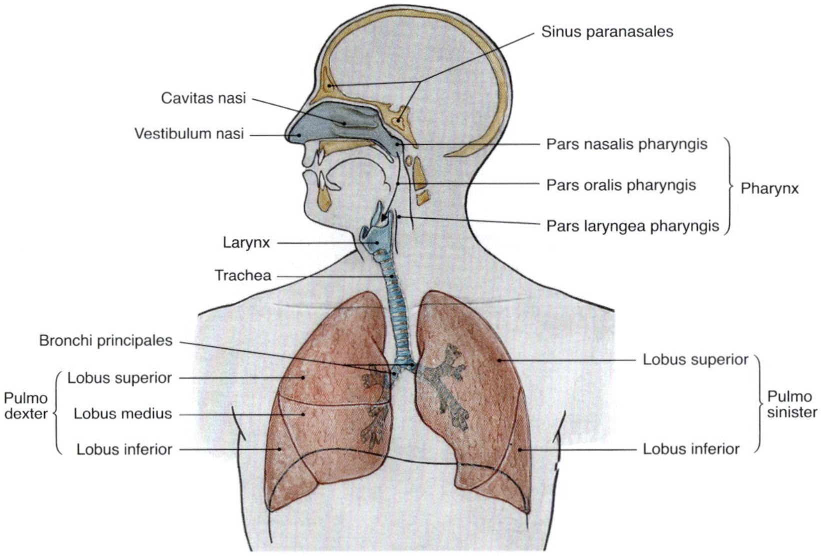

Abb. 27 Übersicht über den Atmungsapparat.

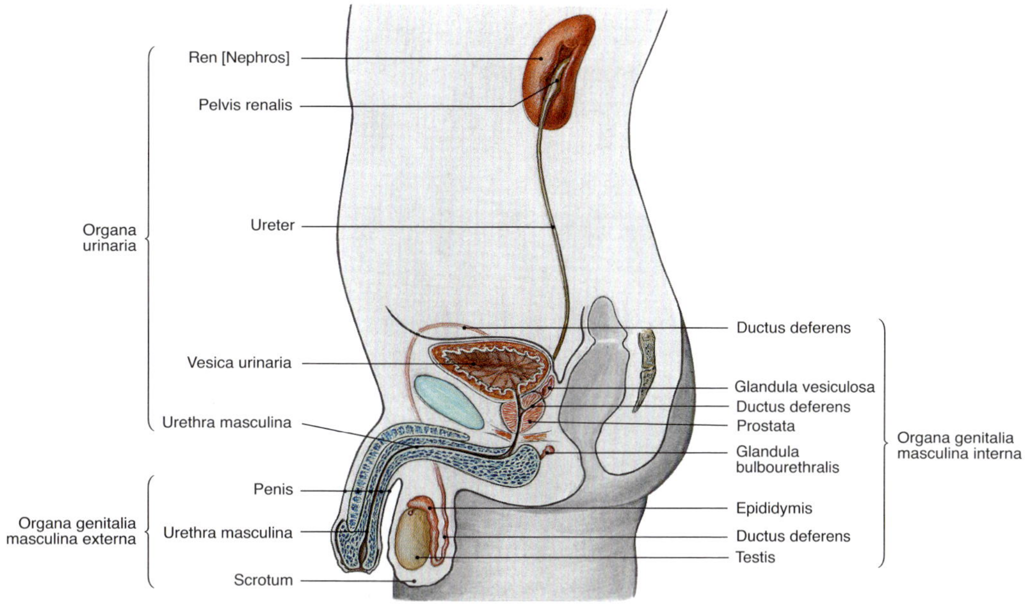

Abb. 28 Übersicht über den Harn- und Geschlechtsapparat des Mannes.

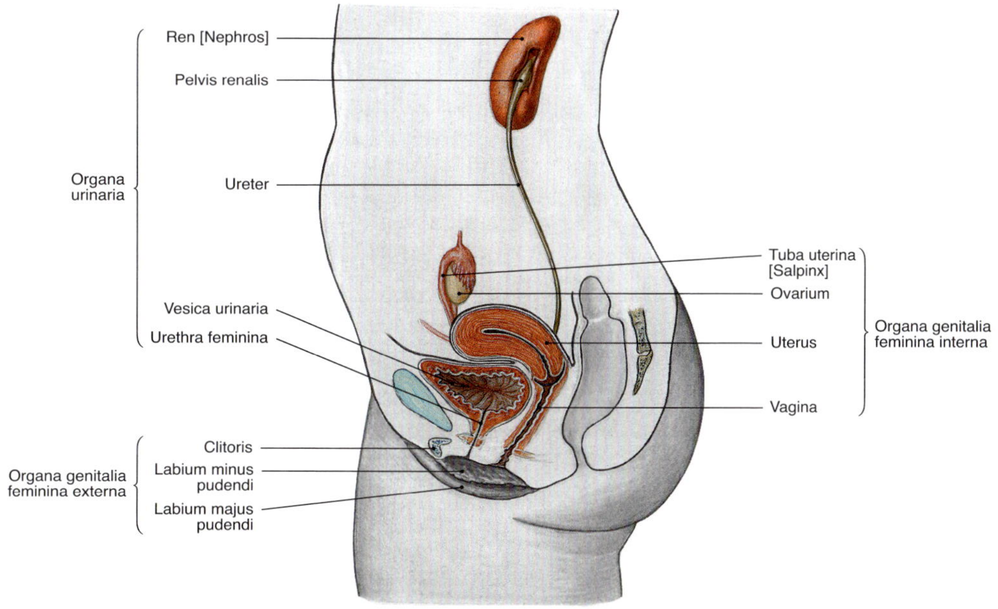

Abb. 29 Übersicht über den Harn- und Geschlechtsapparat der Frau.

Innere Organe, Projektion

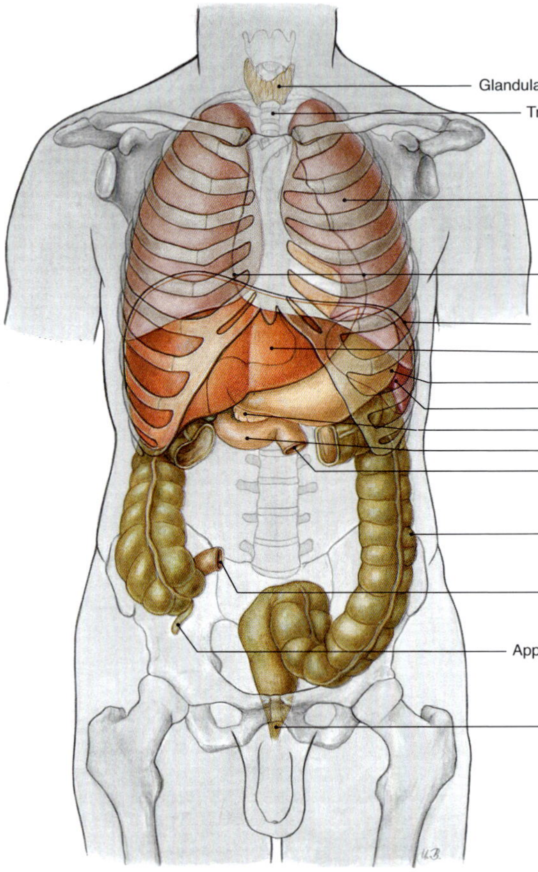

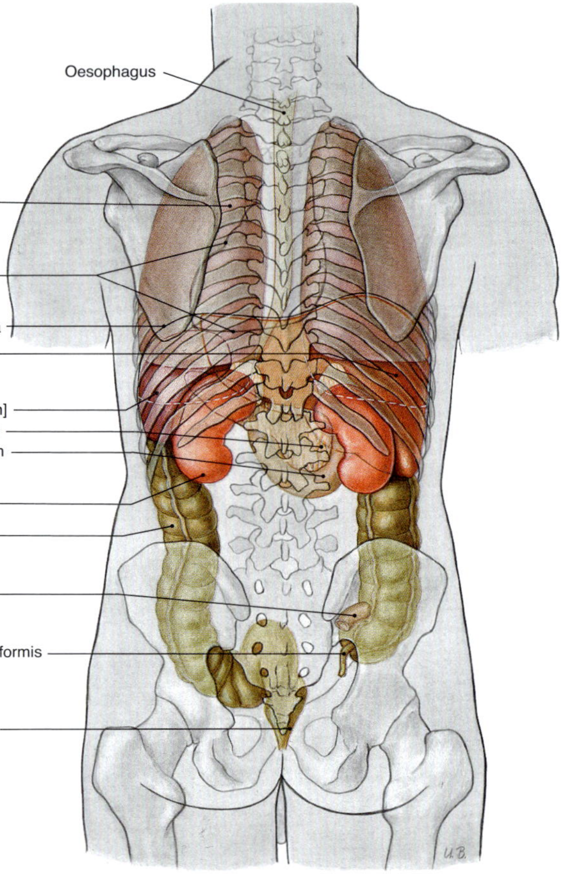

Abb. 30 Projektion der inneren Organe auf die Körperoberfläche.

Abb. 31 Projektion der inneren Organe auf die Körperoberfläche.

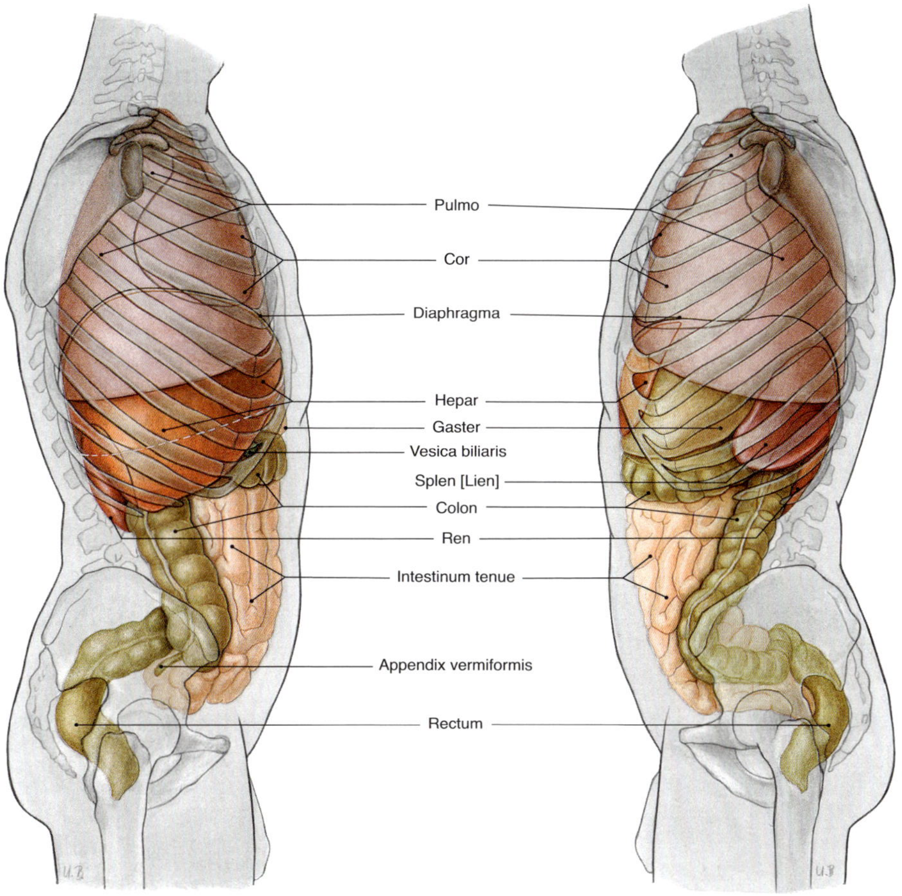

Abb. 32 Projektion der inneren Organe auf die Körperoberfläche.

Abb. 33 Projektion der inneren Organe auf die Körperoberfläche.

Arterien

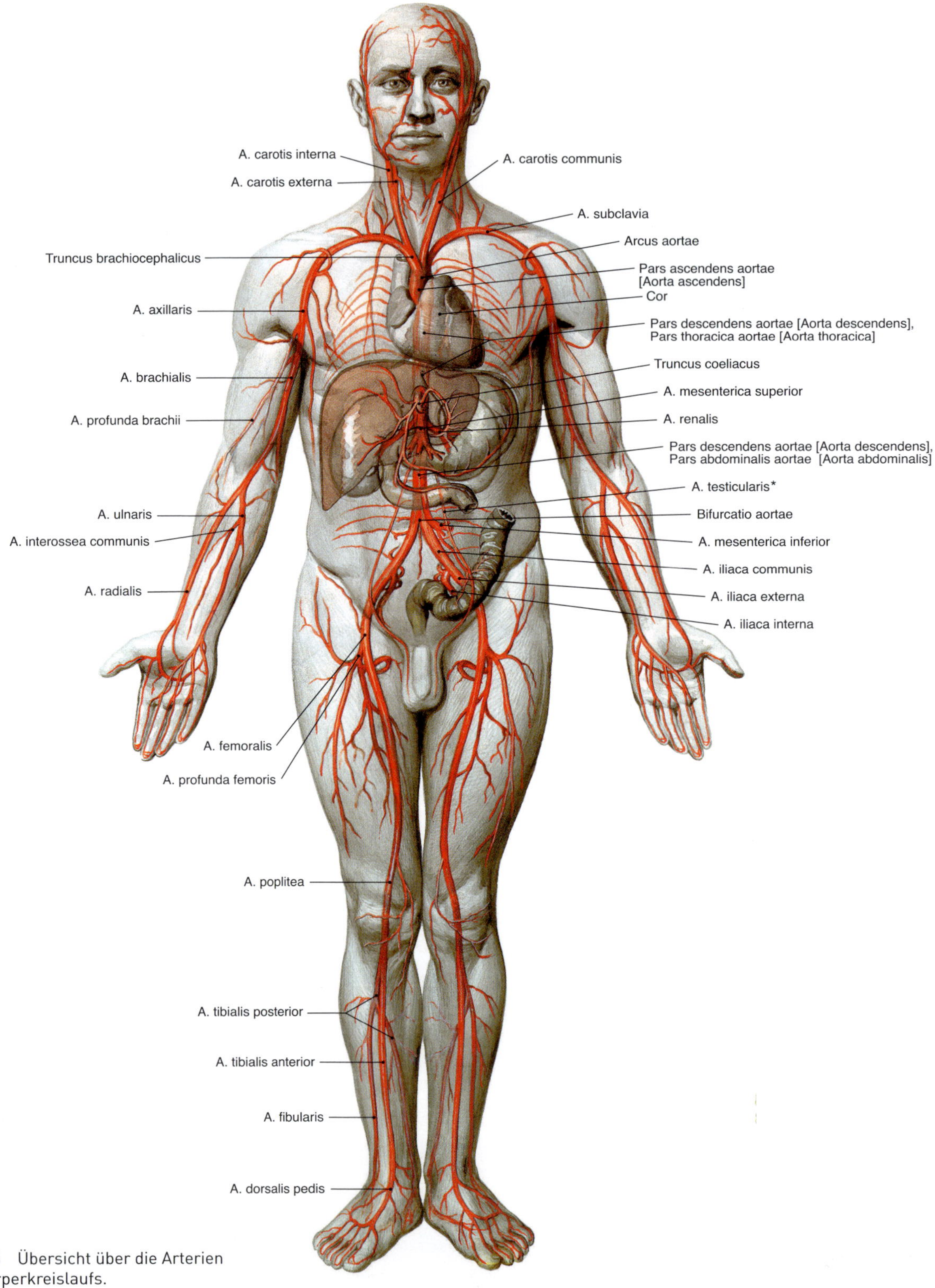

Abb. 34 Übersicht über die Arterien des Körperkreislaufs.
* bei der Frau: A. ovarica

Arterien

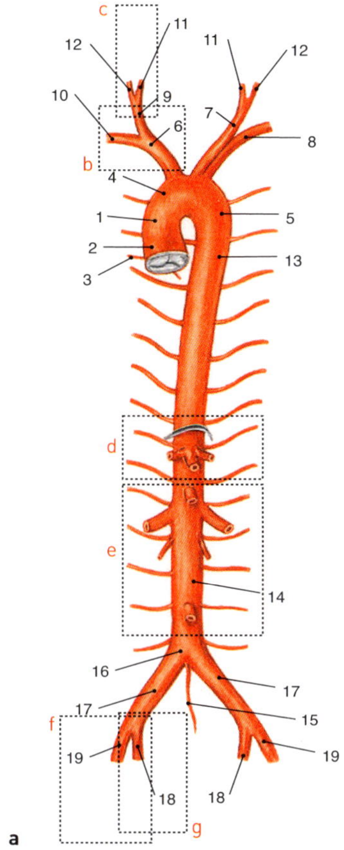

a

1 Pars ascendens aortae
2 Bulbus aortae
3 Aa. coronariae
4 Arcus aortae
5 Isthmus aortae
6 Truncus brachiocephalicus
7 A. carotis communis sinistra
8 A. subclavia sinistra
9 A. carotis communis dextra
10 A. subclavia dextra
11 A. carotis interna
12 A. carotis externa
13 Pars thoracica aortae
14 Pars abdominalis aortae
15 A. sacralis mediana
16 Bifurcatio aortae
17 A. iliaca communis
18 A. iliaca interna
19 A. iliaca externa

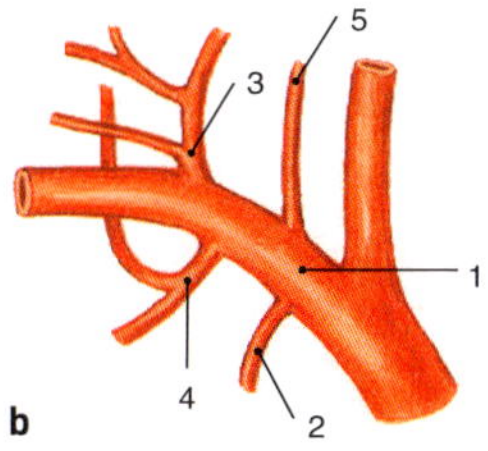

b

1 A. subclavia
2 A. thoracica interna
3 Truncus thyrocervicalis
4 Truncus costocervicalis
5 A. vertebralis

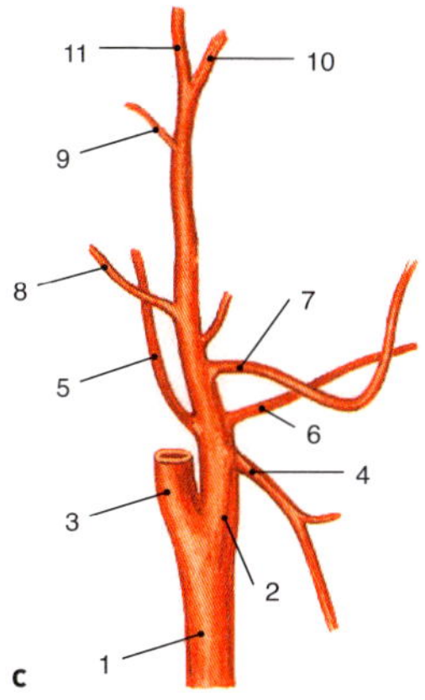

c

1 A. carotis communis
2 A. carotis externa
3 A. carotis interna
4 A. thyroidea superior
5 A. pharyngea ascendens
6 A. lingualis
7 A. facialis
8 A. occipitalis
9 A. auricularis posterior
10 A. temporalis superficialis
11 A. maxillaris

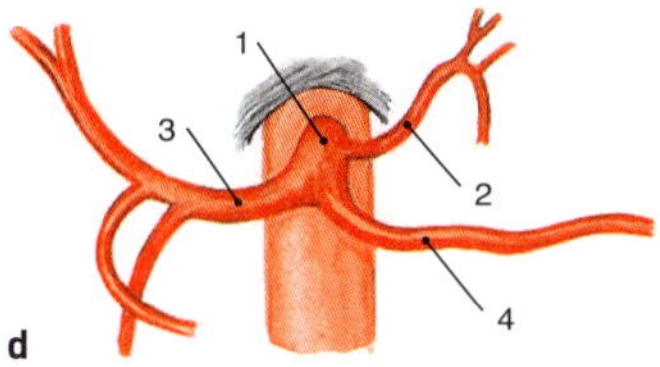

d

1 Truncus coeliacus
2 A. gastrica sinistra
3 A. hepatica communis
4 A. splenica

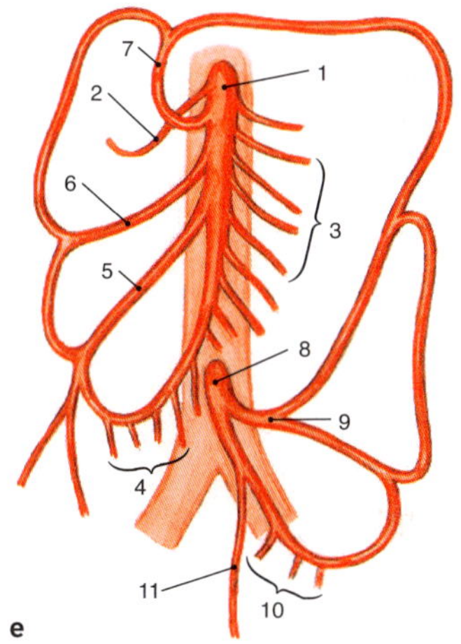

e

1 A. mesenterica superior
2 A. pancreaticoduodenalis inferior
3 Aa. jejunales
4 Aa. ileales
5 A. ileocolica
6 A. colica dextra
7 A. colica media
8 A. mesenterica inferior
9 A. colica sinistra
10 Aa. sigmoideae
11 A. rectalis superior

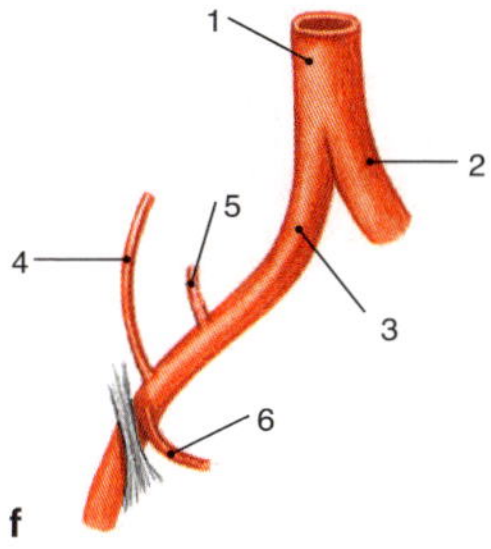

f

1 A. iliaca communis
2 A. iliaca interna
3 A. iliaca externa
4 A. epigastrica inferior
5 A. circumflexa ilium profunda
6 R. pubicus

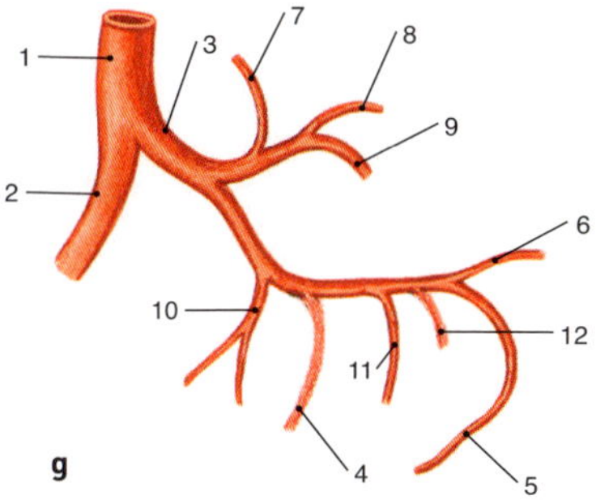

g

1 A. iliaca communis
2 A. iliaca externa
3 A. iliaca interna
4 A. obturatoria
5 A. pudenda interna
6 A. glutea inferior
7 A. iliolumbalis
8 Aa. sacrales laterales
9 A. glutea superior
10 A. umbilicalis, Pars patens
11 A. vesicalis inferior
12 A. rectalis media

Abb. 35 a–g Hauptschlagader, Aorta, und große Arterien;
Schema der Astfolge.
a Aorta
b A. subclavia
c A. carotis externa
d Truncus coeliacus
e A. mesenterica superior und A. mesenterica inferior
f A. iliaca externa
g A. iliaca interna

Venen

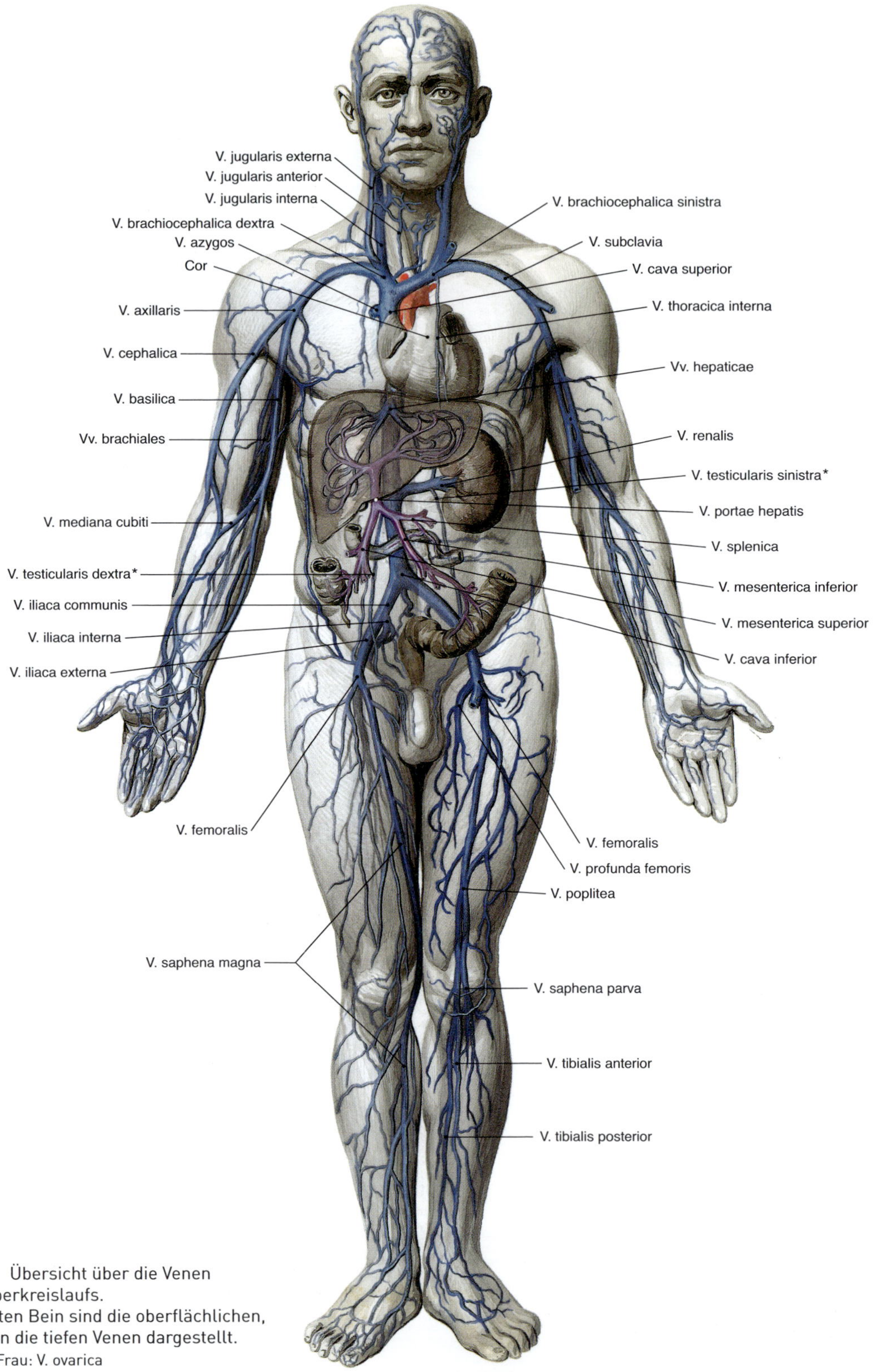

Abb. 36 Übersicht über die Venen des Körperkreislaufs.
Am rechten Bein sind die oberflächlichen, am linken die tiefen Venen dargestellt.
* bei der Frau: V. ovarica

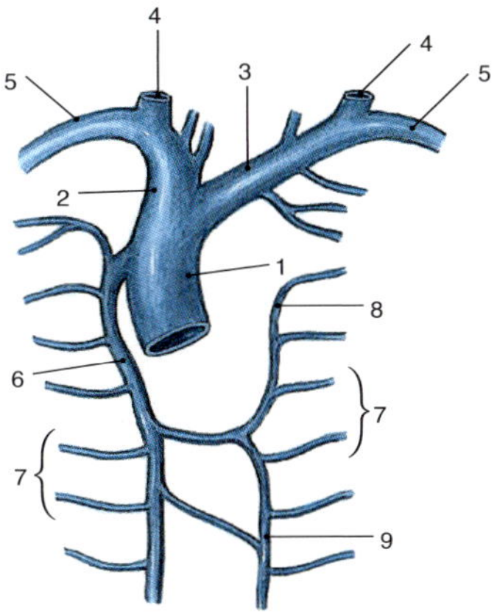

1 V. cava superior
2 V. brachiocephalica dextra
3 V. brachiocephalica sinistra
4 V. jugularis interna
5 V. subclavia
6 V. azygos
7 Vv. intercostales posteriores
8 V. hemiazygos accessoria
9 V. hemiazygos

Abb. 37 Obere Hohlvene, V. cava superior; Schema der Zuflüsse.

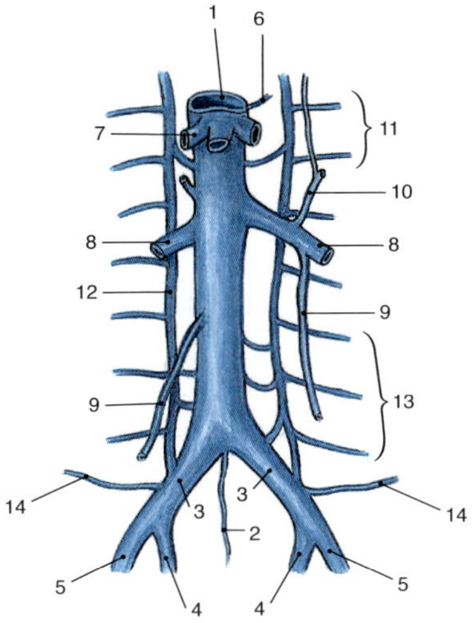

1 V. cava inferior
2 V. sacralis mediana
3 V. iliaca communis
4 V. iliaca interna
5 V. iliaca externa
6 V. phrenica inferior
7 Vv. hepaticae
8 V. renalis
9 V. testicularis/ovarica
10 V. suprarenalis
11 Vv. intercostales posteriores
12 V. lumbalis ascendens
13 Vv. lumbales
14 V. iliolumbalis

Abb. 38 Untere Hohlvene, V. cava inferior; Schema der Zuflüsse.

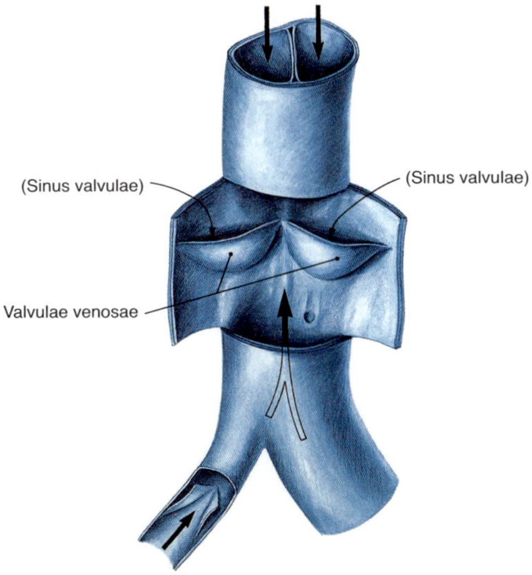

Abb. 39 Funktionsprinzip der Venenklappen. Die nach oben gerichteten Pfeile weisen auf die Strömungsrichtung des Blutes hin. Bei Rückstau (nach unten gerichtete Pfeile) kommt es zum Klappenschluss.

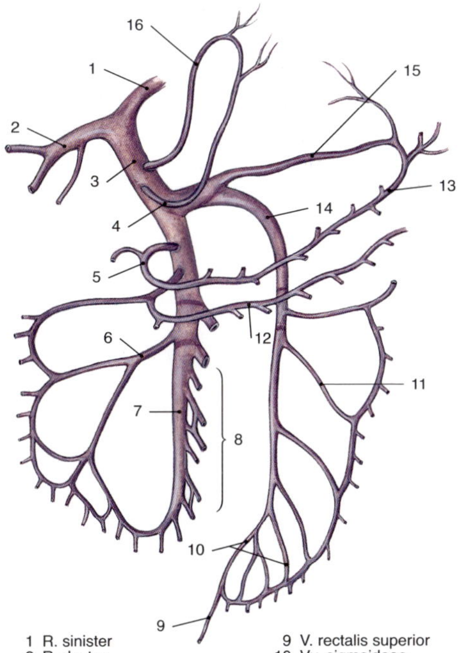

1 R. sinister
2 R. dexter
3 V. portae hepatis
4 V. gastrica dextra
5 V. gastroomentalis dextra
6 V. colica dextra
7 V. mesenterica superior
8 Vv. jejunales et ilei
9 V. rectalis superior
10 Vv. sigmoideae
11 V. colica sinistra
12 V. colica media
13 V. gastroomentalis sinistra
14 V. mesenterica inferior
15 V. splenica
16 V. gastrica sinistra

Abb. 40 Pfortader, V. portae hepatis.

Fetaler Kreislauf

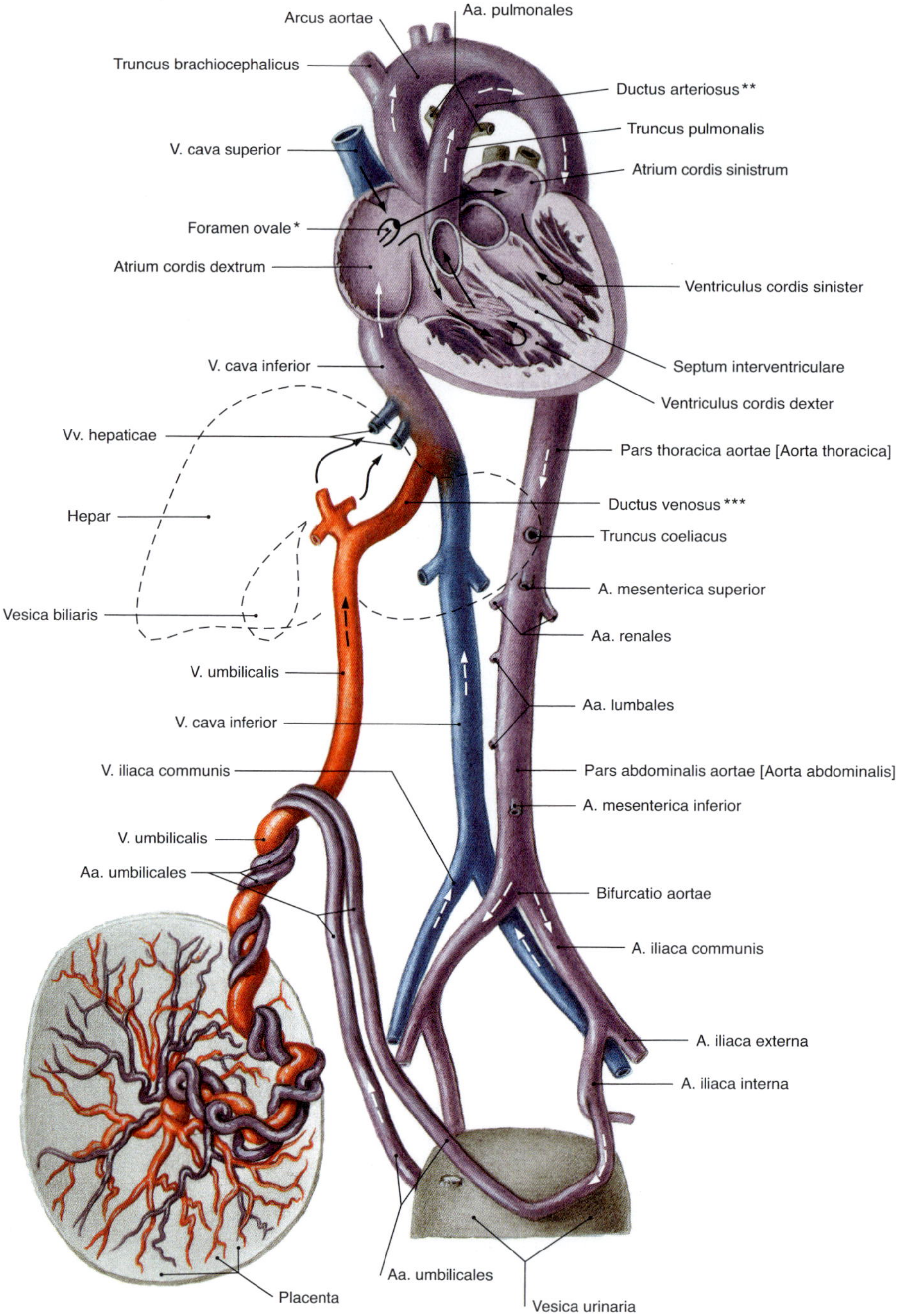

Abb. 41 Schema des fetalen Kreislaufs.
In diesem Bild wird der Sauerstoffgehalt des Blutes durch Farben reflektiert:
rot = sauerstoffreich, blau = sauerstoffarm,
lila = gemischtes Blut.
Die Pfeile geben die Richtung des Blutstromes an.
* Kurzschluss zwischen rechtem und linkem Vorhof
** Kurzschluss zwischen Truncus pulmonalis und Arcus aortae
*** Kurzschluss zwischen V. umbilicalis und V. cava inferior

Umstellung des fetalen auf den postnatalen Kreislauf:
- * Die ventilartige Verbindung zwischen dem rechten und dem linken Vorhof durch das Foramen ovale wird mit dem Einsetzen der Lungenatmung passiv geschlossen.
- ** Der Ductus arteriosus (BOTALLI) hingegen schließt sich erst im Laufe der ersten Lebensmonate durch Änderung der Wandspannung und durch Epithelproliferation.
- *** Der Ductus venosus (ARANTII) obliteriert nach der Geburt zum Lig. venosum der Leberpforte.

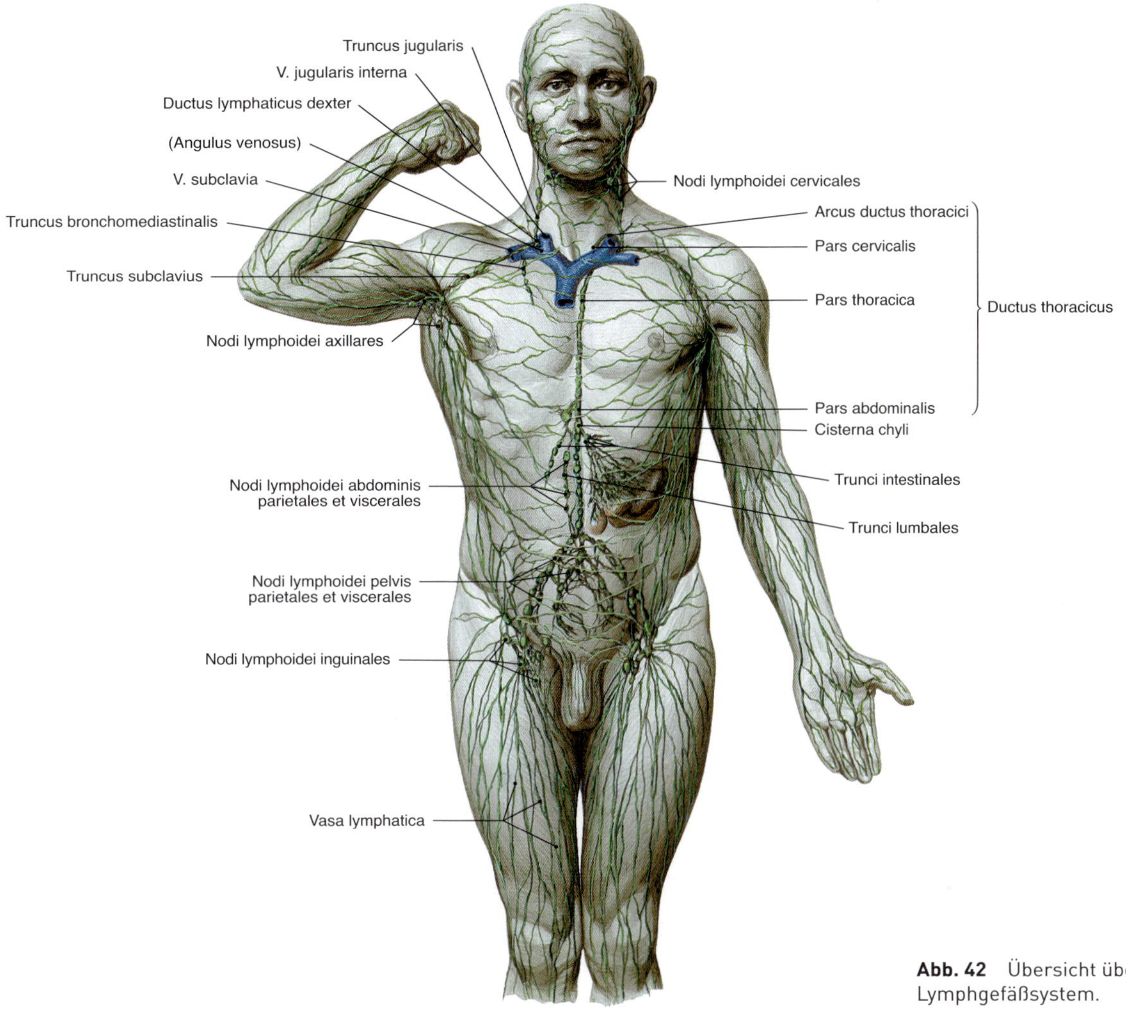

Abb. 42 Übersicht über das Lymphgefäßsystem.

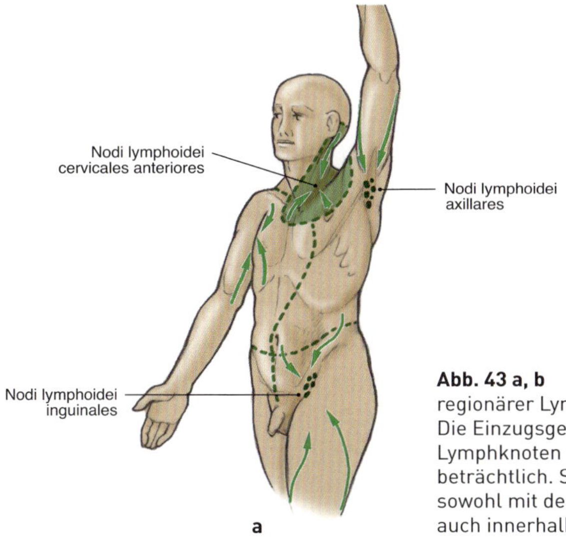

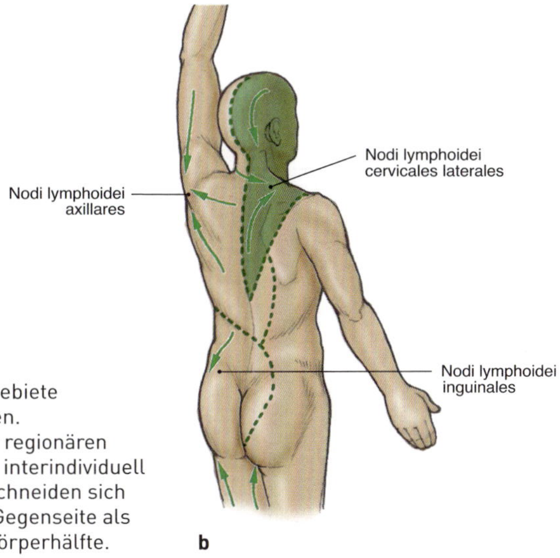

Abb. 43 a, b Einzugsgebiete regionärer Lymphknoten.
Die Einzugsgebiete der regionären Lymphknoten variieren interindividuell beträchtlich. Sie überschneiden sich sowohl mit denen der Gegenseite als auch innerhalb einer Körperhälfte.

Nervensystem

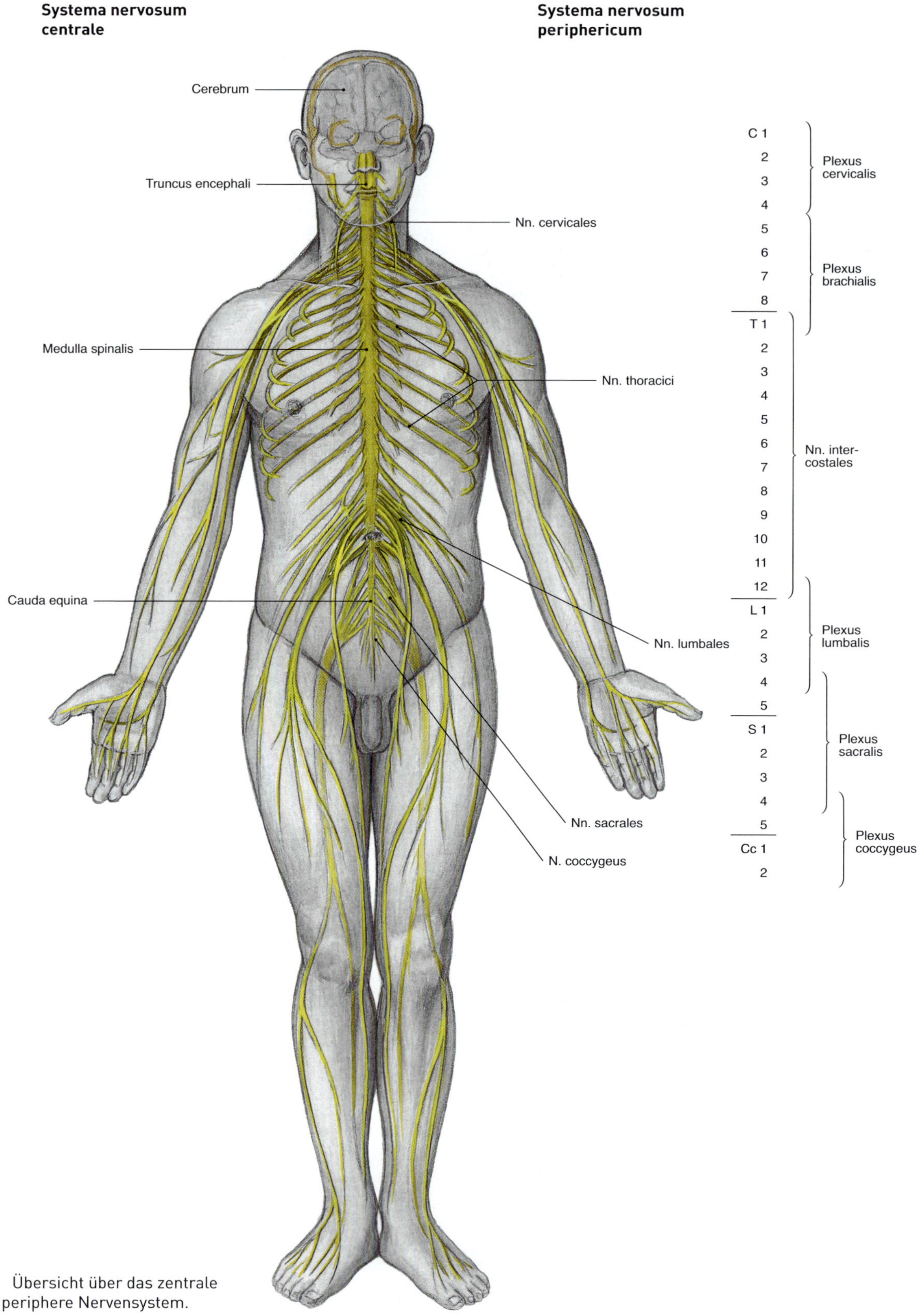

Abb. 44 Übersicht über das zentrale und das periphere Nervensystem.

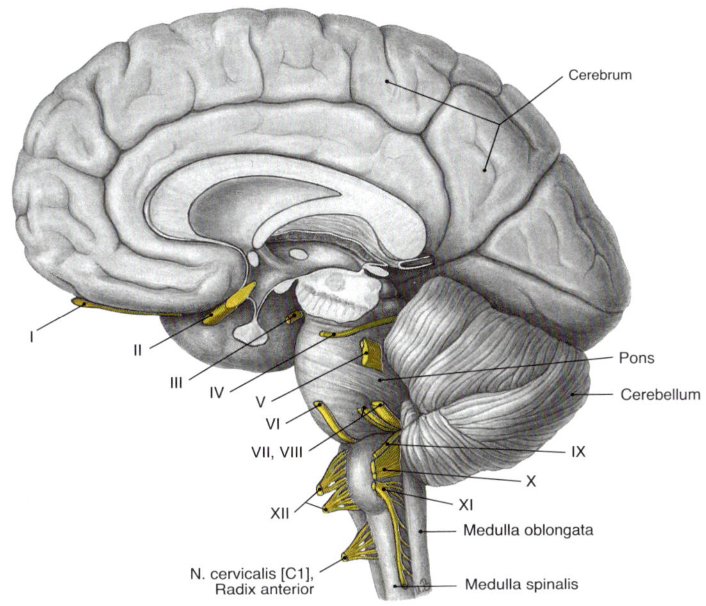

Nn. craniales

I	Nn. olfactorii
II	N. opticus
III	N. oculomotorius
IV	N. trochlearis
V	N. trigeminus
VI	N. abducens
VII	N. facialis
VIII	N. vestibulocochlearis
IX	N. glossopharyngeus
X	N. vagus
XI	N. accessorius
XII	N. hypoglossus

Abb. 45 Übersicht über das Gehirn und die Hirnnerven.

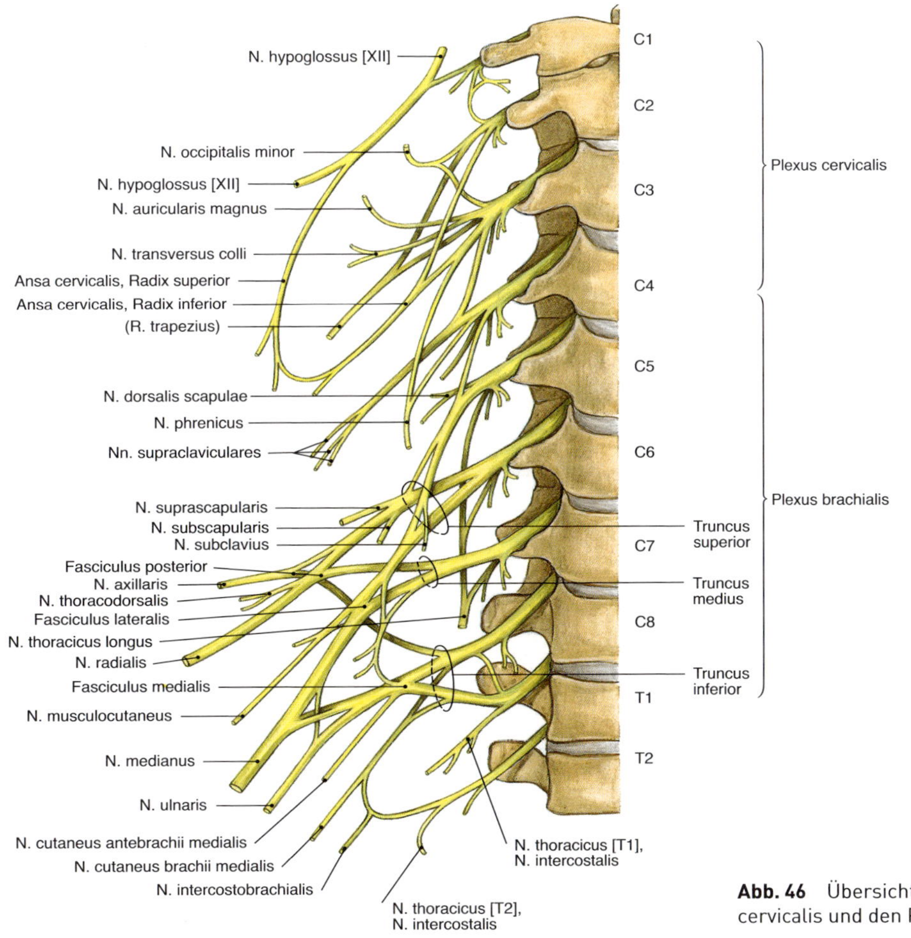

Abb. 46 Übersicht über den Plexus cervicalis und den Plexus brachialis.

Peripheres Nervensystem

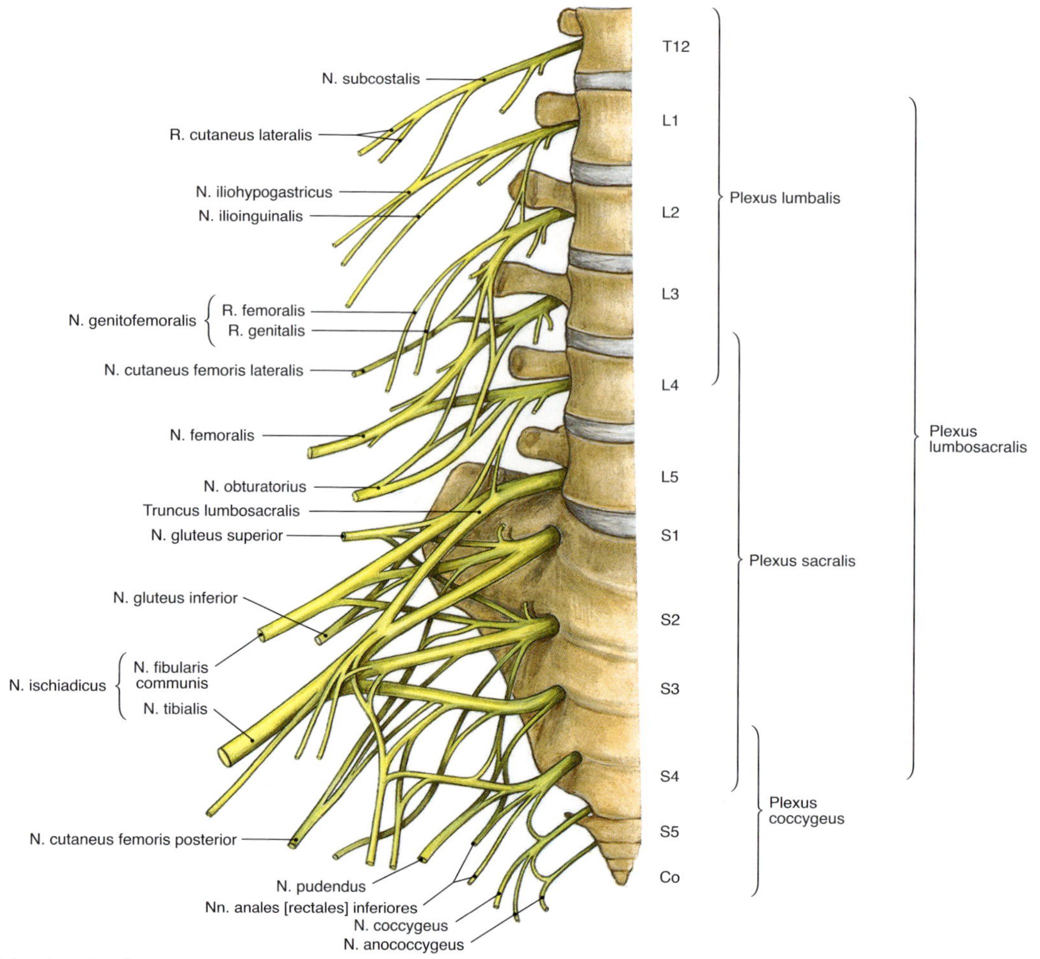

Abb. 47 Übersicht über den Plexus lumbosacralis (Plexus lumbalis, Plexus sacralis) und den Plexus coccygeus.

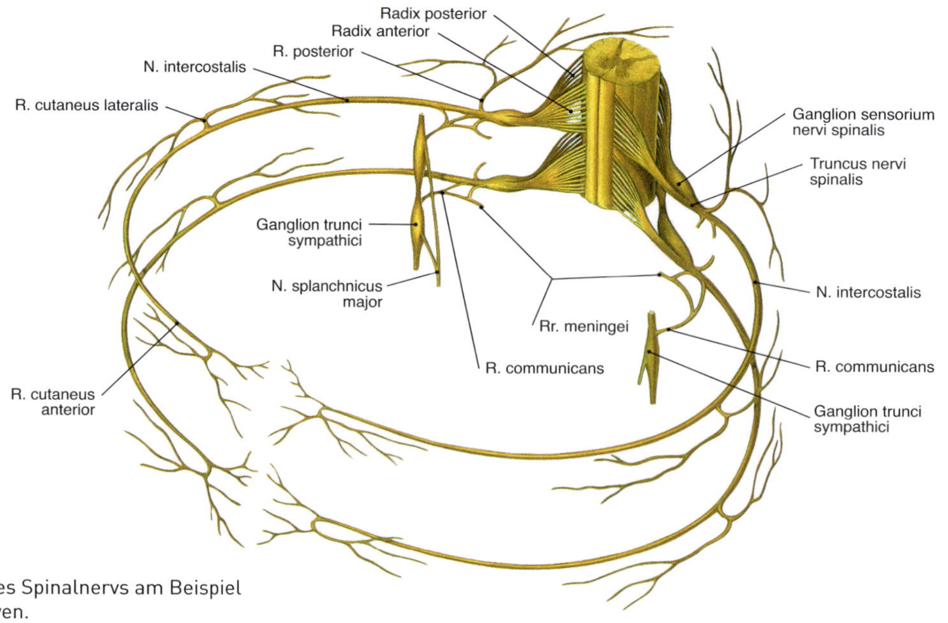

Nn. spinales

Nn. cervicales
Nn. thoracici
Nn. lumbales
Nn. sacrales
N. coccygeus

Abb. 48 Schema des Spinalnervs am Beispiel zweier Thorakalnerven.

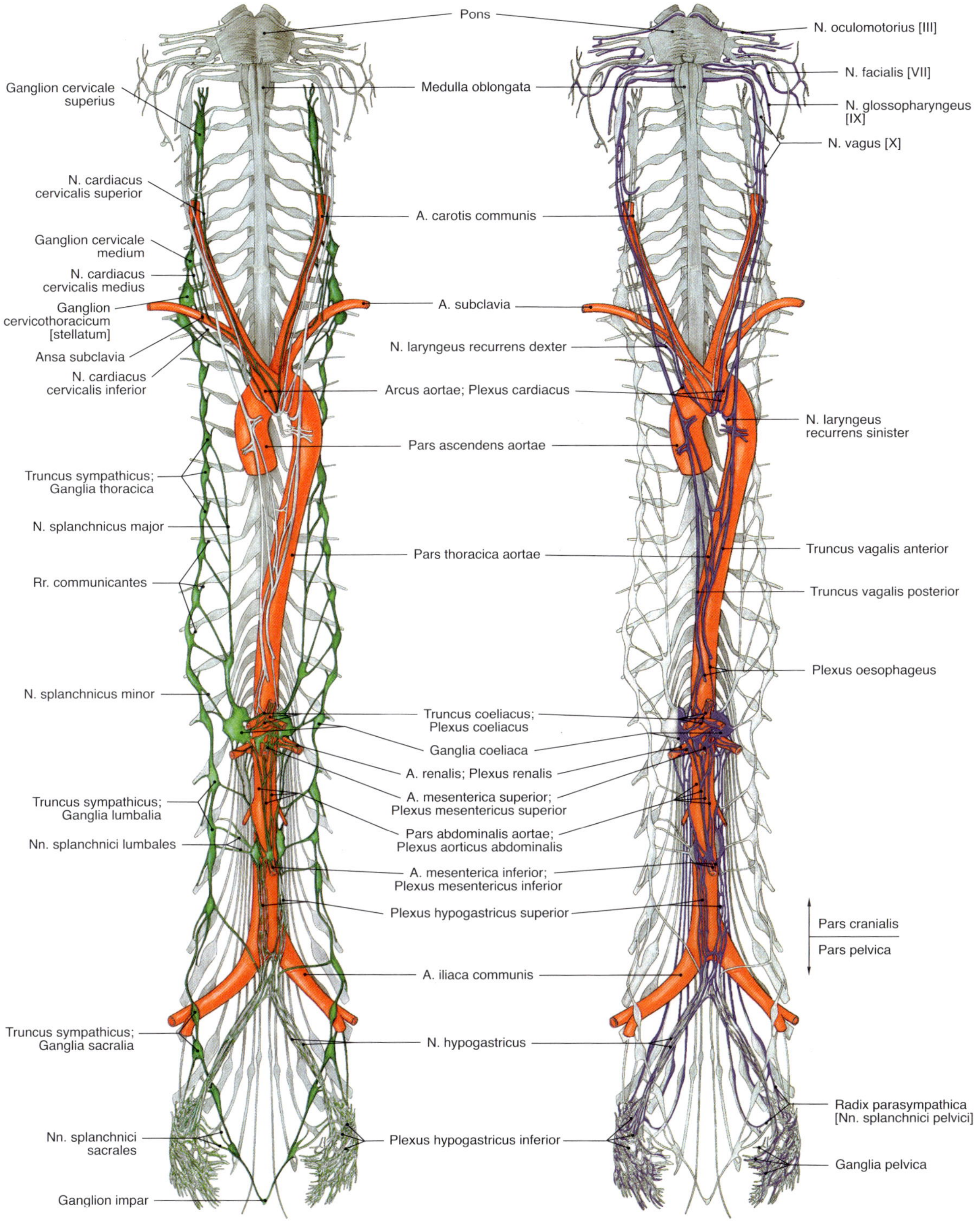

Abb. 49 Pars sympathica (Sympathikus).
Die Gesamtheit der neben der Wirbelsäule liegenden sympathischen Ganglien und ihrer Verbindungen wird als Grenzstrang, Truncus sympathicus, bezeichnet (grün).

Abb. 50 Pars parasympathica (Parasympathikus).
Die parasympathischen Fasern (violett) verlaufen im Allgemeinen gemeinsam mit anderen Nervenfasern.

Vegetatives Nervensystem

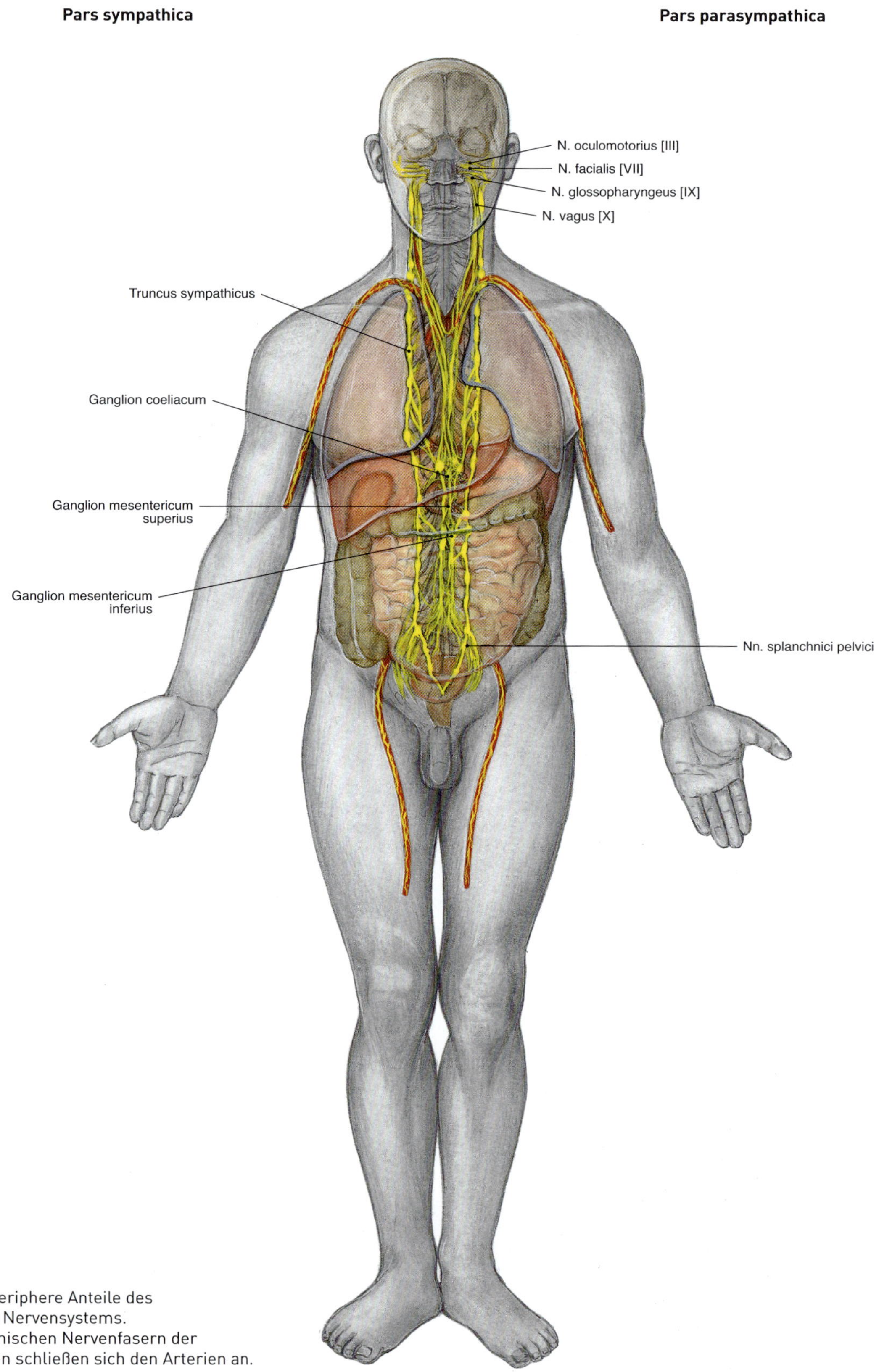

Abb. 51 Periphere Anteile des vegetativen Nervensystems.
Die sympathischen Nervenfasern der Extremitäten schließen sich den Arterien an.

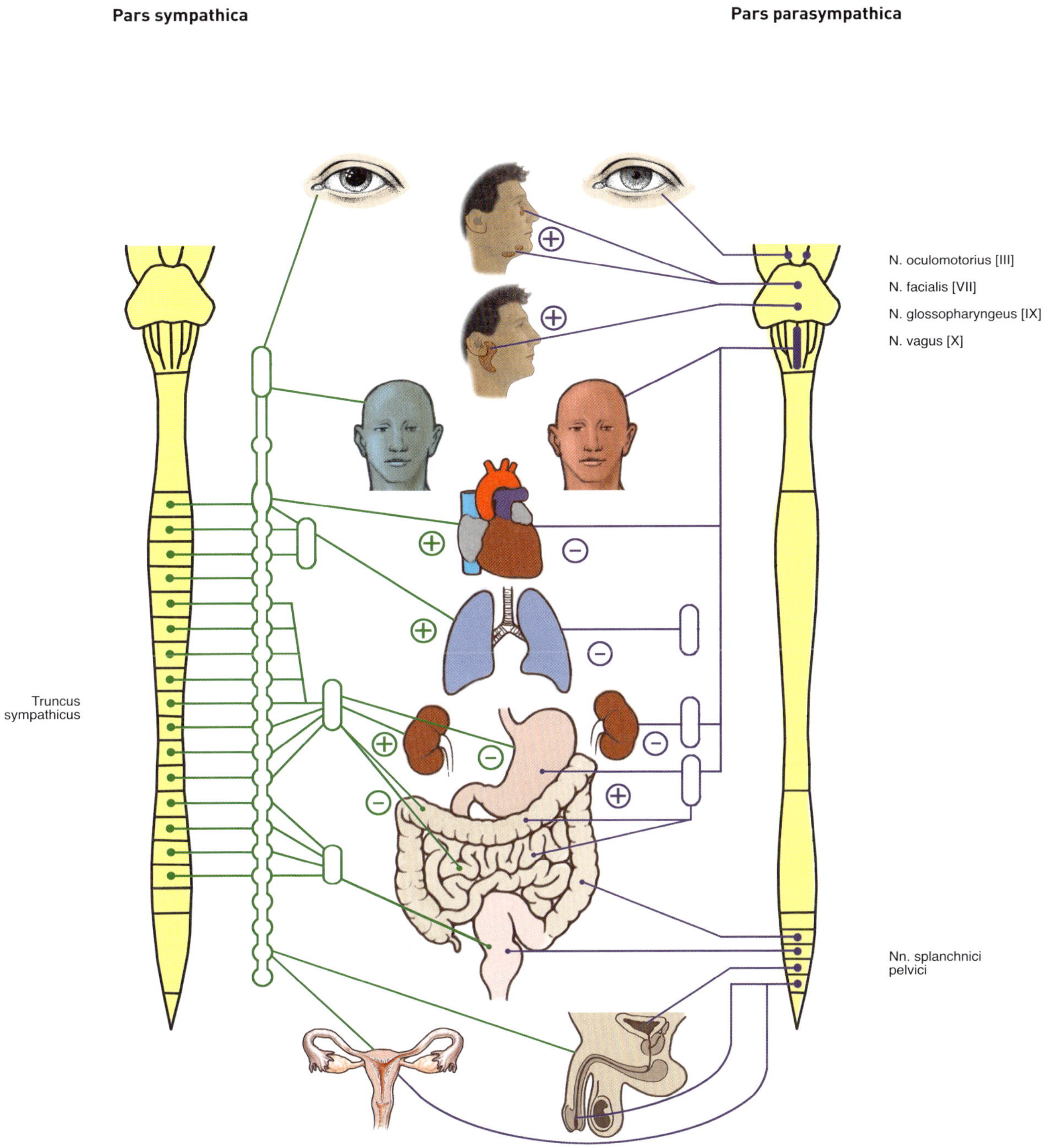

Abb. 52 Übersicht über die Funktionen des vegetativen Nervensystems.

Hormondrüsen

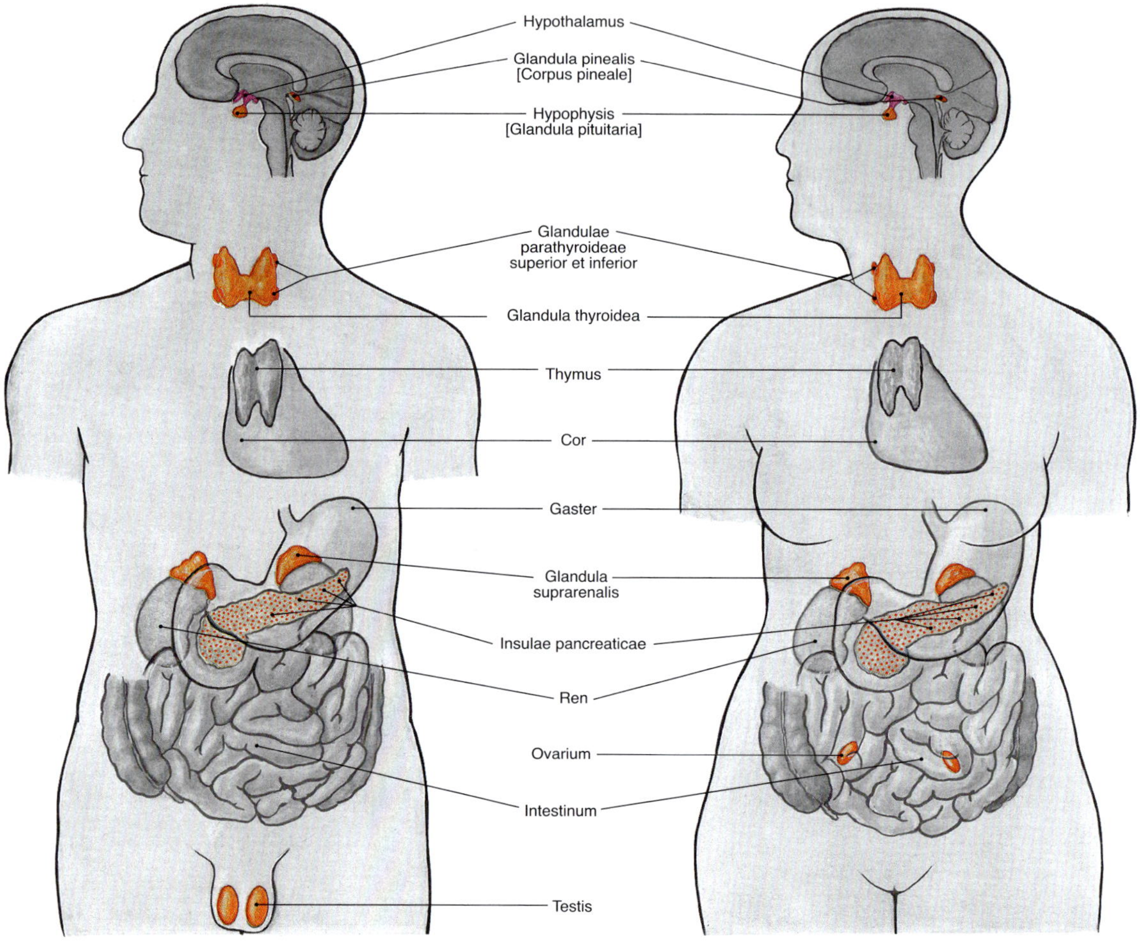

Abb. 53 Endokrine Organe des Mannes.

Abb. 54 Endokrine Organe der Frau.

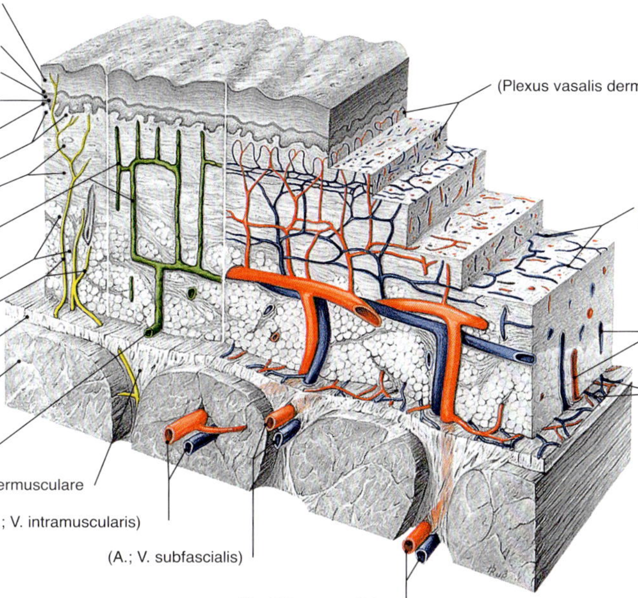

Abb. 55 Schnitt durch die Haut; ca. 11-fache Vergrößerung.

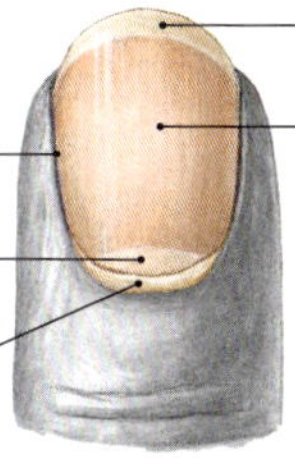

Abb. 56 Fingerendglied mit Nagel.
* Die Nagelhaut wird auch als Cuticula bezeichnet.

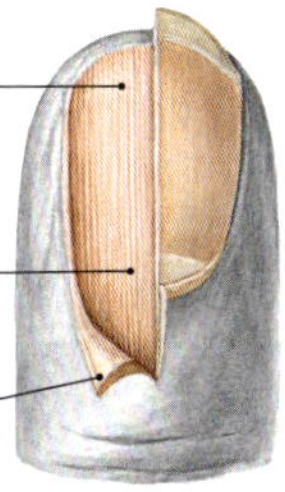

Abb. 57 Fingerendglied; Nagel teilweise entfernt.

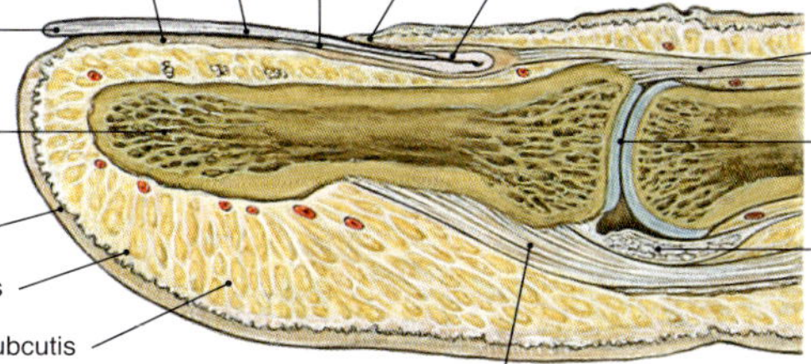

Abb. 58 Fingerendglied, Phalanx distalis; Sagittalschnitt.

Regionen

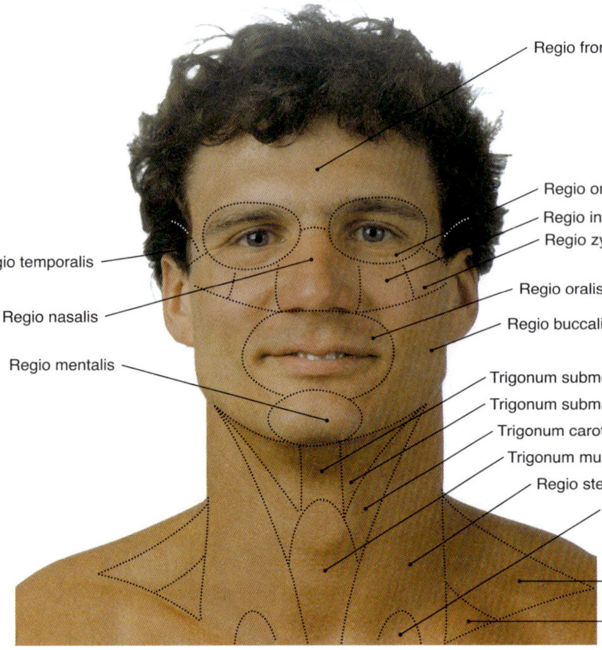

Abb. 59 Regionen von Kopf und Hals, Regiones capitis et colli.

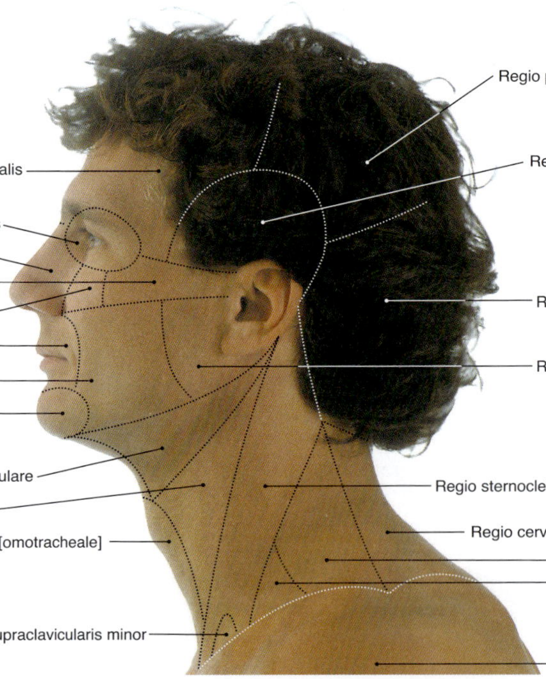

Abb. 60 Regionen von Kopf und Hals, Regiones capitis et colli.

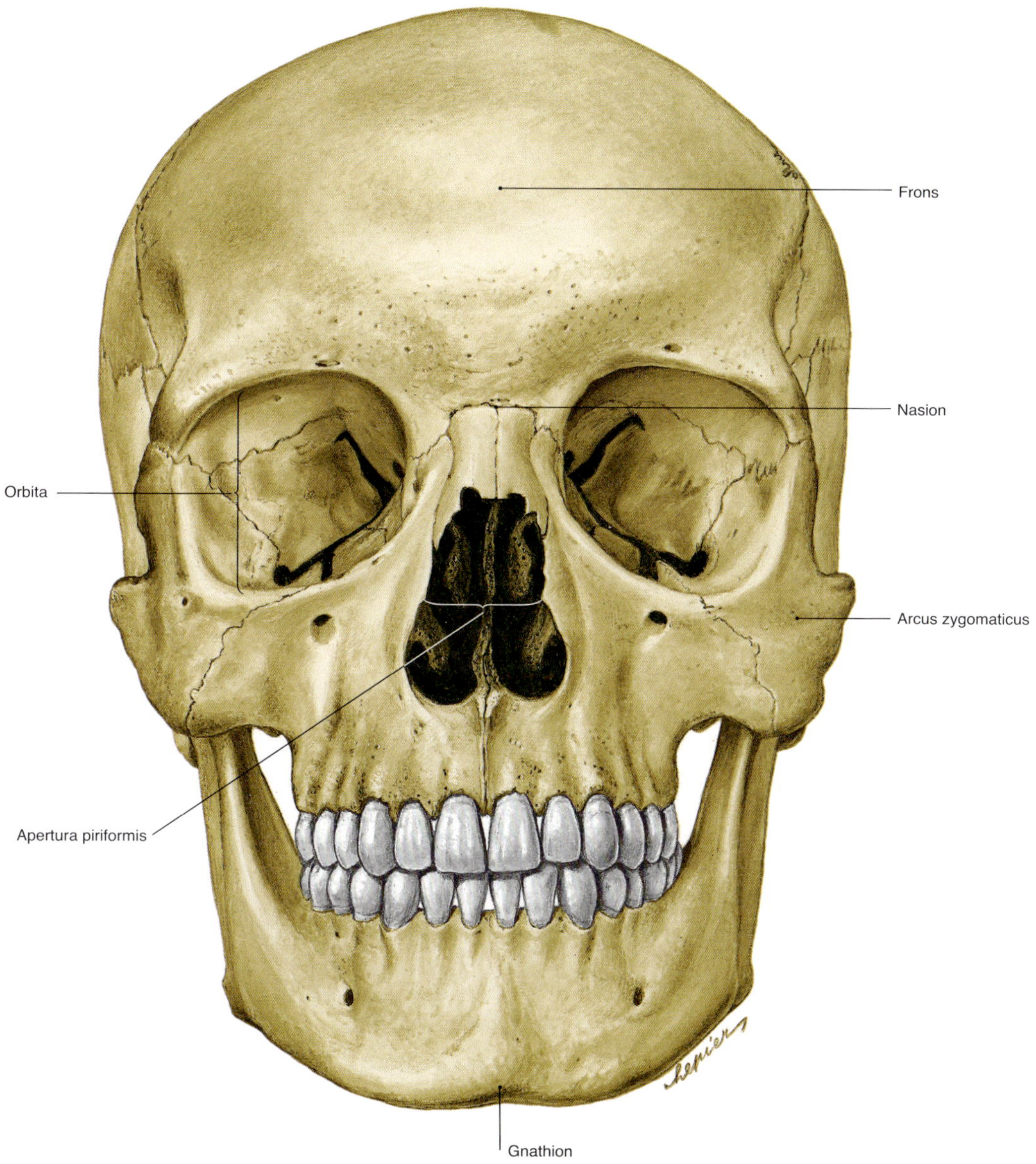

Abb. 61 Schädel, Cranium.

Schädelknochen

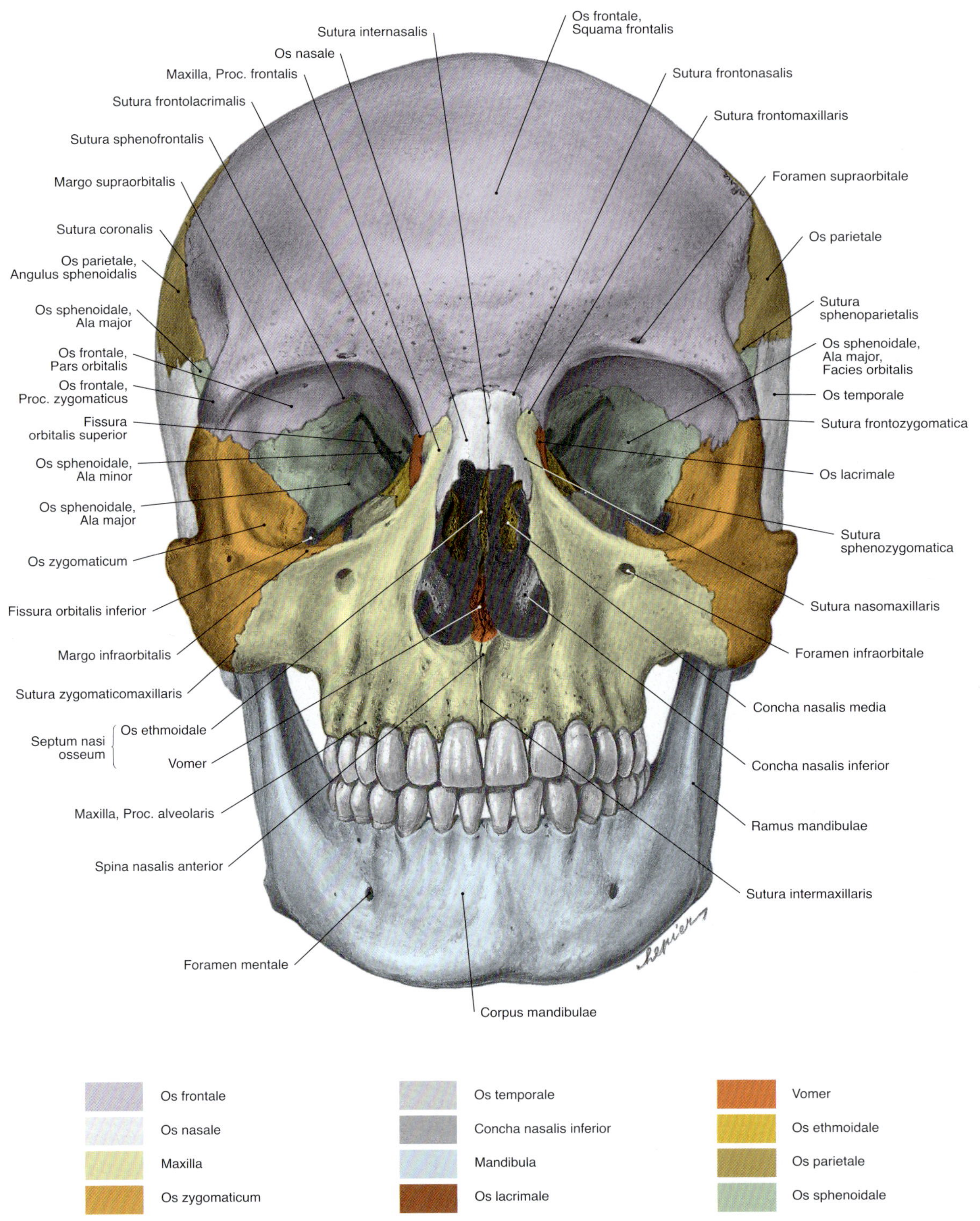

Abb. 62 Schädelknochen, Ossa cranii.

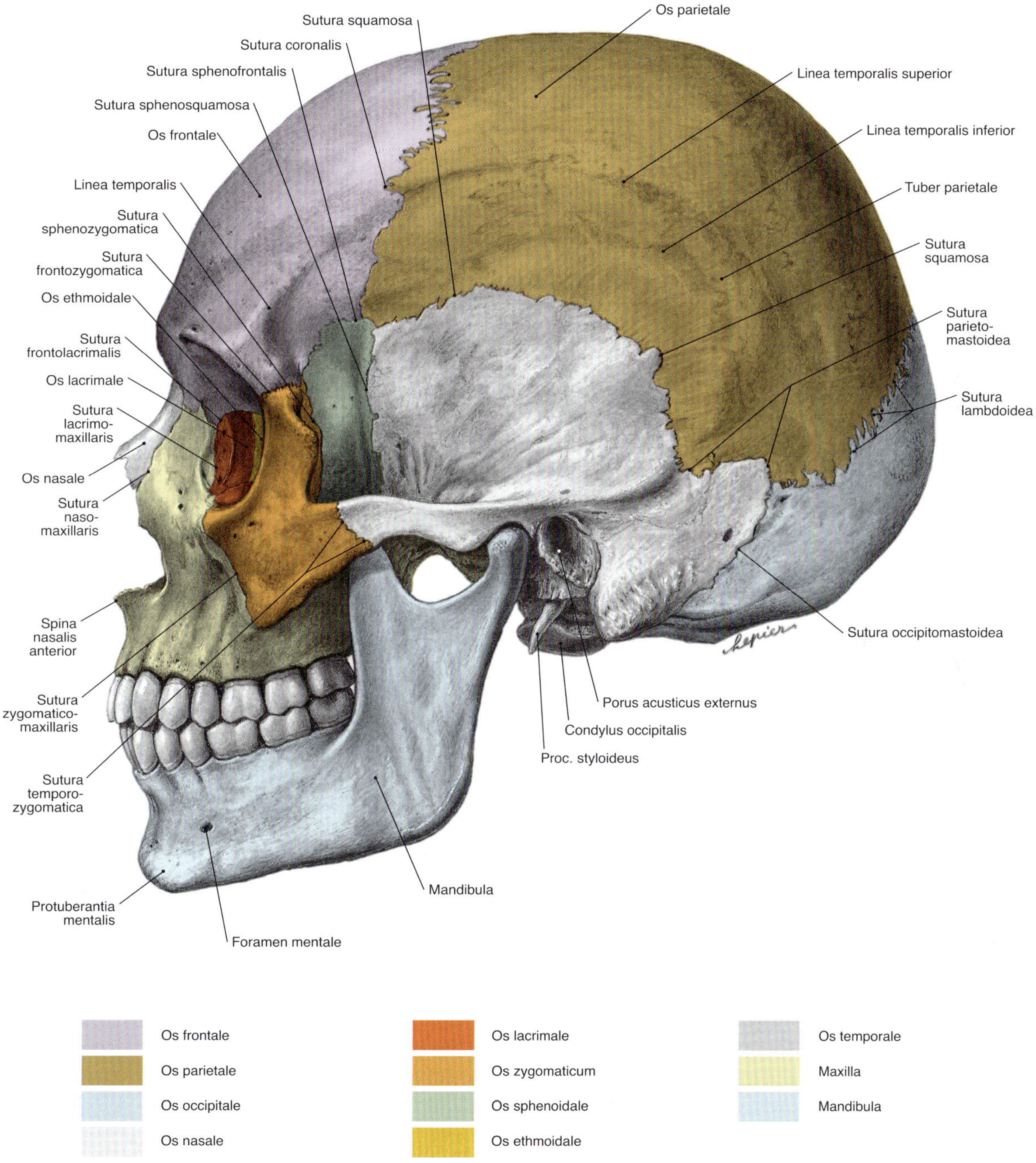

Abb. 63 Schädelknochen, Ossa cranii.

Schädelknochen

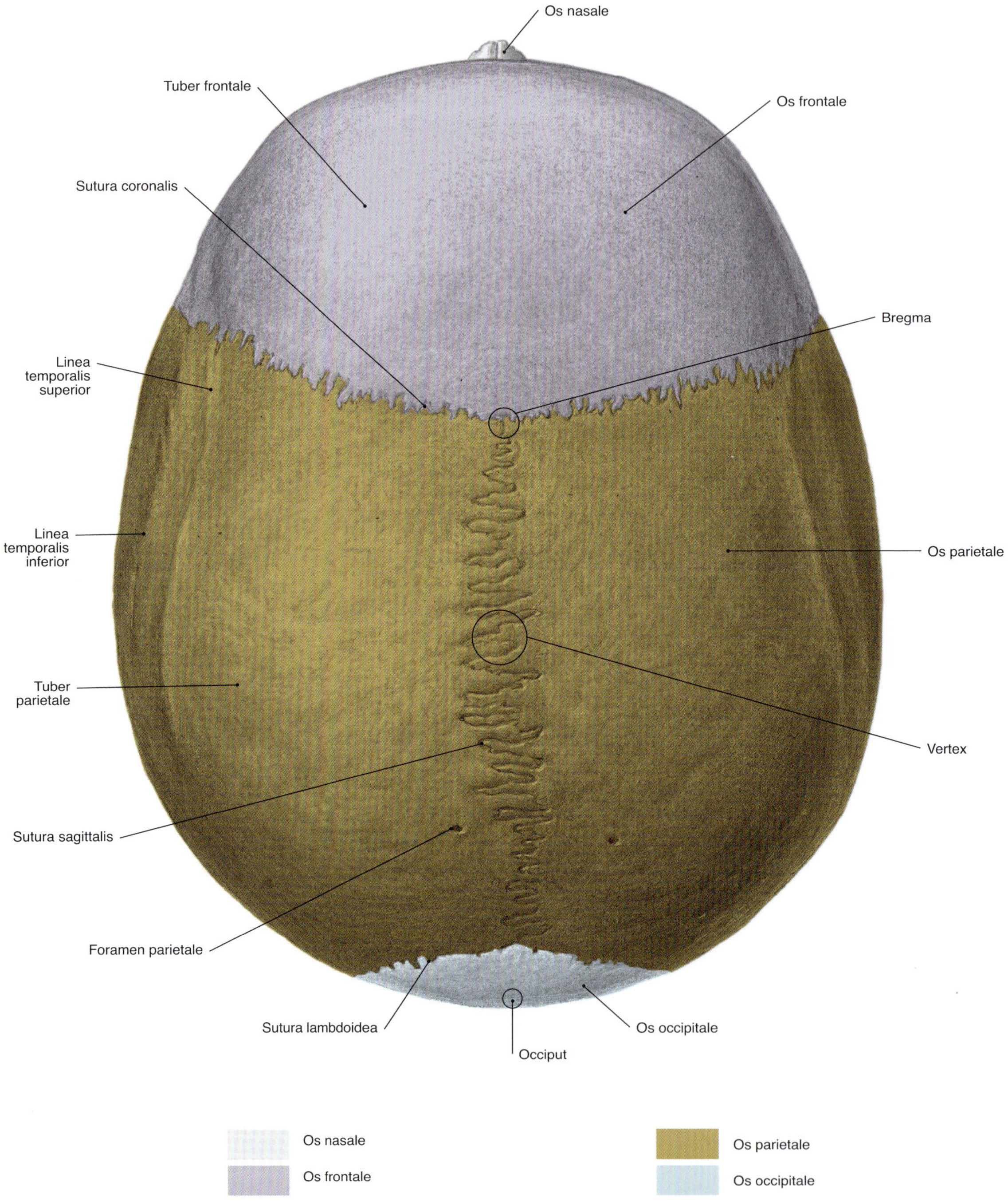

Abb. 64 Schädelknochen, Ossa cranii; von kranial.

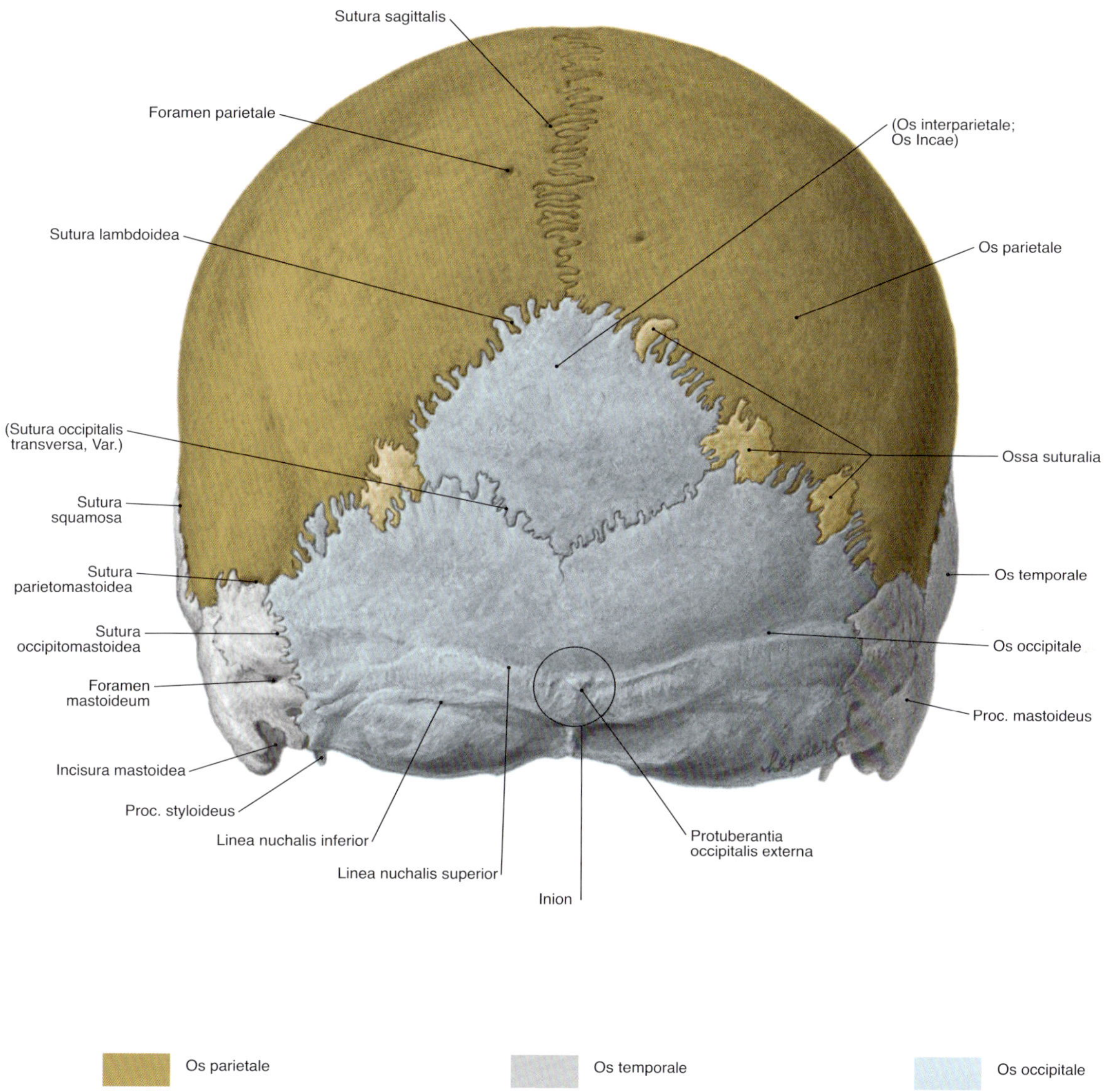

Abb. 65 Schädelknochen, Ossa cranii; von dorsal.

Schädelknochen

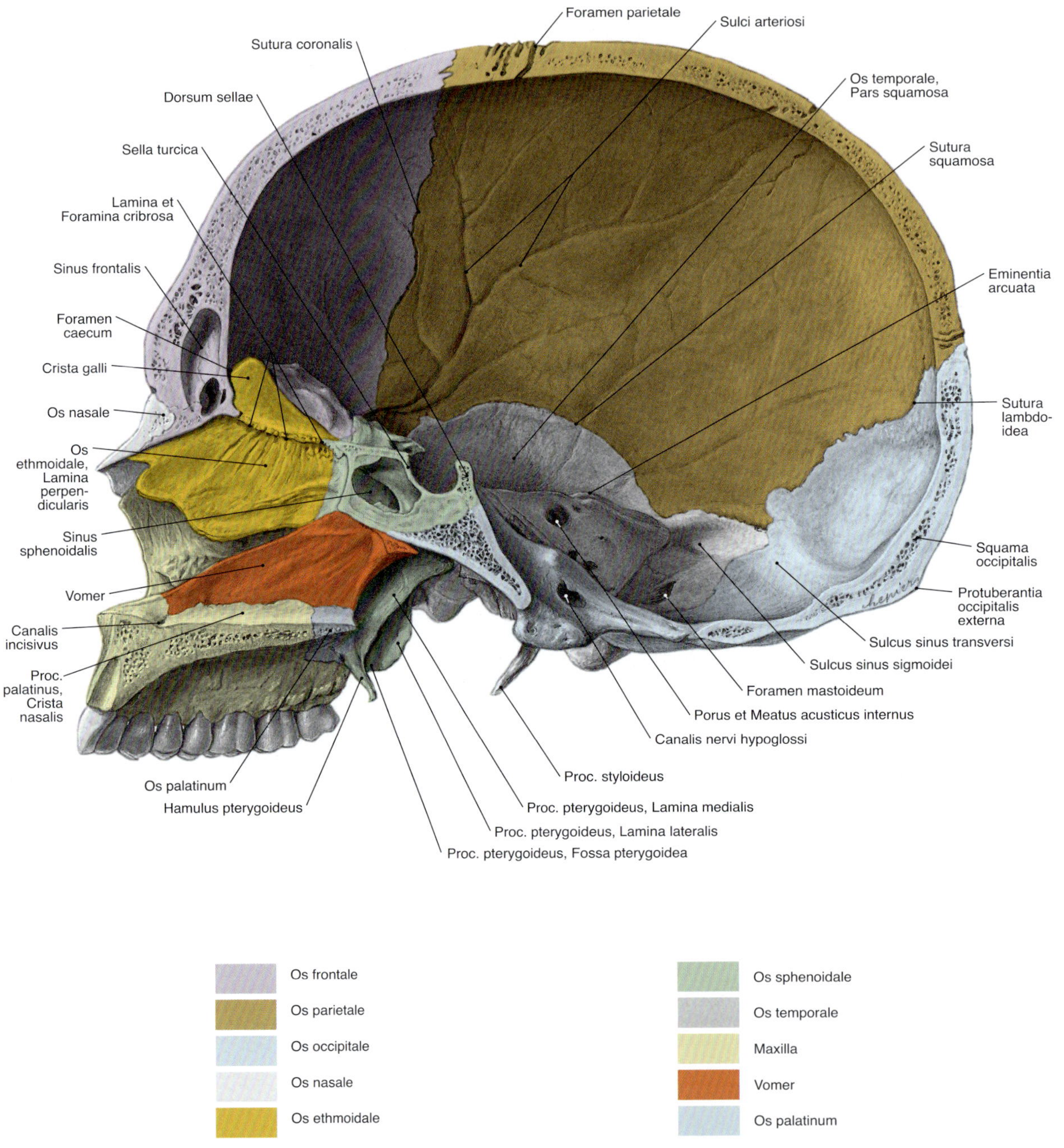

Abb. 66 Schädelknochen, Ossa cranii; von medial.

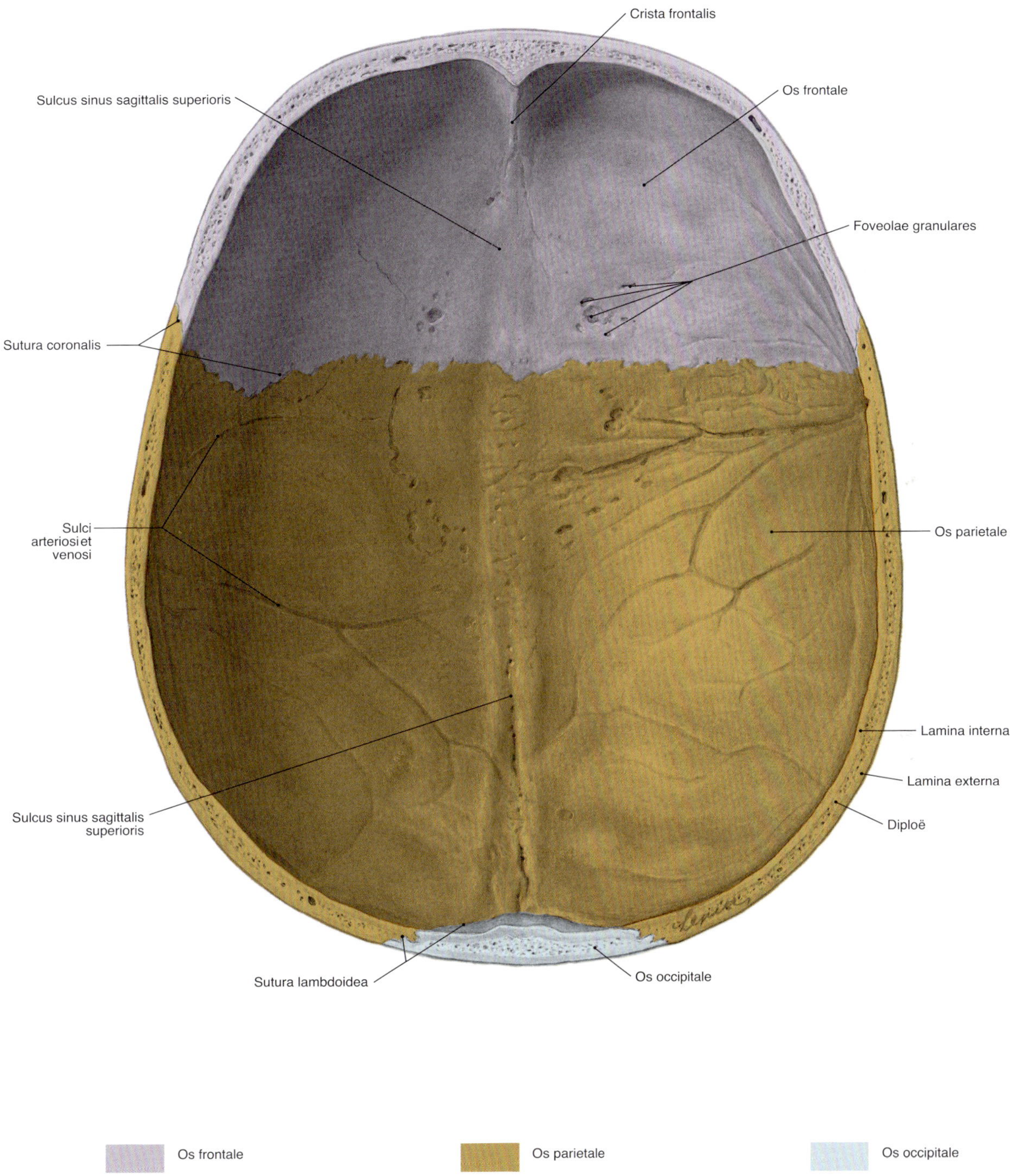

Abb. 67 Schädeldach, Calvaria; von kaudal.

Schädelknochen

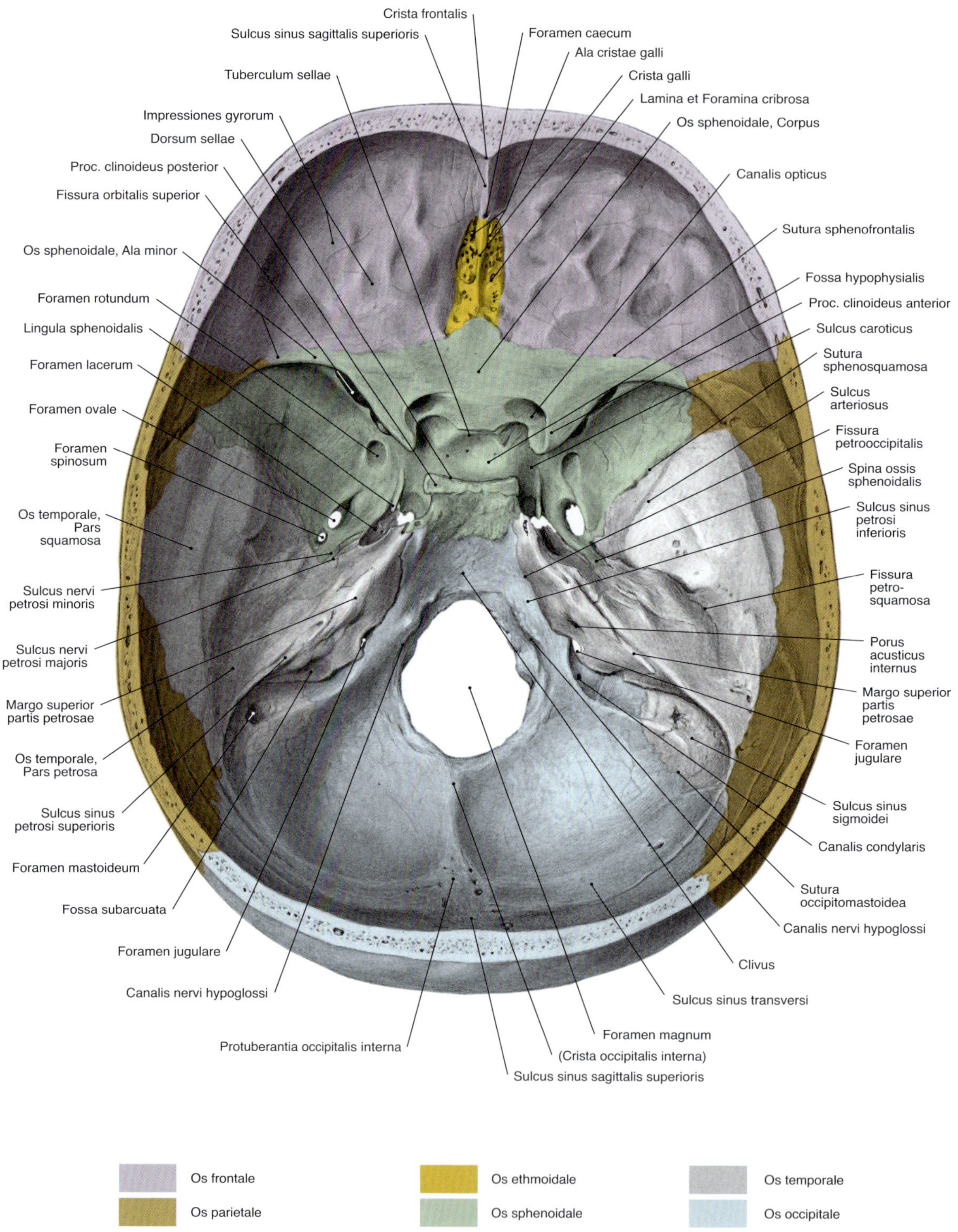

Abb. 68 Innere Schädelbasis, Basis cranii interna.

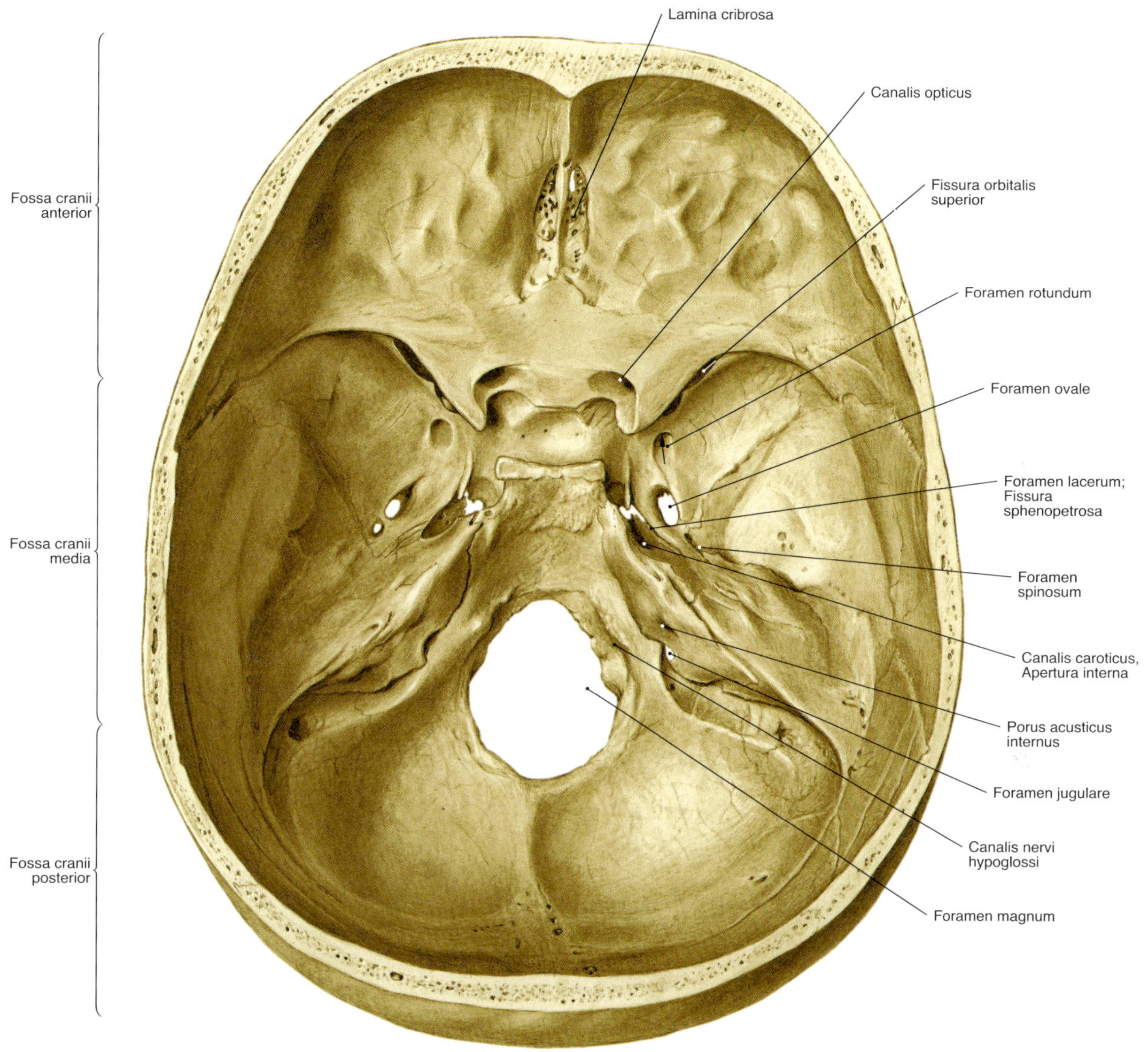

Abb. 69 Innere Schädelbasis, Basis cranii interna, und Foramina.

→ 1173

Schädelknochen

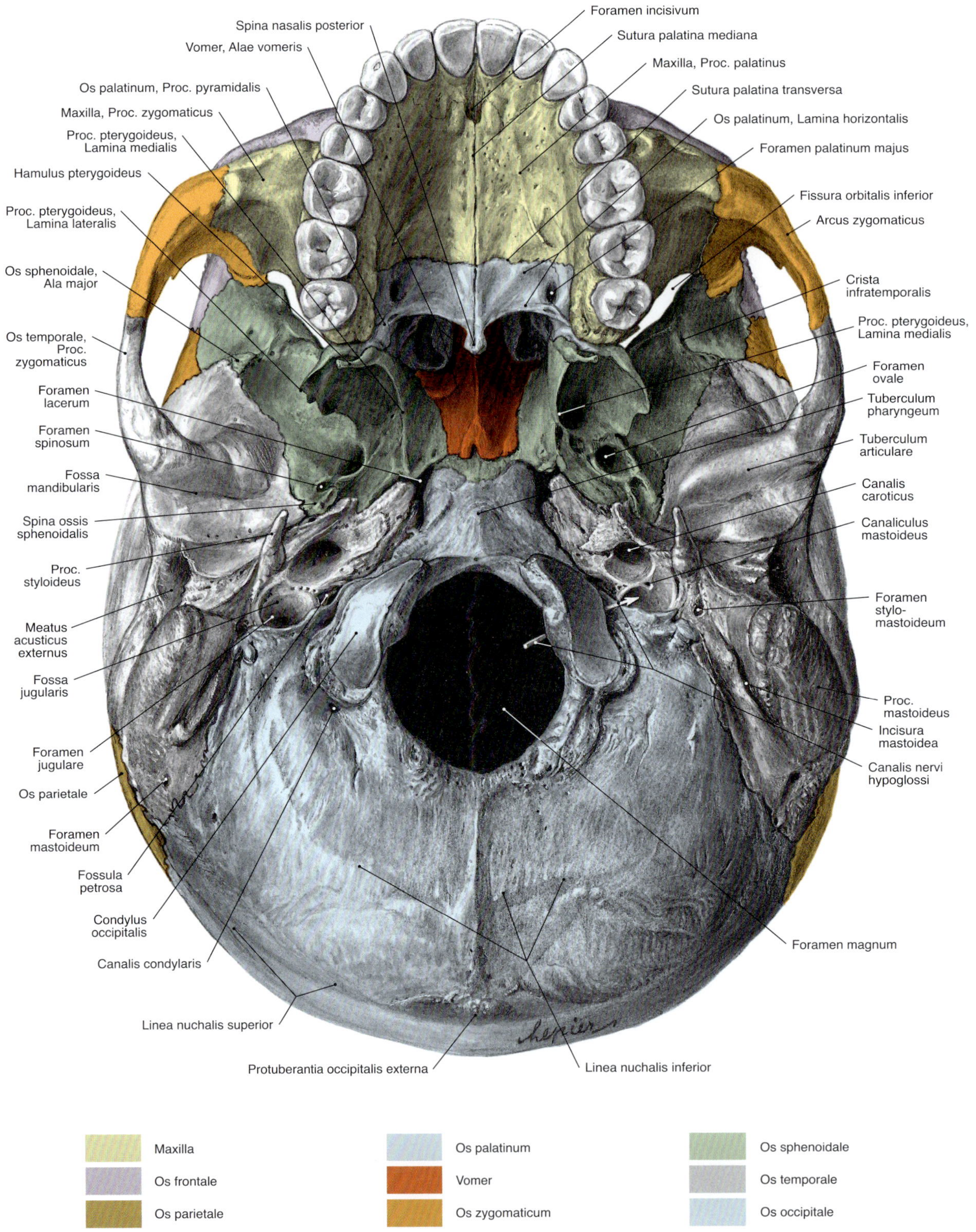

Abb. 70 Äußere Schädelbasis, Basis cranii externa.

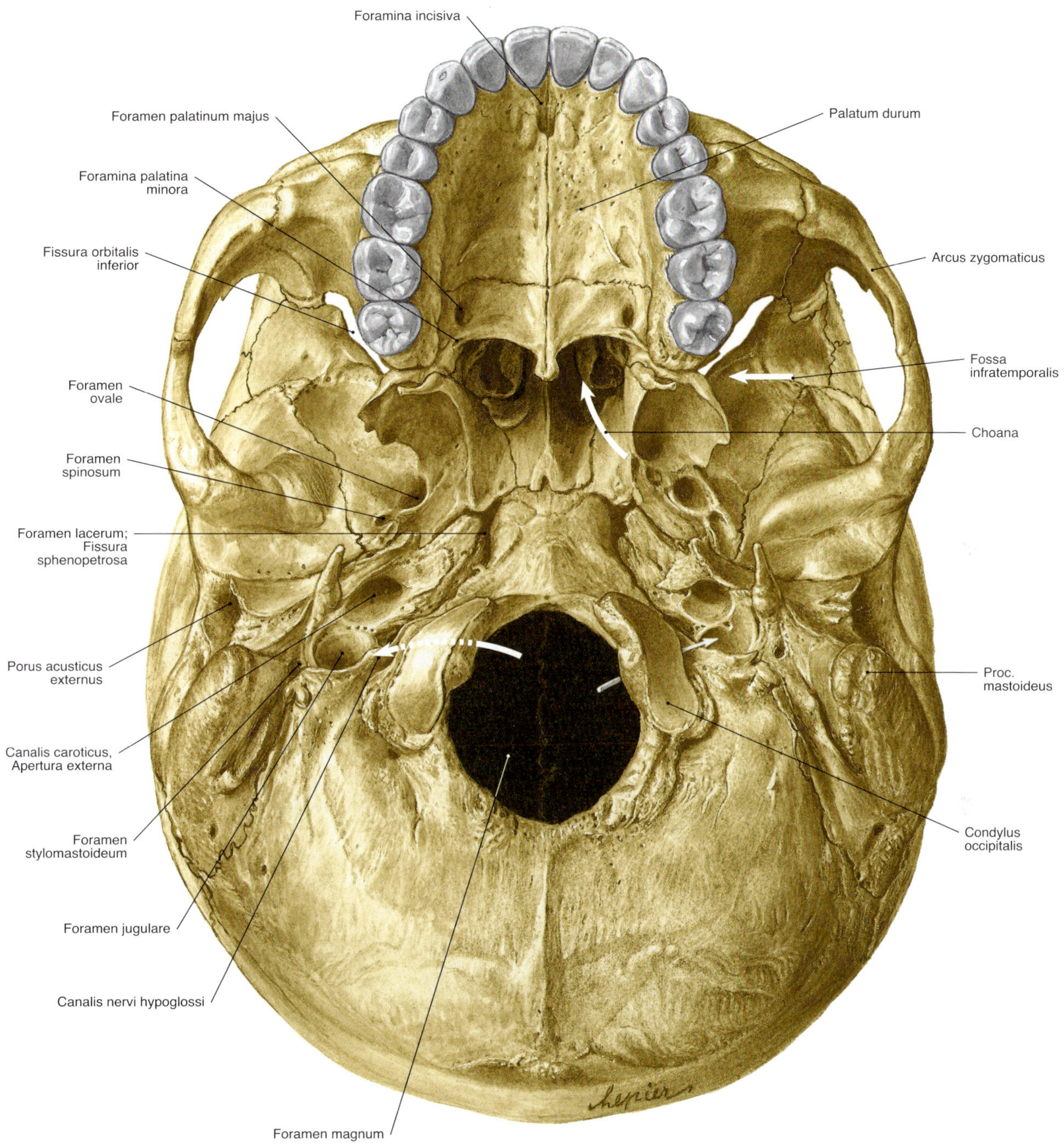

Abb. 71 Äußere Schädelbasis, Basis cranii externa, und Foramina.

→ 1172

Schädel, Röntgen

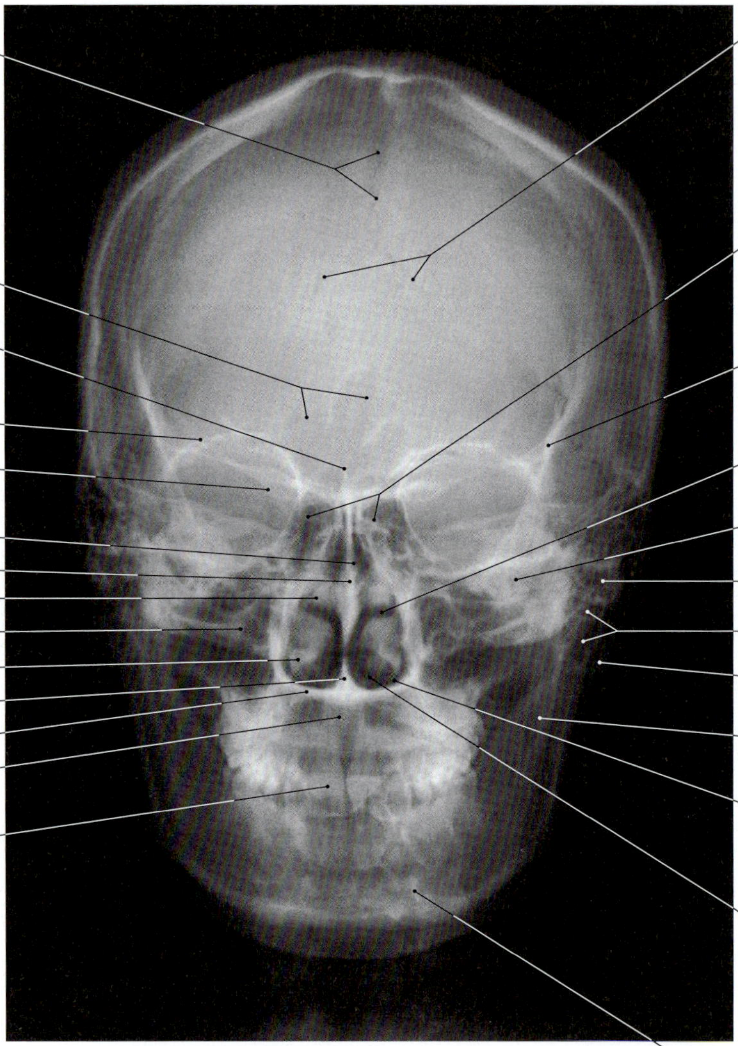

Abb. 72 Schädel, Cranium; Fernröntgenaufnahme; anteroposteriorer Strahlengang.

* Linea innominata, durch Überlagerung entstehende Linie ohne begriffliches anatomisches Korrelat

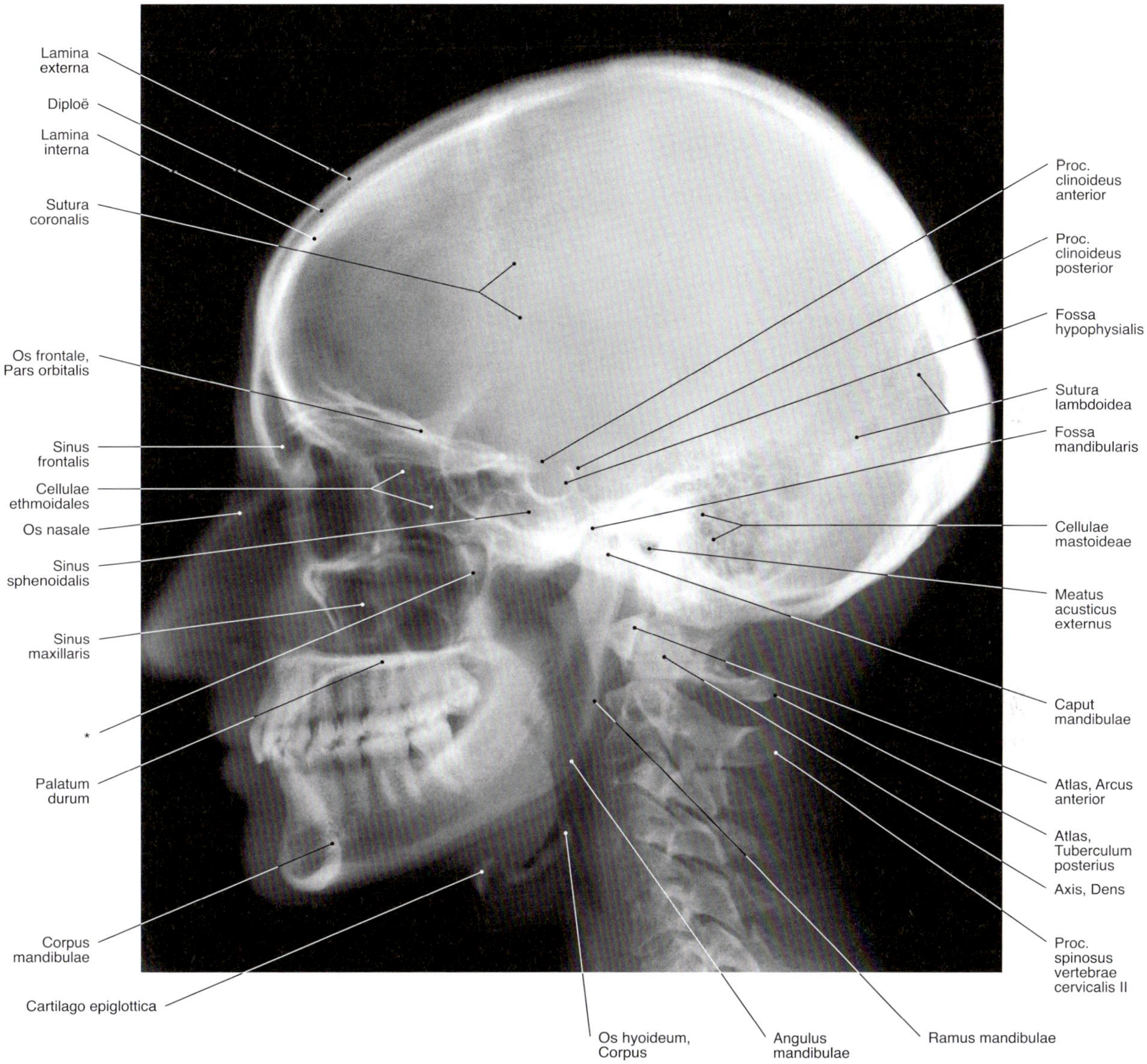

Abb. 73 Schädel, Cranium; Fernröntgenaufnahme; lateraler Strahlengang.
* Hinterwand des Sinus maxillaris

Schädel, Entwicklung

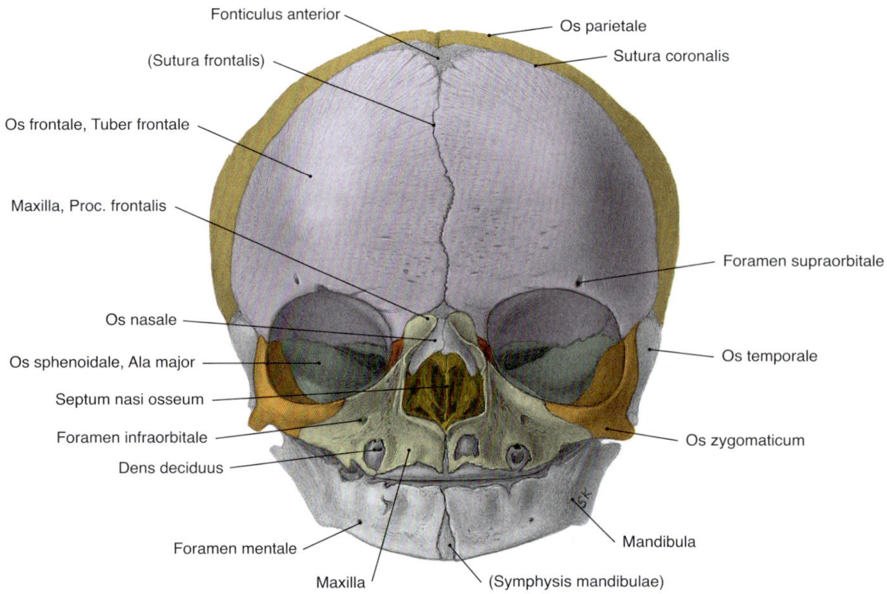

Abb. 74 Schädel, Cranium, eines Neugeborenen.

- Os lacrimale
- Os frontale
- Os parietale
- Os occipitale
- Maxilla, Os incisivum
- Os zygomaticum
- Os ethmoidale
- Os sphenoidale
- Os nasale, Os temporale, Mandibula

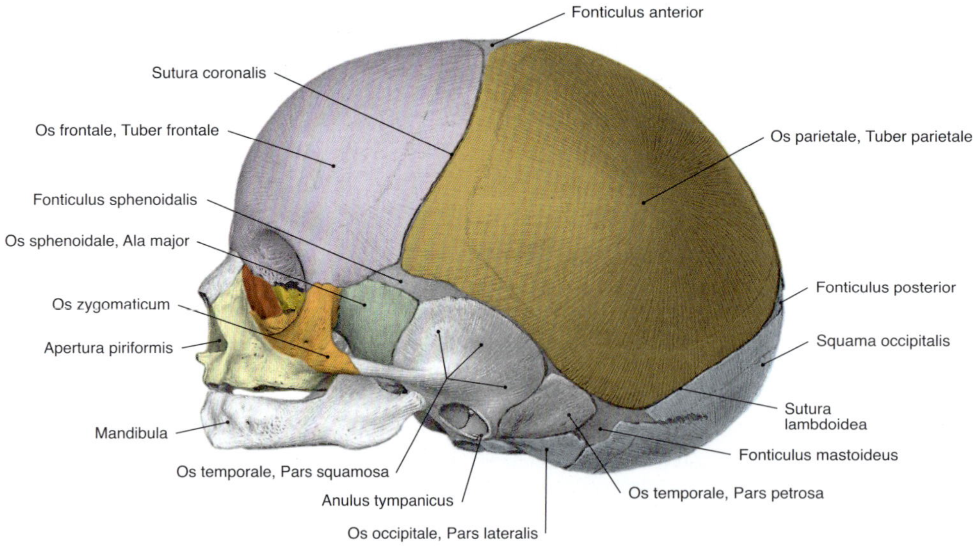

Abb. 75 Schädel, Cranium, eines Neugeborenen.

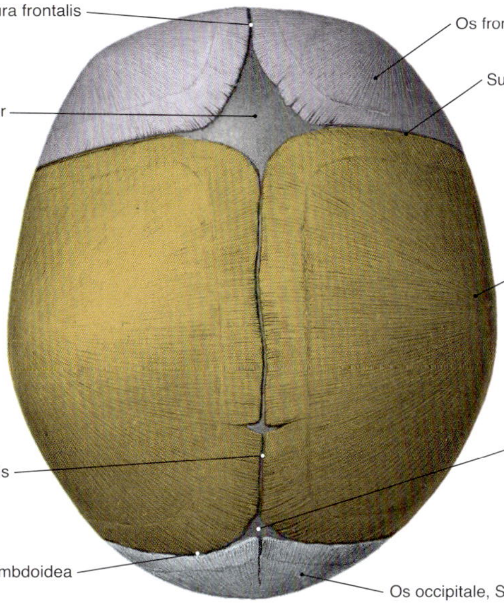

Abb. 76 Schädel, Cranium, eines Neugeborenen.

Vomer
Os frontale
Os parietale
Os occipitale, Os palatinum
Os temporale
Mandibula
Maxilla, Os incisivum
Os zygomaticum
Os sphenoidale

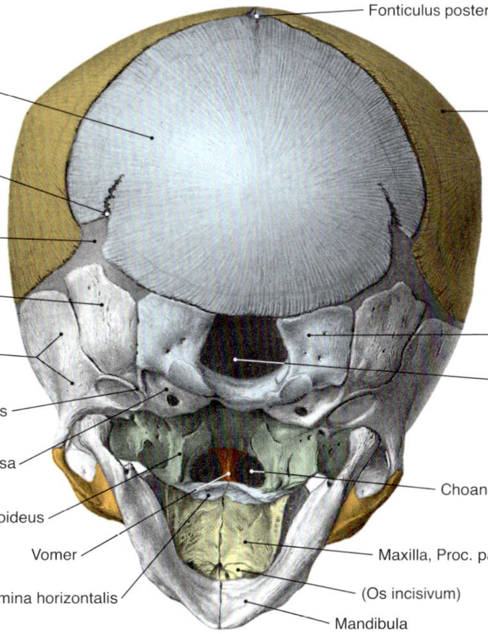

Abb. 77 Schädel, Cranium, eines Neugeborenen.

Stirn- und Siebbein

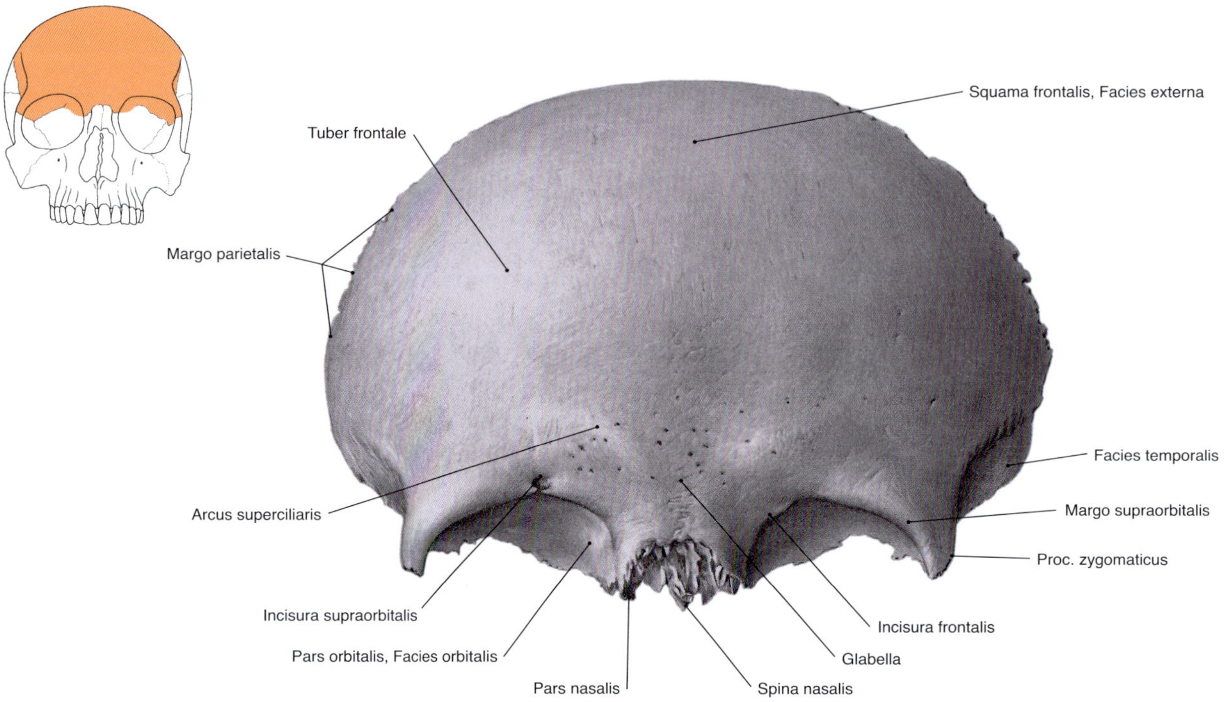

Abb. 78 Stirnbein, Os frontale.

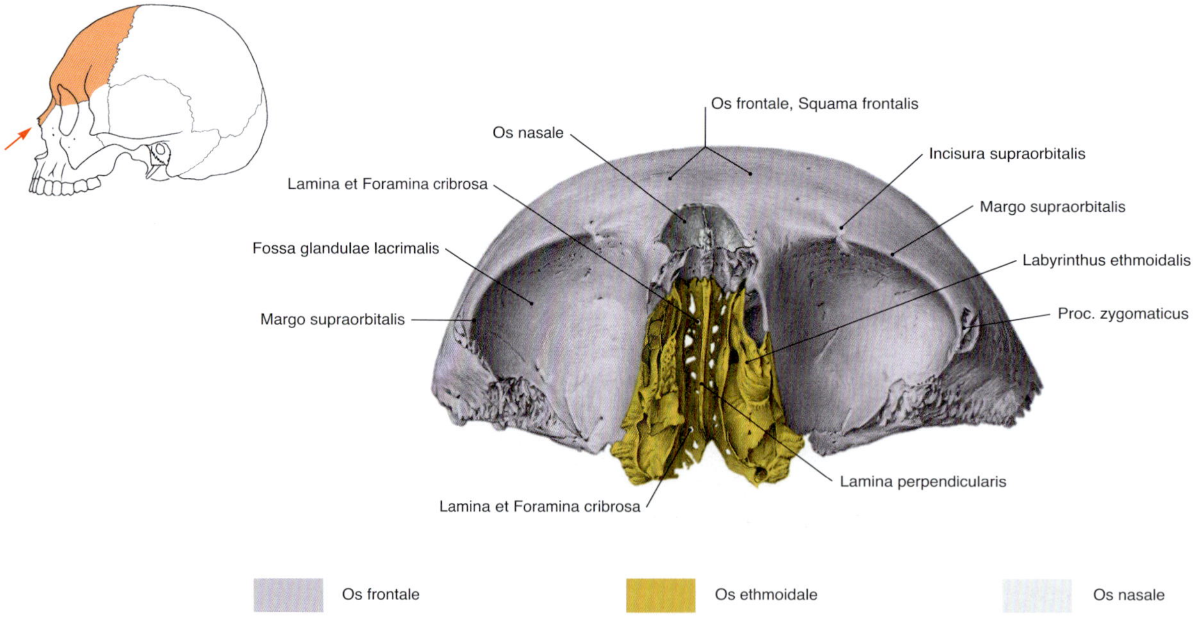

Abb. 79 Stirnbein, Os frontale; Siebbein, Os ethmoidale, und Nasenbeine, Ossa nasalia.

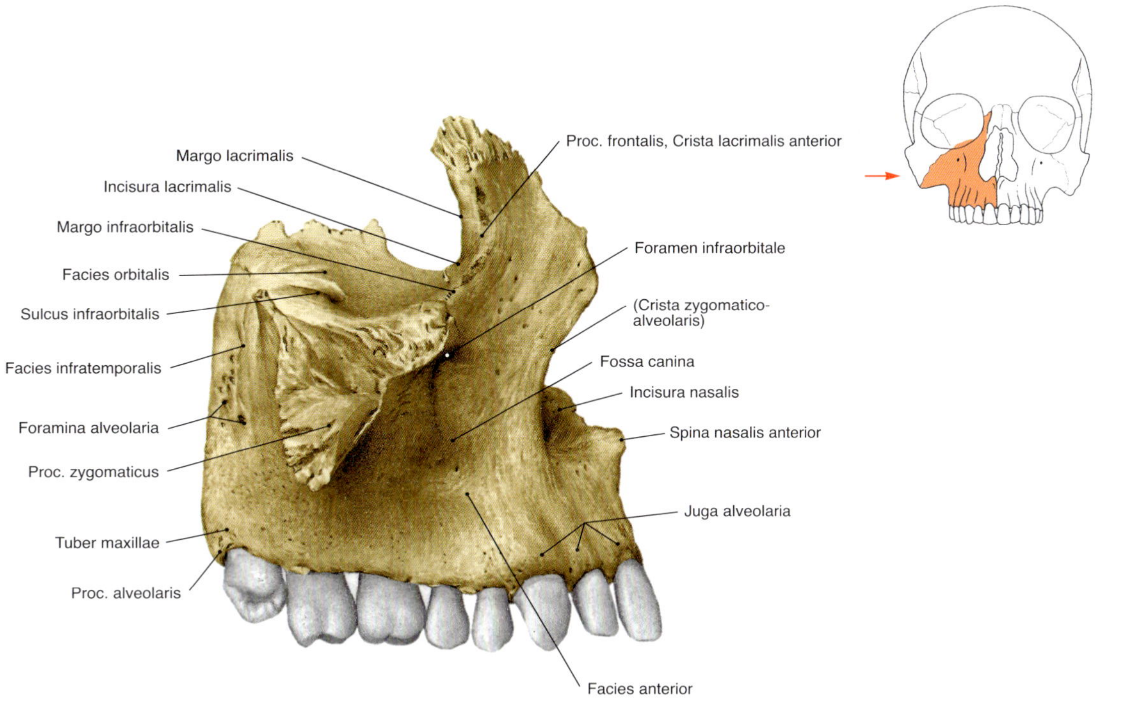

Abb. 80 Oberkieferknochen, Maxilla.

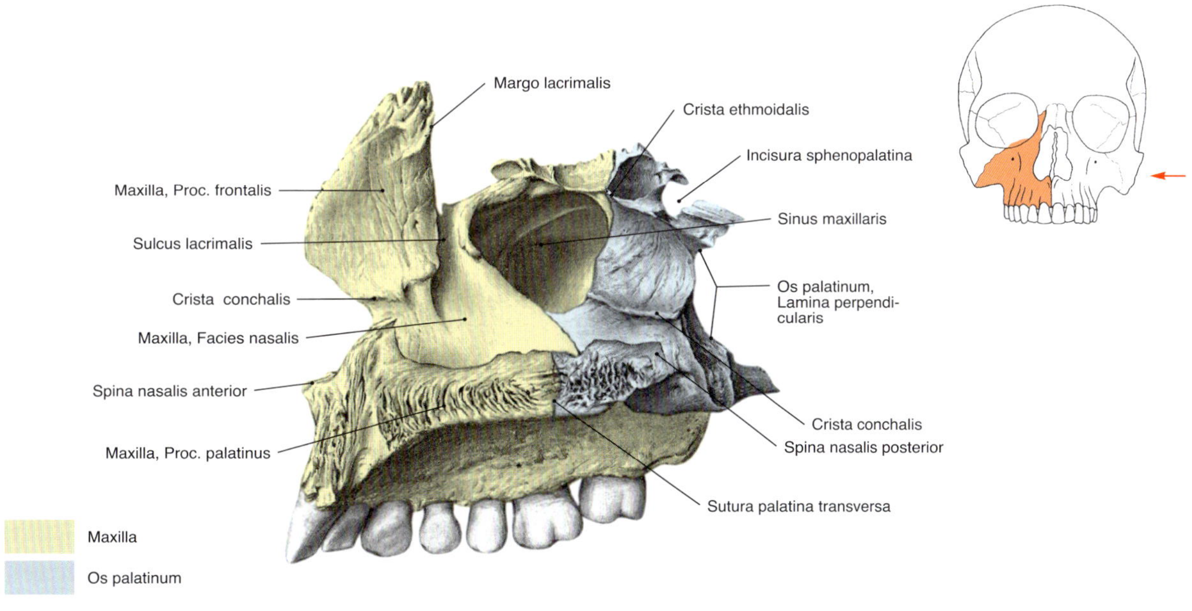

Abb. 81 Oberkieferknochen, Maxilla, und Gaumenbein, Os palatinum.

Nasenhöhle

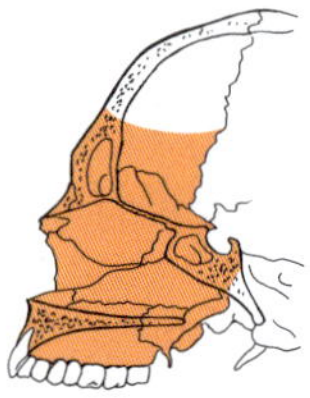

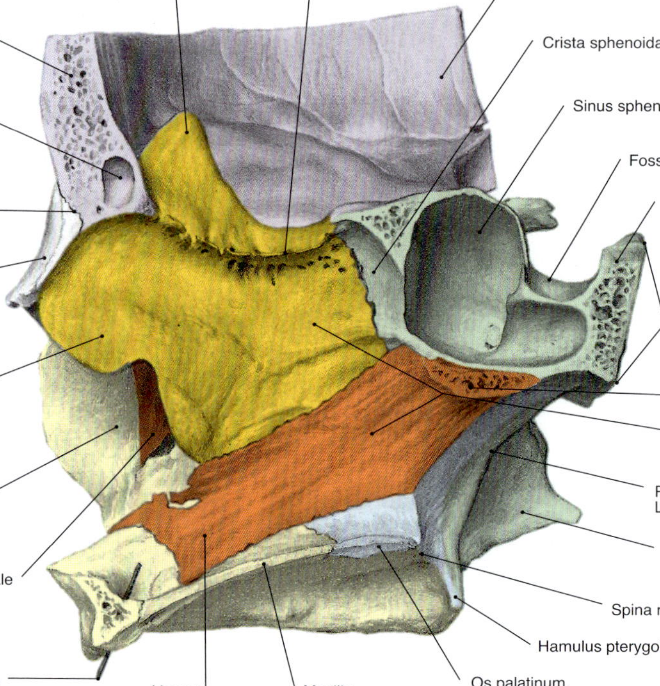

- Maxilla
- Os frontale
- Os nasale
- Os sphenoidale
- Os palatinum
- Os ethmoidale
- Vomer
- Os lacrimale

Abb. 82 Knöcherne Nasenscheidewand, Septum nasi osseum.

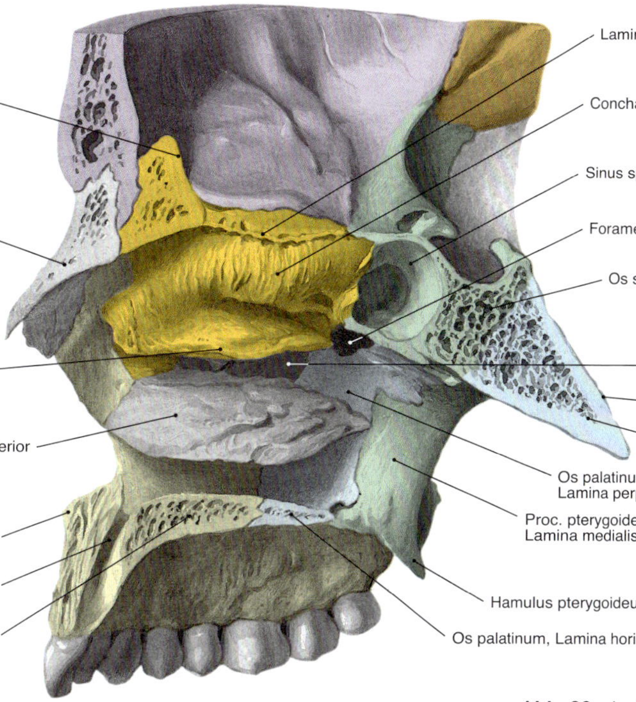

Abb. 83 Laterale Wand der Nasenhöhle, Cavitas nasi.

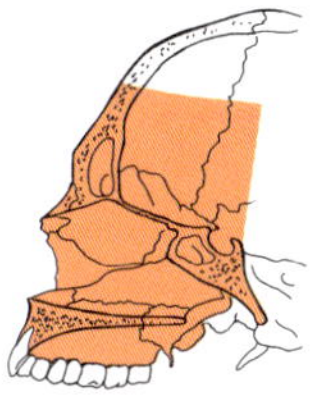

- Os parietale
- Maxilla
- Os frontale
- Os nasale
- Concha nasalis inferior
- Os sphenoidale
- Os occipitale
- Os palatinum
- Os ethmoidale
- Os lacrimale

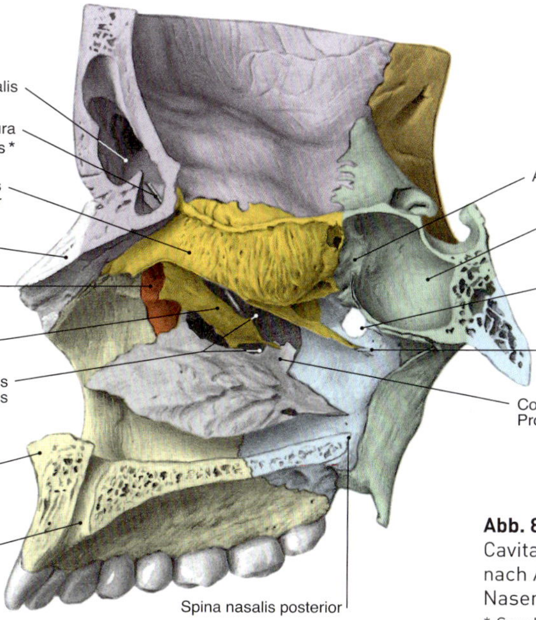

Abb. 84 Laterale Wand der Nasenhöhle, Cavitas nasi; nach Abtragung der mittleren Nasenmuschel.

* Sonde in der Verbindung von der Stirnhöhle zum mittleren Nasengang

Harter Gaumen

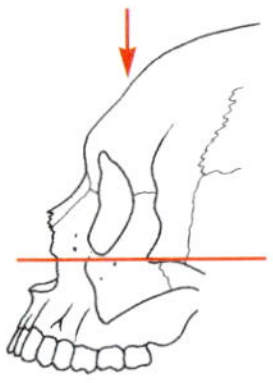

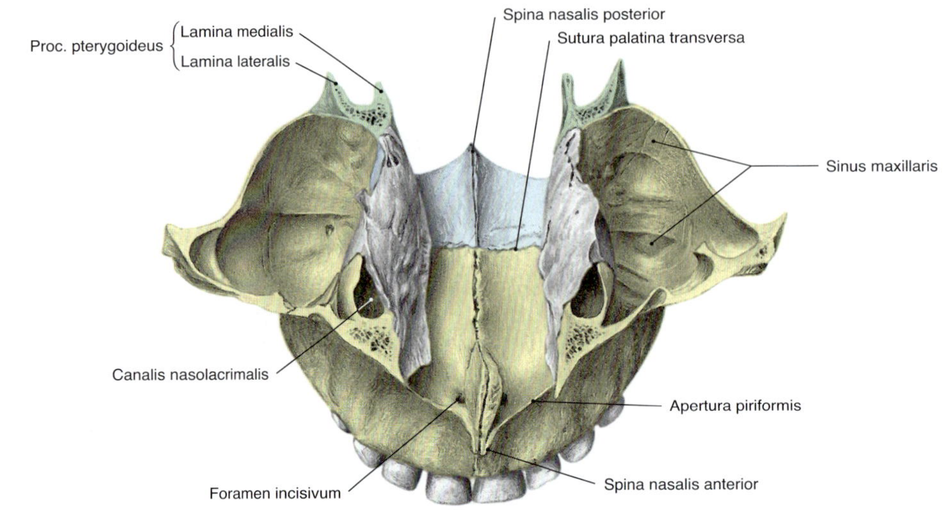

Abb. 85 Harter Gaumen, Palatum durum; Kieferhöhle, Sinus maxillaris, und untere Nasenmuschel, Concha nasalis inferior.

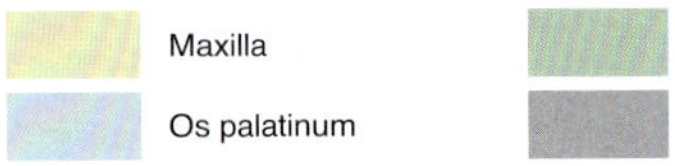

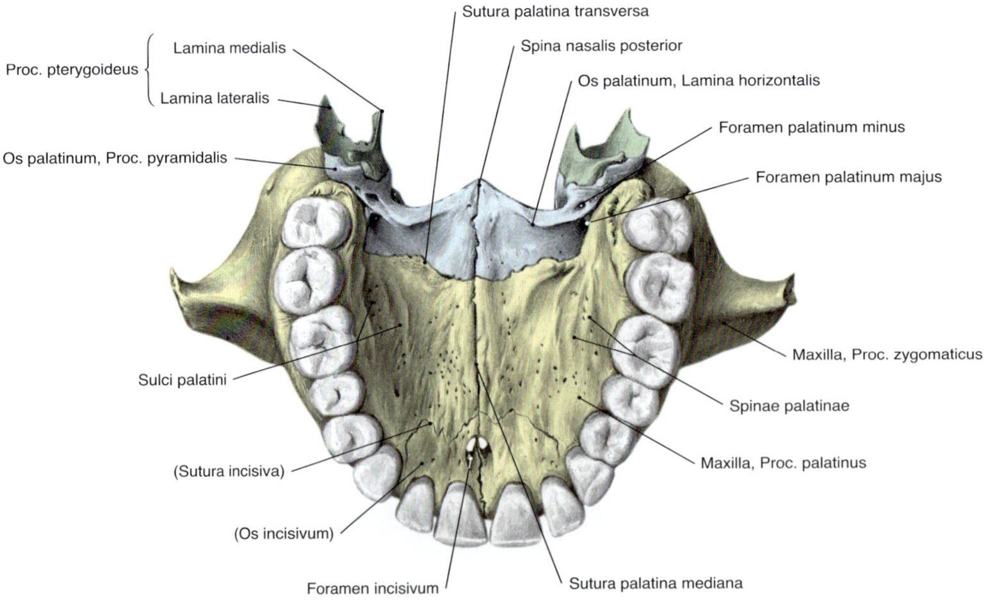

Abb. 86 Harter Gaumen, Palatum durum.

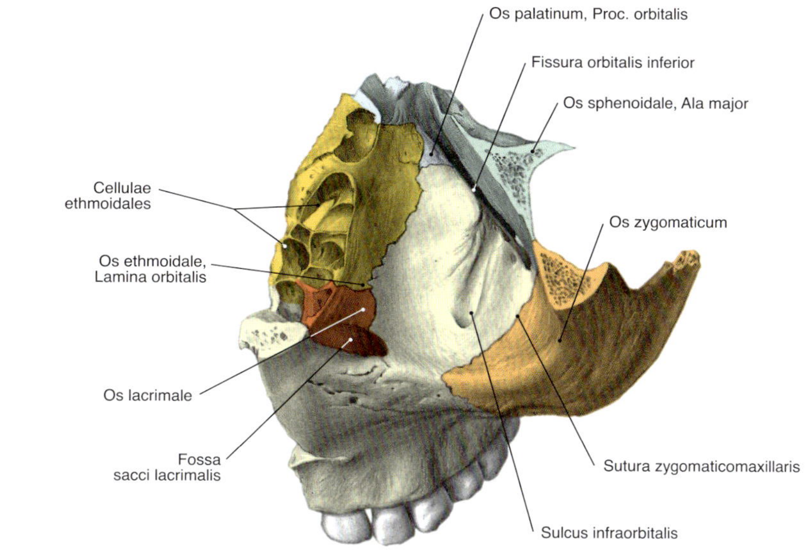

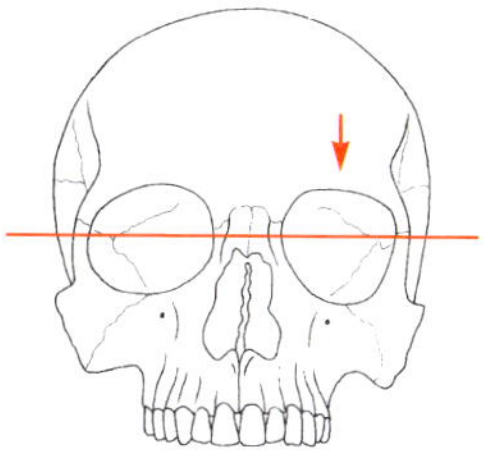

Abb. 87 Boden der Augenhöhle, Orbita.

- Os zygomaticum
- Os temporale
- Os palatinum
- Os sphenoidale
- Maxilla
- Os lacrimale
- Os ethmoidale
- Os frontale

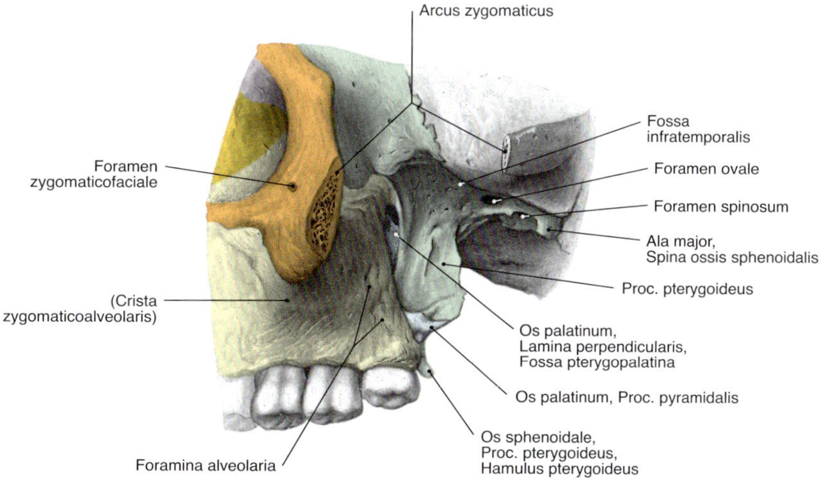

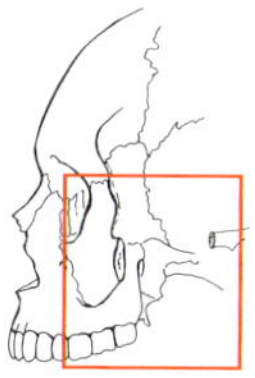

Abb. 88 Flügelgaumengrube, Fossa pterygopalatina.

Augenhöhle

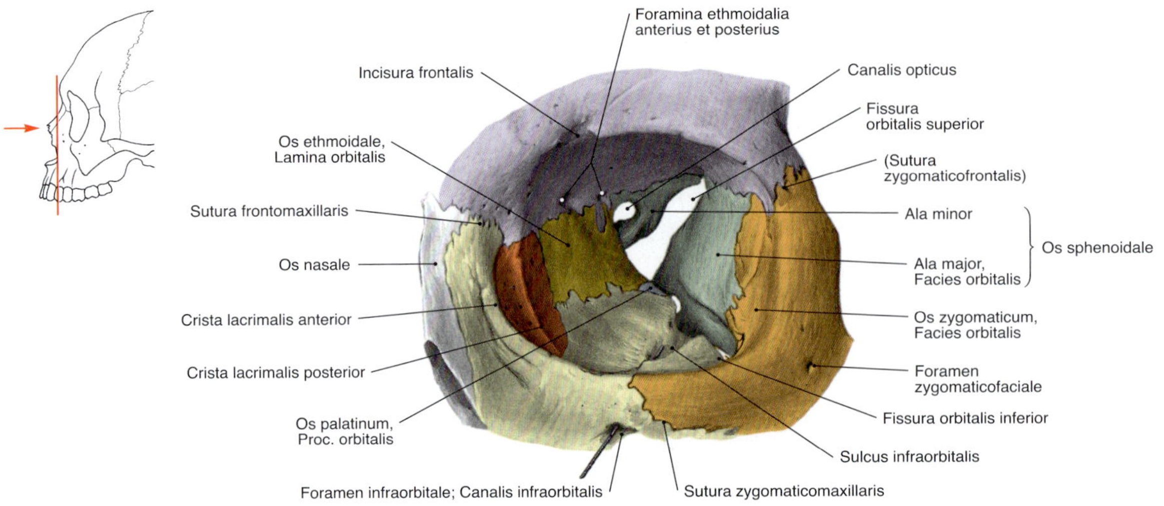

Abb. 89 Augenhöhle, Orbita; Sonde im Canalis infraorbitalis.

- Os nasale
- Os frontale
- Os palatinum
- Os ethmoidale
- Vomer
- Os zygomaticum
- Maxilla
- Os temporale
- Concha nasalis inferior
- Os sphenoidale
- Os lacrimale

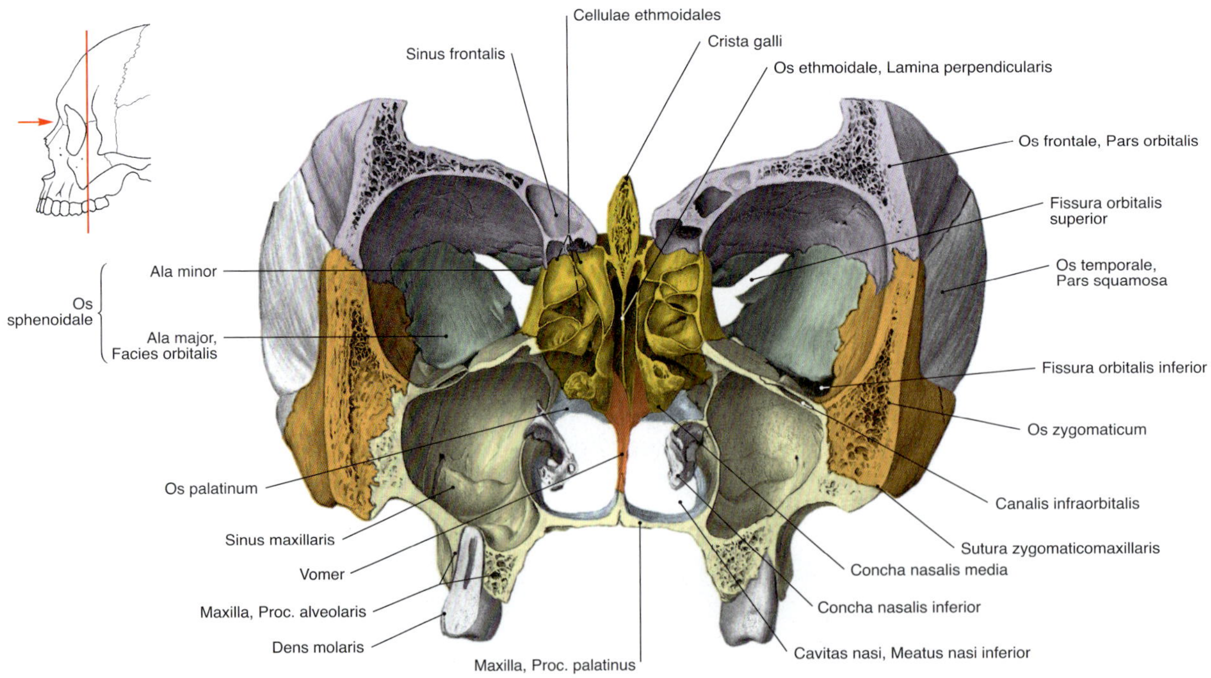

Abb. 90 Gesichtsschädel, Viscerocranium; frontaler Sägeschnitt.

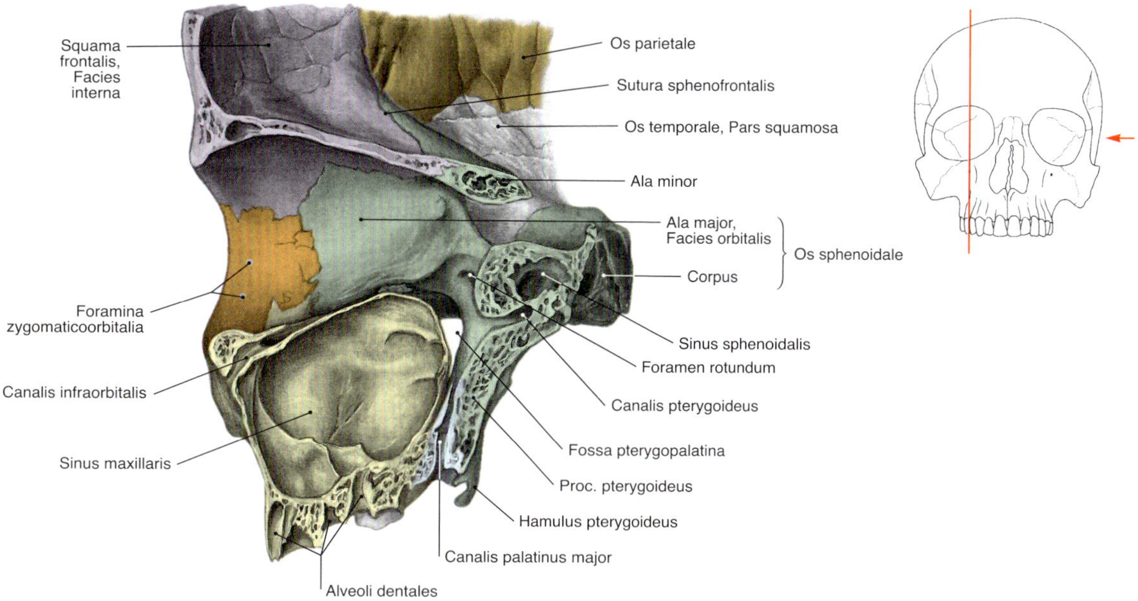

Abb. 91 Augenhöhle, Orbita; laterale Wand.

- Os frontale
- Os lacrimale
- Os sphenoidale
- Os nasale
- Os palatinum
- Os ethmoidale
- Maxilla
- Os temporale
- Os zygomaticum

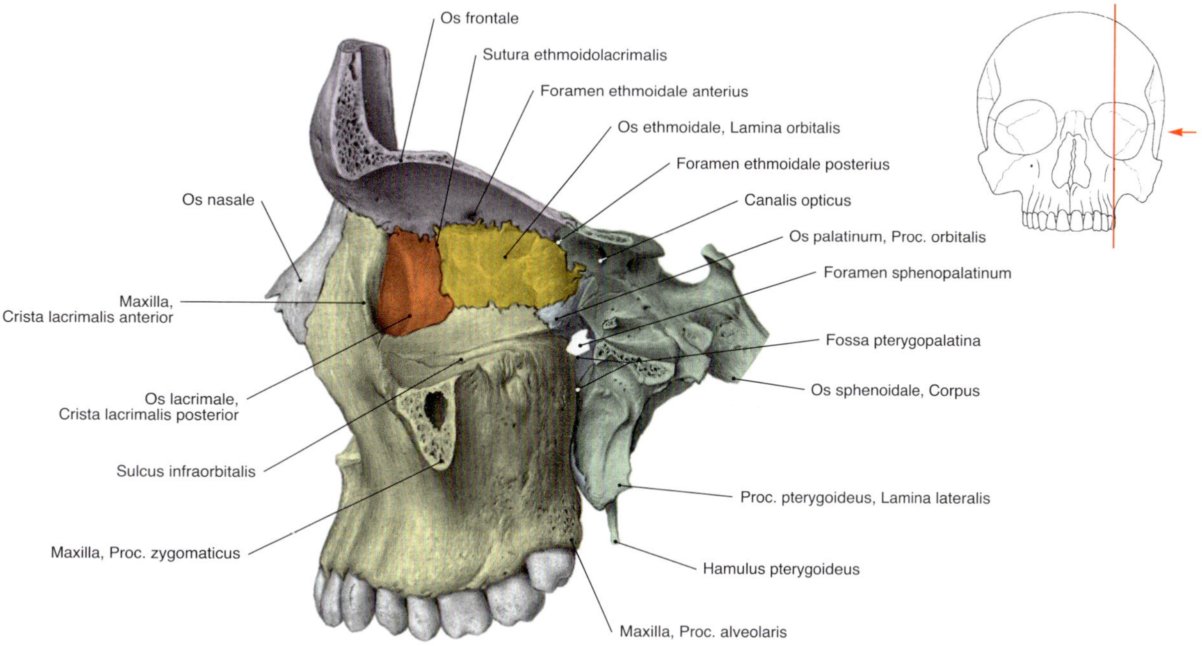

Abb. 92 Augenhöhle, Orbita; mediale Wand.

Keilbein

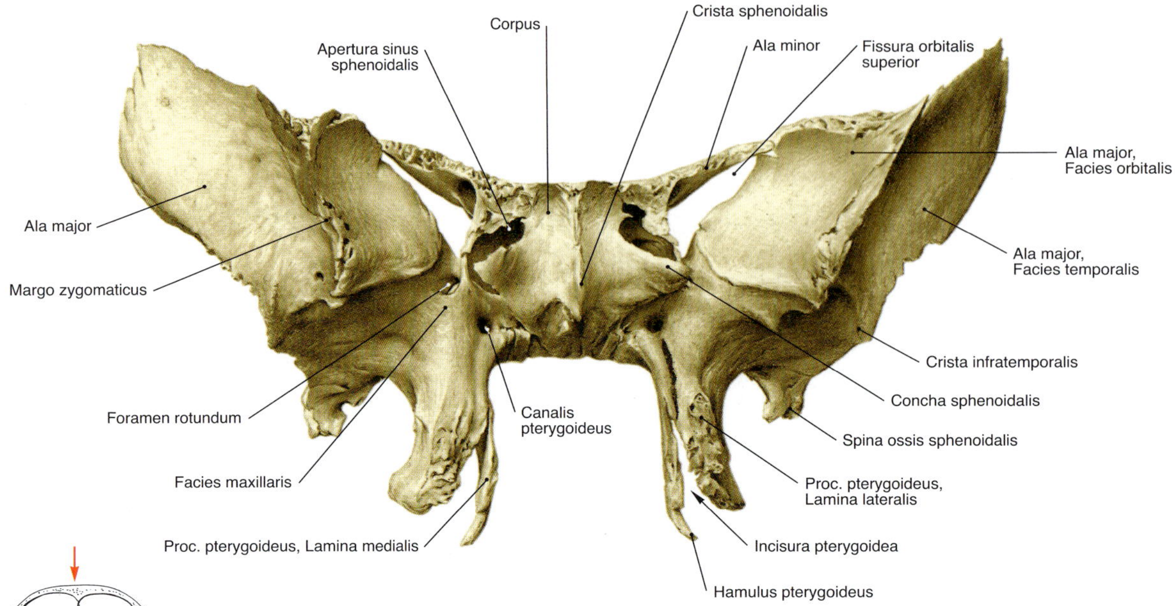

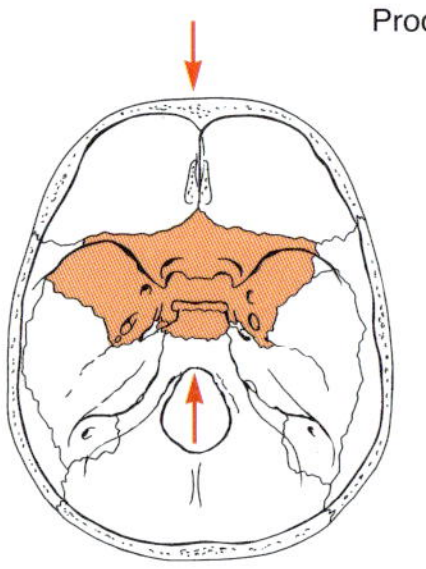

Abb. 93 Keilbein, Os sphenoidale; von ventral.

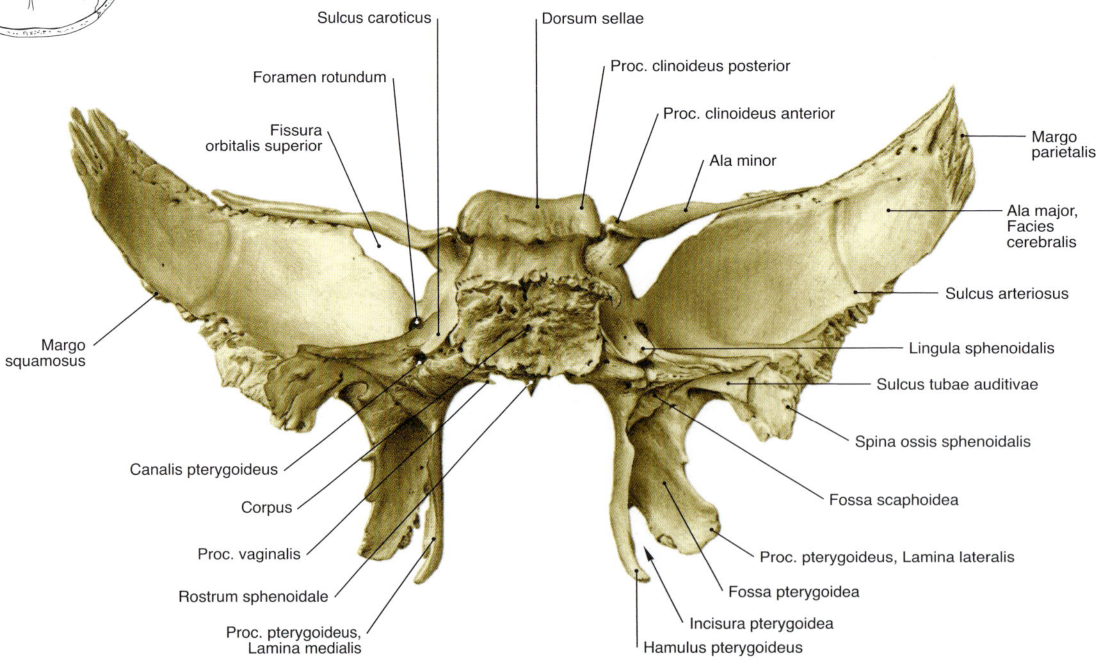

Abb. 94 Keilbein, Os sphenoidale; von dorsal.

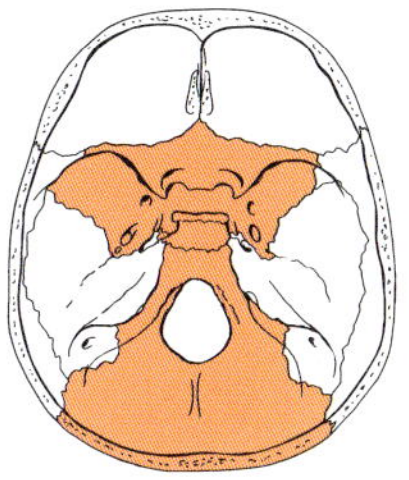

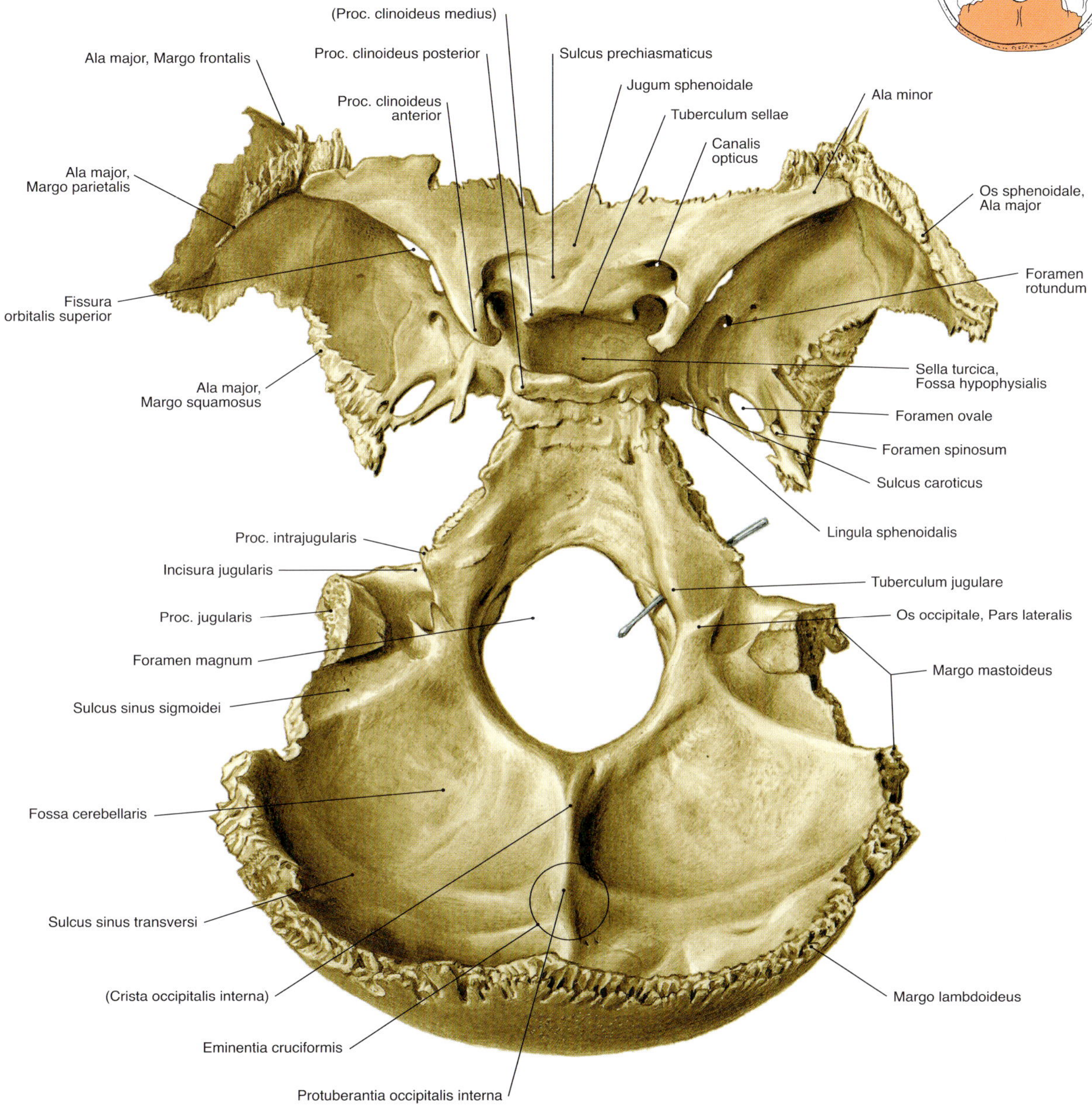

Abb. 95 Hinterhauptsbein, Os occipitale, und Keilbein, Os sphenoidale.

Schläfenbein

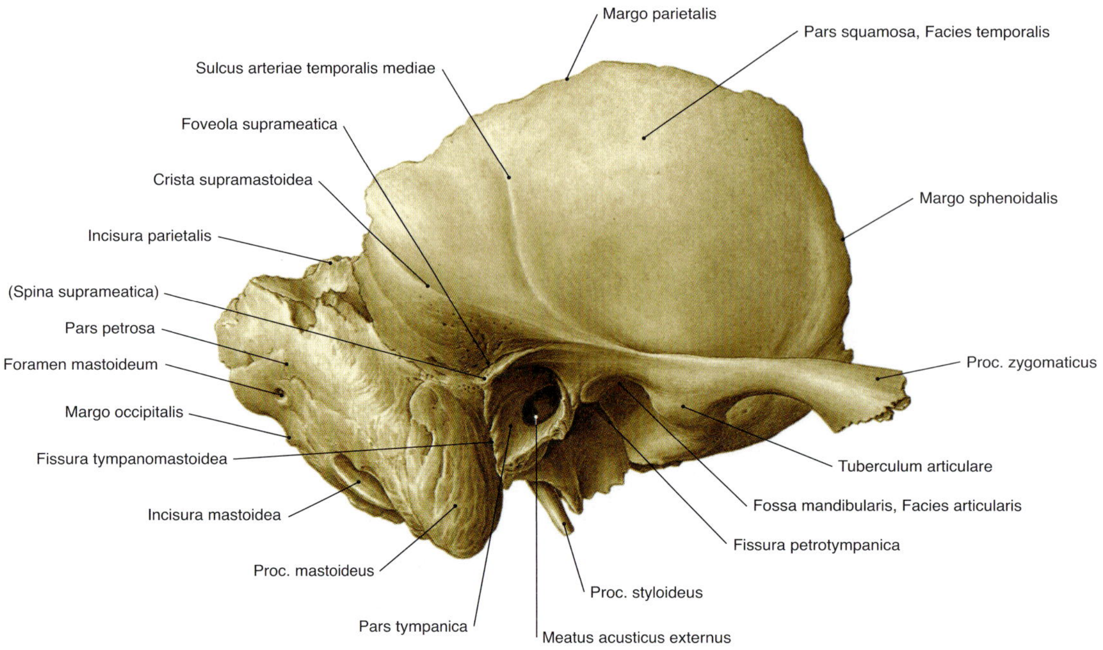

Abb. 96 Schläfenbein, Os temporale.

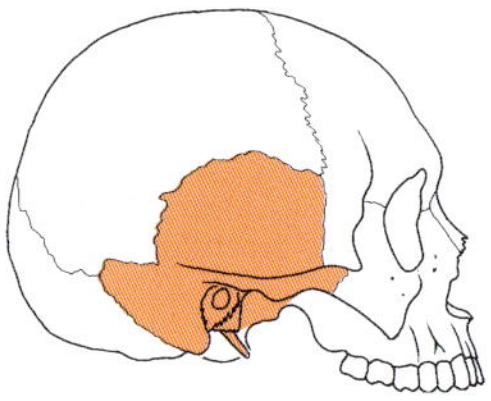

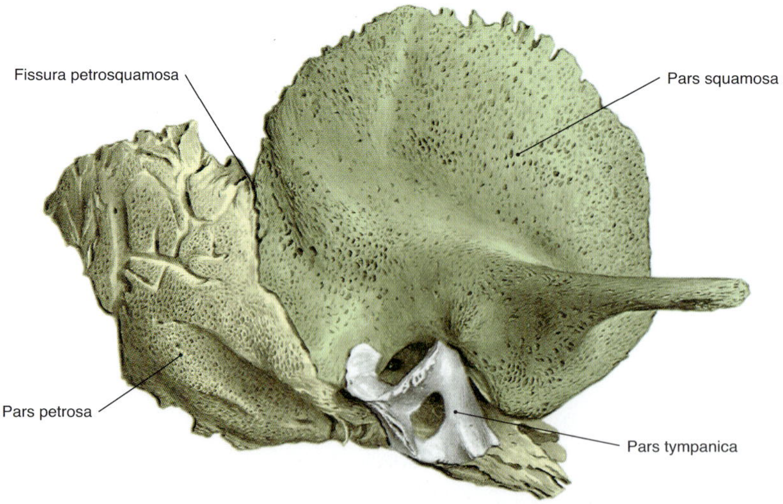

Abb. 97 Schläfenbein, Os temporale, eines Neugeborenen.

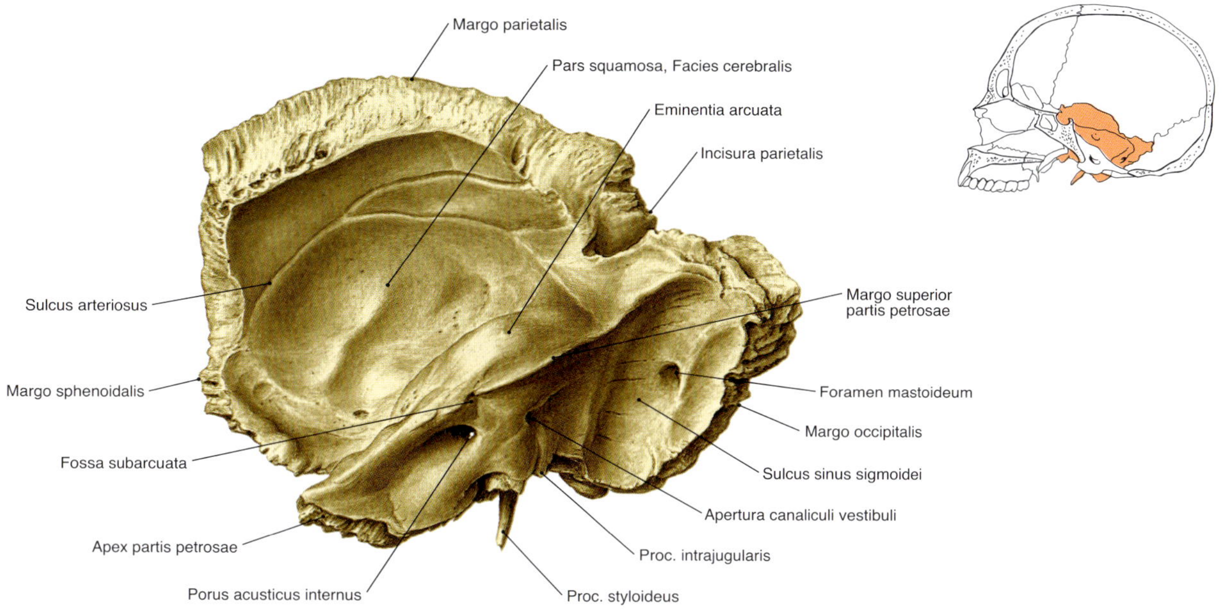

Abb. 98 Schläfenbein, Os temporale.

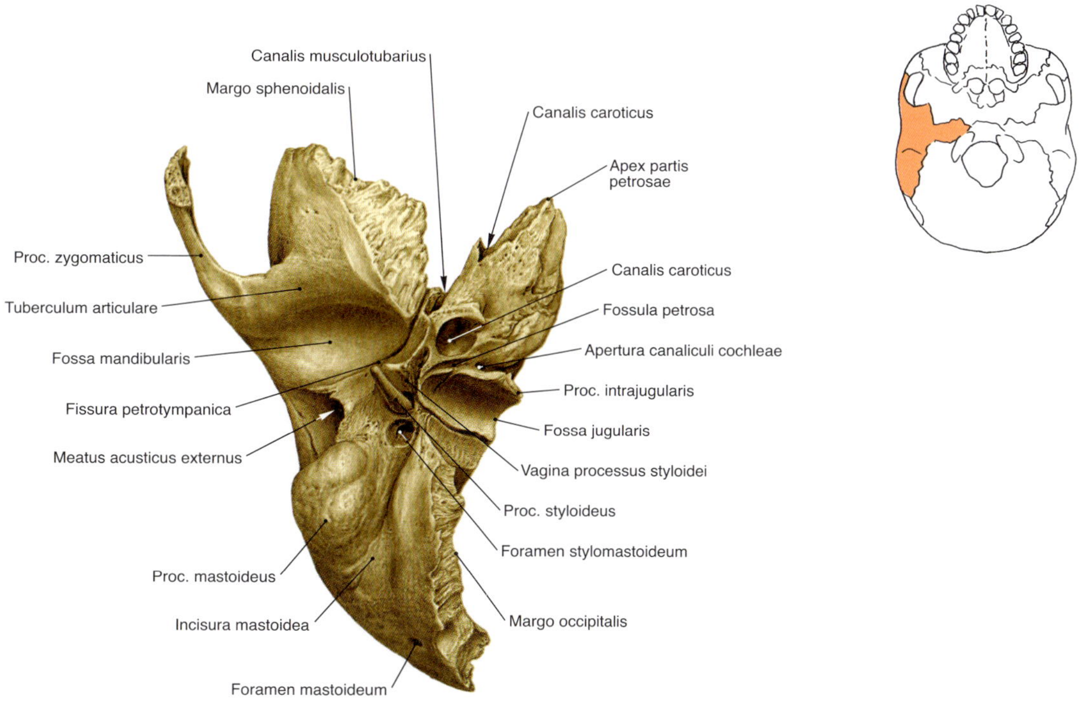

Abb. 99 Schläfenbein, Os temporale.

Unterkieferknochen

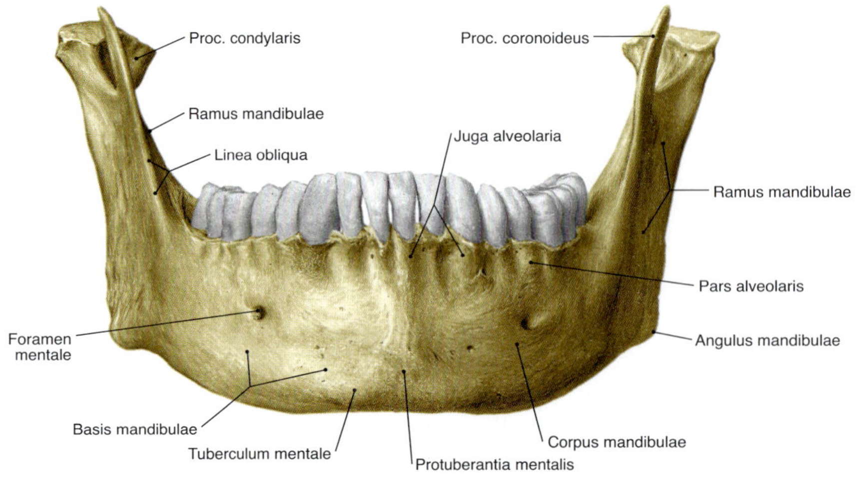

Abb. 100 Unterkiefer, Mandibula.

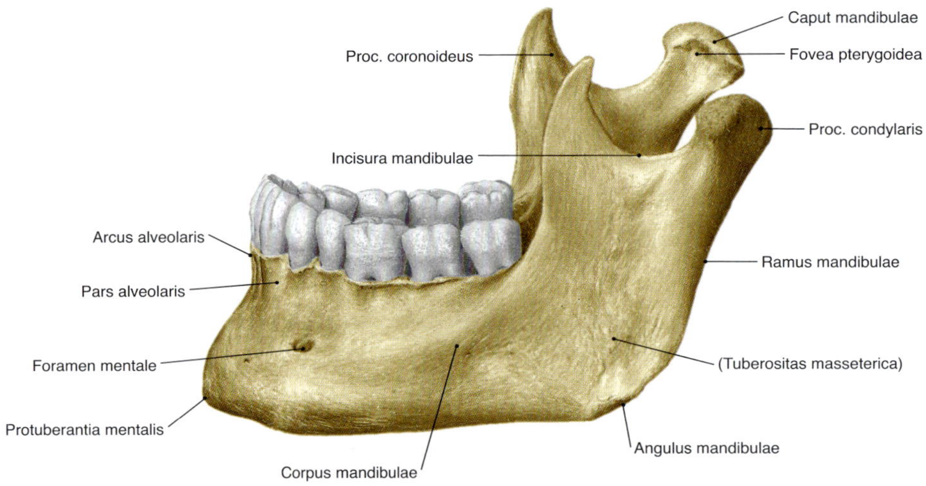

Abb. 101 Unterkiefer, Mandibula.

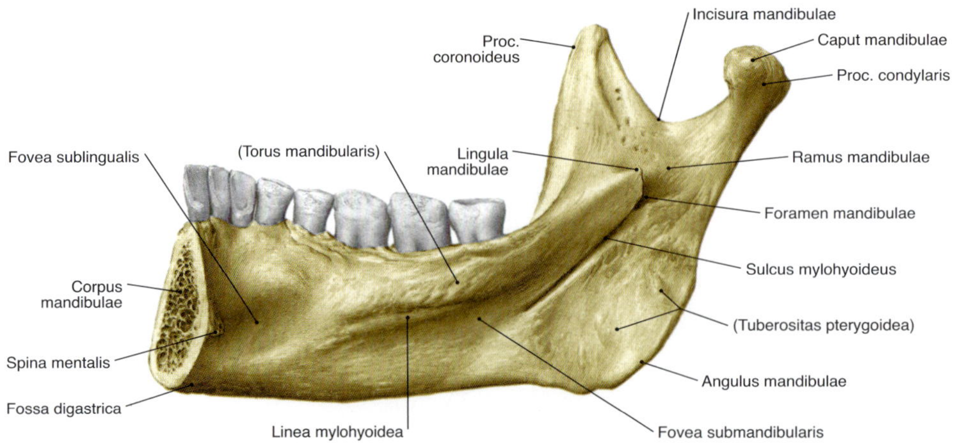

Abb. 102 Unterkiefer, Mandibula.

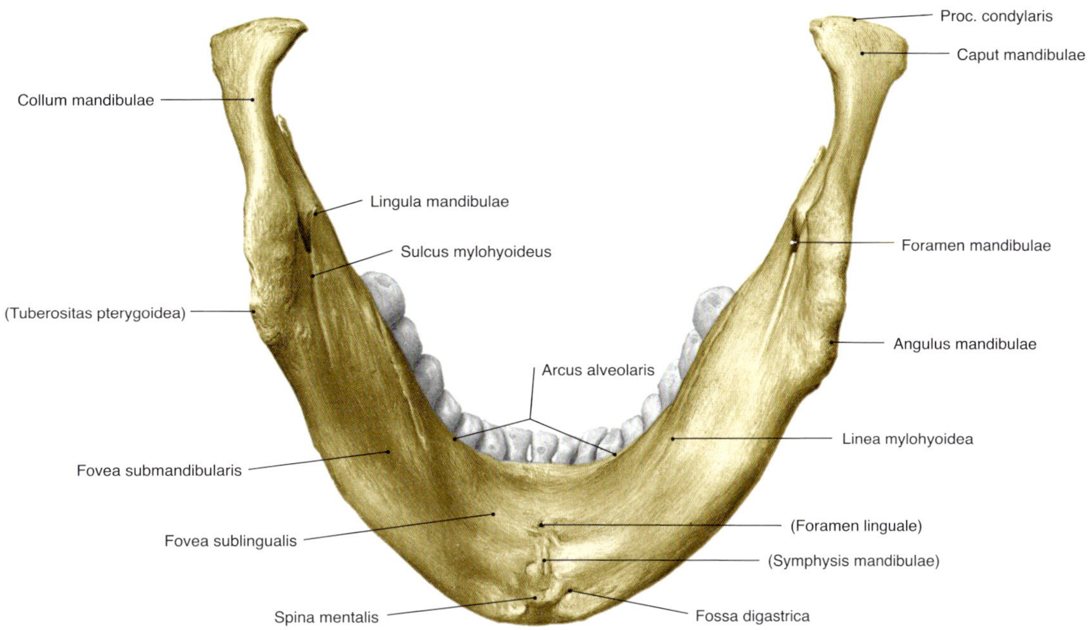

Abb. 103 Unterkiefer, Mandibula.

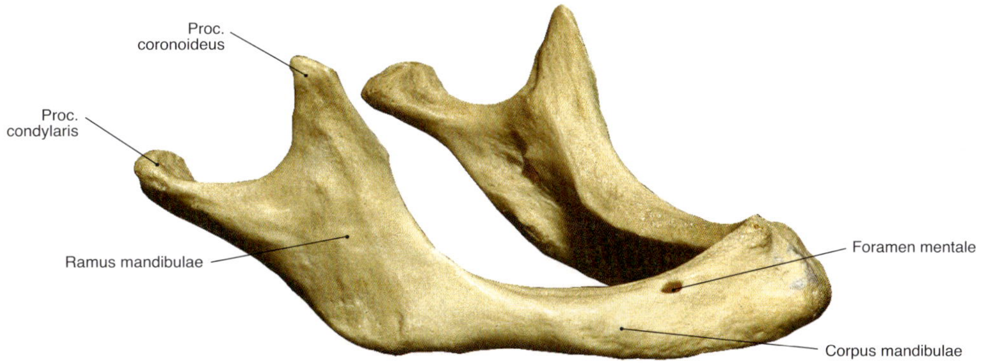

Abb. 104 Unterkiefer, Mandibula, eines Greises.

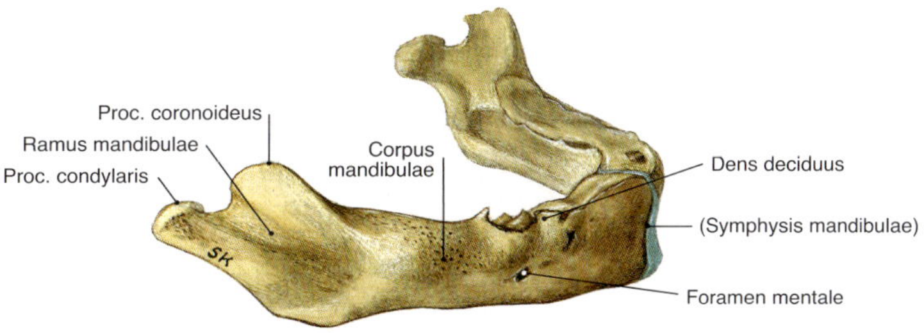

Abb. 105 Unterkiefer, Mandibula, eines Neugeborenen.

Kiefergelenk

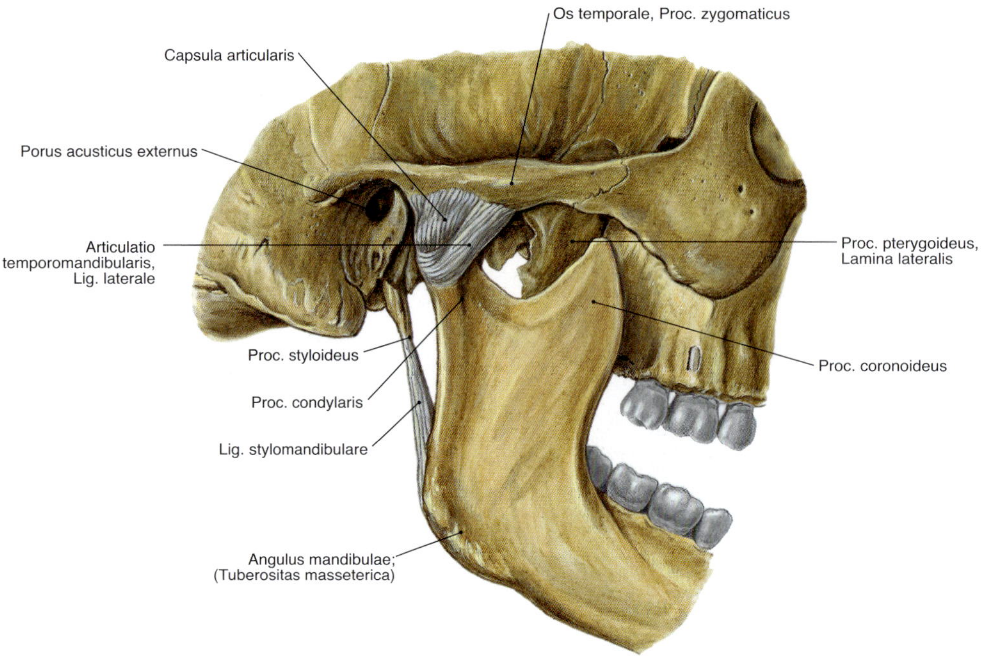

Abb. 106 Kiefergelenk, Articulatio temporomandibularis.

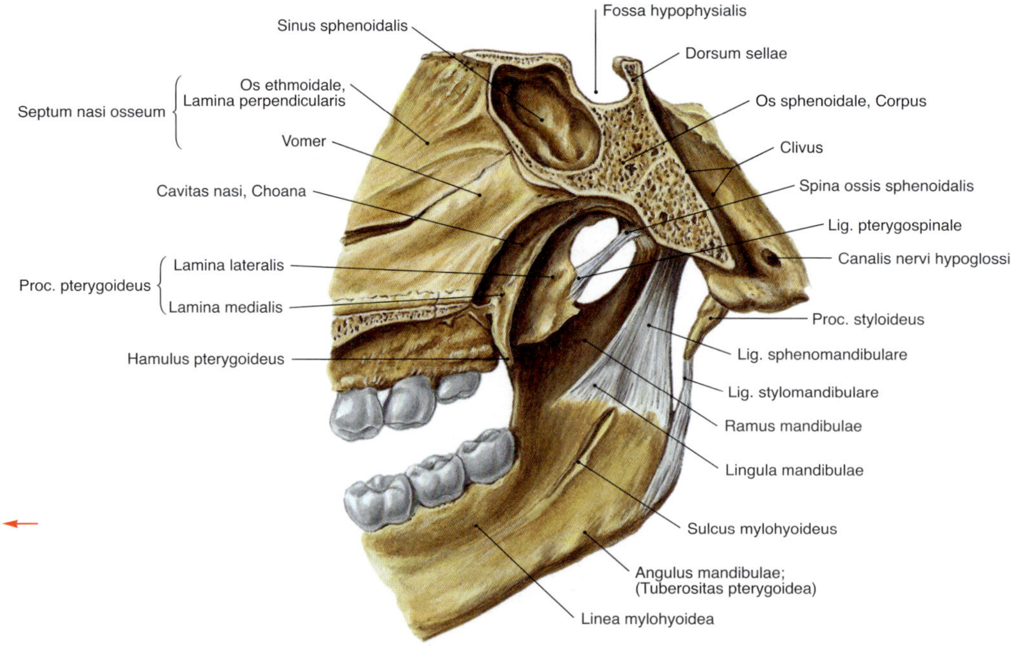

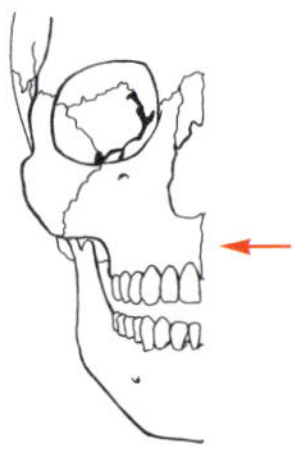

Abb. 107 Ligamentum pterygospinale und Ligamentum sphenomandibulare.

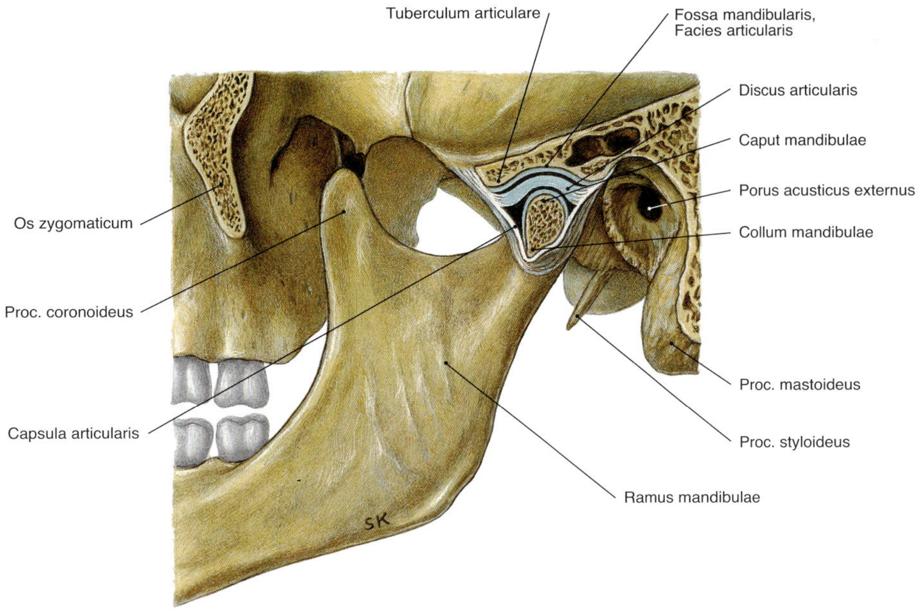

Abb. 108 Kiefergelenk, Articulatio temporomandibularis;
sagittaler Schnitt;
Mund fast geschlossen.

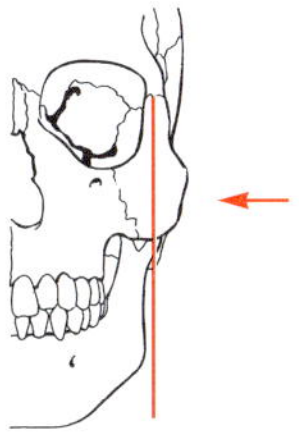

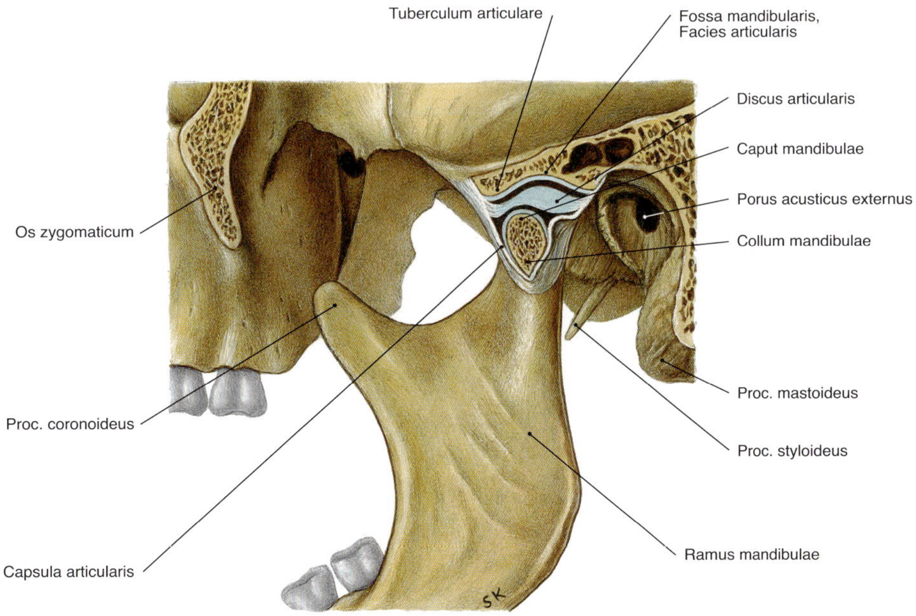

Abb. 109 Kiefergelenk, Articulatio temporomandibularis;
sagittaler Schnitt;
Mund geöffnet.

Kiefergelenk und Kaumuskeln

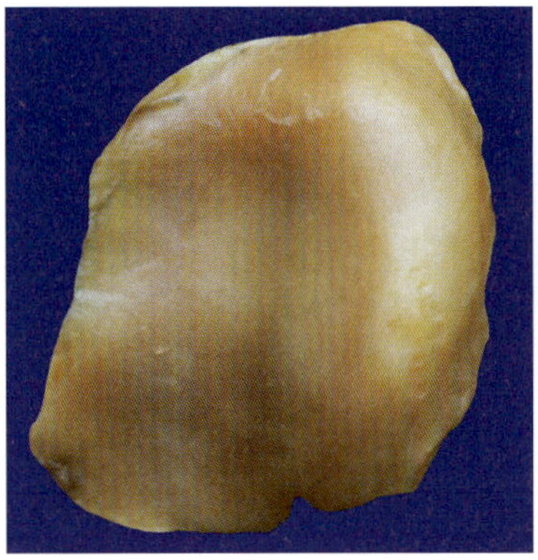

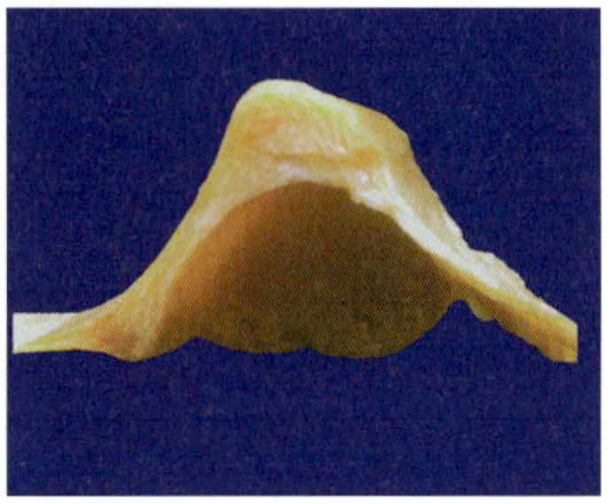

Abb. 110 a, b Gelenkscheibe, Discus articularis, des Kiefergelenks, Articulatio temporomandibularis.
a von oben
b von lateral

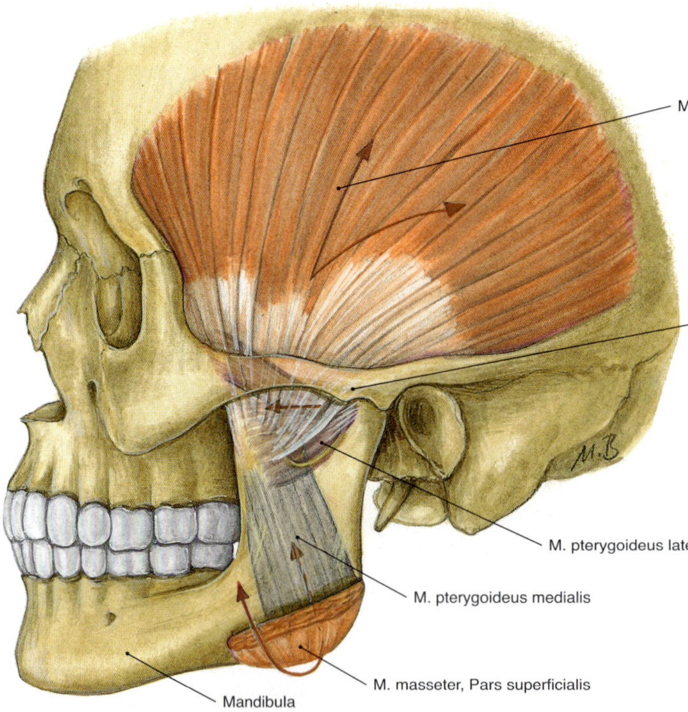

→ T 4

Abb. 111 Kaumuskulatur, Mm. masticatorii; Zugrichtung der Muskeln beim Schließen des Mundes (Pfeile).

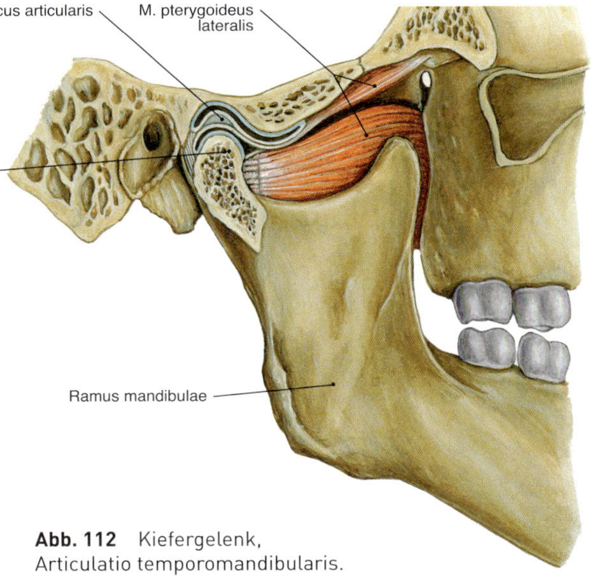

Abb. 112 Kiefergelenk, Articulatio temporomandibularis.

a
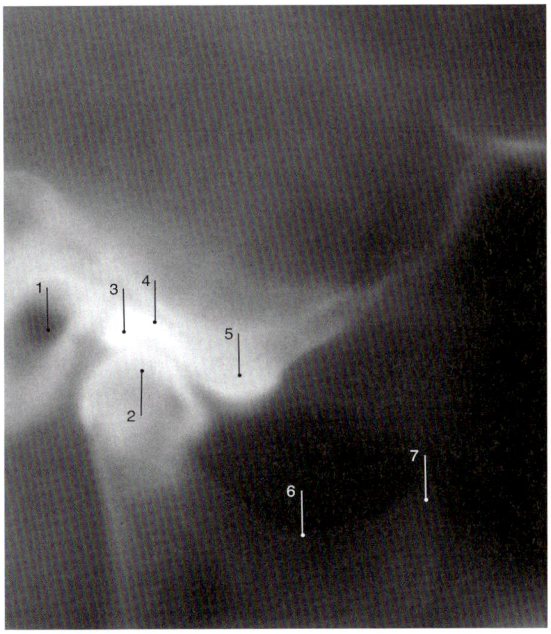

b
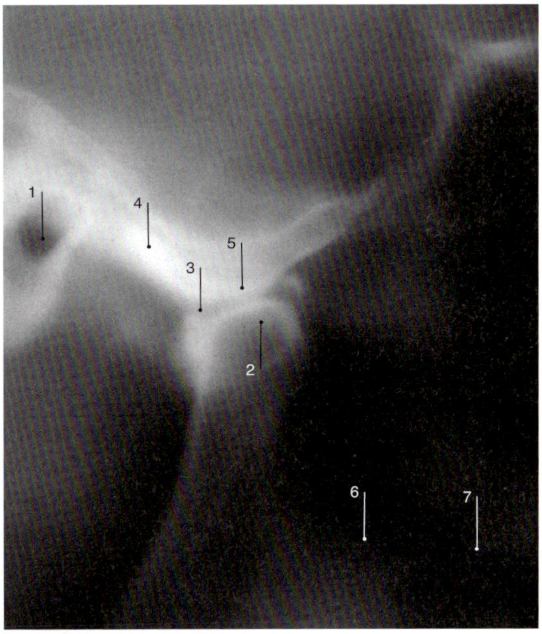

1 Meatus acusticus externus
2 Proc. condylaris
3 Discus articularis
4 Os temporale, Fossa mandibularis
5 Os temporale, Tuberculum articulare
6 Incisura mandibulae
7 Proc. coronoideus

Abb. 113 a, b Kiefergelenk, Articulatio temporomandibularis; Röntgenschichtbild; Einstellung: lateraler Strahlengang; nach Injektion von Kontrastmittel in die Gelenkhöhle (Arthrographie).
a Mund geschlossen
b Mund geöffnet

Beim Öffnen des Mundes wird der Discus articularis nach vorn verschoben.

→ 108, 109

Kaumuskeln

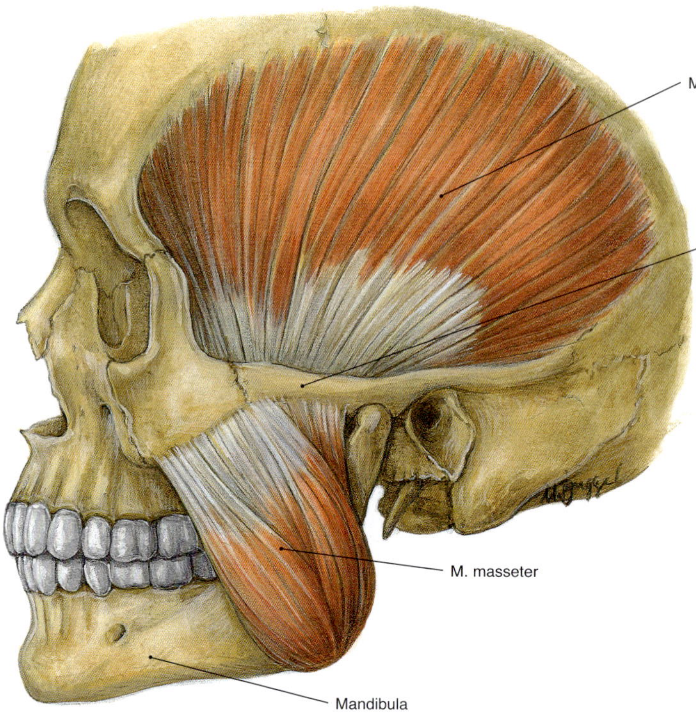

→ T 4

Abb. 114 M. masseter und M. temporalis.

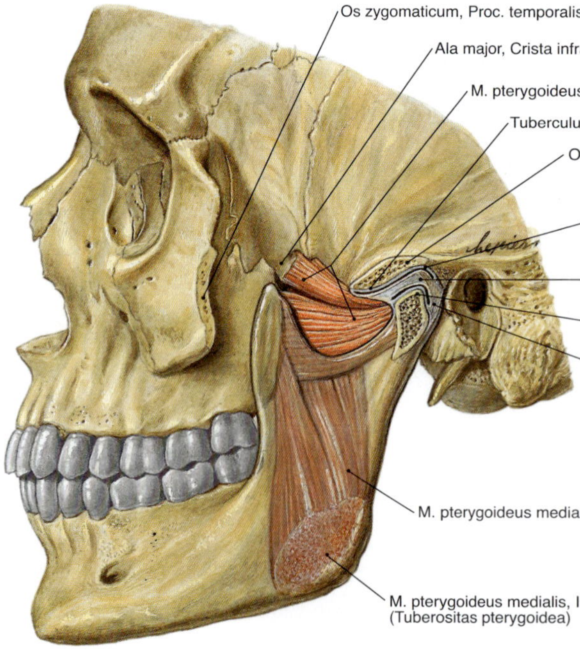

→ T 4

Abb. 115 Kiefergelenk, Articulatio temporomandibularis; M. pterygoideus medialis und M. pterygoideus lateralis.

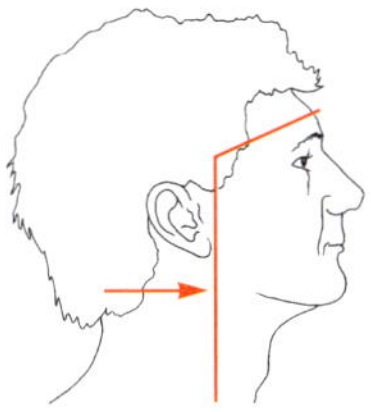

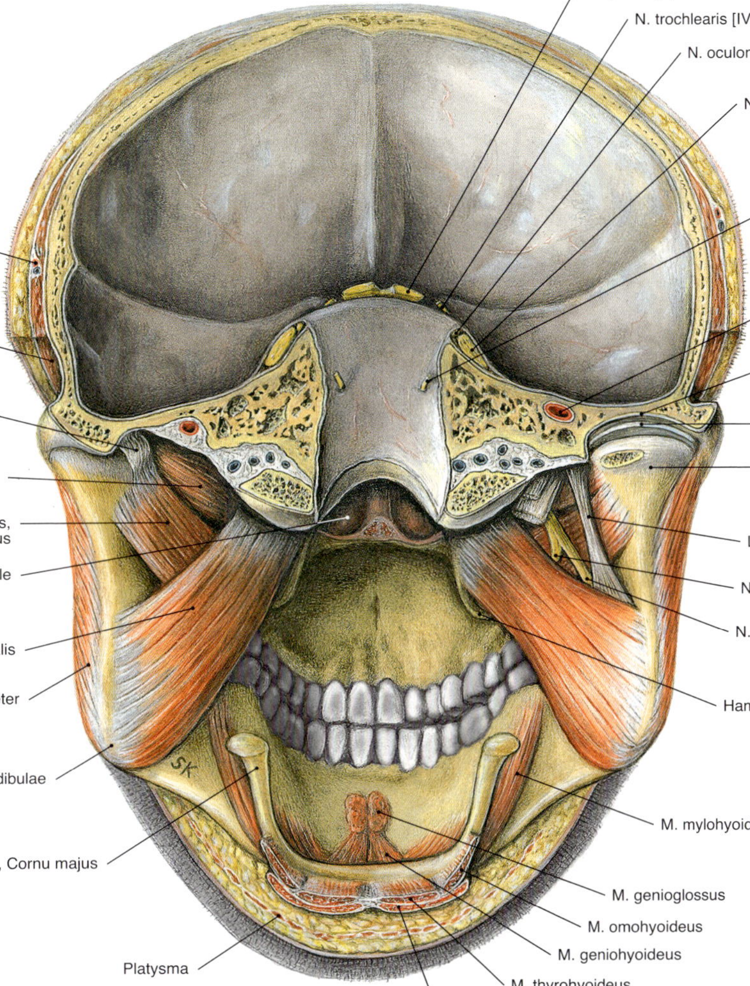

Abb. 116 Kaumuskulatur, Mm. masticatorii; frontaler Schnitt im Bereich des Kiefergelenks und horizontaler Schnitt des Schädeldachs; von dorsal.

→ T 4

Kaumuskeln

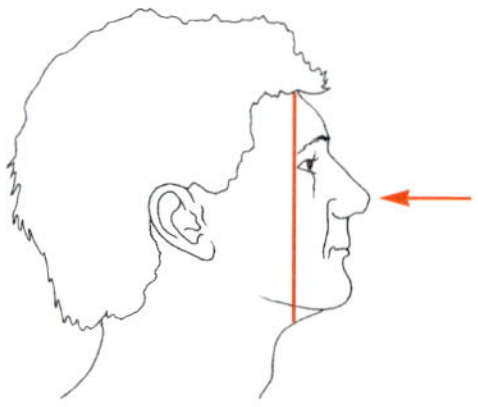

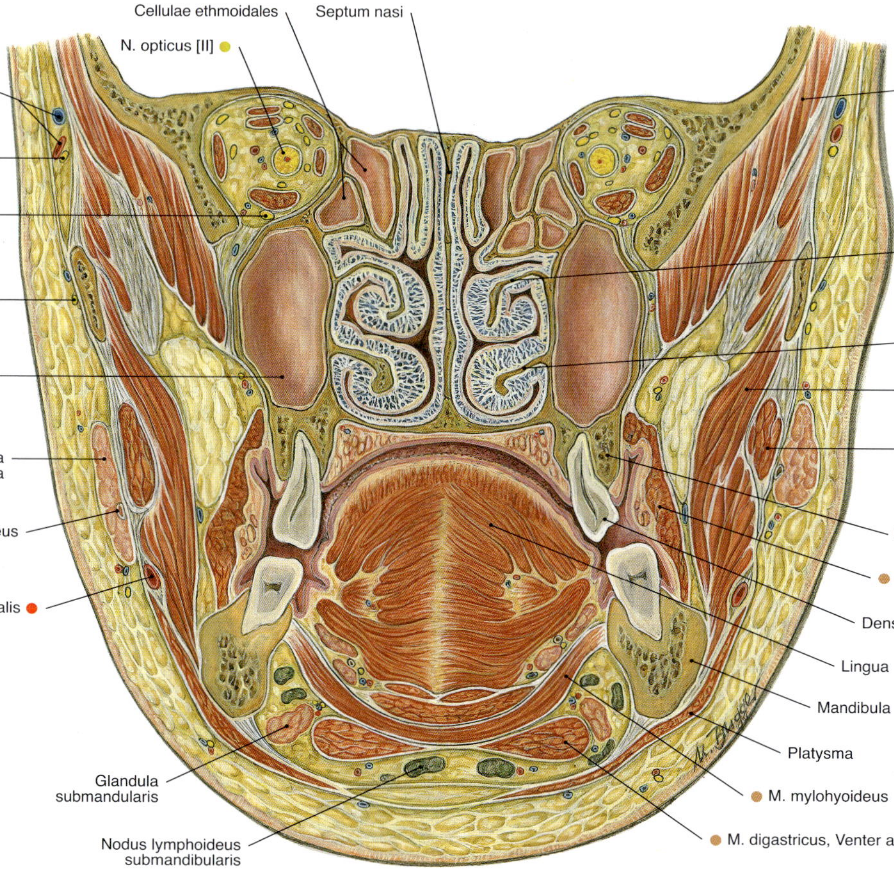

→ T 4

Abb. 117 Kaumuskulatur, Mm. masticatorii;
Frontalschnitt;
von vorn.

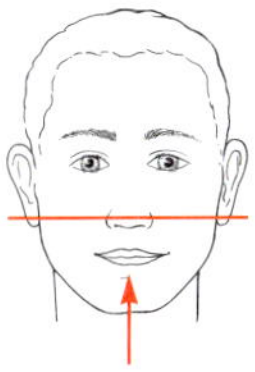

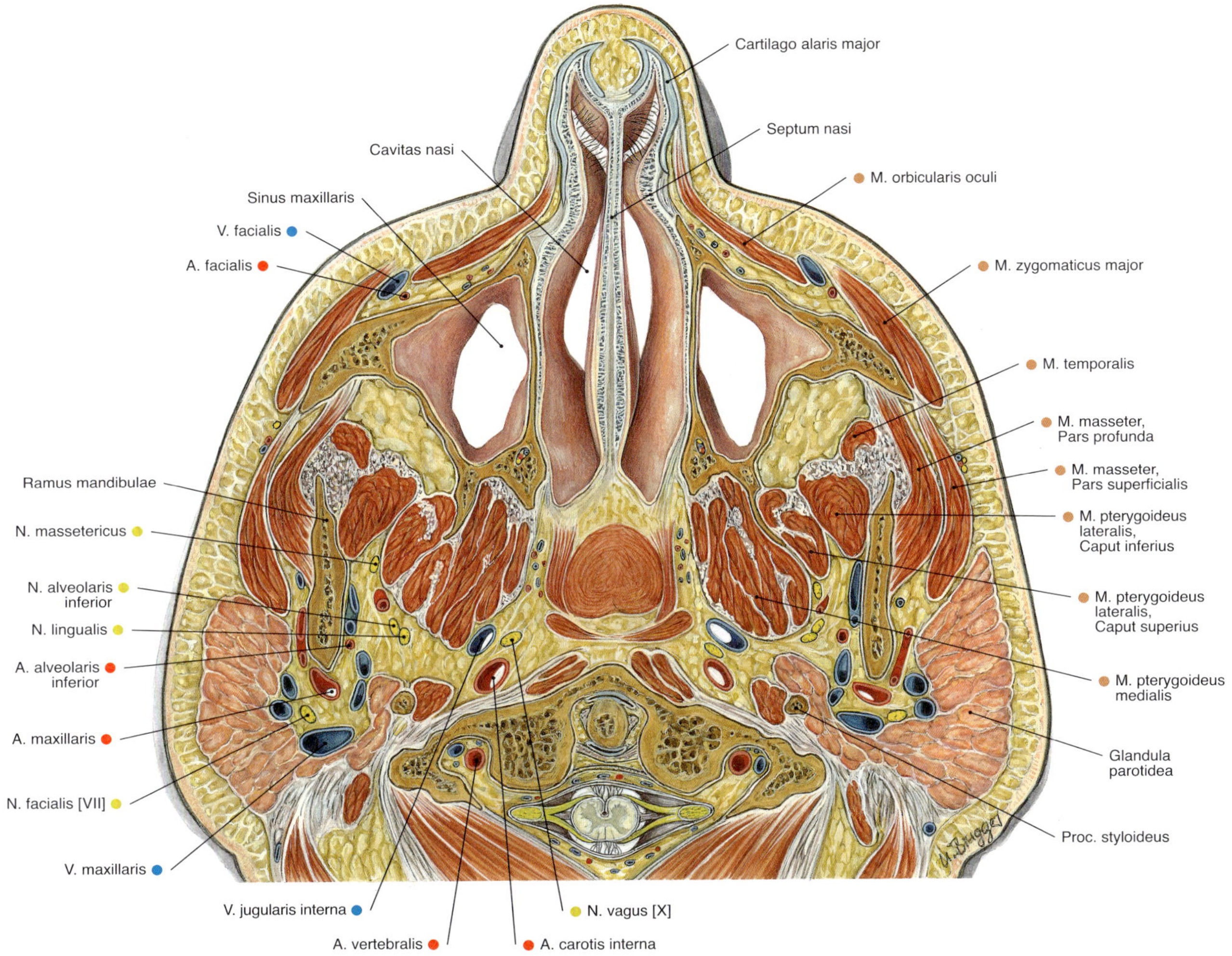

Abb. 118 Kaumuskulatur, Mm. masticatorii; Horizontalschnitt.

→ T 4

Gesichts- und Kaumuskeln

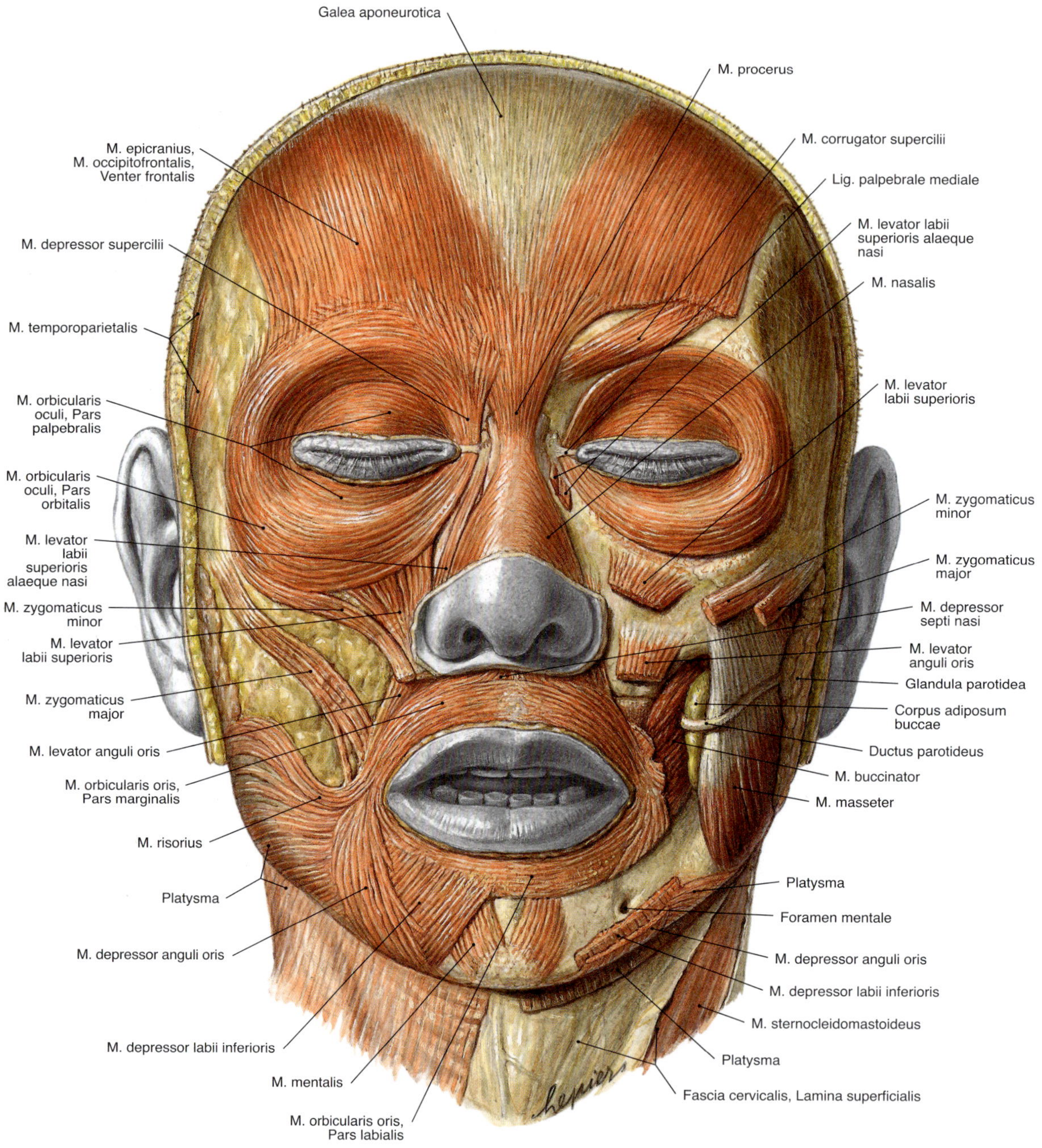

→ T 1 a, c–f, T 4

Abb. 119 Gesichtsmuskeln, Mm. faciei, und Kaumuskeln, Mm. masticatorii.

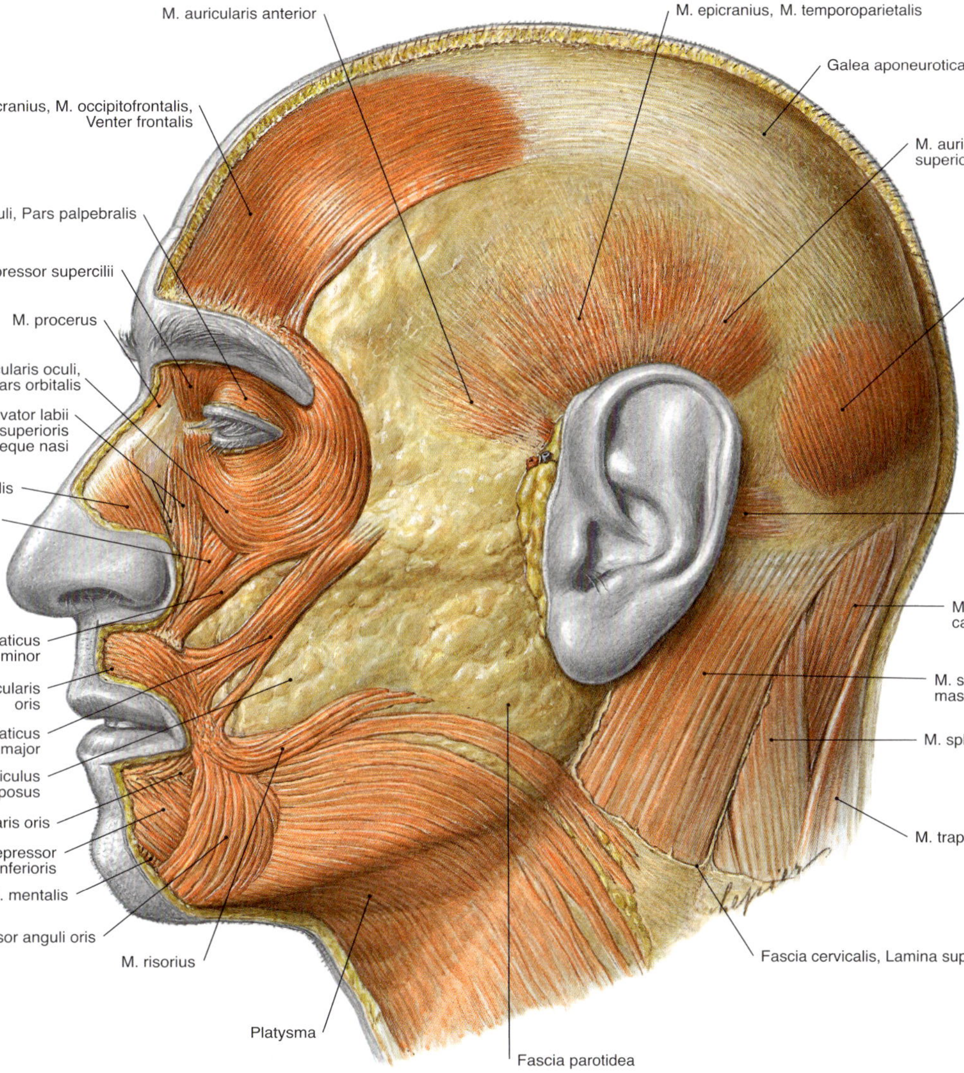

→ T 1

Abb. 120 Gesichtsmuskeln, Mm. faciei.

121
253

Gesichts- und Kaumuskeln

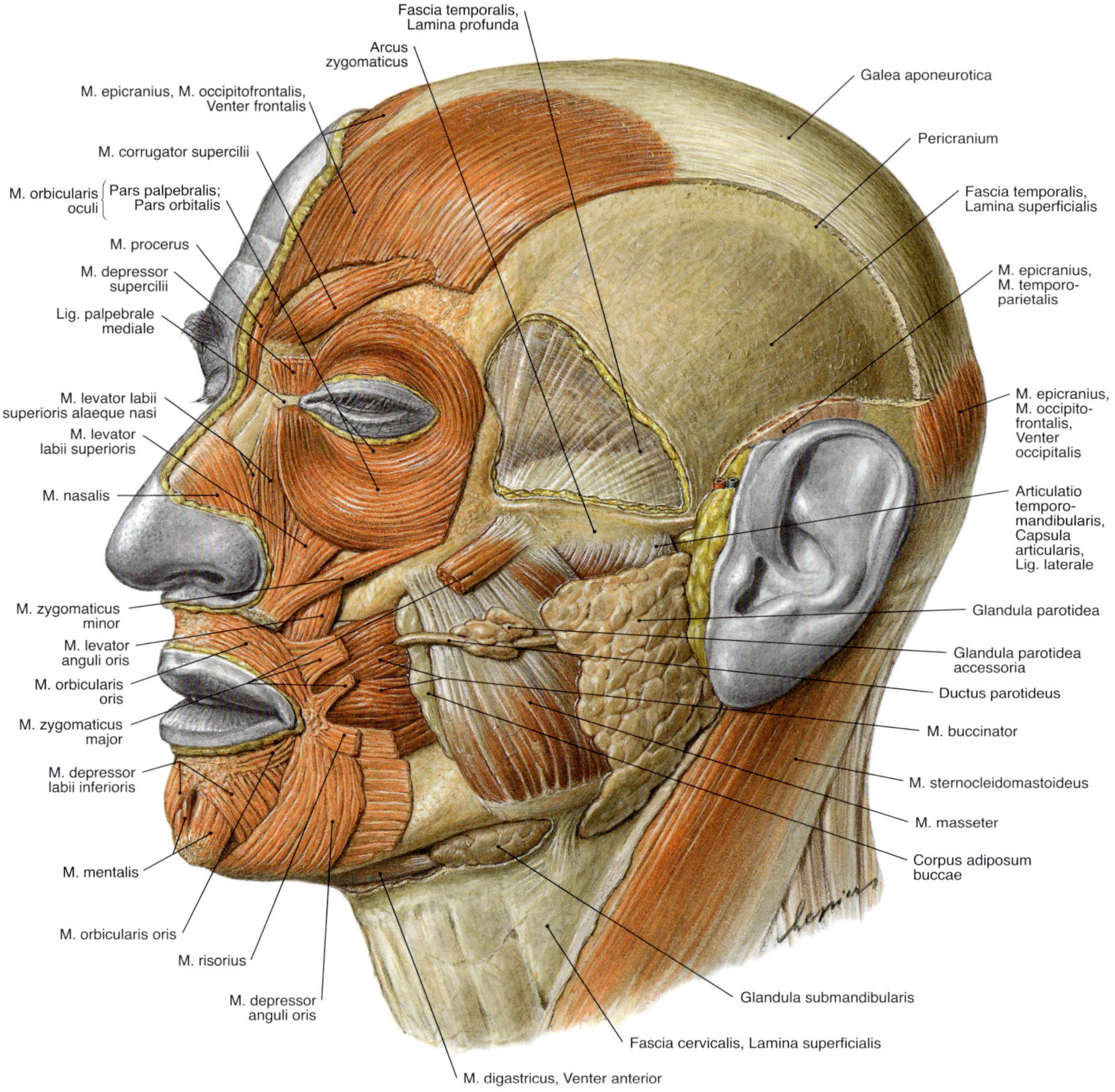

→ T 1, T 4

122
120
206

Abb. 121 Gesichtsmuskeln, Mm. faciei, und Kaumuskeln, Mm. masticatorii.

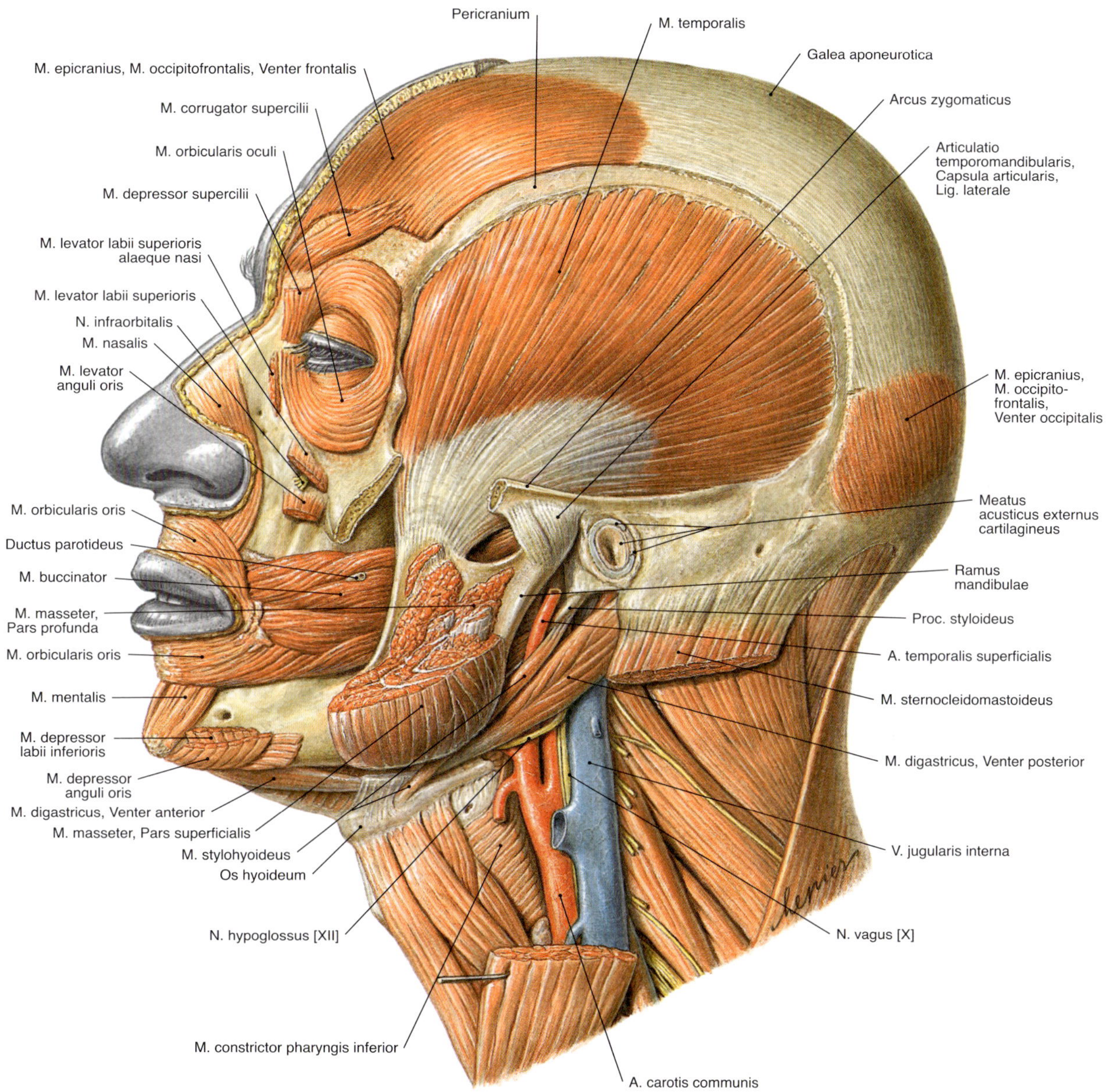

→ T 1, T 4

Abb. 122 Gesichtsmuskeln, Mm. faciei, und Kaumuskeln, Mm. masticatorii.

121 256

Arterien des Kopfes

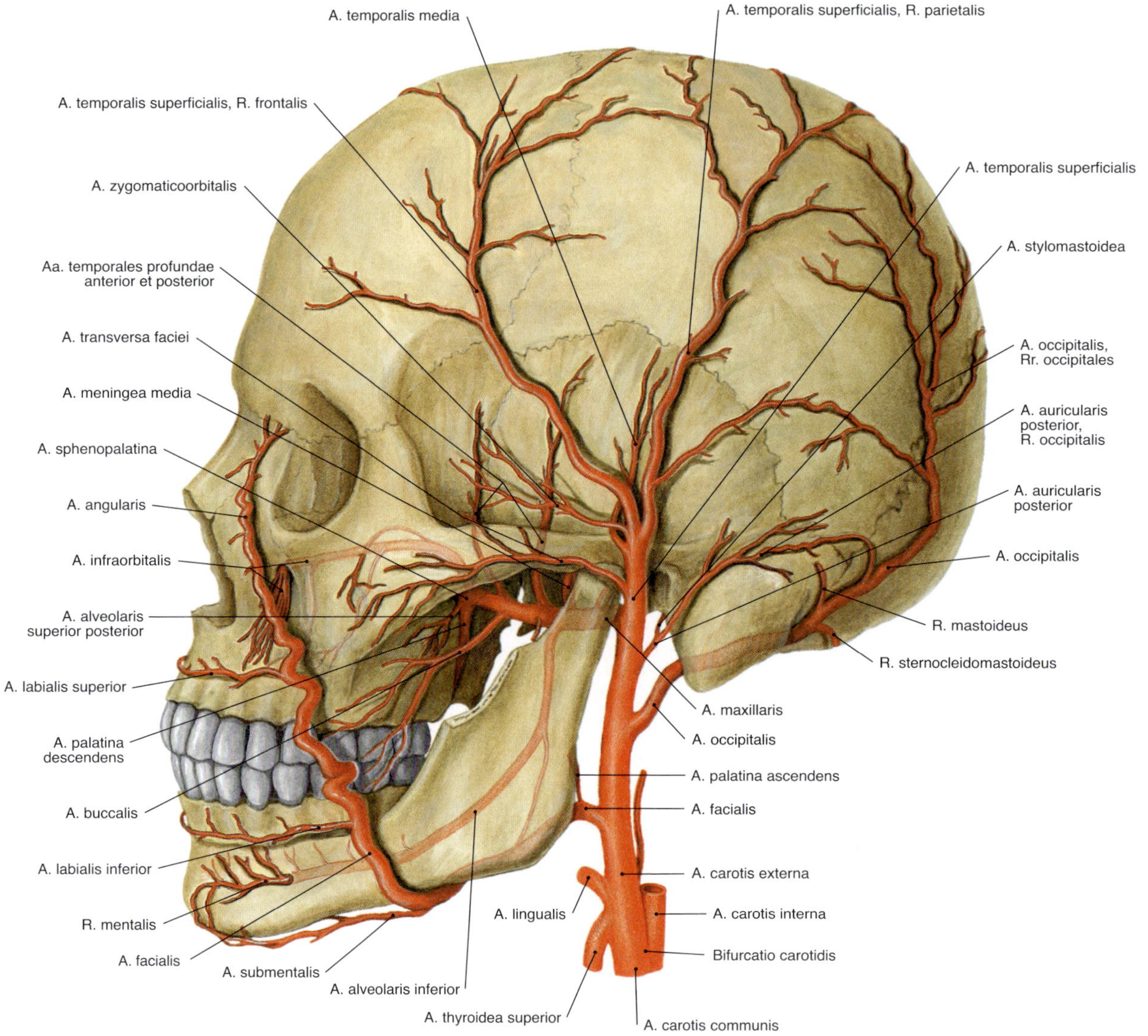

→ 264

Abb. 123 Äußere Halsschlagader, A. carotis externa.

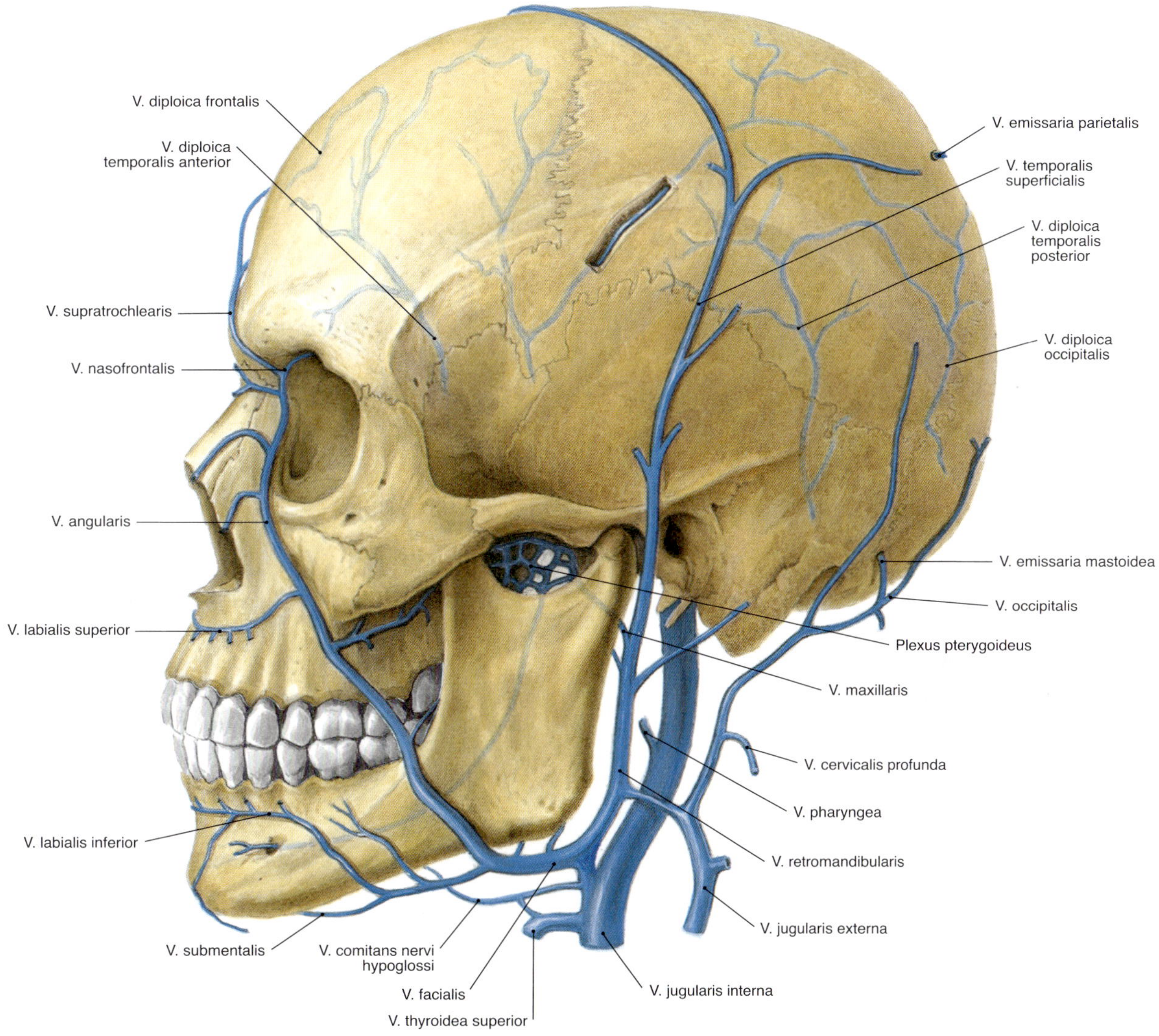

Abb. 124 Innere Drosselvene,
V. jugularis interna.

→ 259

Lymphgefäße von Kopf und Hals

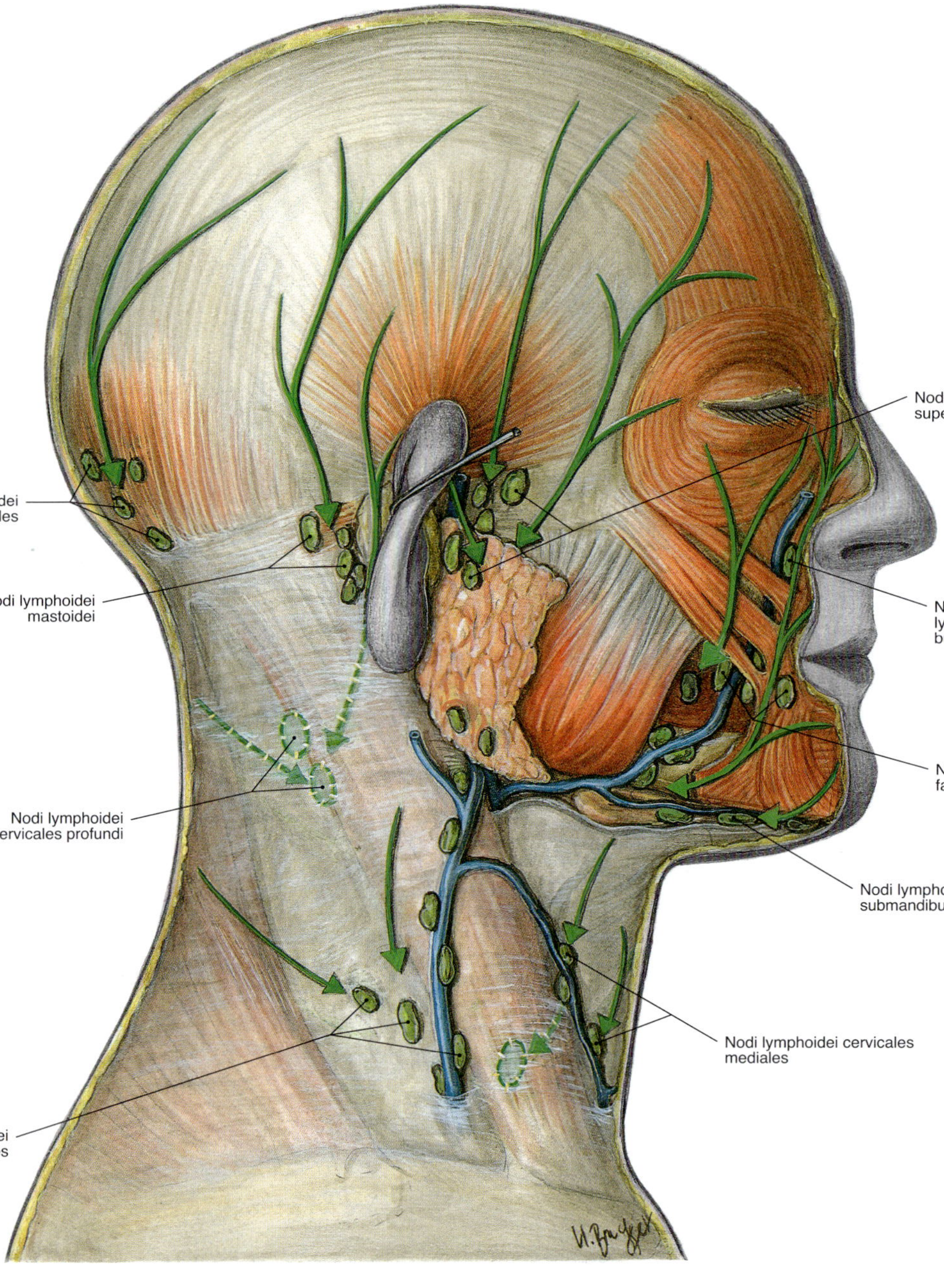

→ 261, 414

Abb. 125 Lymphknoten und Lymphgefäße von Kopf und Hals, Nodi lymphoidei capitis et cervicis;
Einzugsgebiete mit Pfeilen bezeichnet.

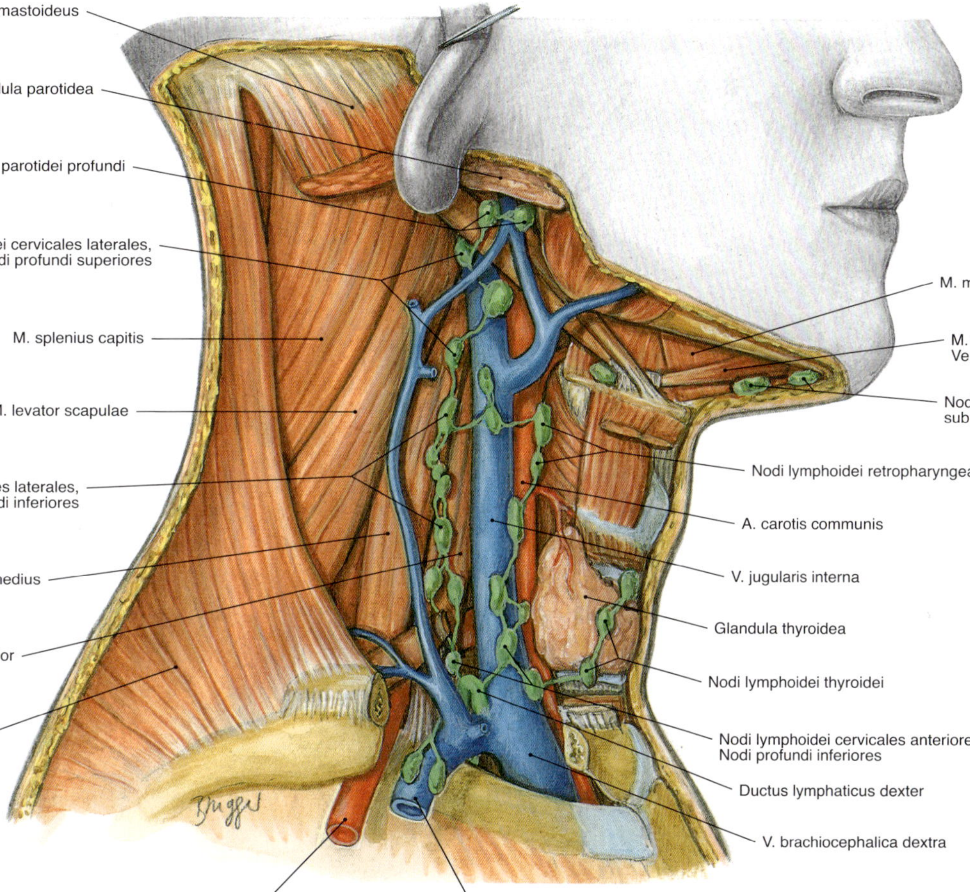

Abb. 126 Tiefe Lymphknoten des Halses, Nodi lymphoidei cervicales profundi.

N. facialis

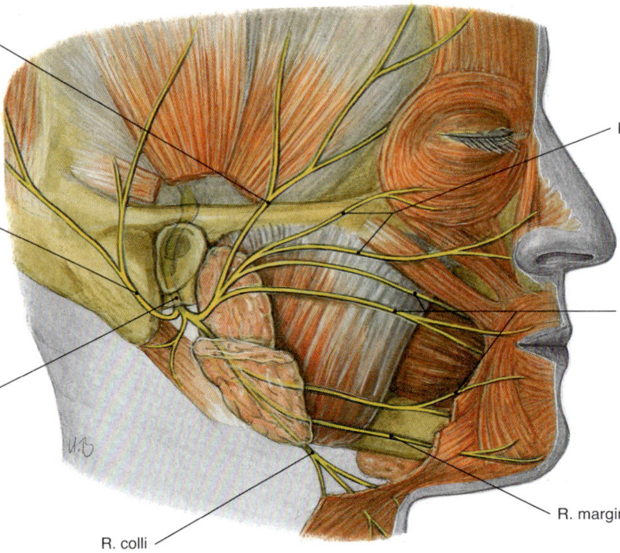

Abb. 127 N. facialis [VII].

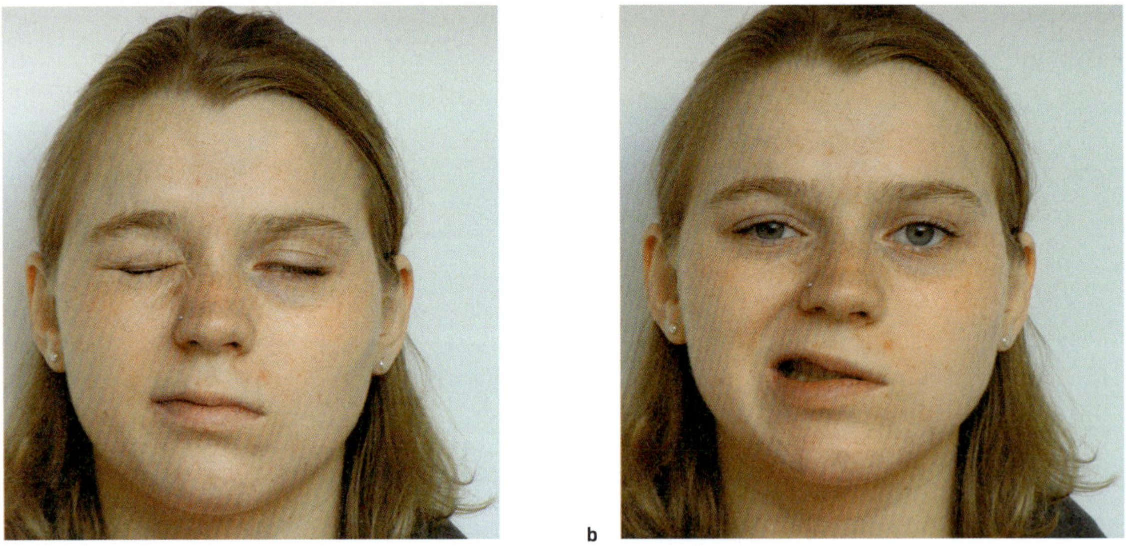

→ 1182

Abb. 128 a, b Lähmung des N. facialis links.
a Nach Aufforderung, beide Augen zu schließen, gelingt dies nicht (Lagophthalmus).
b Nach Aufforderung, die Zähne zu zeigen, gelingt dies nicht.

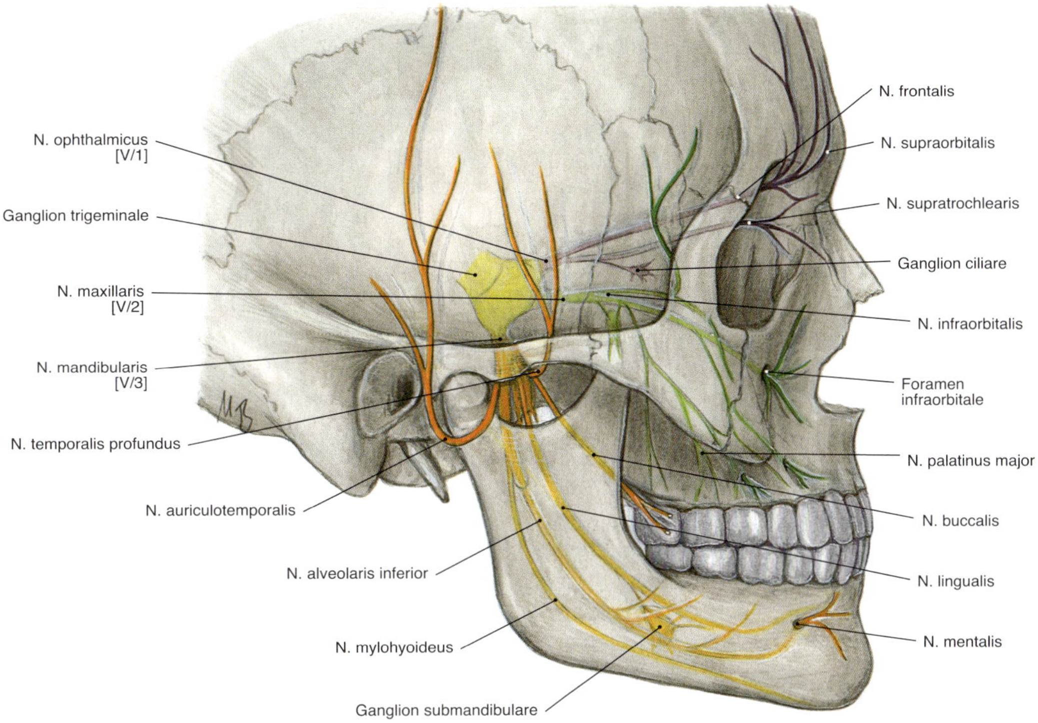

Abb. 129 N. trigeminus [V].

→ 472–475

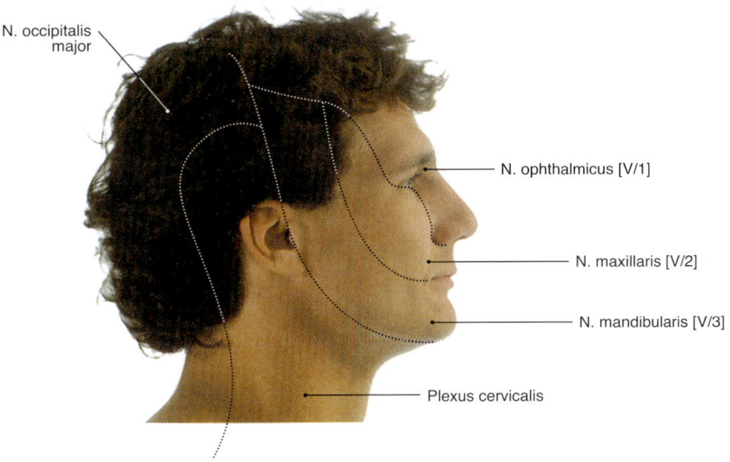

Abb. 130 Hautinnervation von Kopf und Hals.

Gefäße und Nerven von Kopf und Hals

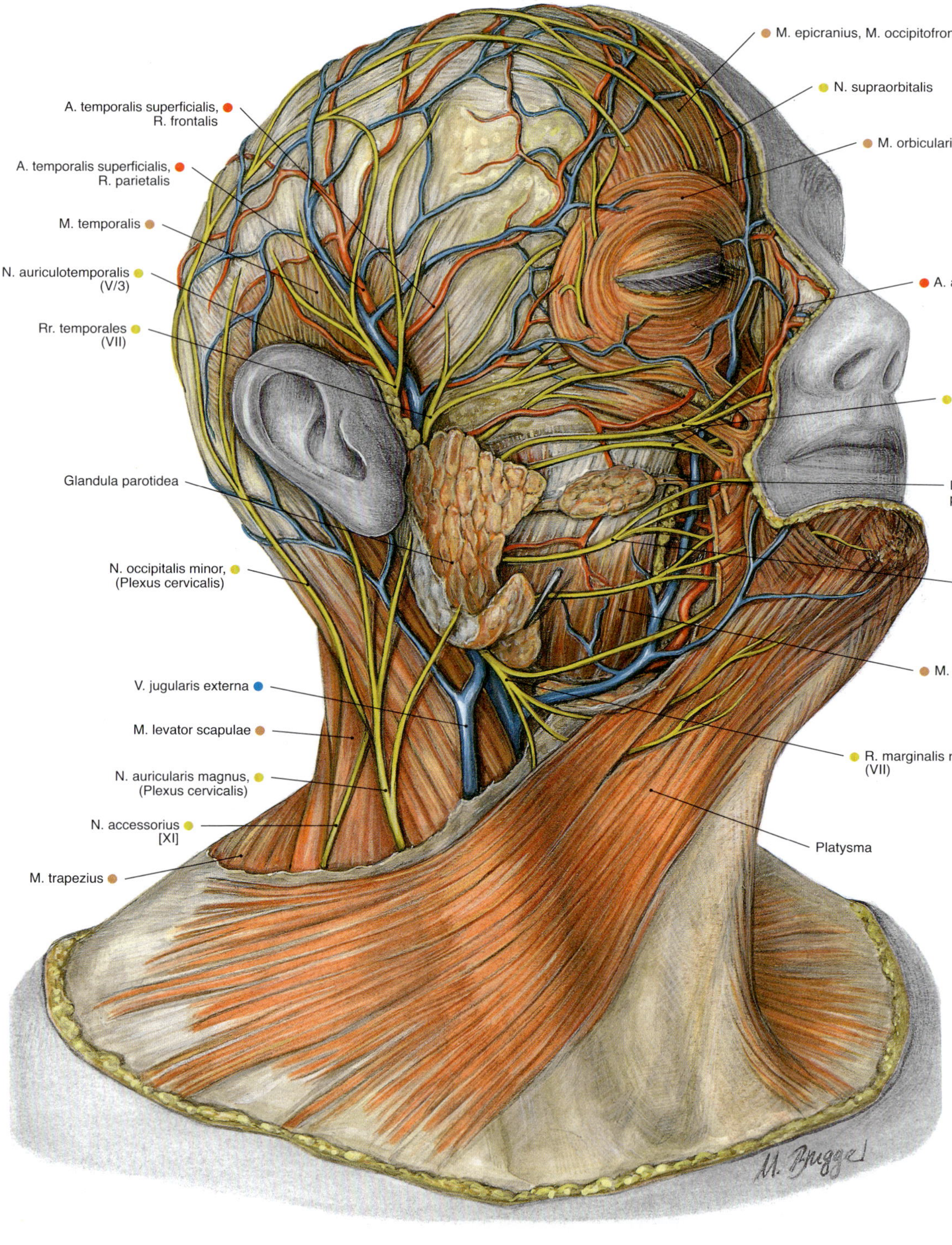

132
254

Abb. 131 Gefäße und Nerven von Kopf und Hals; seitliche oberflächliche Regionen.

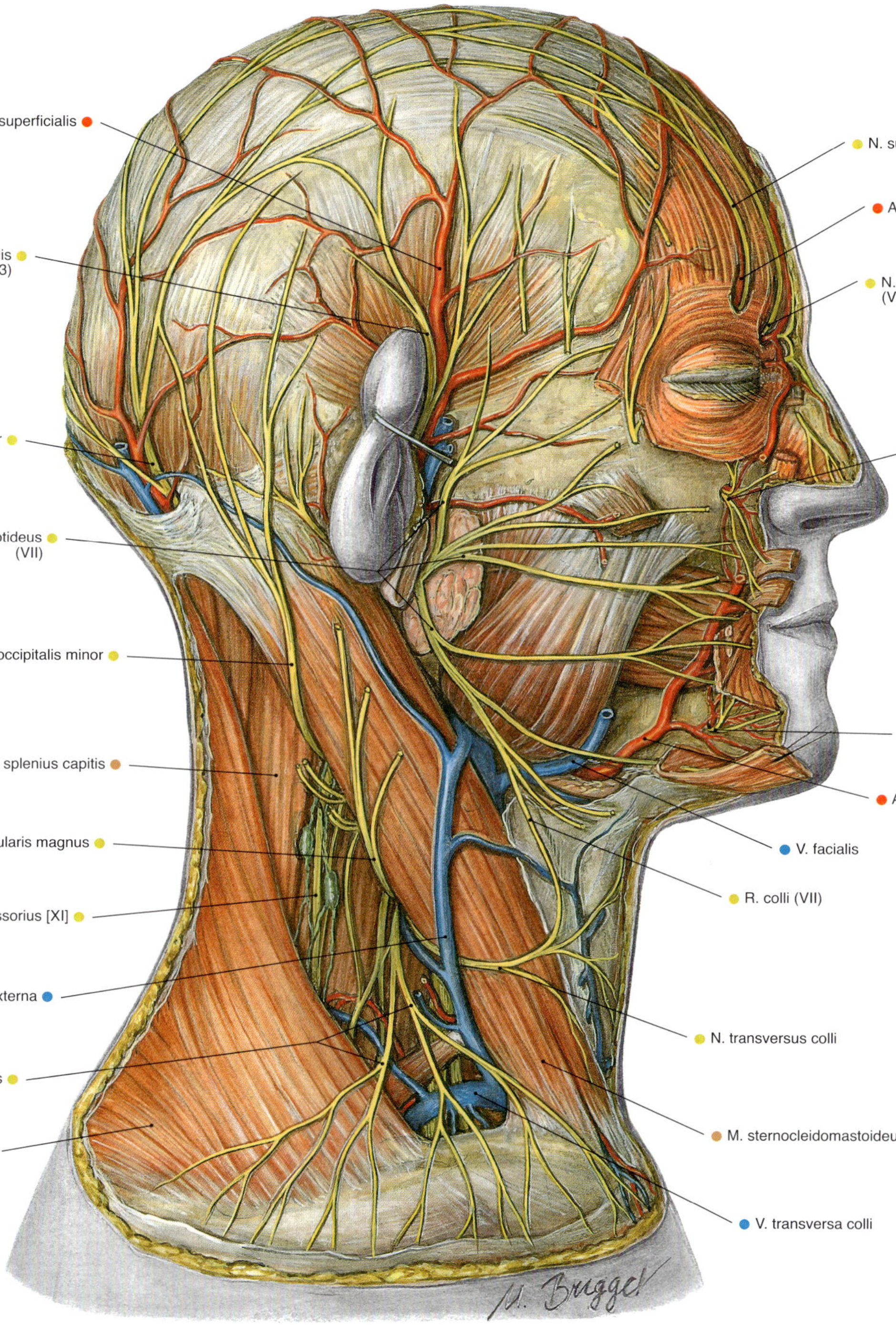

Abb. 132 Gefäße und Nerven von Kopf und Hals; seitliche tiefe Regionen.

133
256
131

Seitliche Gesichtsregion

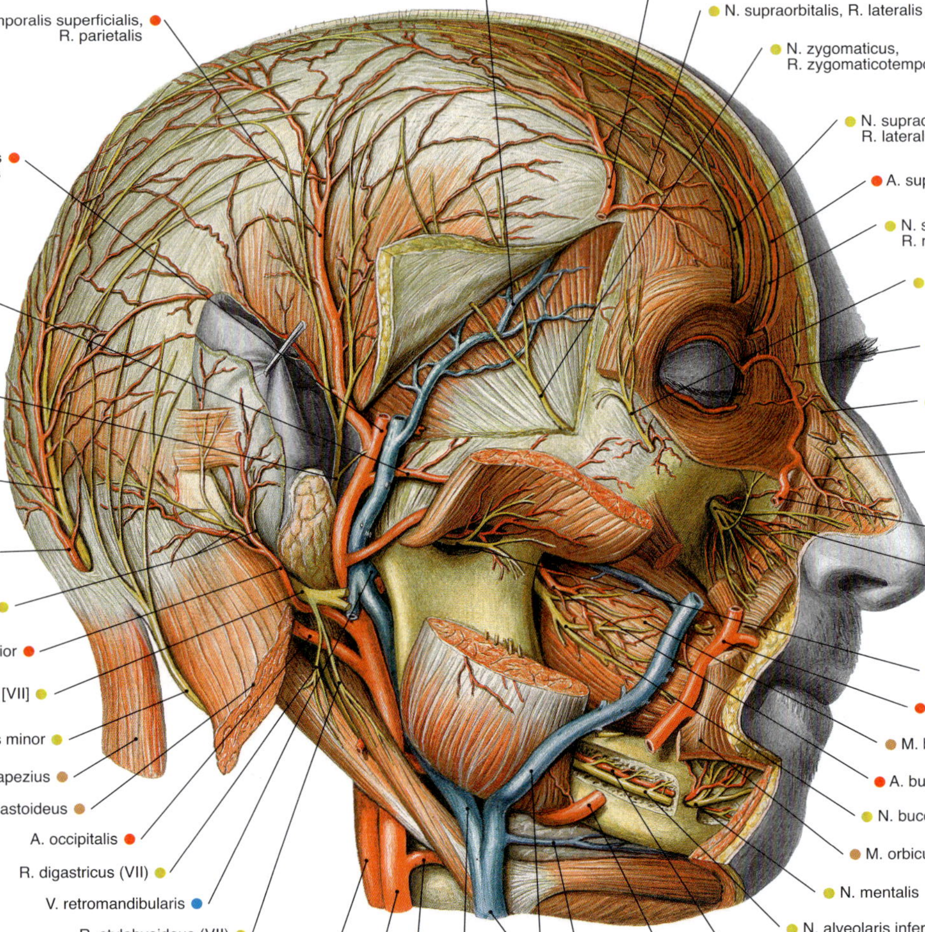

134
132
262

Abb. 133 Gefäße und Nerven des Kopfes; seitliche tiefe Regionen.

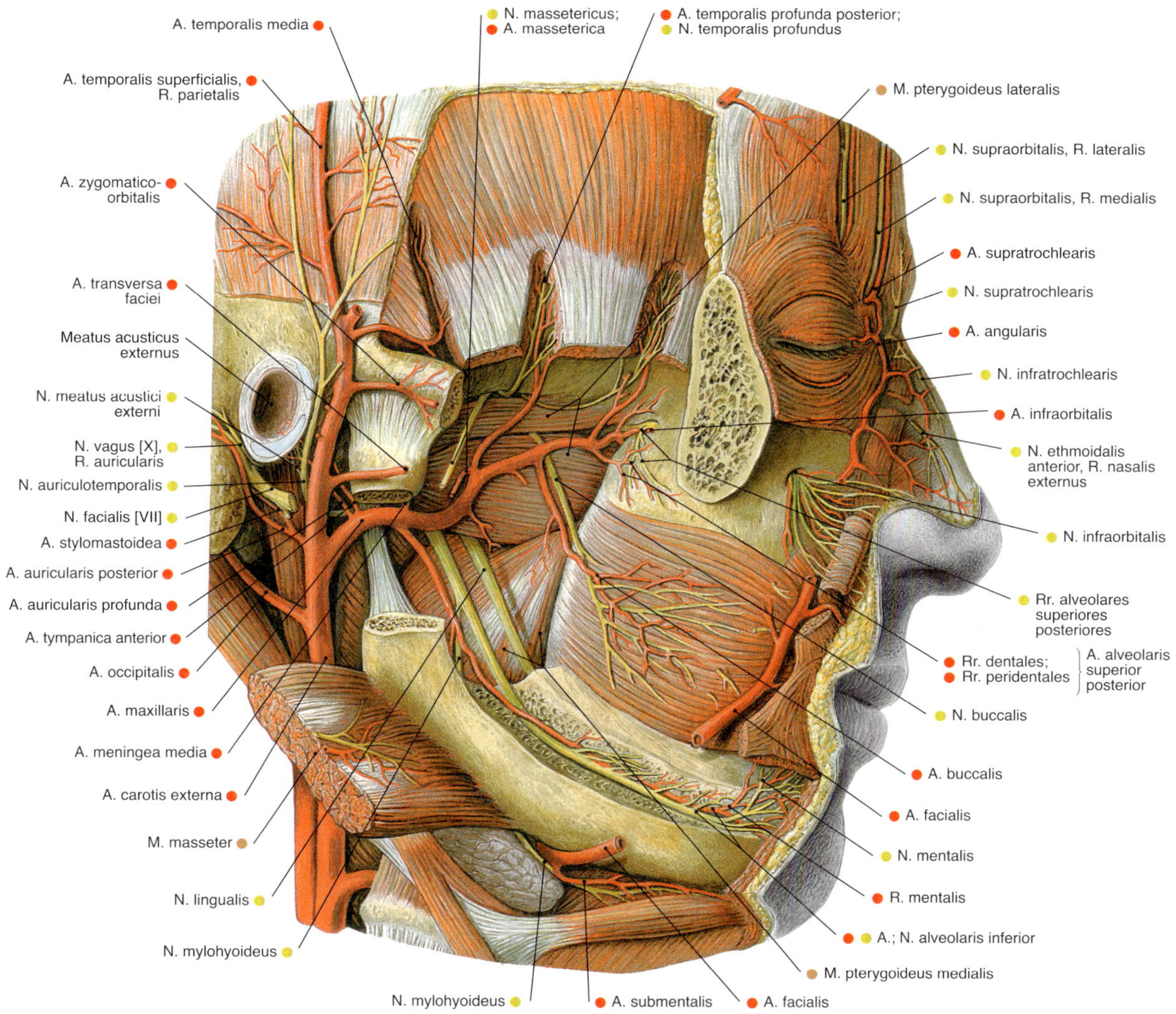

Abb. 134 Arterien und Nerven des Kopfes;
seitliche tiefere Regionen.

136
133
255

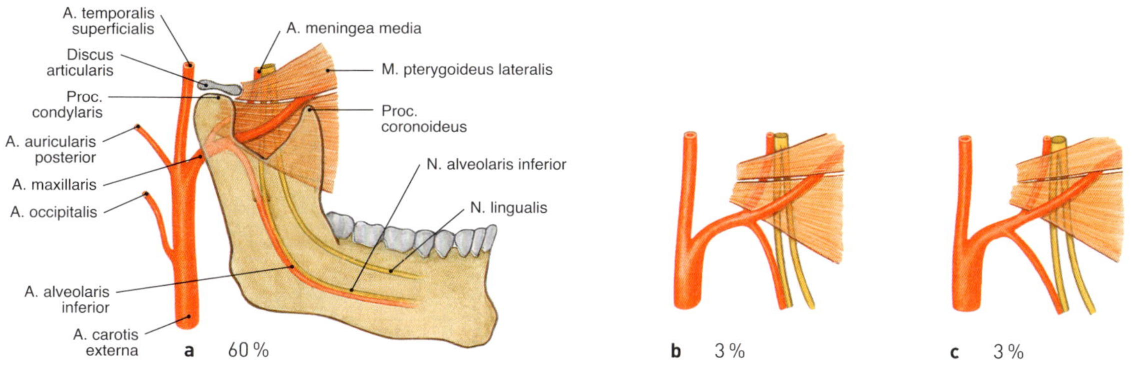

Abb. 135 a–c Varietäten der A. meningea media.

a Abzweigung der A. meningea media proximal des Abgangs der A. alveolaris inferior
b Abzweigung der A. meningea media gegenüber dem Abgang der A. alveolaris inferior
c Abzweigung der A. meningea media distal des Abgangs der A. alveolaris inferior

Seitliche Gesichtsregion

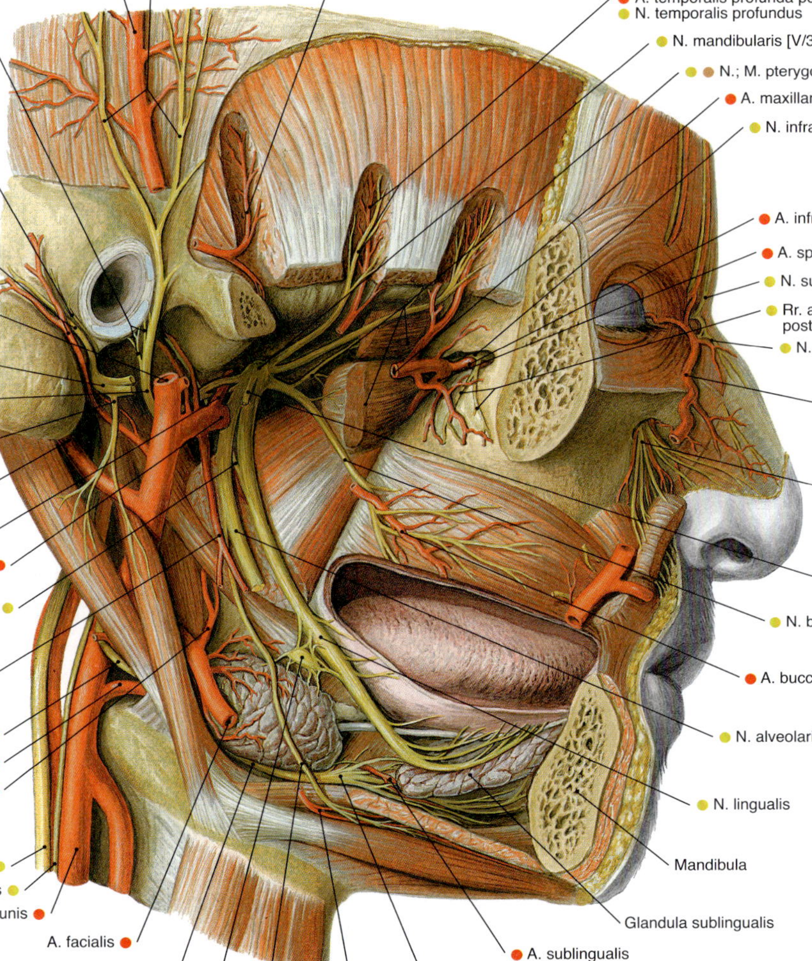

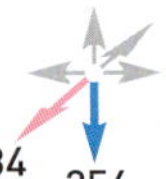

Abb. 136 Arterien und Nerven des Kopfes; seitliche tiefste Regionen.

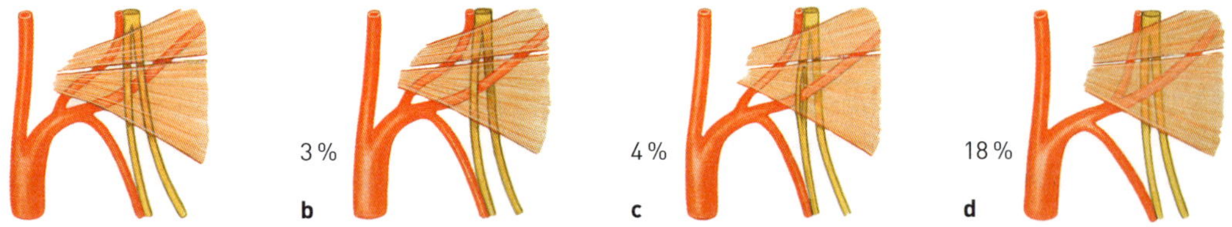

Abb. 137 a–d Varietäten des Verlaufs der A. maxillaris.

a Verlauf der A. maxillaris medial des M. pterygoideus lateralis und medial von N. lingualis und N. alveolaris inferior
b Verlauf der A. maxillaris zwischen N. lingualis und N. alveolaris inferior
c Verlauf der A. maxillaris durch eine Schlinge des N. alveolaris inferior
d Abzweigung der A. meningea media distal des Abgangs der A. alveolaris inferior

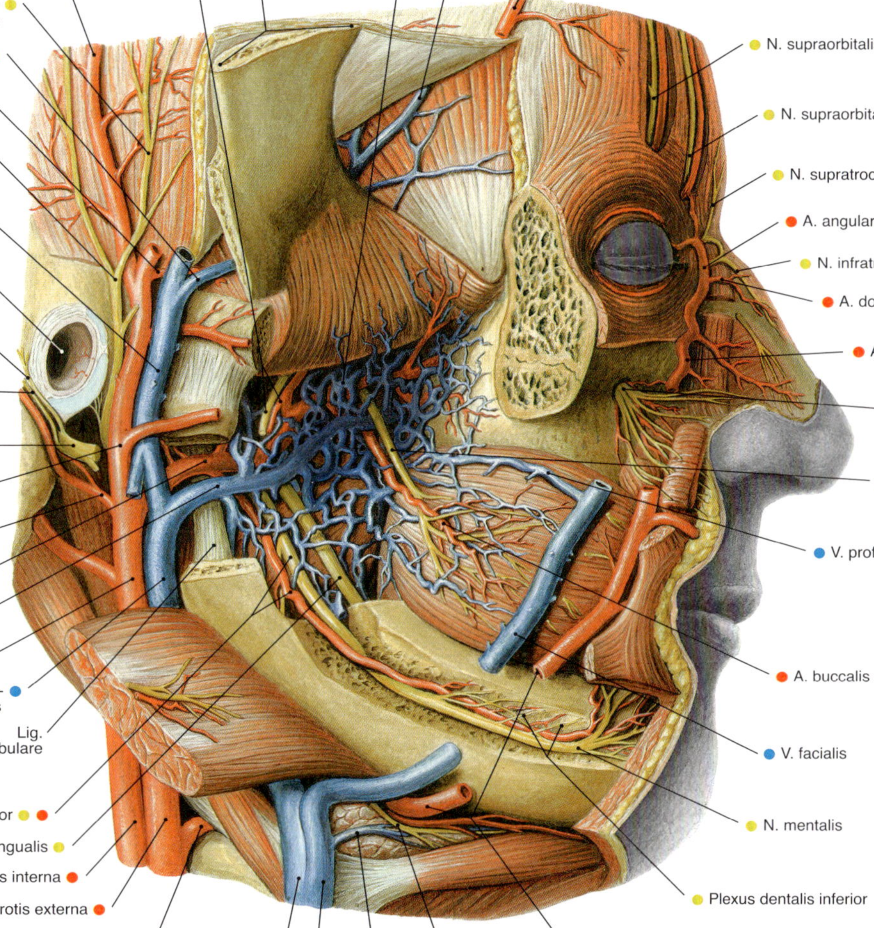

Abb. 138 Gefäße und Nerven des Kopfes; seitliche tiefere Regionen.

136
133
255

Nasenskelett

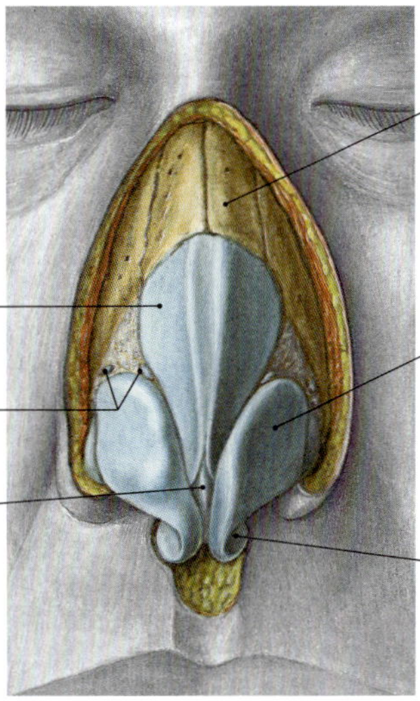

Abb. 139 Nasenskelett.

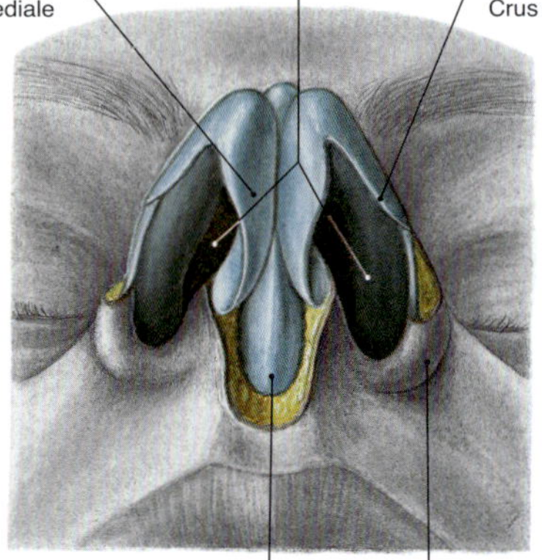

Abb. 140 Knorpel der Nase, Cartilagines nasi.

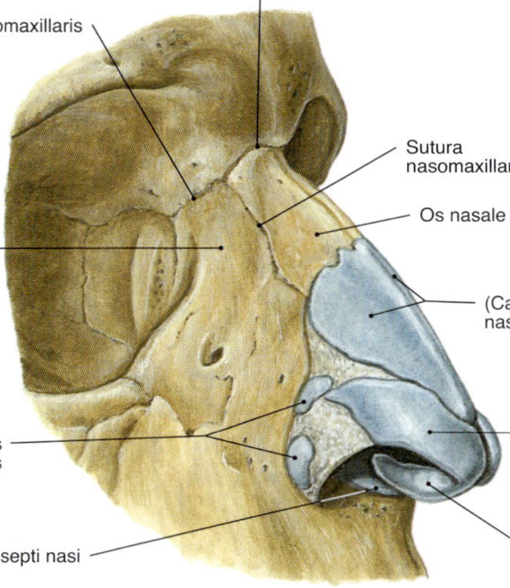

Abb. 141 Nasenskelett.

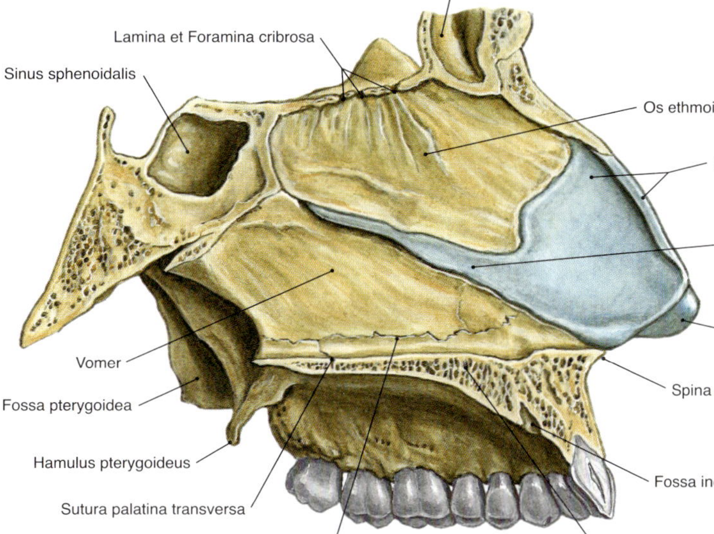

Abb. 142 Nasenscheidewand, Septum nasi.

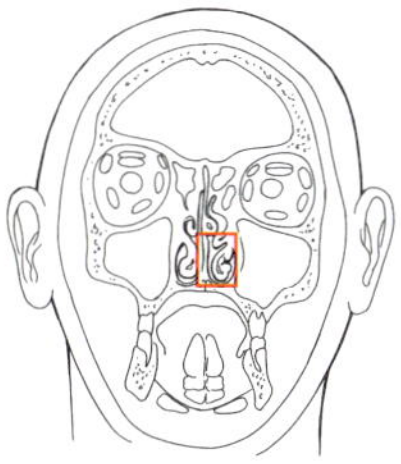

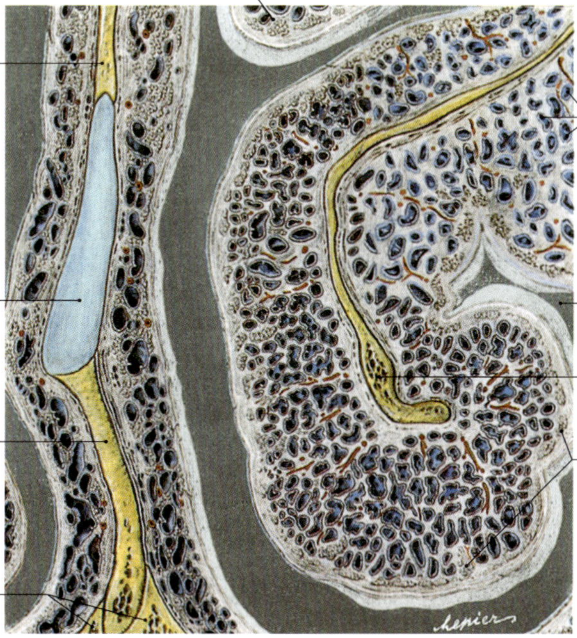

Abb. 143 Untere Nasenmuschel, Concha nasalis inferior.

Nasenhöhle

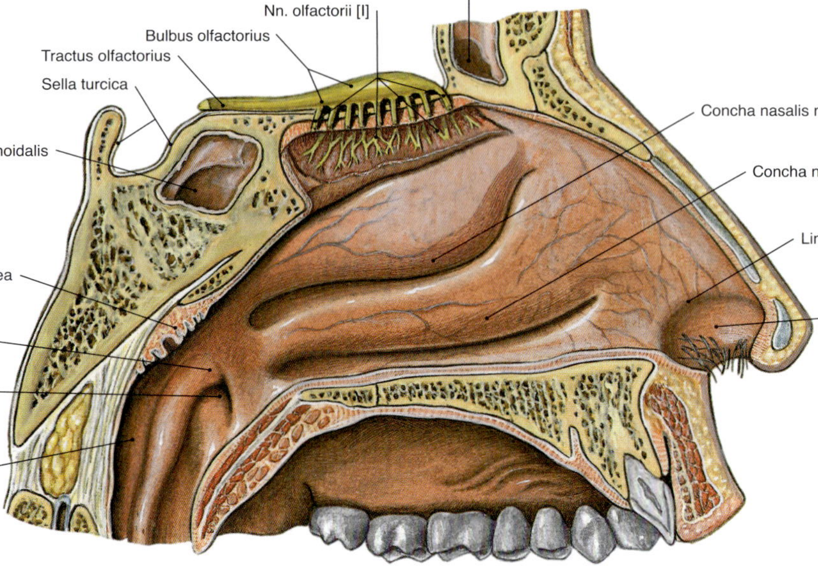

Abb. 144 Laterale Wand der Nasenhöhle, Cavitas nasi.

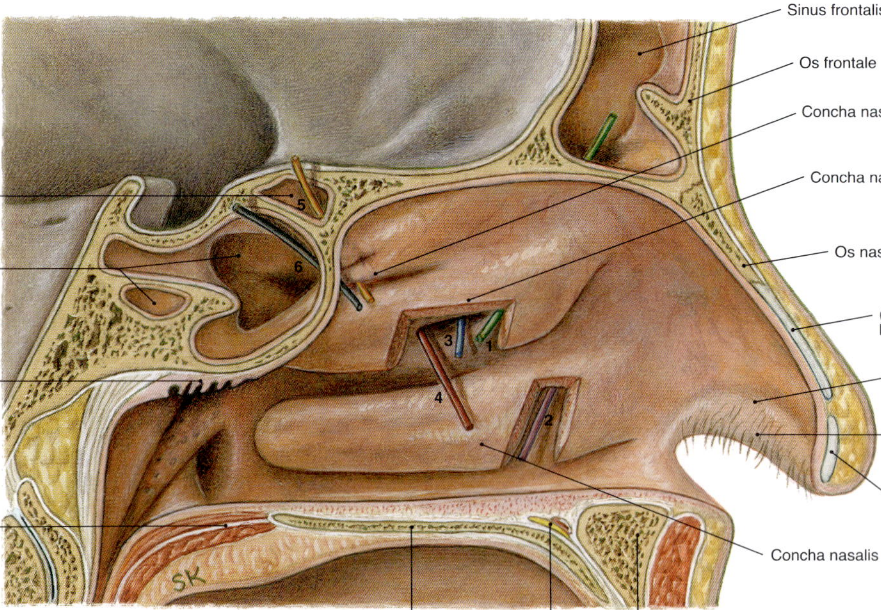

Zugänge zu:
1 Sinus frontalis
2 Ductus nasolacrimalis
3 Cellulae ethmoidales anteriores
4 Sinus maxillaris
5 Cellulae ethmoidales posteriores
6 Sinus sphenoidalis

Abb. 145 Nasenhöhle, Cavitas nasi, und Zugänge zu den Nasennebenhöhlen, Sinus paranasales.

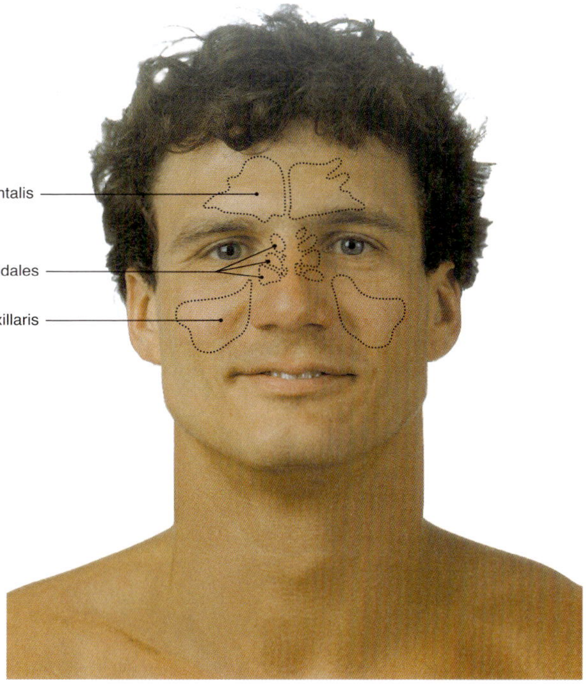

Abb. 146 Projektion der Nasennebenhöhlen, Sinus paranasales.

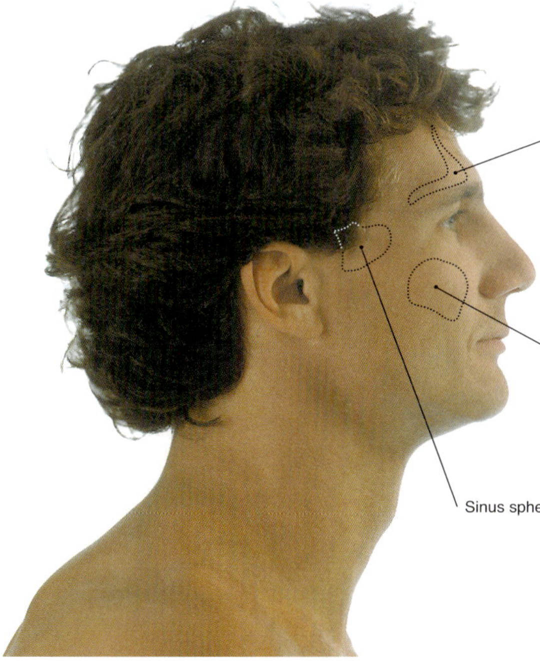

Abb. 147 Projektion der Nasennebenhöhlen, Sinus paranasales.

Nasennebenhöhlen

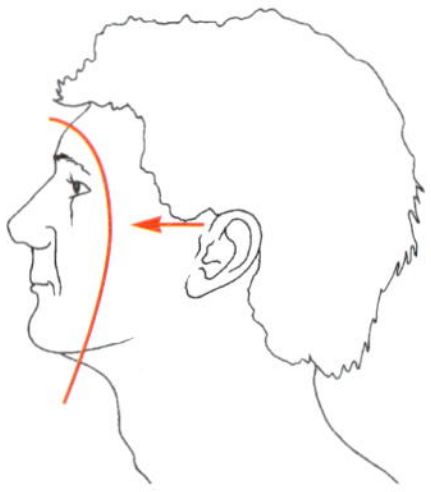

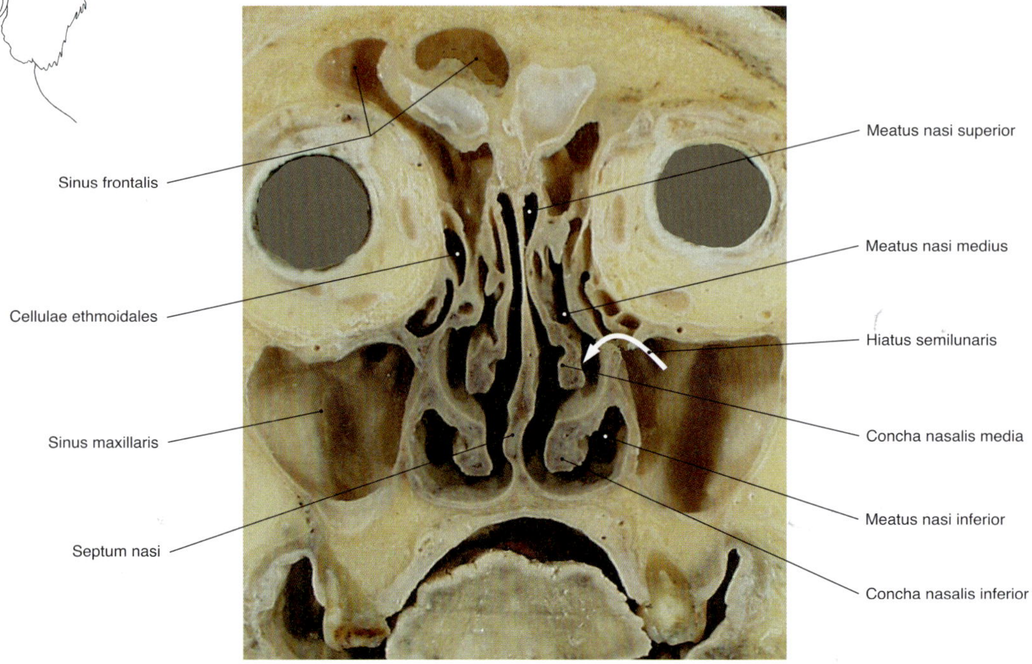

Abb. 148 Nasennebenhöhlen, Sinus paranasales.

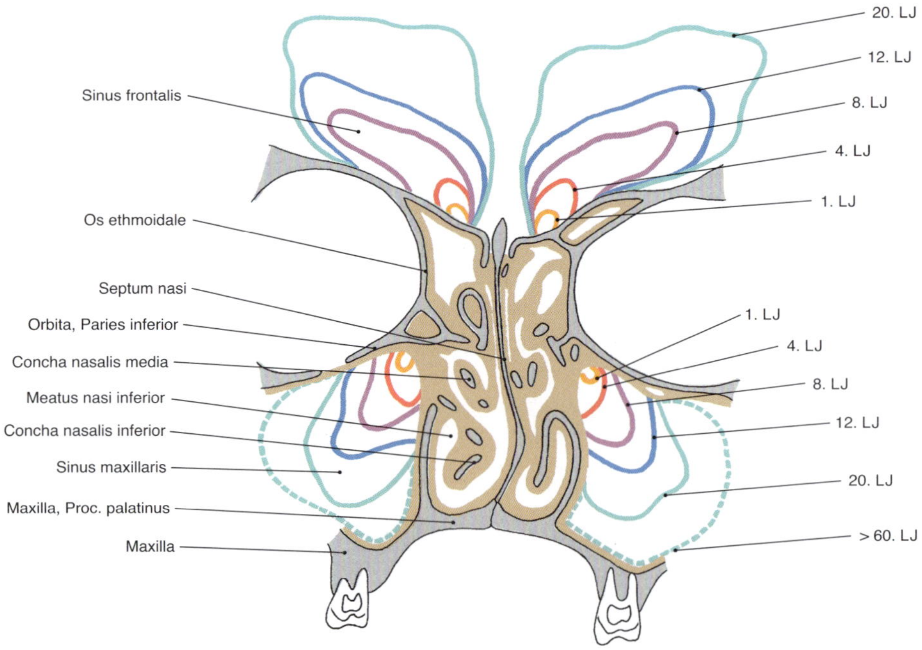

Abb. 149 Entwicklung der Kiefer- und der Stirnhöhle.
LJ – Lebensjahr

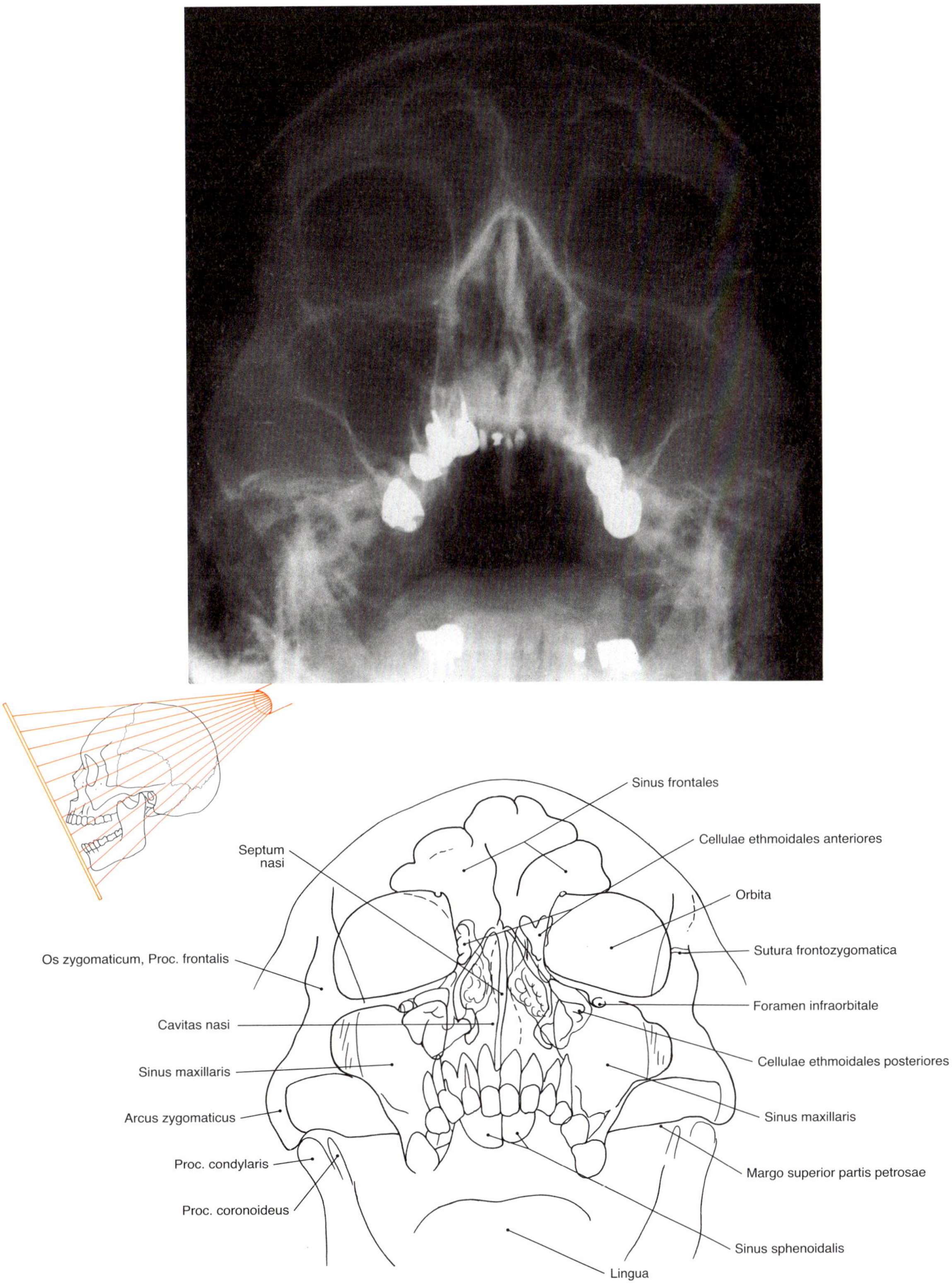

Abb. 150 Nasennebenhöhlen, Sinus paranasales; posteroanteriores Röntgenbild.

Mundhöhle

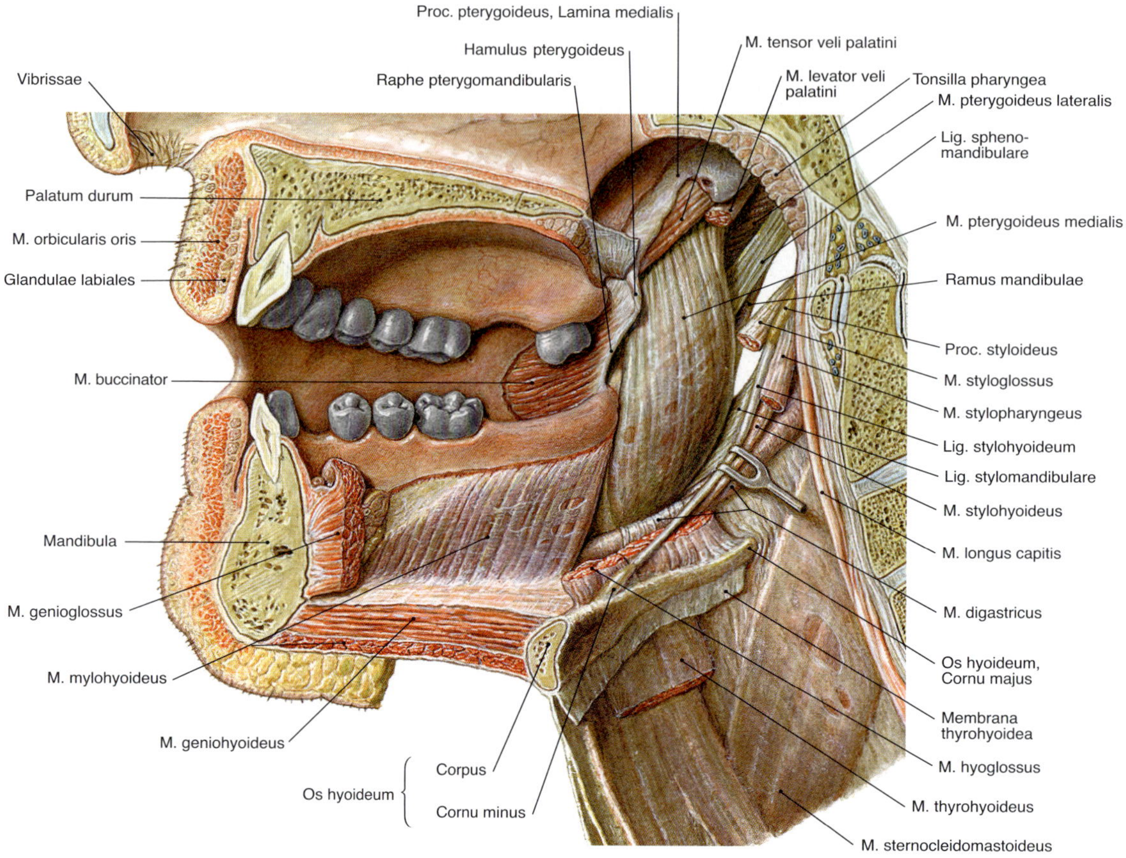

Abb. 151 Mundhöhle, Cavitas oris.

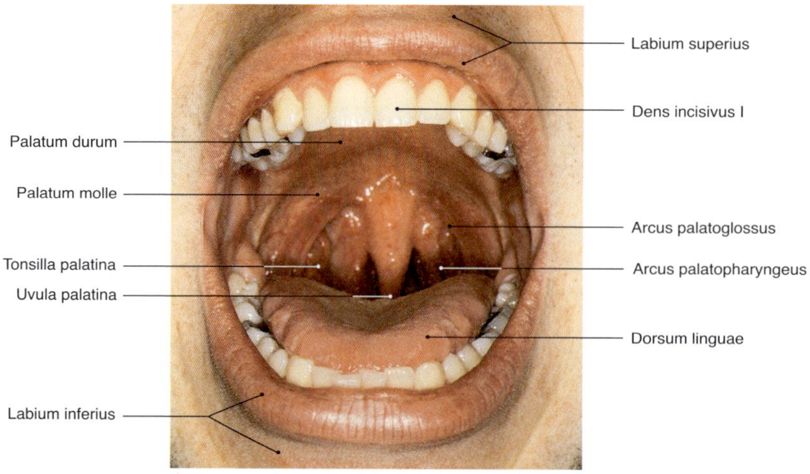

Abb. 152 Mundhöhle, Cavitas oris.

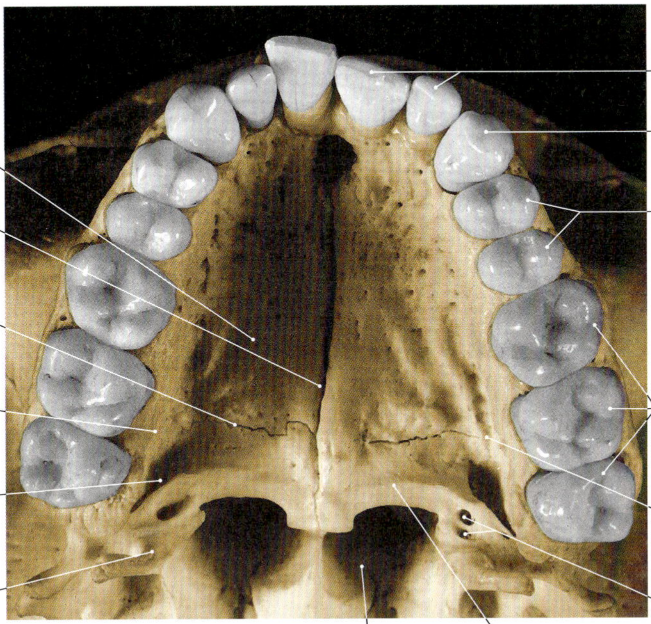

Abb. 153 Zahnbogen des Oberkiefers, Arcus dentalis superior, und knöcherner Gaumen, Palatum osseum.

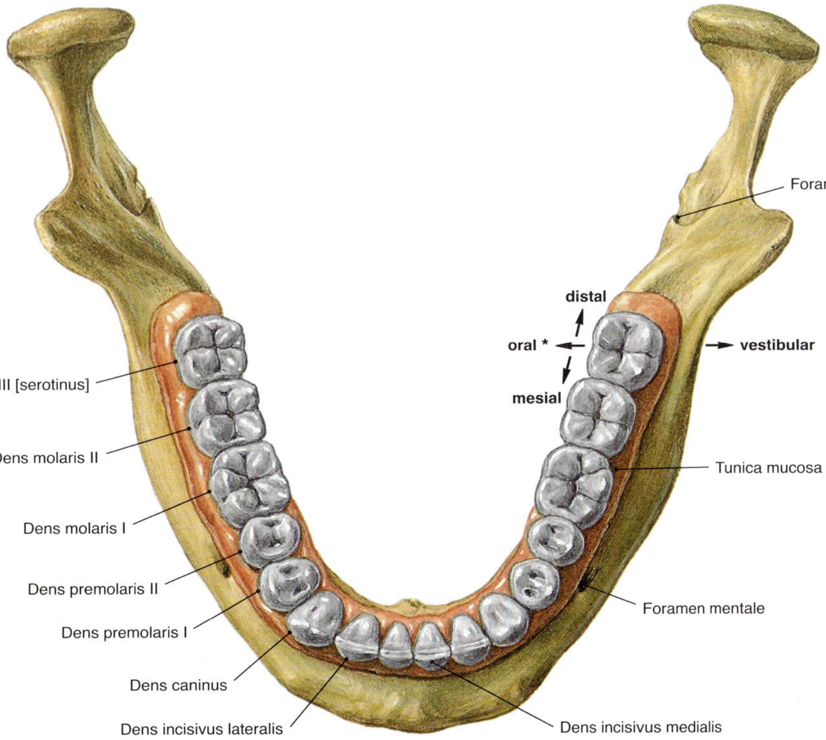

Abb. 154 Zahnbogen des Unterkiefers, Arcus dentalis inferior.
* oral: im Bereich des Unterkiefers: lingual,
im Bereich des Oberkiefers: palatinal

Zähne, Aufbau

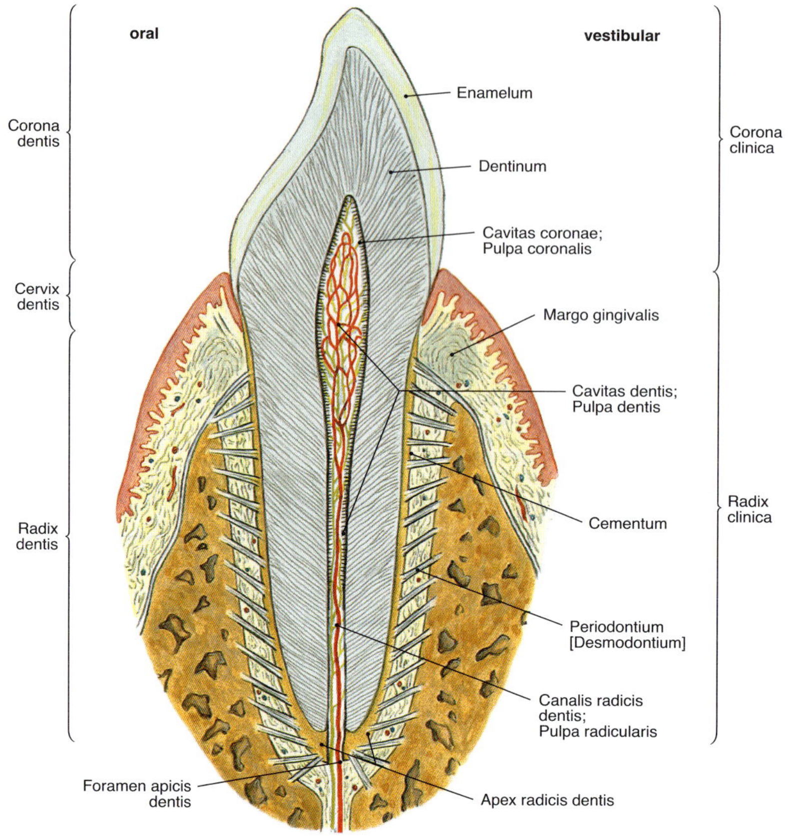

Abb. 155 Schneidezahn, Dens incisivus.

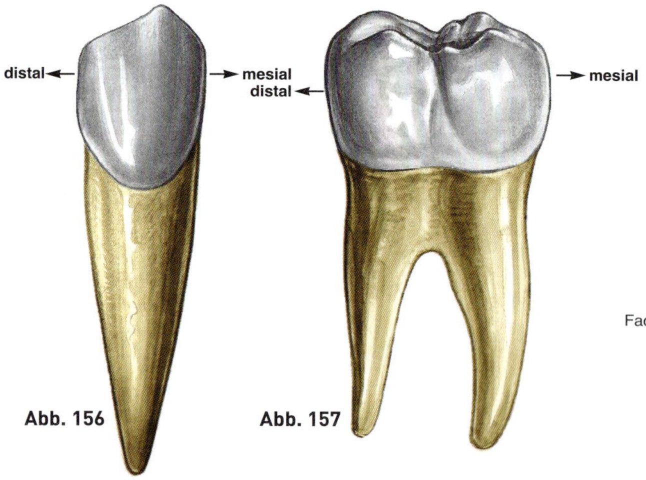

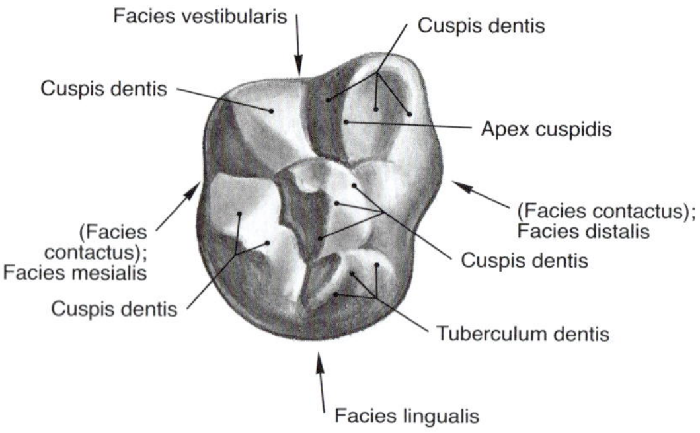

Abb. 156 Bleibender unterer Eckzahn, Dens caninus permanens.

Abb. 157 Zweiter Milchmahlzahn, Dens molaris deciduus.

Abb. 158 Erster oberer bleibender Mahlzahn, Dens molaris primus.

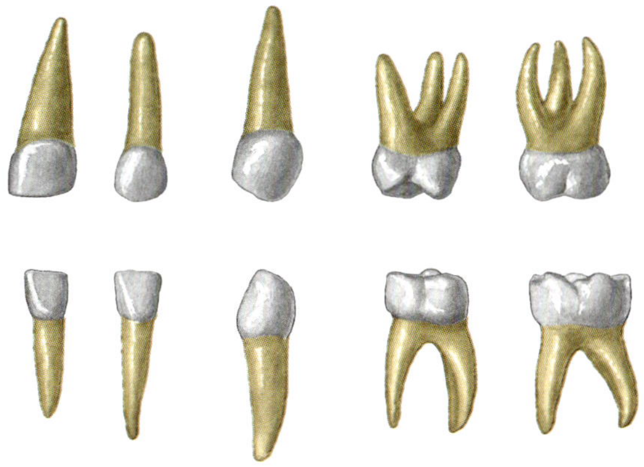

Abb. 159 Milchzähne, Dentes decidui, eines 3-jährigen Kindes; von vestibular.

Oberkiefer

rechts	55	54	53	52	51	61	62	63	64	65	links
	85	84	83	82	81	71	72	73	74	75	

Unterkiefer

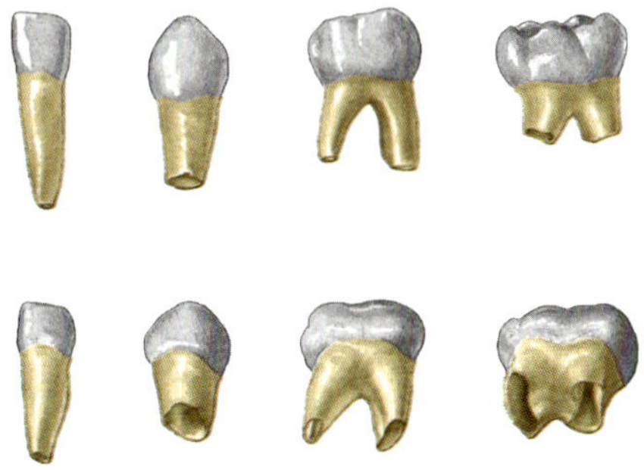

Abb. 160 Milchzähne, Dentes decidui, eines 2-jährigen Kindes; obere Reihe von vestibular; untere Reihe von schräg unten.

Zähne

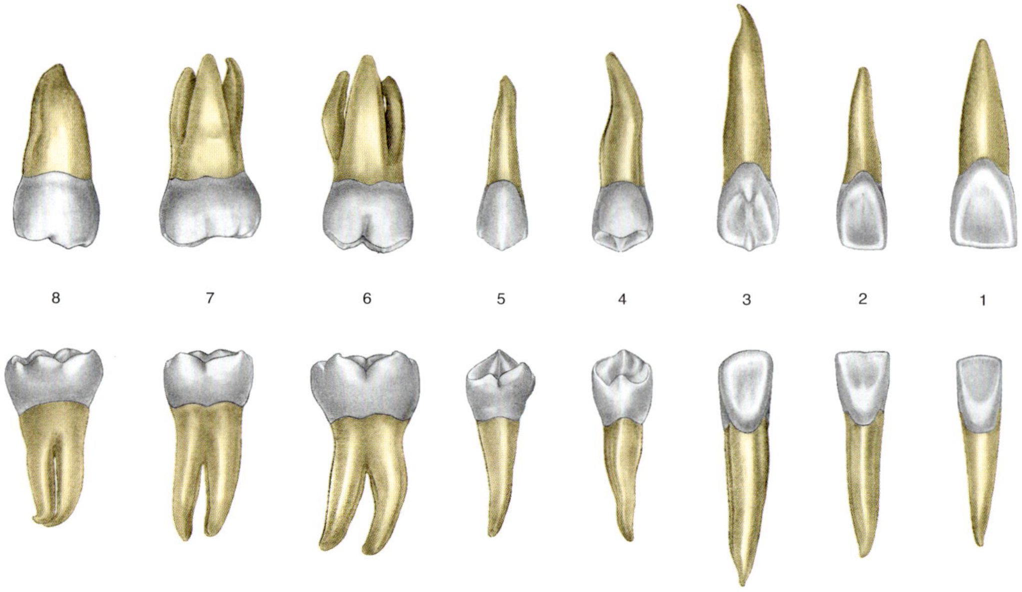

Abb. 161 Bleibende Zähne, Dentes permanentes; von oral.
(Erläuterung der Zahlen siehe S. 97)

Oberkiefer

rechts	18	17	16	15	14	13	12	11	21	22	23	24	25	26	27	28	links
	48	47	46	45	44	43	42	41	31	32	33	34	35	36	37	38	

Unterkiefer

Zahnformel des Erwachsenen

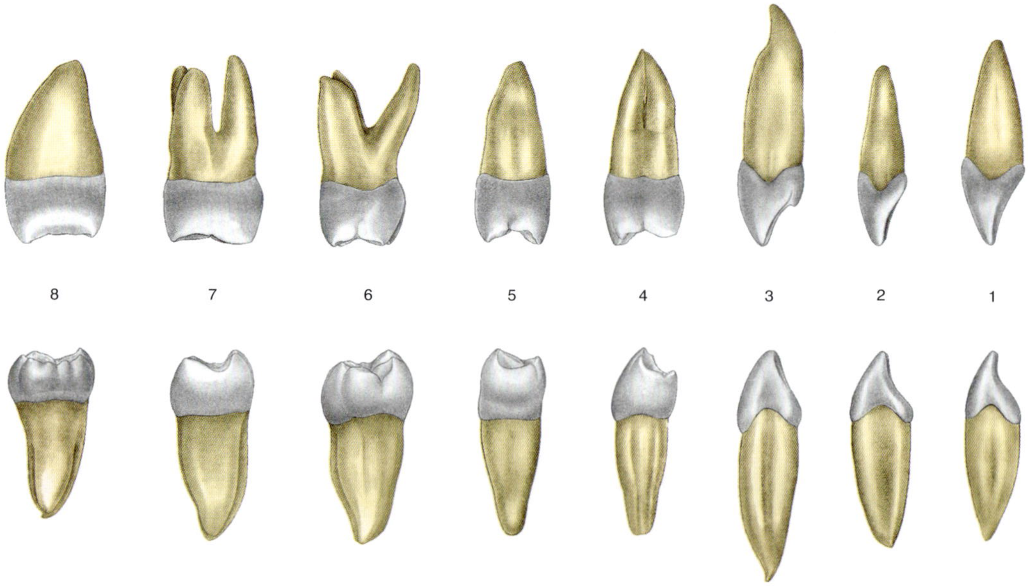

Abb. 162 Bleibende Zähne, Dentes permanentes; von distal.
(Erläuterung der Zahlen siehe S. 97)

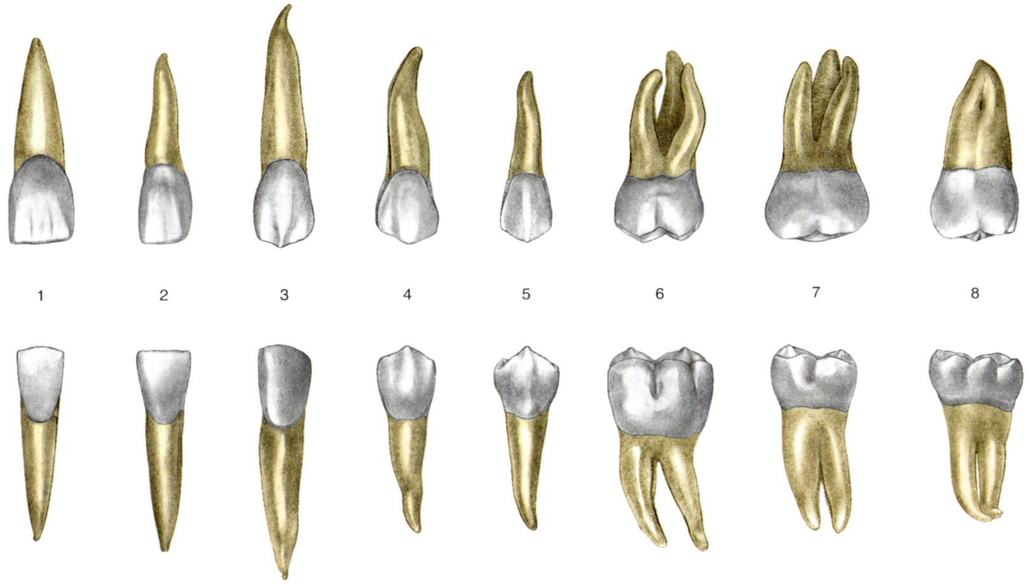

Abb. 163 Bleibende Zähne, Dentes permanentes; von vestibular.

1 Dens incisivus I
2 Dens incisivus II
3 Dens caninus
4 Dens premolaris I
5 Dens premolaris II
6 Dens molaris I
7 Dens molaris II
8 Dens molaris III [serotinus]

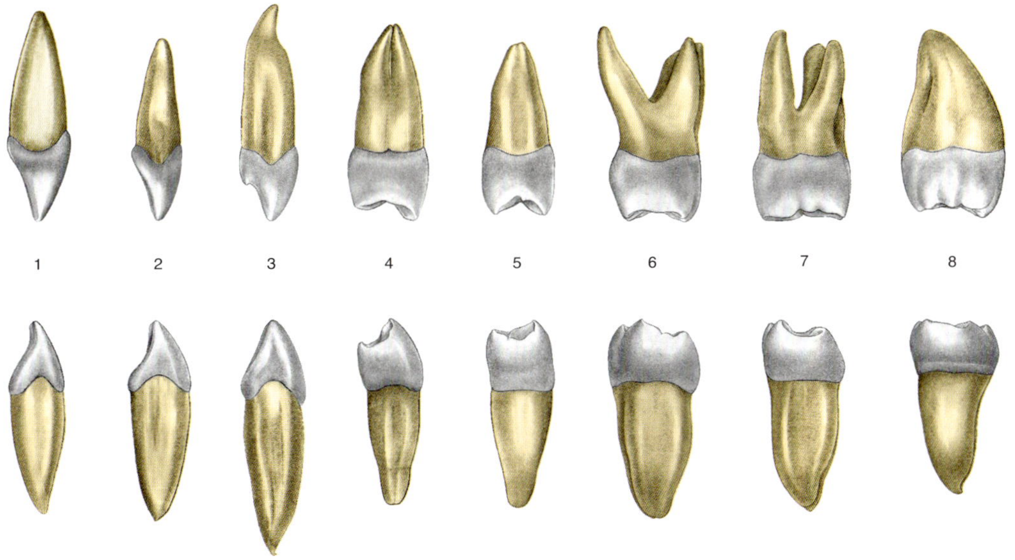

Abb. 164 Bleibende Zähne, Dentes permanentes; von mesial.

Zähne, Entwicklung

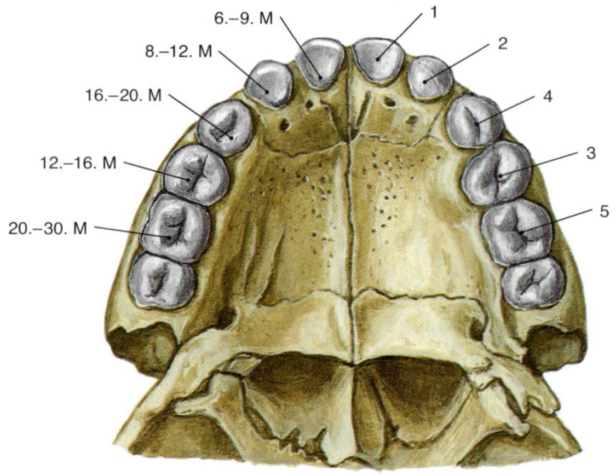

Abb. 165 Oberkiefer, Maxilla, mit Milchzähnen, Dentes decidui, und dem ersten bleibenden Zahn;
links: mittlere Durchbruchszeit in Monaten (M);
rechts: Reihenfolge des Durchbruchs.

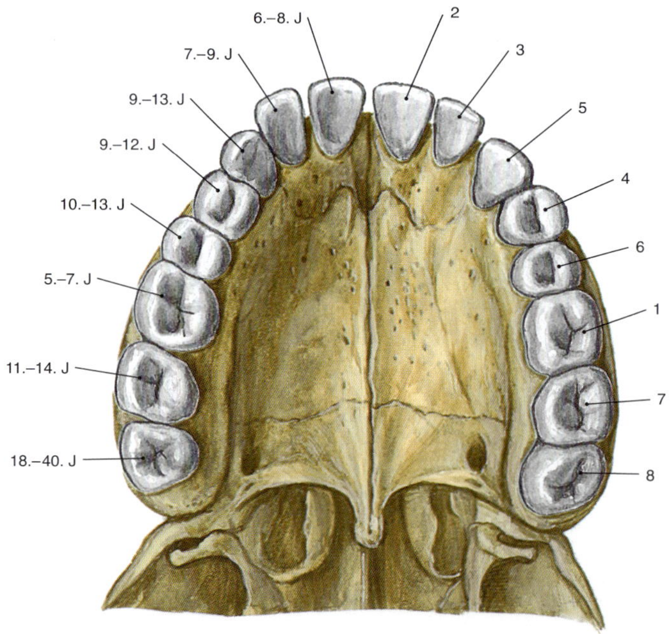

Abb. 166 Oberkiefer, Maxilla, mit bleibenden Zähnen, Dentes permanentes;
links: mittlere Durchbruchszeit in Jahren (J);
rechts: Reihenfolge des Durchbruchs.

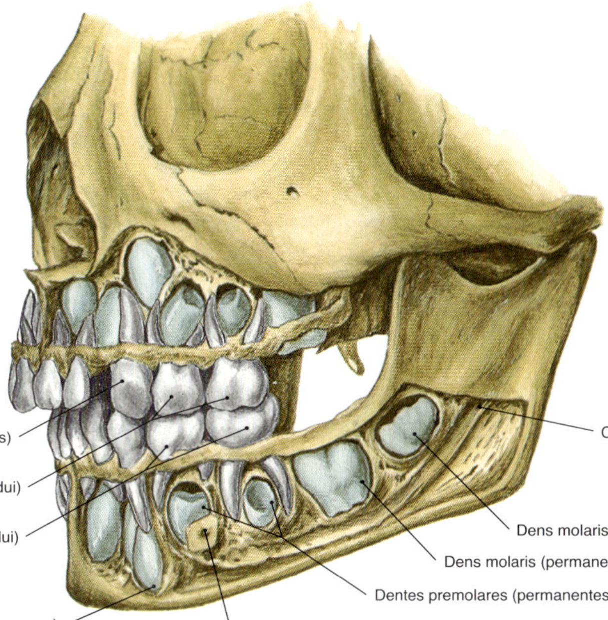

Abb. 167 Oberkiefer und Unterkiefer, Maxilla und Mandibula, eines 5-jährigen Kindes;
Milchzähne und Anlagen der bleibenden Zähne.

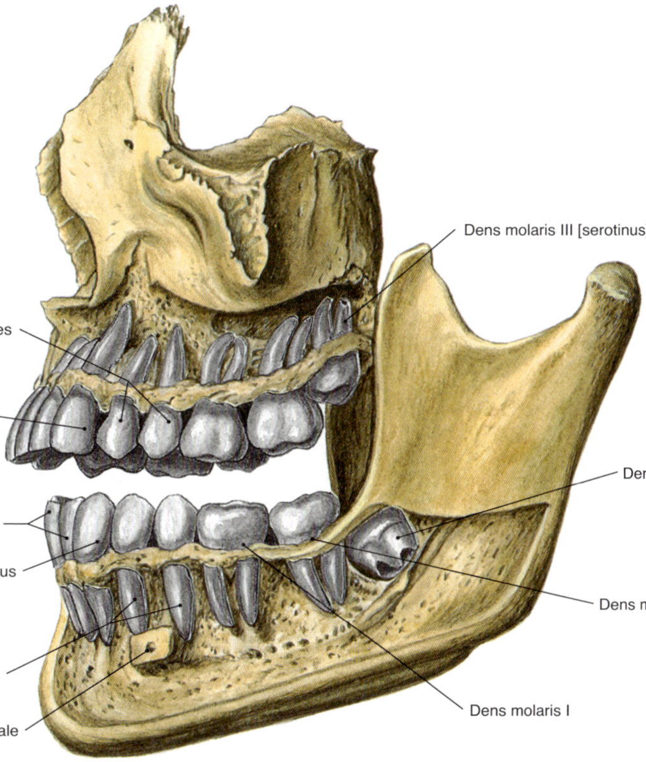

Abb. 168 Oberkiefer und Unterkiefer, Maxilla und Mandibula, eines 20-Jährigen.

Zähne, Röntgen

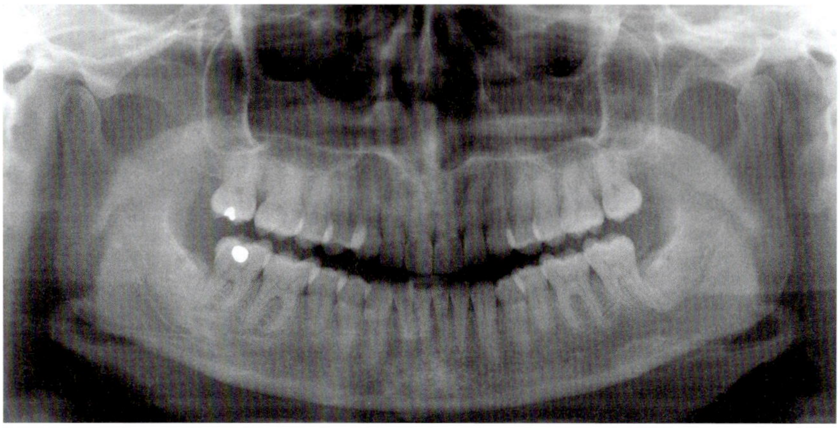

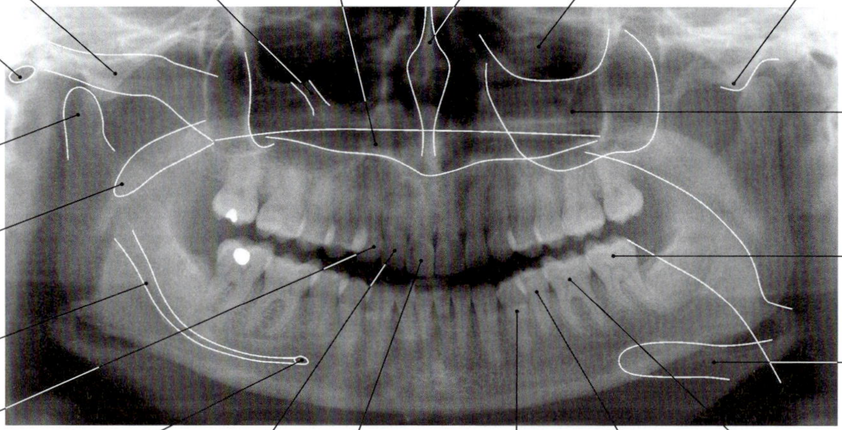

Abb. 169 Oberkiefer und Unterkiefer, Maxilla und Mandibula;
Panoramaröntgenaufnahme;
ohne Weisheitszähne.

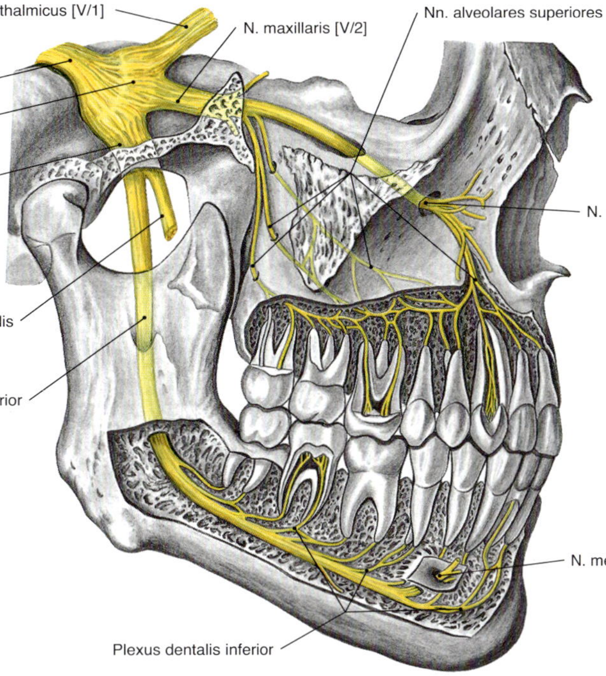

Abb. 170 N. maxillaris [V/2] und N. mandibularis [V/3].

→ 1178, 1179

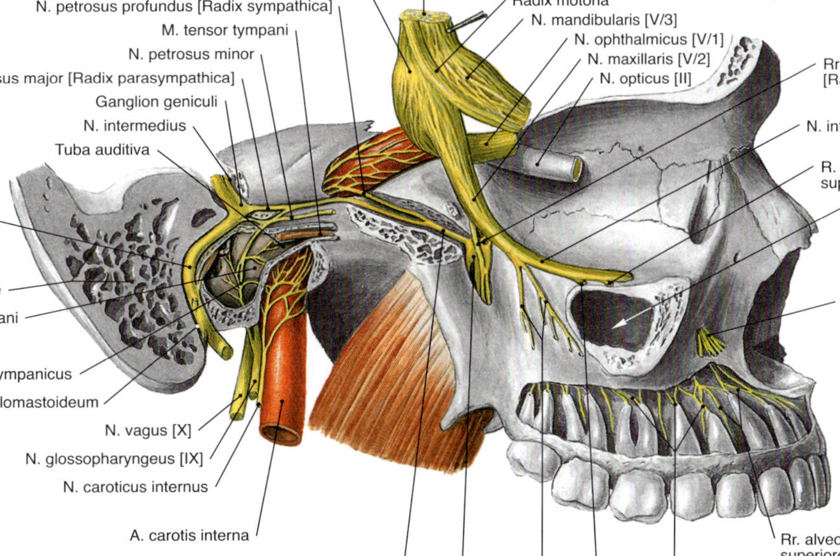

Abb. 171 Ganglion pterygopalatinum.

Gaumen

Abb. 172 Harter und weicher Gaumen, Palatum durum und Palatum molle; von unten.

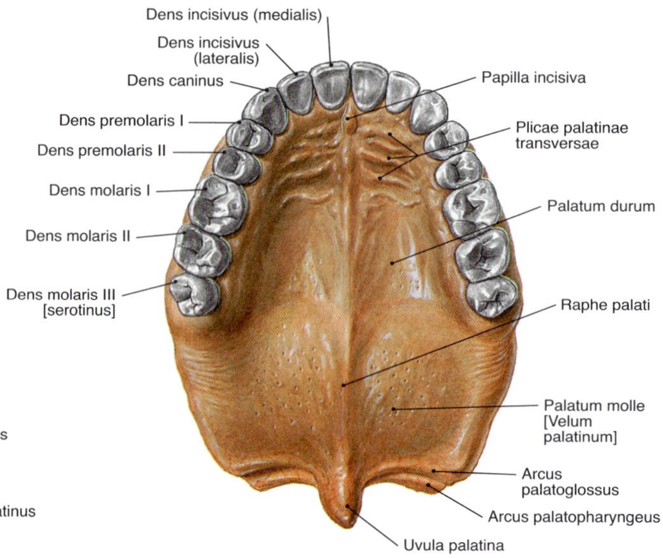

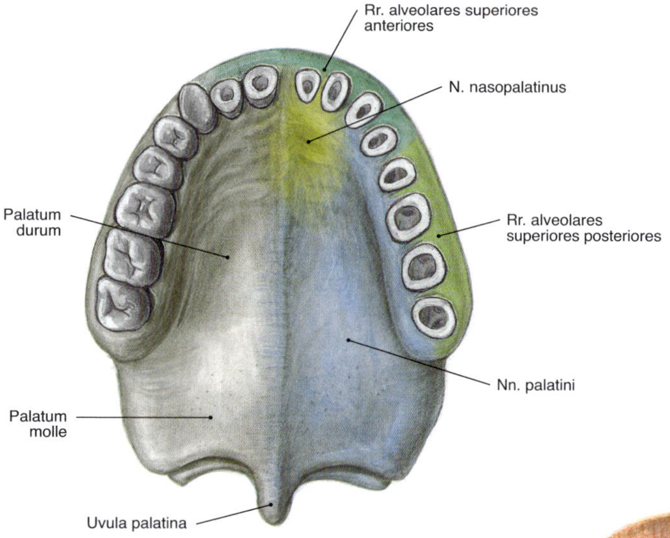

Abb. 173 Sensible Versorgung von Gaumen und Oberkiefer.
Die Grenzgebiete der Versorgungsbereiche sind durch die fließenden Farbübergänge angedeutet.

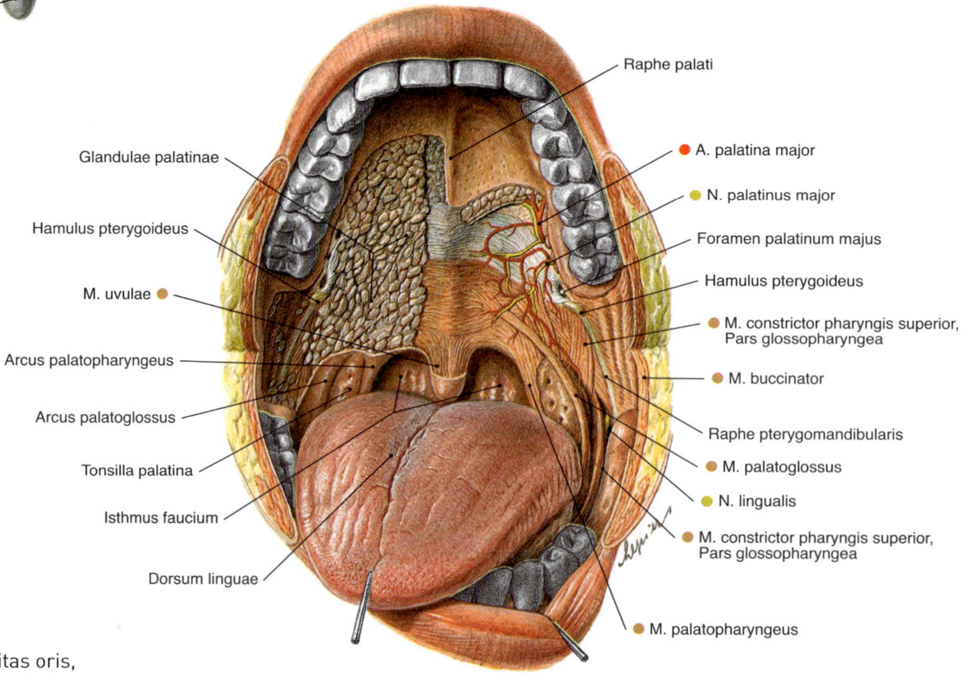

→ T 3

Abb. 174 Mundhöhle, Cavitas oris, und Gaumenmuskeln, Mm. palati.

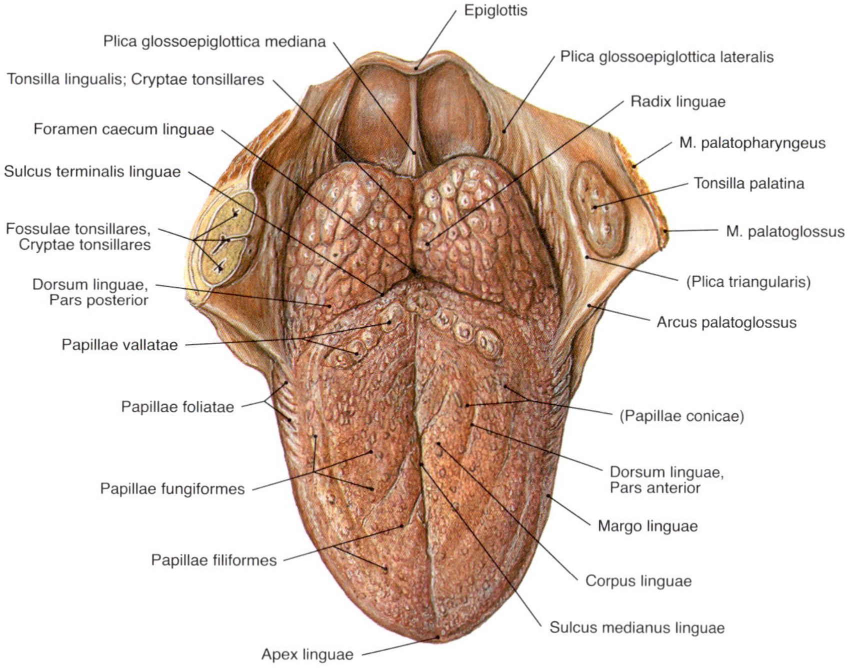

Abb. 175 Zunge, Lingua.

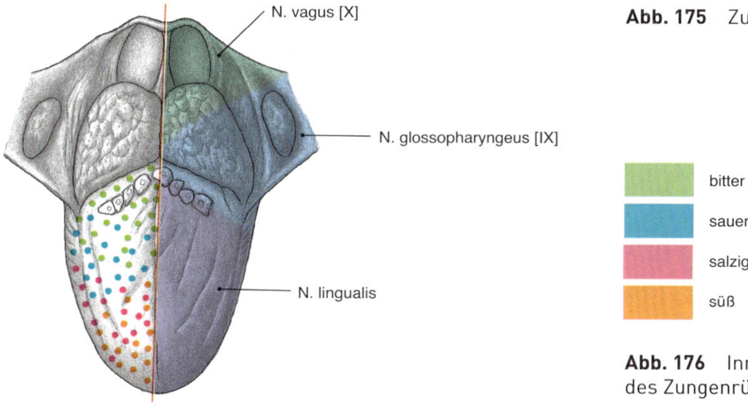

Abb. 176 Innervation und Geschmacksqualitäten des Zungenrückens.

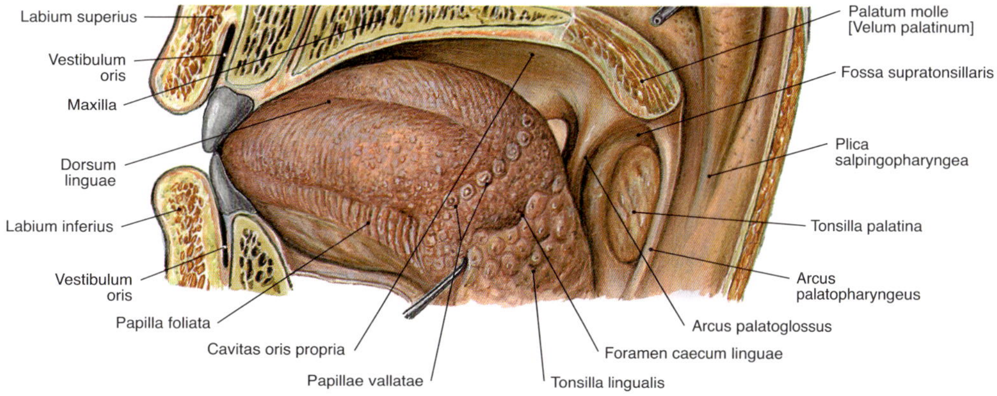

Abb. 177 Mundhöhle, Cavitas oris.

Zungenmuskeln

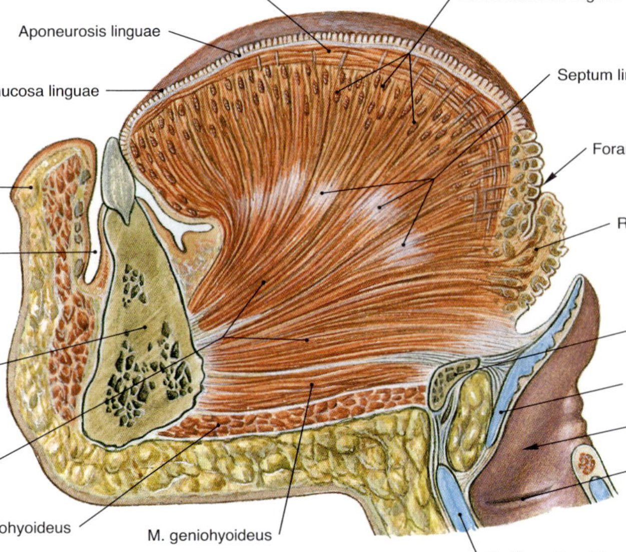

→ T 2a

Abb. 178 Zunge, Lingua, und Zungenmuskeln, Mm. linguae; Medianschnitt.

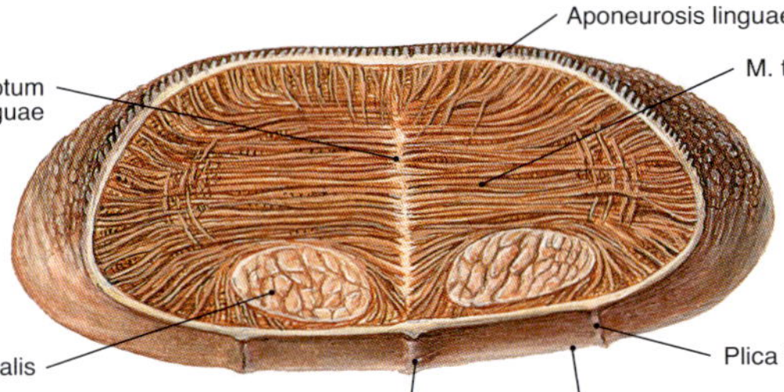

→ T 2a

Abb. 179 Zunge, Lingua, und Zungenmuskeln, Mm. linguae; Querschnitt durch die Zungenspitze.

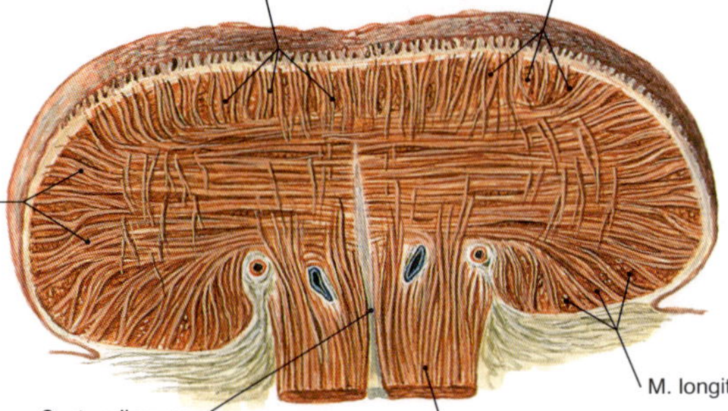

→ T 2a

Abb. 180 Zunge, Lingua, und Zungenmuskeln, Mm. linguae; Querschnitt in Höhe des mittleren Abschnitts.

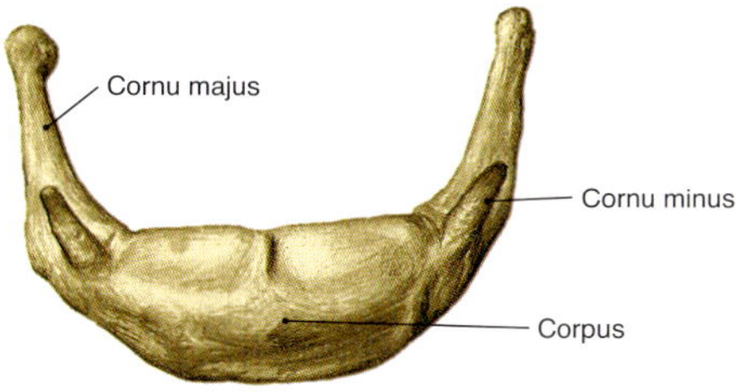

Abb. 181 Zungenbein, Os hyoideum.

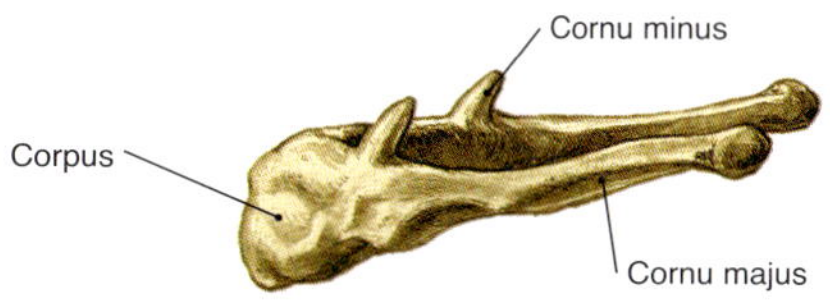

Abb. 182 Zungenbein, Os hyoideum.

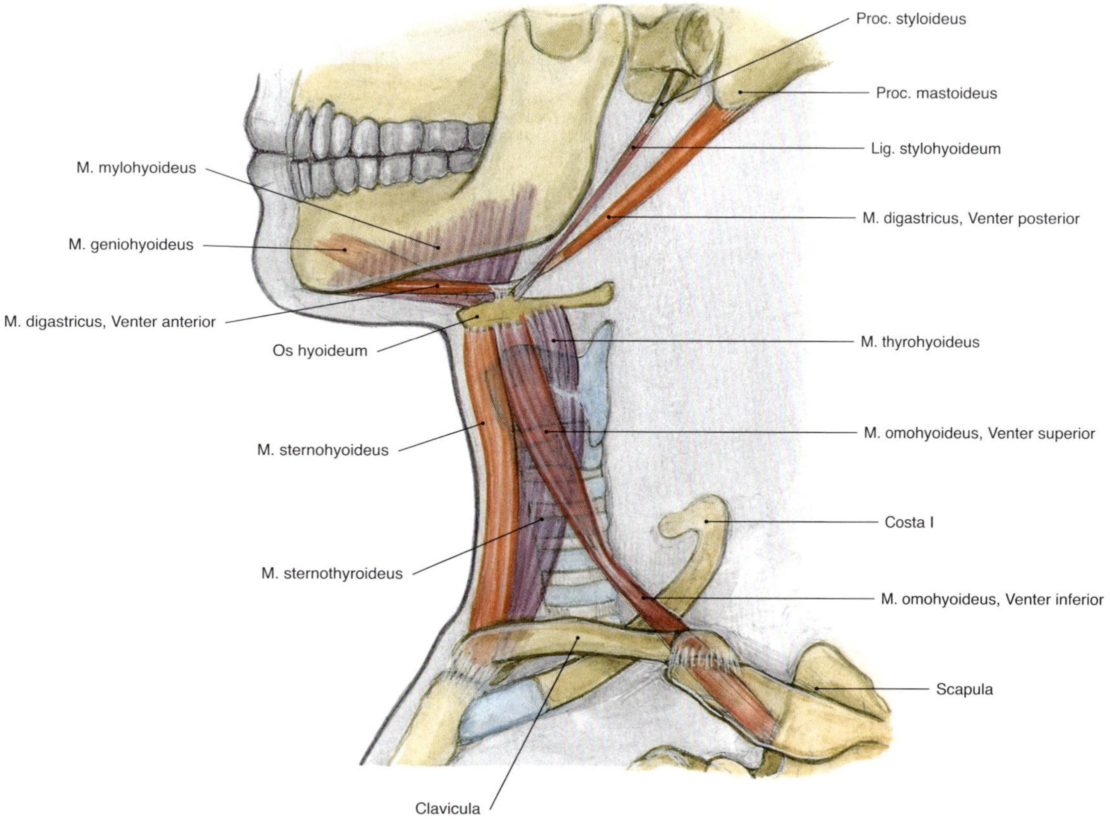

Abb. 183 Muskuläre Aufhängung des Zungenbeins.

→ T9, T10

Mundbodenmuskeln

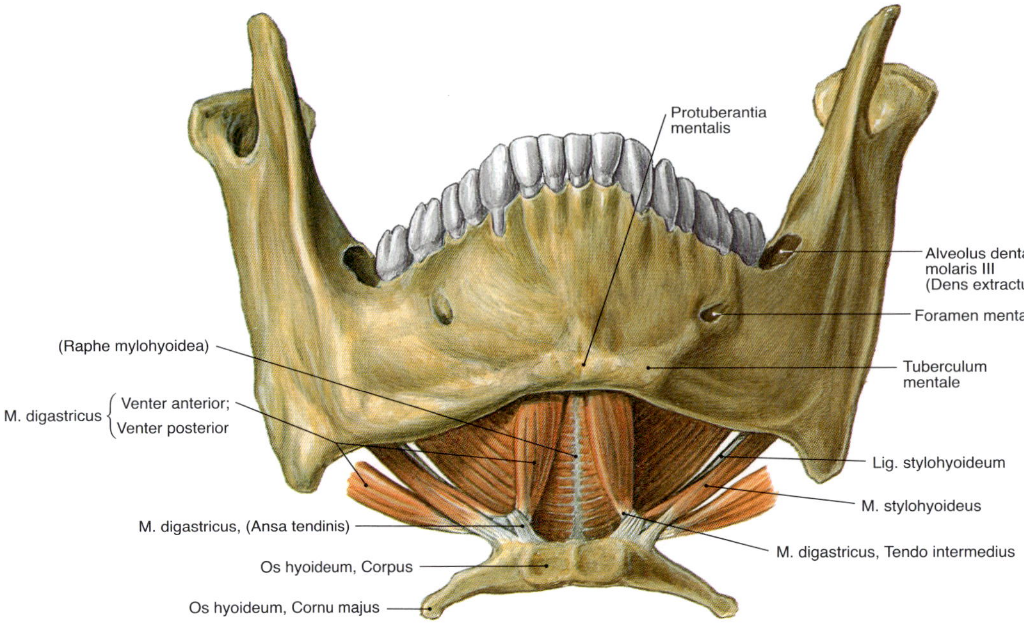

→ T 9

Abb. 184 Unterkiefer, Mandibula, und Mundbodenmuskeln, Mm. suprahyoidei.

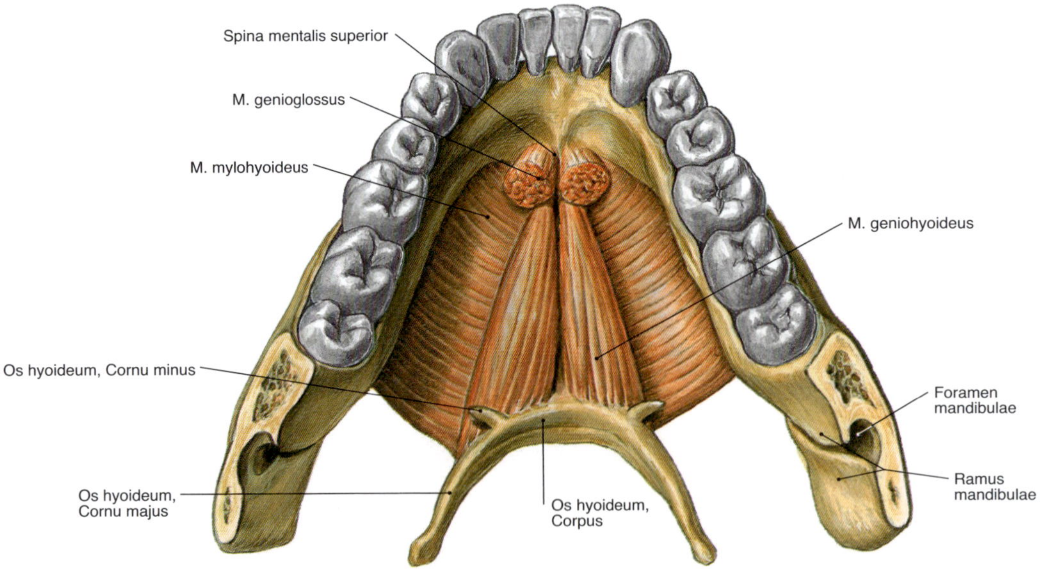

→ T 9

Abb. 185 Unterkiefer, Mandibula; Mundbodenmuskeln, Mm. suprahyoidei, und Zungenbein, Os hyoideum.

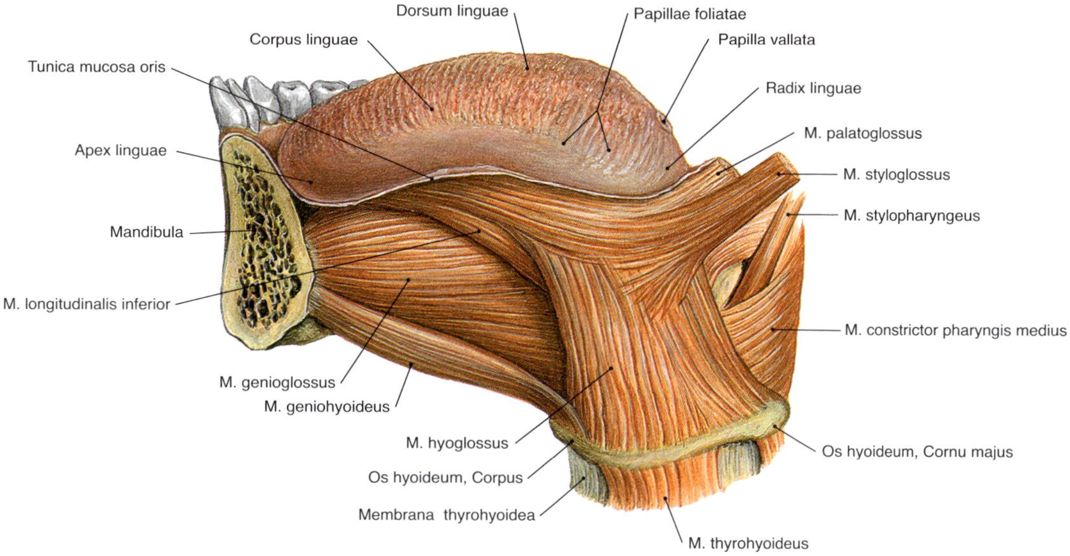

Abb. 186 Zunge, Lingua, und Zungenmuskeln, Mm. linguae.

→ T 2 b

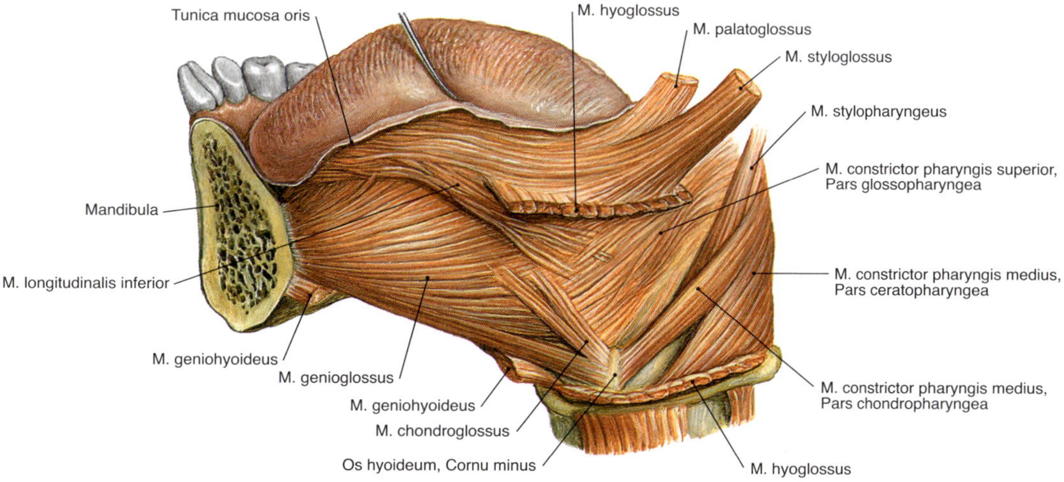

Abb. 187 Zunge, Lingua, und Zungenmuskeln, Mm. linguae.

→ T 2 b

Zungen- und Rachenmuskeln

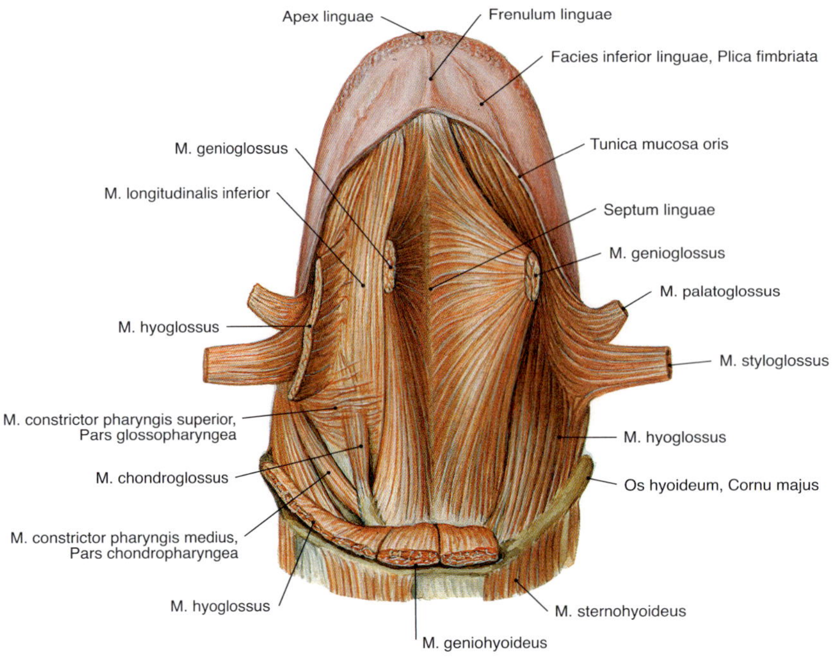

→ T 2 b

Abb. 188 Zungenmuskeln, Mm. linguae.

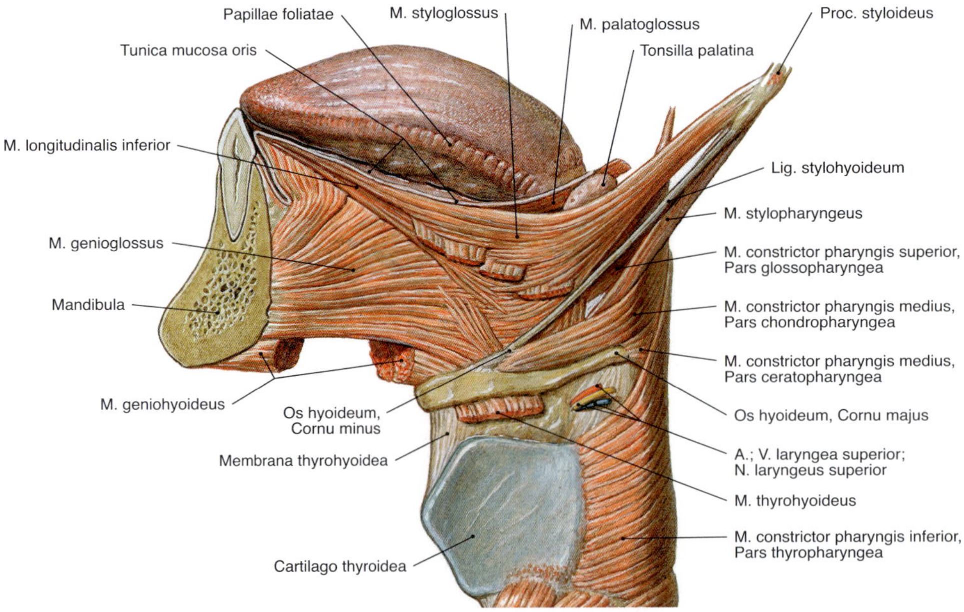

→ T 2 b, T 5

Abb. 189 Zungenmuskeln, Mm. linguae, und Rachenmuskeln, Tunica muscularis pharyngis.

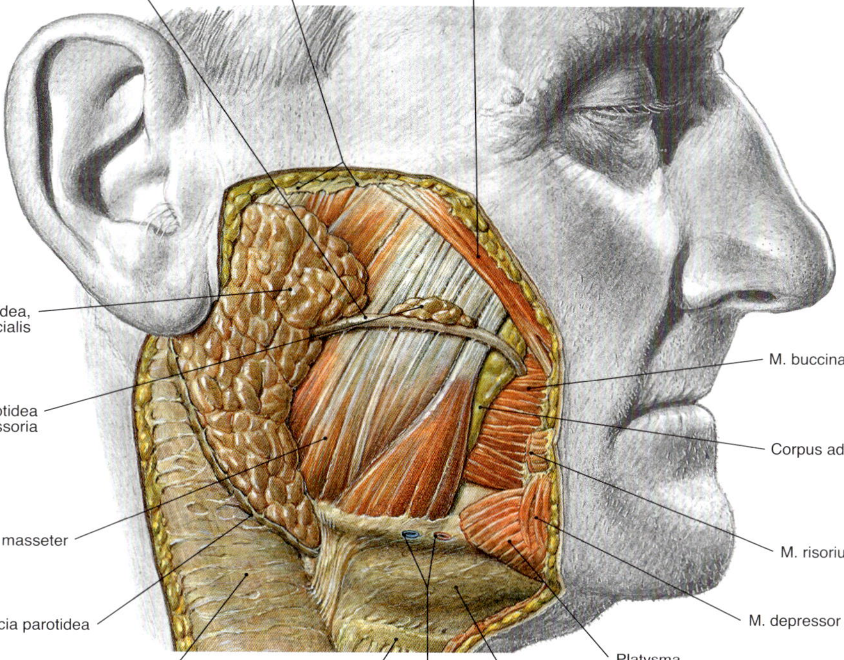

Abb. 190 Ohrspeicheldrüse, Glandula parotidea.

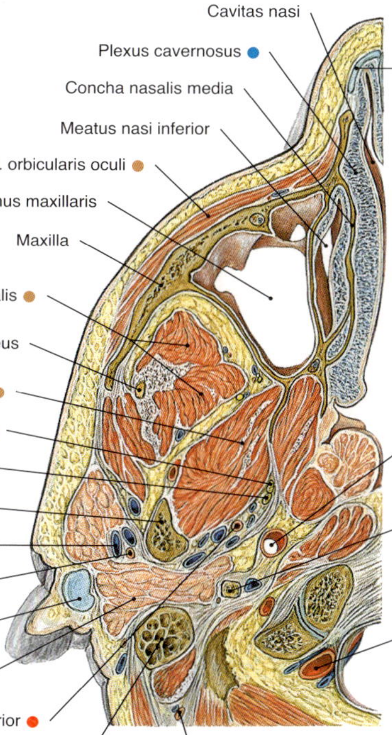

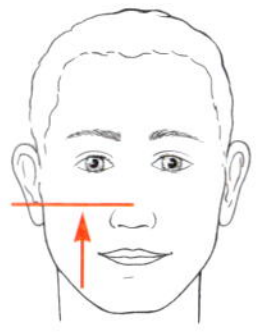

Abb. 191 Ohrspeicheldrüse, Glandula parotidea, und Kaumuskulatur, Mm. masticatorii; Horizontalschnitt; von unten.

Unterkieferspeicheldrüse

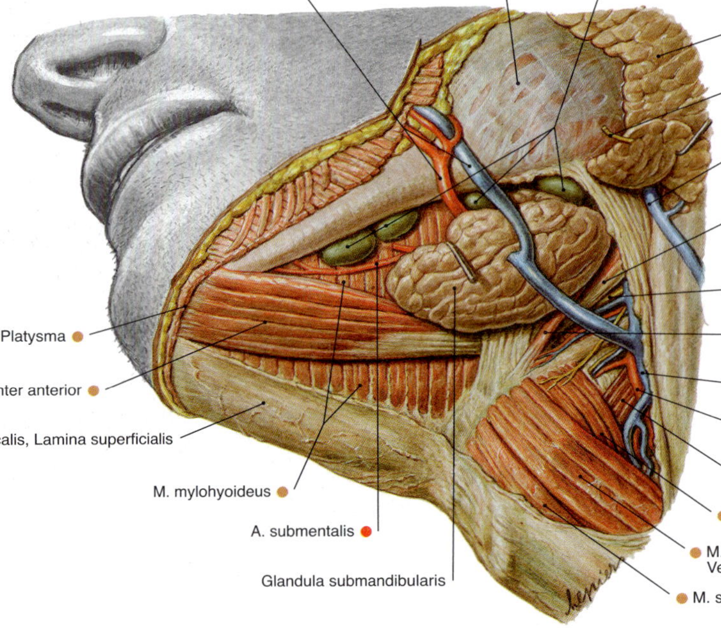

Abb. 192 Unterkieferspeicheldrüse, Glandula submandibularis.

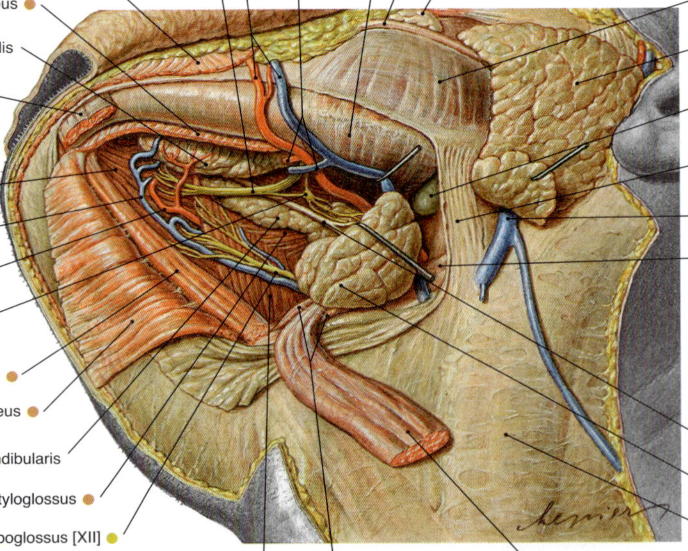

Abb. 193 Große Speicheldrüsen, Glandulae salivariae majores; von unten lateral.

Unterkiefer- und Unterzungenspeicheldrüse

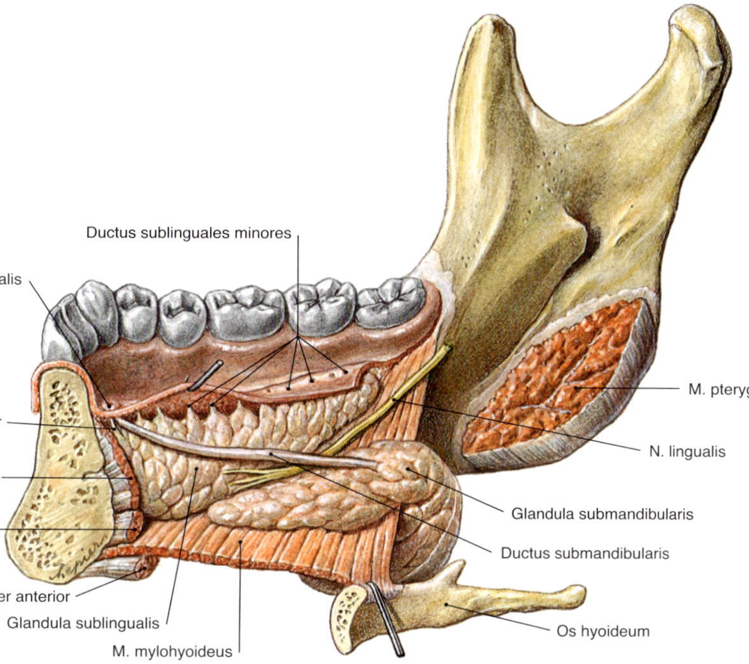

Abb. 194 Unterkieferspeicheldrüse, Glandula submandibularis, und Unterzungenspeicheldrüse, Glandula sublingualis.

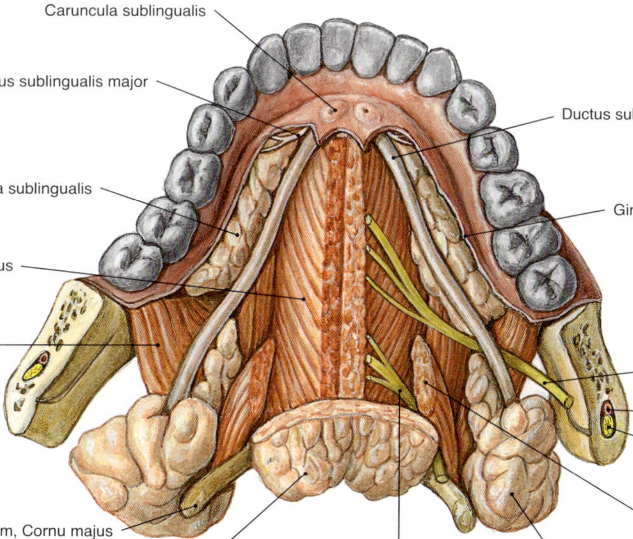

Abb. 195 Unterzungenspeicheldrüse, Glandula sublingualis, und Unterkieferspeicheldrüse, Glandula submandibularis; von oben.

Mündungen der Speicheldrüsen

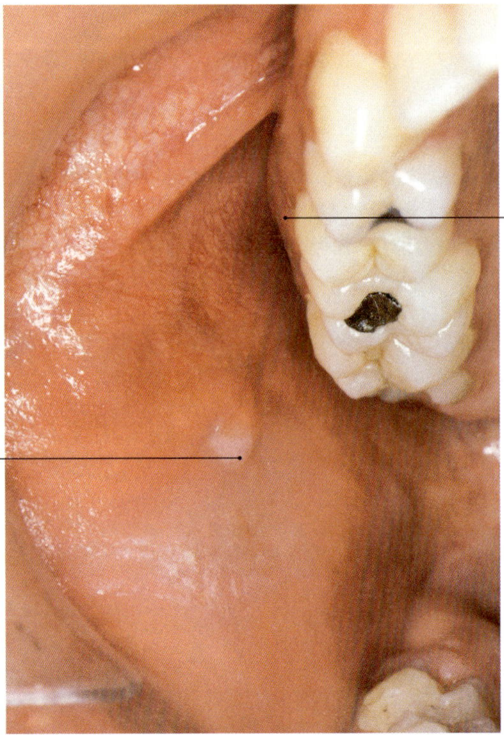

Abb. 196 Mündung des Ausführungsgangs der Ohrspeicheldrüse, Papilla ductus parotidei.

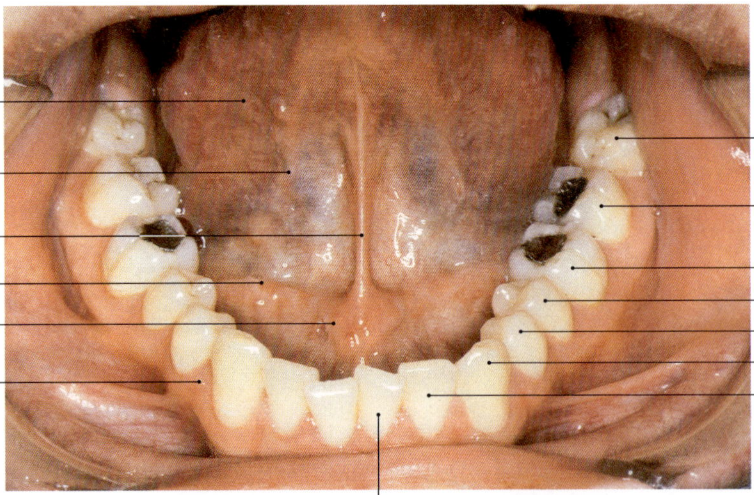

→ 154

Abb. 197 Mündung des Ausführungsgangs der Unterkieferspeicheldrüse, Caruncula sublingualis.

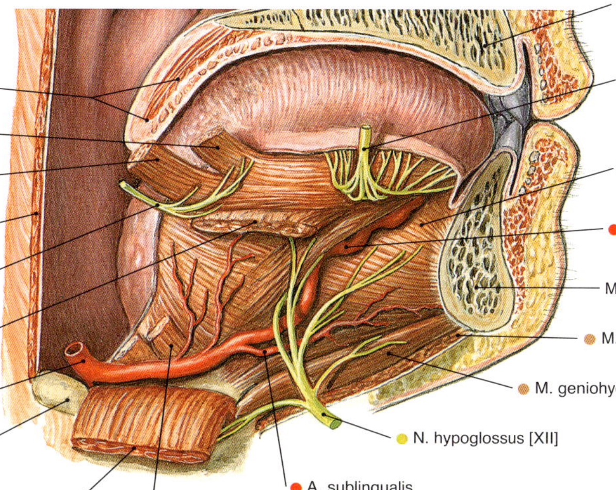

Abb. 198 Arterien und Nerven der Zunge, Lingua; von medial.

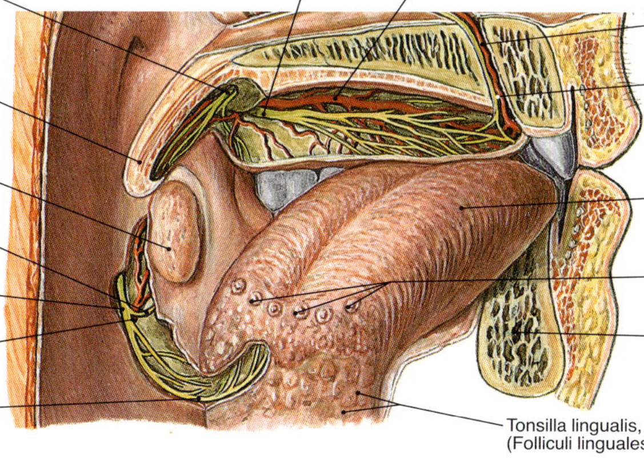

Abb. 199 Arterien und Nerven von Gaumen, Palatum, und Zungengrund, Radix linguae; von medial.

Gefäße und Nerven von Zunge und Kehlkopf

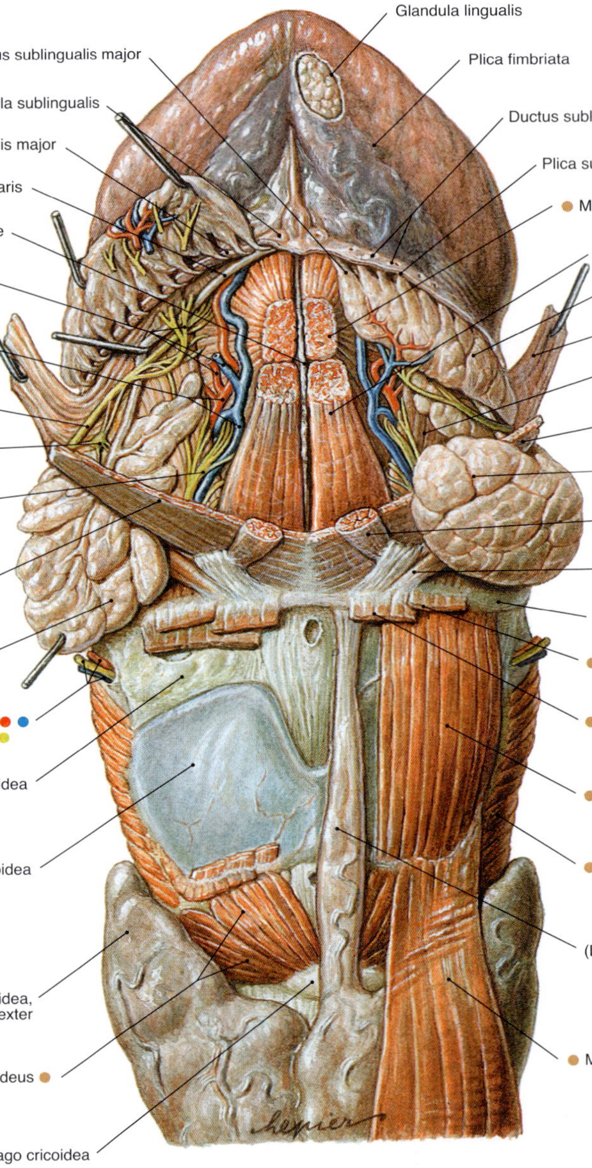

→ 204, 218, 234, 237

Abb. 200 Gefäße und Nerven der Zunge, Lingua; große Speicheldrüsen, Glandulae salivariae majores, und Kehlkopf, Larynx; von vorn unten.

Gefäße und Nerven von Zunge und Schilddrüse

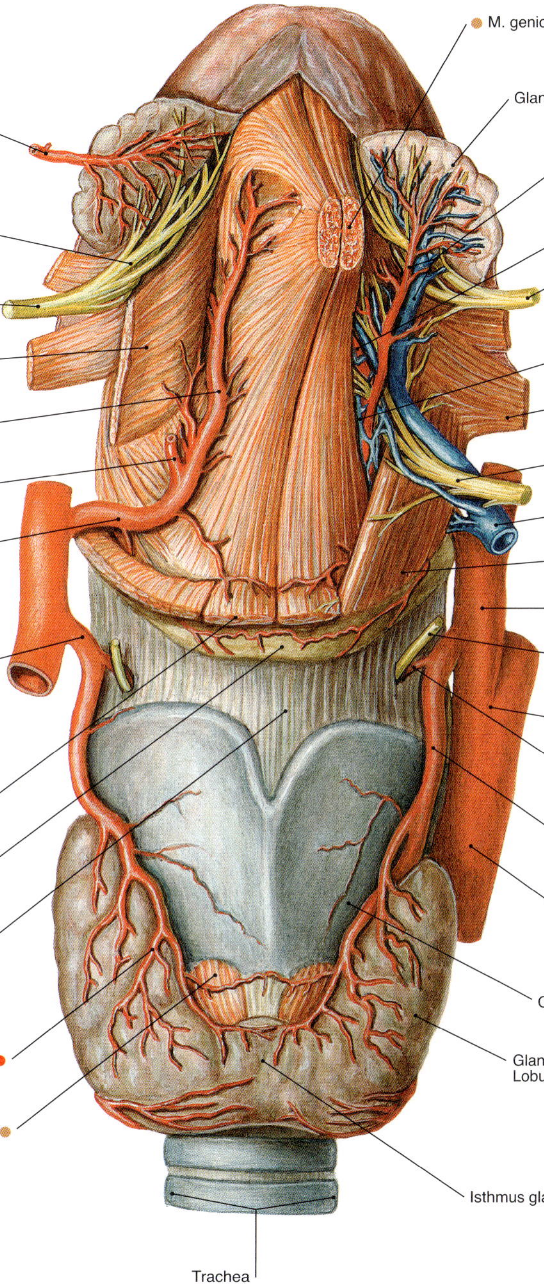

Abb. 201 Gefäße und Nerven der Zunge, Lingua, und der Schilddrüse, Glandula thyroidea; von vorn unten.

→ 238, 264

Kopf, Frontalschnitt

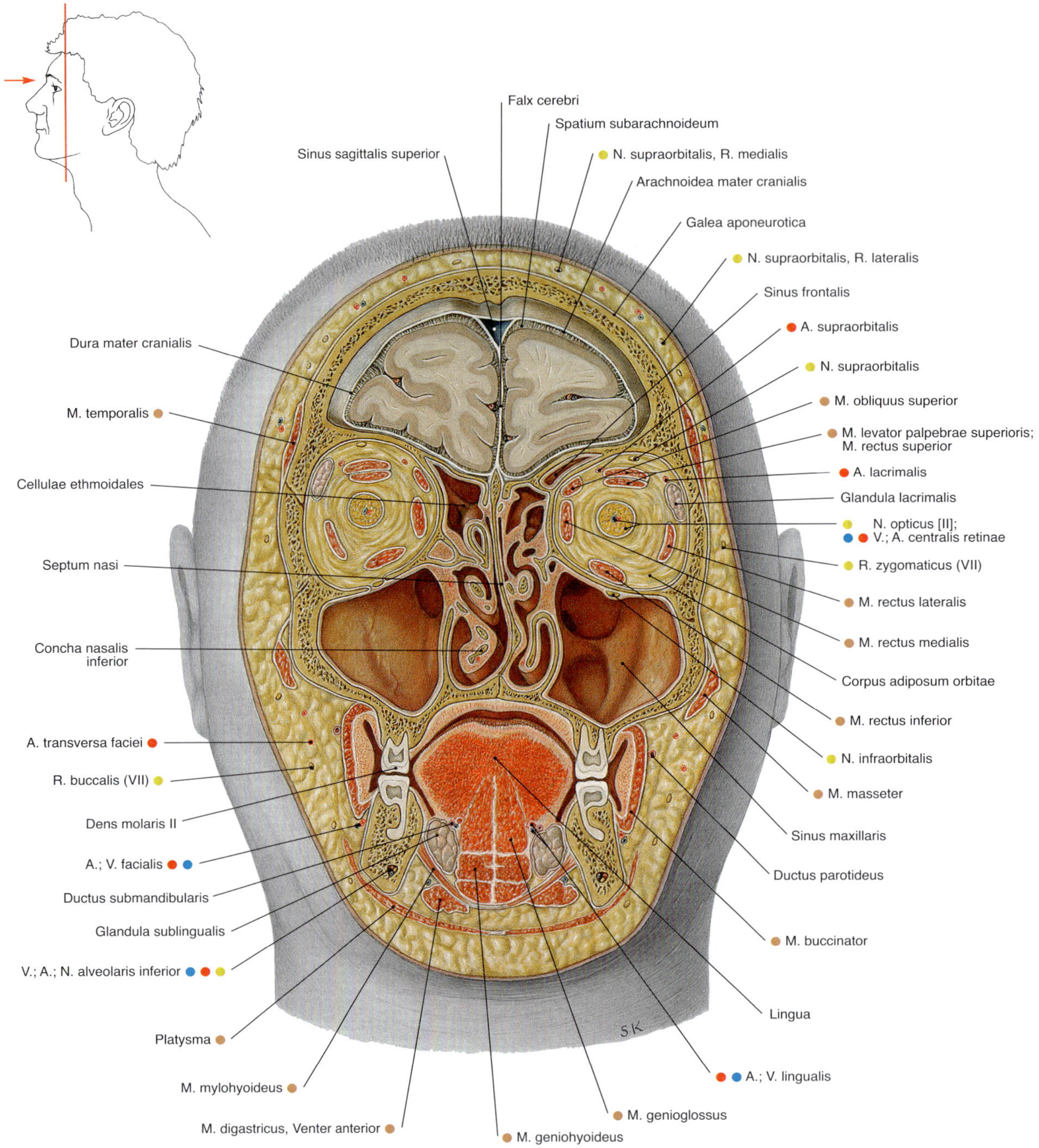

Abb. 202 Frontalschnitt durch den Kopf eines 48-Jährigen auf Höhe des 2. oberen Mahlzahns; von vorn.

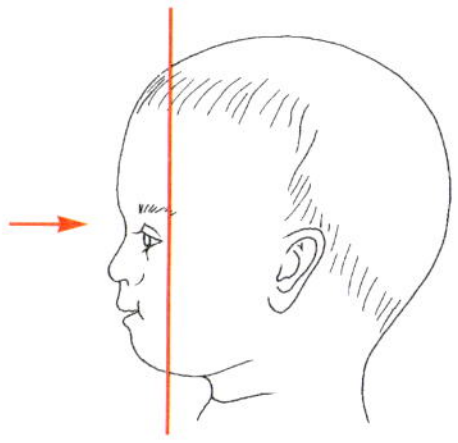

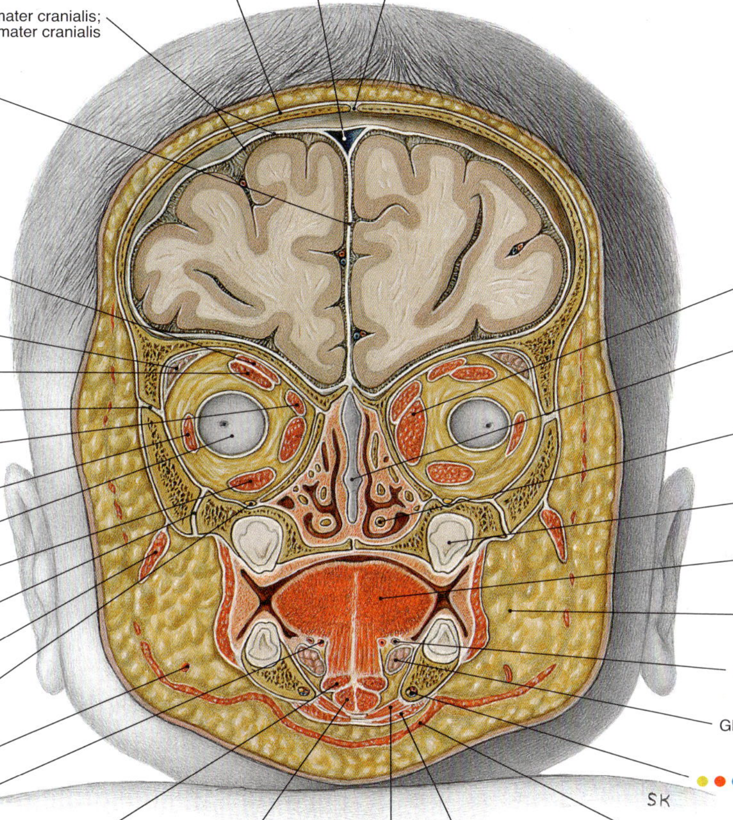

Abb. 203 Frontalschnitt durch den Kopf eines Neugeborenen auf Höhe des 2. oberen Mahlzahns;
von vorn.
Beachte das Fehlen der Kieferhöhle und die Nähe der Zahnanlagen zur Orbita.

Halsmuskeln und Tracheotomie

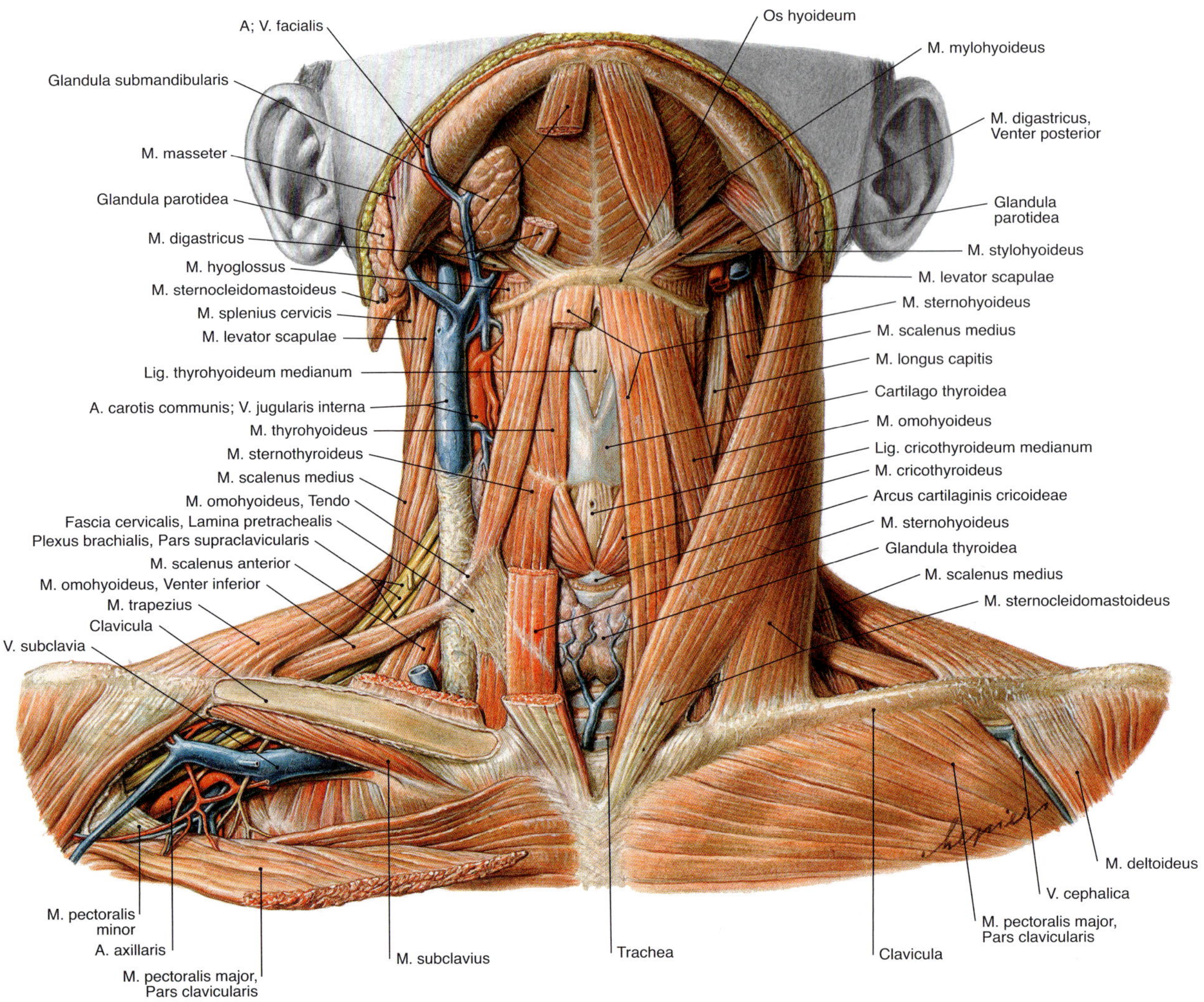

→ T8, T9, T10, T11

Abb. 204 Halsmuskeln, Mm. colli.

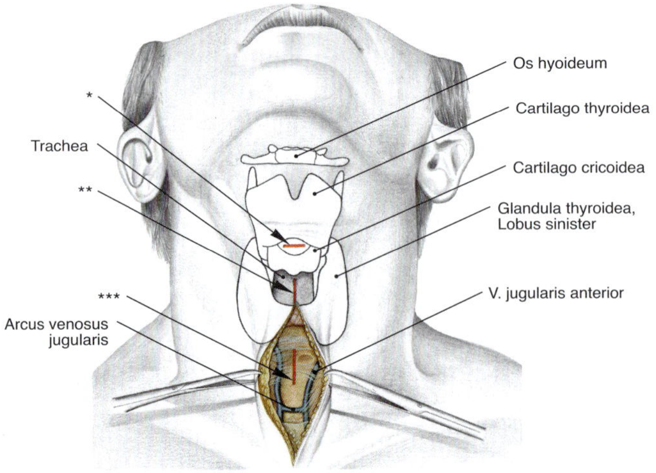

Abb. 205 Chirurgische Zugänge zur Eröffnung der Luftröhre;
Hals weit nach dorsal überstreckt.

* Koniotomie
** obere Tracheotomie (oberhalb des Isthmus der Schilddrüse)
*** untere Tracheotomie (unterhalb des Isthmus der Schilddrüse)

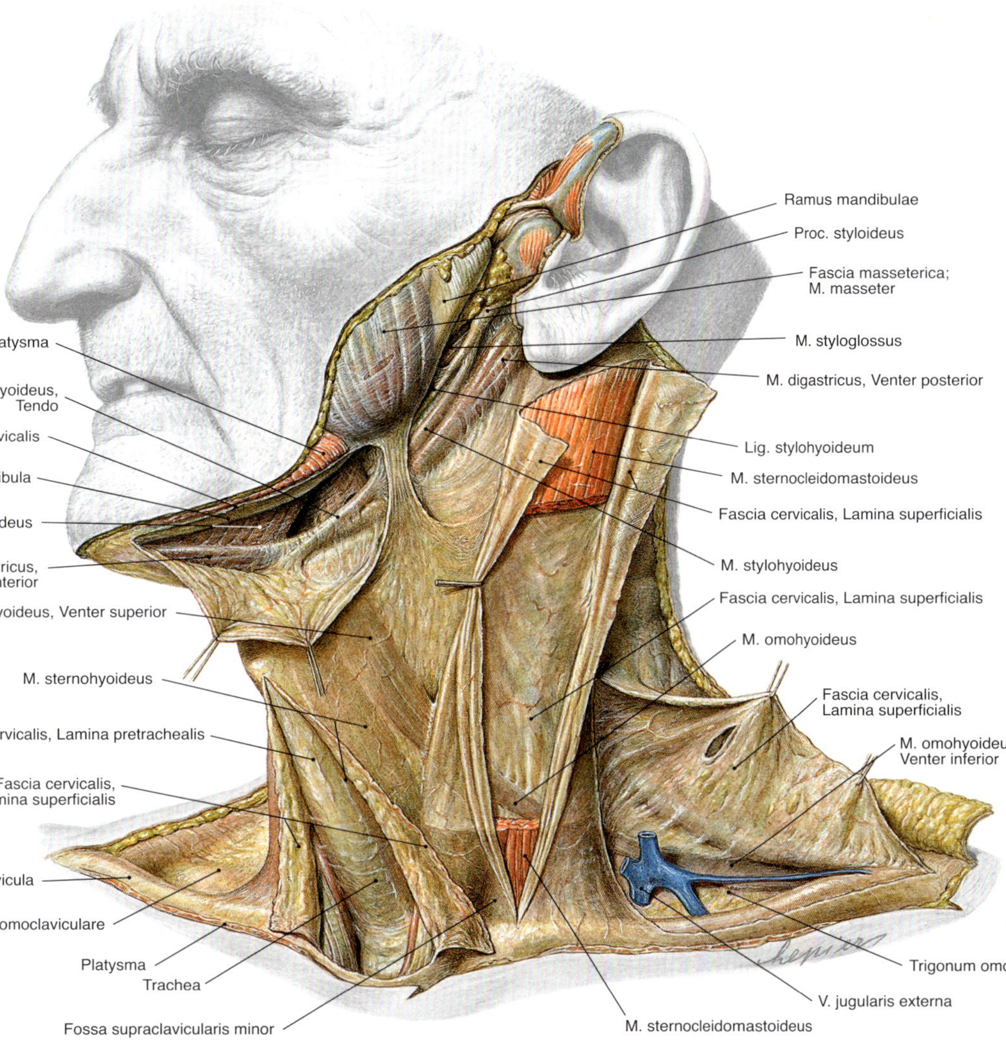

Abb. 206 Halsfaszie, Fascia cervicalis.

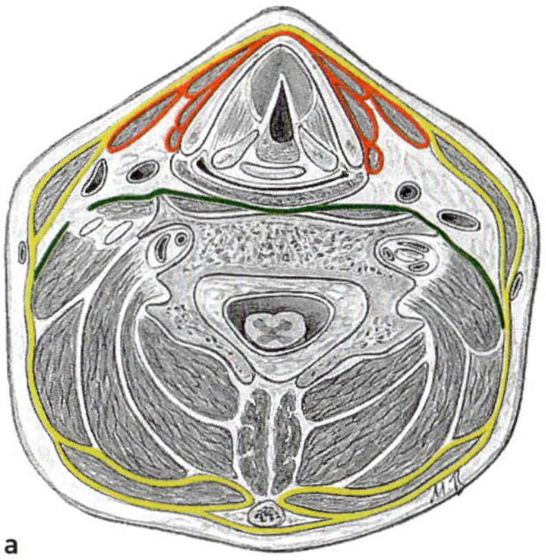
a

Fascia cervicalis

gelb: Lamina superficialis
rot: Lamina pretrachealis
grün: Lamina prevertebralis

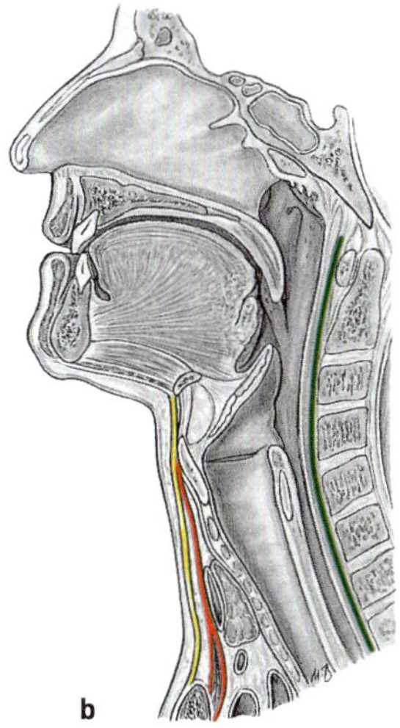
b

Abb. 207 a, b Schema der Halsfaszien.

a Transversalschnitt → 269

b Medianschnitt → 246

▸▸ Oberfläche S. 32 | Skelett S. 264ff.

Halsmuskeln

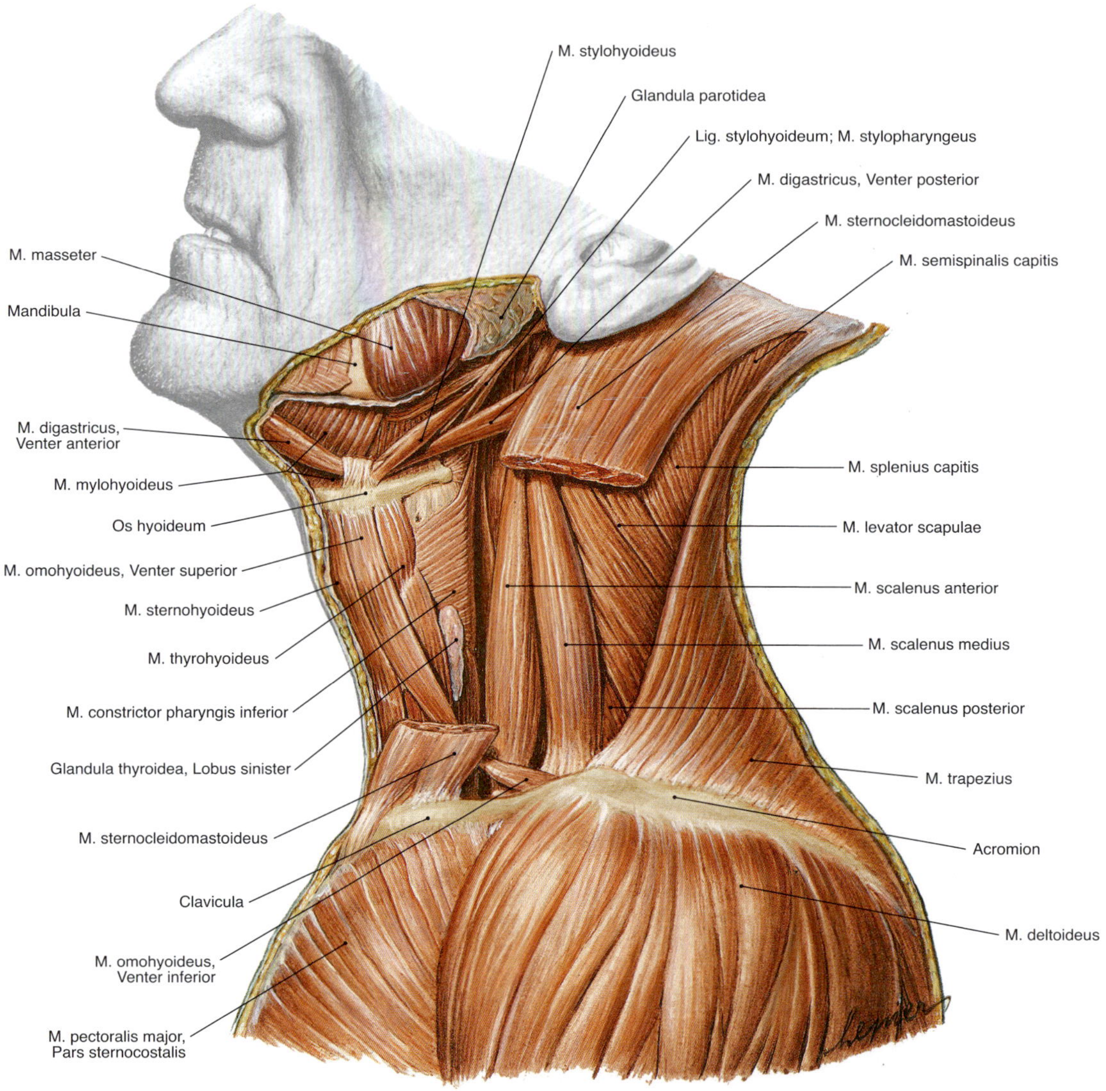

→ T8, T9, T10, T11

184 209 204 527

Abb. 208 Halsmuskeln, Mm. colli.

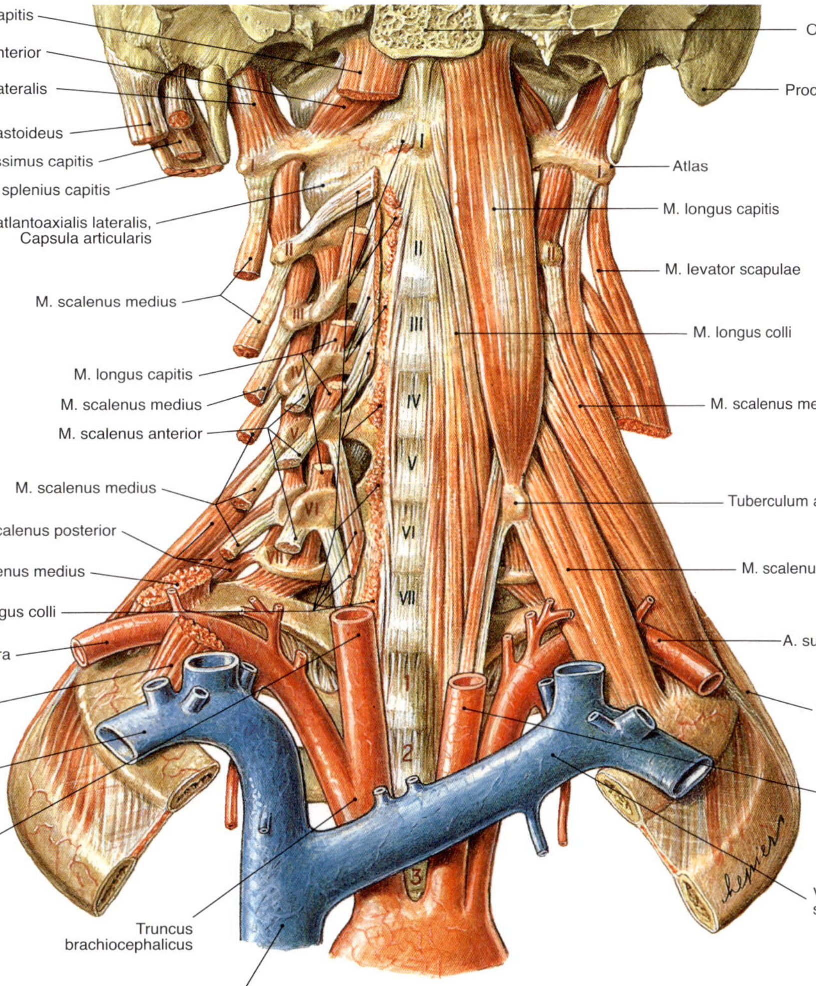

Abb. 209 Prävertebrale Muskeln und Mm. scaleni.
I – VII = 1. bis 7. Halswirbel;
1 – 3 = 1. bis 3. Brustwirbel

→ T11, T12

Kehlkopfskelett

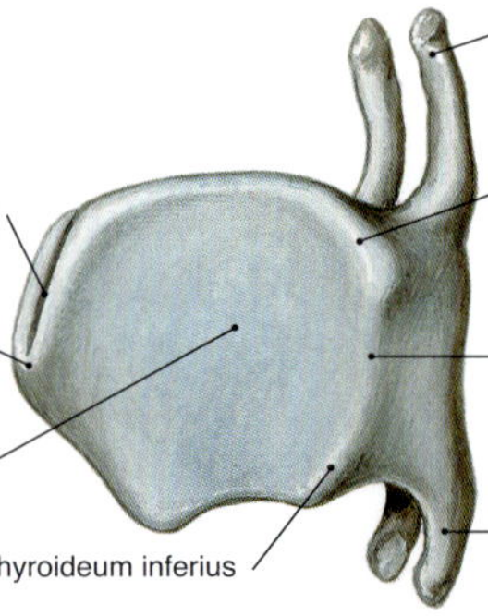

Abb. 210 Schildknorpel, Cartilago thyroidea; von links.

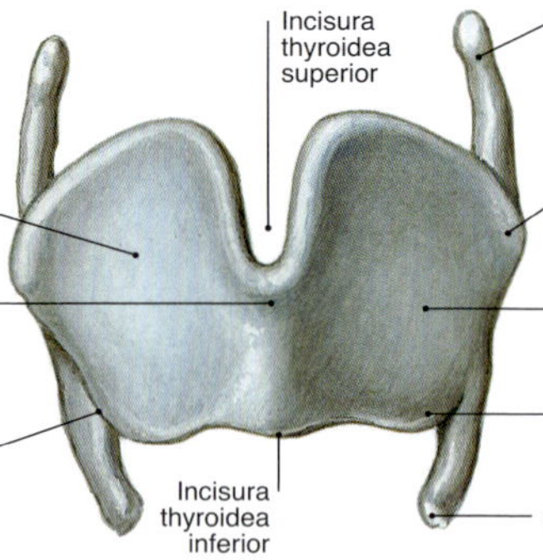

Abb. 211 Schildknorpel, Cartilago thyroidea; von ventral.

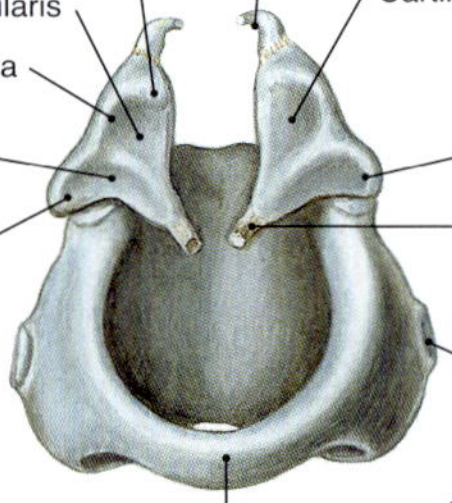

Abb. 212 Kehlkopfknorpel, Cartilagines laryngis; von kranial ventral.

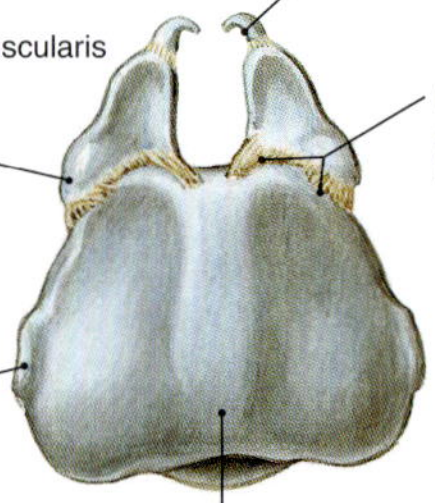

Abb. 213 Kehlkopfknorpel, Cartilagines laryngis; von dorsal.

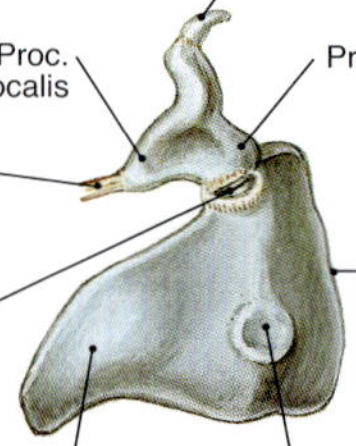

Abb. 214 Kehlkopfknorpel, Cartilagines laryngis; von links.

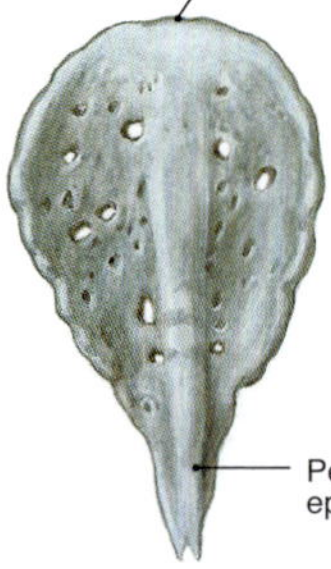

Abb. 215 Kehldeckelknorpel, Cartilago epiglottica; von dorsal.

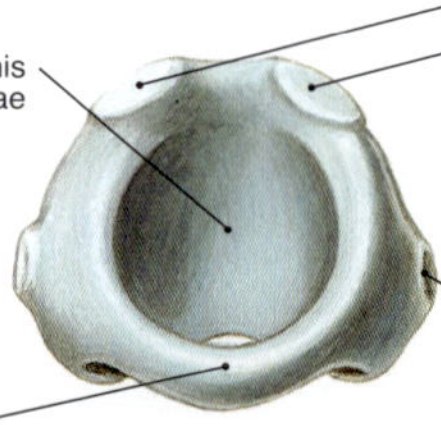

Abb. 216 Ringknorpel, Cartilago cricoidea; von kranial ventral.

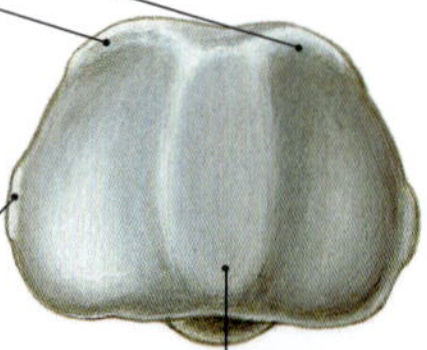

Abb. 217 Ringknorpel, Cartilago cricoidea; von dorsal.

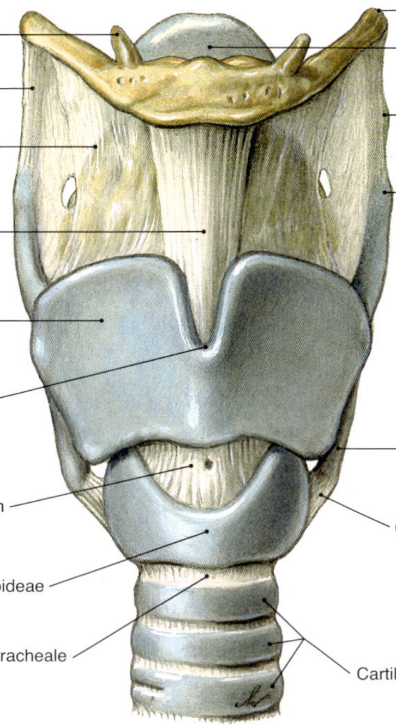

Abb. 218 Kehlkopf, Larynx, und Zungenbein, Os hyoideum; von ventral.

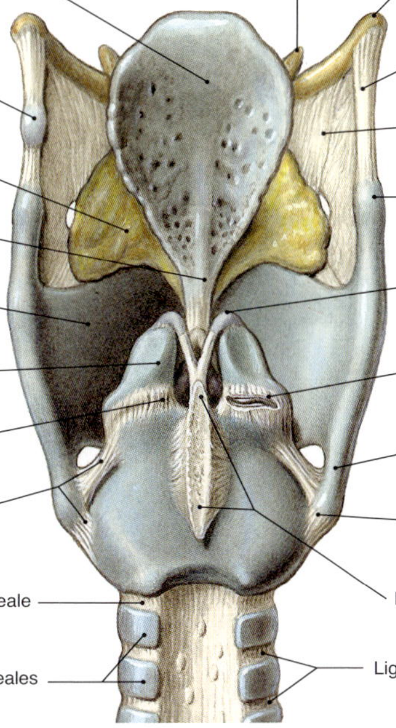

Abb. 219 Kehlkopfknorpel, Cartilagines laryngis, und Zungenbein, Os hyoideum; von dorsal.

Zungenbein und Kehlkopfskelett

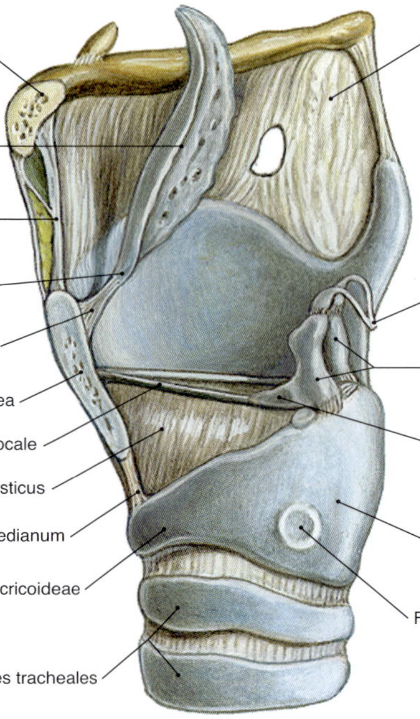

Abb. 220 Kehlkopf, Larynx, und Zungenbein, Os hyoideum; von links.

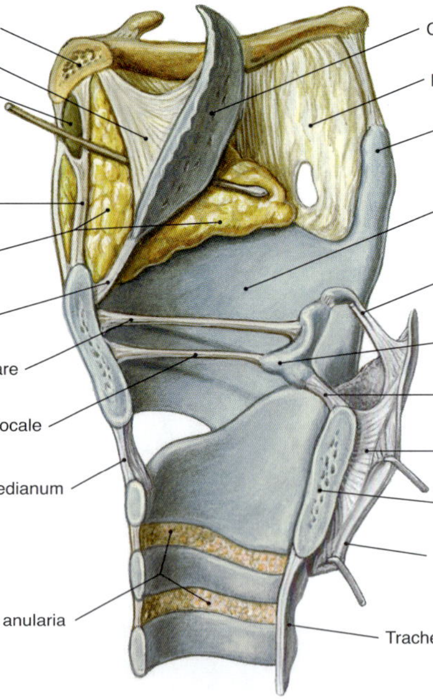

Abb. 221 Kehlkopf, Larynx, und Zungenbein, Os hyoideum; Medianschnitt; von medial.

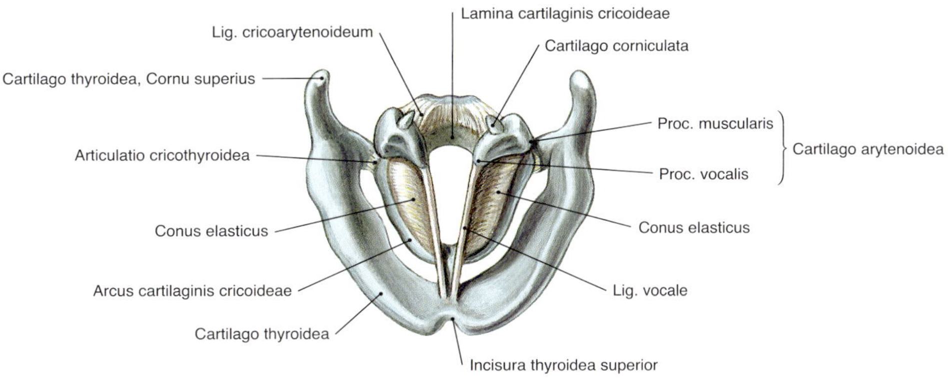

Abb. 222 Kehlkopfknorpel, Cartilagines laryngis, und Stimmband, Lig. vocale; von kranial ventral.

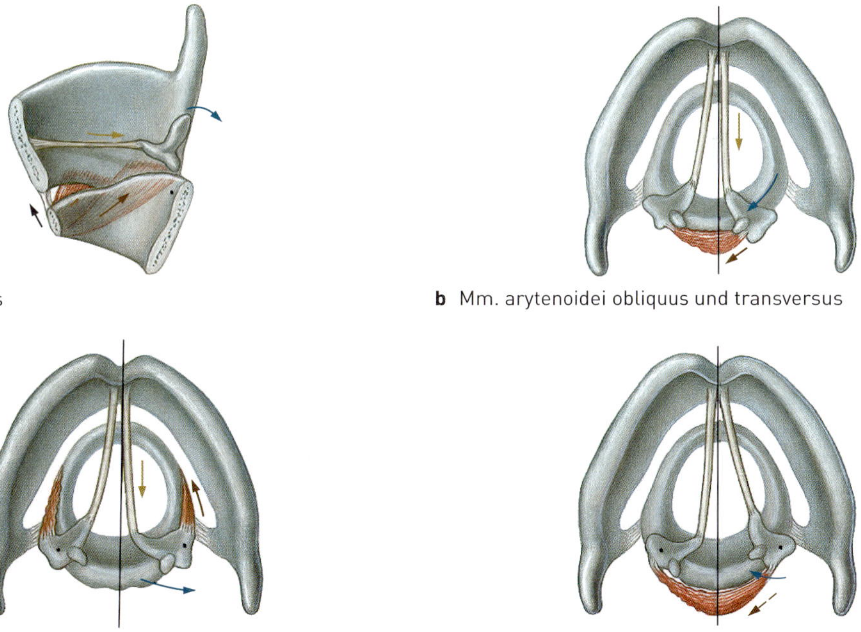

a M. cricothyroideus

b Mm. arytenoidei obliquus und transversus

c M. cricoarytenoideus lateralis

d M. cricoarytenoideus posterior

Abb. 223 a–d Schema der Funktion der Kehlkopfmuskeln, Mm. laryngis;
gelbe Pfeile: Spannung des Stimmbandes;
rote Pfeile: Muskelkontraktion;
blaue Pfeile: Drehrichtung;
links Muskeln erschlafft; rechts Muskeln kontrahiert; von kranial.

Kehlkopfmuskeln

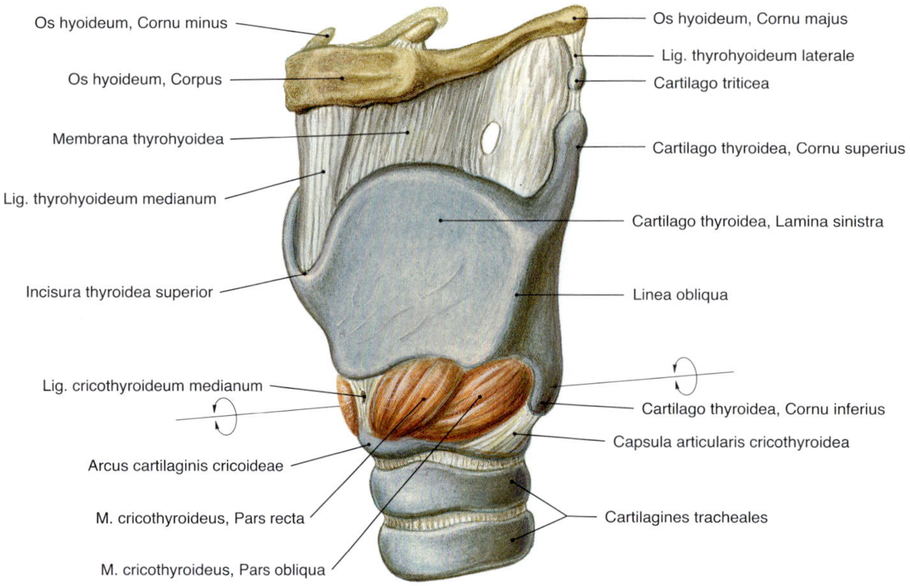

→ T 6

Abb. 224 Äußerer Kehlkopfmuskel, M. cricothyroideus; von ventral links.

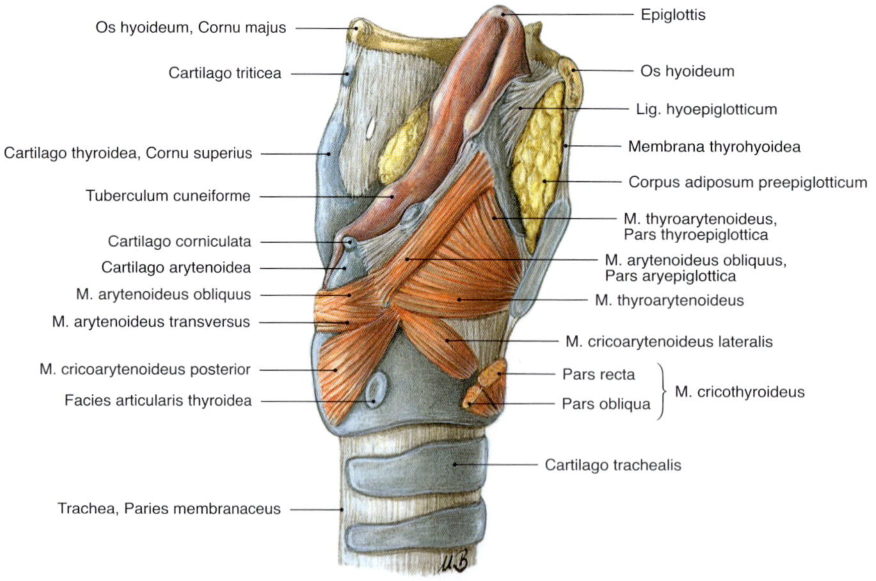

→ T 6

Abb. 225 Kehlkopfmuskeln, Mm. laryngis; von dorsal rechts.

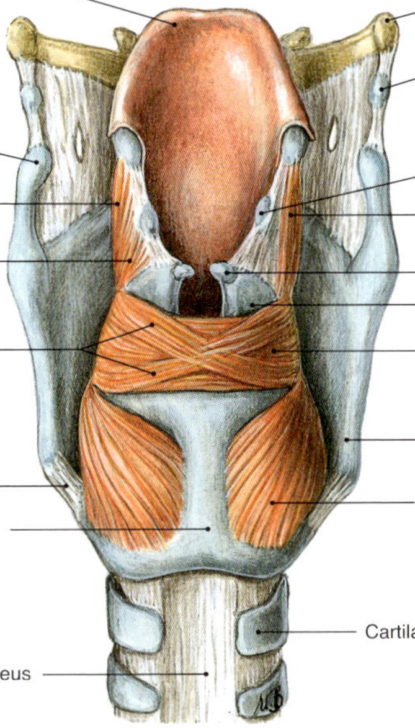

Abb. 226 Kehlkopfmuskeln, Mm. laryngis; von dorsal.

→ T 6

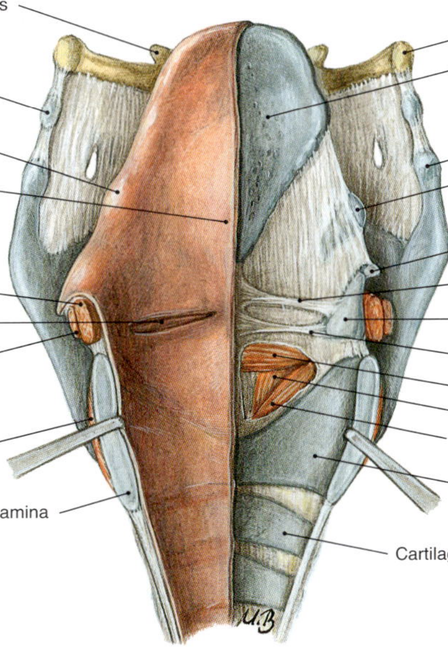

Abb. 227 Kehlkopf, Larynx; dorsal in der Medianebene gespalten und durch Haken auseinander gezogen; von dorsal.

→ T 6

Kehlkopfspiegelung

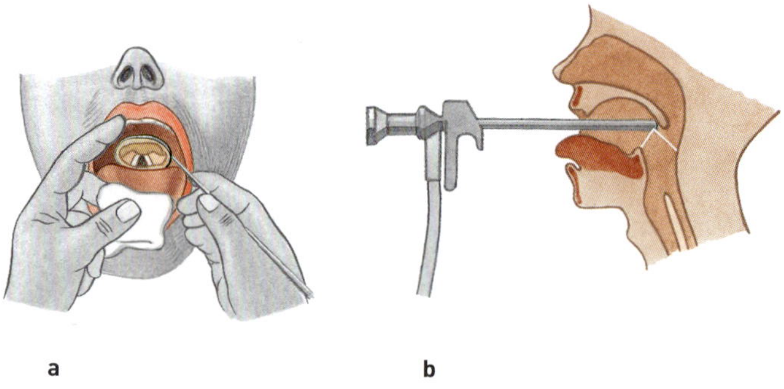

Abb. 228 a, b Kehlkopfspiegelung, Laryngoskopie.
a indirekte Kehlkopfspiegelung
b direkte, endoskopische Kehlkopfspiegelung

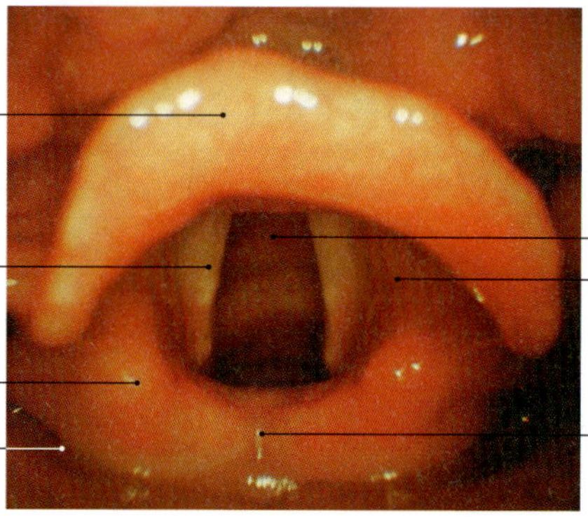

Abb. 229 Direkte Kehlkopfspiegelung, Laryngoskopie; Respirationsstellung.

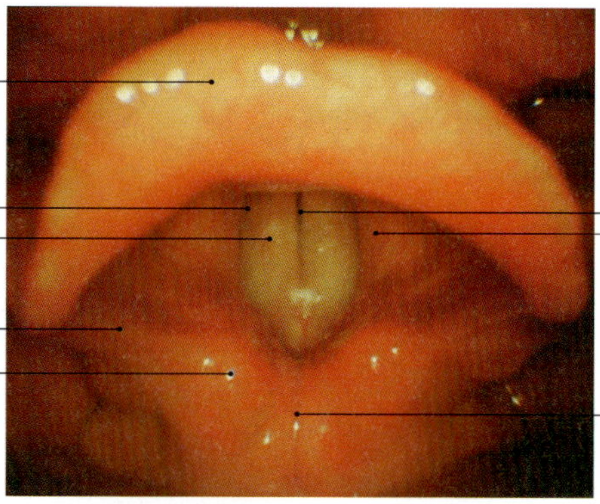

Abb. 230 Direkte Kehlkopfspiegelung, Laryngoskopie; Phonationsstellung.

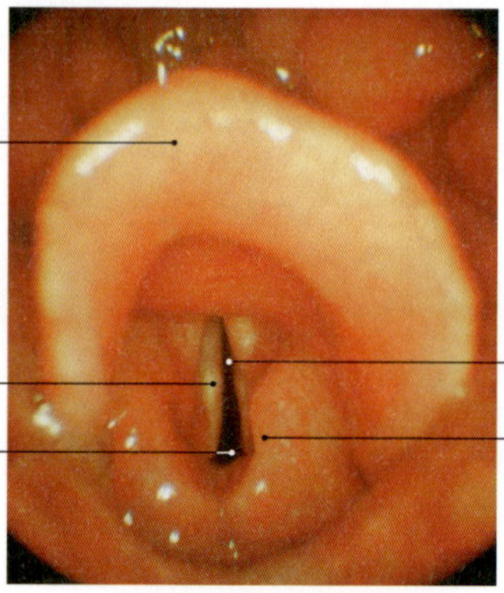

Abb. 231 Direkte Kehlkopfspiegelung, Laryngoskopie; Flüsterstellung.

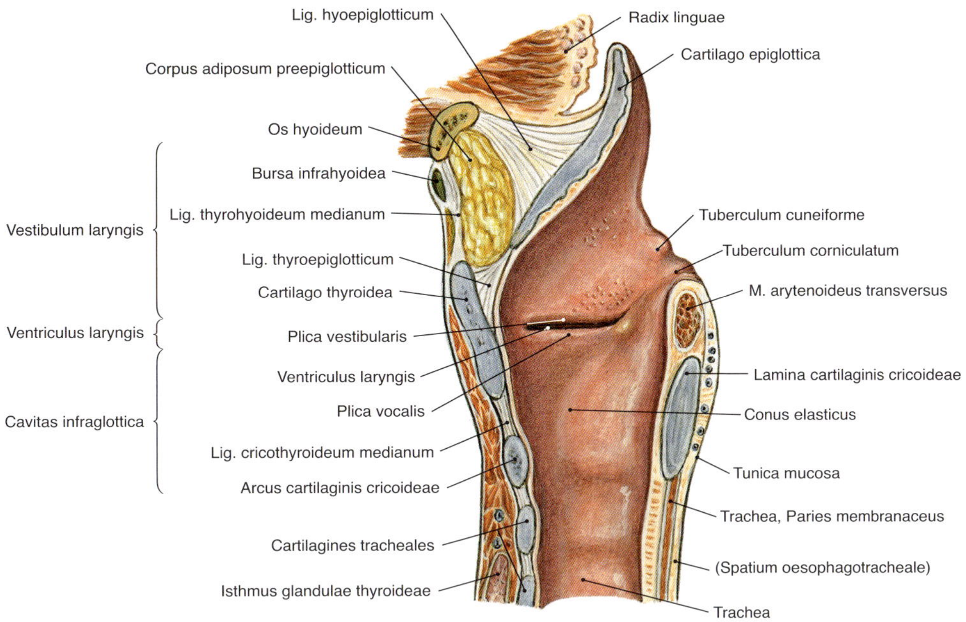

Abb. 232 Kehlkopf, Larynx.

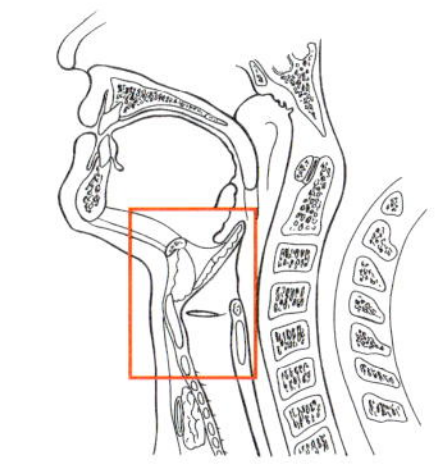

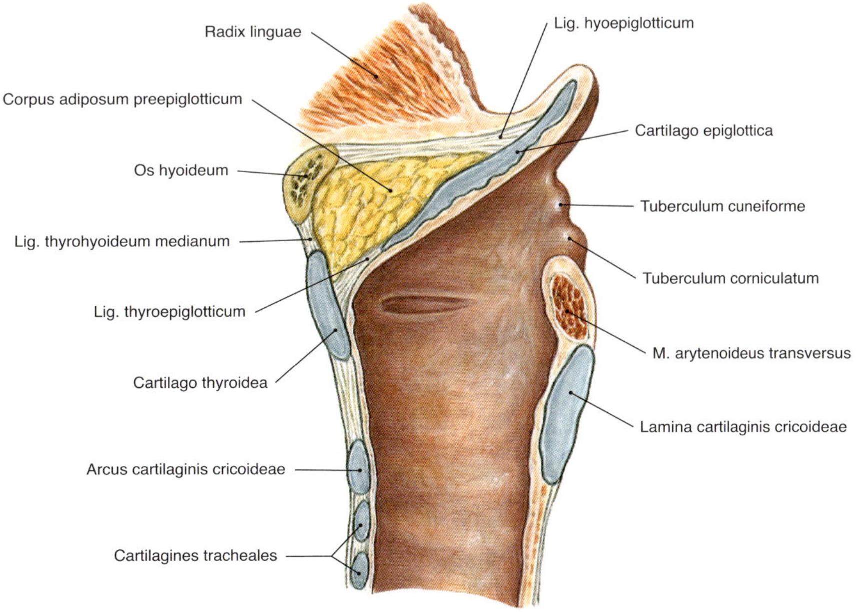

Abb. 233 Kehlkopf, Larynx;
Stellung des Kehldeckels beim Schlucken.

Arterien und Nerven des Kehlkopfs

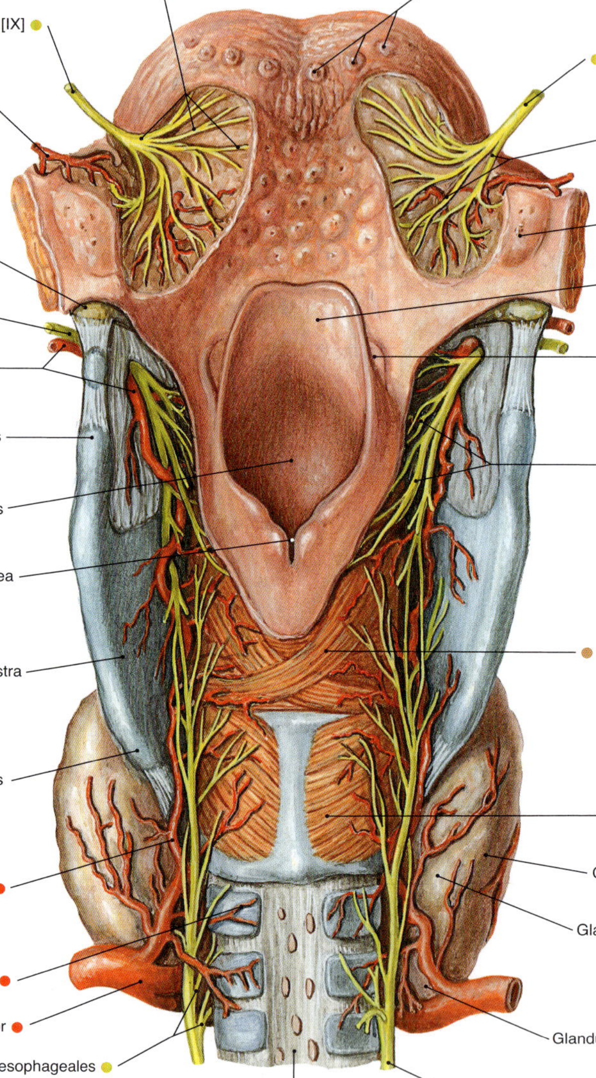

→ 252

Abb. 234 Arterien und Nerven des Kehlkopfs, Larynx, und der Zungenwurzel, Radix linguae.

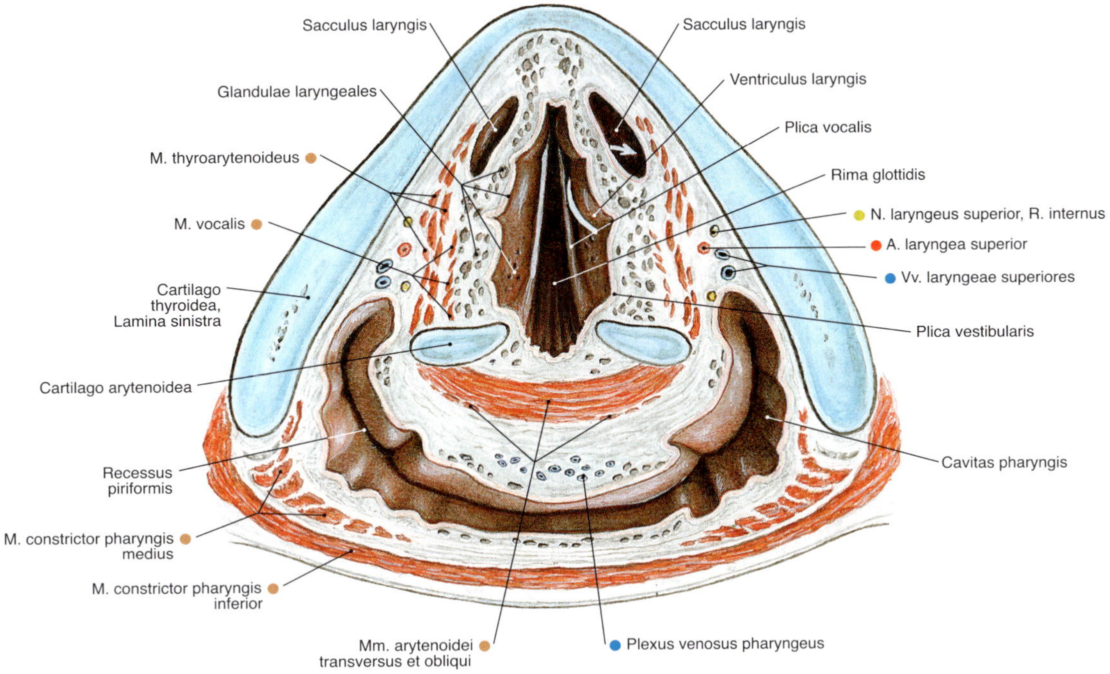

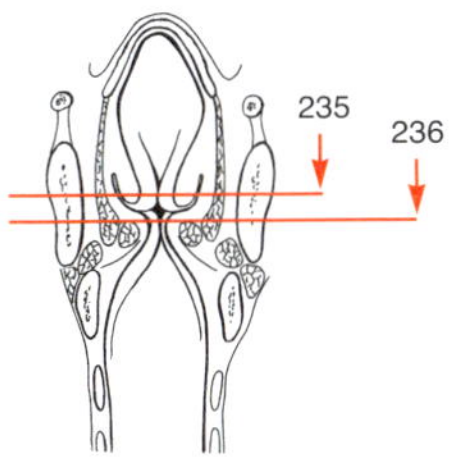

Abb. 235 Kehlkopf, Larynx.
Der weiße Pfeil zeigt den Übergang vom Ventriculus laryngis zum Sacculus laryngis.

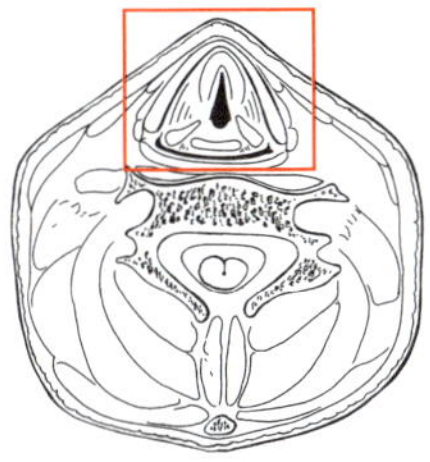

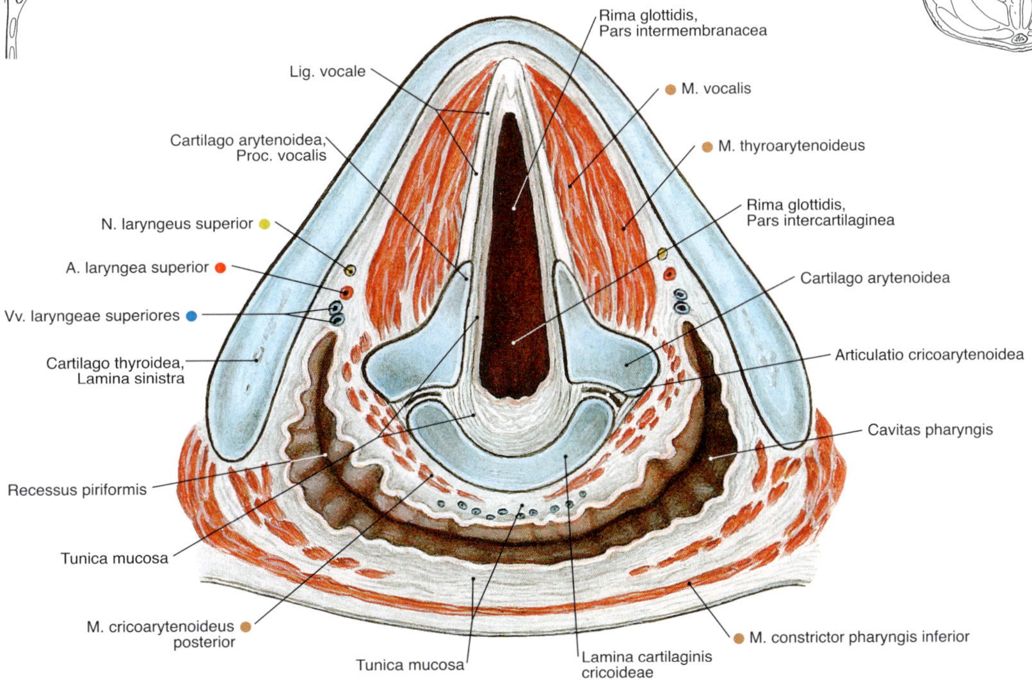

Abb. 236 Kehlkopf, Larynx.

Schilddrüse

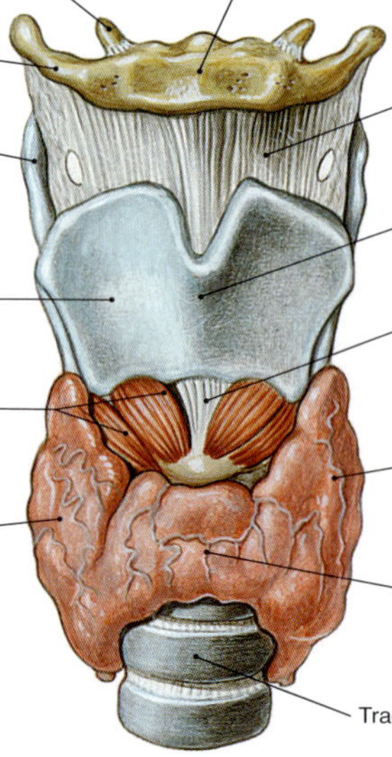

→ 205

Abb. 237 Schilddrüse, Glandula thyroidea, und Kehlkopf, Larynx.

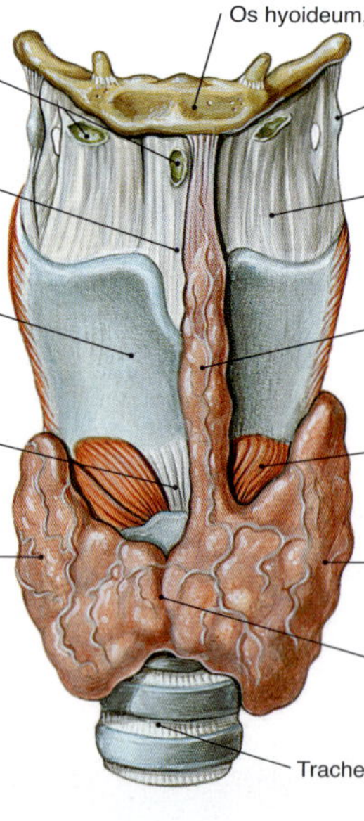

Abb. 238 Schilddrüse, Glandula thyroidea, und Kehlkopf, Larynx.

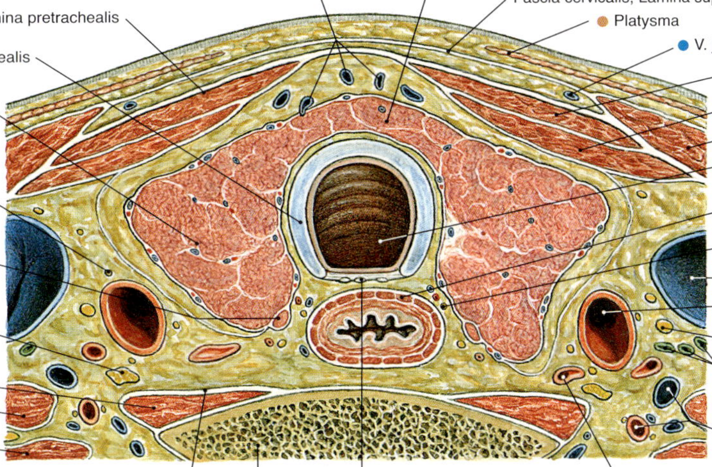

Abb. 239 Schilddrüse, Glandula thyroidea; Horizontalschnitt.

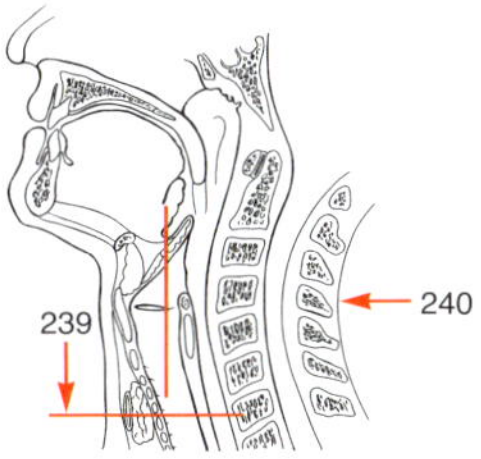

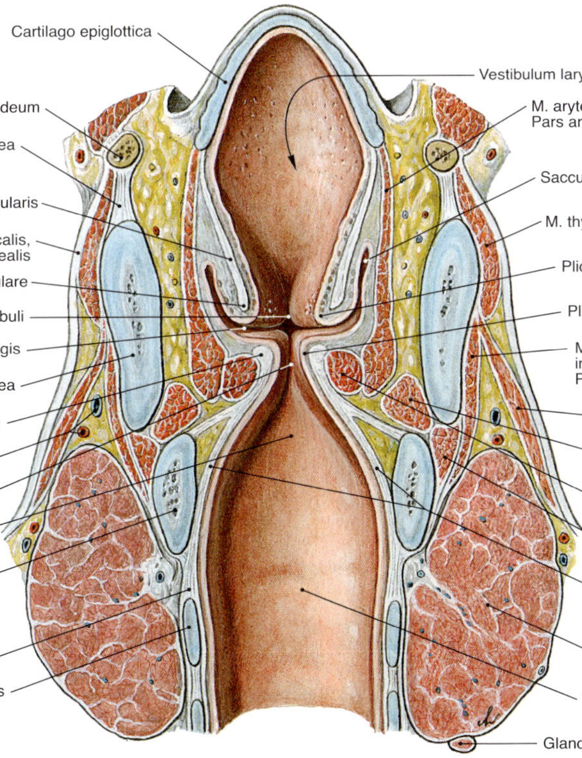

Abb. 240 Schilddrüse, Glandula thyroidea; Frontalschnitt.

Arterienversorgung der Schilddrüse

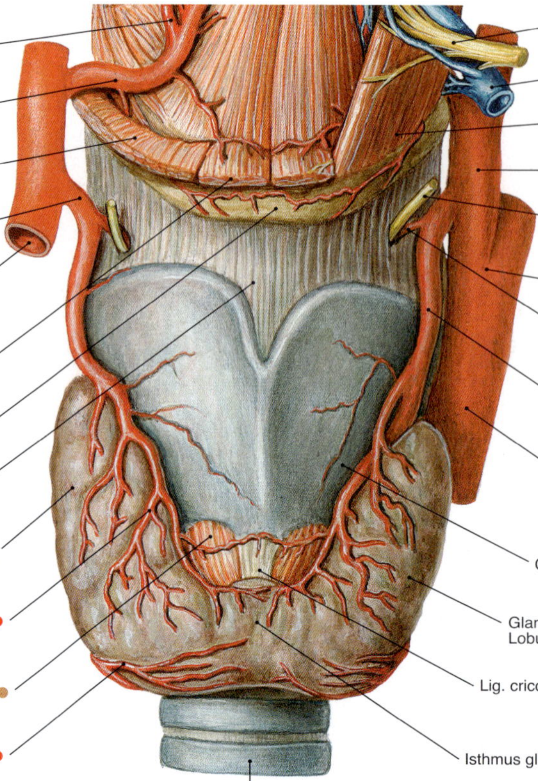

Abb. 241 Gefäße und Nerven von Schilddrüse, Glandula thyroidea, und Kehlkopf, Larynx.

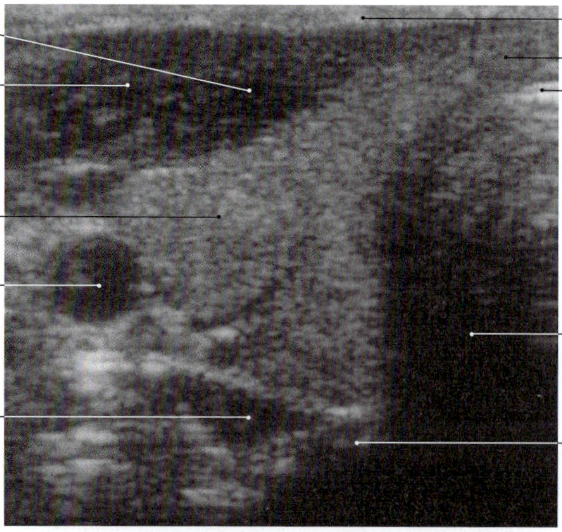

Abb. 242 Schilddrüse, Glandula thyroidea; queres Ultraschallbild; Schallrichtung von ventral nach dorsal; von kaudal (re, 200%).
* Schallschatten der Luftröhre

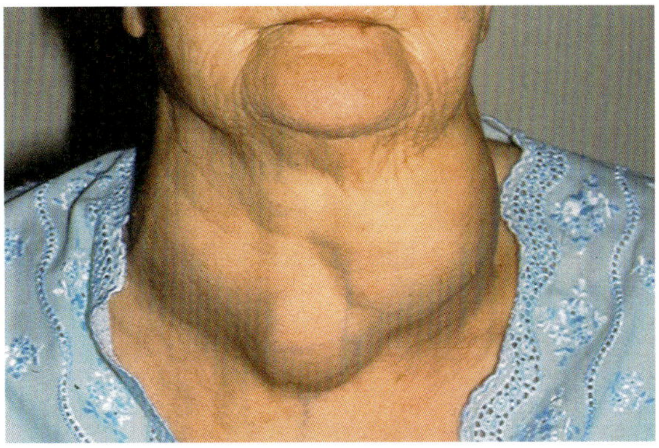

Abb. 243 Schilddrüse, Glandula thyroidea;
Vergrößerung durch drei deutliche Knoten, Struma nodosa.

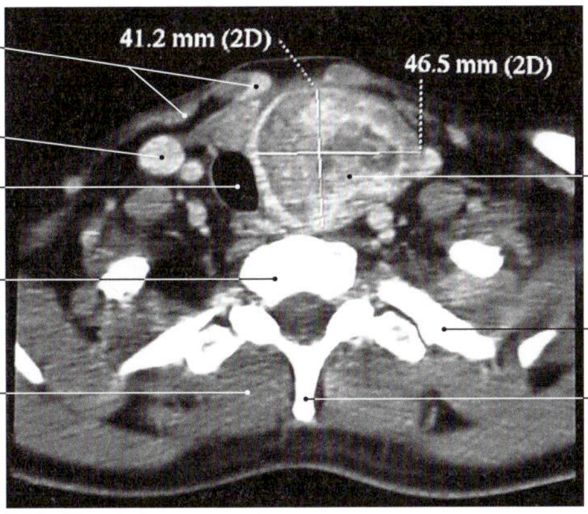

Abb. 244 Hals, Cervix;
Computertomographie; von kaudal.
Ein pathologisch vergrößerter Knoten links hat die Luftröhre weit nach rechts verdrängt.

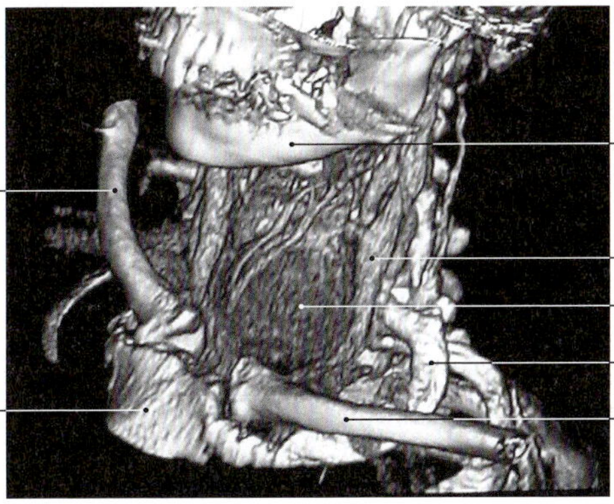

Abb. 245 Hals, Cervix;
dreidimensionale Rekonstruktion aus computertomographischen Bildern mit einem stark vergrößerten Schilddrüsenlappen links; gleicher Patient wie in Abb. 244.

Nasen- und Rachenraum, Paramedianschnitt

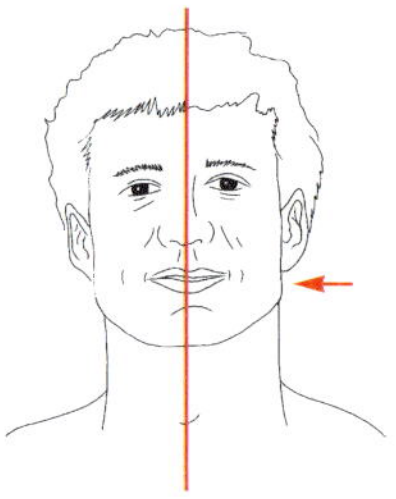

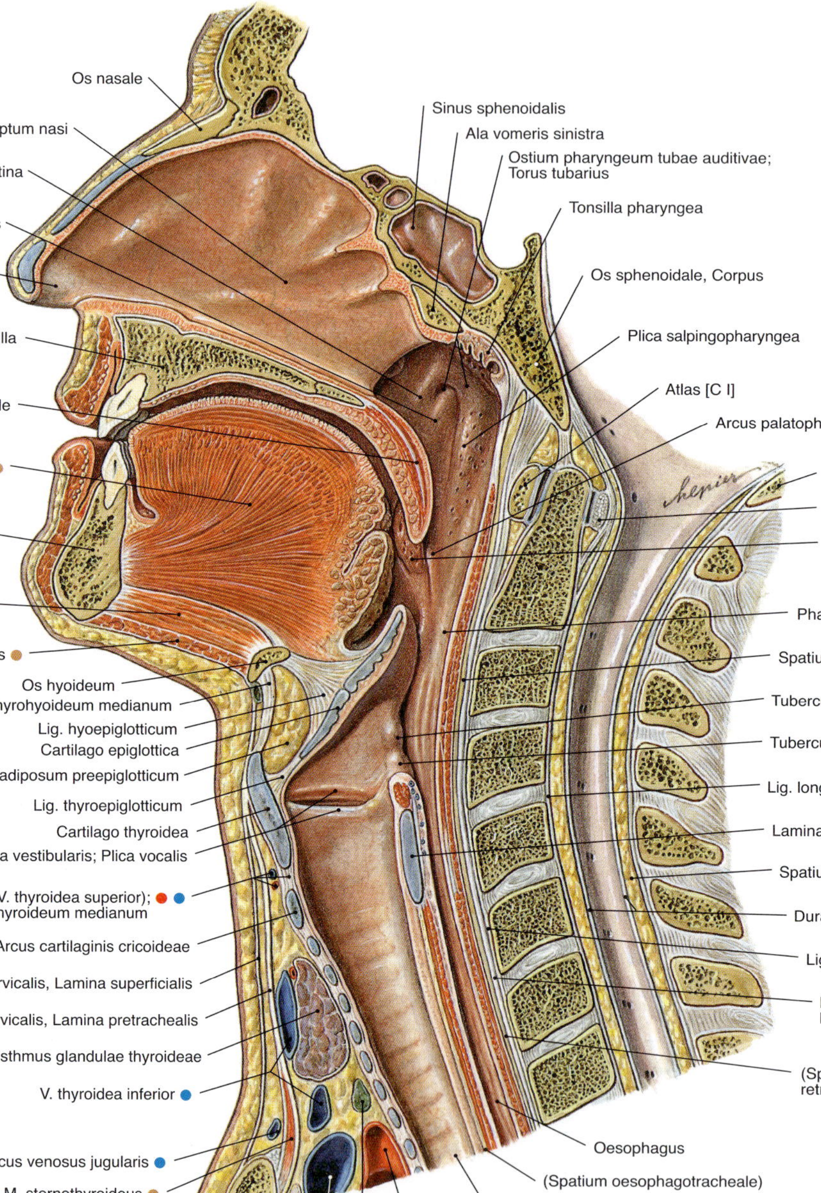

→ 271

Abb. 246 Nasenhöhle, Cavitas nasi; Mundhöhle, Cavitas oris; Rachen, Pharynx, und Kehlkopf, Larynx; Paramedianschnitt.

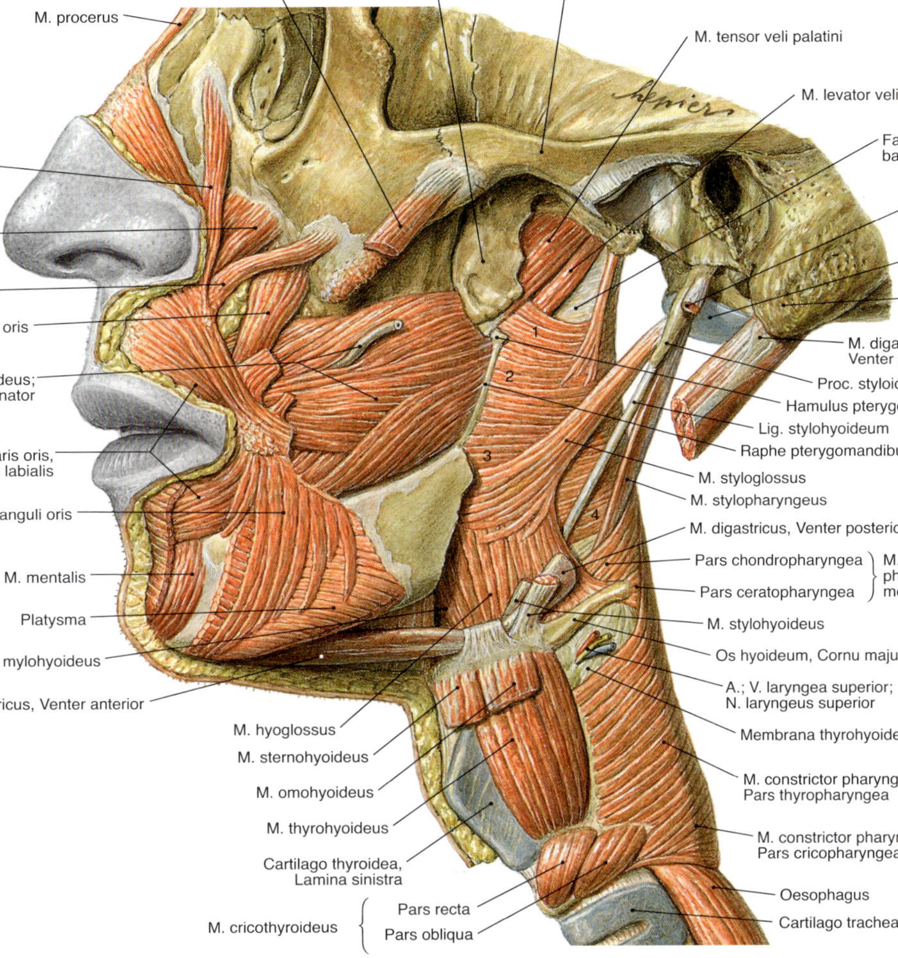

1 Pars pterygopharyngea
2 Pars buccopharyngea
3 Pars mylopharyngea
4 Pars glossopharyngea
} M. constrictor pharyngis superior

Abb. 247 Rachenmuskeln, Mm. pharyngis, und Gesichtsmuskeln, Mm. faciei.

→ T 1 e, f, T 5

Rachenmuskeln

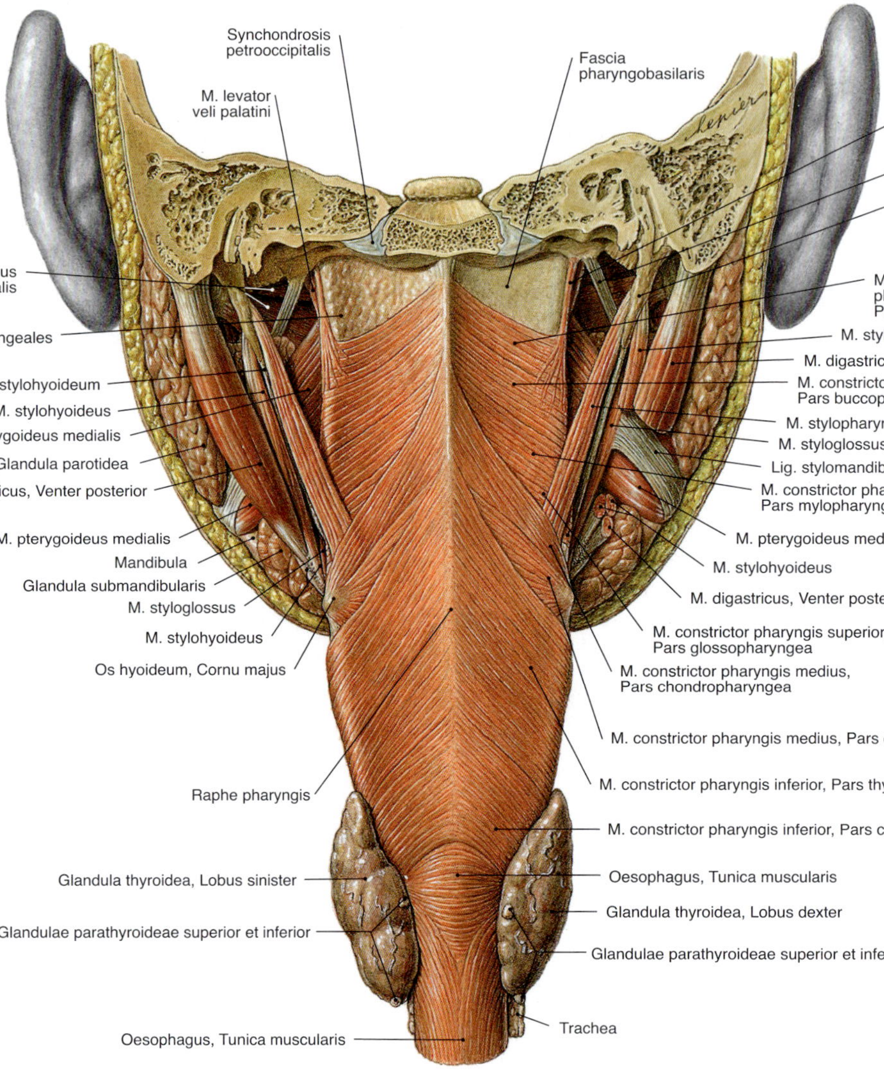

→ T 5

Abb. 248 Rachenmuskeln, Mm. pharyngis.

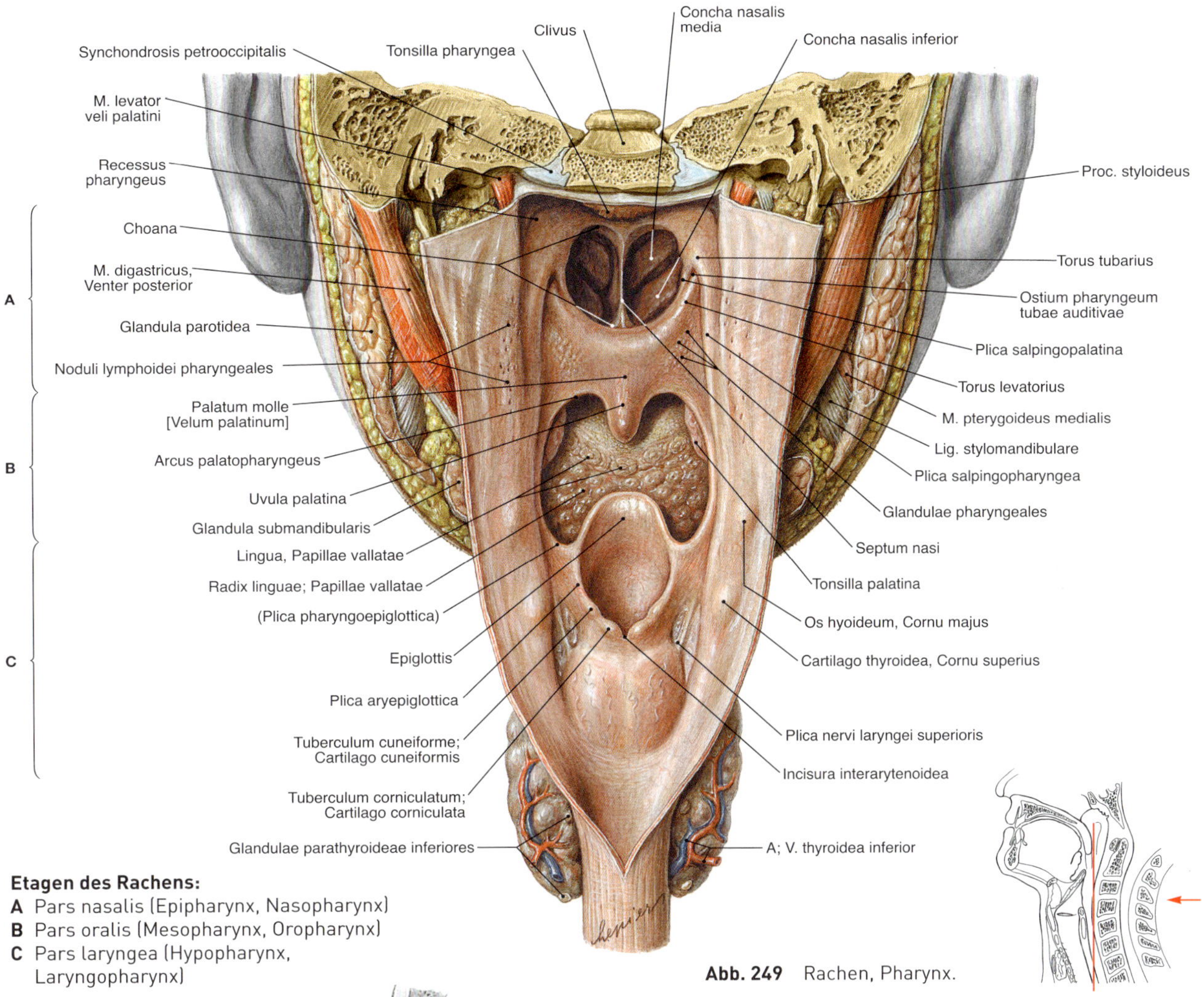

Etagen des Rachens:
A Pars nasalis (Epipharynx, Nasopharynx)
B Pars oralis (Mesopharynx, Oropharynx)
C Pars laryngea (Hypopharynx, Laryngopharynx)

Abb. 249 Rachen, Pharynx.

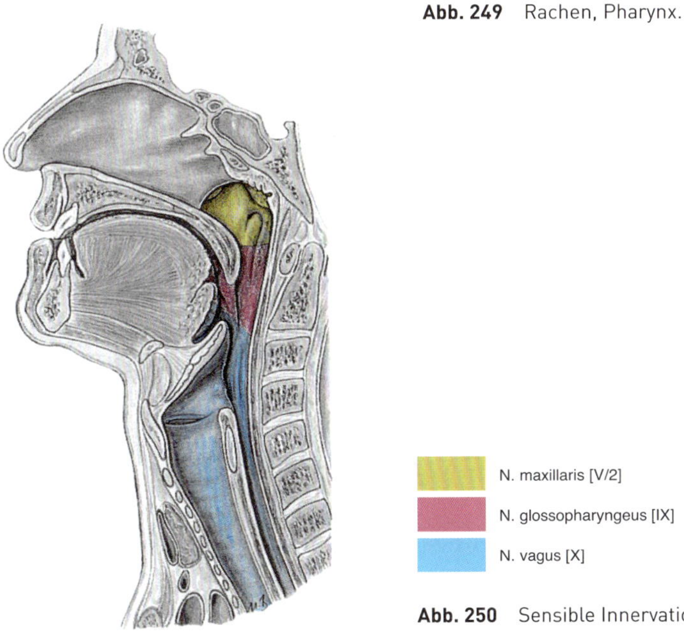

Abb. 250 Sensible Innervation des Rachens, Pharynx.

Gefäße und Nerven des Parapharyngealraums

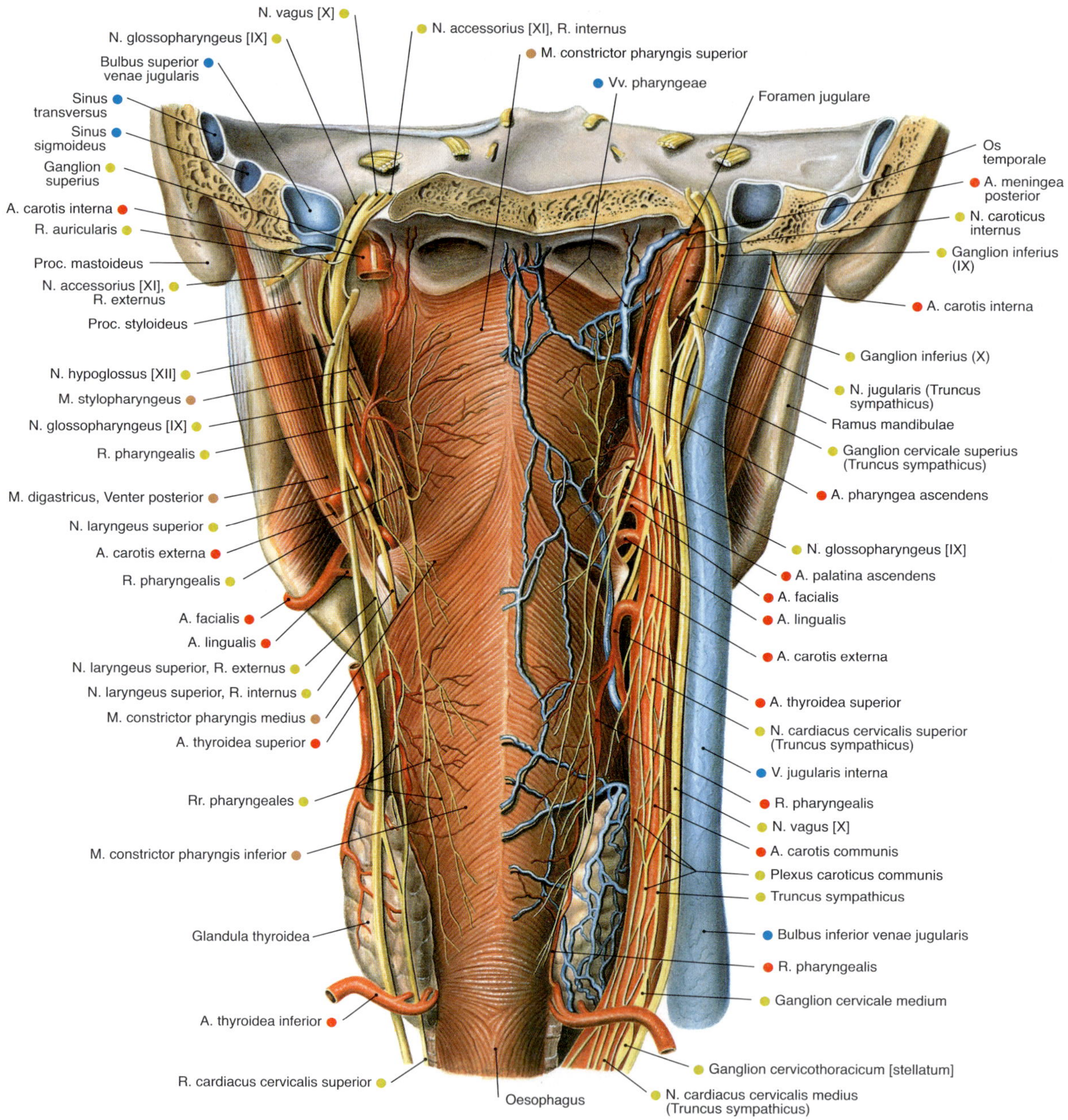

252
669

Abb. 251 Gefäße und Nerven des Rachens, Pharynx, und des Parapharyngealraums, Spatium lateropharyngeum.

Gefäße und Nerven des Parapharyngealraums

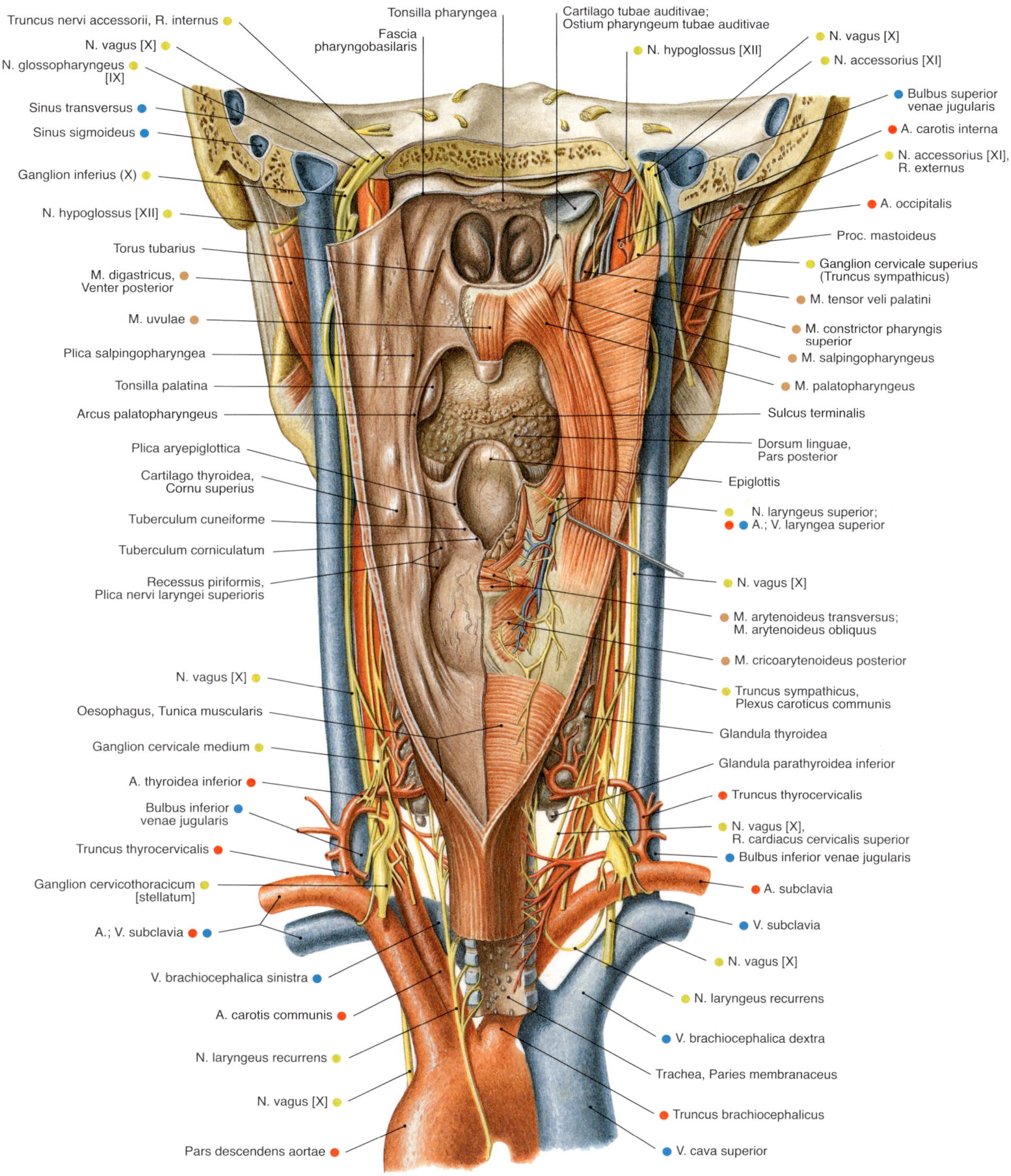

Abb. 252 Gefäße und Nerven des Rachens, Pharynx, und des Parapharyngealraums, Spatium lateropharyngeum.

234
251
669

Gefäße und Nerven des Halses

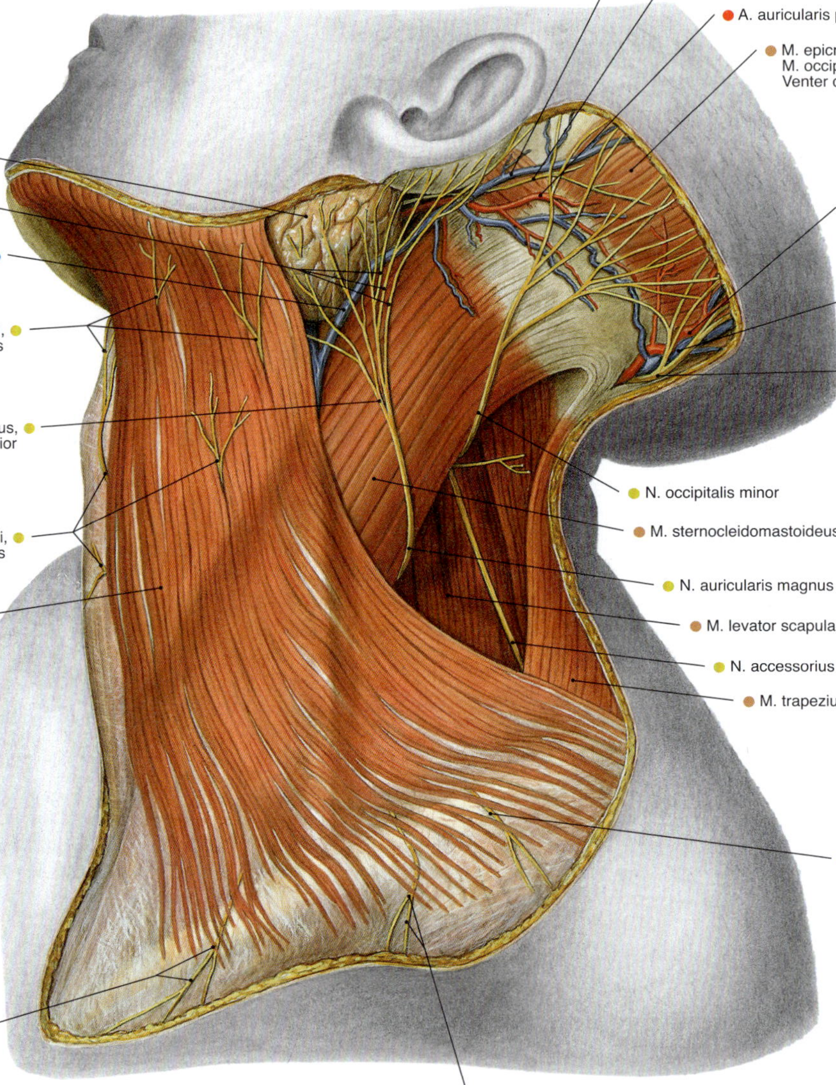

→ 46, T 7

131
254

Abb. 253 Gefäße und Nerven der vorderen und der seitlichen Halsregion, Regiones cervicales anterior et lateralis; oberflächliche Schicht.

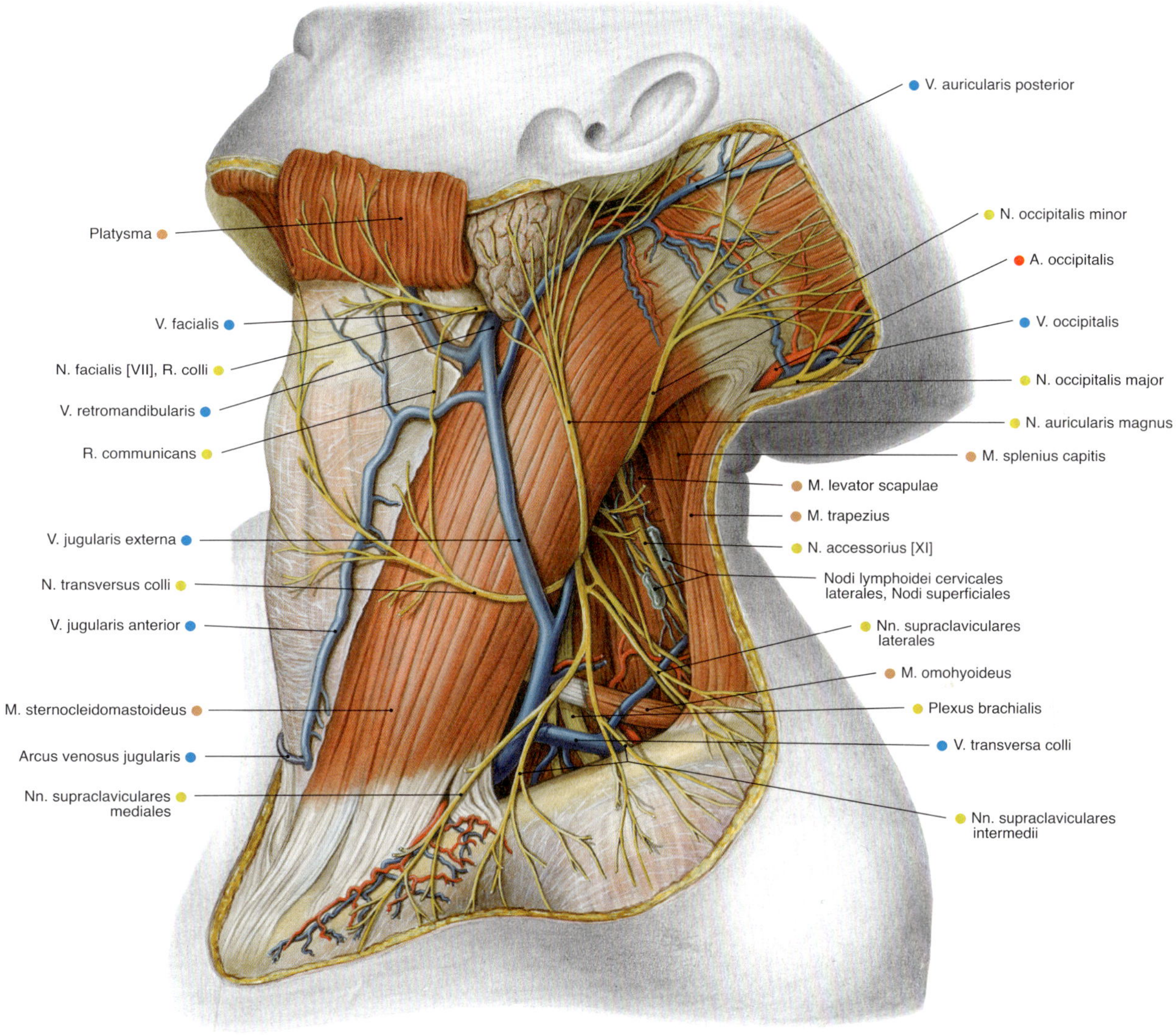

→ 46, T 7

Abb. 254 Gefäße und Nerven der seitlichen Halsregion, Regio cervicalis lateralis;
Teile des Platysmas nach oben geschlagen; Lamina superficialis der Fascia cervicalis großteils entfernt.

121
255
253

Gefäße und Nerven des Halses

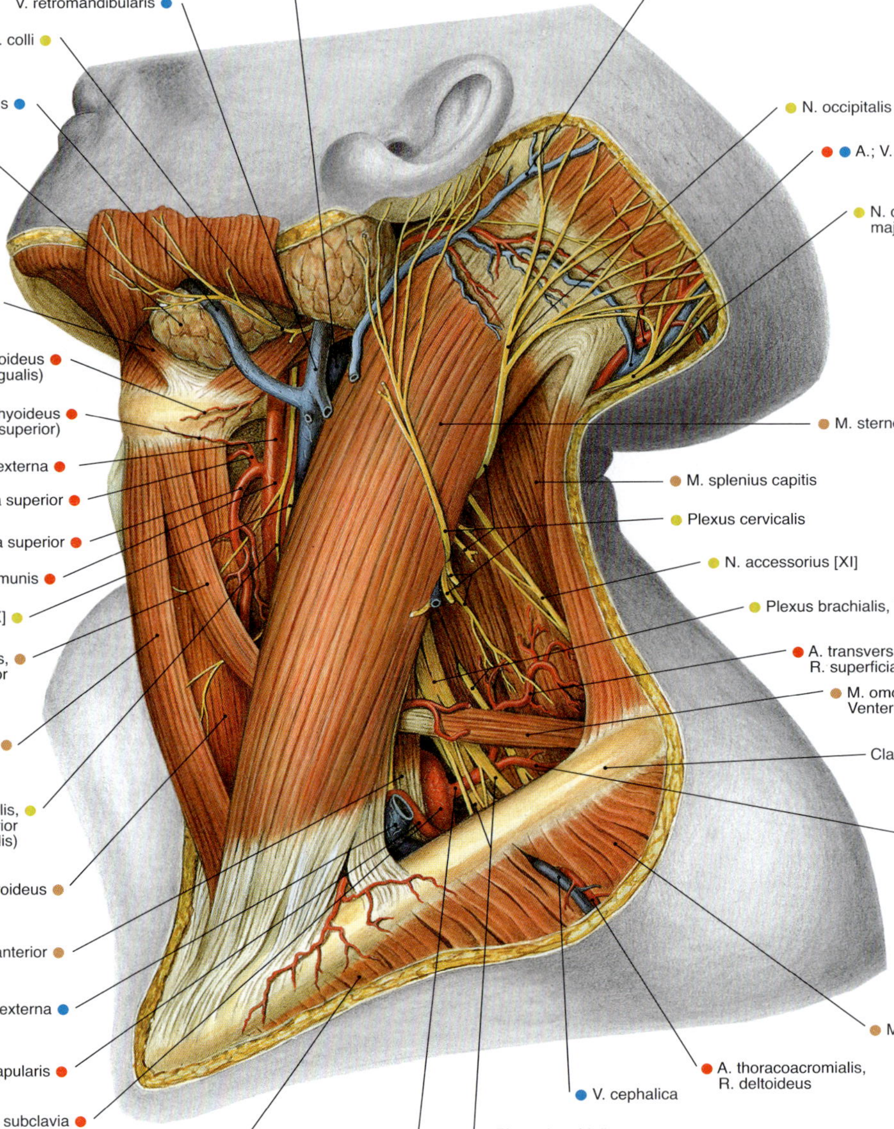

→ 46, T 7

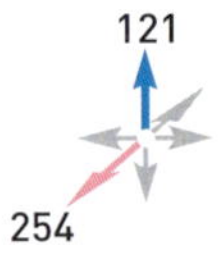

Abb. 255 Gefäße und Nerven der vorderen und der seitlichen Halsregion, Regiones cervicales anterior et lateralis; nach Entfernung der oberflächlichen und der mittleren Halsfaszie.

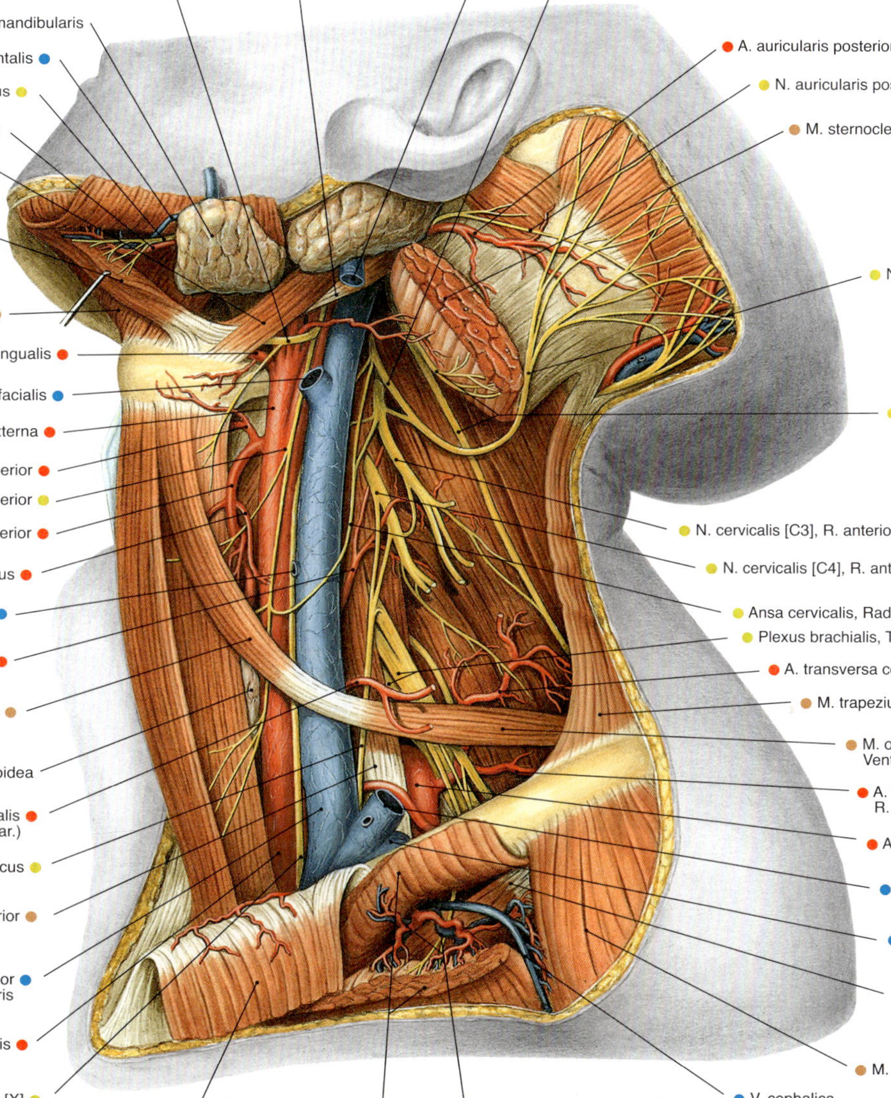

→ 46, T 7

Abb. 256 Gefäße und Nerven der seitlichen Halsregion, Regio cervicalis lateralis; nach weitgehender Entfernung des M. sternocleidomastoideus.

257
255

Gefäße und Nerven des Halses

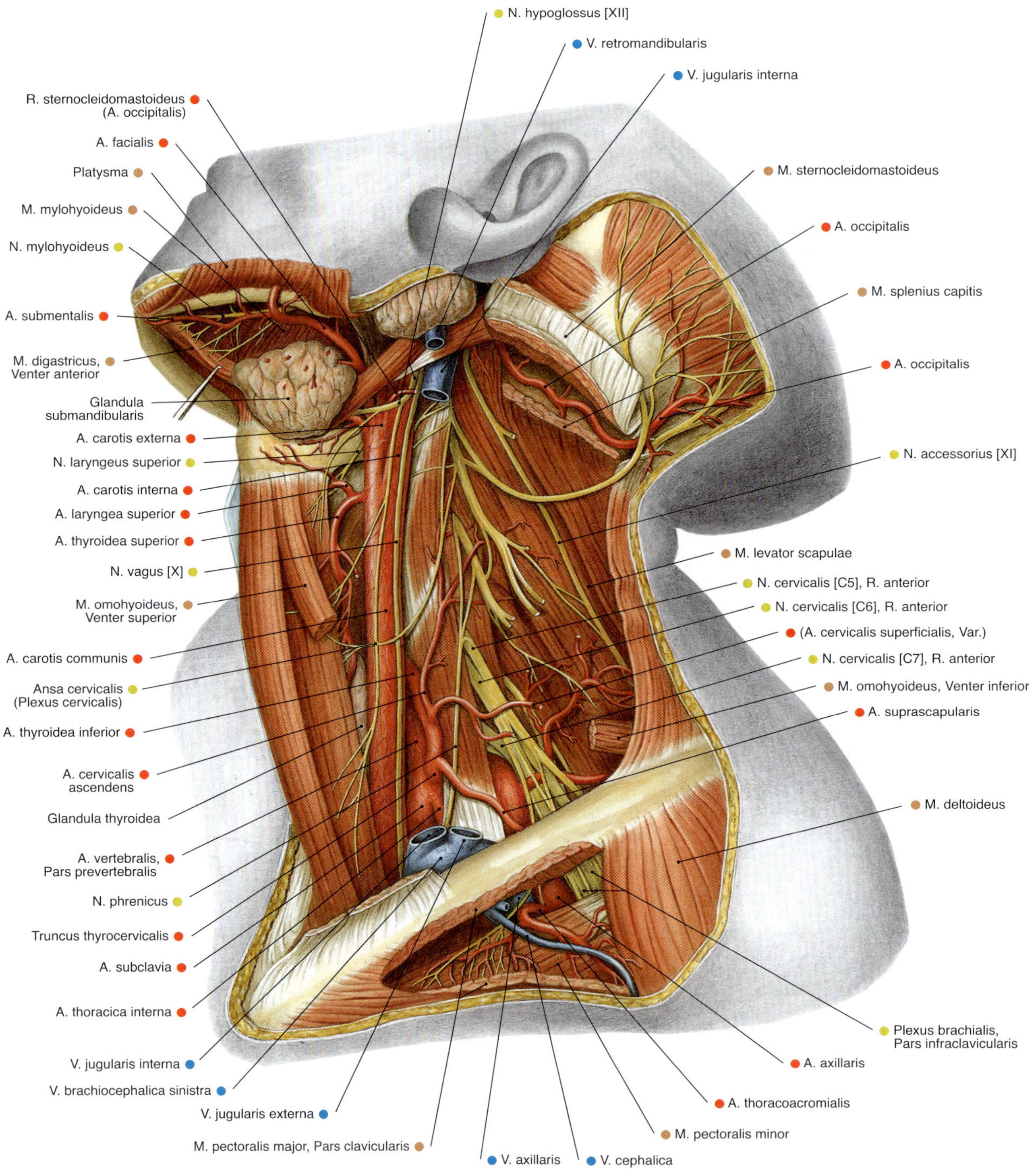

→ 46, T 7

258
256

Abb. 257 Gefäße und Nerven der seitlichen Halsregion, Regio cervicalis lateralis; tiefe Schicht.

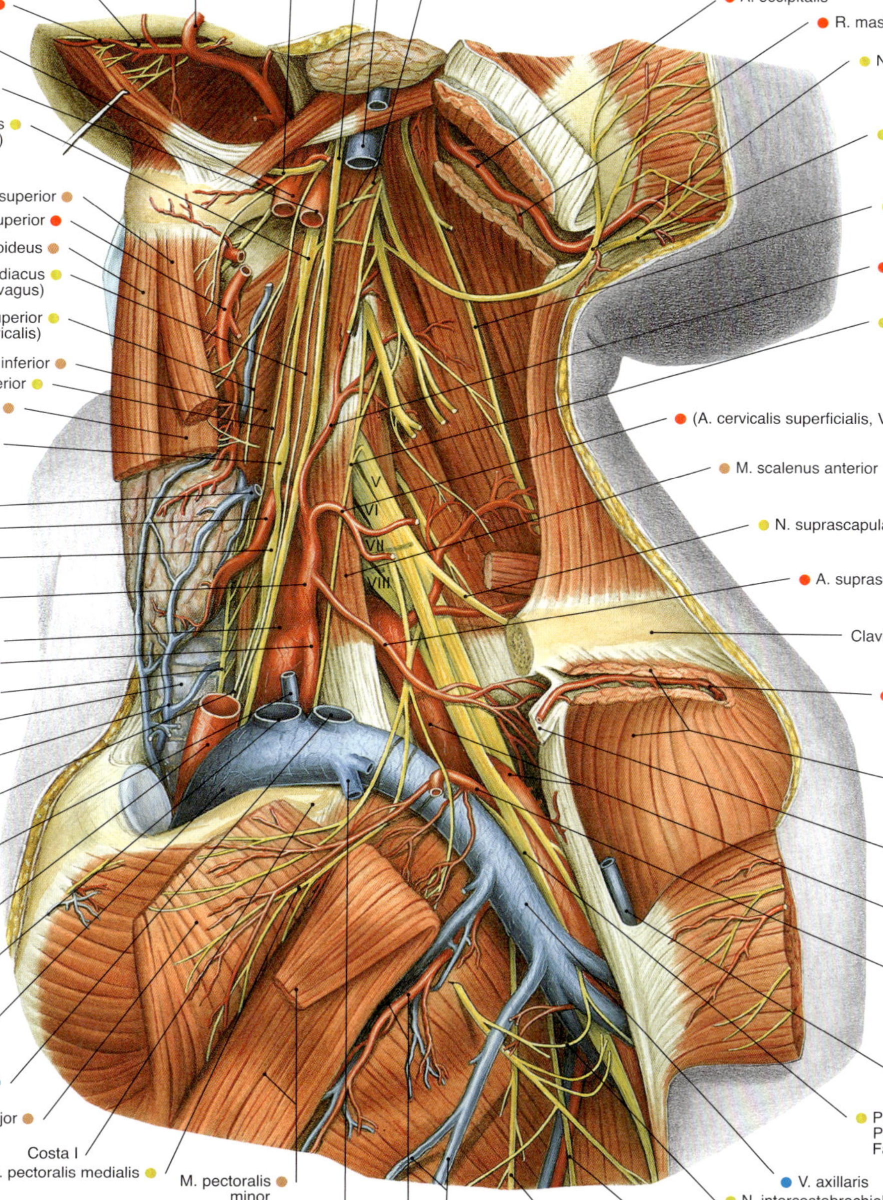

→ 46, T 7

Abb. 258 Gefäße und Nerven der seitlichen Halsregion, Regio cervicalis lateralis, und der Achselregion, Regio axillaris. Die Zahlen V–VIII bezeichnen die ventralen Äste der entsprechenden Zervikalnerven.

257 413

Venen des Halses

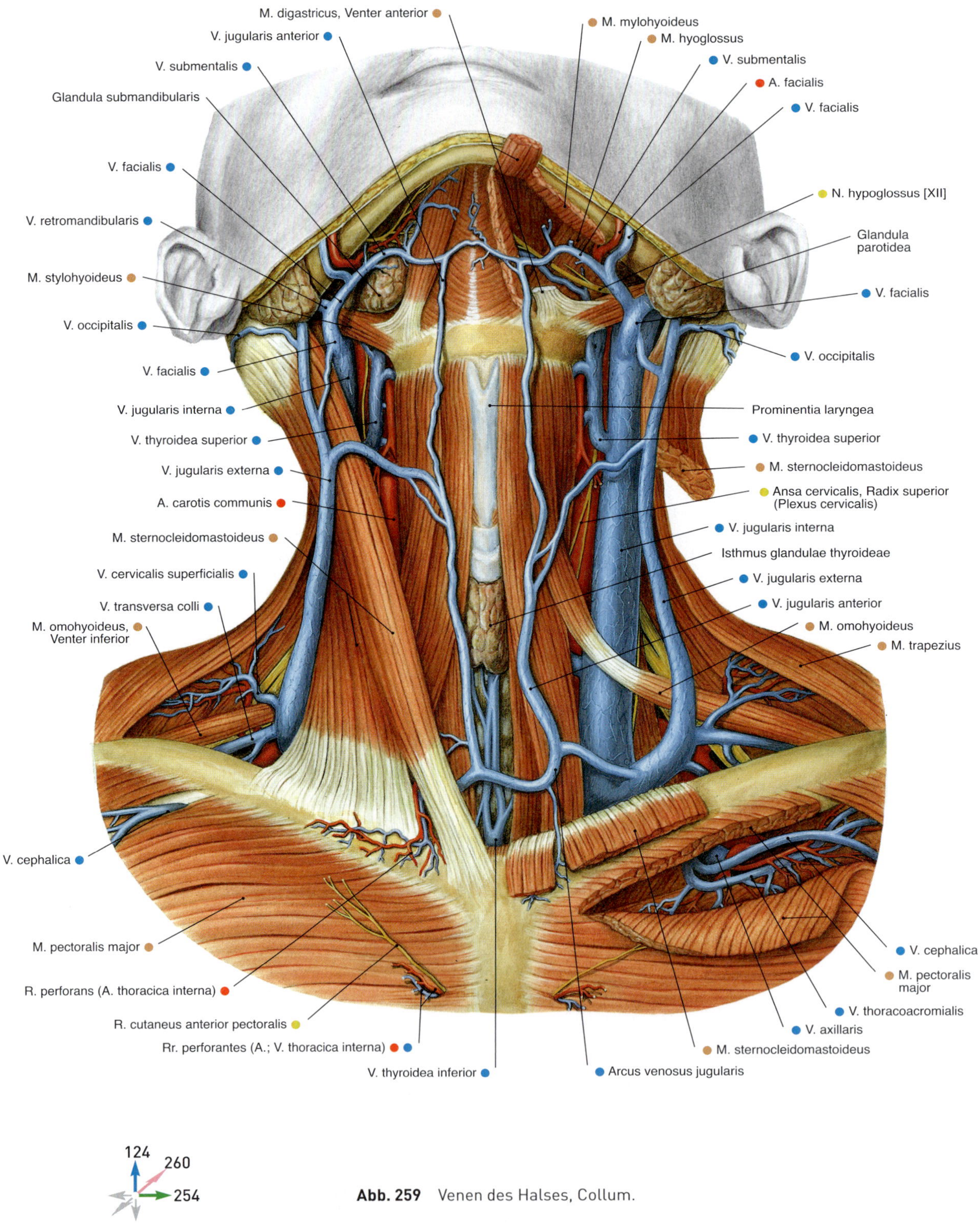

Abb. 259 Venen des Halses, Collum.

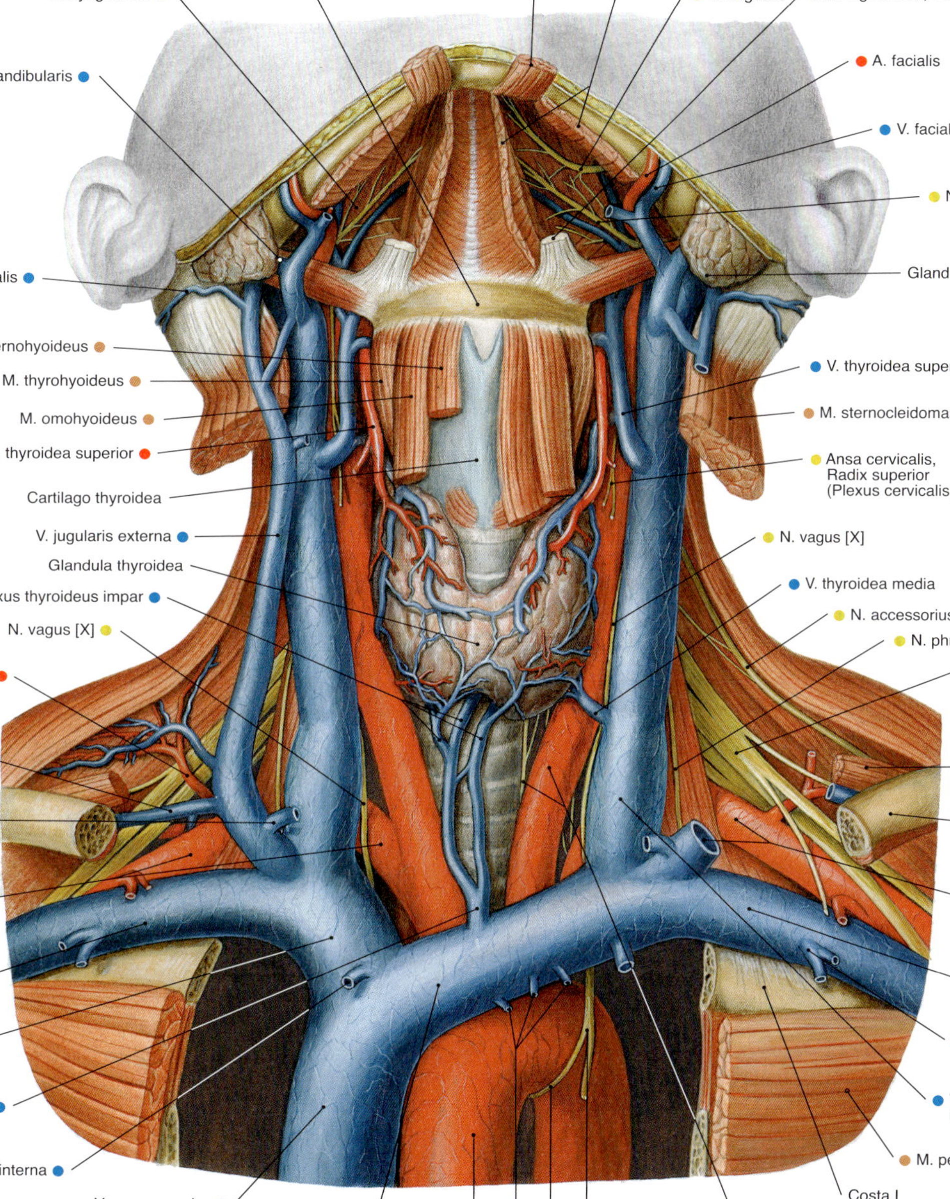

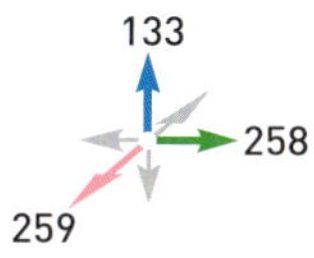

Abb. 260 Gefäße und Nerven des Halses, Collum, und der oberen Thoraxöffnung, Apertura thoracis superior.

Lymphgefäße des Halses

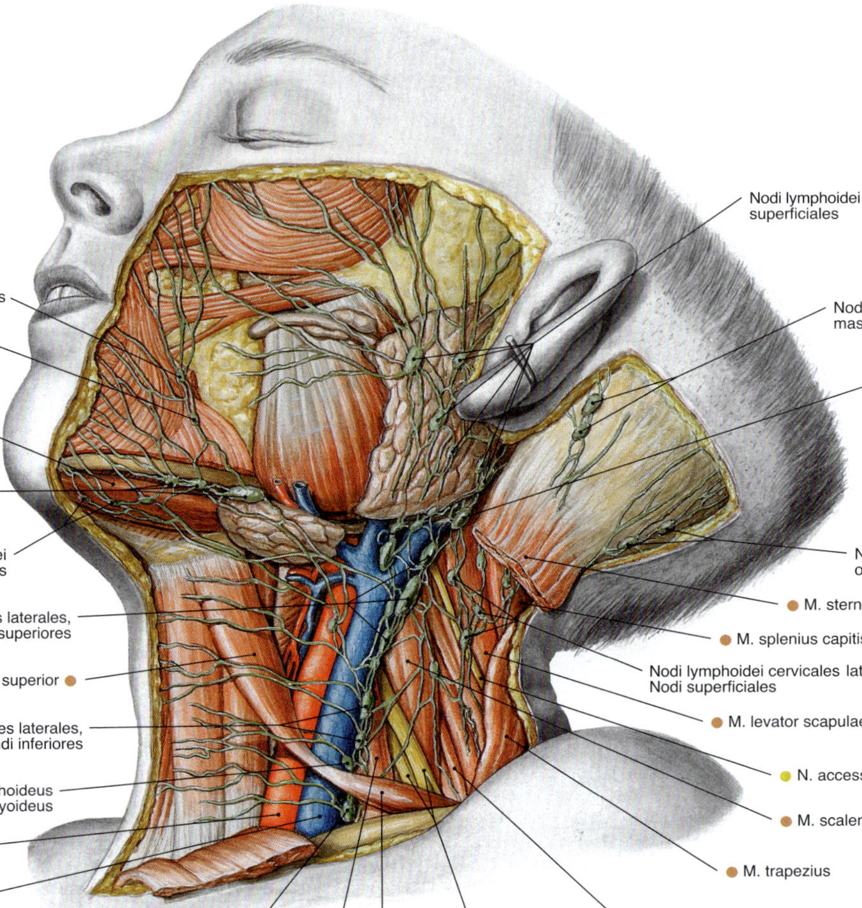

→ 125, 126

Abb. 261 Oberflächliche Lymphgefäße, Vasa lymphatica superficialia, und Lymphknoten, Nodi lymphoidei, von Kopf und Hals eines 8-jährigen Kindes.

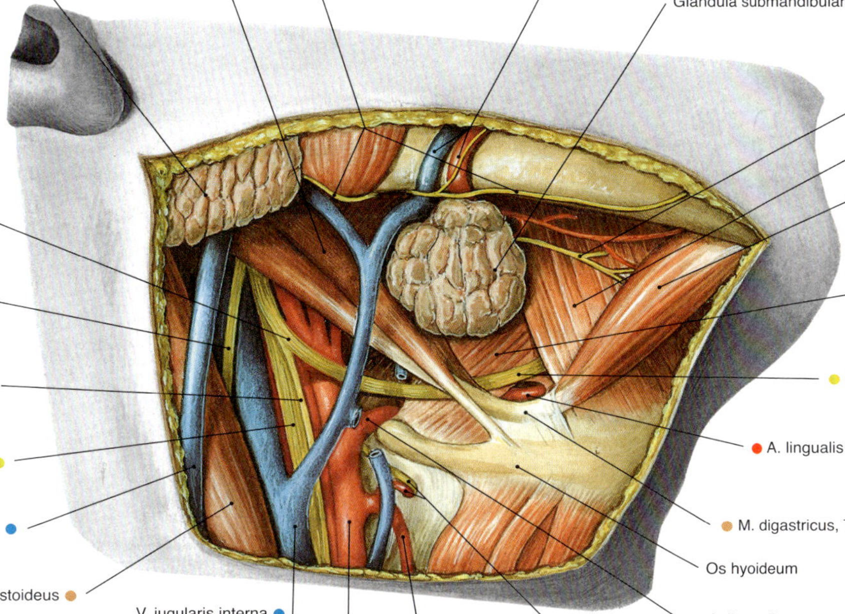

Abb. 262 Gefäße und Nerven des Trigonum submandibulare.

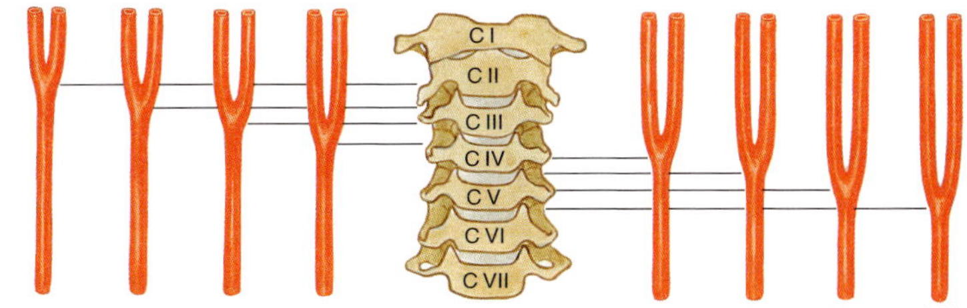

Abb. 263 Höhe der Aufzweigung der A. carotis communis, bezogen auf die Halswirbelsäule.

A. subclavia

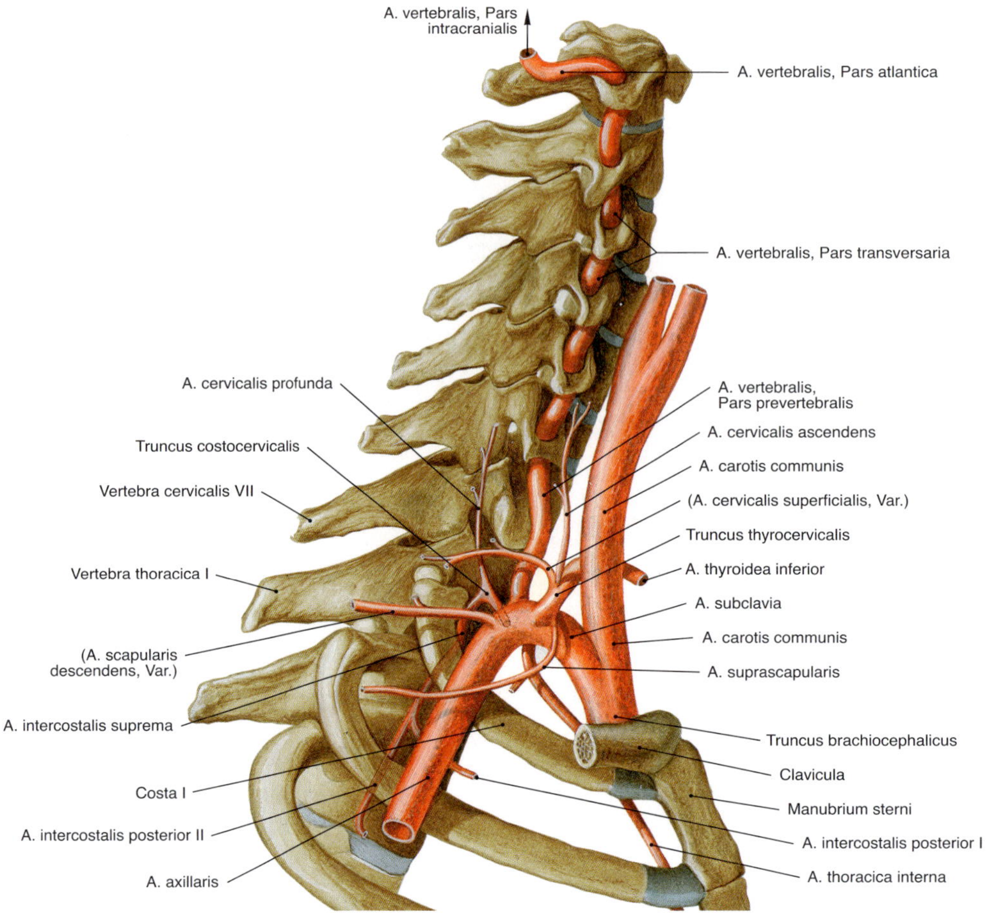

Abb. 264 Schlüsselbeinarterie, A. subclavia.

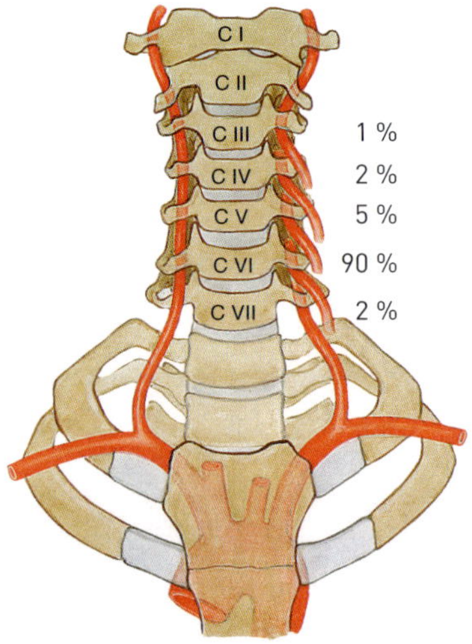

Abb. 265 Eintrittshöhe der A. vertebralis in die Foramina transversaria.

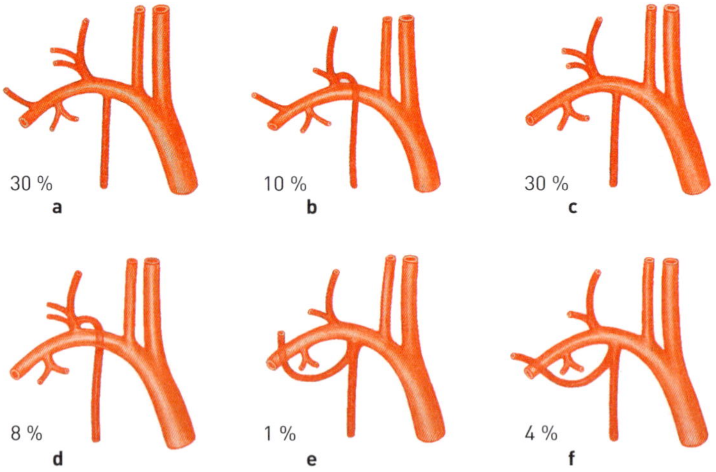

Abb. 266 a–f Varietäten der Truncusbildung von A. thyroidea inferior, A. suprascapularis, A. transversa colli und A. thoracica interna bei getrenntem Abgang von A. vertebralis und Truncus costocervicalis.

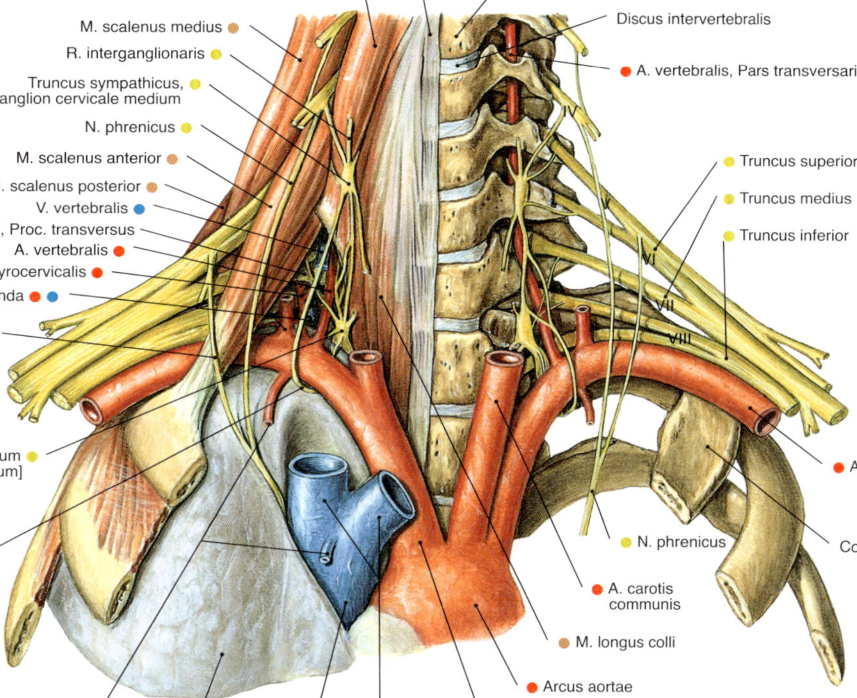

Abb. 267 Gefäße und Nerven am Übergang vom Hals zum Thorax.
Die Zahlen IV–VIII bezeichnen die ventralen Äste der entsprechenden Spinalnerven.

→ 46, 386, T 7, T 24

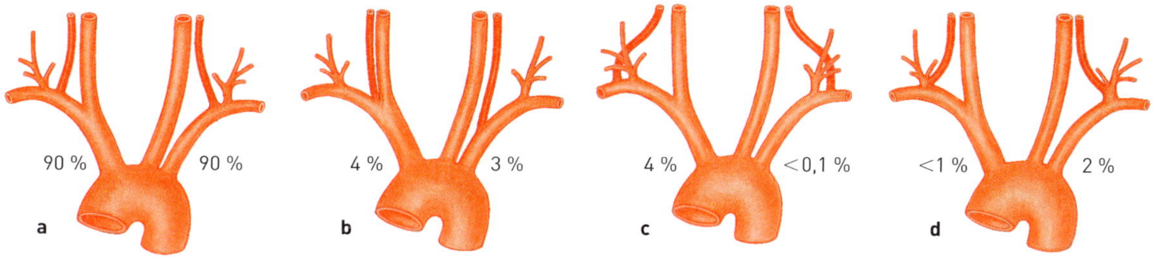

Abb. 268 a–d Varietäten des Abgangs der A. vertebralis.

Hals, Transversalschnitt

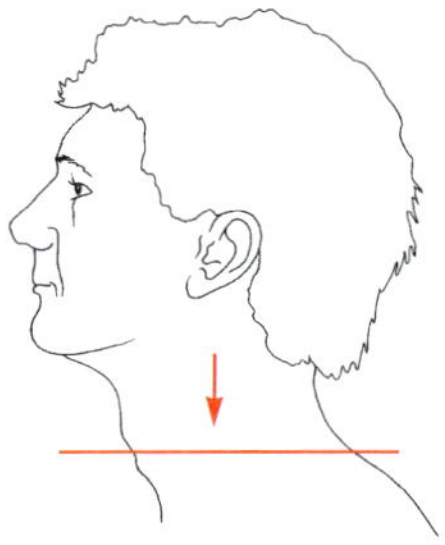

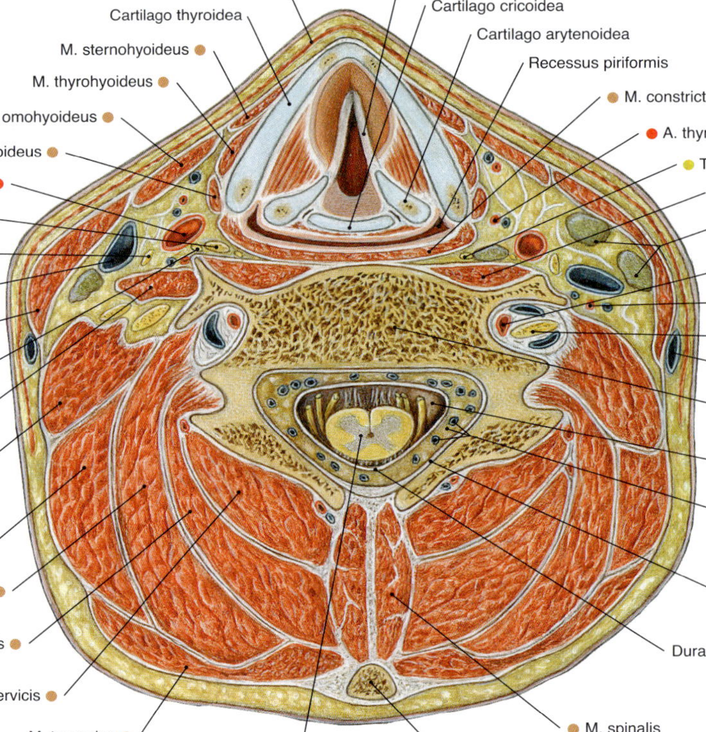

→ 236

Abb. 269 Hals, Collum;
Transversalschnitt in Höhe der Stimmritze.

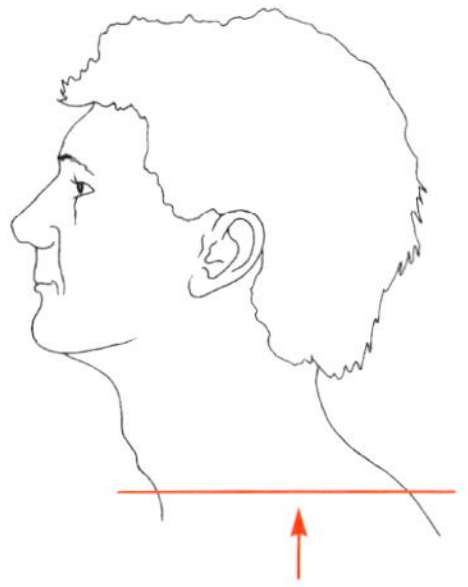

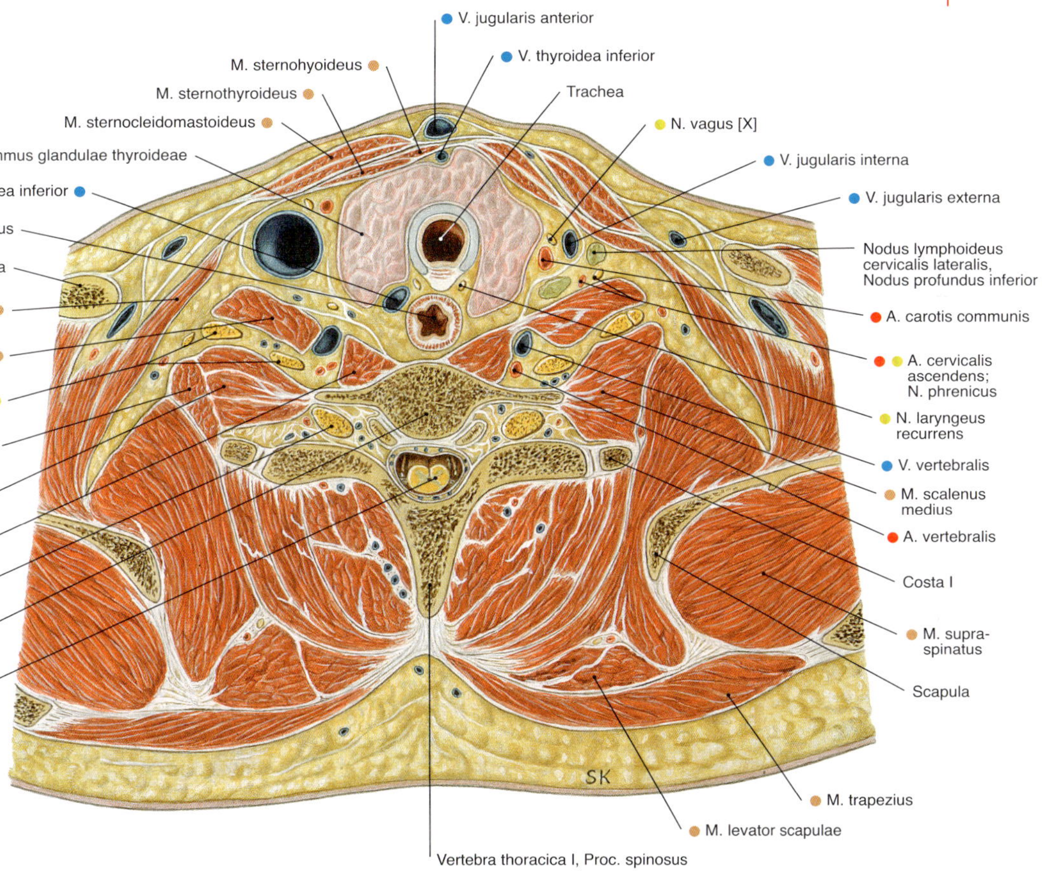

Abb. 270 Hals, Collum;
Transversalschnitt in Höhe des 1. Brustwirbels.

→ 239

Mundhöhle und Rachen, Mediananschnitt

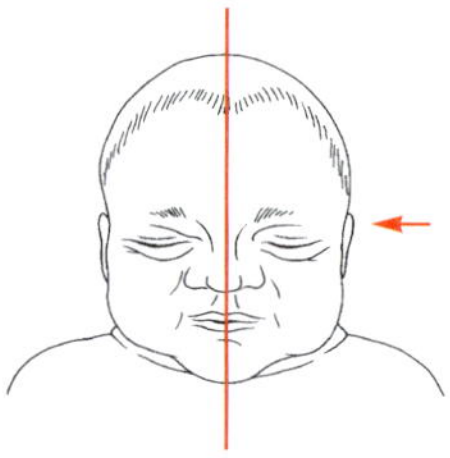

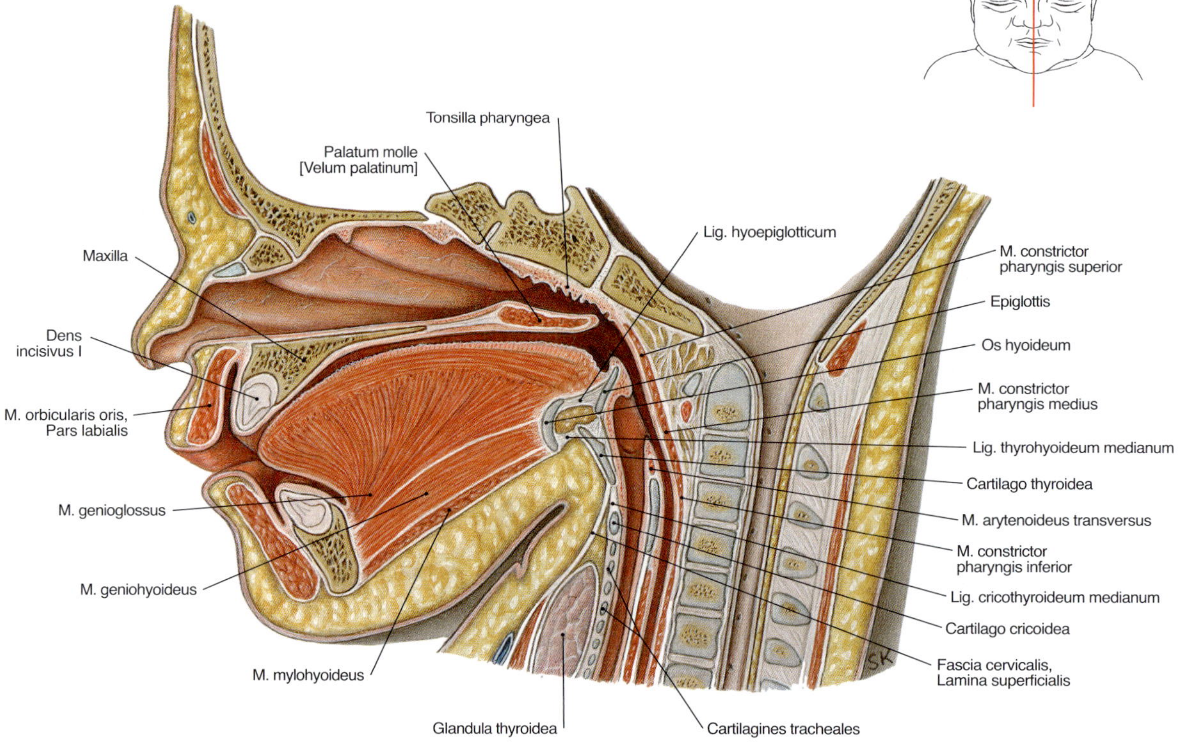

→ 246

Abb. 271 Gesichtsteil des Kopfes und Hals, Collum; Mediananschnitt durch den Kopf eines Neugeborenen.

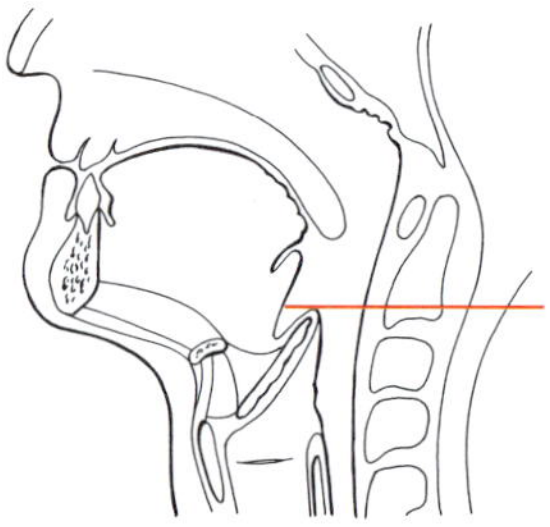

Abb. 272 Schematische Darstellung der Höhe des Kehldeckels zum Zungengrund beim Erwachsenen.

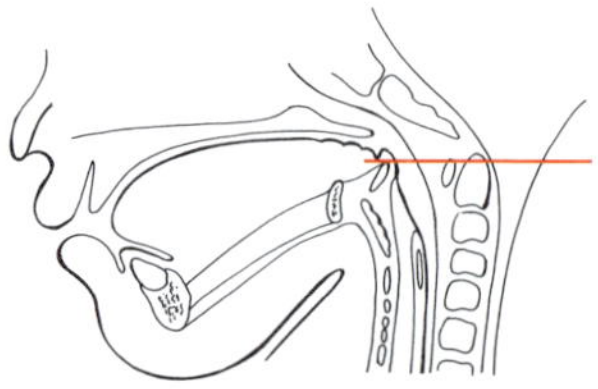

Abb. 273 Schematische Darstellung der Höhe des Kehldeckels zum Zungengrund beim Neugeborenen.

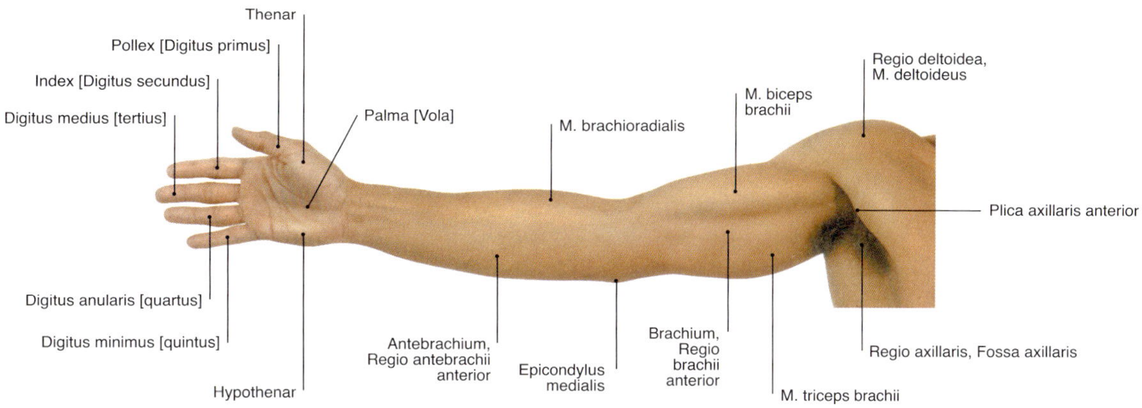

Abb. 274 Arm, Brachium.

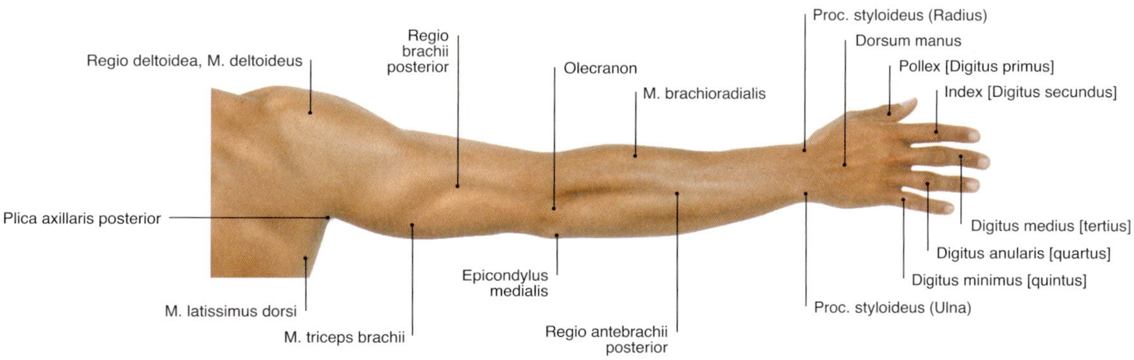

Abb. 275 Arm, Brachium.

Armskelett

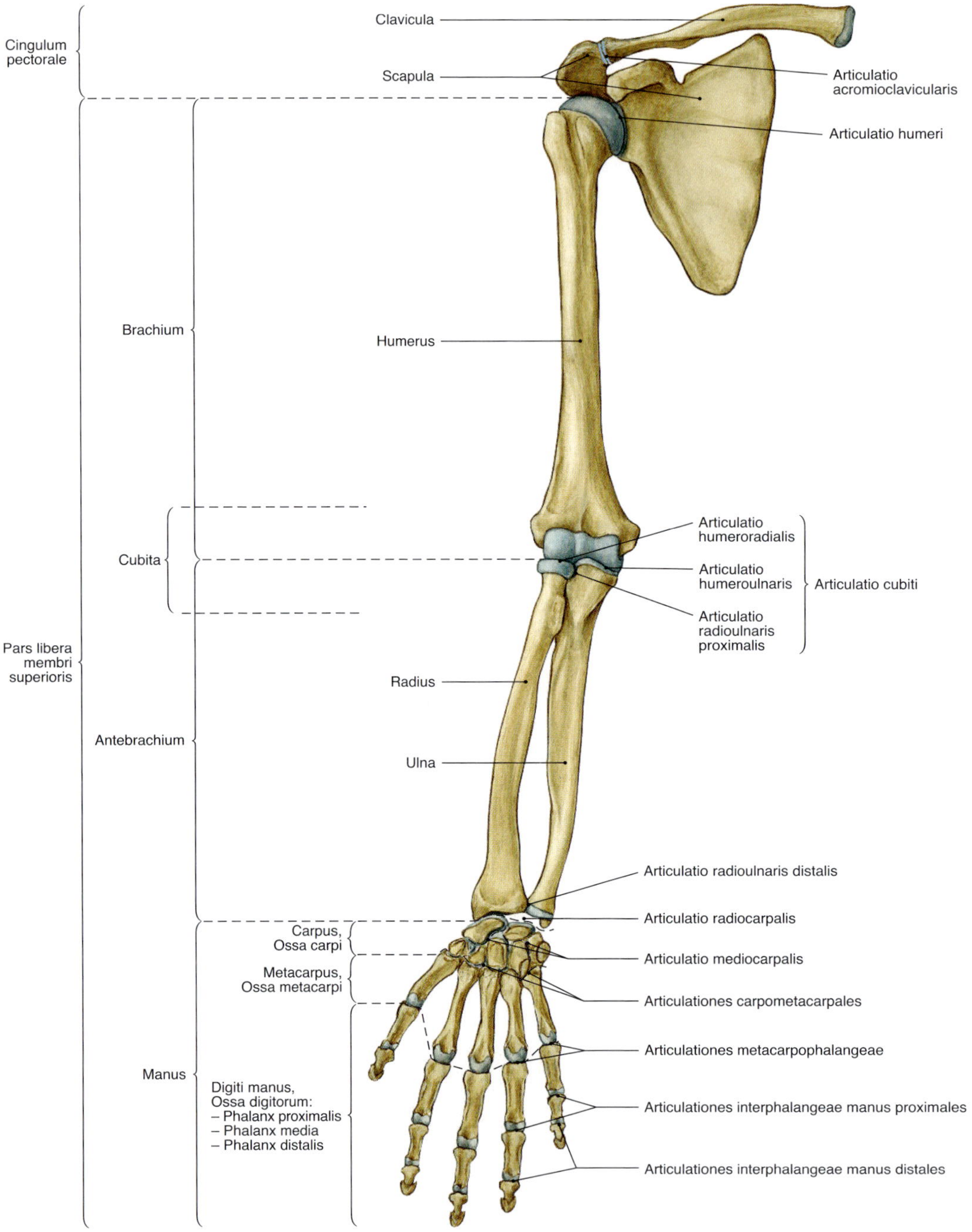

Abb. 276 Obere Gliedmaße, Membrum superius; Übersicht, Knochen und Gelenke.

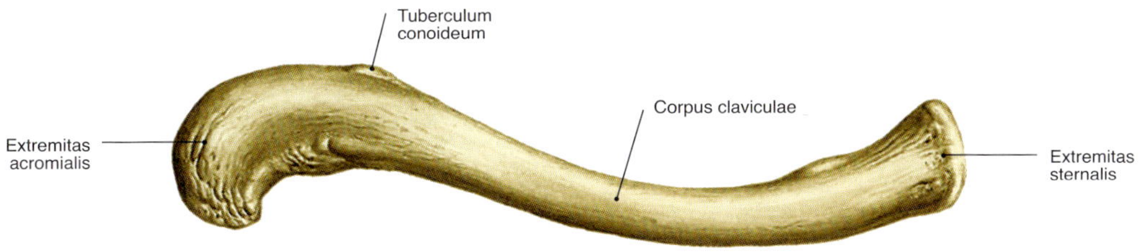

Abb. 277 Schlüsselbein, Clavicula; von kranial.

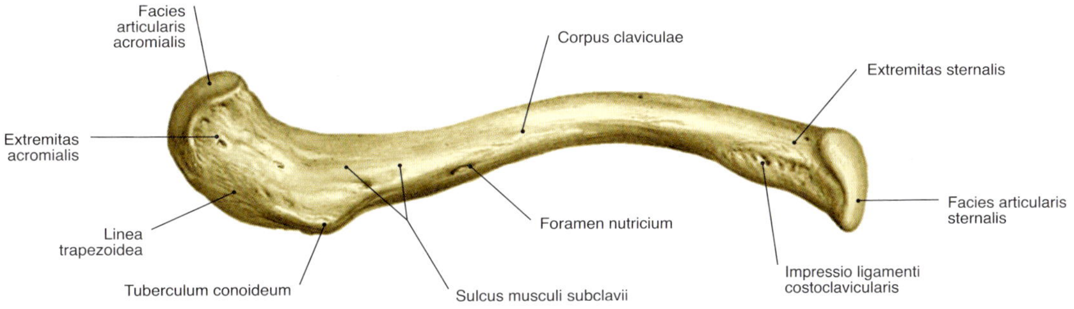

Abb. 278 Schlüsselbein, Clavicula; von kaudal.

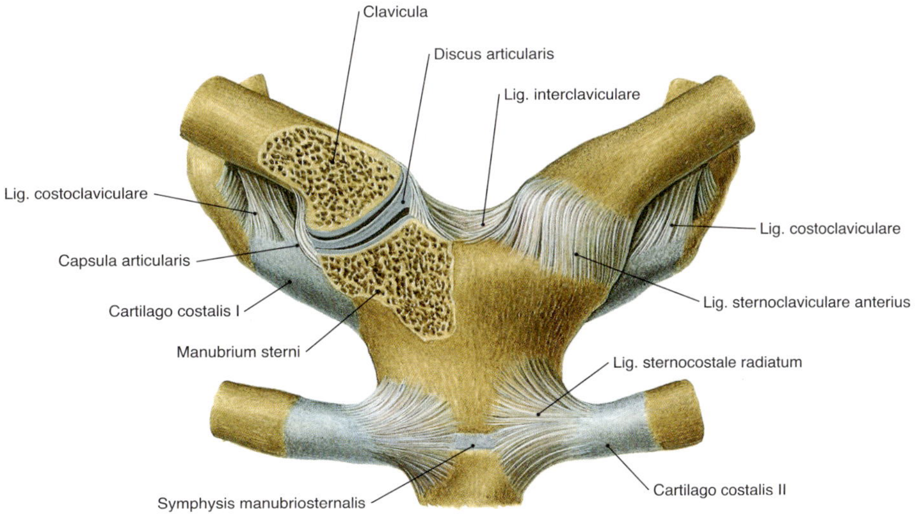

Abb. 279 Sternoklavikulargelenk, Articulatio sternoclavicularis; von ventral.

Schulterblatt

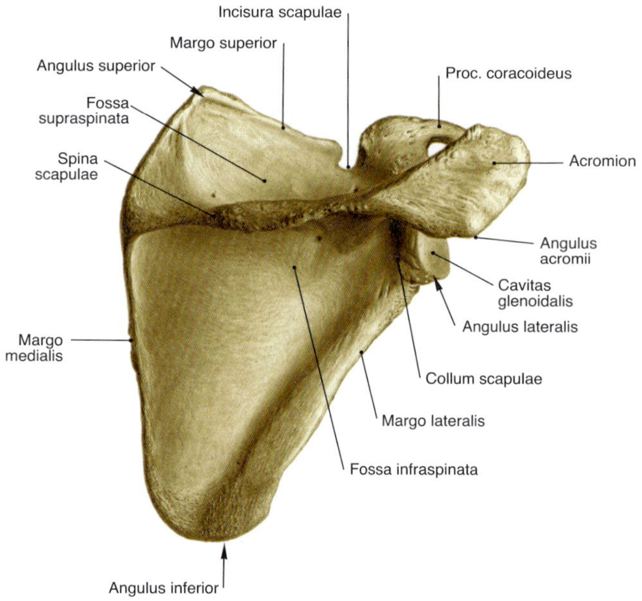

Abb. 280 Schulterblatt, Scapula; von dorsal.

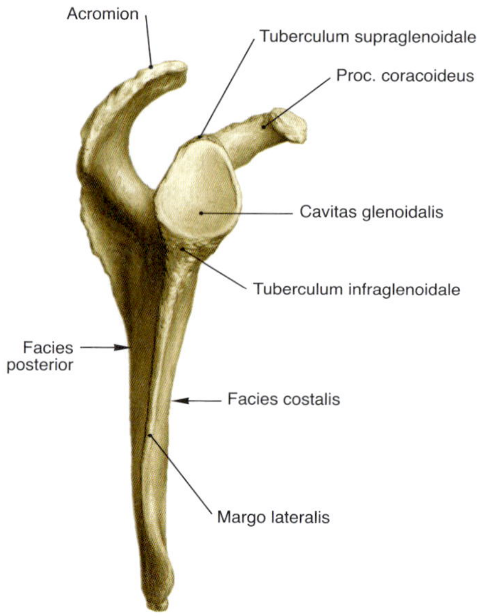

Abb. 281 Schulterblatt, Scapula; von lateral.

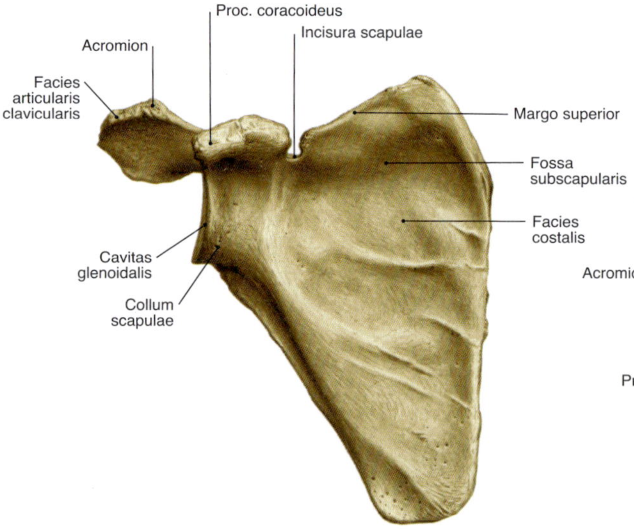

Abb. 282 Schulterblatt, Scapula; von ventral.

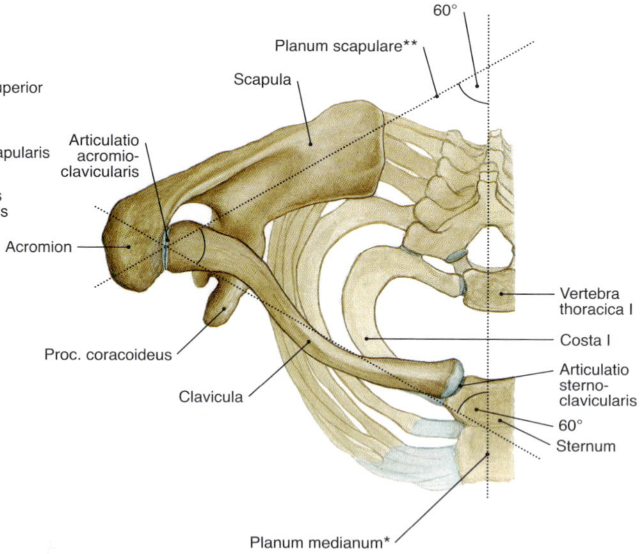

Abb. 283 Schultergürtel, Cingulum pectorale; von kranial.
Die Winkelangaben sind Durchschnittswerte und dienen lediglich zur Orientierung.
* Medianebene
** Skapularebene

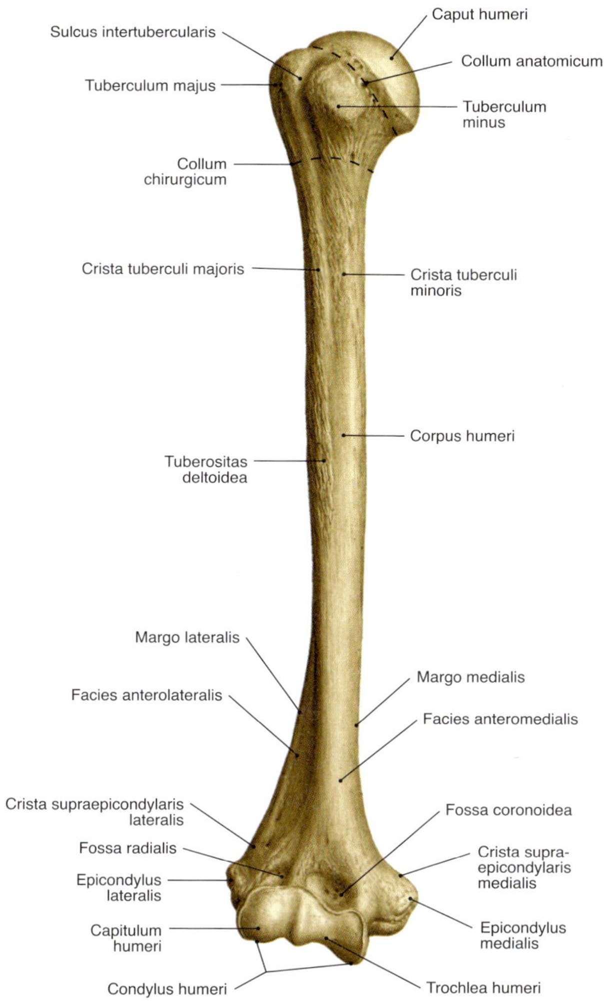

Abb. 284 Oberarmknochen, Humerus; von ventral.

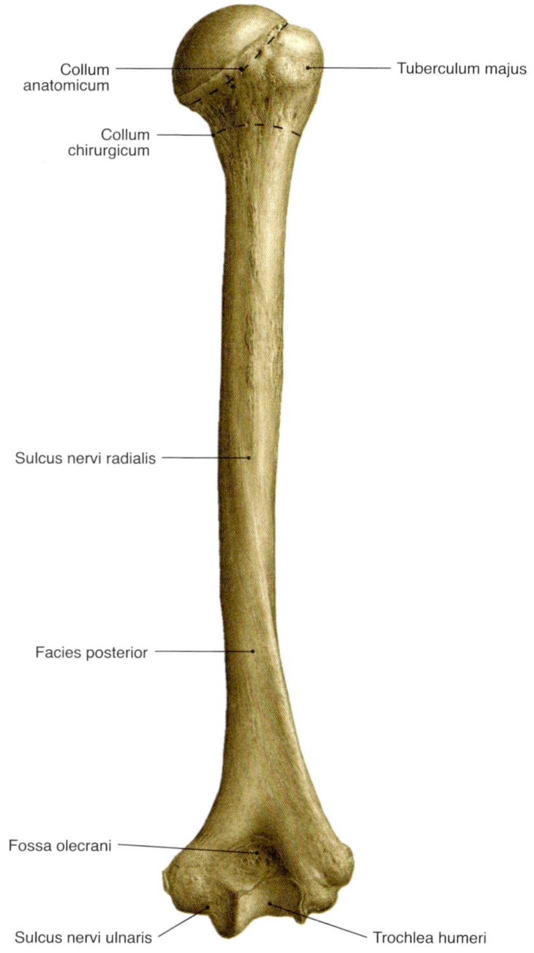

Abb. 285 Oberarmknochen, Humerus; von dorsal.

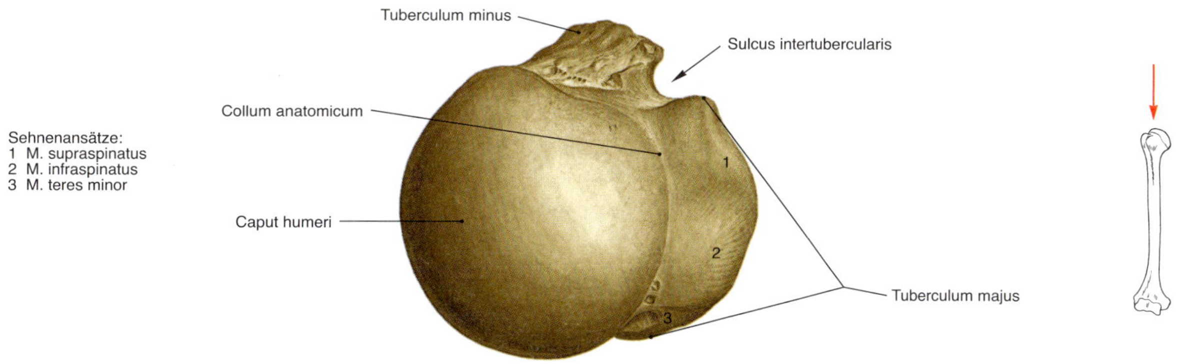

Abb. 286 Oberarmknochen, Humerus; von proximal.

Schultergelenk

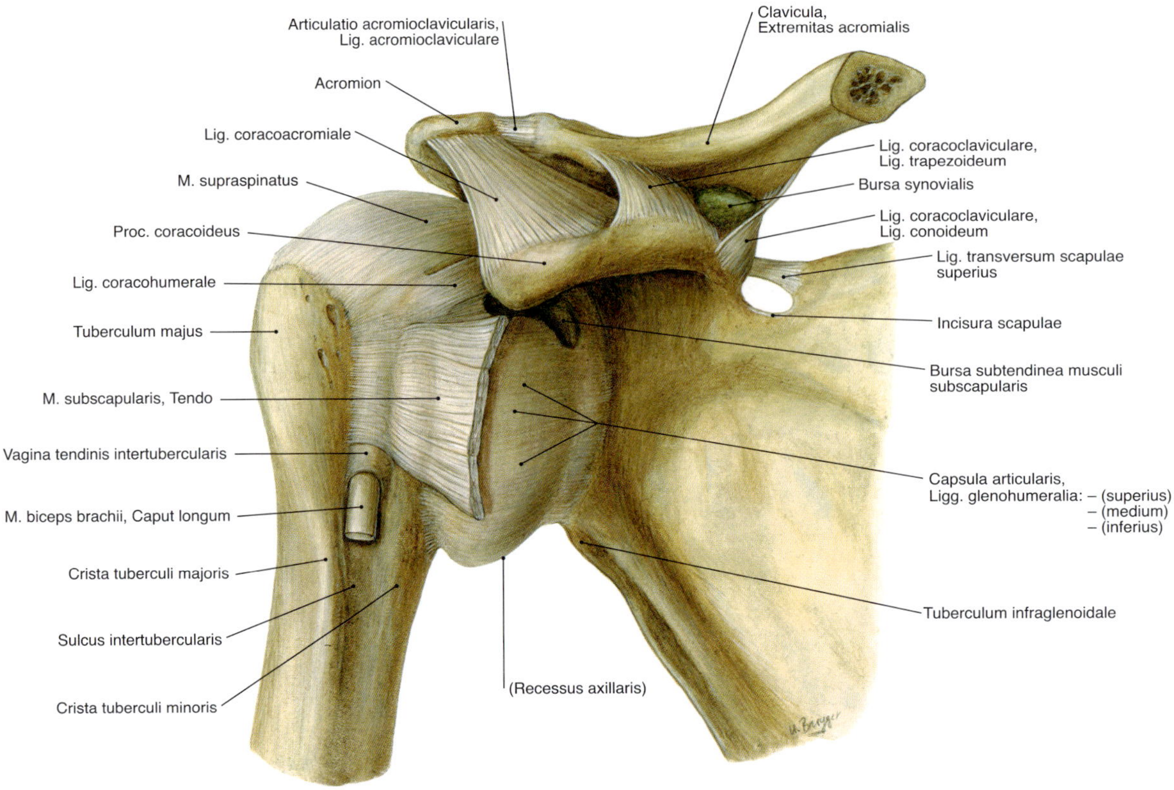

Abb. 287 Schultergelenk, Articulatio humeri;
von ventral.

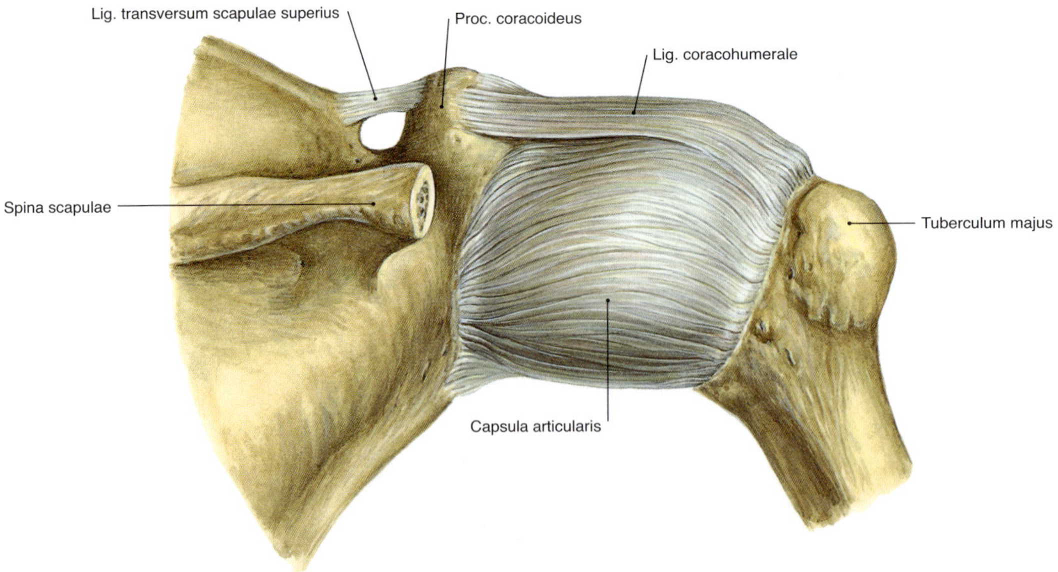

Abb. 288 Schultergelenk, Articulatio humeri;
nach Entfernung des Acromions;
von dorsal.

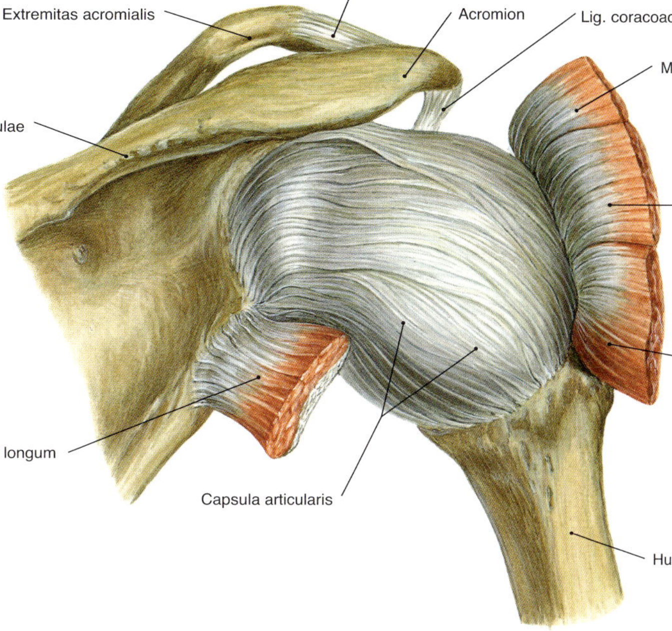

Abb. 289 Schultergelenk, Articulatio humeri; von dorsal.

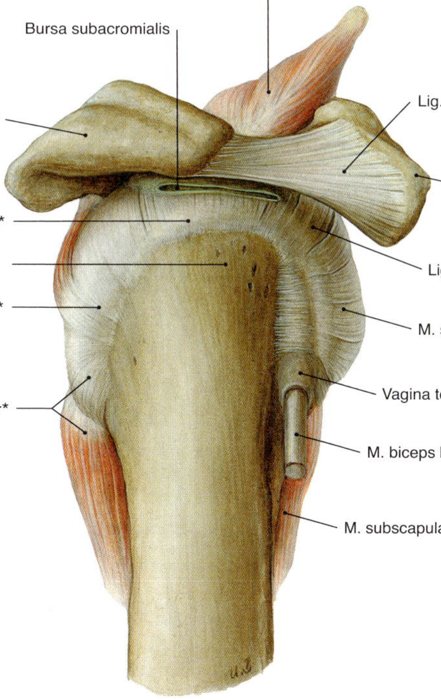

Abb. 290 Schultergelenk, Articulatio humeri; von lateral.

Die mit * gekennzeichneten Muskelsehnen bilden zusammen die sog. Rotatorenmanschette.

Schultergelenk

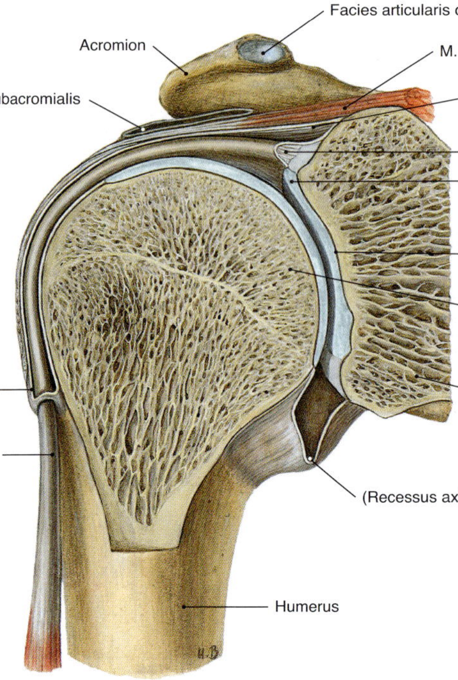

Abb. 291 Schultergelenk, Articulatio humeri;
Schnitt in der Skapularebene;
von ventral.

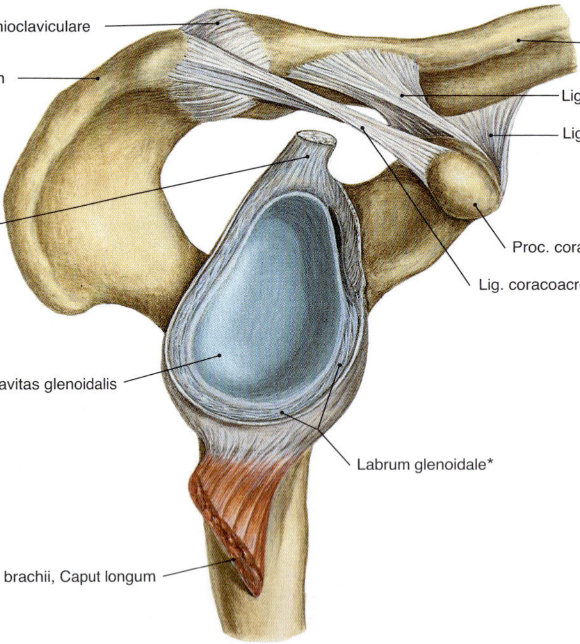

Abb. 292 Schultergelenk, Articulatio humeri;
von lateral.
Die Bizepssehne greift neben ihrem Ursprung am Tuberculum supraglenoidale in erster Linie am dorsalen Umfang des Labrum glenoidale an.
* klinisch: Limbus

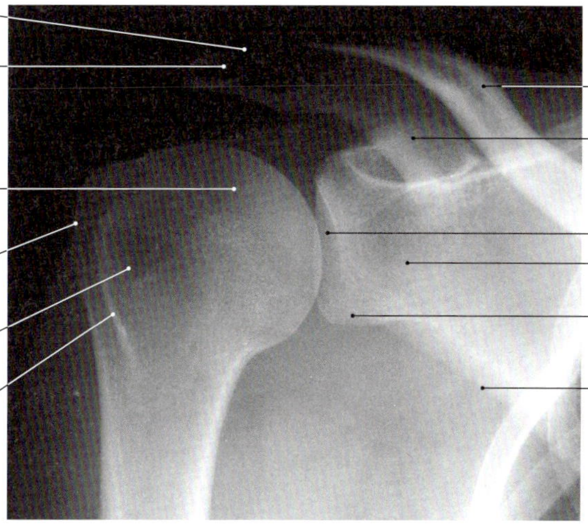

Abb. 293 Schultergelenk, Articulatio humeri; ap-Röntgenbild.

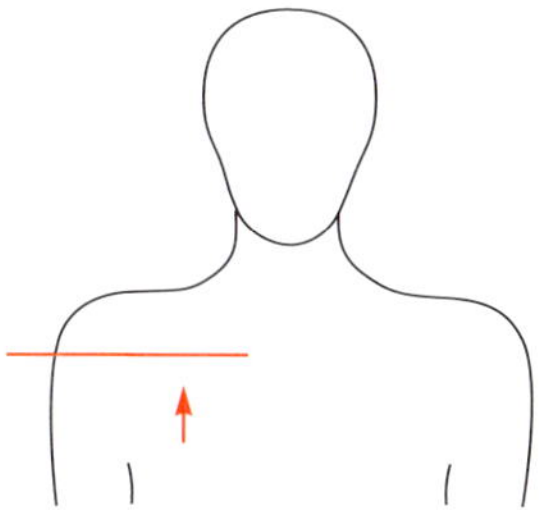

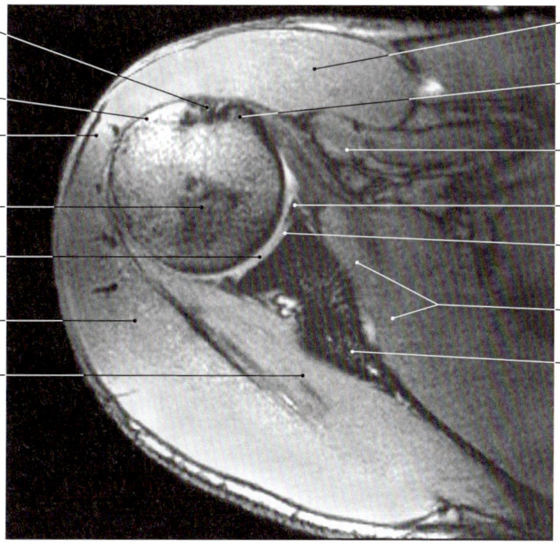

Abb. 294 Schultergelenk, Articulatio humeri; computertomographischer Querschnitt (CT); Luftfüllung der Gelenkhöhle (Pneumo-CT); von kaudal.

Elle

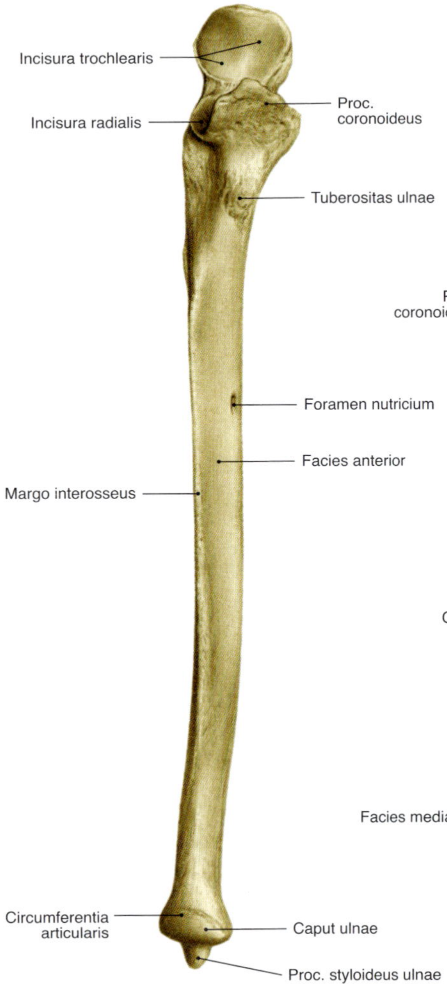

Abb. 295 Elle, Ulna; von ventral.

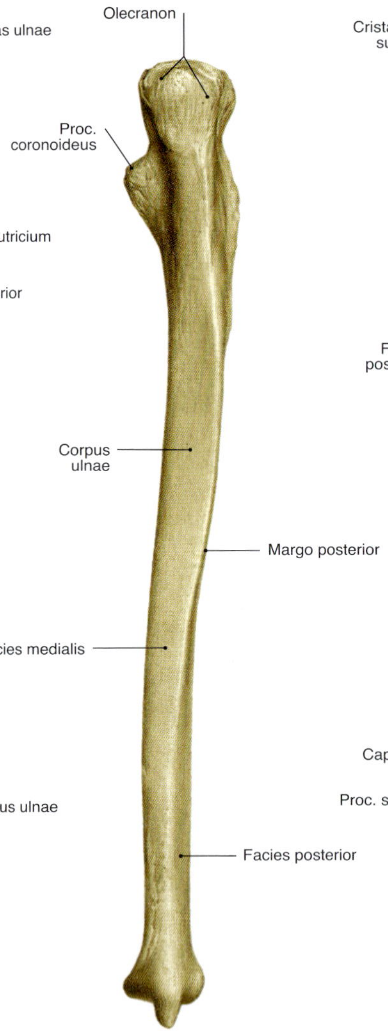

Abb. 296 Elle, Ulna; von dorsal.

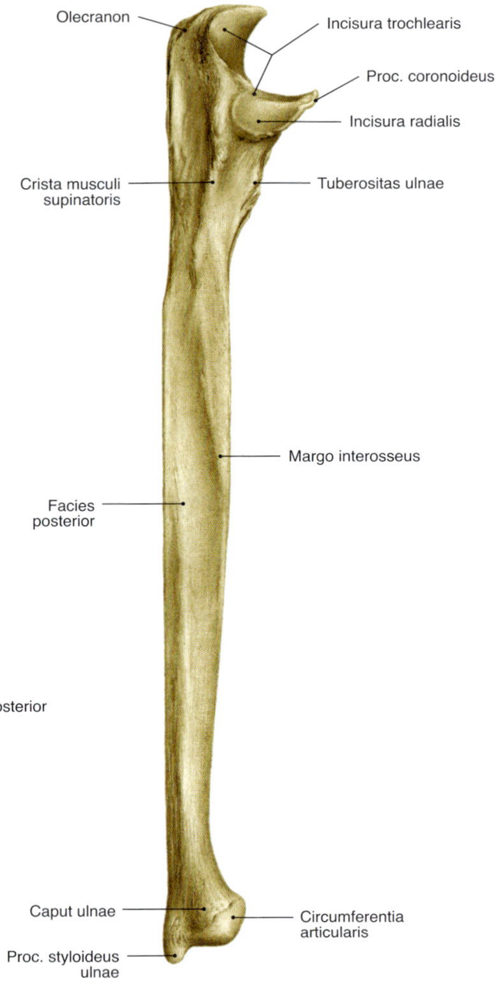

Abb. 297 Elle, Ulna; von radial.

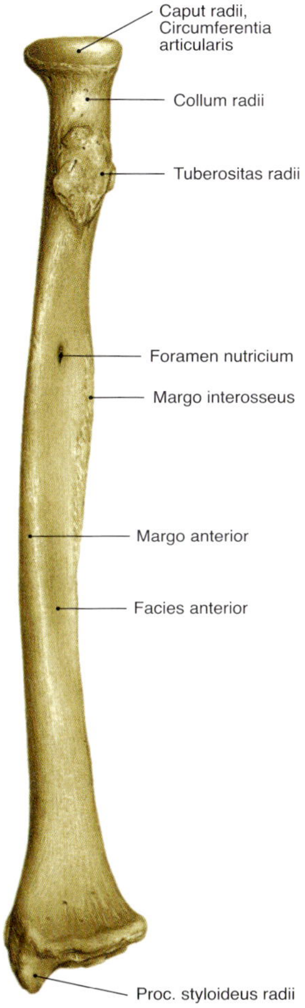

Abb. 298 Speiche, Radius;
von ventral.

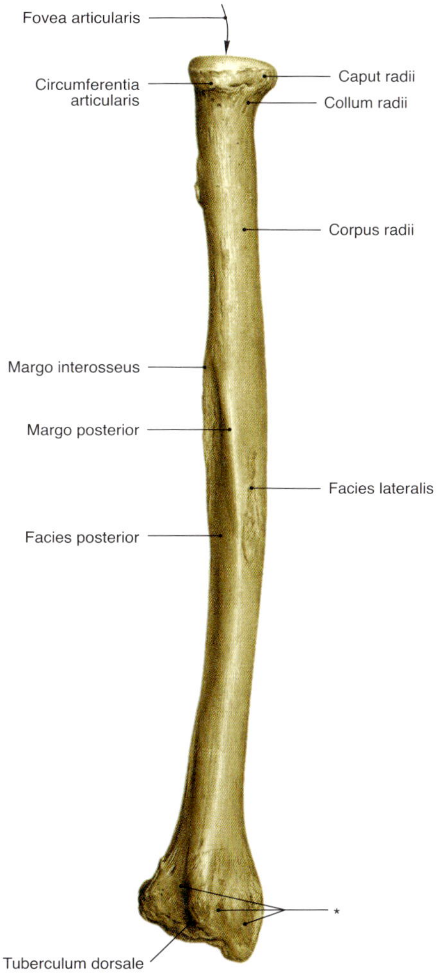

Abb. 299 Speiche, Radius;
von dorsal.
* Furchen und Knochenleisten
für die Extensorensehnen

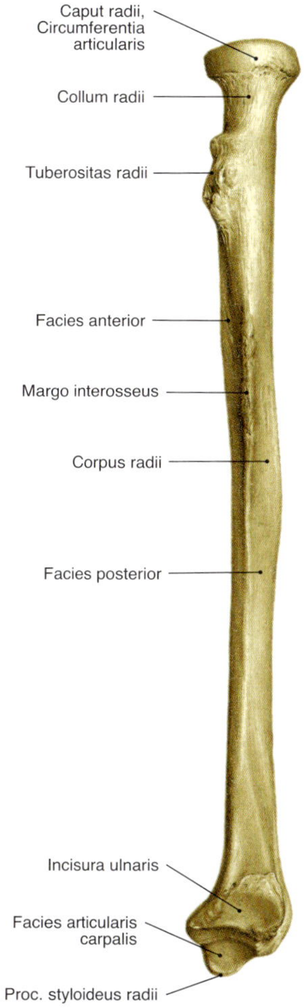

Abb. 300 Speiche, Radius;
von ulnar.

Ellbogengelenk

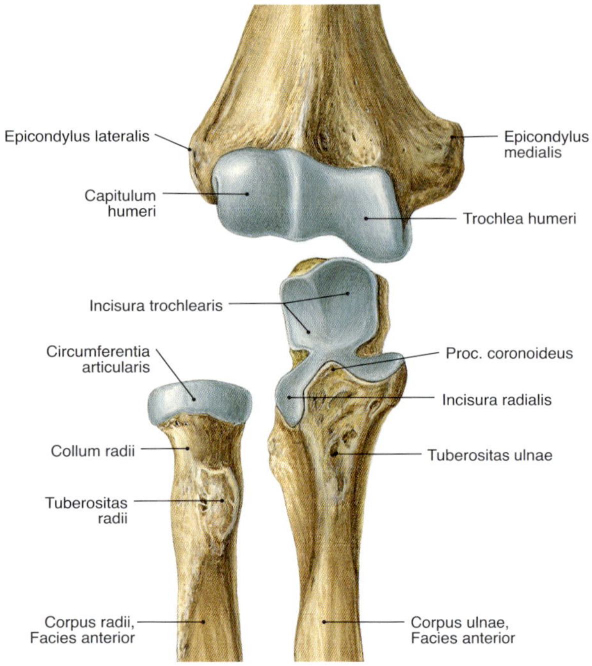

Abb. 301 Ellbogengelenk, Articulatio cubiti; von ventral.

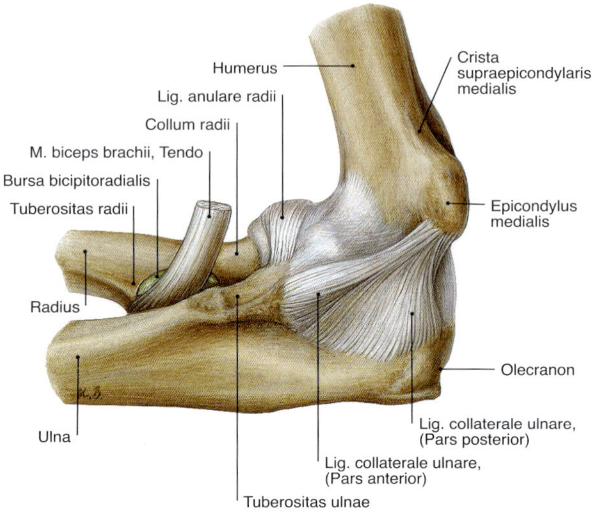

Abb. 302 Ellbogengelenk, Articulatio cubiti; Flexion 90°, Supination 90°; von medial.

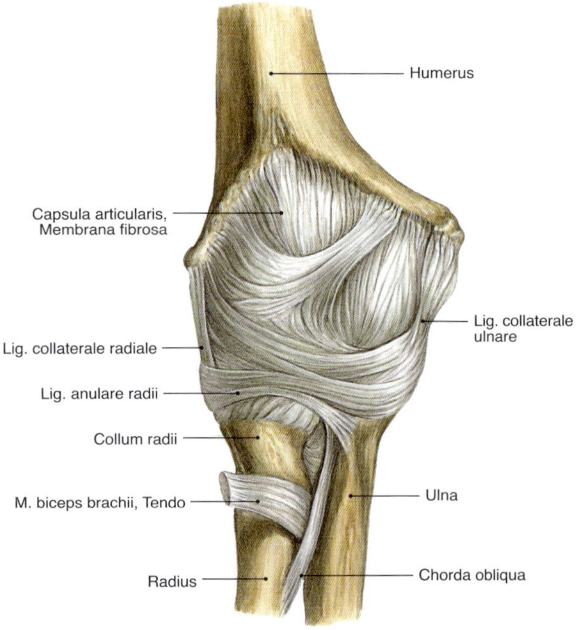

Abb. 303 Ellbogengelenk, Articulatio cubiti; von ventral.

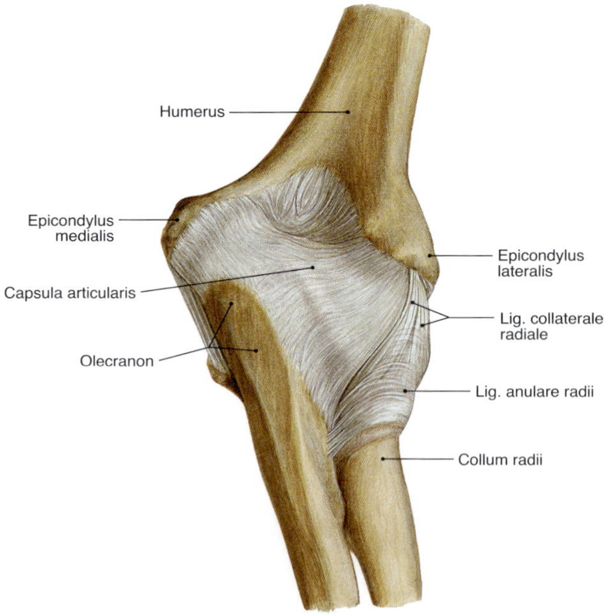

Abb. 304 Ellbogengelenk, Articulatio cubiti; von dorsal.

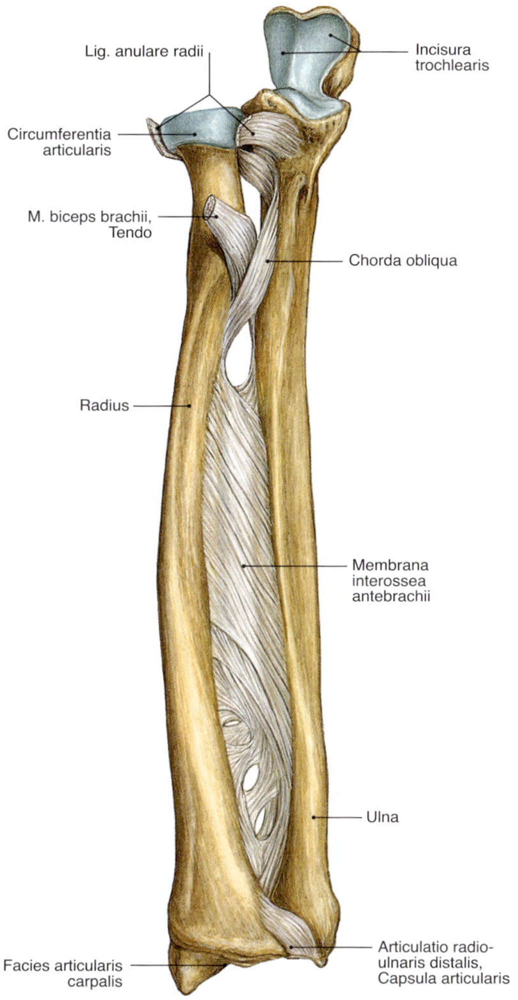

Abb. 305 Verbindungen der Knochen des Unterarms; in Supinationsstellung; von ventral.

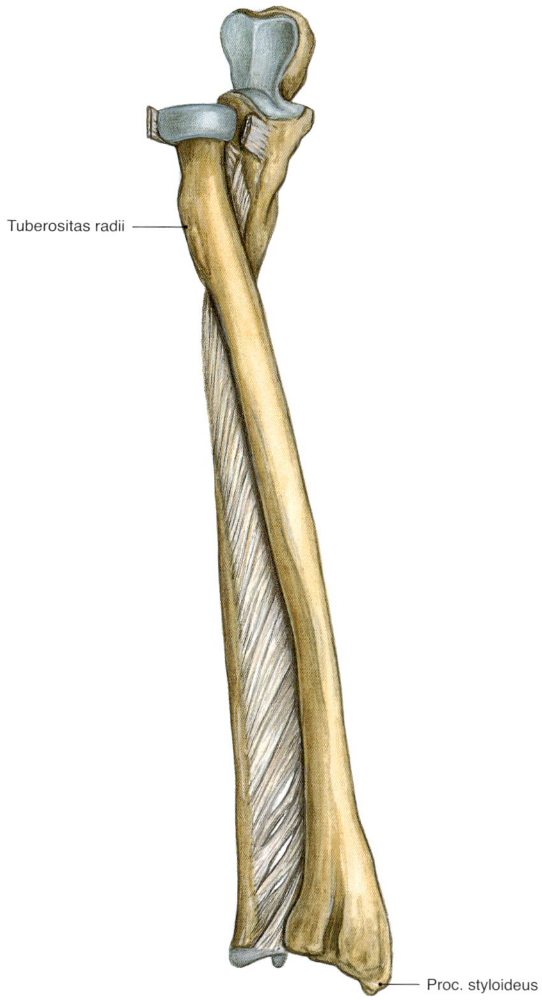

Abb. 306 Verbindungen der Knochen des Unterarms; in Pronationsstellung; Ulna von ventral, Radius von dorsal.

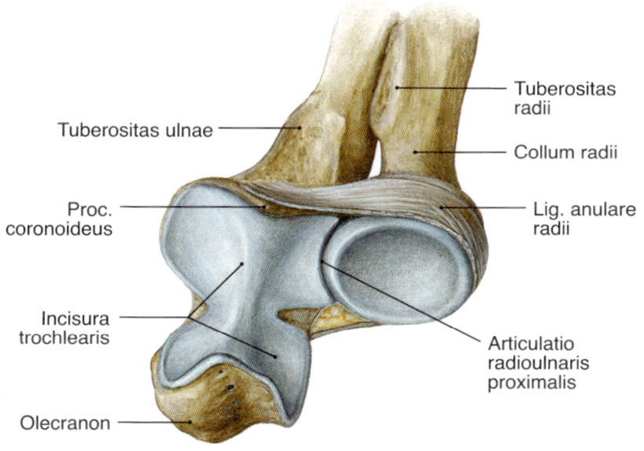

Abb. 307 Proximales Radioulnargelenk, Articulatio radioulnaris proximalis; von proximal ventral.

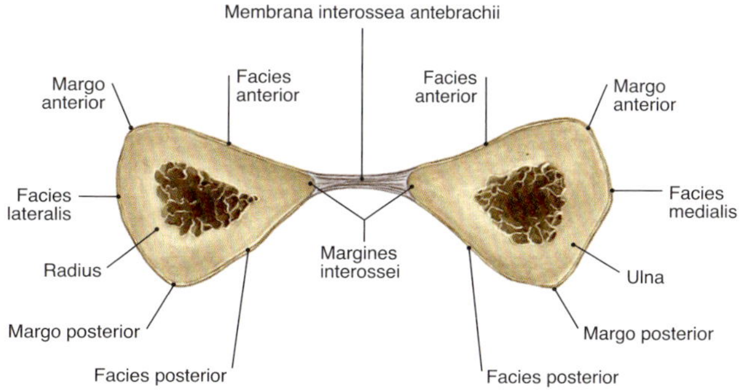

Abb. 308 Querschnitt durch die Unterarmknochen; von distal.

Ellbogengelenk, Schnitte und Röntgen

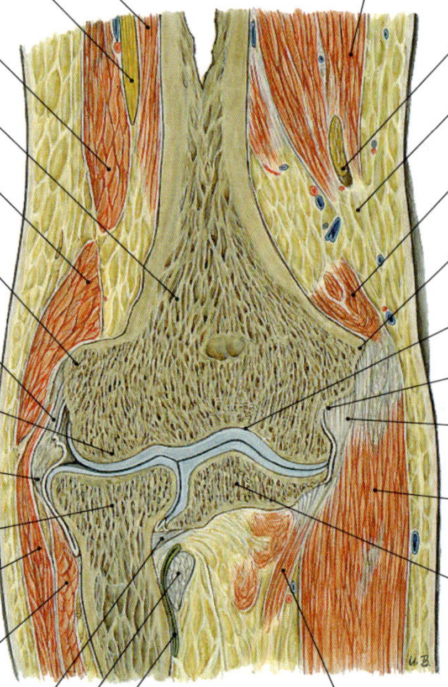

Abb. 309 Ellbogengelenk, Articulatio cubiti; Frontalschnitt.

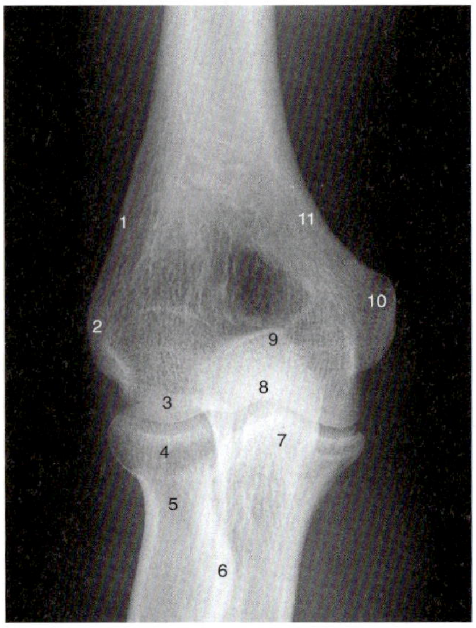

1 Crista supraepicondylaris lateralis
2 Epicondylus lateralis
3 Capitulum humeri
4 Caput radii
5 Collum radii
6 Tuberositas radii
7 Proc. coronoideus
8 Trochlea humeri
9 Olecranon
10 Epicondylus medialis
11 Crista supraepicondylaris medialis

Abb. 310 Ellbogengelenk, Articulatio cubiti; ap-Röntgenbild.

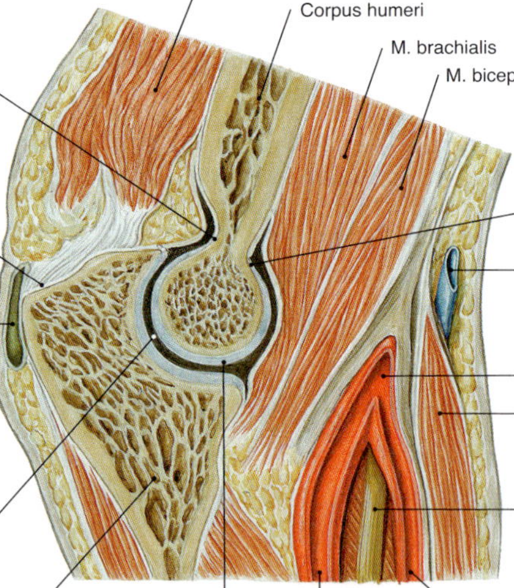

Abb. 311 Ellbogengelenk, Articulatio cubiti; Sagittalschnitt.

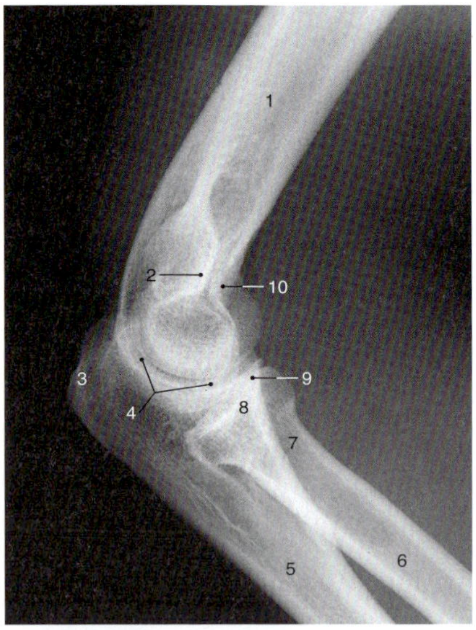

1 Humerus
2 Fossa olecrani
3 Olecranon
4 Incisura trochlearis
5 Ulna
6 Radius
7 Collum radii
8 Caput radii
9 Proc. coronoideus
10 Fossa coronoidea

Abb. 312 Ellbogengelenk, Articulatio cubiti; seitliches Röntgenbild.

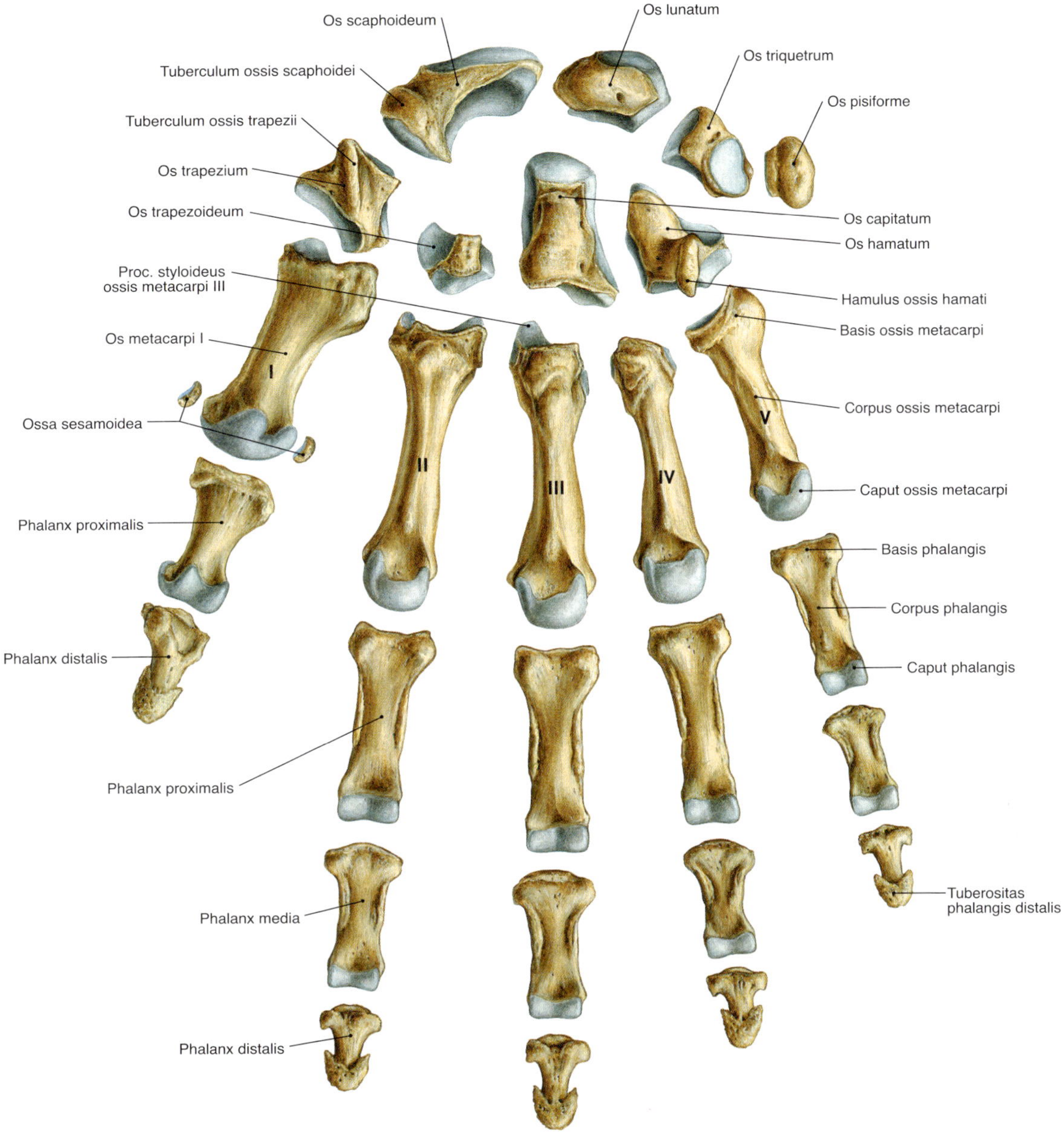

I Pollex [Digitus primus]
II Index [Digitus secundus]
III Digitus medius [tertius]
IV Digitus anularis [quartus]
V Digitus minimus [quintus]

Abb. 313 Knochen der Hand, Ossa manus; von palmar.

Handskelett

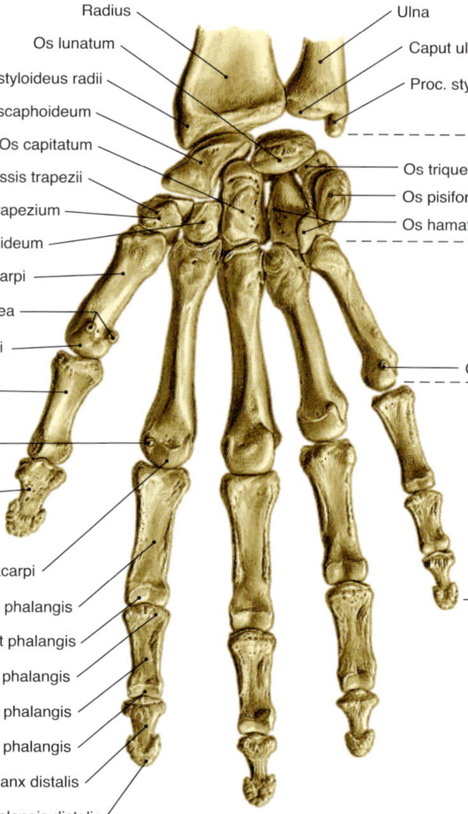

Abb. 314 Handskelett, Ossa manus; von palmar.

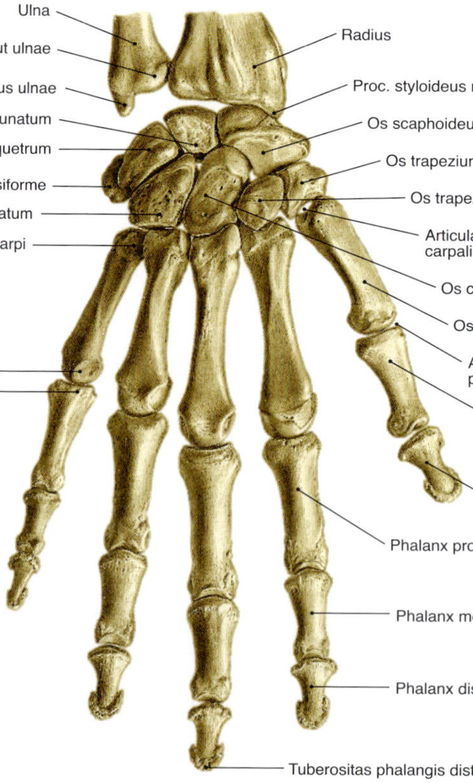

Abb. 315 Handskelett, Ossa manus; von dorsal.
* auch: Daumensattelgelenk
** auch: Daumengrundgelenk

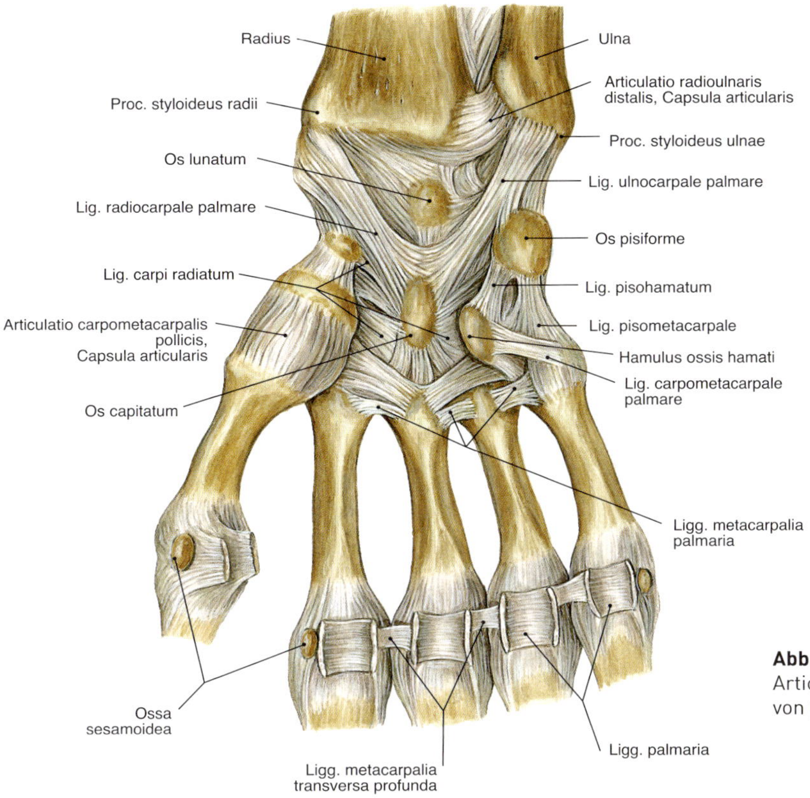

Abb. 316 Gelenke und Bänder der Hand, Articulationes und Ligamenta manus; von palmar.

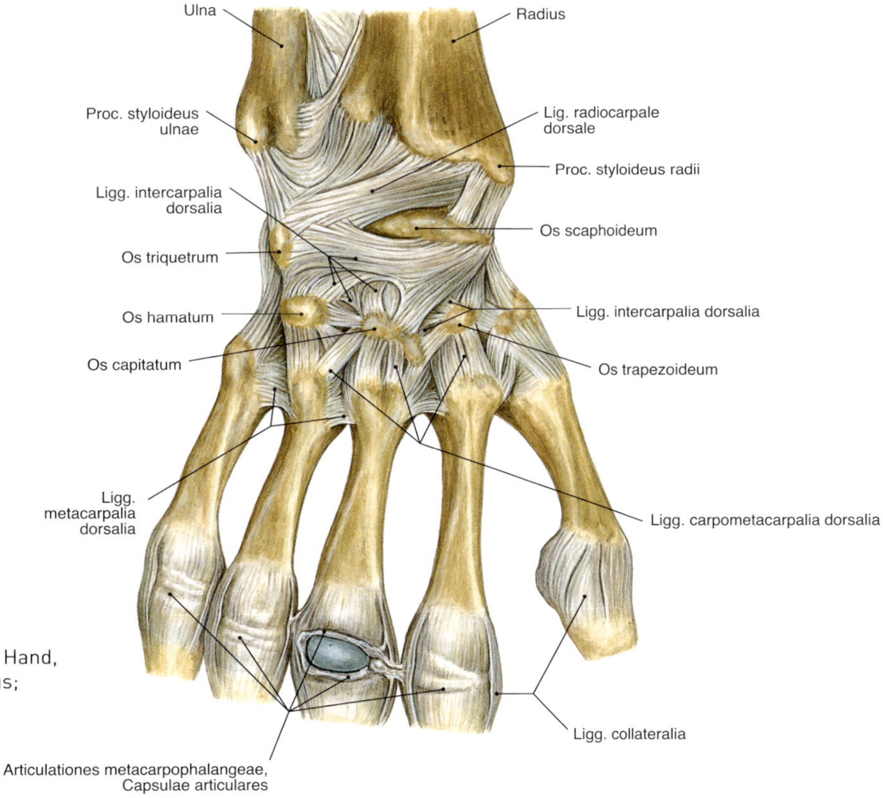

Abb. 317 Gelenke und Bänder der Hand, Articulationes und Ligamenta manus; von dorsal.

Handgelenke

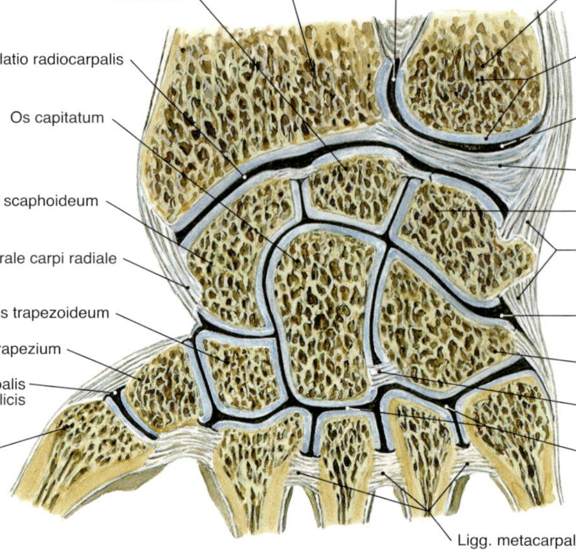

Abb. 318 Gelenke der Handwurzel, Articulationes carpi; Flächenschnitt parallel zum Handrücken.

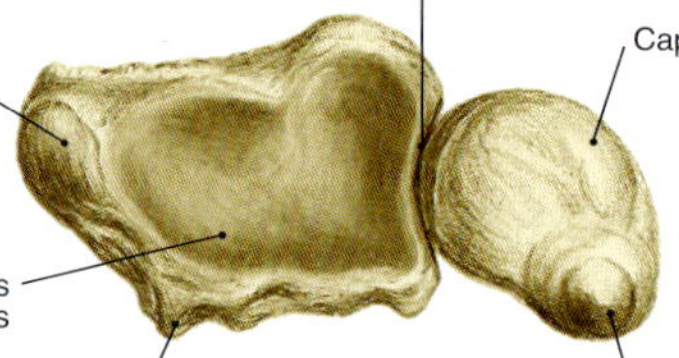

Abb. 319 Speiche und Elle, Radius und Ulna; von distal.

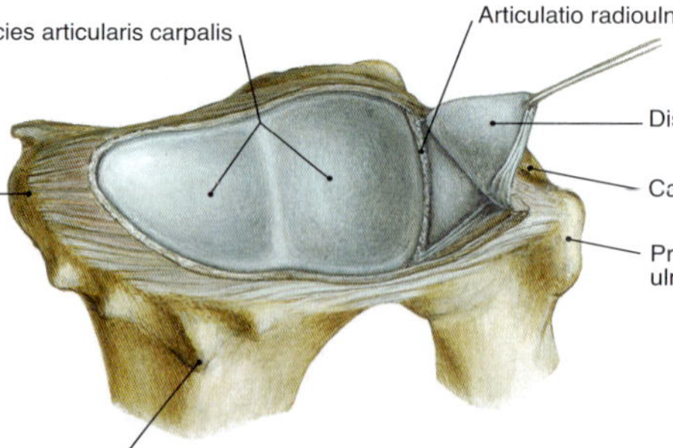

Abb. 320 Distales Radioulnargelenk, Articulatio radioulnaris distalis; von distal dorsal.

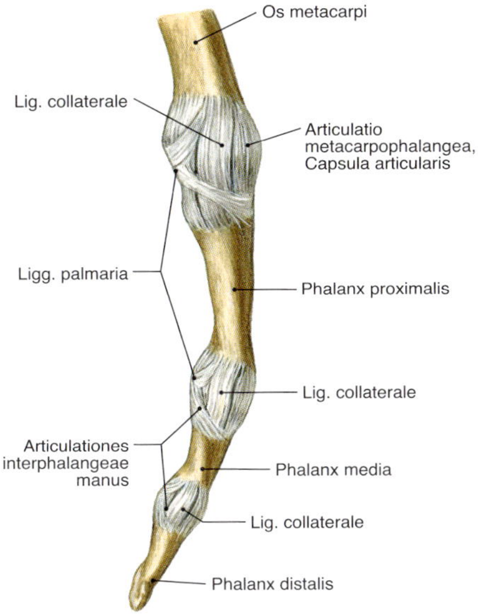

Abb. 321 Fingergelenke, Articulationes digiti; von lateral.

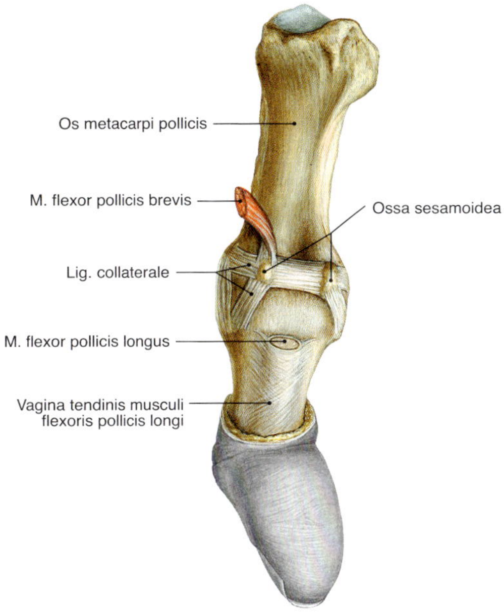

Abb. 322 Daumengrundgelenk, Articulatio metacarpophalangea pollicis; von radial palmar.

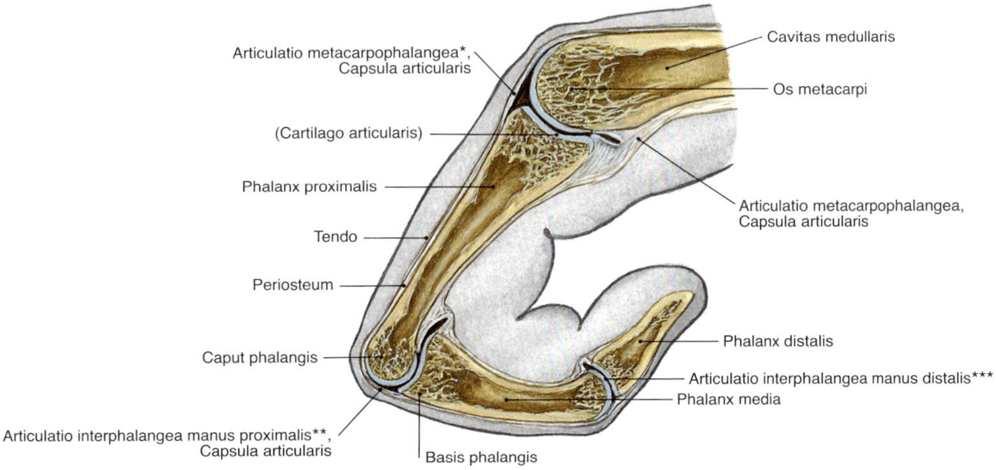

Abb. 323 Fingergelenke, Articulationes digiti; Sagittalschnitt; von lateral.

* klinisch: **MP** (= **M**etacarpo**p**halangealgelenk), Fingergrundgelenk
** klinisch: **PIP** (= **p**roximales **I**nter**p**halangealgelenk)
*** klinisch: **DIP** (= **d**istales **I**nter**p**halangealgelenk)

Handwurzel, Röntgen

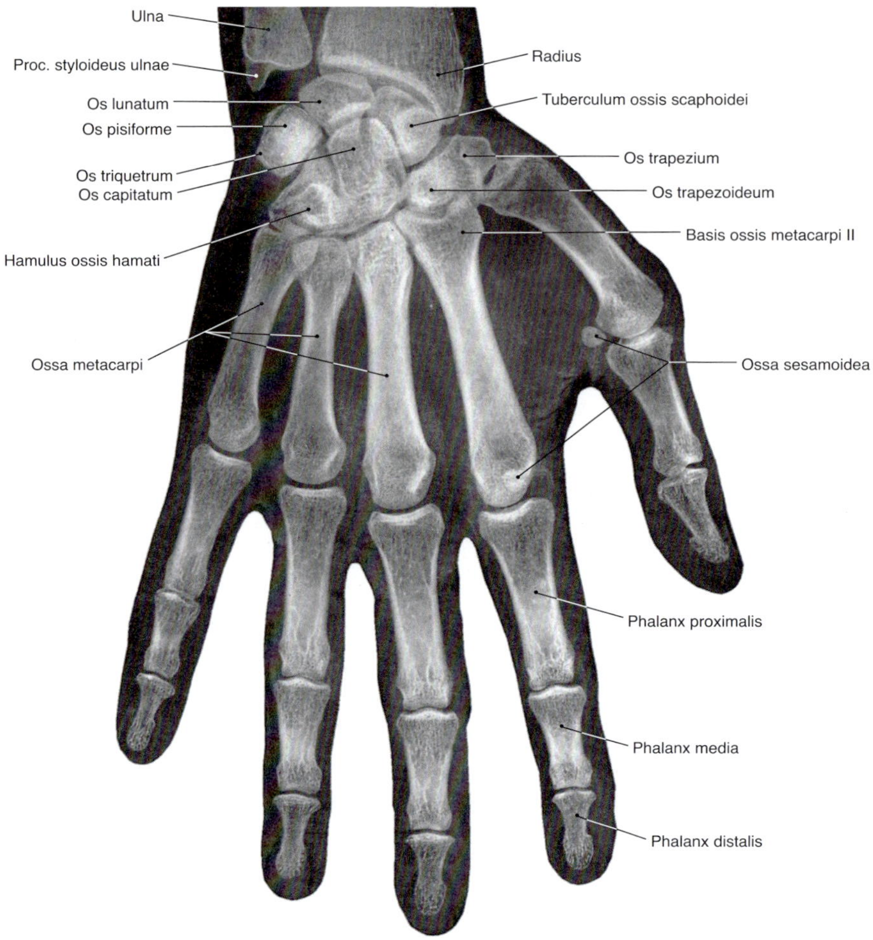

Abb. 324 Hand, Manus; pa-Röntgenbild. Beachte: Os pisiforme und Os triquetrum sind übereinander projiziert.

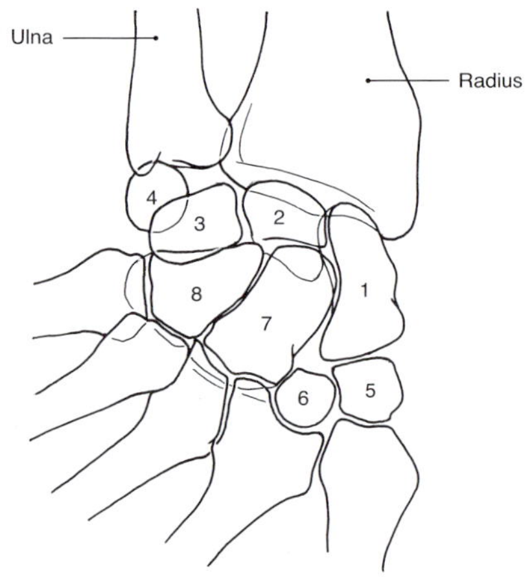

1 Os scaphoideum
2 Os lunatum
3 Os triquetrum
4 Os pisiforme
5 Os trapezium
6 Os trapezoideum
7 Os capitatum
8 Os hamatum

Abb. 325 Ulnarabduktion der Hand; Pause eines pa-Röntgenbildes.

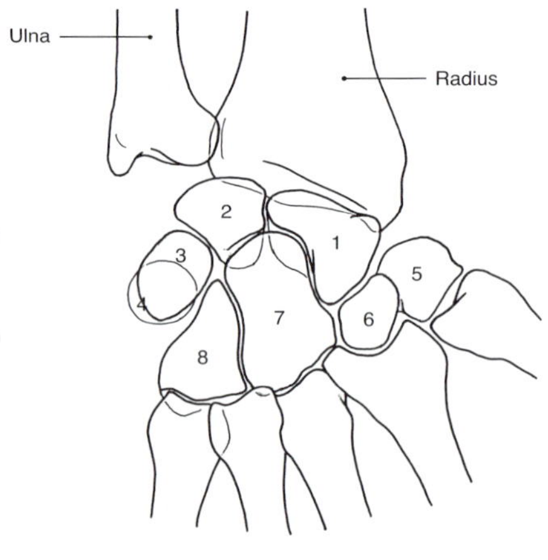

Abb. 326 Radialabduktion der Hand; Pause eines pa-Röntgenbildes.

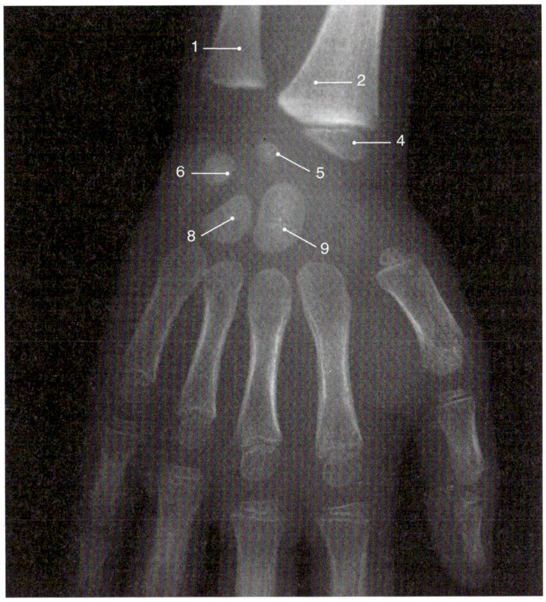

Abb. 327 Pa-Röntgenbild der Hand eines 4½-jährigen Jungen.

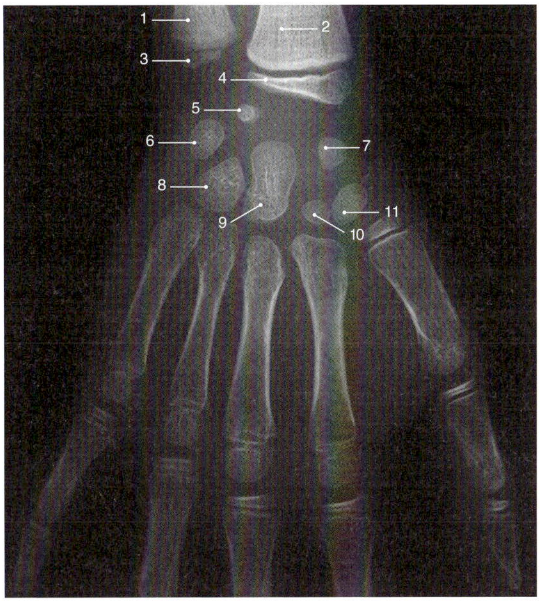

Abb. 328 Pa-Röntgenbild der Hand eines 7-jährigen Jungen.

1 Ulna, Diaphysis
2 Radius, Diaphysis
3 Ulna, Epiphysis distalis
4 Radius, Epiphysis distalis
5 Os lunatum
6 Os triquetrum
7 Os scaphoideum
8 Os hamatum
9 Os capitatum
10 Os trapezoideum
11 Os trapezium
12 Os pisiforme

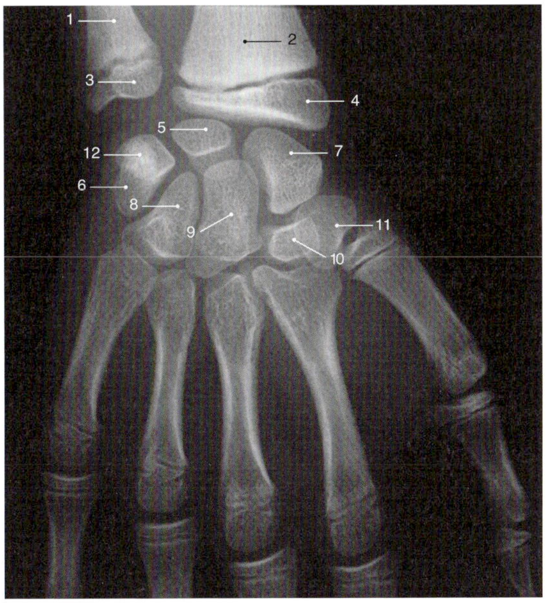

Abb. 329 Pa-Röntgenbild der Hand einer 11-jährigen Jugendlichen.

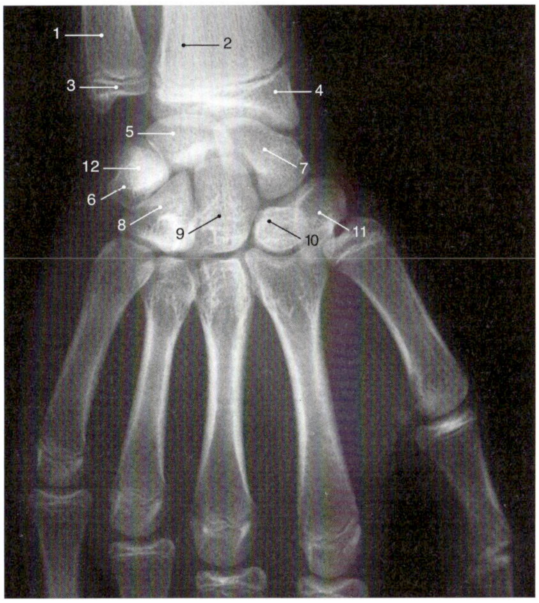

Abb. 330 Pa-Röntgenbild der Hand eines 13-jährigen Jugendlichen.

Armfaszien

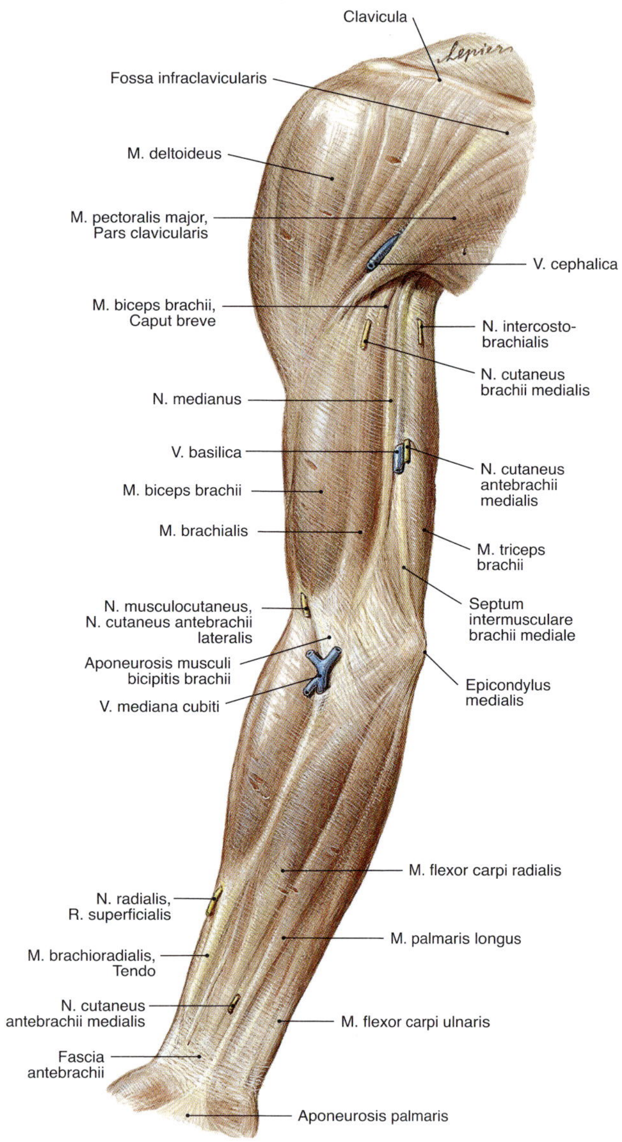

Abb. 331 Faszie der Beugerseite des Arms.

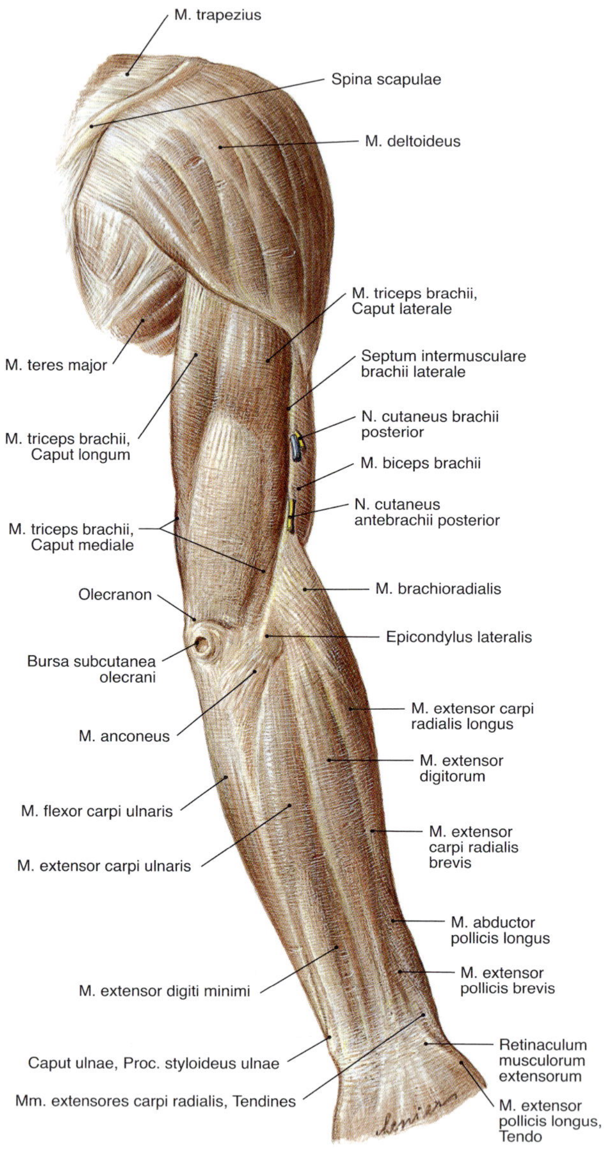

Abb. 332 Faszie der Streckerseite des Arms.

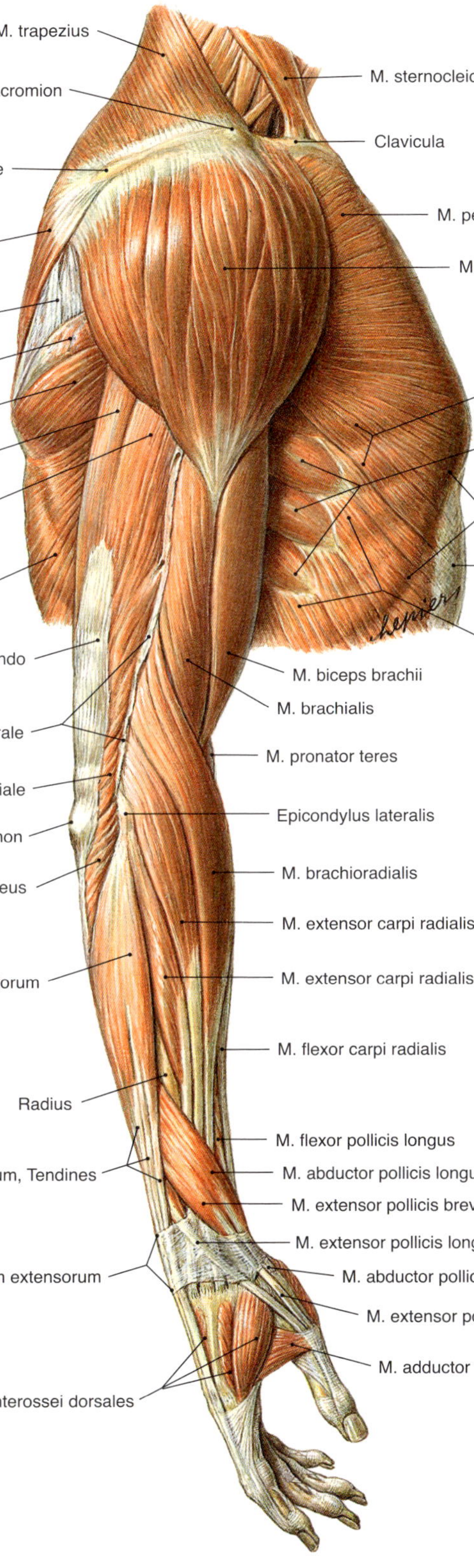

Abb. 333 Muskeln von Arm, Brustkorb und unterer Halsgegend.

→ T 26–T 38

Armmuskeln

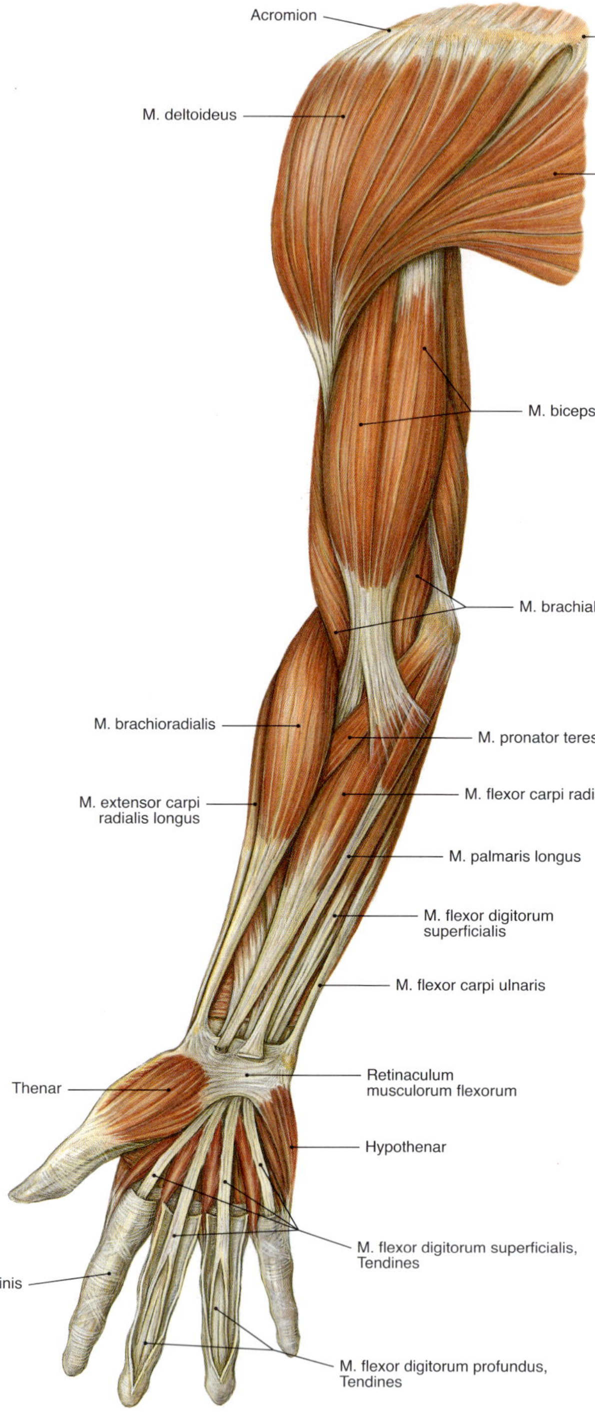

→ T 26–T 38

Abb. 334 Muskeln der Beugerseite des Arms.

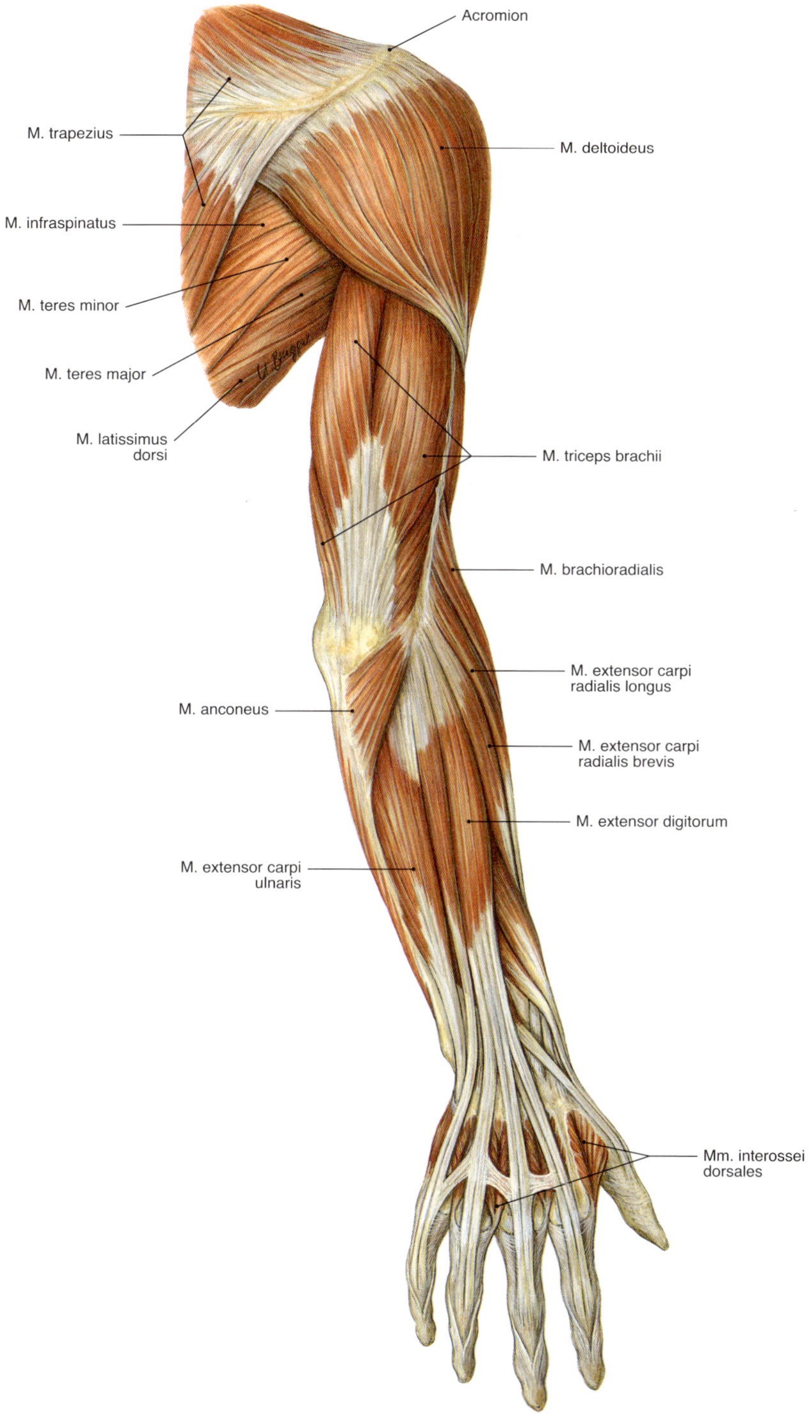

Abb. 335 Muskeln der Streckerseite des Arms.

→ T 26–T 38

Schultermuskeln

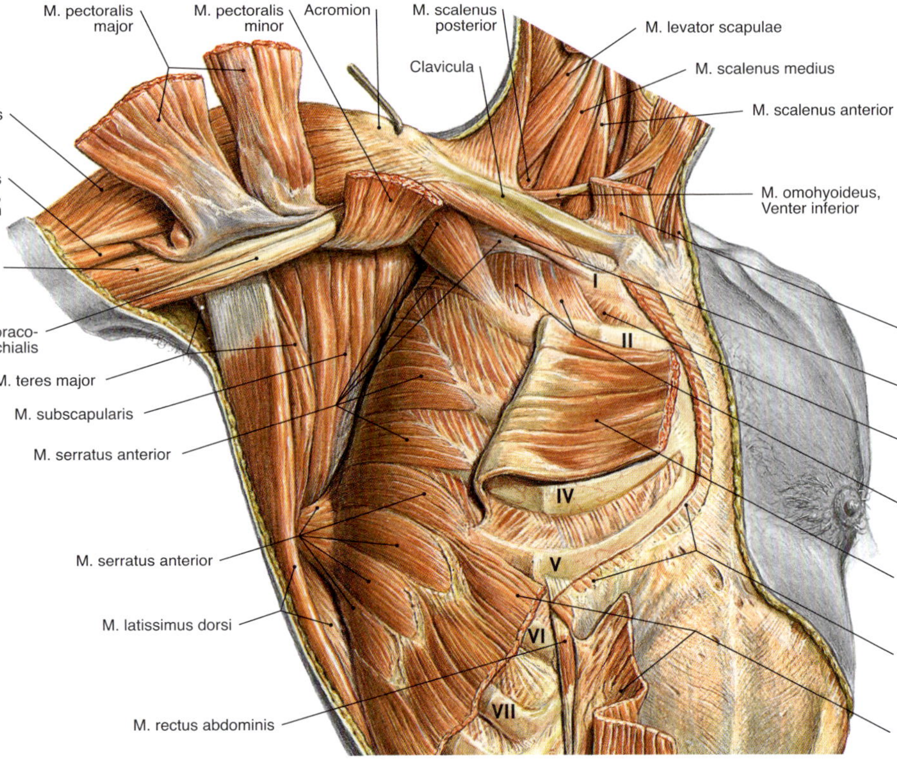

→ 204, 570, 571

Abb. 336 Muskeln von Arm, Brustkorb und unterer Halsgegend.
I, II, IV–VII bezeichnen die entsprechenden Rippen.

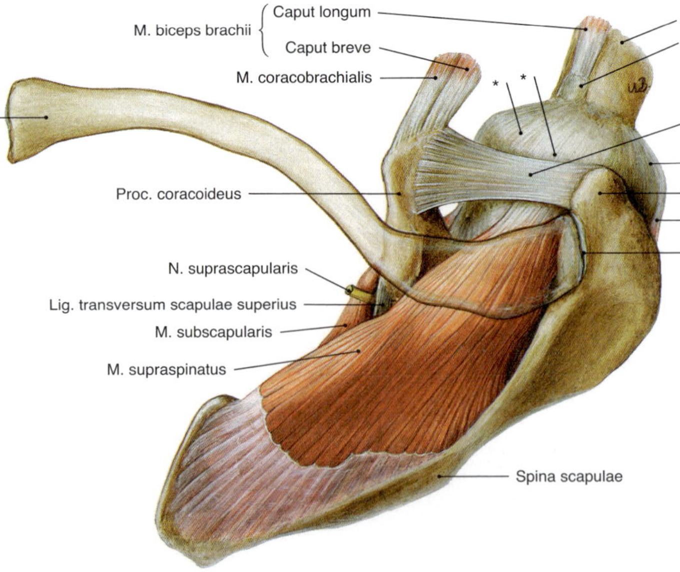

→ T 27

Abb. 337 Schulter und Schultermuskeln.
Die mit * gekennzeichneten Sehnen bilden die sog. Rotatorenmanschette.

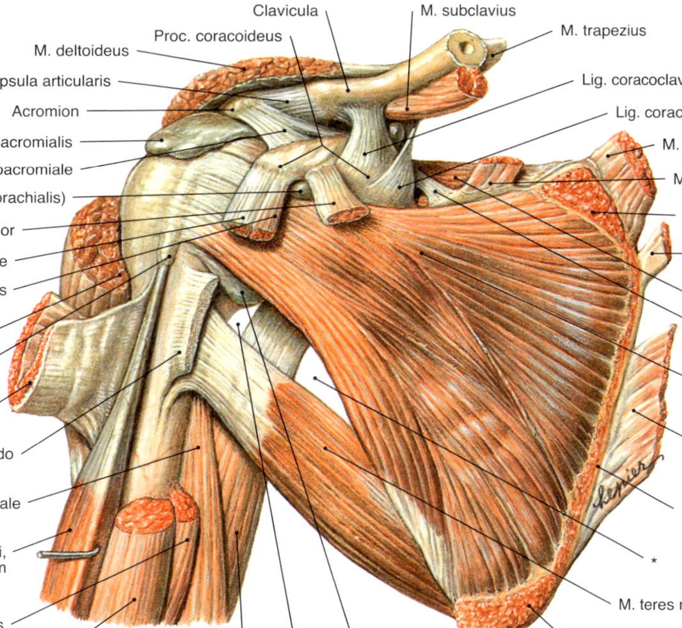

Abb. 338 Schulter und Schultermuskeln.
* mediale Achsellücke, Spatium axillare mediale
** laterale Achsellücke, Spatium axillare laterale

→ T26

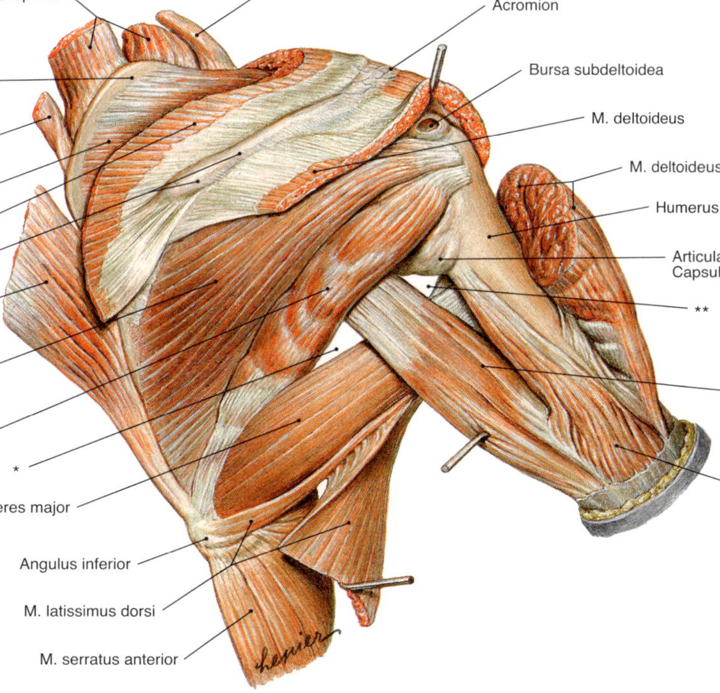

Abb. 339 Schulter und Schultermuskeln.
* mediale Achsellücke, Spatium axillare mediale
** laterale Achsellücke, Spatium axillare laterale

→ T28

Schultermuskeln

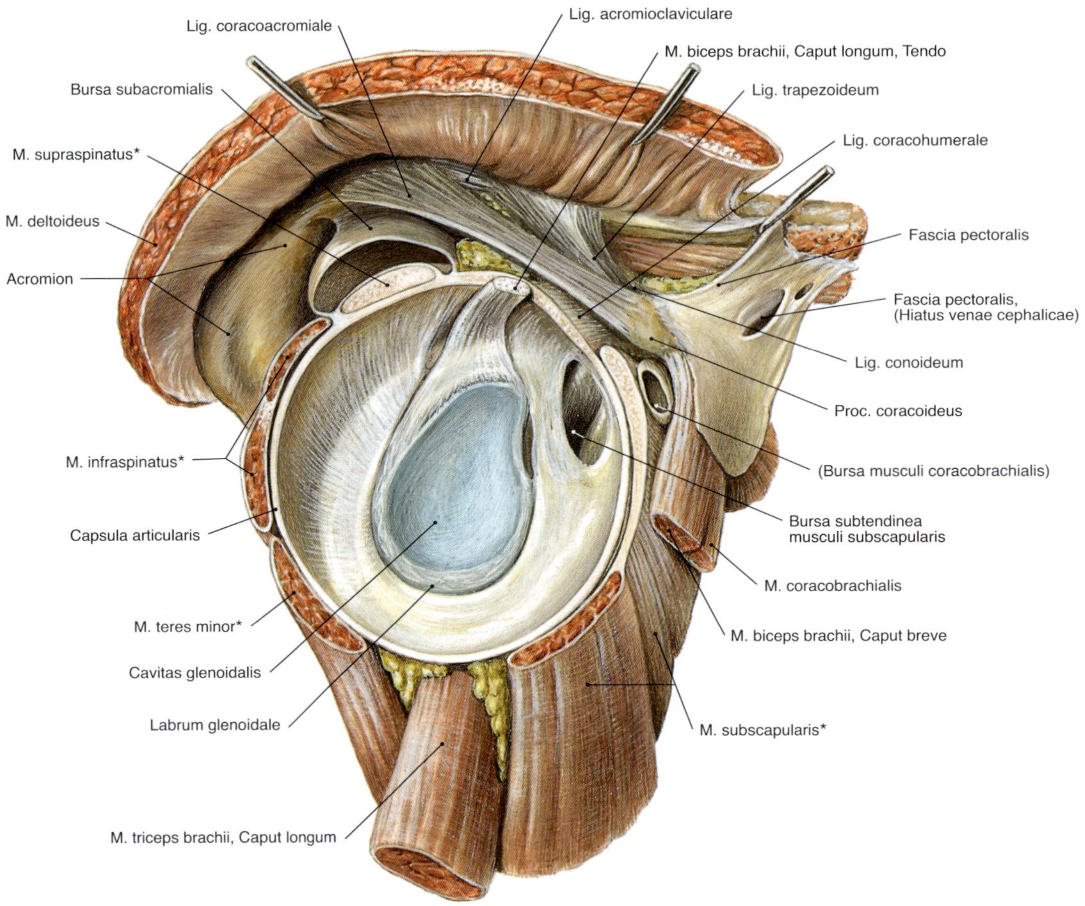

→ T 26–T 28

Abb. 340 Schultergelenk, Articulatio humeri; von lateral.
Die Sehnen der mit * gekennzeichneten Muskeln bilden die sog. Rotatorenmanschette.

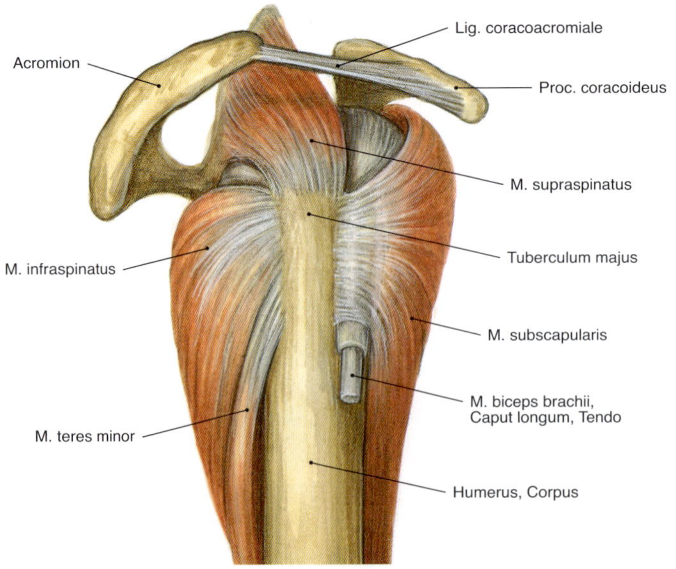

→ T 26–T 28

Abb. 341 Muskeln der sog. Rotatorenmanschette; von lateral.

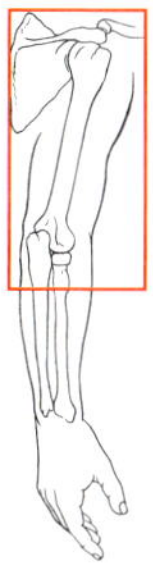

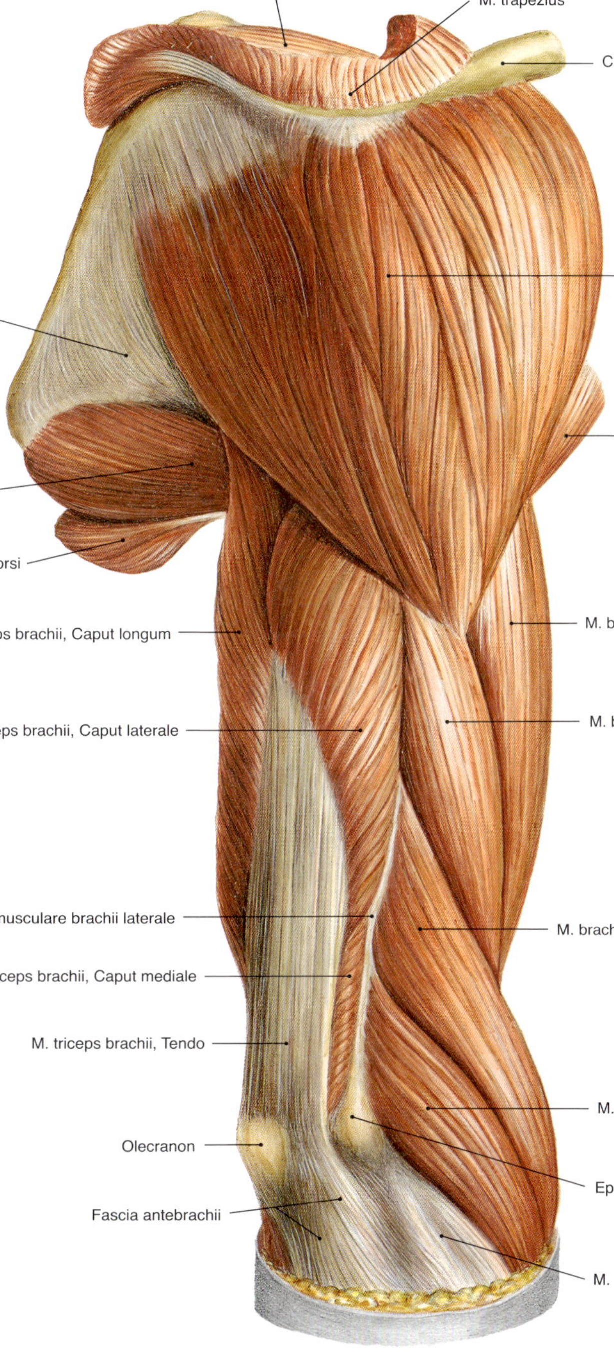

Abb. 342 Muskeln des Oberarms; oberflächliche Schicht; von lateral dorsal.

→ T 27, T 30

Ursprünge und Ansätze von Schulter- und Oberarmmuskeln

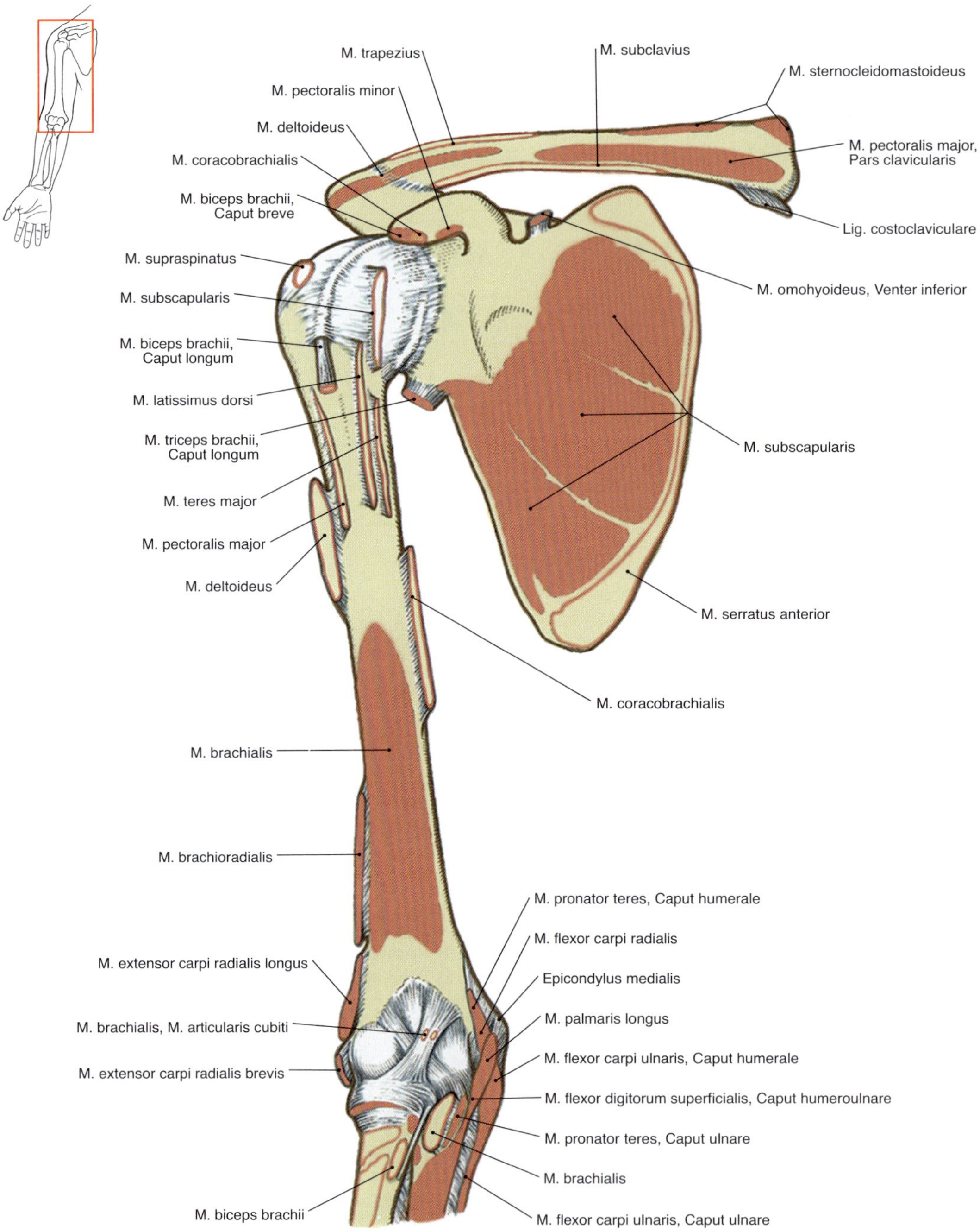

→ T 26–T 30

Abb. 343 Muskelursprünge und -ansätze an Clavicula, Scapula und Humerus (von mehrköpfigen Muskeln auch die Ursprungsgebiete an der Ulna).

Ursprünge und Ansätze von Schulter- und Oberarmmuskeln

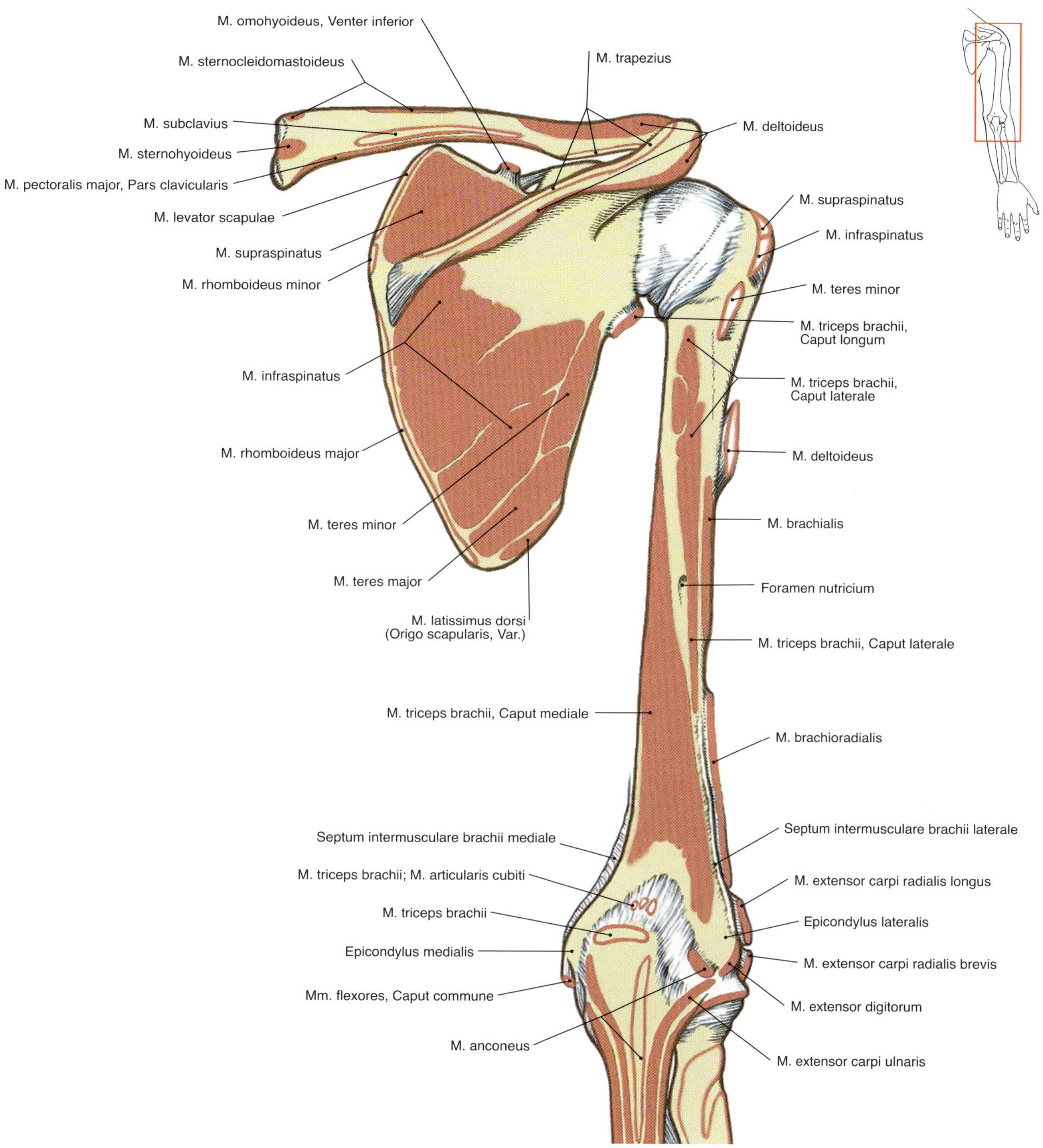

Abb. 344 Muskelursprünge und -ansätze an Clavicula, Scapula und Humerus (von mehrköpfigen Muskeln auch die Ursprungsgebiete an der Ulna).

→ T 26–T 30

Oberarmmuskeln

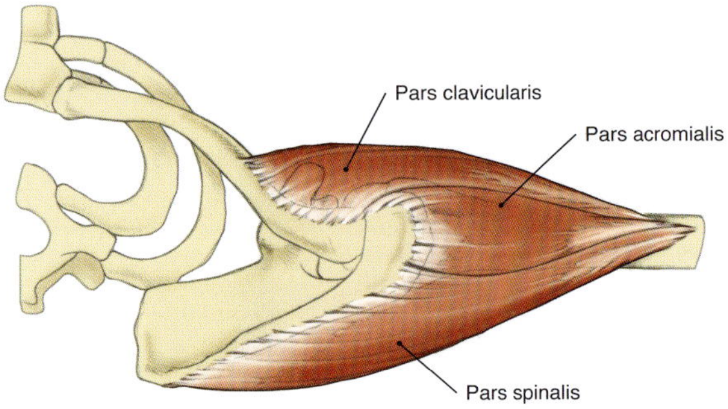

Abb. 345 M. deltoideus.

→ T 27

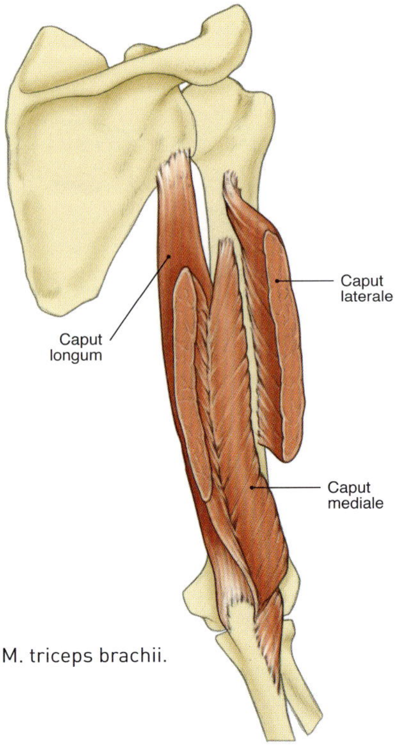

Abb. 346 M. triceps brachii.

→ T 30

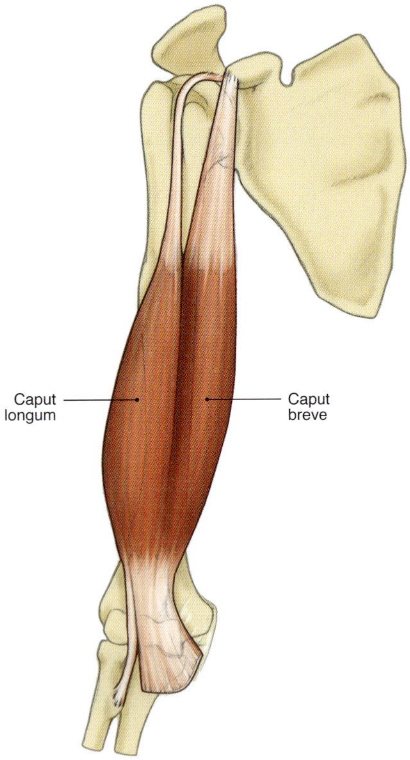

Abb. 347 M. biceps brachii.

→ T 29

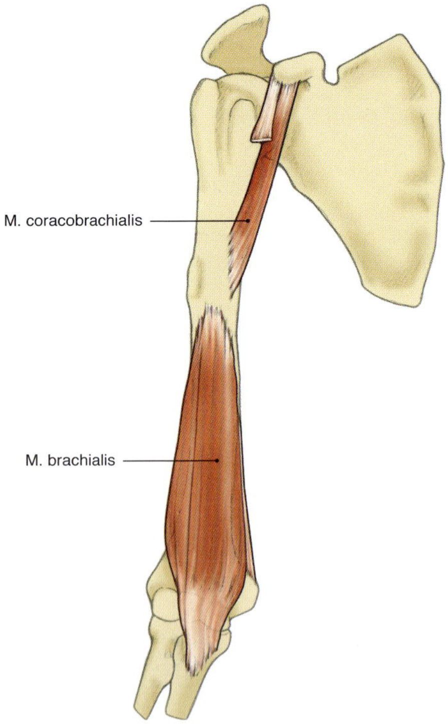

Abb. 348 M. brachialis und M. coracobrachialis.

→ T 29

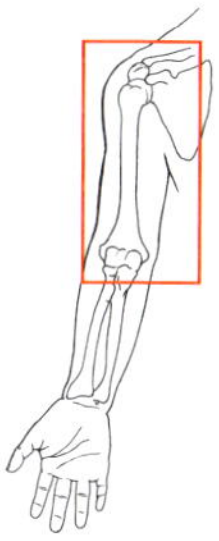

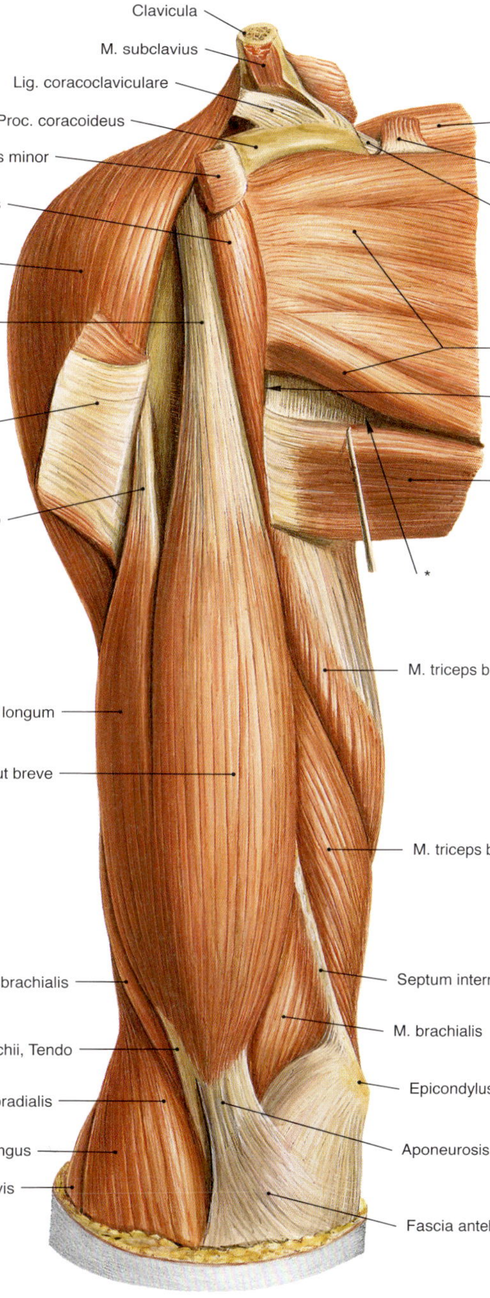

Abb. 349 Muskeln des Oberarms; Beugerseite, oberflächliche Schicht.
* mediale Achsellücke, Spatium axillare mediale
** laterale Achsellücke, Spatium axillare laterale

→ T 29

Oberarmmuskeln

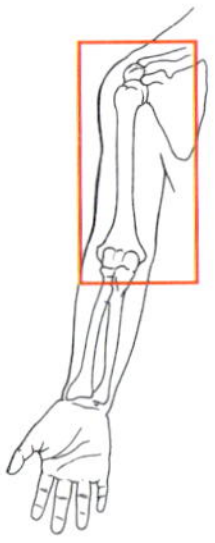

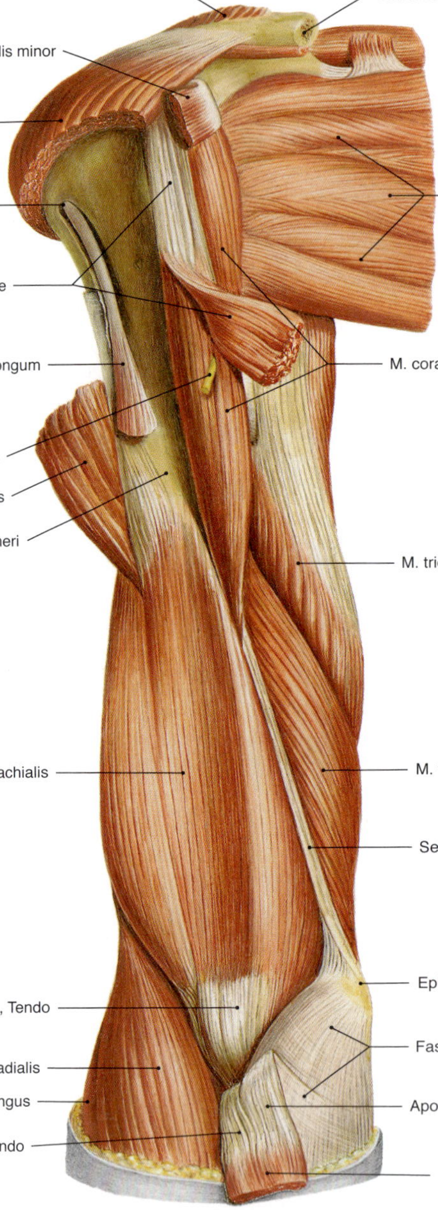

→ T 29

Abb. 350 Muskeln des Oberarms; Beugerseite, tiefe Schicht.

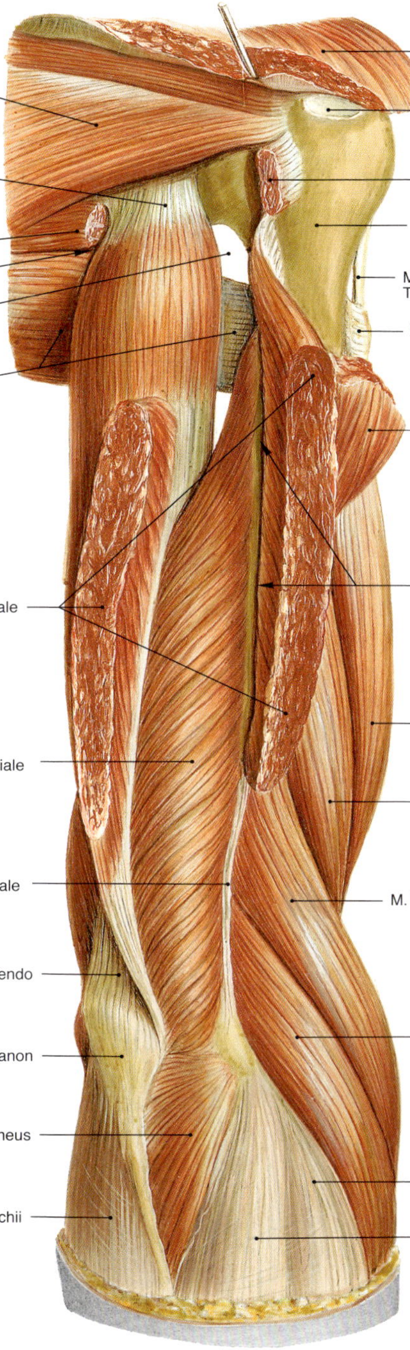

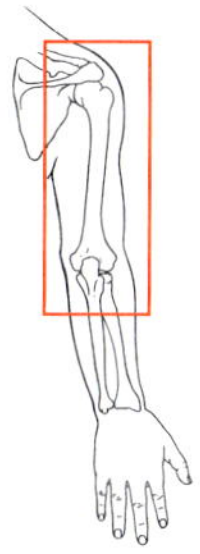

Abb. 351 Muskeln des Oberarms; Streckerseite, tiefe Schicht.
* mediale Achsellücke, Spatium axillare mediale
** laterale Achsellücke, Spatium axillare laterale

→ T 30

Ursprünge und Ansätze der ventralen Unterarmmuskeln

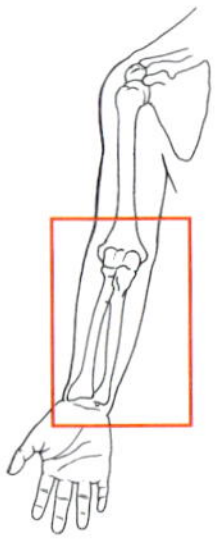

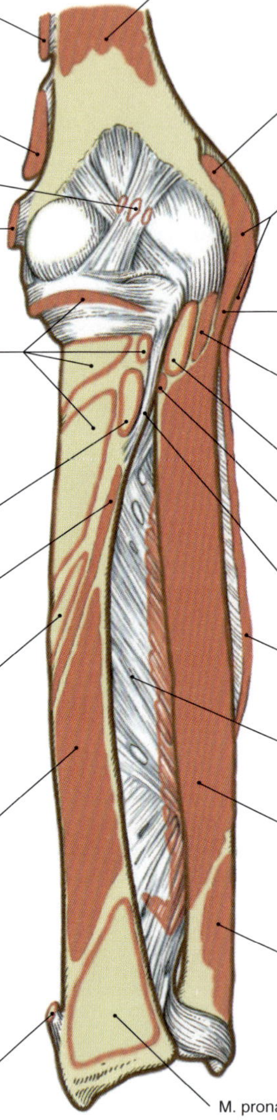

→ T 31–T 33

Abb. 352 Muskelursprünge und -ansätze an Radius, Ulna und am distalen Ende des Humerus.

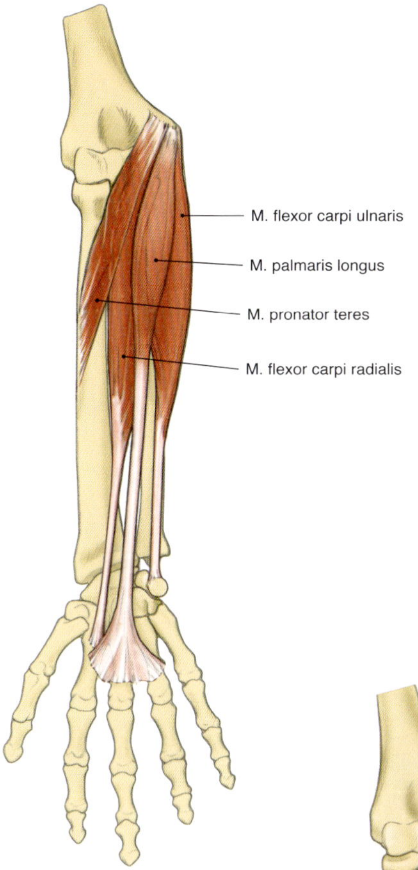

Abb. 353 Ventrale Muskeln des Unterarms; oberflächliche Schicht.

→ T 31

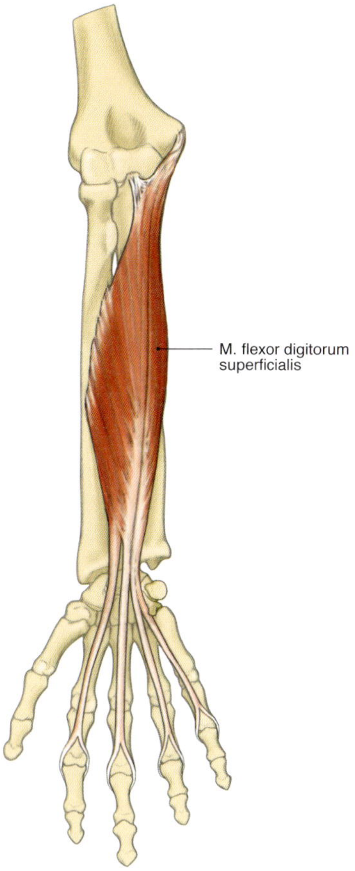

Abb. 354 Ventrale Muskeln des Unterarms; mittlere Schicht.

→ T 32

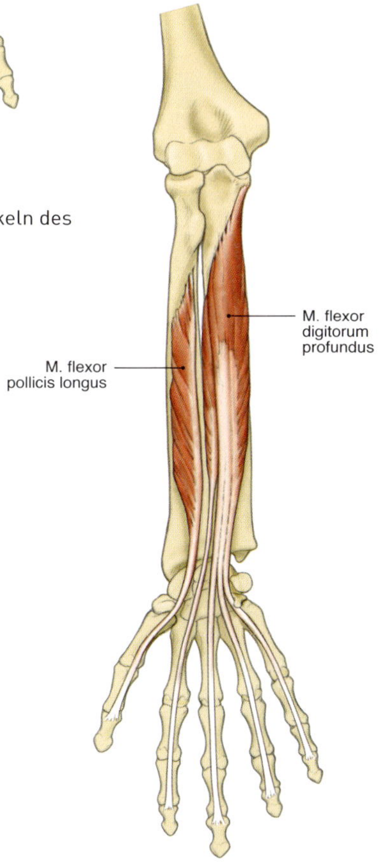

Abb. 355 Ventrale Muskeln des Unterarms; tiefe Schicht.

→ T 31, T 32

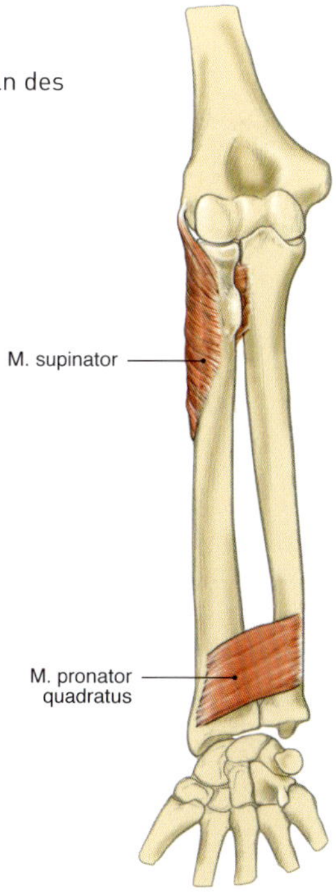

Abb. 356 Ventrale Muskeln des Unterarms; tiefste Schicht.

→ T 31, T 35

Unterarmmuskeln

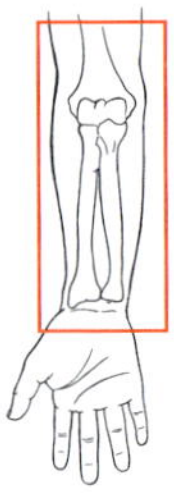

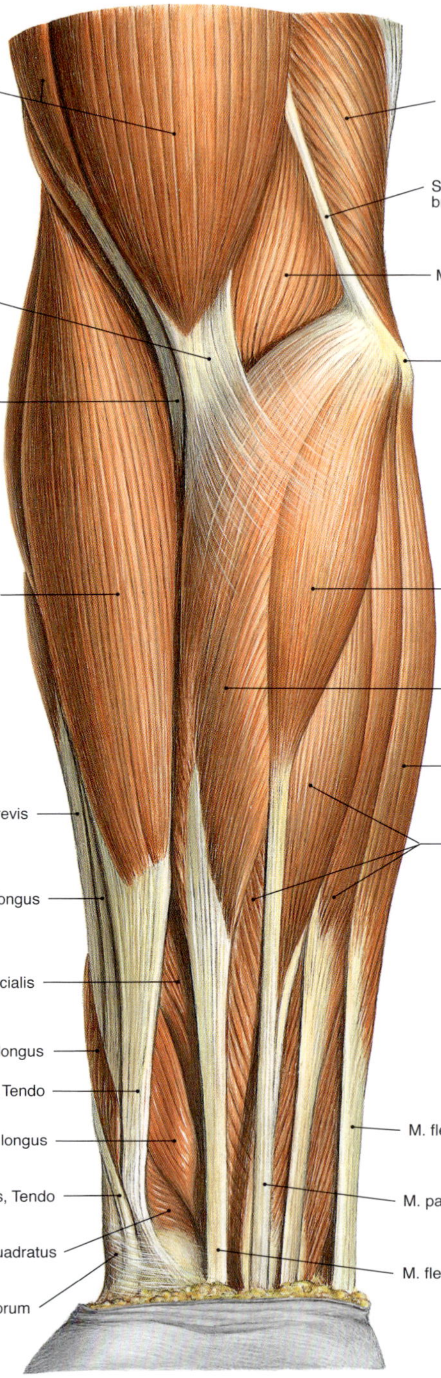

→ T 31

Abb. 357 Muskeln des Unterarms; Beugerseite, oberflächliche Schicht.

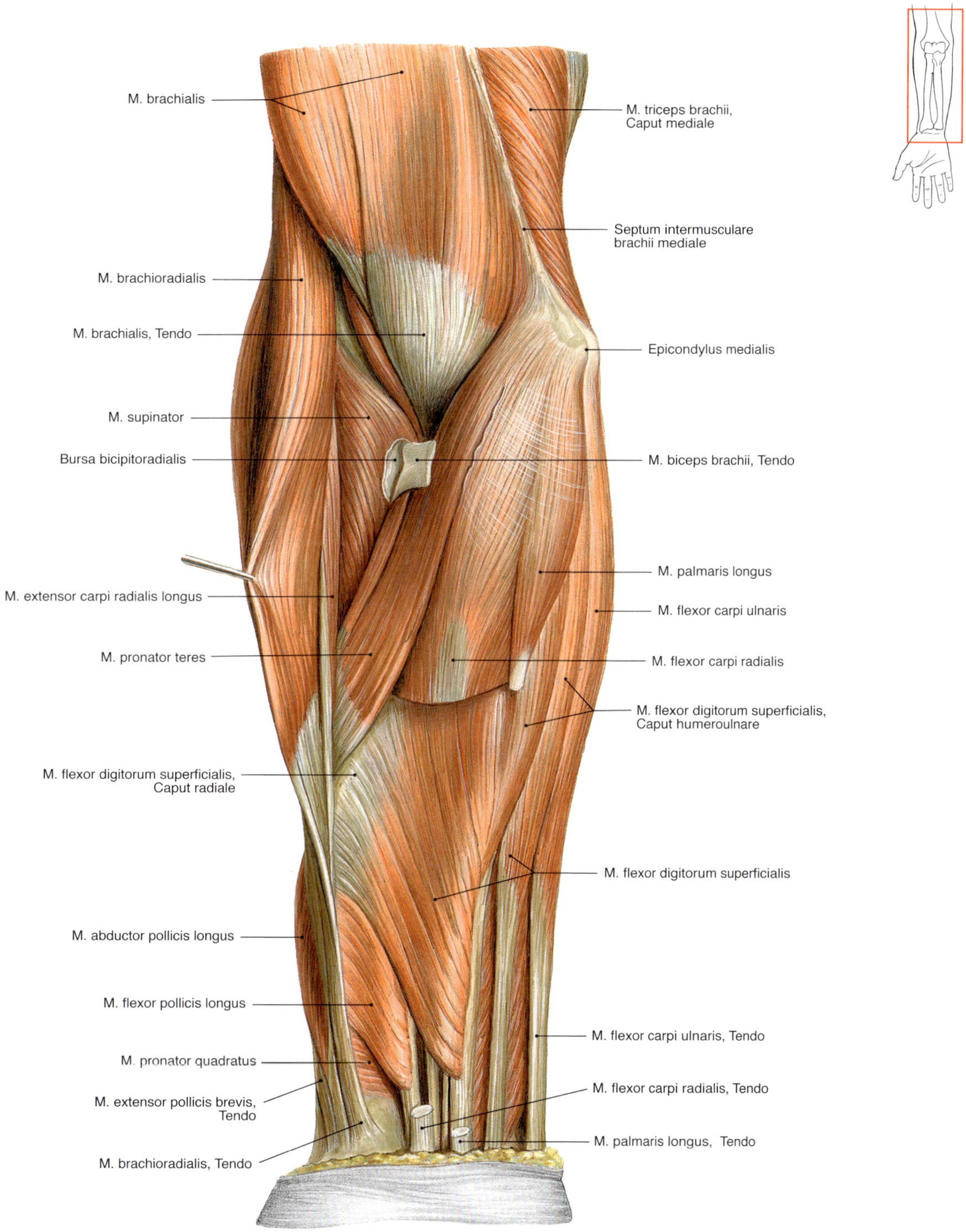

Abb. 358 Muskeln des Unterarms; Beugerseite, mittlere Schicht.

→ T31

Unterarmmuskeln

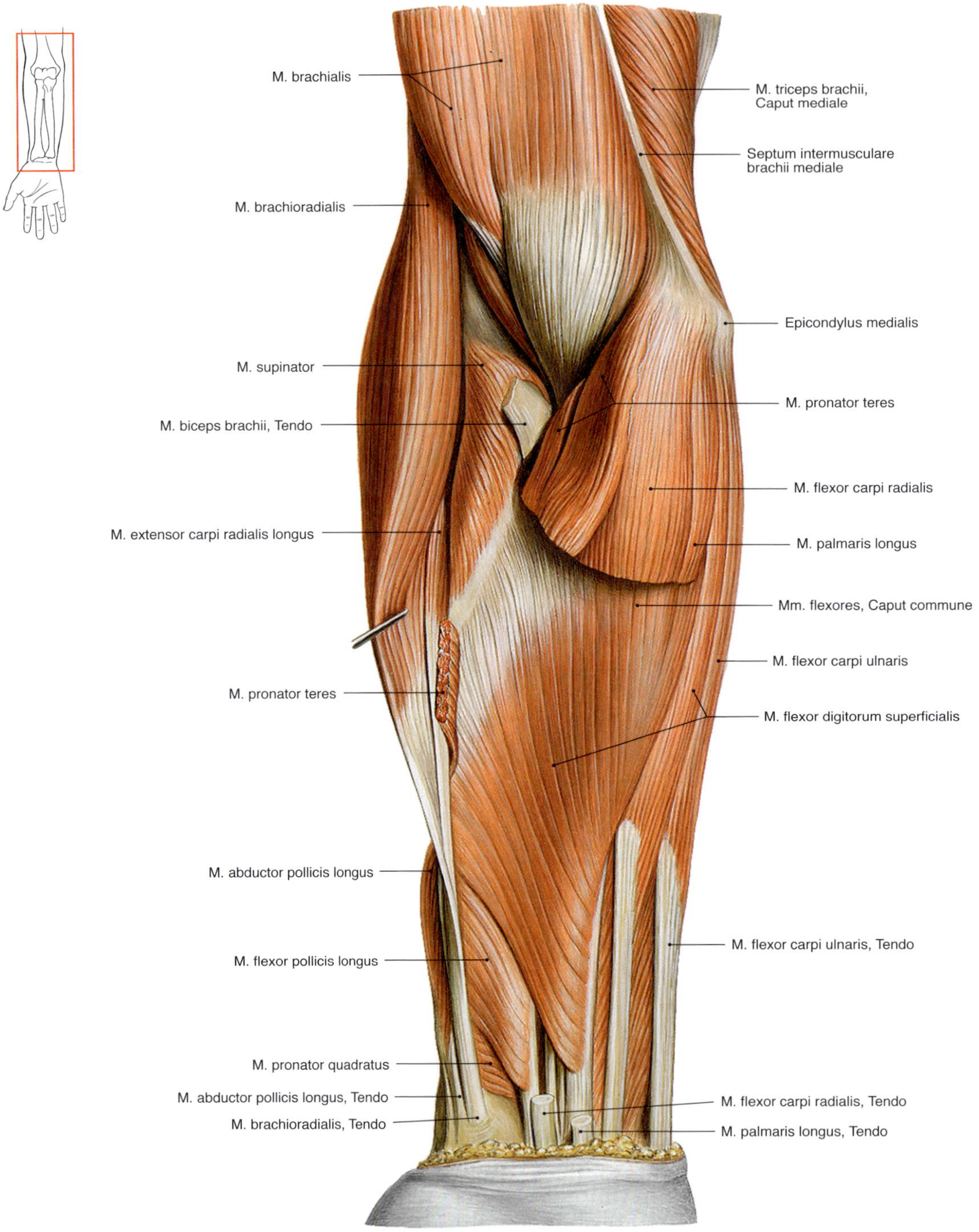

→ T 31, T 32

Abb. 359 Muskeln des Unterarms; Beugerseite, mittlere Schicht nach Durchtrennung des M. pronator teres.

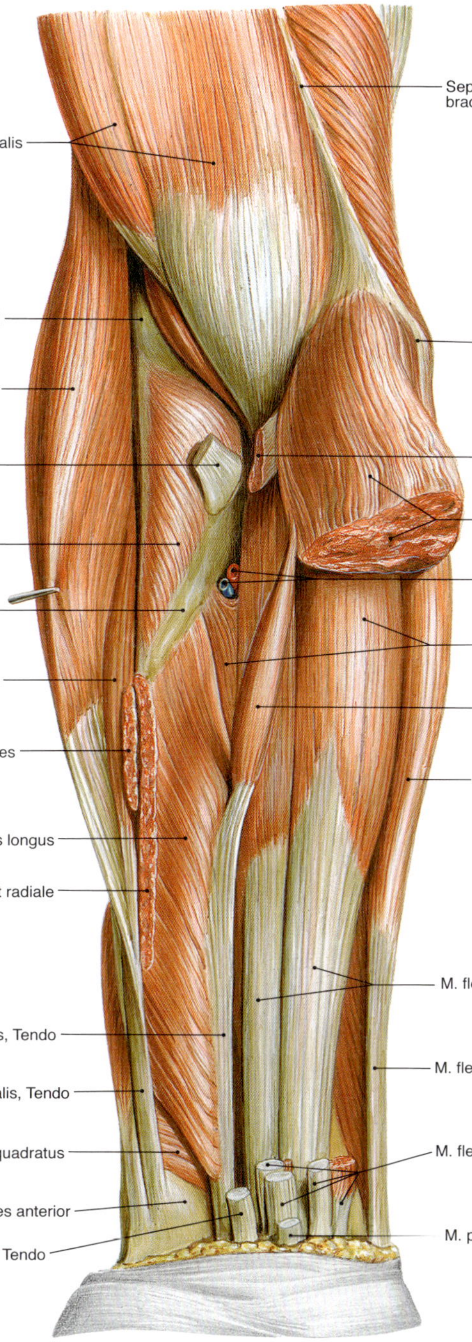

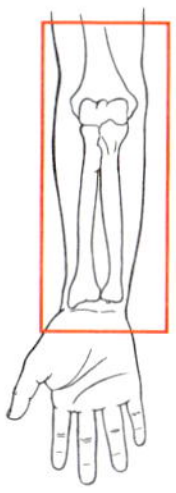

Abb. 360 Muskeln des Unterarms; Beugerseite, tiefe Schicht .

→ T 32

Ursprünge und Ansätze der dorsalen Unterarmmuskeln

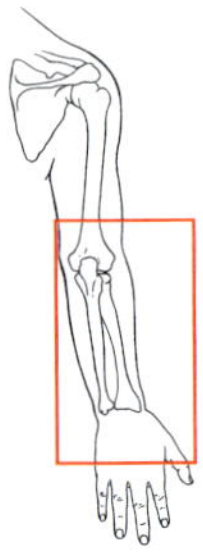

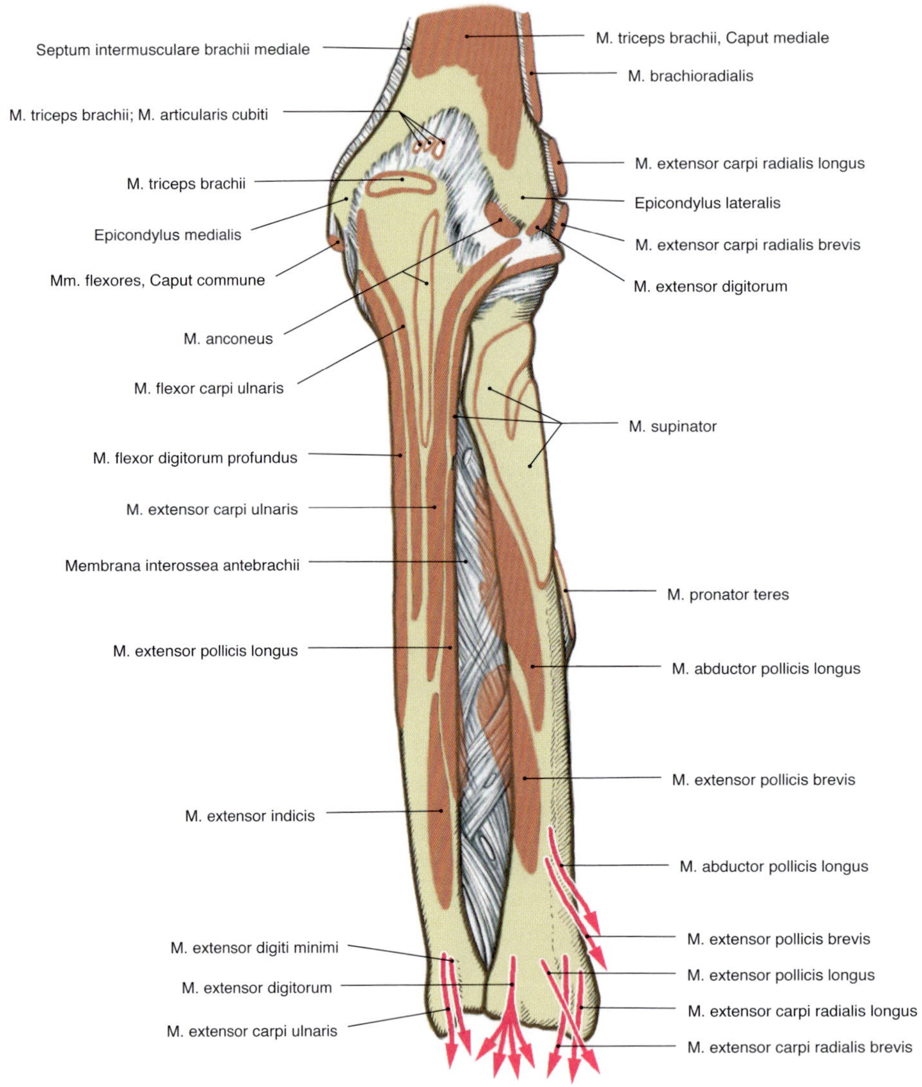

→ T 34, T 35

Abb. 361 Muskelursprünge und -ansätze an Radius, Ulna und am distalen Ende des Humerus.

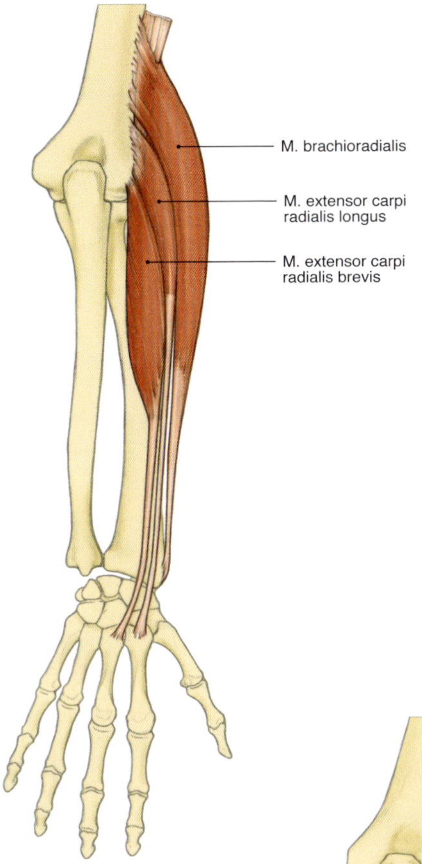

Abb. 362 Radiale Muskeln des Unterarms.

→ T 33

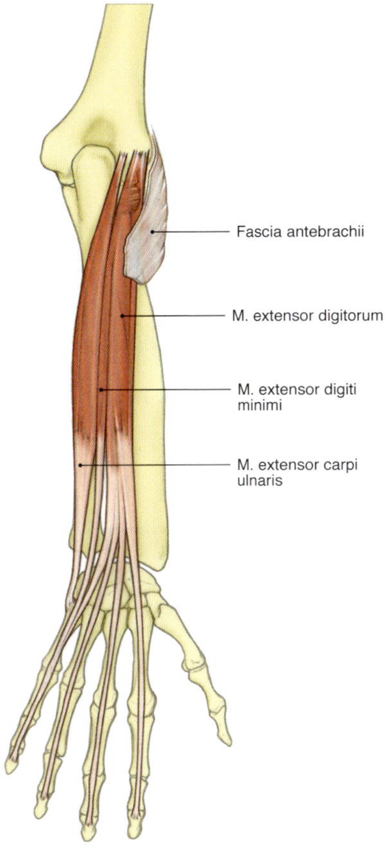

Abb. 363 Dorsale Muskeln des Unterarms; oberflächliche Schicht.

→ T 34

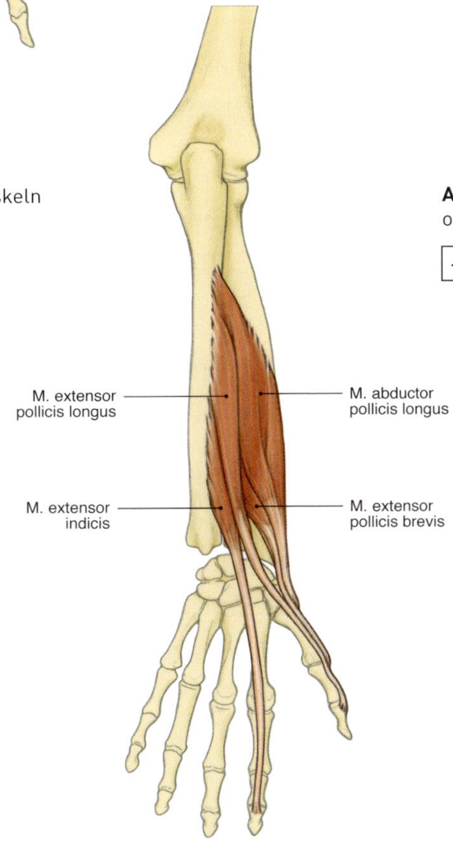

Abb. 364 Dorsale Muskeln des Unterarms; mittlere Schicht.

→ T 35

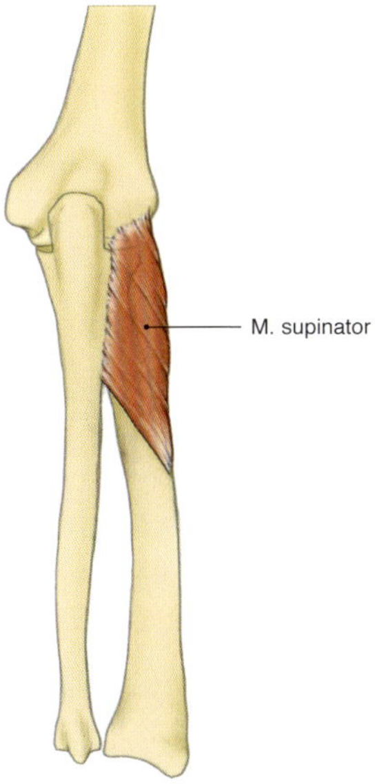

Abb. 365 Dorsale Muskeln des Unterarms; tiefe Schicht.

→ T 35

Unterarmmuskeln

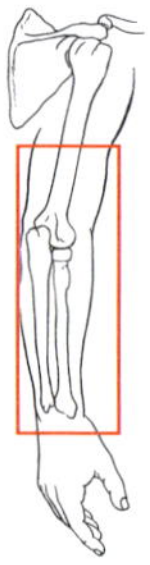

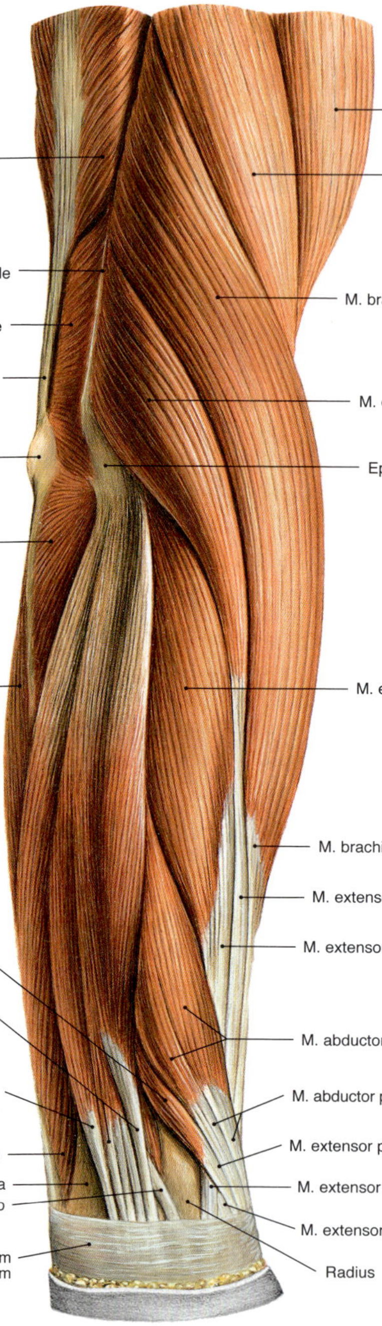

→ T 33

Abb. 366 Muskeln des Unterarms und des distalen Anteils des Oberarms; von lateral.
Der Unterarm befindet sich in Mittelstellung zwischen Supination und Pronation.

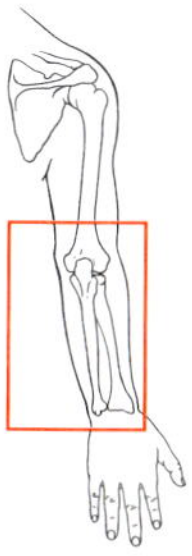

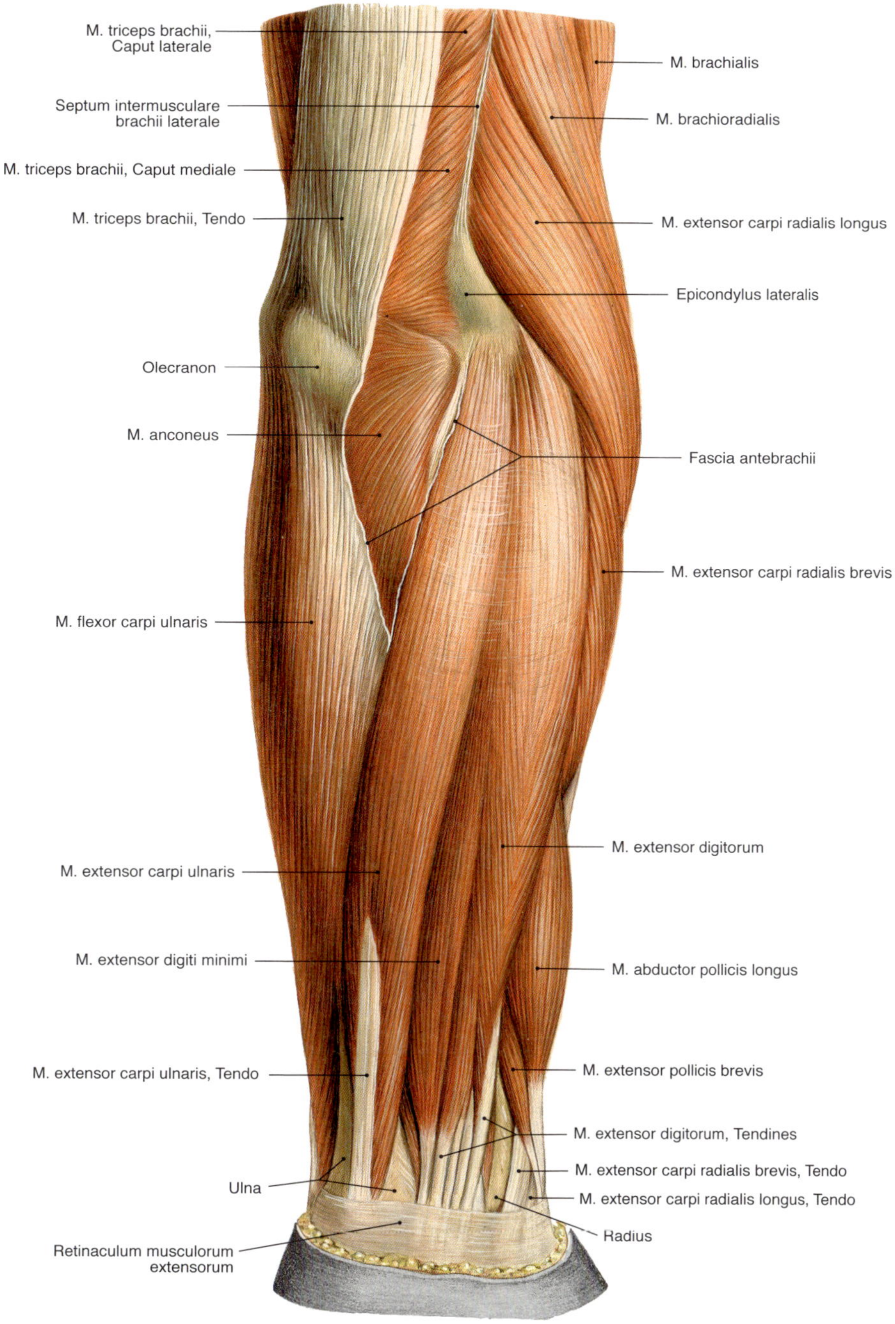

Abb. 367 Muskeln des Unterarms und des distalen Anteils des Oberarms; Streckerseite, oberflächliche Schicht. Der Unterarm befindet sich in Mittelstellung zwischen Supination und Pronation.

→ T 34

Unterarmmuskeln

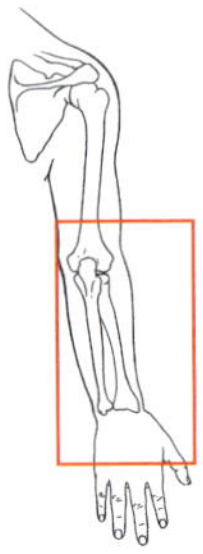

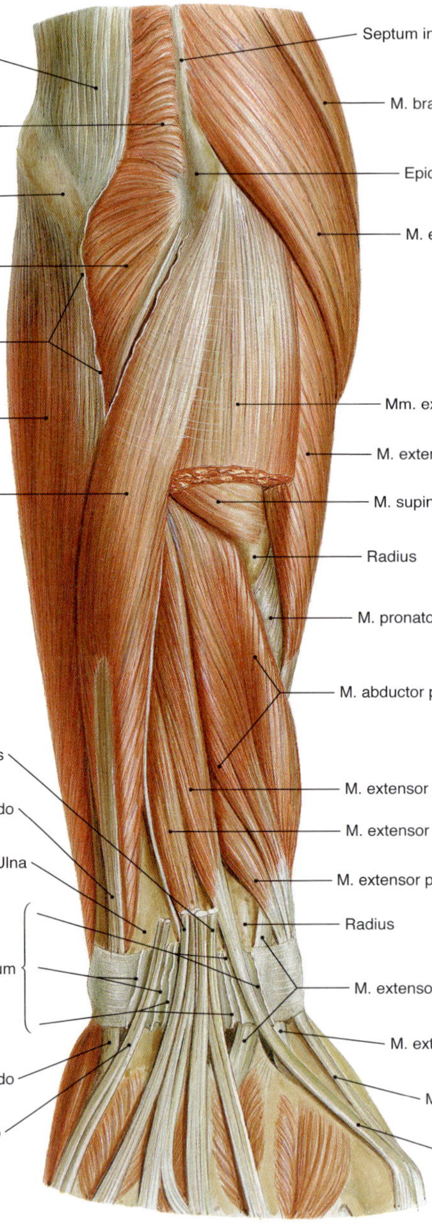

→ T 34, T 35

Abb. 368 Muskeln des Unterarms; Streckerseite, mittlere Schicht.
Der Unterarm befindet sich in Mittelstellung zwischen Supination und Pronation.

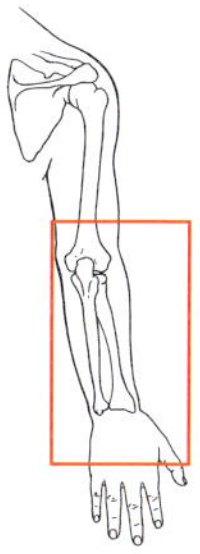

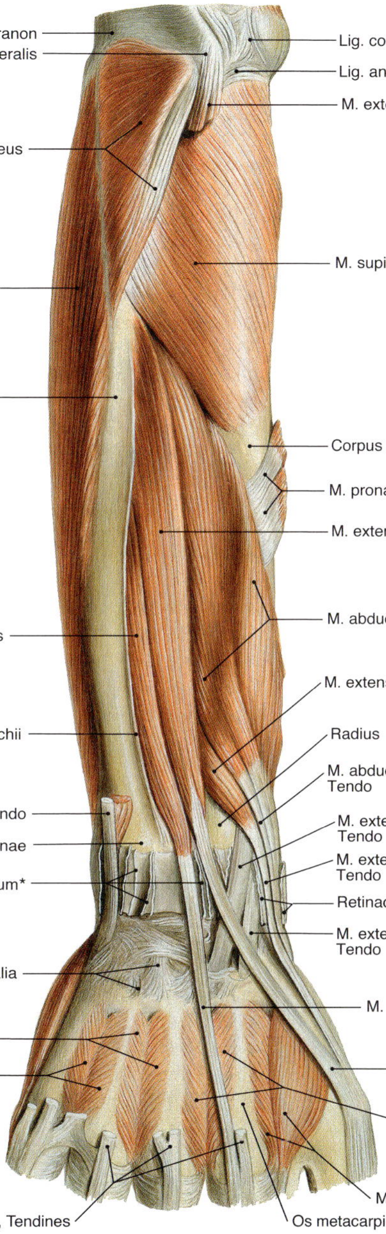

Abb. 369 Muskeln des Unterarms und der Hand; Streckerseite, tiefe Schicht.
Der Unterarm befindet sich in Mittelstellung zwischen Supination und Pronation.
* Die vom Retinaculum musculorum extensorum gebildeten Sehnenscheidenfächer sind der Länge nach eröffnet.

→ T 35

Unterarmmuskeln

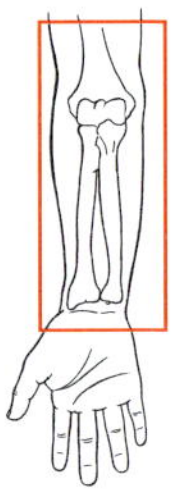

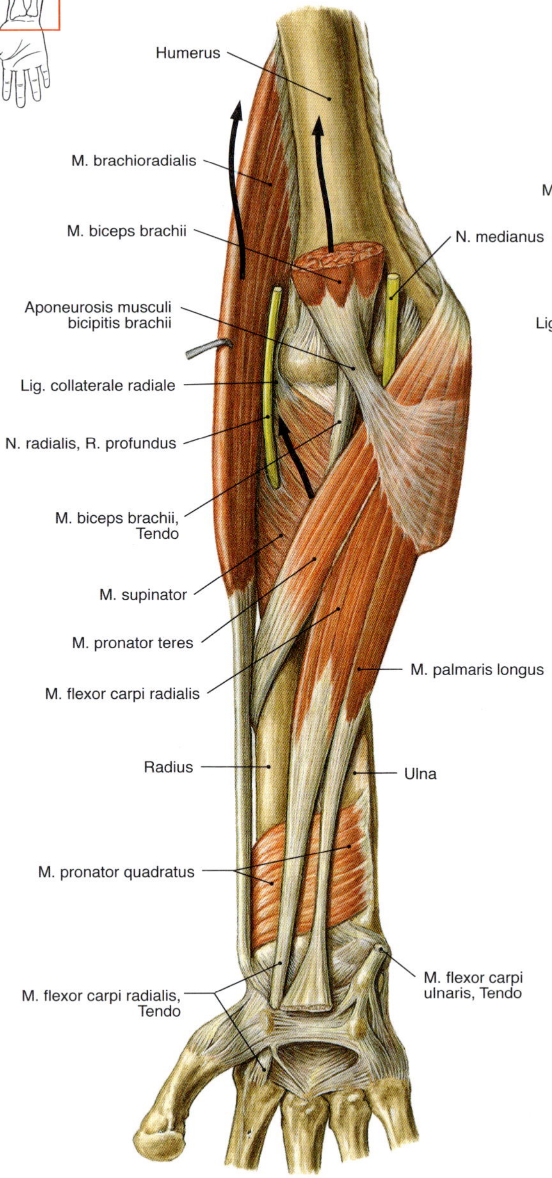

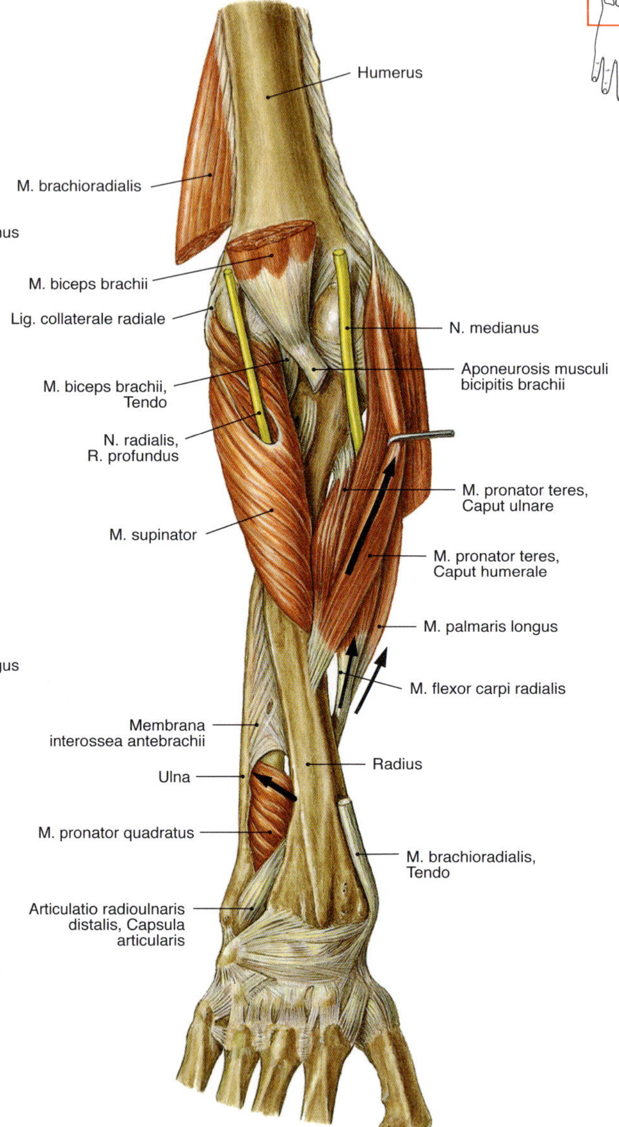

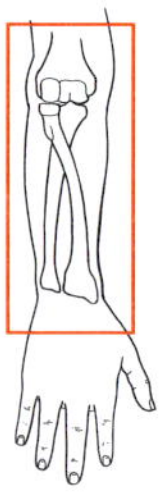

Abb. 370 Unterarm in Supinationsstellung; von ventral palmar.
Die Pfeile geben die Zugrichtung der wichtigsten Supinatoren an.

→ T 32, T 33, T 35

Abb. 371 Unterarm in Pronationsstellung; Ellbogenbereich von ventral, Handbereich von dorsal.
Die Pfeile geben die Zugrichtung der wichtigsten Pronatoren an.

→ T 32, T 33, T 35

Ursprünge und Ansätze der Handmuskeln

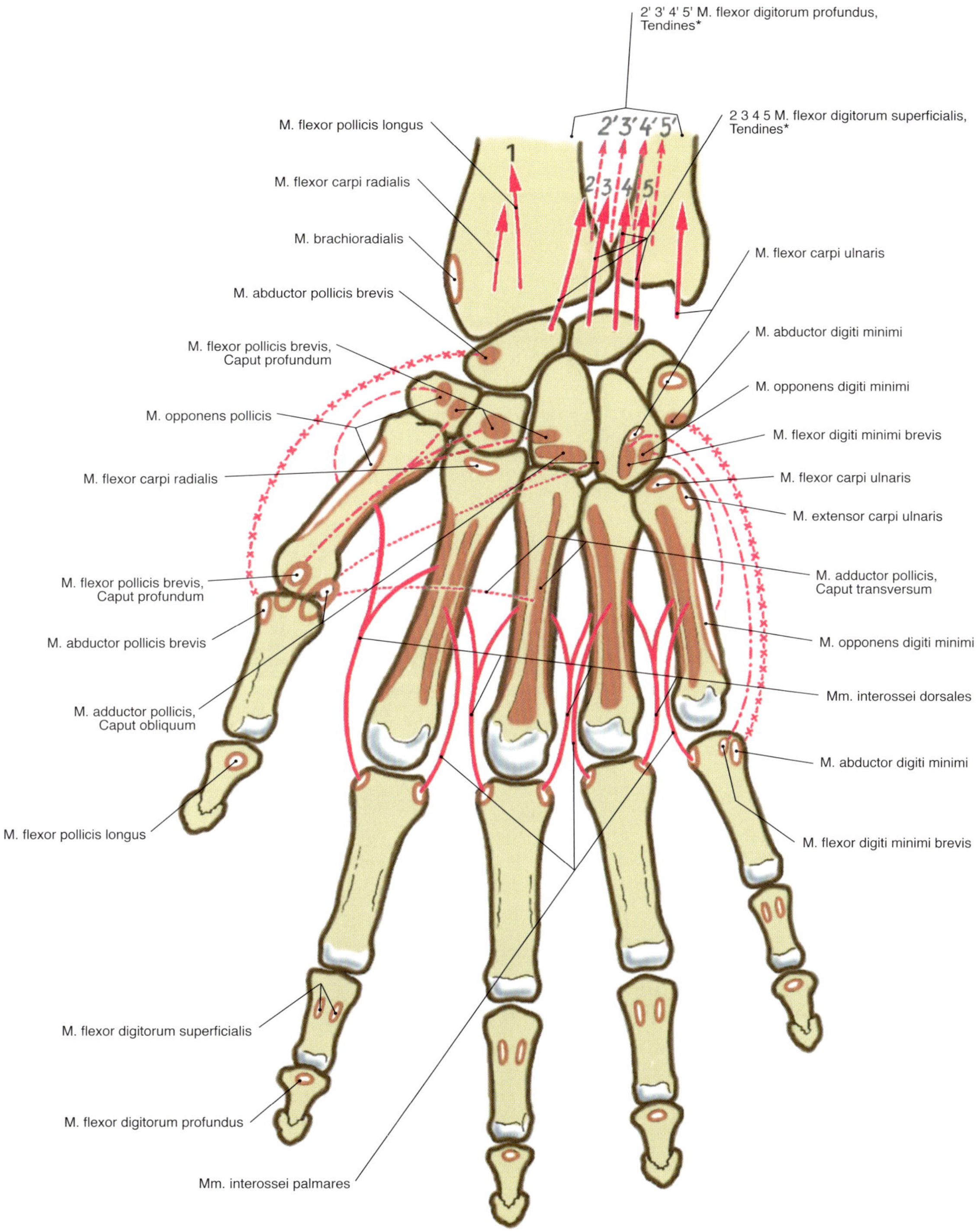

Abb. 372 Muskelursprünge und -ansätze an den Knochen der Hand.
* Die Fingerbeuger ziehen zum 2.–5. Finger.

→ T 36–T 38

Handmuskeln

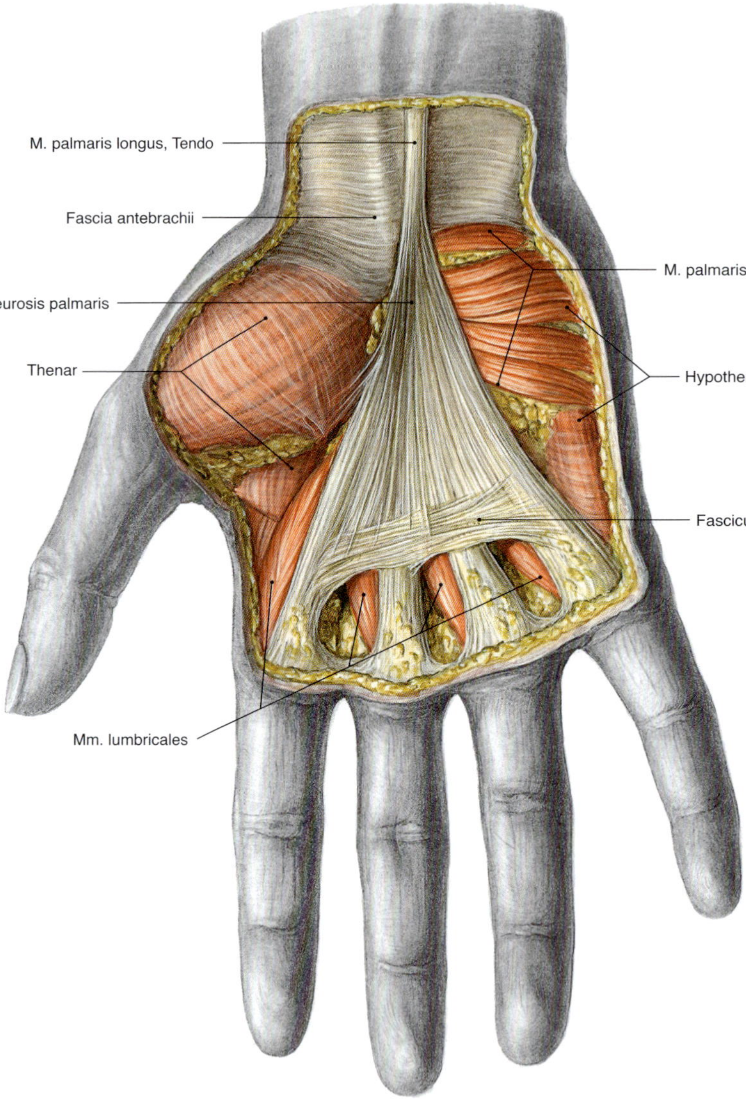

→ T 31, T 36–T 38

Abb. 373 Muskeln der Hohlhand; oberflächliche Schicht.

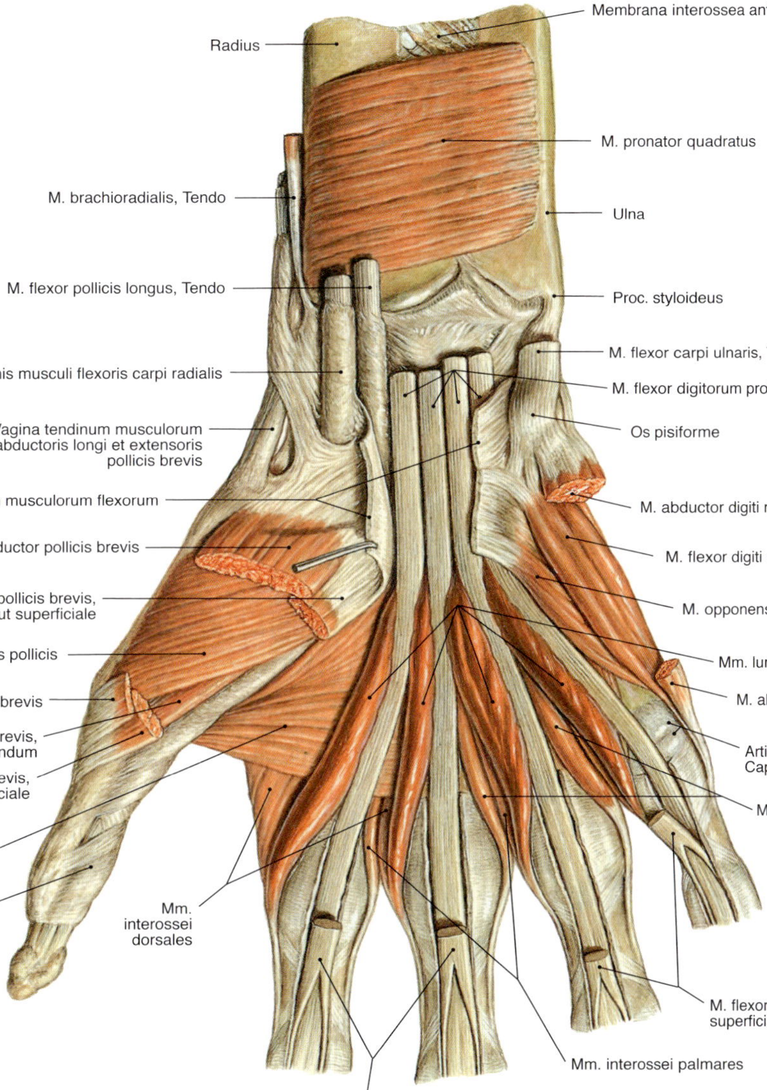

Abb. 374 Muskeln der Hohlhand; mittlere Schicht.

→ T 32, T 36–T 38

Sehnenscheiden der Hand

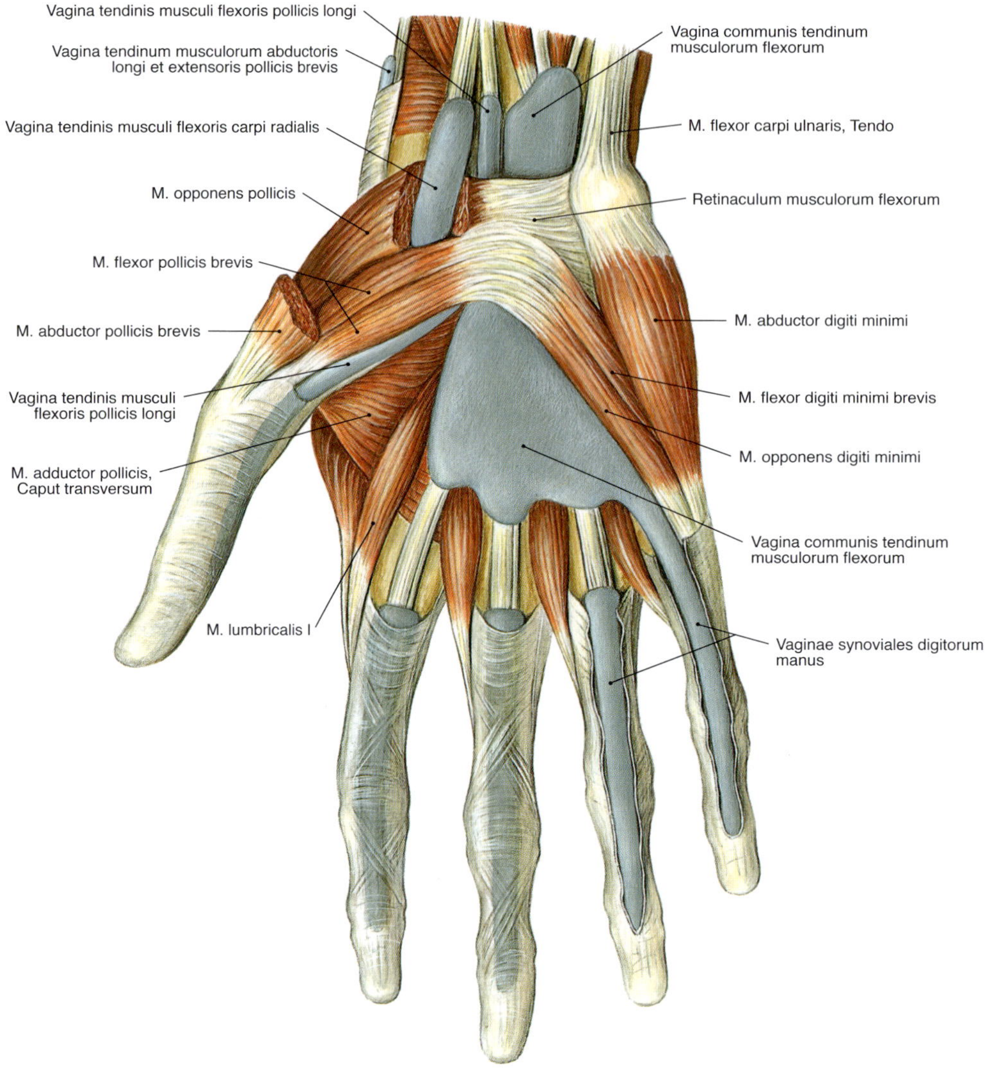

Abb. 375 Sehnenscheiden, Vaginae tendinum, der Hand.

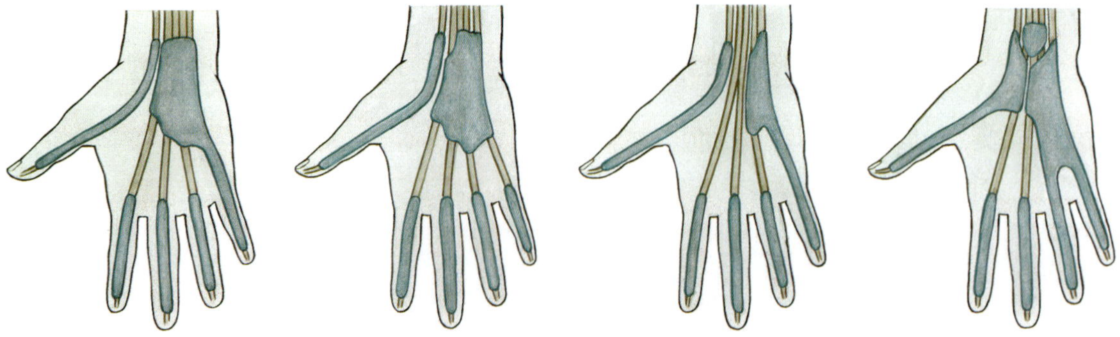

Abb. 376 a–d Häufige Varianten der palmaren Sehnenscheiden.

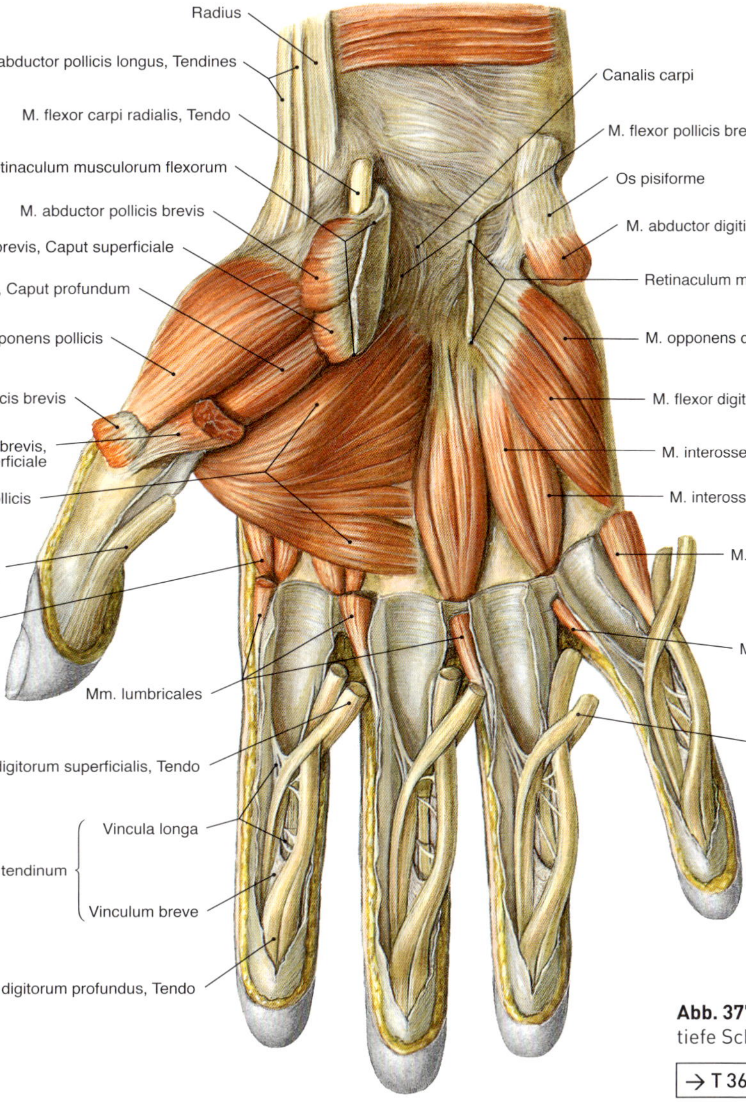

Abb. 377 Muskeln der Hohlhand; tiefe Schicht.

→ T 36–T 38

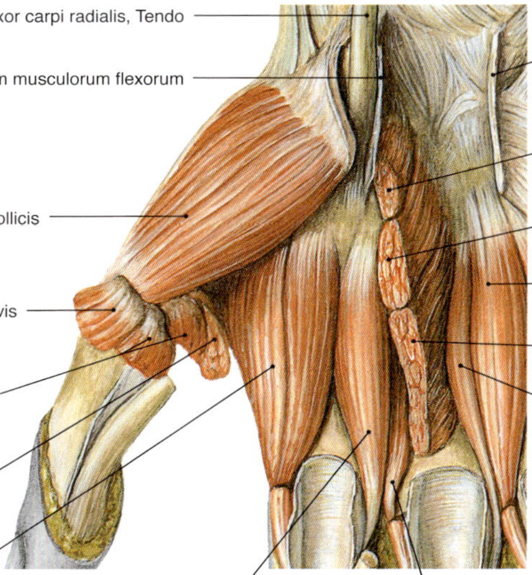

Abb. 378 Muskeln der Hohlhand; tiefste Schicht.

→ T 36, T 37

Handmuskeln

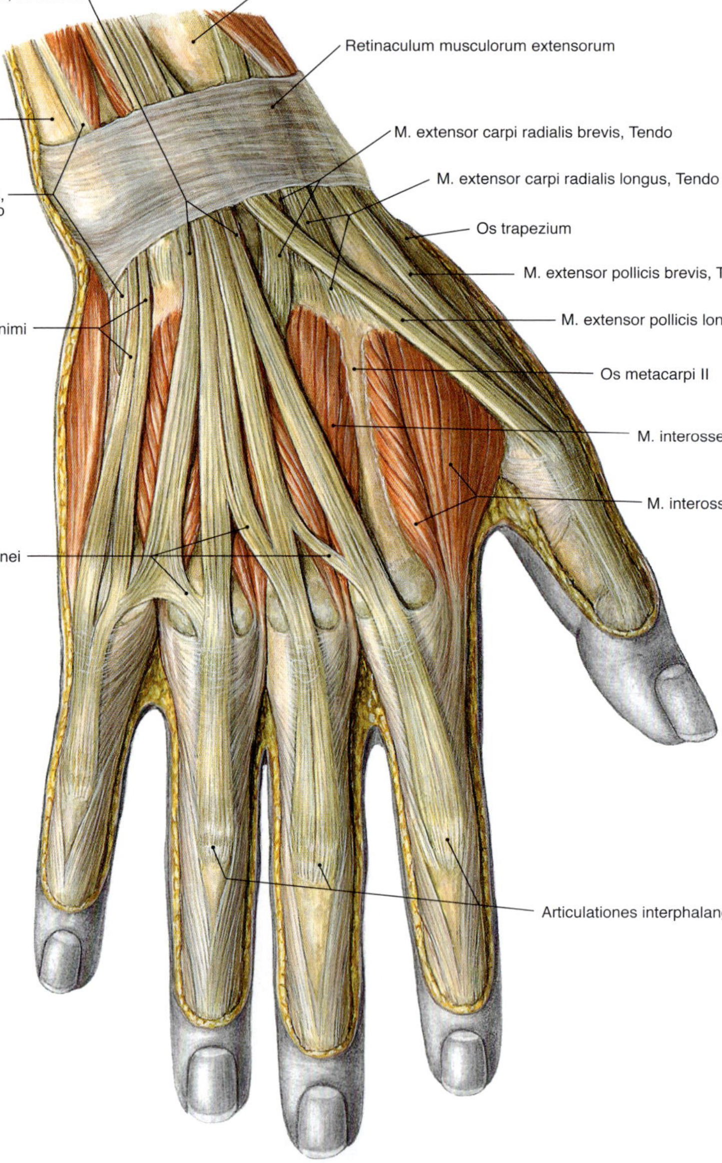

→ T 34, T 35, T 37

Abb. 379 Muskeln des Handrückens.

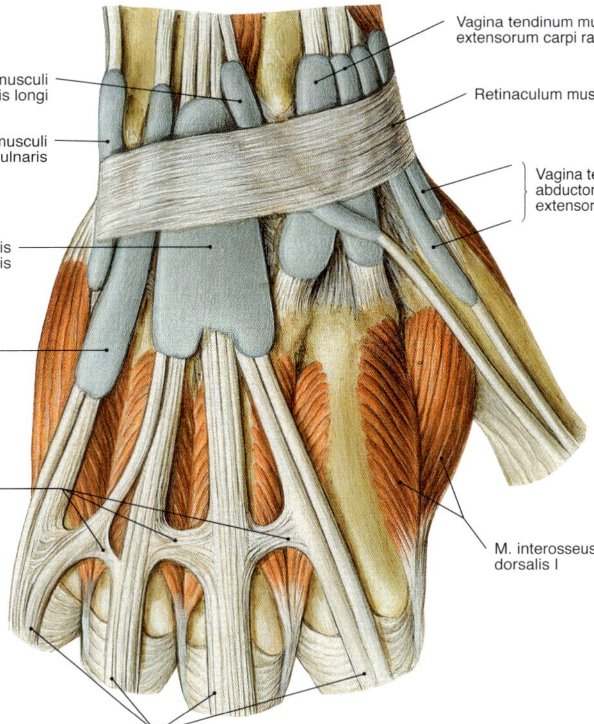

Abb. 380 Dorsale karpale Sehnenscheiden.

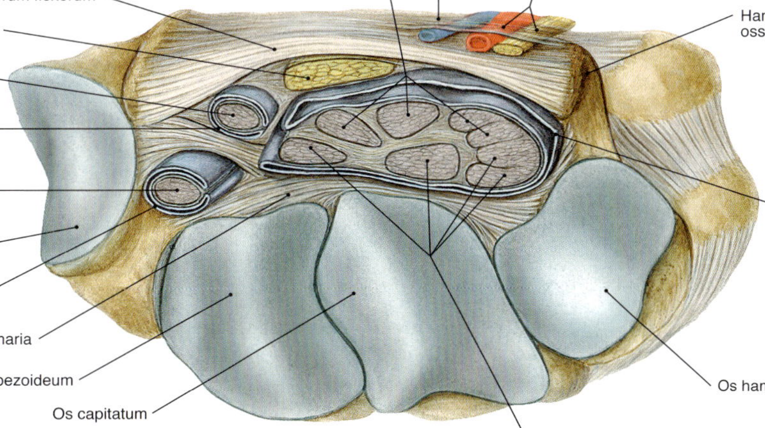

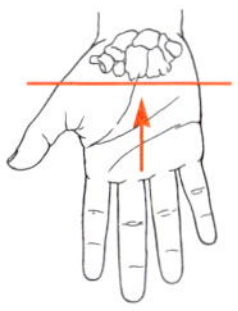

Abb. 381 Palmare karpale Sehnenscheiden; Transversalschnitt.

Eine Funktionsstörung des N. medianus durch Kompression im Canalis carpi wird als „Karpaltunnel-Syndrom" bezeichnet.

Handmuskeln

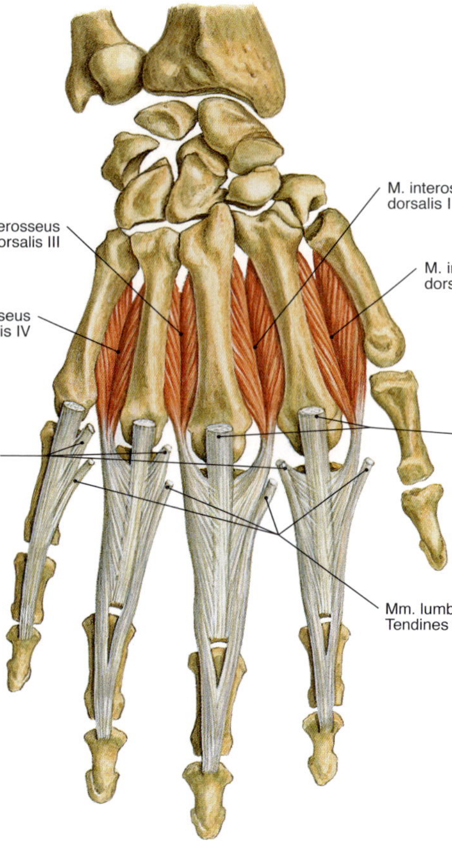

Abb. 382 Mm. interossei dorsales; von dorsal.

→ T 37

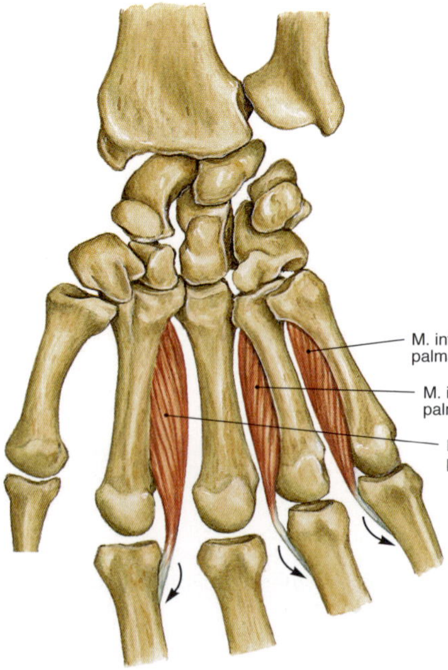

Abb. 383 Mm. interossei palmares; von palmar.
Die Sehnen der Mm. interossei und der Mm. lumbricales strahlen in die sog. Dorsalaponeurose der Finger ein (Pfeile).

→ T 37

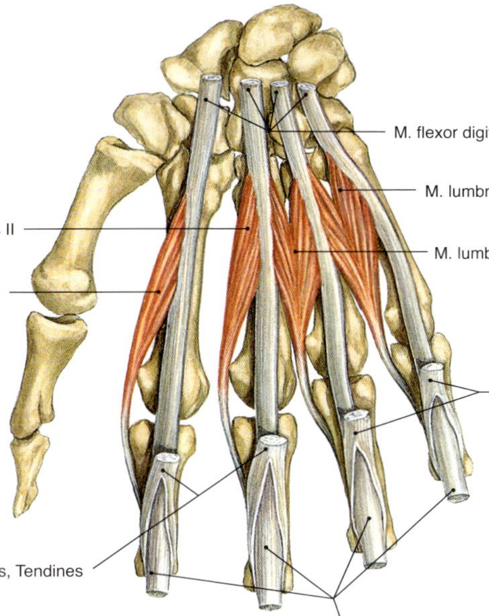

Abb. 384 Mm. lumbricales;
von palmar.

→ T 37

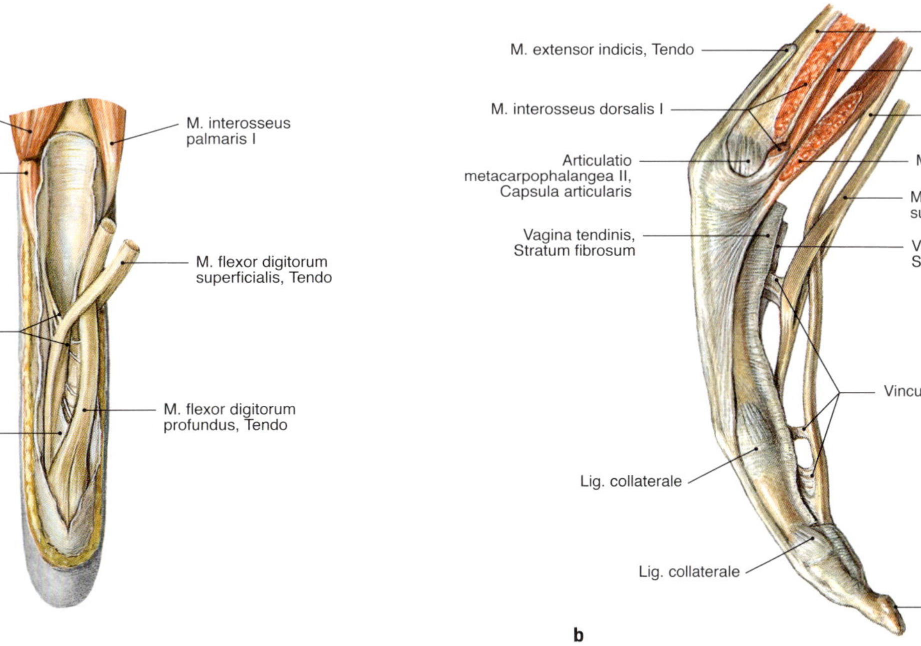

Abb. 385 a, b Sehnenansätze am Zeigefinger;
Sehnen der beiden Fingerbeuger aus der Sehnenscheide herausgelöst.
a von palmar
b von lateral

Plexus brachialis

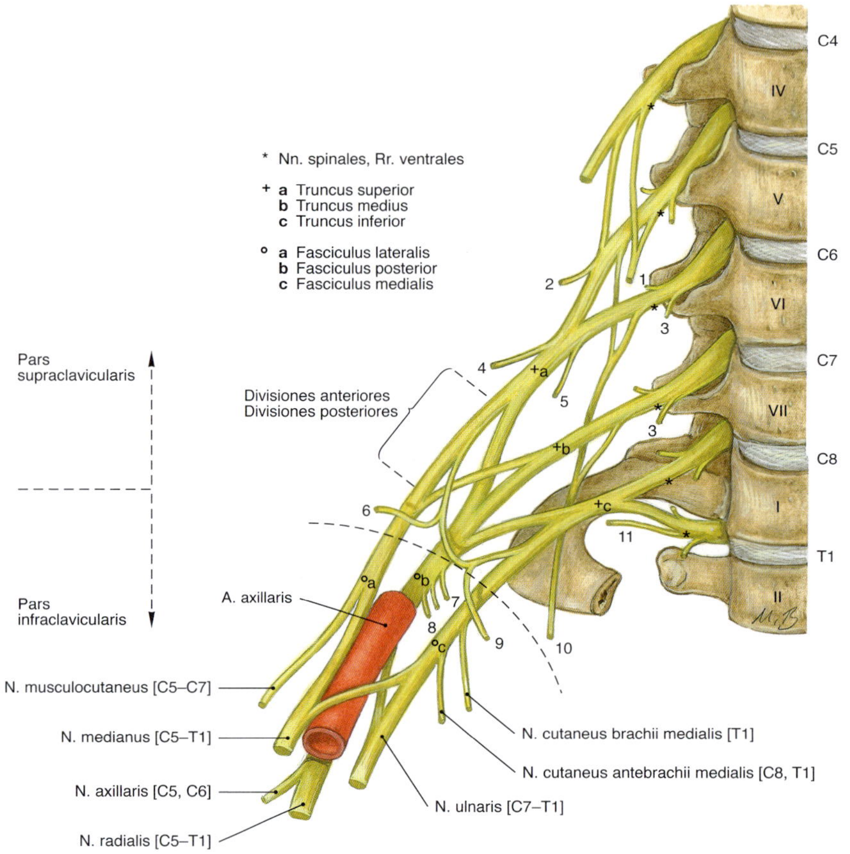

1 N. phrenicus (Plexus cervicalis)
2 N. dorsalis scapulae [C5]
3 Rr. musculares
4 N. suprascapularis [C5, C6]
5 N. subclavius [C5, C6]
6 N. pectoralis lateralis [C5–C7]
7 N. subscapularis [C5–C7]
8 N. thoracodorsalis [C6–C8]
9 N. pectoralis medialis [C8, T1]
10 N. thoracicus longus [C5–C7]
11 N. intercostalis [T1]

→ T 24, T 25

Abb. 386 Armgeflecht, Plexus brachialis.

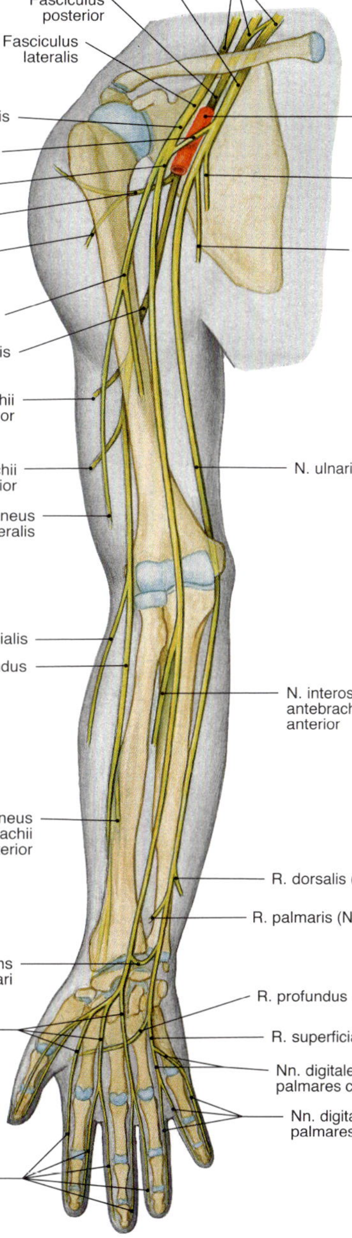

Abb. 387 Nerven des Arms; Übersicht.

→ T 24, T 25

Hautinnervation

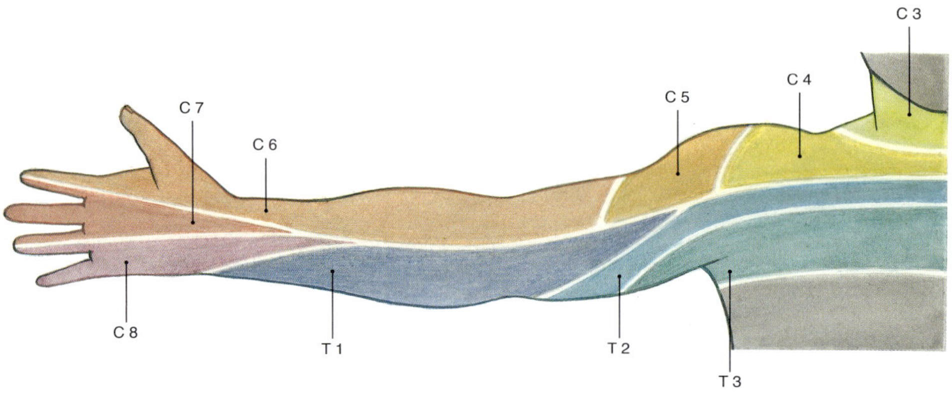

→ T 24

Abb. 388 Segmentale Hautinnervation (Dermatome) der oberen Extremität.

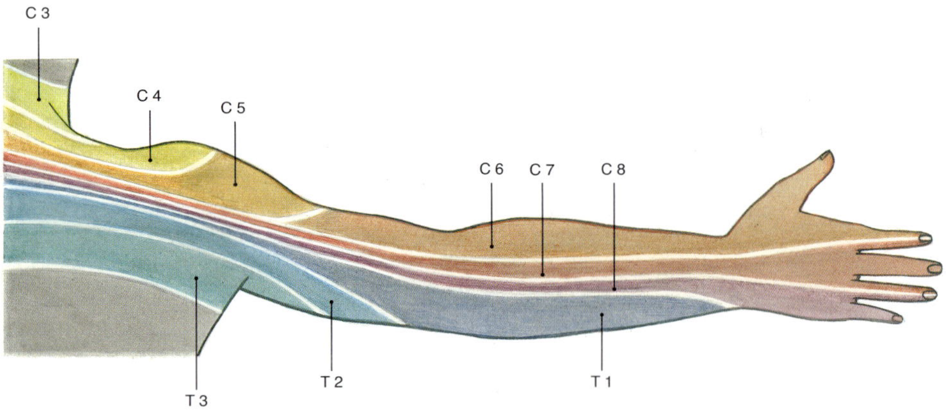

→ T 24

Abb. 389 Segmentale Hautinnervation (Dermatome) der oberen Extremität.

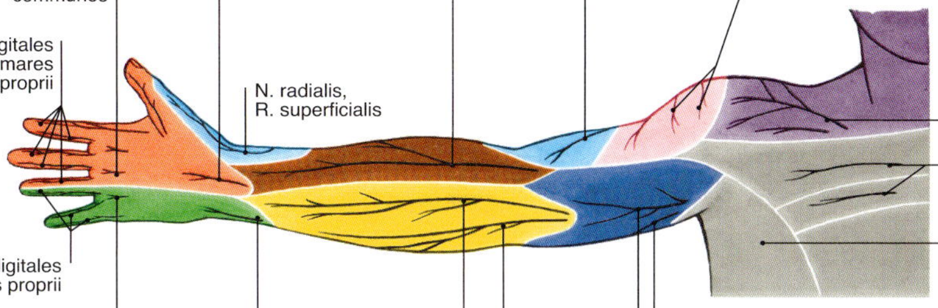

Abb. 390 Hautnerven der oberen Extremität.

→ T 24

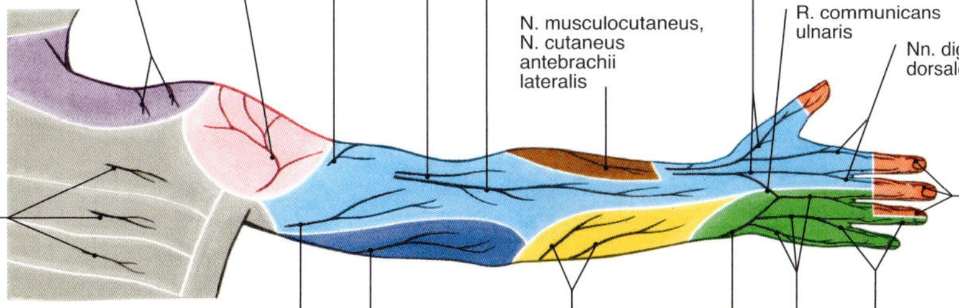

Abb. 391 Hautnerven der oberen Extremität.

→ T 24

N. musculocutaneus

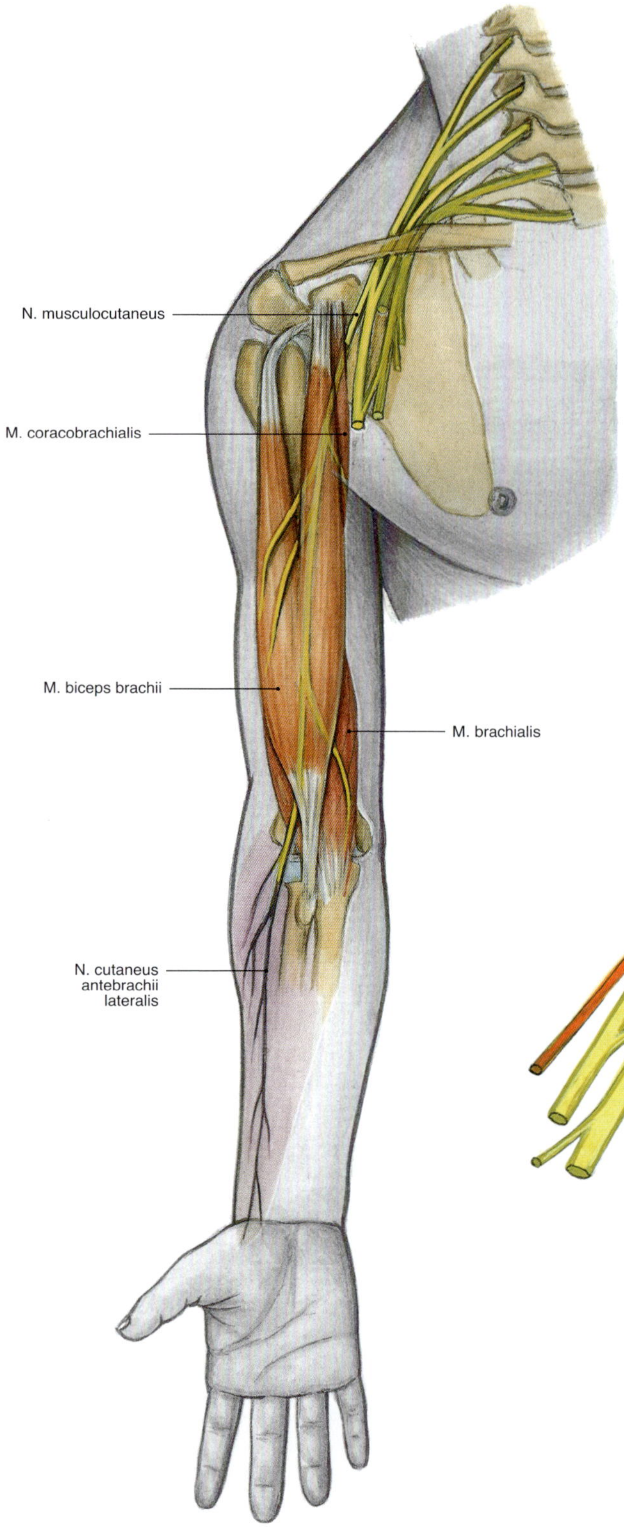

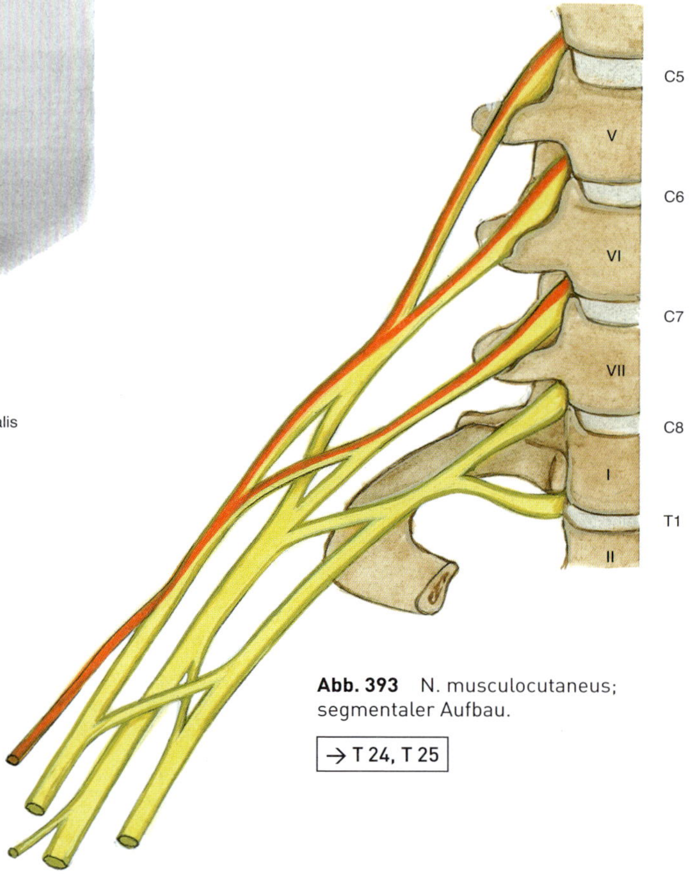

Abb. 393 N. musculocutaneus; segmentaler Aufbau.

→ T 24, T 25

Abb. 392 N. musculocutaneus; Versorgungsgebiete. Hautäste und Hautinnervation sind in Blautönen dargestellt.

→ 46, 386, T 24, T 25

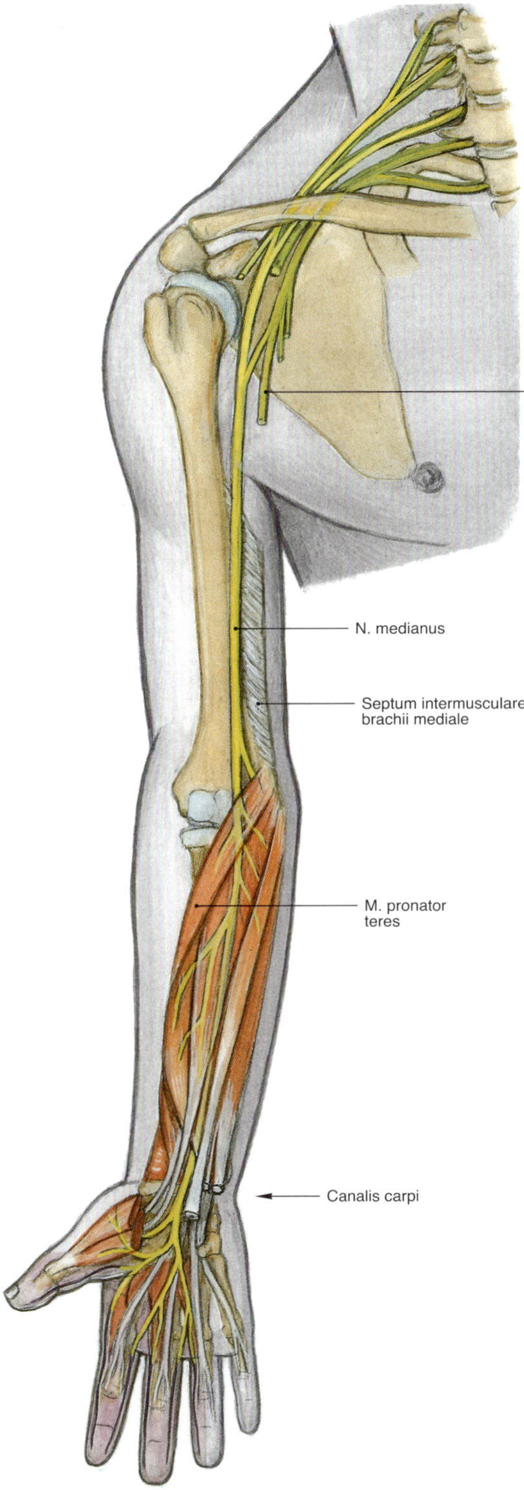

Abb. 394 N. medianus; Versorgungsgebiete.

→ 46, 386, T 24, T 25

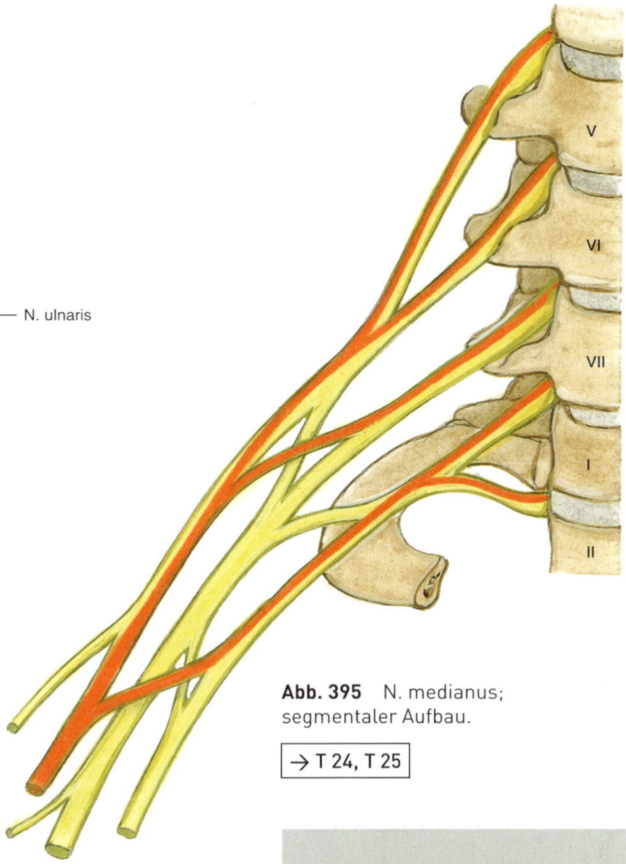

Abb. 395 N. medianus; segmentaler Aufbau.

→ T 24, T 25

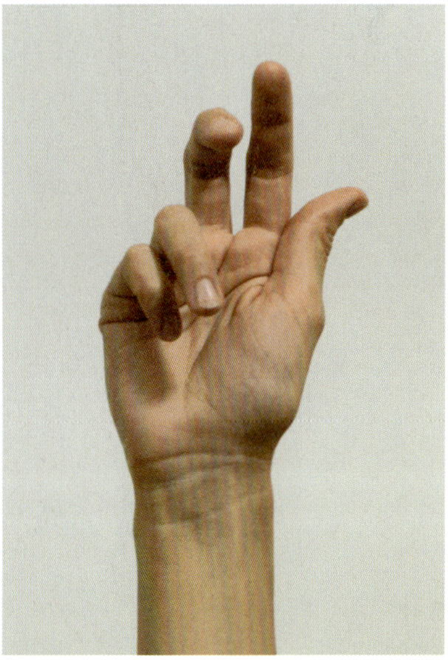

Abb. 396 N. medianus; proximale Lähmung: „Schwurhand" beim Faustschluss.

N. ulnaris

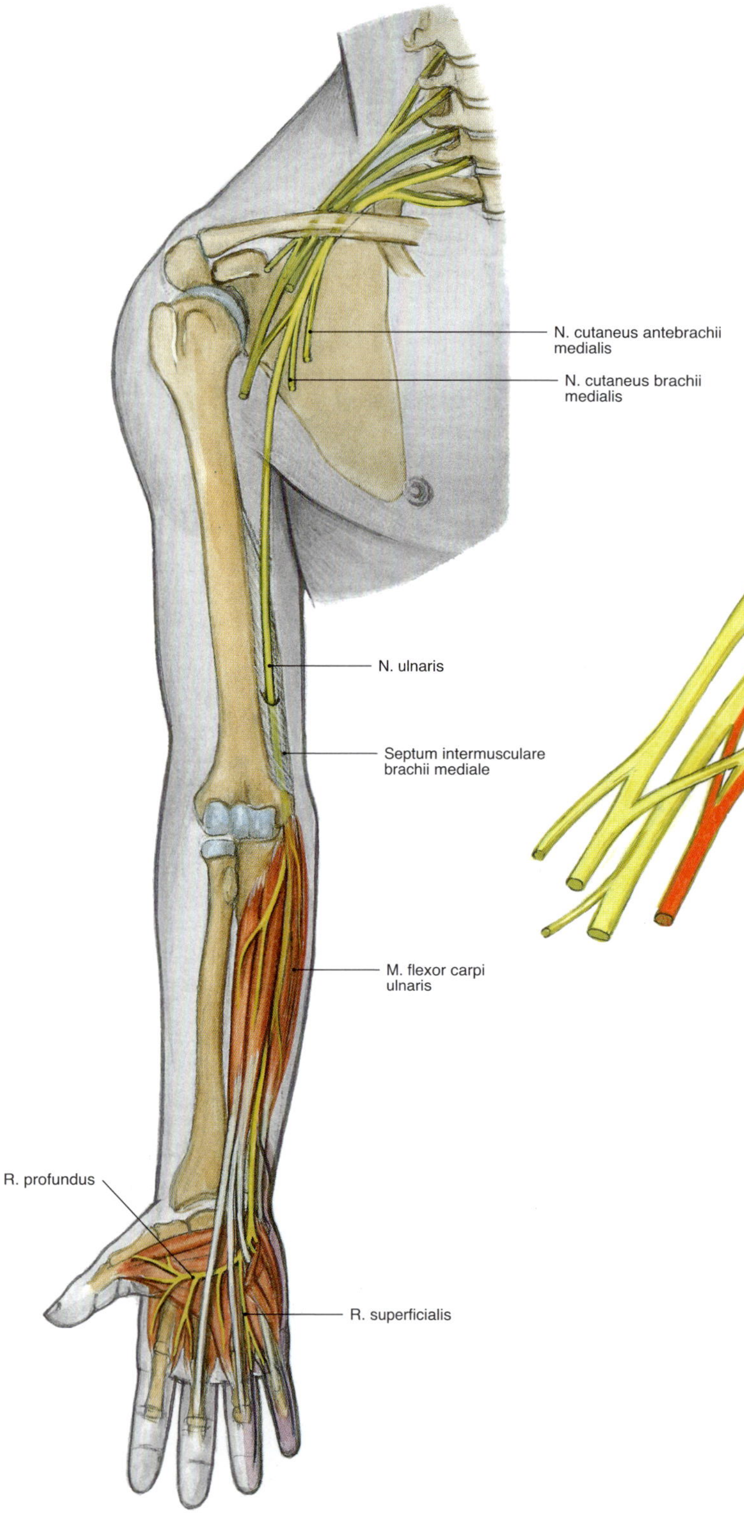

Abb. 397 N. ulnaris; Versorgungsgebiete.

→ 46, 386, T 24, T 25

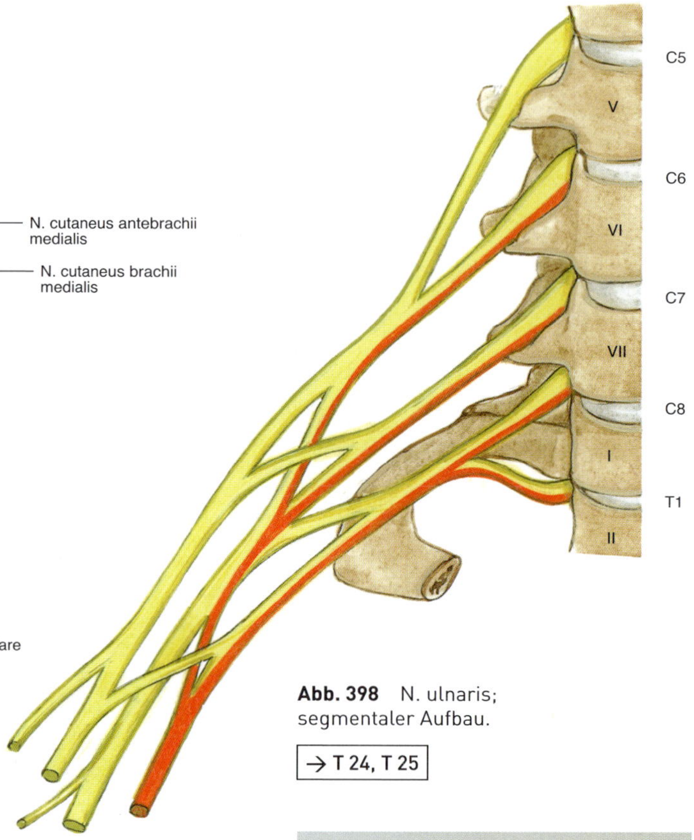

Abb. 398 N. ulnaris; segmentaler Aufbau.

→ T 24, T 25

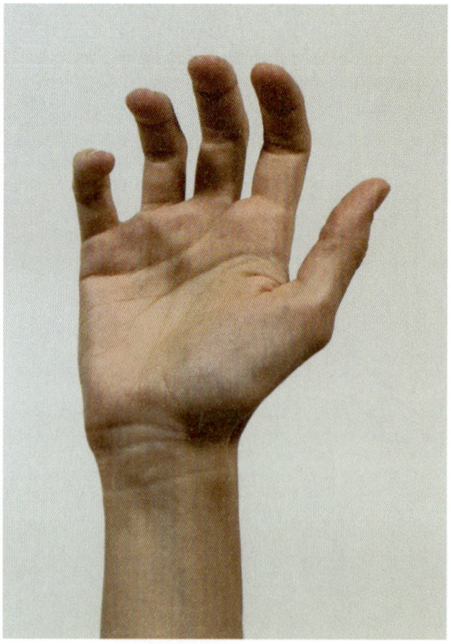

Abb. 399 N. ulnaris; proximale Lähmung: „Krallenhand" beim Faustschluss.

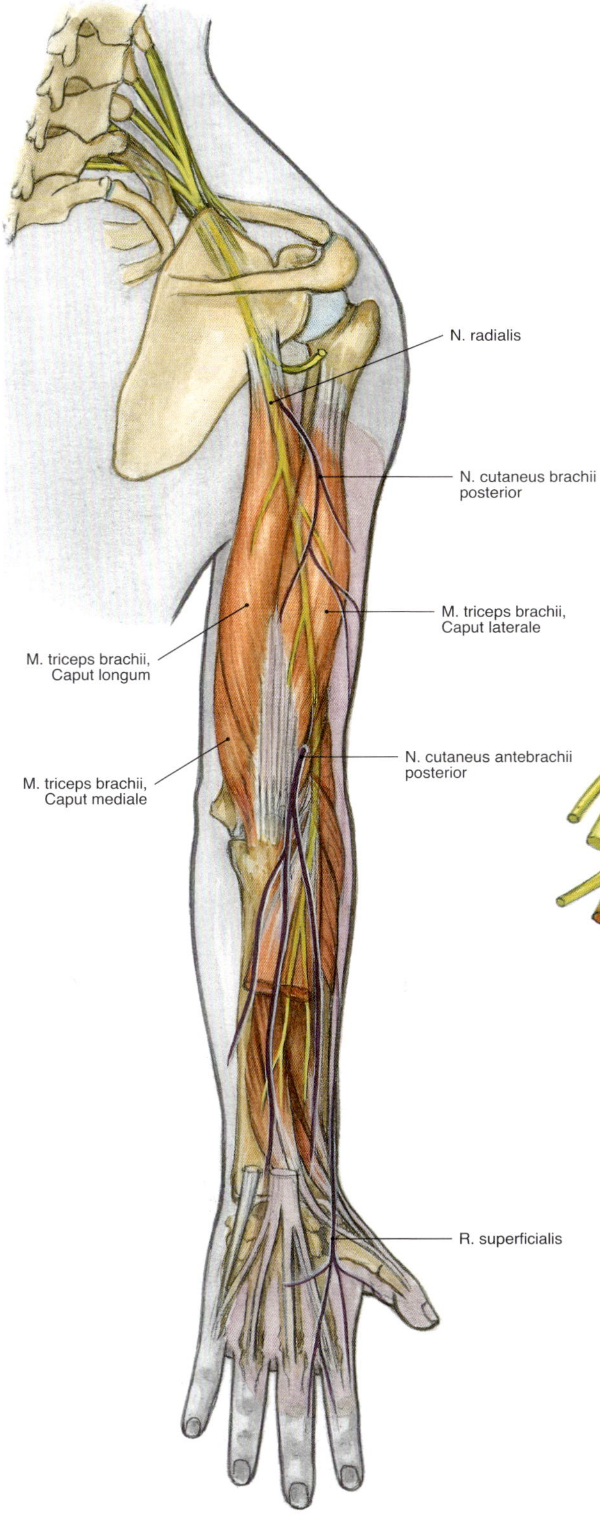

Abb. 400 N. radialis; Versorgungsgebiete.

→ 46, 386, T 24, T 25

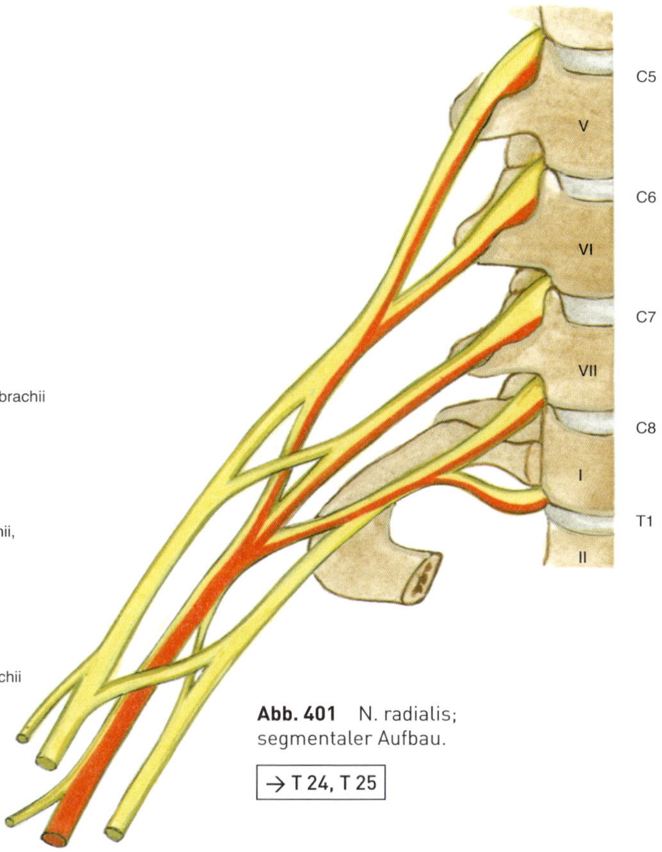

Abb. 401 N. radialis; segmentaler Aufbau.

→ T 24, T 25

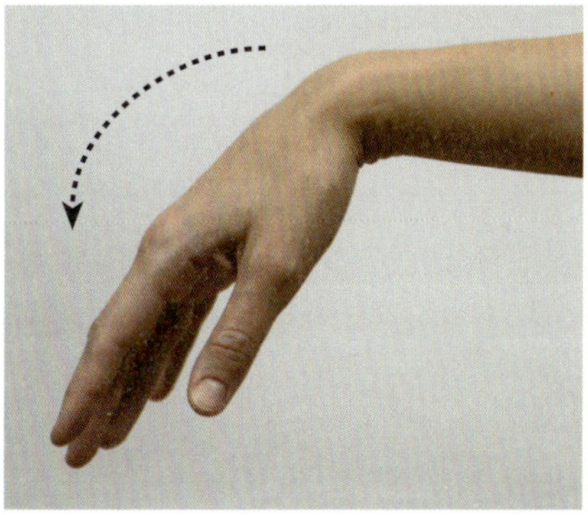

Abb. 402 N. radialis; proximale Lähmung: „Fallhand".

N. axillaris

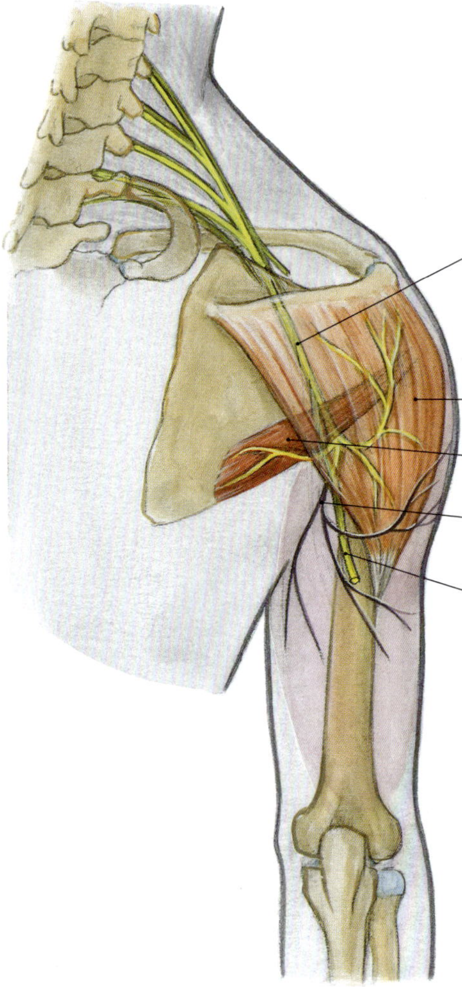

Abb. 403 N. axillaris; Versorgungsgebiete.
Der N. axillaris tritt gemeinsam mit der A. circumflexa humeri posterior durch die laterale Achsellücke auf die Dorsalseite des Arms.

→ 46, 386, T 24, T 25

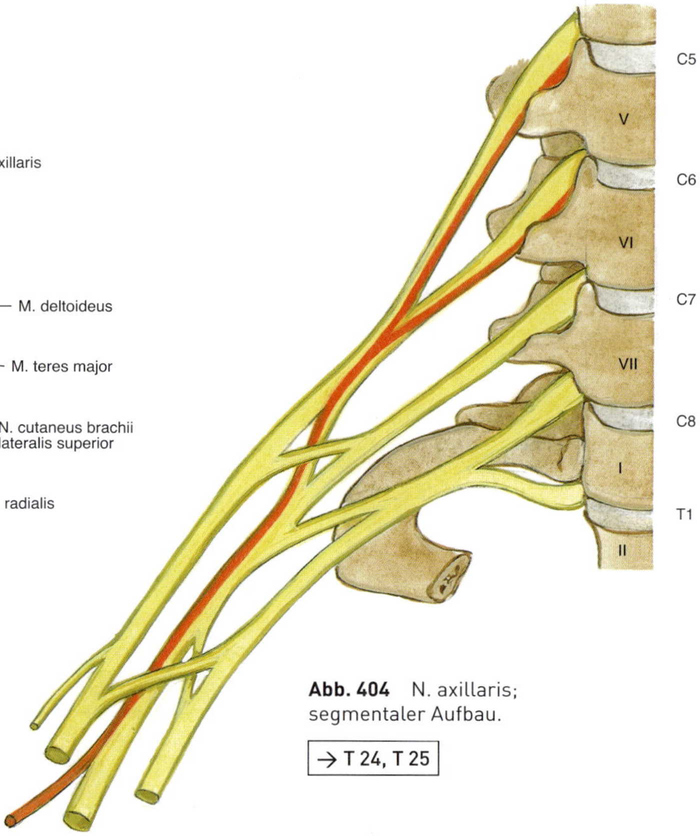

Abb. 404 N. axillaris; segmentaler Aufbau.

→ T 24, T 25

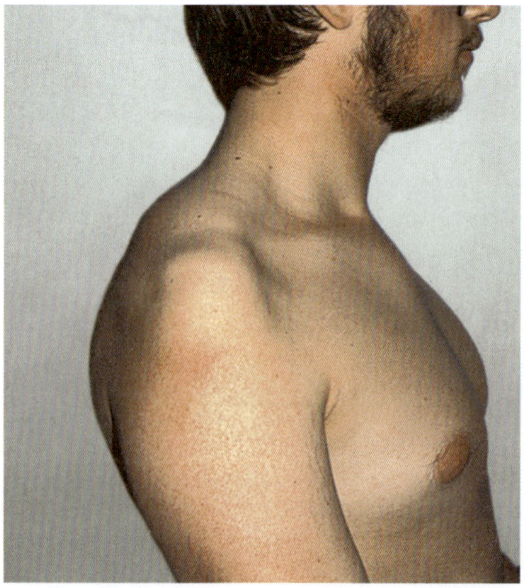

Abb. 405 N. axillaris; Lähmung: Atrophie des M. deltoideus.

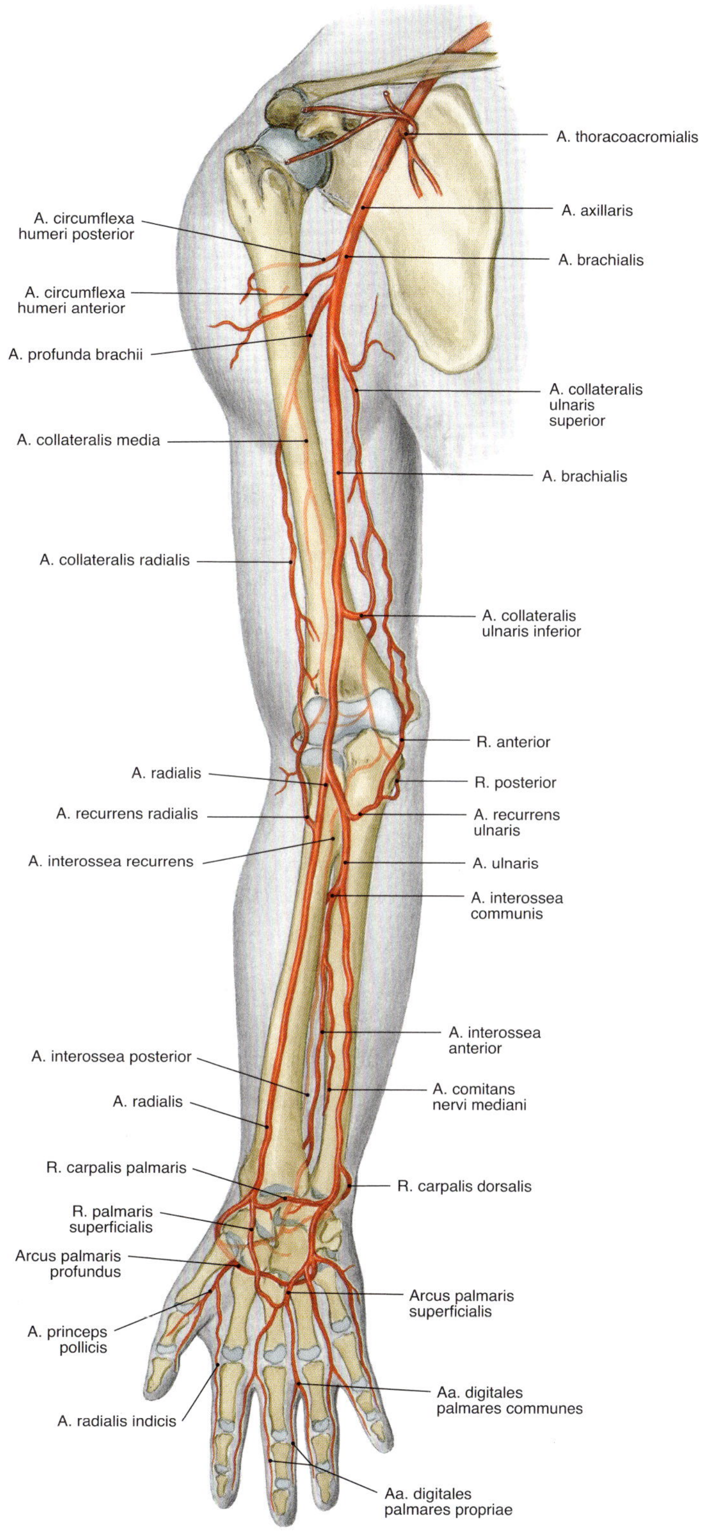

Abb. 406 Arterien der oberen Extremität; Übersicht.
Die dem Ellbogengelenk anliegenden Arterien bilden das Rete articulare cubiti.

→ 264

Lymphgefäße der Achselhöhle

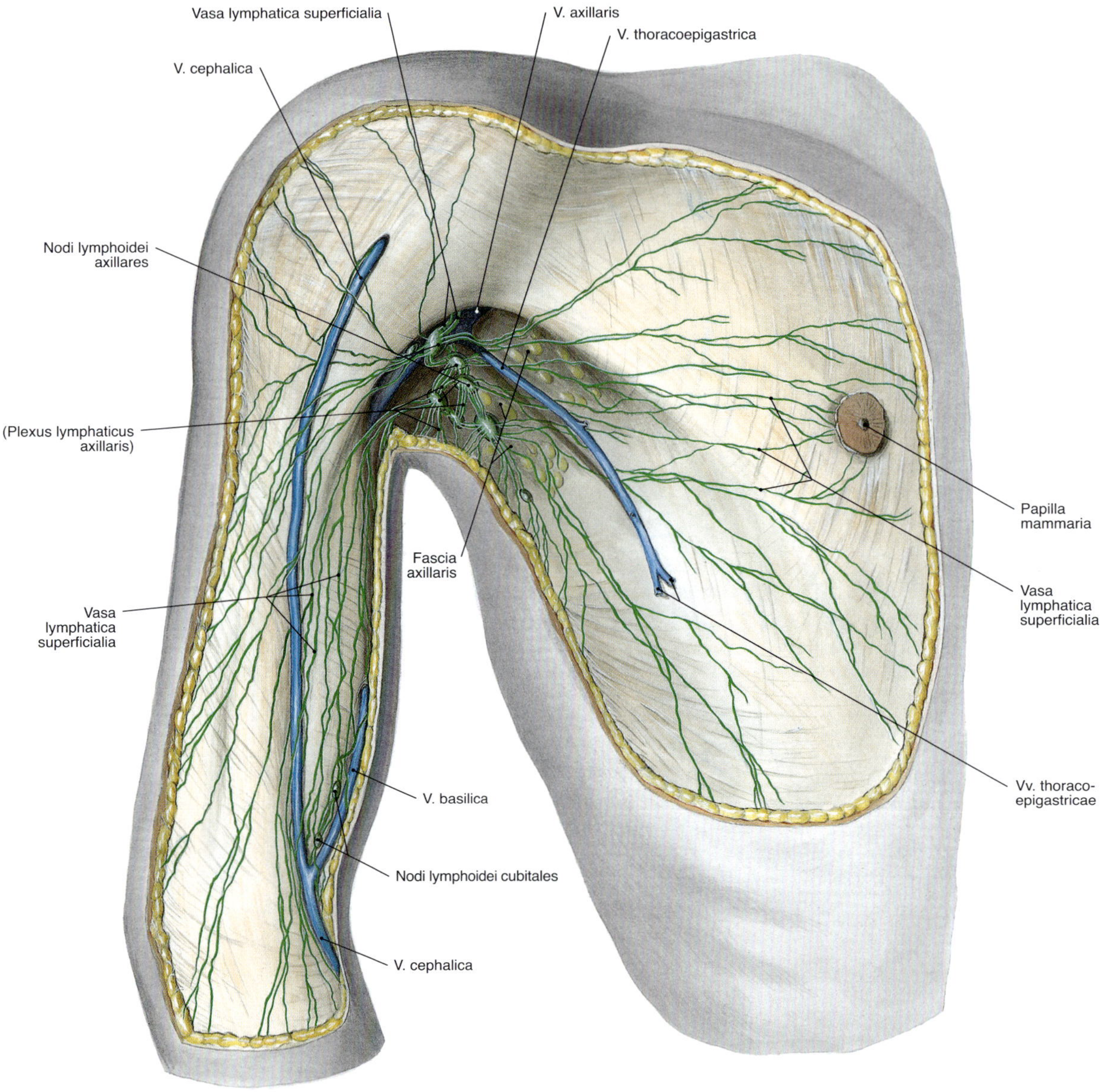

→ 42

408

Abb. 407 Oberflächliche Lymphgefäße, Lymphknoten und Venenstämme im Arm-, seitlichen Brustwand- und Achselhöhlenbereich.

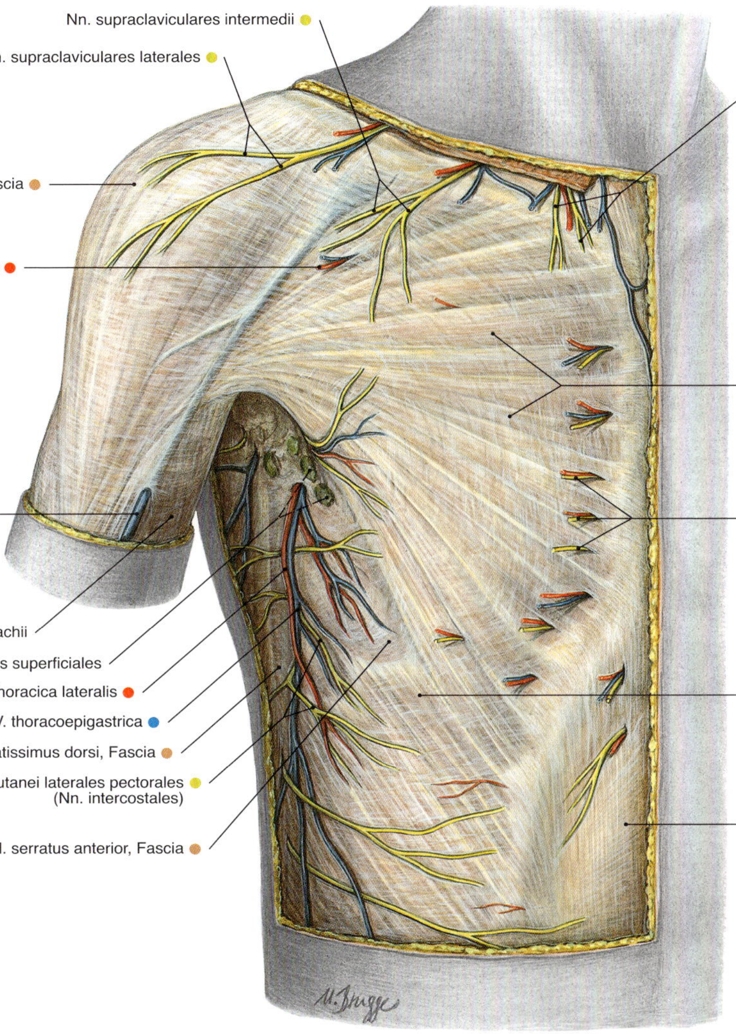

Abb. 408 Gefäße und Nerven im oberen Arm- und Schulterbereich und im Trigonum clavipectorale.

253
409
407

Trigonum clavipectorale

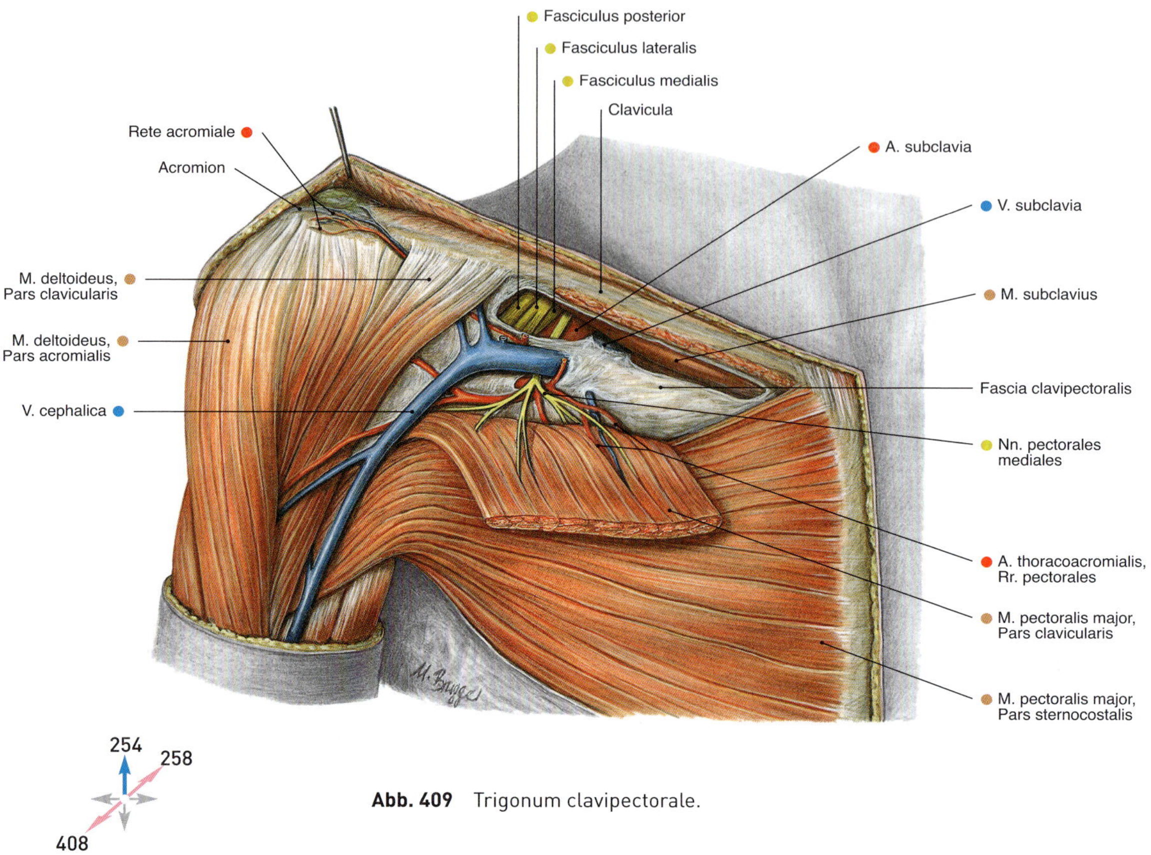

Abb. 409 Trigonum clavipectorale.

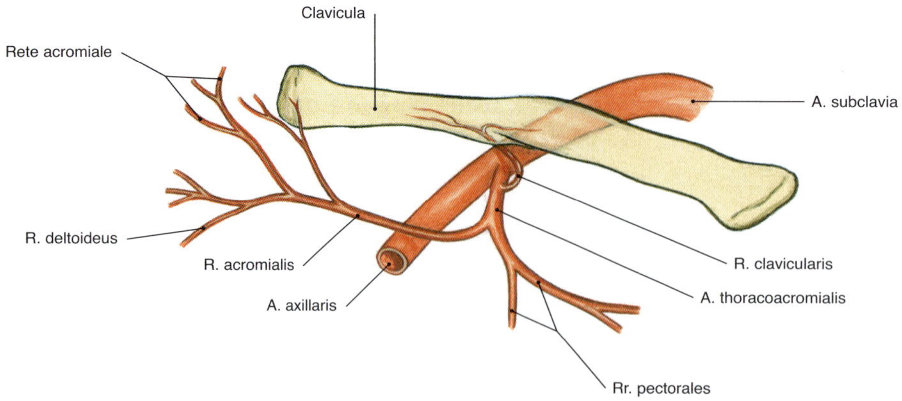

Abb. 410 Verzweigung der A. thoracoacromialis.

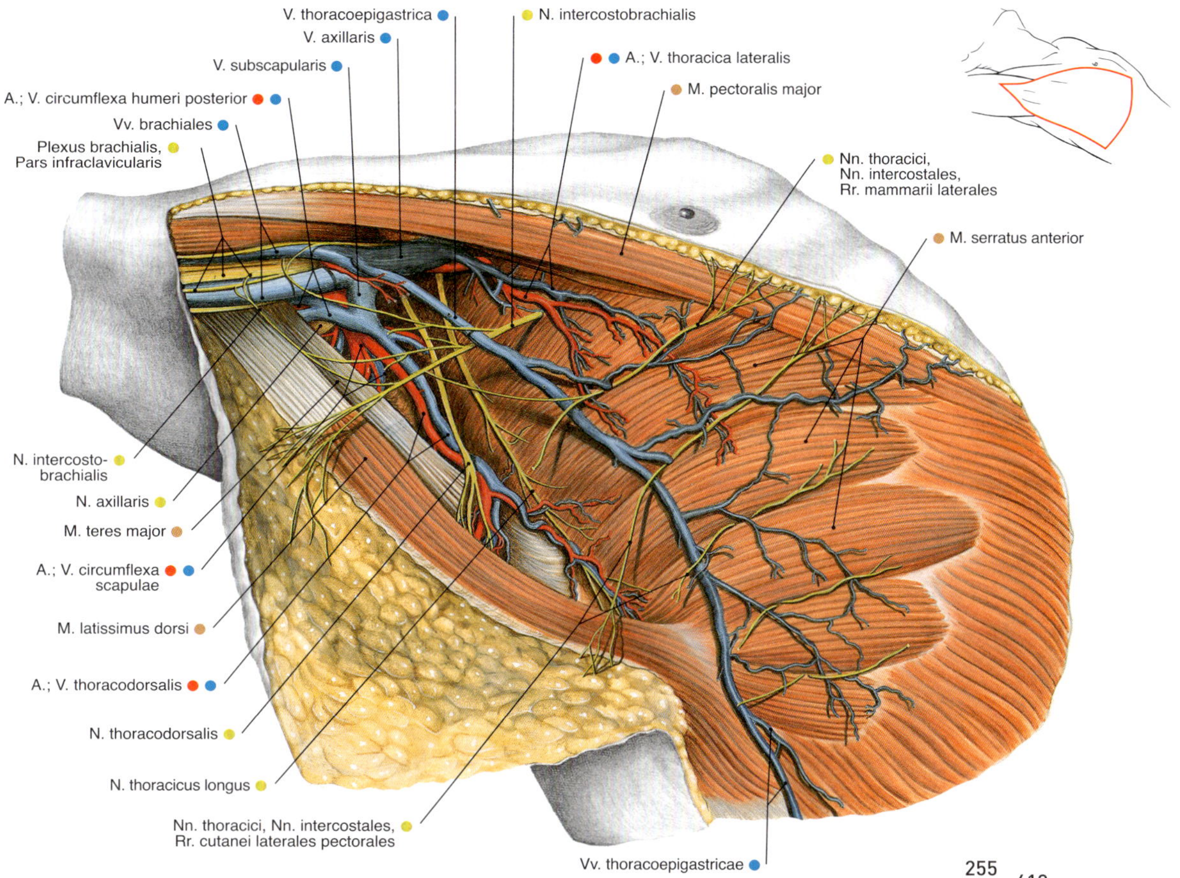

Abb. 411 Achselhöhle, Fossa axillaris.

255
413
592
417
408

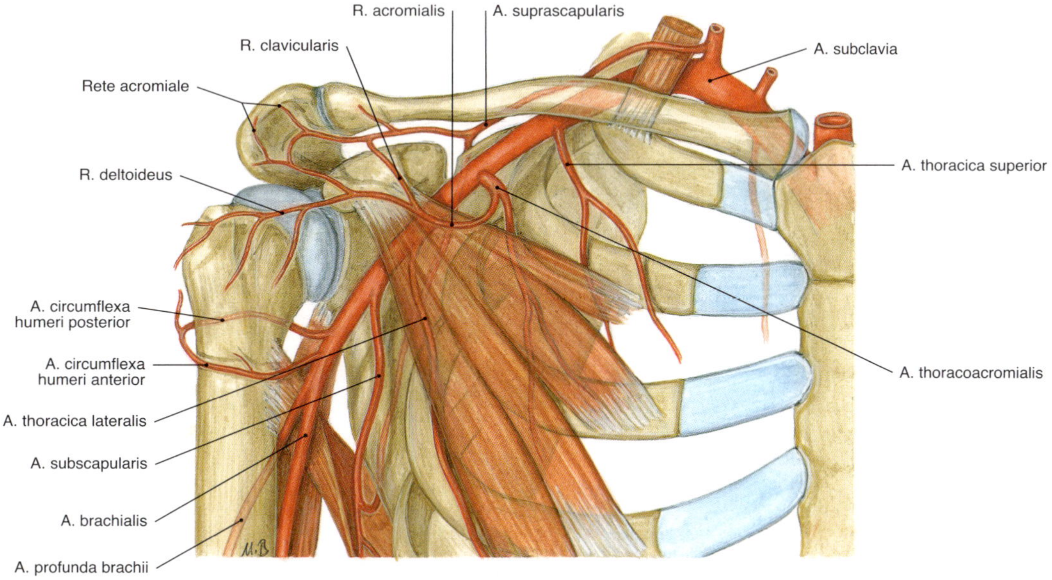

Abb. 412 Arterien der Schulterregion.

Hals und Achselhöhle

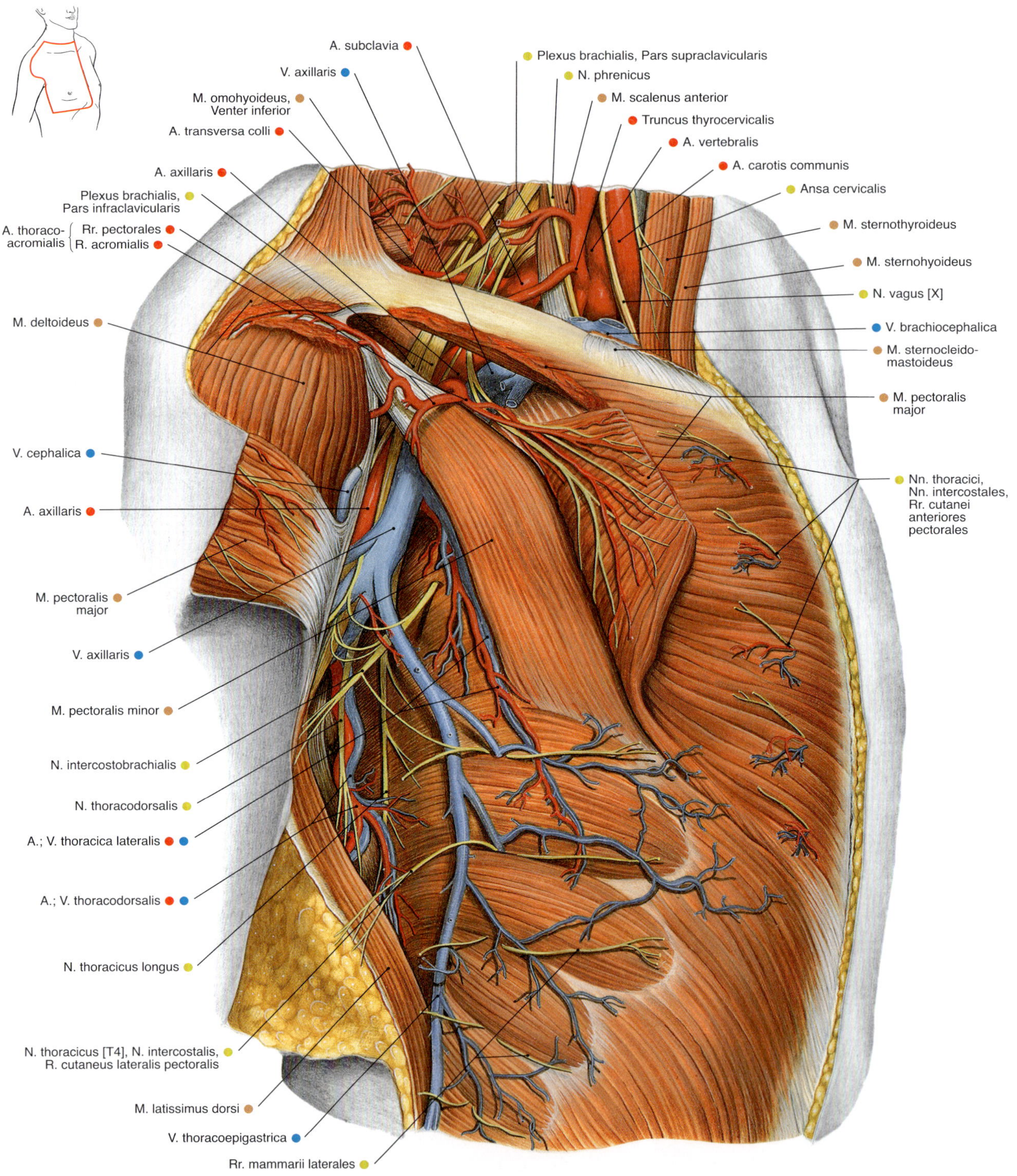

256 414 411 417

Abb. 413 Laterale Brustwand, Fossa infraclavicularis und Achselhöhle, Fossa axillaris.

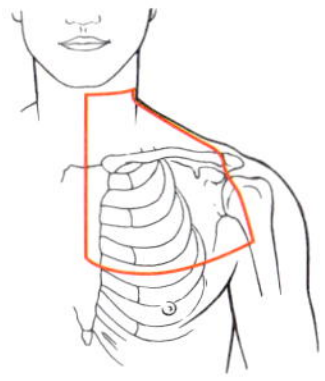

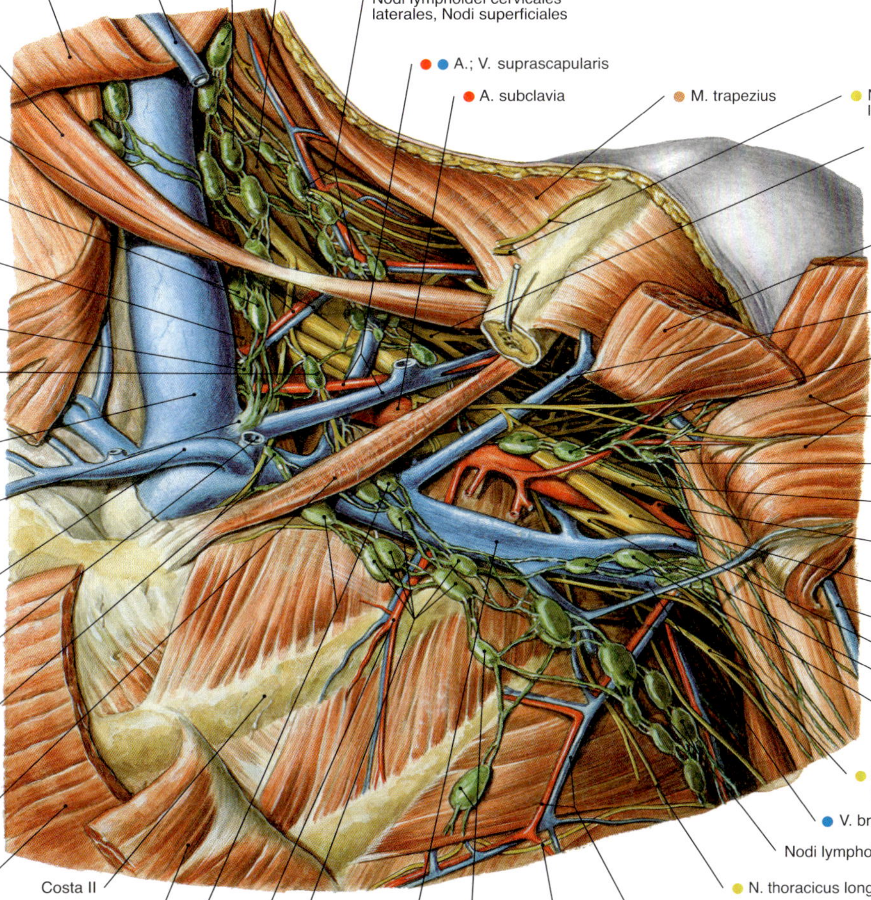

Abb. 414 Achselhöhle, Fossa axillaris, und tiefer Halsbereich; exemplarische Darstellung von Lymphgefäßen und Lymphknoten.

261 258 413 408 261 417

Gefäße und Nerven des Oberarms

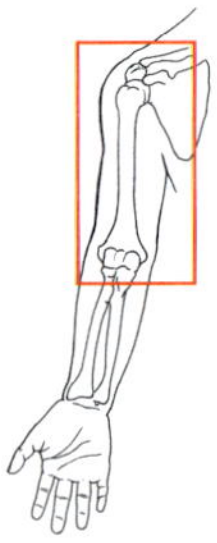

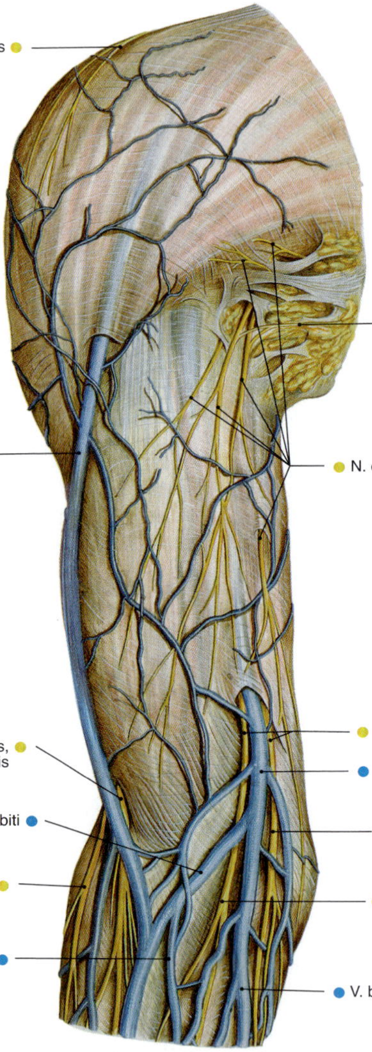

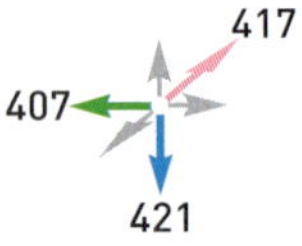

Abb. 415 Epifasziale Gefäße und Nerven von Schulter, Regio deltoidea, Oberarm, Regio brachii anterior, und Ellenbeuge, Regio cubitalis anterior.

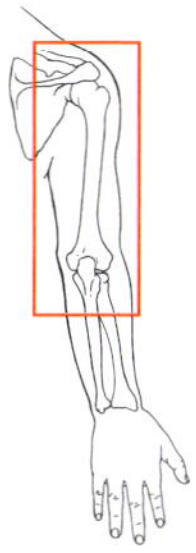

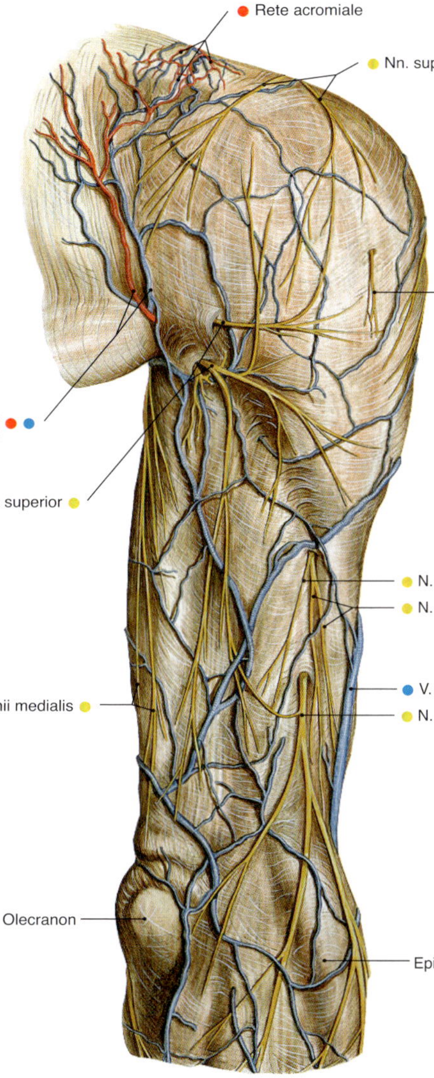

Abb. 416 Epifasziale Gefäße und Nerven von Schulter, Regio deltoidea, Oberarm, Regio brachii posterior, und Ellbogen, Regio cubitalis posterior.

419
422

Gefäße und Nerven des Oberarms

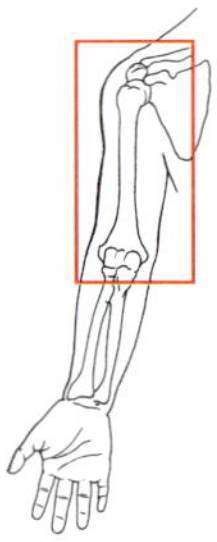

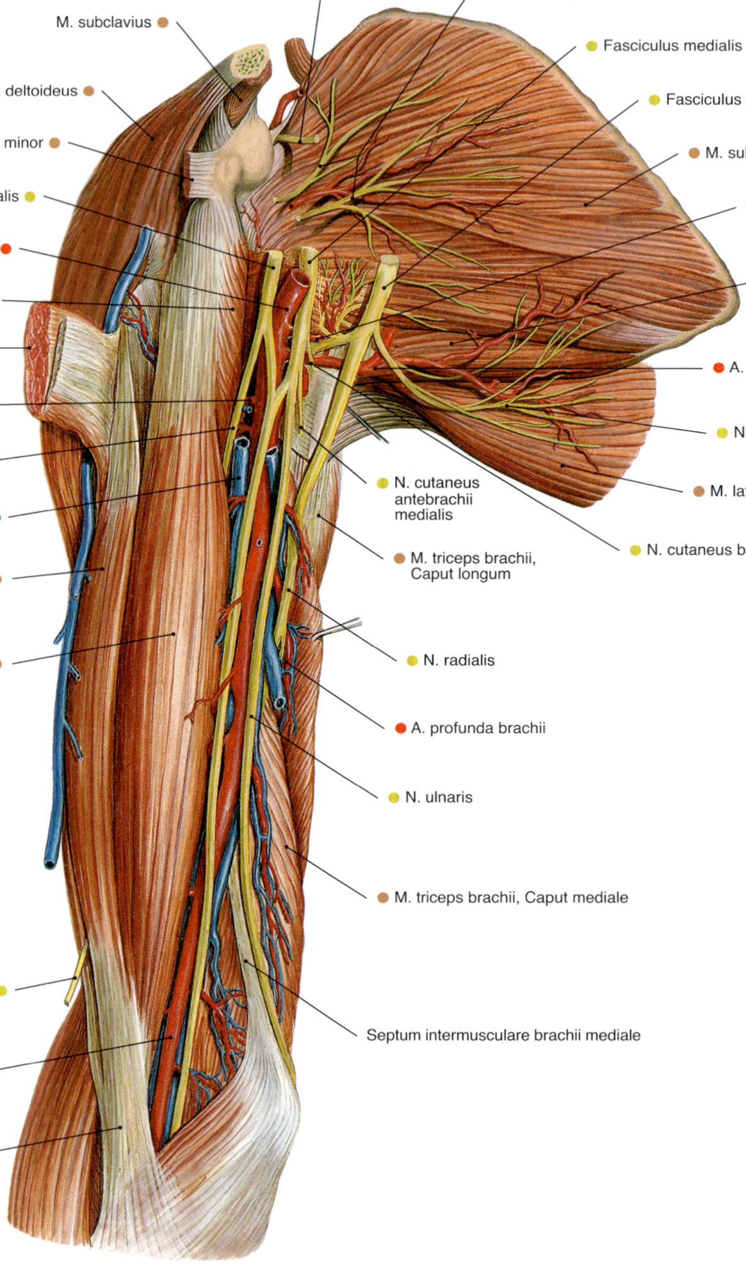

413
414
418
415
424

Abb. 417 Gefäße und Nerven des Oberarms, Regio brachii anterior.

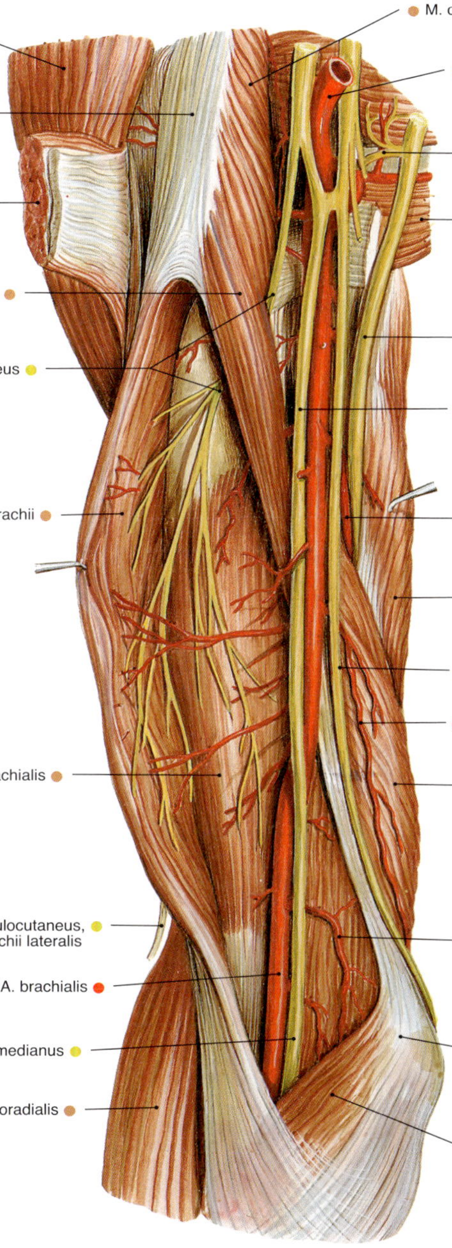

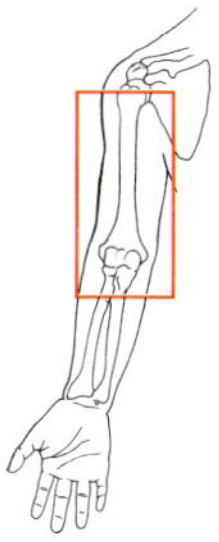

Abb. 418 Arterien und Nerven des Oberarms, Regio brachii anterior.

414
413
417
425

Arterien und Nerven des Oberarms

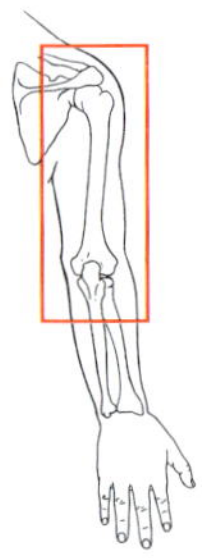

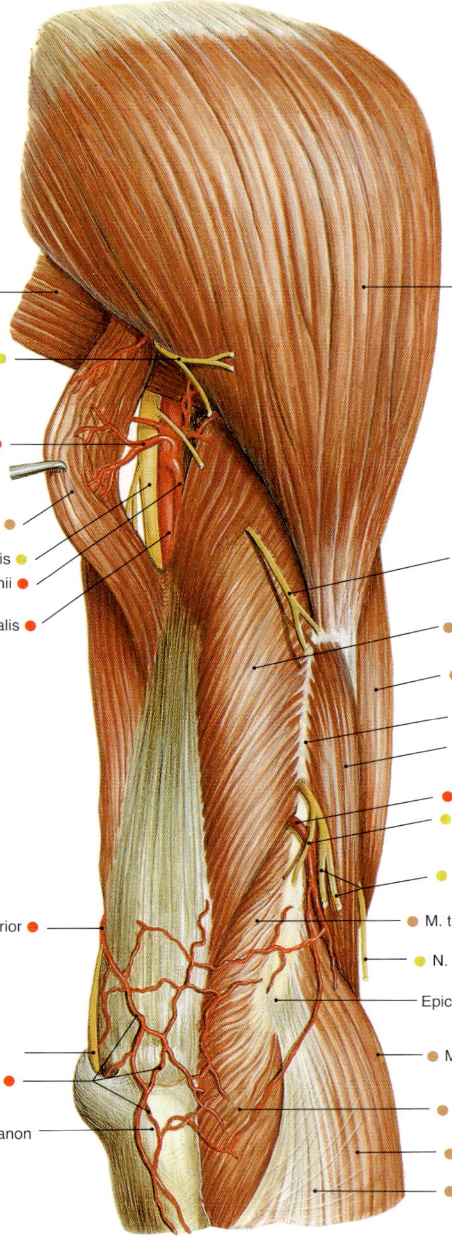

420
416
430

Abb. 419 Arterien und Nerven des Oberarms, Regio brachii posterior.

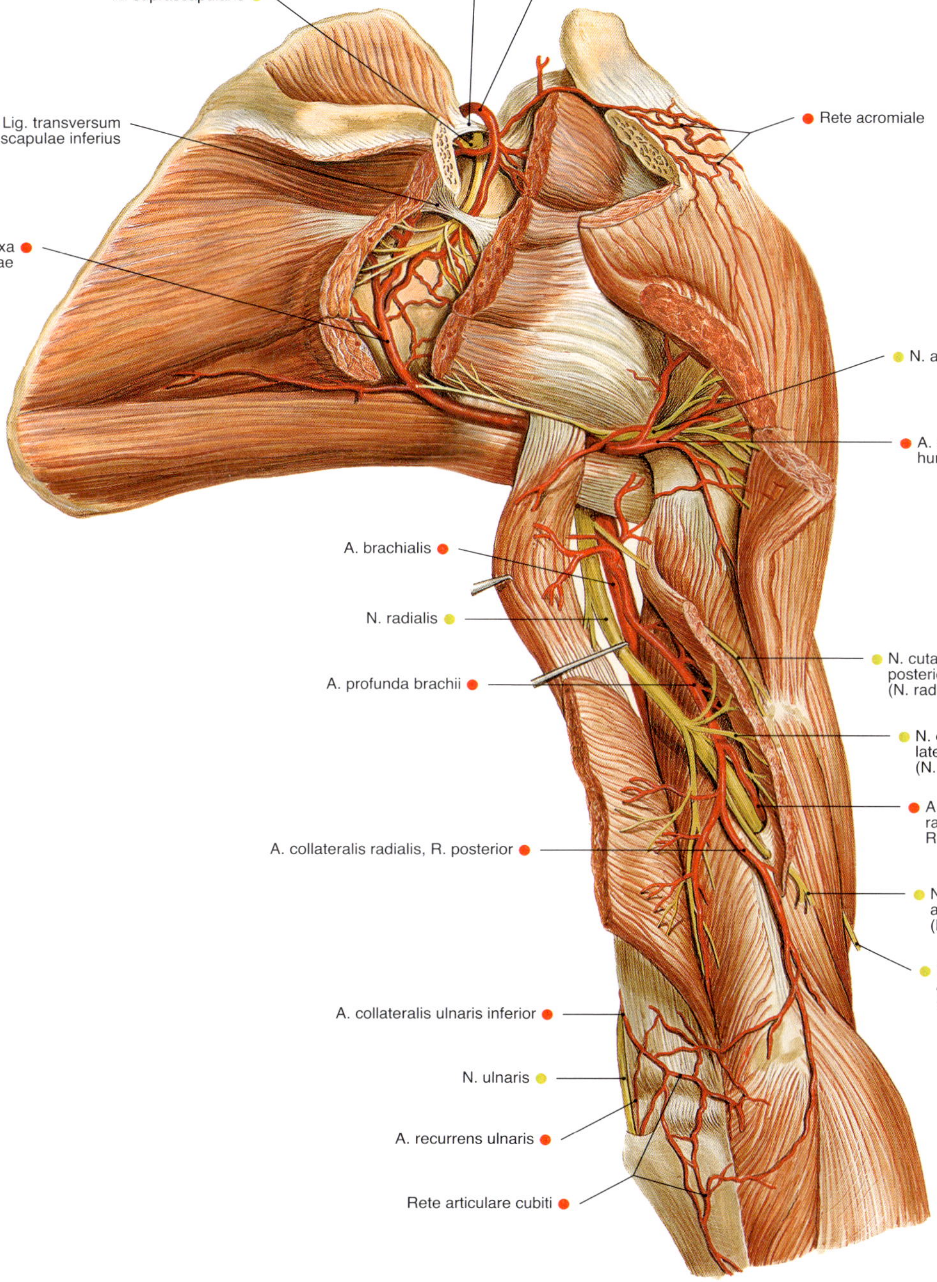

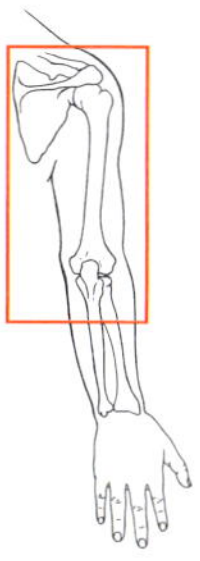

Abb. 420 Arterien und Nerven von Schulter, Regio scapularis, und Oberarm, Regio brachii posterior.

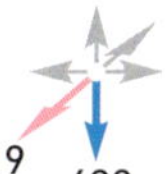
419
430
431

Venen und Nerven des Unterarms

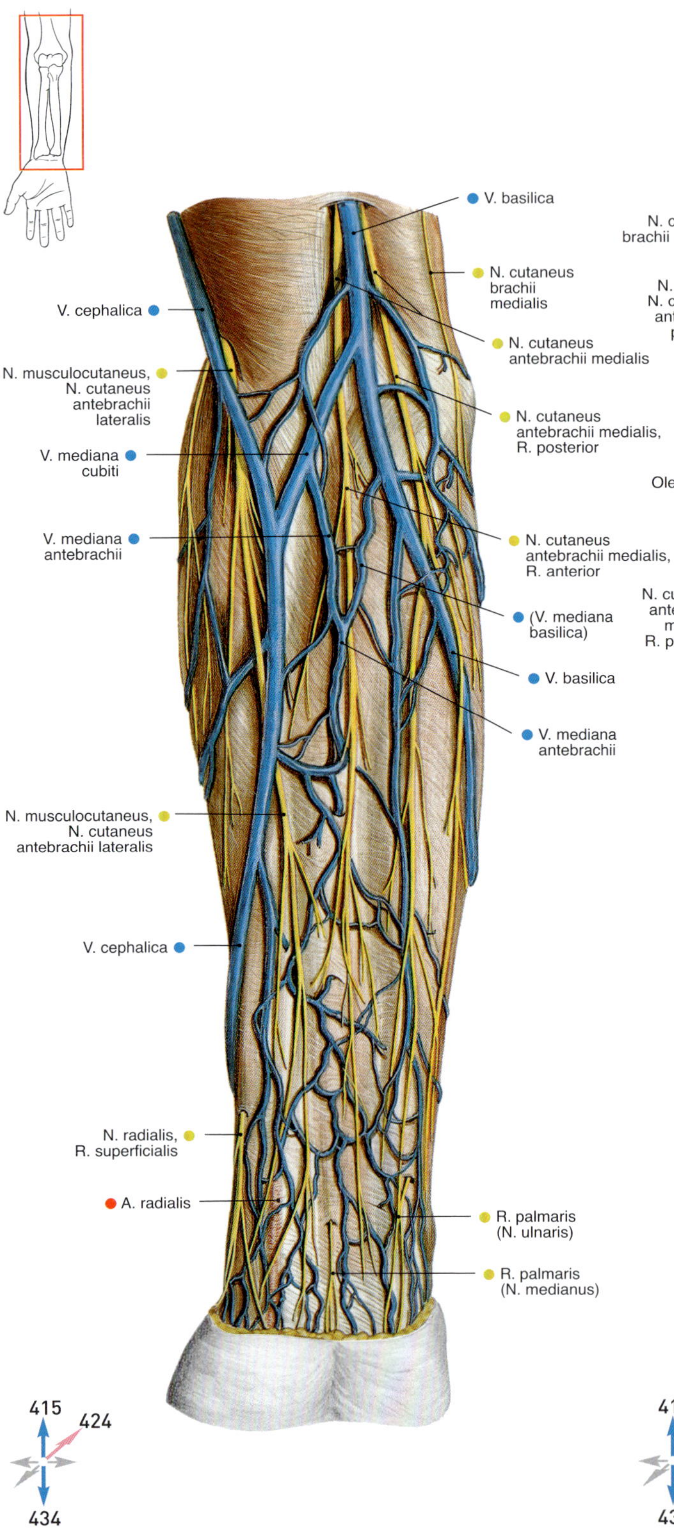

Abb. 421 Venen und Nerven des Unterarms, Regio antebrachii anterior; epifasziale Schicht.

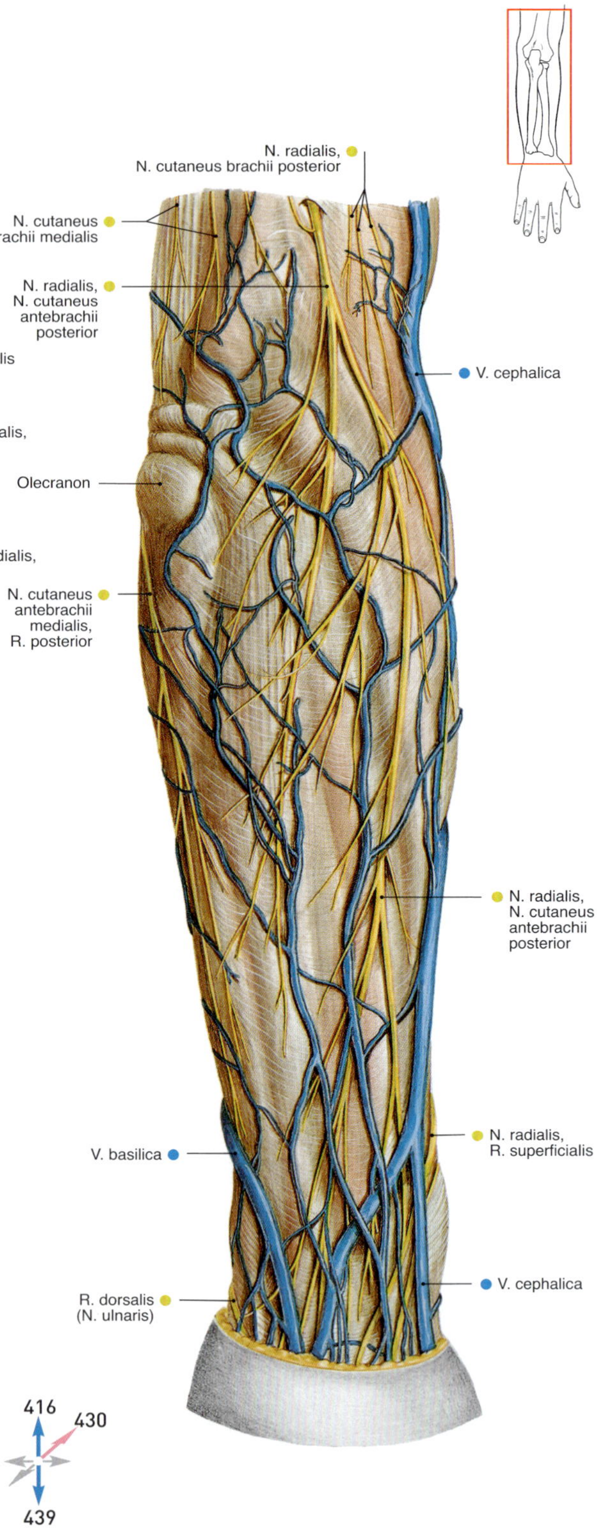

Abb. 422 Venen und Nerven des Unterarms, Regio antebrachii posterior; epifasziale Schicht.

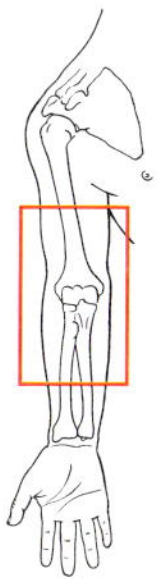

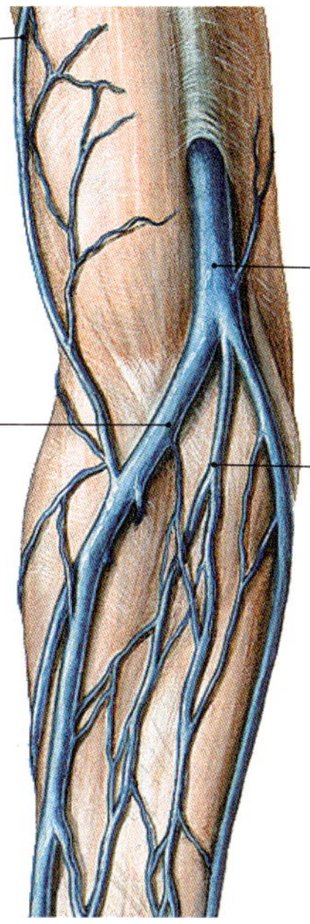

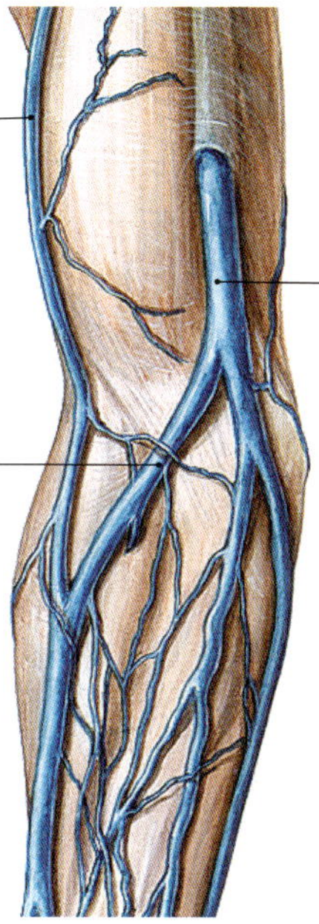

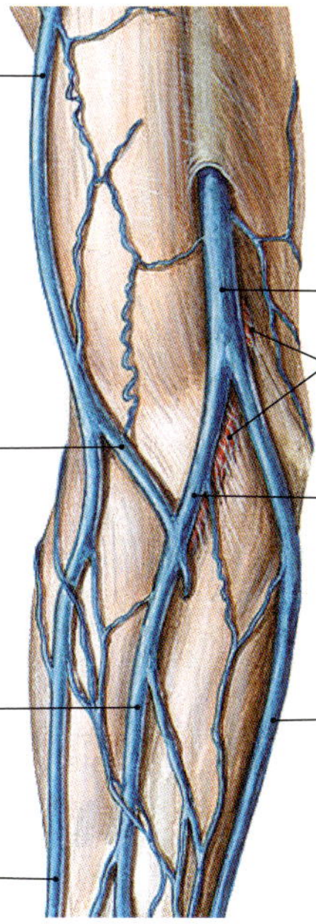

Abb. 423 a–c Varietäten der epifaszialen Venen der Ellenbeuge.

* im Hinblick auf eine intravenöse Injektion eine zwar seltene, aber dann wegen der Gefahr einer versehentlich intraarteriellen Injektion besonders wichtige Variation

Arterien und Nerven des Unterarms

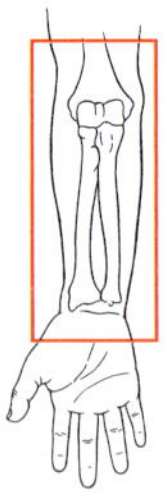

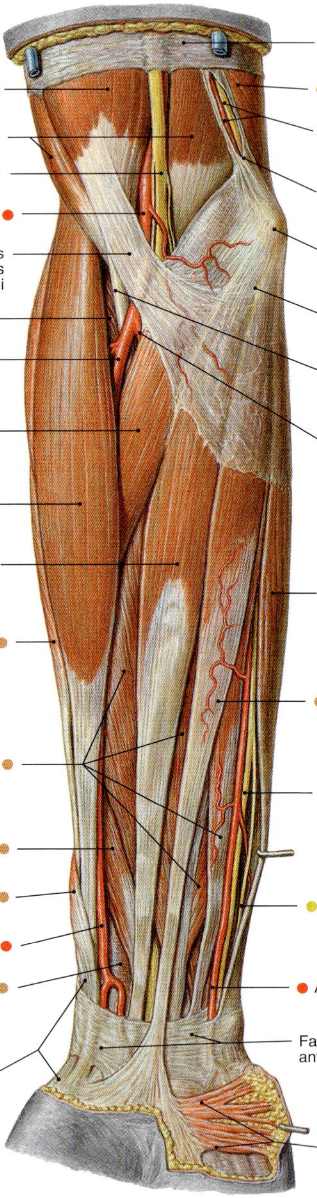

417 425 421 434

Abb. 424 Arterien und Nerven des Unterarms, Regio antebrachii anterior; subfasziale Schicht.

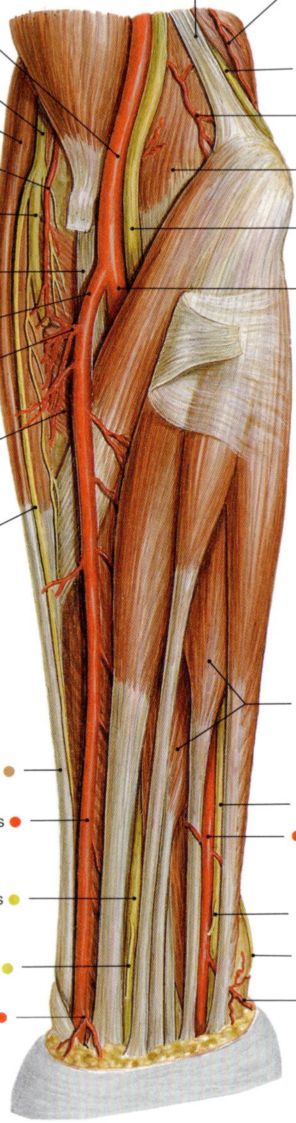

418 426 424 435

Abb. 425 Arterien und Nerven des Unterarms, Regio antebrachii anterior; Verlauf der A. radialis.

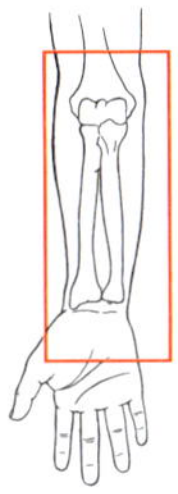

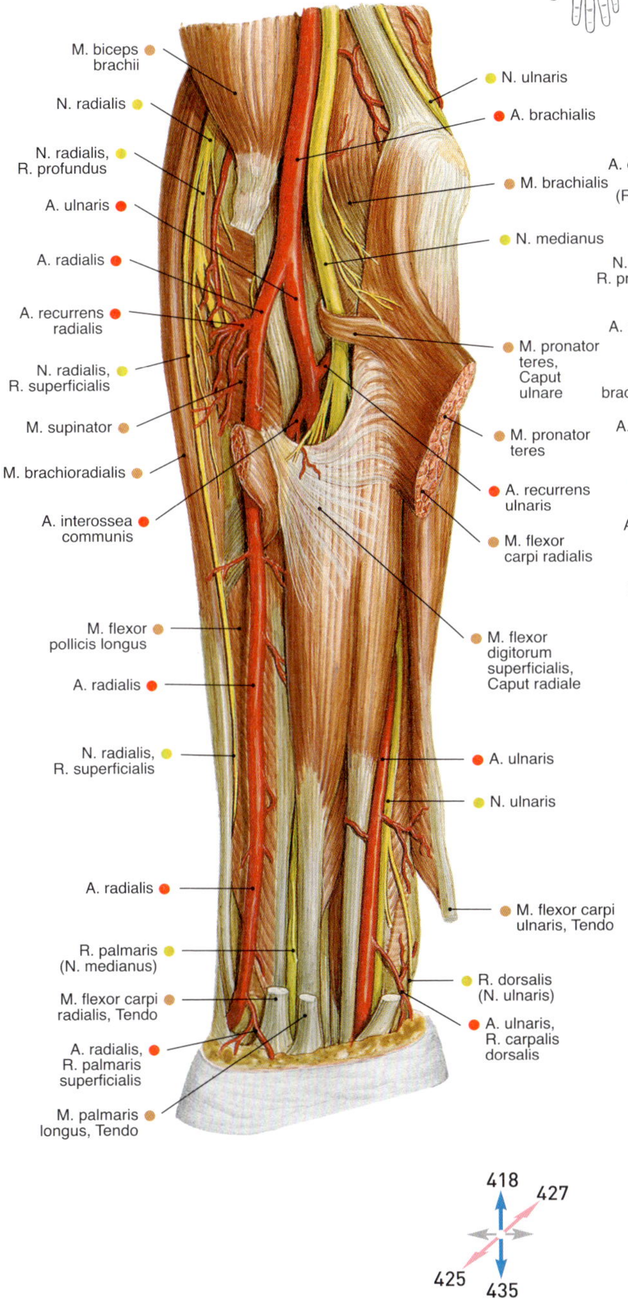

Abb. 426 Arterien und Nerven des Unterarms, Regio antebrachii anterior; tiefe Schicht.

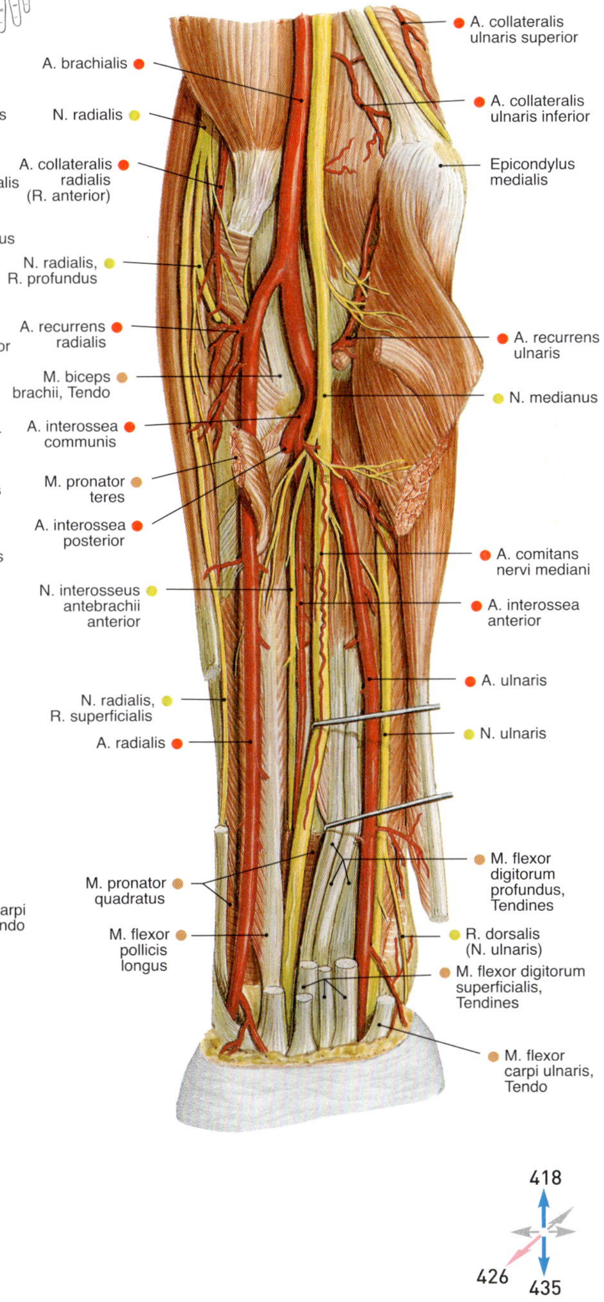

Abb. 427 Arterien und Nerven des Unterarms, Regio antebrachii anterior; tiefe Schicht nach teilweiser Abtragung des M. flexor digitorum superficialis.

Arterien und Nerven der Ellenbeuge

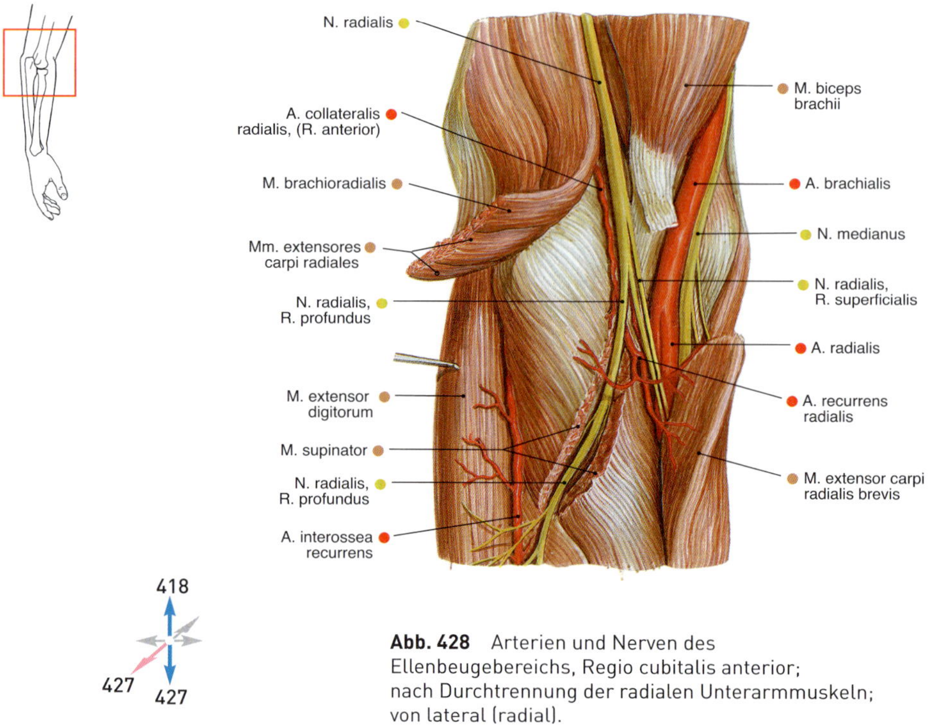

Abb. 428 Arterien und Nerven des Ellenbeugebereichs, Regio cubitalis anterior; nach Durchtrennung der radialen Unterarmmuskeln; von lateral (radial).

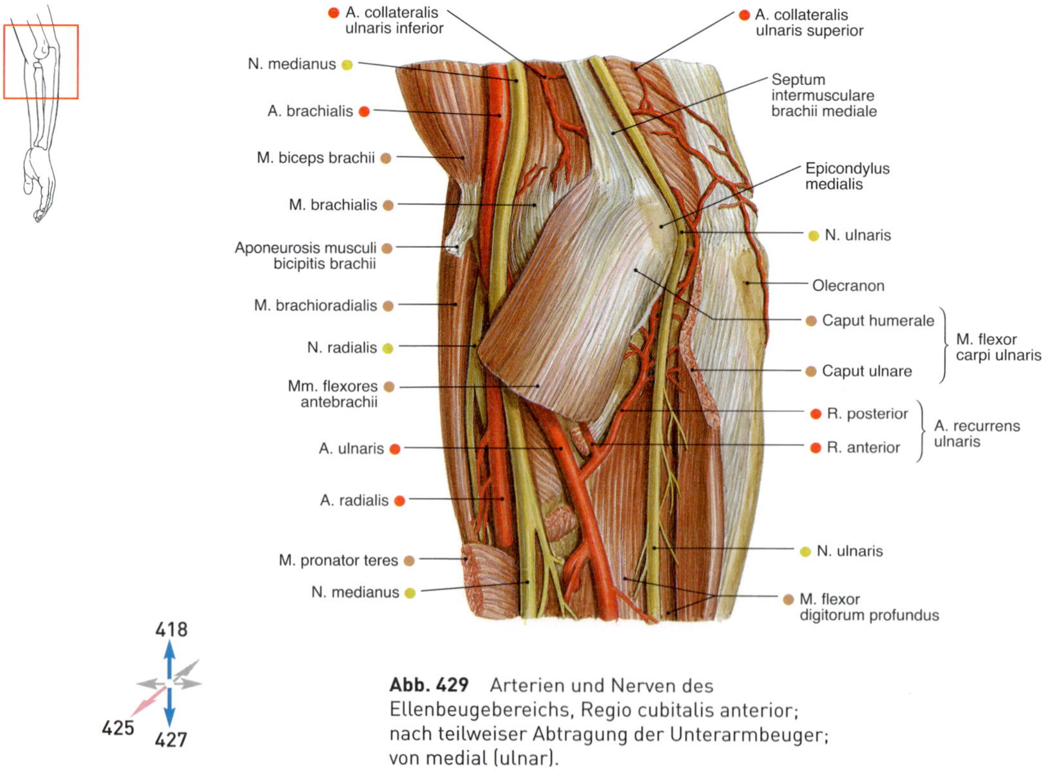

Abb. 429 Arterien und Nerven des Ellenbeugebereichs, Regio cubitalis anterior; nach teilweiser Abtragung der Unterarmbeuger; von medial (ulnar).

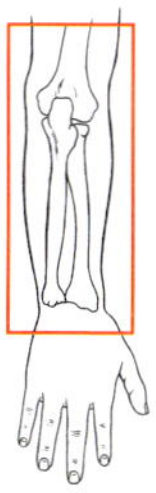

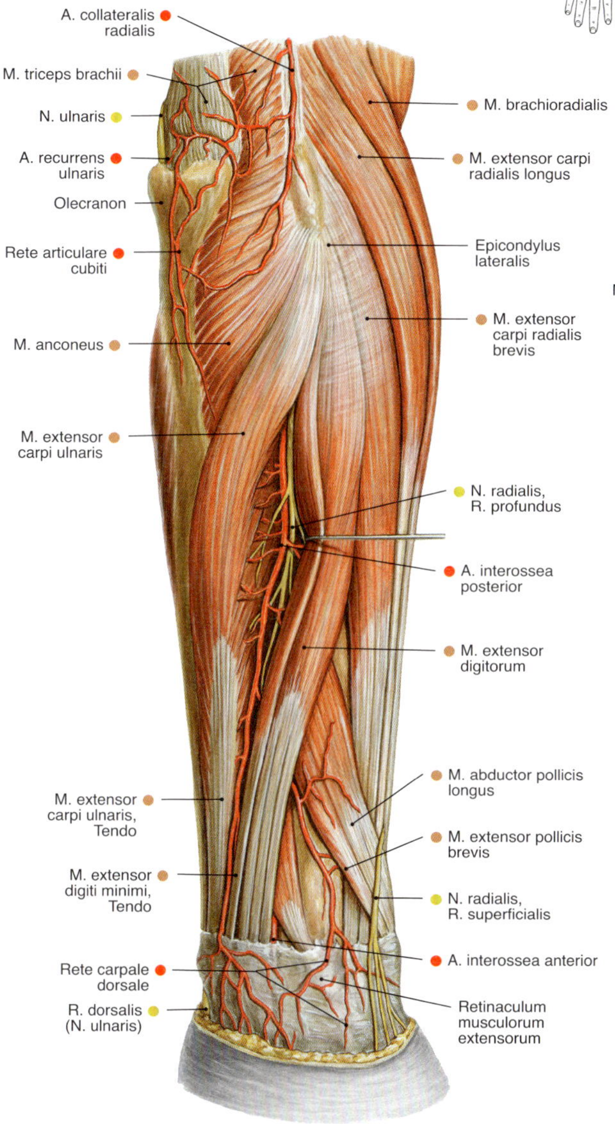

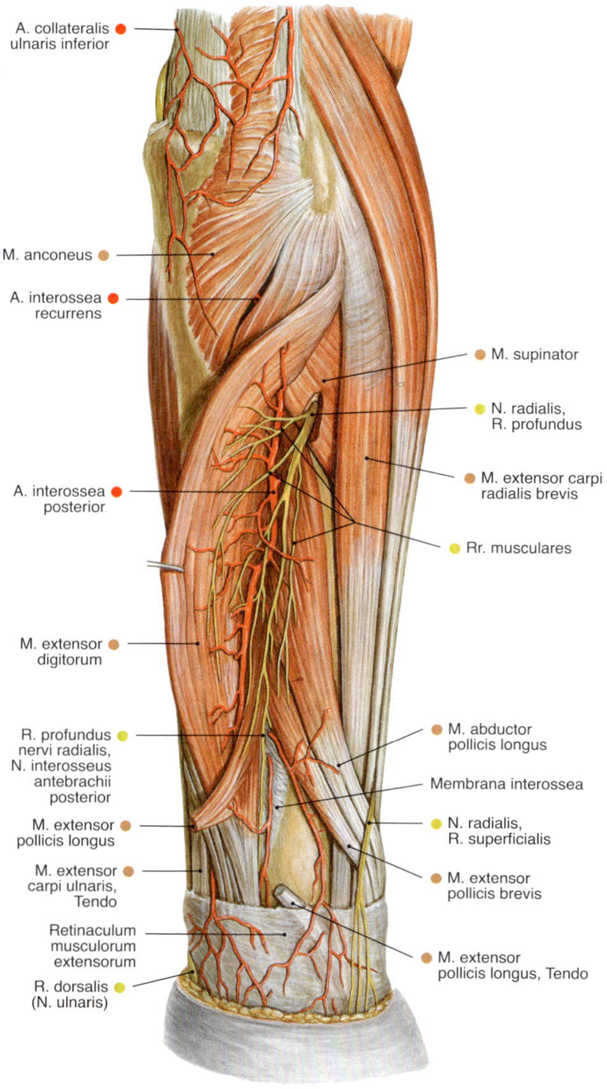

419 431 422 440

420 430 440

Abb. 430 Arterien und Nerven des Unterarms, Regio antebrachii posterior; oberflächliche Schicht.

Abb. 431 Arterien und Nerven des Unterarms, Regio antebrachii posterior; tiefe Schicht.

Arterien der Hand

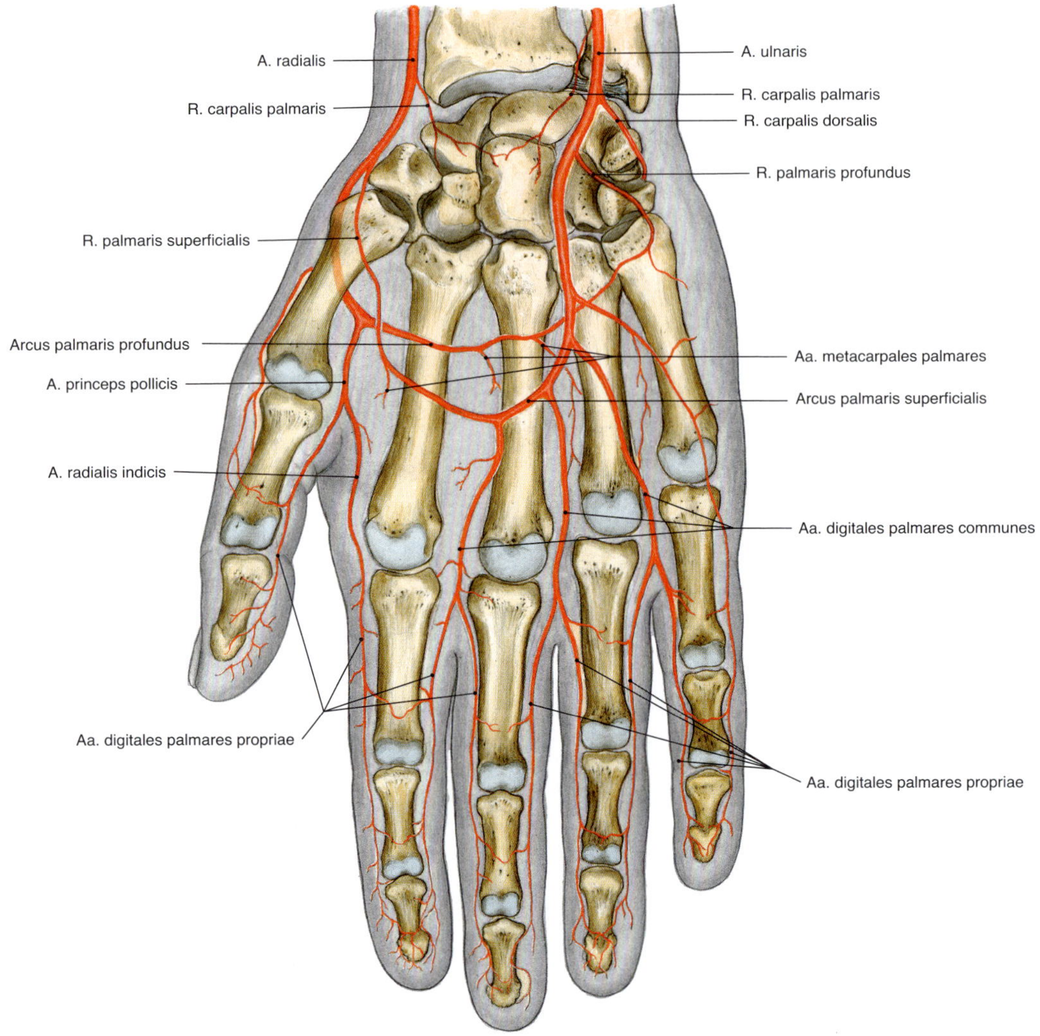

Abb. 432 Arterien der Handfläche, Palma; Übersicht.

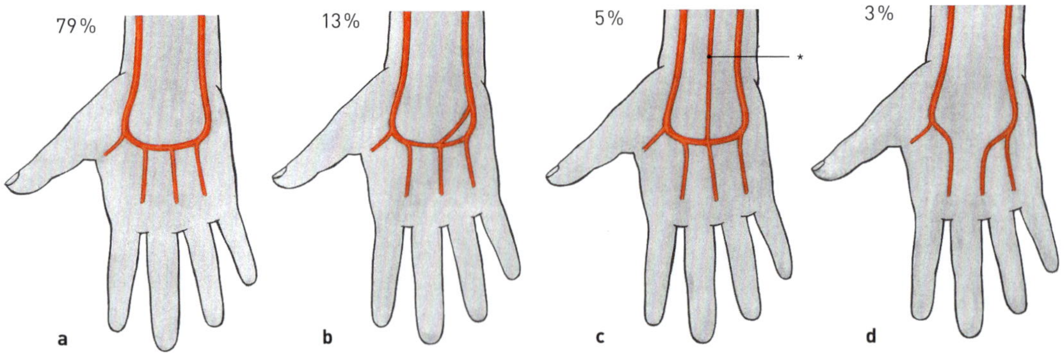

Abb. 433 a–d Varietäten des Arcus palmaris profundus.

a einfacher, geschlossener Arcus palmaris profundus (Lehrbuchfall)

b Verdoppelung des ulnaren Anteils

c Anastomose mit der A. interossea anterior (*)

d Versorgung der beiden radialen Finger aus der A. radialis, der drei ulnaren Finger aus der A. ulnaris

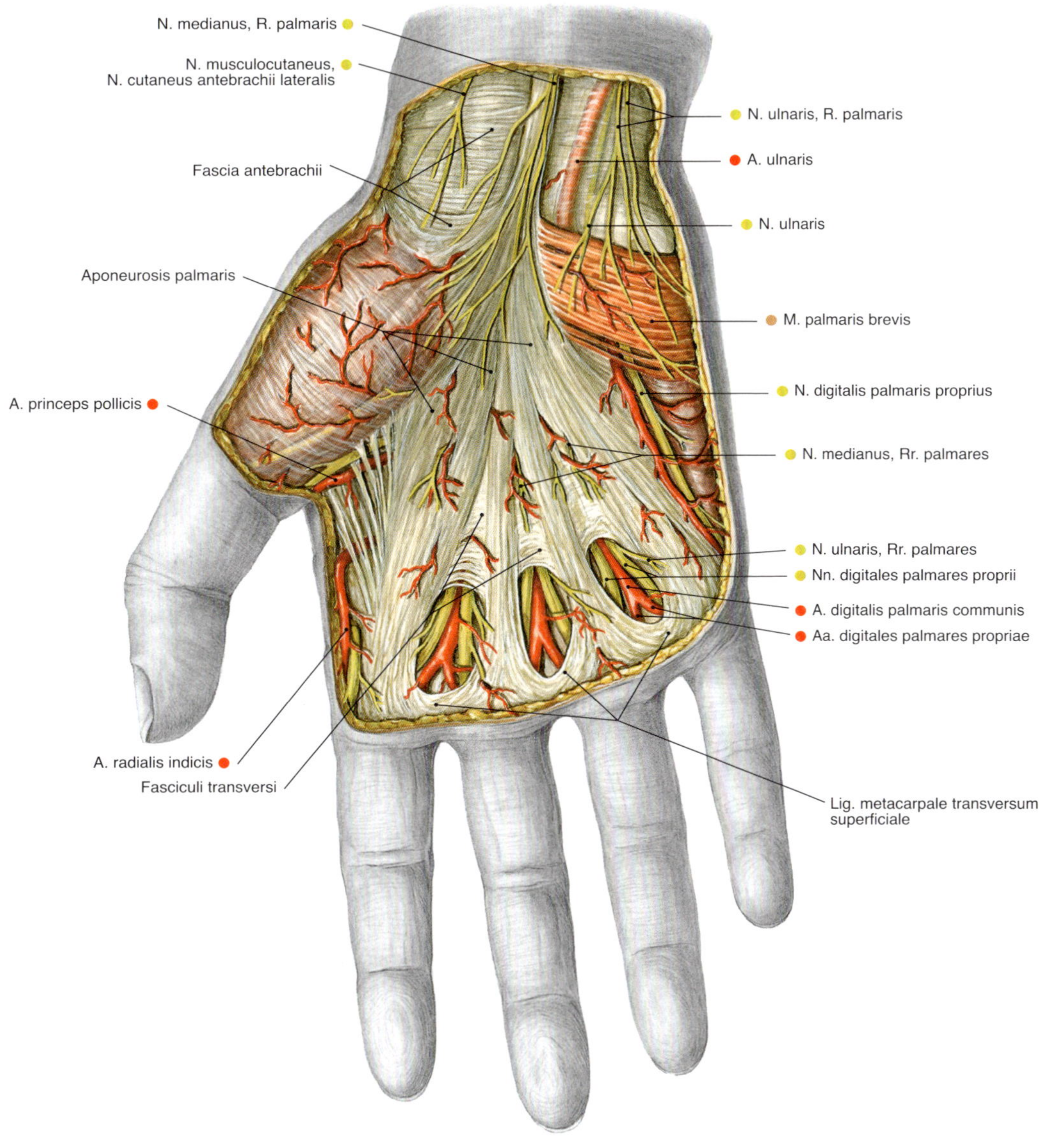

Abb. 434 Arterien und Nerven der Hohlhand, Palma; oberflächliche Schicht.

421
435

Arterien und Nerven der Hand

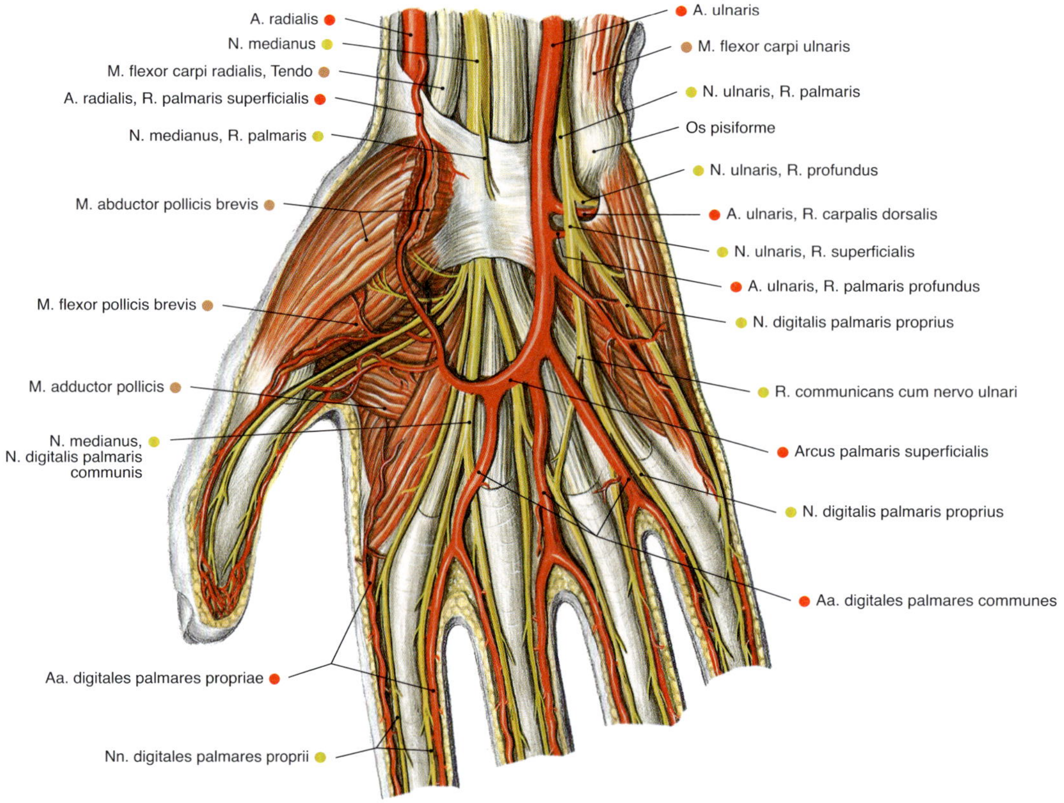

426
437
434

Abb. 435 Arterien und Nerven der Hohlhand, Palma; mittlere Schicht.

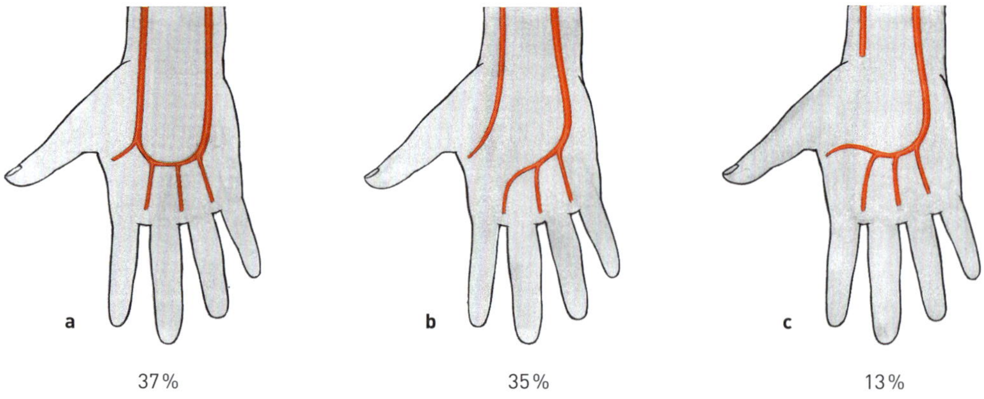

Abb. 436 a–c Varietäten des Arcus palmaris superficialis.
a geschlossener Arcus palmaris superficialis (Lehrbuchfall)
b Versorgung der drei ulnaren Finger über die A. ulnaris
c Versorgung aller Finger über die A. ulnaris

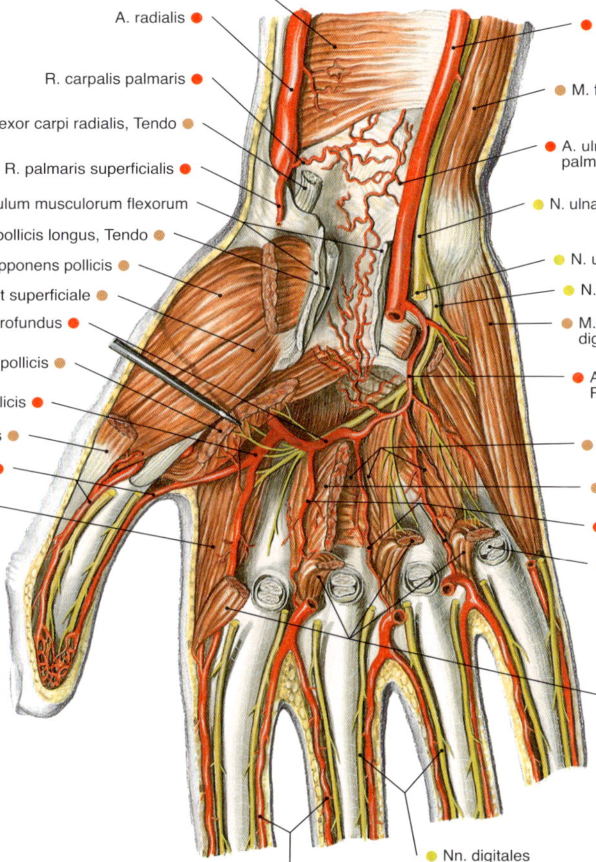

Abb. 437 Arterien und Nerven der Hohlhand, Palma; tiefe Schicht.

427
435

Arterien und Nerven der Hand

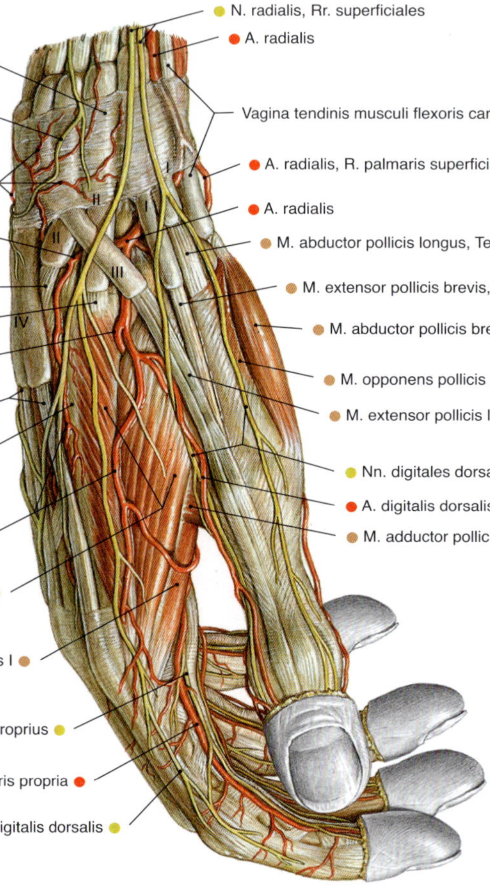

I–IV Vaginae tendinum musculorum extensorum:
I Vagina tendinum musculorum abductoris longi et extensoris pollicis brevis
II Vagina tendinum musculorum extensorum carpi radialium
III Vagina tendinis musculi extensoris pollicis longi
IV Vagina tendinum musculorum extensoris digitorum et extensoris indicis

430
440 434

Abb. 438 Arterien und Nerven der Hand.

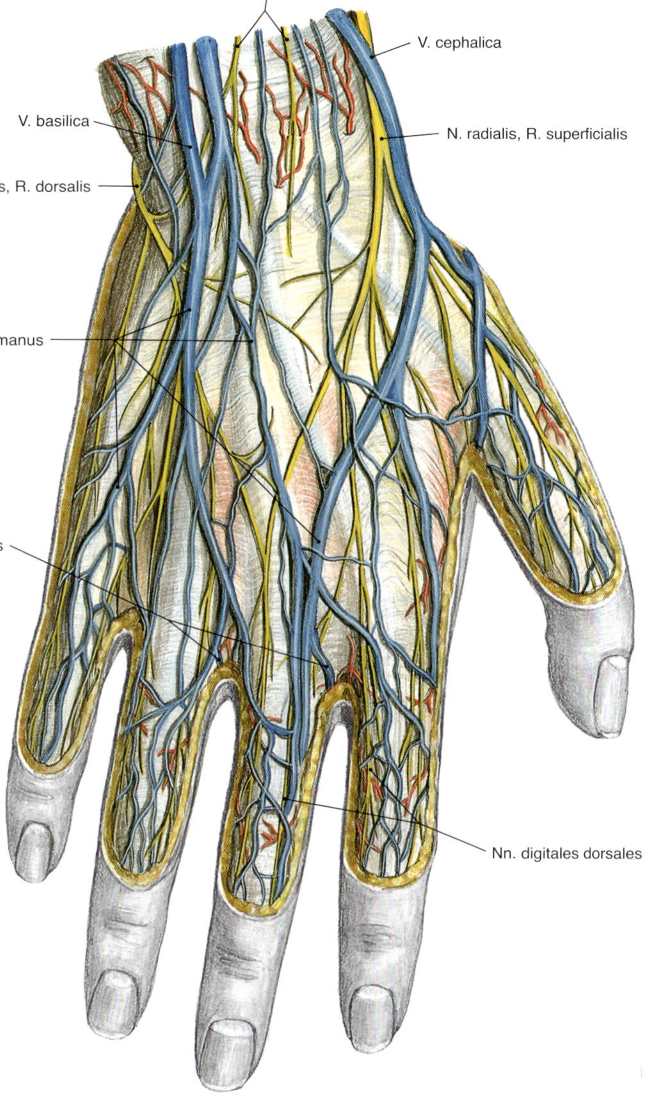

Abb. 439 Gefäße und Nerven des Handrückens, Dorsum manus;
oberflächliche Schicht.

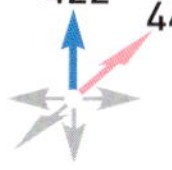
422
440

Arterien und Nerven der Hand

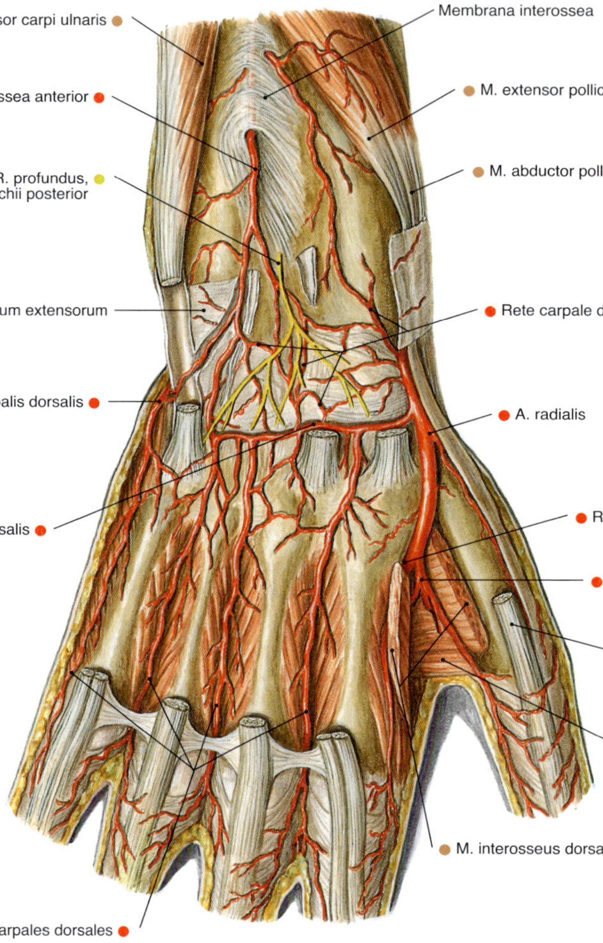

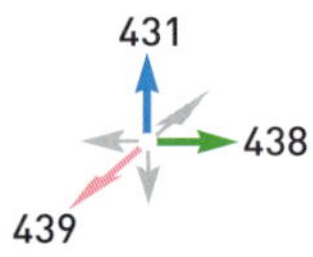

Abb. 440 Arterien und Nerven des Handrückens, Dorsum manus; tiefe Schicht.

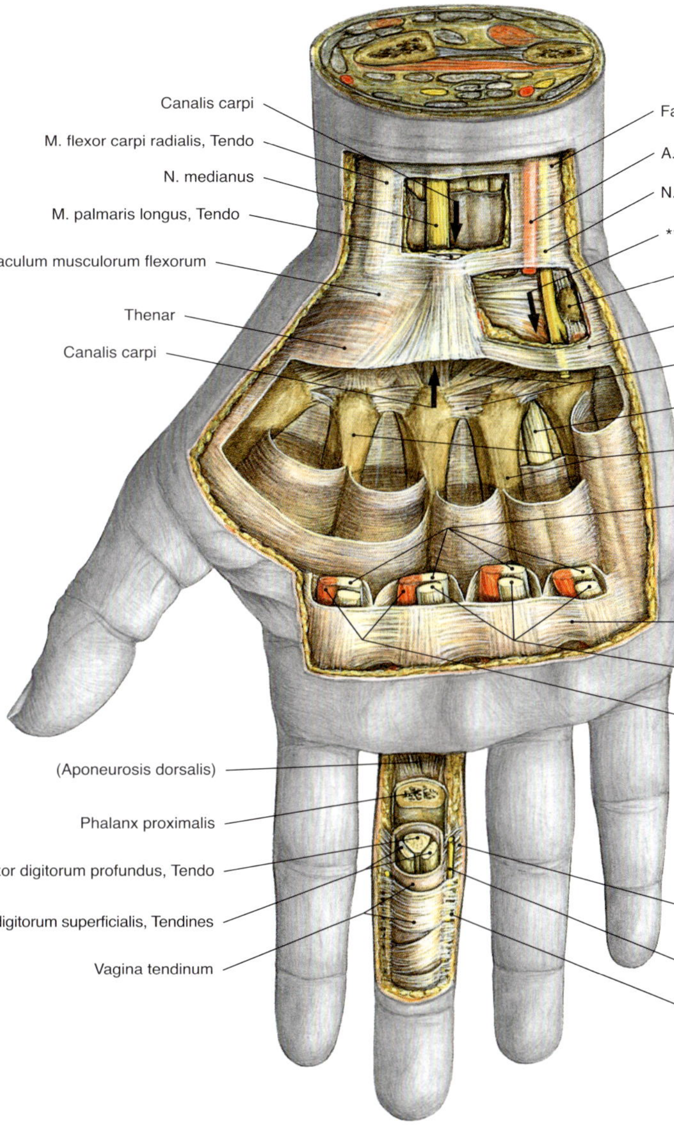

Abb. 441 Faszienlogen der Hand.
* klinisch: GRAYSON'sches Band
** klinisch: CLELAND'sches Band
*** klinisch: Canalis ulnocarpalis (GUYON'sche Loge)

Hand, Sagittalschnitt

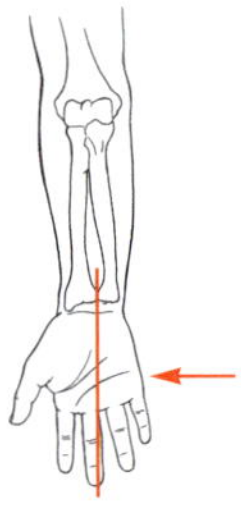

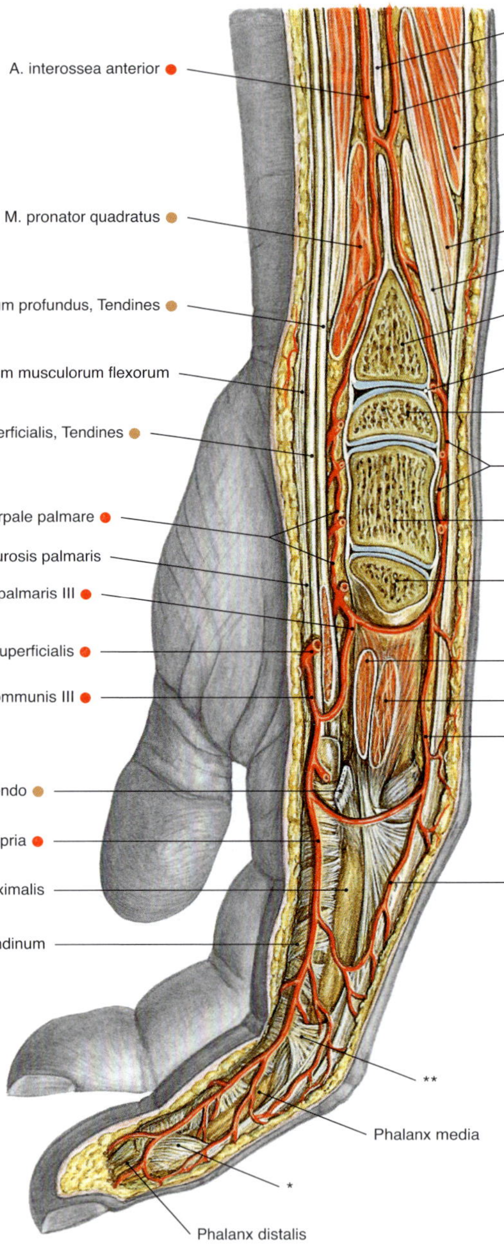

Abb. 442 Hand, Manus;
Sagittalschnitt auf Höhe der ulnaren Fläche des Mittelfingers.
* klinisch: CLELAND'sches Band
** klinisch: GRAYSON'sches Band

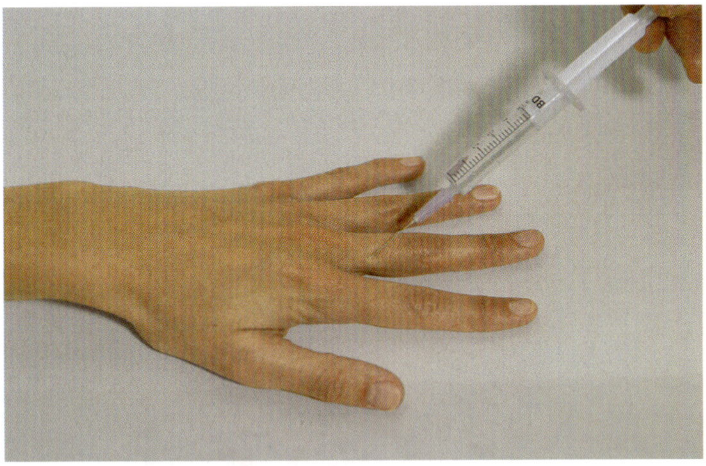

Abb. 443 Einstichstellen für eine regionale Leitungsanästhesie am Mittelfinger.

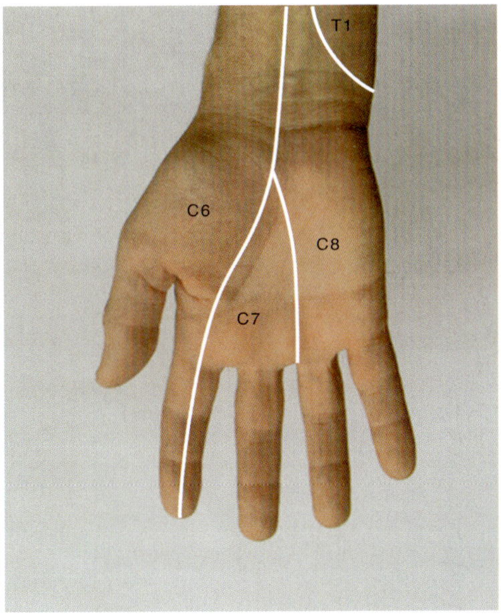

Abb. 444 Handfläche, Palma manus; segmentale Hautinnervation.

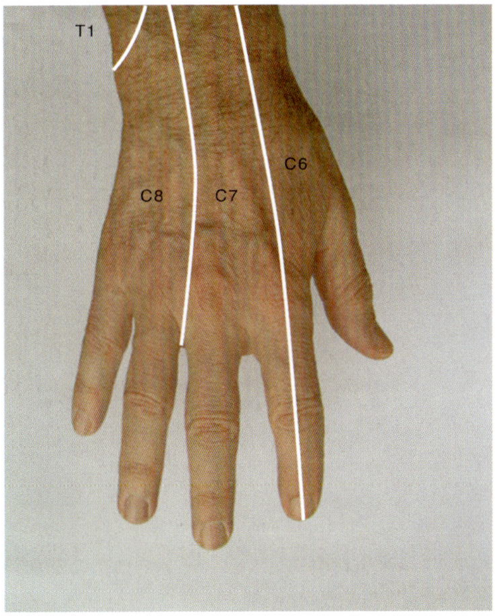

Abb. 445 Handrücken, Dorsum manus; segmentale Hautinnervation.

Oberarm, Transversalschnitte

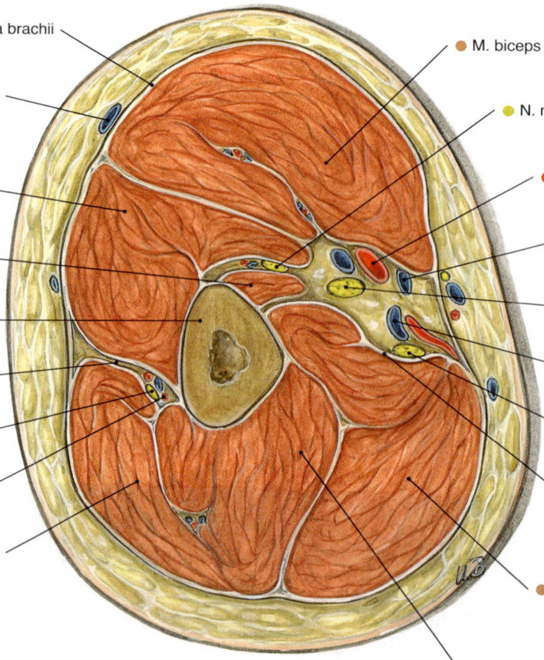

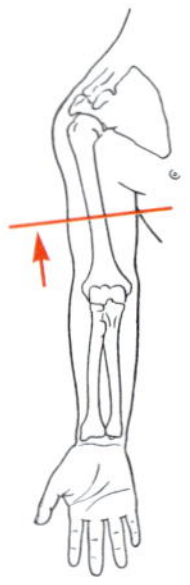

Abb. 446 Oberarm, Brachium; Transversalschnitt.

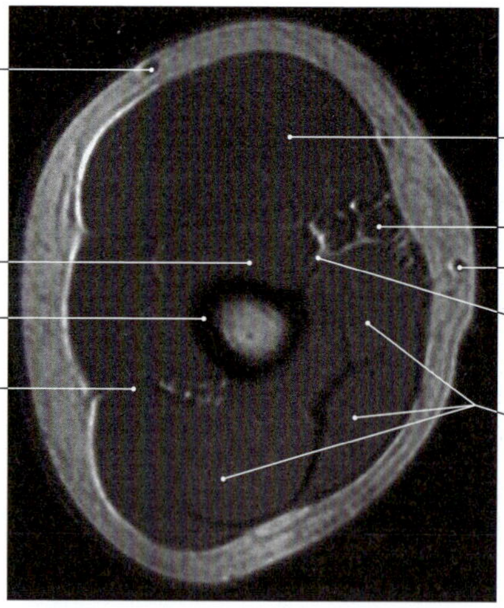

Abb. 447 Oberarm, Brachium; magnetresonanztomographischer Querschnitt (MRT) auf Höhe der Mitte des Oberarms; von distal.

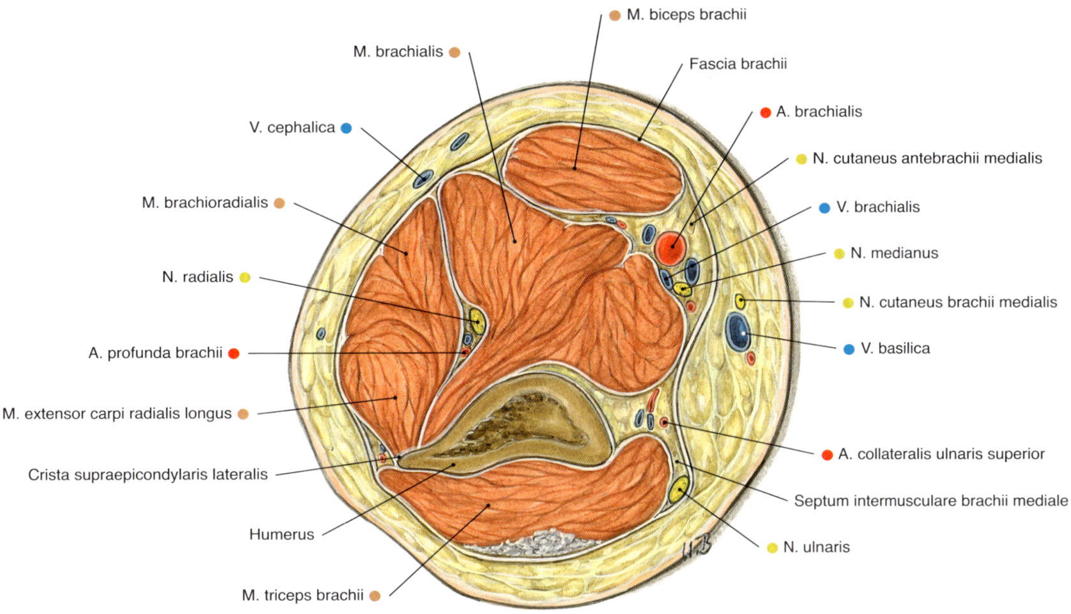

Abb. 448 Oberarm, Brachium; Transversalschnitt durch das untere Drittel des Oberarms.

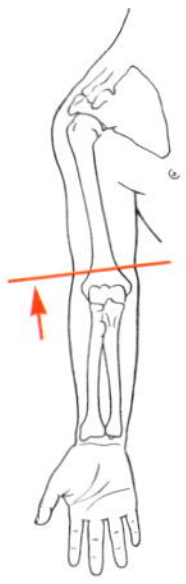

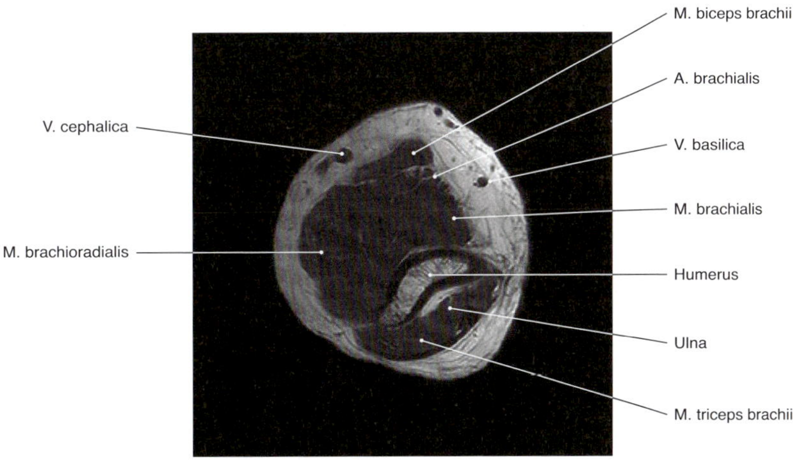

Abb. 449 Oberarm, Brachium; magnetresonanztomographischer Querschnitt (MRT) auf Höhe des unteren Drittels des Oberarms; von distal.

Unterarm, Transversalschnitte

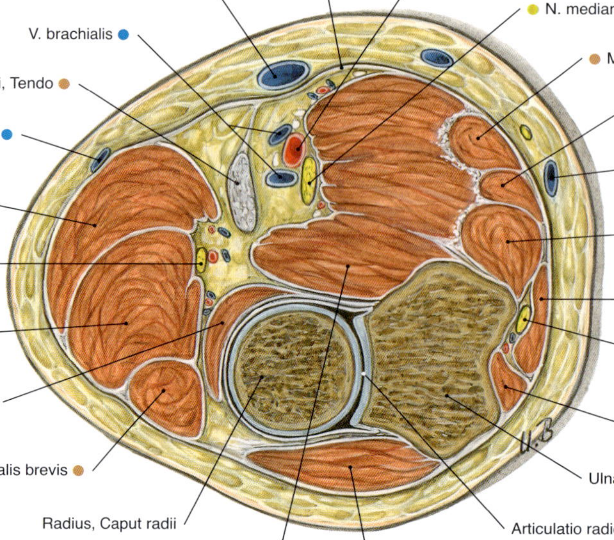

Abb. 450 Unterarm, Antebrachium; Transversalschnitt auf Höhe der Articulatio radioulnaris proximalis.

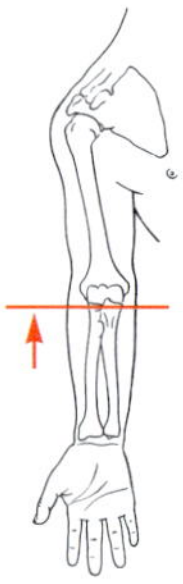

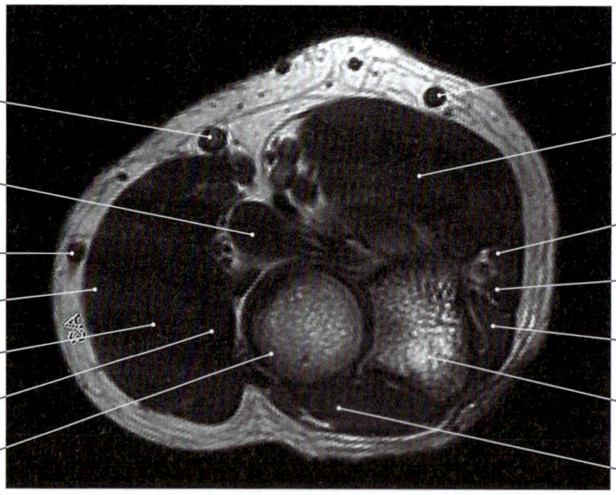

Abb. 451 Unterarm, Antebrachium; magnetresonanztomographischer Querschnitt (MRT) auf Höhe des Ellbogengelenks; von distal.

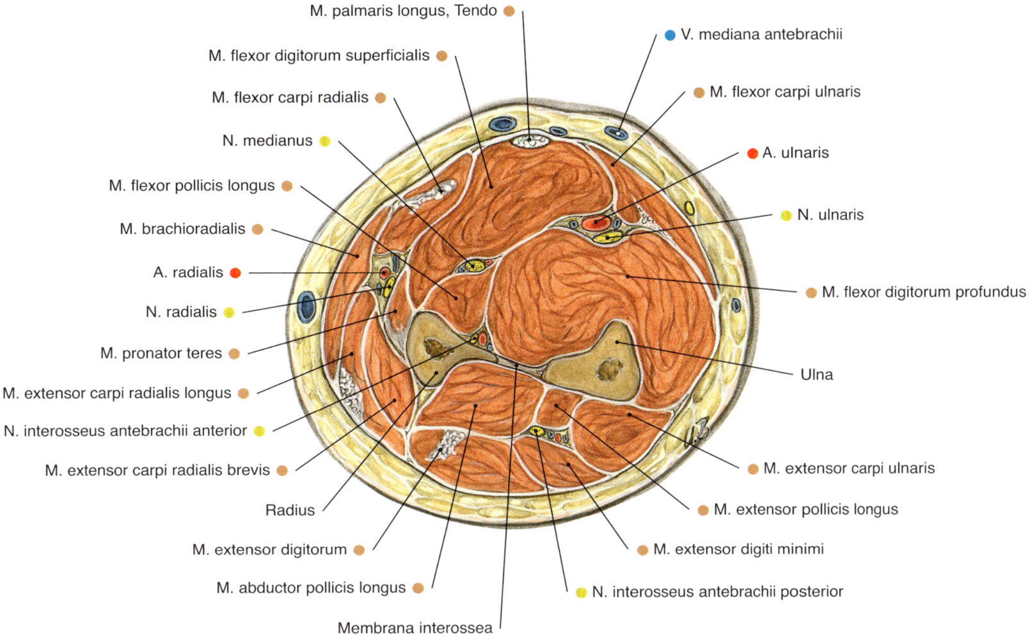

Abb. 452 Unterarm, Antebrachium; Transversalschnitt durch das untere Drittel des Unterarms.

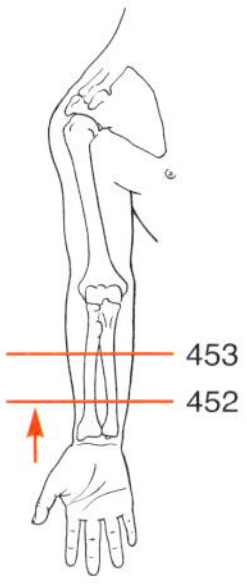

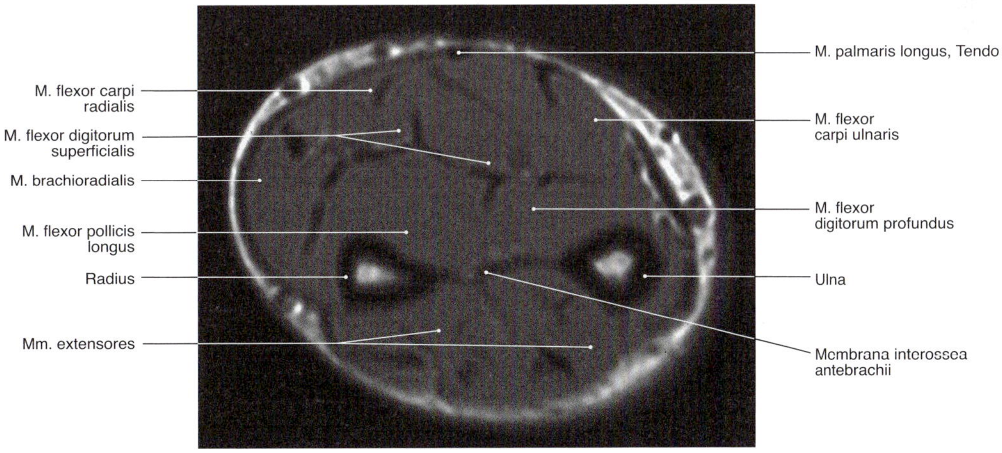

Abb. 453 Unterarm, Antebrachium; magnetresonanztomographischer Querschnitt (MRT) auf Höhe der Mitte des Unterarms; von distal.

Unterarm und Hand, Transversalschnitte

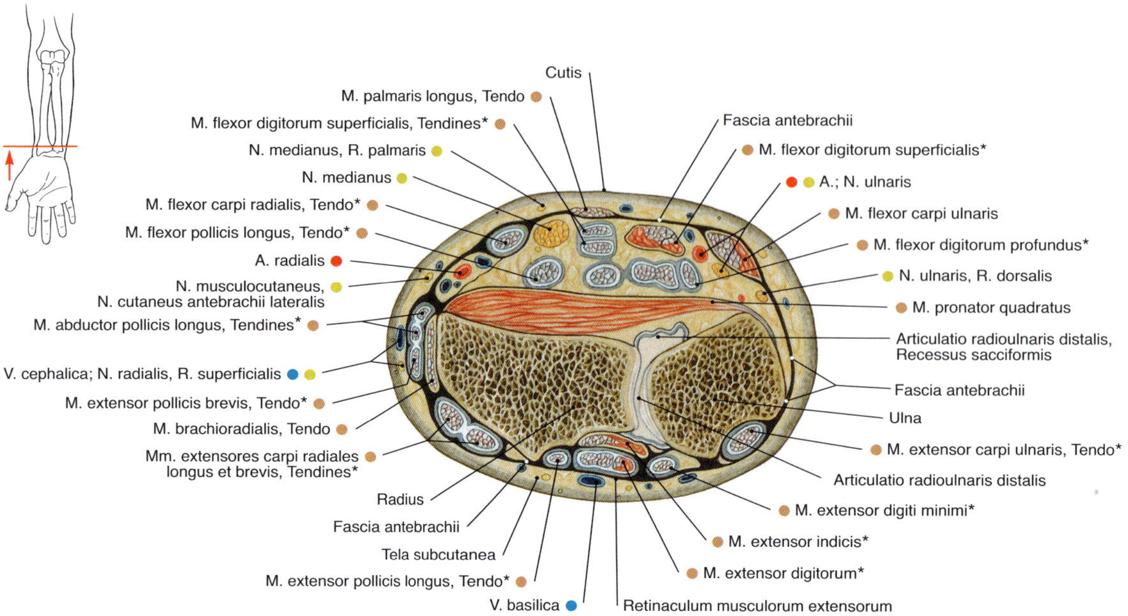

Abb. 454 Unterarm, Antebrachium;
Transversalschnitt auf Höhe des distalen Radioulnargelenks.
Die mit * bezeichneten Muskelsehnen verlaufen auf dieser Schnitthöhe in Sehnenscheiden, Vaginae tendinum.

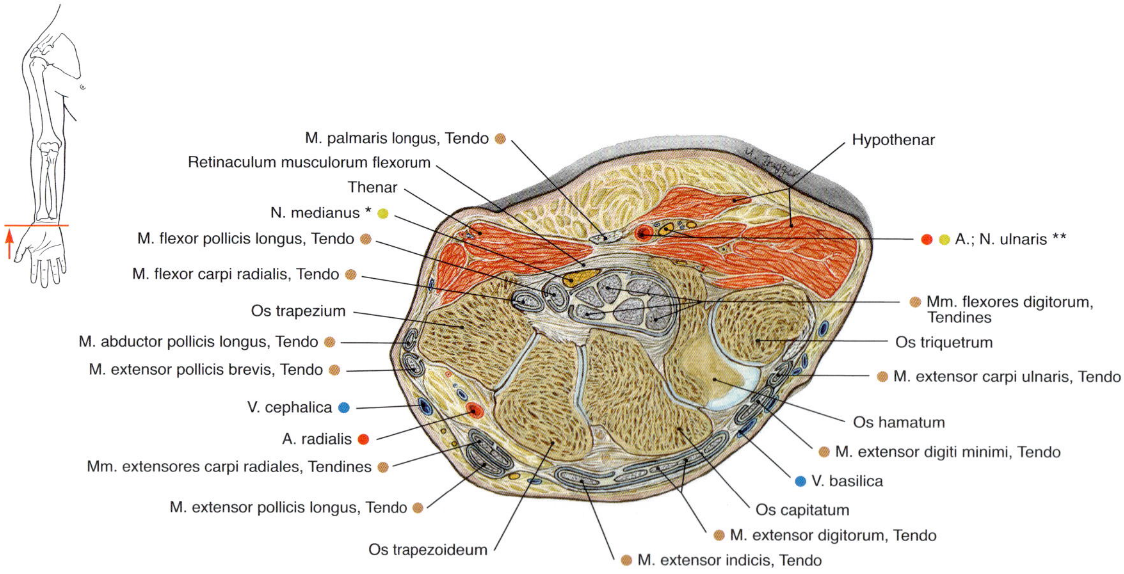

Abb. 455 Handwurzel, Carpus;
Transversalschnitt auf Höhe des Hamulus ossis hamati.

* Karpaltunnel
** sog. Ulnaristunnel (GUYON'sche Loge)

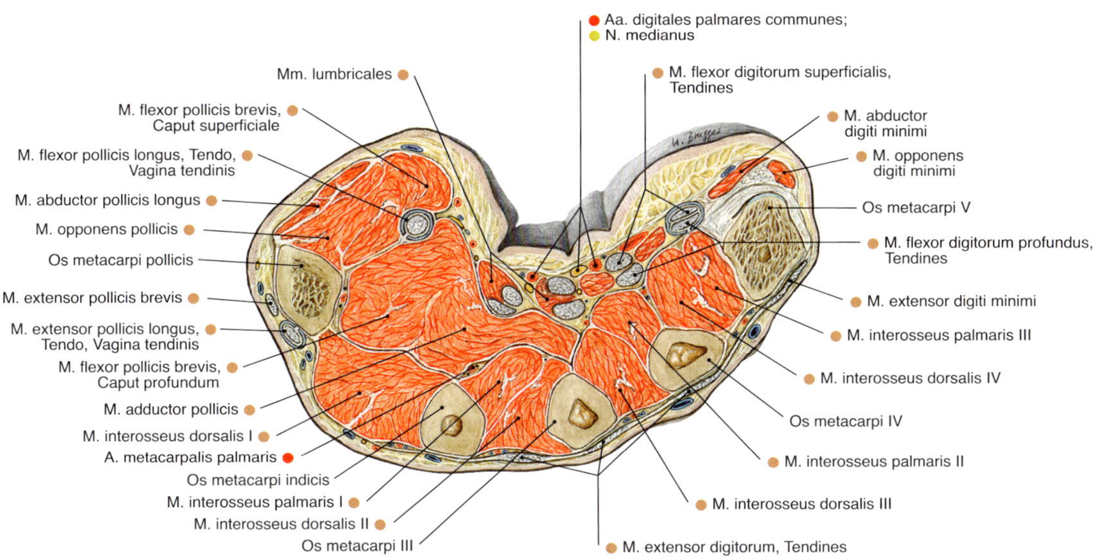

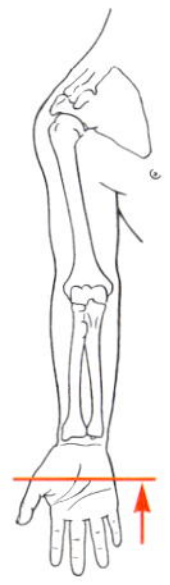

Abb. 456 Mittelhand, Metacarpus; Transversalschnitt auf Höhe der Mitte des 3. Mittelhandknochens.

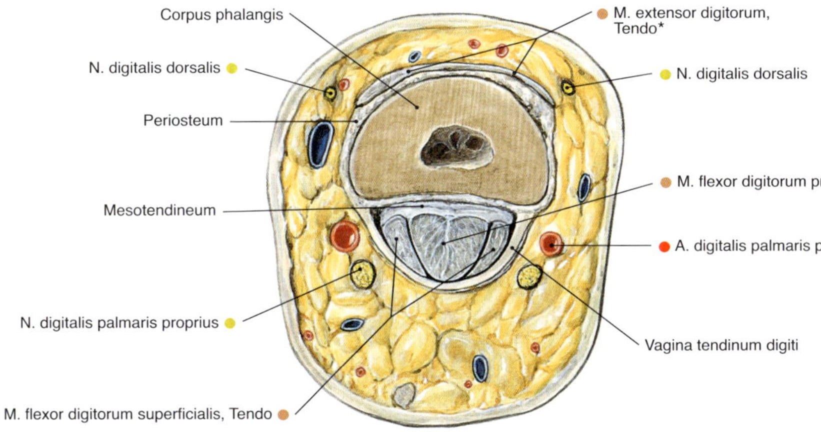

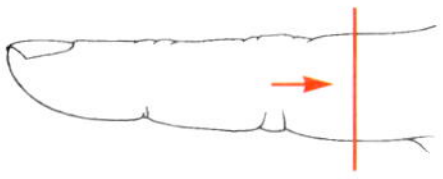

Abb. 457 Mittelfinger, Digitus medius [III]; Transversalschnitt durch den Schaft der Grundphalanx.

* sog. Dorsalaponeurose, in die die entsprechende Zweigsehne des M. extensor digitorum sowie die Sehnen der Mm. interossei und lumbricales einstrahlen

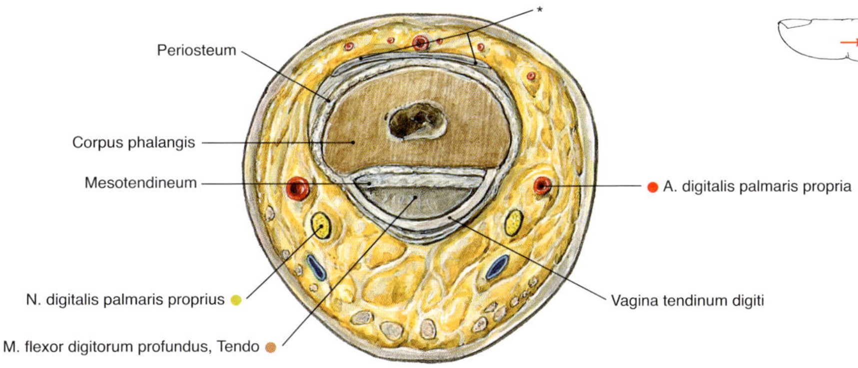

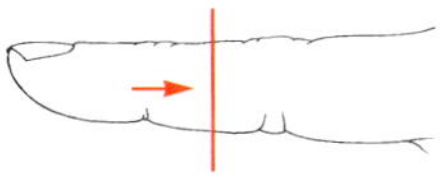

Abb. 458 Mittelfinger, Digitus medius [III]; Transversalschnitt durch den Schaft der Mittelphalanx.

* sog. Dorsalaponeurose

Regionen

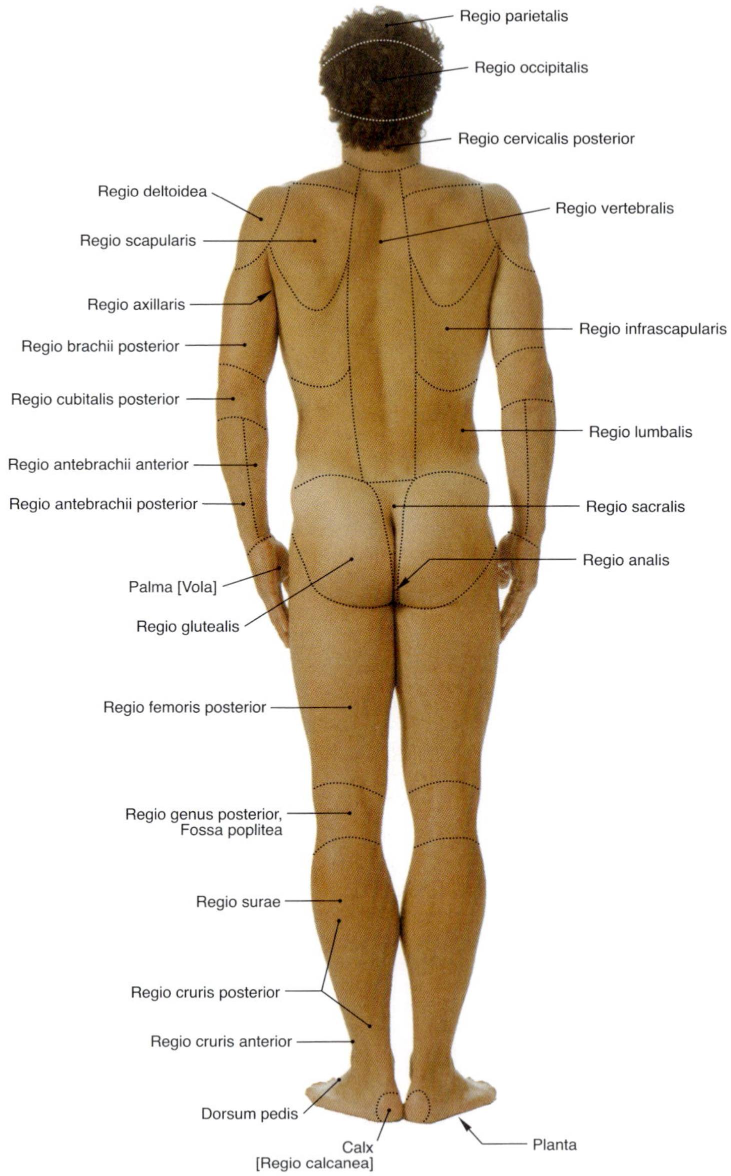

Abb. 459 Regionen des Körpers, Regiones corporis.

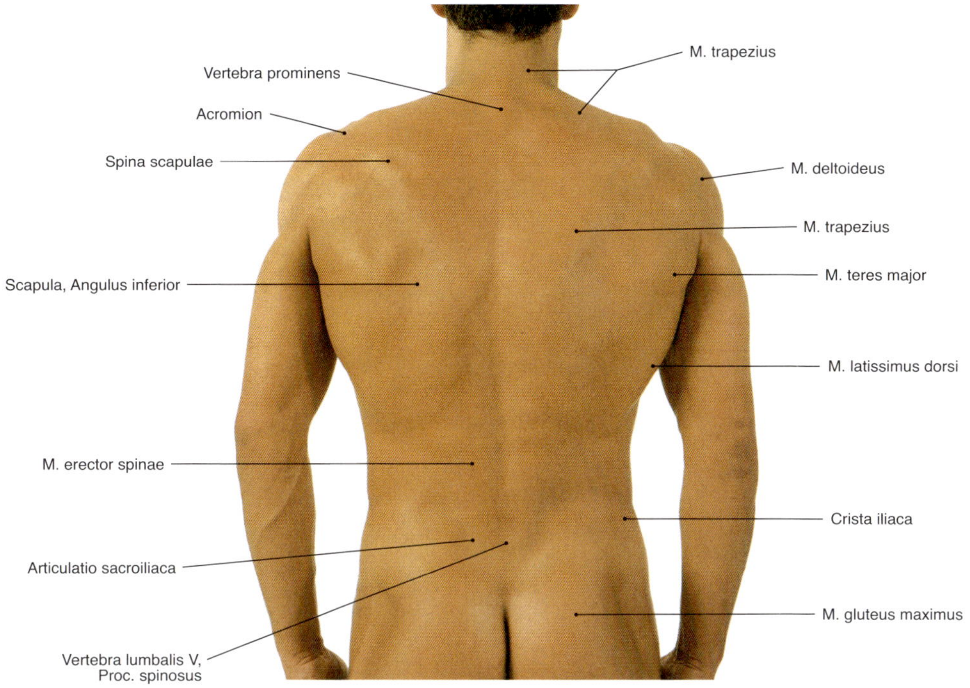

Abb. 460 Rücken, Dorsum; Oberflächenrelief.

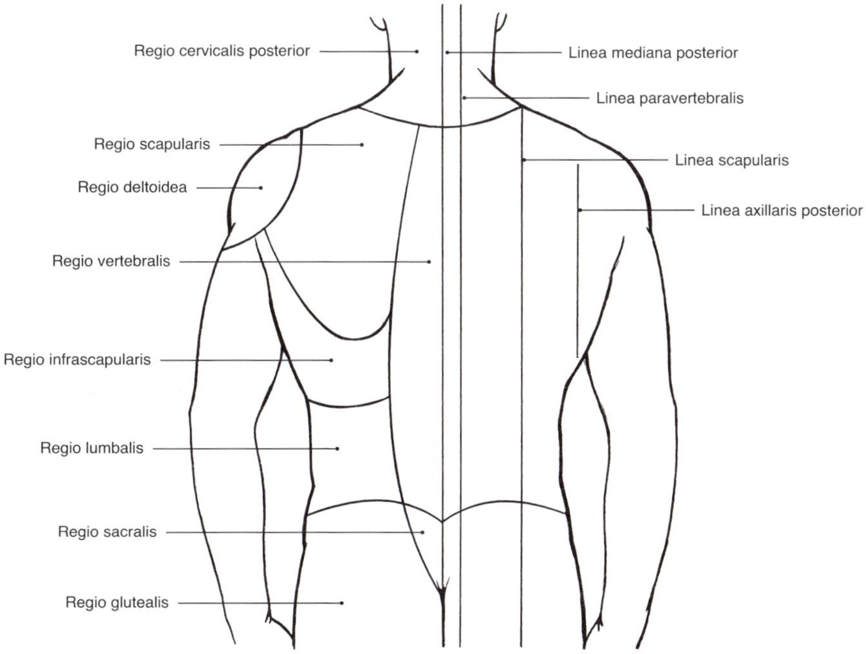

Abb. 461 Regionen und Orientierungslinien am Rücken.

Rumpfskelett

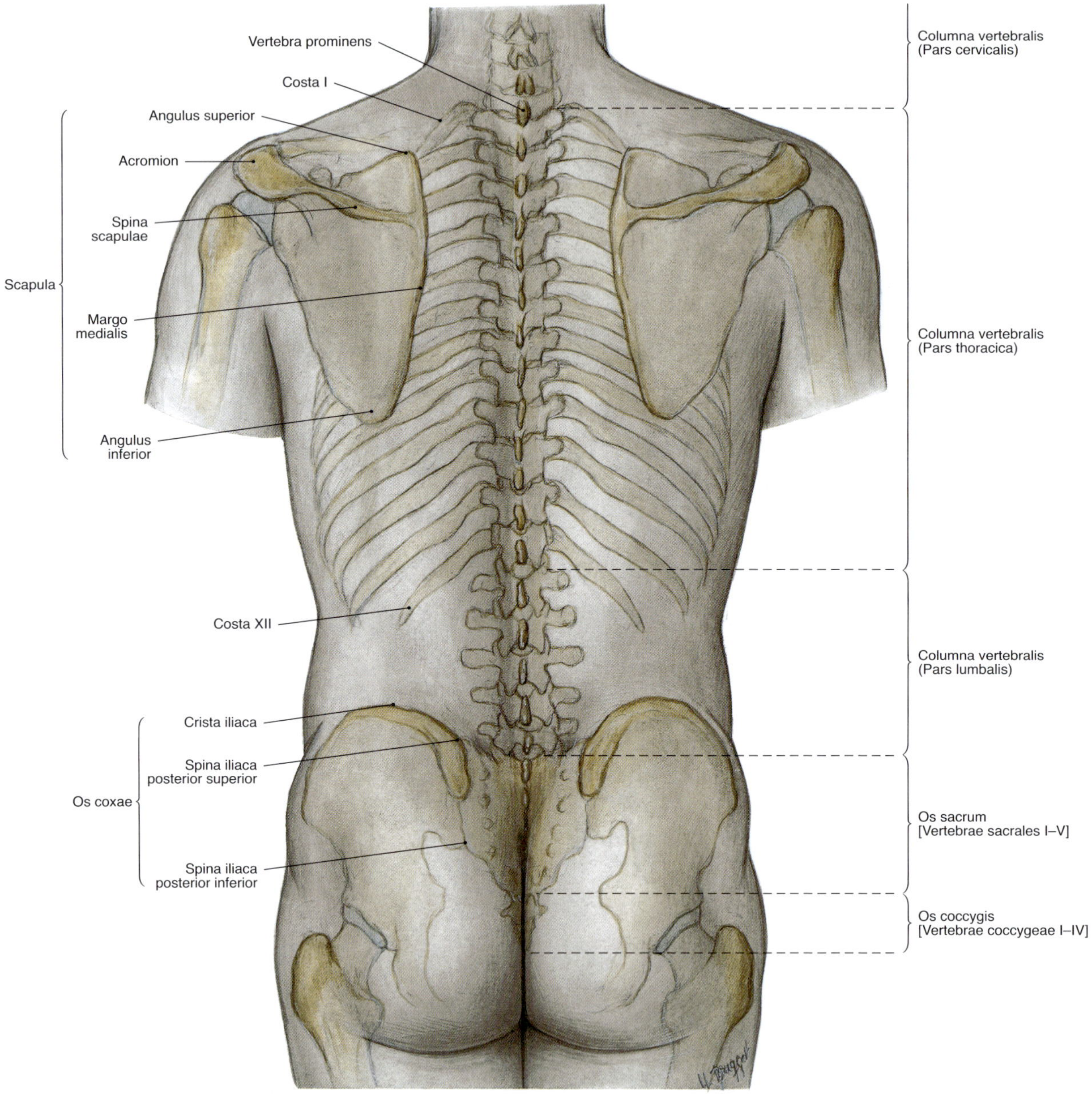

Abb. 462 Skelett, Systema skeletale, des Rumpfes.

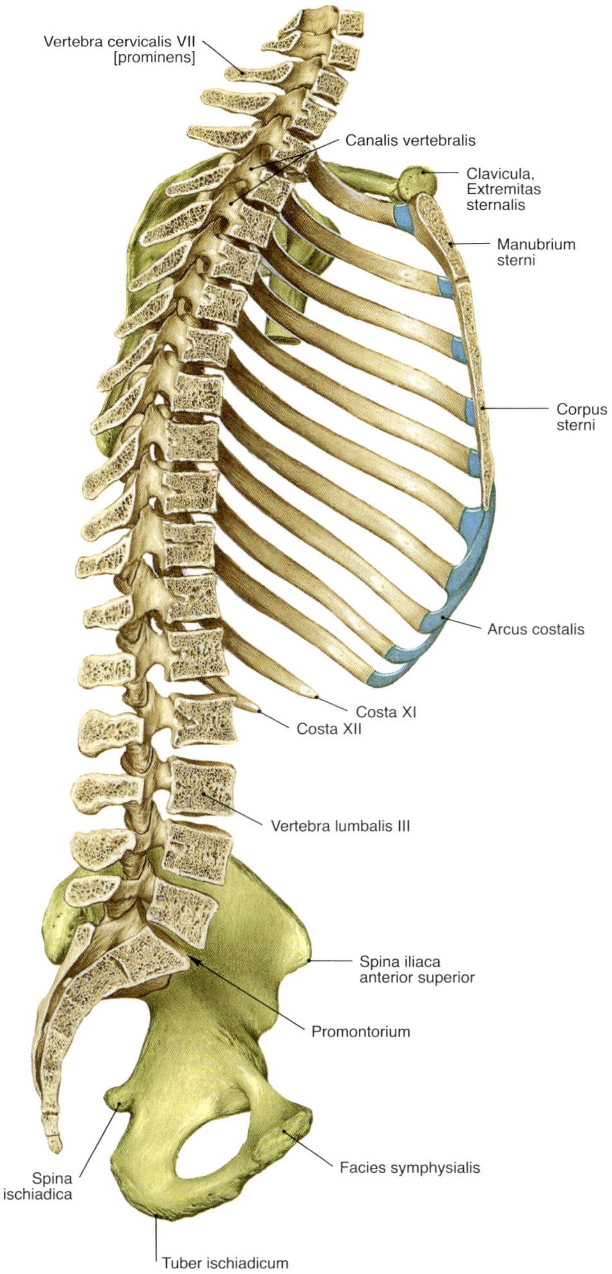

Abb. 463 Wirbelsäule, Columna vertebralis; Schultergürtel, Cingulum pectorale, und Beckengürtel, Cingulum pelvicum; Wirbelsäule median gespalten; von medial.

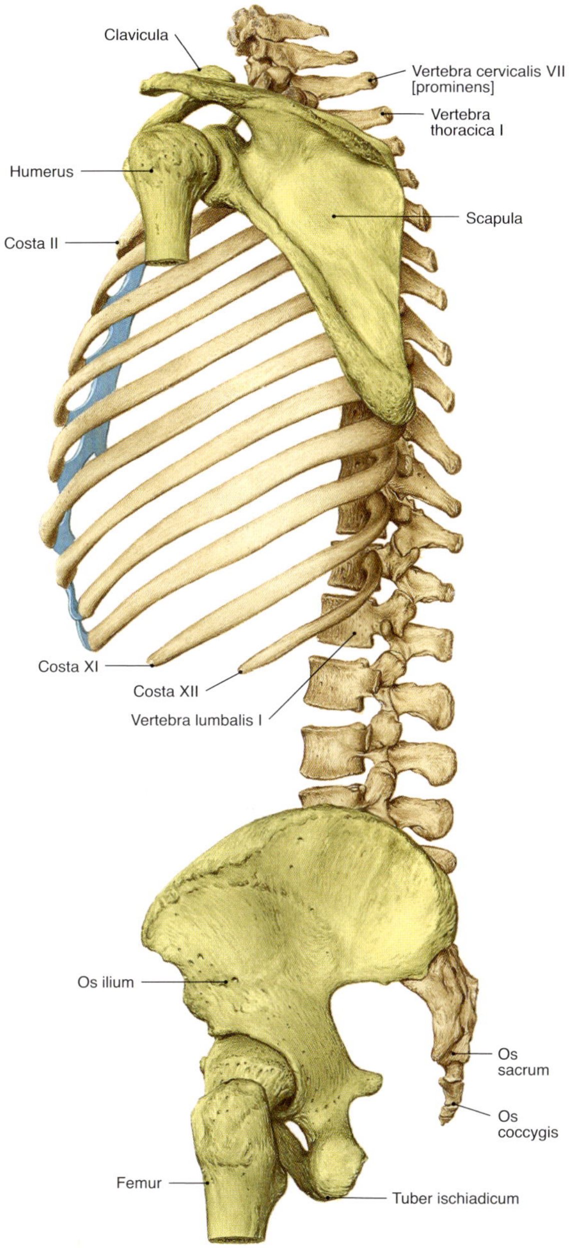

Abb. 464 Wirbelsäule, Columna vertebralis; Schultergürtel, Cingulum pectorale, und Beckengürtel, Cingulum pelvicum; Wirbelsäule median gespalten; von links.

Wirbelsäule

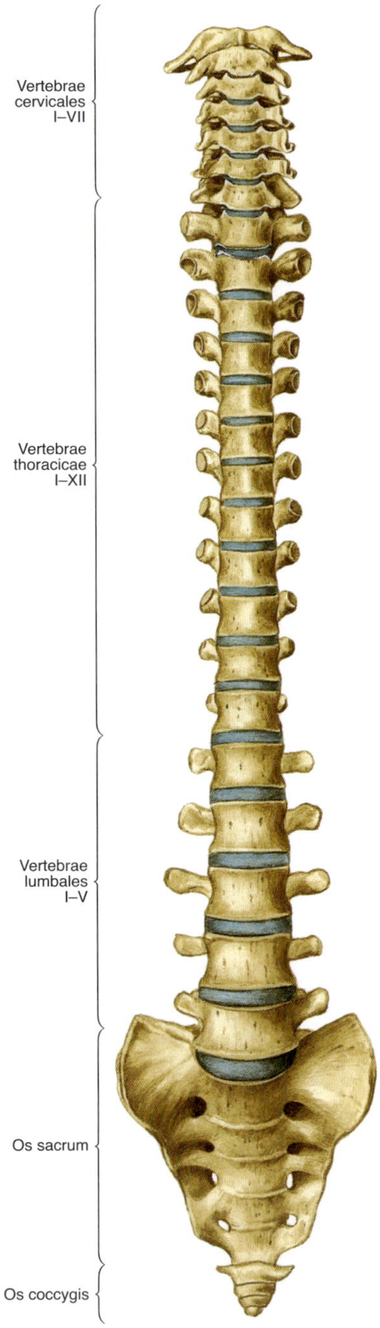

Abb. 465 Wirbelsäule, Columna vertebralis; von ventral.

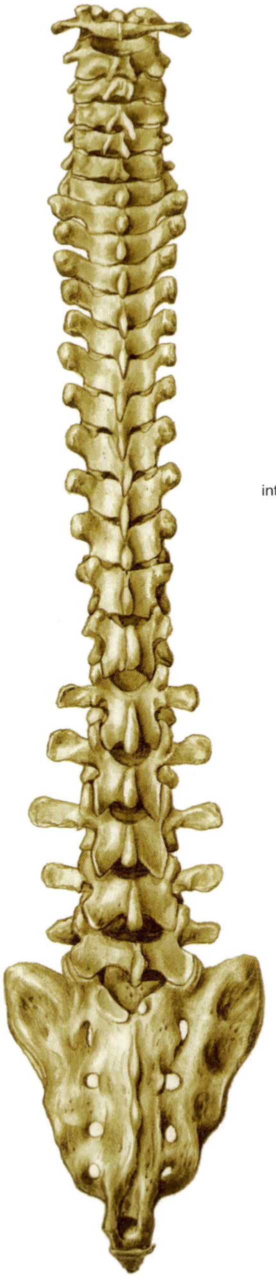

Abb. 466 Wirbelsäule, Columna vertebralis; von dorsal.

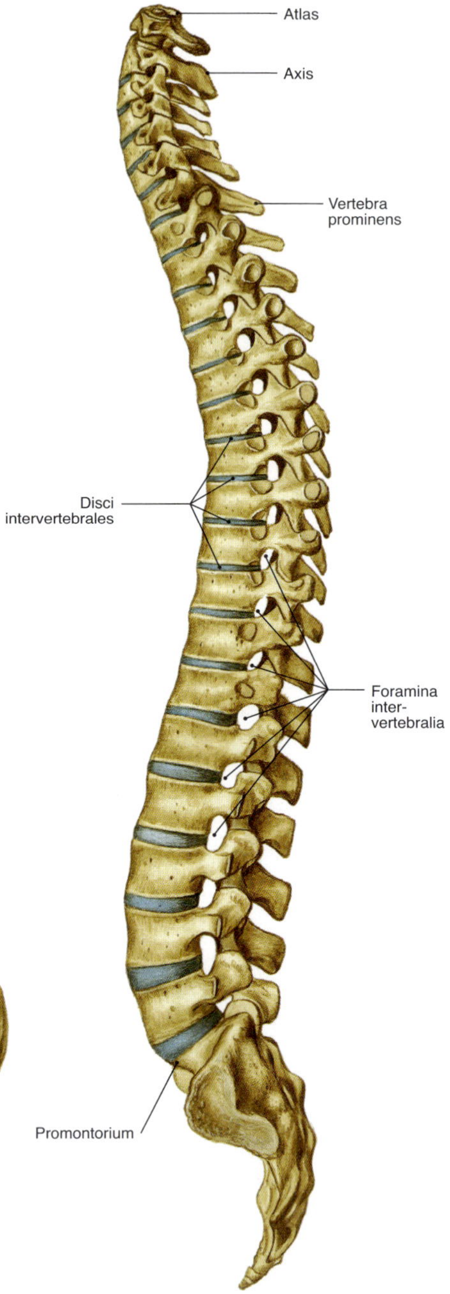

Abb. 467 Wirbelsäule, Columna vertebralis; von links.

Topographie | Schnitte S. 287, 293

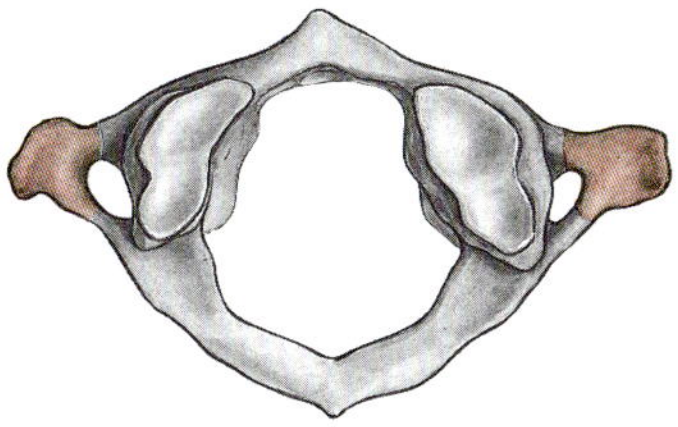

a

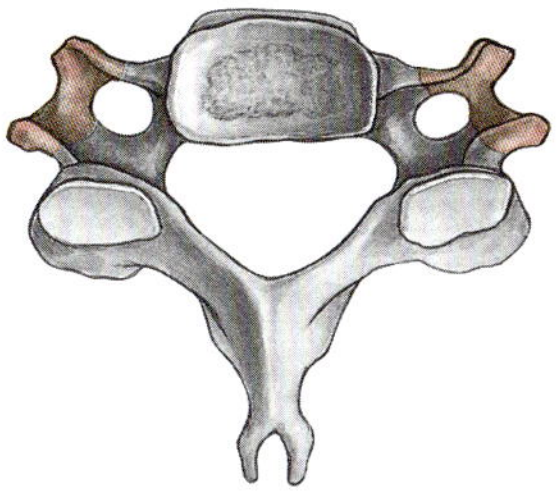

b

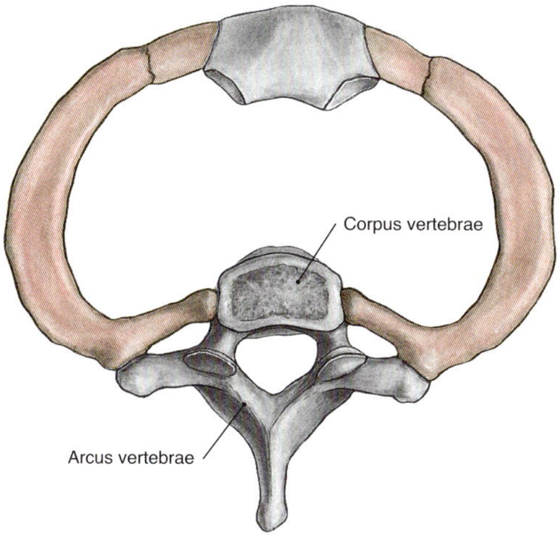

c

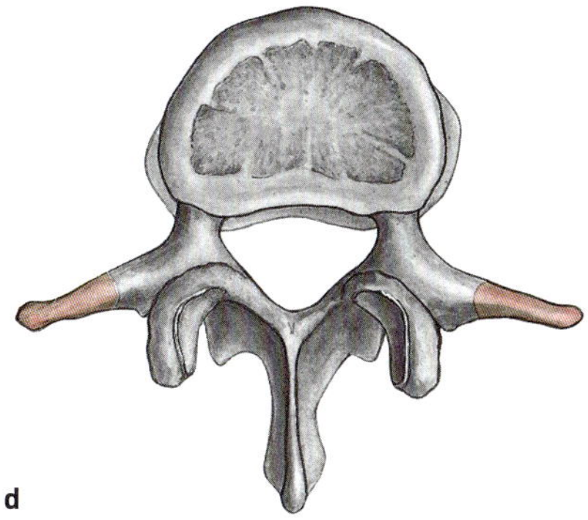

d

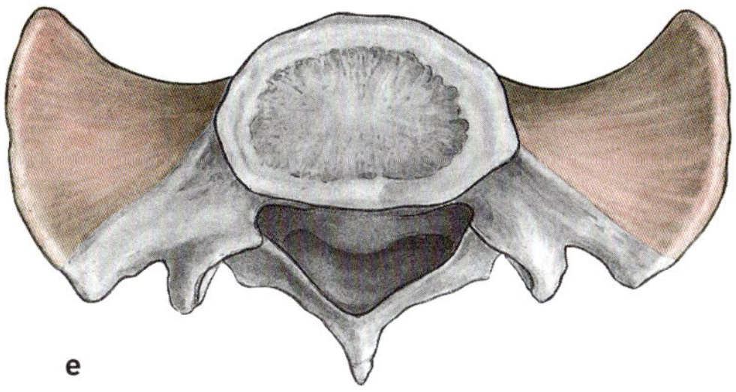

e

Abb. 468a–e Regionale Charakteristika der Wirbel.
Nur im Bereich der Brustwirbelsäule ist das aus den Parietalspangen stammende Material (in Rot) in Form der Rippen selbständig geblieben.

a 1. Halswirbel, Atlas
b 4. Halswirbel, Vertebra cervicalis IV
c 1. Brustwirbel, Vertebra thoracica I, zugehörige Rippen, Costae, und Brustbein, Sternum
d 3. Lendenwirbel, Vertebra lumbalis III
e Kreuzbein, Os sacrum

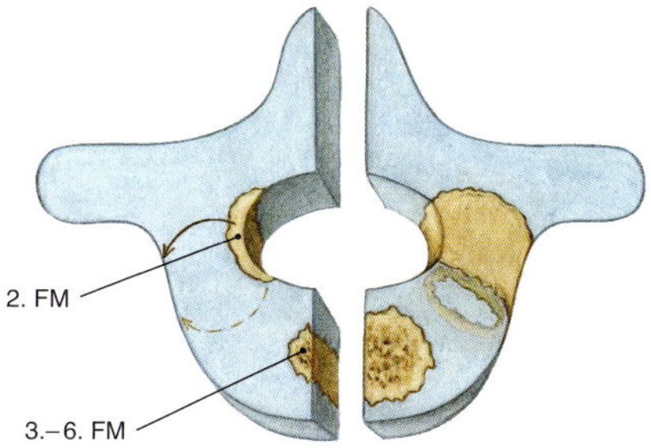

Abb. 469 Wirbelentwicklung.
Auftreten der primären Knochenkerne (Pediculus, 2. Fetalmonat; Corpus, 3.–6. Fetalmonat) am Beispiel eines Lendenwirbels.
Die Synostosierung der Wirbelbogenkerne mit dem Wirbelkörperkern erfolgt zwischen dem 3. und dem 6. Lebensjahr.

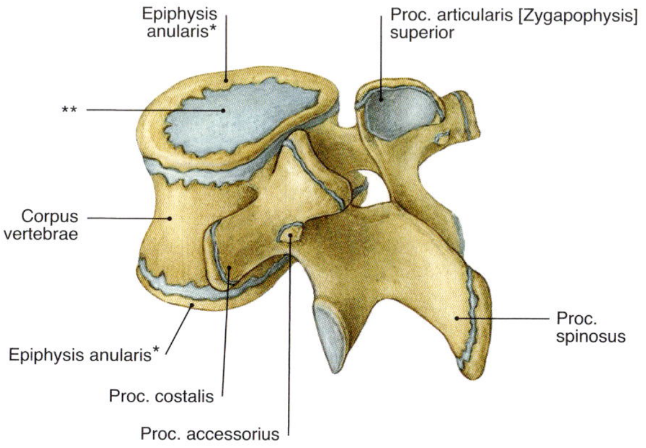

Abb. 470 Wirbelentwicklung.
In den Wirbelkörperepiphysen treten um das 8. Lebensjahr ringförmige Knochenkerne (= Randleisten*) auf, die bis zum 18. Lebensjahr mit den Wirbelkörpern synostosieren. Die zentralen Anteile der Epiphysen bleiben zeitlebens als hyalinknorpelige Platten** erhalten.
An den Fortsätzen bilden sich sekundäre Knochenkerne (Apophysen) aus.

Atlas und Axis

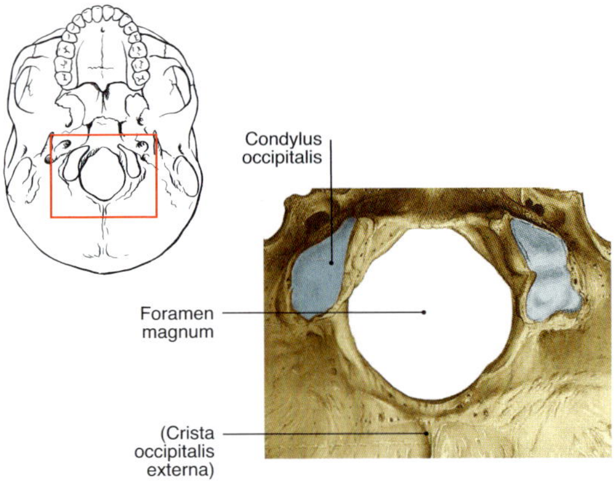

Abb. 471 Hinterhauptsbein, Os occipitale; Ausschnitt mit dem Hinterhauptsloch und den Gelenkkörpern für das obere Kopfgelenk; von kaudal.

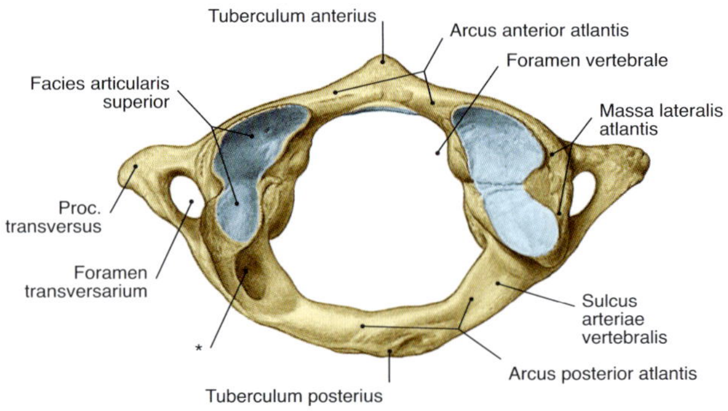

Abb. 472 1. Halswirbel, Atlas; von kranial.
Die oberen Gelenkflächen des Atlas sind häufig unterteilt.
* Variante: Canalis arteriae vertebralis

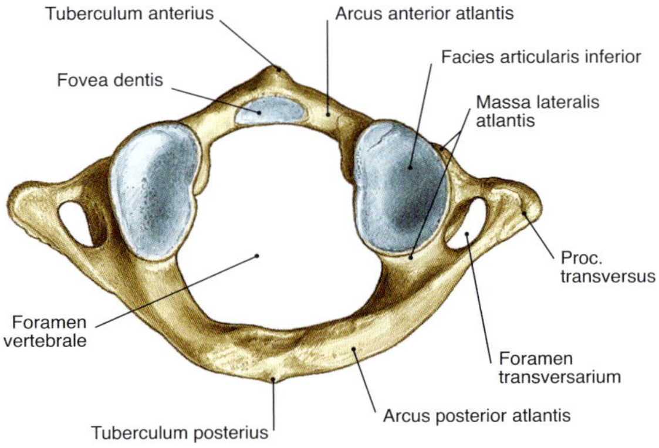

Abb. 473 1. Halswirbel, Atlas; von kaudal.

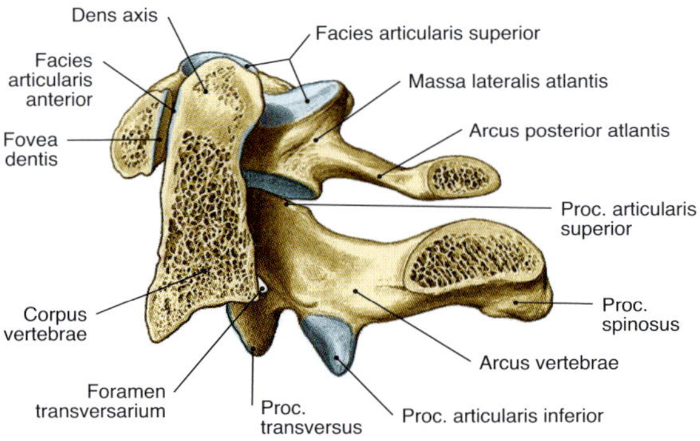

Abb. 474 1. und 2. Halswirbel, Atlas und Axis; Medianschnitt.

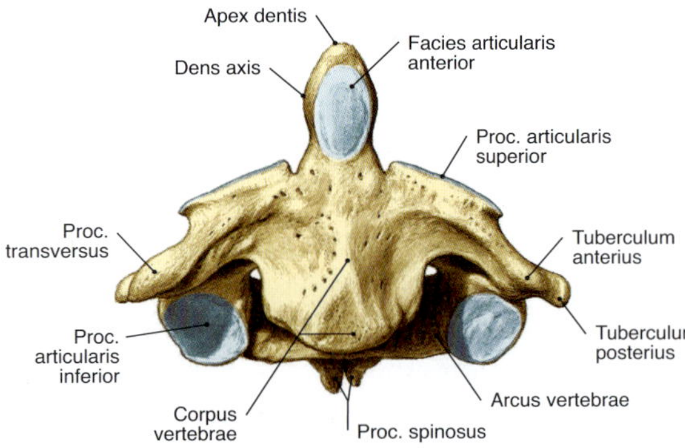

Abb. 475 2. Halswirbel, Axis; von ventral.

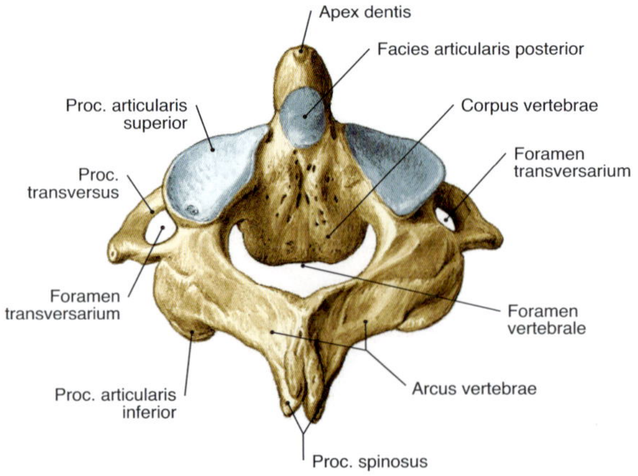

Abb. 476 2. Halswirbel, Axis; von dorsal kranial.

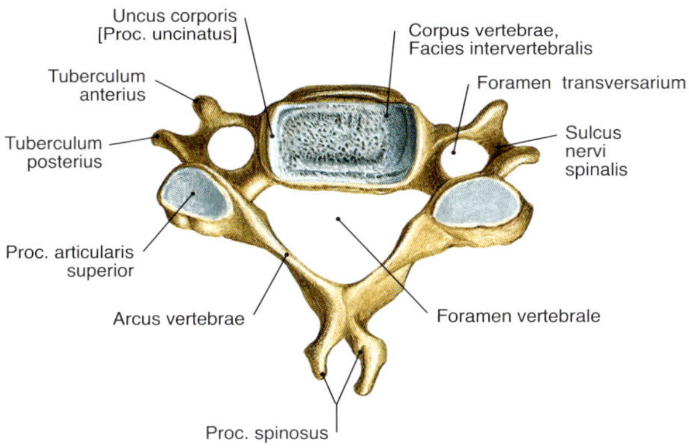

Abb. 477 5. Halswirbel, Vertebra cervicalis V; von kranial.
Die Spitzen der Dornfortsätze des 2.–6. Halswirbels sind meist gespalten.

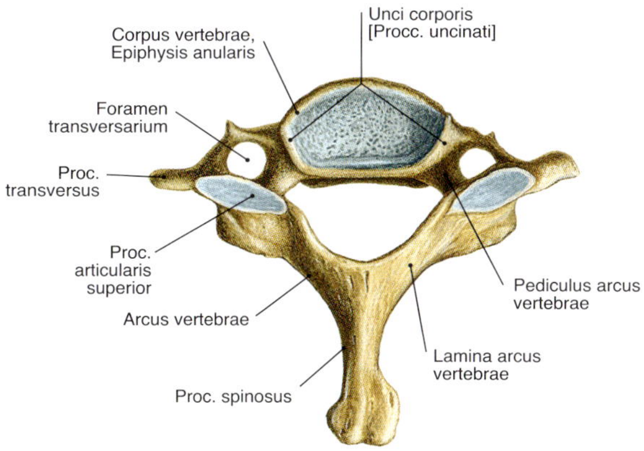

Abb. 478 7. Halswirbel, Vertebra cervicalis VII; von kranial.
Der 7. Halswirbel kann im Allgemeinen aufgrund seines weit vorspringenden Dornfortsatzes sicher bestimmt werden und wird als Vertebra prominens bezeichnet. Allerdings springt der Dornfortsatz des 1. Brustwirbels meist noch weiter vor.

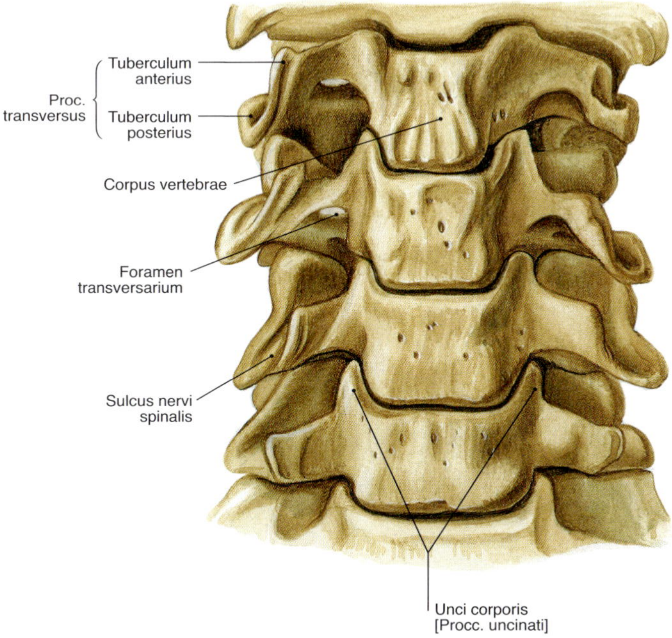

Abb. 479 2.–7. Halswirbel, Vertebrae cervicales II–VII; von ventral.

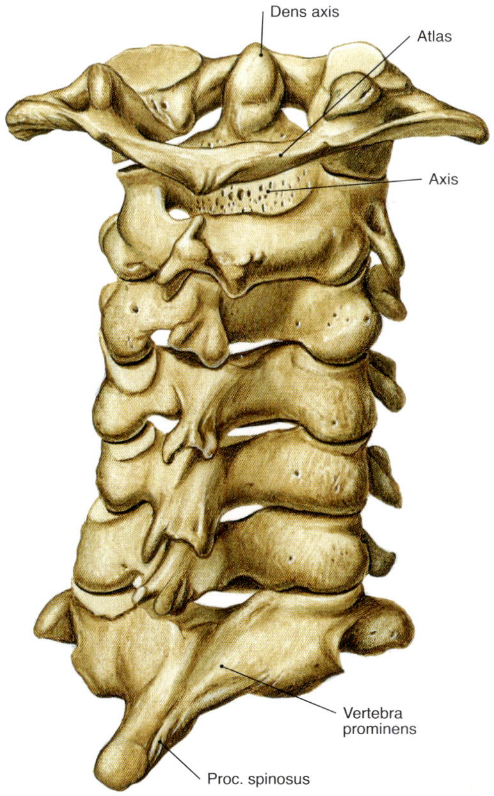

Abb. 480 1.–7. Halswirbel, Vertebrae cervicales I–VII; von lateral dorsal.

Brust- und Lendenwirbel

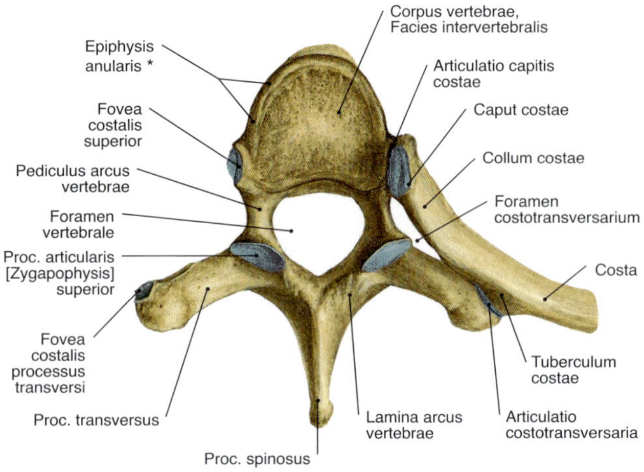

Abb. 481 Wirbel, Vertebra;
Baumerkmale am Beispiel eines 5. Brustwirbels;
von kranial.
* auch: Randleiste

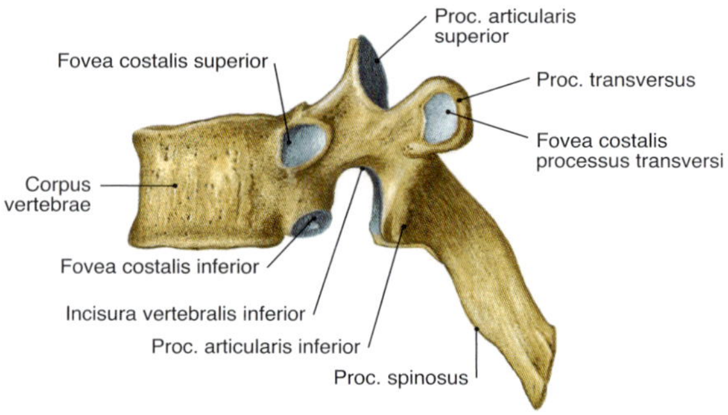

Abb. 482 6. Brustwirbel, Vertebra thoracica VI;
von links.

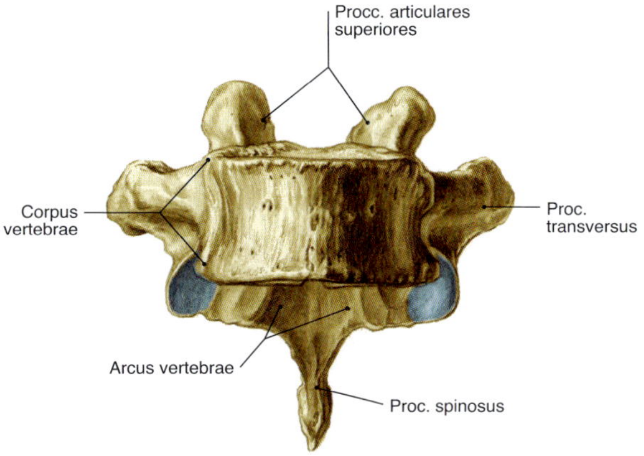

Abb. 483 10. Brustwirbel, Vertebra thoracica X;
von ventral.

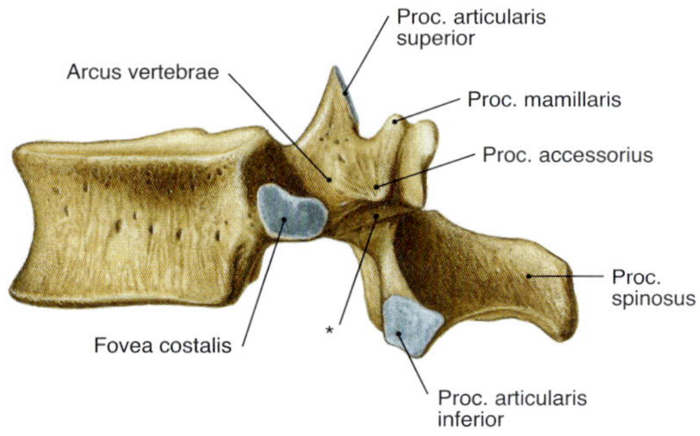

Abb. 484 12. Brustwirbel, Vertebra thoracica XII;
von links.
* Bereich des Wirbelbogens zwischen oberem und
unterem Gelenkfortsatz
(sog. Isthmus = Interartikularportion)

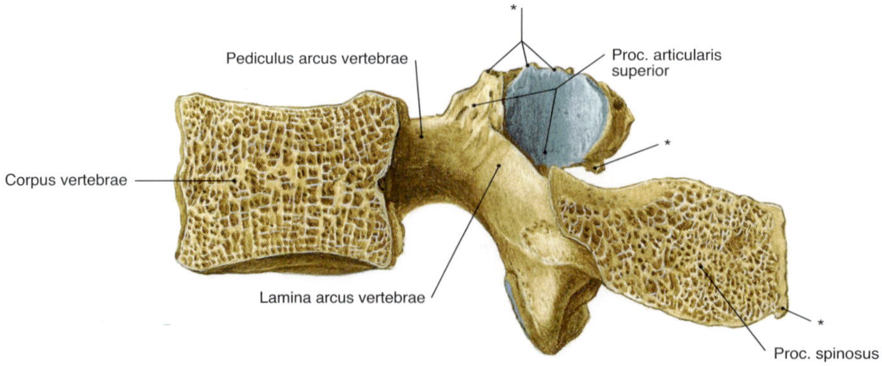

Abb. 485 3. Lendenwirbel, Vertebra lumbalis III;
Medianschnitt; Präparat von einem älteren Menschen.
* Verknöcherungen von Bandansätzen

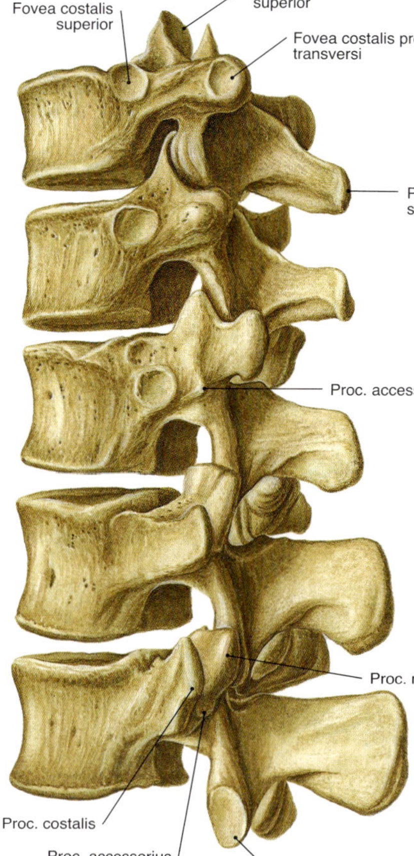

Abb. 486 10.–12. Brustwirbel, Vertebrae thoracicae X–XII, und 1.–2. Lendenwirbel, Vertebrae lumbales I–II; von links dorsal.

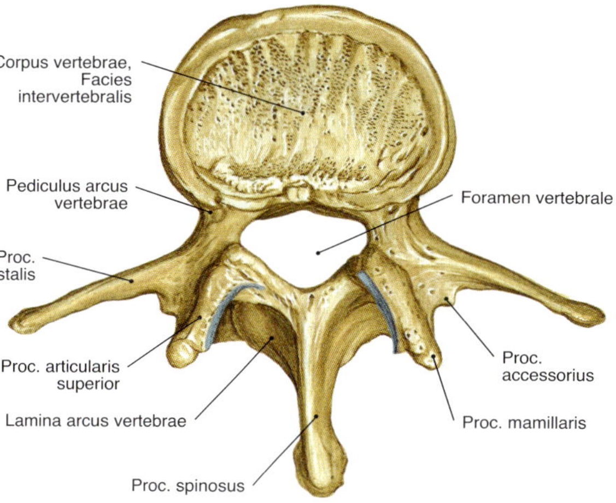

Abb. 487 4. Lendenwirbel, Vertebra lumbalis IV; von kranial.

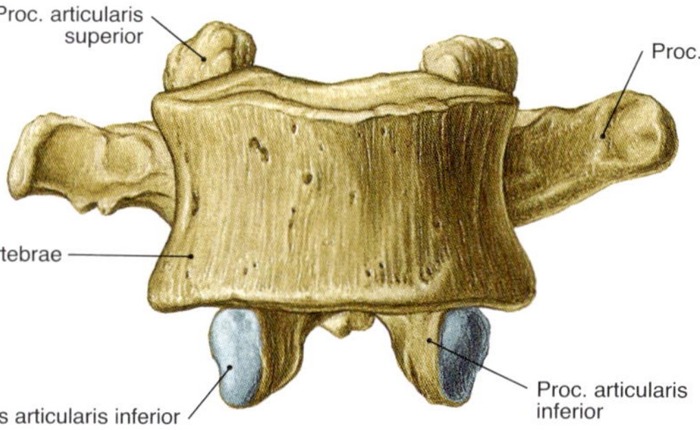

Abb. 488 4. Lendenwirbel, Vertebra lumbalis IV; von ventral.

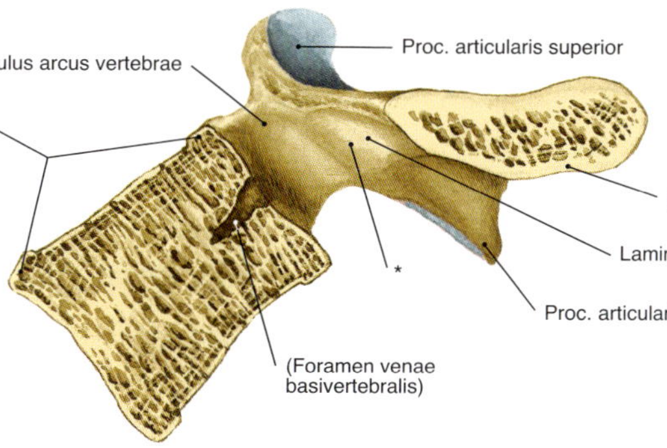

Abb. 489 5. Lendenwirbel, Vertebra lumbalis V; Medianschnitt.
Beachte die für den Körper des 5. Lendenwirbels charakteristische Keilform.

* Bereich des Wirbelbogens zwischen oberem und unterem Gelenkfortsatz. Hier kann sich beim 5., seltener beim 4. Lendenwirbel – wahrscheinlich aufgrund übermäßiger lokaler Biegebeanspruchung – ein bindegewebig überbrückter Spalt ausbilden (Spondylolyse) und in der weiteren Folge ein Abgleiten (= Olisthesis) des kranialen auf dem kaudalen Wirbel (Spondylolisthesis) erfolgen.

Kreuzbein

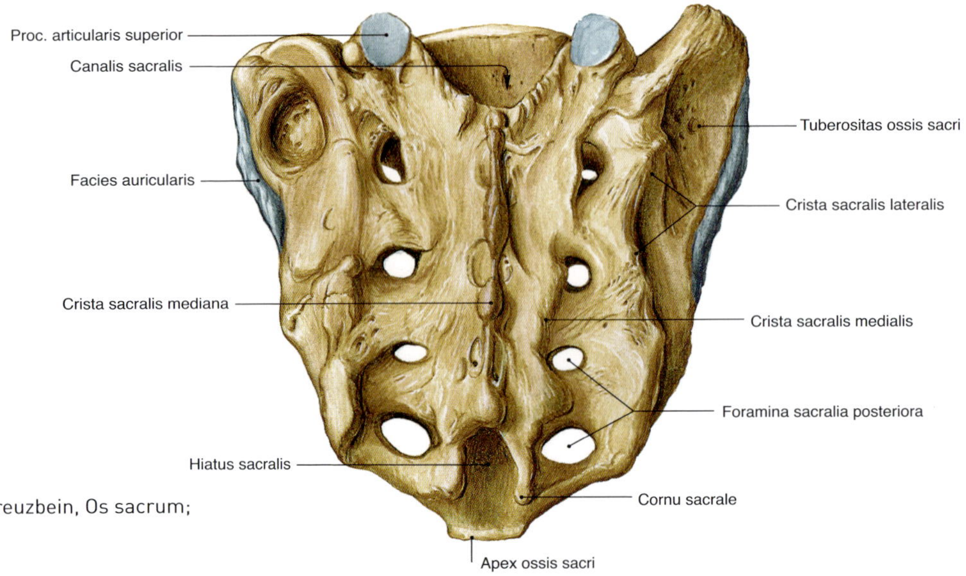

Abb. 490 Kreuzbein, Os sacrum; von dorsal.

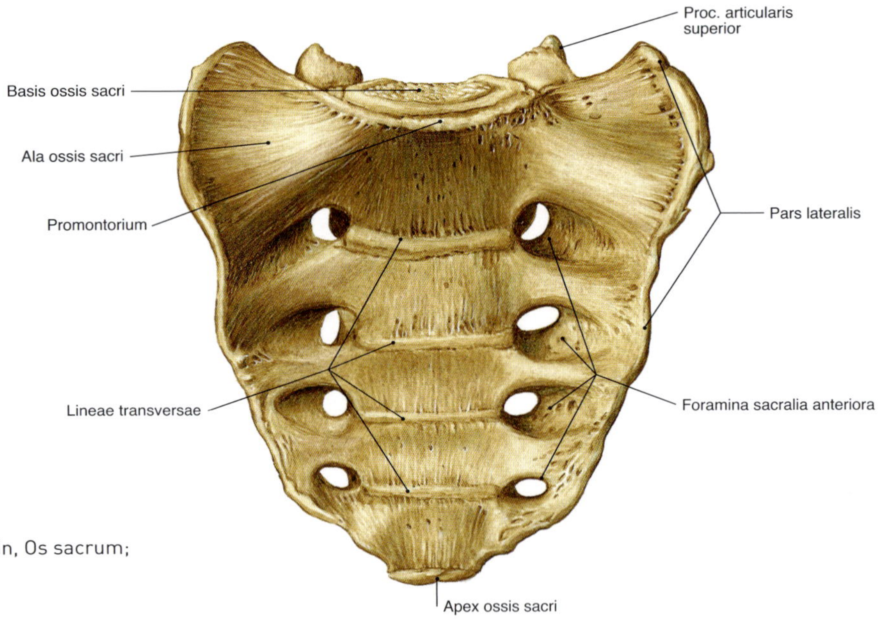

Abb. 491 Kreuzbein, Os sacrum; von ventral kaudal.

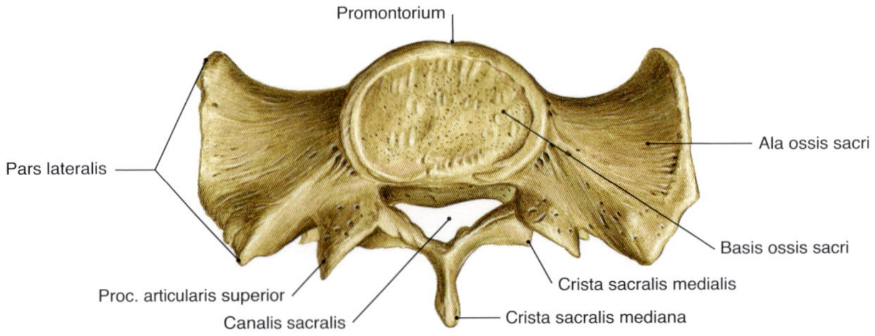

Abb. 492 Kreuzbein, Os sacrum; nach Durchtrennung auf Höhe des 2. Sakralwirbels; von kranial.

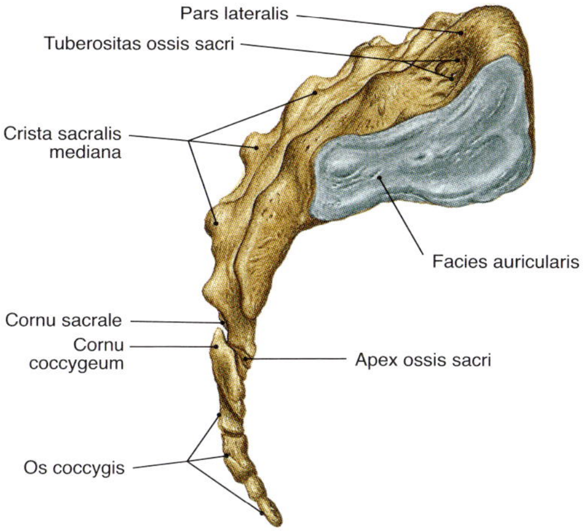

Abb. 493 Kreuzbein, Os sacrum; von rechts.

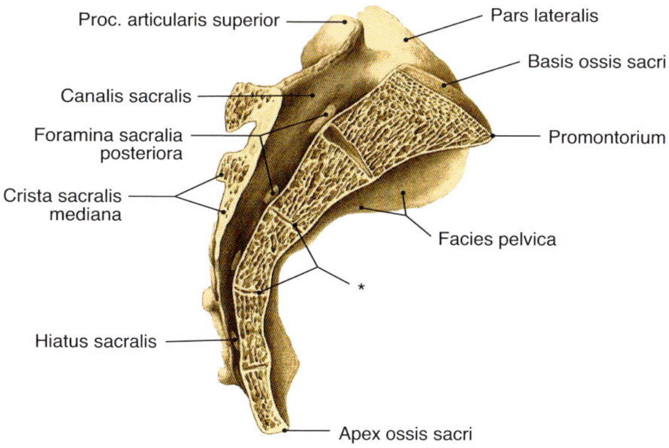

Abb. 494 Kreuzbein, Os sacrum; Medianschnitt.

* Auch beim Erwachsenen bleiben Reste von Bandscheibengewebe erhalten.

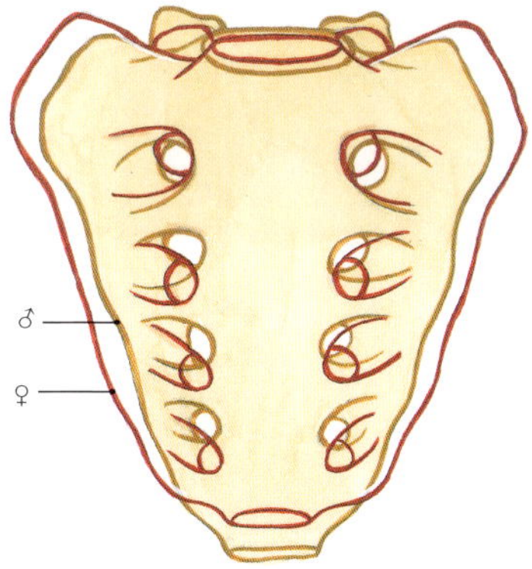

Abb. 495 Kreuzbein, Os sacrum; Geschlechtsunterschiede.

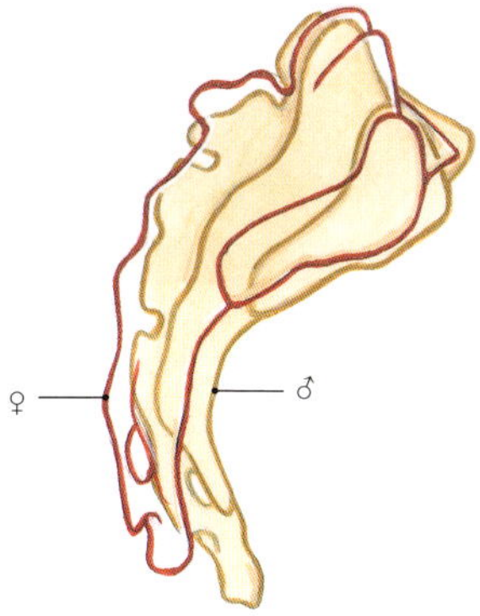

Abb. 496 Kreuzbein, Os sacrum; Geschlechtsunterschiede.

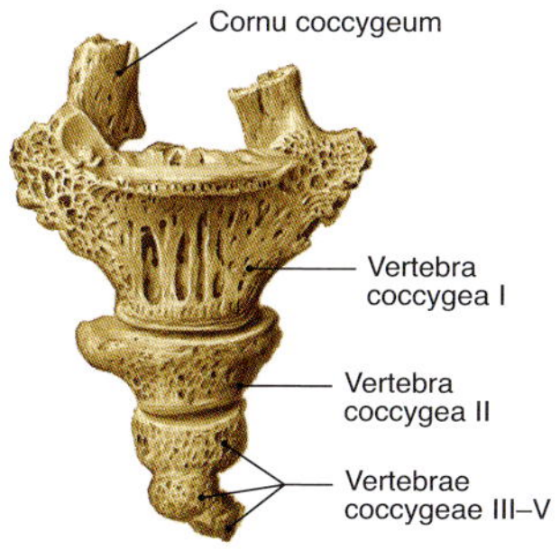

Abb. 497 Steißbein, Os coccygis; von ventral kranial.

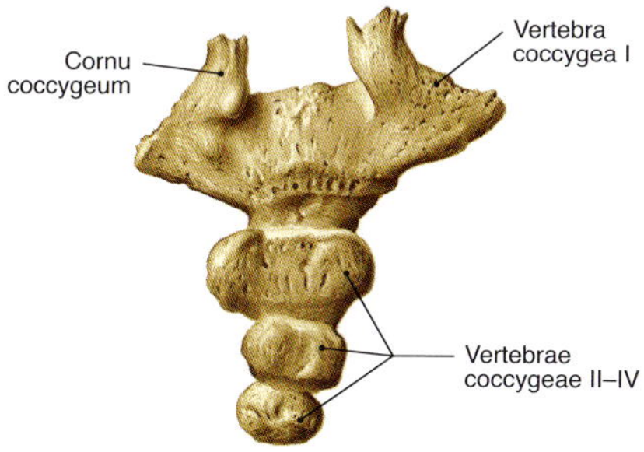

Abb. 498 Steißbein, Os coccygis; von dorsal kaudal.

Halswirbelsäule, Röntgen

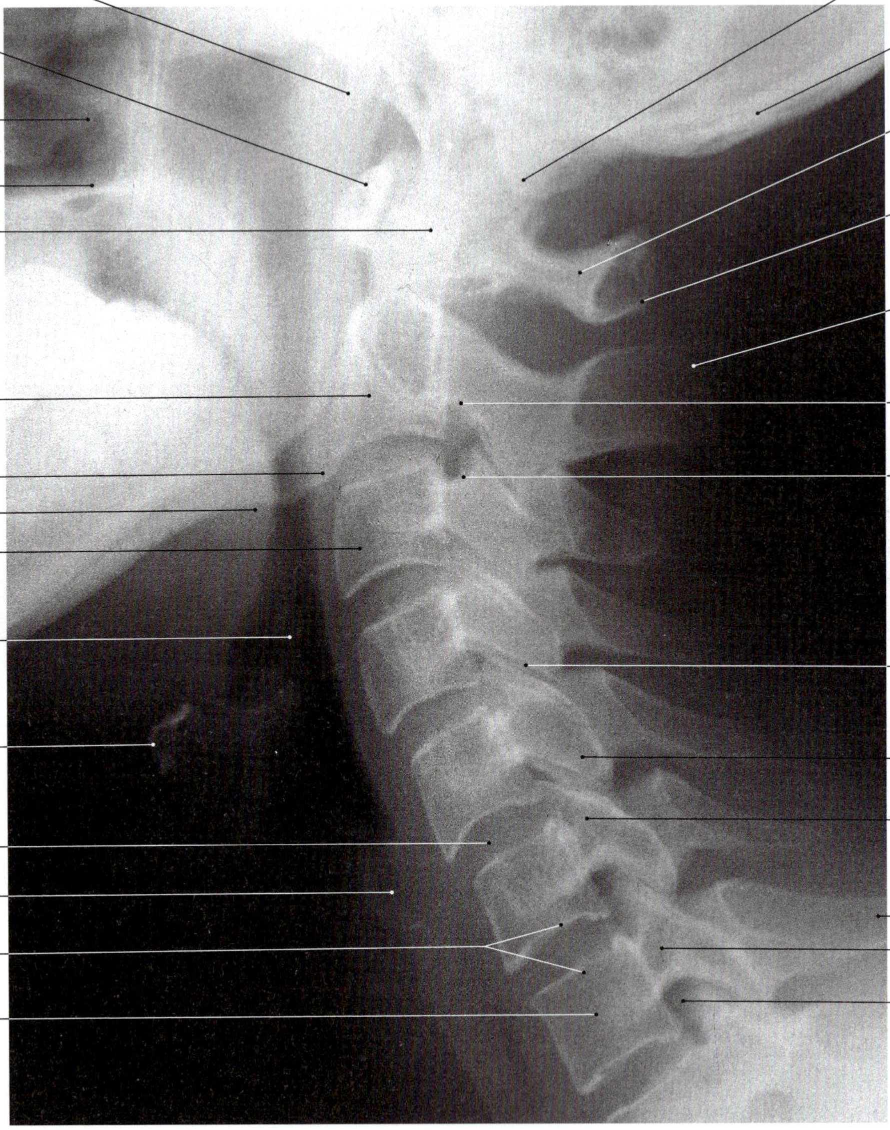

Abb. 499 Halswirbel, Vertebrae cervicales; laterales Röntgenbild der Halswirbelsäule; Einstellung: aufrechte Haltung; Zentralstrahl auf den 3. Halswirbel eingestellt; Schultern nach unten gezogen.

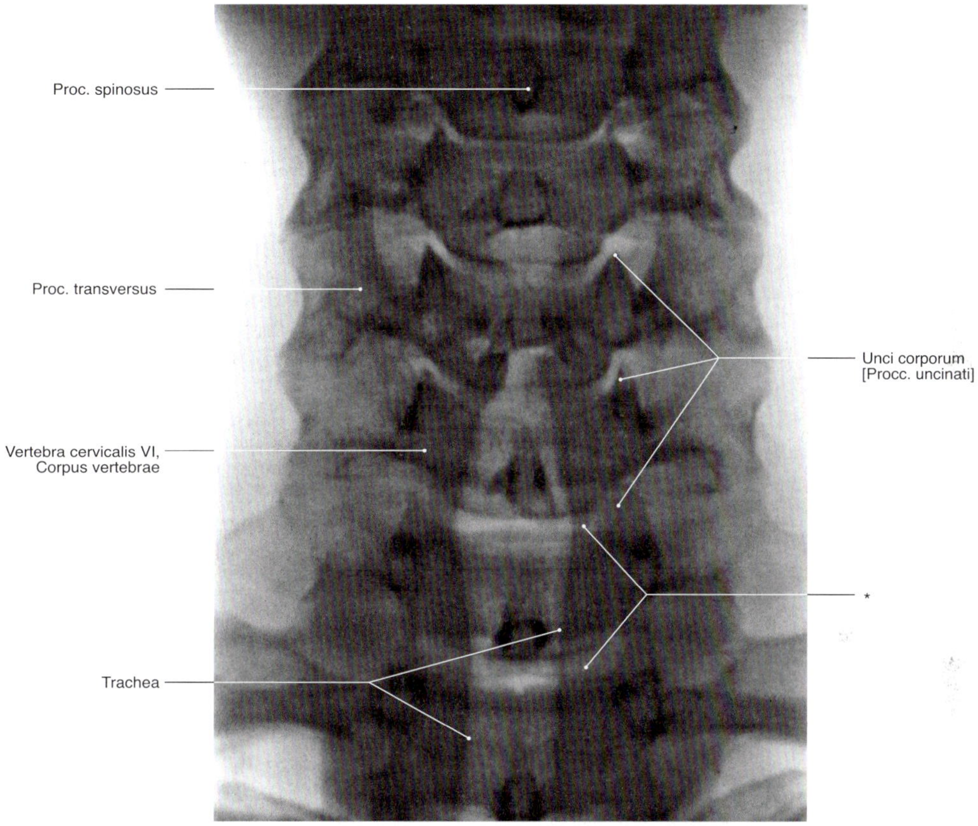

Abb. 500 Halswirbel, Vertebrae cervicales; ap-Röntgenbild der Halswirbelsäule; Einstellung: aufrechte Haltung; Zentralstrahl auf den 3. Halswirbel eingestellt.

* Räume der Zwischenwirbelscheiben

Brustwirbelsäule, Röntgen

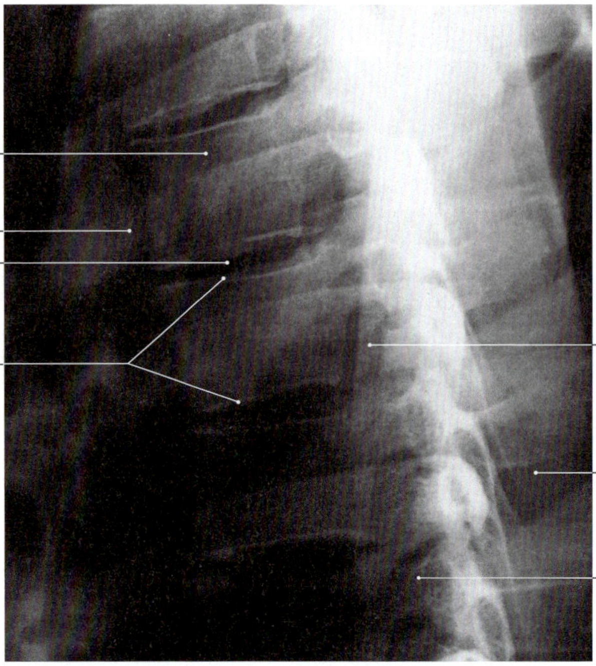

Abb. 501 Brustwirbel, Vertebrae thoracicae; laterales Röntgenbild der Brustwirbelsäule; Einstellung: aufrechte Haltung, Thorax in Einatmungsstellung; Zentralstrahl auf den 6. Brustwirbel eingestellt.

* Raum einer Zwischenwirbelscheibe
** klinisch: Endplatten
Die jeweils obere Endplatte wird als Deckplatte, die untere als Grundplatte bezeichnet.

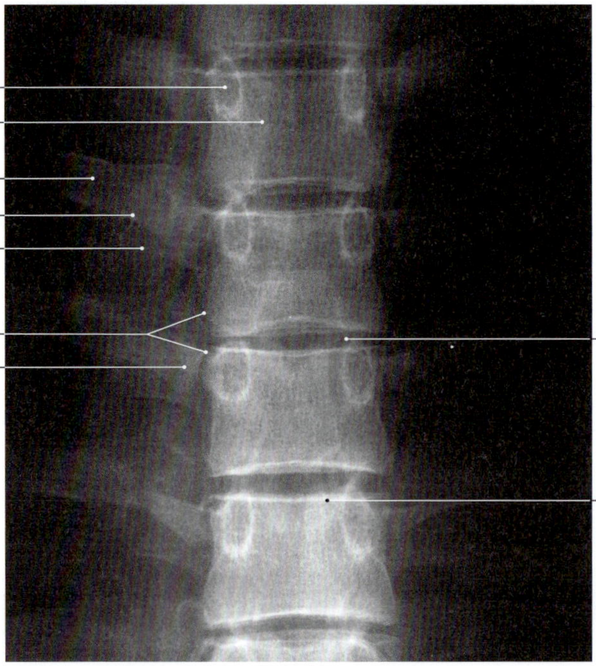

Abb. 502 Brustwirbel, Vertebrae thoracicae; ap-Röntgenbild der Brustwirbelsäule; Einstellung: aufrechte Haltung, Thorax in Einatmungsstellung; Zentralstrahl auf den 6. Brustwirbel eingestellt.

* Raum einer Zwischenwirbelscheibe

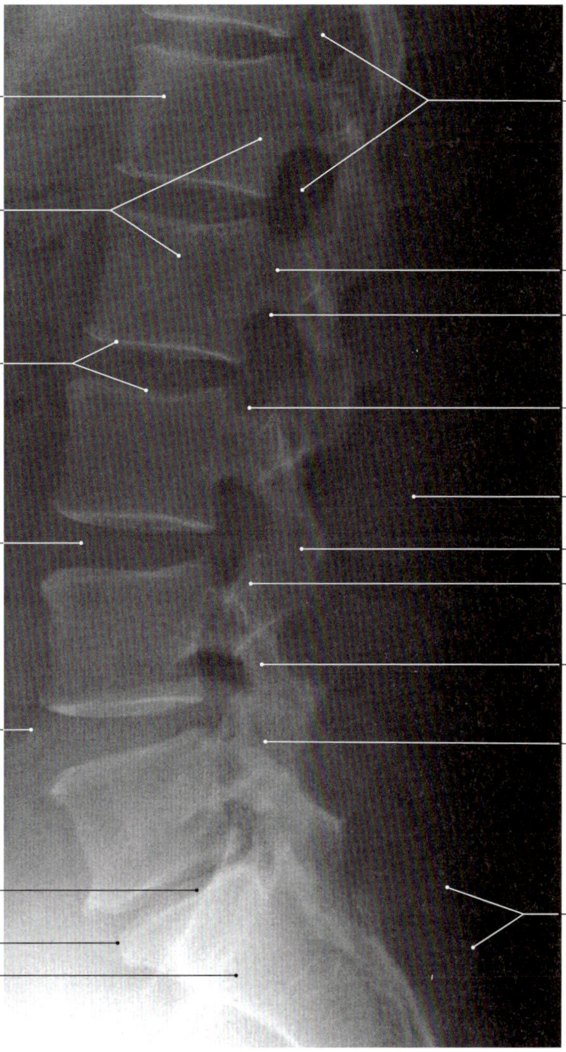

Abb. 503 Lendenwirbel, Vertebrae lumbales;
laterales Röntgenbild der Lendenwirbelsäule; Einstellung: aufrechte Haltung; Zentralstrahl auf den 2. Lendenwirbel eingestellt.
Die Abschrägung der Vorderkanten der unteren Lendenwirbel ist eine pathologische Veränderung.

* Raum einer Zwischenwirbelscheibe
** Bereich des Wirbelbogens zwischen oberem und unterem Gelenkfortsatz (sog. Isthmus = Interartikularportion)
*** Die Endpunkte geben den Verlauf der in der Reproduktion schlecht sichtbaren 12. Rippe an.

Lendenwirbelsäule, Röntgen

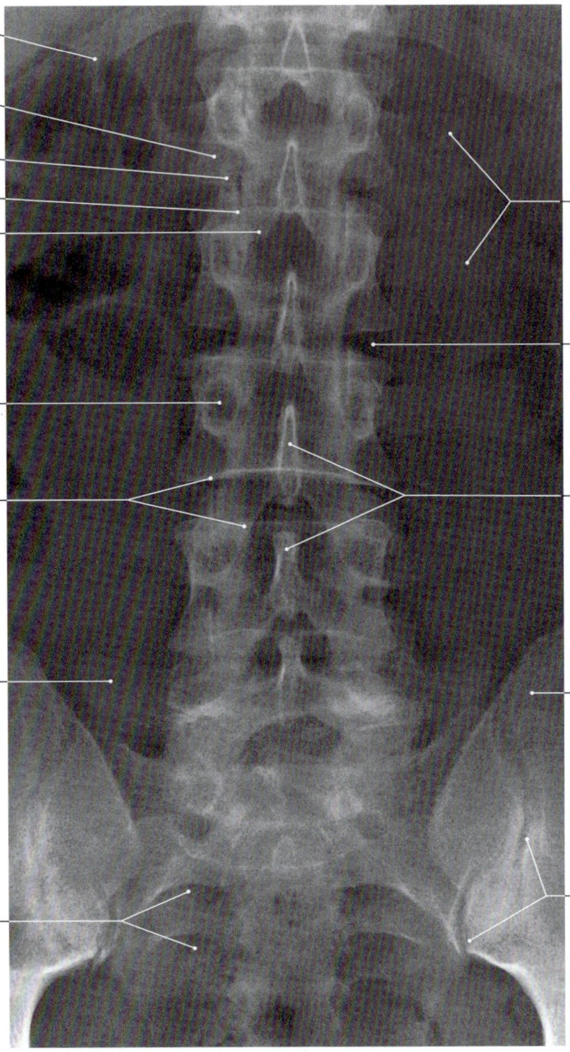

Abb. 504 Lendenwirbel, Vertebrae lumbales; ap-Röntgenbild der Lendenwirbelsäule und des Kreuzbeins; Einstellung: aufrechte Haltung; Zentralstrahl auf den 2. Lendenwirbel eingestellt.
* Raum einer Zwischenwirbelscheibe

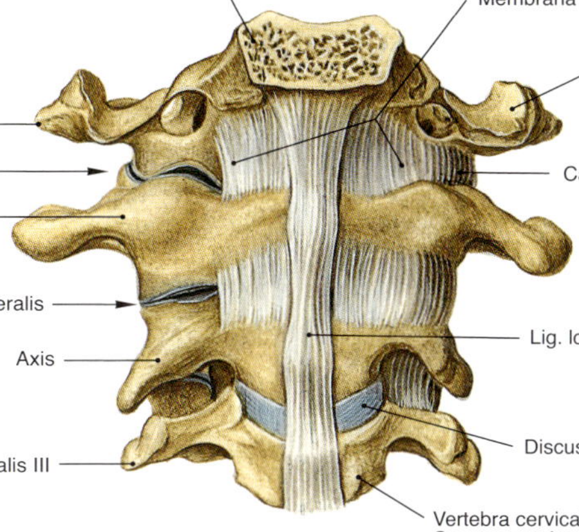

Abb. 505 Kopfgelenke und obere Halswirbelsäule; von ventral.

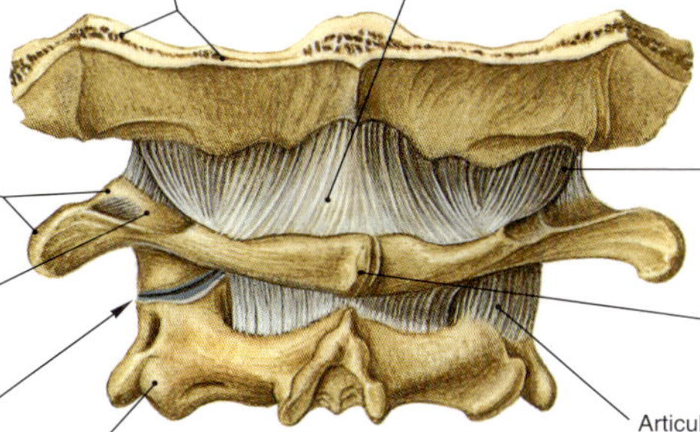

Abb. 506 Kopfgelenke; von dorsal.

Kopfgelenke

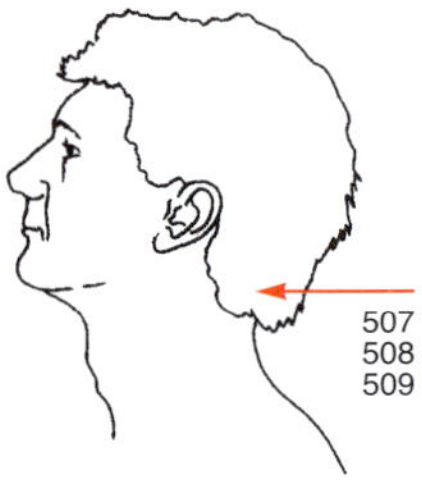

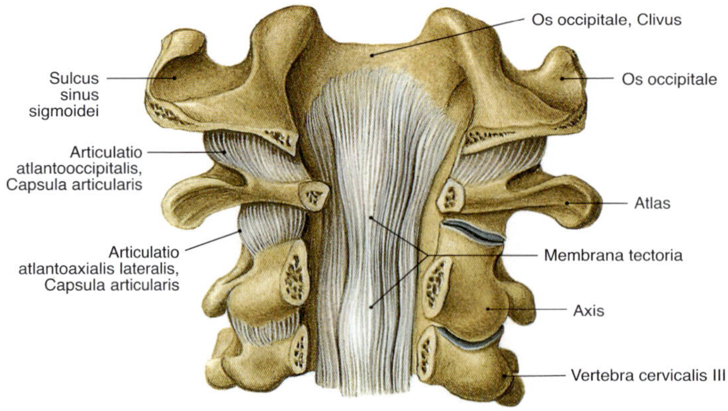

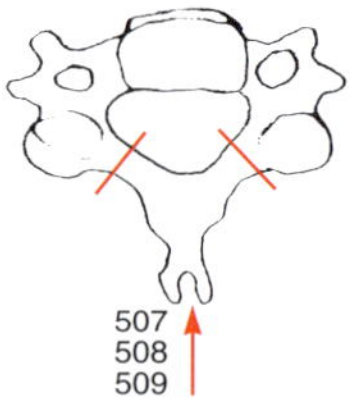

Abb. 507 Kopfgelenke; tiefe Bänder; von dorsal.

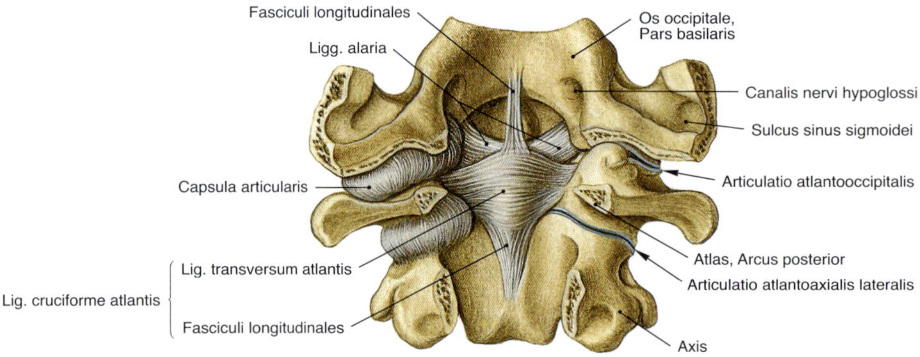

Abb. 508 Kopfgelenke; tiefe Bänder; von dorsal.

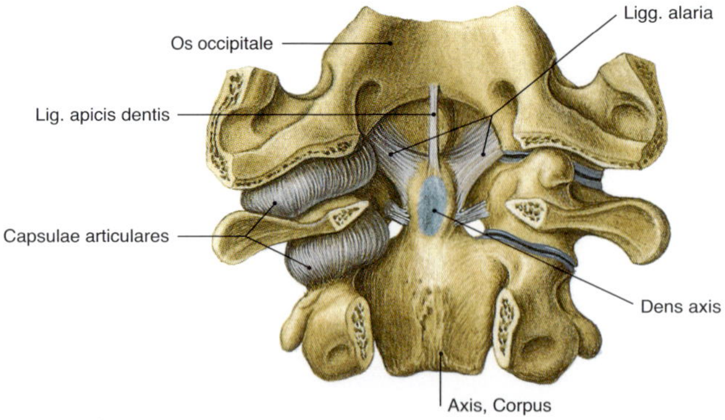

Abb. 509 Kopfgelenke; tiefe Bänder; von dorsal.
Die Ligamenta alaria strahlen häufig auch zu den Massae laterales des Atlas aus.

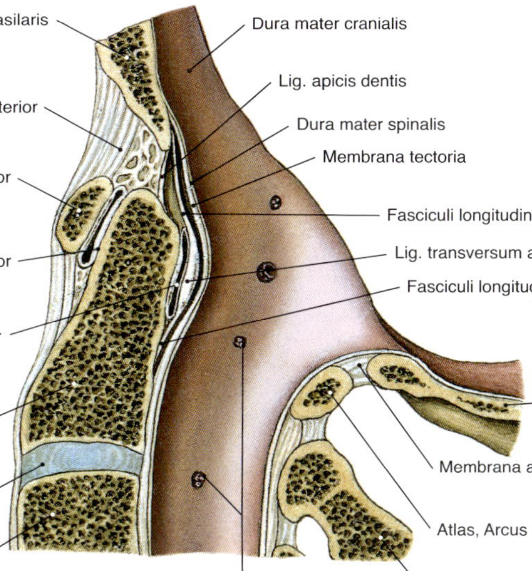

Abb. 510 Kopfgelenke; Medianschnitt.

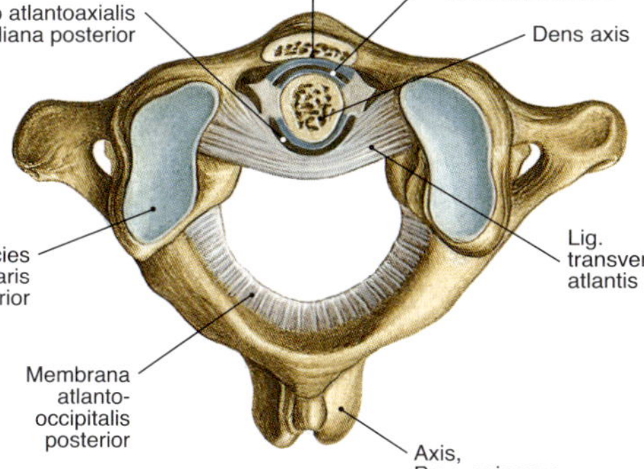

Abb. 511 Kopfgelenke; von kranial.

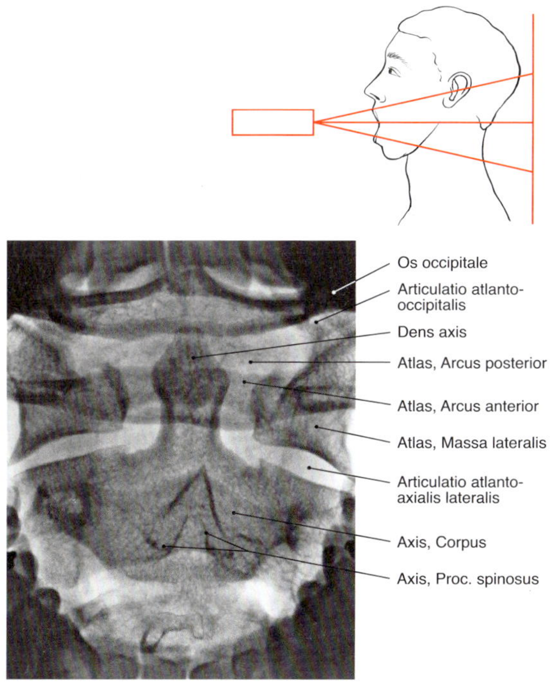

Abb. 512 Kopfgelenke; ap-Röntgenbild.

Bänder der Wirbelsäule

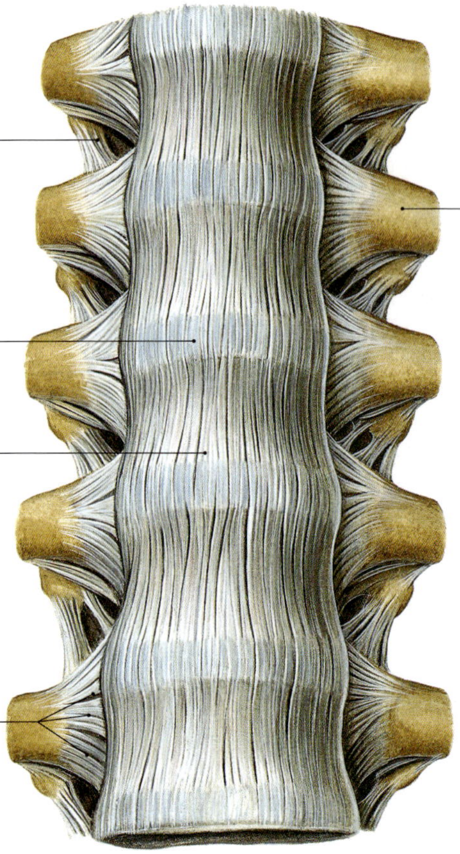

Abb. 513 Bänder der Wirbelsäule; am Beispiel der unteren Brustwirbelsäule; von ventral.

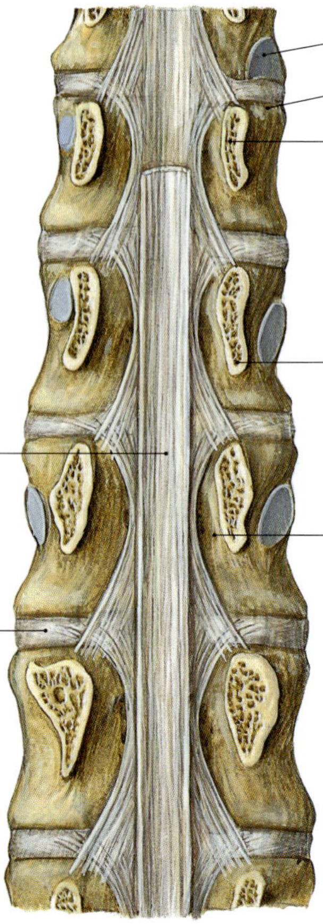

Abb. 514 Bänder der Wirbelsäule; am Beispiel der unteren Brust- und der oberen Lendenwirbelsäule; von dorsal.

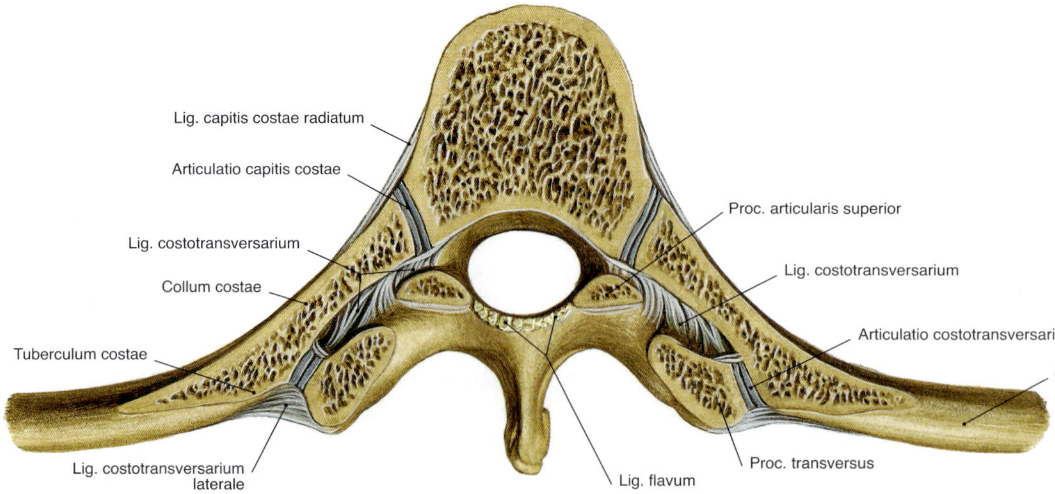

Abb. 515 Rippenwirbelgelenke, Articulationes costovertebrales; Querschnitt auf Höhe des unteren Anteils eines Rippenköpfchengelenks; von kranial.

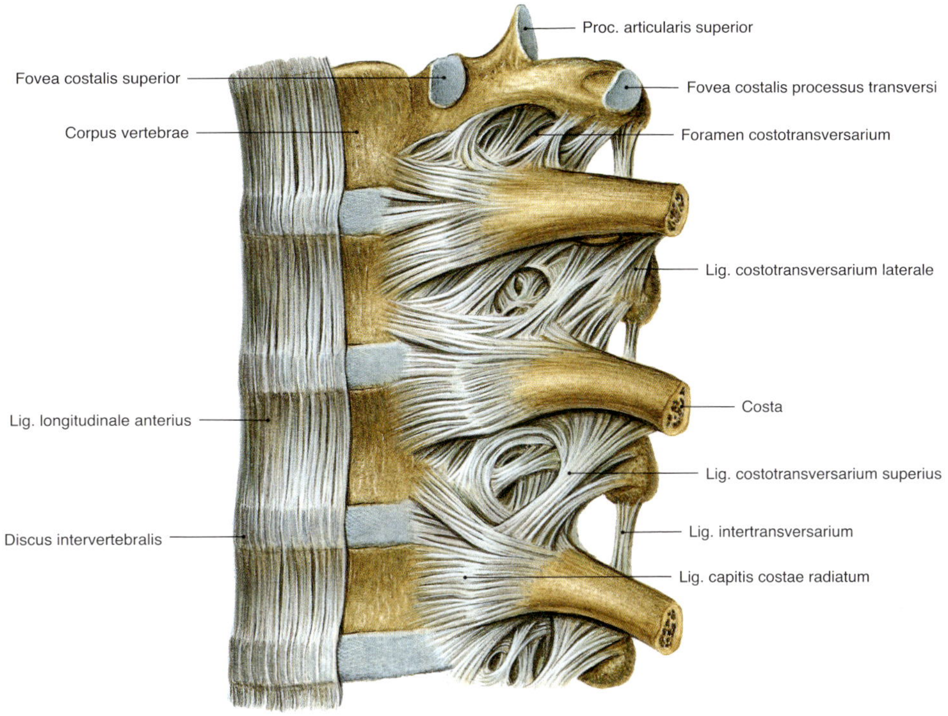

Abb. 516 Bänder der Wirbelsäule und der Rippenwirbelverbindungen, Articulationes costovertebrales; seitliche Anteile des vorderen Längsbandes abgetragen; von links.

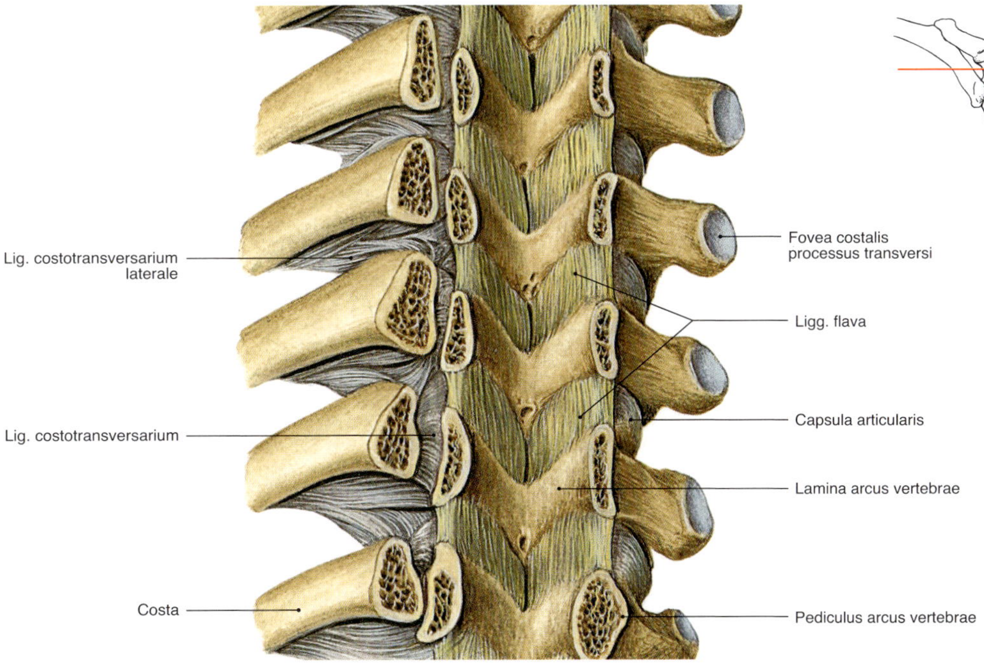

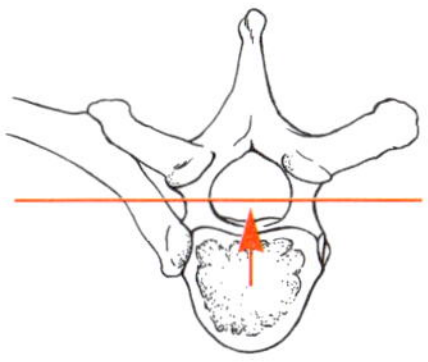

Abb. 517 Verbindungen der Wirbelbögen; von ventral.

Rippen-Wirbel-Verbindungen

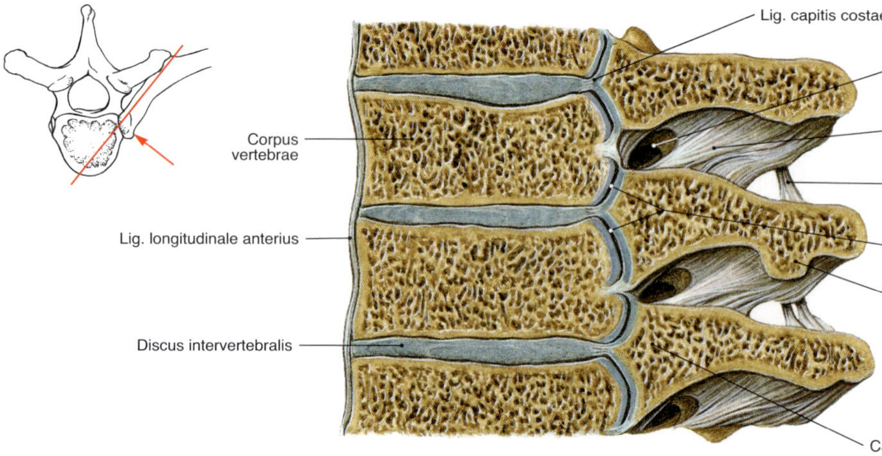

Abb. 518 Rippen-Wirbel-Verbindungen, Articulationes costovertebrales;
von links ventral.

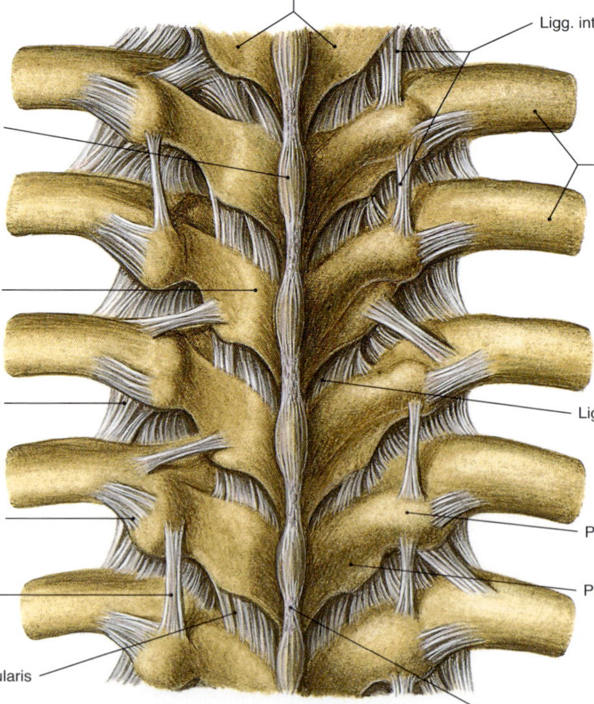

Abb. 519 Bänder der Wirbelbögen und der Rippen-Wirbel-Verbindungen, Articulationes costovertebrales;
von dorsal.

* Als Lig. supraspinale wird der mediane Anteil der Fascia thoracolumbalis bezeichnet.

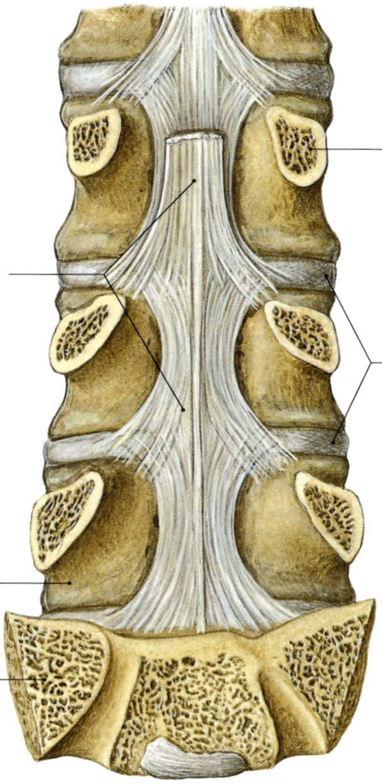

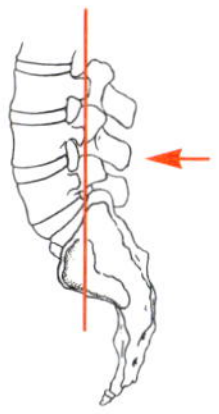

Abb. 520 Bänder der Lendenwirbelsäule.

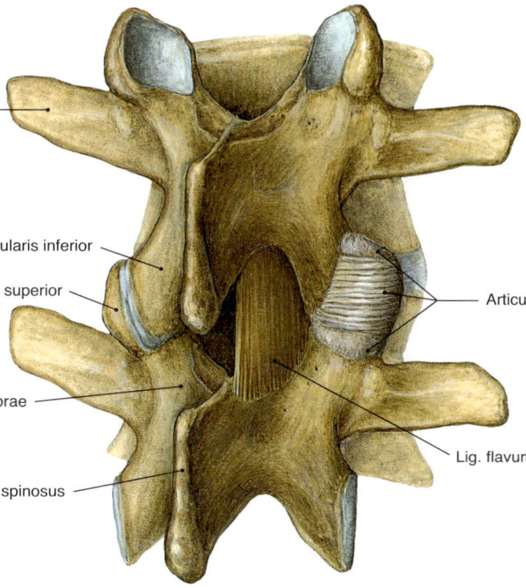

Abb. 521 Wirbelgelenke der Lendenwirbelsäule, Articulationes zygapophysiales lumbales; von rechts dorsal.

Nur in der Lendenwirbelsäule sind die Wirbelgelenke durch feste, quer ausgerichtete Faserzüge (Ligg. transversa) verstärkt.

Bandscheiben

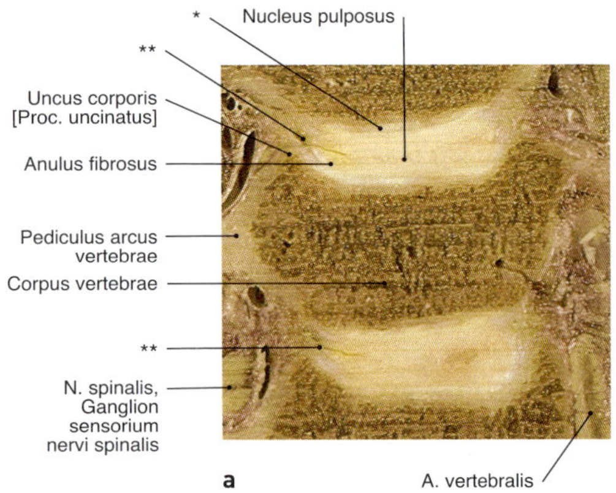

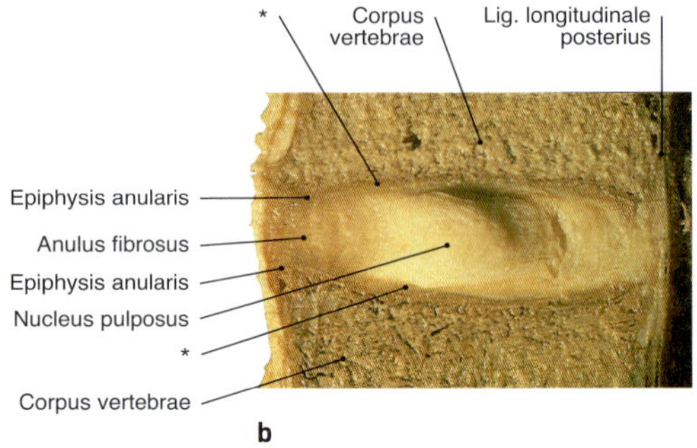

Abb. 522 a, b Zwischenwirbelscheiben, Disci intervertebrales.
a zervikale Zwischenwirbelscheiben, Disci intervertebrales cervicales;
Frontalschnitt
b lumbale Zwischenwirbelscheibe, Discus intervertebralis lumbalis;
Medianschnitt

* hyalinknorpelige Bedeckungen der Endplatten der Wirbelkörper als nicht verknöcherte Anteile der Wirbelkörperepiphysen
** Schon im 1. Lebensjahrzehnt bilden sich in den seitlichen Zonen der zervikalen Zwischenwirbelscheiben sog. unkovertebrale Spalte aus, die in den folgenden Lebensjahrzehnten individuell unterschiedlich weit nach medial durchreißen.

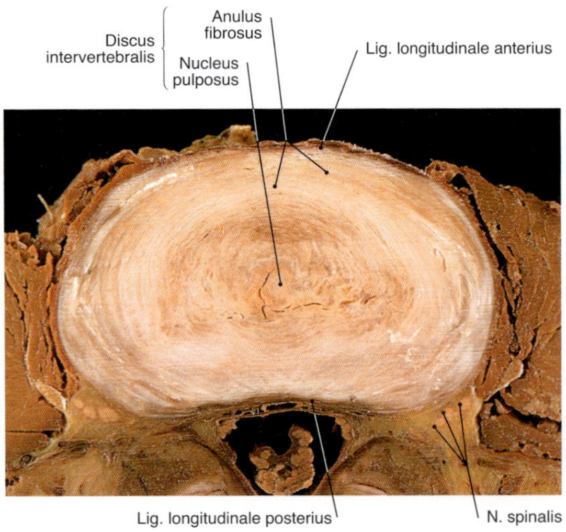

Abb. 523 Lumbale Zwischenwirbelscheibe, Discus intervertebralis lumbalis;
von kranial.

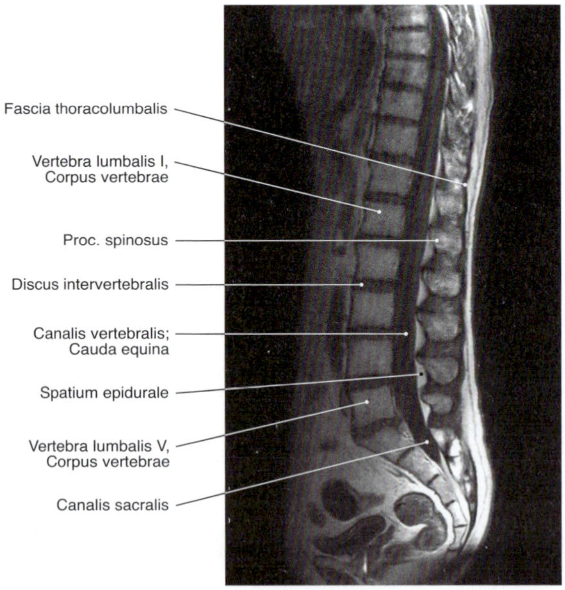

Abb. 524 Lendenwirbelsäule;
magnetresonanztomographischer Medianschnitt (MRT).

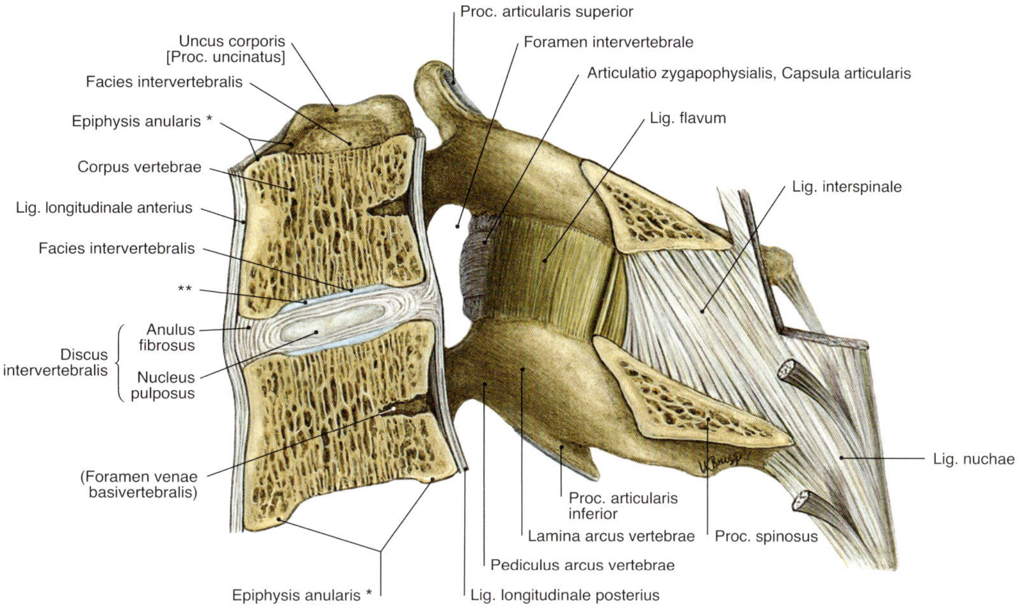

Abb. 525 Zervikales Bewegungssegment; Schema, Medianschnitt.

* auch: Randleiste
** hyalinknorpelige Bedeckung der Endplatte als nicht verknöcherter Anteil der Wirbelkörperepiphyse

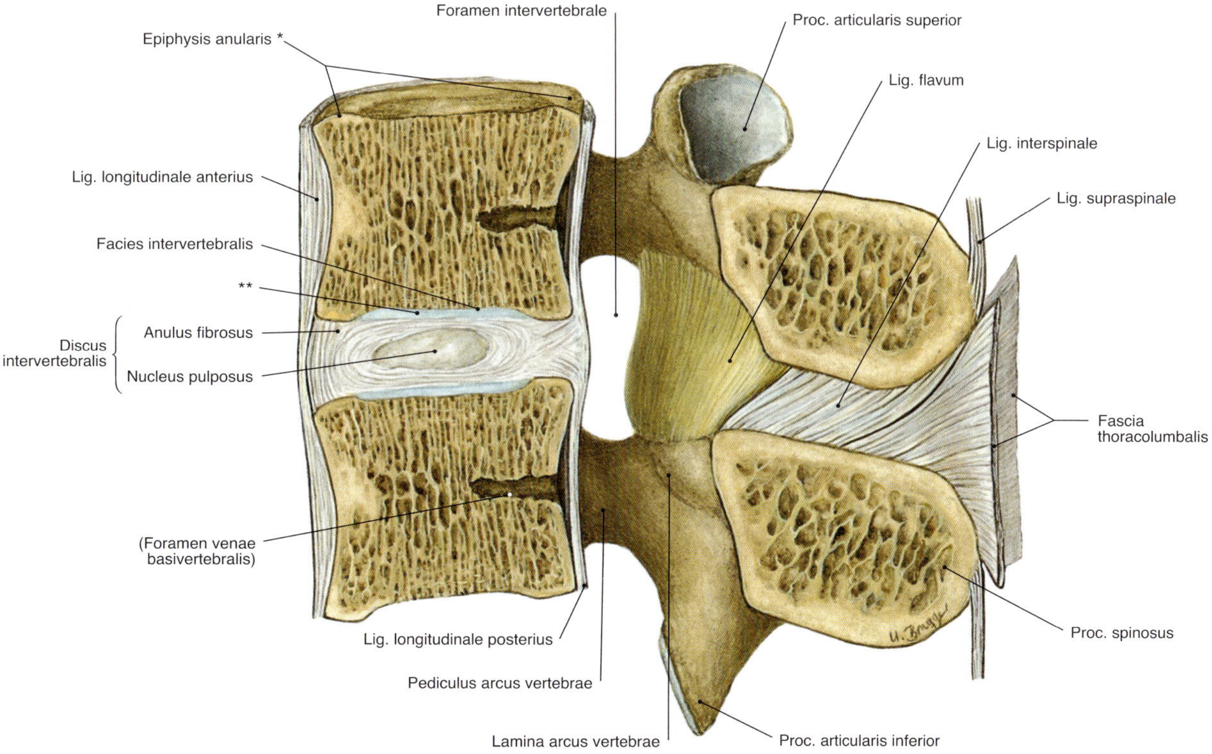

Abb. 526 Lumbales Bewegungssegment; Schema, Medianschnitt.

* auch: Randleiste
** hyalinknorpelige Bedeckung der Endplatte als nicht verknöcherter Rest der Wirbelkörperepiphyse

Oberflächliche Rückenmuskeln

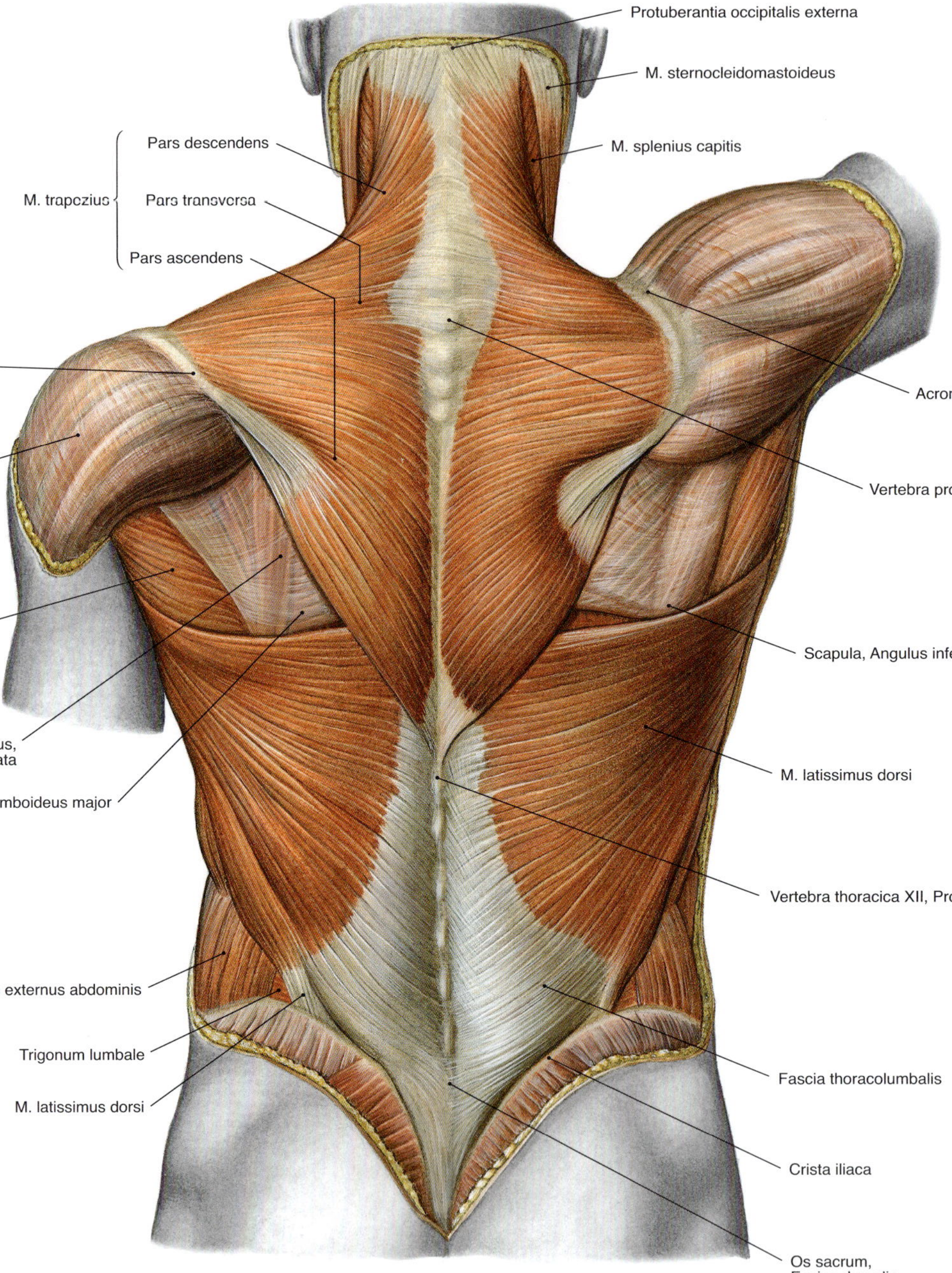

→ T 17, T 18

Abb. 527 Rückenmuskeln, Mm. dorsi; oberflächliche Schicht der Rumpf-Arm- und Rumpf-Schultergürtel-Muskulatur.

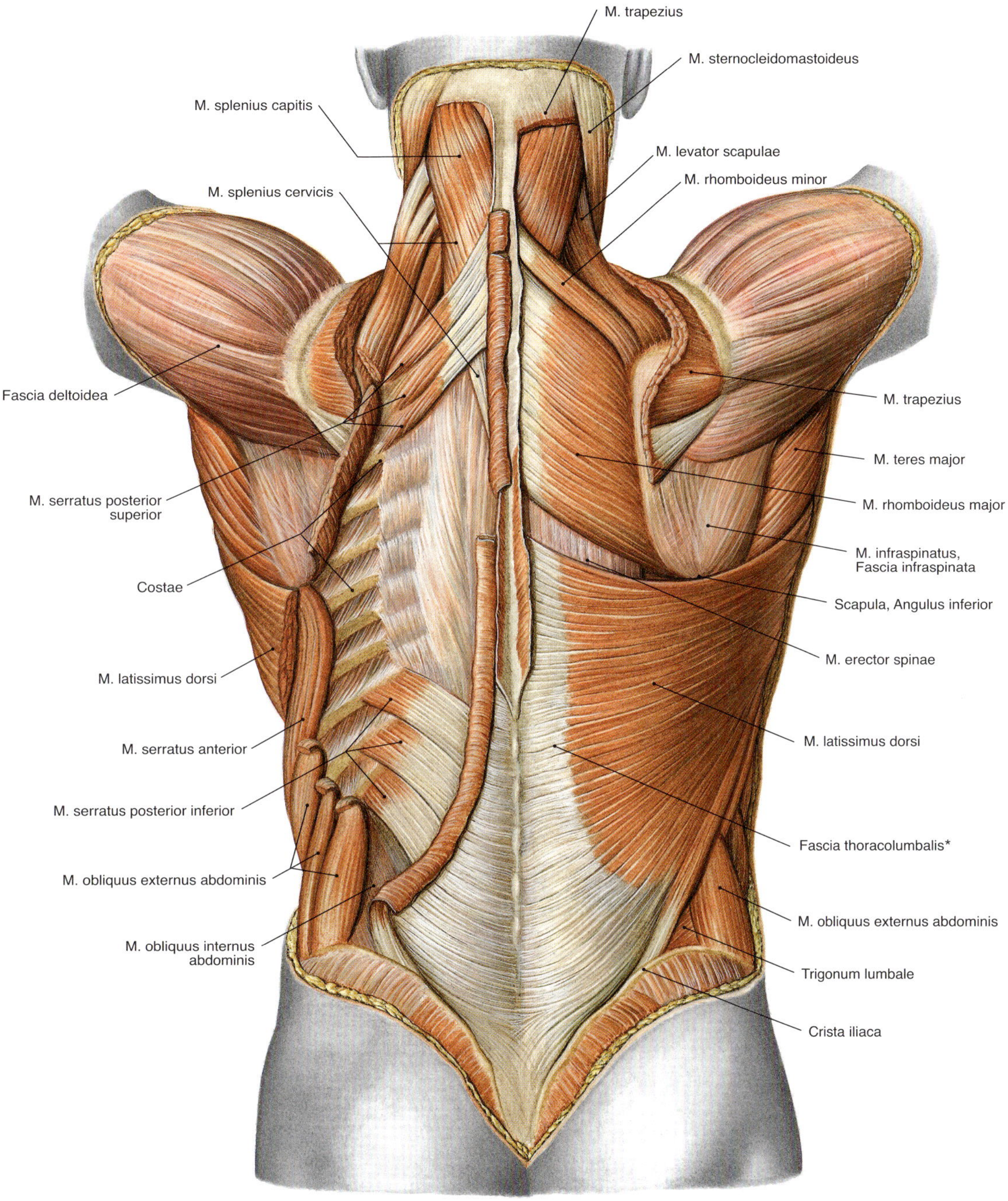

Abb. 528 Rückenmuskeln, Mm. dorsi; tiefe Schicht der Rumpf-Arm- und der Rumpf-Schultergürtel-Muskulatur.

* Die sog. Fascia thoracolumbalis ist als derbe Aponeurose ausgebildet.

→ T 17–T 19

Tiefe Rückenmuskeln

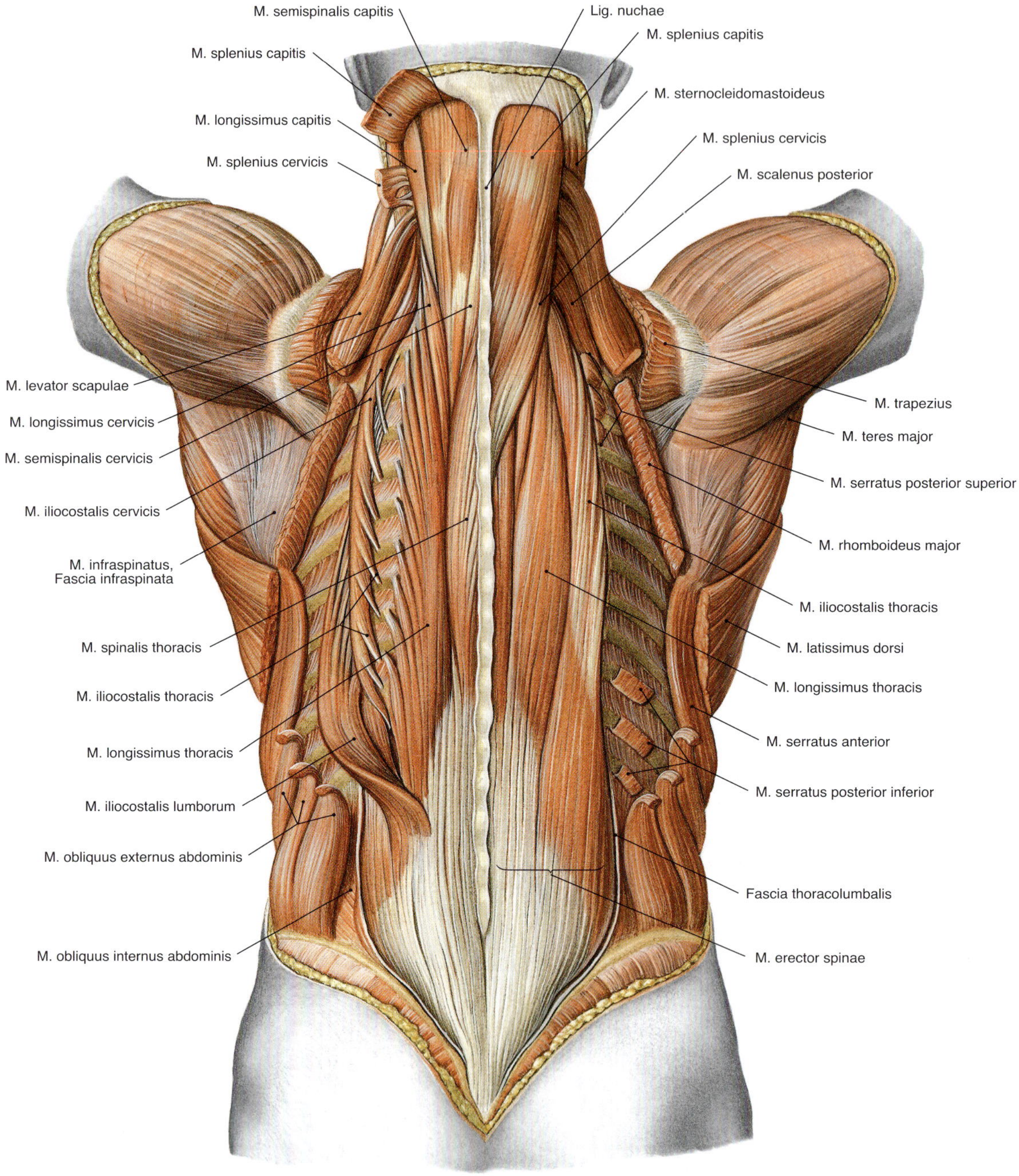

→ T 20 a, b

Abb. 529 Rückenmuskeln, Mm. dorsi; oberflächliche Schicht der tiefen (autochthonen) Muskulatur.

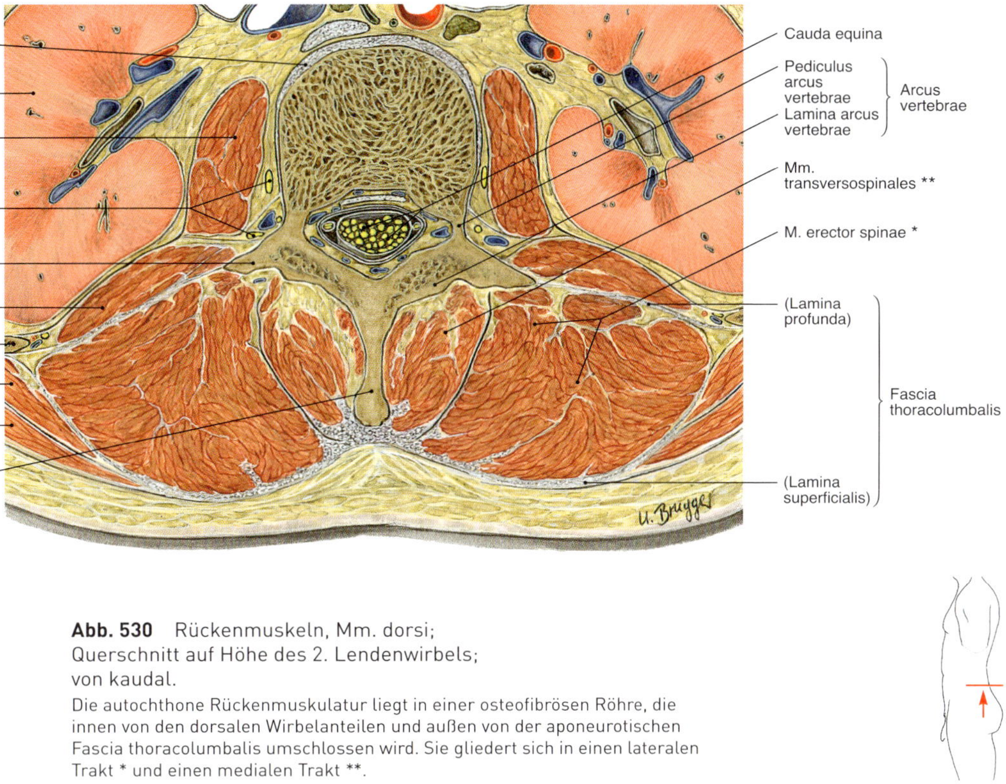

Abb. 530 Rückenmuskeln, Mm. dorsi; Querschnitt auf Höhe des 2. Lendenwirbels; von kaudal.

Die autochthone Rückenmuskulatur liegt in einer osteofibrösen Röhre, die innen von den dorsalen Wirbelanteilen und außen von der aponeurotischen Fascia thoracolumbalis umschlossen wird. Sie gliedert sich in einen lateralen Trakt * und einen medialen Trakt **.

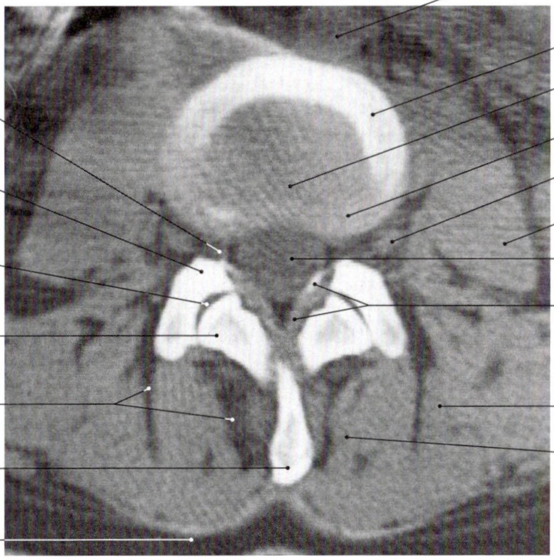

Abb. 531 Rückenmuskeln, Mm. dorsi; computertomographischer Querschnitt (CT) auf Höhe der Zwischenwirbelscheibe zwischen 3. und 4. Lendenwirbel; von kaudal.

* Im Anheftungsbereich der Ligamenta flava treten häufig auch schon beim jüngeren Menschen Verkalkungen bzw. Verknöcherungen auf.

** Fetteinlagerungen

Tiefe Rückenmuskeln

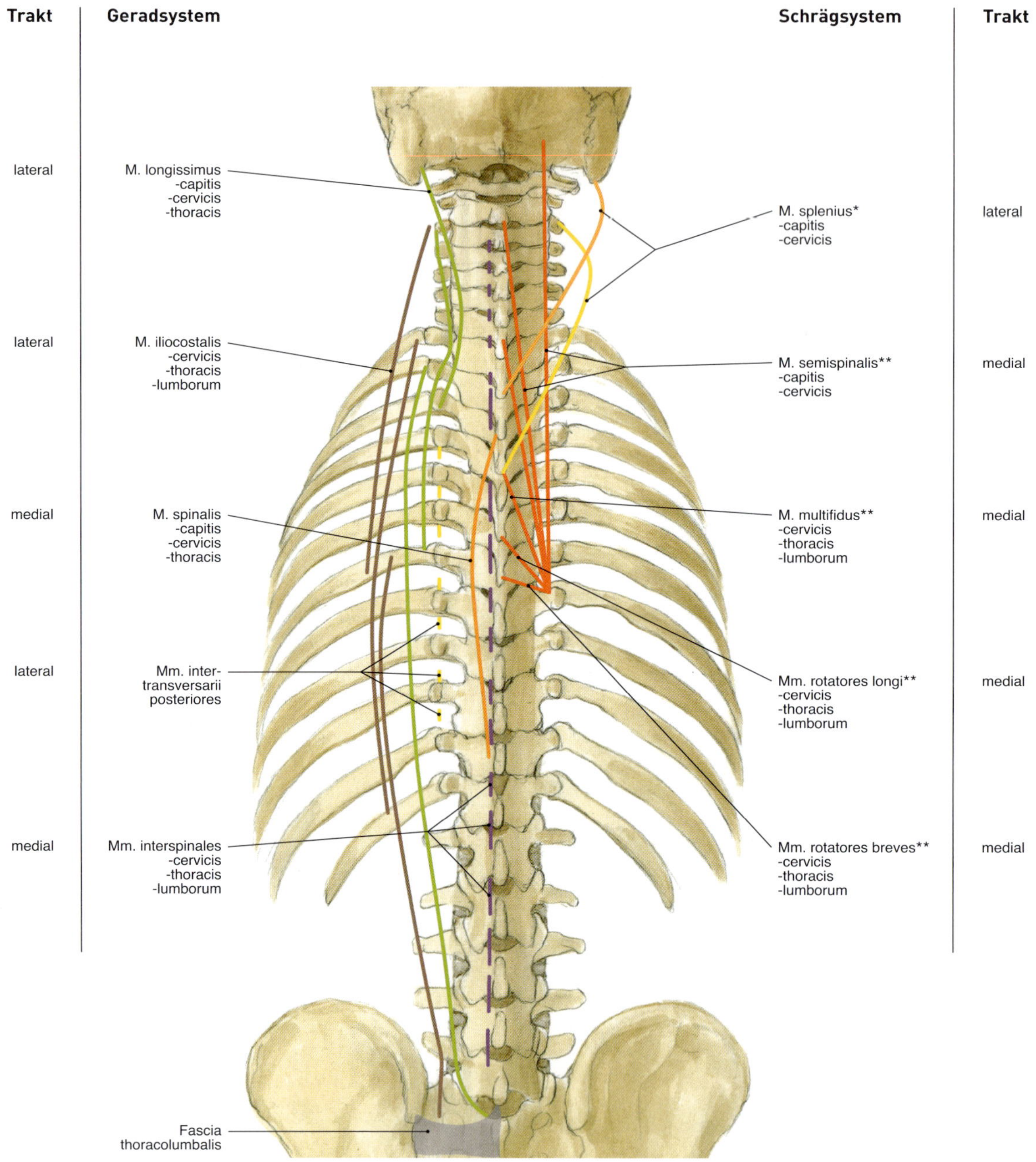

Abb. 532 Tiefe (autochthone) Rückenmuskulatur; Orientierungsschema der Muskelgruppen.
Die autochthone Rückenmuskulatur kann sowohl in ein Gerad- bzw. Schrägsystem als auch in einen lateralen bzw. medialen Trakt unterteilt werden.

* spinotransversal

** transversospinal

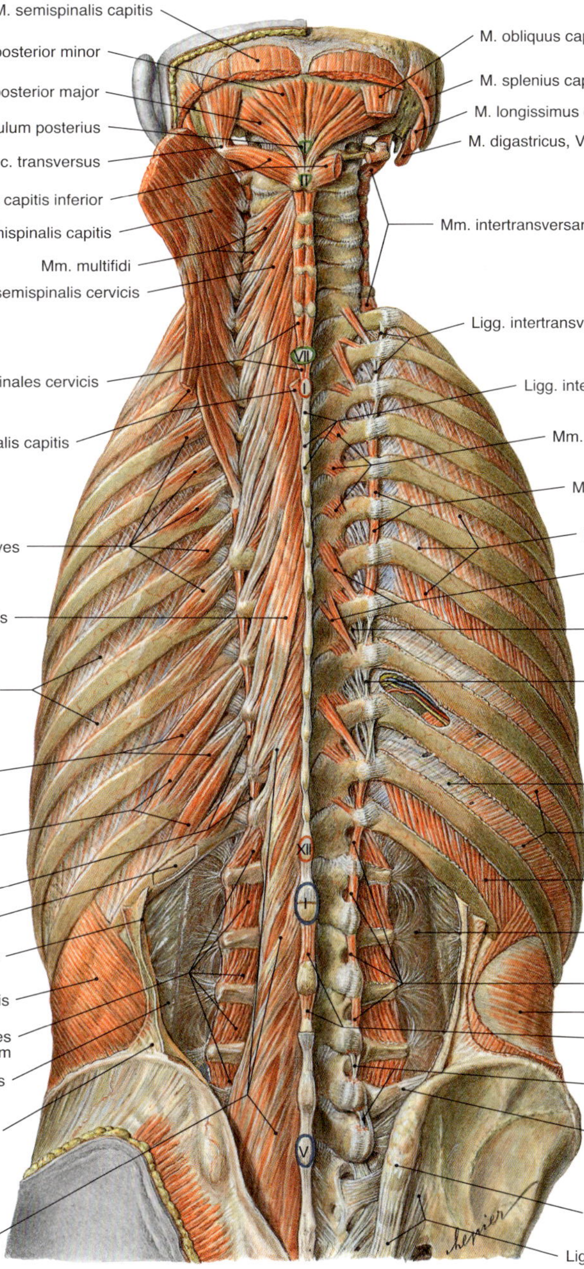

Abb. 533 Rückenmuskeln, Mm. dorsi, und Nackenmuskeln, Mm. suboccipitales.

→ T 20 b, c

Tiefe Rückenmuskeln

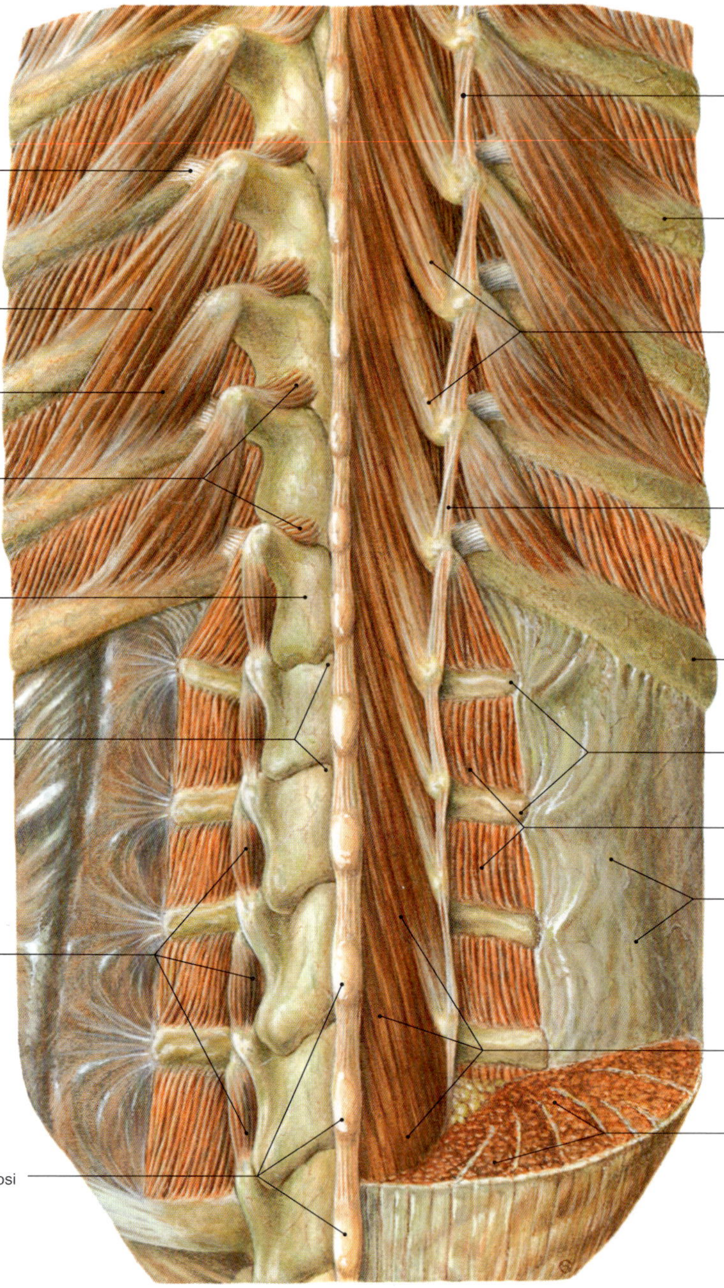

→ T 20 a, b

Abb. 534 Rückenmuskeln, Mm. dorsi;
tiefste Schicht im Bereich der unteren Brust- und der Lendenwirbelsäule.

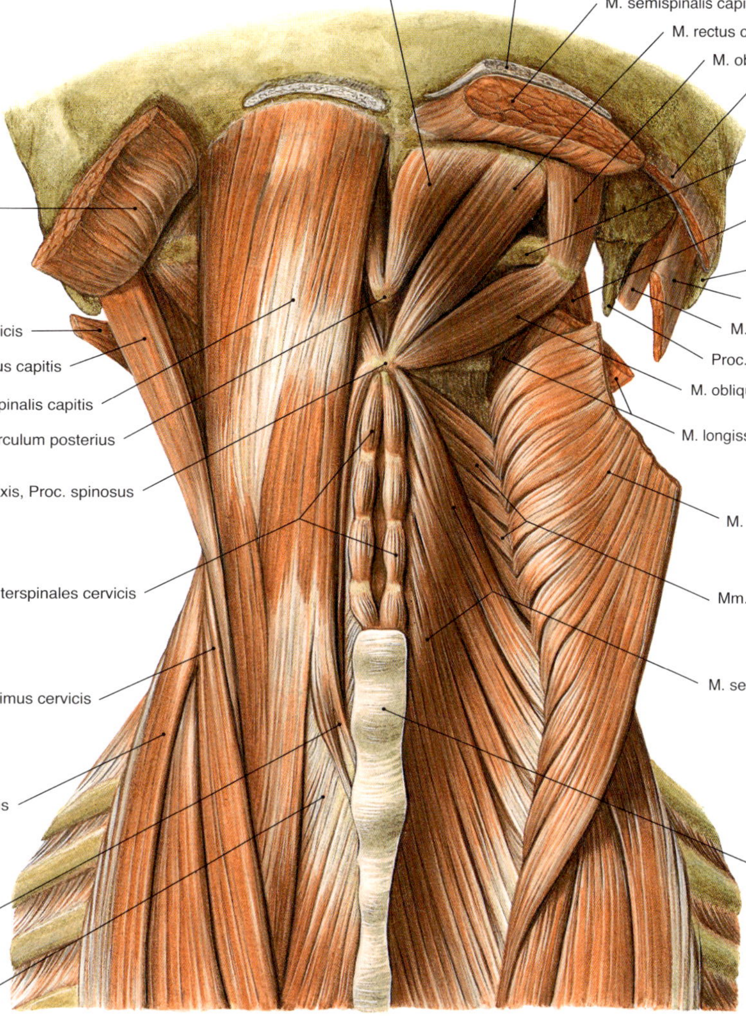

Abb. 535 Rückenmuskeln, Mm. dorsi, und Nackenmuskeln, Mm. suboccipitales.

→ T 20 b, c

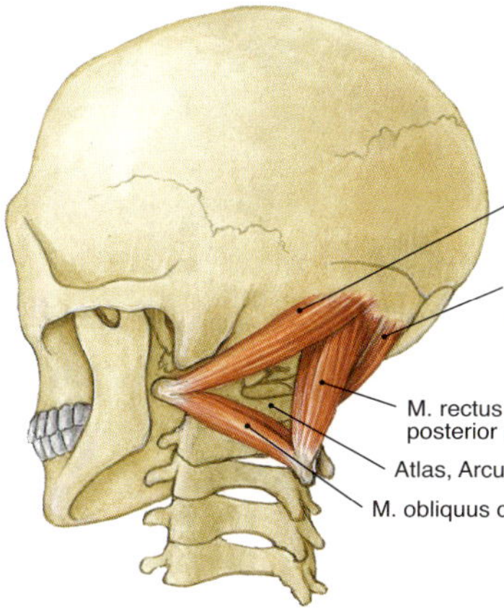

Abb. 536 Nackenmuskeln, Mm. suboccipitales.

→ T 20 c

Nackenmuskeln

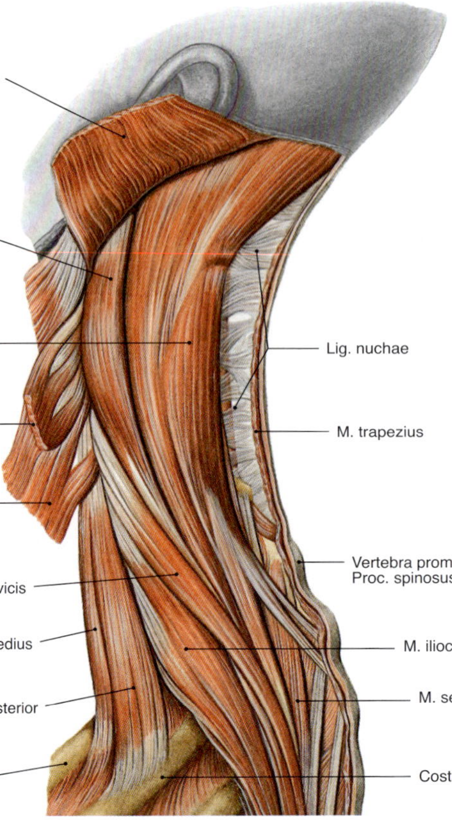

→ T 20 a, b

Abb. 537 Rückenmuskeln, Mm. dorsi, und Halsmuskeln, Mm. colli.

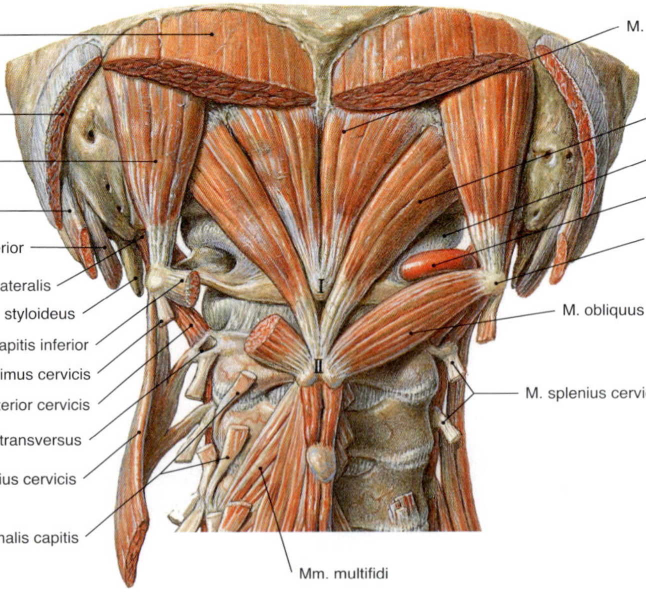

→ T 20 c

Abb. 538 Nackenmuskeln, Mm. suboccipitales.

I = Tuberculum posterius des Atlas
II = Proc. spinosus des Axis

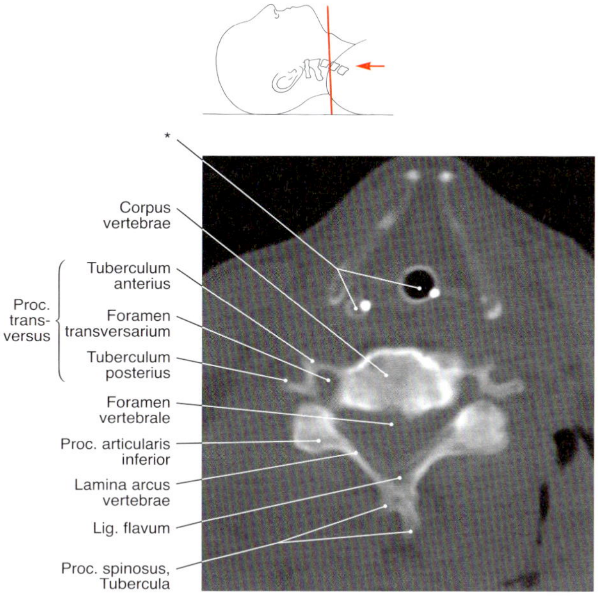

Abb. 539 Halswirbelsäule;
computertomographischer Querschnitt (CT) auf Höhe der Bandscheibe zwischen 4. und 5. Halswirbel.
* Beatmungstubus und endoskopisches Instrument

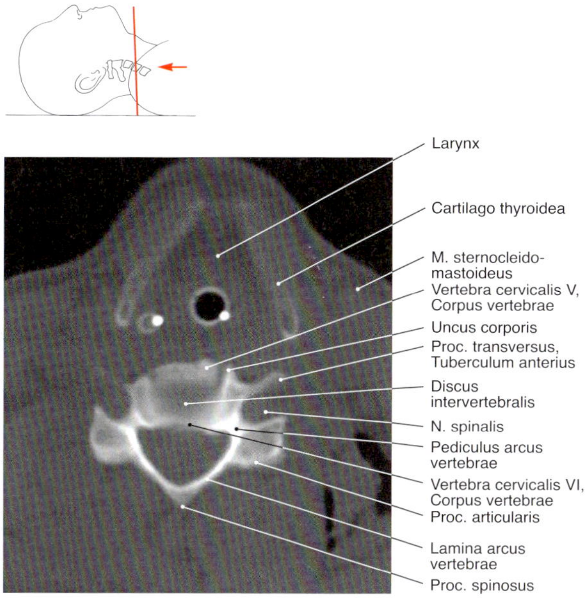

Abb. 540 Halswirbelsäule;
computertomographischer Querschnitt (CT) auf Höhe des 5./6. Halswirbels.

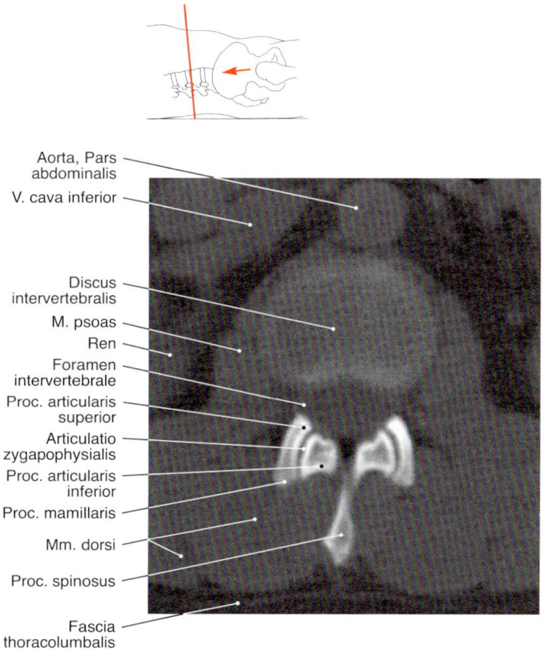

Abb. 541 Lendenwirbelsäule;
computertomographischer Querschnitt (CT) auf Höhe der Bandscheibe zwischen 2. und 3. Lendenwirbel.

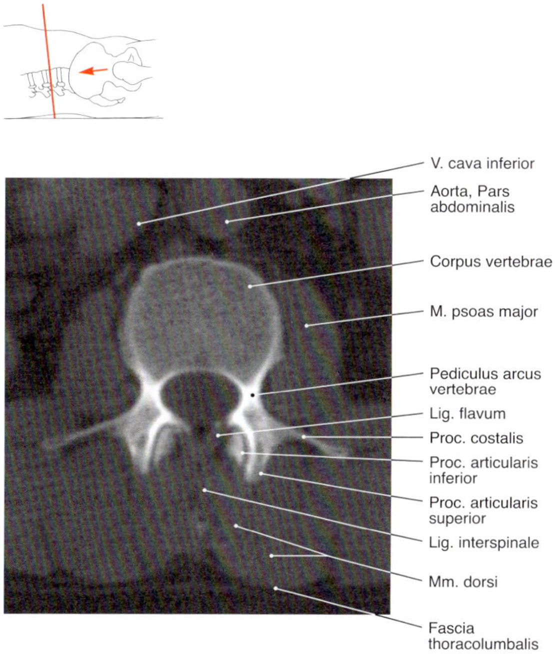

Abb. 542 Lendenwirbelsäule;
computertomographischer Querschnitt (CT) auf Höhe der Pediculi des 3. Lendenwirbels.

Hautinnervation

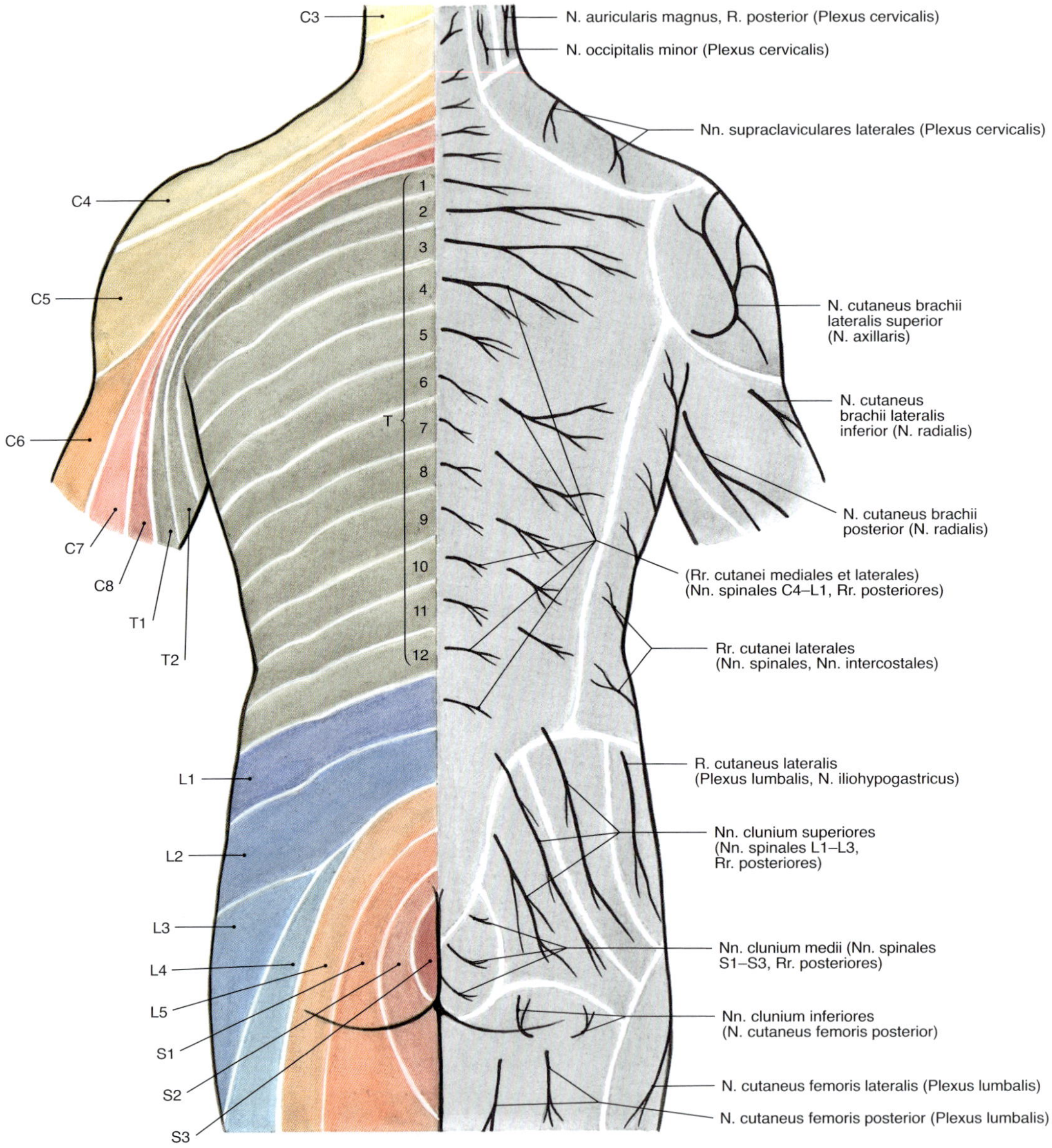

Abb. 543 Segmentale Hautinnervation (Dermatome) und Hautnerven des Rückens.

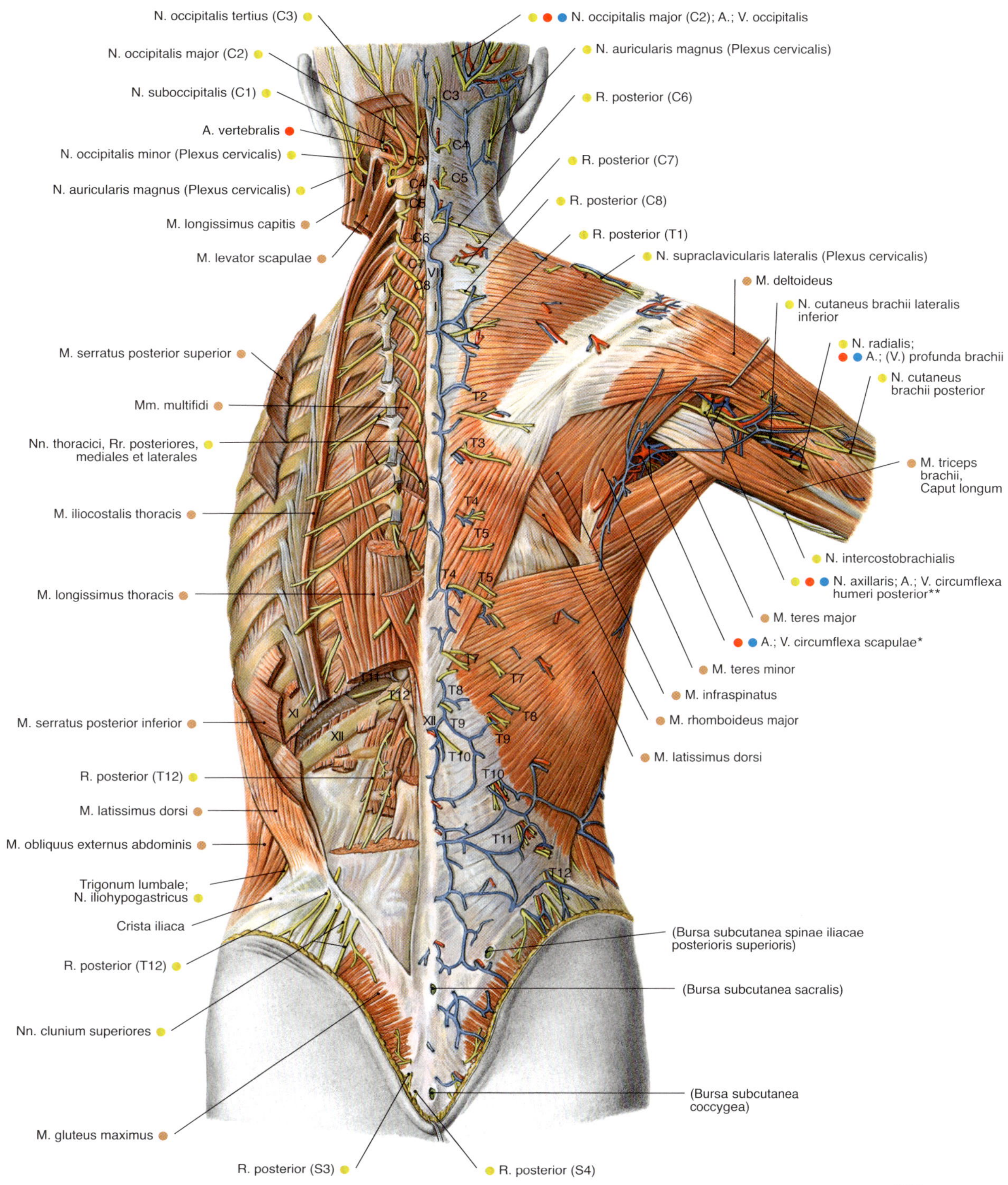

Abb. 544 Gefäße und Nerven des Rückens.
* Gefäße und Nerven in der medialen Achsellücke
** Gefäße und Nerven in der lateralen Achsellücke

545
546

Gefäße und Nerven des Nackens

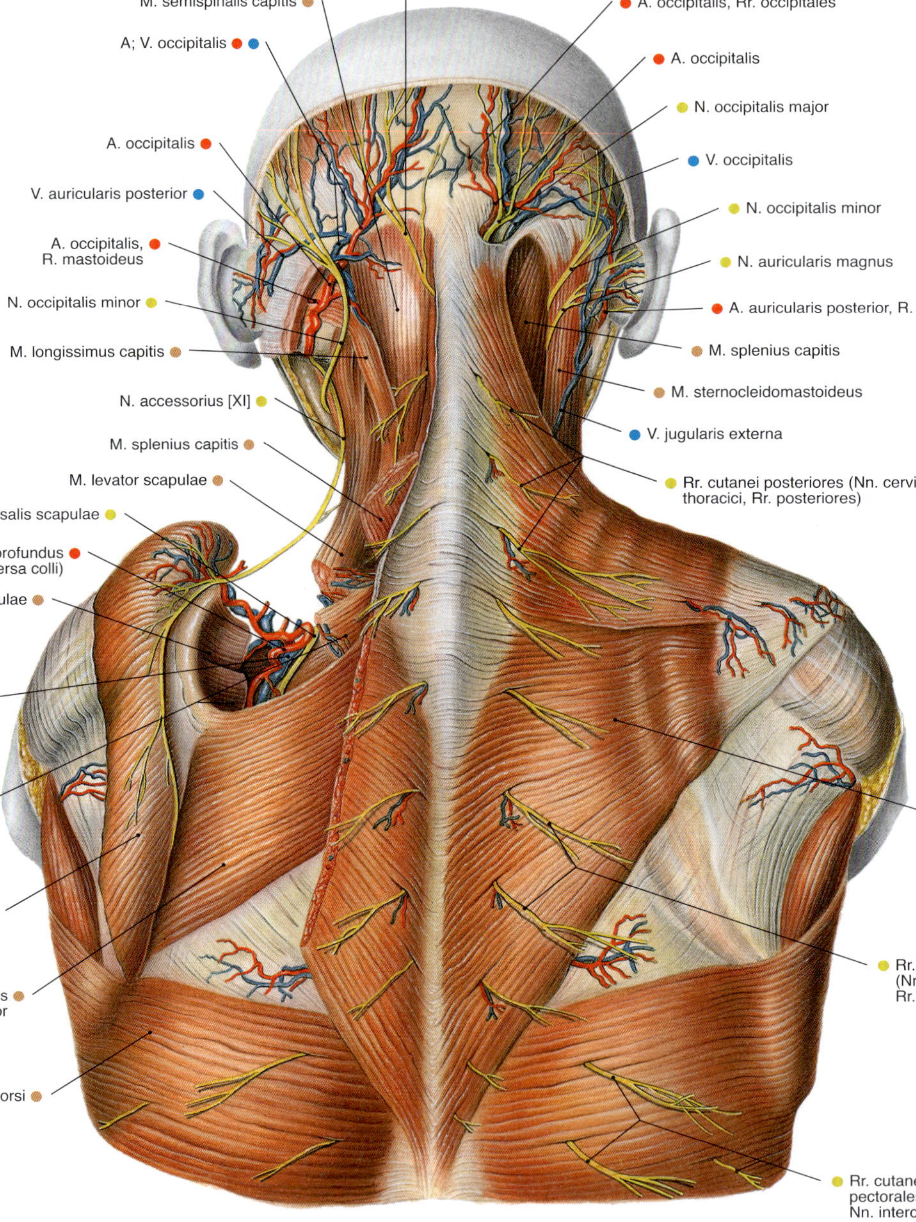

546
544

Abb. 545 Gefäße und Nerven von Hinterhauptsregion, Regio occipitalis, und Nacken, Regio cervicalis posterior, und oberem Rückenbereich.

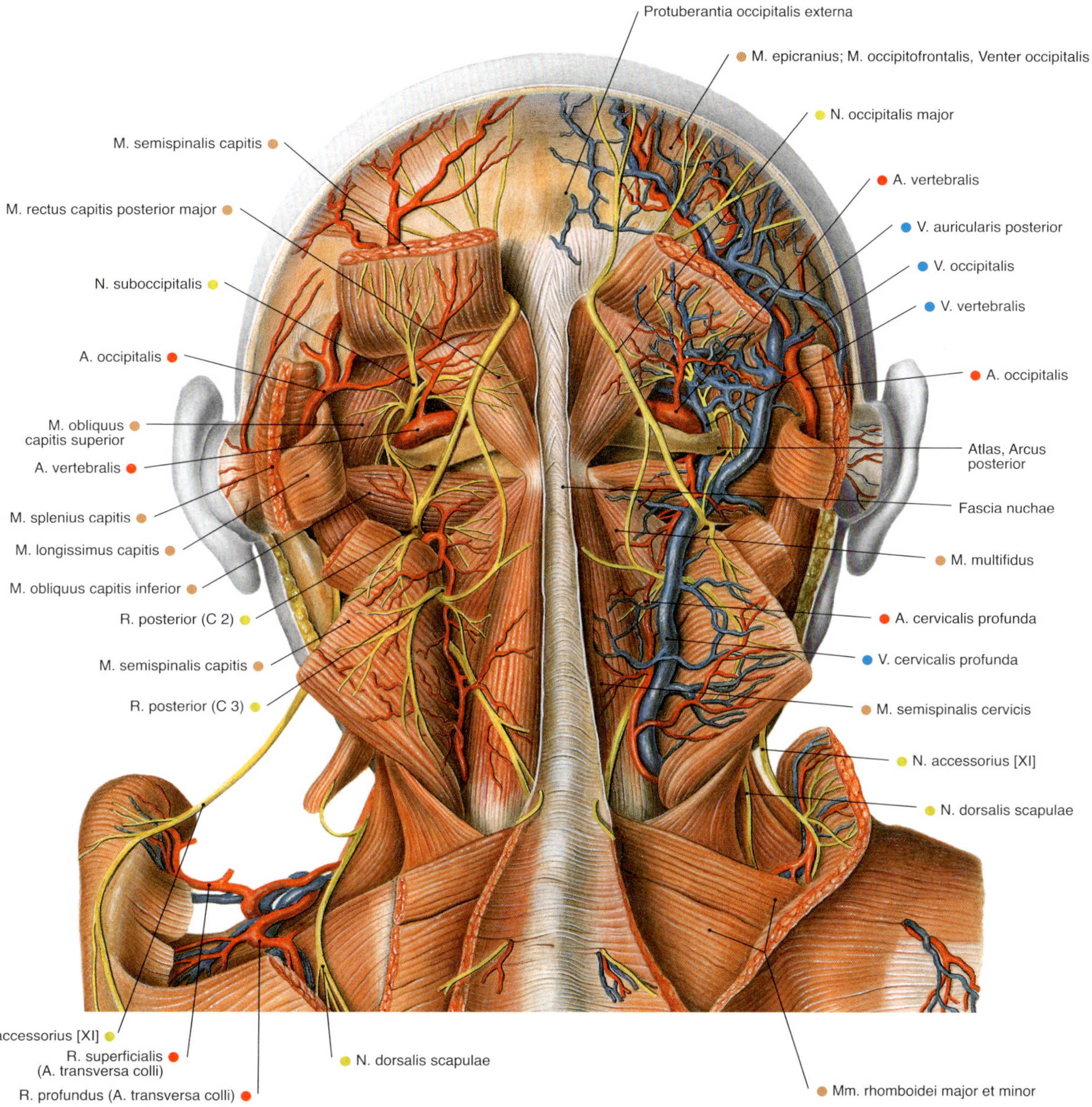

Abb. 546 Gefäße und Nerven von Hinterhauptsregion, Regio occipitalis, und Nacken, Regio cervicalis posterior.

547
545

Zervikaler Wirbelkanal

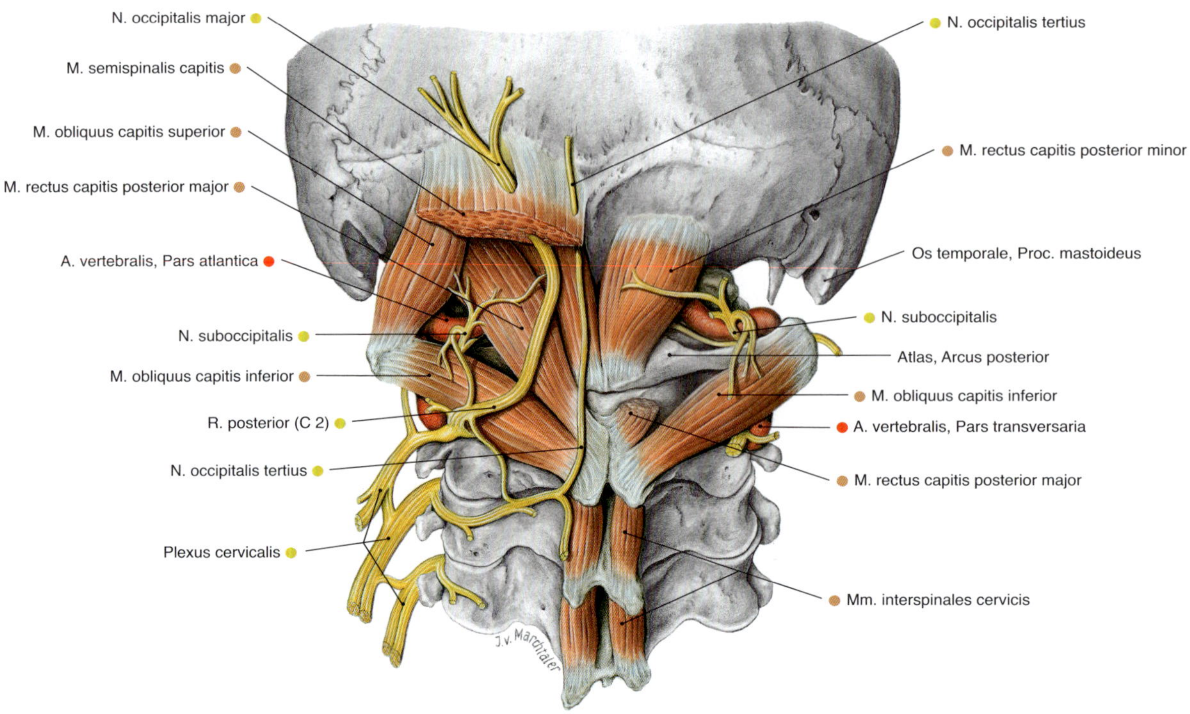

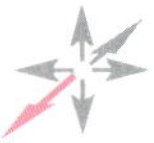

546

Abb. 547 Nerven des Nackens, Regio cervicalis posterior, und A. vertebralis.

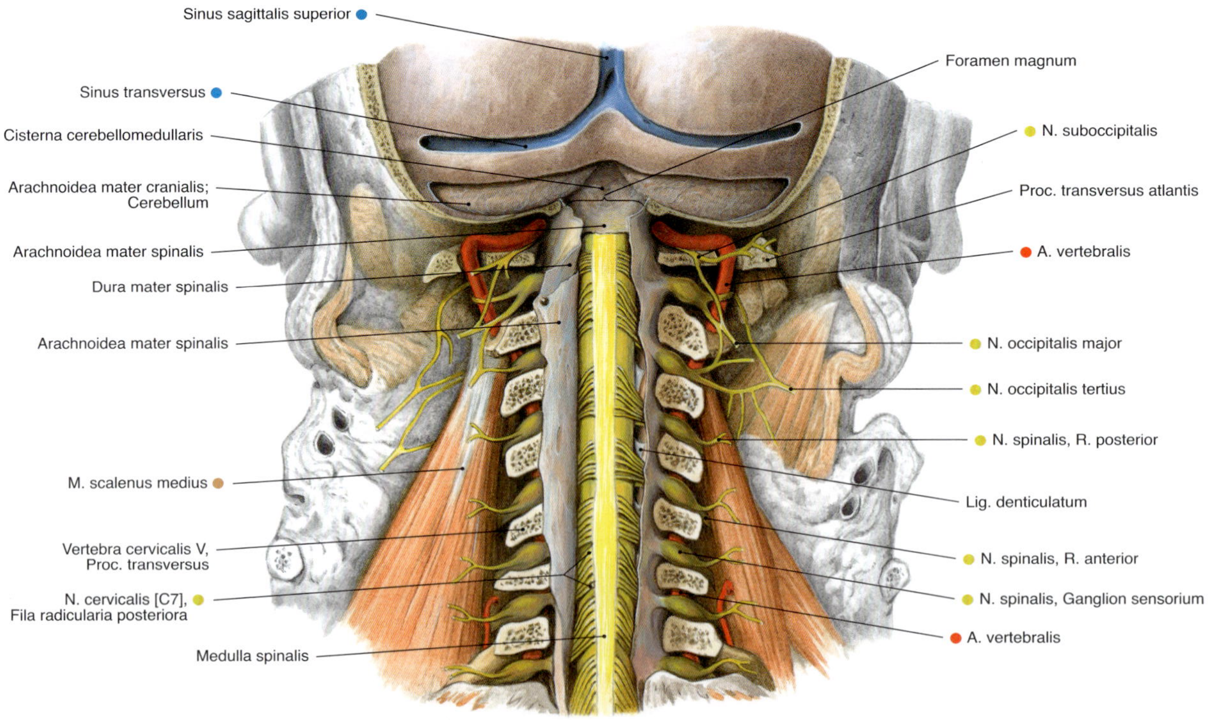

Abb. 548 Gefäße und Nerven der tiefen hinteren Halsregion, Regio cervicalis posterior, und Inhalt des Wirbelkanals.

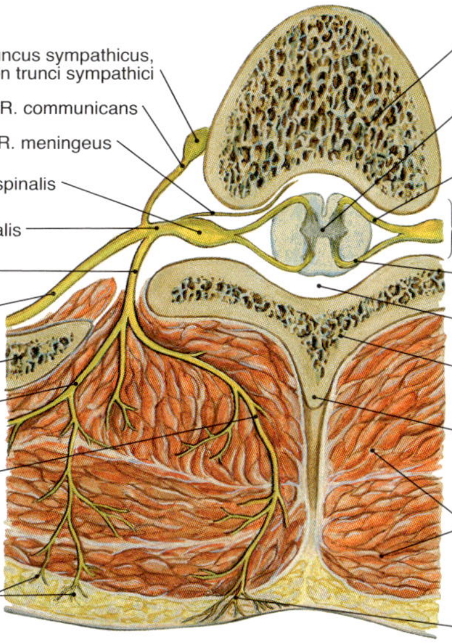

Abb. 549 Spinalnerv, Nervus spinalis; Thorakalbereich.

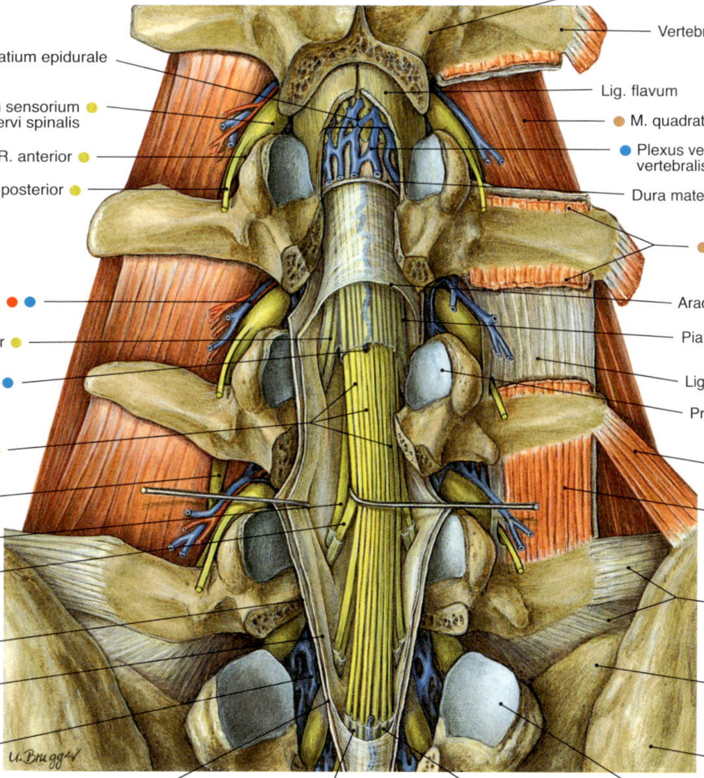

Abb. 550 Gefäße und Nerven des Wirbelkanals der Lendenwirbelsäule, Regio lumbalis.

Venen und Nerven der Lendenwirbelsäule

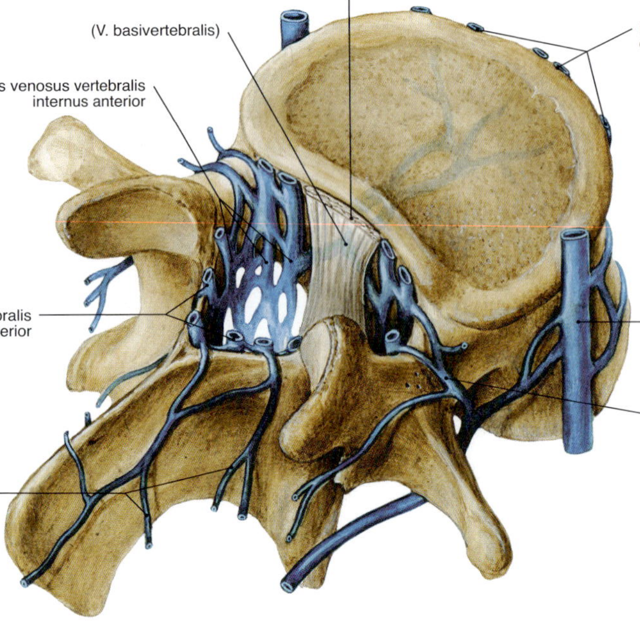

Abb. 551 Venen des Wirbelkanals, Canalis vertebralis; Venenplexus.

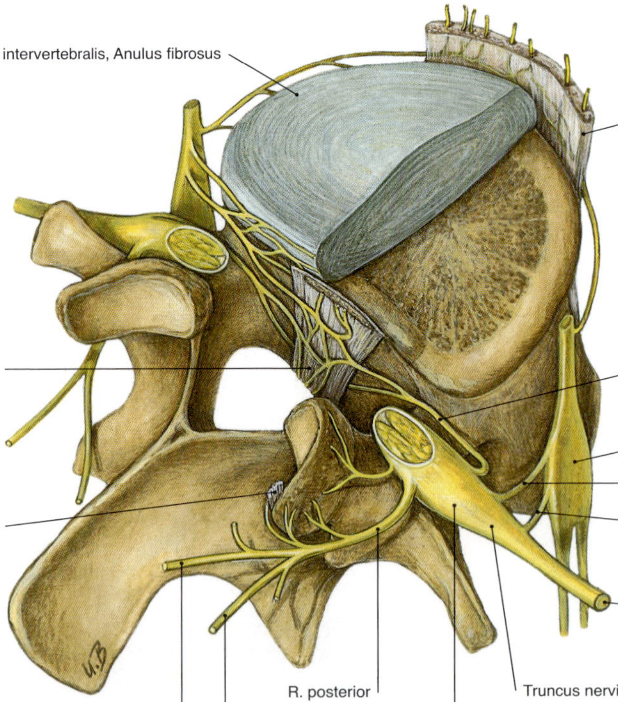

Abb. 552 Nerven der Wirbelsäule, Columna vertebralis; somatische und vegetative Innervation.

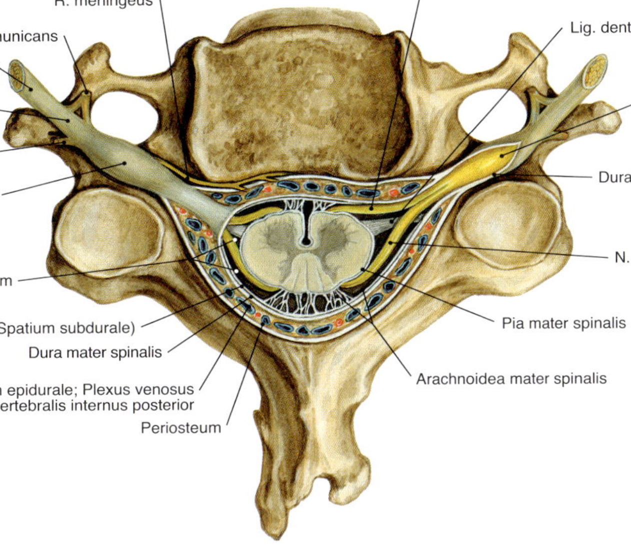

Abb. 553 Inhalt des Wirbelkanals, Canalis vertebralis; Querschnitt auf Höhe des fünften Halswirbels.

→ 1304 ff

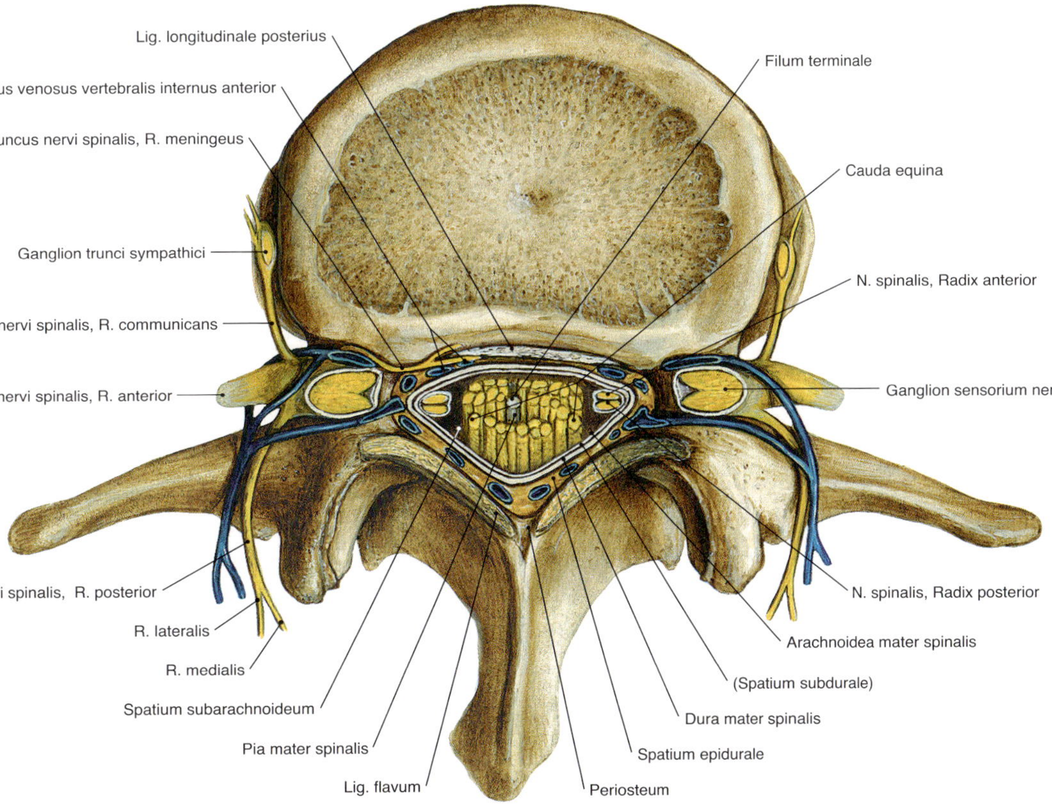

Abb. 554 Inhalt des Wirbelkanals, Canalis vertebralis; Querschnitt auf Höhe des dritten Lendenwirbels.

→ 1304 ff

Lumbal- und Sakralpunktion

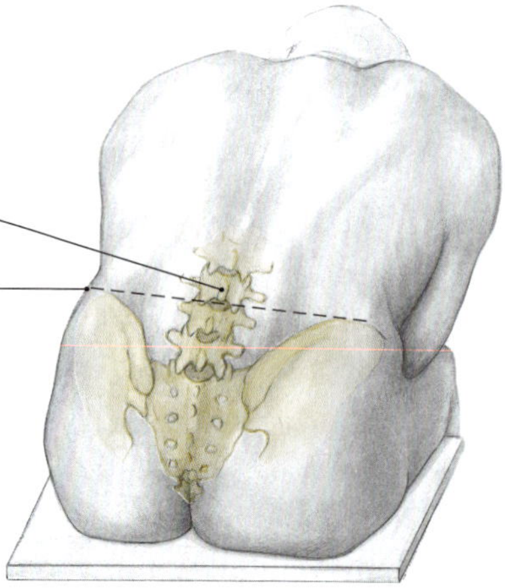

Abb. 555 Lumbalpunktion zur Gewinnung von Liquor cerebrospinalis oder für die Lumbalanästhesie;
Position des Patienten.

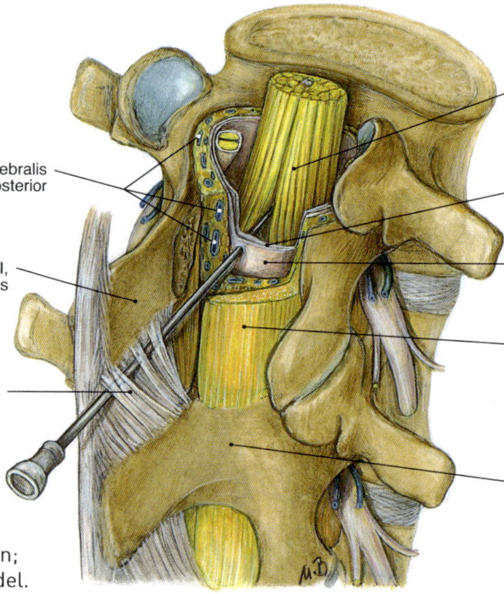

→ 550

Abb. 556 Lumbalpunktion;
Führung der Punktionsnadel.

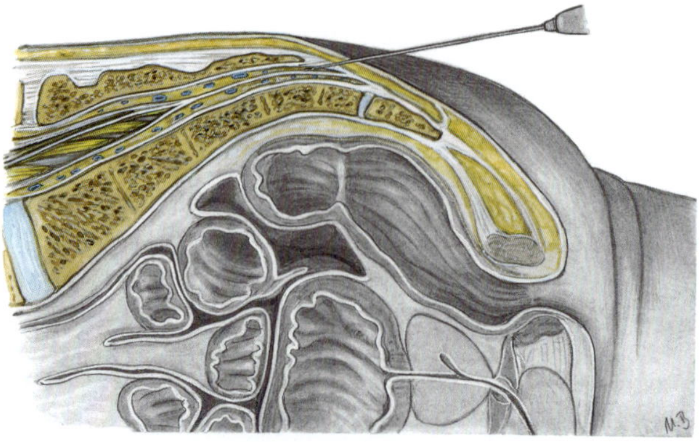

Abb. 557 Sakralpunktion;
Führung der Punktionsnadel.

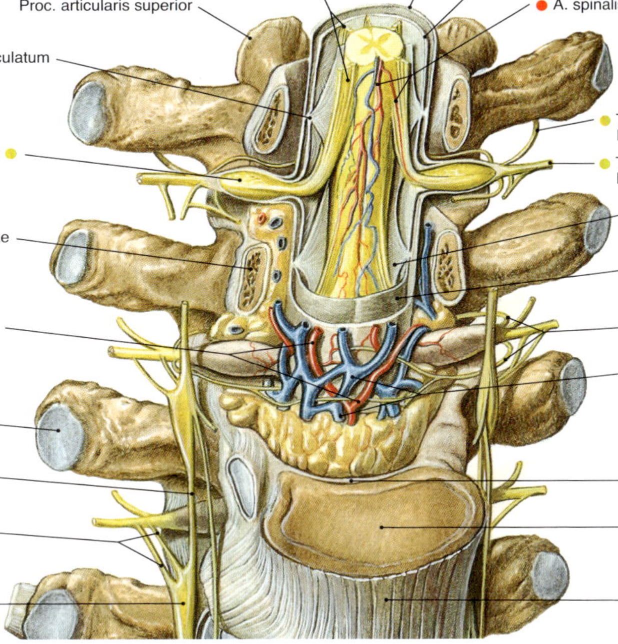

Abb. 558 Inhalt des Wirbelkanals, Canalis vertebralis; thorakaler Anteil nach stufenweiser Freilegung; von ventral.

→ 1304 ff

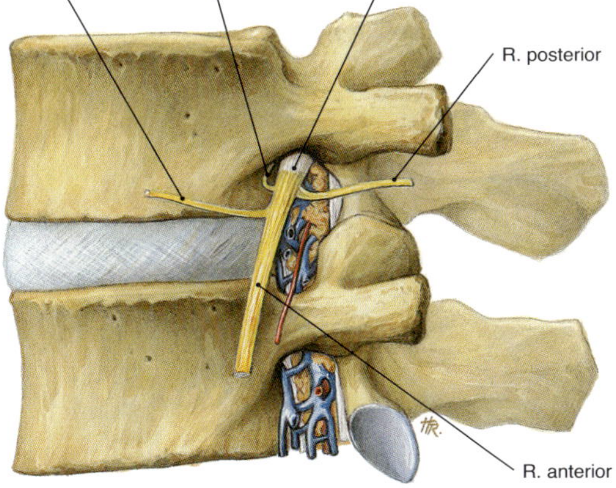

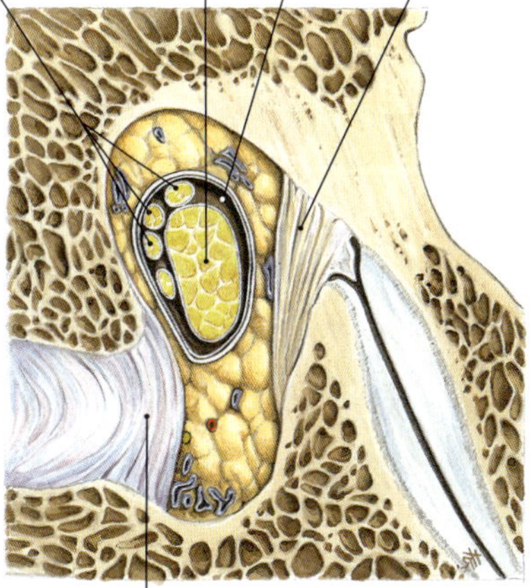

Abb. 559 a, b Foramina intervertebralia; Lumbalwirbelsäule.

a von links
b Sagittalschnitt

Oberflächenrelief

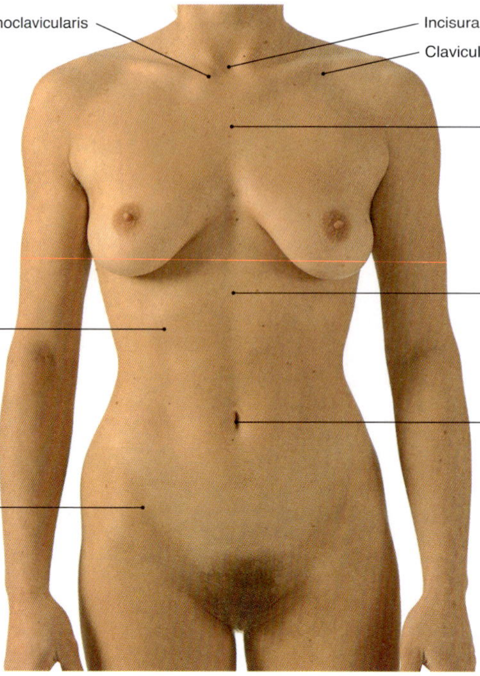

Abb. 560 Oberflächenrelief der Brust- und Bauchwand einer jungen Frau.

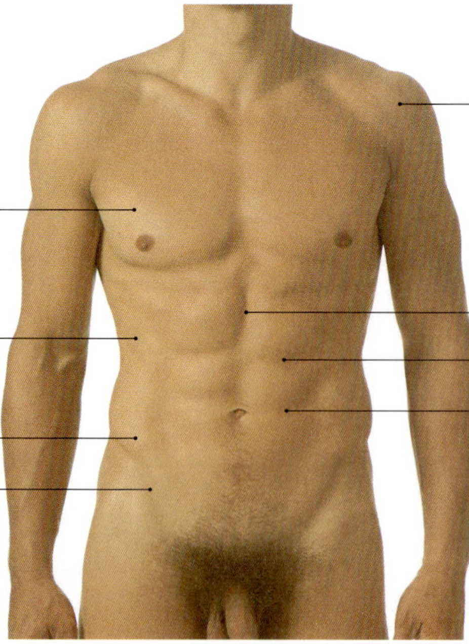

Abb. 561 Oberflächenrelief der Brust- und Bauchwand eines jungen Mannes.

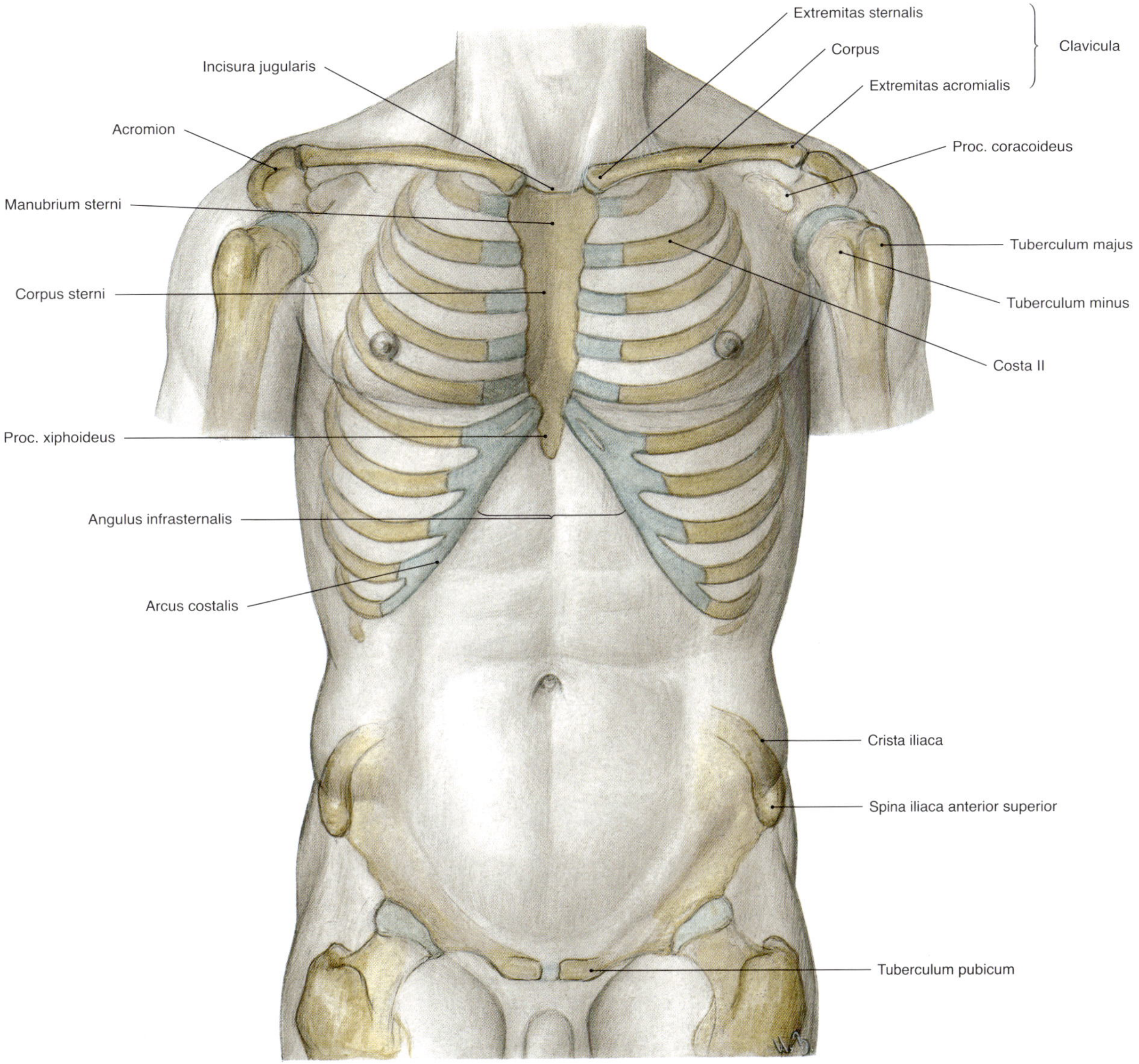

Abb. 562 Skelettprojektion auf Brust- und Bauchwand.

Rumpfskelett

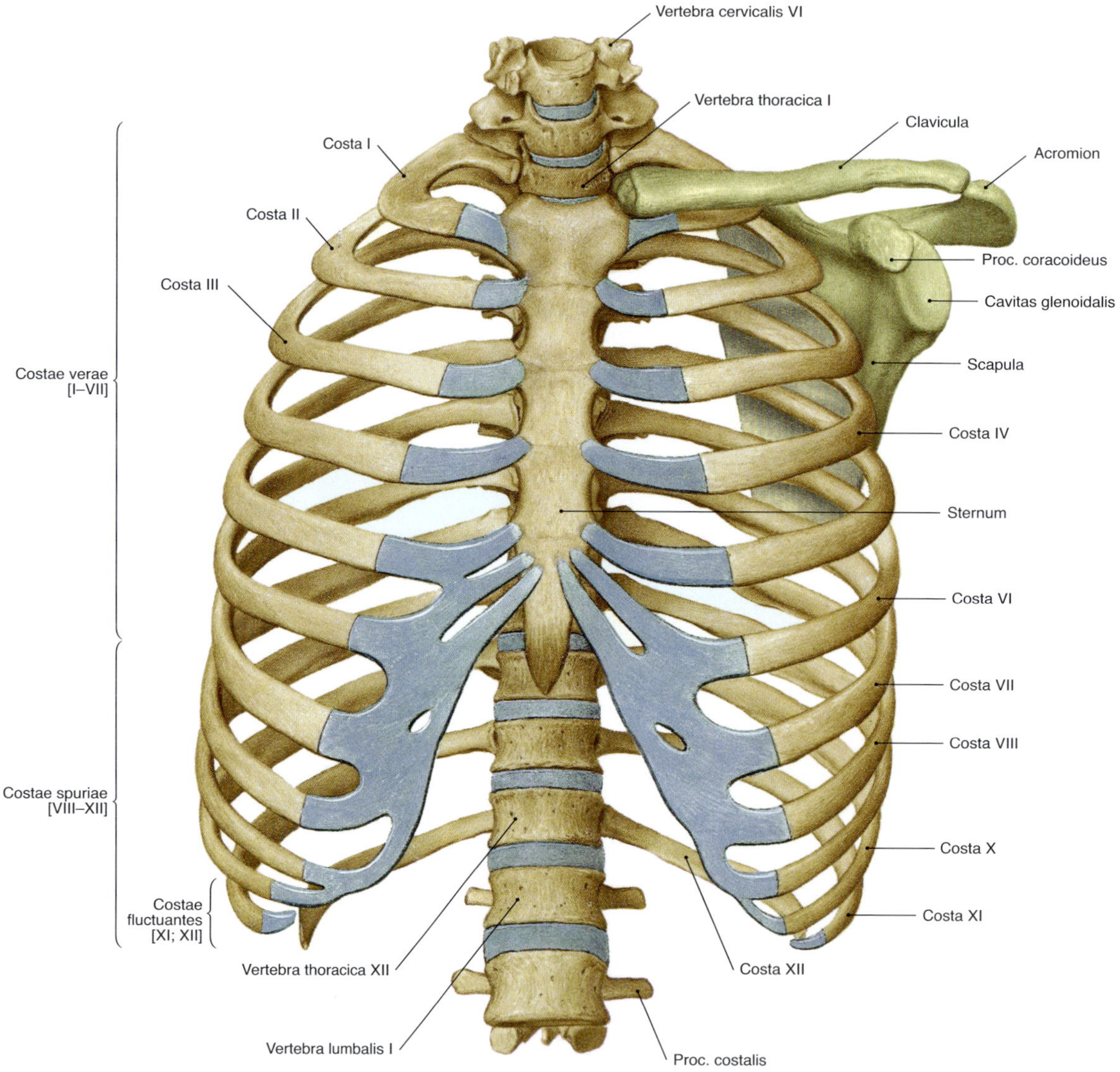

Abb. 563 Brustkorb, Cavea thoracis, und linker Schultergürtel, Cingulum pectorale.

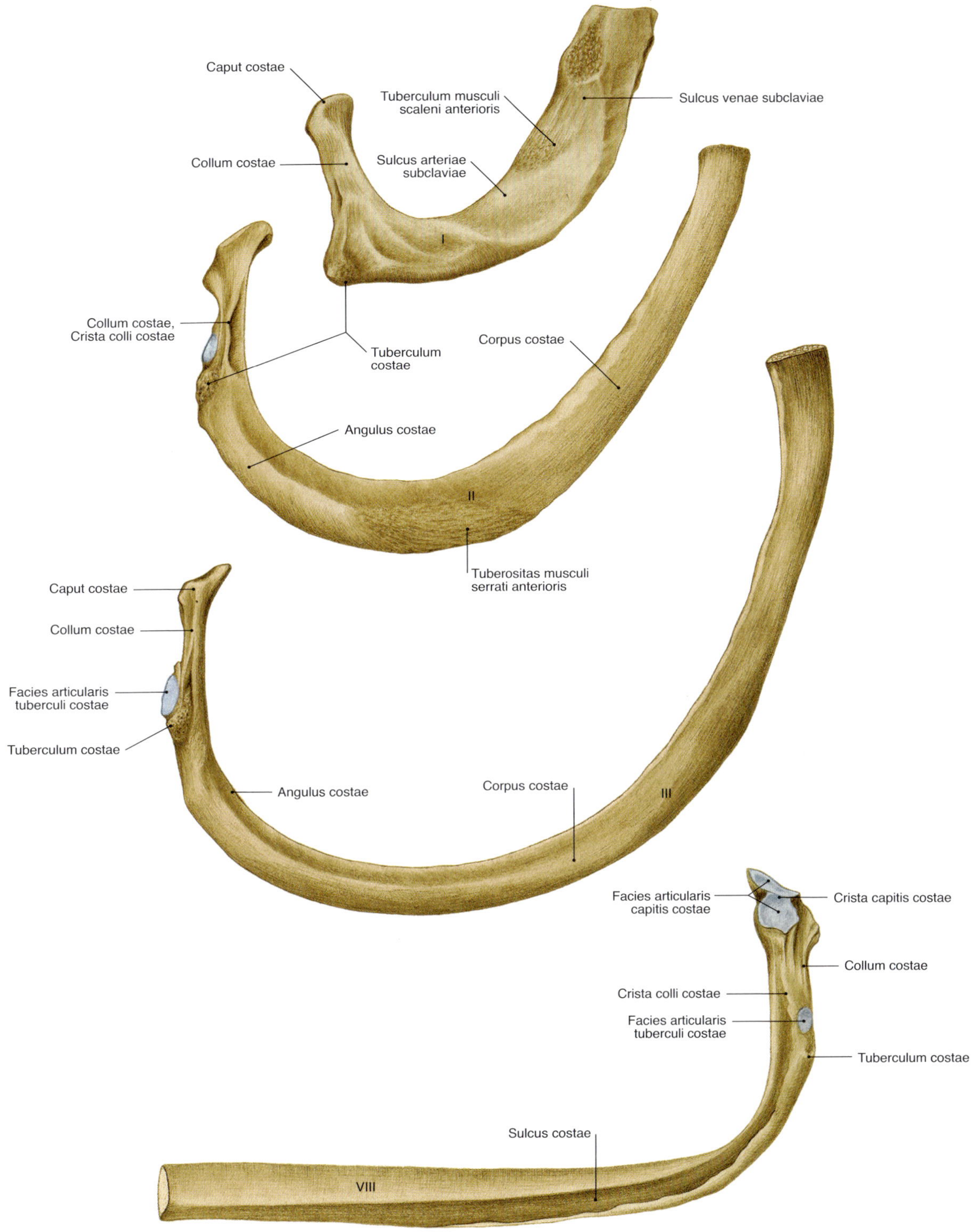

Abb. 564 Rippen, Costae;
I.–III. Rippe von kranial;
VIII. Rippe von kaudal.

Brustbein

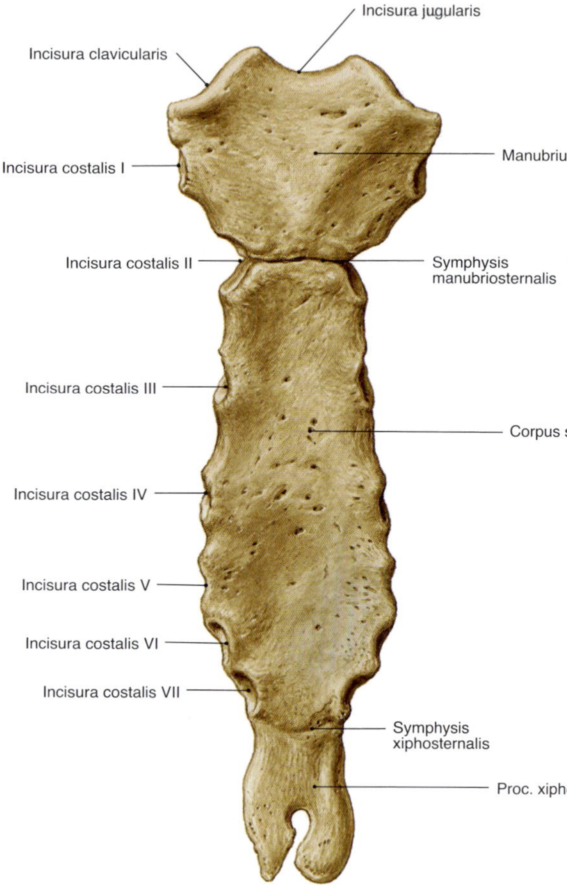

Abb. 565 Brustbein, Sternum.

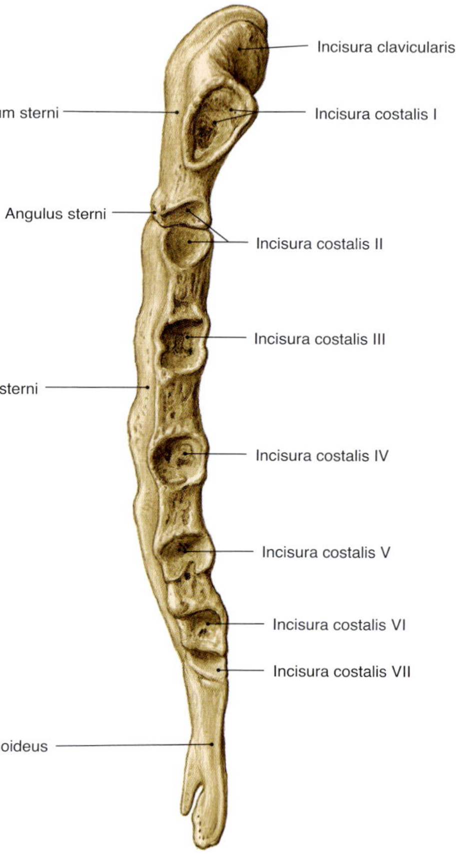

Abb. 566 Brustbein, Sternum.

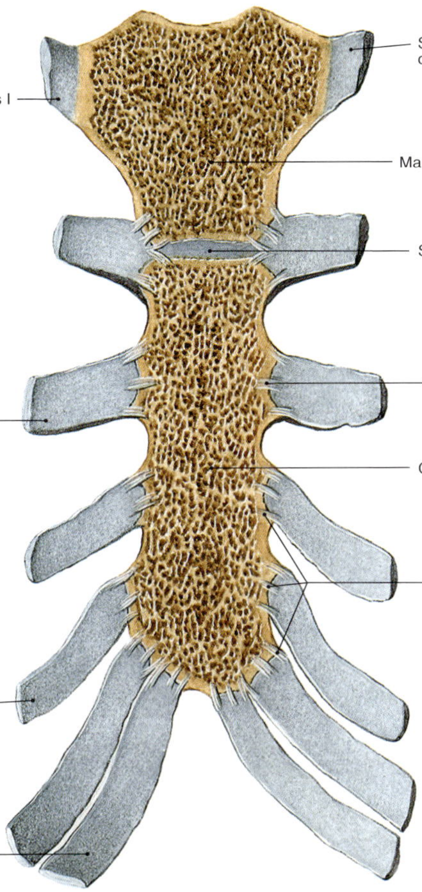

Abb. 567 Brustbein, Sternum, und Rippenknorpel, Cartilagines costales; Sägeschnitt.

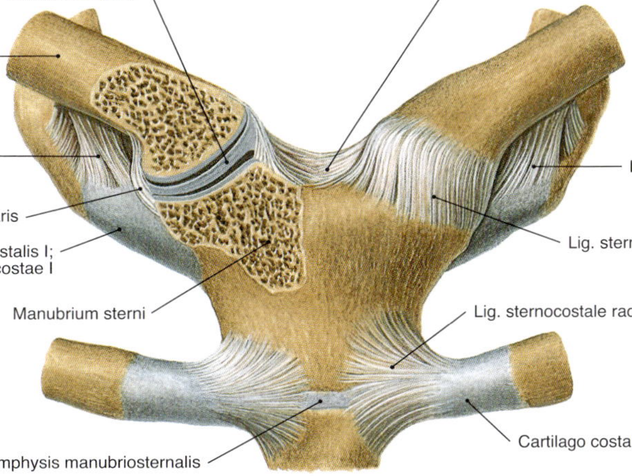

Abb. 568 Brustbein-Schlüsselbein-Gelenk, Articulatio sternoclavicularis.

Brust- und Bauchmuskeln

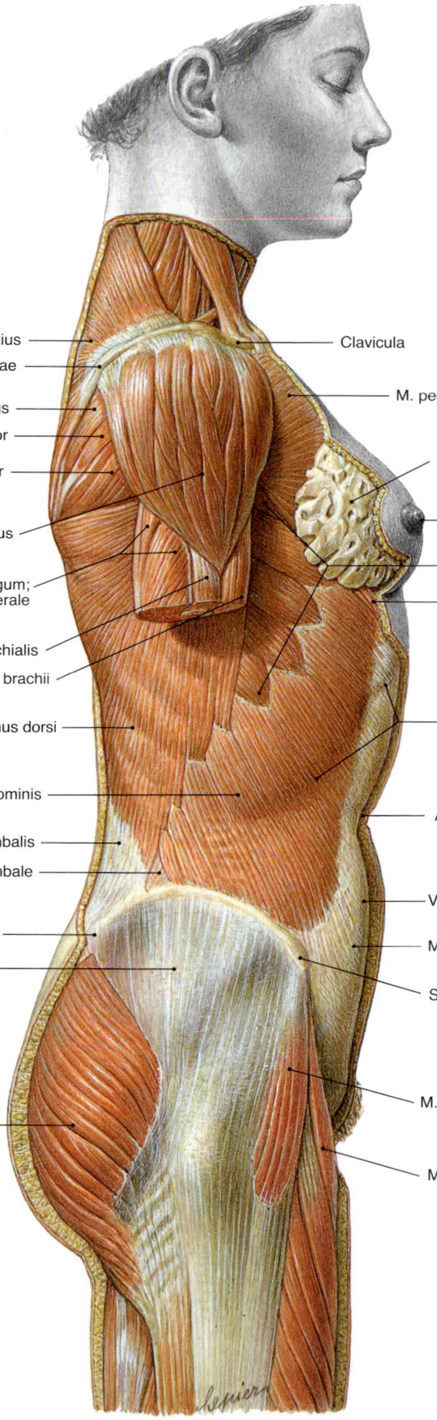

→ T 15, T 17, T 18, T 26

Abb. 569 Muskeln der Brust- und Bauchwand, Mm. thoracis und Mm. abdominis.

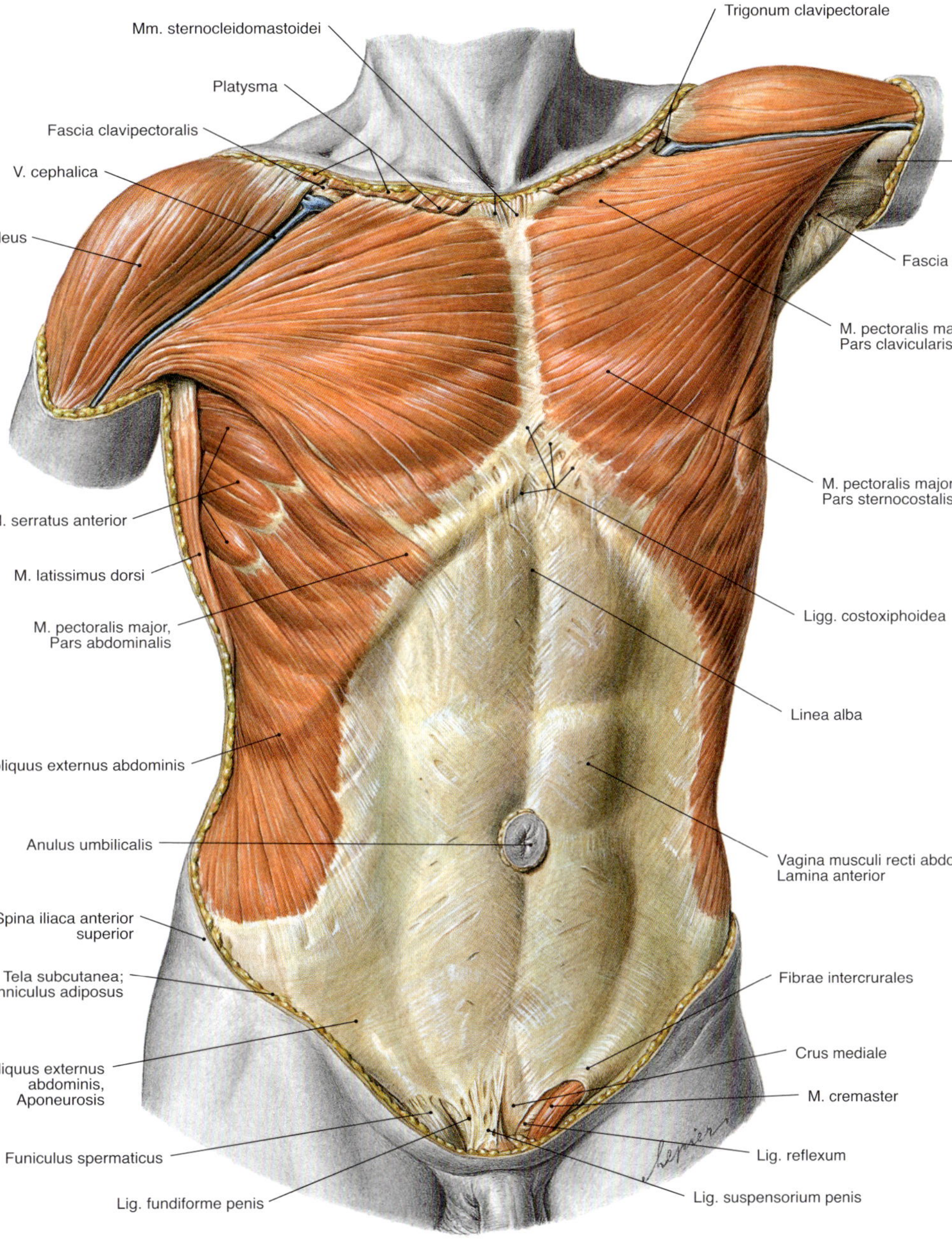

Abb. 570 Muskeln der Brust- und Bauchwand; oberflächliche Schicht.

→ T 15, T 17, T 18, T 26

Brust- und Bauchwandmuskeln

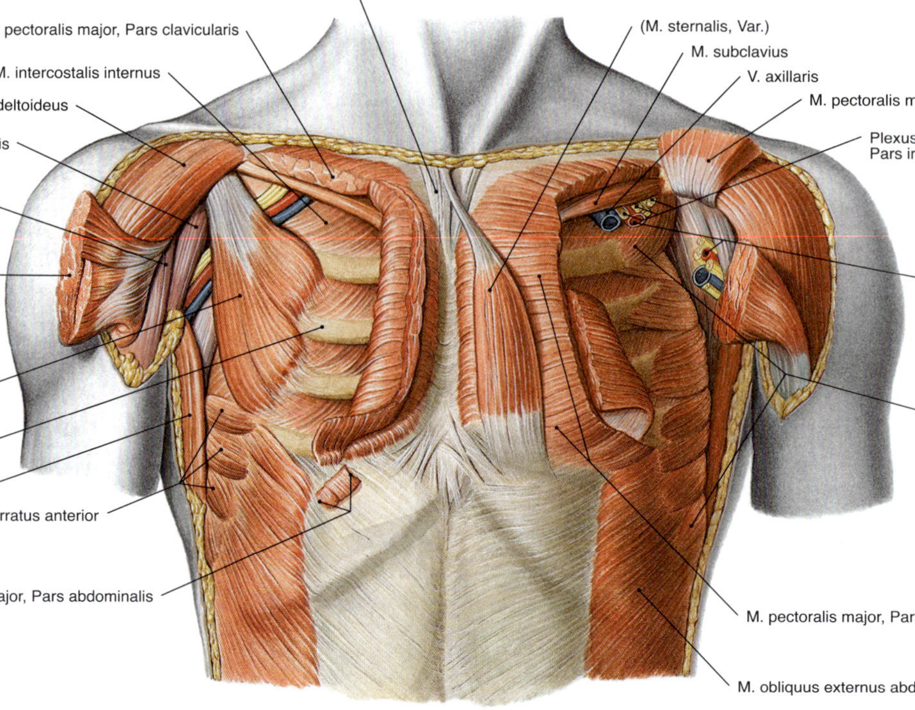

→ T 13, T 15, T 26

Abb. 571 Muskeln der Brustwand, Mm. thoracis.

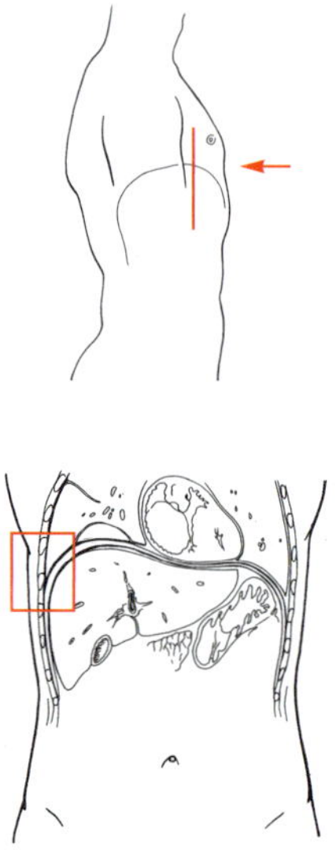

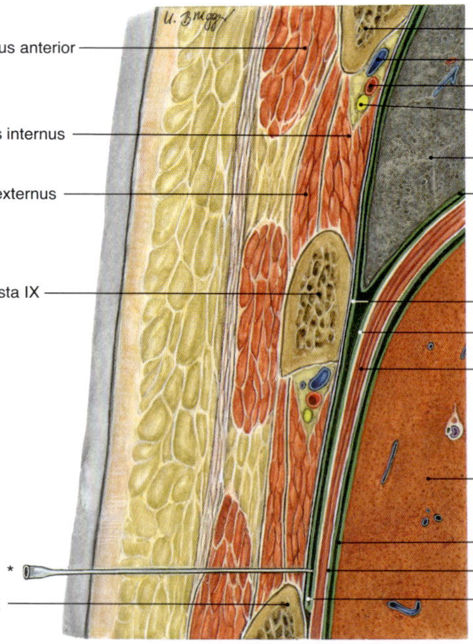

→ T 13

Abb. 572 Muskeln der Brustwand, Mm. thoracis; Frontalschnitt.

* Nadellage bei der Pleurapunktion

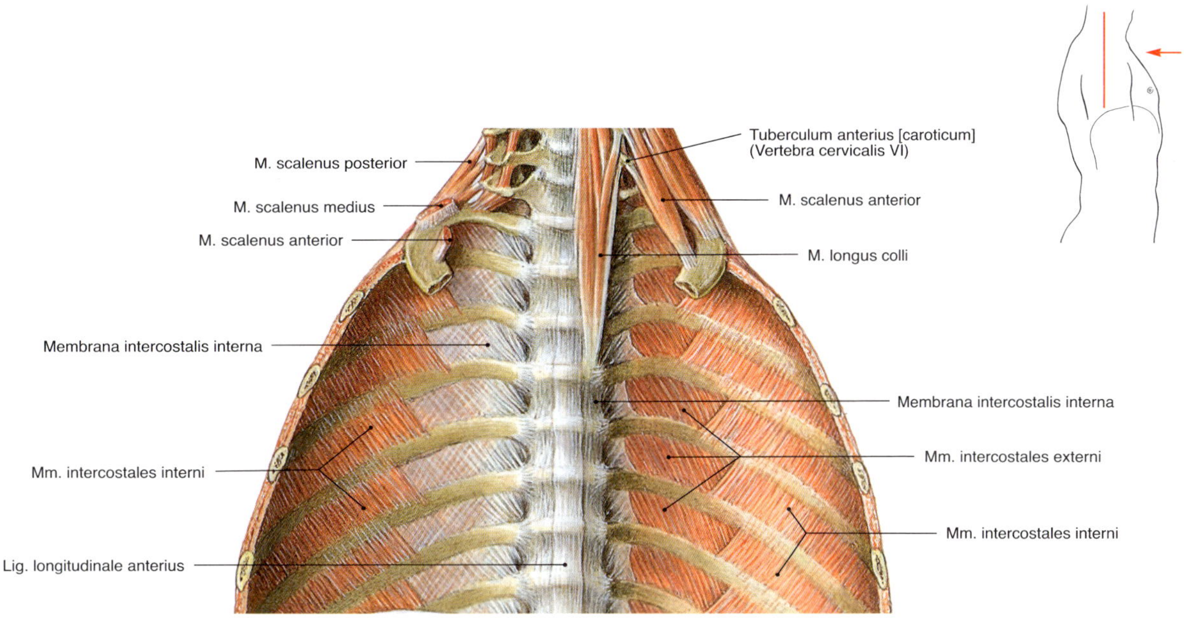

Abb. 573 Brustkorb, Cavea thoracis; Hinterwand.

→ T 11–T 13

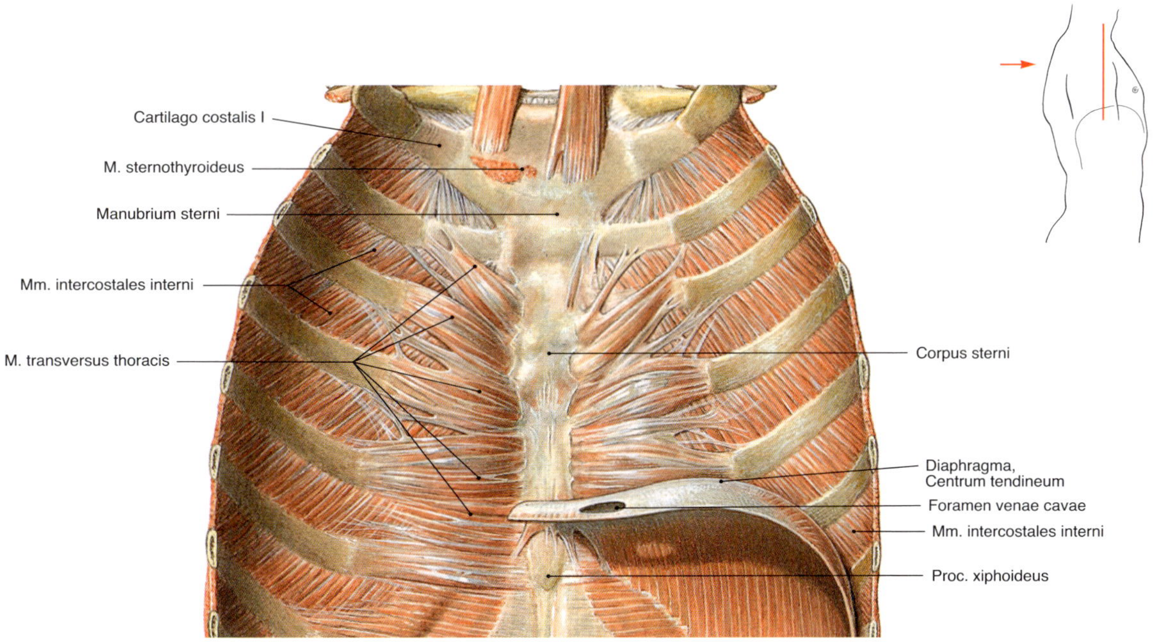

Abb. 574 Brustkorb, Cavea thoracis; Vorderwand.

→ T 13

Bauchmuskeln

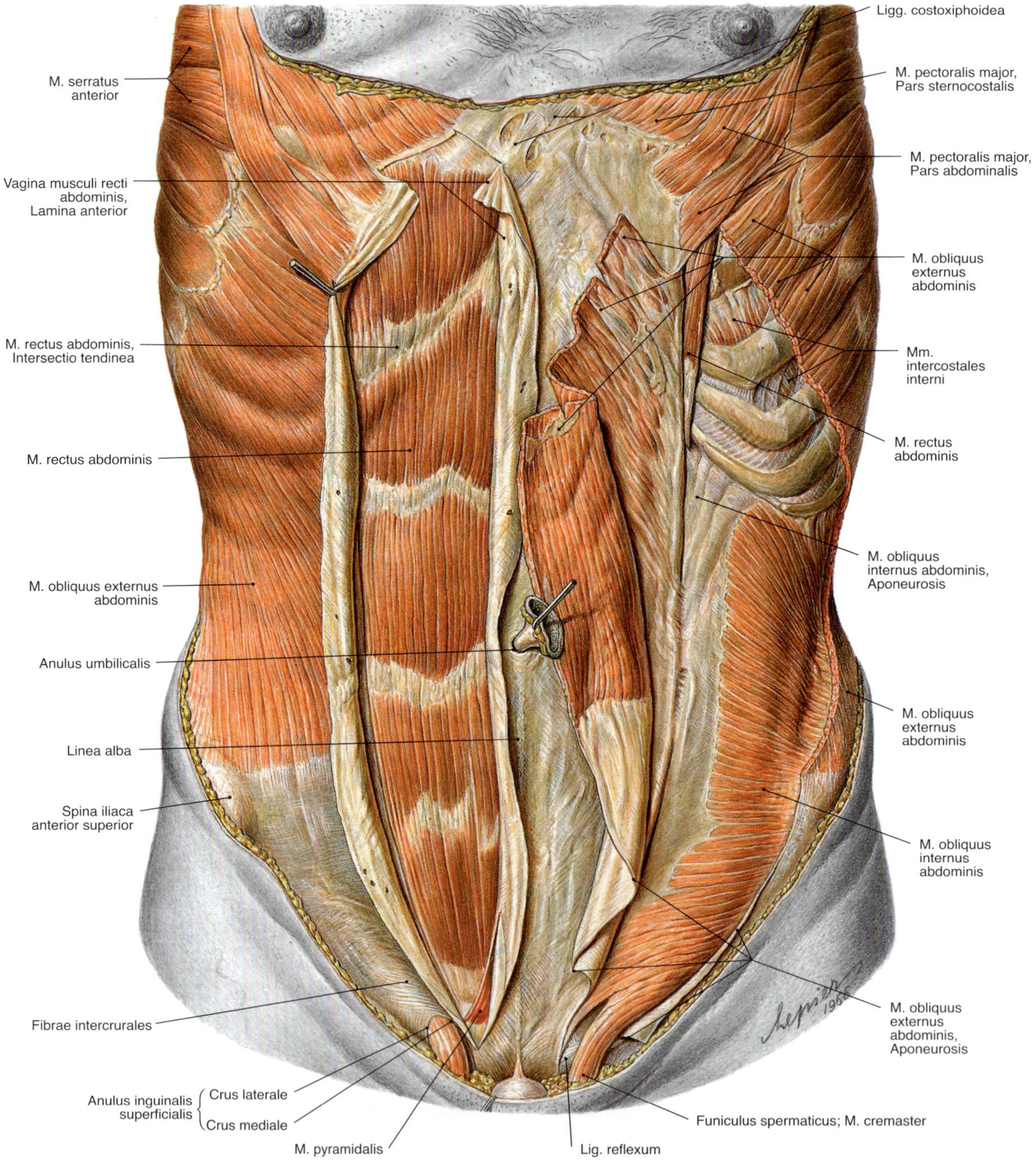

→ T 13–T 15, T 17, T 26

Abb. 575 Bauchmuskeln, Mm. abdominis; oberflächliche und mittlere Schicht.

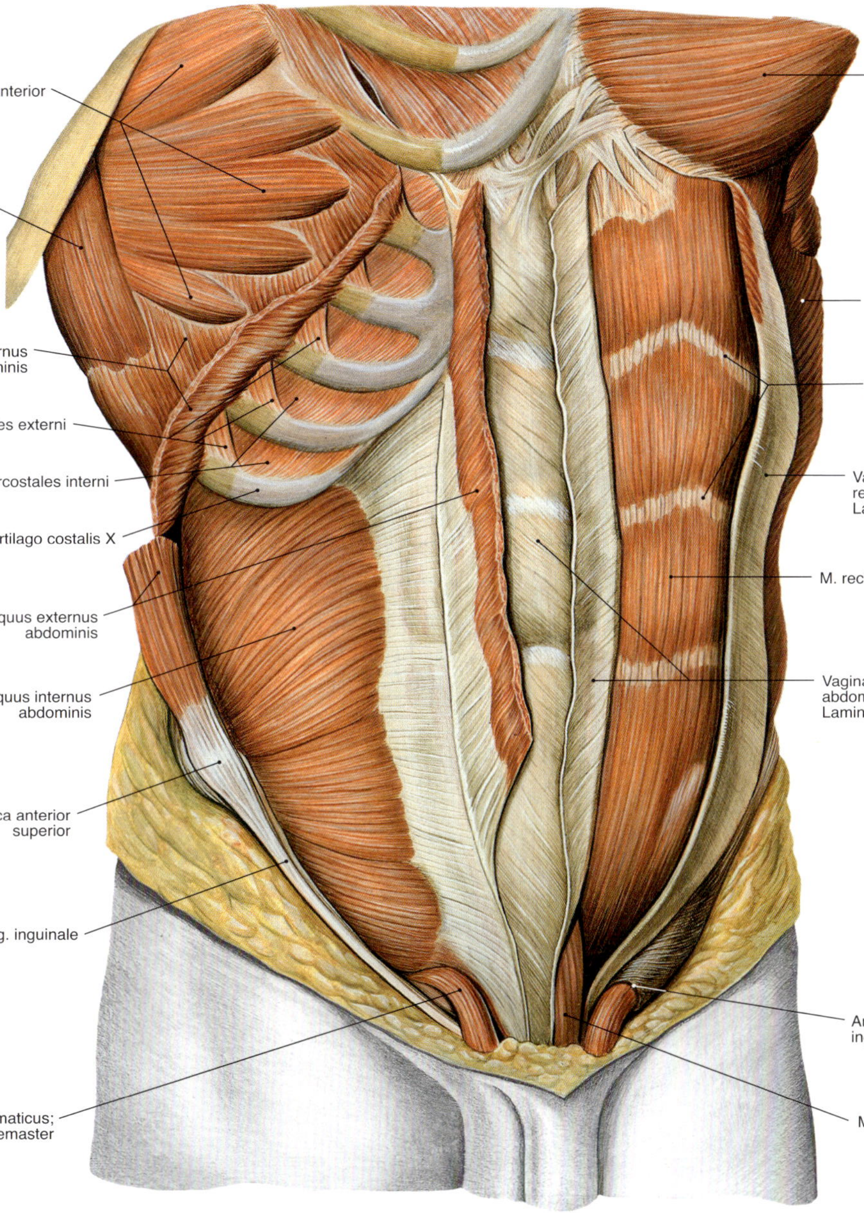

Abb. 576 Bauchmuskeln, Mm. abdominis; mittlere Schicht.

→ T 13–T 15, T 17

Bauchmuskeln

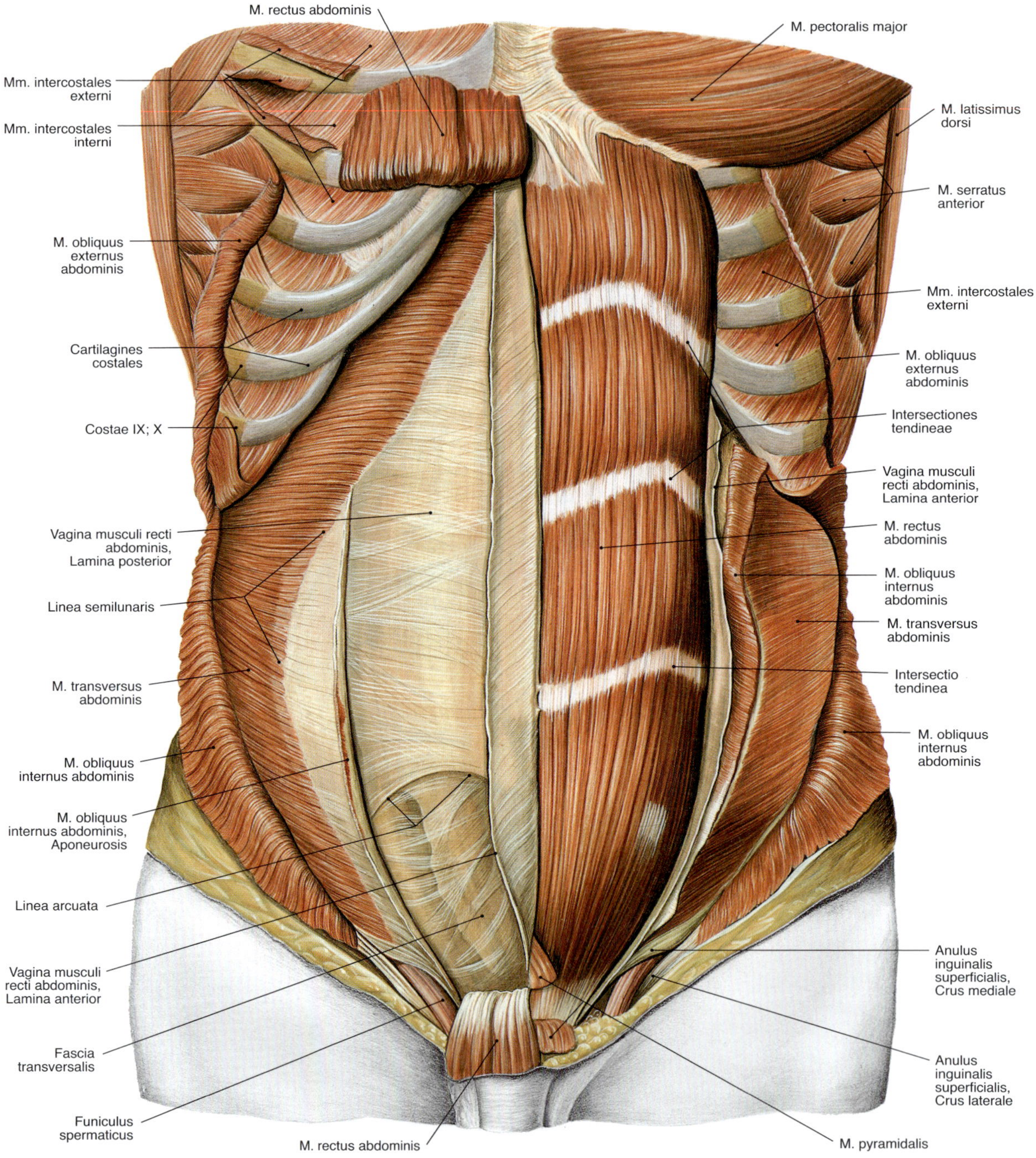

→ T 13–T 15

Abb. 577 Bauchmuskeln, Mm. abdominis; tiefe Schicht.

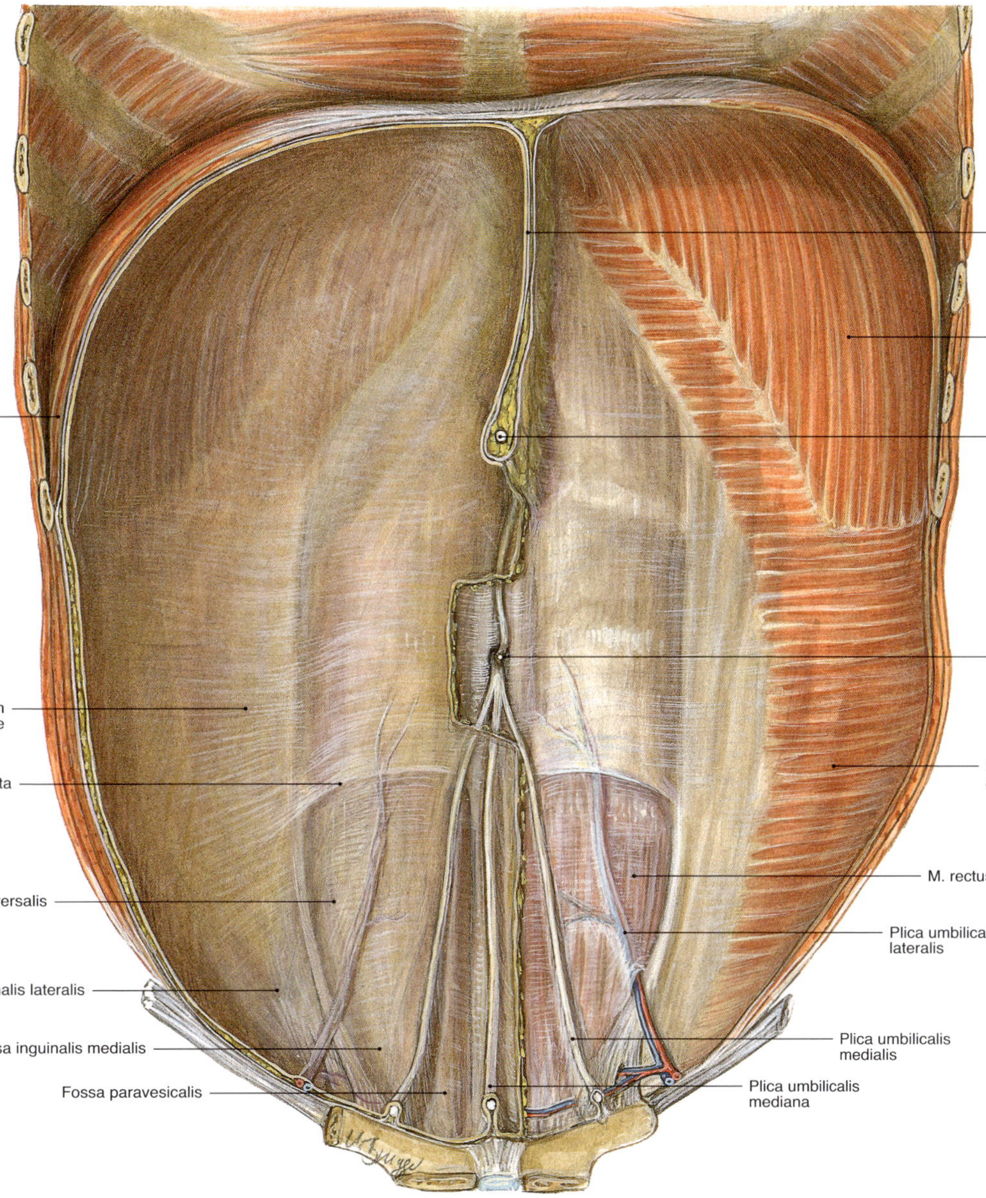

Abb. 578 Innenseite der vorderen Bauchwand.

→ T 14, T 15, T 21

Leistenkanal

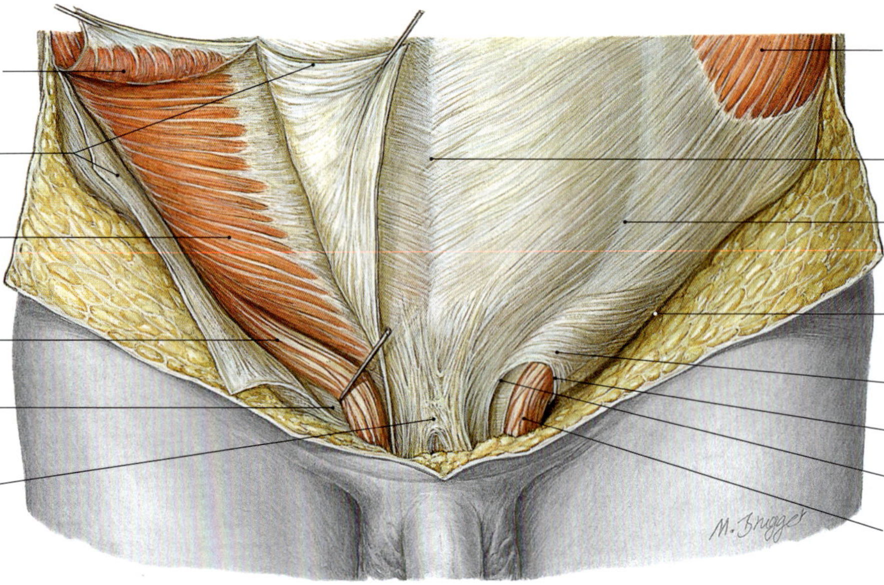

Abb. 579 Äußerer Leistenring, Anulus inguinalis superficialis.

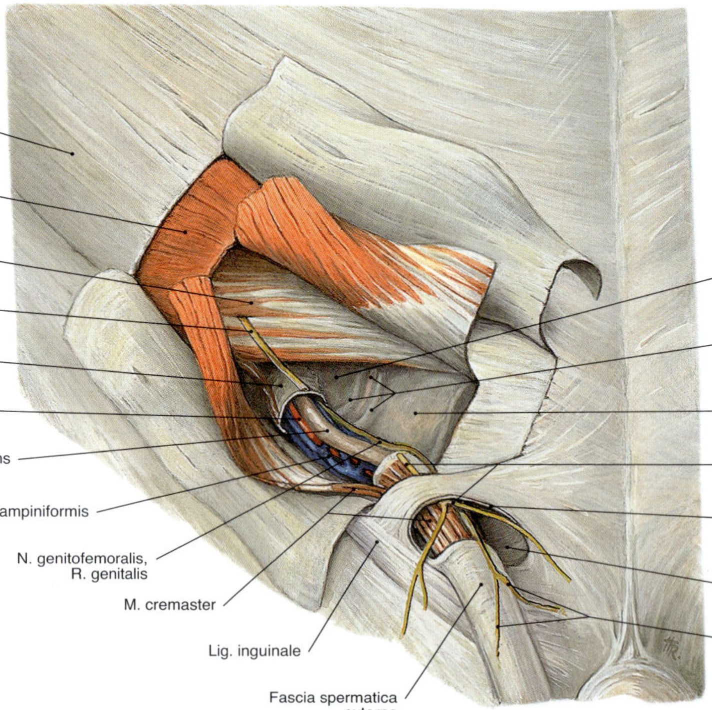

Abb. 580 Wände des Leistenkanals.

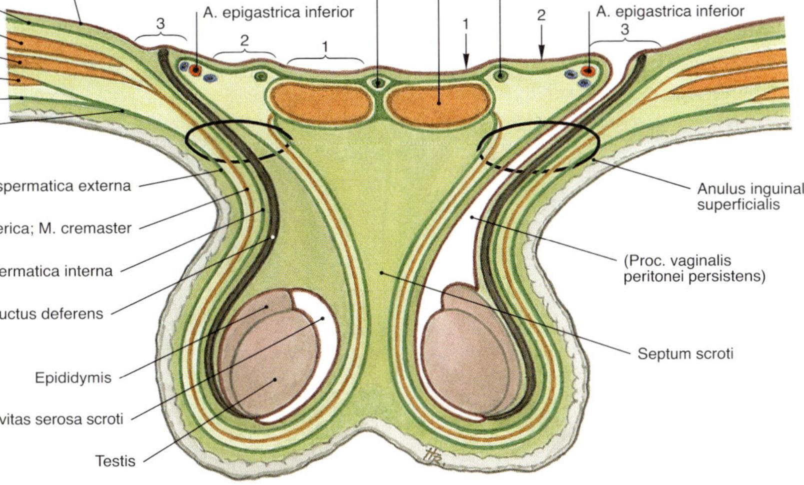

Abb. 581 Schema des Leistenkanals.
Aus didaktischen Gründen sind der Leistenkanal, der Samenstrang und das Skrotum in einer Ebene gezeichnet.

1 Fossa supravesicalis
2 Fossa inguinalis medialis
3 Fossa inguinalis lateralis

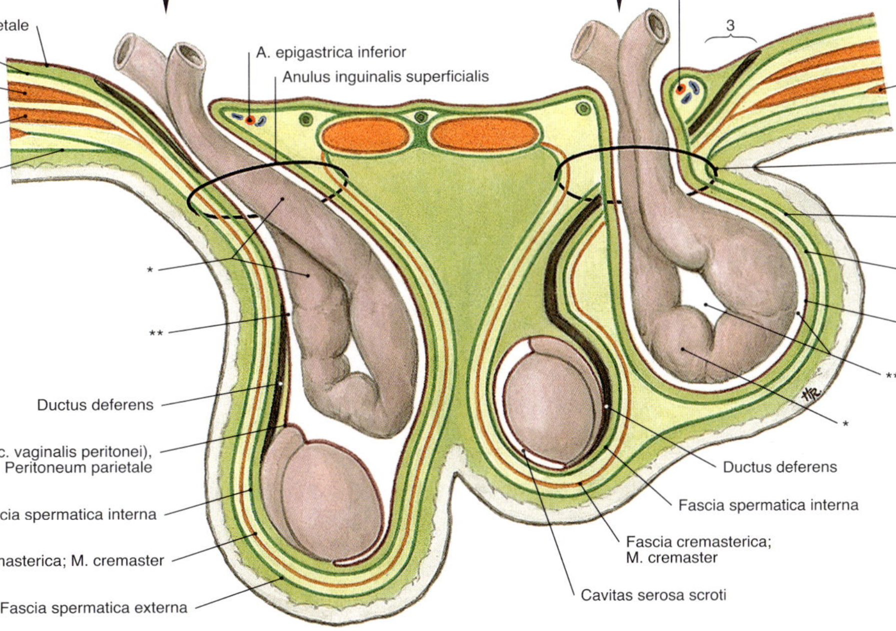

Abb. 582 Schema der Leistenbrüche;
linke Bildhälfte: laterale, indirekte Hernie;
rechte Bildhälfte: mediale, direkte Hernie.

* Darmschlinge im Bruchsack
** Peritonealraum
*** neu gebildeter peritonealer Bruchsack

Zwerchfell und hintere Bauchwand

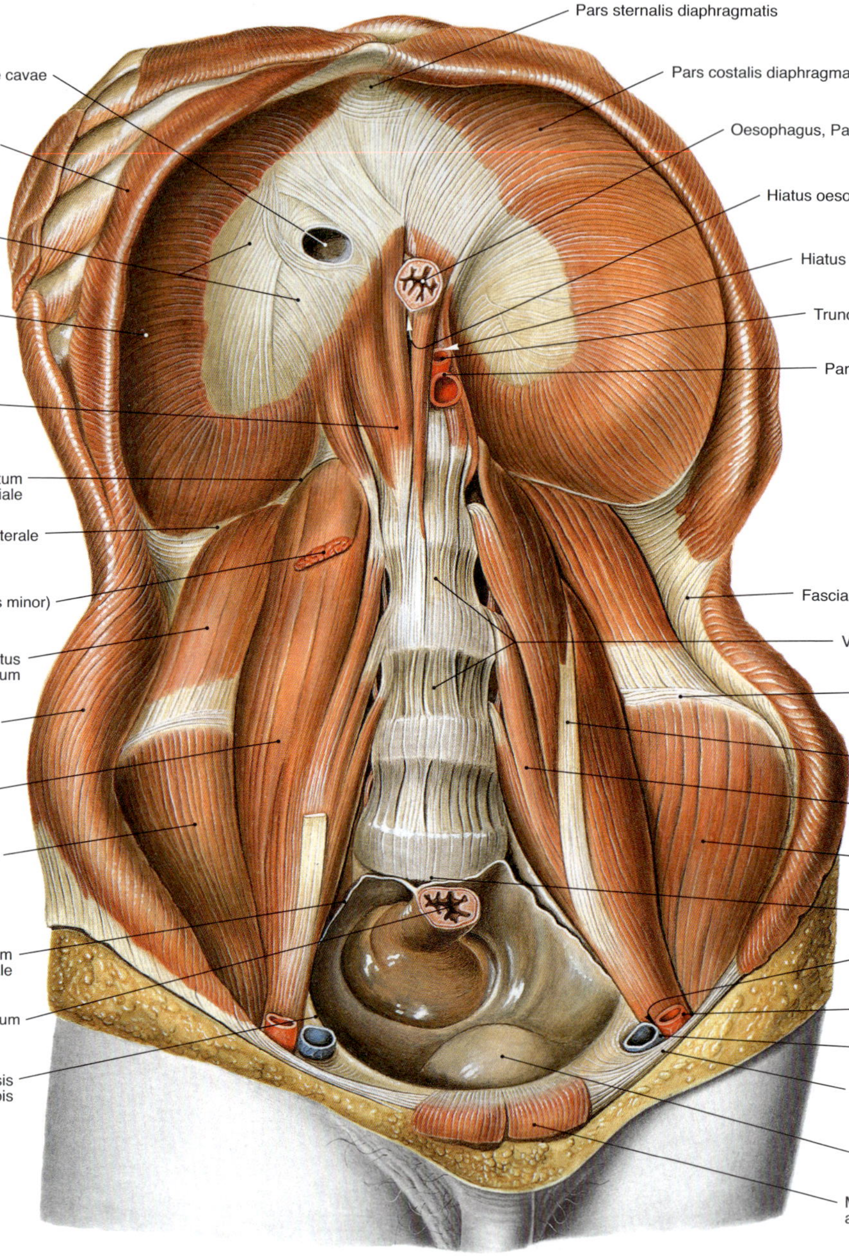

→ T 15, T 16, T 21, T 42

Abb. 583 Zwerchfell, Diaphragma, und Bauchmuskeln, Mm. abdominis.

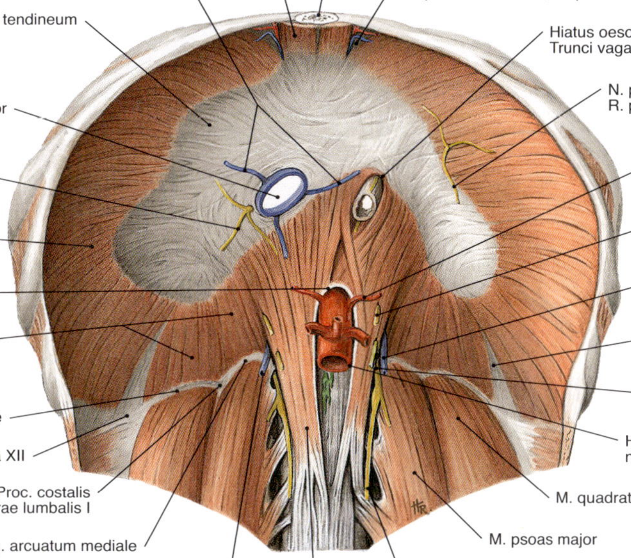

Abb. 584 Zwerchfell, Diaphragma.

→ T 21

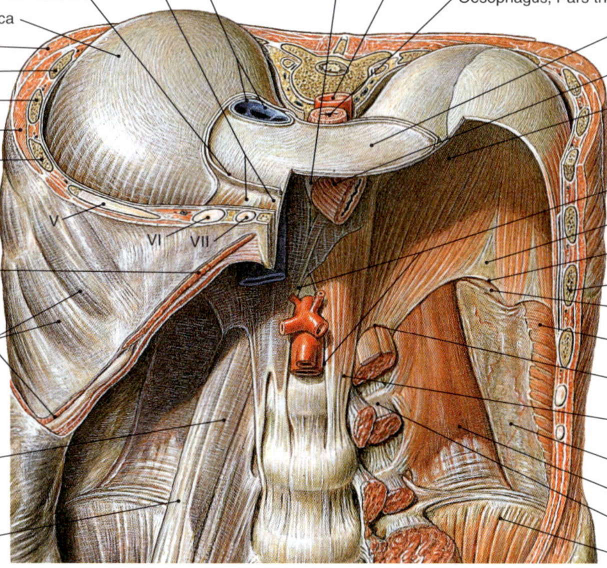

Abb. 585 Zwerchfell, Diaphragma, mit Durchtrittspforten und hintere Bauchwandmuskeln.
* klinisch: BOCHDALEK'sches Dreieck
** Psoasarkade

→ T 21

Brustdrüse

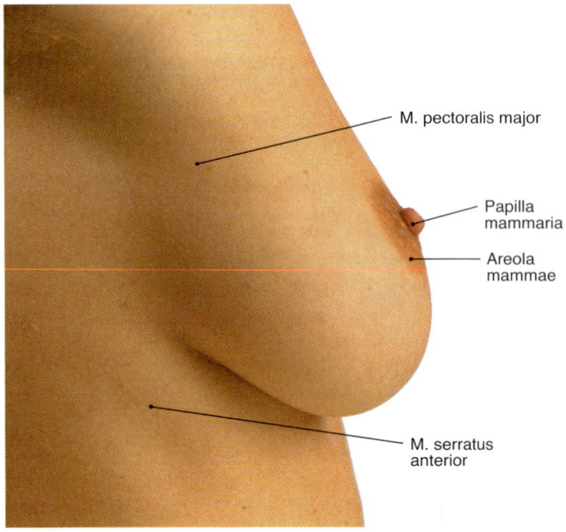

Abb. 586 Brustdrüse, Mamma.

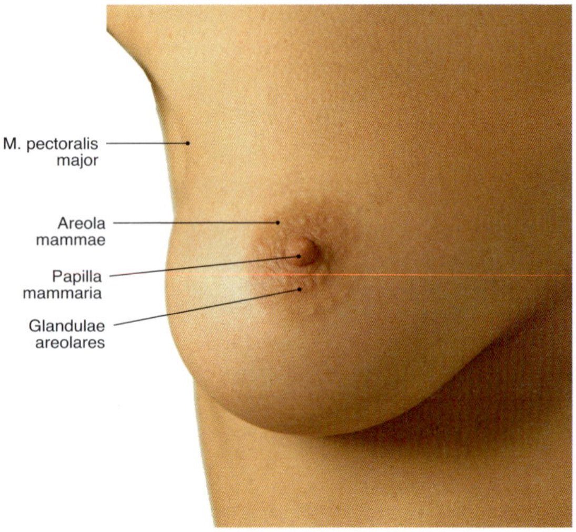

Abb. 587 Brustdrüse, Mamma.

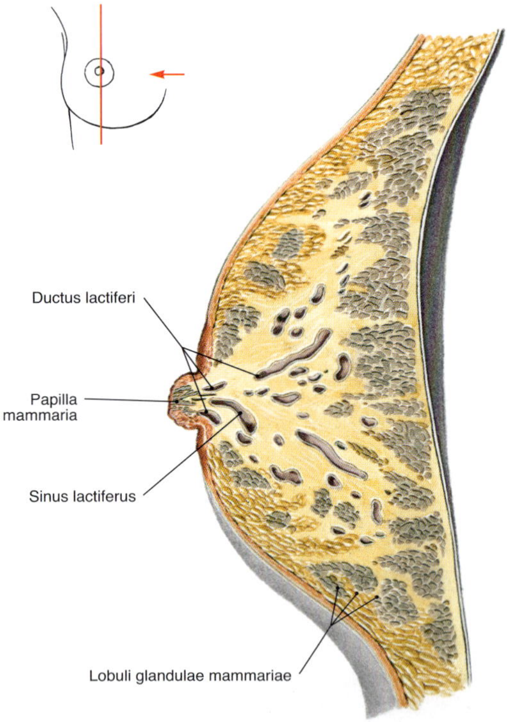

Abb. 588 Brustdrüse, Mamma, einer Schwangeren.

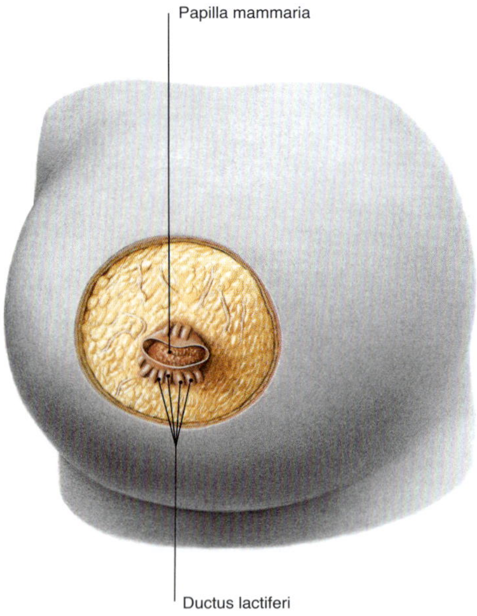

Abb. 589 Brustdrüse, Mamma, einer Schwangeren.

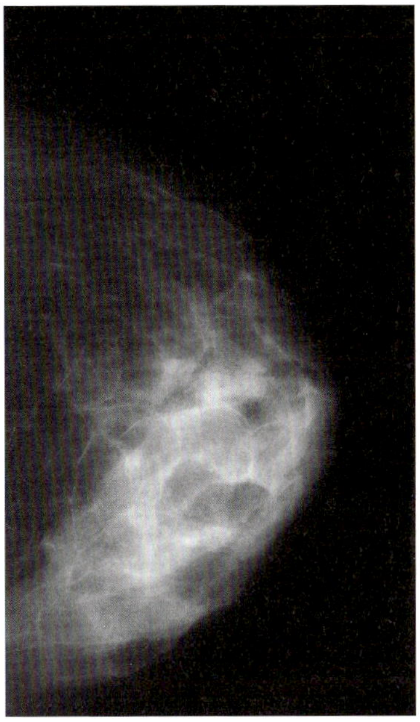

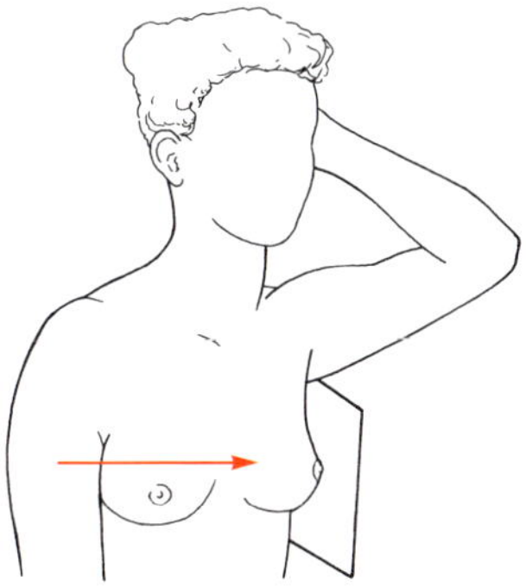

Abb. 590 Röntgenaufnahme der Brustdrüse, Mammographie, einer 47-jährigen Frau.

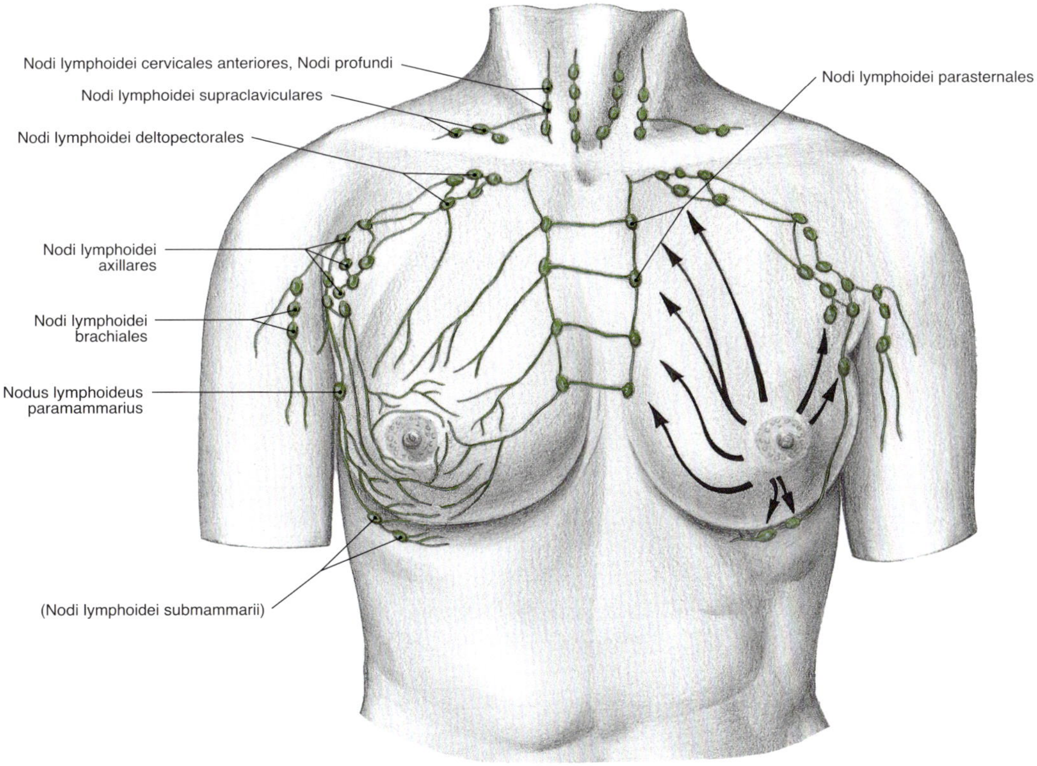

Abb. 591 Abflusswege der Lymphe der weiblichen Brustdrüse und Lage der regionären Lymphknoten.

Gefäße und Nerven der Rumpfwand

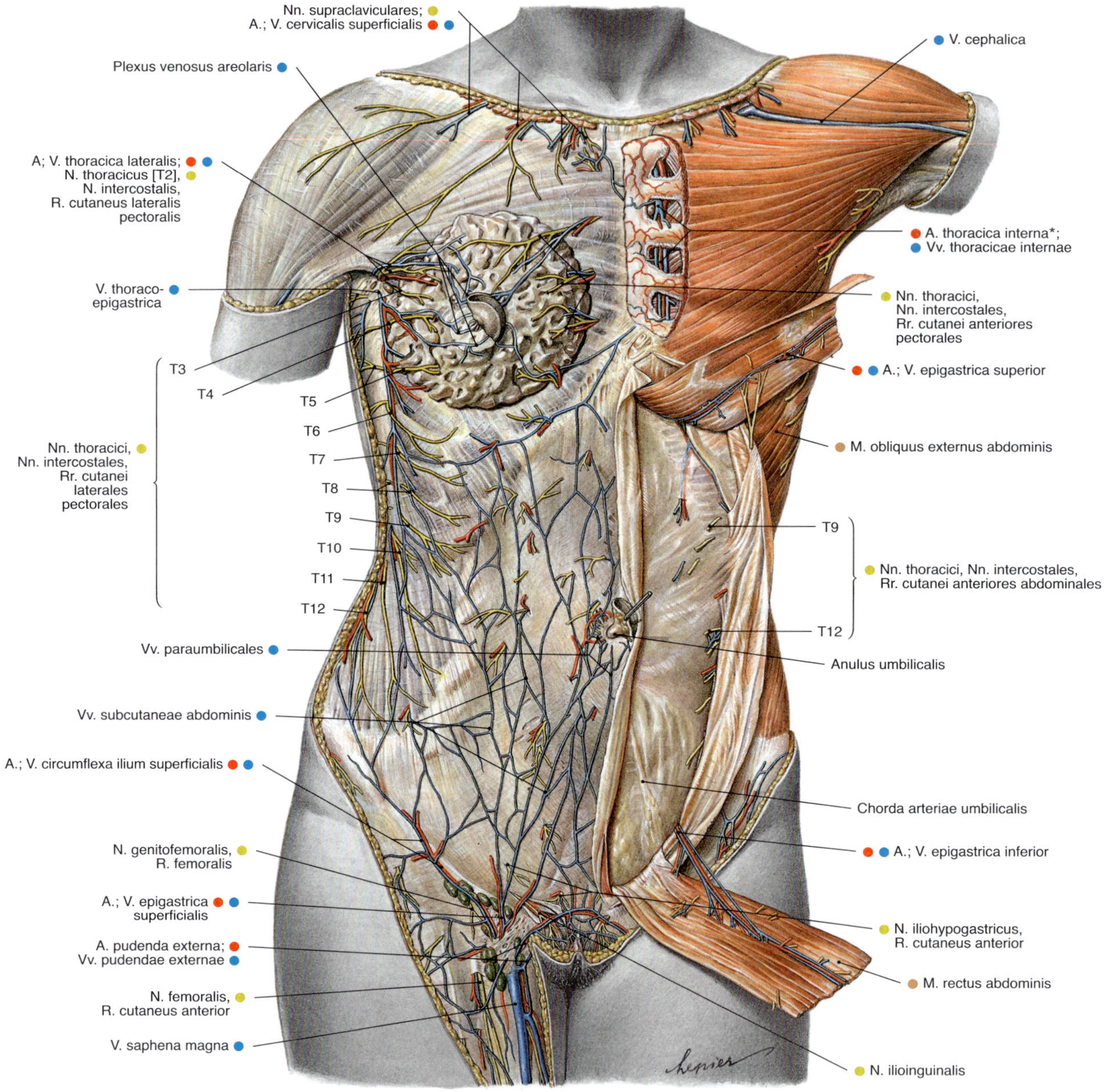

Abb. 592 Gefäße und Nerven der Brust- und Bauchwand.
* klinisch: A. mammaria interna

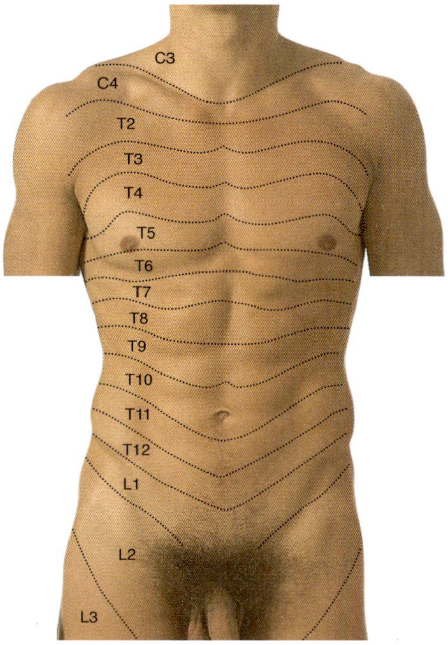

Abb. 593 Segmentale sensible Innervation der vorderen Brust- und Bauchwand (Dermatome).

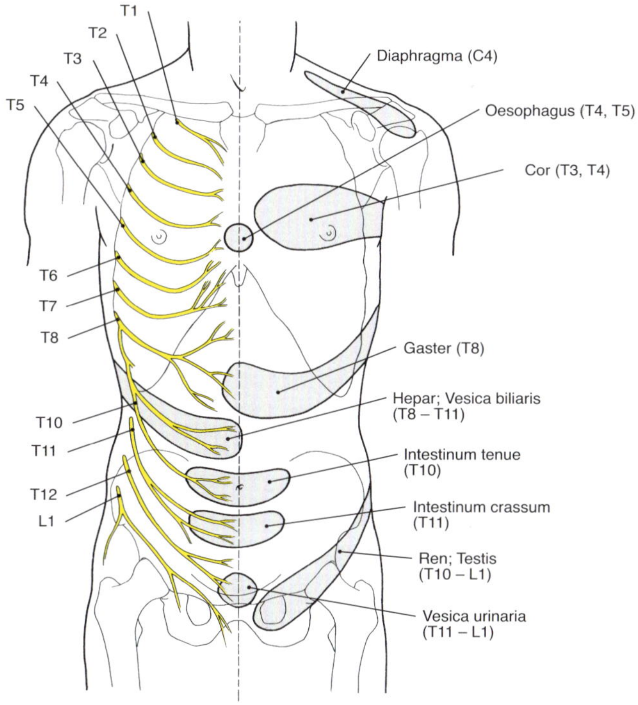

Abb. 594 Segmentale sensible Innervation der Brust- und Bauchwand.
Die Regionen, in die bei Erkrankungen innerer Organe Schmerzen projiziert werden (HEAD'sche Zonen), sind grau bezeichnet.

Plexus lumbosacralis

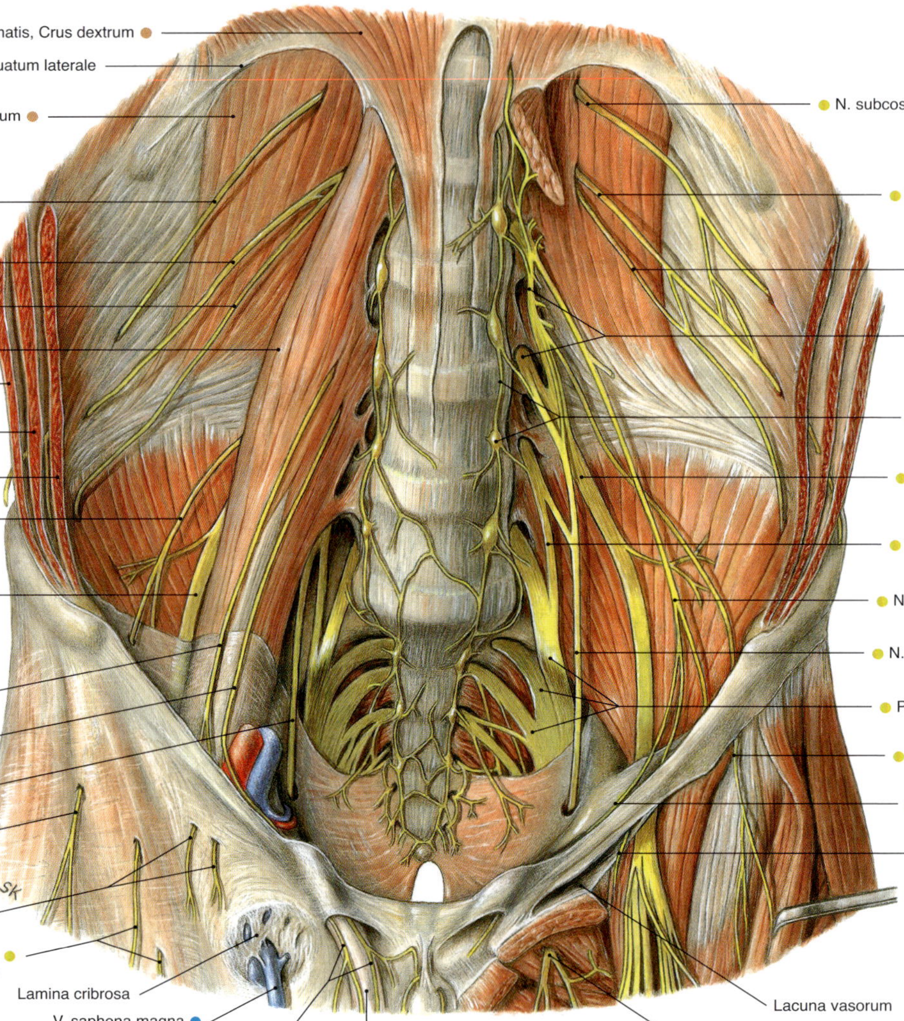

→ 47, 1102, T 40

Abb. 595 Plexus lumbosacralis.

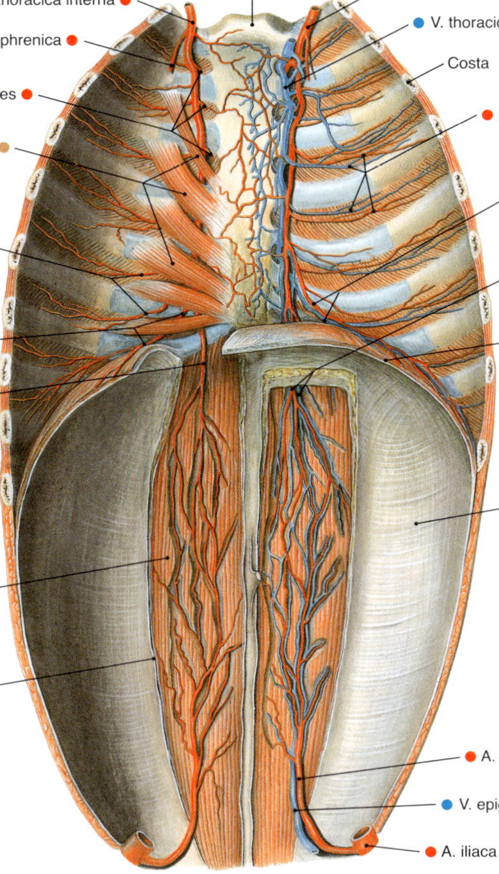

Abb. 596 Gefäße der vorderen Brust- und Bauchwand.

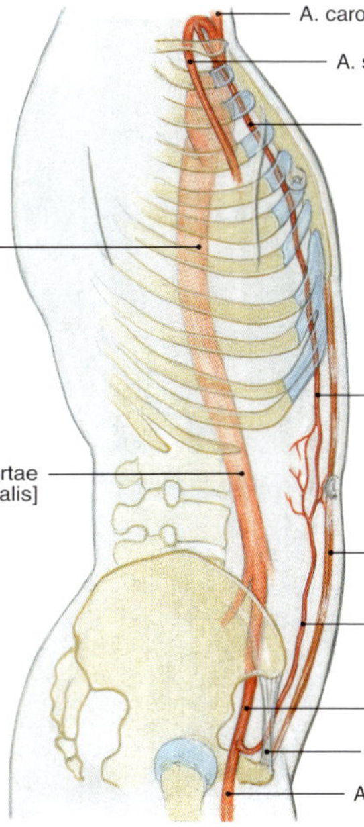

Abb. 597 Schema des Kollateralkreislaufs über die A. thoracica interna, A. epigastrica superior und A. epigastrica inferior bei Einengungen der Aorta; von rechts.

Bauchwand des Neugeborenen

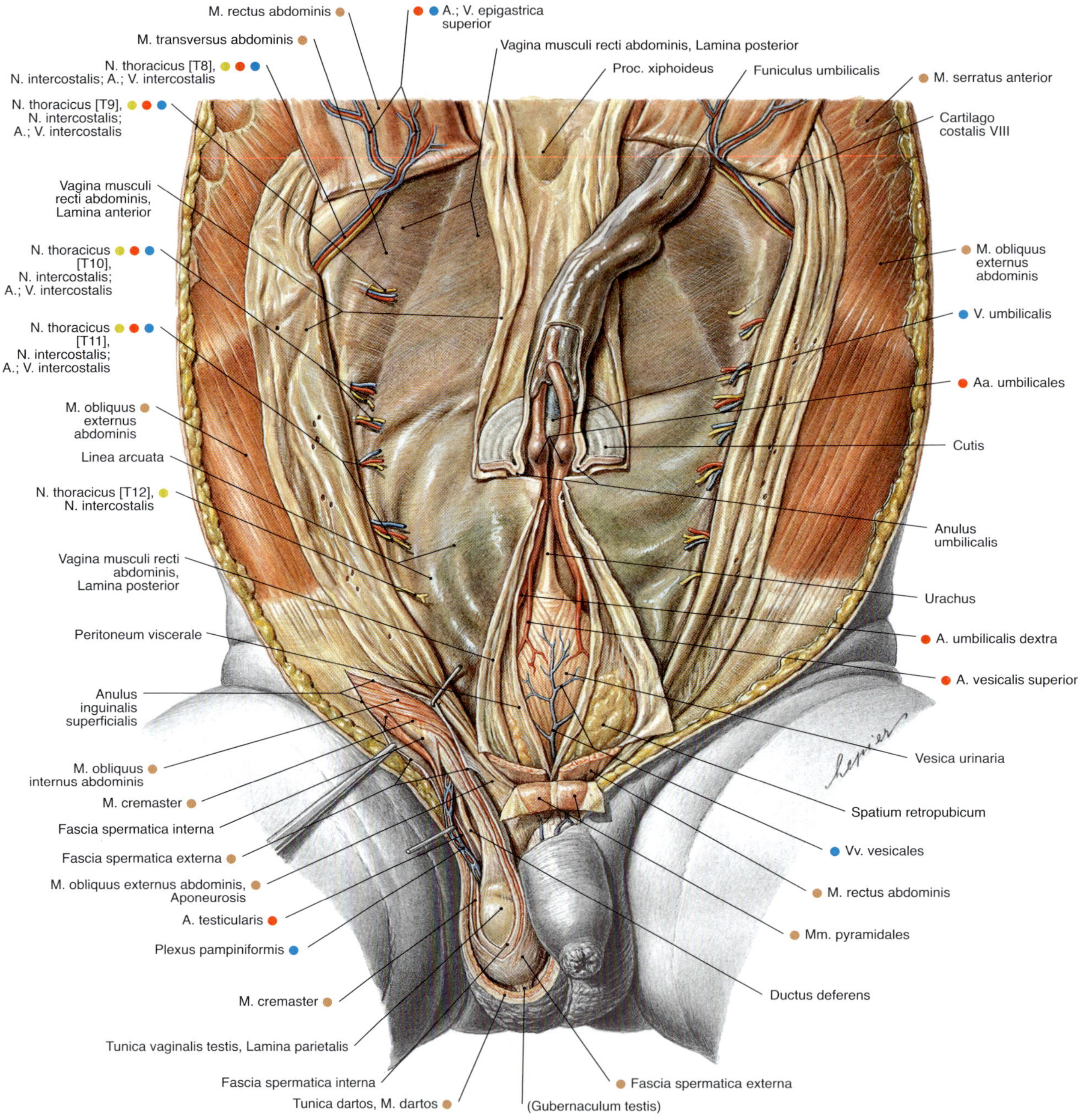

Abb. 598 Vordere Bauchwand eines Neugeborenen.

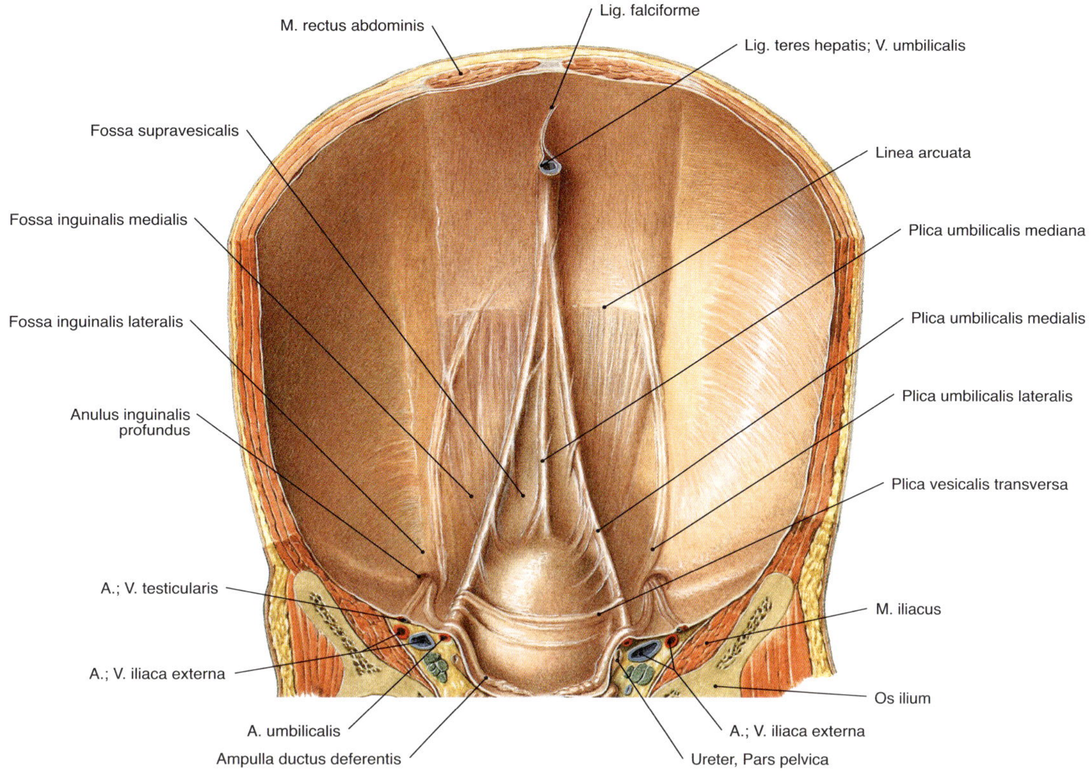

Abb. 599 Vordere Bauchwand eines Neugeborenen.

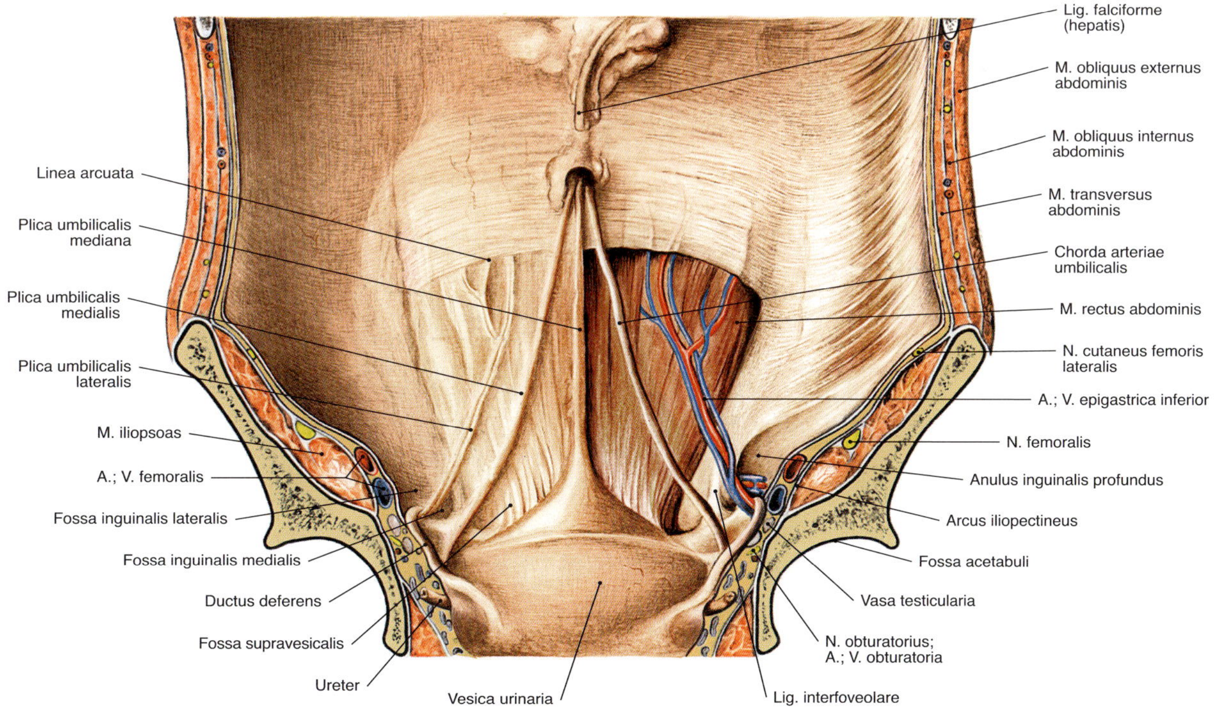

Abb. 600 Vordere Bauchwand; von innen.

Bauchwand, Schnitte

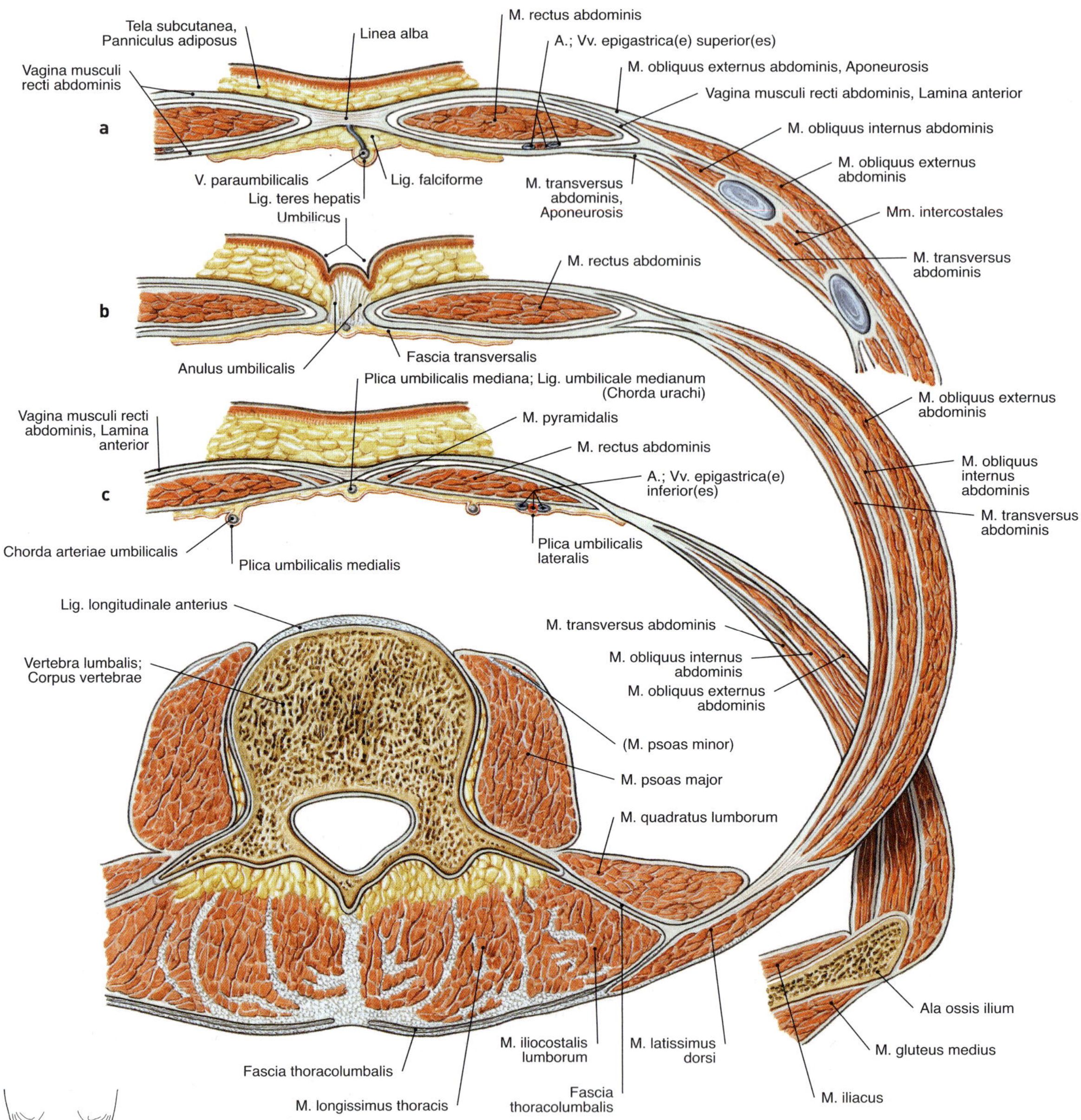

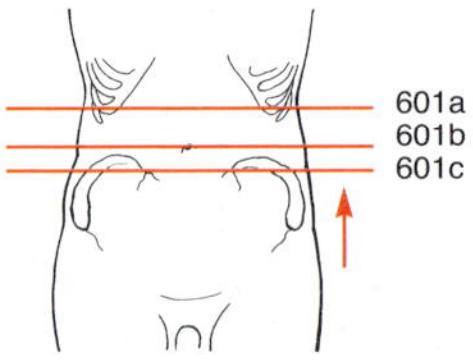

→ T 14–T 16, T 20 a, b, T 42

Abb. 601 a–c Bauchmuskeln, Mm. abdominis; Horizontalschnitte.

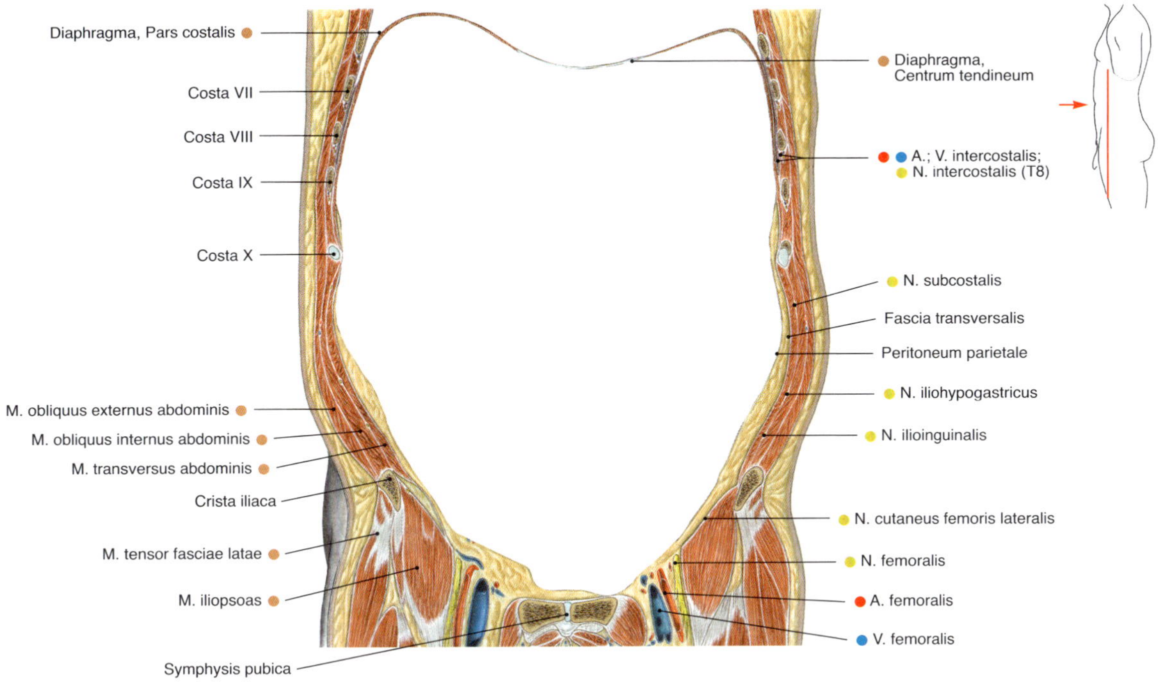

Abb. 602 Bauchmuskeln, Mm. abdominis; Frontalschnitt.

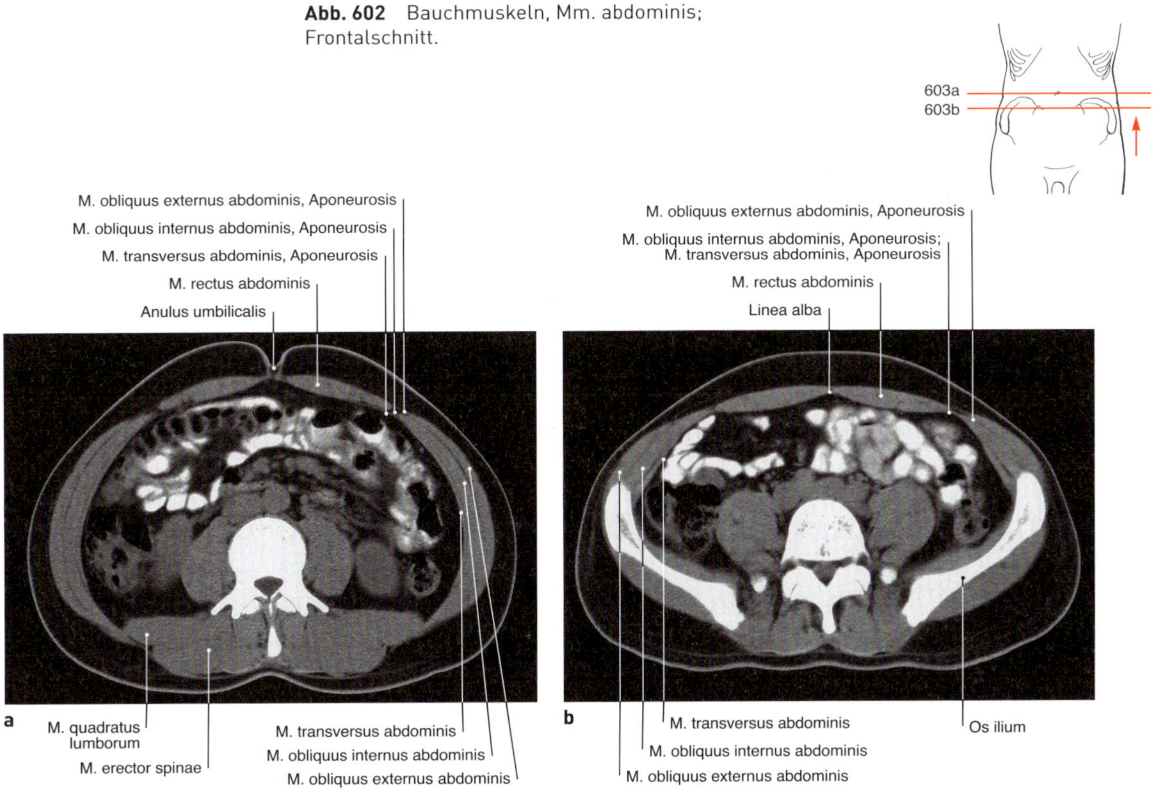

Abb. 603a, b Bauchmuskeln, Mm. abdominis; computertomographische Querschnitte (CT).

Herz

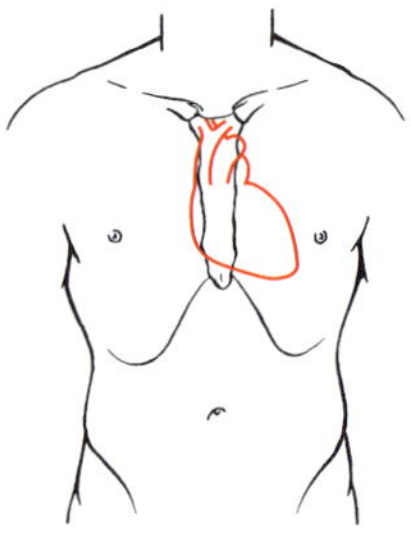

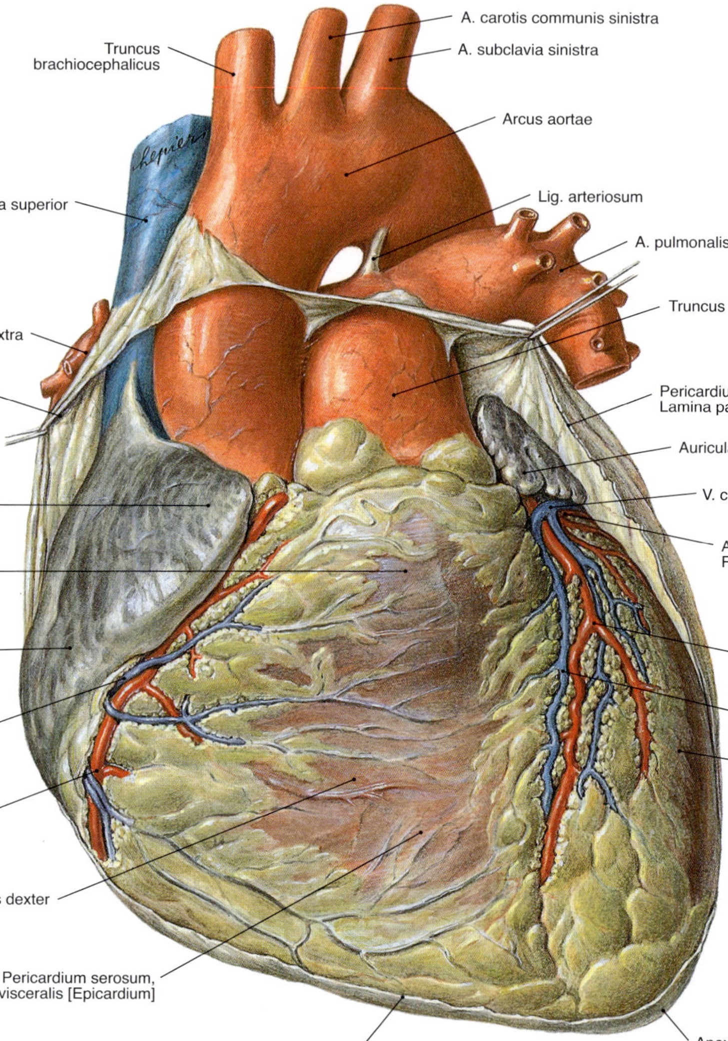

Abb. 604 Herz, Cor.

Pericardium fibrosum	}	Perikard
Pericardium serosum		
Lamina parietalis		
Lamina visceralis	=	Epikard

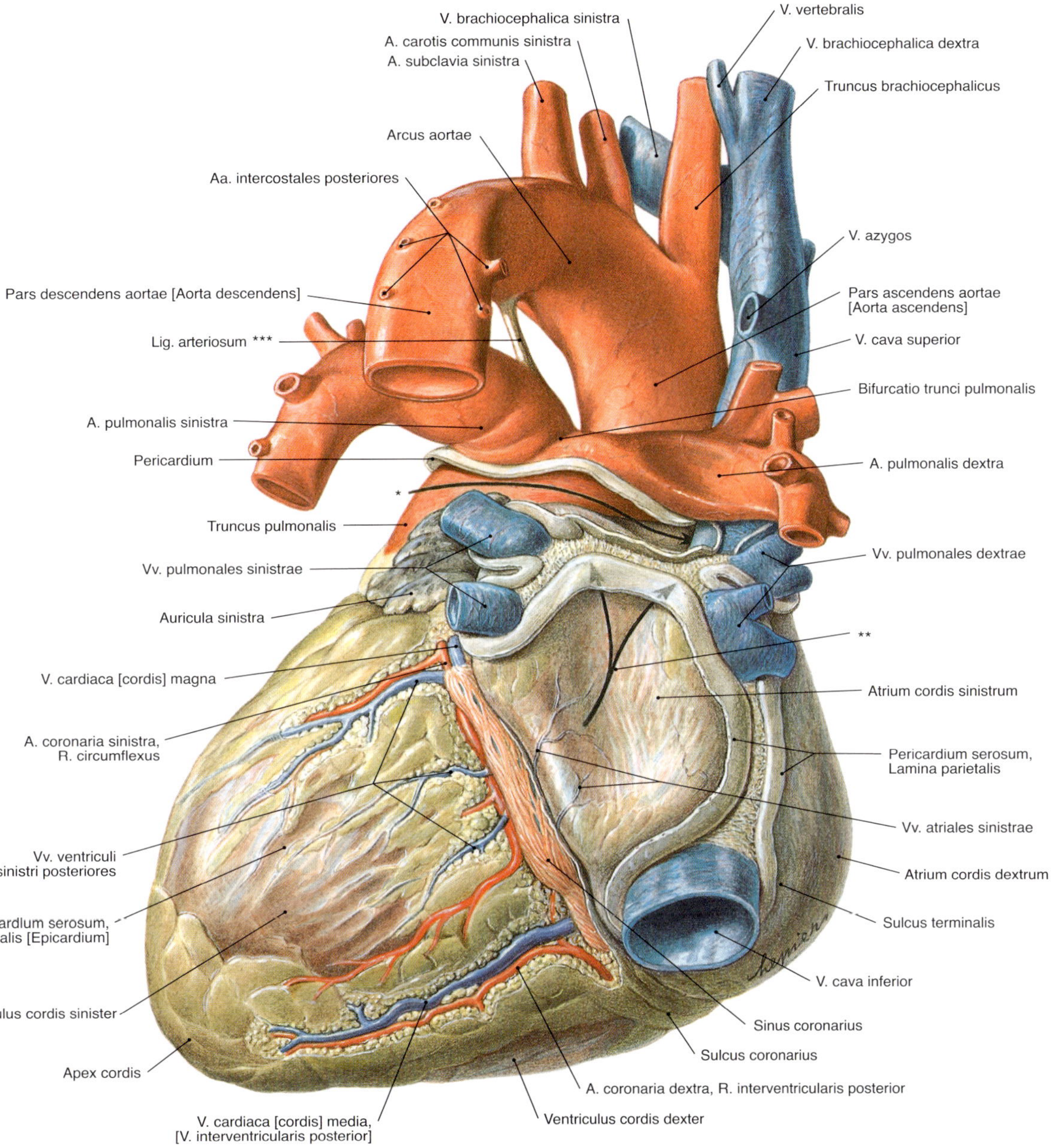

Abb. 605 Herz, Cor, und herznahe Gefäße;
von dorsal.

* Pfeil im Sinus transversus pericardii
** Doppelpfeil im Sinus obliquus pericardii
*** aus dem fetalen Ductus arteriosus (BOTALLO) zurückgebildete ligamentäre Struktur

Herzmuskulatur

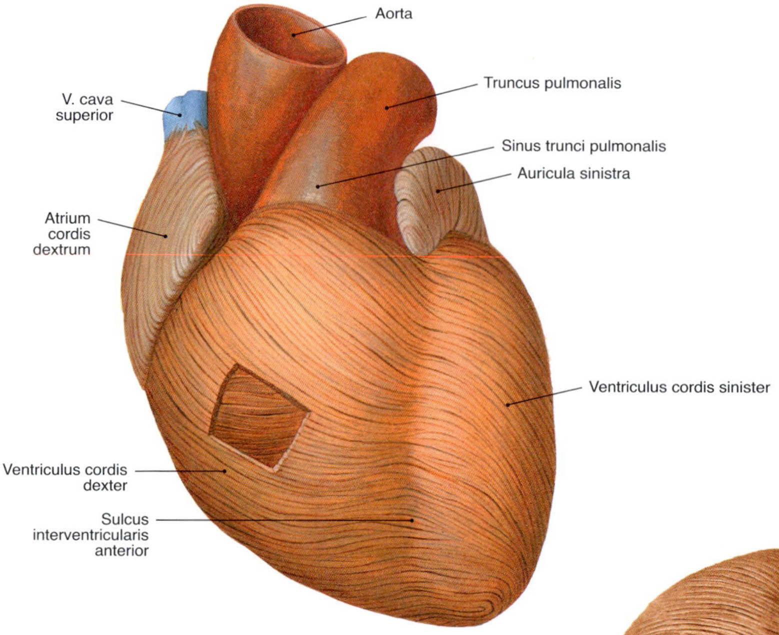

Abb. 606 Herzmuskulatur, Myocardium; von ventral.

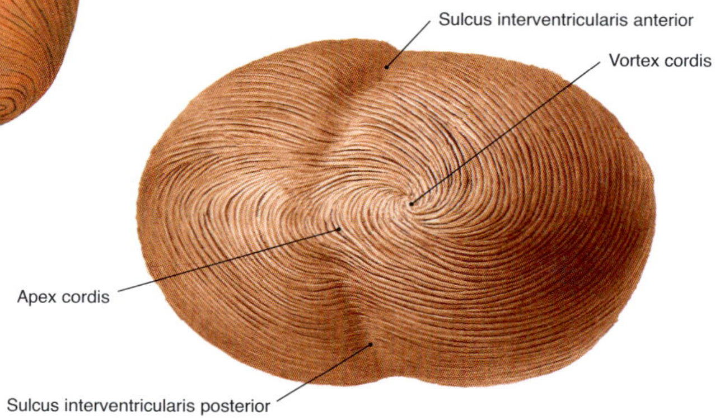

Abb. 607 Herzmuskulatur, Myocardium; von der Herzspitze her.

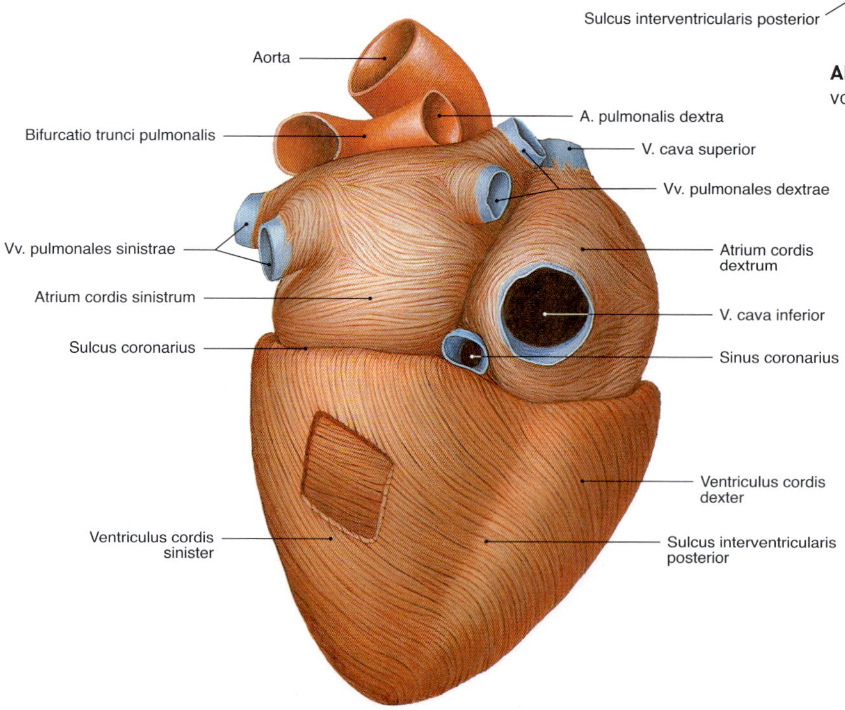

Abb. 608 Herzmuskulatur, Myocardium; von dorsal kaudal.

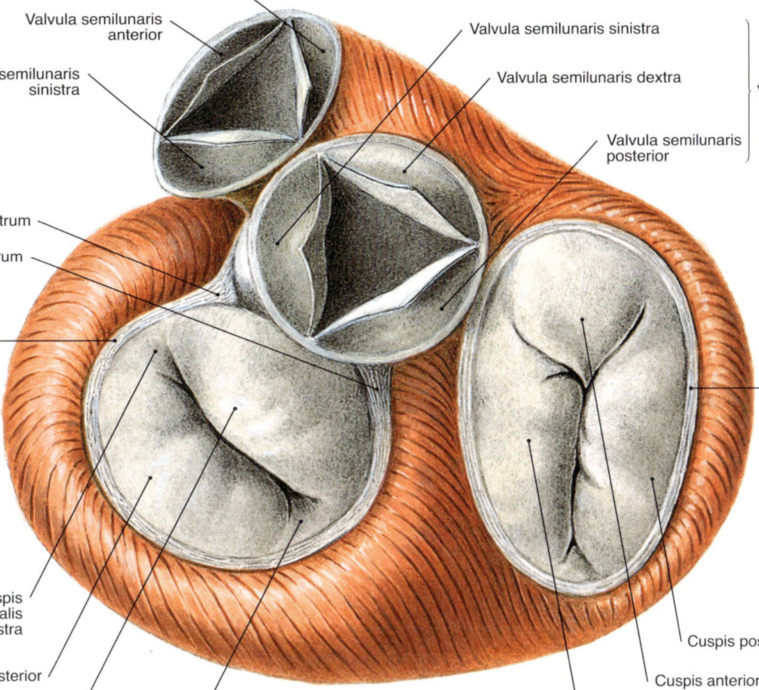

Abb. 609 Herzklappen, Valvae cordis; von kranial.

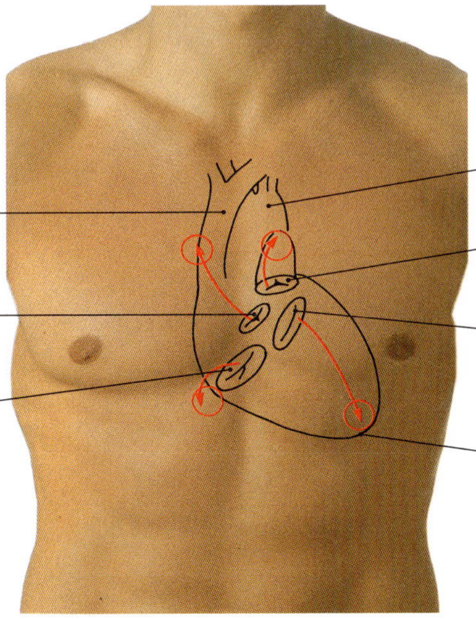

Abb. 610 Projektion der Herzkontur, der Herzklappen und der Auskultationsstellen auf die vordere Brustwand (Kreise).

Die Pfeile zeigen die Ausbreitungsrichtung der im Bereich der Klappen entstehenden Herztöne und gegebenenfalls der Herzgeräusche an.

Räume des Herzens

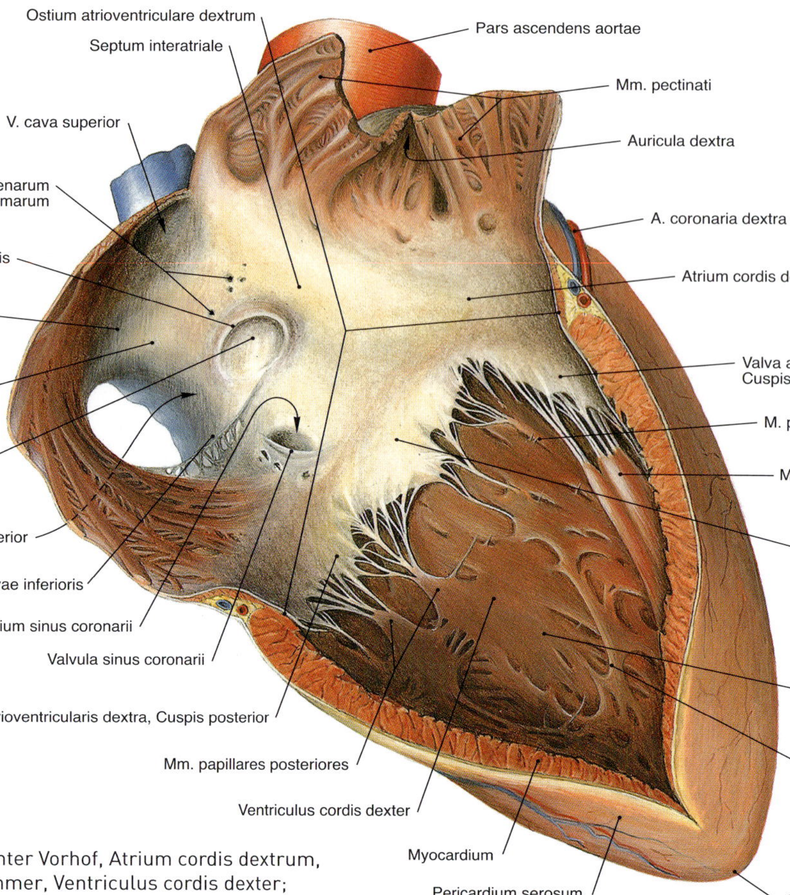

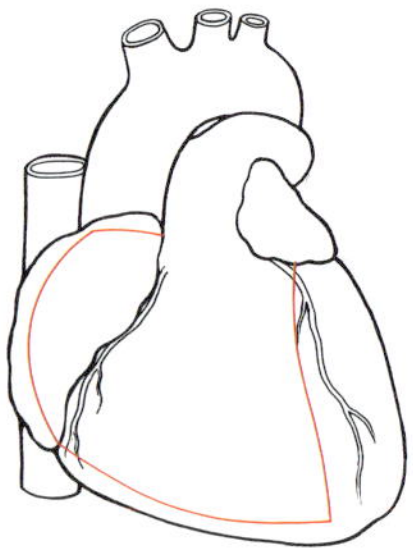

Abb. 611 Rechter Vorhof, Atrium cordis dextrum, und rechte Kammer, Ventriculus cordis dexter; von ventral.

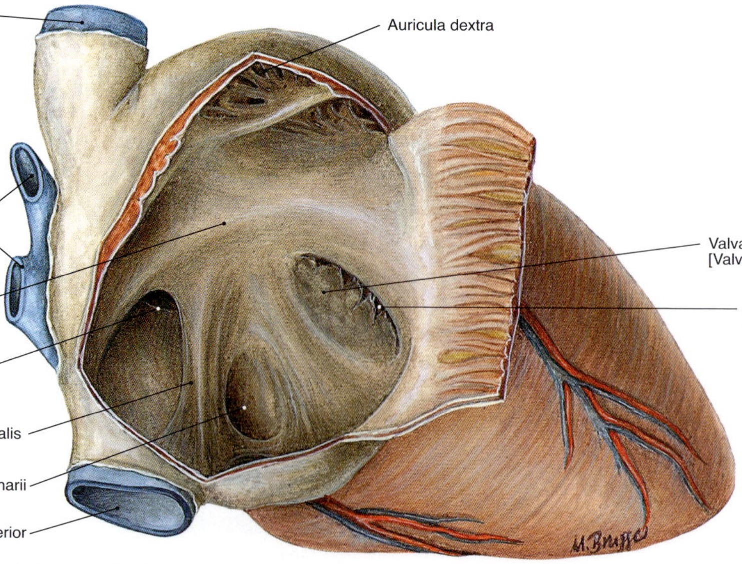

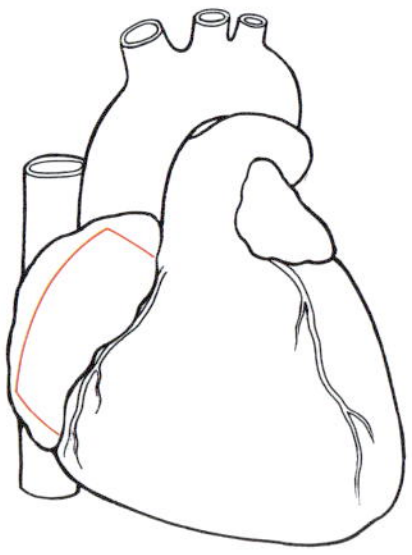

Abb. 612 Rechter Vorhof, Atrium cordis dextrum, beim Neugeborenen; von ventral rechts.

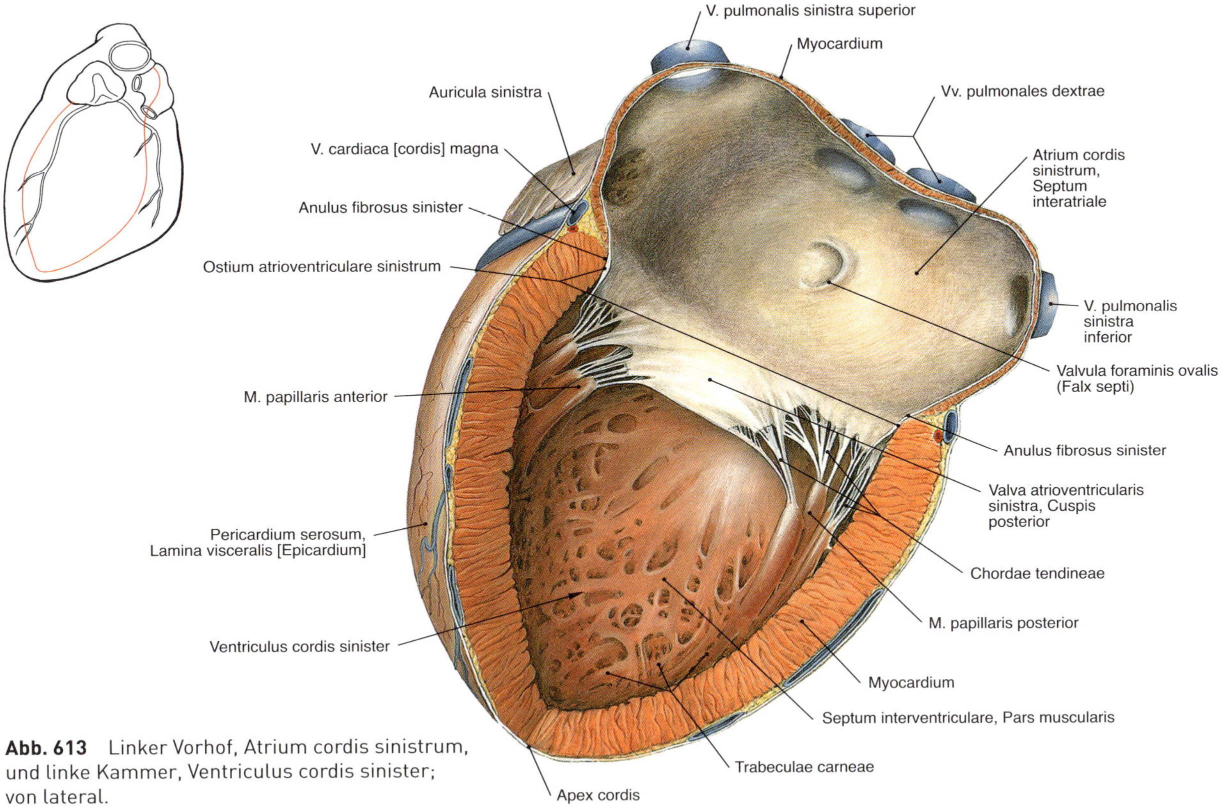

Abb. 613 Linker Vorhof, Atrium cordis sinistrum, und linke Kammer, Ventriculus cordis sinister; von lateral.

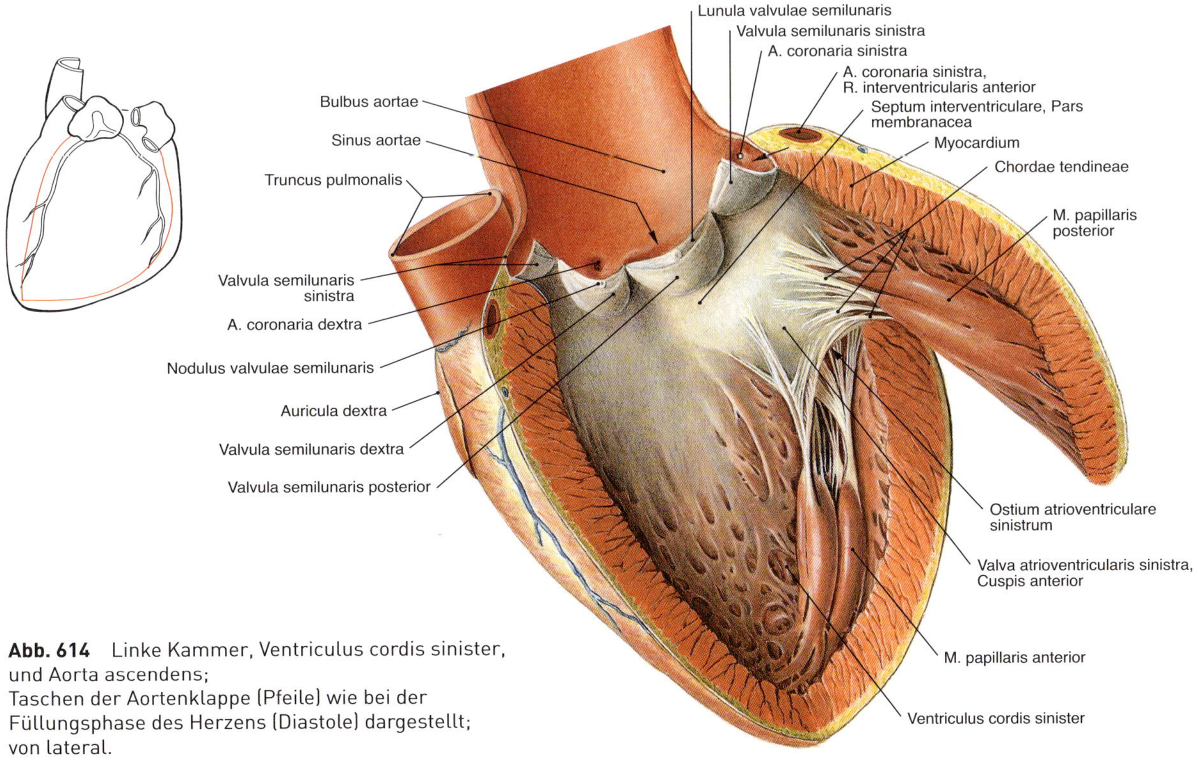

Abb. 614 Linke Kammer, Ventriculus cordis sinister, und Aorta ascendens;
Taschen der Aortenklappe (Pfeile) wie bei der Füllungsphase des Herzens (Diastole) dargestellt;
von lateral.

Räume des Herzens

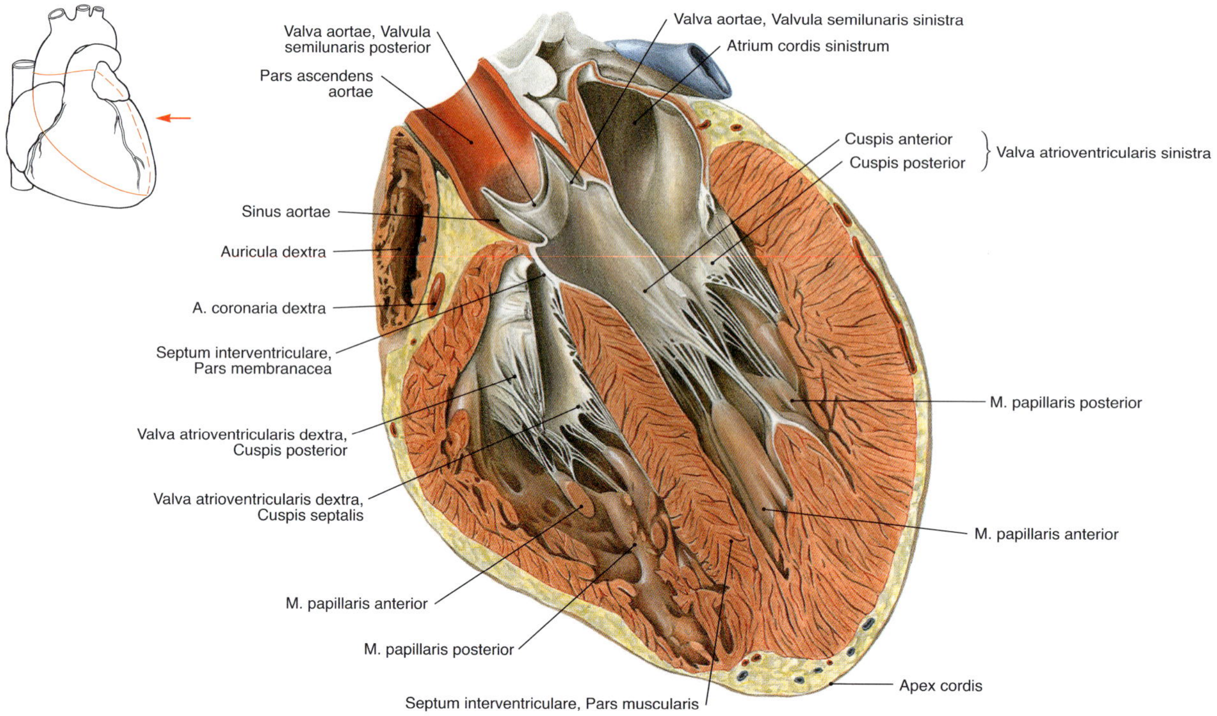

Abb. 615 Linke und rechte Kammer, Ventriculus cordis sinister et dexter.

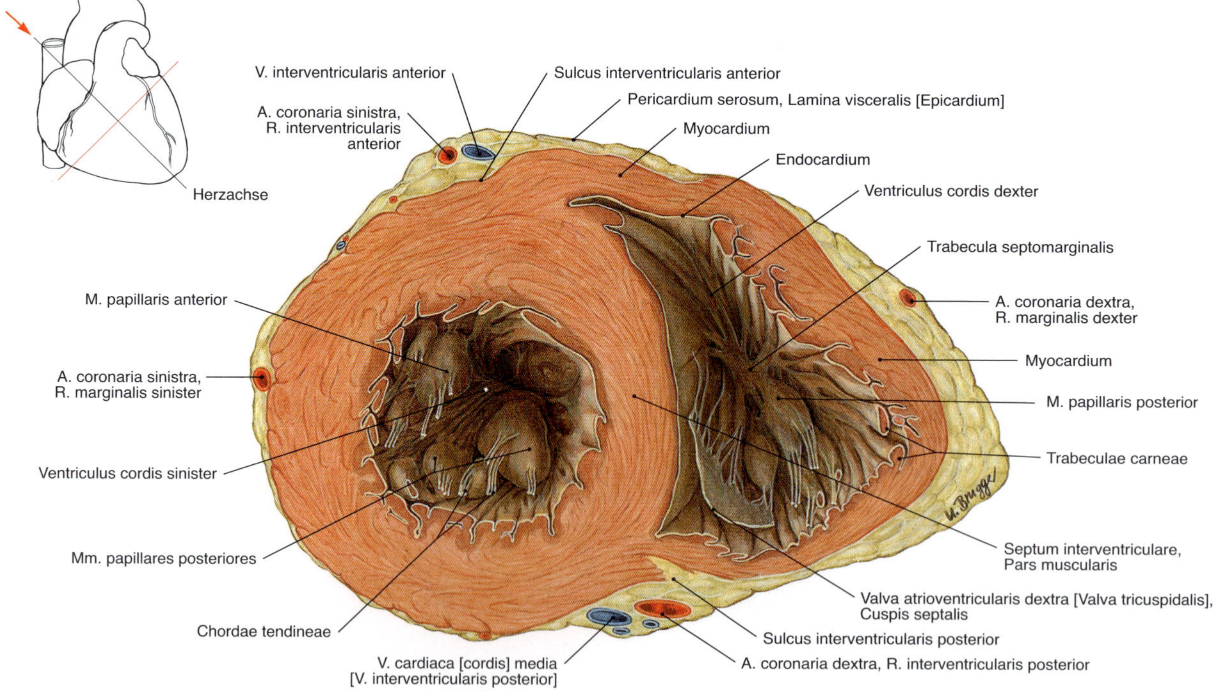

Abb. 616 Linke und rechte Kammer, Ventriculus cordis sinister et dexter; von kranial.

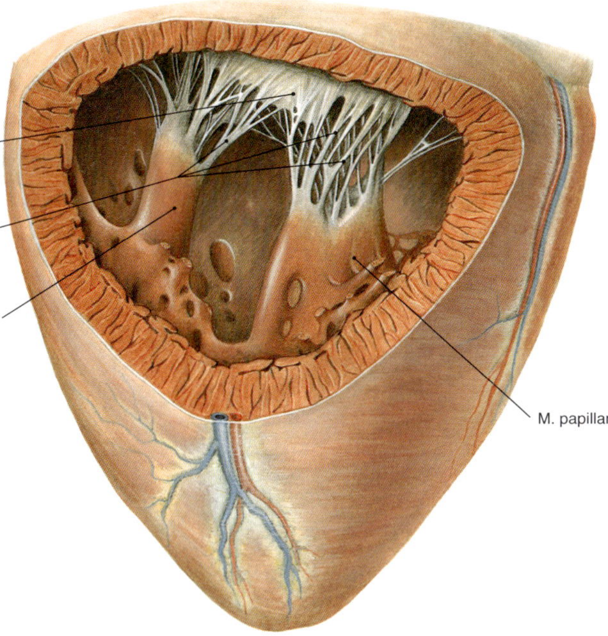

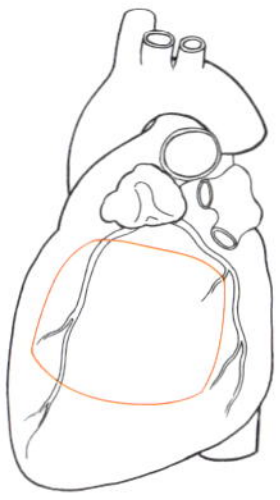

Abb. 617 Linke Kammer, Ventriculus cordis sinister; von links ventral, kranial.

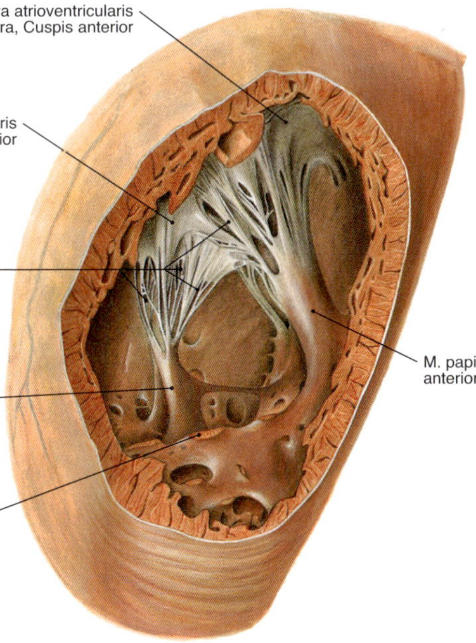

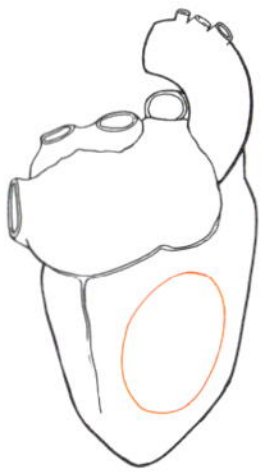

Abb. 618 Rechte Kammer, Ventriculus cordis dexter; von dorsal.

Erregungsleitungssystem

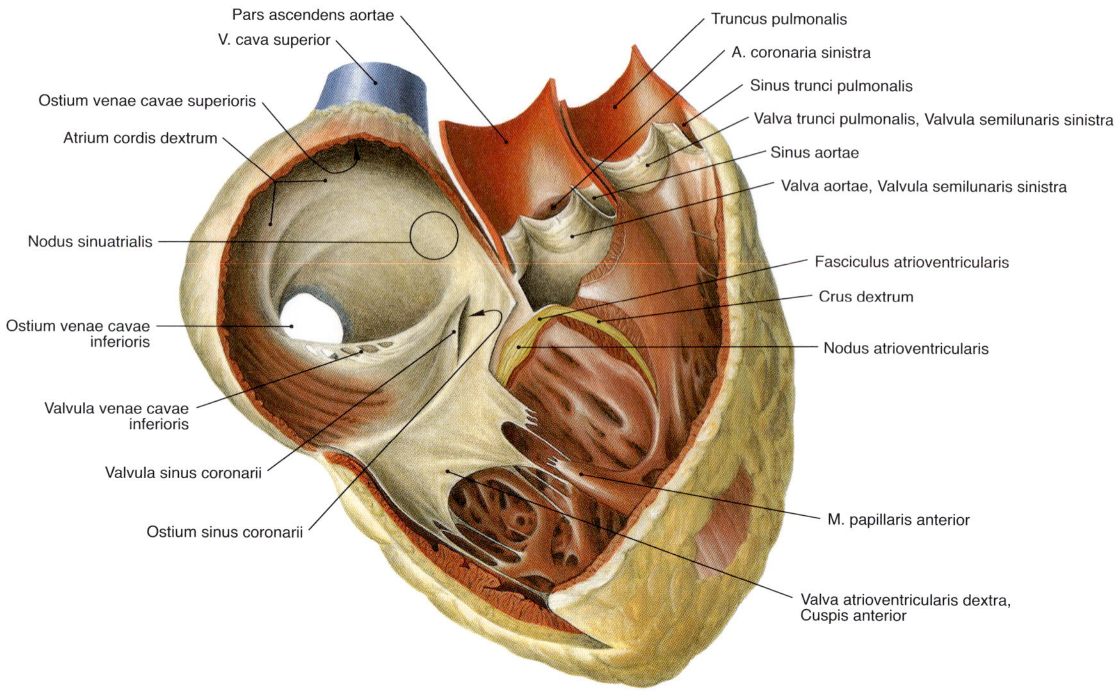

Abb. 619 Rechter Vorhof, Atrium cordis dextrum, und rechte Kammer, Ventriculus cordis dexter; Erregungsleitungssystem, Complexus stimulans cordis [Systema conducente cordis], gelb hervorgehoben; von ventral.

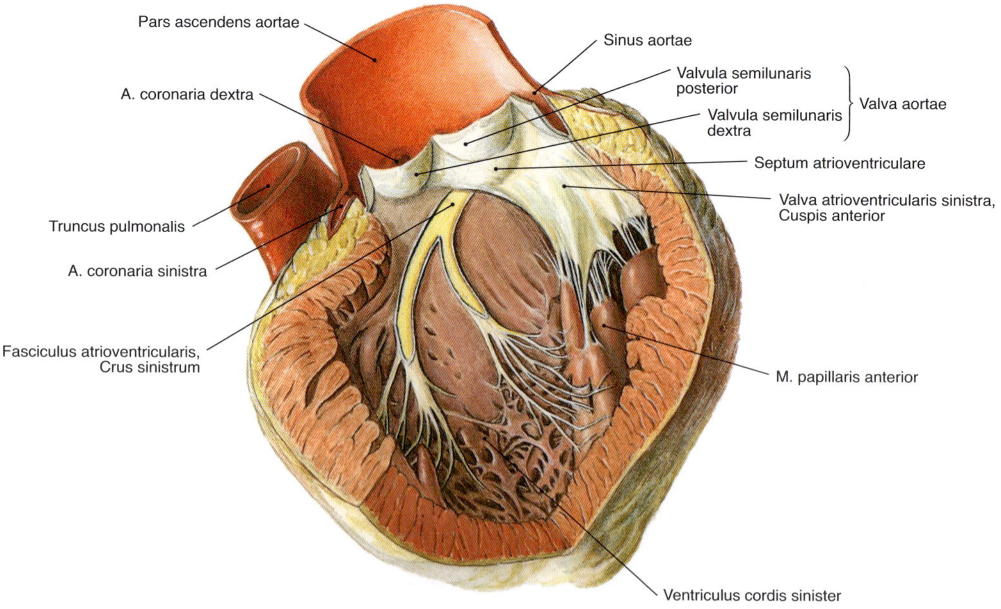

Abb. 620 Linke Kammer, Ventriculus cordis sinister; Erregungsleitungssystem, Complexus stimulans cordis [Systema conducente cordis], gelb hervorgehoben; von links ventral.

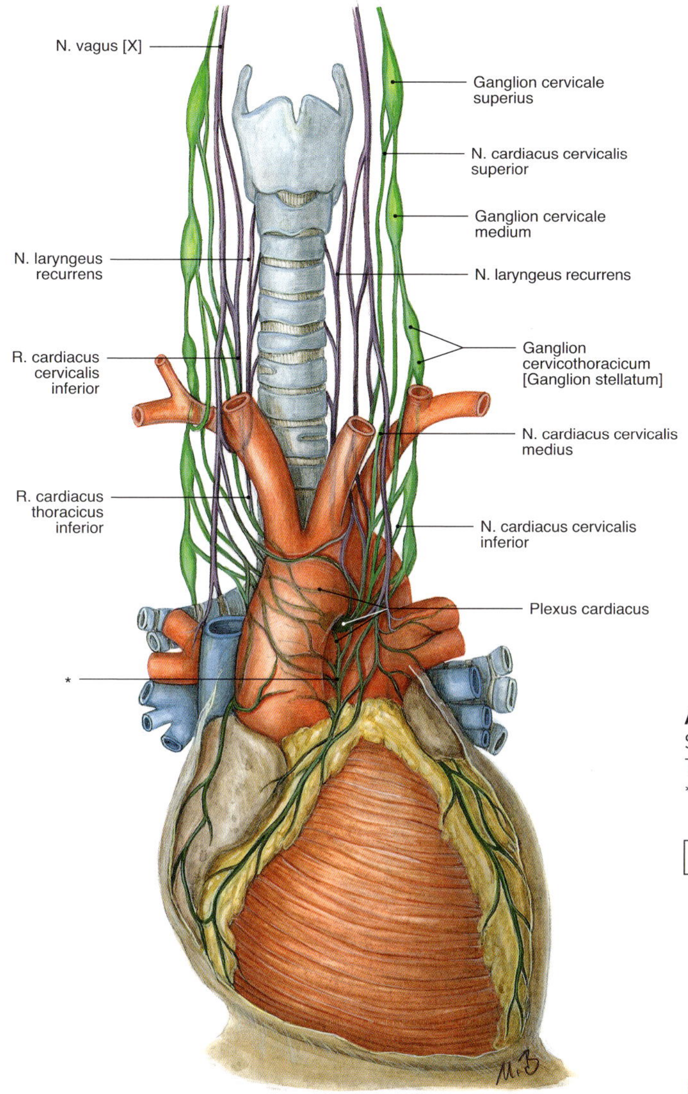

Abb. 621 Innervation des Herzens; Schema;
Truncus sympathicus: grün; N. vagus: lila.
* Die Äste nach dem Plexus cardiacus enthalten Fasern des Sympathikus und des N. vagus.

→ 688

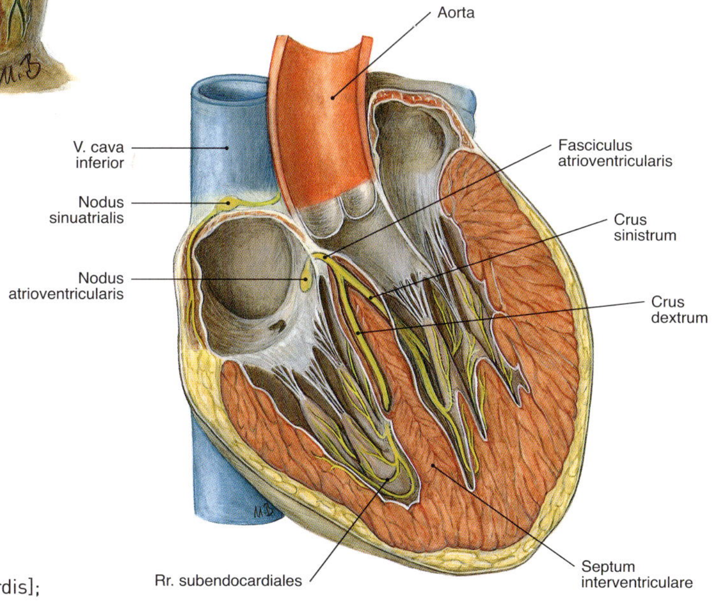

Abb. 622 Erregungsleitungssystem des Herzens, Complexus stimulans cordis [Systema conducente cordis]; in der Herzachse aufgeschnittenes Herz.

Herzkranzgefäße

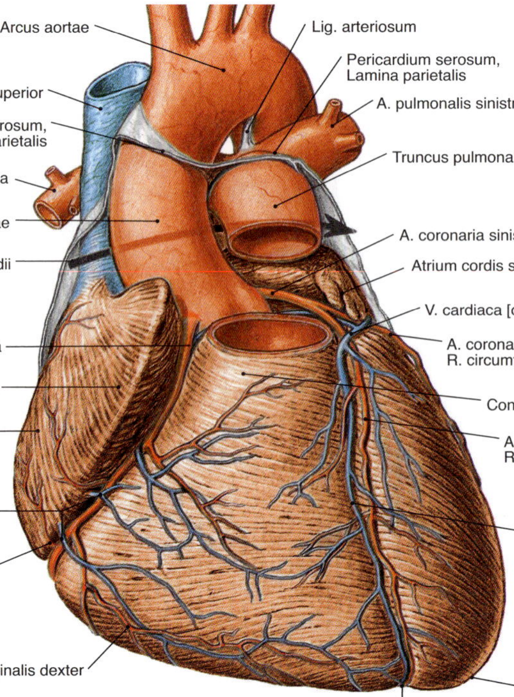

Abb. 623 Herzkranzarterien, Aa. coronariae; von ventral. Pfeil im Sinus transversus pericardii

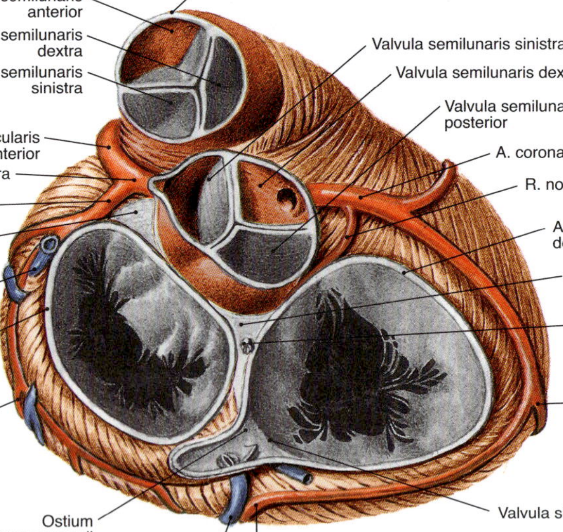

Abb. 624 Herzkranzarterien, Aa. coronariae; von kranial.

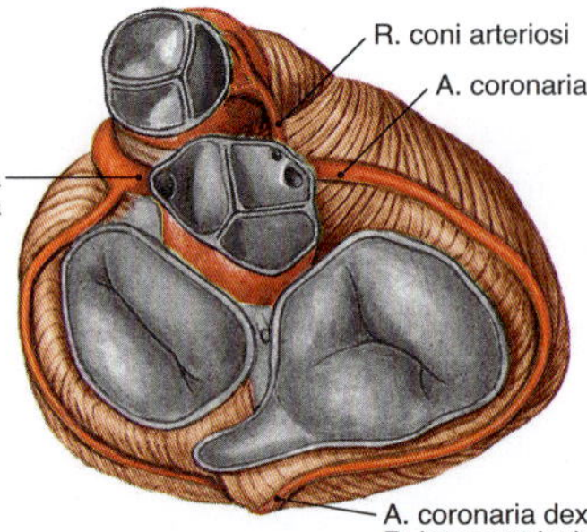

Abb. 625 Variabilität der Herzkranzarterien. Der R. coni arteriosi entspringt als selbständige Arterie aus der Aorta (~37 %).

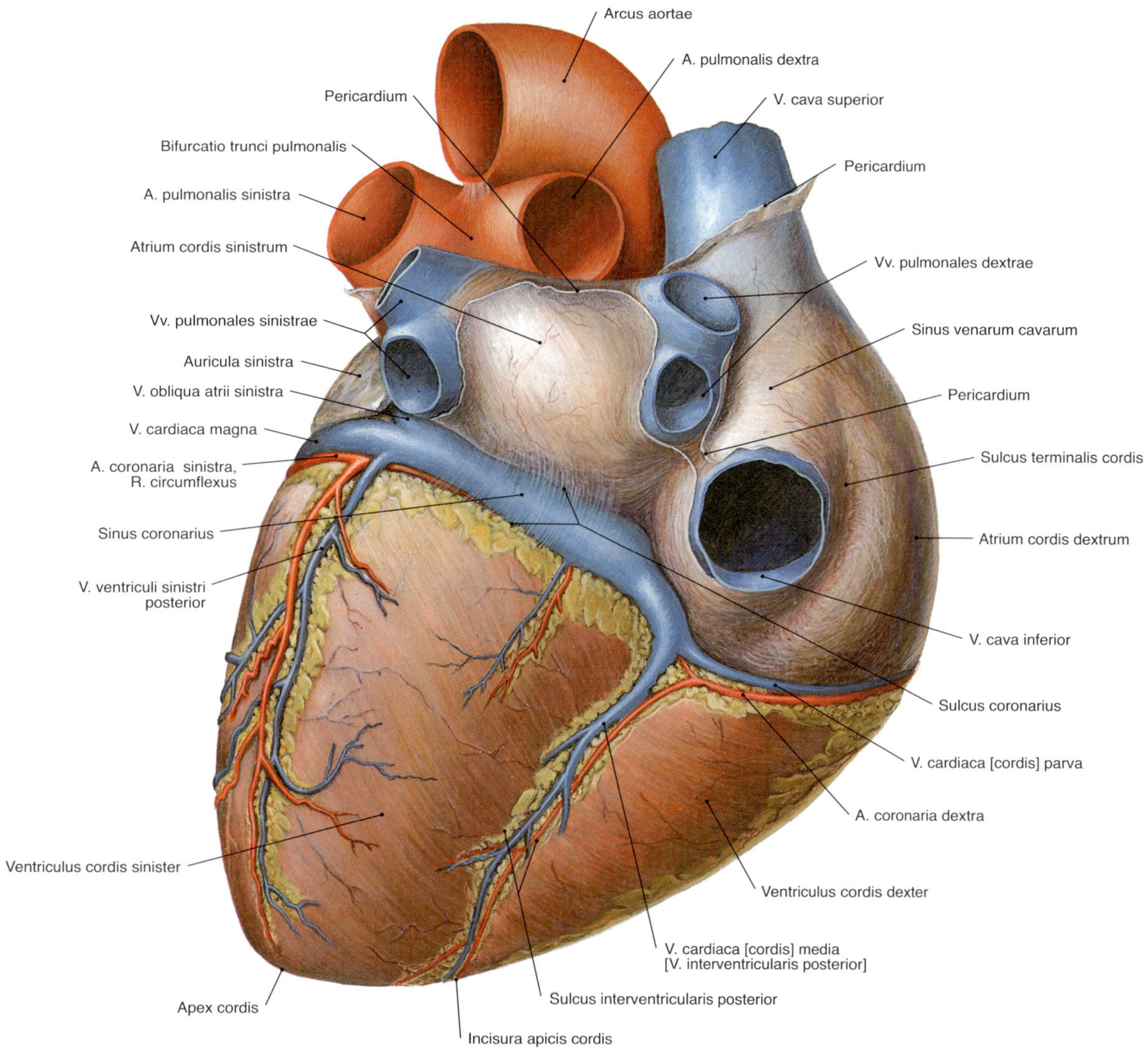

Abb. 626 Herzvenen, Vv. cordis.

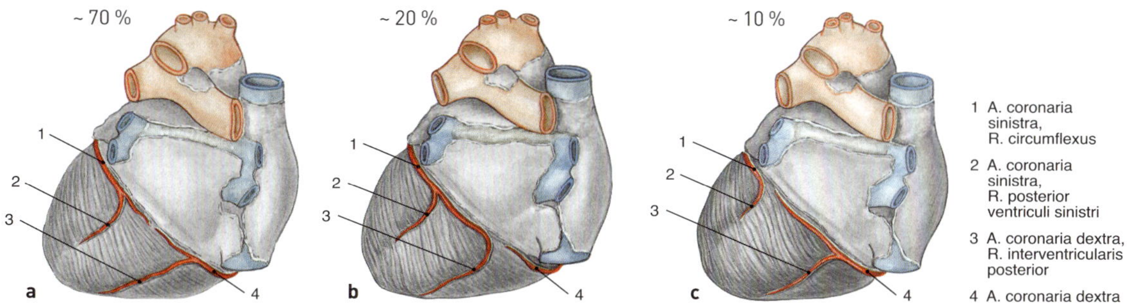

Abb. 627 a–c Arterielle Versorgung der Herzrückseite und ihre Variabilität; von dorsal.

a ausgeglichener Versorgungstyp
b Linksversorgungstyp
c Rechtsversorgungstyp

Herzkranzarterien, Versorgungstypen

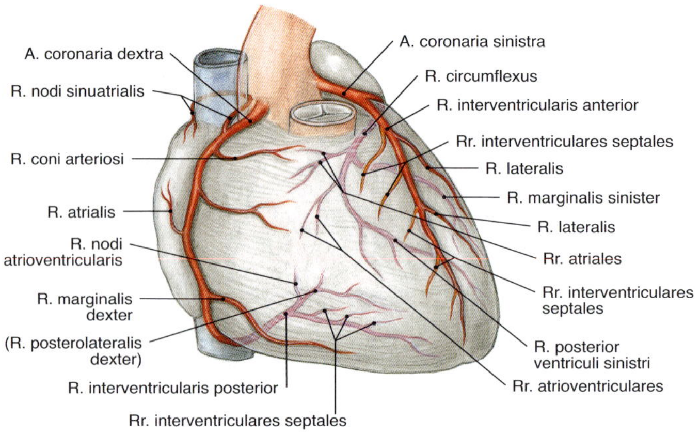

Abb. 628 Herzkranzarterien, Aa. coronariae; dorsal verlaufende Gefäße heller gezeichnet; der R. interventricularis posterior entspringt aus der A. coronaria dextra (ausgeglichener Versorgungstyp); von ventral.

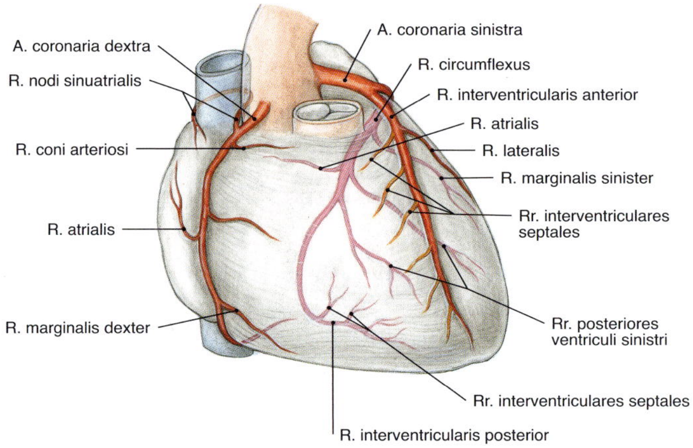

Abb. 629 Herzkranzarterien, Aa. coronariae; der R. interventricularis posterior entspringt aus der A. coronaria sinistra (Linksversorgungstyp); von ventral.

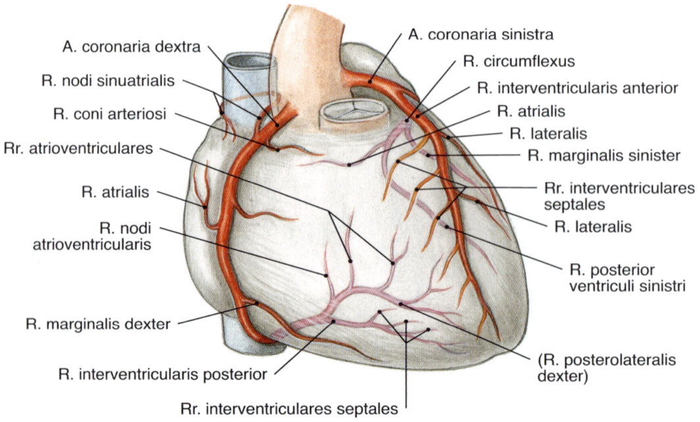

Abb. 630 Herzkranzarterien, Aa. coronariae; Rückwand der Ventrikel wird überwiegend von Ästen der A. coronaria dextra versorgt (Rechtsversorgungstyp); von ventral.

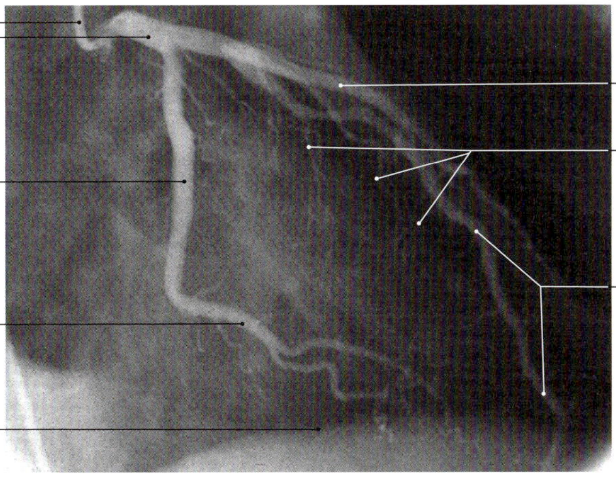

* Katheter in der Aorta und im Ostium der A. coronaria sinistra

Abb. 631 Linke Herzkranzarterie, A. coronaria sinistra; Koronarangiographie; Einstellung: schräger Strahlengang von rechts anterior nach links posterior (RAO).

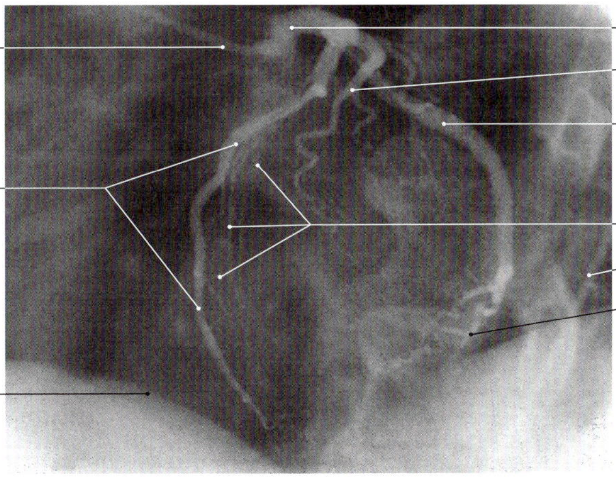

* Katheter im Bulbus aortae und im Ostium der A. coronaria sinistra
** Katheterschatten in der Aorta thoracica, Pars descendens

Abb. 632 Linke Herzkranzarterie, A. coronaria sinistra; Koronarangiographie; Einstellung: schräger Strahlengang von links anterior nach rechts posterior (LAO).

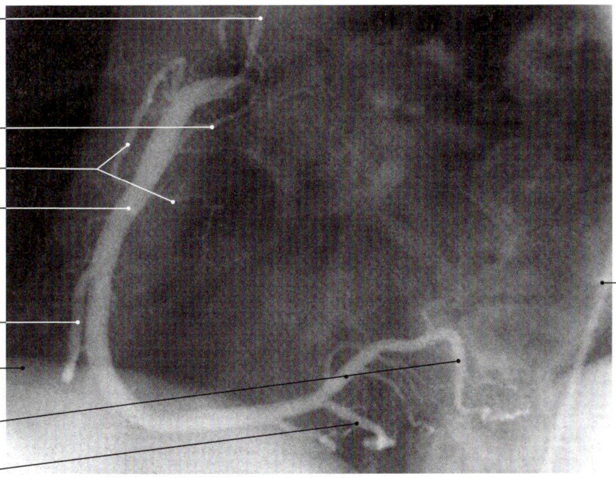

* Katheter in der Aorta und im Ostium der A. coronaria dextra
** Katheterschatten in der Aorta thoracica, Pars descendens

Abb. 633 Rechte Herzkranzarterie, A. coronaria dextra; Koronarangiographie; Einstellung: schräger Strahlengang von links anterior nach rechts posterior (LAO).

Herzsitus

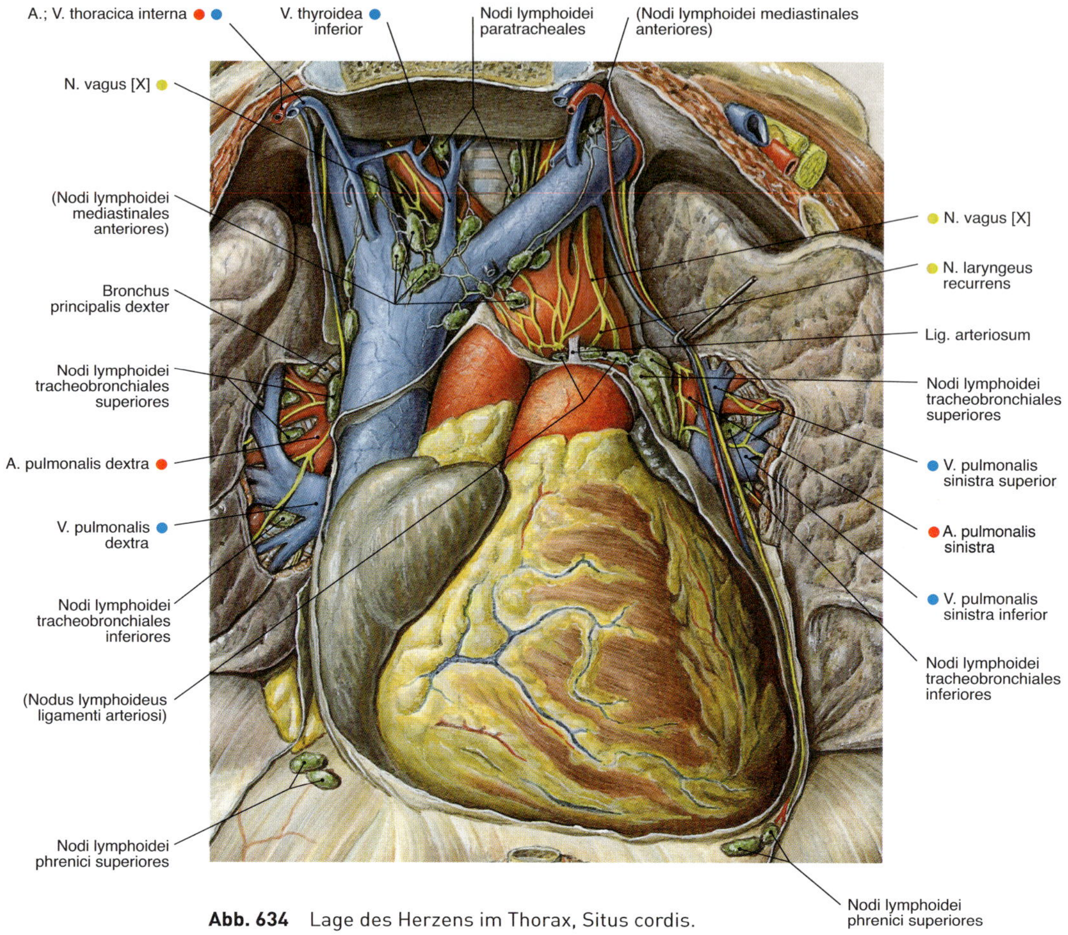

Abb. 634 Lage des Herzens im Thorax, Situs cordis.

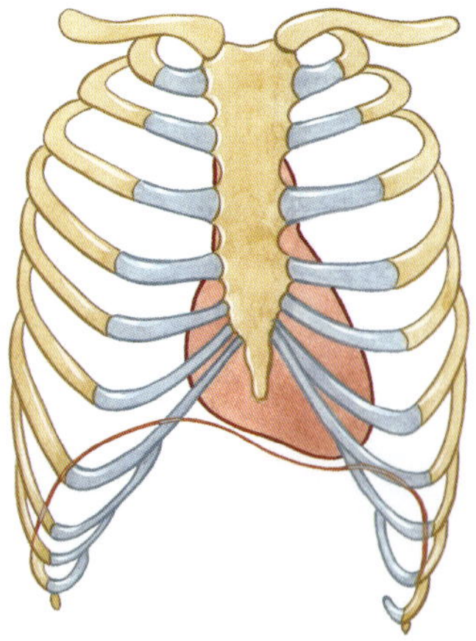

Abb. 635 Lage des Herzens bei Inspirationsstellung des Thorax.

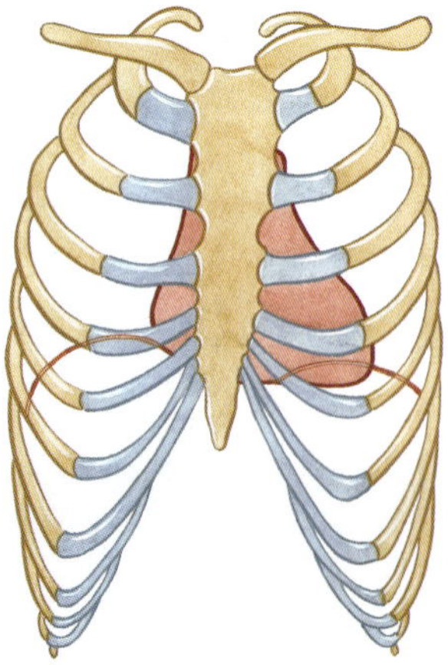

Abb. 636 Lage des Herzens bei Exspirationsstellung des Thorax.

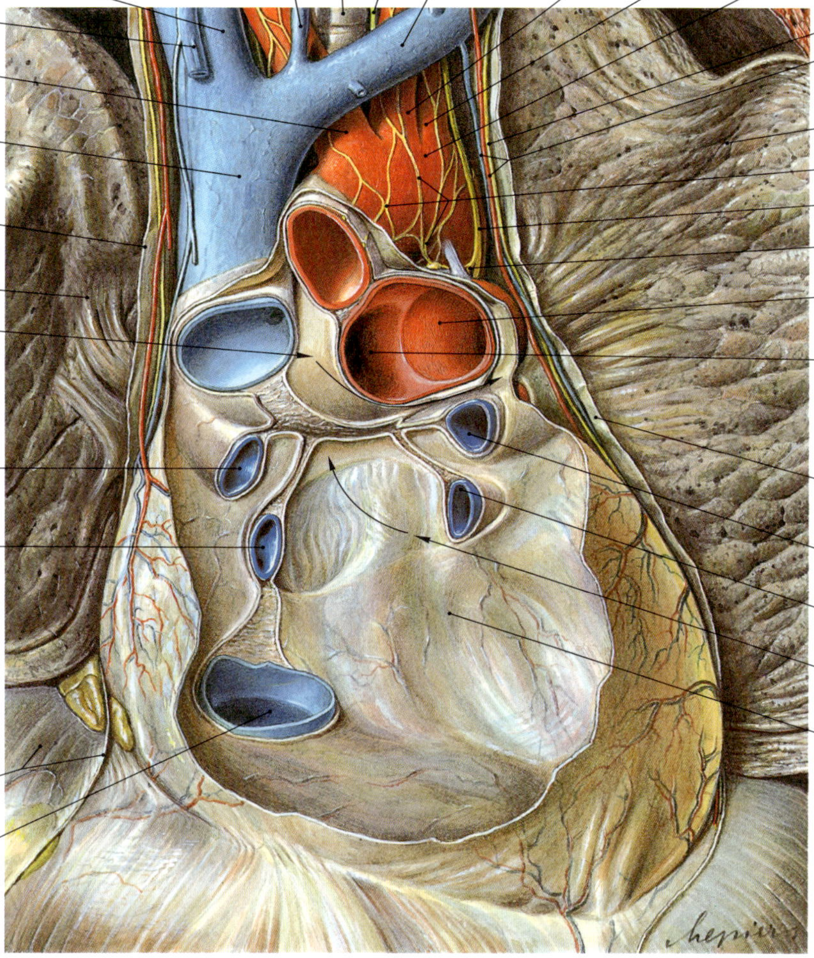

Abb. 637 Herzbeutel, Pericardium.

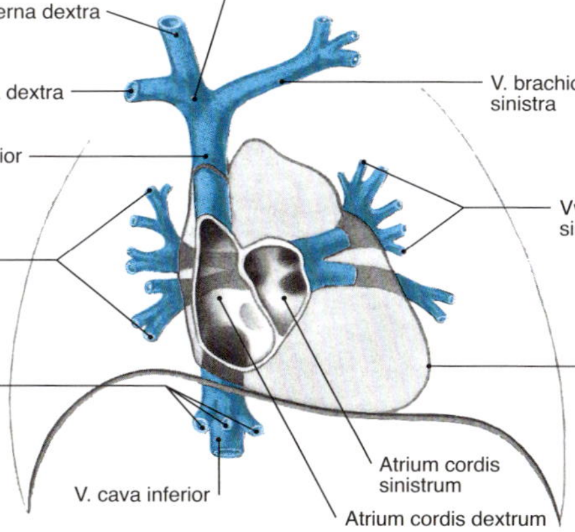

Abb. 638 In das Herz einmündende große Venen; von ventral.

Luftröhre und Bronchien

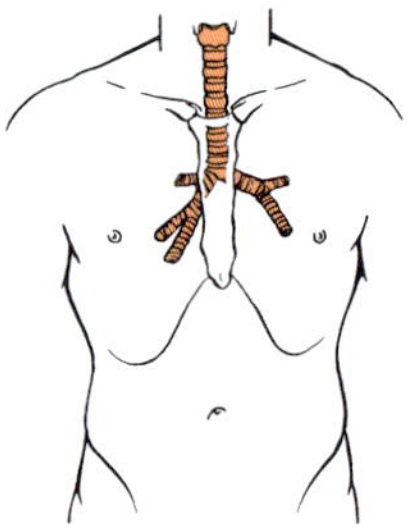

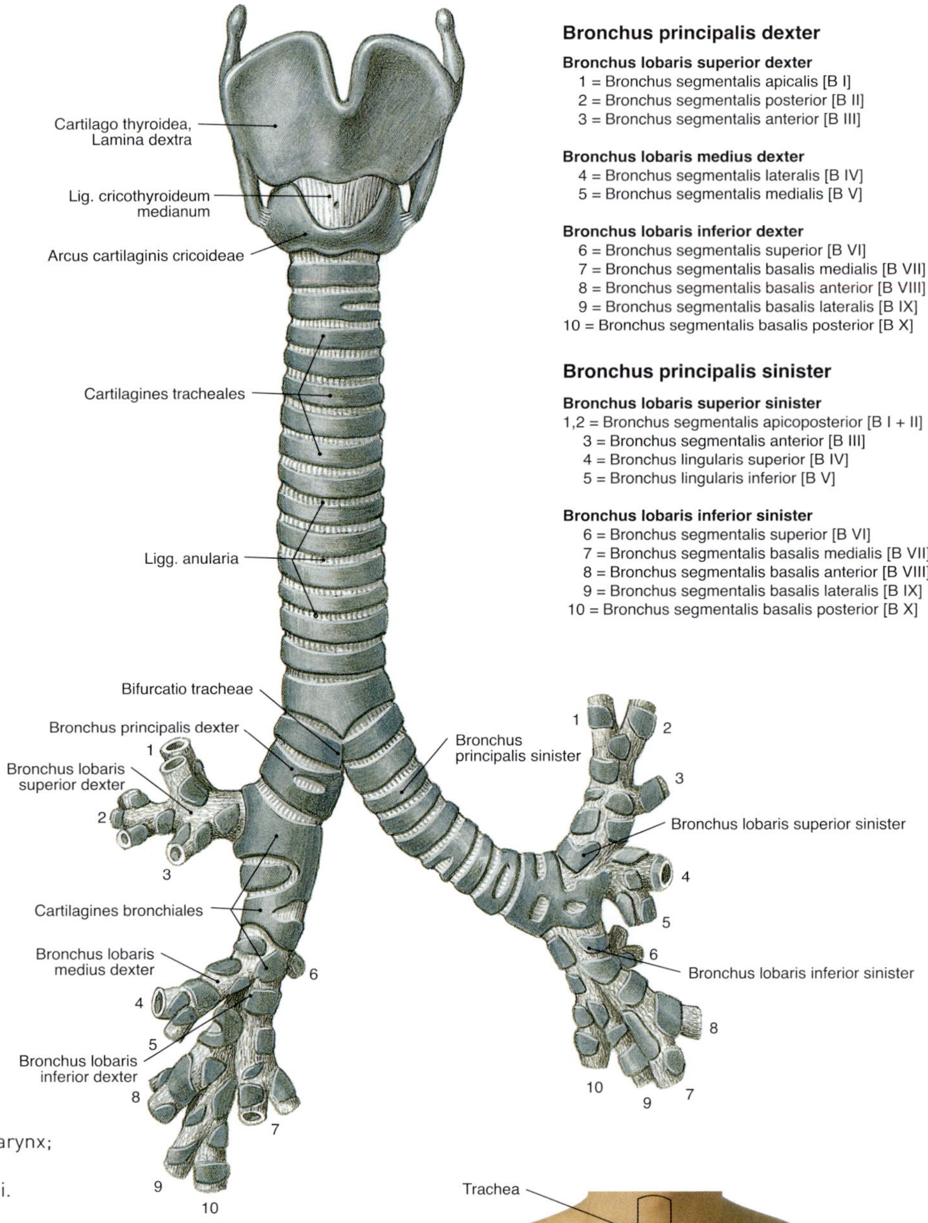

Bronchus principalis dexter

Bronchus lobaris superior dexter
1 = Bronchus segmentalis apicalis [B I]
2 = Bronchus segmentalis posterior [B II]
3 = Bronchus segmentalis anterior [B III]

Bronchus lobaris medius dexter
4 = Bronchus segmentalis lateralis [B IV]
5 = Bronchus segmentalis medialis [B V]

Bronchus lobaris inferior dexter
6 = Bronchus segmentalis superior [B VI]
7 = Bronchus segmentalis basalis medialis [B VII]
8 = Bronchus segmentalis basalis anterior [B VIII]
9 = Bronchus segmentalis basalis lateralis [B IX]
10 = Bronchus segmentalis basalis posterior [B X]

Bronchus principalis sinister

Bronchus lobaris superior sinister
1,2 = Bronchus segmentalis apicoposterior [B I + II]
3 = Bronchus segmentalis anterior [B III]
4 = Bronchus lingularis superior [B IV]
5 = Bronchus lingularis inferior [B V]

Bronchus lobaris inferior sinister
6 = Bronchus segmentalis superior [B VI]
7 = Bronchus segmentalis basalis medialis [B VII]
8 = Bronchus segmentalis basalis anterior [B VIII]
9 = Bronchus segmentalis basalis lateralis [B IX]
10 = Bronchus segmentalis basalis posterior [B X]

Abb. 639 Kehlkopf, Larynx; Luftröhre, Trachea, und Bronchien, Bronchi.

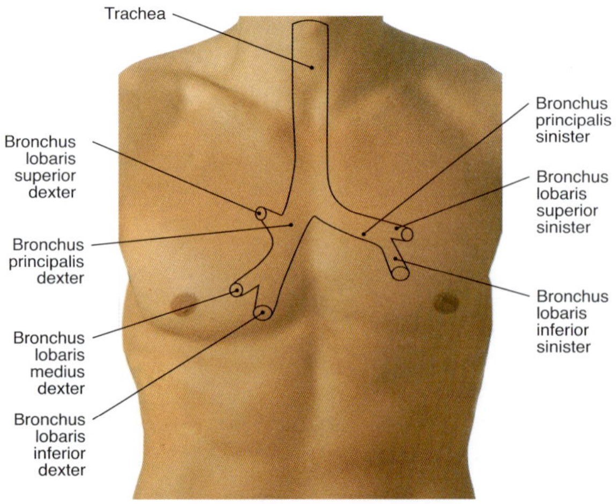

Abb. 640 Luftröhre, Trachea, und Bronchien, Bronchi; Projektion auf die vordere Brustwand.

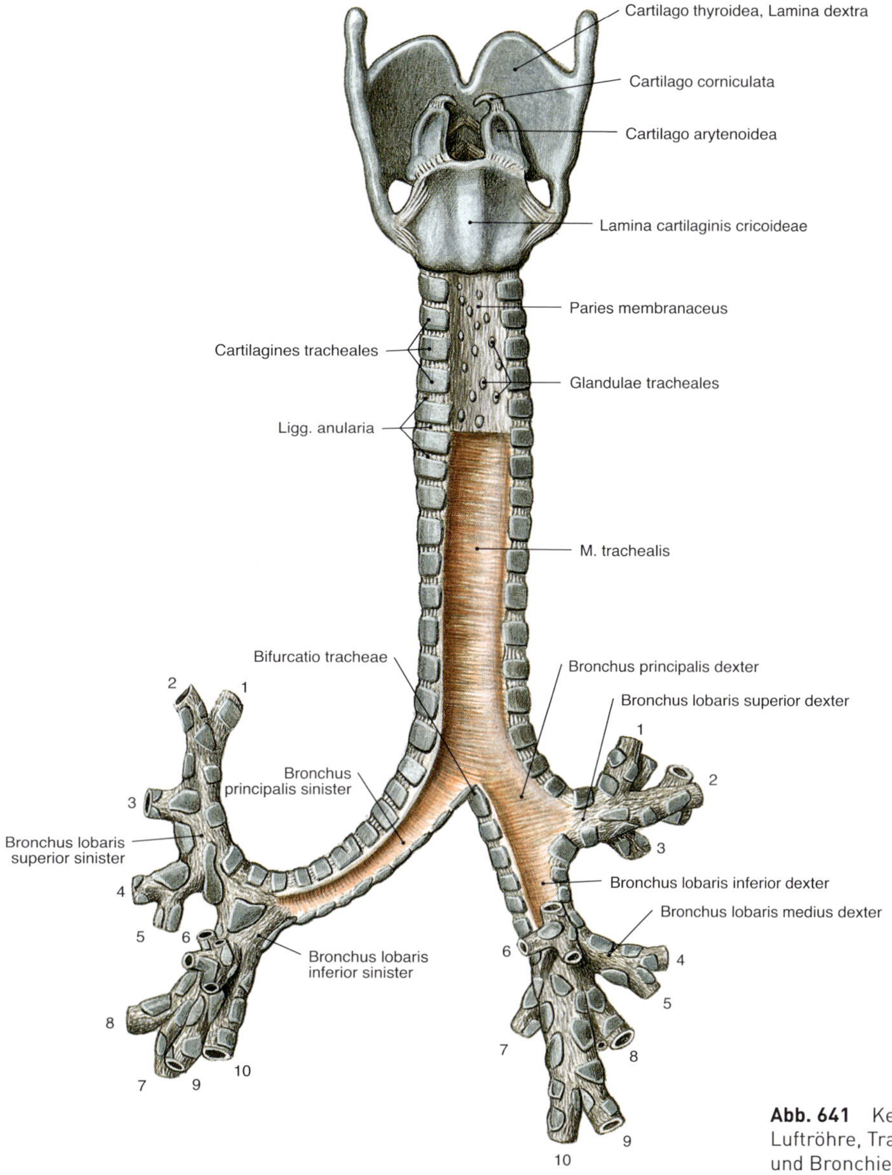

Abb. 641 Kehlkopf, Larynx; Luftröhre, Trachea, und Bronchien, Bronchi; von dorsal.

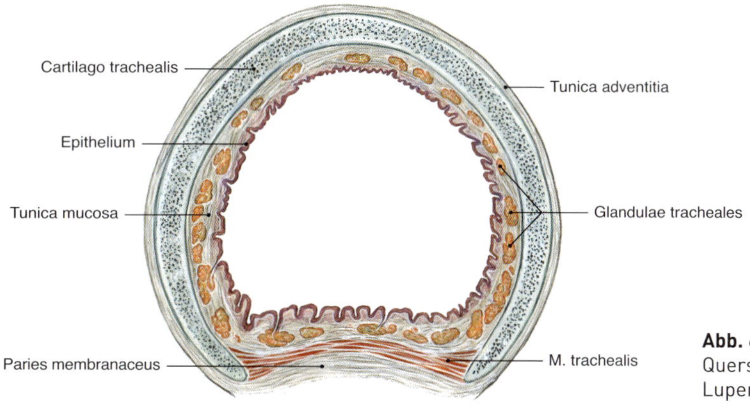

Abb. 642 Luftröhre, Trachea; Querschnitt; Lupenvergrößerung.

Segmentbronchien

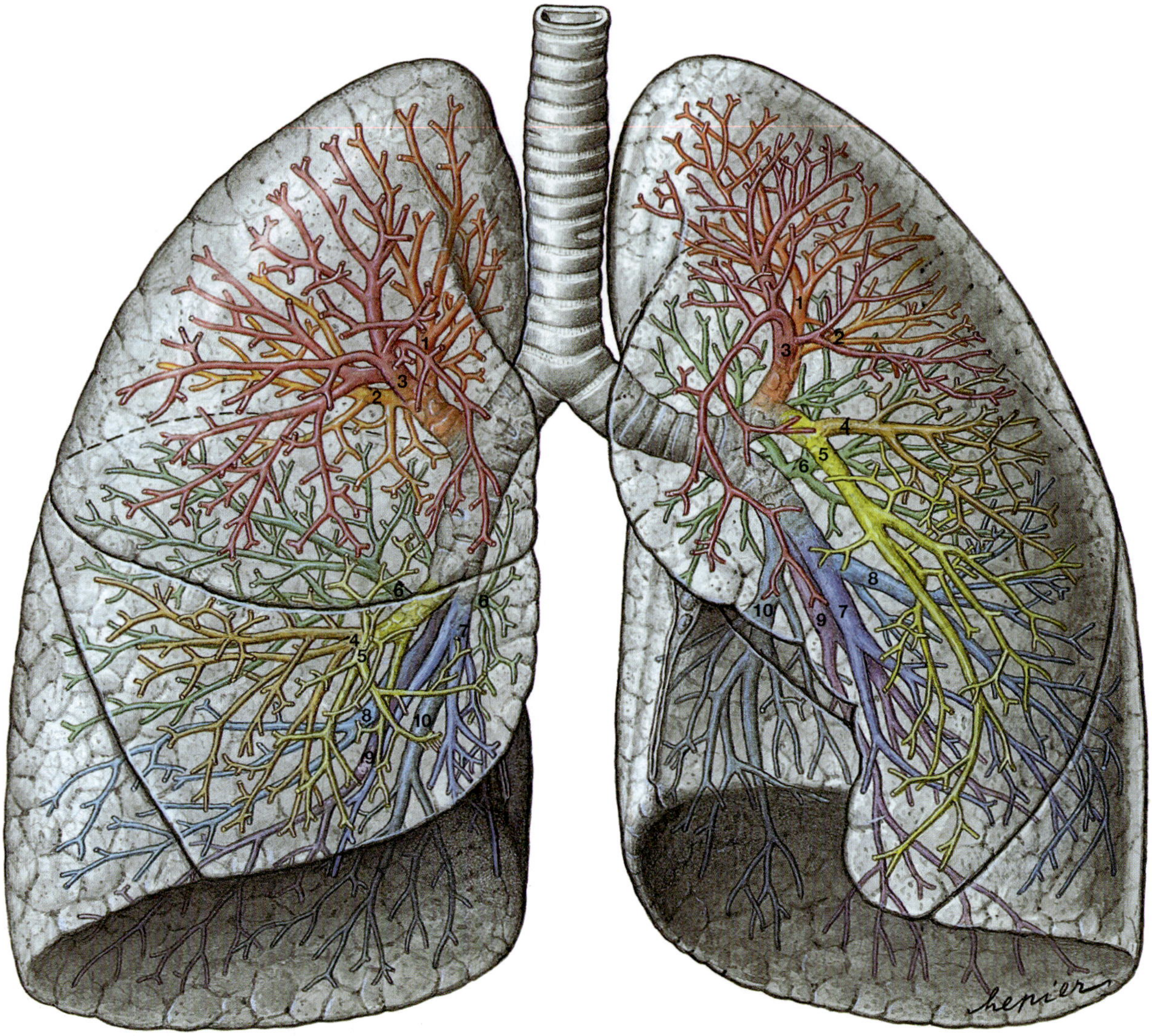

Abb. 643 Bronchien, Bronchi;
Lappen- und Segmentbronchien in unterschiedlichen Farben auf die Lunge projiziert;
von ventral.
Die Zahlen geben die Segmentbronchien an (siehe S. 348).

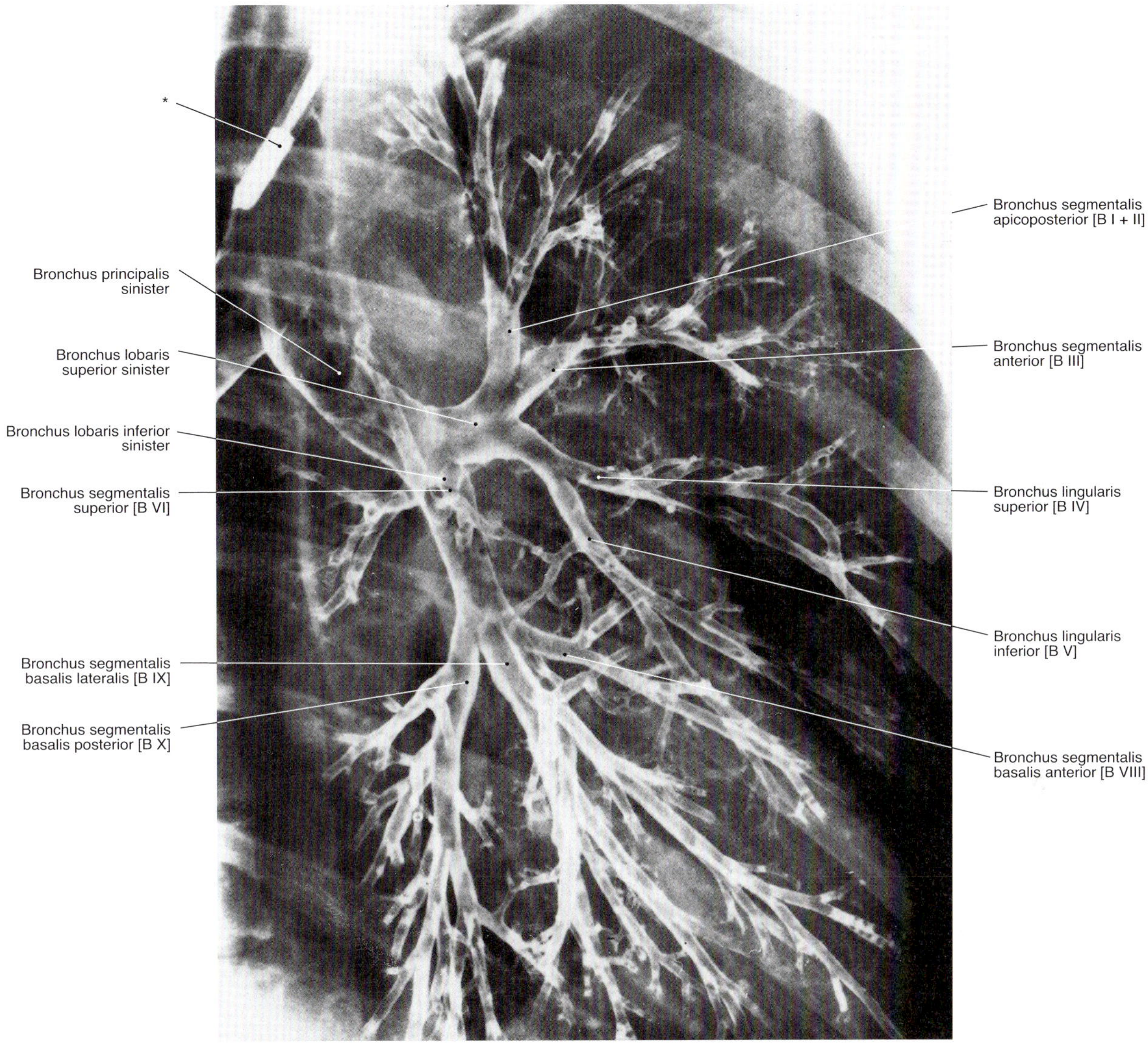

Abb. 644 Bronchien, Bronchi;
ap-Röntgenbild; Bronchographie links.
* Bronchographiekatheter in der Trachea

Lunge

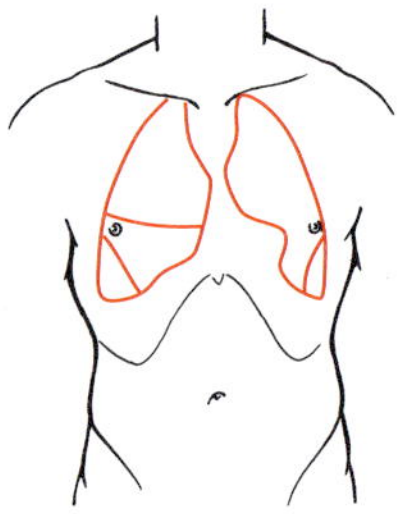

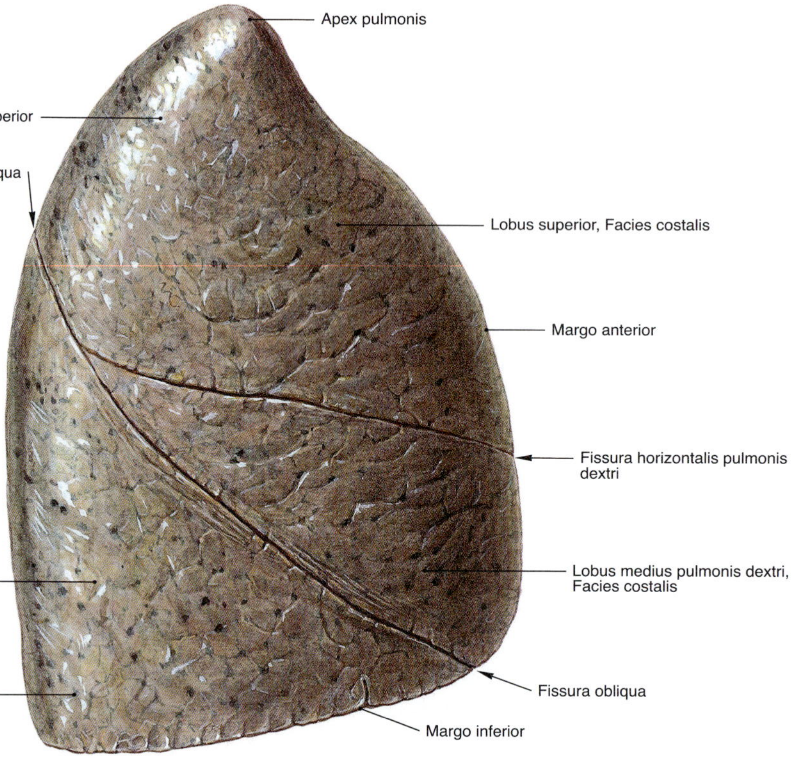

Abb. 645 Rechte Lunge, Pulmo dexter; von lateral.

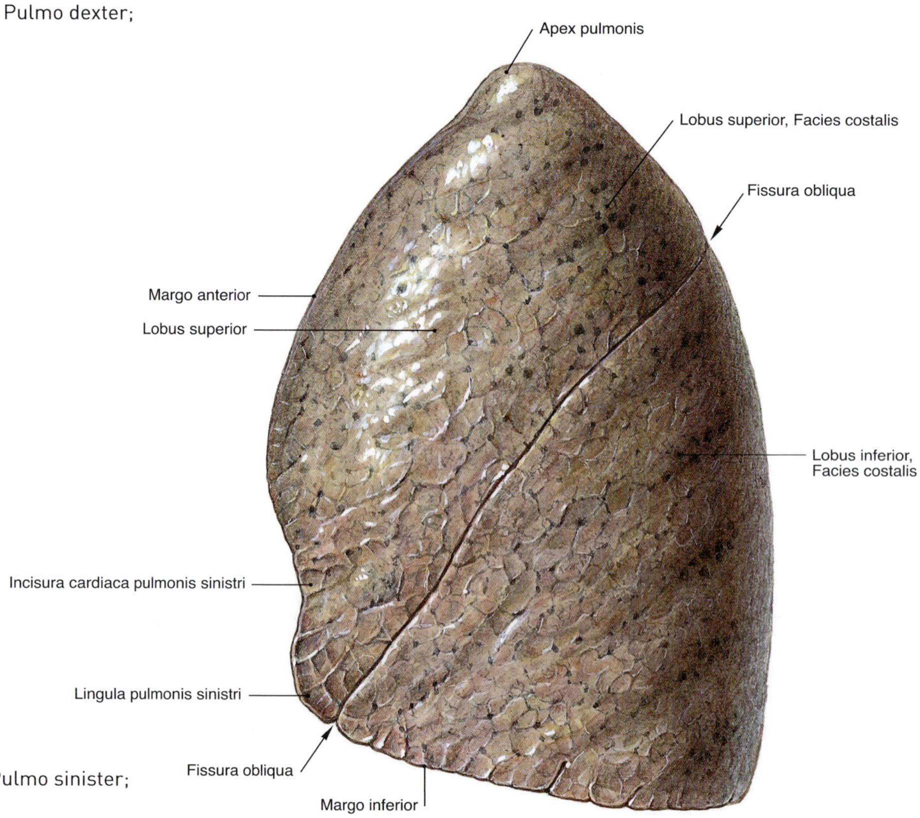

Abb. 646 Linke Lunge, Pulmo sinister; von lateral.

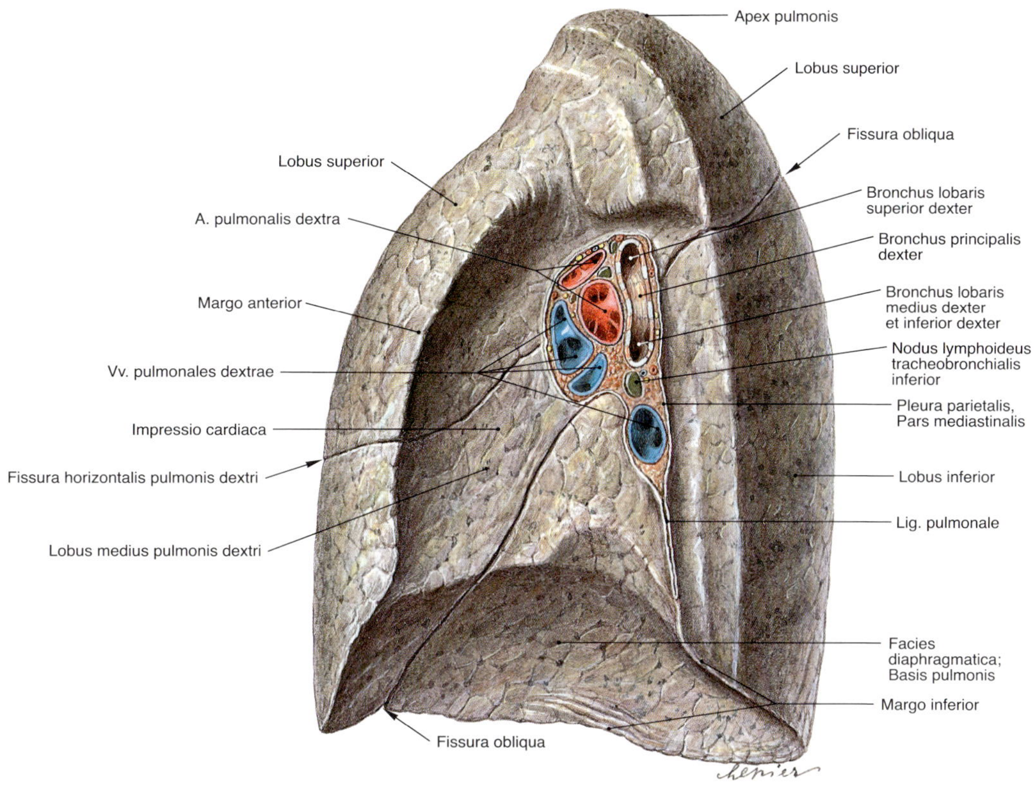

Abb. 647 Rechte Lunge, Pulmo dexter; Sagittalschnitt durch den Lungenstiel am Übergang zum Hilum; von medial.

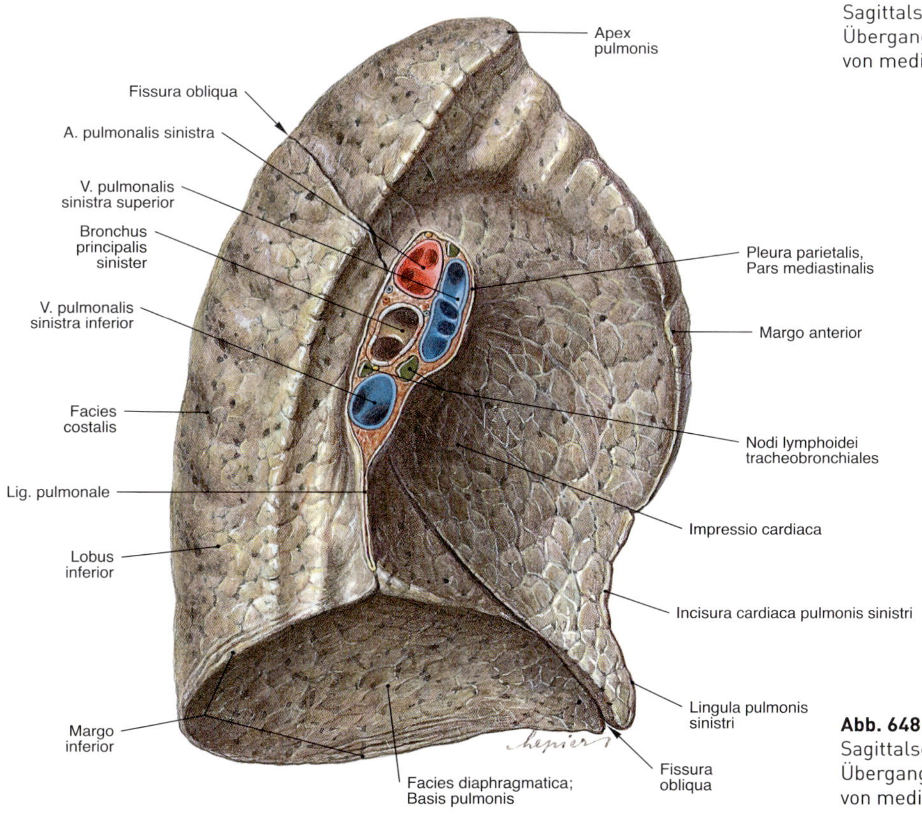

Abb. 648 Linke Lunge, Pulmo sinister; Sagittalschnitt durch den Lungenstiel am Übergang zum Hilum; von medial.

Lungensegmente

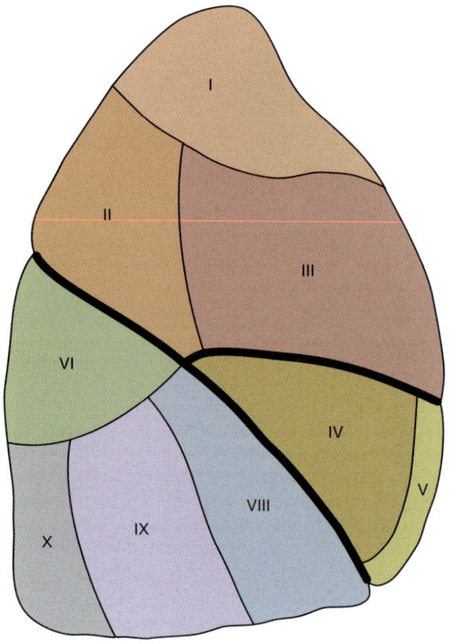

Pulmo dexter

Pulmo dexter, Lobus superior

- Segmentum apicale [S I]
- Segmentum posterius [S II]
- Segmentum anterius [S III]

Pulmo dexter, Lobus medius

- Segmentum laterale [S IV]
- Segmentum mediale [S V]

Pulmo dexter, Lobus inferior

- Segmentum superius [S VI]
- Segmentum basale mediale [cardiacum] [S VII]*
- Segmentum basale anterius [S VIII]
- Segmentum basale laterale [S IX]
- Segmentum basale posterius [S X]

Abb. 649 Rechte Lunge, Pulmo dexter; bronchopulmonale Segmente, Segmenta bronchopulmonalia; von lateral.

* Dieses Segment ist meist keine selbständige Einheit, sondern ist mit dem Segmentum basale anterius [S VIII] verschmolzen.

Pulmo sinister

Pulmo sinister, Lobus superior

- Segmentum apicoposterius [S I + II]
- Segmentum anterius [S III]
- Segmentum lingulare superius [S IV]
- Segmentum lingulare inferius [S V]

Pulmo sinister, Lobus inferior

- Segmentum superius [S VI]
- Segmentum basale mediale [cardiacum] [S VII]*
- Segmentum basale anterius [S VIII]
- Segmentum basale laterale [S IX]
- Segmentum basale posterius [S X]

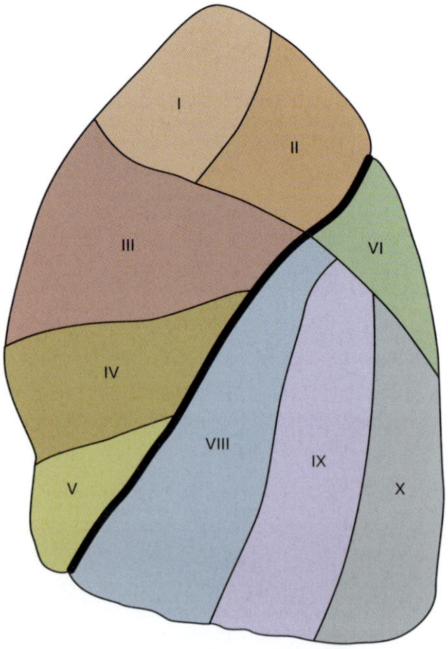

Abb. 650 Linke Lunge, Pulmo sinister; bronchopulmonale Segmente, Segmenta bronchopulmonalia; von lateral.

* Dieses Segment ist meist keine selbständige Einheit, sondern ist mit dem Segmentum basale anterius [S VIII] verschmolzen.

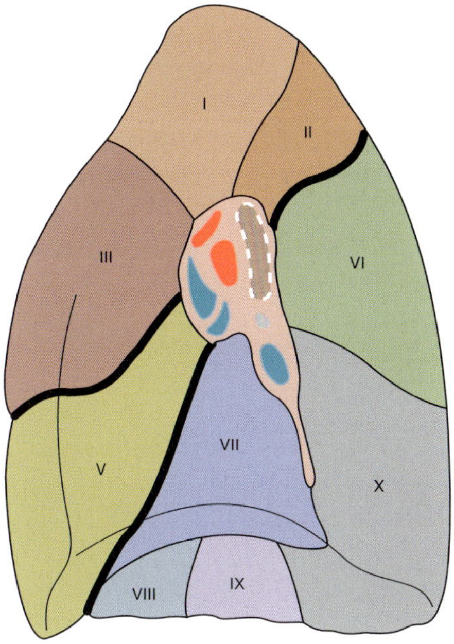

Abb. 651 Rechte Lunge, Pulmo dexter; bronchopulmonale Segmente, Segmenta bronchopulmonalia; von medial.

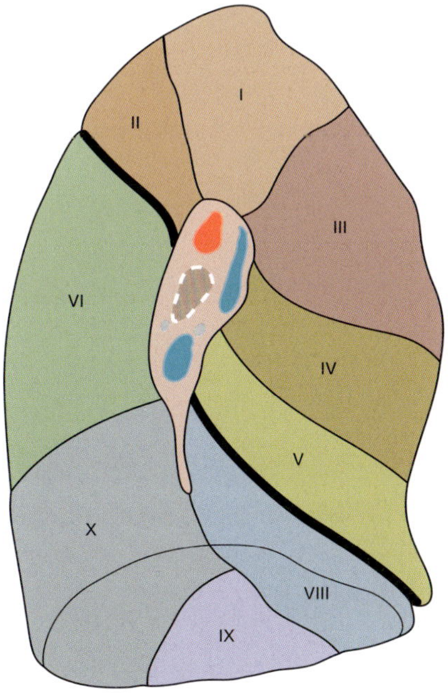

Abb. 652 Linke Lunge, Pulmo sinister; bronchopulmonale Segmente, Segmenta bronchopulmonalia; von medial.

Lunge, Aufbau

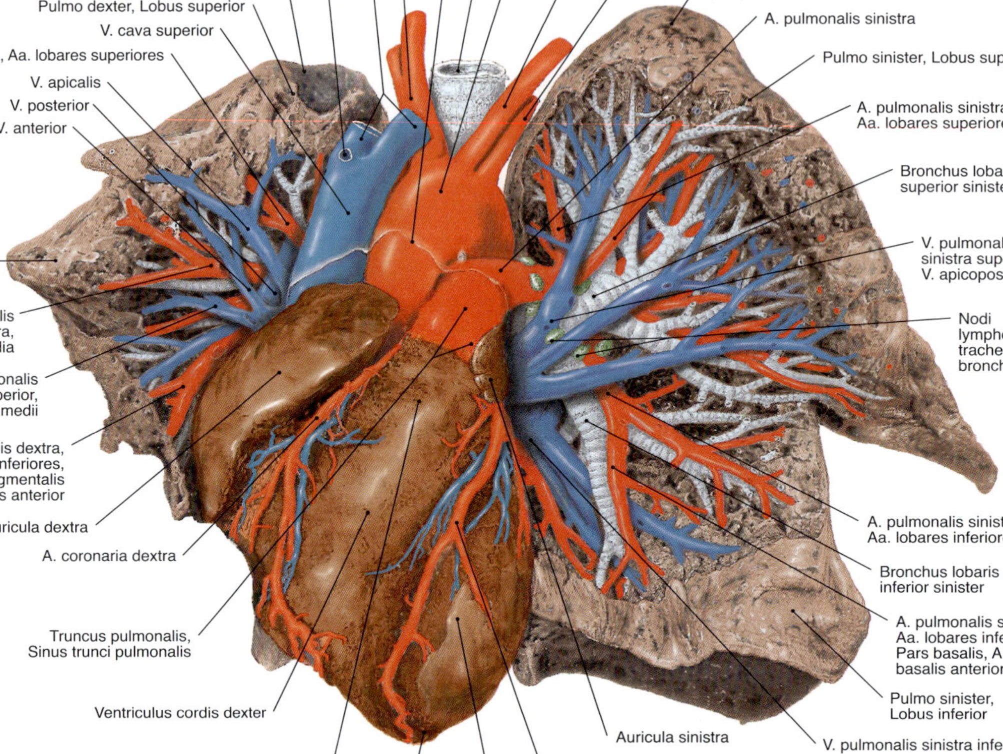

Abb. 653 Lungen, Pulmones, und Herz, Cor; Arterien, Venen und Bronchien der Lungen bis zum Lungenmantel präpariert.

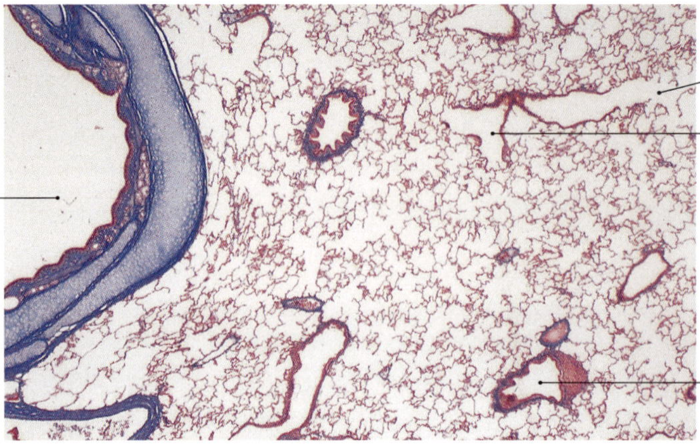

Abb. 654 Lunge, Pulmo; Übersicht des Lungenaufbaus; Lupenvergrößerung.

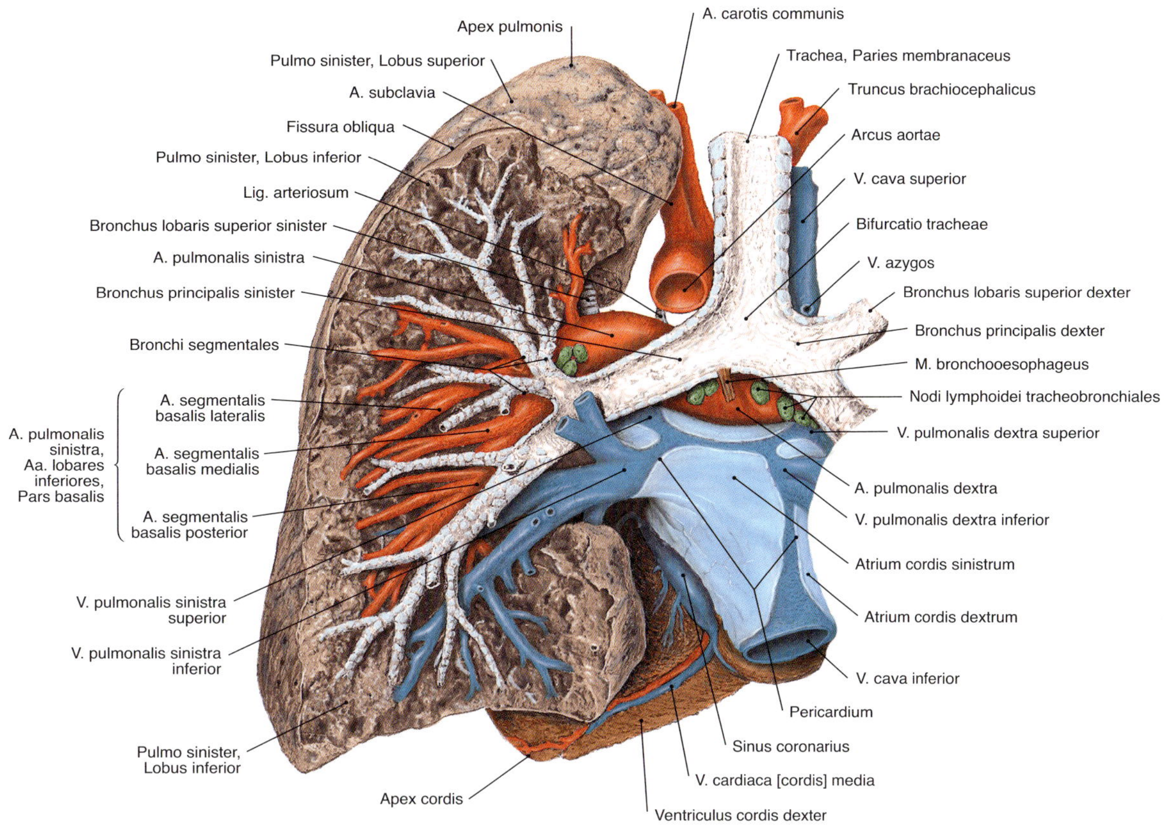

Abb. 655 Gefäße der linken Lunge, Pulmo sinister; von dorsal.

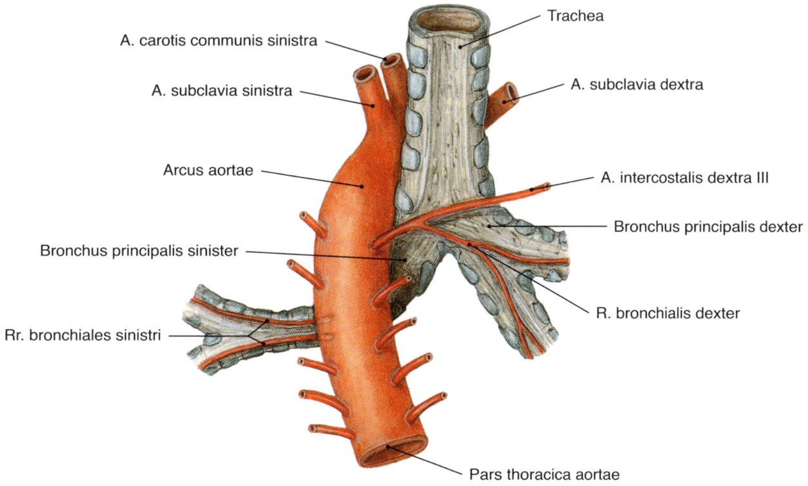

Abb. 656 Bronchien, Bronchi; arterielle Versorgung.

Lungengefäße, Röntgen

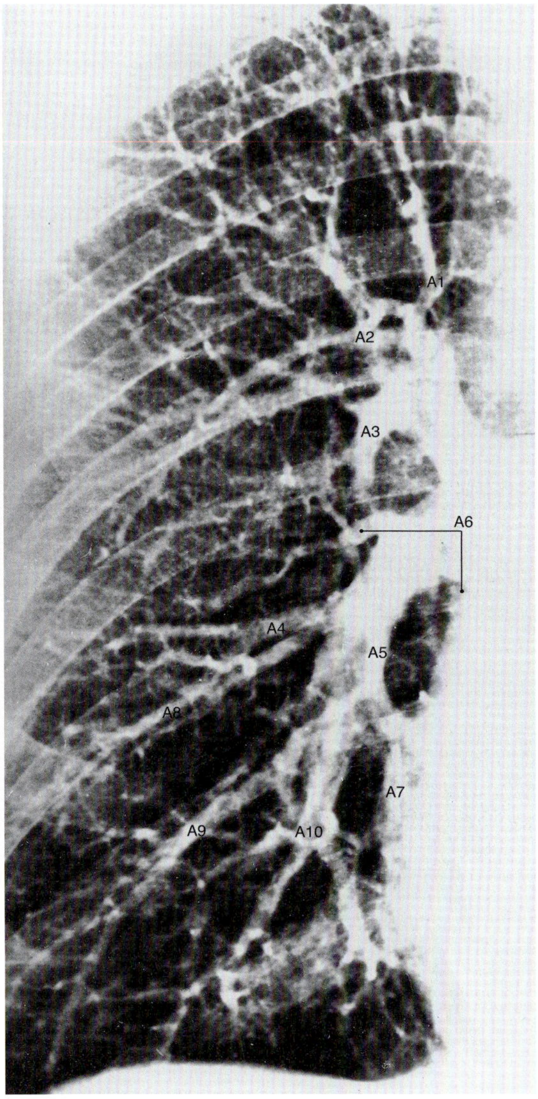

Abb. 657 Arterien der rechten Lunge,
Aa. pulmonales dextrae;
ap-Röntgenbild (Pulmonalisangiographie); Injektion eines Kontrastmittels in den rechten Ventrikel;
von ventral.
Die Zahlen bezeichnen die Arterienstämme der Segmente (vergleiche S. 354).

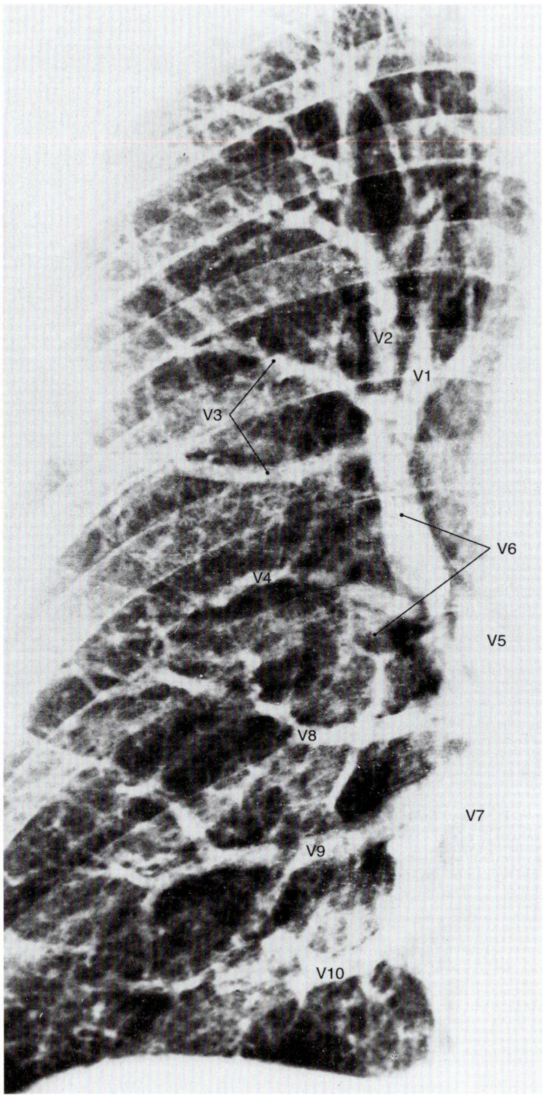

Abb. 658 Venen der rechten Lunge,
Vv. pulmonales dextrae;
ap-Röntgenbild (Rückstrom eines in den rechten Ventrikel injizierten Kontrastmittels aus der Lunge);
von ventral.
Die Zahlen bezeichnen die Venen der Segmente (vergleiche S. 354).

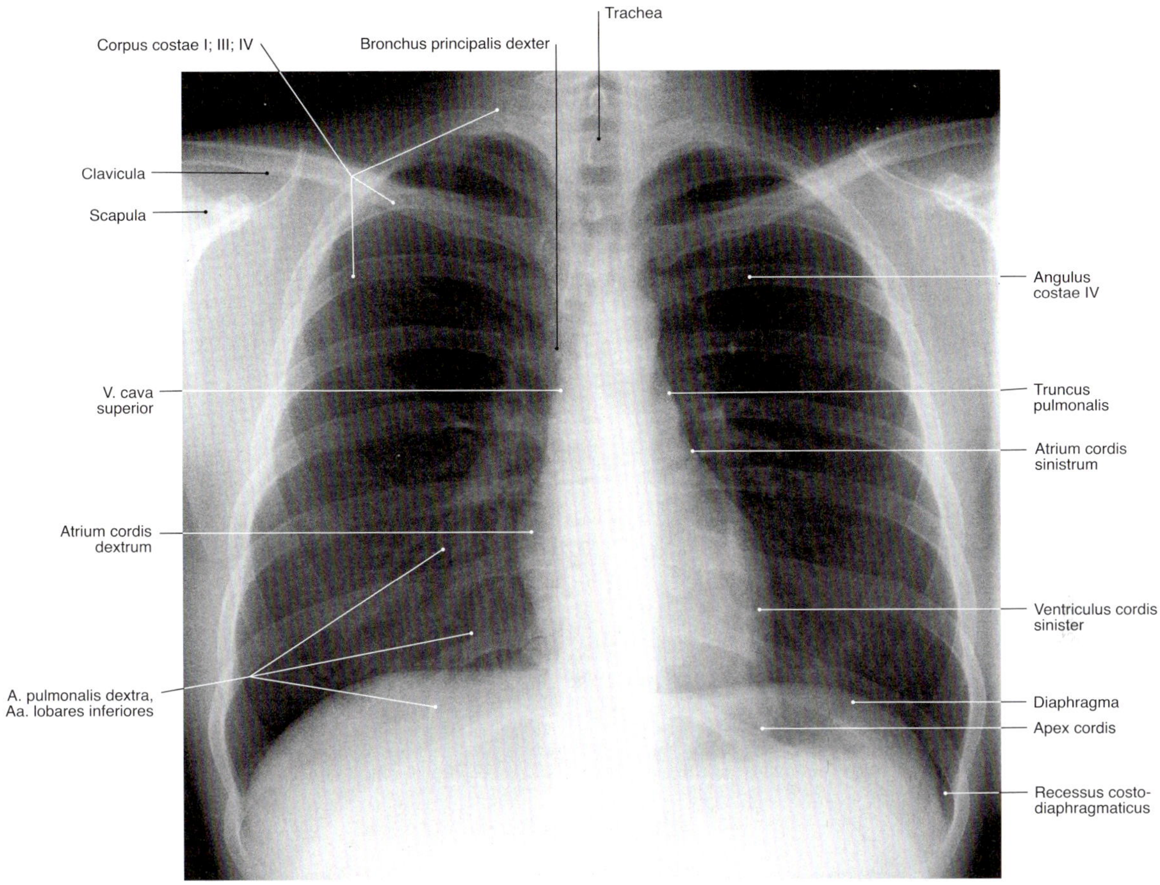

Abb. 659 Brustkorb, Cavea thoracis, und Brusteingeweide; pa-Röntgenbild eines 27-jährigen Mannes (Thoraxröntgen).

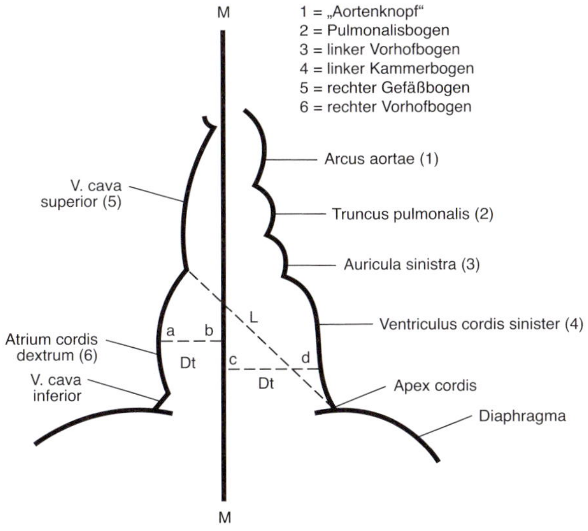

Abb. 660 Schema des Herzschattens im Röntgenbild;
Dt = Diameter transversa (Transversaldurchmesser), ab + cd = 13–14 cm
L = Längsachse des Herzens (vom oberen Ende des rechten Vorhofbogens bis zur Herzspitze) = 15–16 cm
M = Medianebene des Körpers

Bronchoskopie

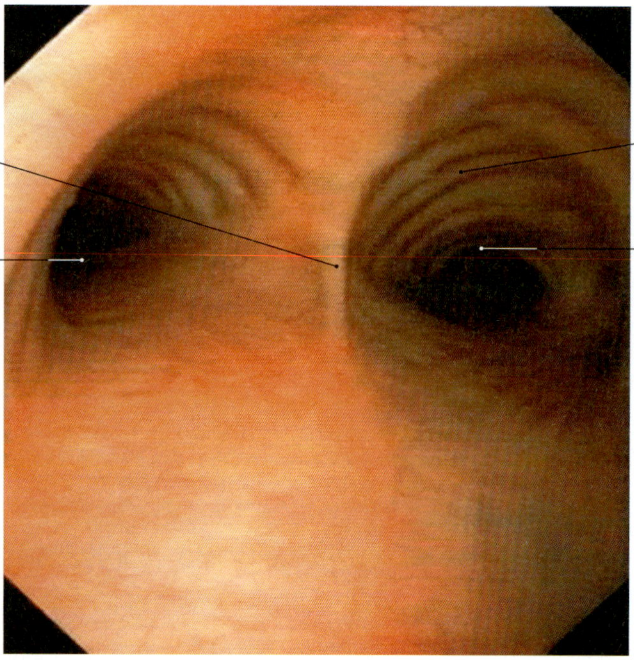

Abb. 661 Bronchien, Bronchi;
Bronchoskopie beim Gesunden mit Blick auf die Bifurcatio tracheae und auf die Carina tracheae.

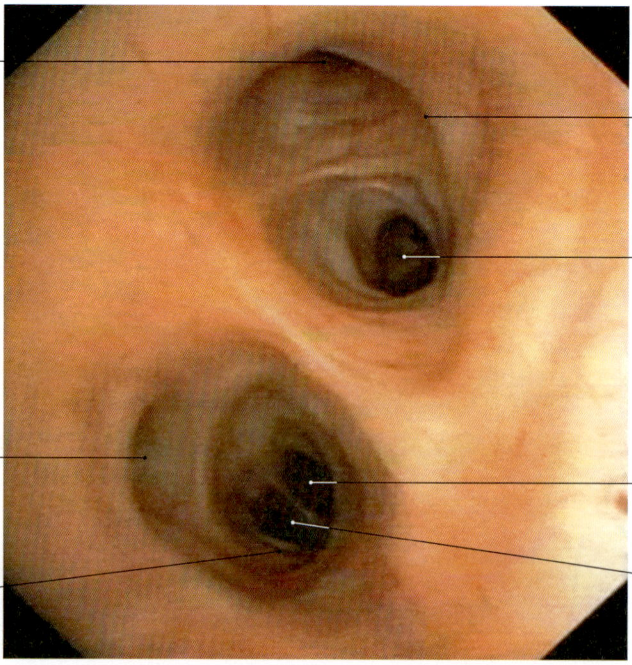

Abb. 662 Bronchien, Bronchi;
Bronchoskopie mit Blick auf die Segmentbronchien links.

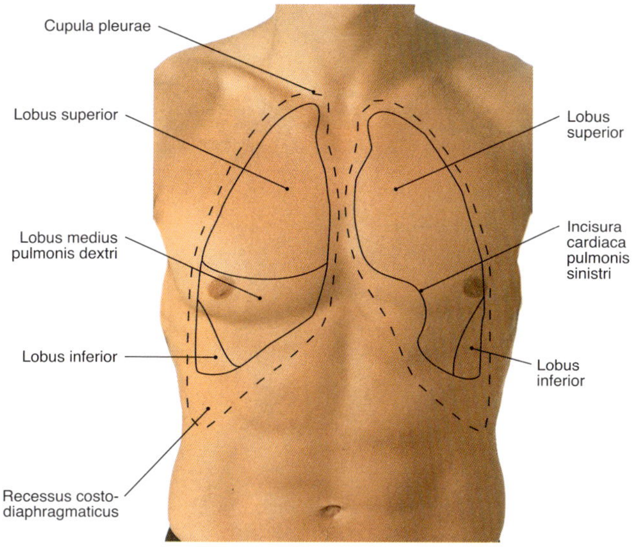

Abb. 663 Projektion von Lungen- und Pleuragrenzen auf die vordere Brustwand.

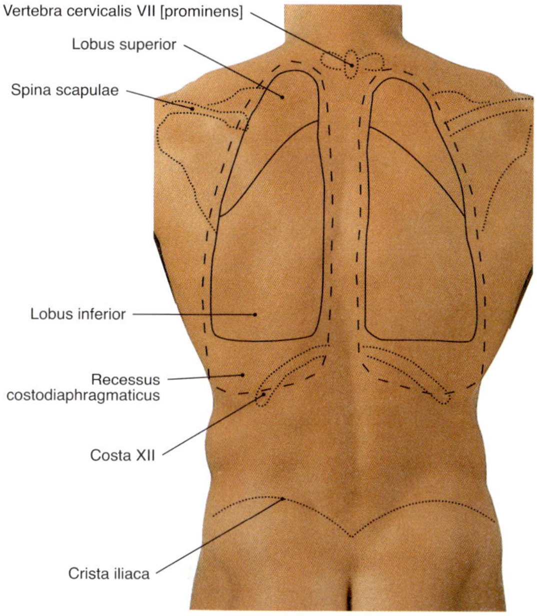

Abb. 664 Projektion von Lungen- und Pleuragrenzen auf den Rücken.

Lungengrenzen – durchgezogene Linie
Pleuragrenzen – gestrichelte Linie

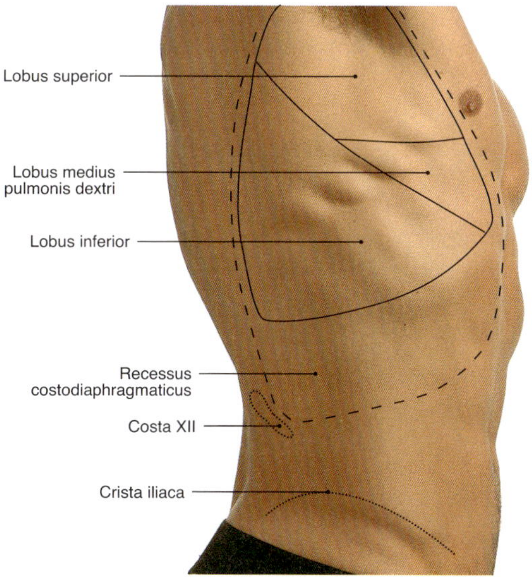

Abb. 665 Projektion von Lungen- und Pleuragrenzen auf die seitliche Brustwand.

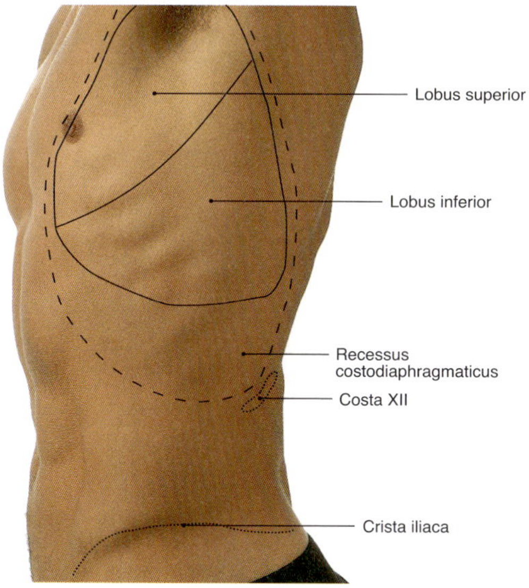

Abb. 666 Projektion von Lungen- und Pleuragrenzen auf die seitliche Brustwand.

Speiseröhre

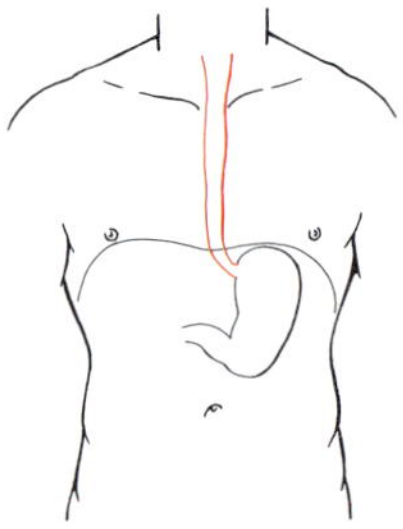

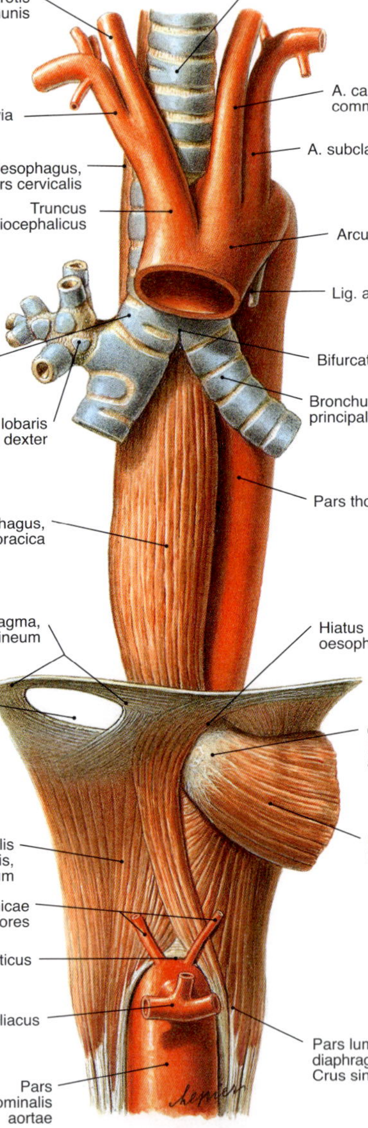

Abb. 667 Speiseröhre, Oesophagus; Luftröhre, Trachea, und Brustaorta, Pars thoracica aortae; von ventral.

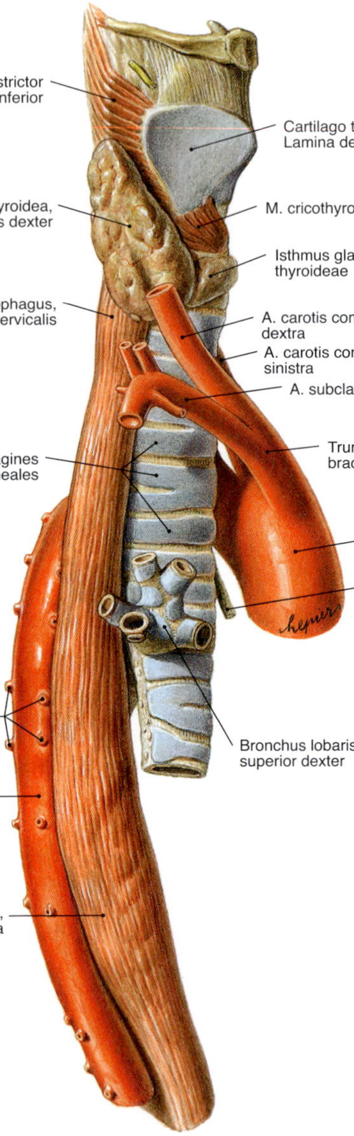

Abb. 668 Speiseröhre, Oesophagus; Luftröhre, Trachea, und Brustaorta, Pars thoracica aortae; von rechts.

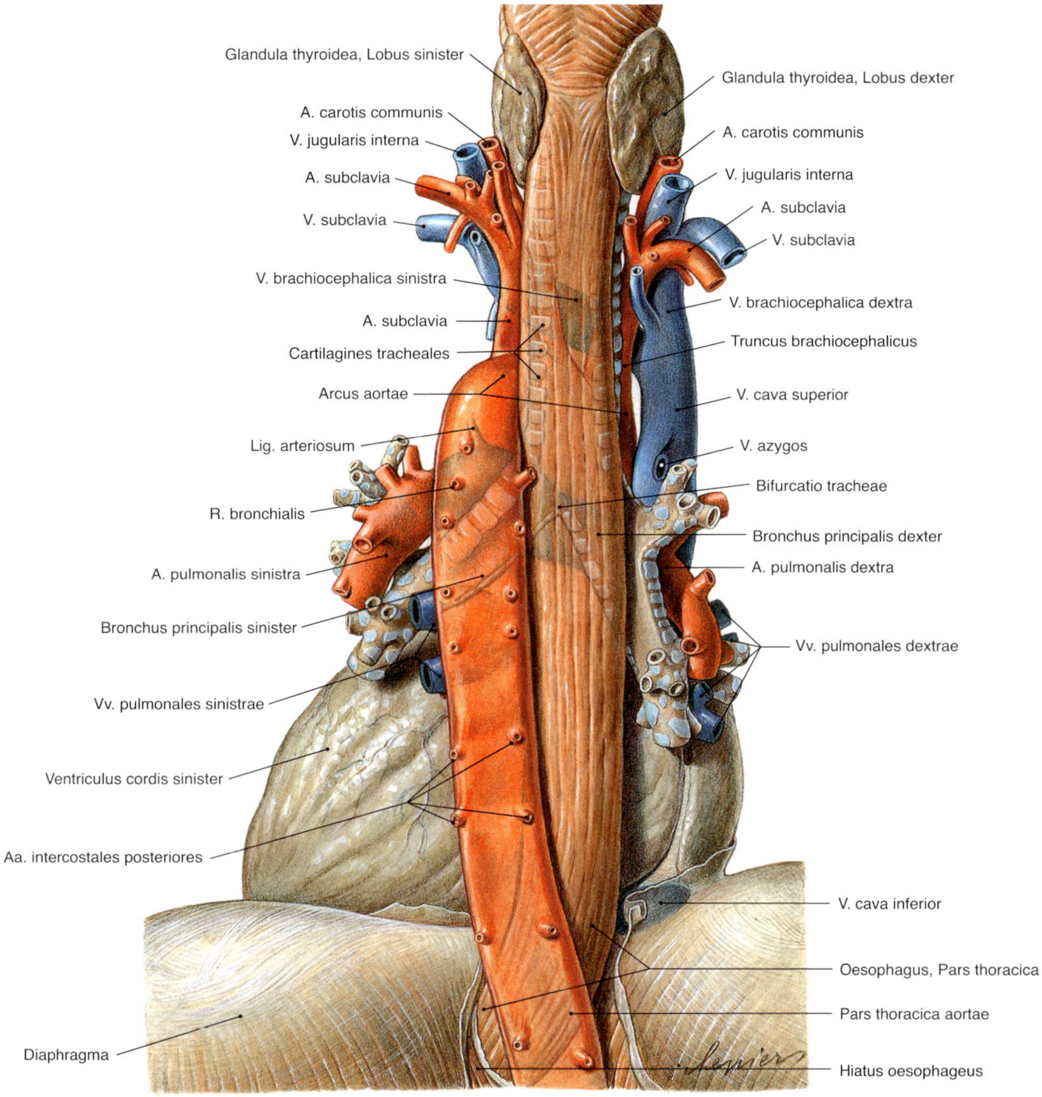

Abb. 669 Speiseröhre, Oesophagus, und Brustaorta, Pars thoracica aortae; von dorsal.

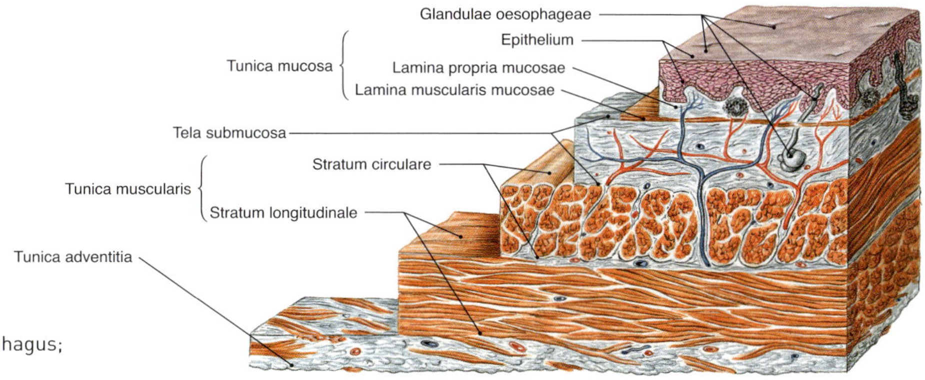

Abb. 670 Speiseröhre, Oesophagus; Lupenvergrößerung.

Gefäße der Speiseröhre

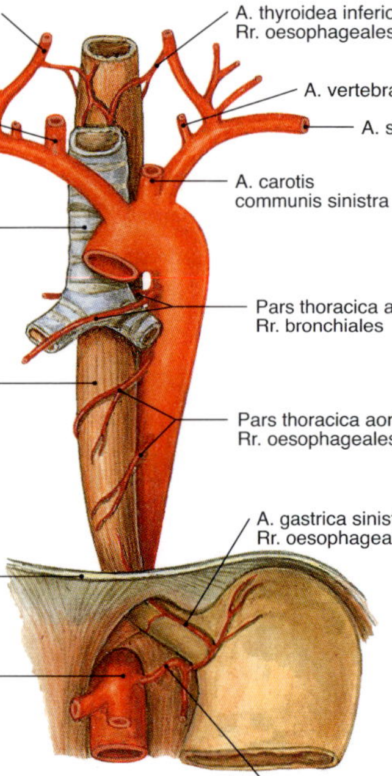

Abb. 671 Speiseröhre, Oesophagus; versorgende Arterien; von ventral.

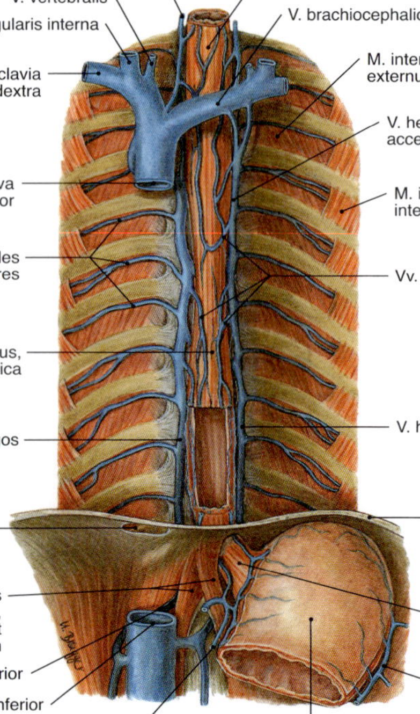

Abb. 672 Venen der Speiseröhre, Vv. oesophageae.

→ 809, 810

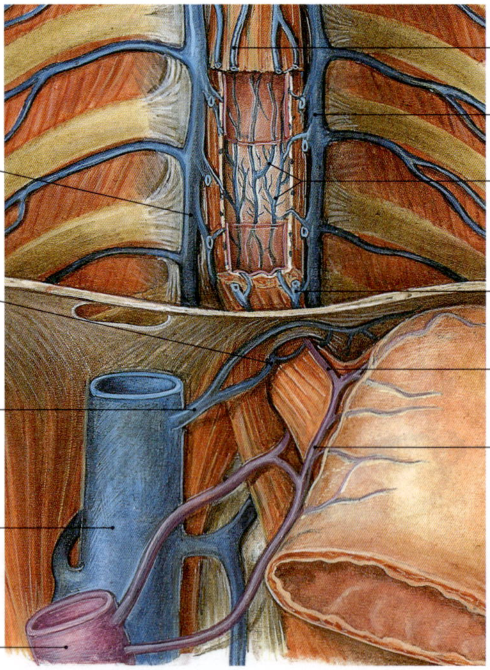

→ 810

Abb. 673 Venen der Speiseröhre, Vv. oesophageae; Vergrößerung von Abb. 672; Darstellung der Verbindungen zwischen Ästen der V. portae hepatis und der V. cava superior.

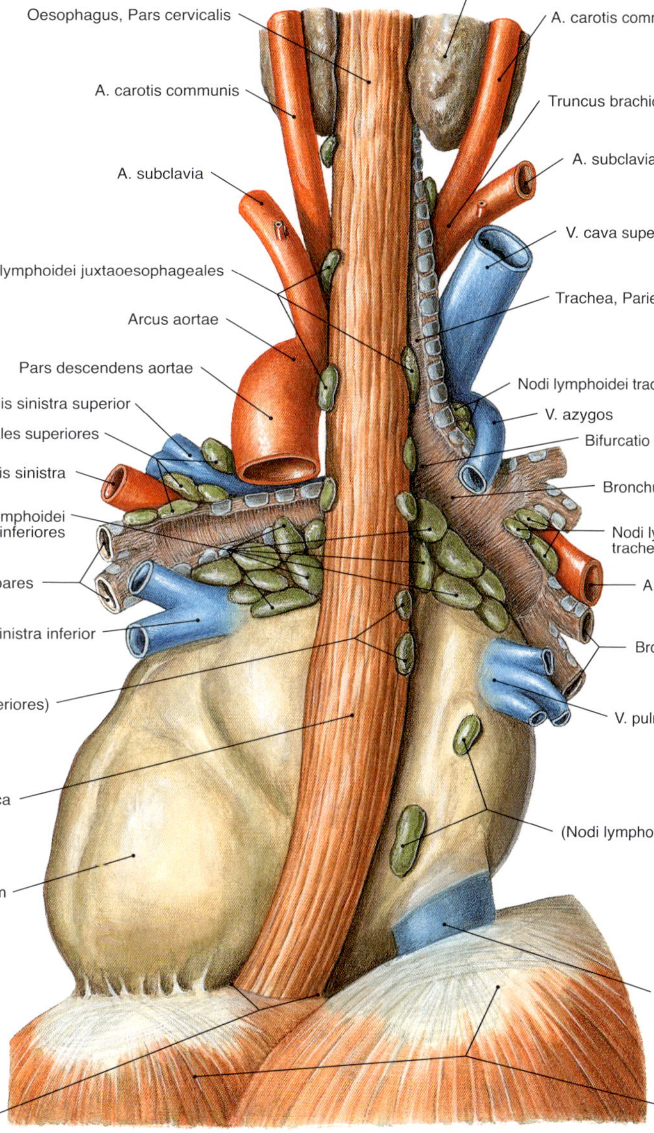

Abb. 674 Lymphknoten der Brustorgane,
Nodi lymphoidei thoracis;
von dorsal.

Speiseröhre, Röntgen und Oesophagoskopie

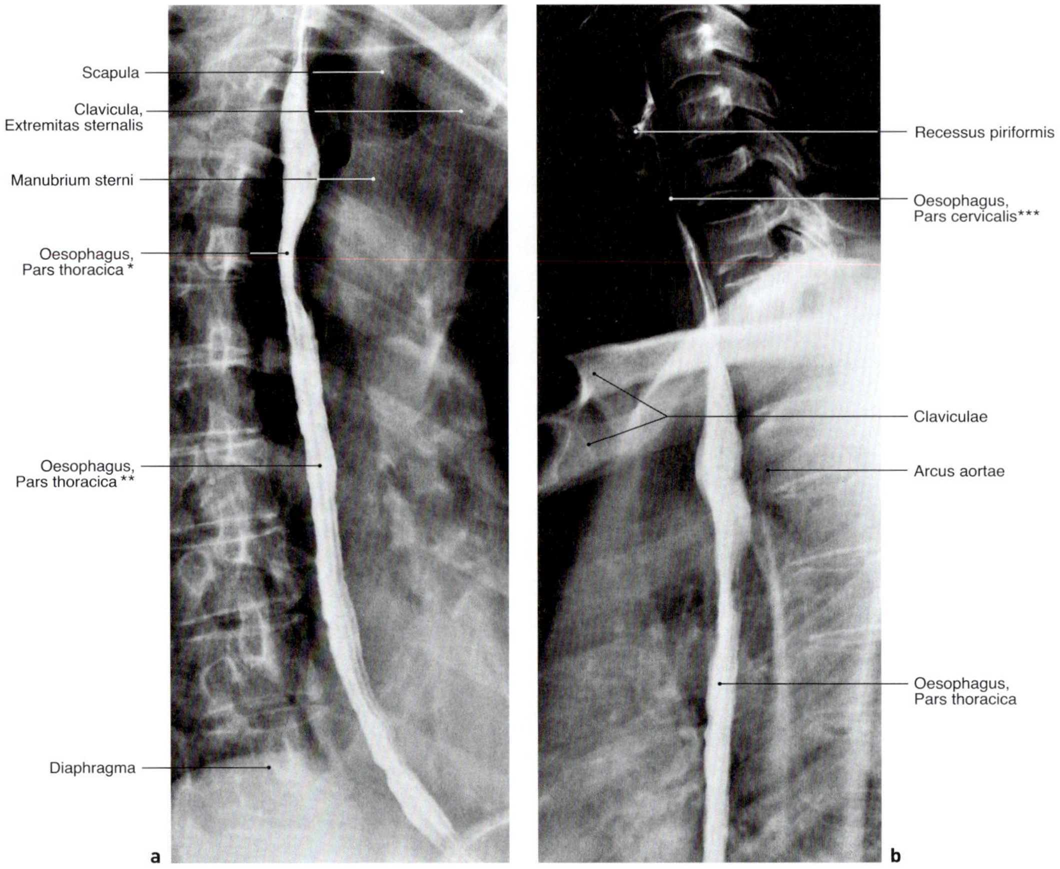

Abb. 675 a, b Speiseröhre, Oesophagus; Röntgenbild nach Schlucken von Kontrastmittel.
a Einstellung: im I. schrägen Durchmesser (von links vorn nach rechts hinten)
b Einstellung: im II. schrägen Durchmesser (von rechts vorn nach links hinten)

* Oesophagusenge durch den Arcus aortae
** retrokardial gelegener Abschnitt
*** Oesophagusenge am Beginn des Oesophagus

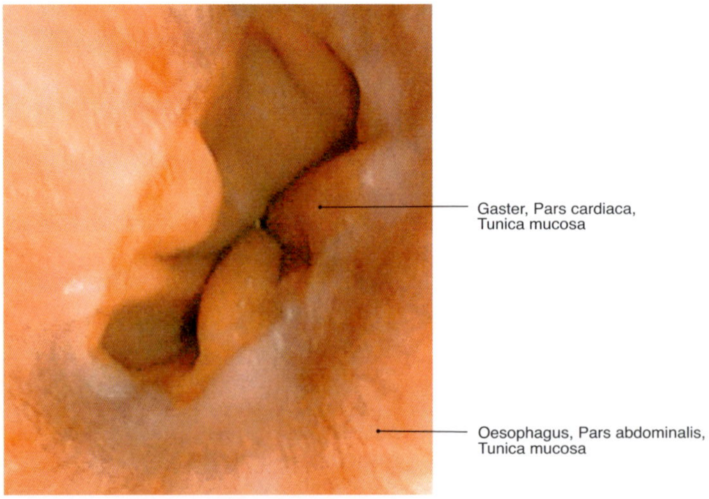

Abb. 676 Speiseröhre, Oesophagus; Oesophagoskopie (Technik siehe Abb. 718); von kranial.

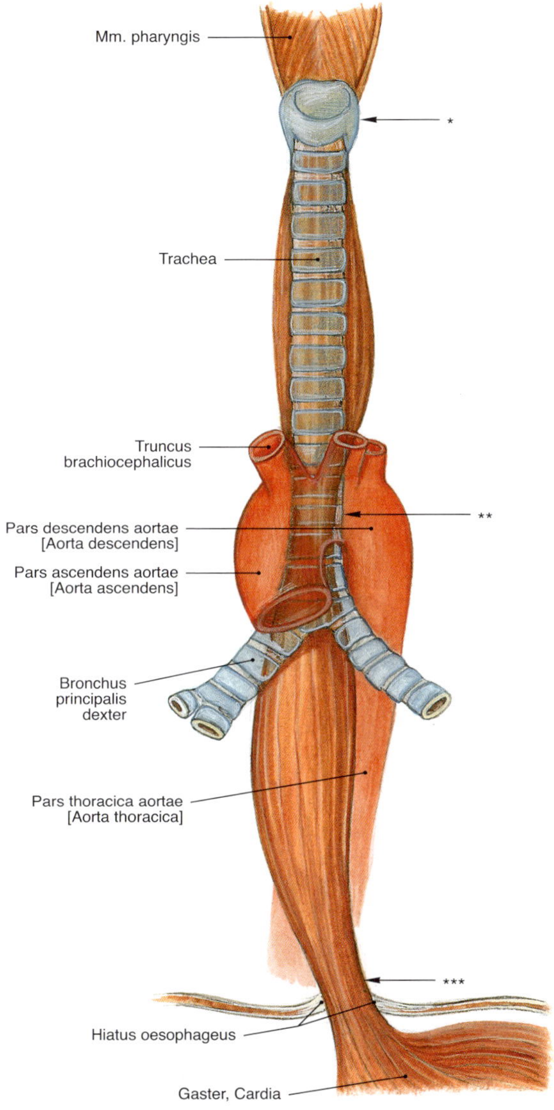

Abb. 677 Speiseröhre, Oesophagus; Engstellen.
* Oesophagusmund
** Aortenenge
*** Zwerchfellenge

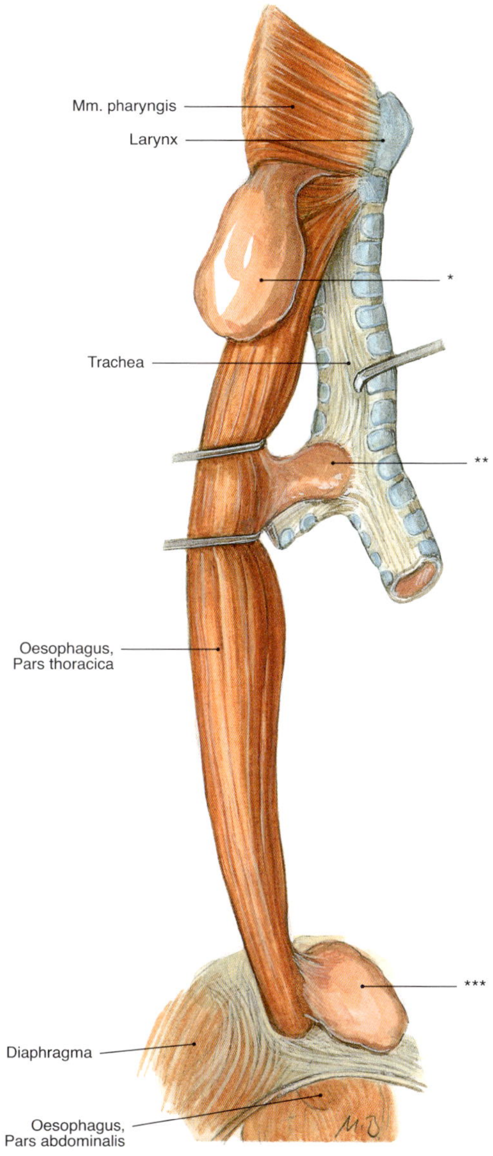

Abb. 678 Speiseröhre, Oesophagus; typische Lage und Häufigkeit von Divertikeln.
* zervikales Divertikel (ZENKER'sches Divertikel), (~ 70%)
** Traktionsdivertikel (~ 22%)
*** epiphrenisches Divertikel (~ 8%)

Bries

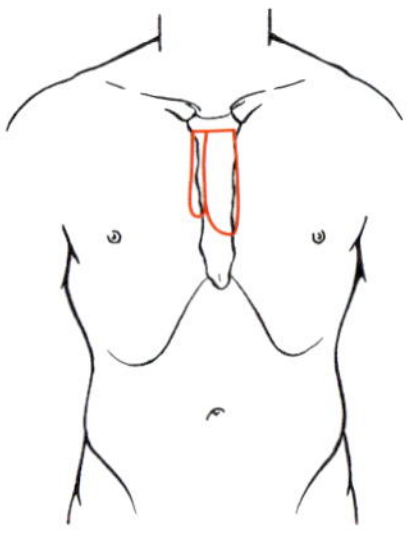

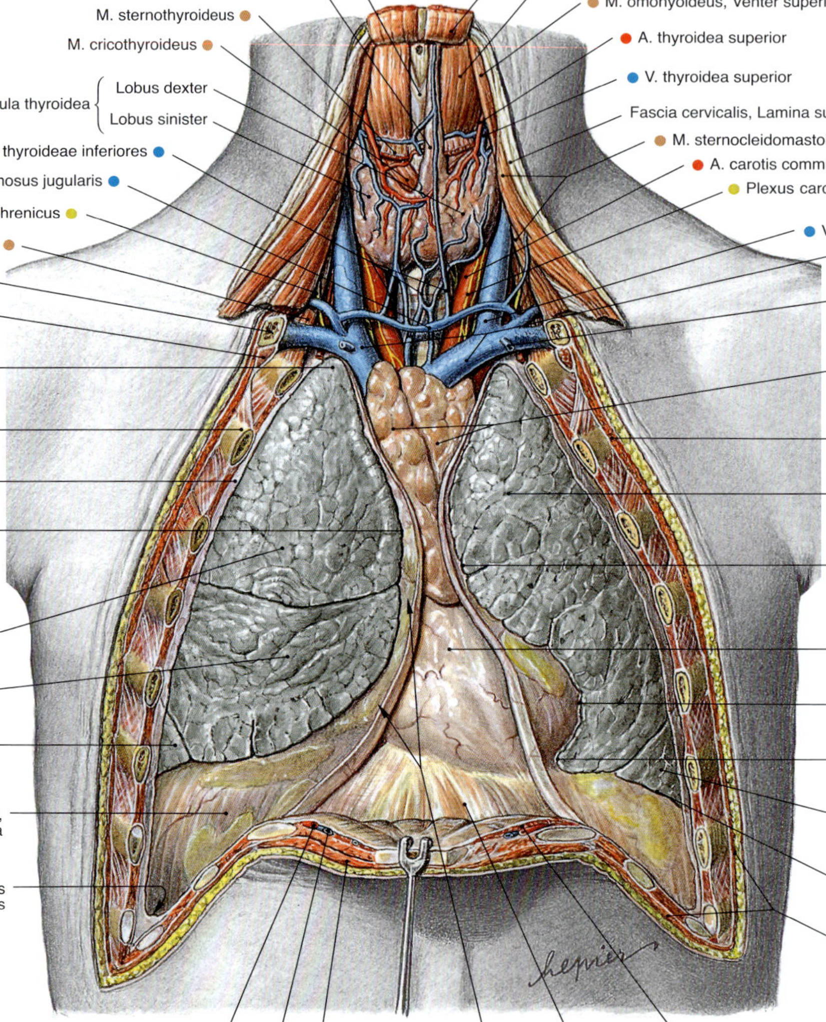

→ 781

Abb. 679 Bries, Thymus; Herzbeutel, Pericardium; und Lungen, Pulmones, eines Jugendlichen. Beachte die Größe des Thymus beim jungen Erwachsenen. Beim alten Menschen ist das Thymusgewebe fast vollständig durch Fettgewebe ersetzt.

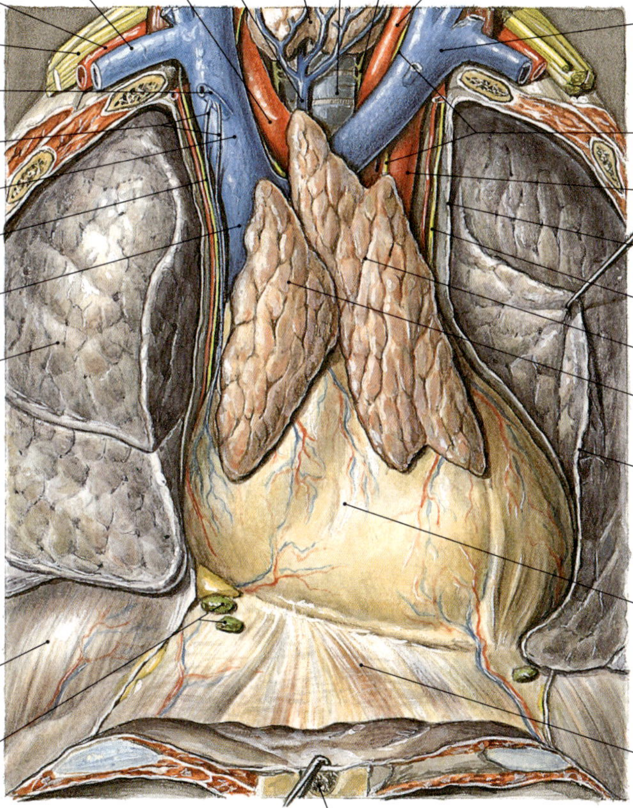

Abb. 680 Bries, Thymus, eines Jugendlichen.

→ 781

Pleurahöhle

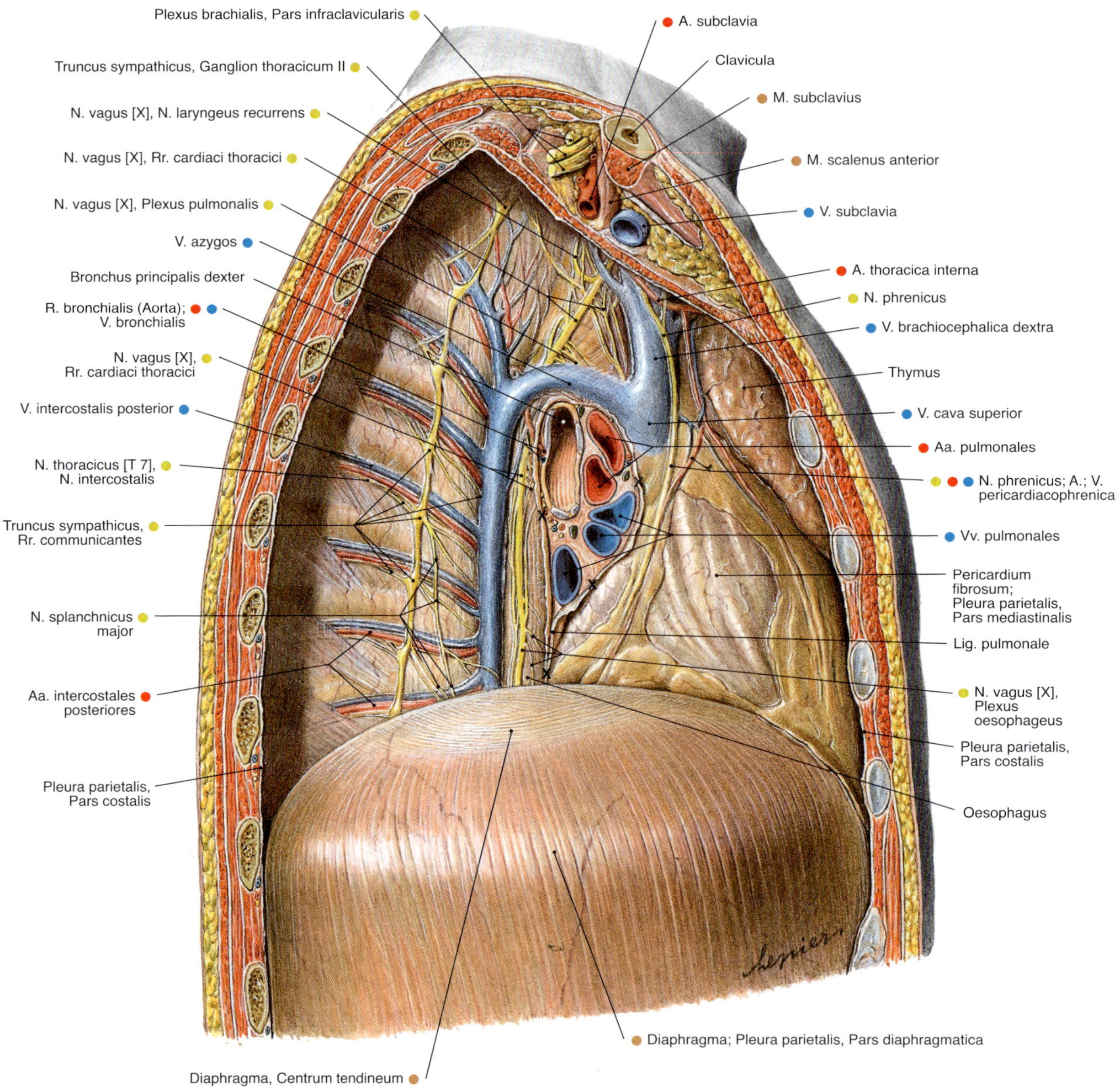

Abb. 681 Pleurahöhle, Cavitas pleuralis, und Mediastinum eines Jugendlichen;
seitliche Brustwand und rechte Lunge entfernt;
von rechts.
Die mit x gekennzeichneten Stellen markieren den Umschlagrand der Pleura visceralis in die Pleura parietalis an der Lungenwurzel und am Lig. pulmonale.

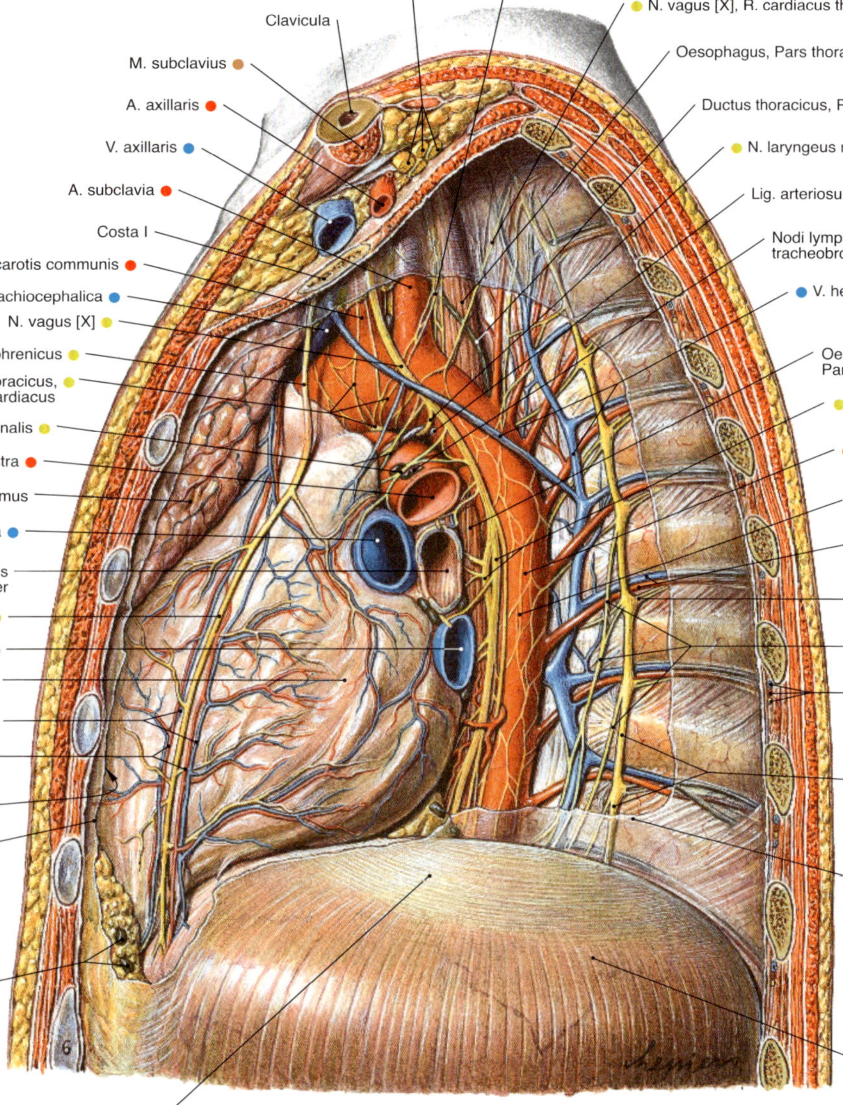

Abb. 682 Pleurahöhle, Cavitas pleuralis, und Mediastinum eines Jugendlichen;
von links.
Beim alten Menschen ist der Thymus fast völlig durch Fettgewebe ersetzt.

Aortenbogen

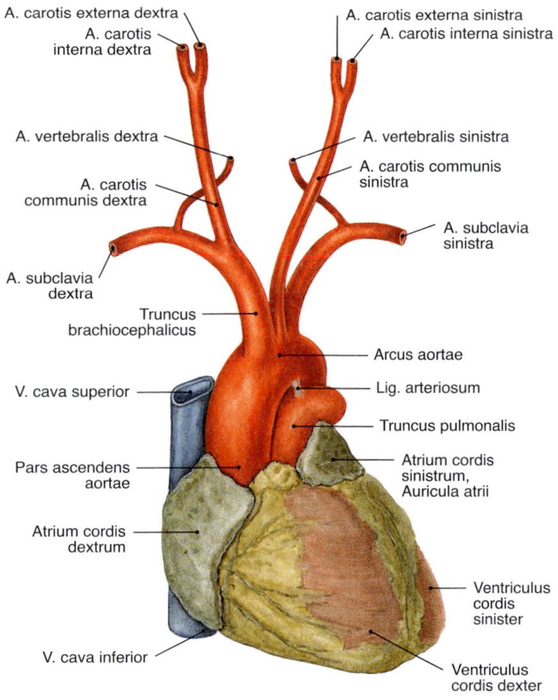

Abb. 683 Herz, Cor, und Aortenbogen, Arcus aortae, mit Abgängen der großen Arterien; von ventral.

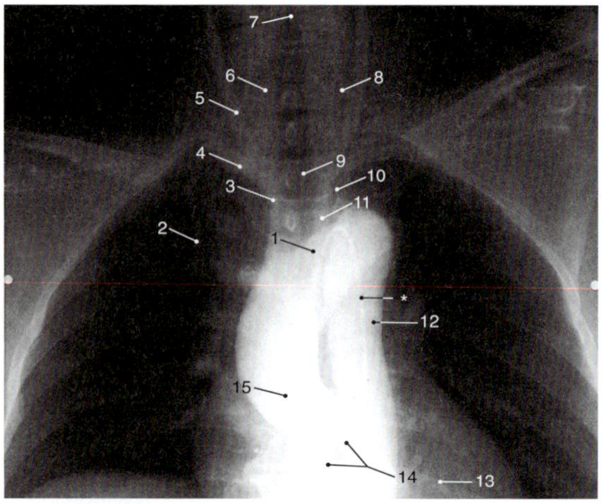

1 Arcus aortae
2 A. thoracica interna
3 Truncus brachiocephalicus
4 A. subclavia dextra
5 A. carotis communis dextra
6 A. vertebralis dextra
7 Rima glottidis
8 A. vertebralis sinistra
9 Trachea
10 A. subclavia sinistra
11 A. carotis communis sinistra
12 Pars descendens aortae
13 Cor
14 Valva aortae
15 Pars ascendens aortae

Abb. 684 Aortenbogen, Arcus aortae, und Äste; ap-Röntgenbild nach Injektion eines Kontrastmittels in den Bulbus aortae; von ventral.
* Katheter

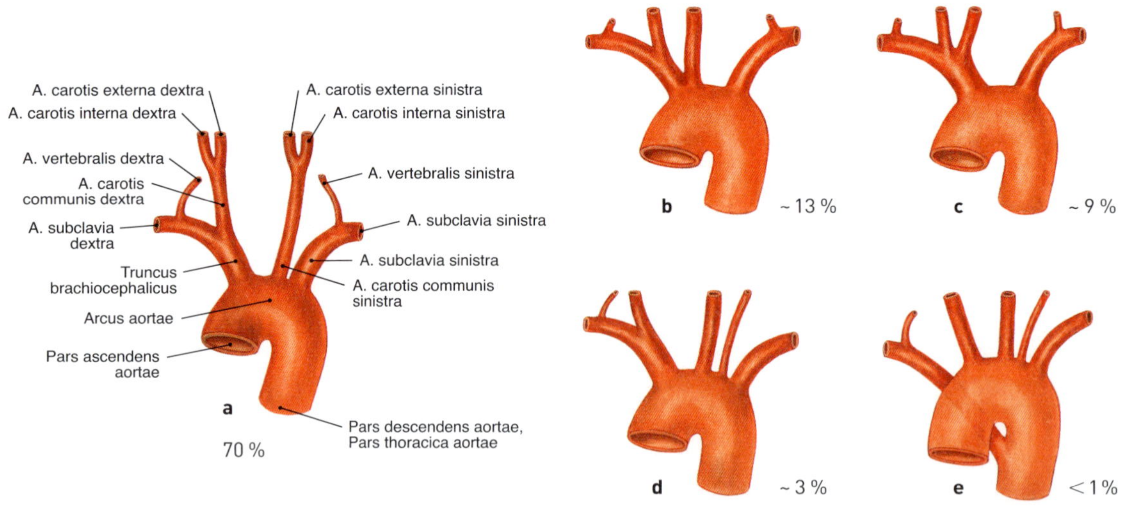

Abb. 685 a–e Varietäten der Abgänge der großen Arterien vom Arcus aortae.

- **a** „Lehrbuchfall"
- **b** gemeinsamer Ursprung von Truncus brachiocephalicus und A. carotis communis sinistra
- **c** gemeinsamer Stamm für Truncus brachiocephalicus und A. carotis communis sinistra
- **d** selbständiger Abgang der A. vertebralis sinistra aus dem Arcus aortae
- **e** Abgang der A. subclavia dextra als letzter Ast aus dem Arcus aortae
  Diese abnorme Arterie verläuft meist hinter dem Oesophagus nach rechts und kann Schluckbeschwerden hervorrufen (Dysphagia lusoria).

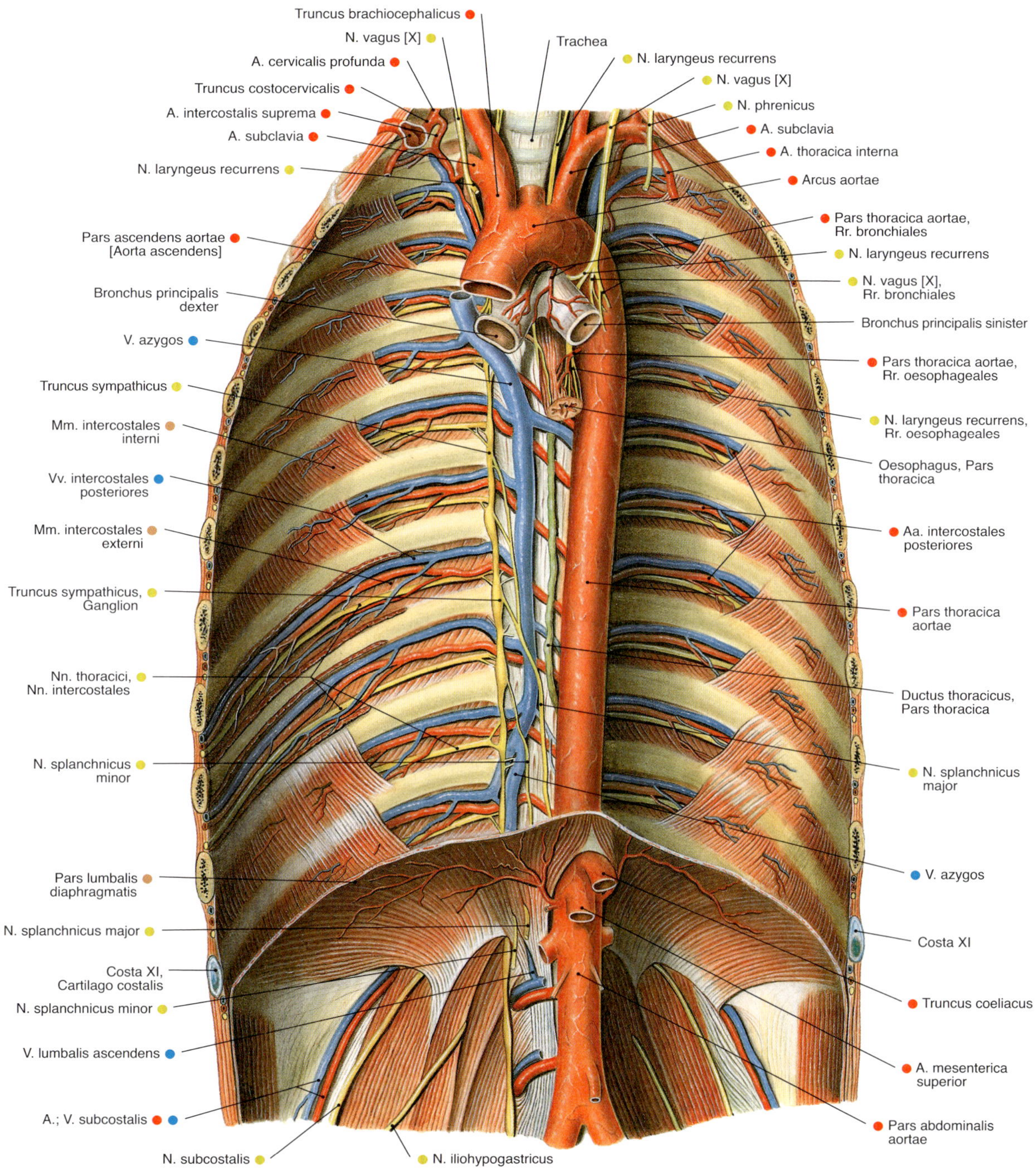

Abb. 686 Brust- und Bauchaorta, Pars thoracica aortae und Pars abdominalis aortae.

Hinteres Mediastinum

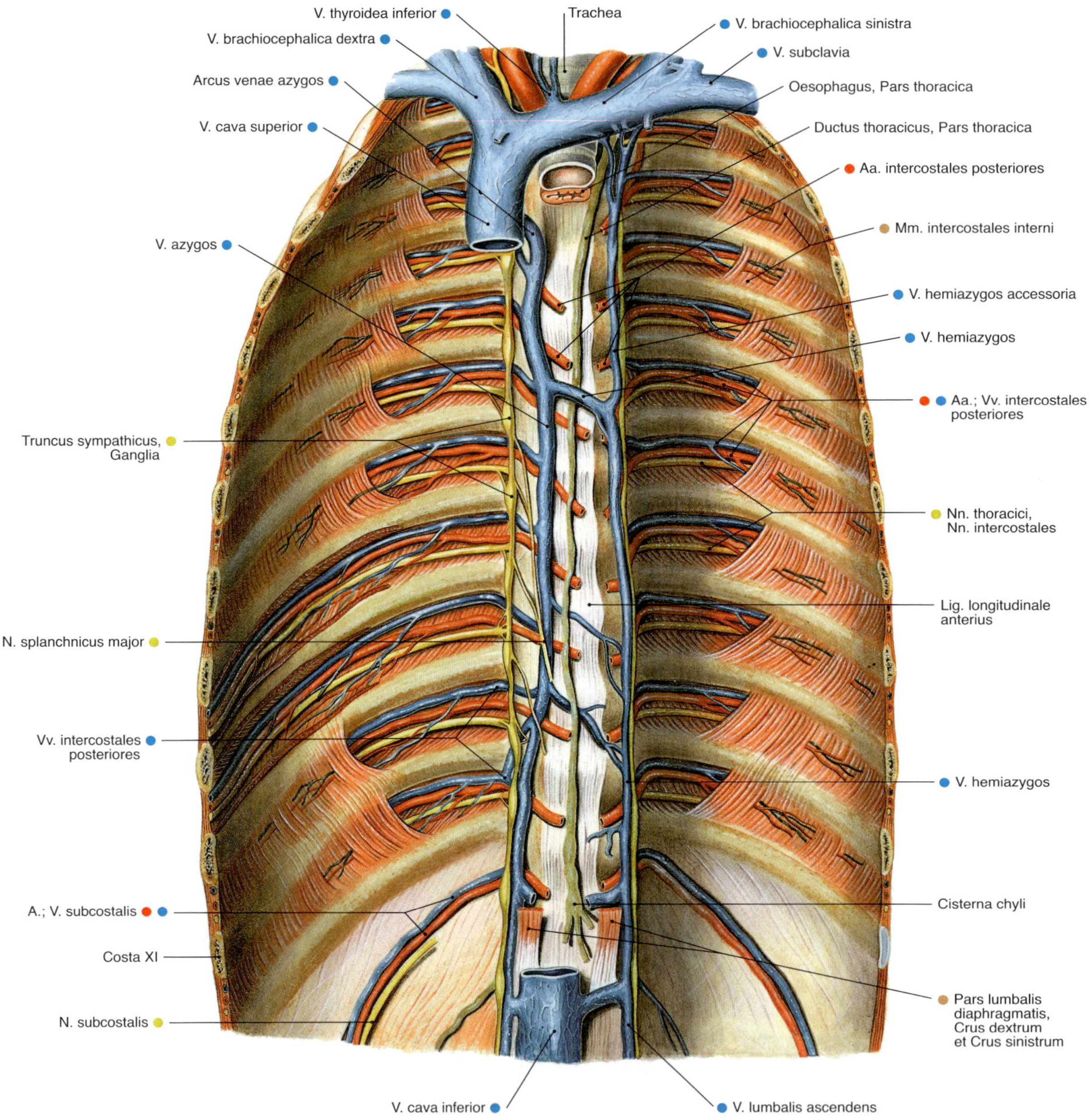

Abb. 687 Gefäße und Nerven des hinteren Mittelfells, Mediastinum posterius.

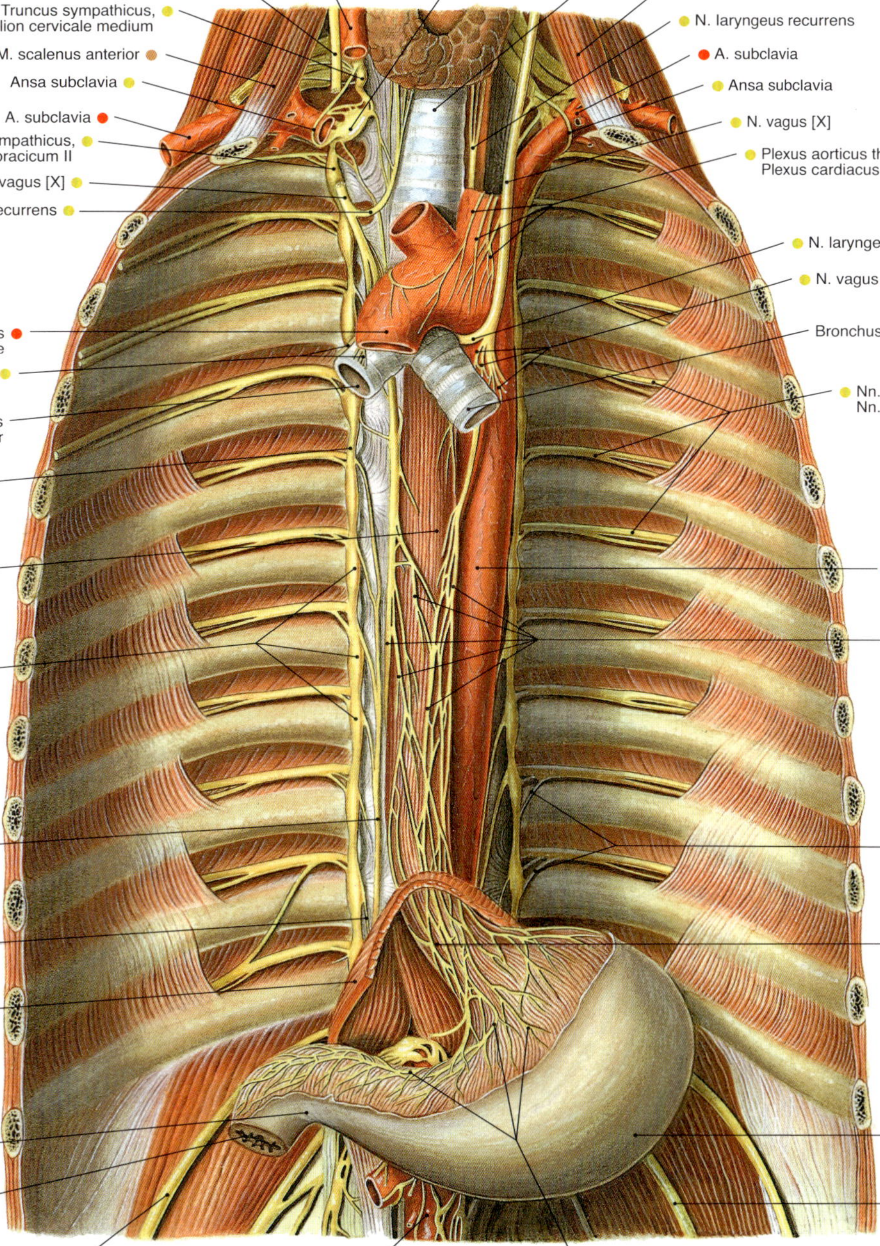

Abb. 688 Vegetatives Nervensystem der Brusthöhle, Pars thoracica autonomica.

→ 49, 50

N. phrenicus

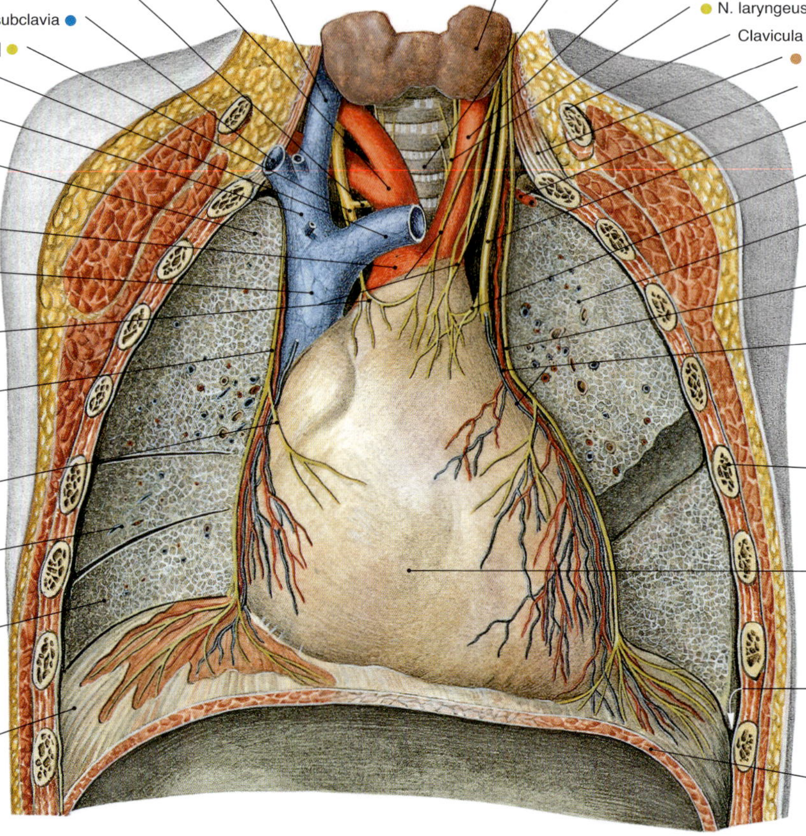

Abb. 689 Brustorgane eines Erwachsenen; vordere Brustwand entfernt; rechte und linke Lunge in der Frontalebene durchgeschnitten; von ventral.

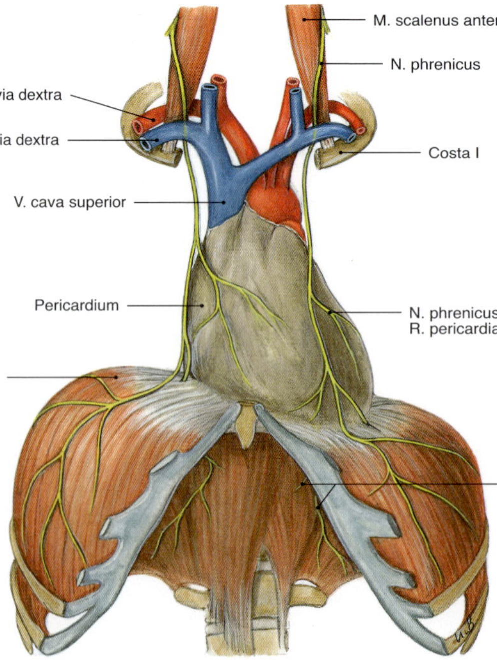

Abb. 690 Verlauf des N. phrenicus.

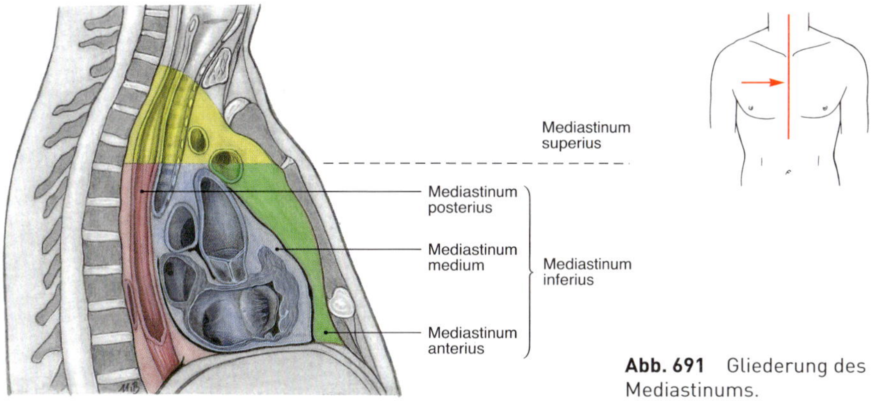

Abb. 691 Gliederung des Mediastinums.

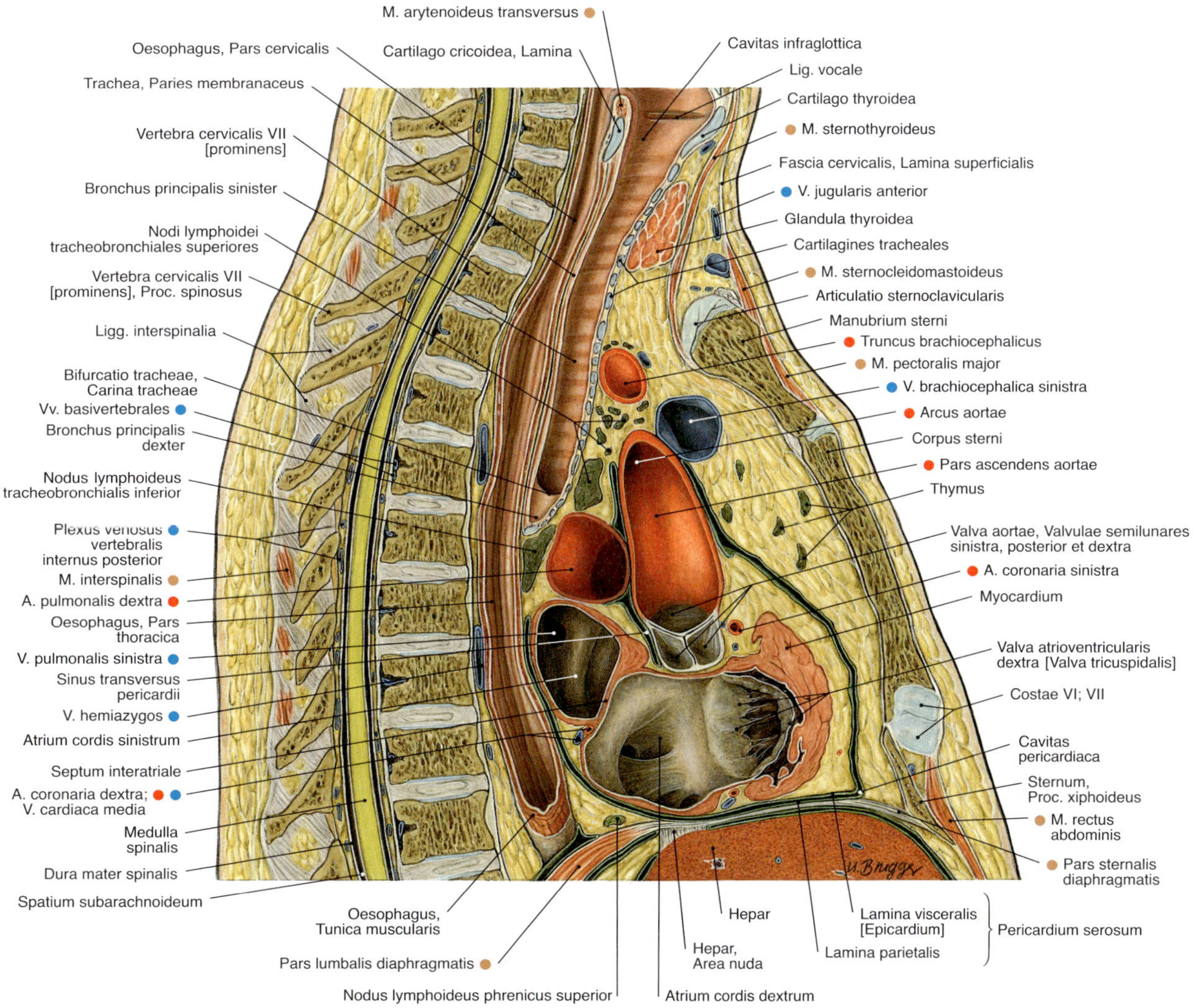

Abb. 692 Brusthöhle, Cavitas thoracis, und Mediastinum; Mediansagittalschnitt durch Hals und Thorax; von lateral rechts.

Brust, Frontalschnitte

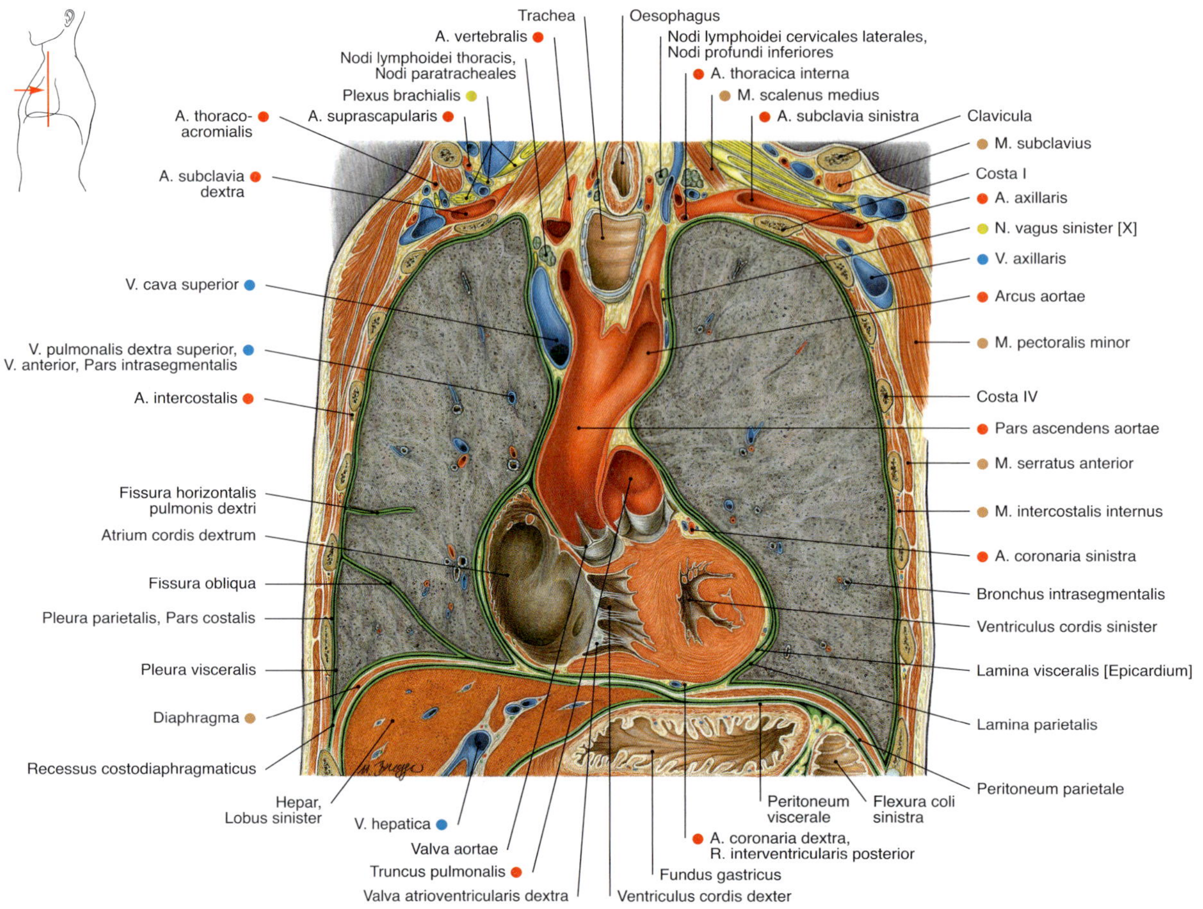

Abb. 693 Brusthöhle, Cavitas thoracis.

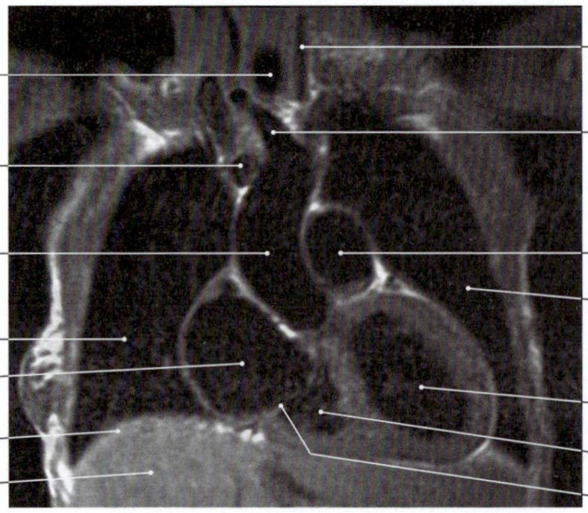

Abb. 694 Brusthöhle, Cavitas thoracis; magnetresonanztomographischer Frontalschnitt (MRT) in Höhe der V. cava superior; von ventral.

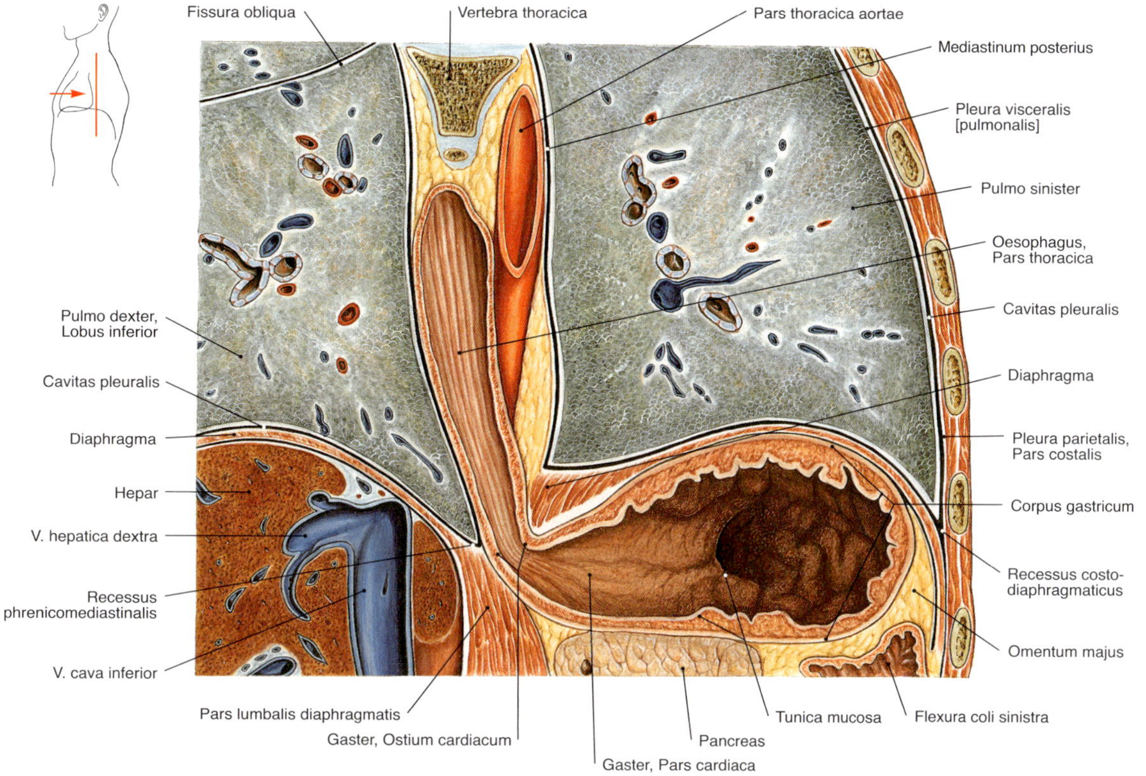

Abb. 695 Zwerchfell, Diaphragma, und Speiseröhre, Oesophagus, mit Übergang in den Magen, Gaster; Frontalschnitt durch den unteren Teil der Brust- und den oberen Teil der Bauchhöhle.

→ 919

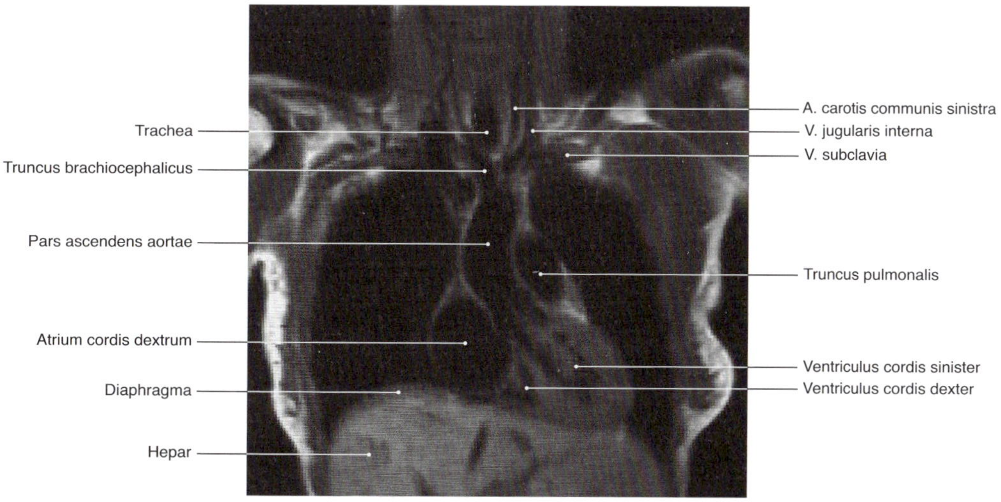

Abb. 696 Brusthöhle, Cavitas thoracis; magnetresonanztomographischer Frontalschnitt (MRT) in Höhe der Valva aortae; von ventral.

Brust, Frontalschnitte

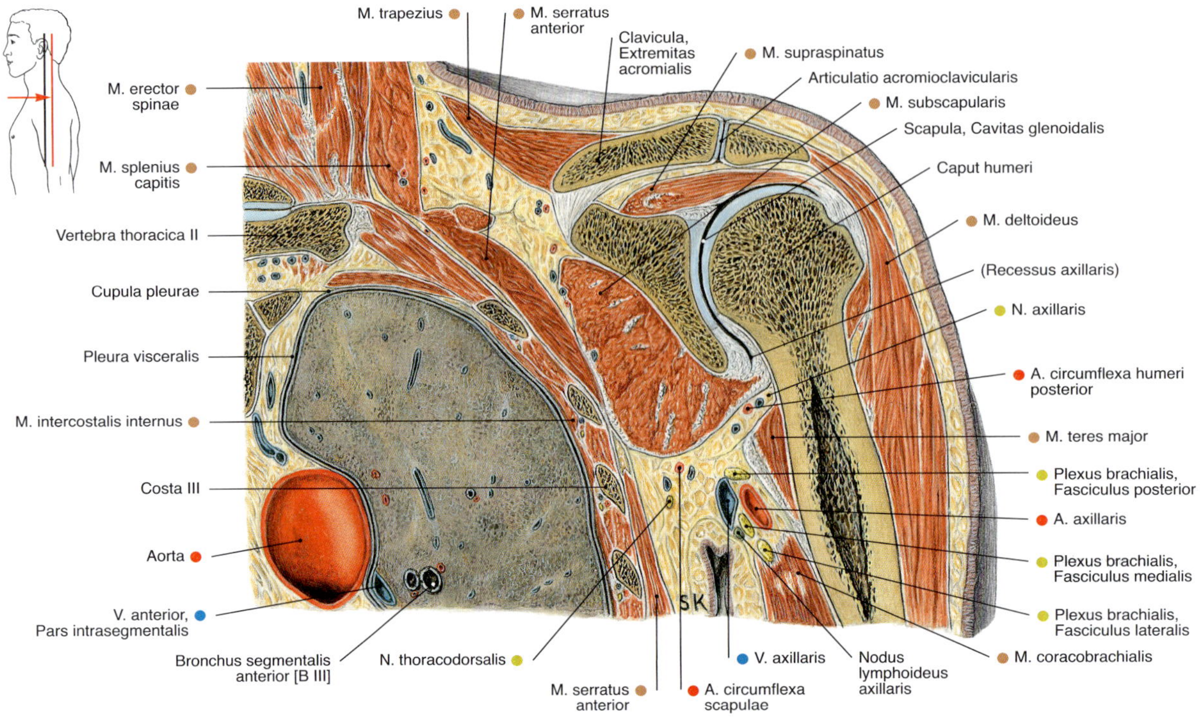

Abb. 697 Brusthöhle, Cavitas thoracis; Achselhöhle, Axilla, und Schultergelenk, Articulatio humeri.

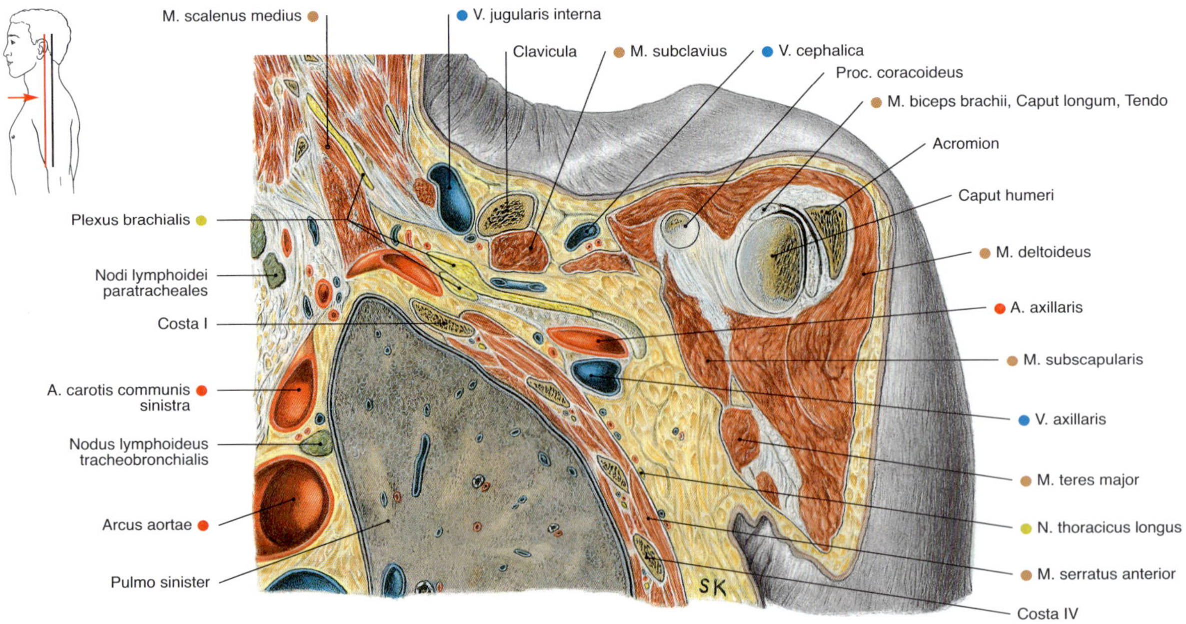

Abb. 698 Brusthöhle, Cavitas thoracis; Achselhöhle, Axilla, und Schultergelenk, Articulatio humeri.

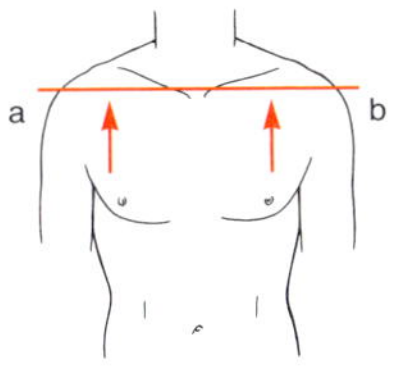

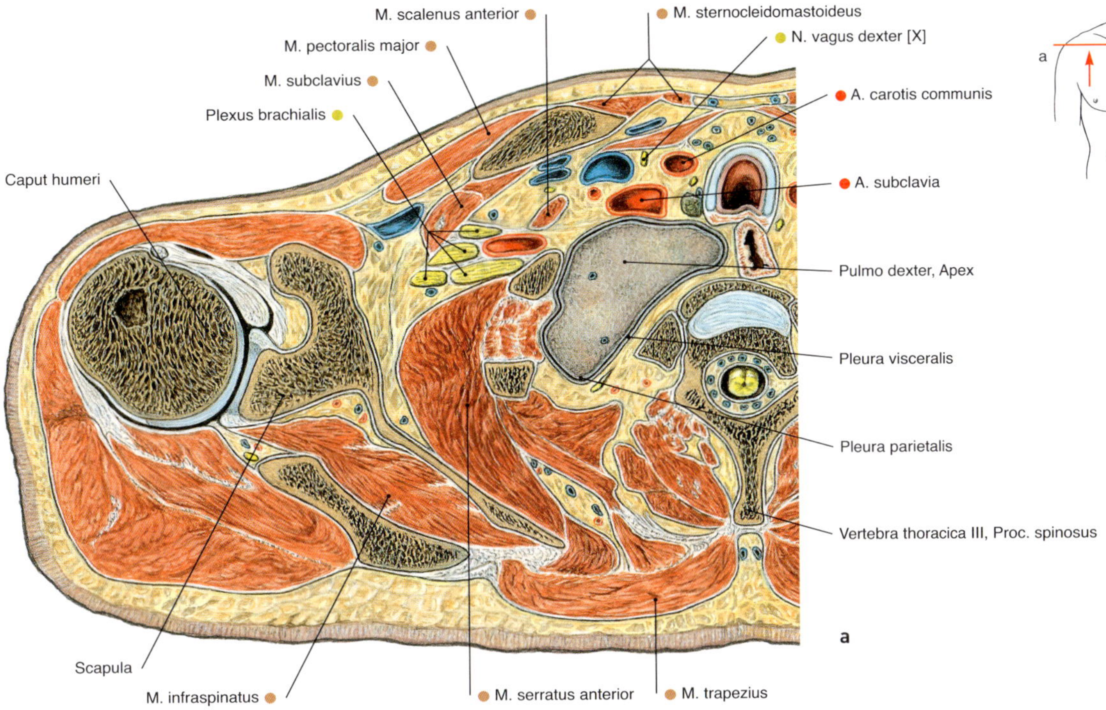

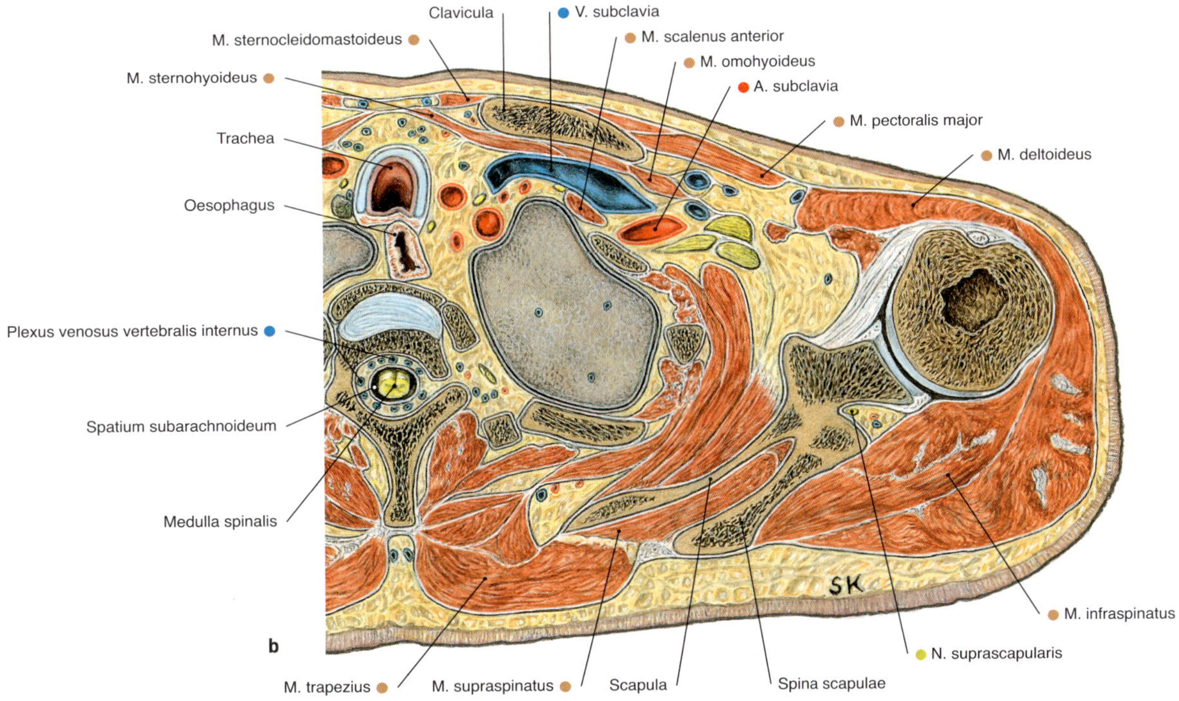

Abb. 699 a, b Brusthöhle, Cavitas thoracis; Achselhöhle, Axilla, und Schultergelenk, Articulatio humeri.

a rechte Körperhälfte
b linke Körperhälfte

→ 294

Brust, Transversalschnitte

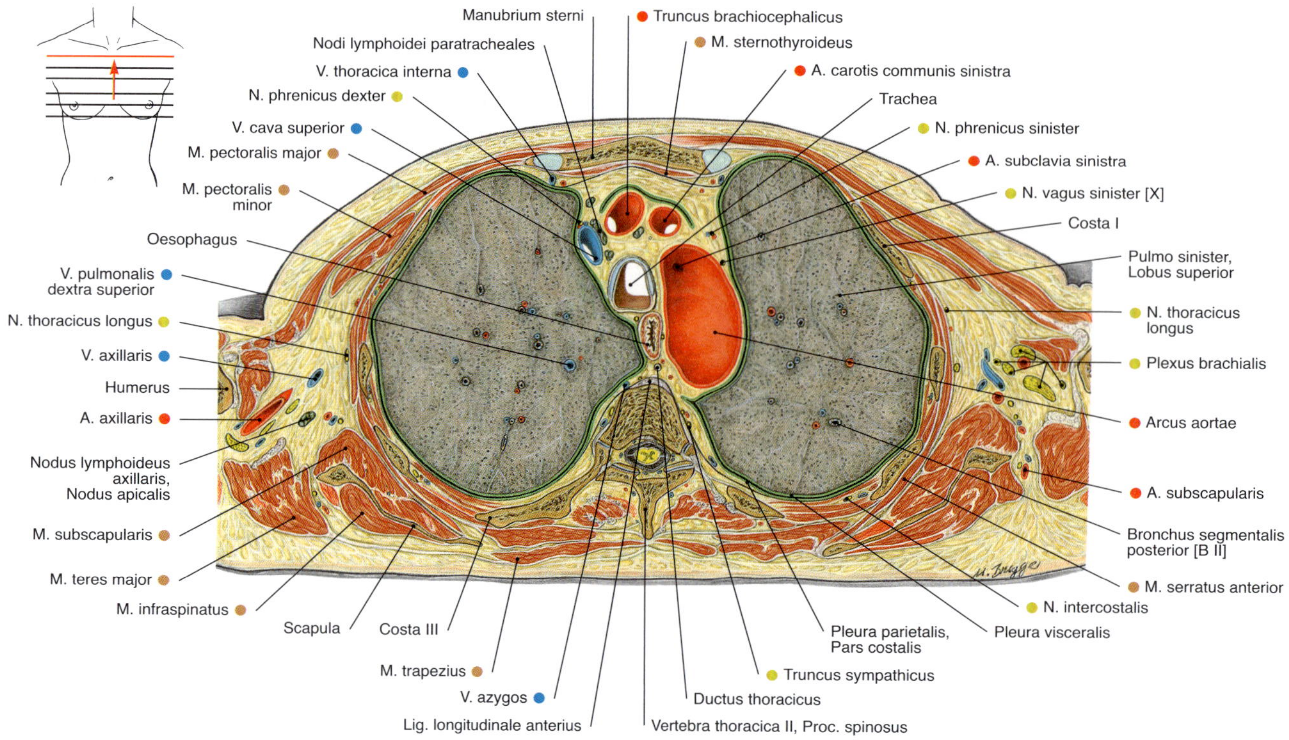

Abb. 700 Brusthöhle, Cavitas thoracis.

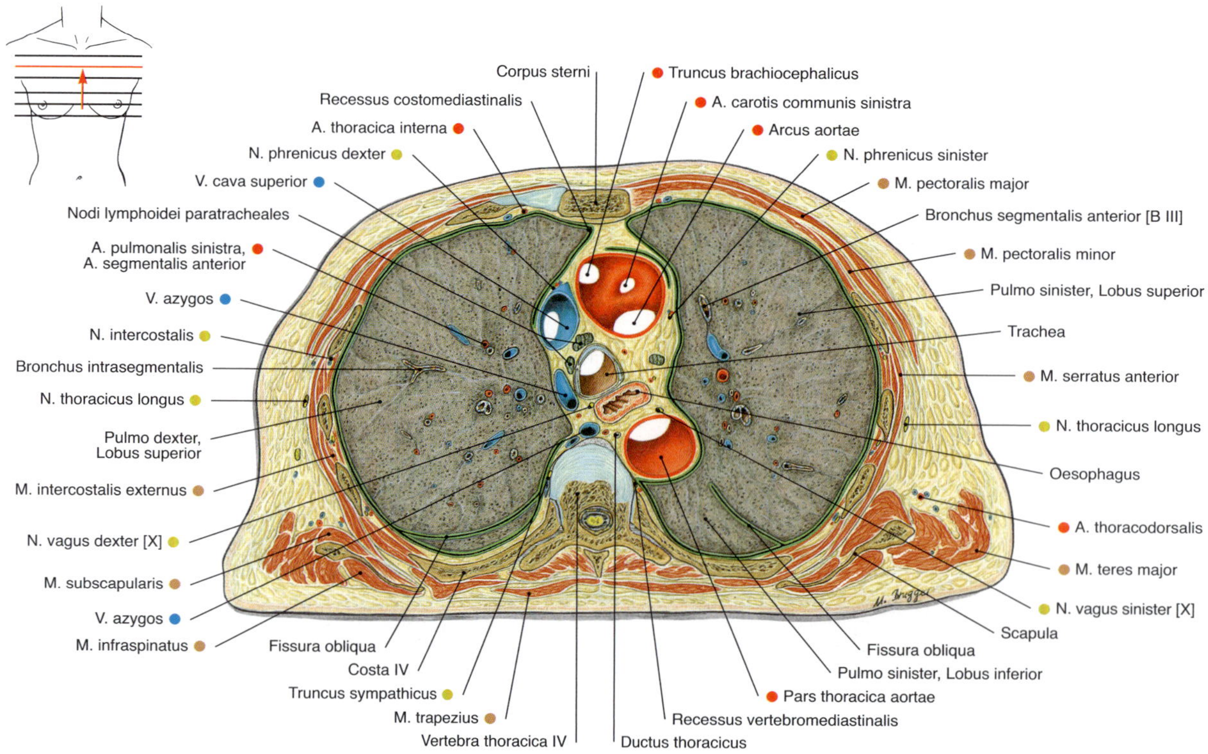

Abb. 701 Brusthöhle, Cavitas thoracis.

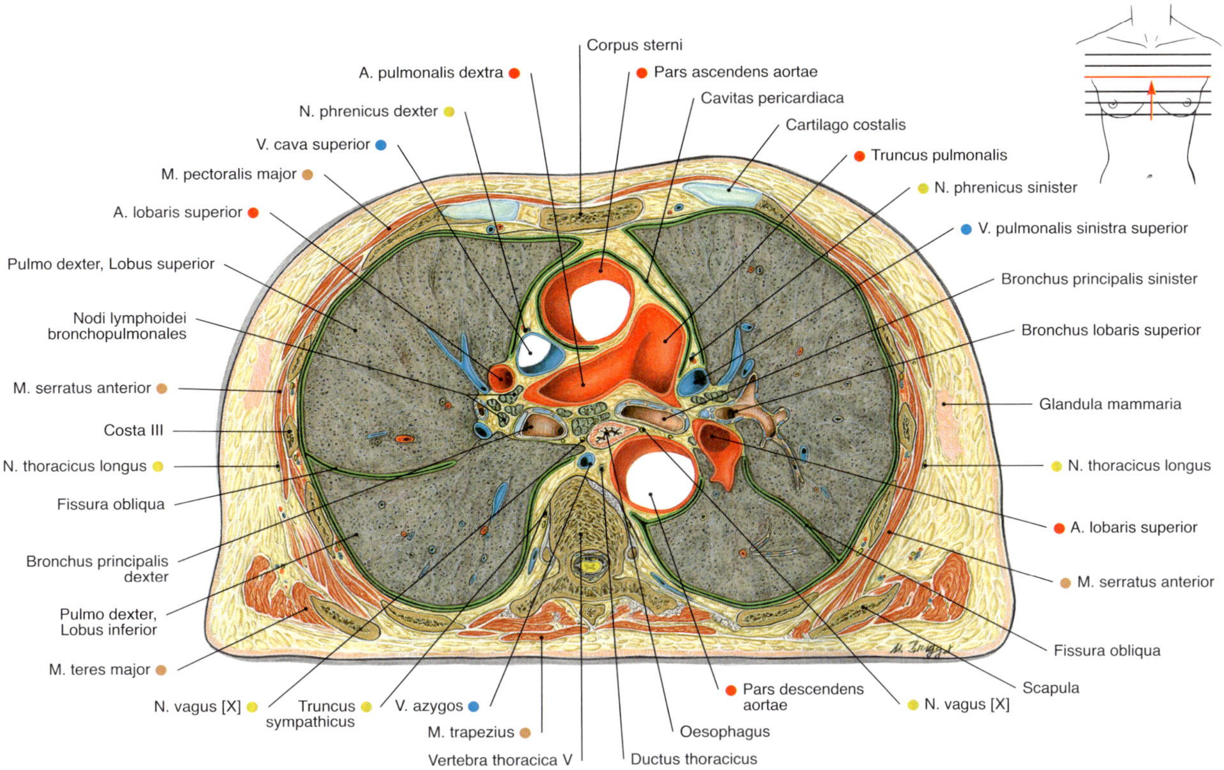

Abb. 702 Brusthöhle, Cavitas thoracis.

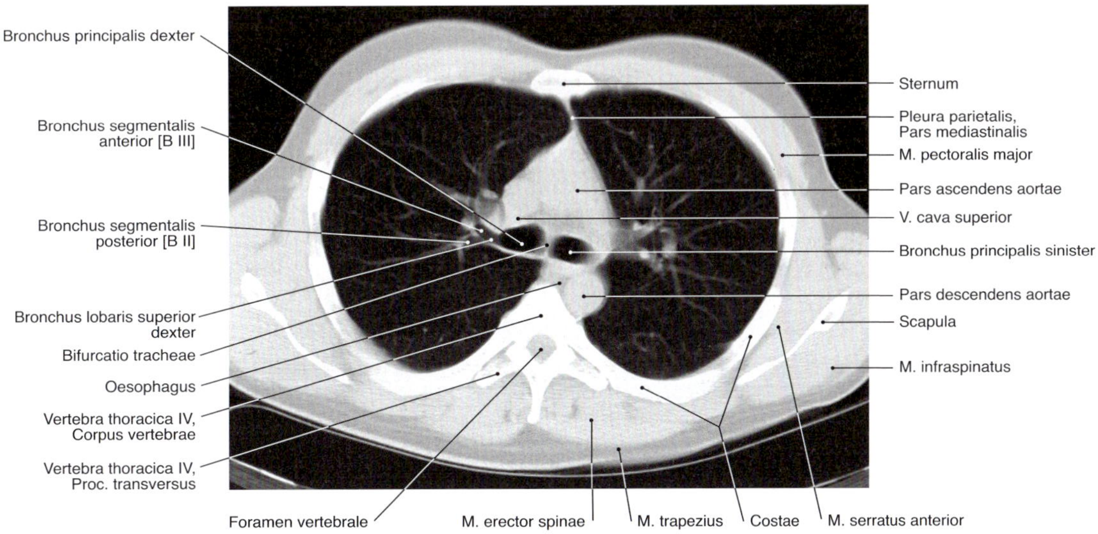

Abb. 703 Brusthöhle, Cavitas thoracis; computertomographischer Querschnitt (CT).

Brust, Transversalschnitte

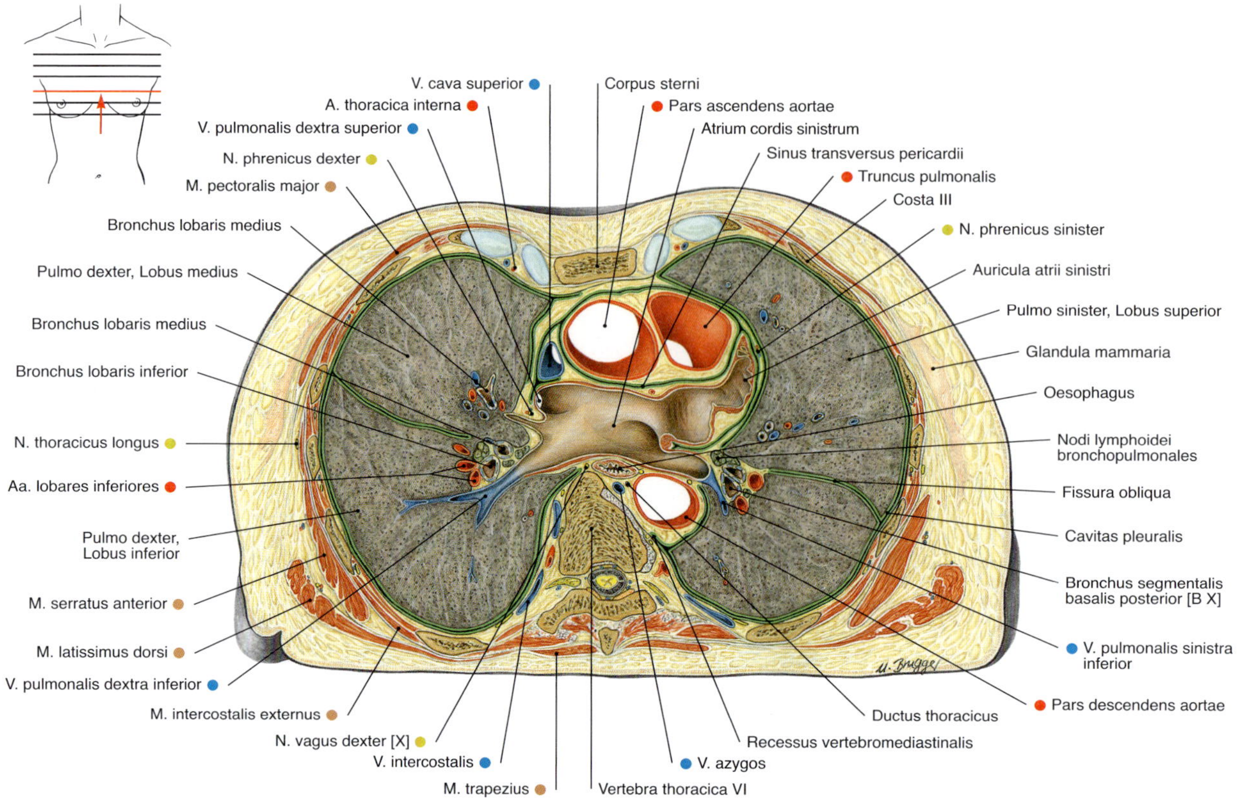

Abb. 704 Brusthöhle, Cavitas thoracis.

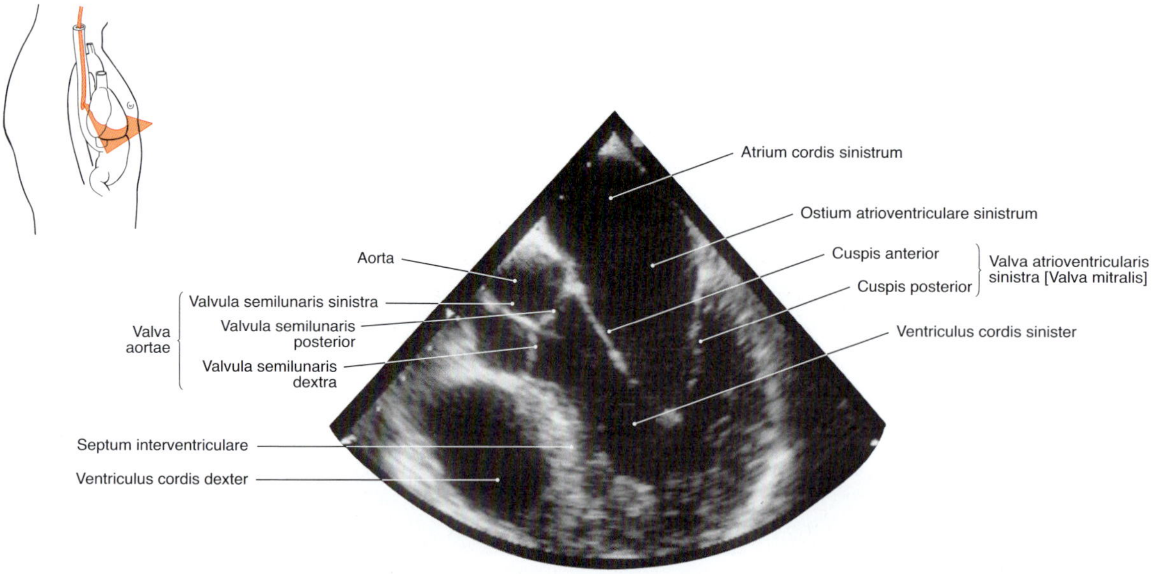

Abb. 705 Herz, Cor;
Ultraschallbild vom Oesophagus aus
(transoesophageale Echocardiographie).

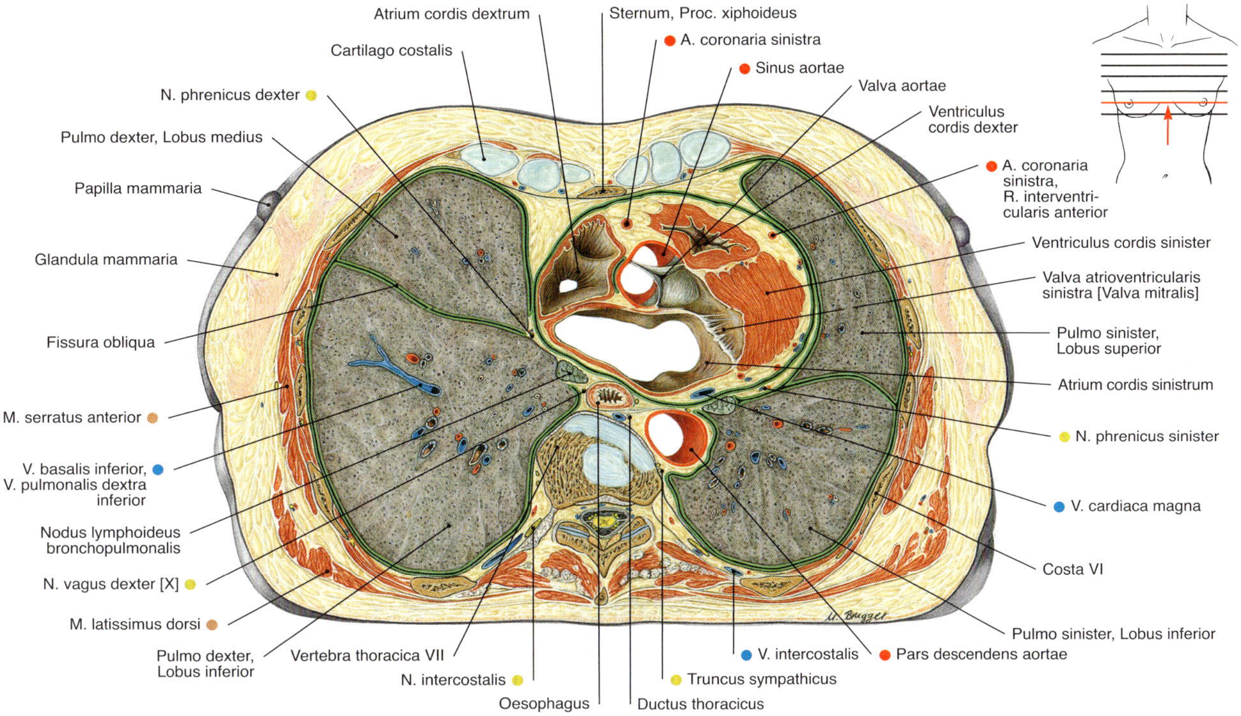

Abb. 706 Brusthöhle, Cavitas thoracis.

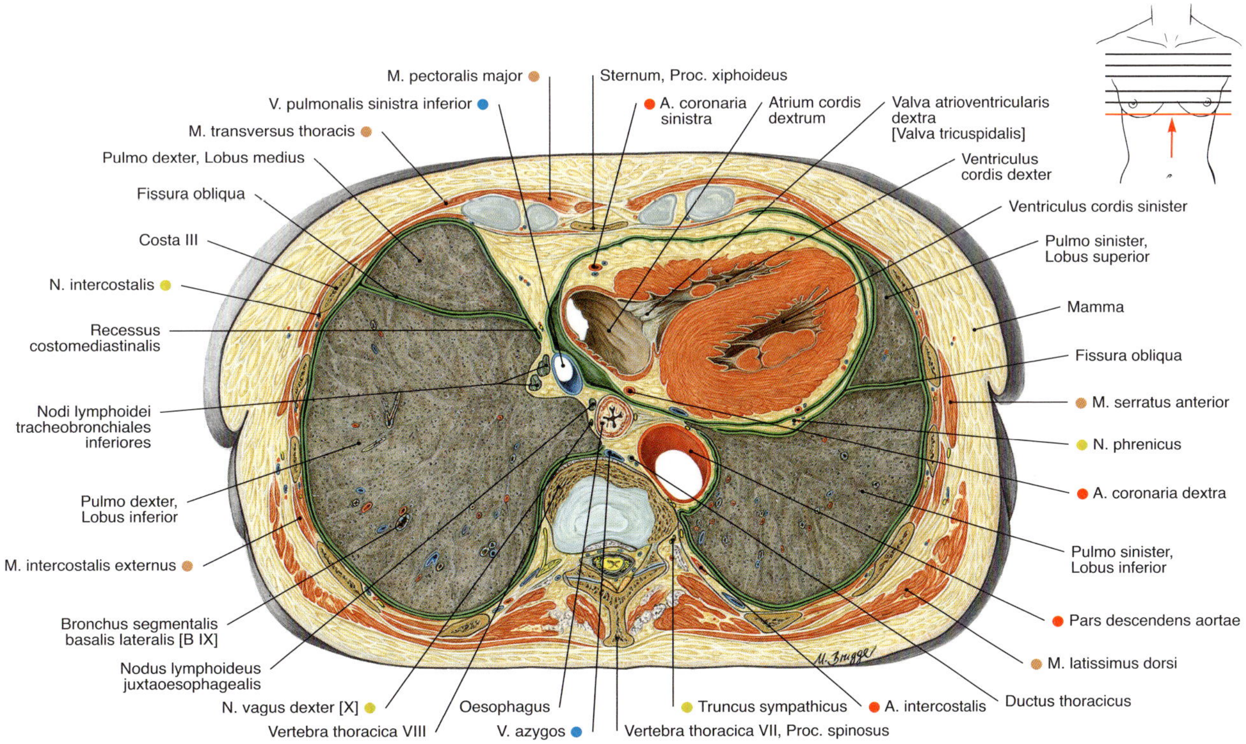

Abb. 707 Brusthöhle, Cavitas thoracis.

Magen

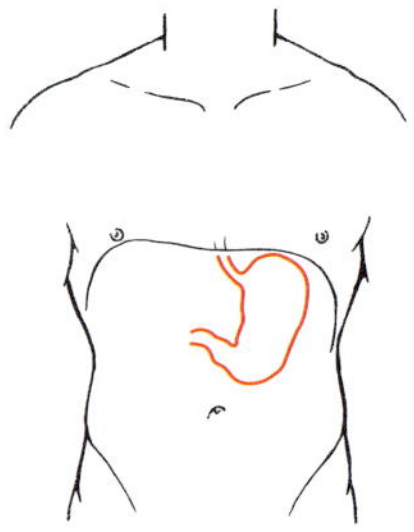

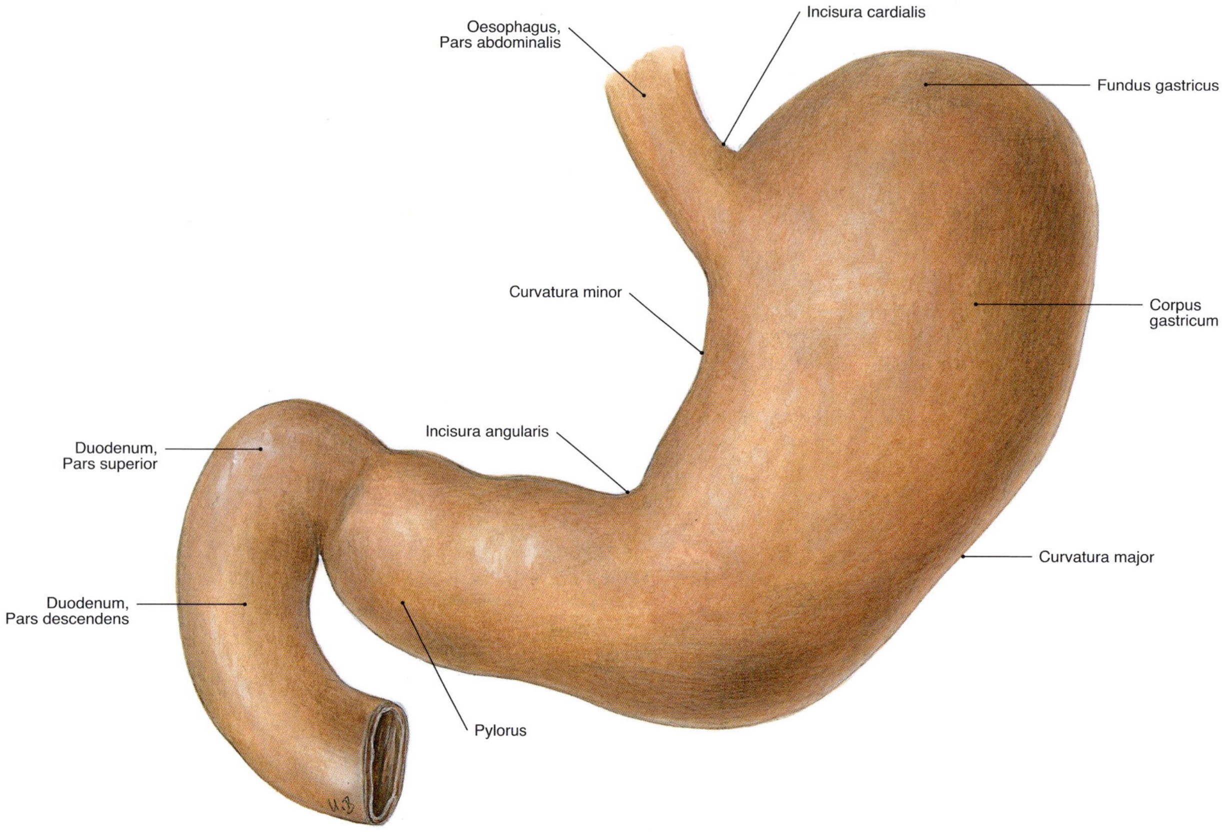

Abb. 708 Magen, Gaster; von ventral.

Muskulatur des Magens

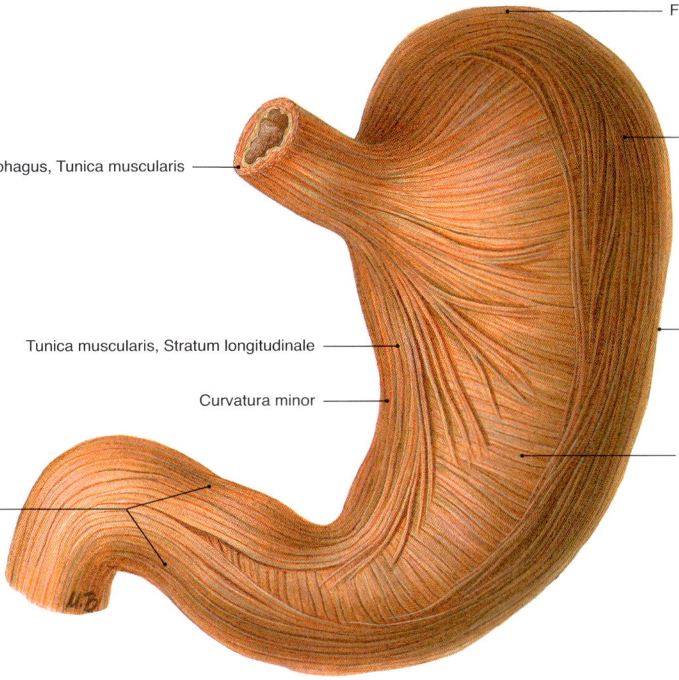

Abb. 709 Magen, Gaster; äußere Muskelschichten; von ventral.

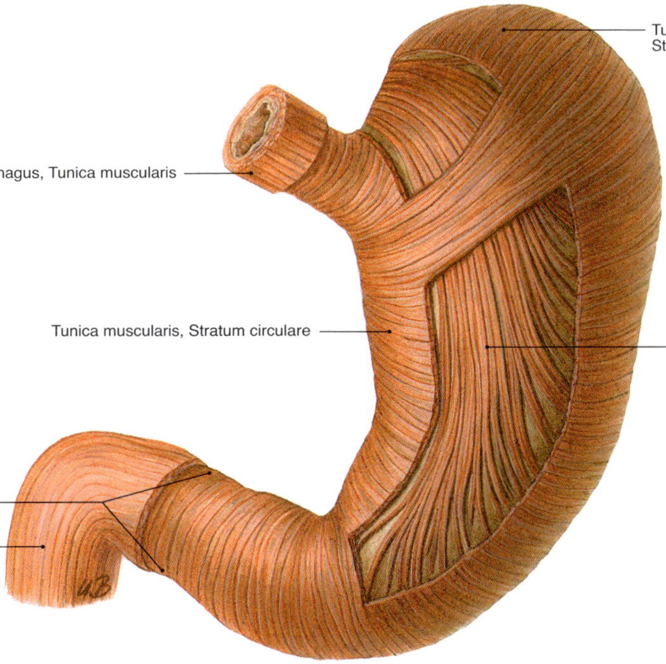

Abb. 710 Magen, Gaster; Peritoneum entfernt; innere Muskelschichten; von ventral.

Magen, Aufbau

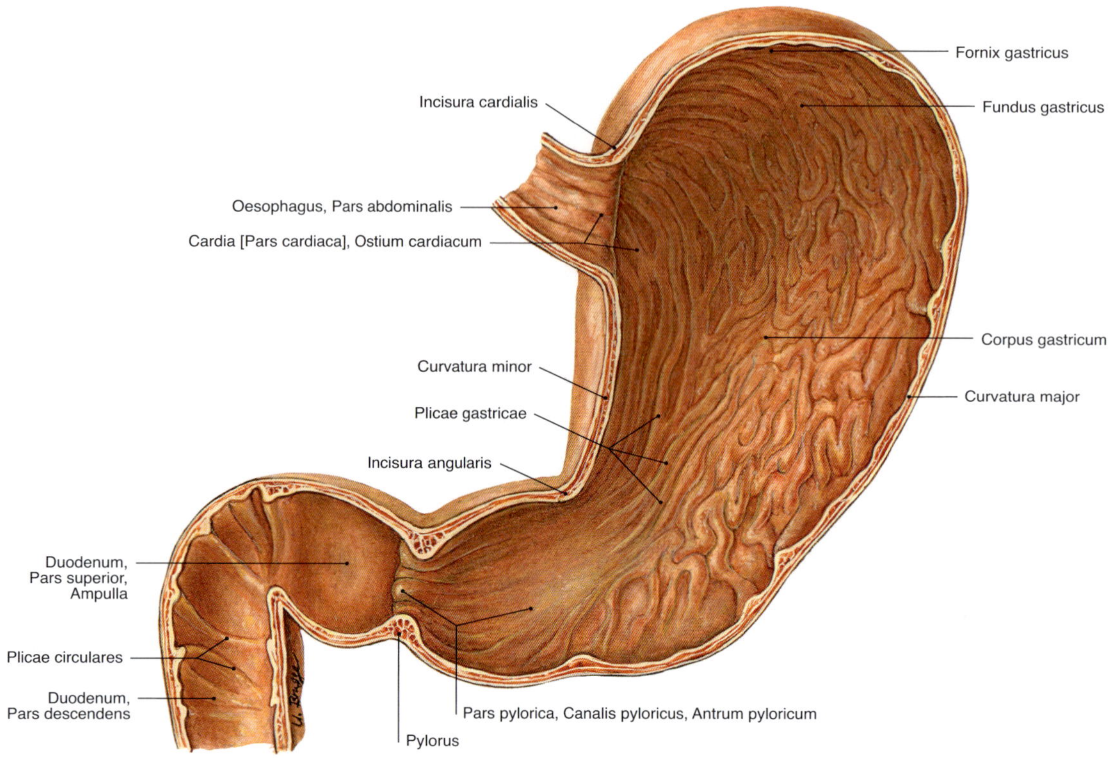

Abb. 711 Magen, Gaster, und Zwölffingerdarm, Duodenum; von ventral.

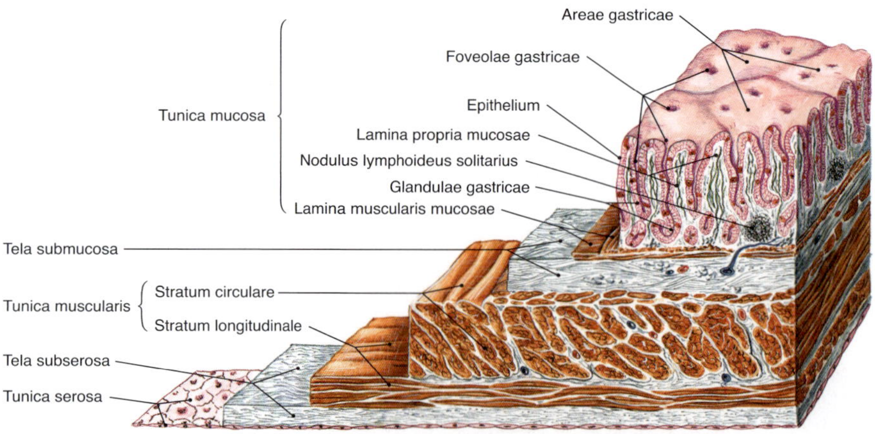

Abb. 712 Schema der Magenwand; Wandschichten stufenweise abgetragen; Lupenvergrößerung.

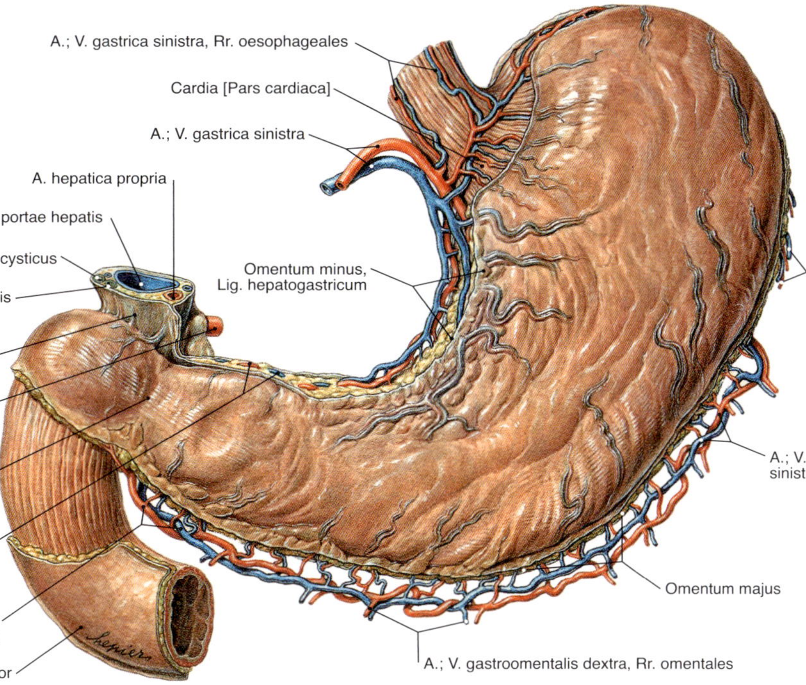

Abb. 713 Blutgefäße des Magens, Gaster; von ventral.

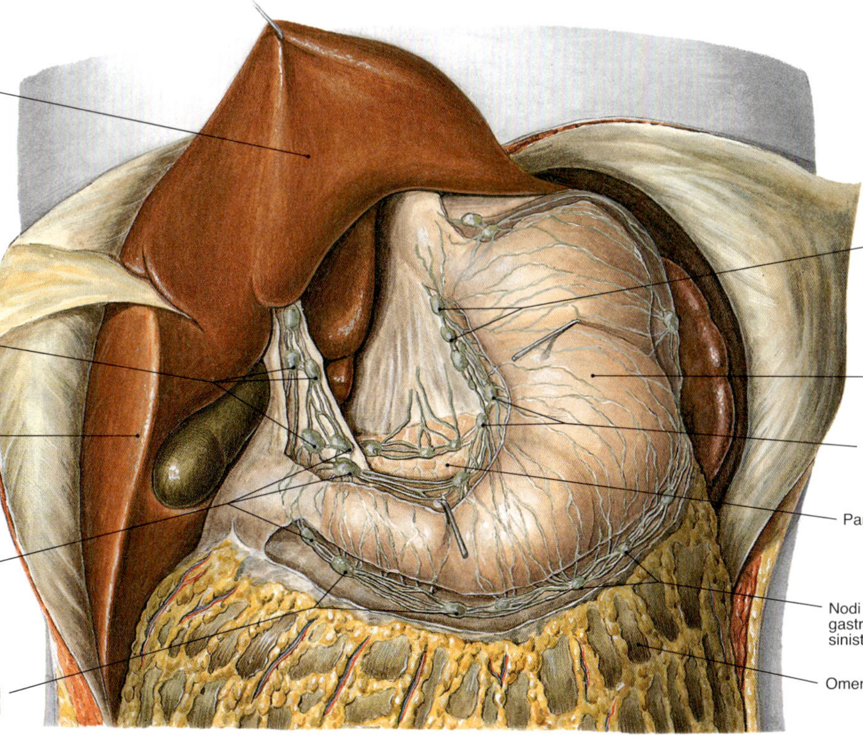

Abb. 714 Magen, Gaster, und Leber, Hepar, mit Lymphknoten, Nodi lymphoidei; von ventral.

Magen, Röntgen

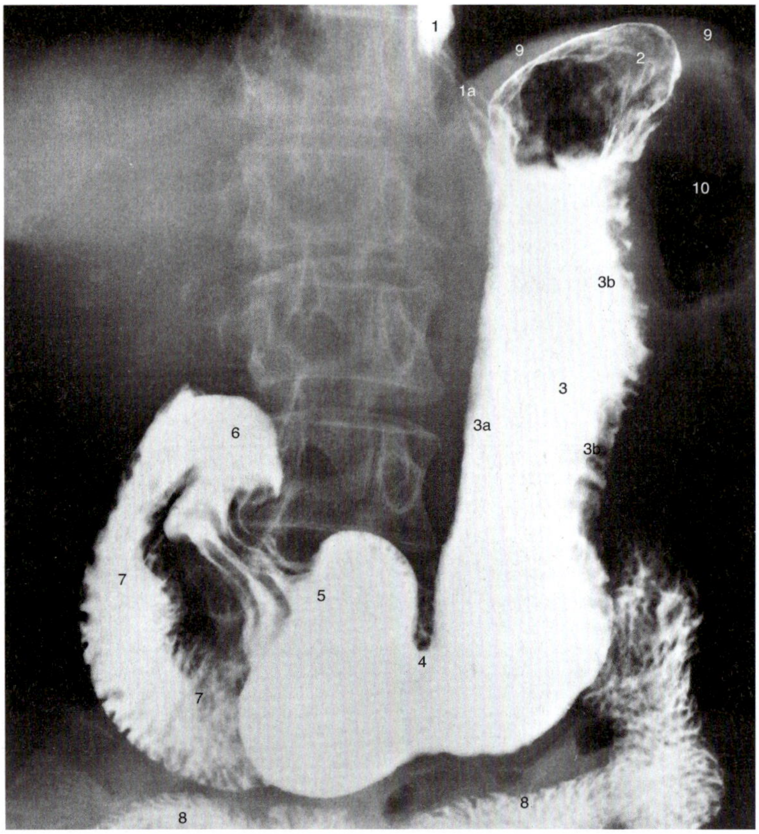

1 = Oesophagus mit Kontrastbrei. Am Übergang (1a) in den Fundus gastricus sind die Rinnen zwischen den Falten als dunkle Streifen sichtbar.
2 = Fundus gastricus mit Luftblase
3 = Corpus gastricum
3a = Curvatura minor
3b = Curvatura major. In der Begrenzung der Letzteren werden Aussparungen entsprechend dem Relief der Schleimhautfalten sichtbar.
4 = peristaltische Einschnürung an der Incisura angularis
5 = Pars pylorica vor der Weitergabe einer Portion Mageninhalts
6 = Ampulla duodeni
7 = Pars descendens duodeni mit Plicae circulares
8 = Jejunum
9 = linke Zwerchfellkuppel
10 = Flexura coli sinistra (luftgefüllt)

Abb. 715 Magen, Gaster, und Zwölffingerdarm, Duodenum; ap-Röntgenbild nach oraler Gabe eines Kontrastmittels; Einstellung: aufrechte Haltung; von ventral.

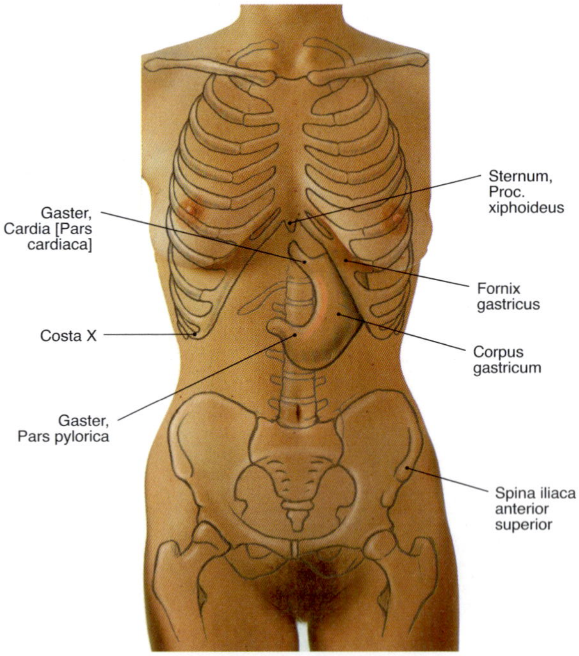

Abb. 716 Magen, Gaster;
Projektion eines „normalen" Magens auf die vordere Bauchwand im Stehen.

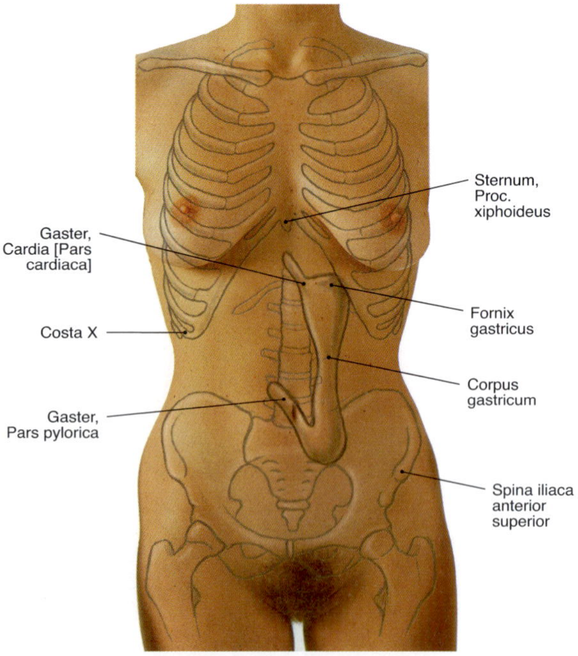

Abb. 717 Magen, Gaster;
Projektion eines „Langmagens" auf die vordere Bauchwand im Stehen.

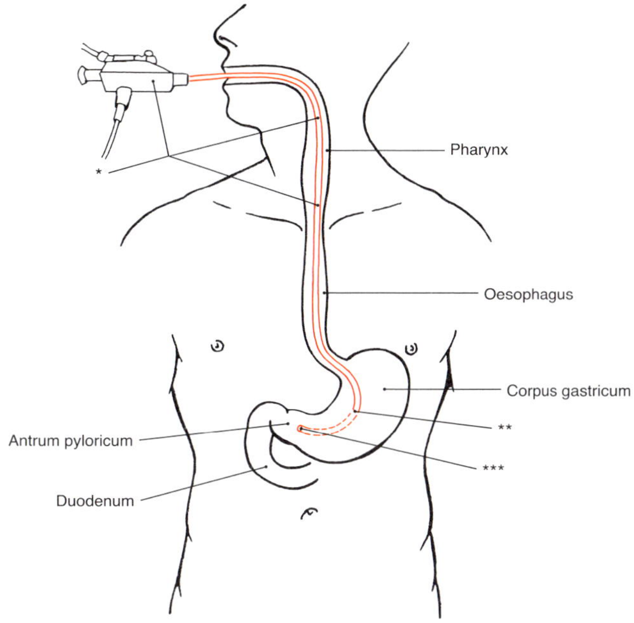

Abb. 718 Technik der Oesophagoskopie und der Gastroskopie.
* Gastroskop
** Gastroskop, Spitze im Corpus (vgl. Abb. 719 a)
*** Gastroskop, Spitze im Antrum (vgl. Abb. 719 b)

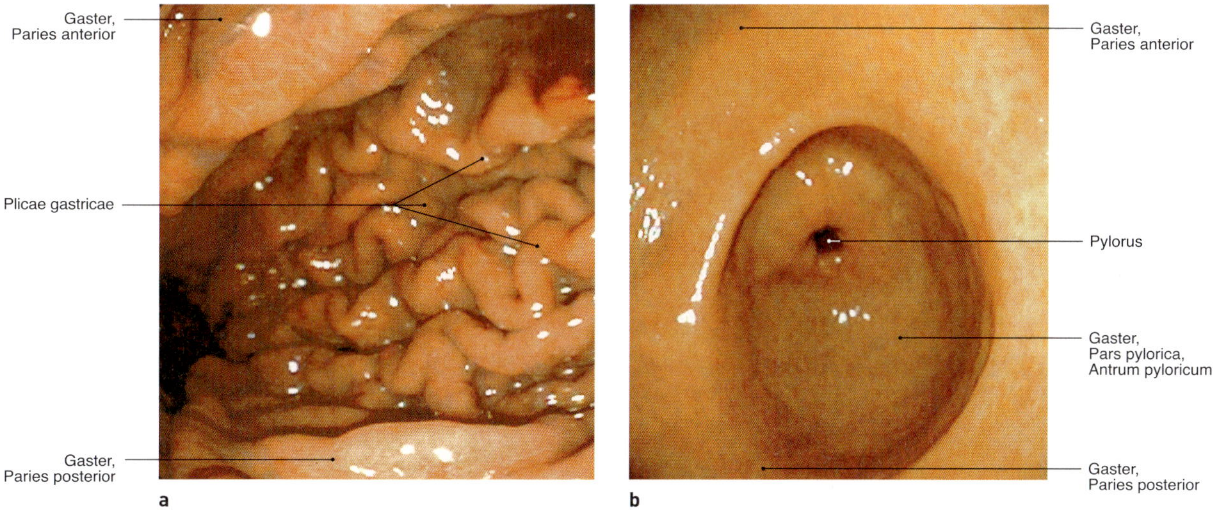

Abb. 719 a, b Magen, Gaster; Blick durch ein Endoskop in den Magen (Gastroskopie); von kranial.

a Ansicht vom Corpus mit den ausgeprägten Längsfalten der Schleimhaut (Plicae gastricae)
b Ansicht vom Antrum mit überwiegend glatter Schleimhaut

Zwölffingerdarm

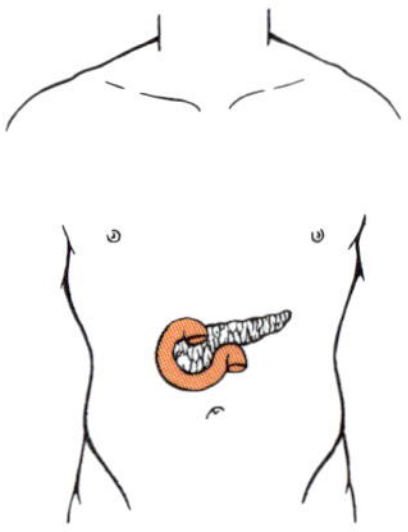

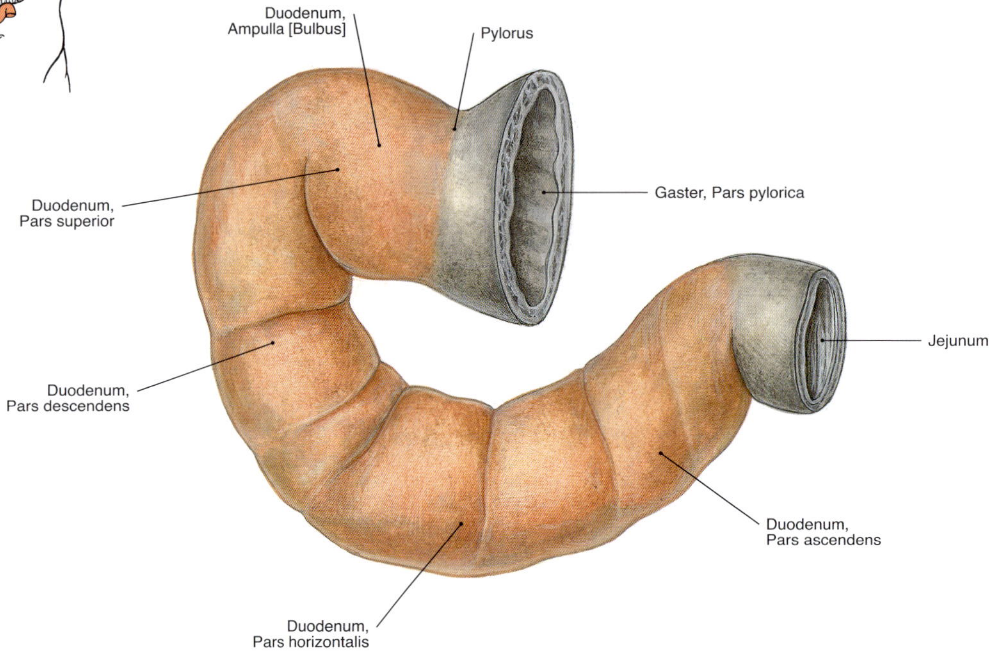

Abb. 720 Zwölffingerdarm, Duodenum.

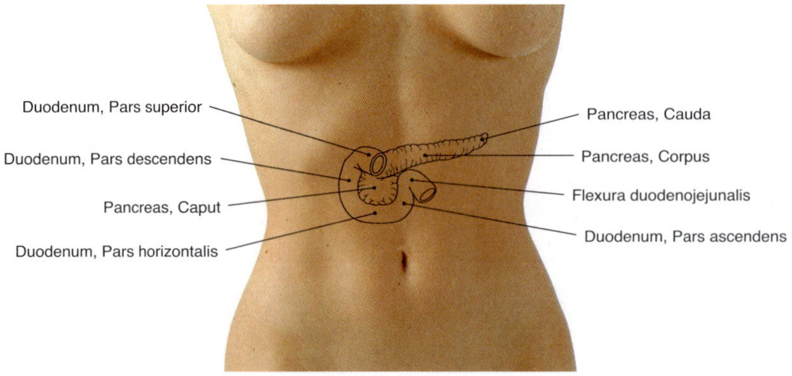

Abb. 721 Zwölffingerdarm, Duodenum, und Bauchspeicheldrüse, Pancreas; Projektion auf die vordere Bauchwand.

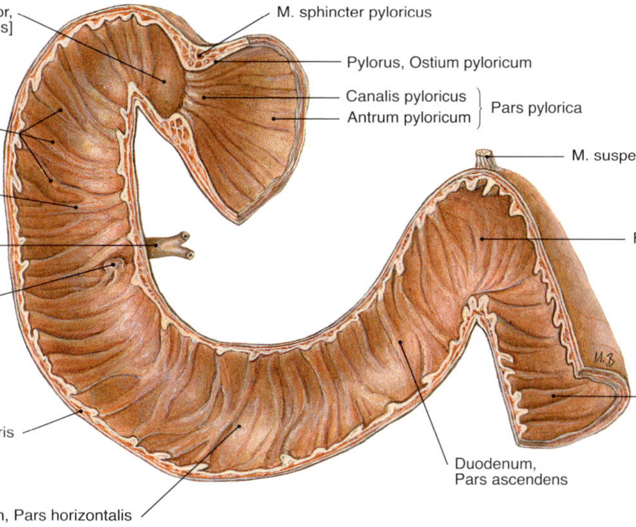

Abb. 722 Zwölffingerdarm, Duodenum; von ventral.
* klinisch: TREITZ'scher Muskel
** klinisch: VATER'sche Papille

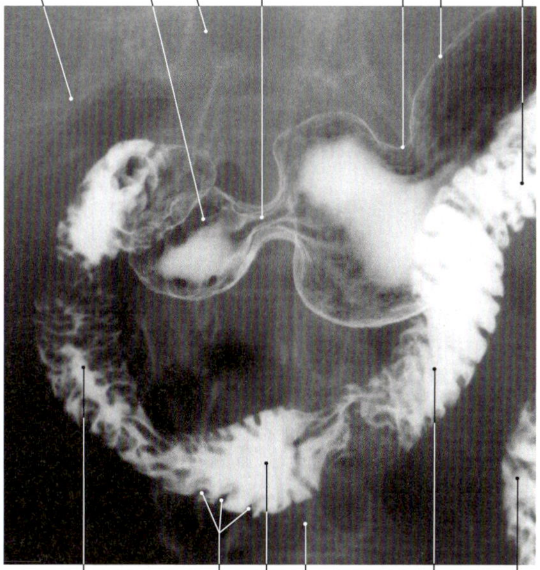

Abb. 723 Zwölffingerdarm, Duodenum; ap-Röntgenbild nach oraler Gabe eines Kontrastmittels; Einstellung: aufrechte Haltung; von ventral.

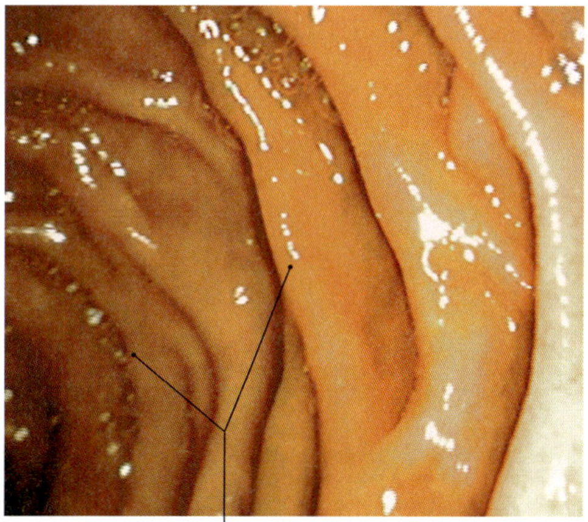

Abb. 724 Zwölffingerdarm, Duodenum; endoskopische Aufnahme.

Dünndarm, Aufbau

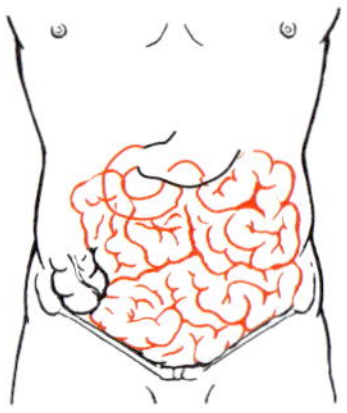

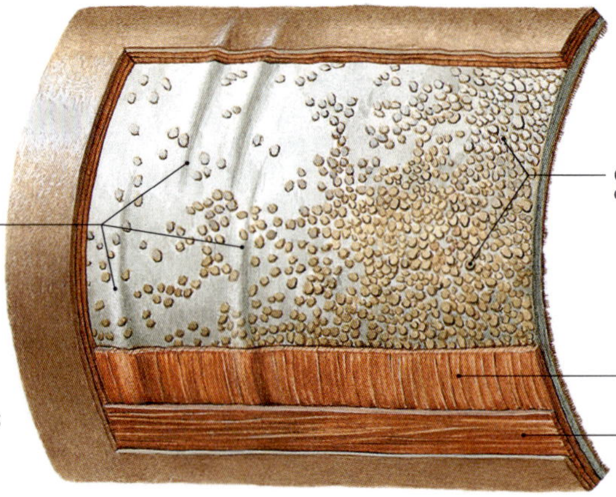

Abb. 725 Zwölffingerdarm, Duodenum, Pars superior; Wandschichten.
* klinisch: BRUNNER'sche Drüsen

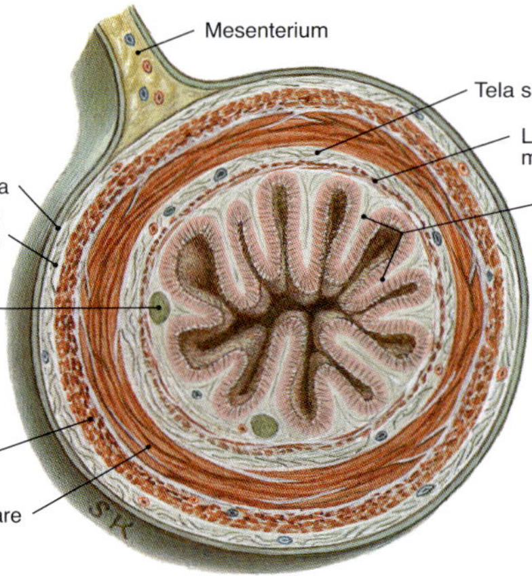

Abb. 726 Dünndarm, Intestinum tenue; Querschnitt durch den oberen Dünndarm.

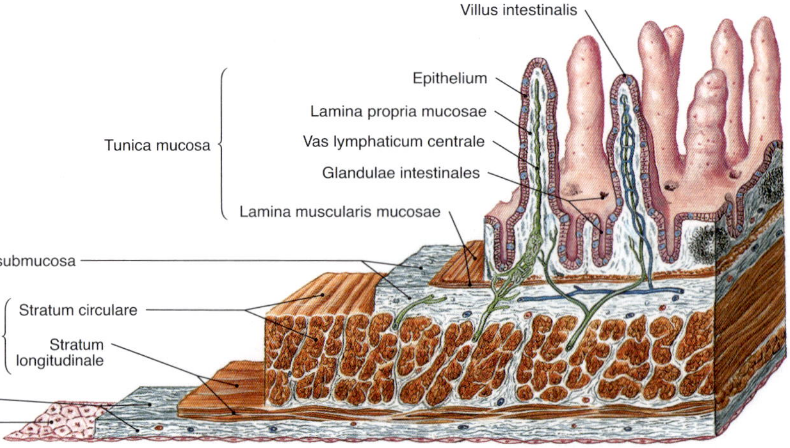

Abb. 227 Dünndarm, Intestinum tenue; Wandschichten; Lupenvergrößerung.

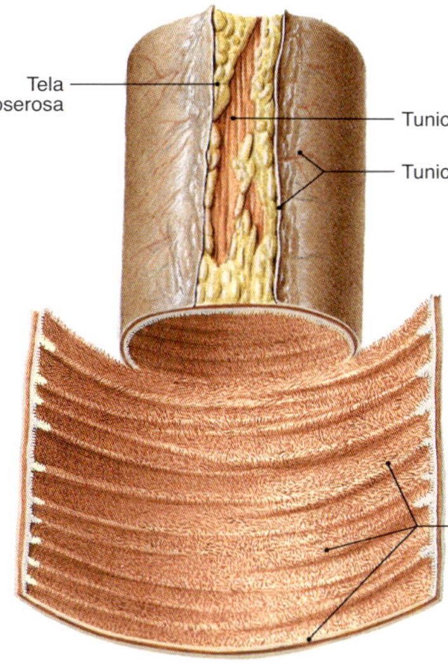

Abb. 728 Oberer Dünndarm, Jejunum.

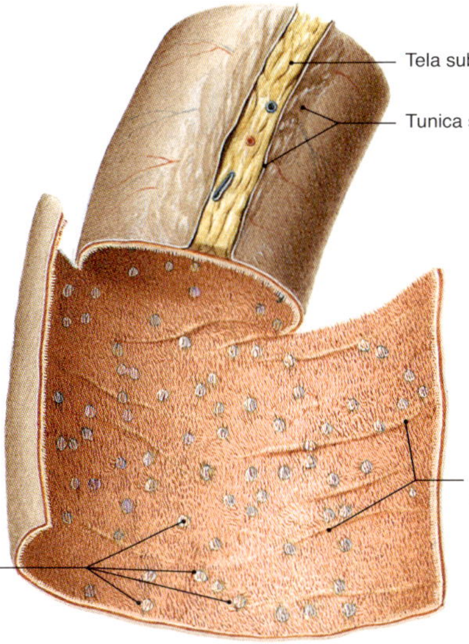

Abb. 729 Unterer Dünndarm, Ileum.

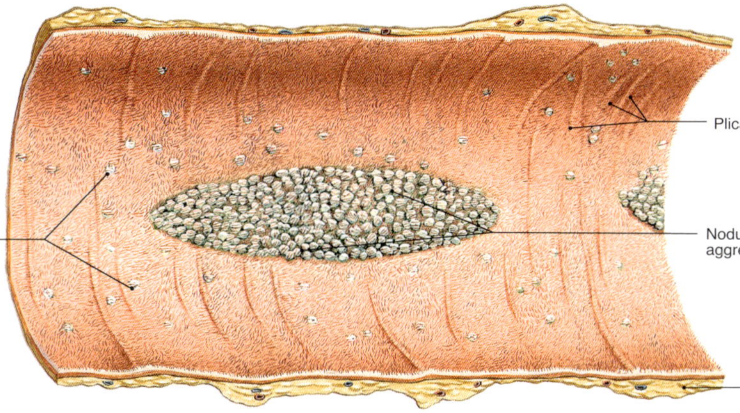

Abb. 730 Unterster Dünndarmabschnitt, Ileum, Pars terminalis.
* klinisch: PEYER'sche Platten

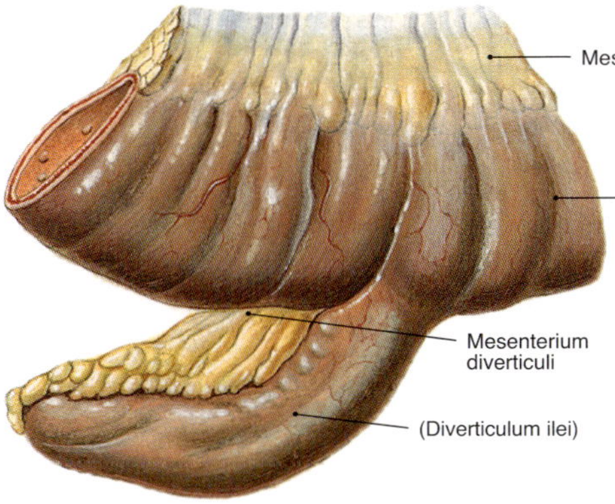

Abb. 731 MECKEL'sches Divertikel (Diverticulum ilei). Bei 1–3 % der Menschen findet man 30–70 cm oral der Ileozäkalklappe dem Mesenterialansatz gegenüber ein Divertikel als Rest des Ductus omphaloentericus.

Dickdarm

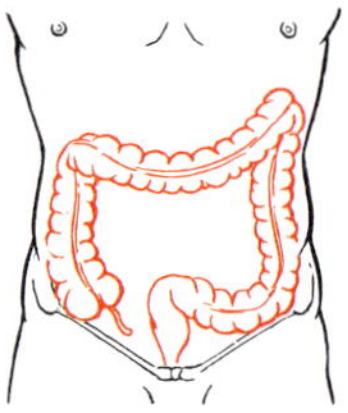

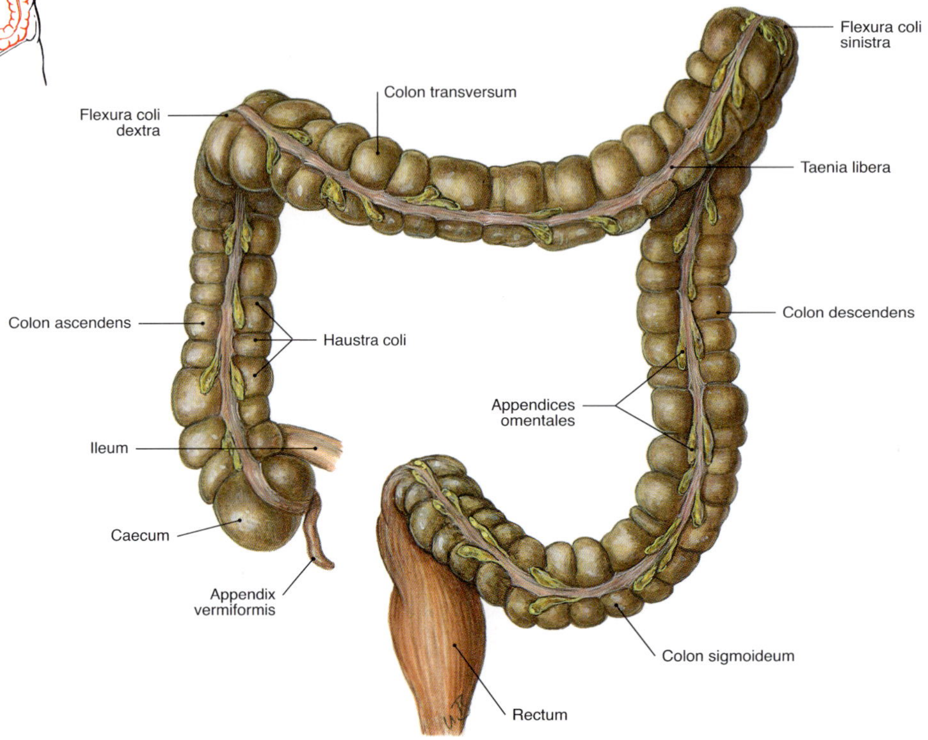

Abb. 732 Dickdarm, Intestinum crassum; von ventral.

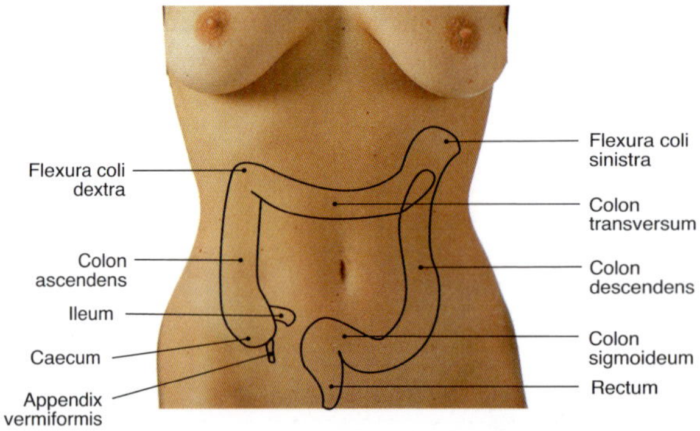

Abb. 733 Dickdarm, Intestinum crassum; Projektion auf die vordere Bauchwand. Die Lage des Querkolons und des Sigmoids ist sehr variabel (vgl. Abb. 742).

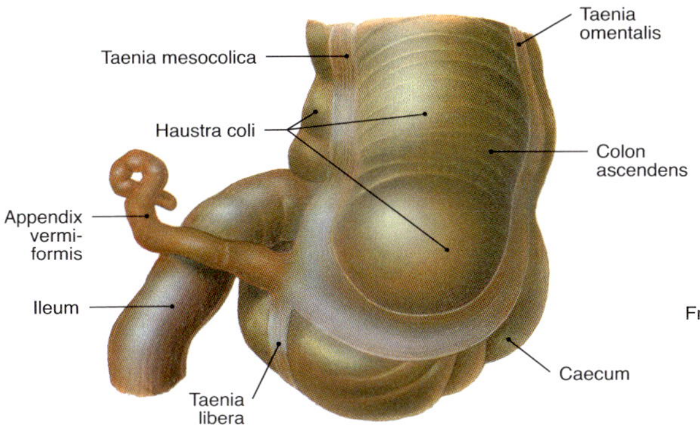

Abb. 734 Blinddarm, Caecum; Wurmfortsatz, Appendix vermiformis, und Ende vom Dünndarm, Pars terminalis ilei;
von dorsal.

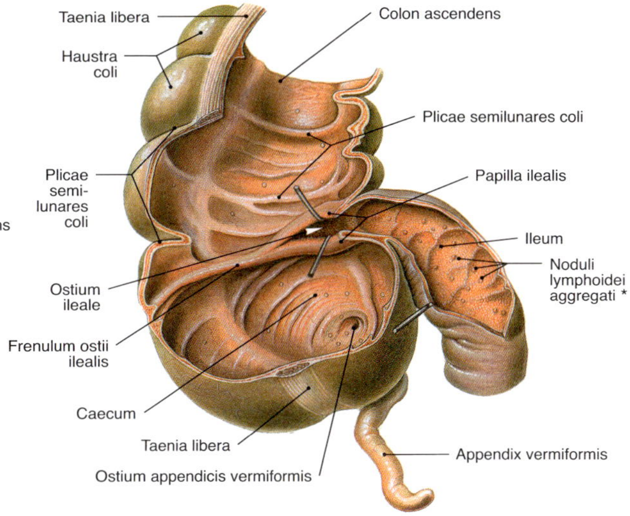

Abb. 735 Aufsteigender Dickdarm, Colon ascendens; Blinddarm, Caecum, und Wurmfortsatz, Appendix vermiformis;
von ventral.
* PEYER'sche Platten

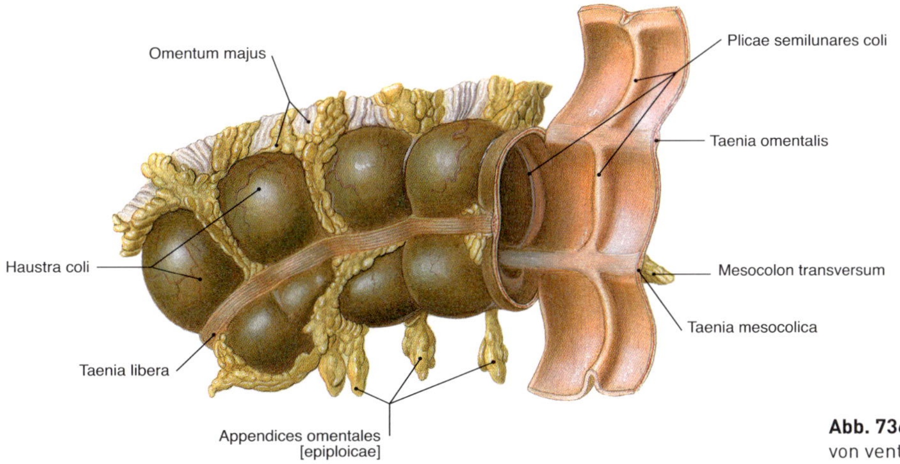

Abb. 736 Querkolon, Colon transversum;
von ventral kaudal.

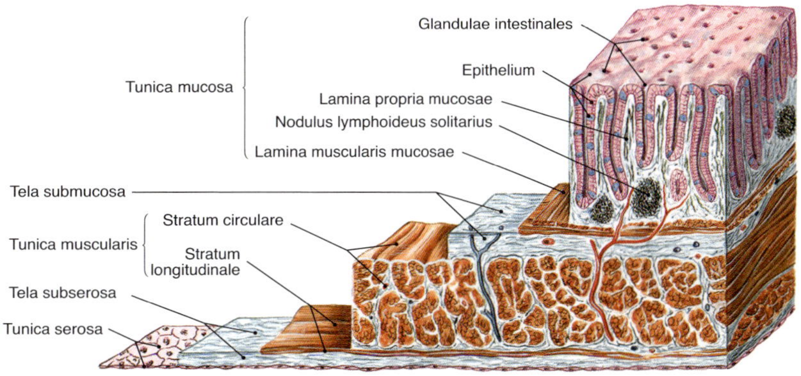

Abb. 737 Dickdarm, Colon;
Wandschichten;
Lupenvergrößerung.

Wurmfortsatz

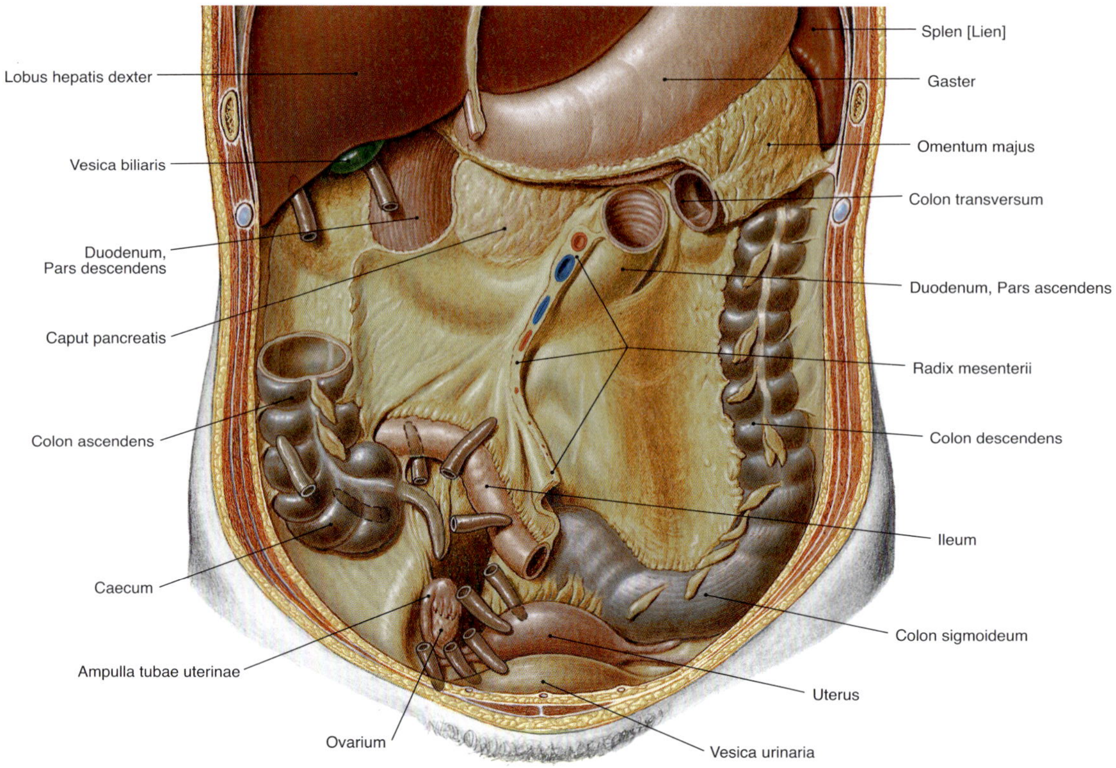

Abb. 738 Wurmfortsatz, Appendix vermiformis;
Lagevarianten;
von ventral.

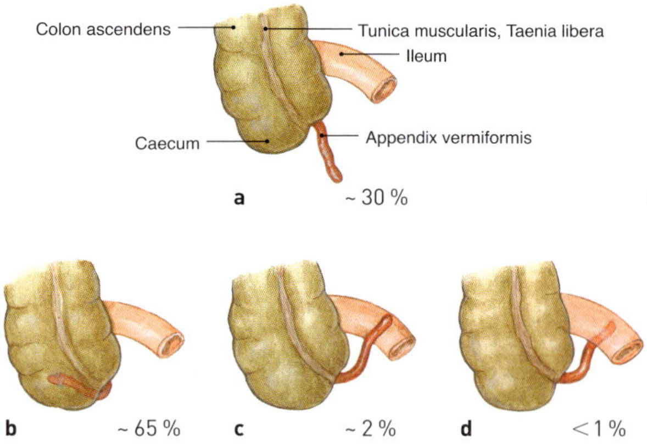

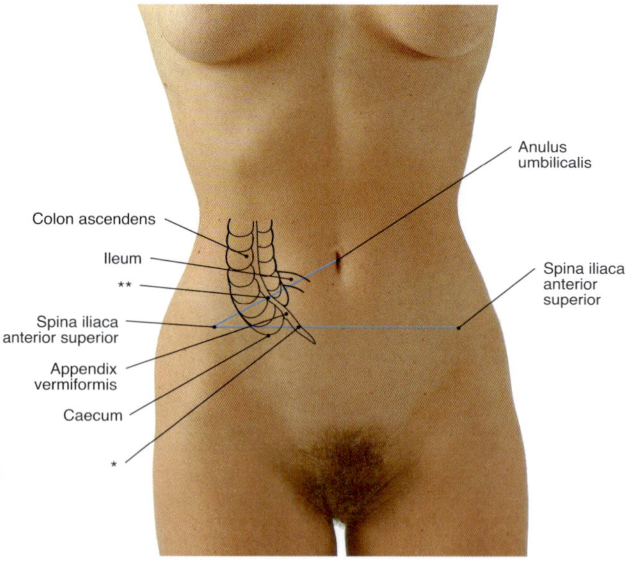

Abb. 739 a–d Wurmfortsatz, Appendix vermiformis;
Lagevarianten.

a in das kleine Becken absteigend
b retrozäkal
c präileal
d retroileal

Abb. 740 Blinddarm, Caecum, und Wurmfortsatz, Appendix vermiformis;
Projektion auf die vordere Bauchwand.

* klinisch: v. LANZ'scher Punkt, rechter Drittelpunkt der Verbindungslinien der vorderen oberen Darmbeinstacheln als Hinweis auf die Spitze des herabhängenden Wurmfortsatzes

** klinisch: McBURNEY'scher Punkt, äußerer Drittelpunkt der Verbindungslinie Nabel – vorderer oberer Darmbeinstachel rechts als Hinweis auf die Basis des Wurmfortsatzes

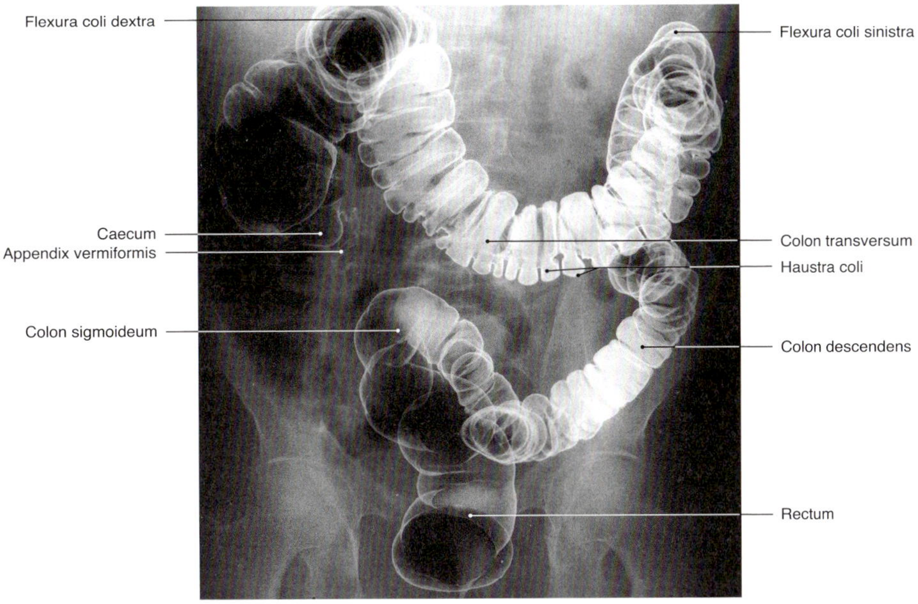

Abb. 741 Dickdarm, Colon, und Enddarm, Rectum; ap-Röntgenbild nach Füllung mit Kontrastmittel und Luft (Doppelkontrastmethode).

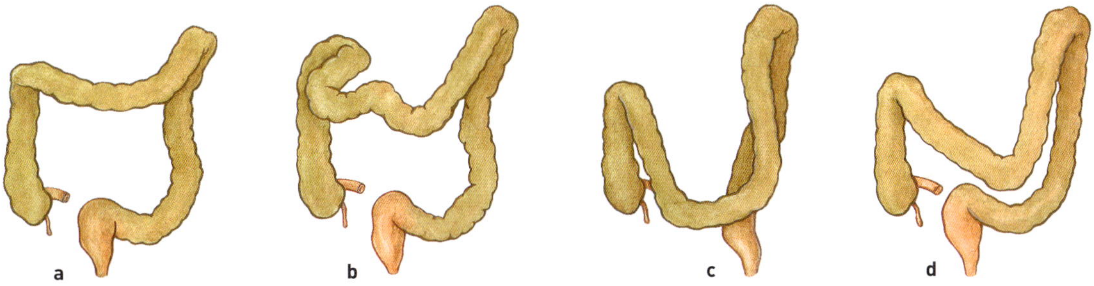

Abb. 742 a–d Querkolon, Colon transversum; häufige Lagevarianten; von ventral.

a normale Lage
b Schlängelung
c U-förmig
d V-förmig

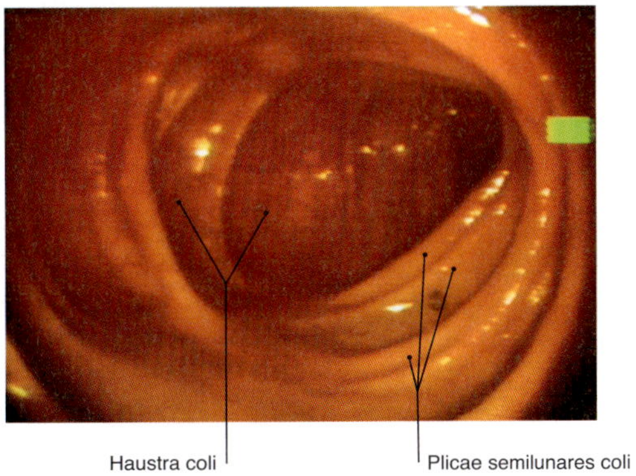

Abb. 743 Aufsteigender Dickdarm, Colon ascendens; Blick durch ein über das Rektum, Sigmoid, Colon descendens und Querkolon eingeführtes Endoskop (Koloskopie).

Leber

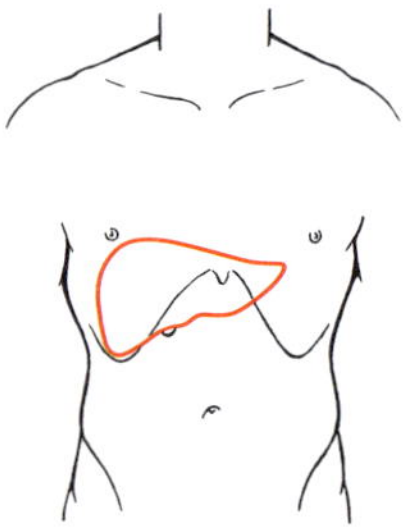

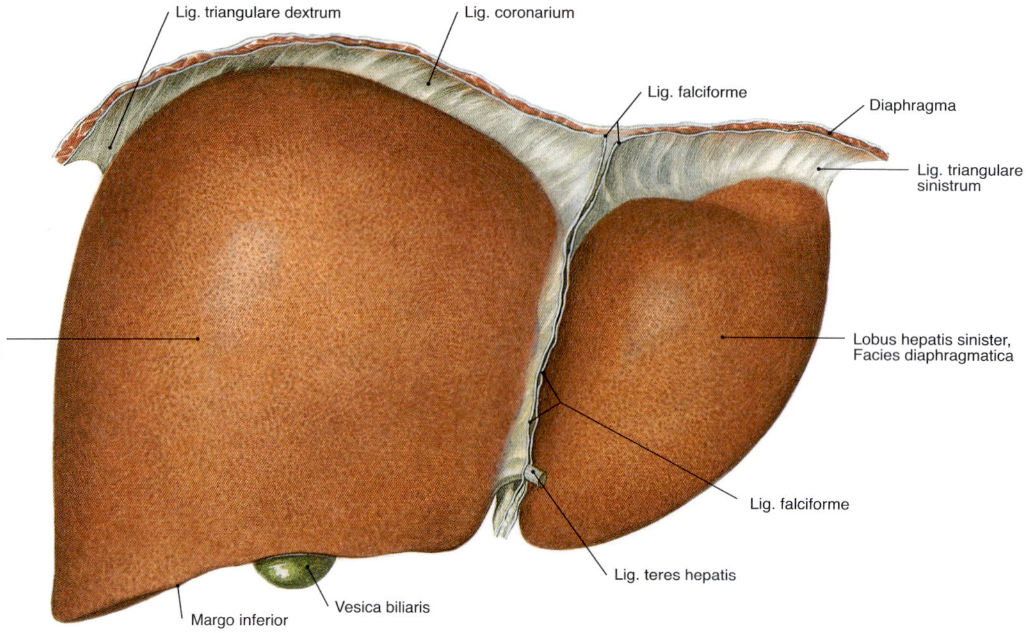

Abb. 744 Leber, Hepar; von ventral.

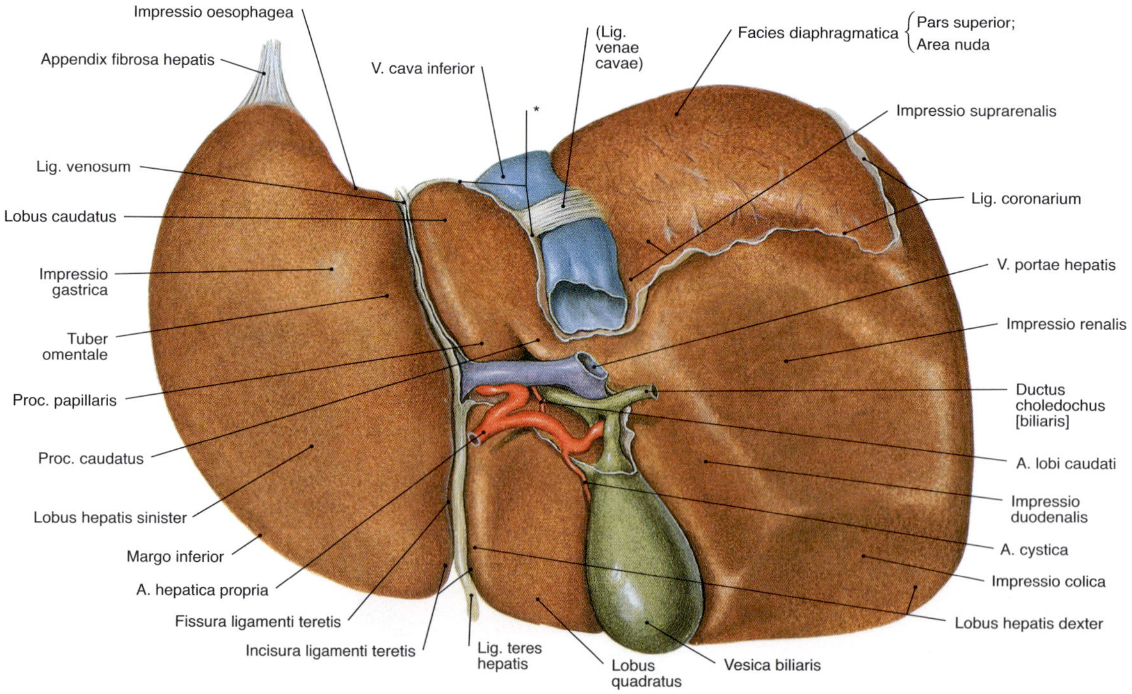

Abb. 745 Leber, Hepar, und Leberpforte, Porta hepatis; von dorsal.

* Begrenzung des Recessus superior der Bursa omentalis

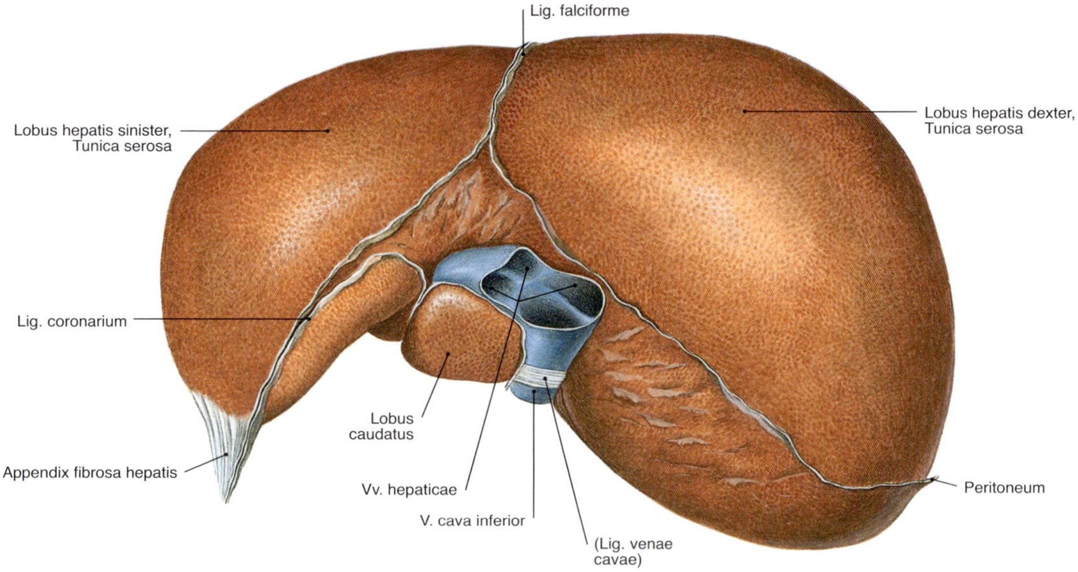

Abb. 746 Leber, Hepar; von kranial.

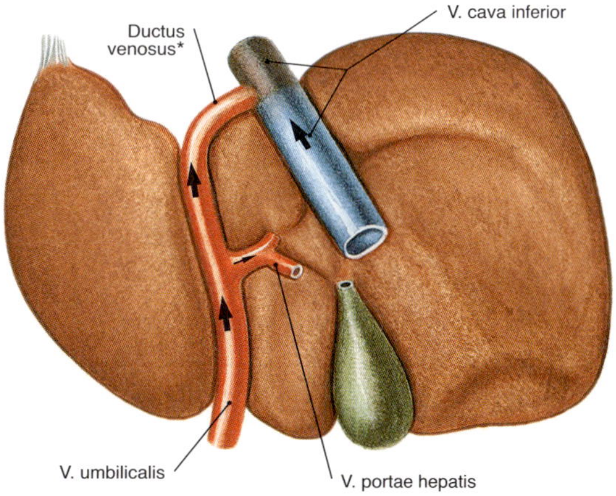

Abb. 747 Leber, Hepar, eines Fetus; Sauerstoffgehalt des Blutes durch Farben, die Flussrichtung durch Pfeile angegeben; von dorsal.

* auch: Ductus ARANTII

Leberpunktion

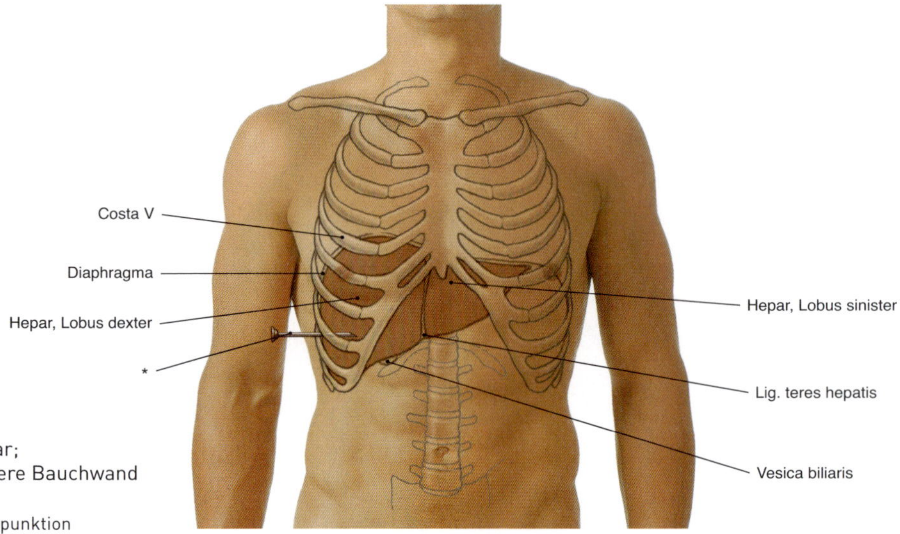

Abb. 748 Leber, Hepar;
Projektion auf die vordere Bauchwand in Atemmittelstellung.
* Nadellage bei der Leberpunktion

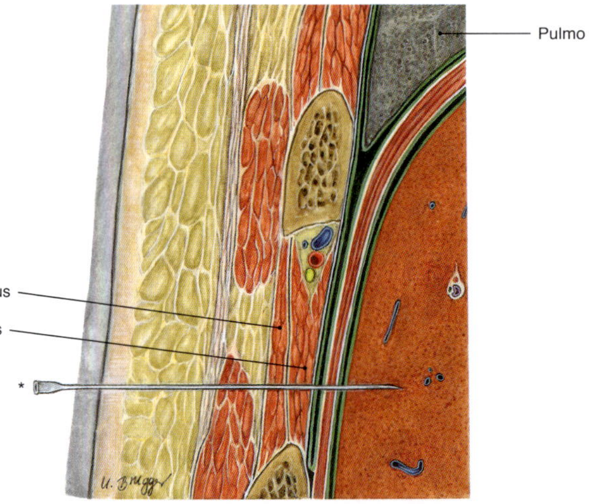

Abb. 749 Schichten der Brustwand und der Leber, Hepar;
Frontalschnitt.
* Nadellage bei der Leberpunktion

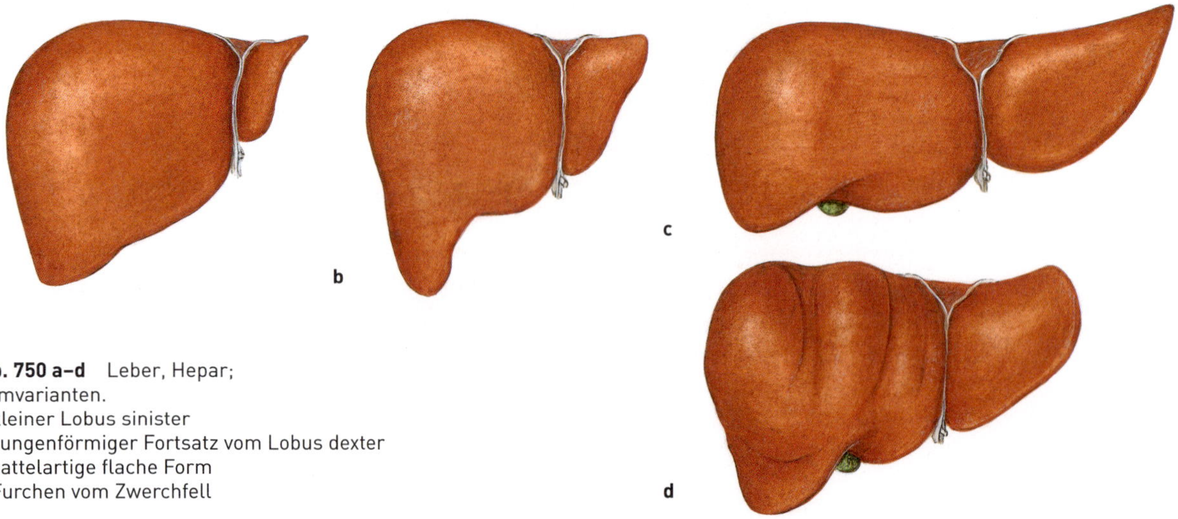

a

b

c

d

Abb. 750 a–d Leber, Hepar;
Formvarianten.

a kleiner Lobus sinister
b zungenförmiger Fortsatz vom Lobus dexter
c sattelartige flache Form
d Furchen vom Zwerchfell

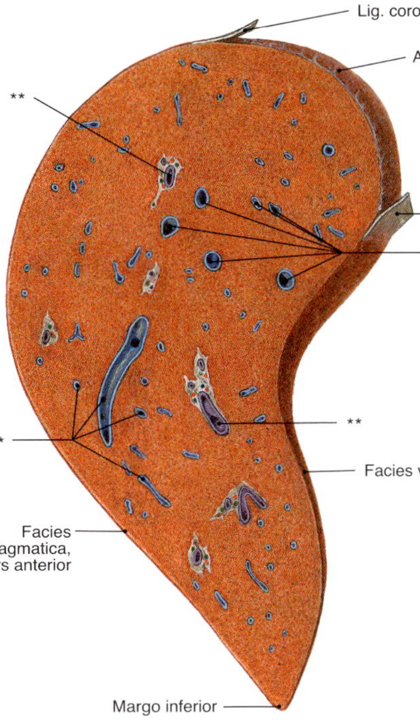

Abb. 751 Leber, Hepar;
Sagittalschnitt durch den rechten Leberlappen zur Darstellung der Lebervenen- und der Pfortaderäste.
* intrahepatische Äste der Lebervenen
** intrahepatische Äste der Pfortader und der Leberarterie

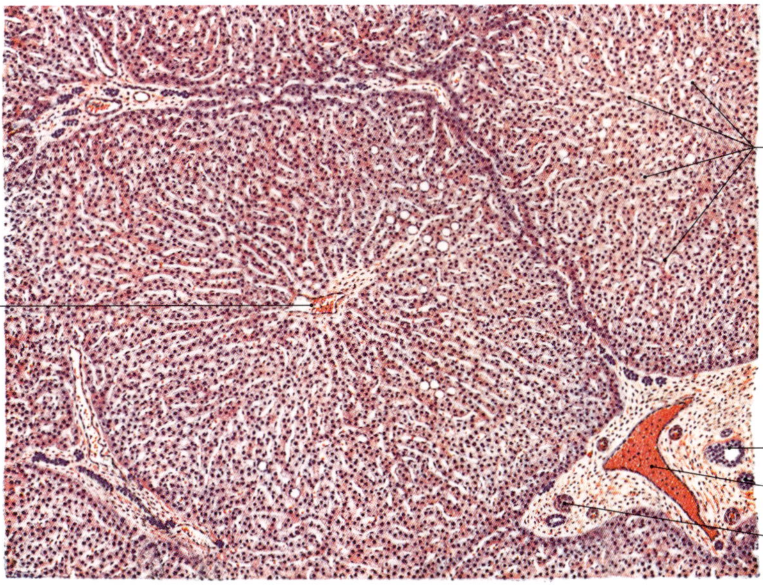

Abb. 752 Leber, Hepar;
mikroskopischer Aufbau (Lupenvergrößerung); GLISSON'sche Trias (Ast der V. portae hepatis, Ast der A. hepatica propria und Ast der kleinen Gallengänge) und Leberläppchen um eine V. centralis.

Blutgefäße der Leber

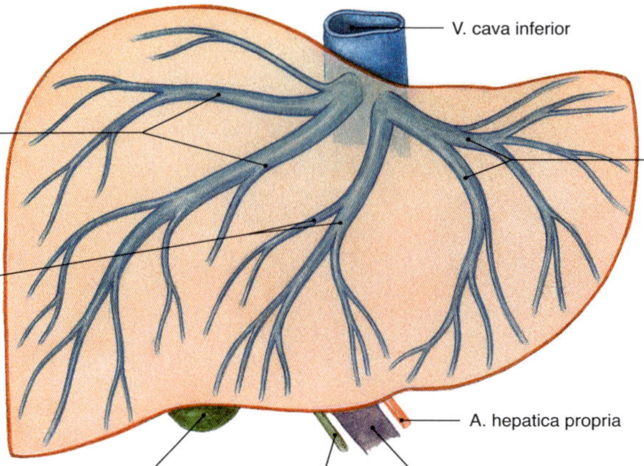

Abb. 753 Leber, Hepar, und Lebervenen, Vv. hepaticae; von ventral.

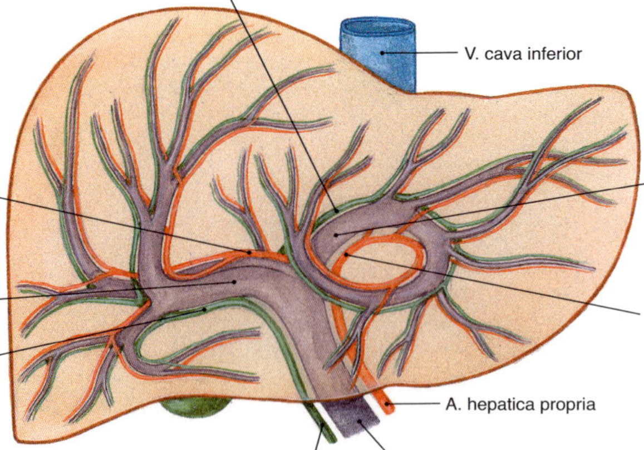

Abb. 754 Leber, Hepar, und Pfortader, V. portae hepatis; von ventral.

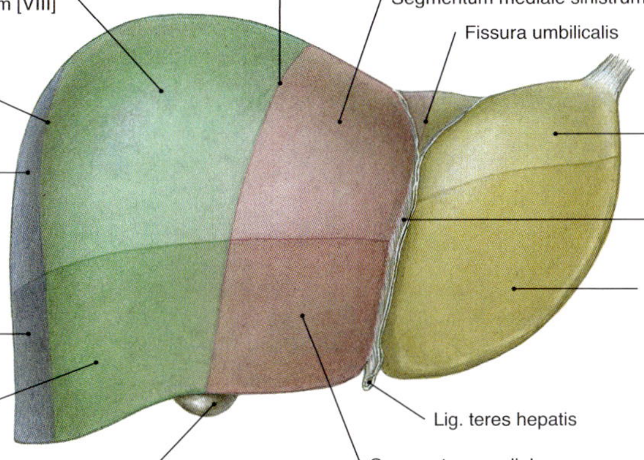

Abb. 755 Leber, Hepar;
Segmente der Leberlappen farblich hervorgehoben;
von ventral.

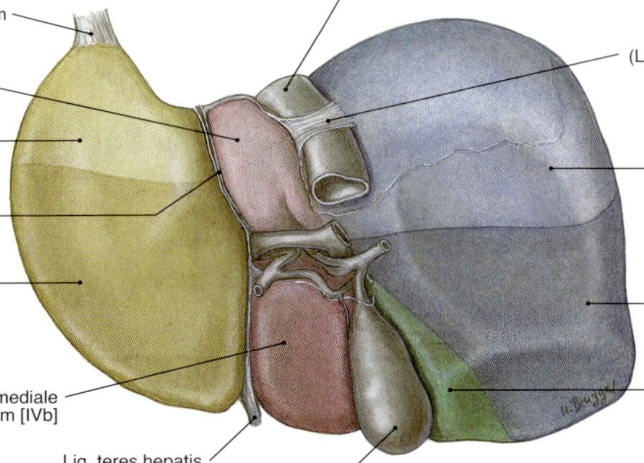

Abb. 756 Leber, Hepar;
Segmente der Leberlappen farblich hervorgehoben;
von dorsal.

Leber, Ultraschall

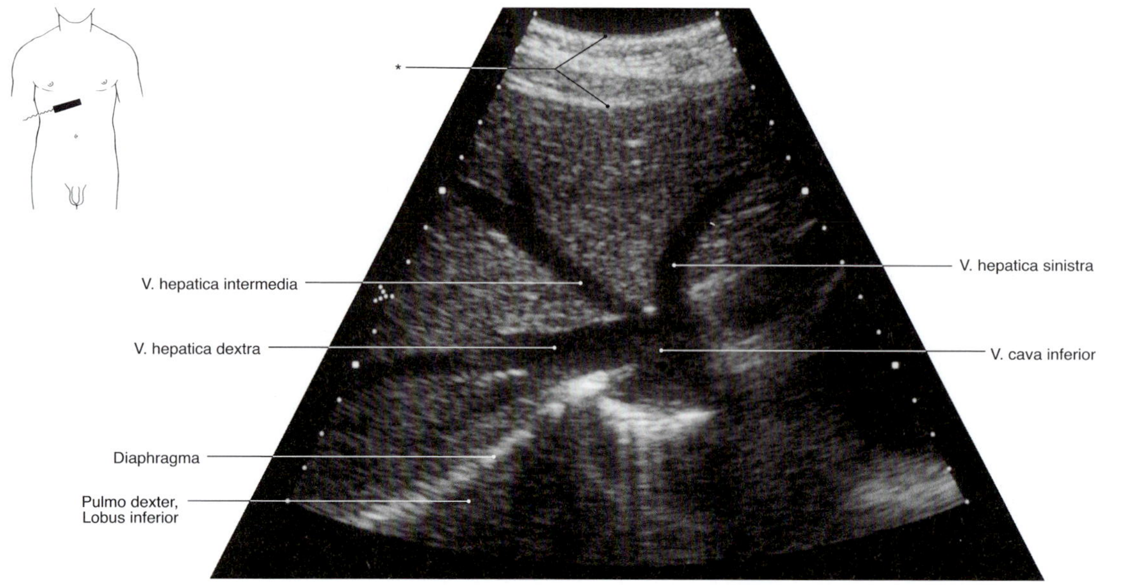

→ 753

Abb. 757 Lebervenen, Vv. hepaticae;
Ultraschallbild der Einmündung der Lebervenen in die untere Hohlvene;
von kaudal.
* Bauchwand

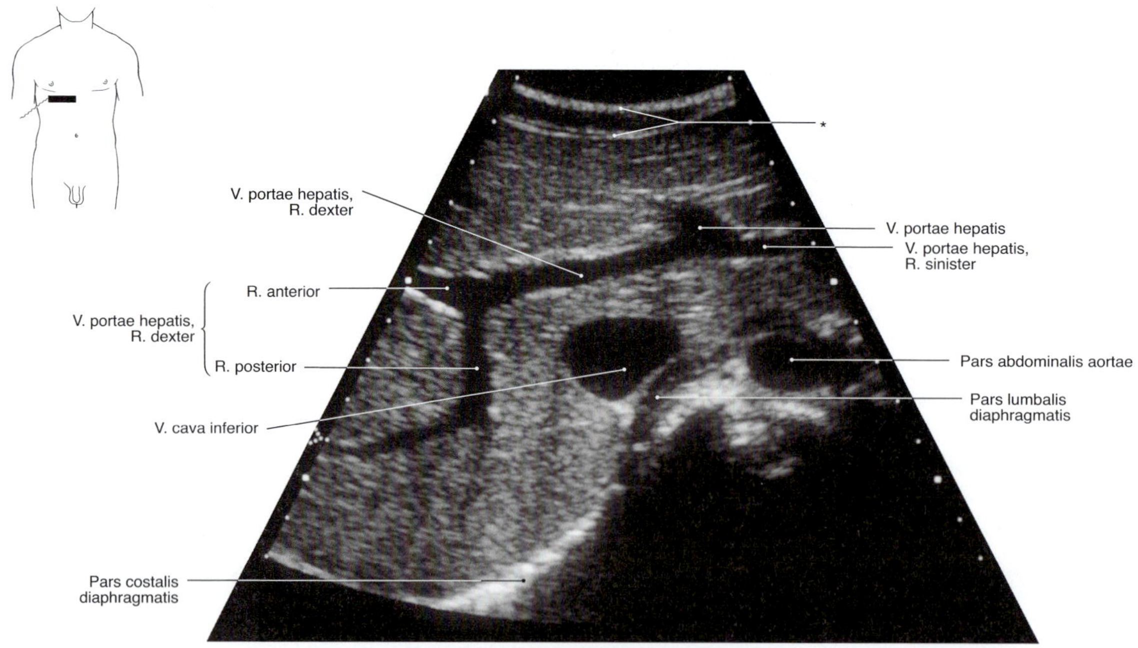

→ 754

Abb. 758 Pfortader, V. portae hepatis;
Ultraschallbild der Aufzweigung der Pfortader;
von kaudal.
* Bauchwand

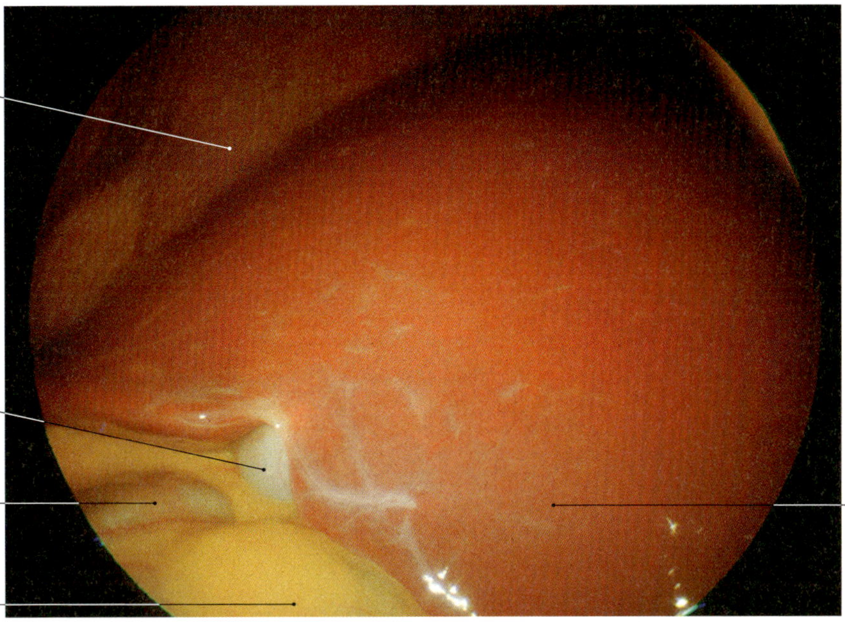

Abb. 759 Leber, Hepar, und Gallenblase, Vesica biliaris; Laparoskopie; von schräg links kaudal.

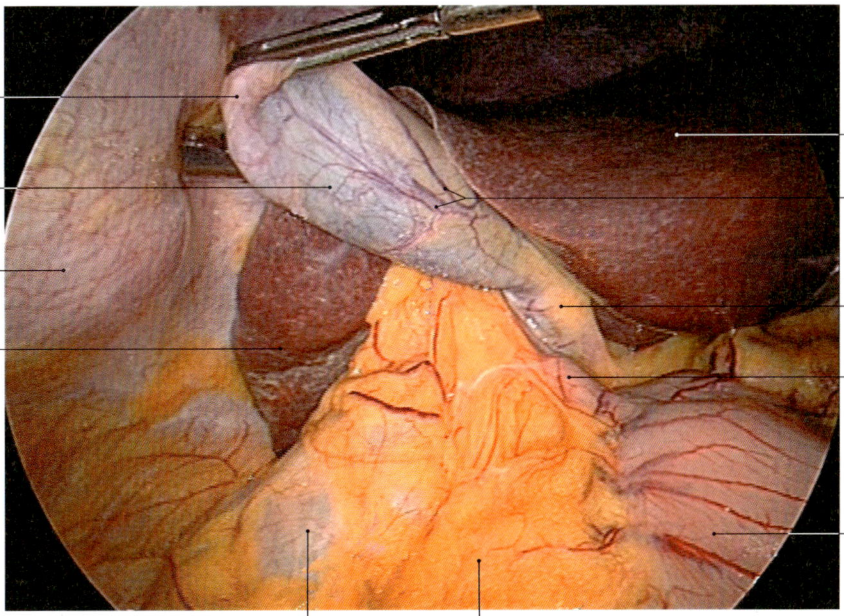

Abb. 760 Gallenblase, Vesica biliaris, und Leber, Hepar; Laparoskopie; von ventral.

Gallenblase und Gallenwege

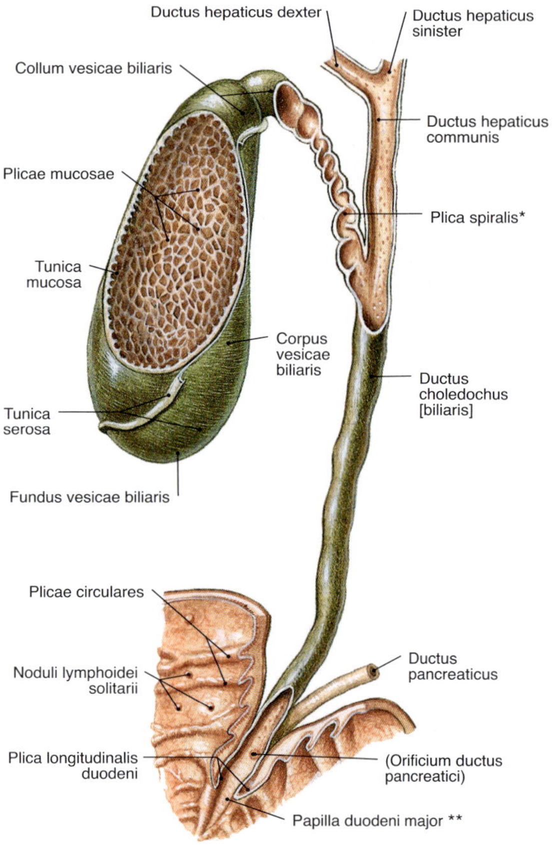

Abb. 761 Gallenblase, Vesica biliaris [fellea], und Gallengänge; von ventral.

* klinisch: HEISTER'sche Klappe
** klinisch: VATER'sche Papille

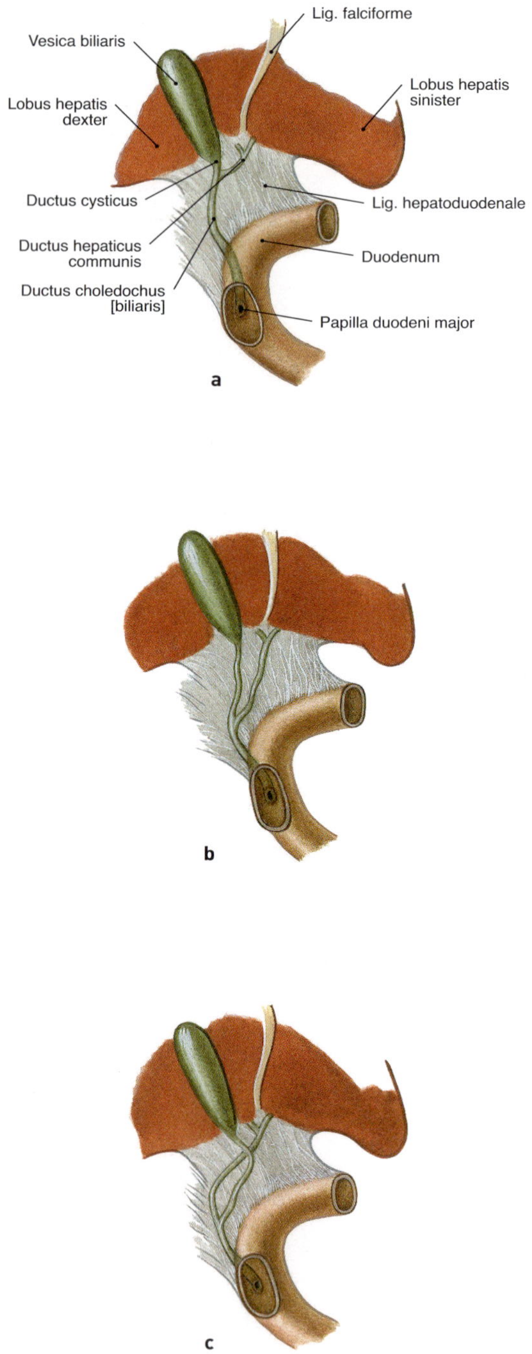

Abb. 762 a–c Variabilität der Gallengänge, Ductus hepaticus communis, Ductus choledochus.

a hohe Vereinigung von Ductus hepaticus communis mit Ductus cysticus
b tiefe Vereinigung von Ductus hepaticus communis mit Ductus cysticus
c tiefe Vereinigung mit Überkreuzung von Ductus cysticus und Ductus hepaticus communis

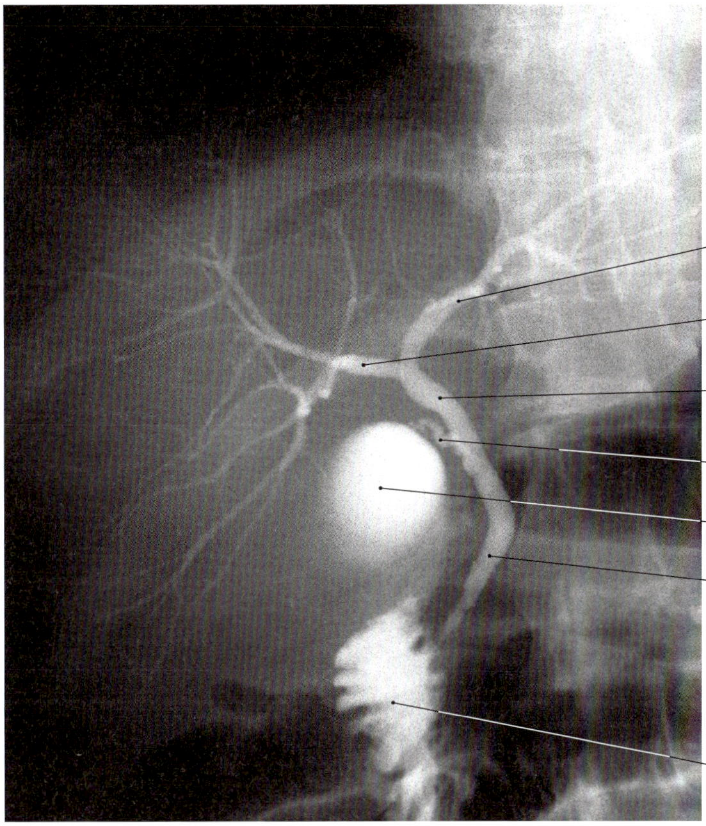

Abb. 763 Gallengänge;
ap-Röntgenbild nach Gabe eines Kontrastmittels;
aufrechte Haltung;
von ventral.

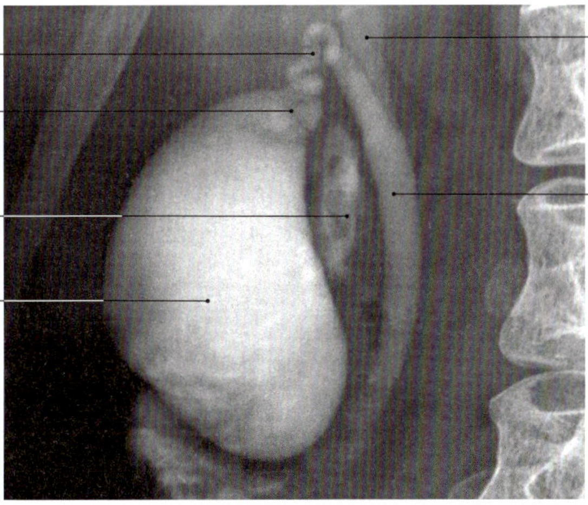

Abb. 764 Gallenblase, Vesica biliaris [fellea];
Gallengänge;
ap-Röntgenbild nach Gabe eines Kontrastmittels;
aufrechte Haltung;
von ventral.

Bauchspeicheldrüse

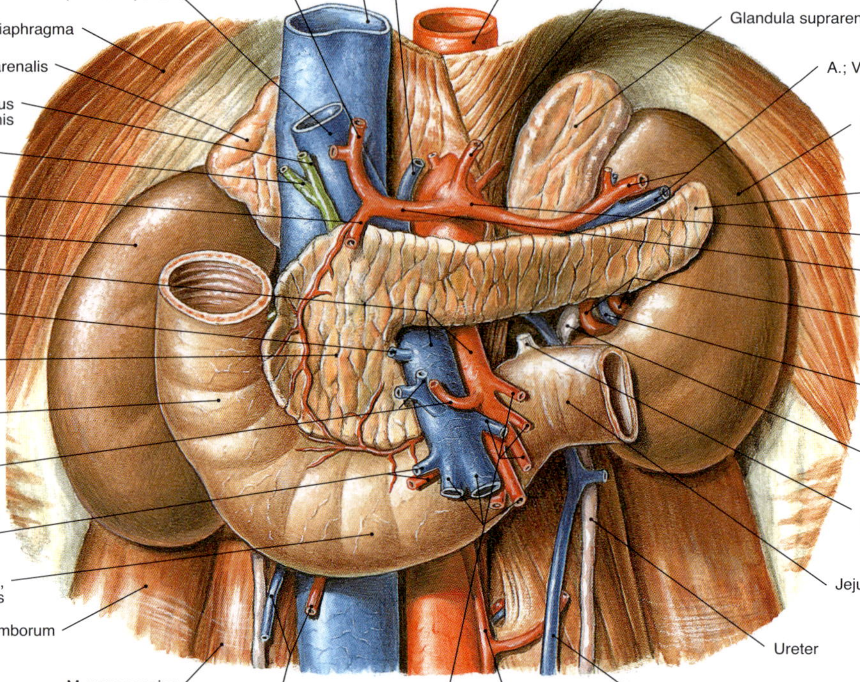

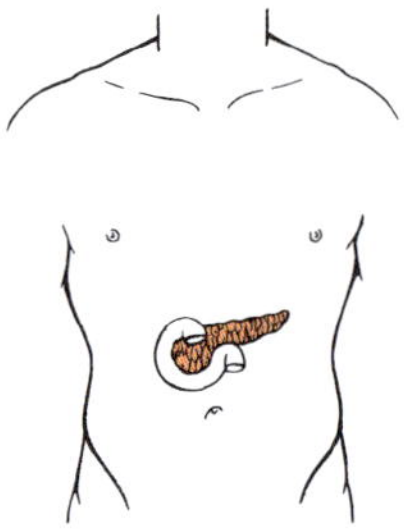

Abb. 765 Retroperitoneale Organe und Gefäße des Oberbauchs; von ventral.

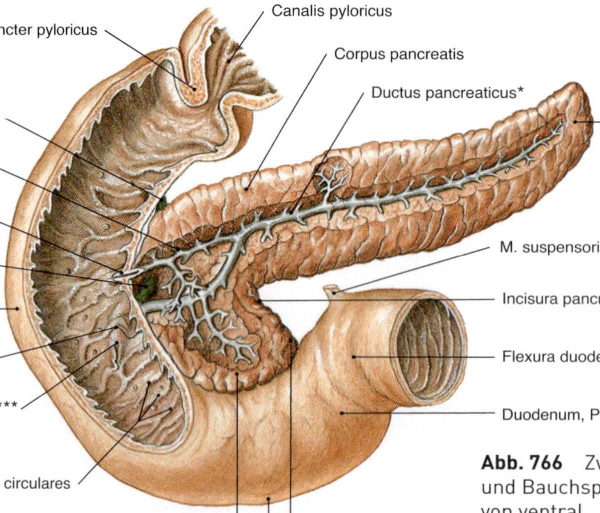

Abb. 766 Zwölffingerdarm, Duodenum, und Bauchspeicheldrüse, Pancreas; von ventral.

* klinisch: WIRSUNG'scher Gang
** klinisch: SANTORINI'scher Gang
*** klinisch: VATER'sche Papille
**** klinisch: TREITZ'scher Muskel

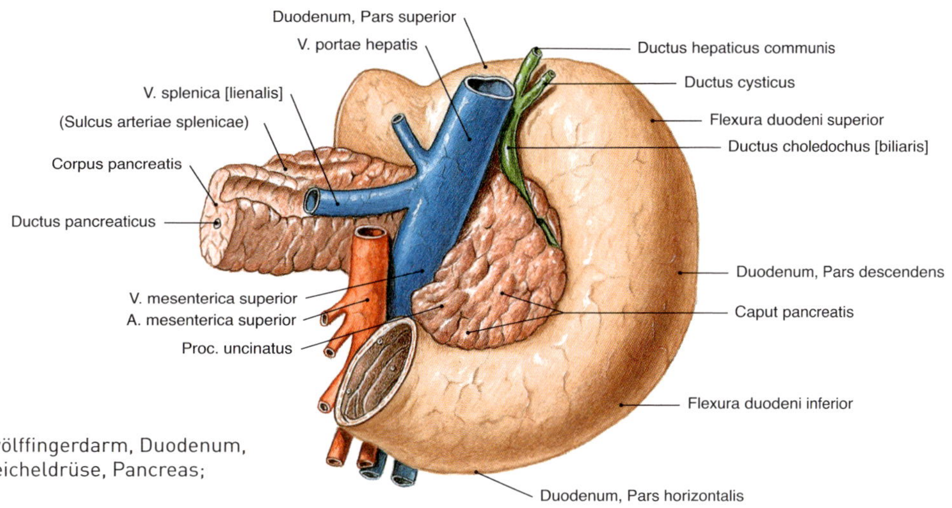

Abb. 767 Zwölffingerdarm, Duodenum, und Bauchspeicheldrüse, Pancreas; von dorsal.

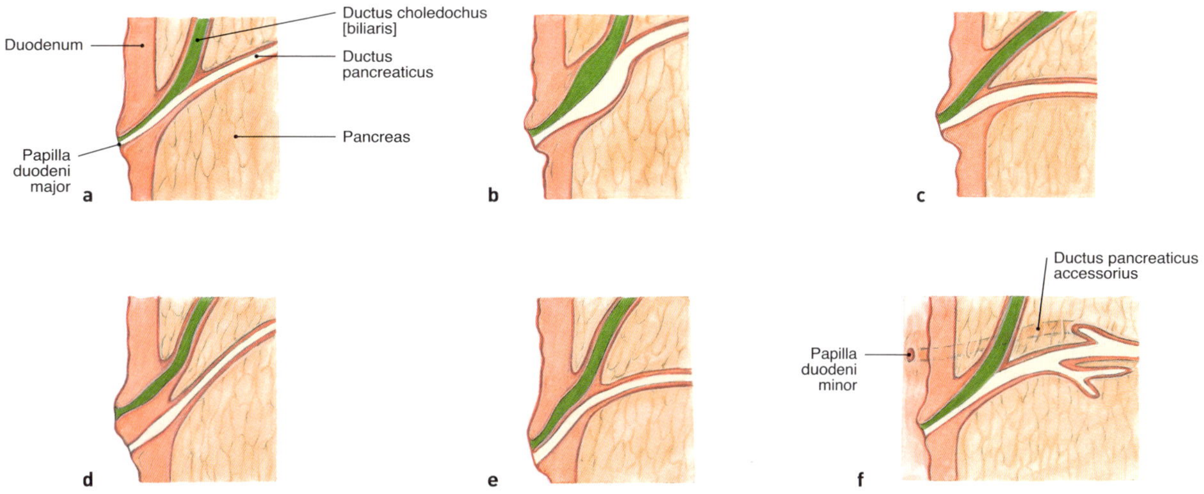

Abb. 768 a–f Variabilität der Mündung von Ductus choledochus und Ductus pancreaticus.
a langer gemeinsamer Abschnitt
b ampulläre Erweiterung des Endstücks
c kurzer gemeinsamer Abschnitt
d getrennte Mündung
e einheitliche Mündung mit Septierung des gemeinsamen Gangs
f zusätzlicher Gang, Ductus pancreaticus accessorius

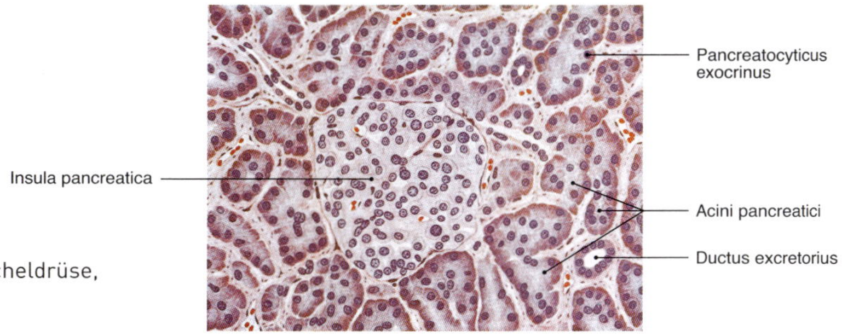

Abb. 769 Bauchspeicheldrüse, Pancreas; Lupenvergrößerung.

Bauchspeicheldrüse, Bildgebung

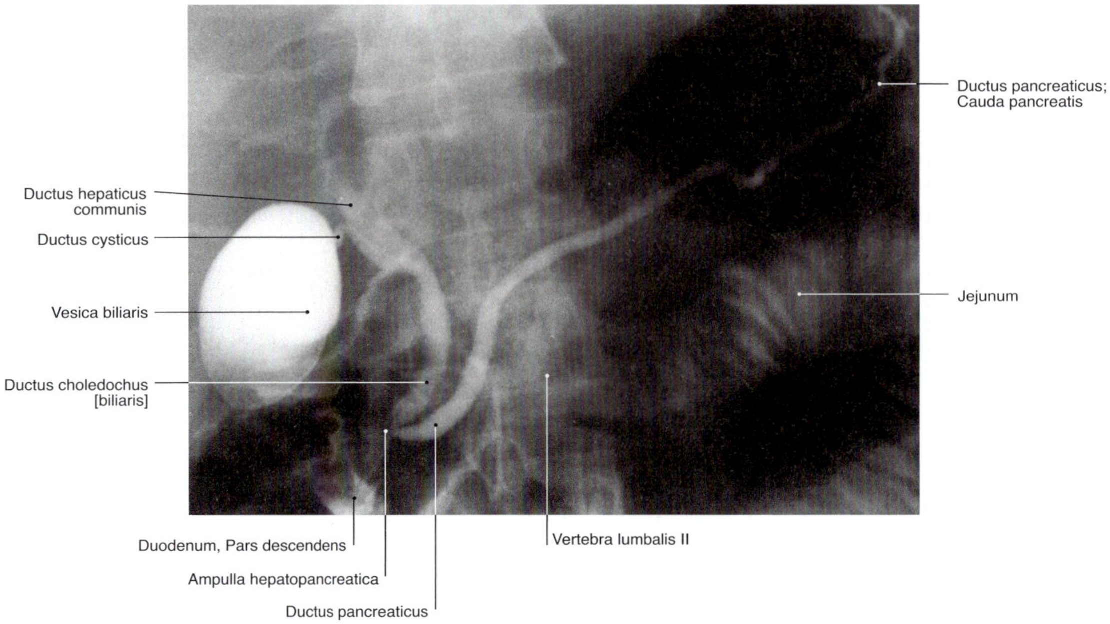

Abb. 770 Gang der Bauchspeicheldrüse, Ductus pancreaticus; Gallengang, Ductus choledochus, und Gallenblase, Vesica biliaris; ap-Röntgenbild; Einstellung: Rückenlage; nach endoskopischer Kanülierung des gemeinsamen Ausführungsgangs der Bauchspeicheldrüse und der Leber sowie Injektion eines Röntgenkontrastmittels; von ventral.
Klinisch: ERCP (endoskopische retrograde Cholangio-Pankreatikographie).

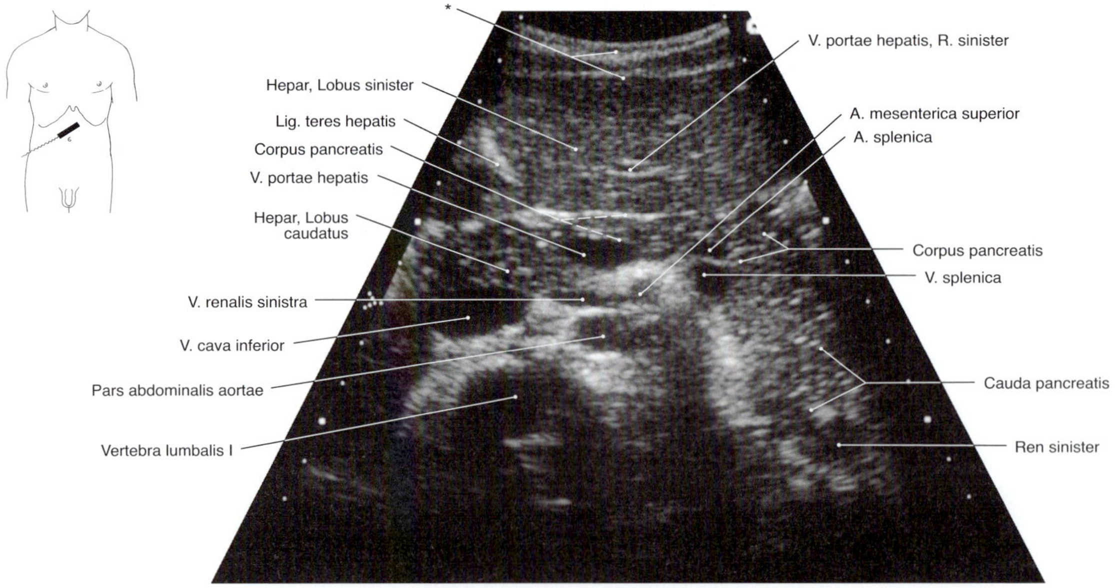

Abb. 771 Bauchspeicheldrüse, Pancreas; Ultraschallbild zur Darstellung der Bauchspeicheldrüse und der benachbarten großen Gefäße bei tiefer Inspiration des Patienten; von schräg kaudal.
* Bauchwand

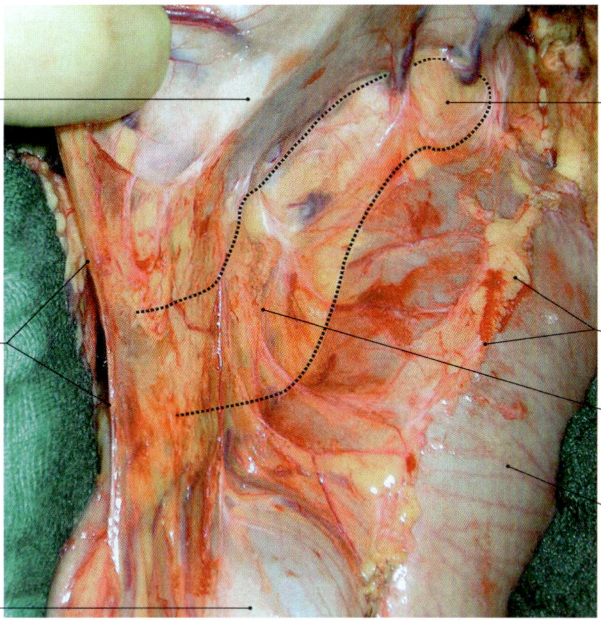

Abb. 772 Bauchspeicheldrüse, Pancreas; intraoperatives Foto nach Durchtrennung des Lig. gastrocolicum des Omentum majus zur Eröffnung der Bursa omentalis.
* Schnittlinie vom großen Netz, Omentum majus

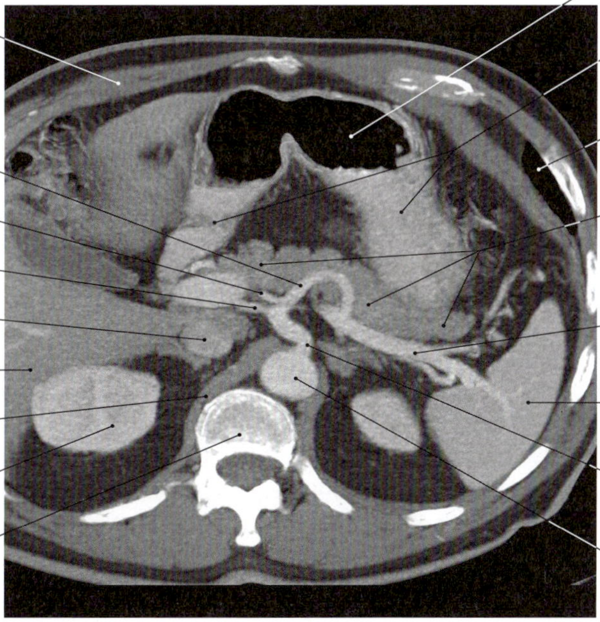

Abb. 773 Bauchspeicheldrüse, Pancreas; computertomographischer Horizontalschnitt (CT); von kaudal.

Der Truncus coeliacus liegt in diesem Fall ungewöhnlich weit kaudal.
* Luftblase im Magen

Milz

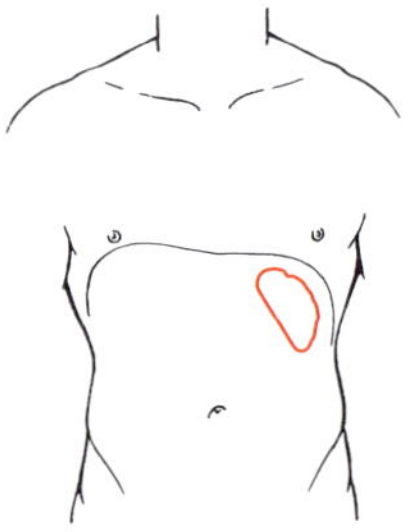

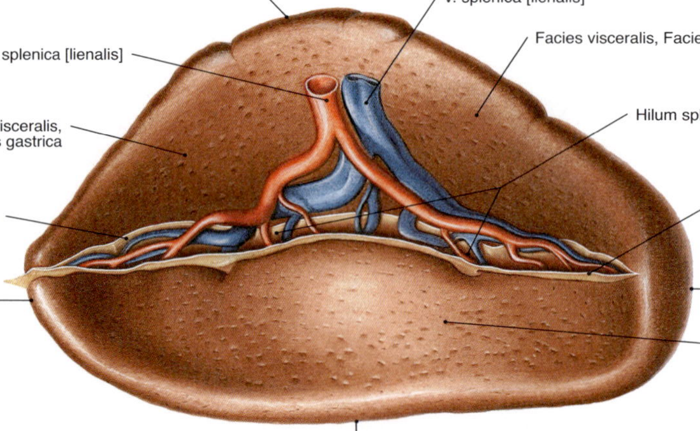

Abb. 774 Milz, Splen [Lien]; von medial ventral.

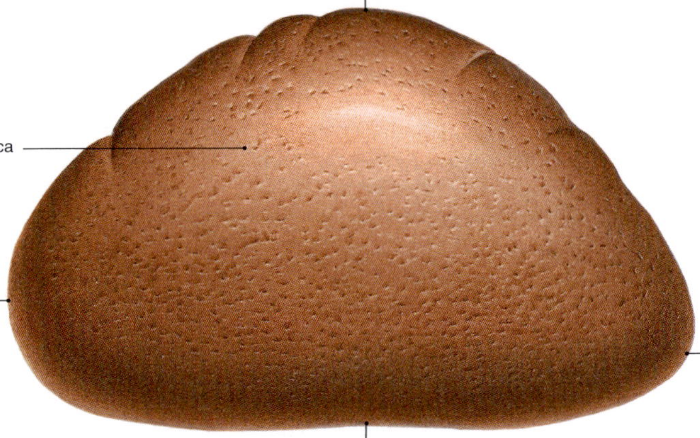

Abb. 775 Milz, Splen [Lien]; von lateral kranial.

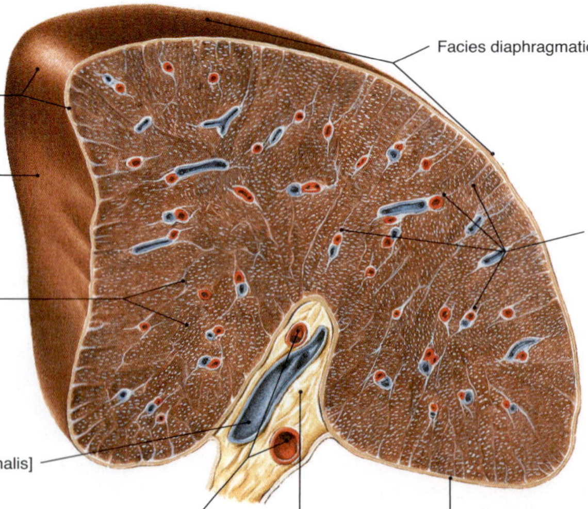

Abb. 776 Milz, Splen [Lien]; Querschnitt durch das Milzhilum; von medial kranial.

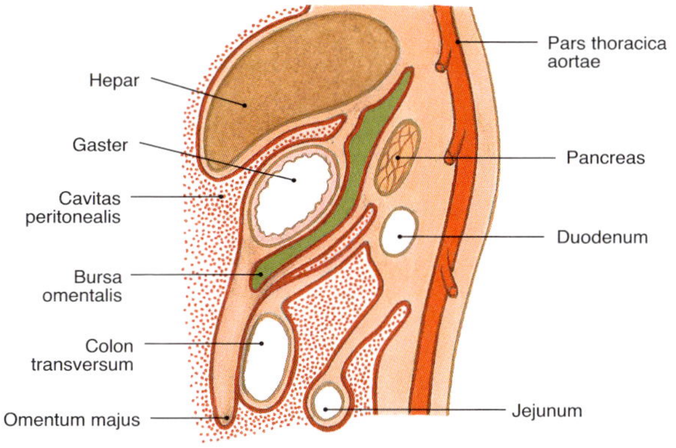

Abb. 777 Entwicklung der Bauchhöhle, Cavitas peritonealis, und der Peritonealverhältnisse; schematischer Medianschnitt; von lateral.

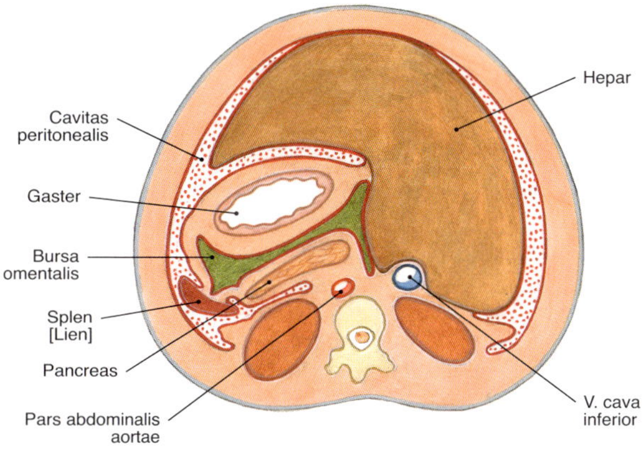

Abb. 778 Entwicklung der Bauchhöhle, Cavitas peritonealis, schematischer Horizontalschnitt; von kranial.

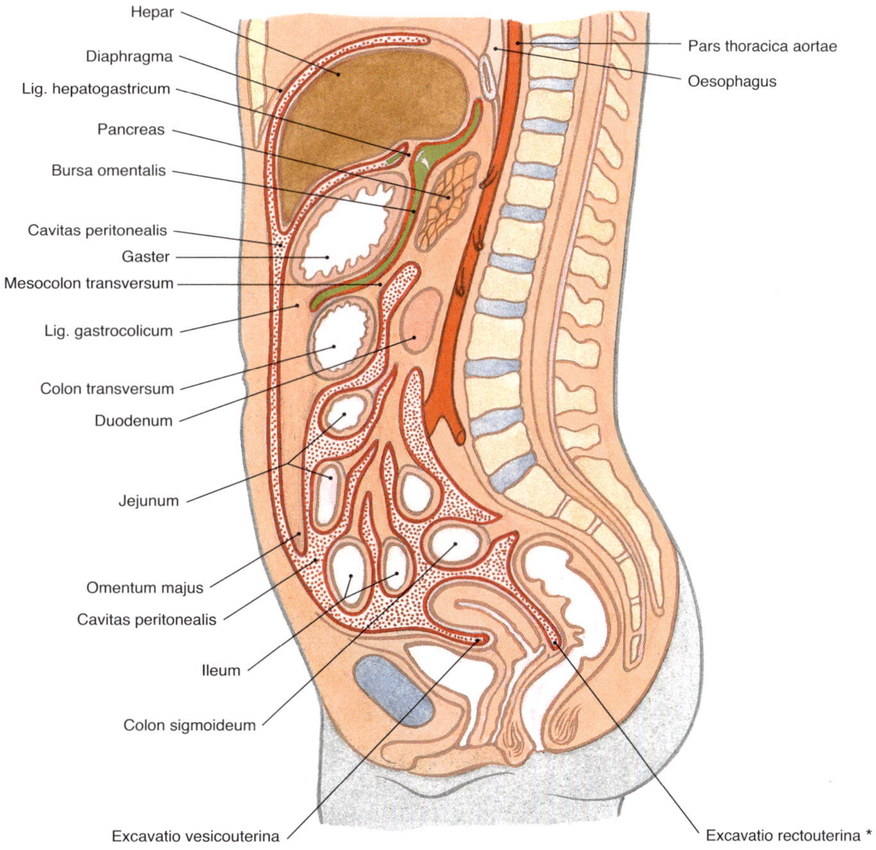

Abb. 779 Entwicklung der Bauchhöhle, Cavitas peritonealis, und der Peritonealverhältnisse bei der Frau; Endzustand der Bauchhöhle mit Verklebung des Omentum majus am Colon transversum; schematischer Medianschnitt; von lateral.
Die Bursa omentalis steht über das Foramen omentale mit der übrigen Bauchhöhle in Verbindung.
* klinisch: DOUGLAS'scher Raum

Großes Netz

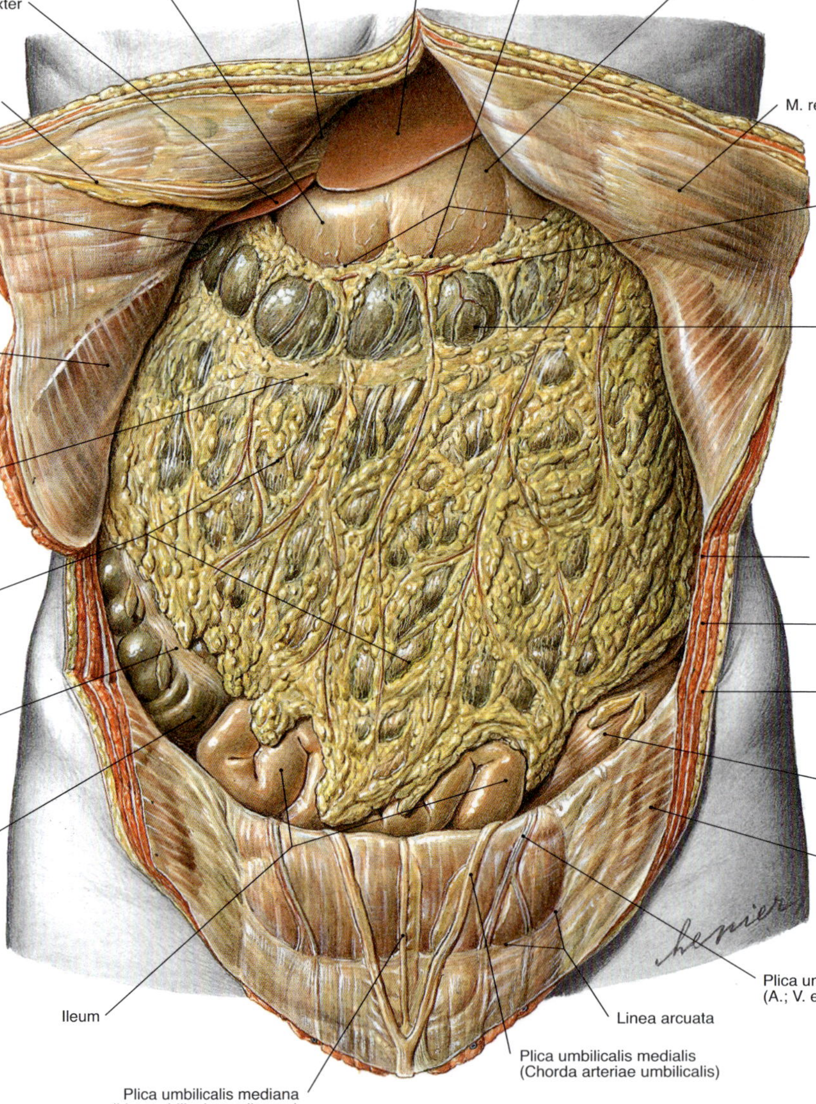

→ 578

Abb. 780 Lage der Baucheingeweide, Situs viscerum, und großes Netz, Omentum majus.

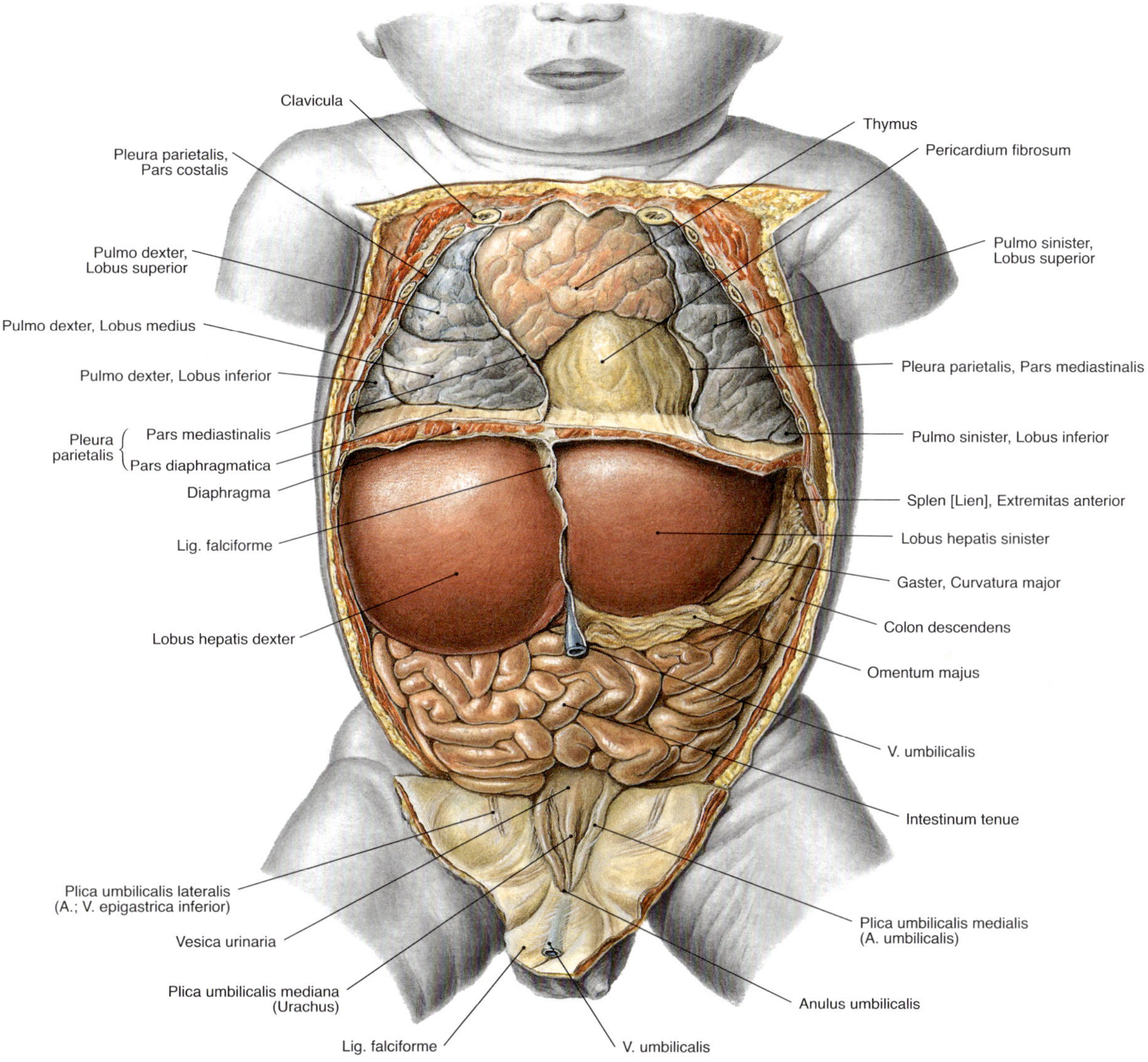

Abb. 781 Lage der Eingeweide beim Neugeborenen.

Oberbauchsitus

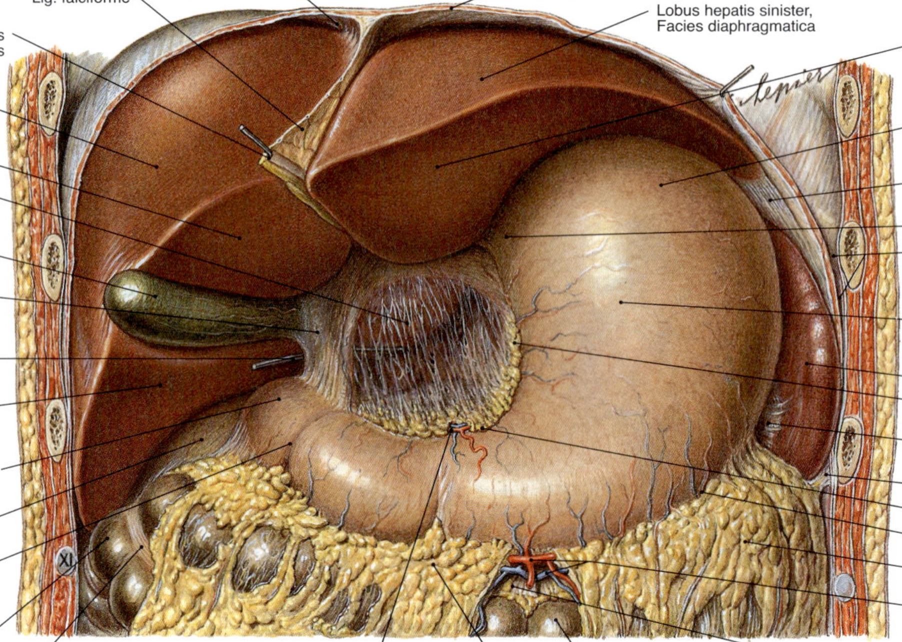

Abb. 782 Lage der Eingeweide im Oberbauch; von ventral.
* auch: Foramen WINSLOWI

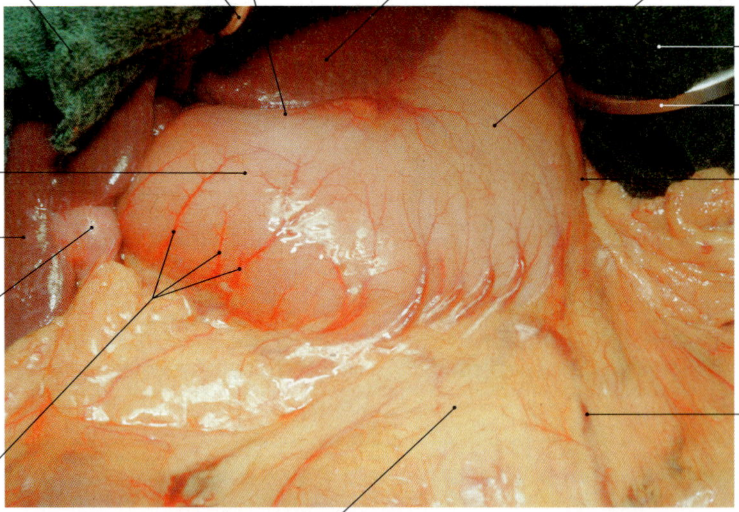

Abb. 783 Magen, Gaster, und großes Netz, Omentum majus; intraoperatives Foto; von ventral.
* Operationstuch
** Operationshaken

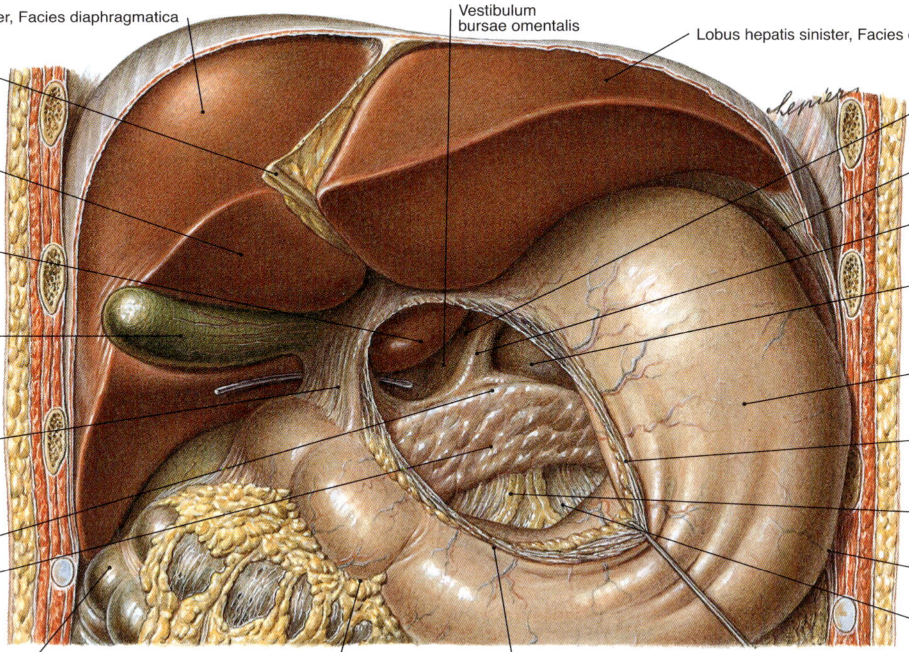

Abb. 784 Oberbauchorgane;
Einblick von kranial in die Bursa omentalis und auf die Bauchspeicheldrüse nach Durchtrennung des Omentum minus.

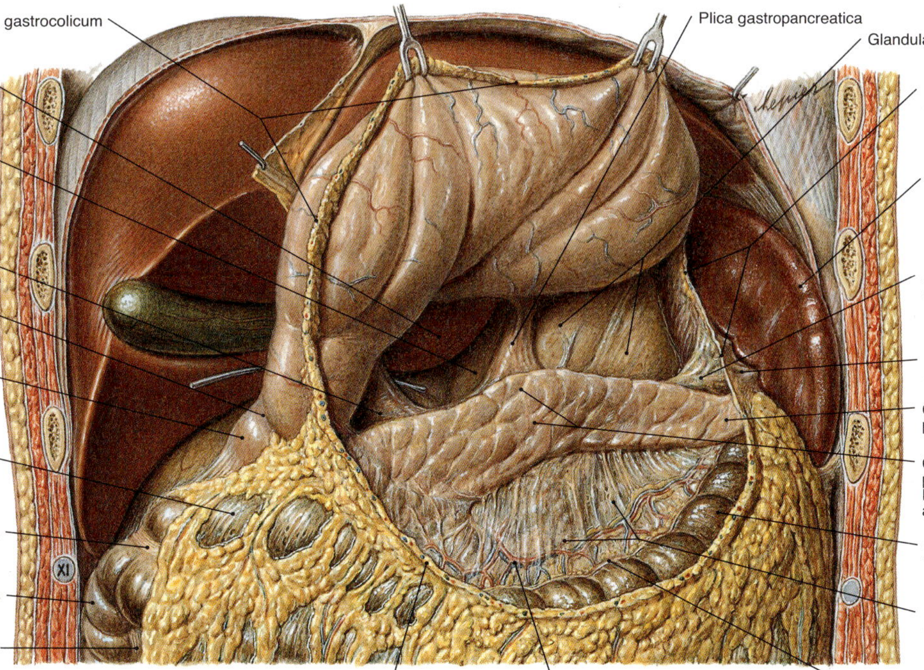

Abb. 785 Bursa omentalis;
Einblick von kaudal nach Durchtrennung des Lig. gastrocolicum.

Unterbauchsitus

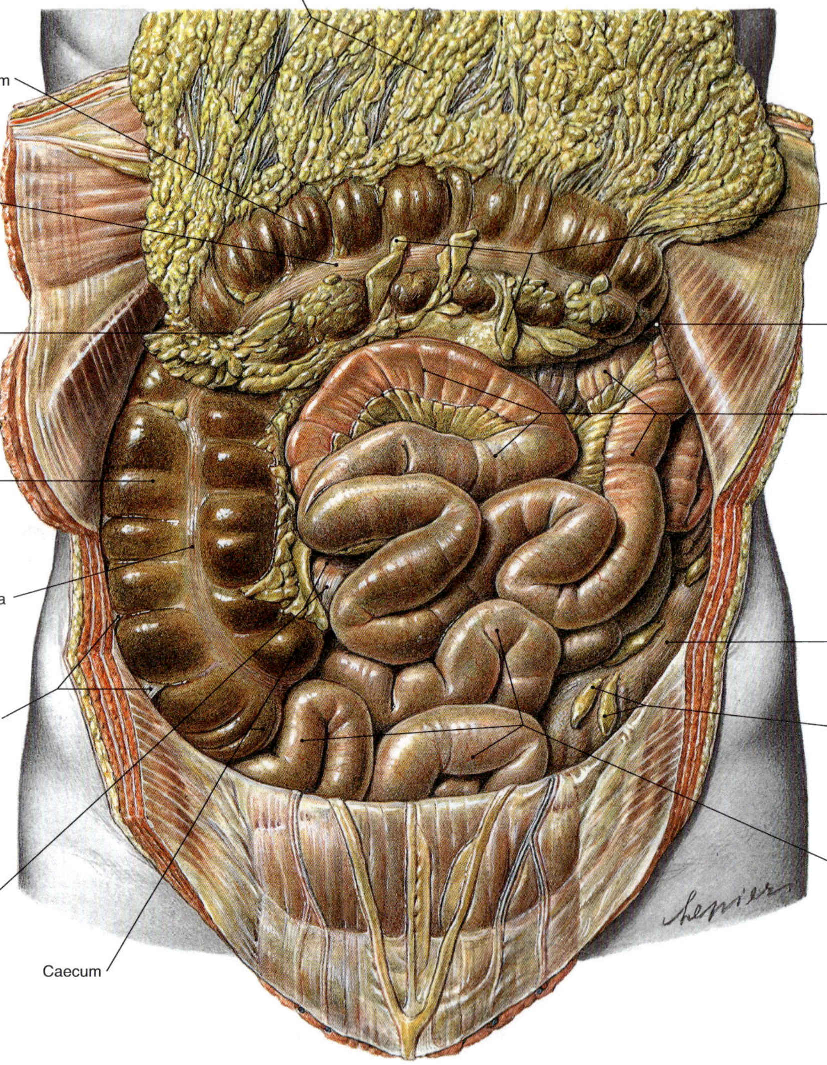

Abb. 786 Lage der Baucheingeweide, Situs viscerum.

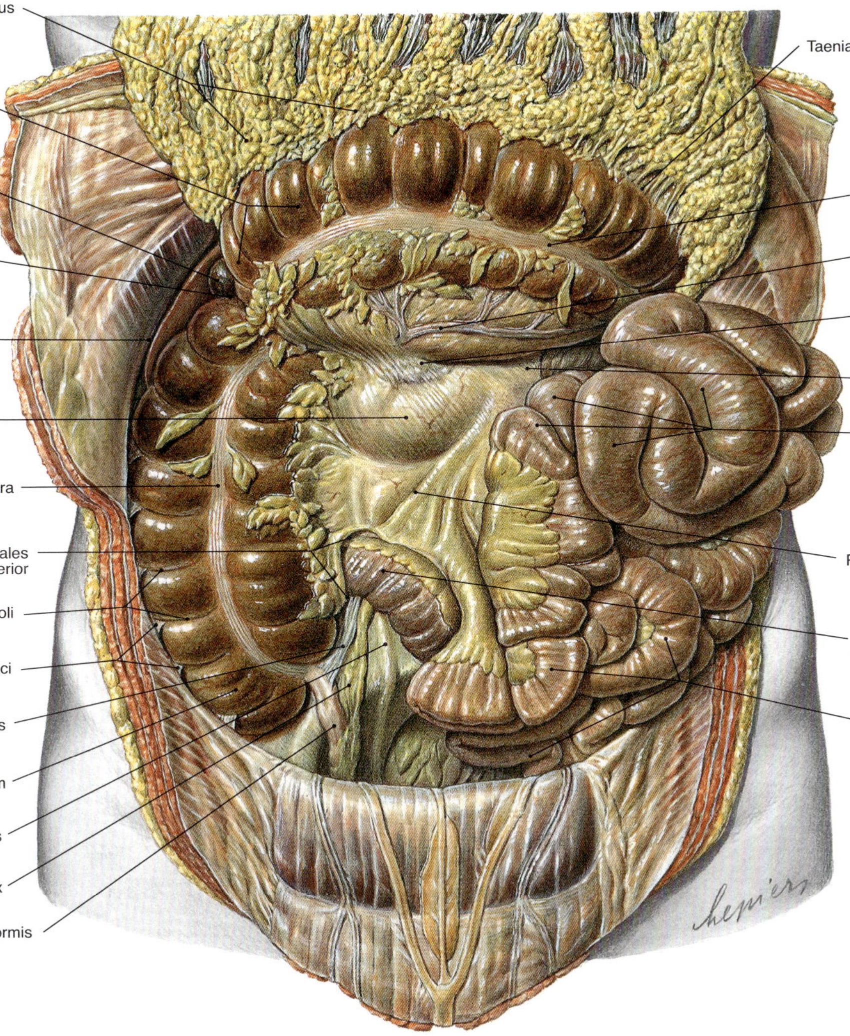

Abb. 787 Dünndarm, Intestinum tenue, und Dickdarm, Intestinum crassum.

Unterbauchsitus

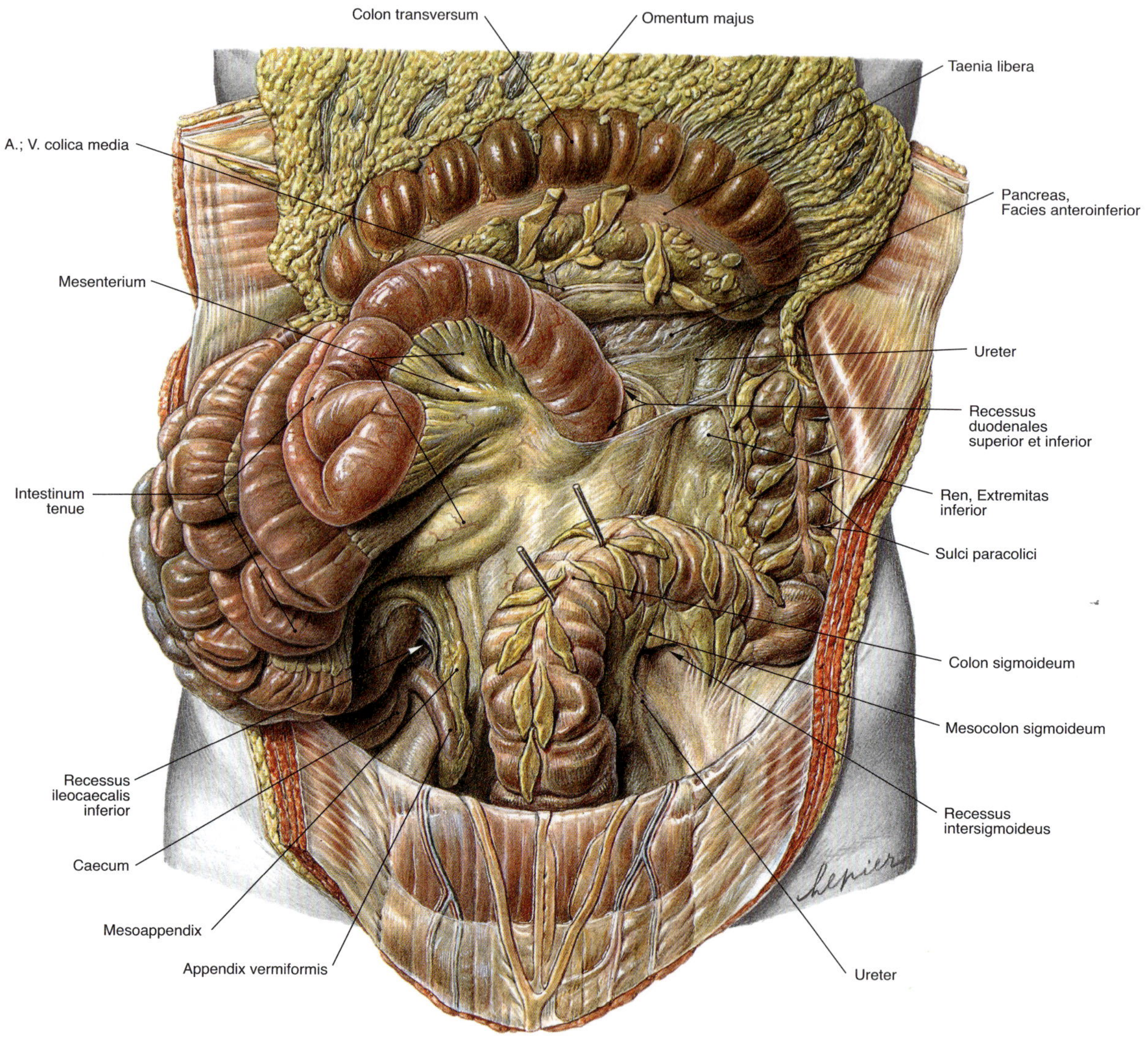

Abb. 788 Dünndarm, Intestinum tenue, und Dickdarm, Intestinum crassum.

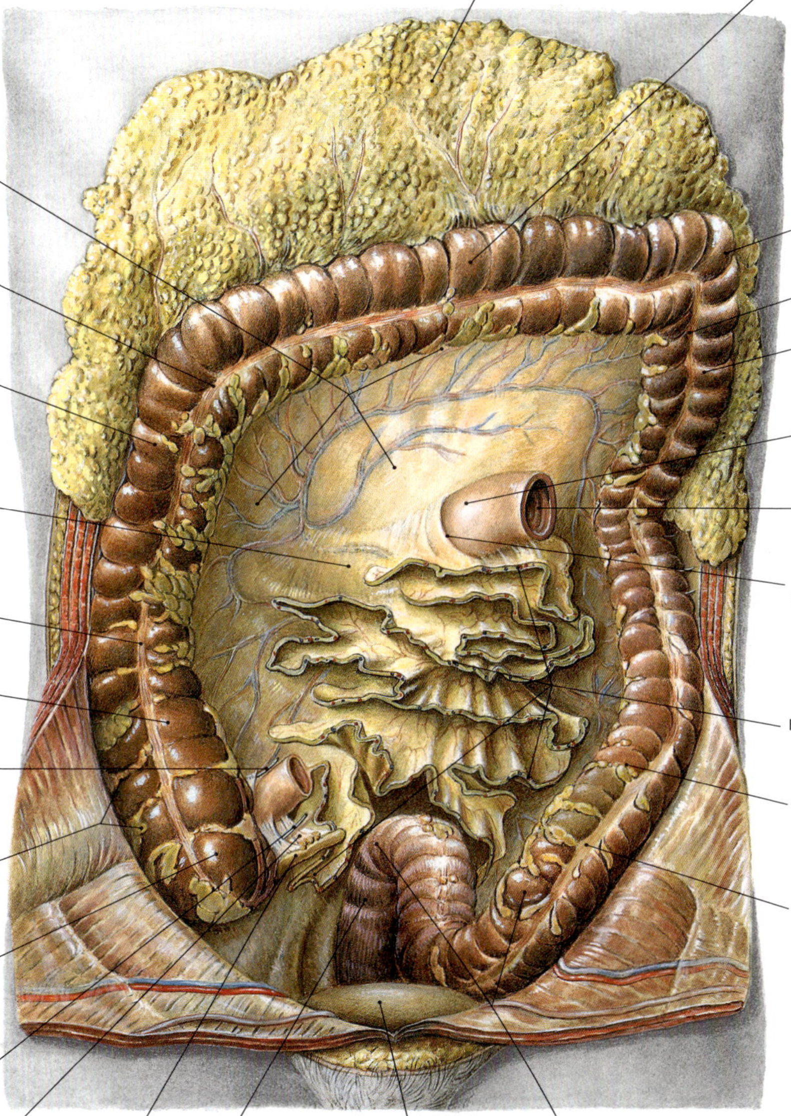

Abb. 789 Dünndarmgekröse, Mesenterium, und Dickdarm, Intestinum crassum.

Mesenterialwurzel und Retroperitoneum

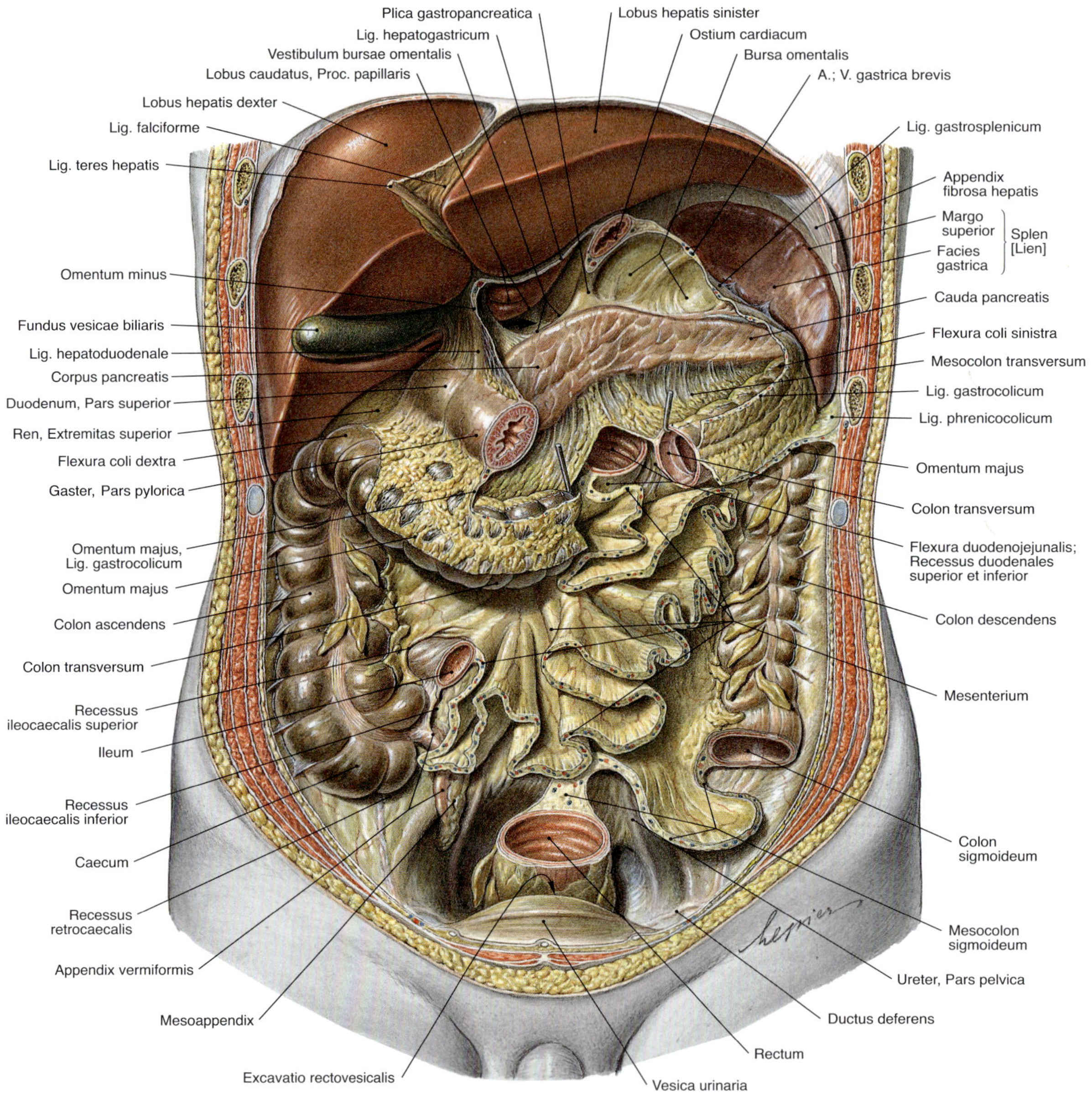

Abb. 790 Lage der Baucheingeweide, Situs viscerum, mit Bursa omentalis.
Pfeil im Foramen omentale [epiploicum]

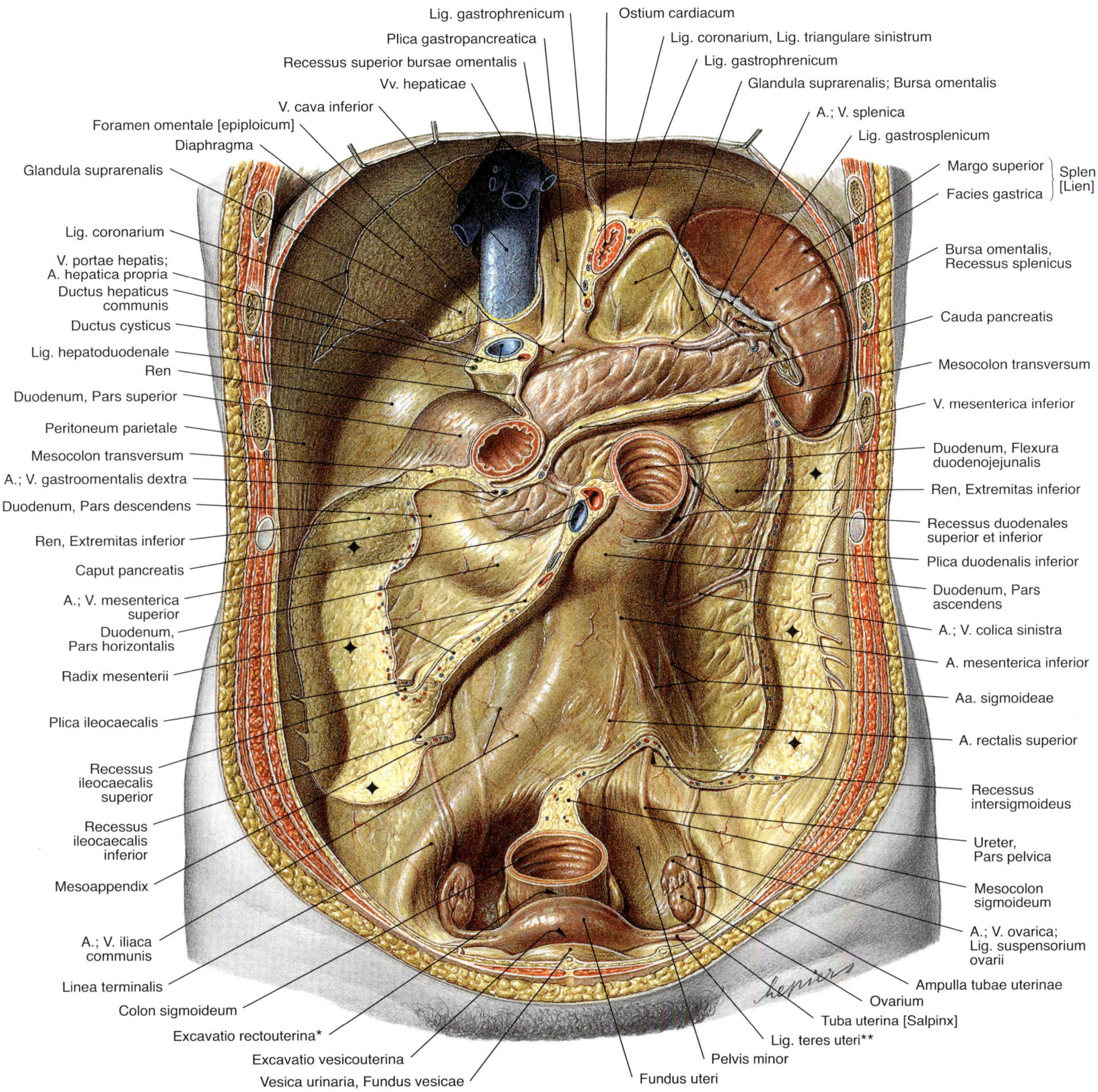

Abb. 791 Dorsale Wand der Bauchhöhle, Cavitas peritonealis, und Milz, Splen [Lien], bei der Frau. Die Verklebungsstellen des aufsteigenden und absteigenden Kolons sind gekennzeichnet (✦).

* klinisch: DOUGLAS'scher Raum

** klinisch: Lig. rotundum

Baucharterien, Übersicht

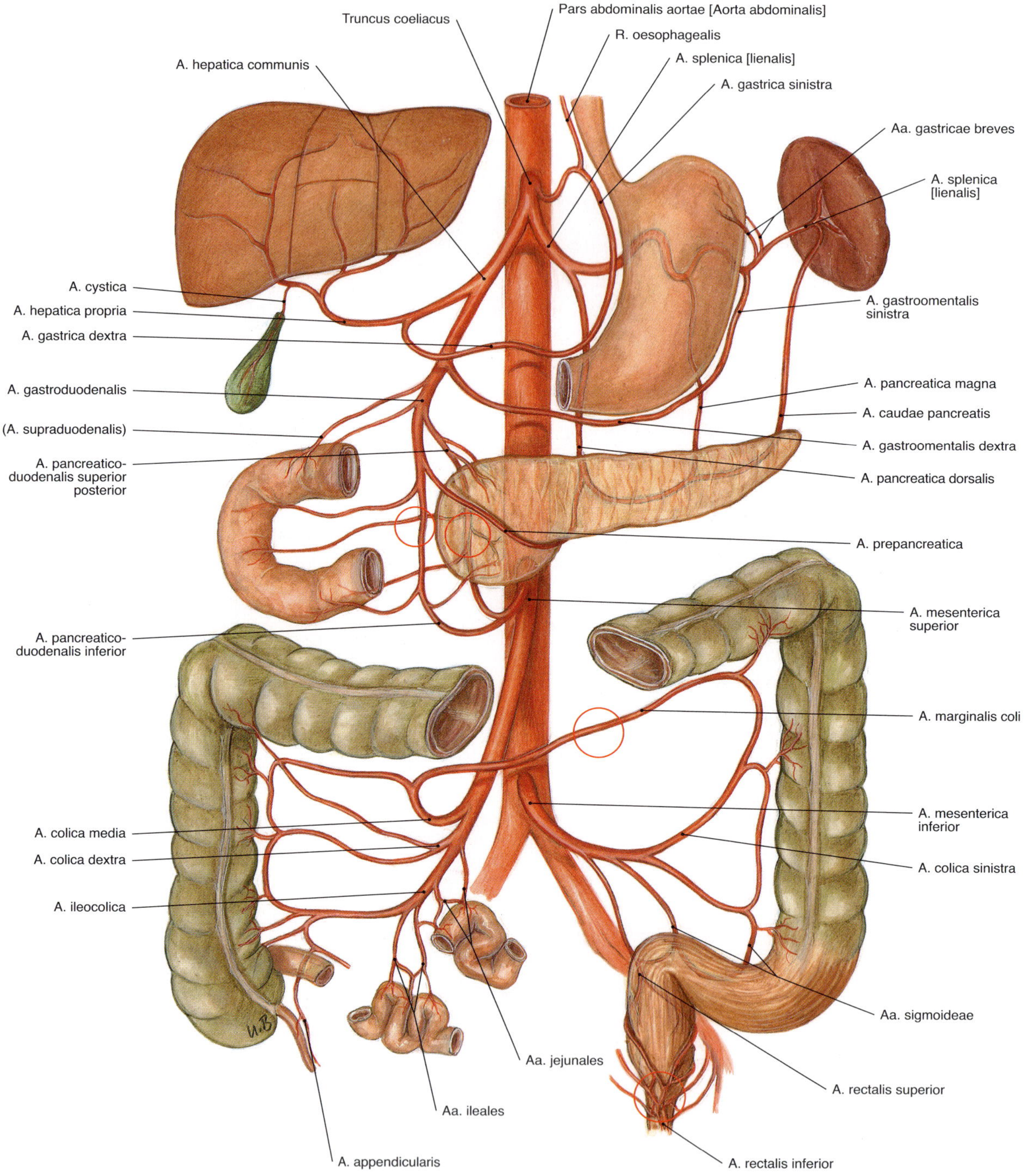

Abb. 792 Arterien der Baucheingeweide; halbschematisch; mögliche Anastomosen sind gekennzeichnet (O).

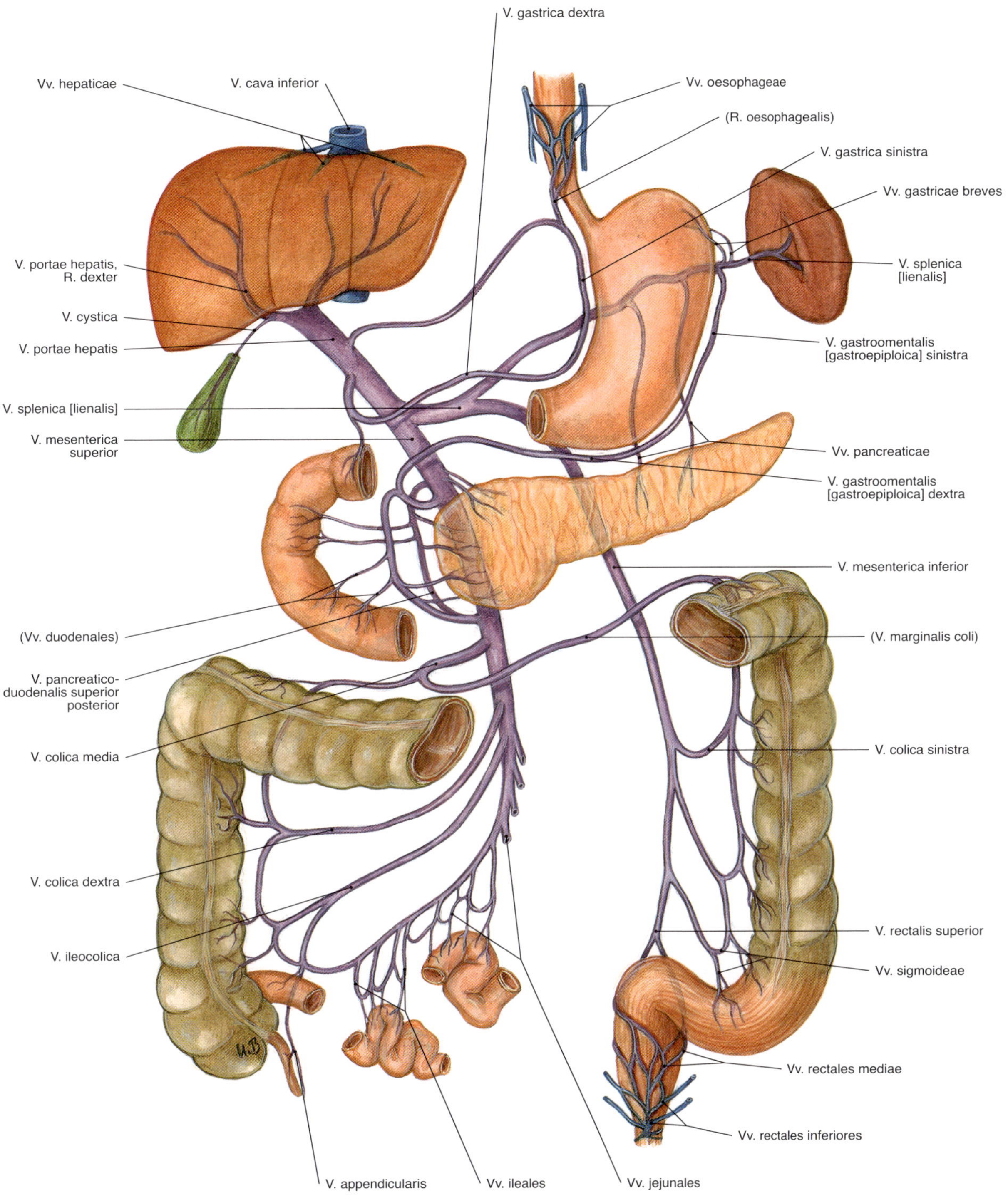

Abb. 793 Pfortader, V. portae hepatis, mit Zuflüssen; halbschematisch.

Truncus coeliacus

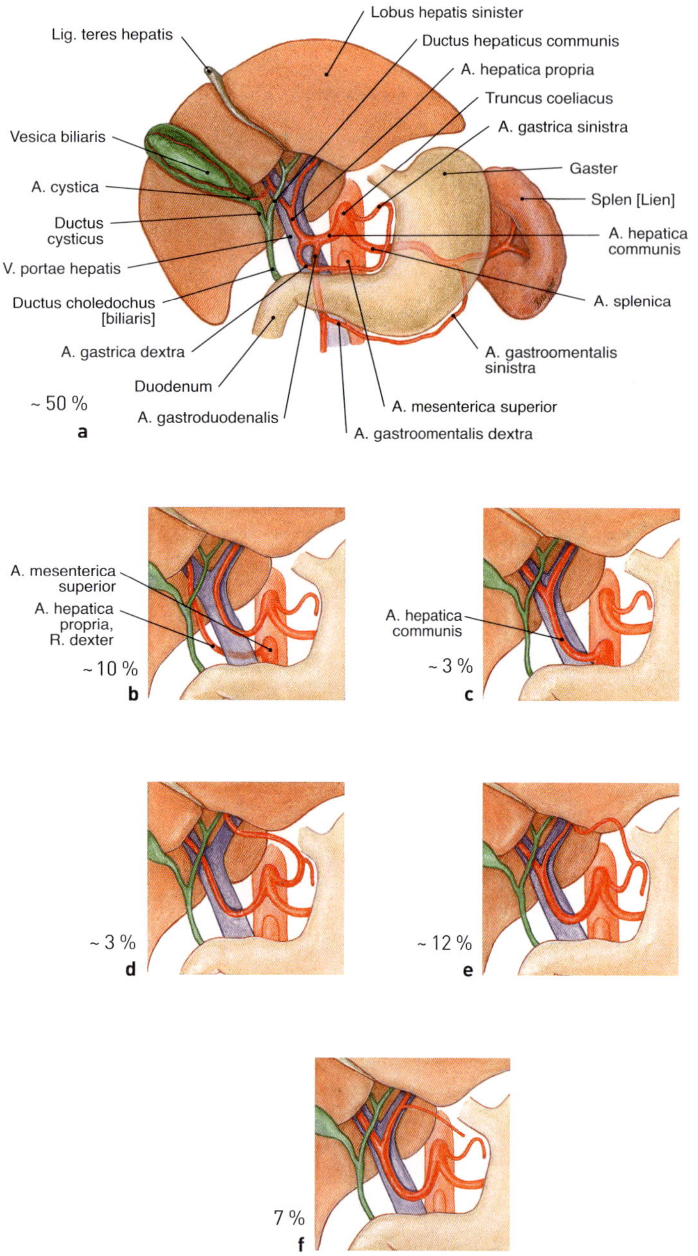

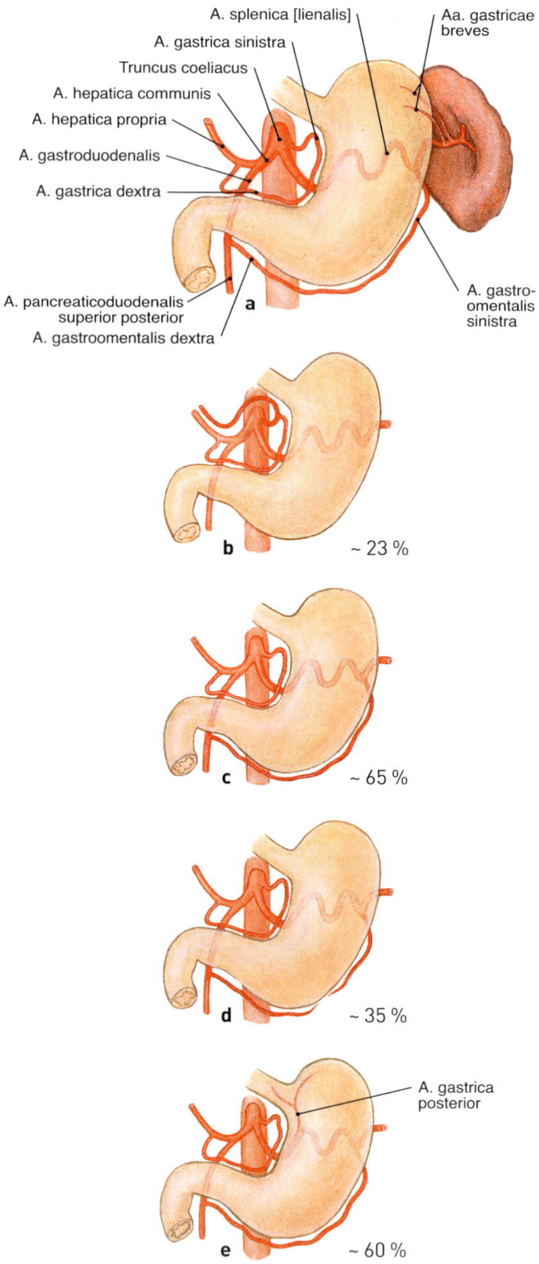

Abb. 794 a–f Varietäten der Blutversorgung der Leber.

- **a** Lehrbuchfall
- **b** Beteiligung der A. mesenterica superior an der Versorgung des rechten Leberlappens
- **c** Ursprung der A. hepatica communis aus der A. mesenterica superior
- **d** Versorgung des linken Leberlappens durch die A. gastrica sinistra
- **e** Beteiligung eines Astes der A. gastrica sinistra an der Versorgung des linken Leberlappens zusätzlich zum R. sinister der A. hepatica propria
- **f** Versorgung der kleinen Kurvatur des Magens durch einen akzessorischen Ast der A. hepatica propria

Abb. 795 a–e Variabilität der arteriellen Blutversorgung des Magens.

- **a** Lehrbuchfall, geschlossene Gefäßarkade an der kleinen und an der großen Kurvatur
- **b** Beteiligung der A. gastrica sinistra an der Versorgung des linken Leberlappens
- **c** Anastomose der Aa. gastroomentales dextra und sinistra an der großen Kurvatur
- **d** keine Anastomose der Aa. gastroomentales dextra und sinistra an der großen Kurvatur
- **e** zusätzliche A. gastrica posterior als Ast der A. splenica zur Versorgung der Magenhinterwand

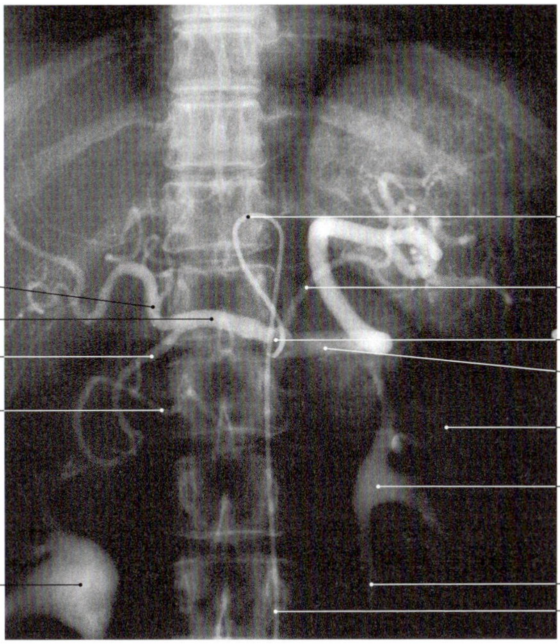

Abb. 796 Arterien von Magen, Gaster; Milz, Splen [Lien], und Leber, Hepar;
ap-Röntgenbild nach selektiver Injektion von Kontrastmittel in den Truncus coeliacus (Zöliakographie) mit gleichzeitiger Darstellung der Nierenbecken nach i.v. Injektion eines durch die Nieren ausscheidbaren Kontrastmittels; von ventral.

* Katheterschlinge in der Aorta
** Katheter in der Aorta

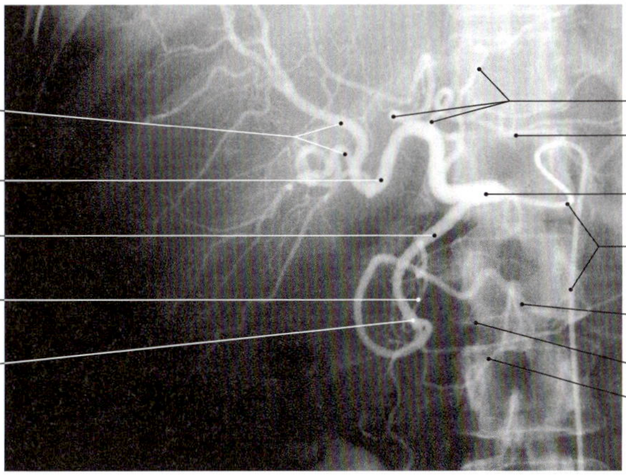

Abb. 797 A. hepatica communis;
ap-Röntgenbild nach selektiver Injektion eines Kontrastmittels in die A. hepatica communis;
von ventral.

* Äste zum linken Leberlappen anstelle eines R. sinister der A. hepatica propria
** akzessorischer Ast aus der A. hepatica zur kleinen Kurvatur des Magens
*** Katheter in der Aorta

Gefäße des Oberbauchs

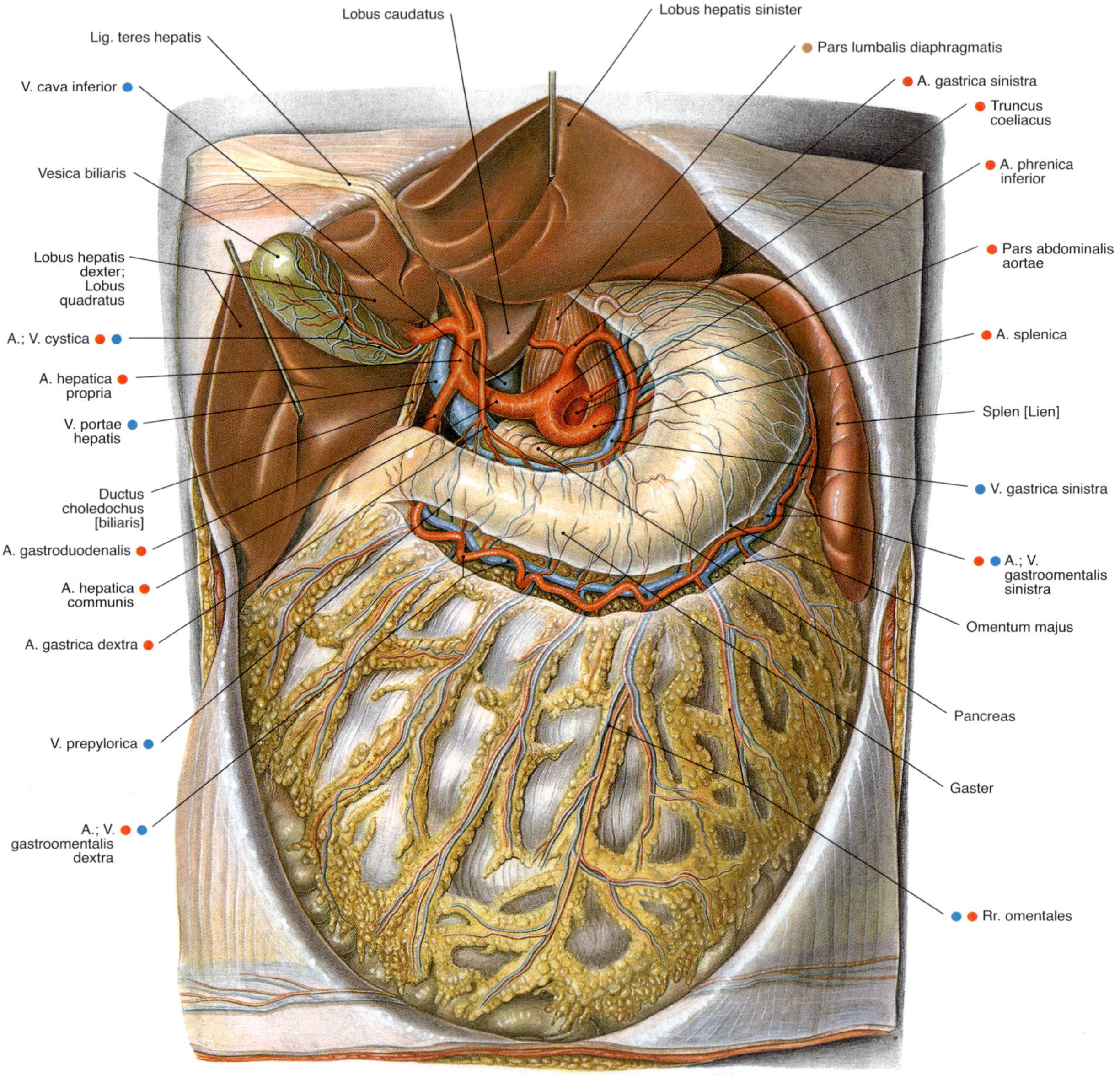

Abb. 798 Gefäße des Oberbauchs.

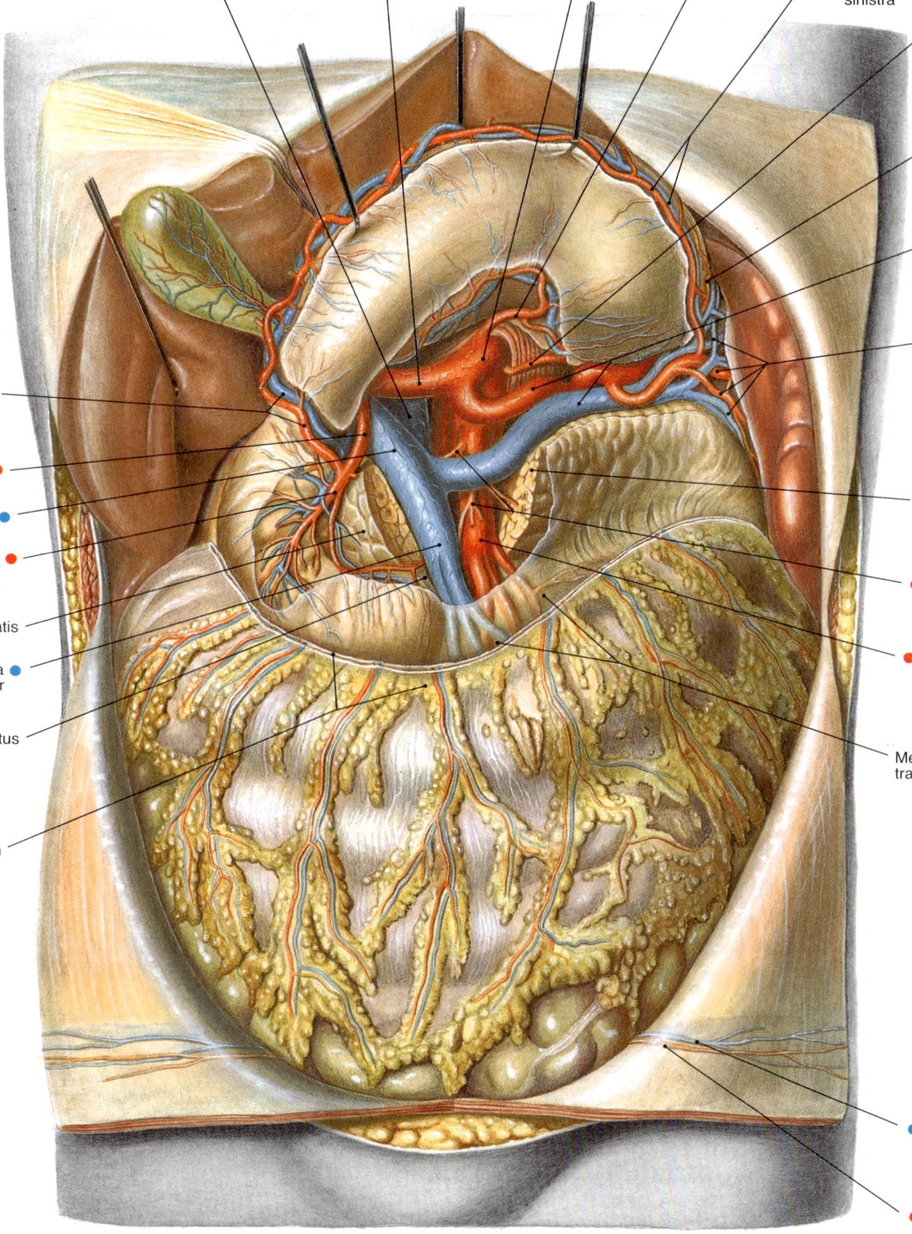

Abb. 799 Gefäße des Oberbauchs.

A. mesenterica superior

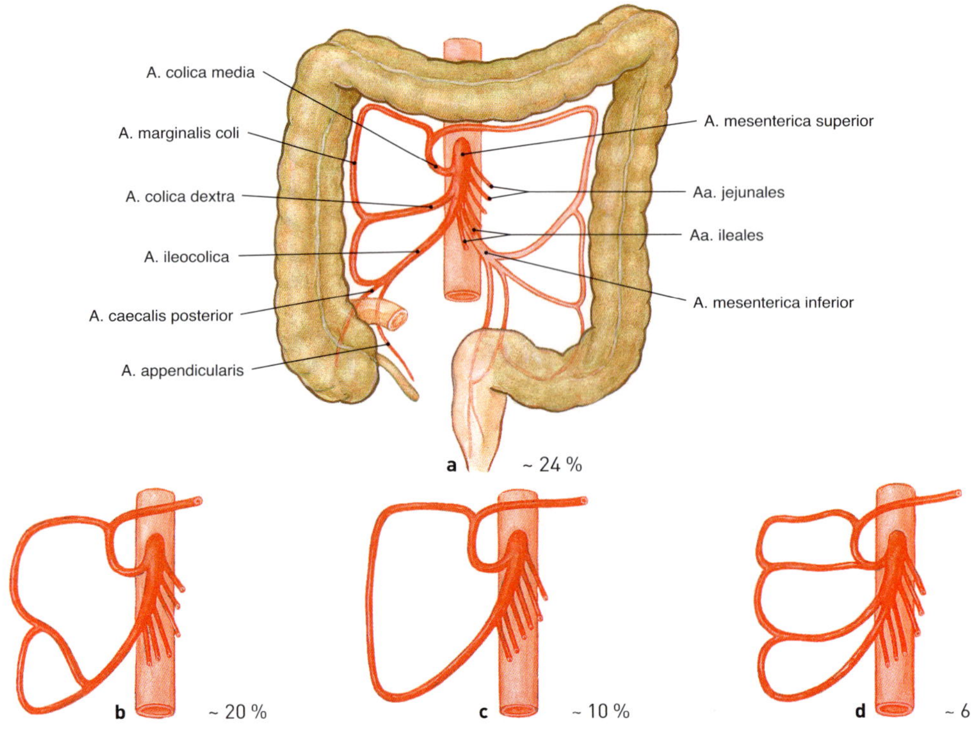

Abb. 800 a–d Varietäten der Äste der A. mesenterica superior zum Dickdarm.
a Lehrbuchfall, Versorgung von Colon ascendens und Colon transversum durch drei Äste
b Stammbildung von A. ileocolica und A. colica dextra
c Ausbildung von nur zwei Ästen bei Fehlen einer A. colica dextra
d Verdopplung der A. colica dextra

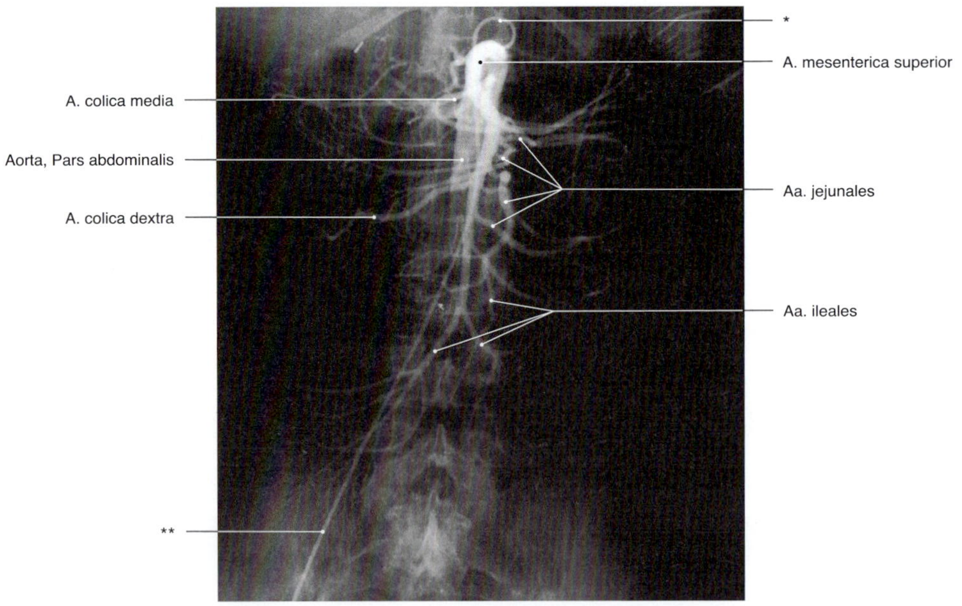

Abb. 801 A. mesenterica superior; ap-Röntgenbild nach Injektion eines Kontrastmittels in den Beginn der A. mesenterica superior; von ventral.

* Katheter in der Aorta
** Katheter in der A. iliaca communis

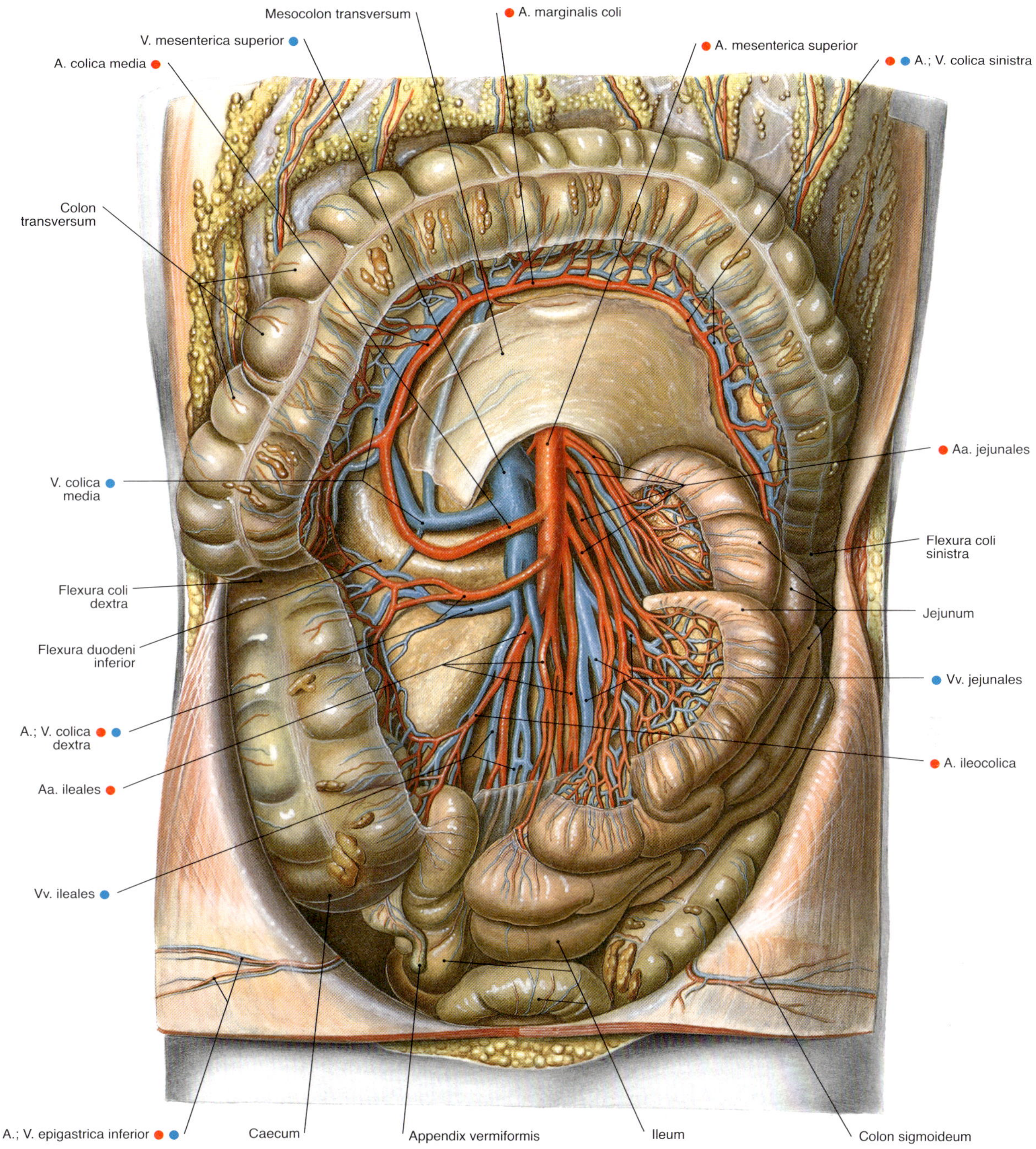

Abb. 802 A. und V. mesenterica superior.
Die Dünndarmarterien bilden Arkaden.

A. mesenterica inferior

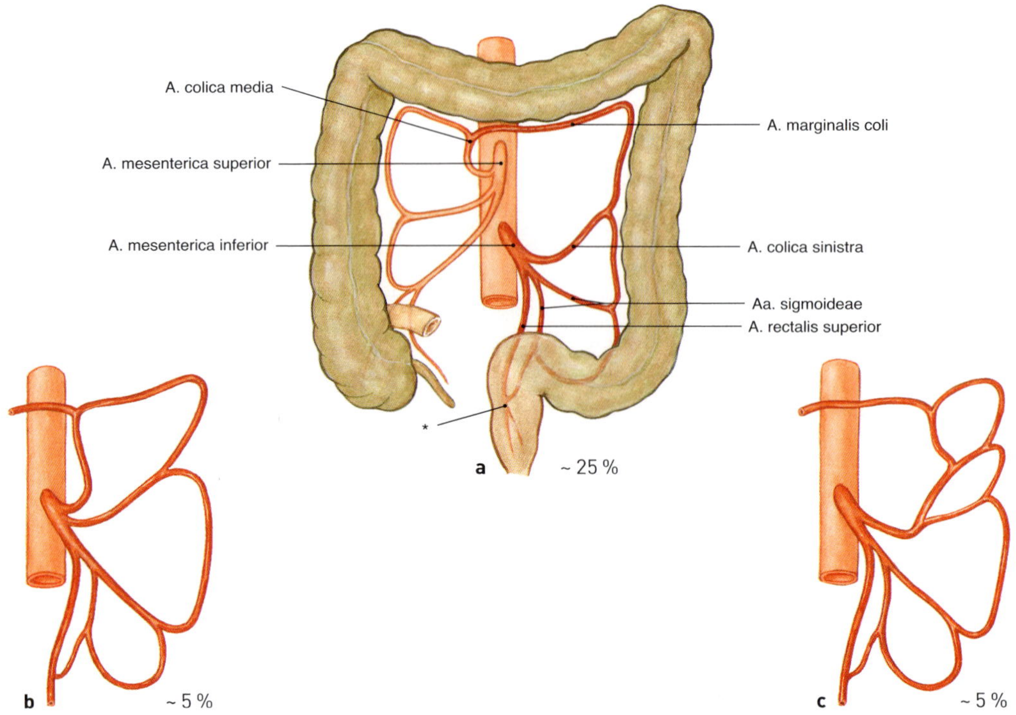

Abb. 803 a–c Varietäten der A. mesenterica inferior.
a Dreiteilung des Hauptstamms zur Versorgung von Colon descendens, Colon sigmoideum und Rectum
b akzessorische A. colica media aus der A. mesenterica inferior
c akzessorische A. colica media aus der A. colica sinistra
* klinisch: SUDECK'scher Punkt

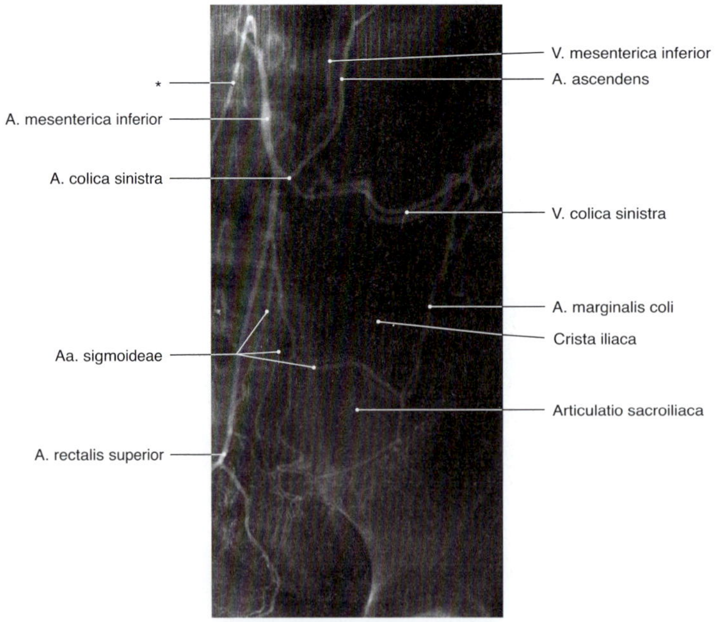

Abb. 804 A. mesenterica inferior; ap-Röntgenbild nach selektiver Injektion eines Kontrastmittels in den Beginn der A. mesenterica inferior; von ventral.
* Katheter in der Aorta

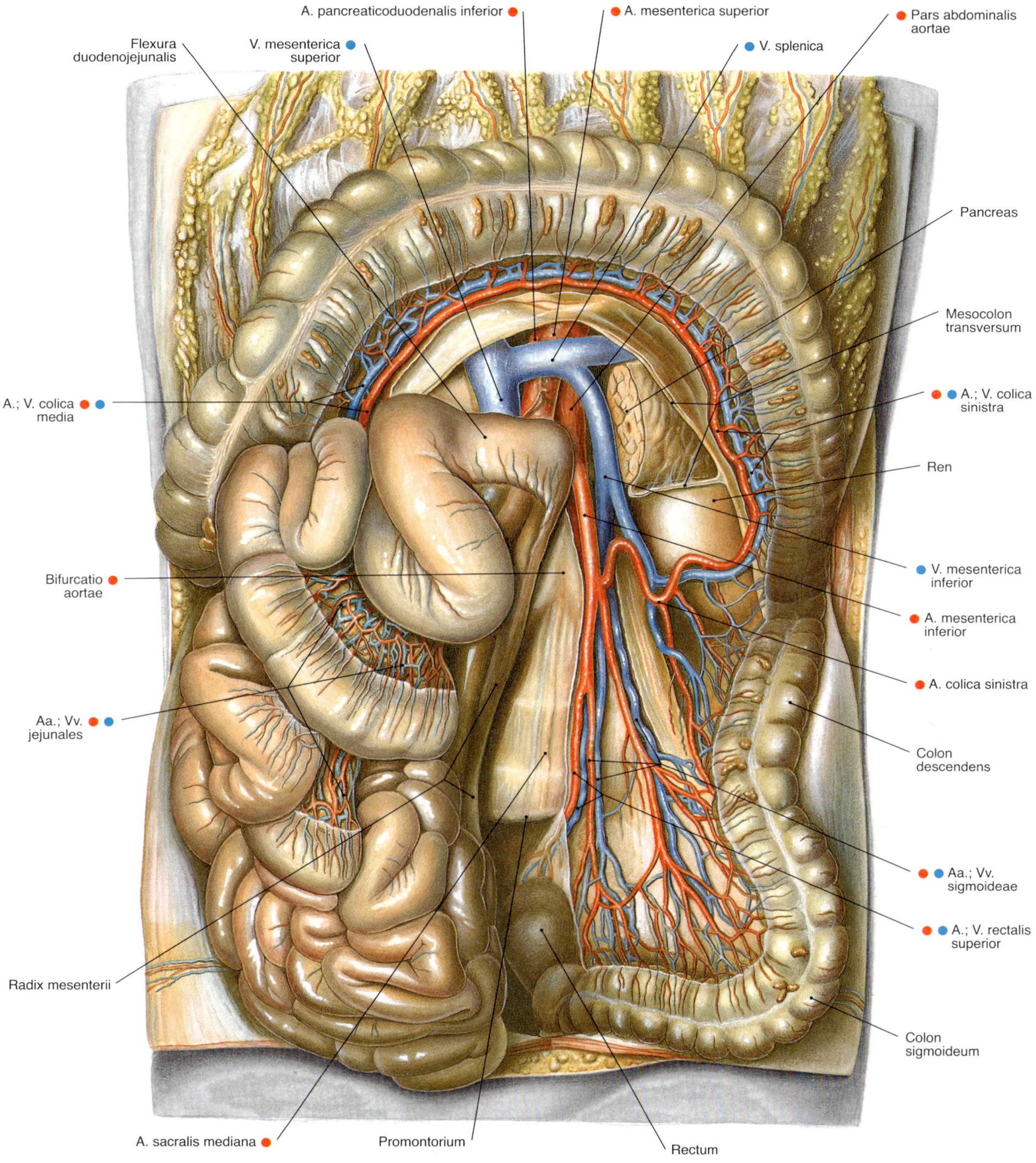

Abb. 805 A. und V. mesenterica inferior.

Truncus coeliacus

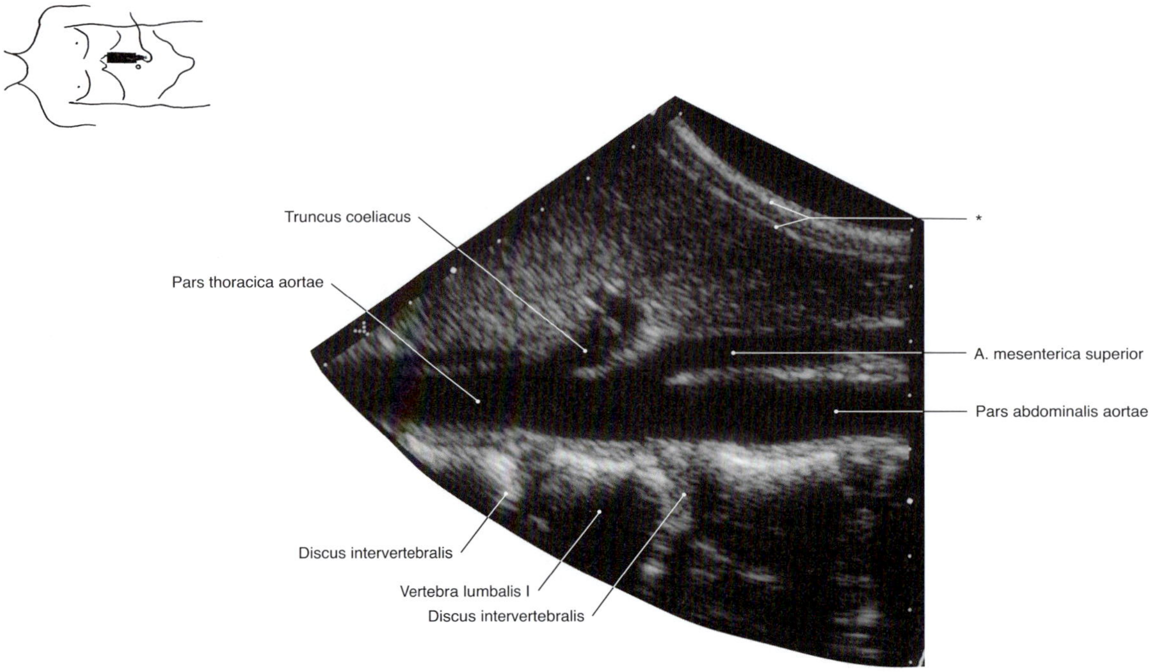

Abb. 806 Bauchschlagader, Pars abdominalis aortae, mit Truncus coeliacus und A. mesenterica superior; Ultraschallbild; annähernd sagittale Schallebene.
* Bauchwand

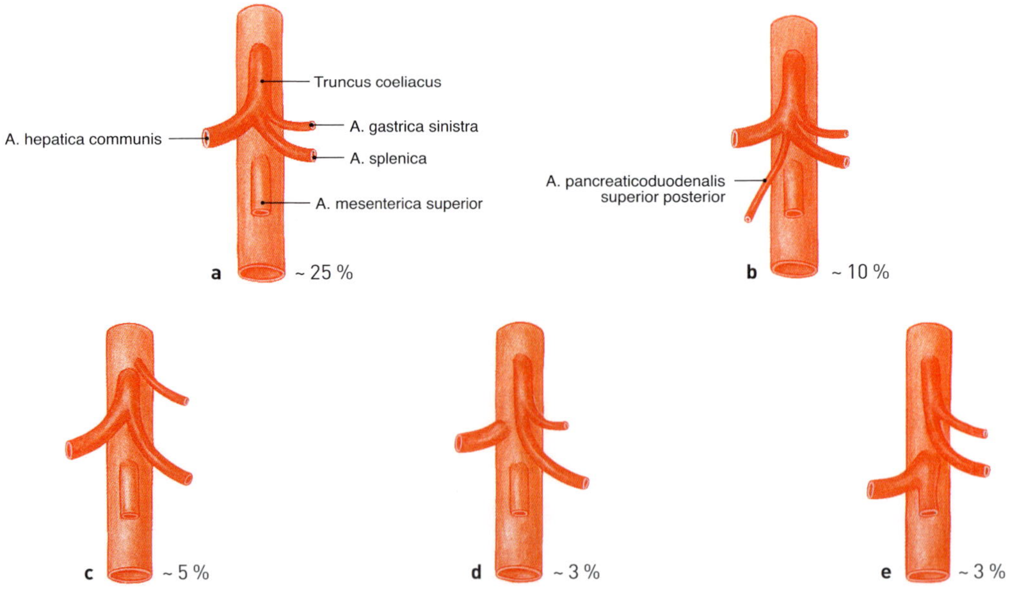

Abb. 807 a–e Varietäten des Truncus coeliacus.
a Lehrbuchfall, Aufteilung des Truncus in drei Äste
b Aufteilung des Truncus in vier Äste
c Ausbildung eines Truncus hepatosplenicus
d Ausbildung eines Truncus gastrosplenicus
e Ausbildung eines Truncus gastrosplenicus und eines Truncus hepatomesentericus

Gefäße des Retroperitonealraums

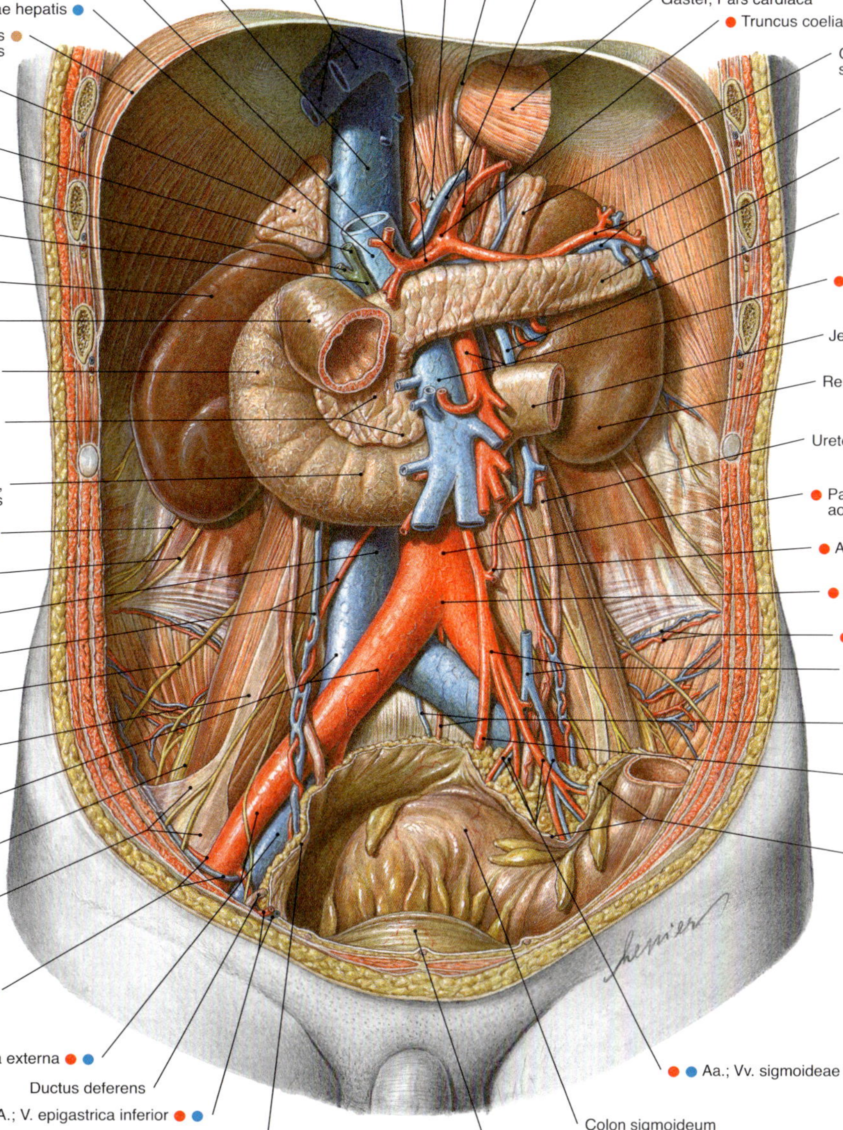

Abb. 808 Gefäße des Retroperitonealraums, Situs retroperitonealis, beim Mann.

Pfortader, Übersicht

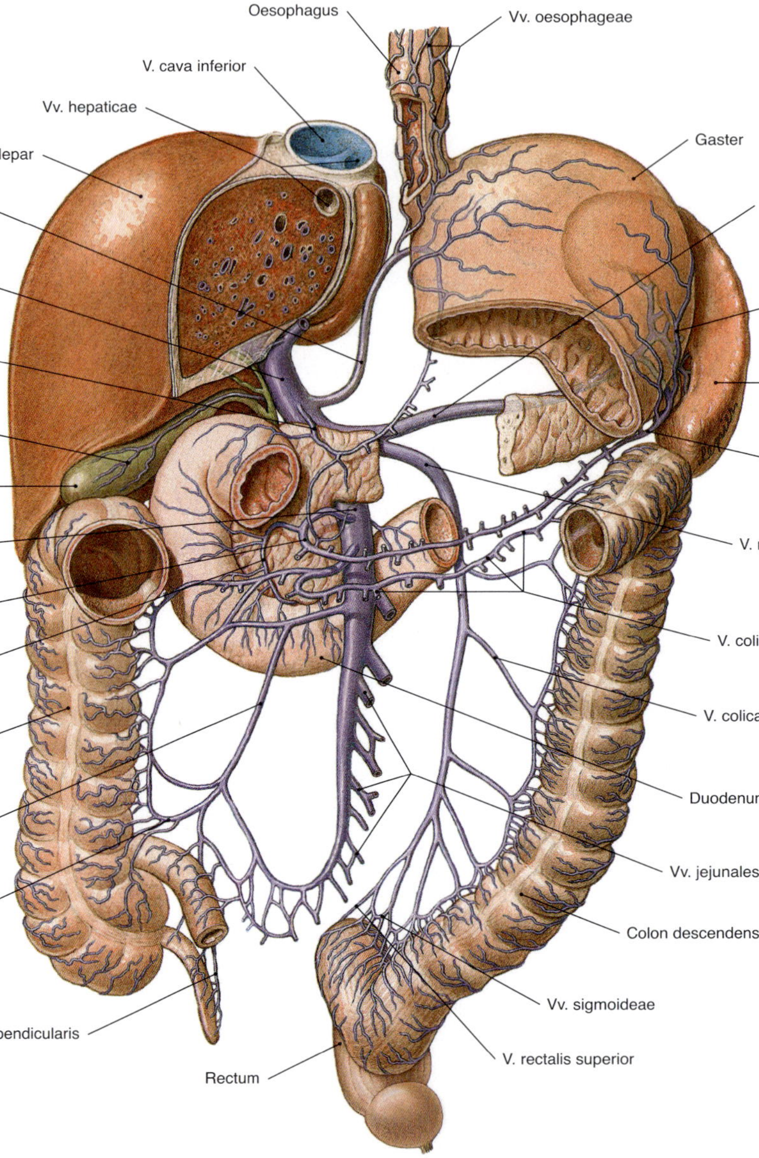

Abb. 809 Pfortader, V. portae hepatis; von ventral.

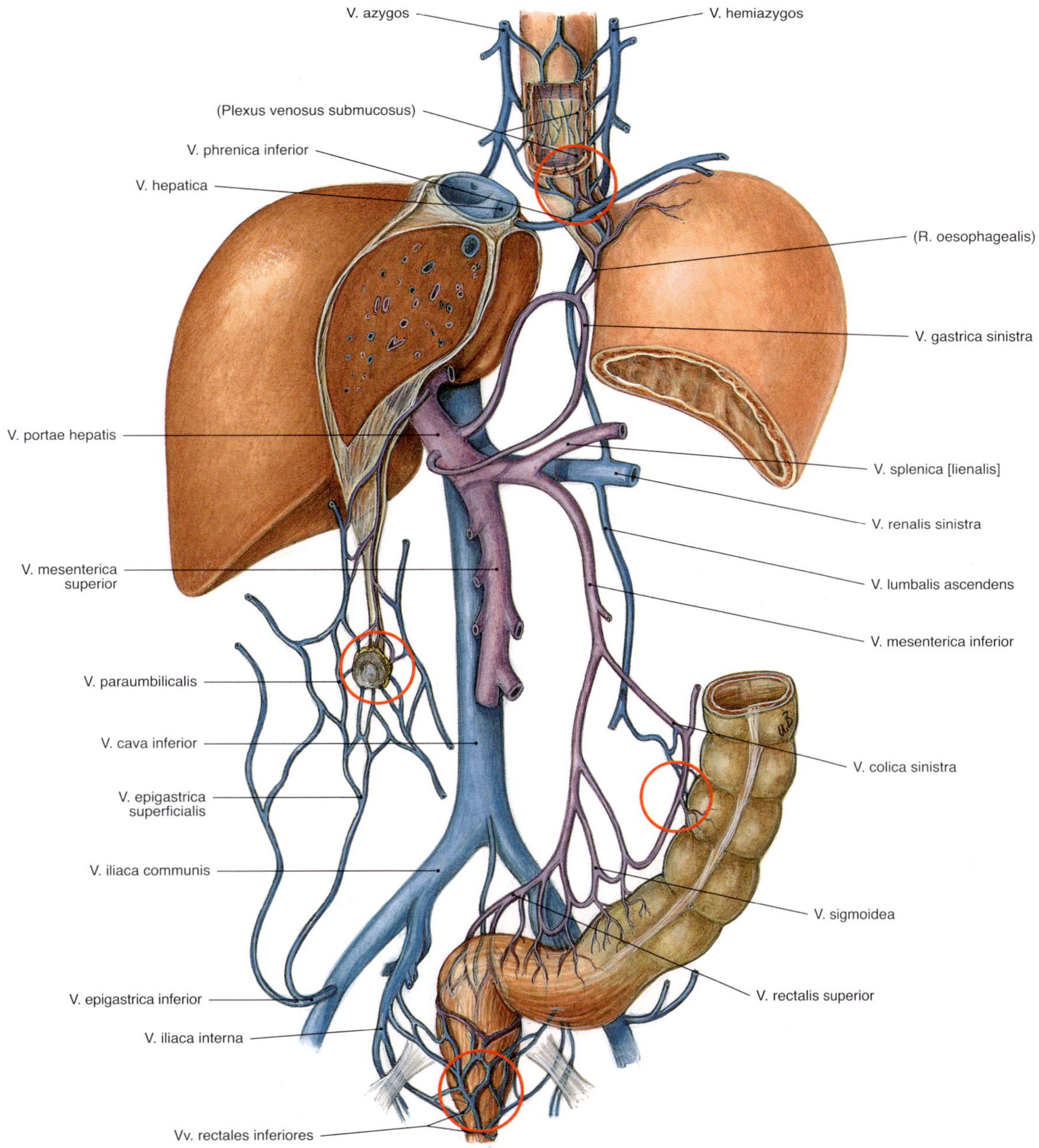

Abb. 810 Pfortader, V. portae hepatis, und untere Hohlvene, V. cava inferior; halbschematisch;
Zuflüsse zur V. cava inferior in Blau;
Zuflüsse zur V. portae hepatis in Lila;
mögliche portokavale Anastomosen sind durch Kreise hervorgehoben.

Niere

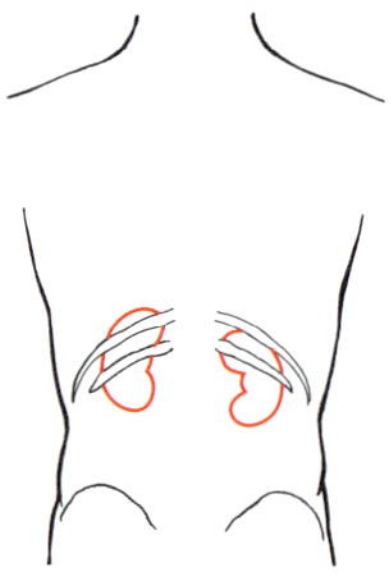

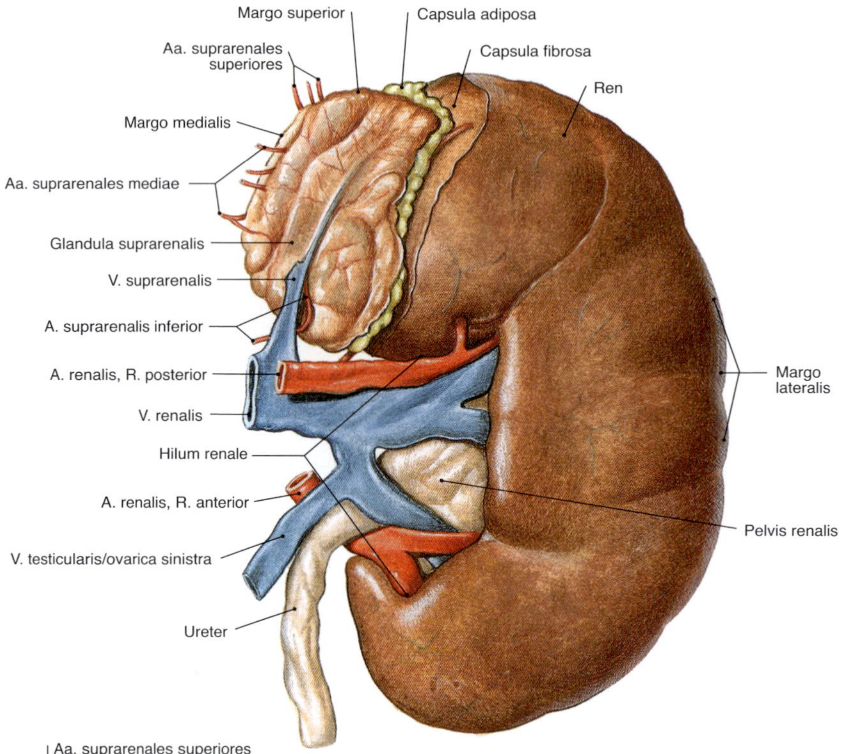

Abb. 811 Niere, Ren [Nephros], und Nebenniere, Glandula suprarenalis; von ventral (li).

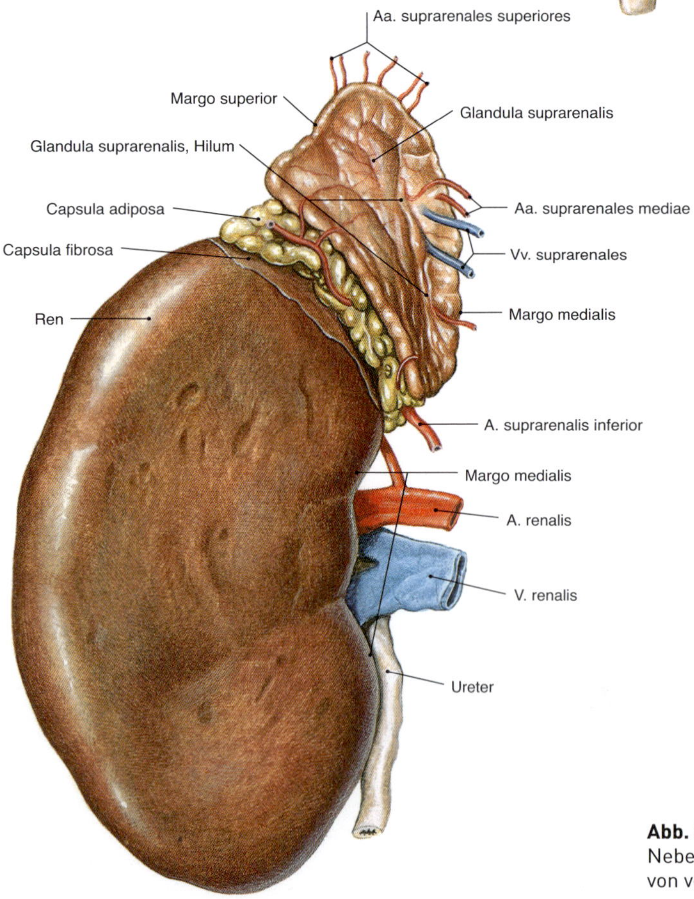

Abb. 812 Niere, Ren [Nephros], und Nebenniere, Glandula suprarenalis; von ventral (re).

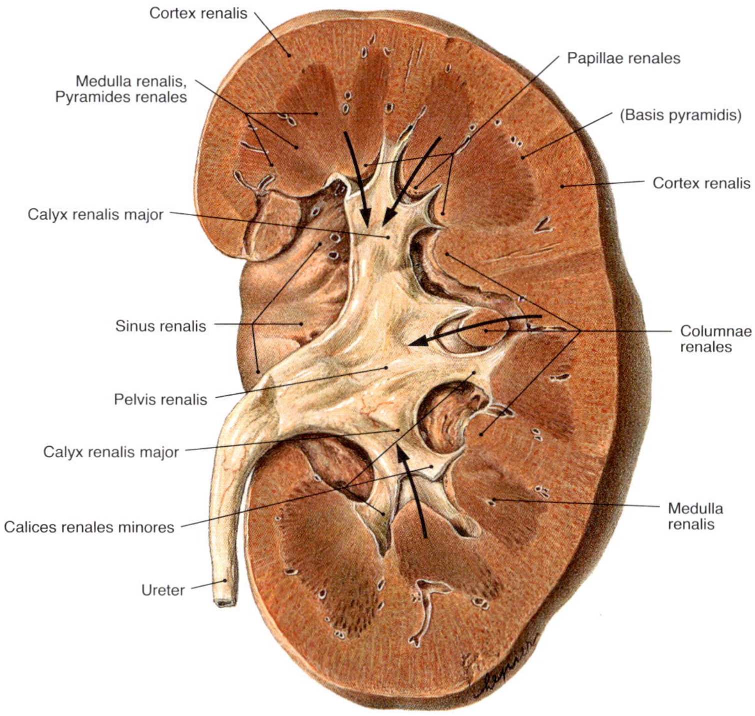

Abb. 813 Niere, Ren [Nephros]; schräger, vertikaler Halbierungsschnitt zur Darstellung von Rinde, Mark und Nierenbecken; von ventral (li). Von den Pyramiden zeigen Pfeile in die Nierenkelche.

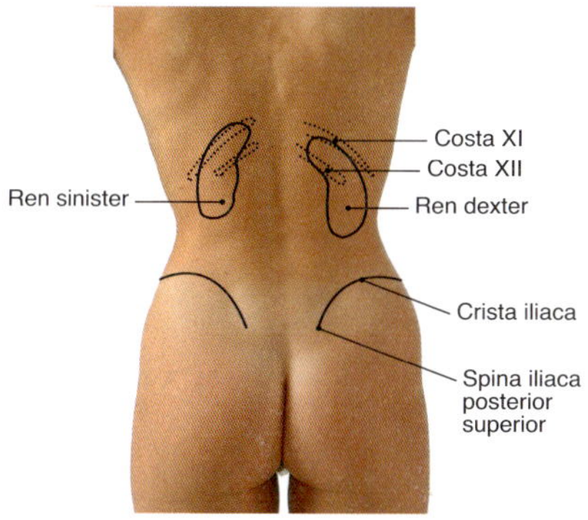

Abb. 814 Projektion der Nieren auf den Rücken.

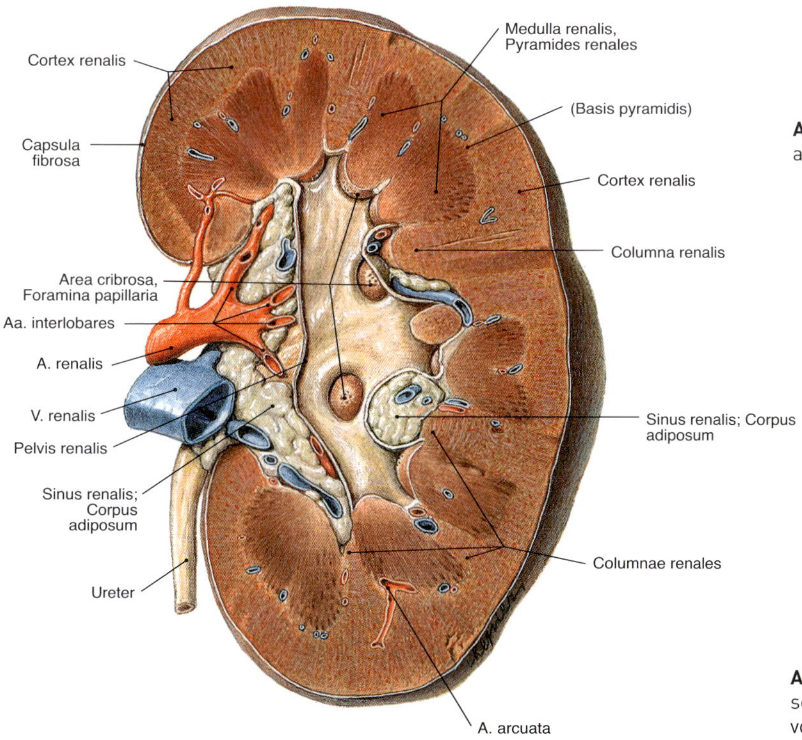

Abb. 815 Niere, Ren [Nephros]; schräger, vertikaler Halbierungsschnitt; von ventral (li).

Niere, Aufbau

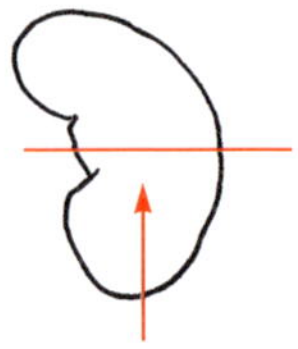

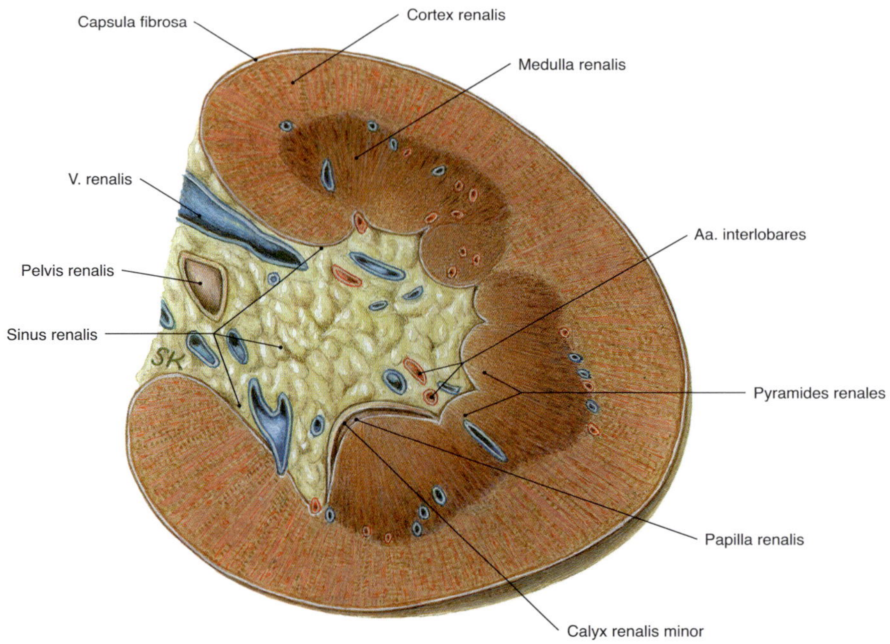

Abb. 816 Niere, Ren [Nephros];
Transversalschnitt durch die Nierenbucht,
Sinus renalis;
von kaudal (li).

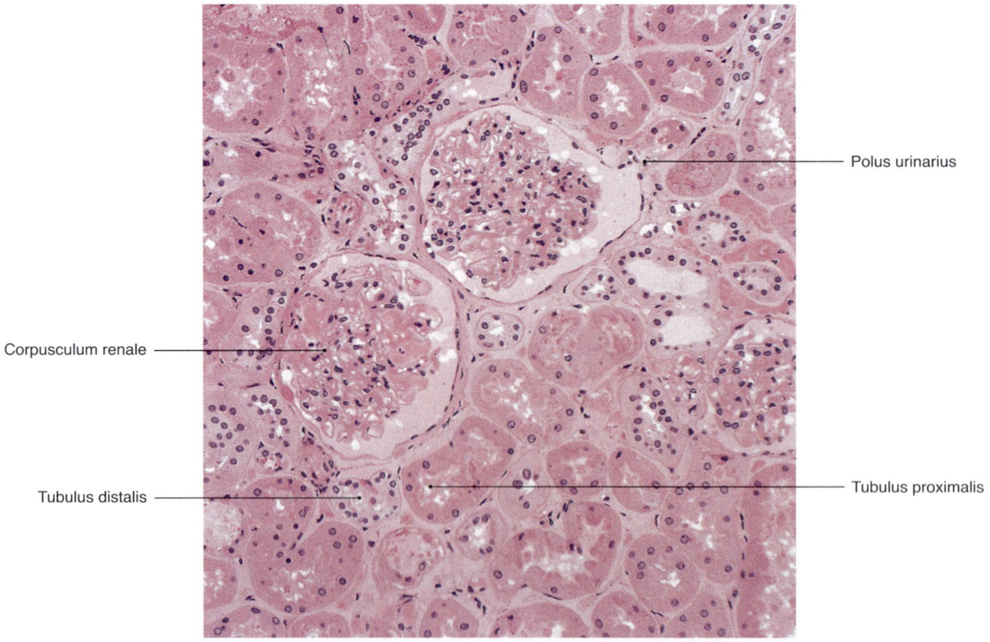

Abb. 817 Niere, Ren [Nephros];
mikroskopischer Ausschnitt aus der Rinde (100×).

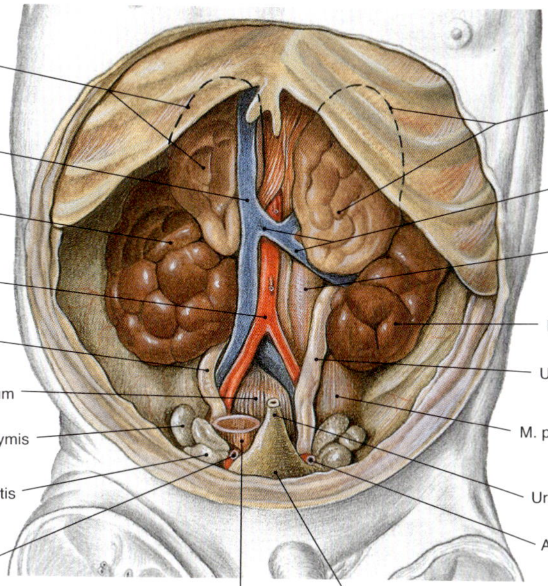

Abb. 818 Niere, Ren [Nephros], und Nebenniere, Glandula suprarenalis, eines ~ 5 Monate alten Fetus.

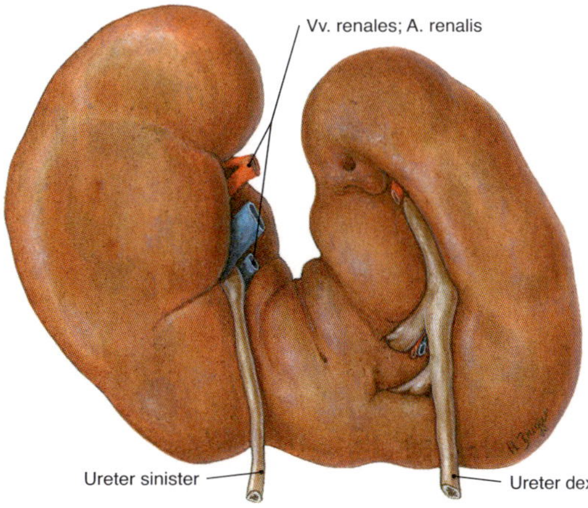

Abb. 819 Niere, Ren [Nephros]; von dorsal.
Die unteren Pole beider Nieren sind verschmolzen (= Hufeisenniere).

Nierenbecken und Nierenkelche

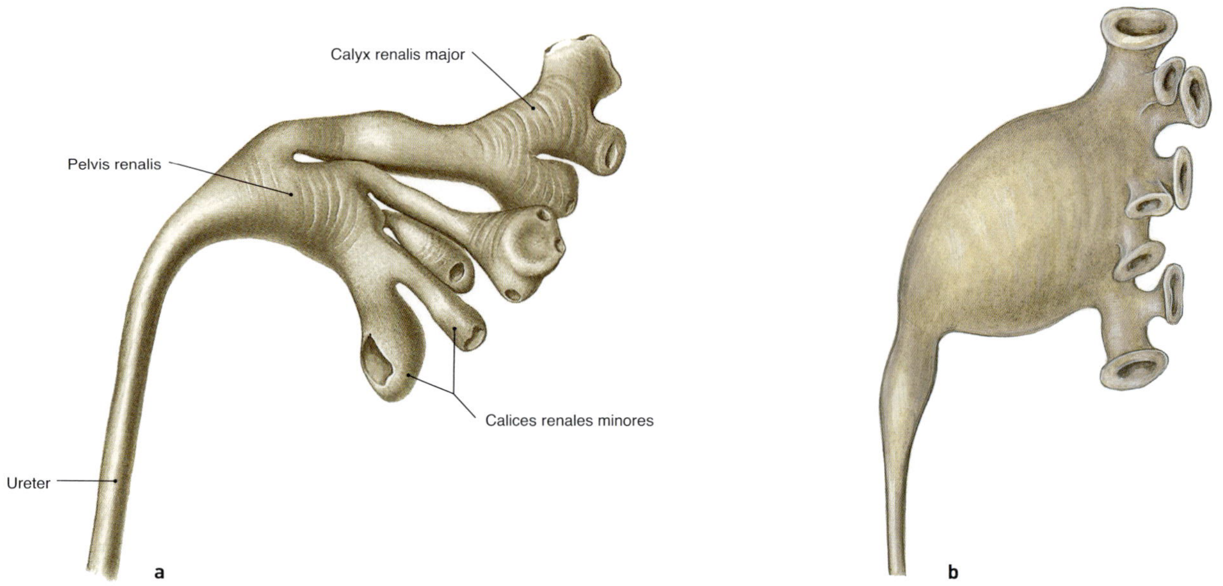

Abb. 820 a, b Nierenbecken, Pelvis renalis;
Ausgusspräparate;
von ventral (li).
a dendritischer Typ
b ampullärer Typ

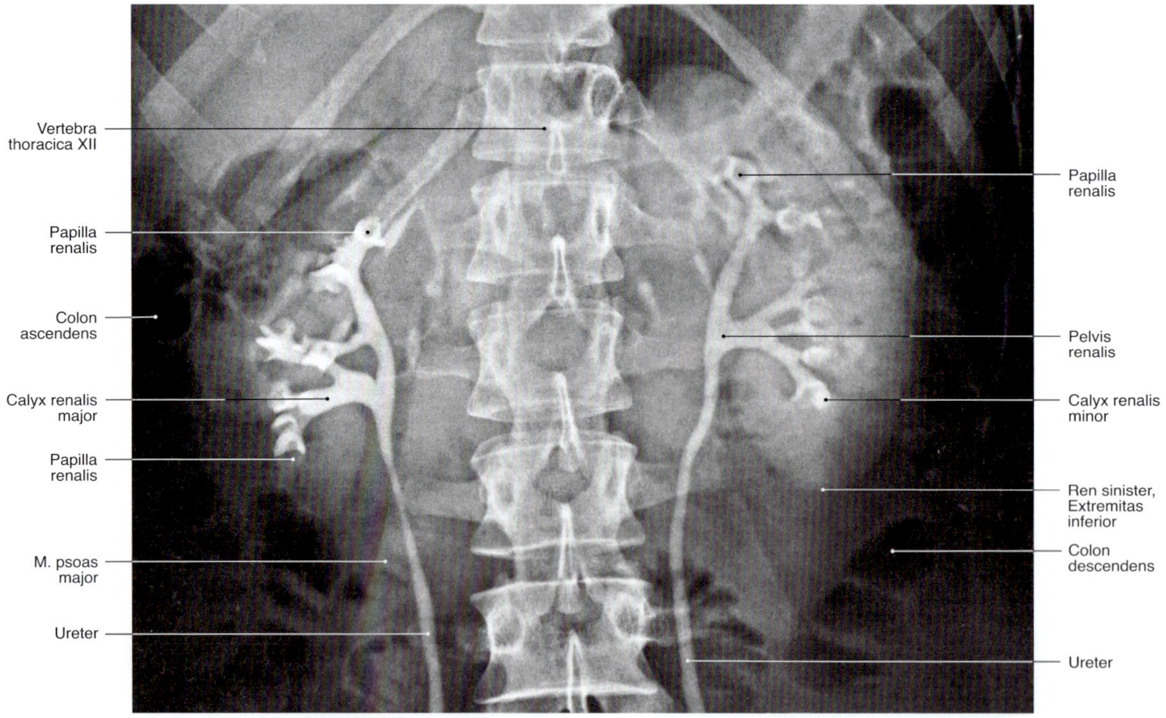

Abb. 821 Niere, Ren;
Nierenbecken, Pelvis renalis, und Harnleiter, Ureter;
ap-Röntgenbild nach retrograder Injektion eines Röntgenkontrastmittels über beide Ureteren.

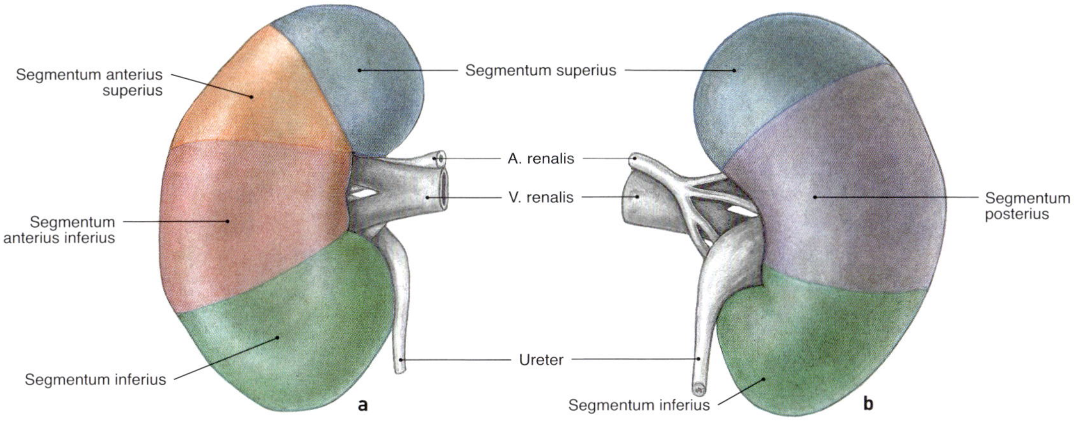

Abb. 822 a, b Nierensegmente, Segmenta renalia.

a von ventral (re)
b von dorsal (re)

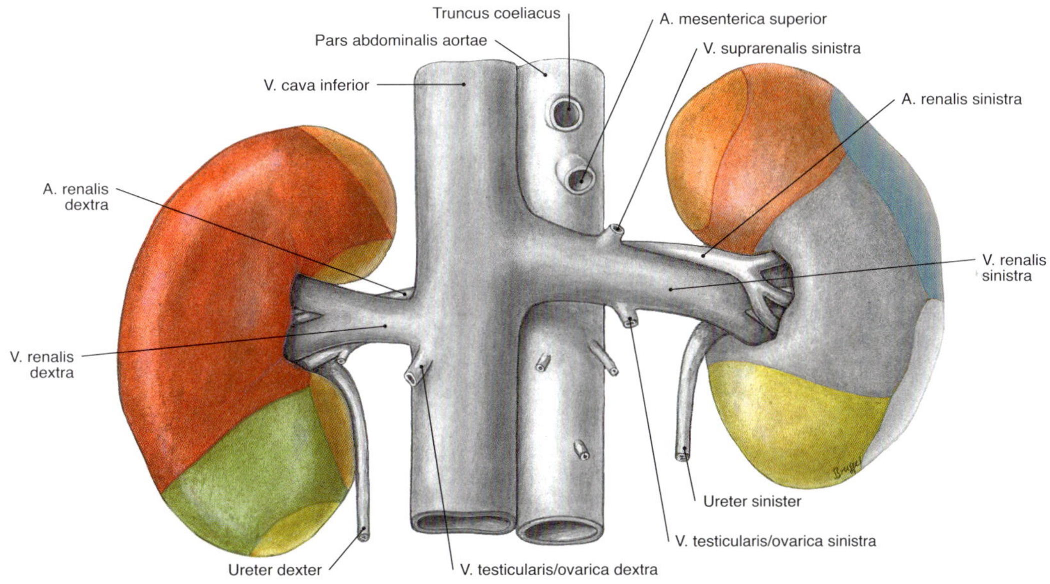

Abb. 823 Niere, Ren;
Kontaktflächen mit benachbarten Organen;
von ventral.

Kontaktflächen der Nieren

- Glandulae suprarenales
- Hepar
- Duodenum, Pars descendens
- Colon, Flexura dextra
- Jejunum
- Gaster
- Splen [Lien]
- Pancreas
- Colon descendens

Niere, Bildgebung

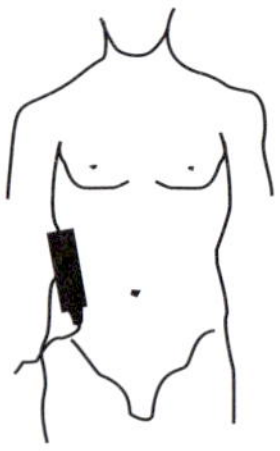

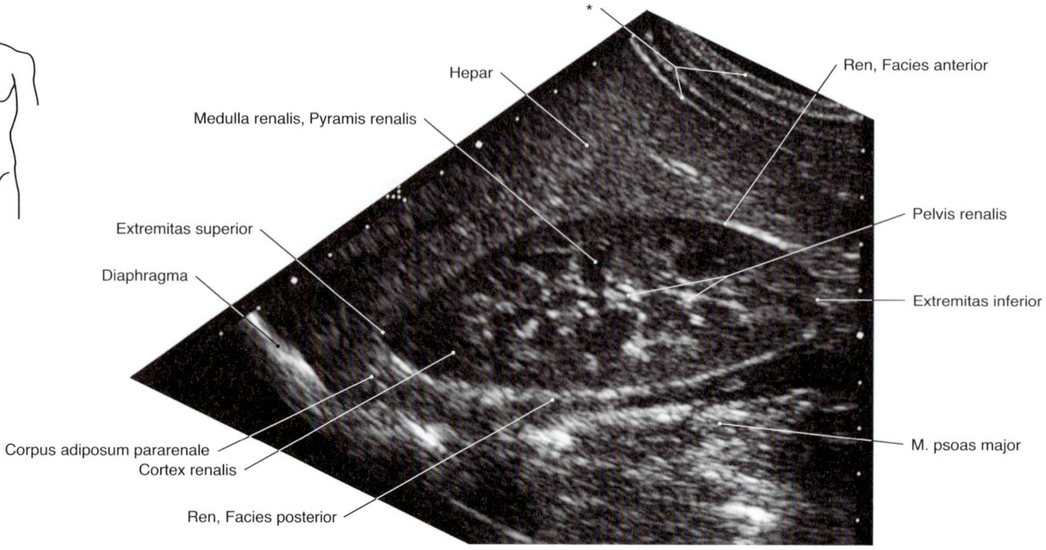

Abb. 824 Niere, Ren [Nephros];
Ultraschallbild;
Schallkopf von ventrokaudal nach dorsokranial gerichtet;
von lateral (re).
* Bauchwand

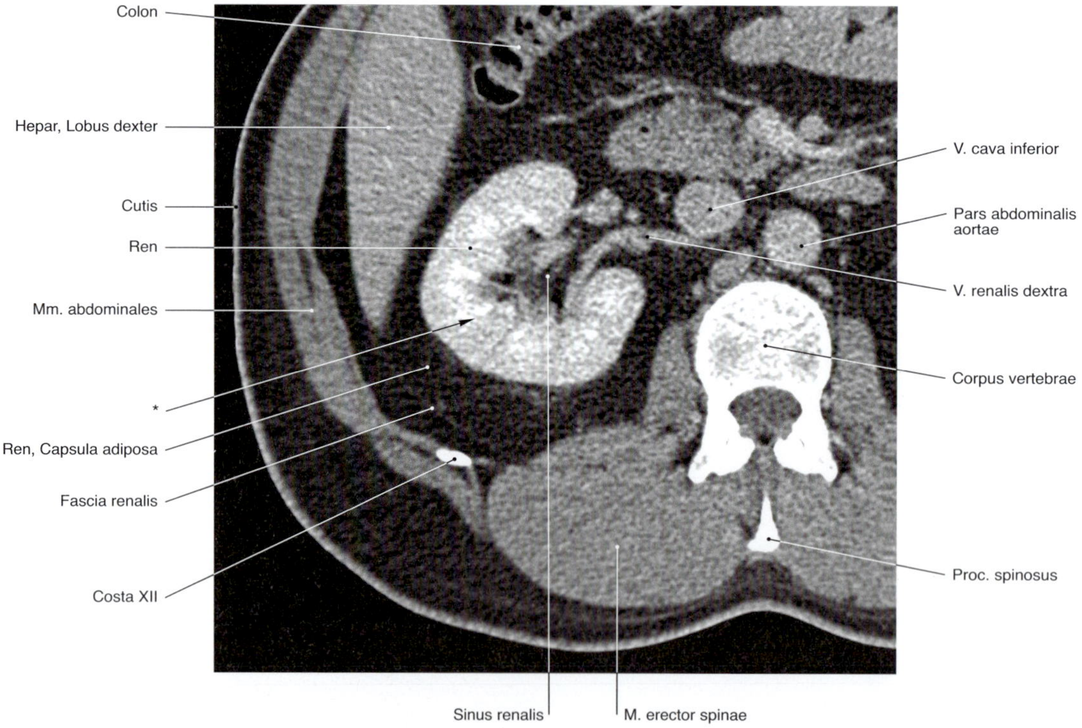

→ 928

Abb. 825 Niere, Ren;
Punktion der rechten Niere;
computertomographischer Querschnitt (CT);
von kaudal.
* Führung der Nadel zur Nierenbiopsie

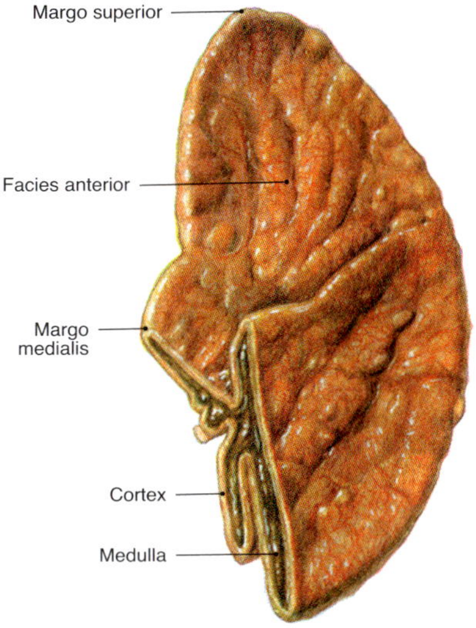

Abb. 826 Nebenniere, Glandula suprarenalis;
von ventral (re).

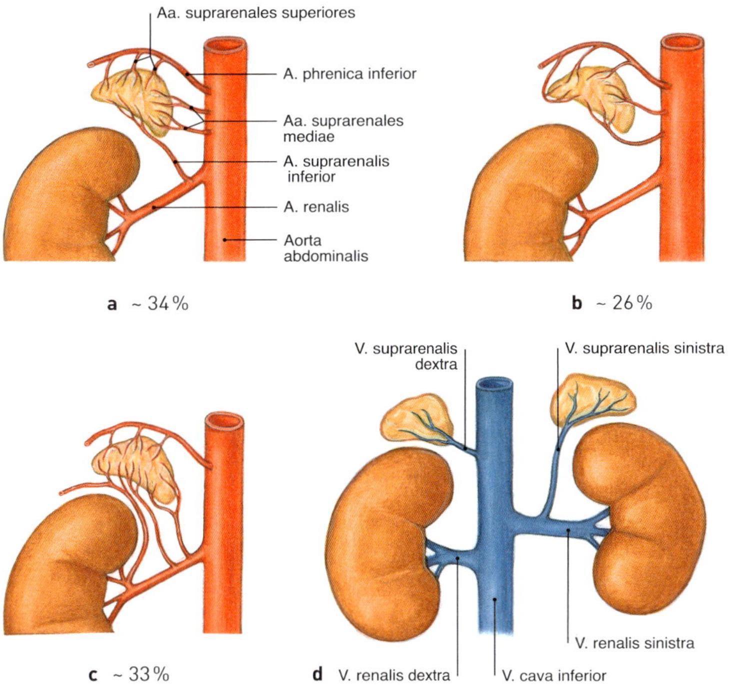

Abb. 827 a–d Varietäten der Nebennierenarterien, Aa. suprarenales, und Verlauf der Nebennierenvenen, Vv. suprarenales.
a arterielle Versorgung über drei Arterien (Lehrbuchfall)
b arterielle Versorgung ohne Zufluss aus der A. renalis
c arterielle Versorgung ohne Arterie direkt aus der Aorta
d Verlauf der Vv. suprarenales

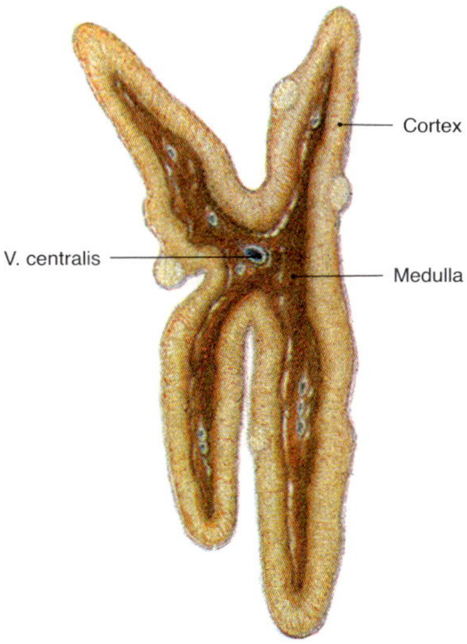

Abb. 828 Nebenniere, Glandula suprarenalis;
Sagittalschnitt;
von lateral (re).

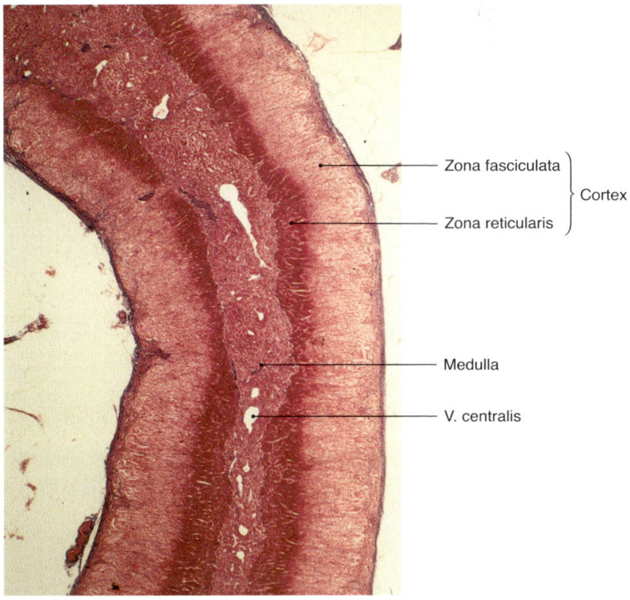

Abb. 829 Nebenniere, Glandula suprarenalis;
Lupenvergrößerung.

Harnblase

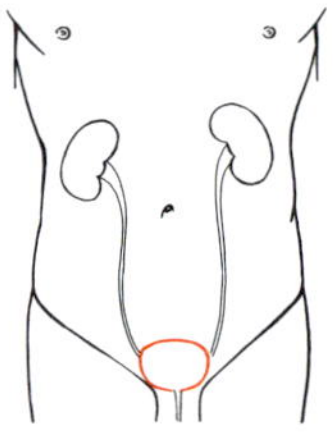

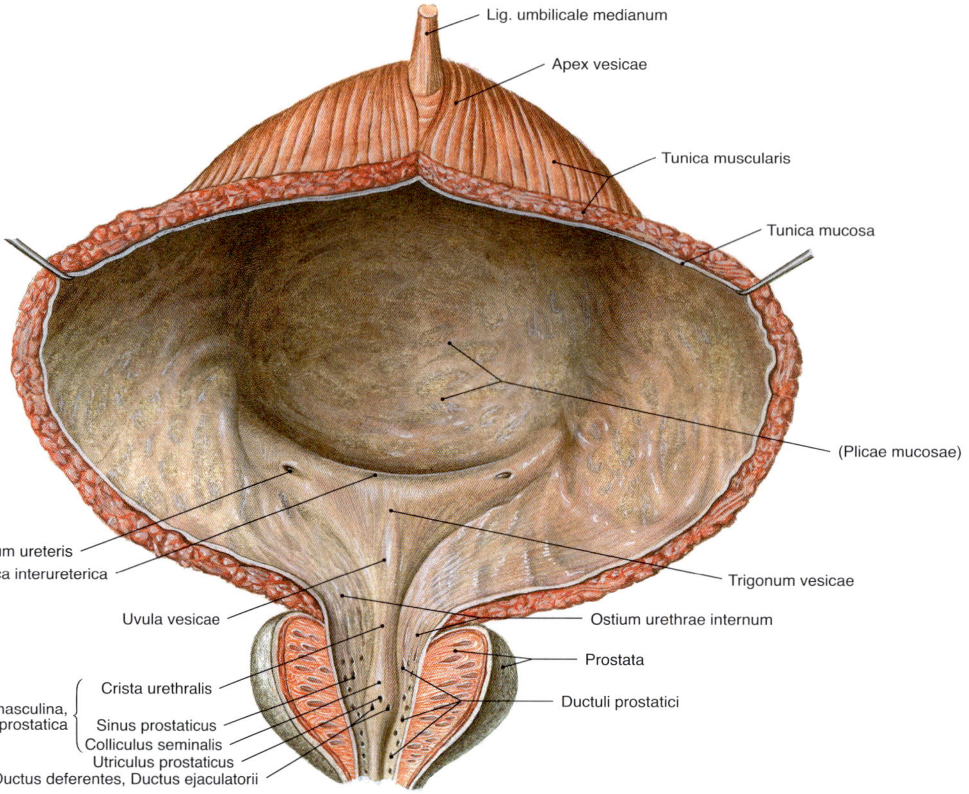

Abb. 830 Harnblase, Vesica urinaria; Vorsteherdrüse, Prostata, und Harnröhre, Urethra; von ventral.

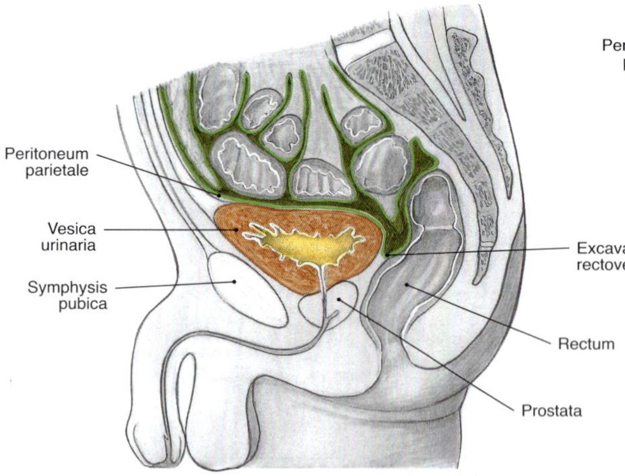

Abb. 831 Harnblase, Vesica urinaria, im fast entleerten Zustand.

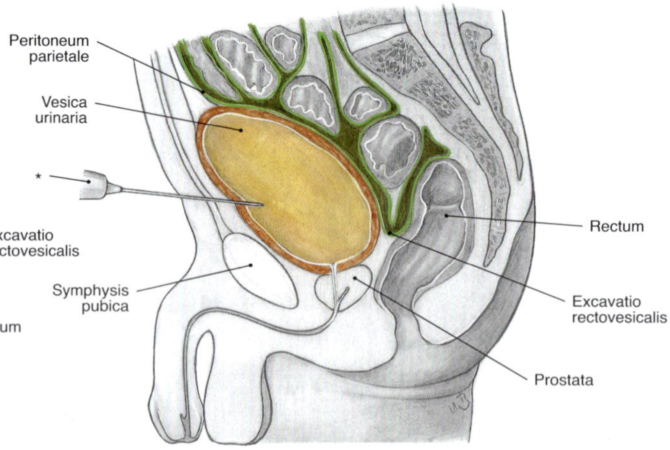

Abb. 832 Harnblase, Vesica urinaria, im gefüllten Zustand.
In diesem Füllungszustand kann die Blase oberhalb vom Schambein punktiert werden, ohne die Peritonealhöhe zu eröffnen.
* Punktionsnadel

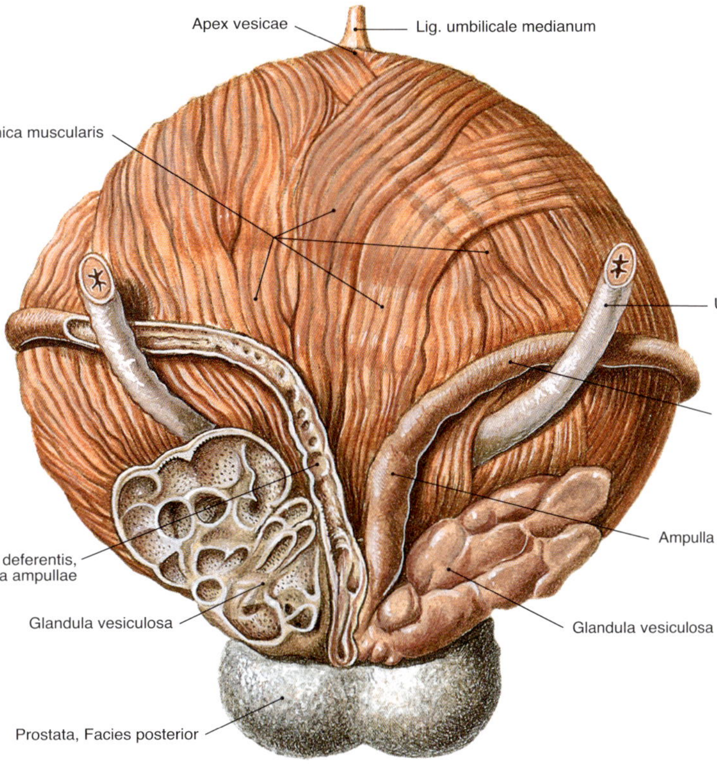

Abb. 833 Harnblase, Vesica urinaria; Samenleiter, Ductus deferentes; Samenbläschen, Glandulae vesiculosae, und Vorsteherdrüse, Prostata; von dorsal.

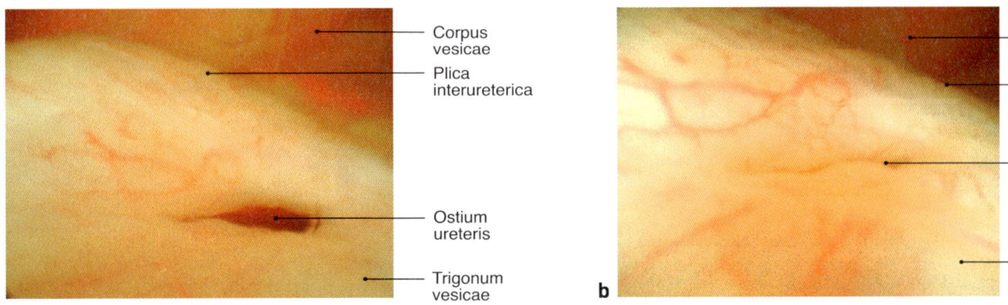

Abb. 834 a, b Harnblase, Vesica urinaria; Darstellung der Ureteröffnung mit einem durch die Harnröhre eingeführten Endoskop (Zystoskopie).

- **a** Uretermündung geöffnet, eine peristaltische Welle hat Urin in die Harnblase transportiert
- **b** Uretermündung geschlossen

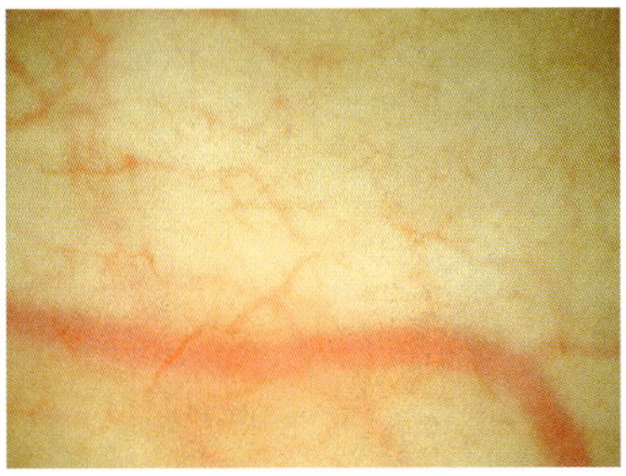

Abb. 835 Harnblase, Vesica urinaria; Aufnahme der Schleimhaut im Corpus vesicae durch ein Endoskop (Zystoskopie); von kaudal.

Männliche Harn- und Geschlechtsorgane, Übersicht

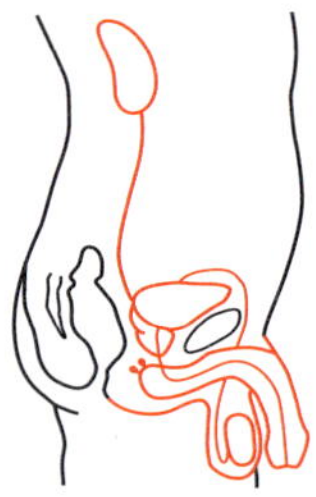

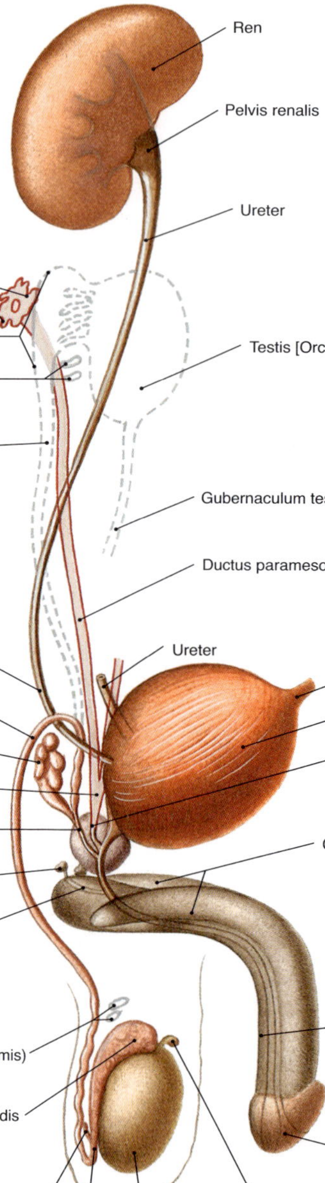

→ 851

Abb. 836 Männliche Harn- und Geschlechtsorgane, Organa urogenitalia masculina; schematische Darstellung der Entwicklung: zugrunde gehende Anteile in Blassrosa, Lage vor dem Descensus testis in gestrichelten Konturen; von rechts.

Epididymis = Geschlechtsteil der Urniere;
Paradidymis = Nierenteil der Urniere

* WOLFF'scher Gang
** MÜLLER'scher Gang
*** Vereinigungsstelle der MÜLLER'schen Gänge, Ductus paramesonephrici

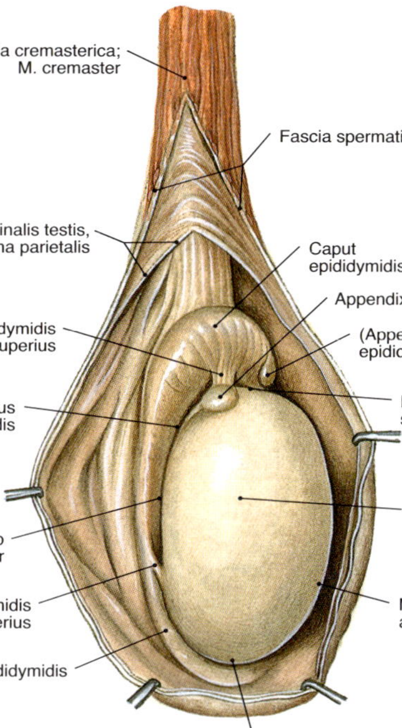

Abb. 837 Hoden, Testis [Orchis], und Nebenhoden, Epididymis; von rechts.

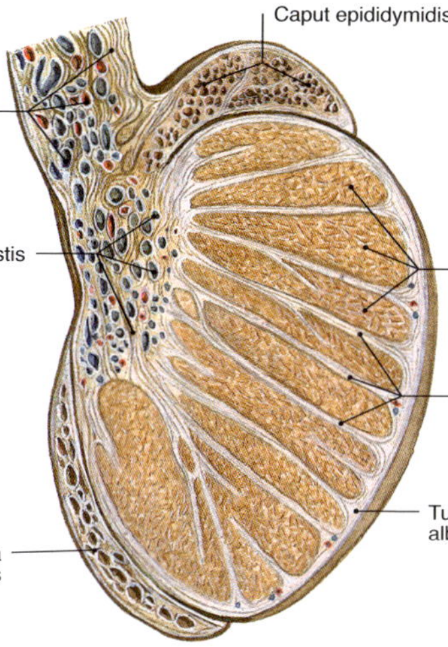

Abb. 838 Hoden, Testis [Orchis], und Nebenhoden, Epididymis; von rechts.

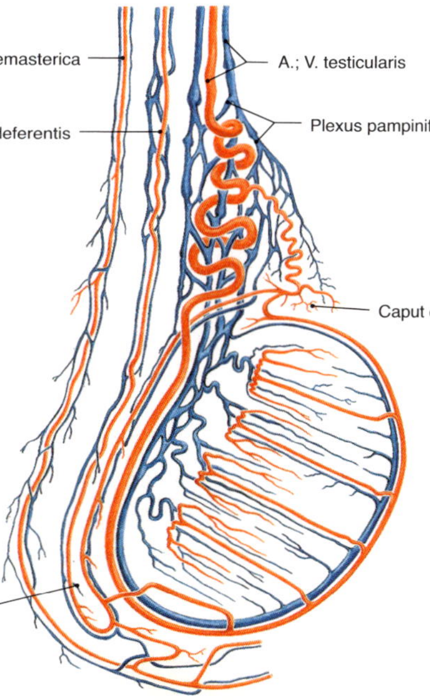

Abb. 839 Blutgefäße von Hoden, Testis; Nebenhoden, Epididymis, und Samenstrang, Funiculus spermaticus; von rechts.

Hoden und Nebenhoden

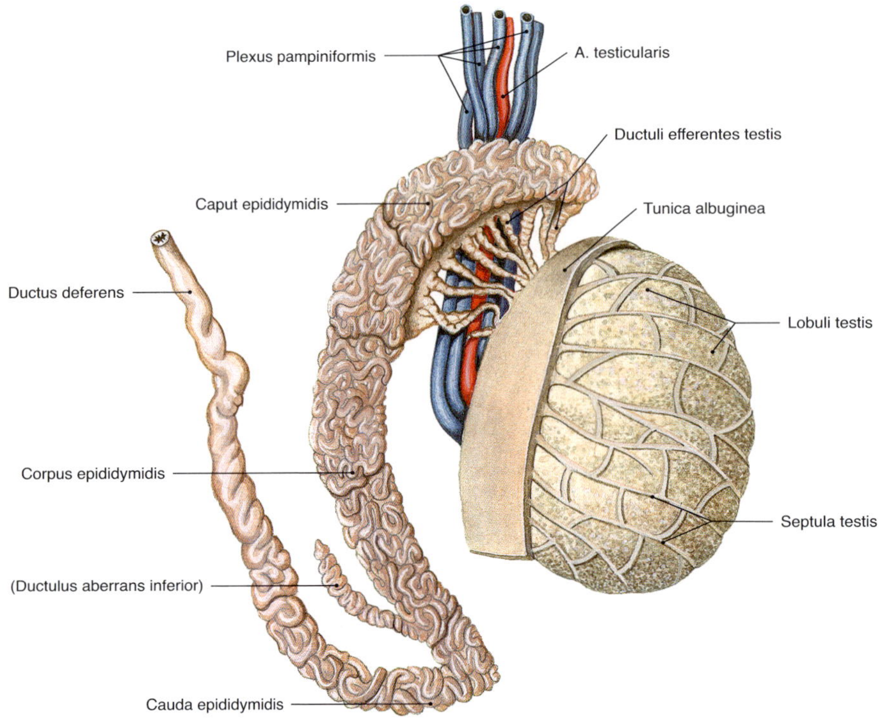

Abb. 840 Hoden, Testis; Nebenhoden, Epididymis, und Samenleiter, Ductus deferens; von lateral.

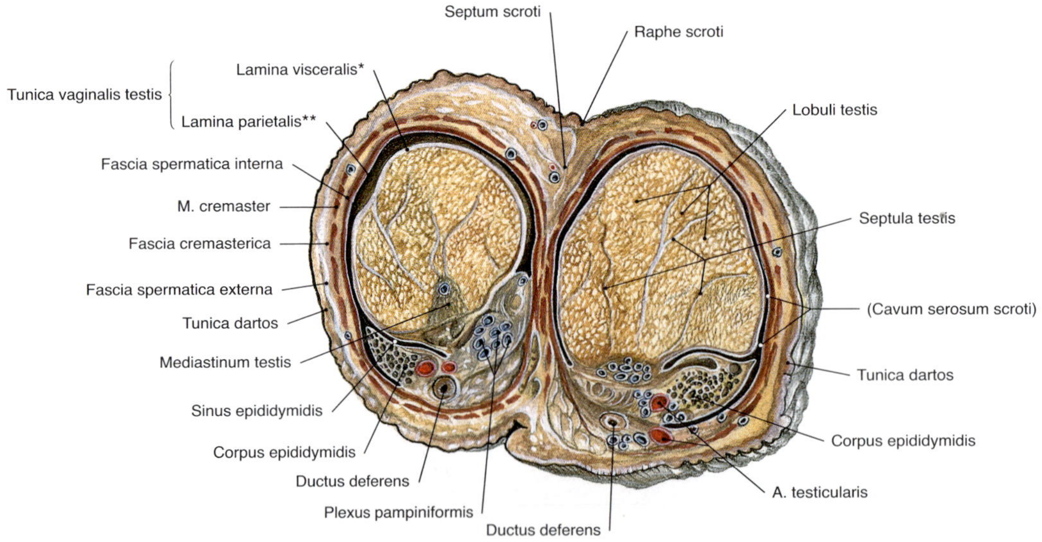

Abb. 841 Hoden, Testis; Nebenhoden, Epididymis, und Hodensack, Scrotum; von kranial.

* auch: Epiorchium
** auch: Periorchium

Samenleiter und Samenbläschen

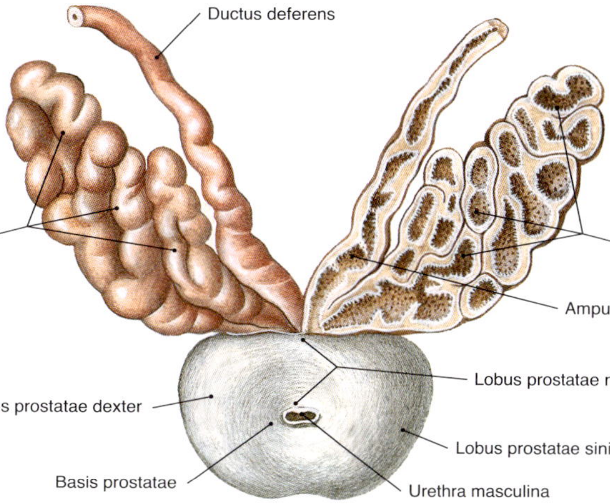

Abb. 842 Samenleiter, Ductus deferentes; Samenbläschen, Glandulae vesiculosae, und Vorsteherdrüse, Prostata; von kranial.

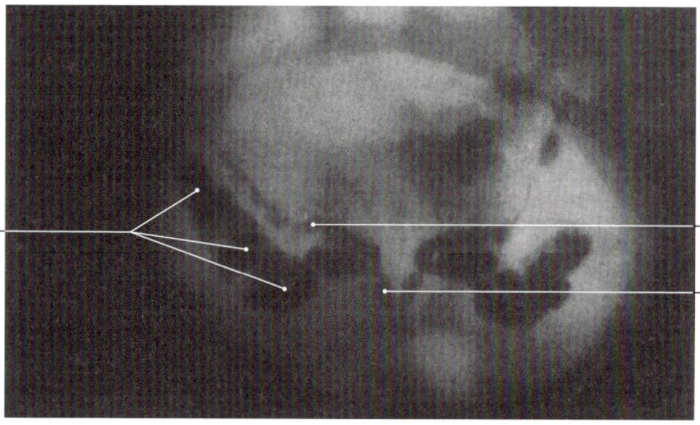

Abb. 843 Samenleiter, Ductus deferentes, und Samenbläschen, Glandulae vesiculosae; ap-Röntgenbild nach Injektion von Kontrastmittel über die Ductus ejaculatorii; von ventral.

Diese klinisch nicht mehr eingesetzte Methode zeigt die Lage und die Größe der Samenbläschen.

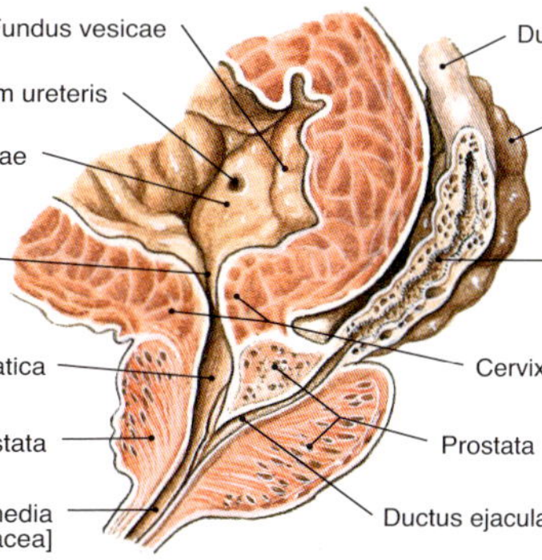

Abb. 844 Harnblase, Vesica urinaria; Vorsteherdrüse, Prostata; Samenleiter, Ductus deferens, und Samenbläschen, Glandula vesiculosa; von rechts.

Harnblase und männliche Geschlechtsorgane

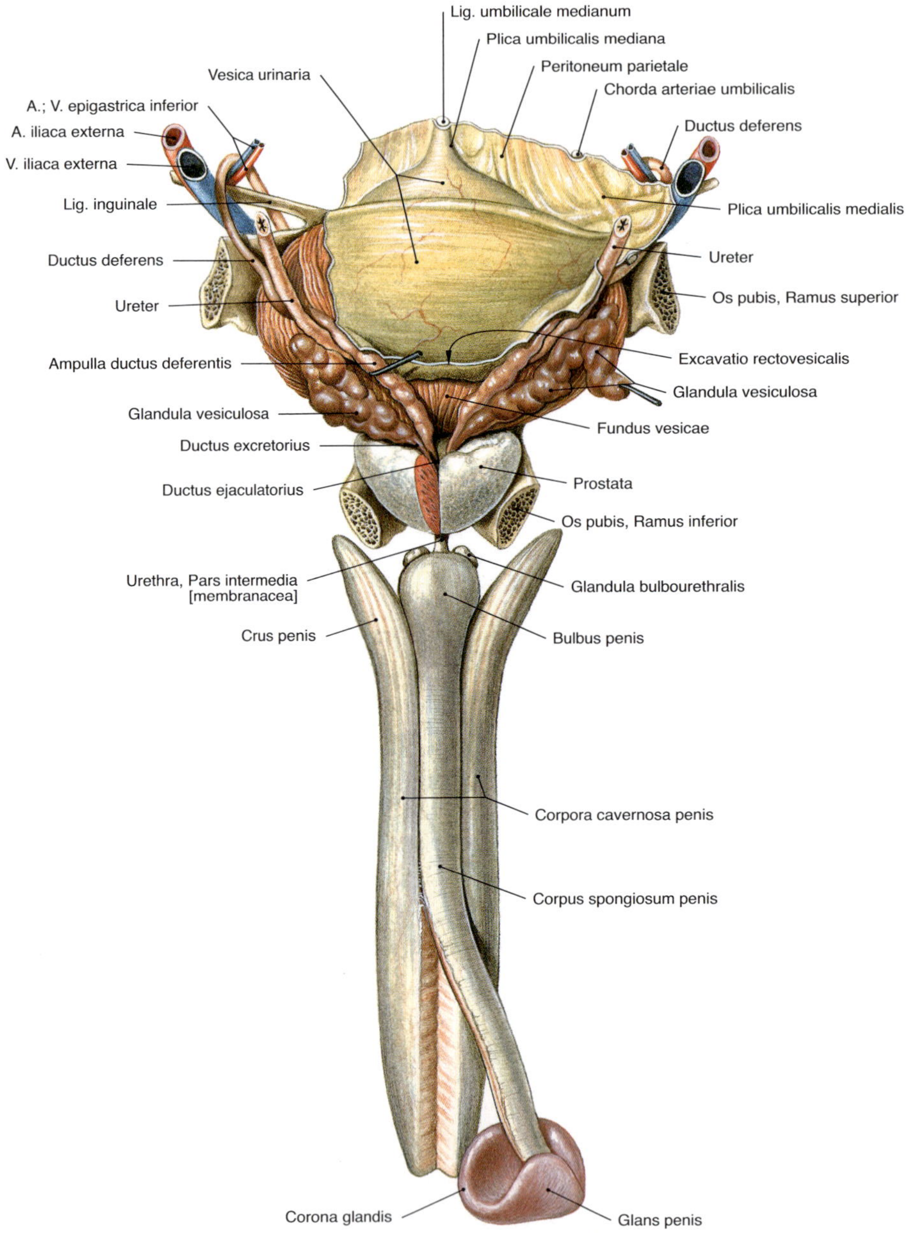

Abb. 845 Harnblase, Vesica urinaria; Samenleiter, Ductus deferentes; Samenbläschen, Glandulae vesiculosae; Vorsteherdrüse, Prostata, und Harnröhre, Urethra masculina; von dorsal.

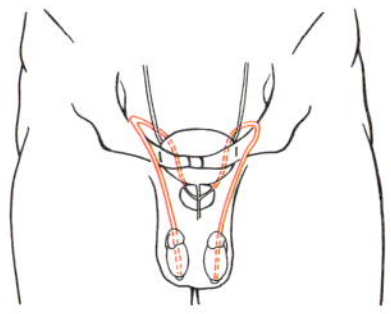

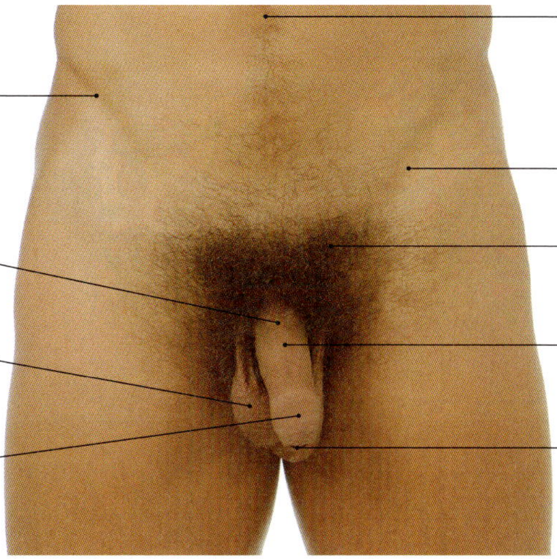

Abb. 846 Äußere männliche Geschlechtsorgane, Organa genitalia masculina externa.

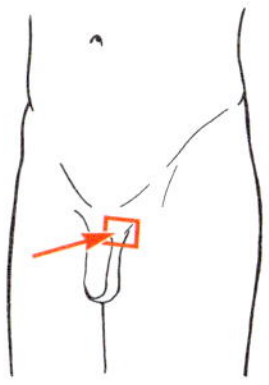

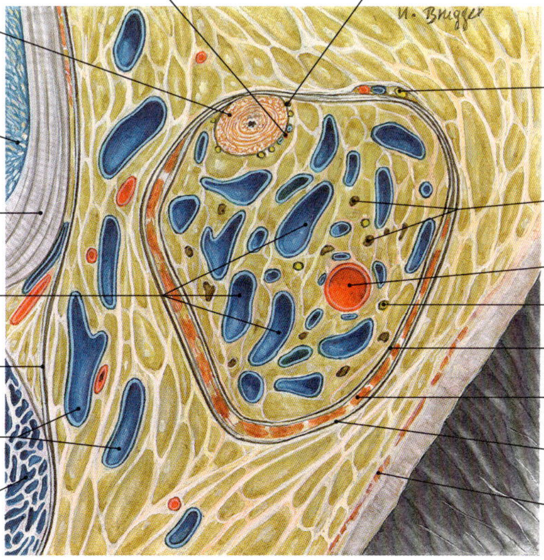

Abb. 847 Samenstrang, Funiculus spermaticus; Frontalschnitt; von ventral (li, 250 %).

Männliche Harnröhre

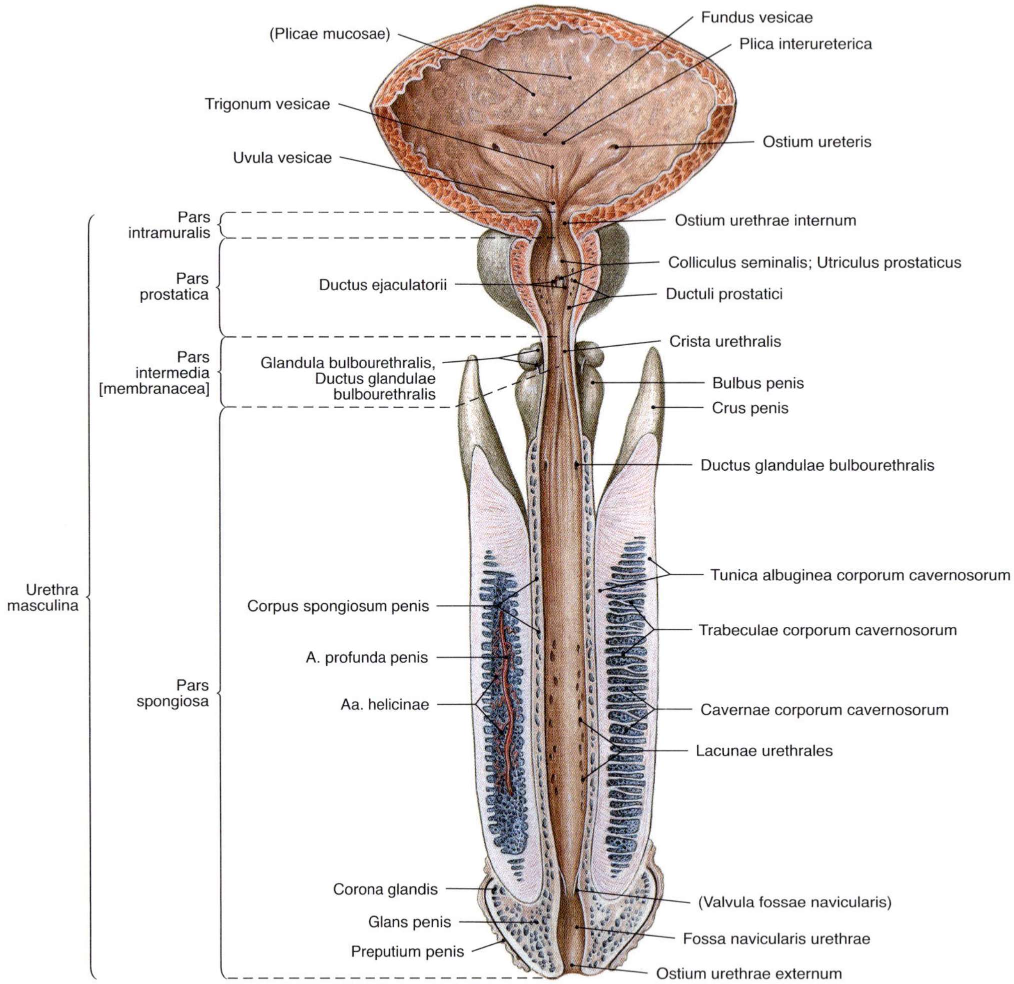

→ 931

Abb. 848 Harnblase, Vesica urinaria;
Vorsteherdrüse, Prostata, und Harnröhre, Urethra masculina;
von ventral.

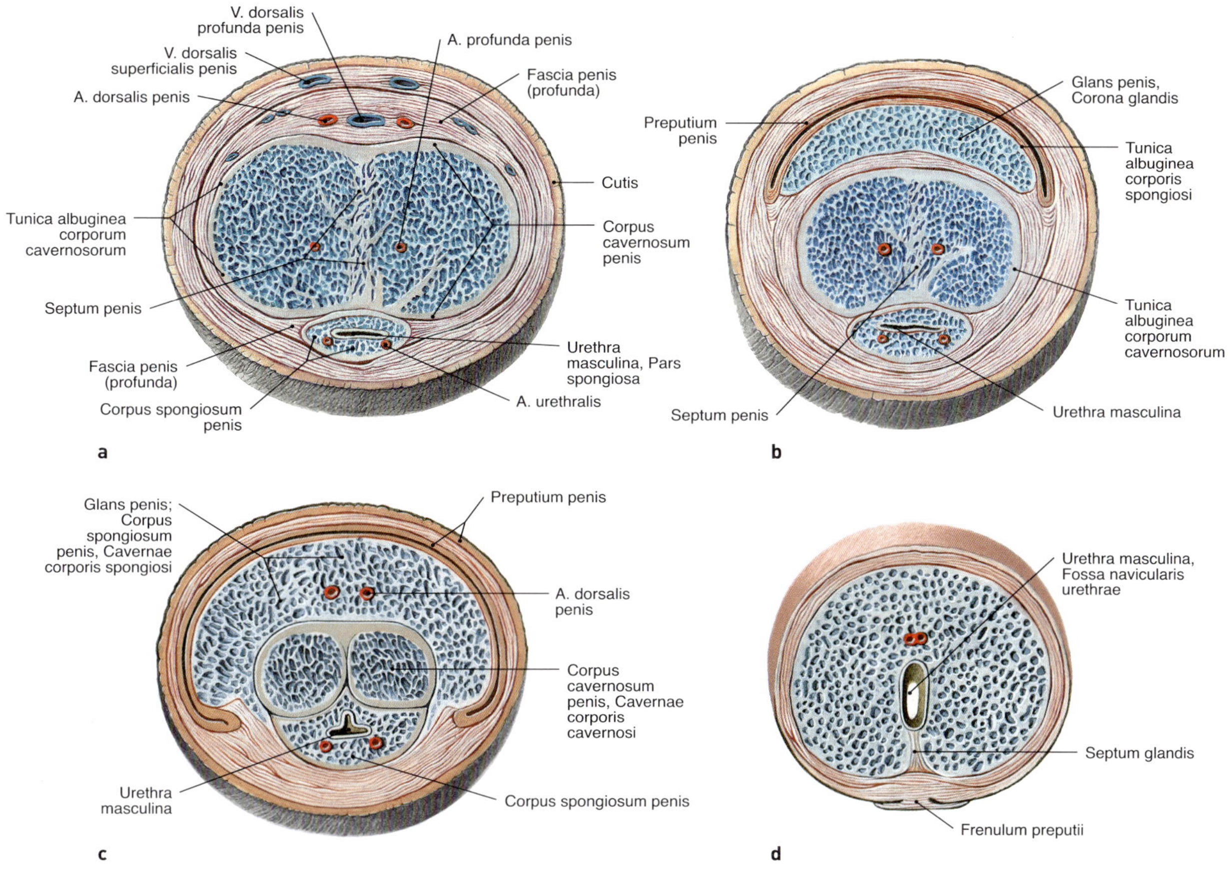

Abb. 849 a–d Männliches Glied, Penis; Querschnitte; Schnittebenen in Abb. 850 eingetragen; von ventral.

a Querschnitt durch die Mitte des Schaftes
b Querschnitt auf Höhe des proximalen Umfangs der Glans penis
c Querschnitt durch die Mitte der Glans penis
d Querschnitt auf Höhe des distalen Endes der Glans penis

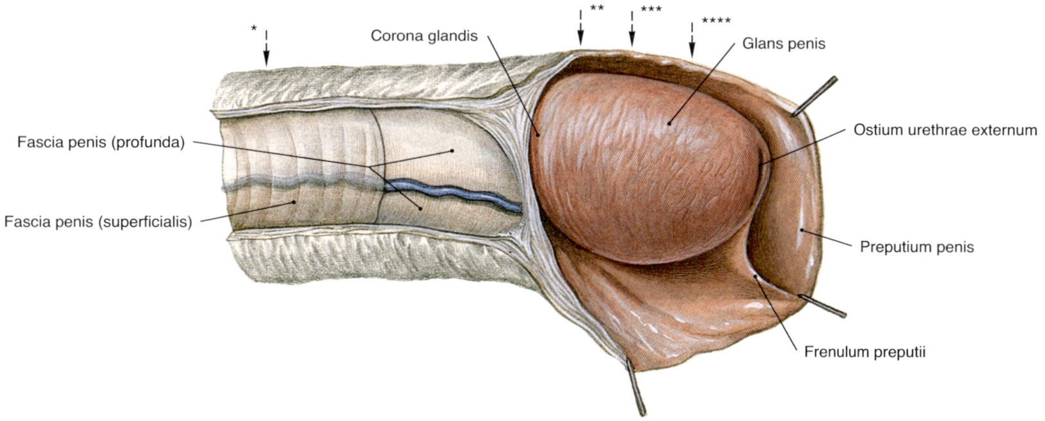

Abb. 850 Männliches Glied, Penis, mit Eichel, Glans, und Vorhaut, Preputium.

* Schnittebene von Abb. 849a
** Schnittebene von Abb. 849b
*** Schnittebene von Abb. 849c
**** Schnittebene von Abb. 849d

Weibliche Harn- und Geschlechtsorgane, Übersicht

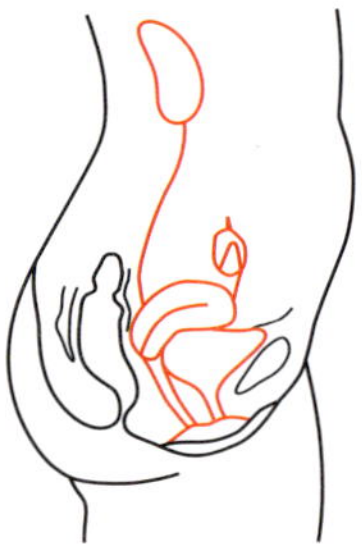

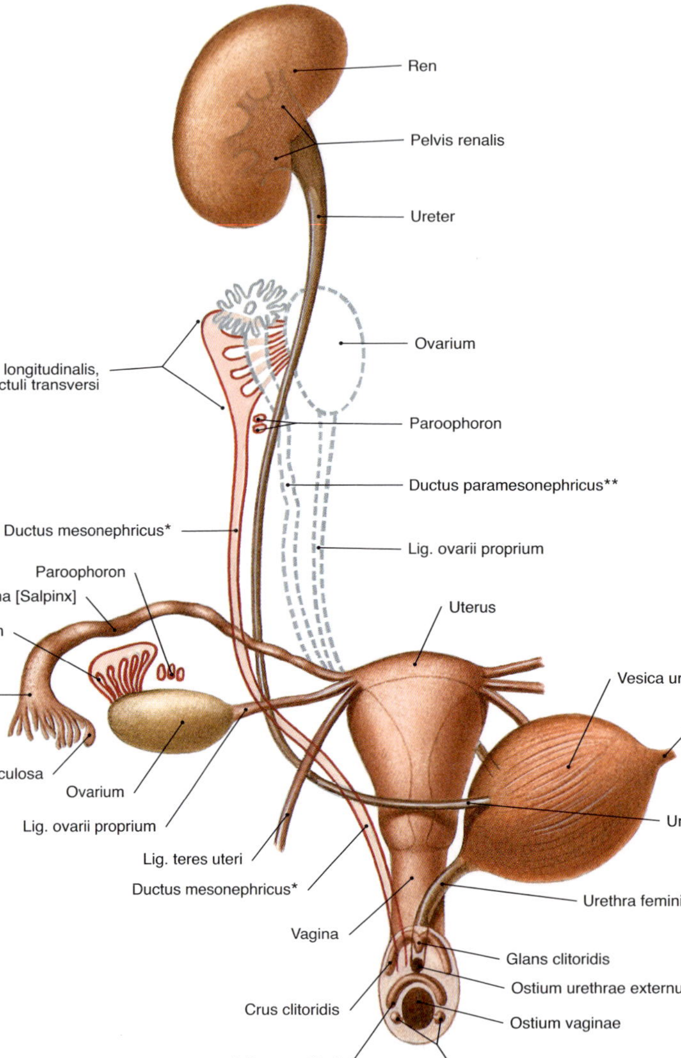

→ 836

Abb. 851 Weibliche Harn- und Geschlechtsorgane, Organa urogenitalia feminina; schematische Darstellung der Entwicklung: zugrunde gehende Anteile in Blassrosa, Lage vor dem Descensus ovarii in gestrichelten Konturen; von ventral.

Epoophoron = Geschlechtsteil der Urniere;
Paroophoron = Nierenteil der Urniere

* WOLFF'scher Gang
** MÜLLER'scher Gang
*** BARTHOLIN'sche Drüsen

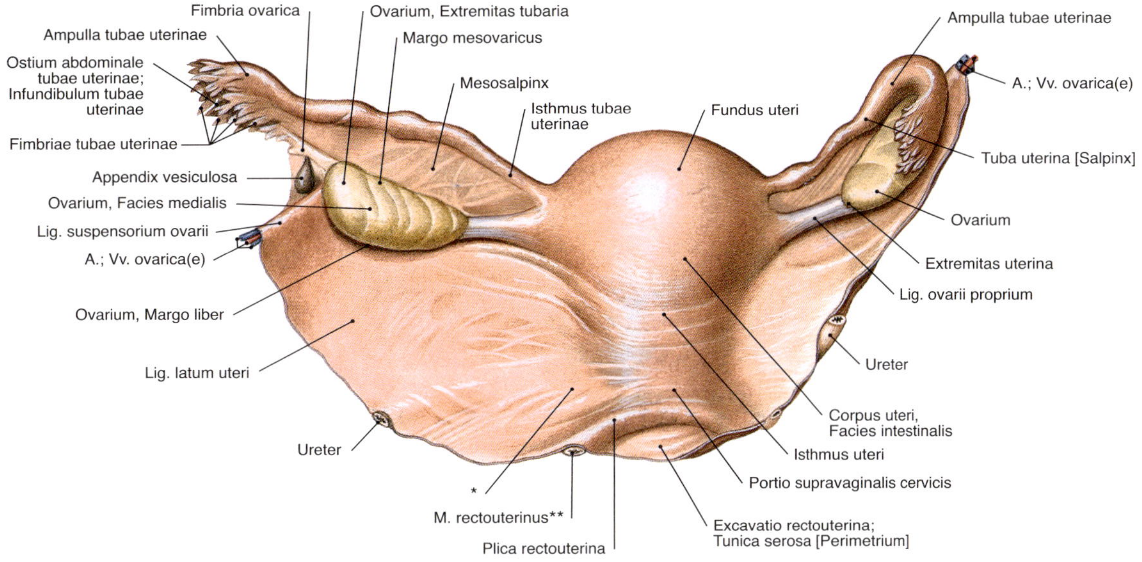

Abb. 852 Gebärmutter, Uterus; Eierstock, Ovar, und Eileiter, Tuba uterina; von dorsal.

* klinisch: Lig. cardinale
** klinisch: Lig. sacrouterinum

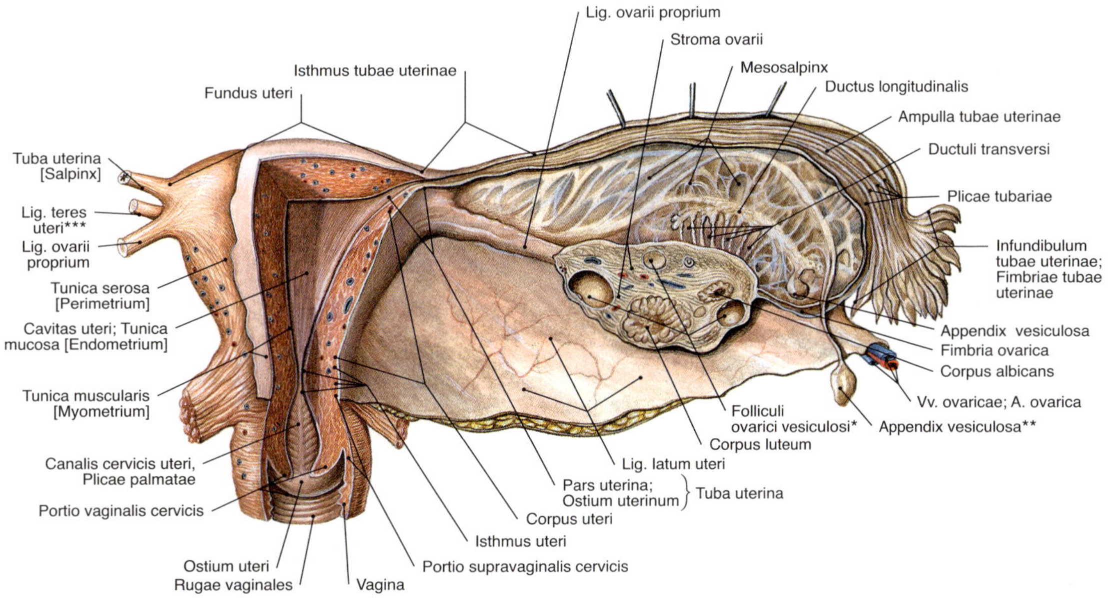

Abb. 852 Gebärmutter, Uterus; Eierstock, Ovar, und Eileiter, Tuba uterina; von dorsal.

* klinisch: GRAAF'sche Follikel
** gestielte Hydatide
*** klinisch: Lig. rotundum

Eierstöcke und Gebärmutter

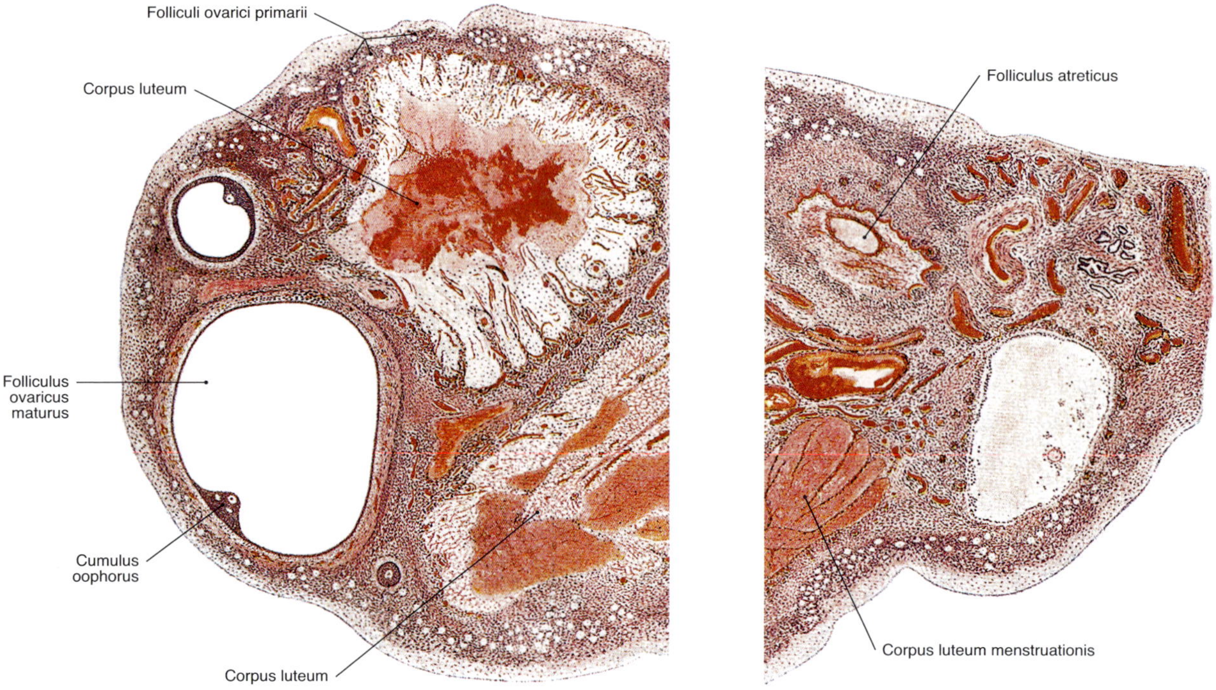

Abb. 854 Eierstock, Ovar; Lupenhistologie.

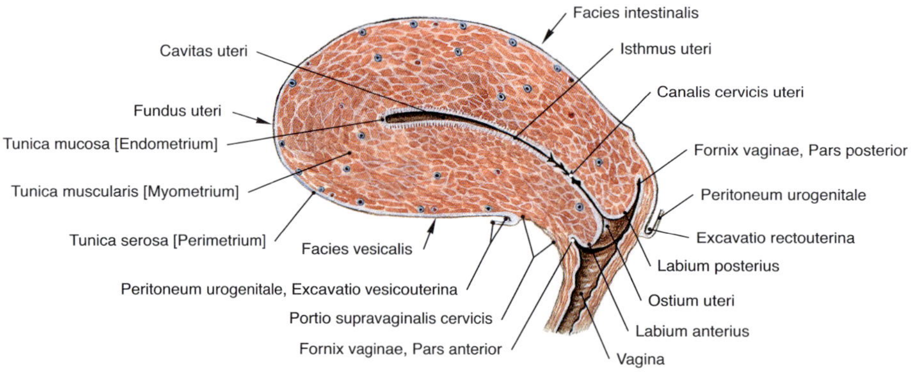

Abb. 855 Gebärmutter, Uterus, und Scheide, Vagina; von rechts.

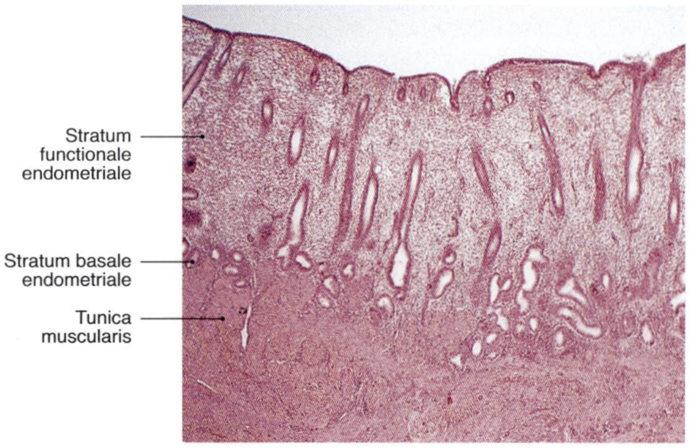

Abb. 856 Schleimhaut der Gebärmutter, Uterus; frühe Proliferationsphase.

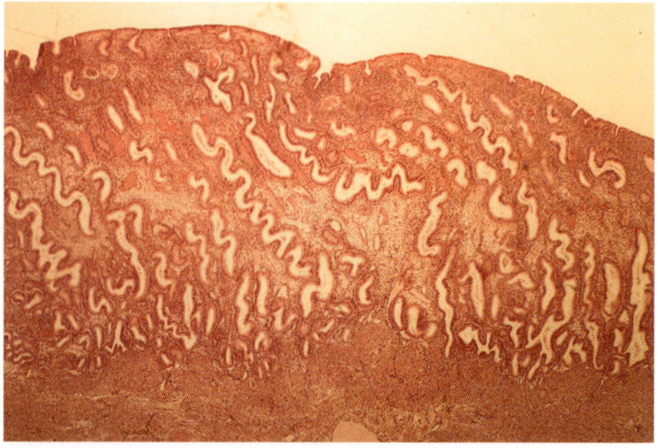

Abb. 857 Schleimhaut der Gebärmutter, Uterus; späte Proliferationsphase mit schräg und quer getroffenen Drüsenschläuchen.

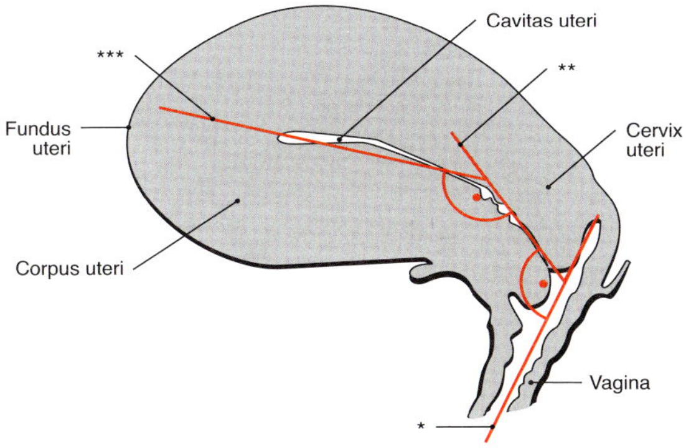

Abb. 858 Gebärmutter, Uterus, und Scheide, Vagina; normale Winkel zwischen Vagina, Cervix uteri und Corpus uteri; von rechts.

* Längsachse der Vagina
** Längsachse der Cervix uteri
*** Längsachse des Corpus uteri

Winkel zwischen Vagina und Cervix uteri = Versio
Winkel zwischen Cervix und Corpus uteri = Flexio
Normale Verhältnisse des Uterus: Anteversio, Anteflexio
Stellung zur Medianebene = Positio

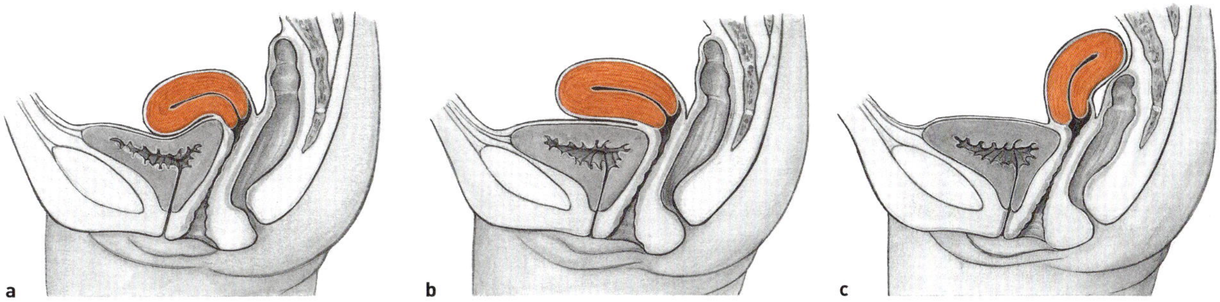

Abb. 859 a–c Gebärmutter, Uterus, und Scheide, Vagina.
a Anteversio, Anteflexio = Normalstellung
b Anteversio, fehlende Anteflexio
c Retroversio, Retroflexio

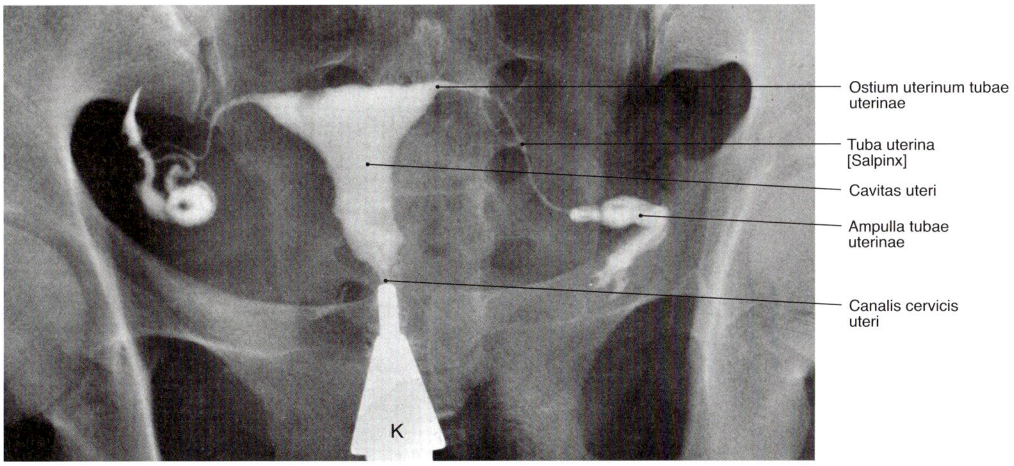

Abb. 860 Gebärmutter, Uterus, und Eileiter, Tuba uterina; ap-Röntgenbild nach Injektion eines Kontrastmittels über die Cervix uteri (Hysterosalpingographie);
Uterus in Dextropositio;
von ventral.

Mit dieser früher eingesetzten klinischen Methode konnten die Lage der Organe und die Durchgängigkeit der Eileiter überprüft werden.
K = Portioadapter des Injektionstubus für das Kontrastmittel

Arterien der inneren weiblichen Geschlechtsorgane

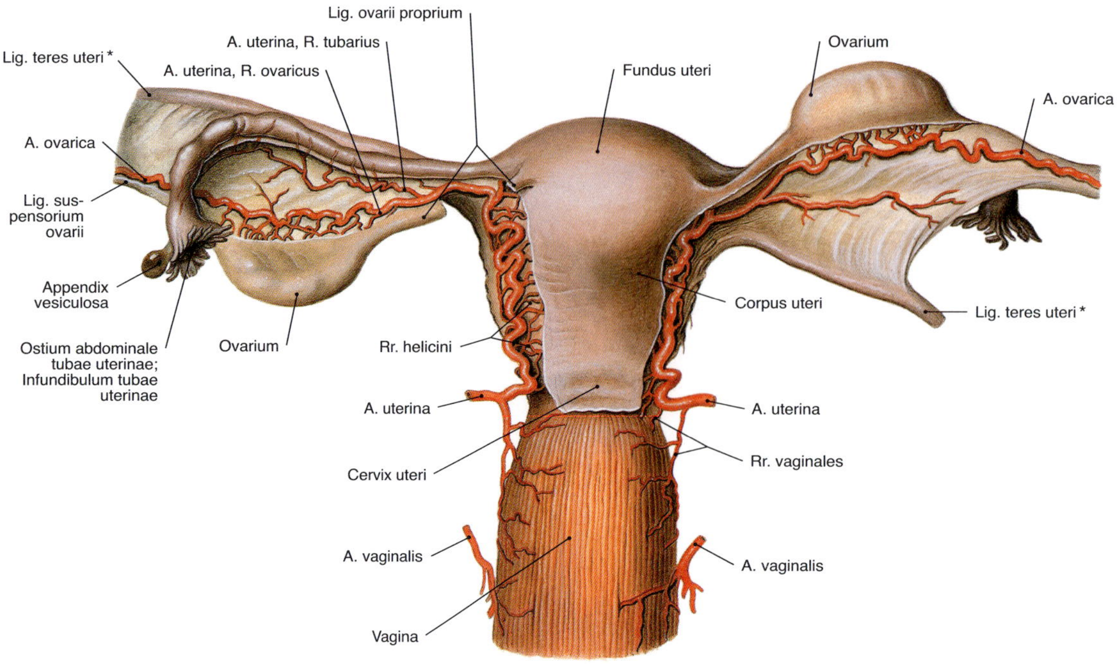

Abb. 861 Arterien der inneren weiblichen Geschlechtsorgane, Organa genitalia feminina interna; von dorsal.
* klinisch: Lig. rotundum

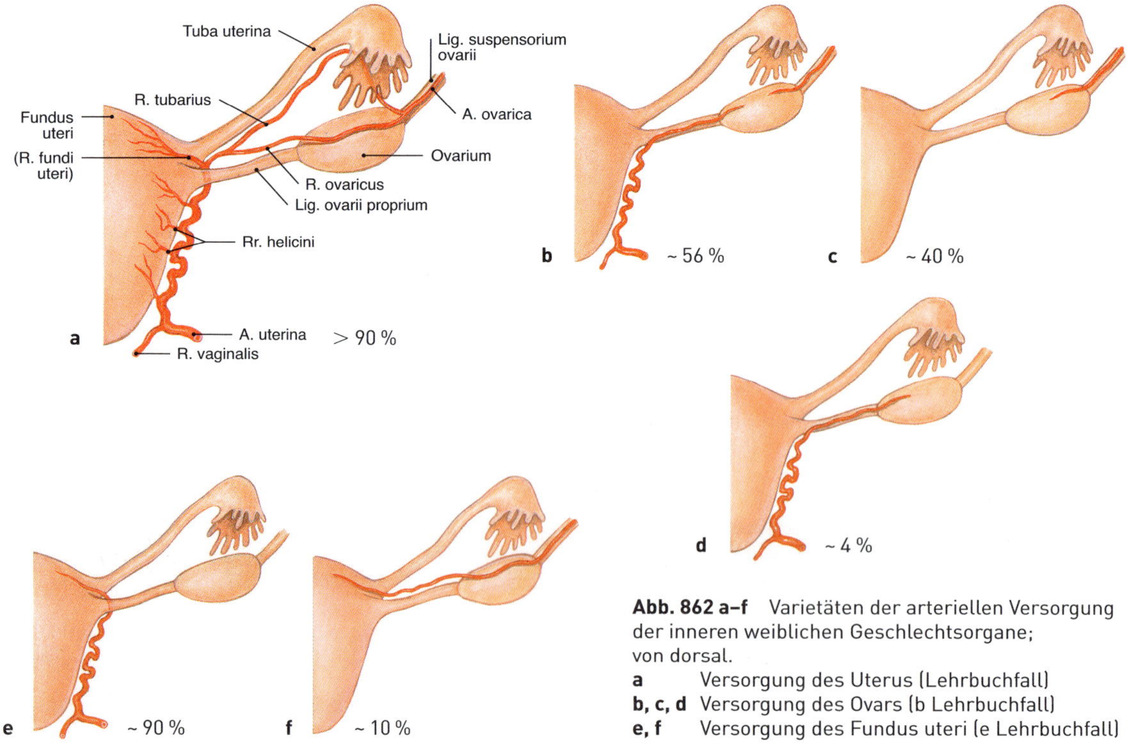

Abb. 862 a–f Varietäten der arteriellen Versorgung der inneren weiblichen Geschlechtsorgane; von dorsal.

a Versorgung des Uterus (Lehrbuchfall)
b, c, d Versorgung des Ovars (b Lehrbuchfall)
e, f Versorgung des Fundus uteri (e Lehrbuchfall)

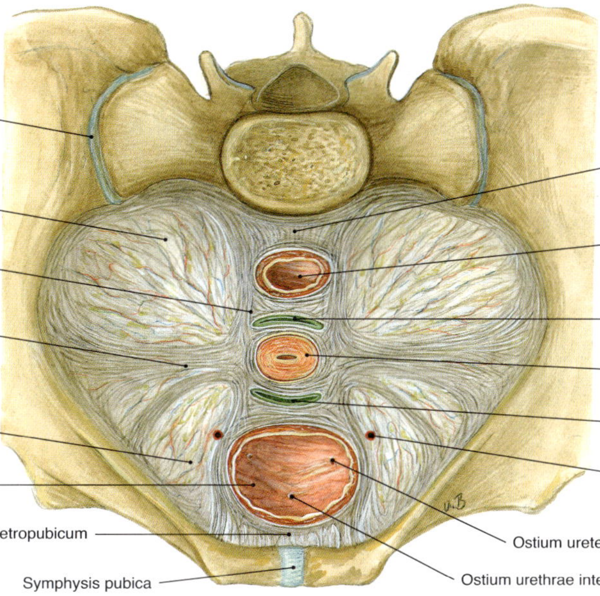

Abb. 863 Gebärmutter, Uterus; Fixierungsbänder und Bindegewebsräume, halbschematisch im Transversalschnitt in Höhe der Cervix uteri; von kranial.

* klinisch: Paraproctium
** klinisch: Parametrium
(Die Ausbildung dieser Struktur ist umstritten.)
*** klinisch: Paracystium

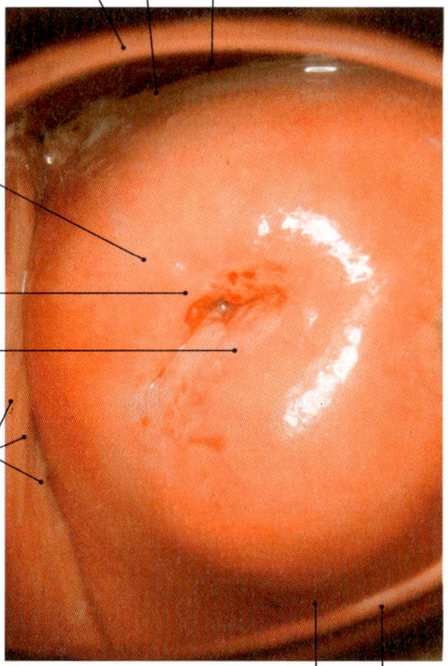

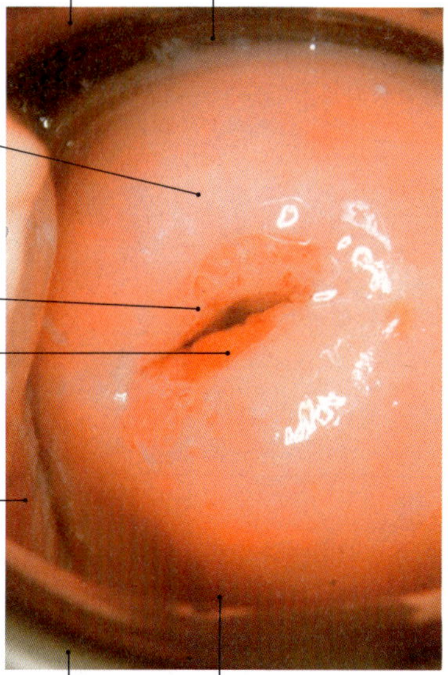

Abb. 864 a, b Gebärmutterhals, Portio vaginalis cervicis.
a Foto bei einer jungen Frau, die noch kein Kind geboren hat (Nullipara)
b Foto bei einer jungen Frau, die zwei Kinder geboren hat

Zur Inspektion der Portio ist die Vagina durch zwei Spekula (*) aus der normalen spaltförmigen Form breit auseinander gezogen;
von kaudal.

Schwangerschaft, Ultraschall

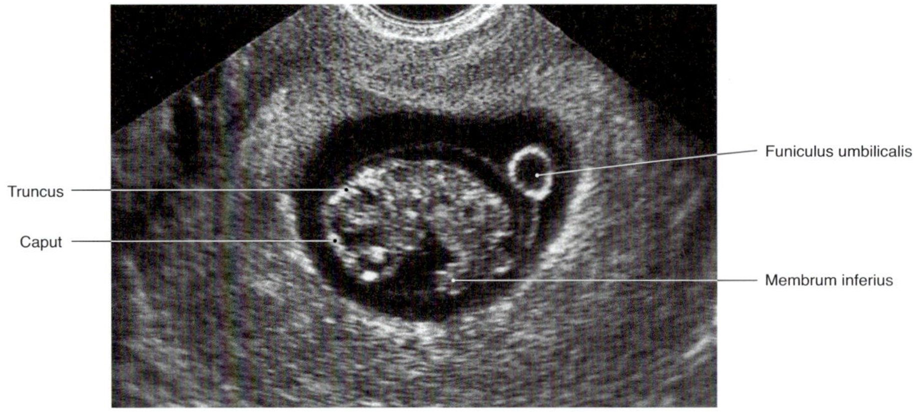

Abb. 865 Gebärmutter, Uterus, mit Embryo; Ultraschallaufnahme in der 8. Schwangerschaftswoche; von lateral (re).

Der Embryo schwimmt im Fruchtwasser in der Chorionhöhle.

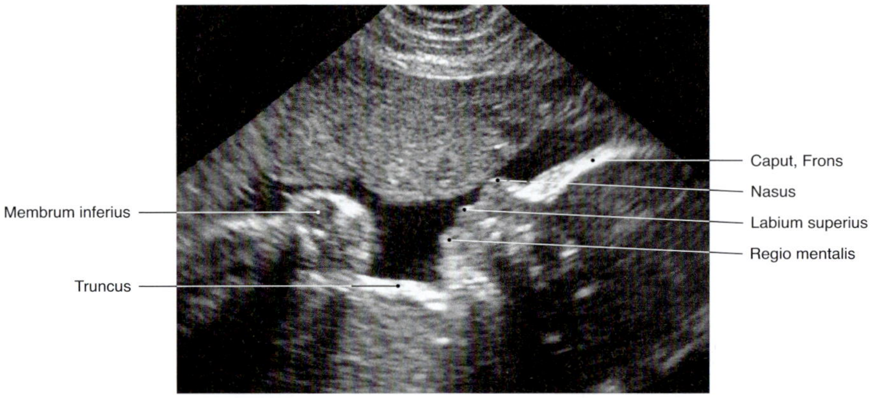

Abb. 866 Gebärmutter, Uterus, mit Fetus; Ultraschallaufnahme in der 28. Schwangerschaftswoche; von lateral (li).

Bei der Ultraschalluntersuchung können u.a. Bewegungen der Extremitäten und das Öffnen des Mundes beurteilt werden.

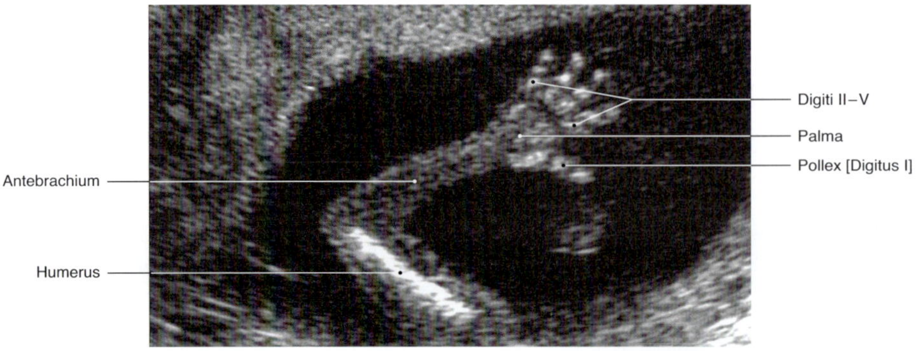

Abb. 867 Hand, Manus, eines Fetus; Ultraschallaufnahme in der 18. Schwangerschaftswoche; von lateral.

Einzelheiten, wie die Finger, können beurteilt werden.

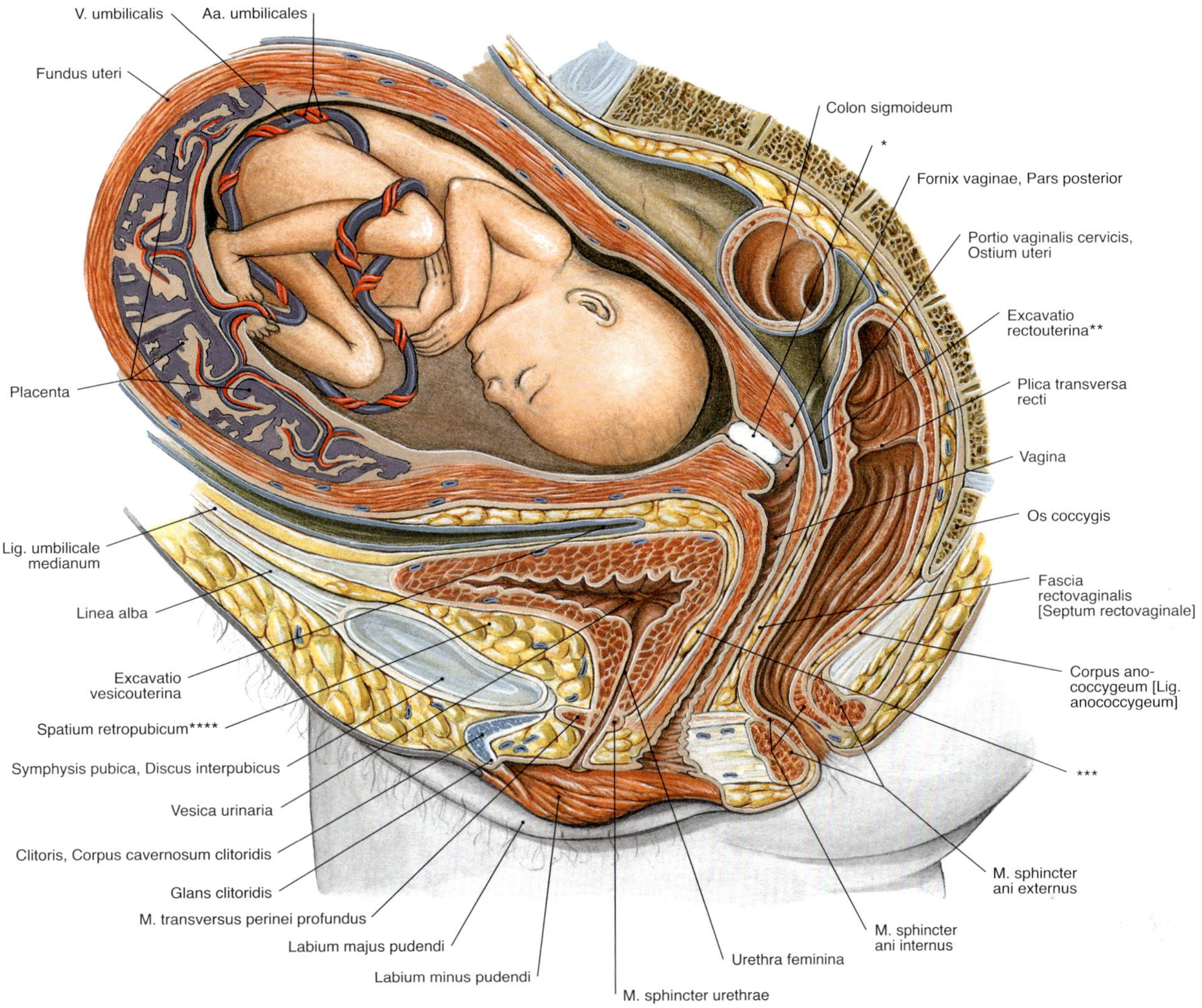

Abb. 868 Gebärmutter, Uterus, mit Fetus;
Becken in der Medianebene durchgetrennt.

* KRISTELLER'scher Schleimpfropf im Zervikalkanal des Uterus
** klinisch: DOUGLAS'scher Raum
*** klinisch: Septum vesicovaginale
**** klinisch: RETZIUS'scher Raum

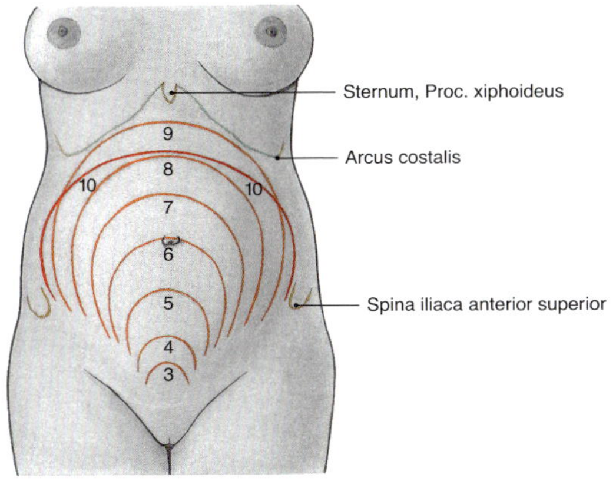

Abb. 869 Gebärmutter, Uterus;
Stand des Fundus uteri in der Schwangerschaft.
Die Zahlen geben das Ende des jeweiligen Schwangerschaftsmonats (= 28 Tage) an.

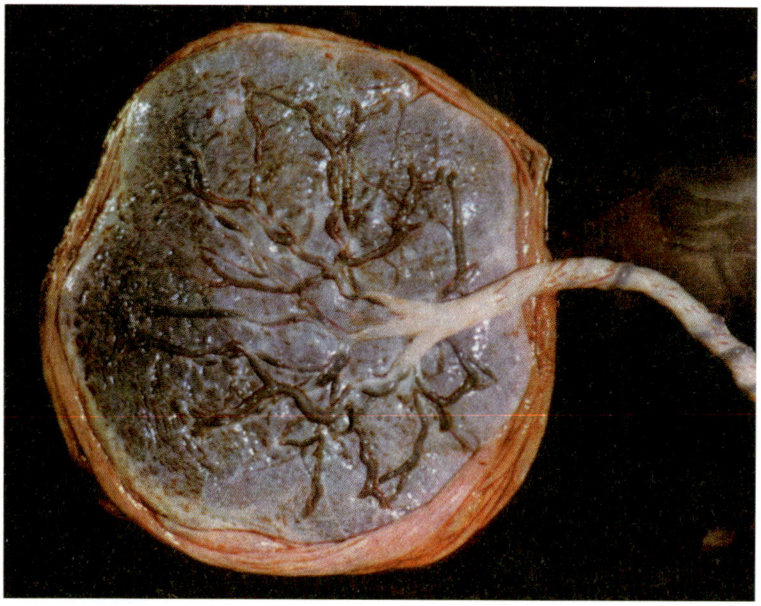

a

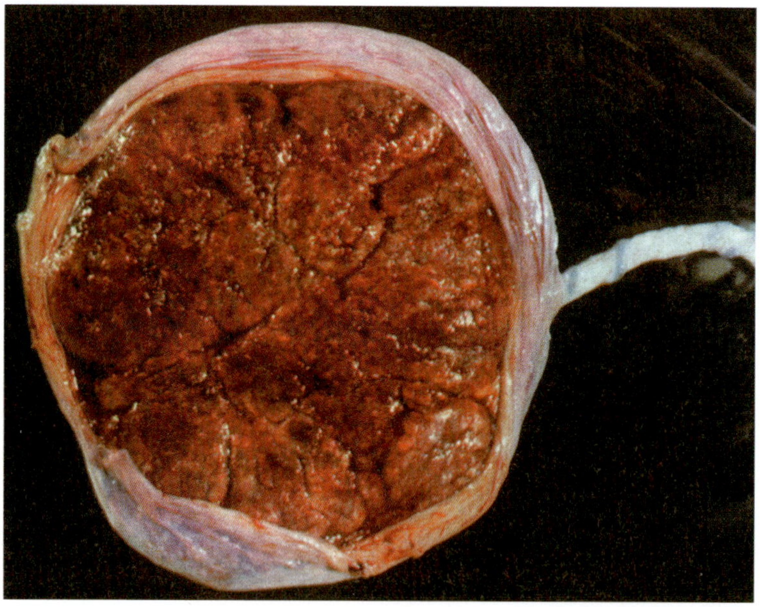

b

Abb. 870 a, b Mutterkuchen, Placenta, und Nabelschnur, Funiculus umbilicalis.
a Ansicht der kindlichen Seite
b Ansicht der mütterlichen Seite einer geburtsreifen Placenta

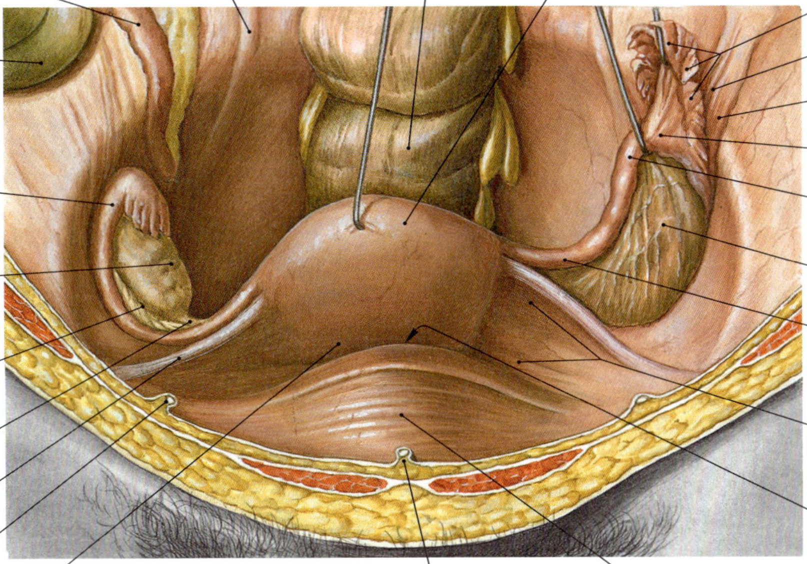

Abb. 871 Innere weibliche Geschlechtsorgane, Organa genitalia feminina interna; von ventral.
* klinisch: Lig. infundibulopelvicum

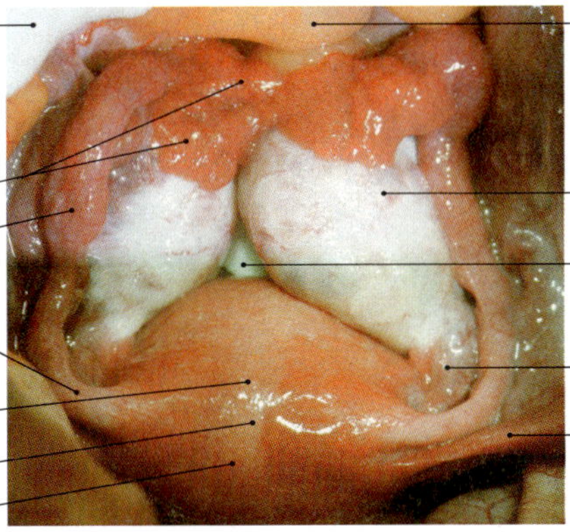

Abb. 872 Innere weibliche Geschlechtsorgane, Organa genitalia feminina interna; Operationssitus bei einer jungen Frau; Ovarien durch Kompressen (*) im DOUGLAS'schen Raum nach medial oben gedrängt; von ventral kranial.
** Tupfer

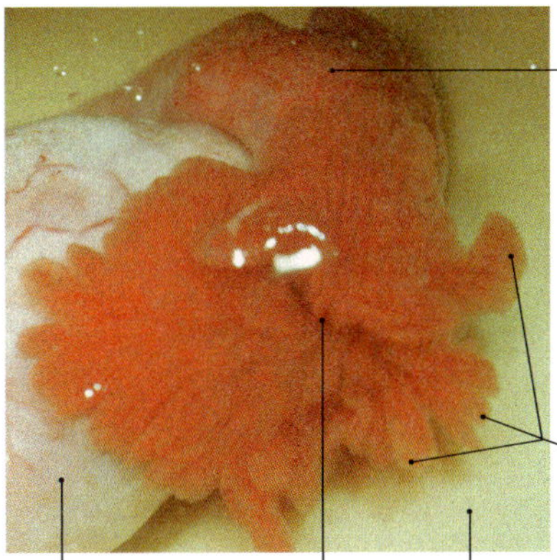

Abb. 873 Eileiteröffnung, Ostium abdominale tubae uterinae; Operationssitus bei einer jungen Frau; zur Darstellung der Fimbrien Beckenhöhle mit Kochsalzlösung angefüllt; von dorsal kranial.
* Kunststoffplatte zum Anheben der Tube

Mastdarm

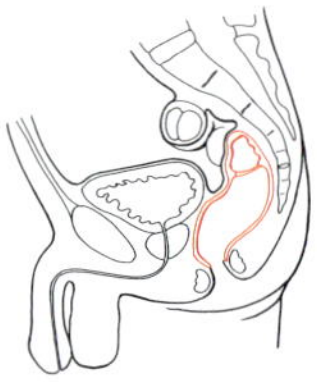

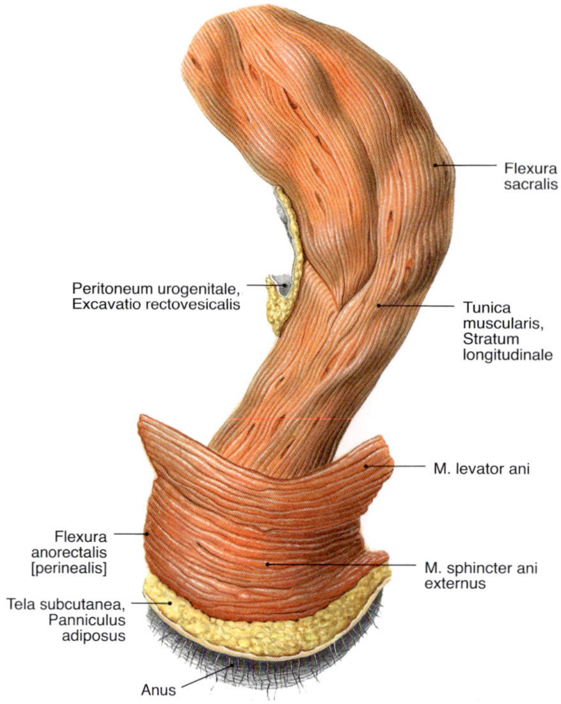

Abb. 874 Mastdarm, Rectum; von links.

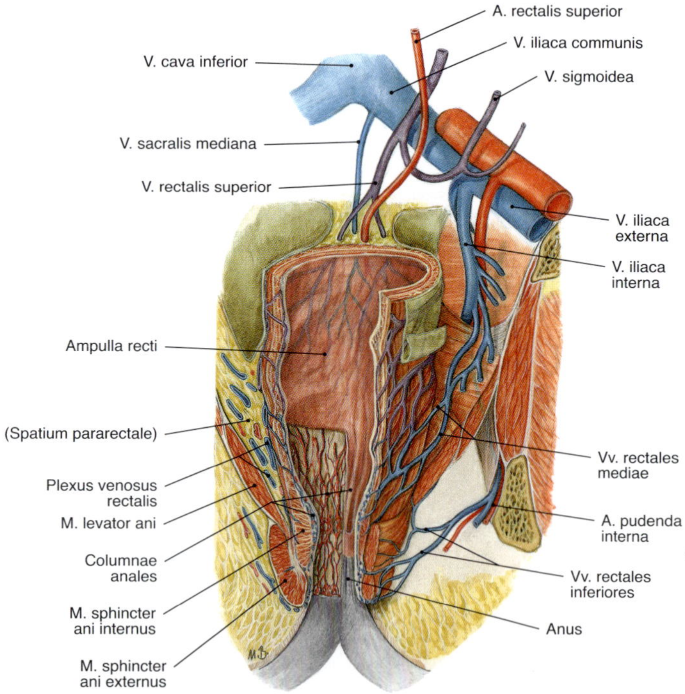

Abb. 875 Mastdarm, Rectum; Blutversorgung; Schleimhaut und pararektales Fett teilweise entfernt; Zuflüsse zur V. portae hepatis in Lila.

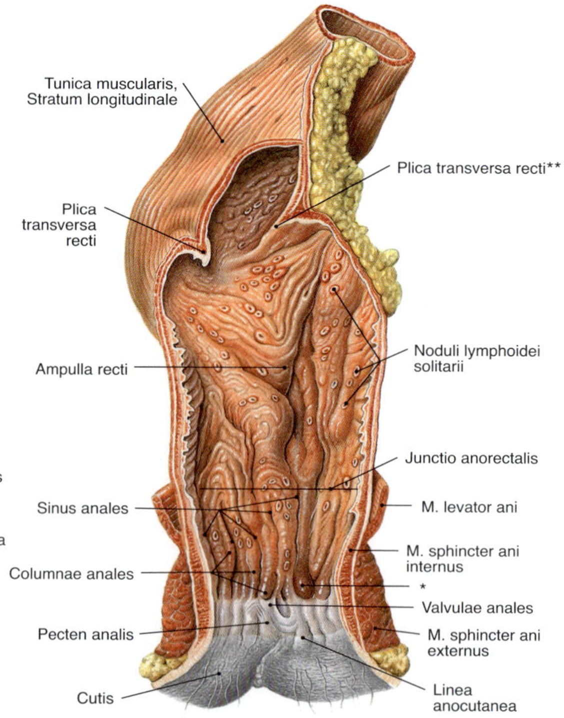

Abb. 876 Mastdarm, Rectum, und Enddarm, Anus; von ventral.

* Hämorrhoidalknoten

** KOHLRAUSCH'sche Falte

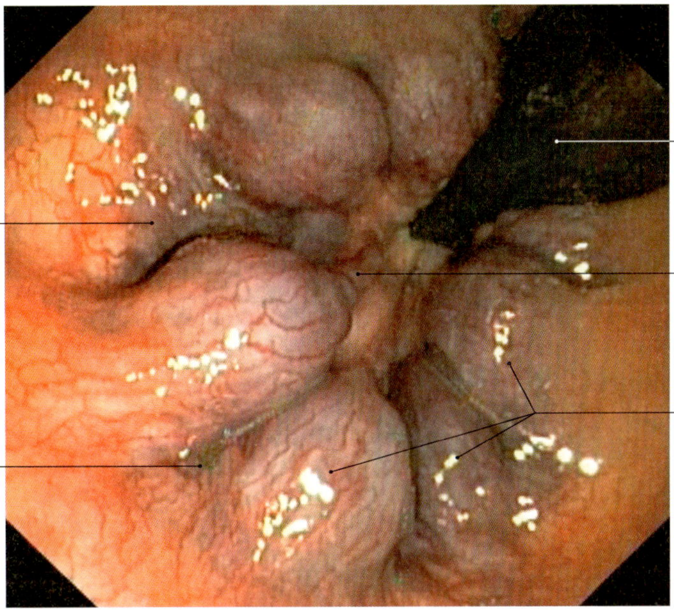

Abb. 877 Mastdarm, Rectum;
Blick in den Analkanal mit sechs deutlich vergrößerten Knoten des Corpus cavernosum recti, Hämorrhoiden;
endoskopisches Bild;
von kranial.
* Koloskop
** drei Hämorrhoidalknoten

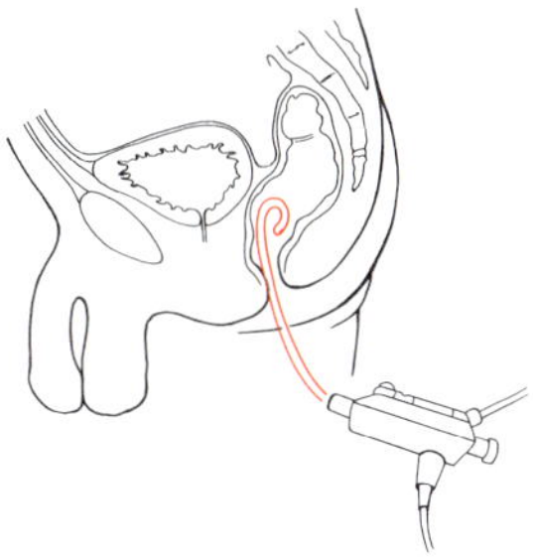

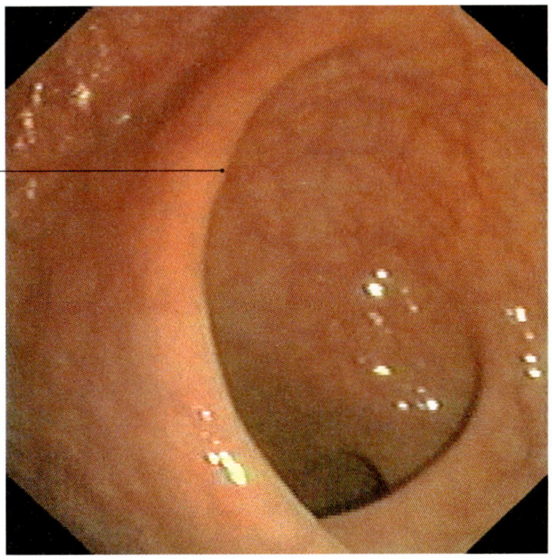

Abb. 878 Mastdarm, Rectum;
Blick durch ein durch den Analkanal in die Ampulla recti eingeführtes Endoskop (Rektoskopie);
von kaudal.

Arterien des Mastdarms

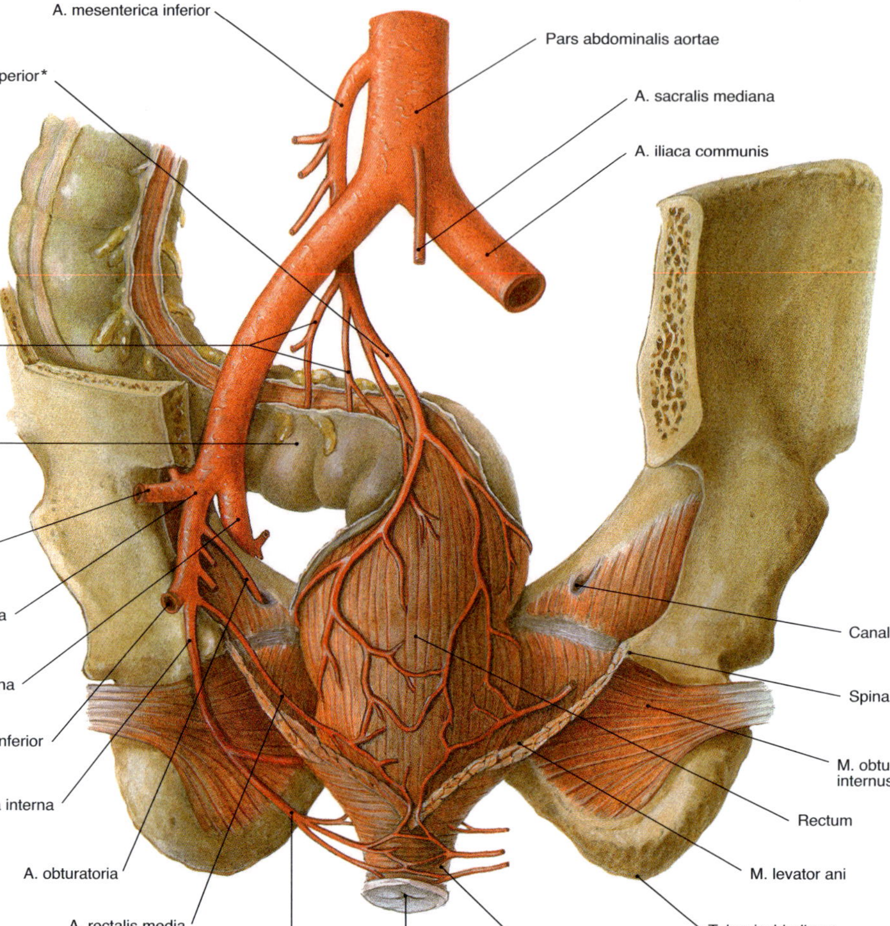

Abb. 879 Arterien des Mastdarms, Aa. rectales; von dorsal.

* klinisch: SUDECK'scher Punkt (ab hier keine Anastomosen mehr zu den Aa. sigmoideae)

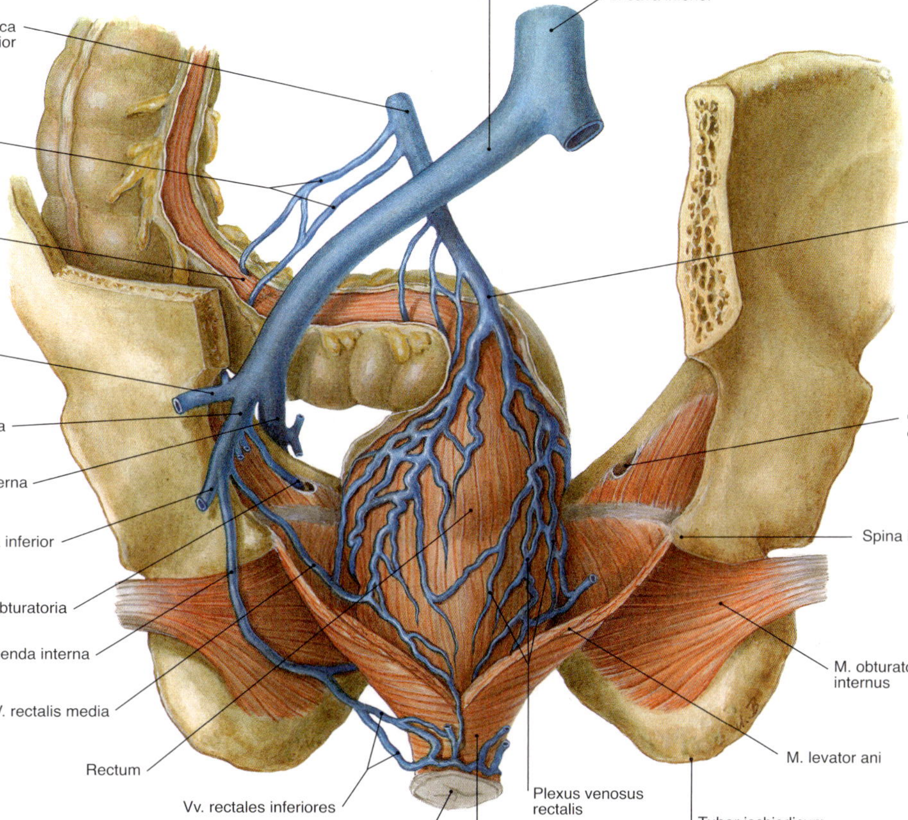

Abb. 880 Venen des Mastdarms, Vv. rectales; Schema mit Teilen des Beckens und des Beckenbodens; von dorsal.
Es bestehen zahlreiche Verbindungen zwischen den zur Pfortader ziehenden Venen (V. rectalis superior) und Venen, die in die V. cava inferior drainieren (Vv. rectales mediae et inferiores), die zu den portokavalen Anastomosen gehören und klinische Bedeutung haben.

→ 809, 810

Innervation des Mastdarms

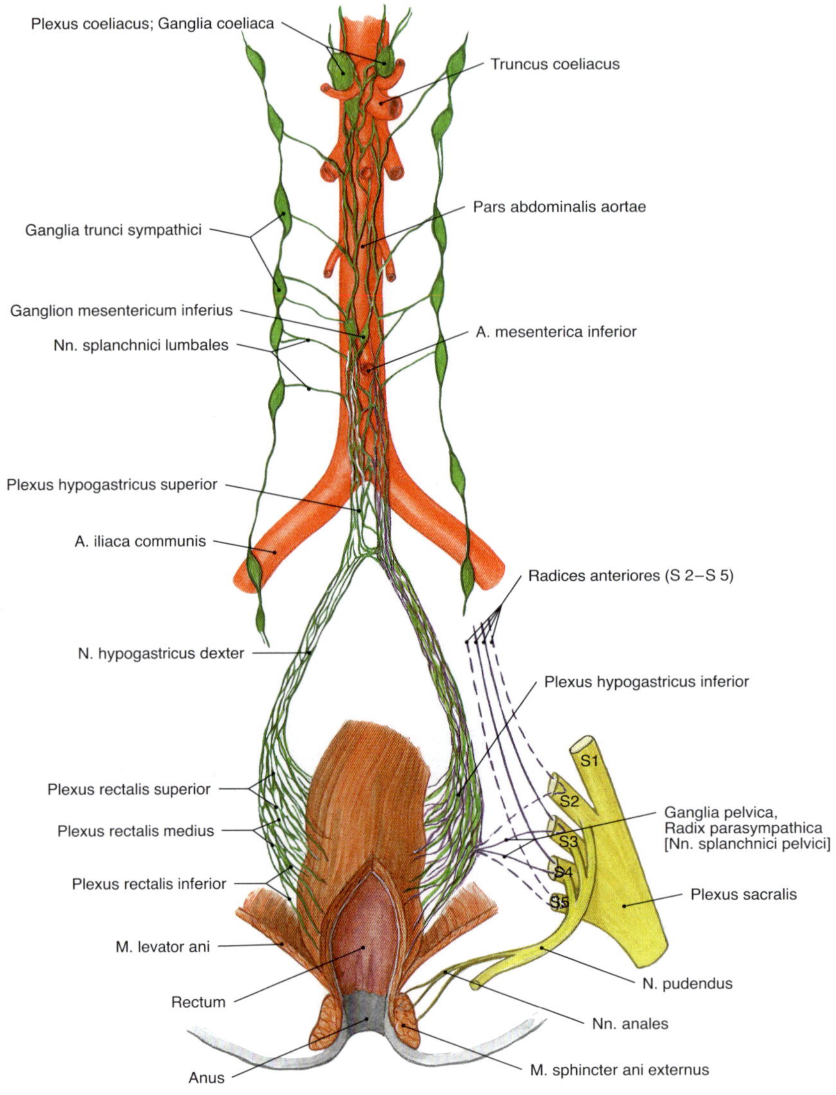

Abb. 881 Mastdarm, Rectum;
schematische Darstellung der Innervation;
von ventral.
grün = Sympathikus
lila = Parasympathikus

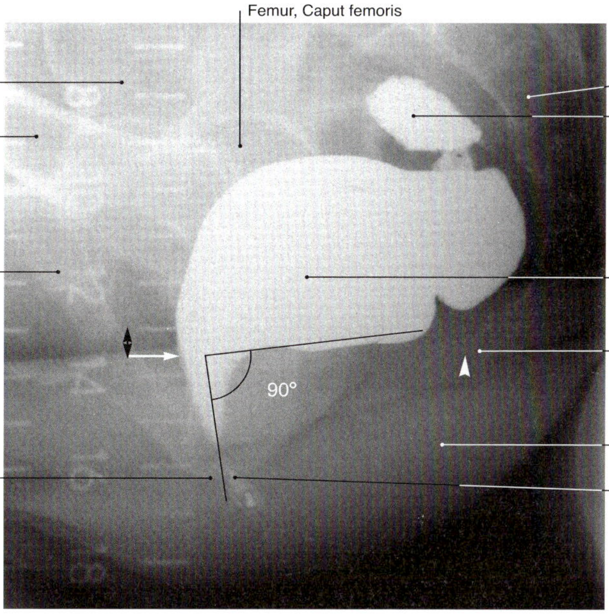

Abb. 882 Mastdarm, Rectum;
seitliches Röntgenbild nach Füllung mit einem Kontrastmittel bei willkürlichem Verschluss des Anus (Defäkographie).

Der Übergang vom Anus in das Rektum (Pfeil) steht in Höhe der Spitze des Steißbeins (Dreieck).
Der Winkel zwischen Anus- und Rektumachse (∡) beträgt 90°. Diese Abknickung ist durch die Schlinge des M. levator ani (M. puborectalis) bedingt. Maßstab in cm.

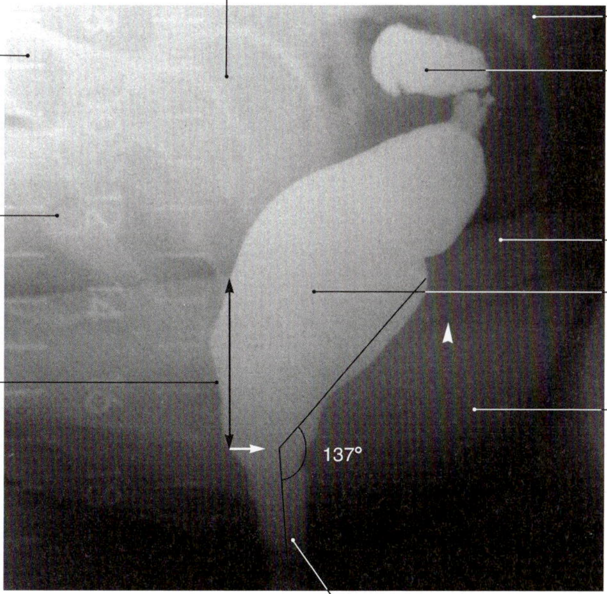

Abb. 883 Mastdarm, Rectum;
seitliches Röntgenbild nach Füllung mit einem Kontrastmittel im seitlichen Strahlengang bei der Entleerung (Defäkographie).

Im Vergleich zu Abb. 882 ist der anorektale Übergang tiefer getreten, und der Winkel (∡) hat sich auf 137° vergrößert, weil die Schlinge des M. levator ani entspannt ist. Die wie eine Klappe wirkende Abknickung ist nun verstrichen, und die Kotsäule lastet zur Entleerung (Defäkation) ungehindert auf dem Analkanal.

Arterienversorgung der Niere

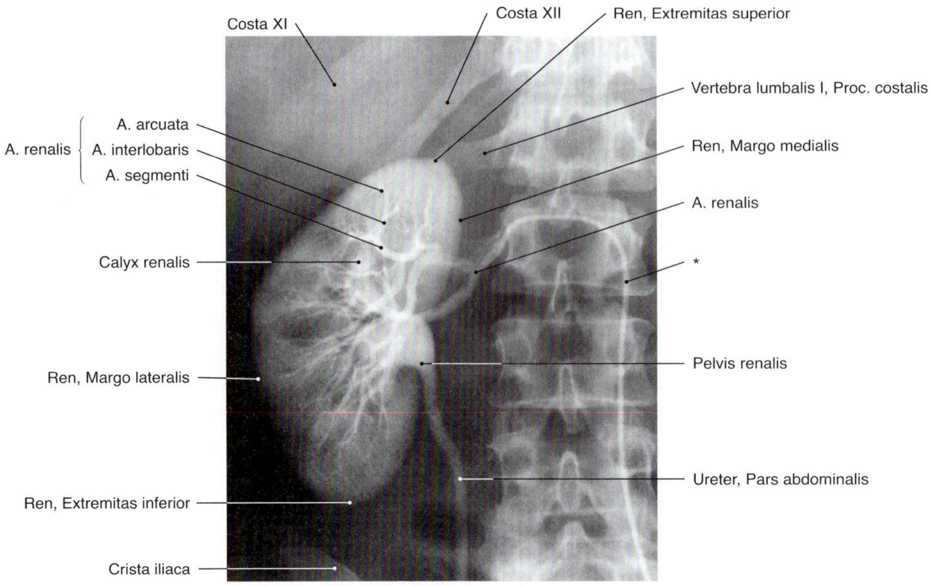

Abb. 884 Niere, Ren; ap-Röntgenbild nach intravenöser Injektion eines Kontrastmittels, das über die Niere ausgeschieden wird (i.v. Pyelographie), zur Darstellung des Nierenbeckens und des Ureters; gleichzeitige Darstellung der Arterien durch Injektion eines Kontrastmittels in die A. renalis über einen in die Aorta eingeführten Katheter* (Arteriographie).

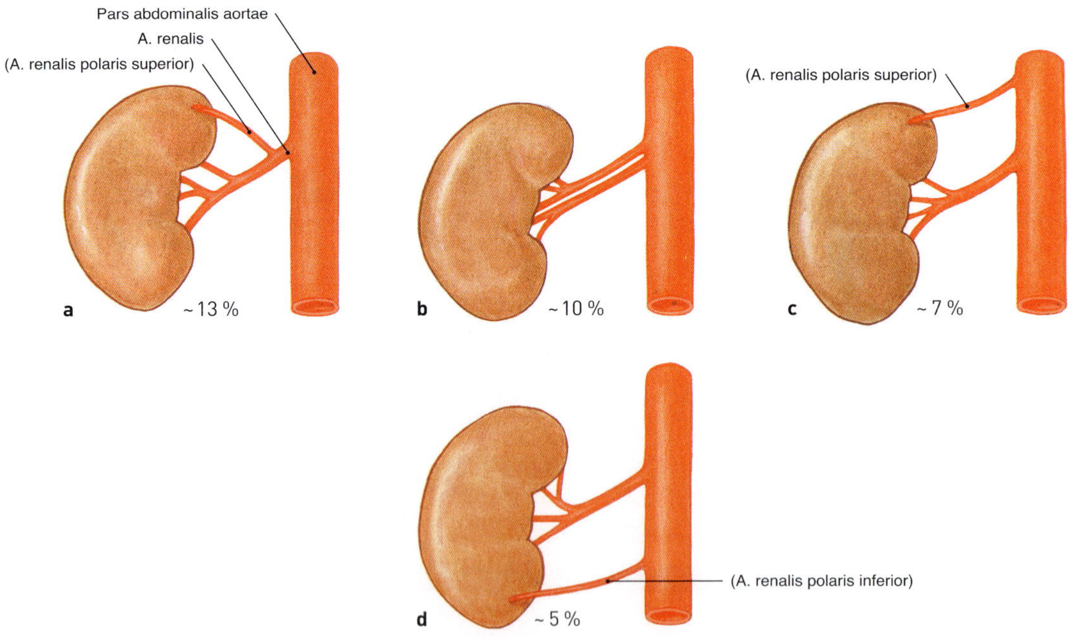

Abb. 885 a–d Varietäten der arteriellen Nierenversorgung.
a A. renalis mit einem Ast als oberer Polarterie
b zwei Aa. renales zum Nierenhilum
c akzessorische obere Polarterie
d akzessorische untere Polarterie

Retroperitonealraum, Übersicht

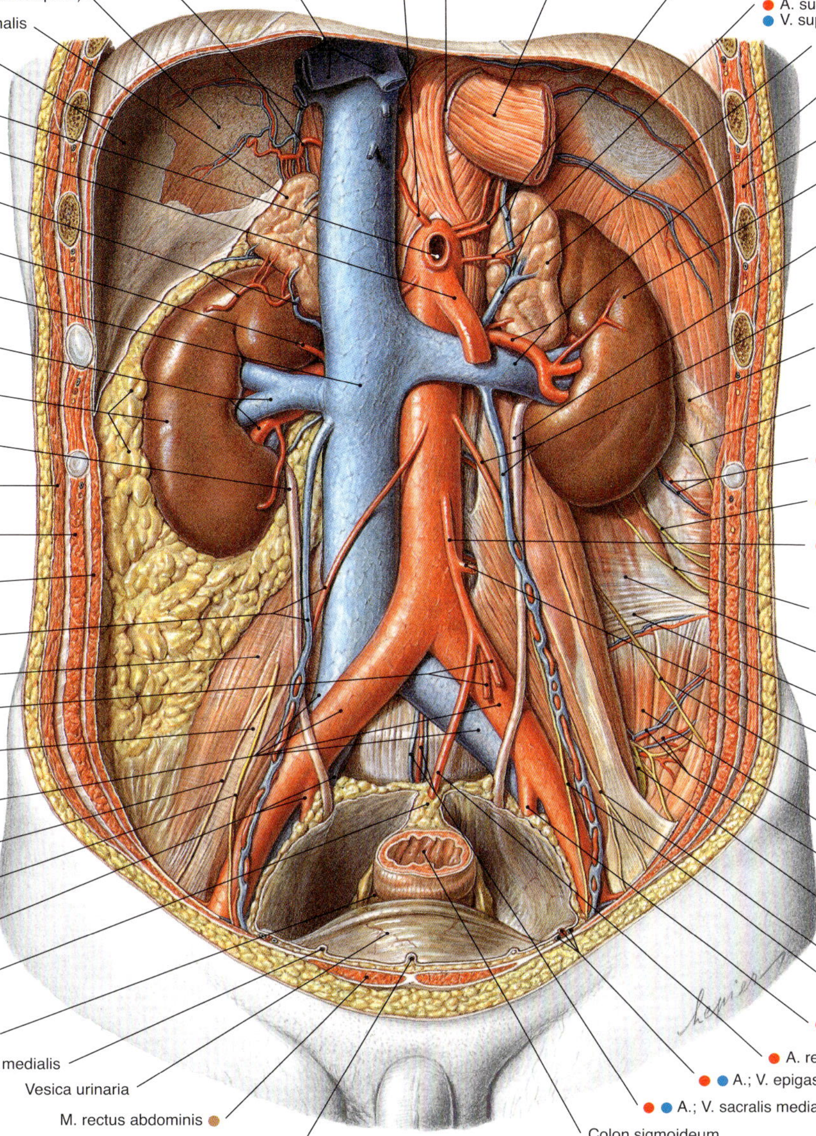

Abb. 886 Lage der Eingeweide hinter dem Bauchfell, Situs retroperitonealis, beim Mann.
Während die V. testicularis sinistra in die V. renalis sinistra mündet, fließt die V. testicularis dextra direkt in die V. cava inferior ab. Entsprechende Verhältnisse gelten für die Vv. ovaricae.

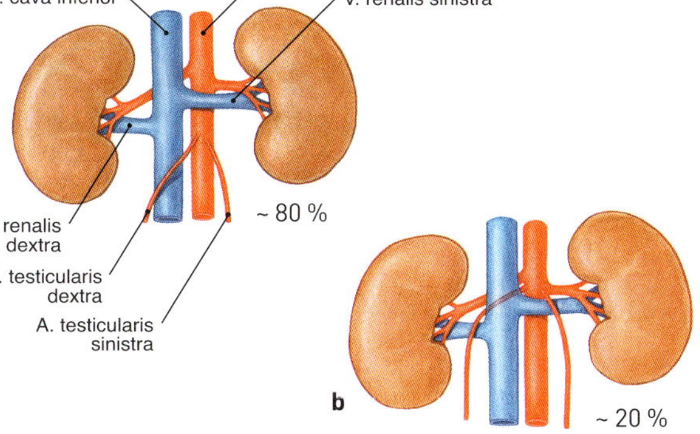

Abb. 887 a, b Varietäten des Verlaufs der Aa. testiculares.
a Lehrbuchfall
b Abgang beider Aa. testiculares oberhalb der Vv. renales; weiterer Verlauf rechts dorsal der V. cava inferior, links ventral der V. renalis

Lymphgefäße des Retroperitonealraums

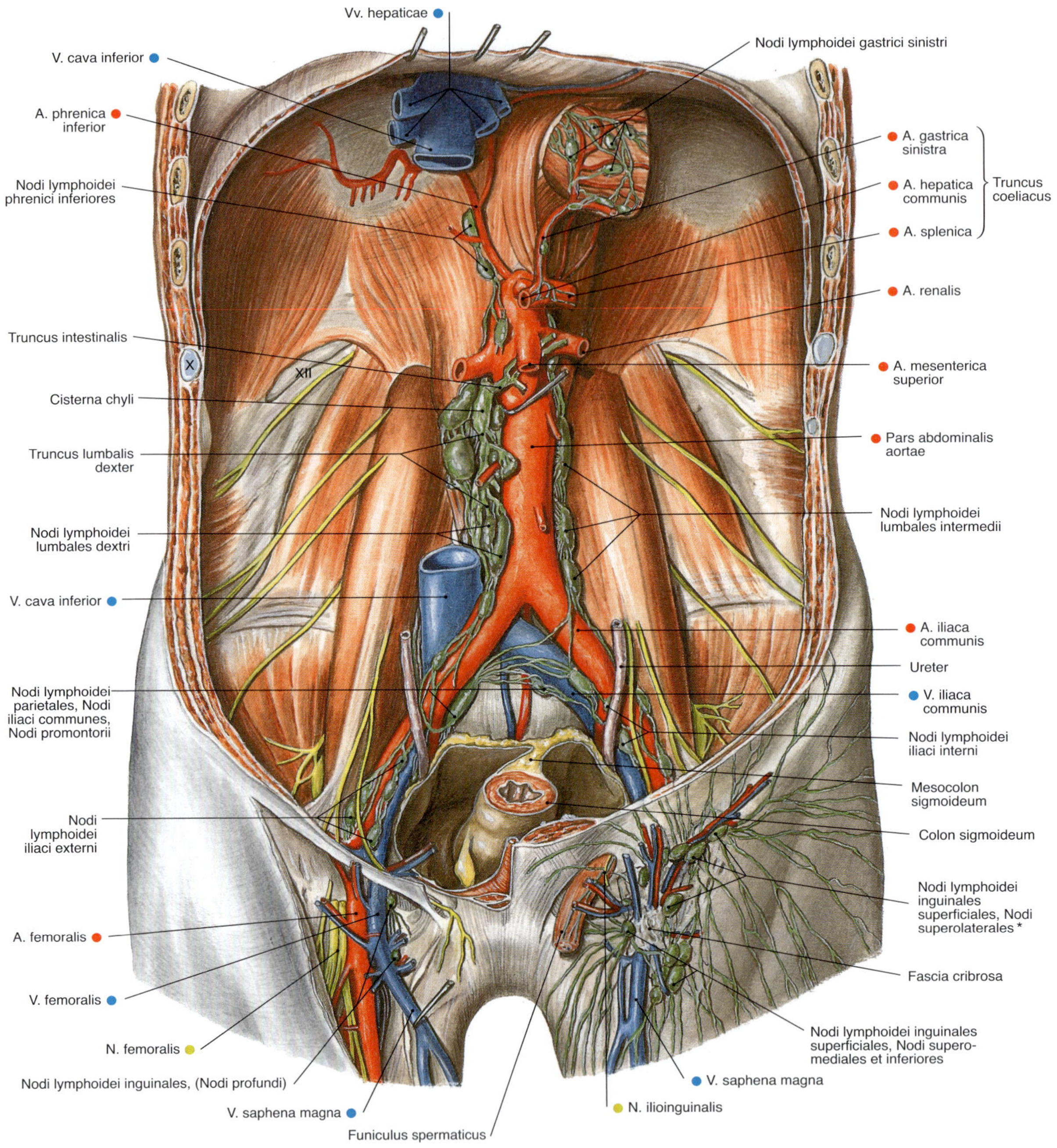

→ 1121

Abb. 888 Lymphknoten, Nodi lymphoidei, und Lymphgefäße, Vasa lymphatica, der hinteren Bauchwand und Leistengegend; von ventral.

Die Ziffern X und XII bezeichnen Rippen.

* klinisch: „horizontale Kette"; Einzugsgebiet: untere Bauchwand, Gesäßgegend, Damm und äußeres Genitale

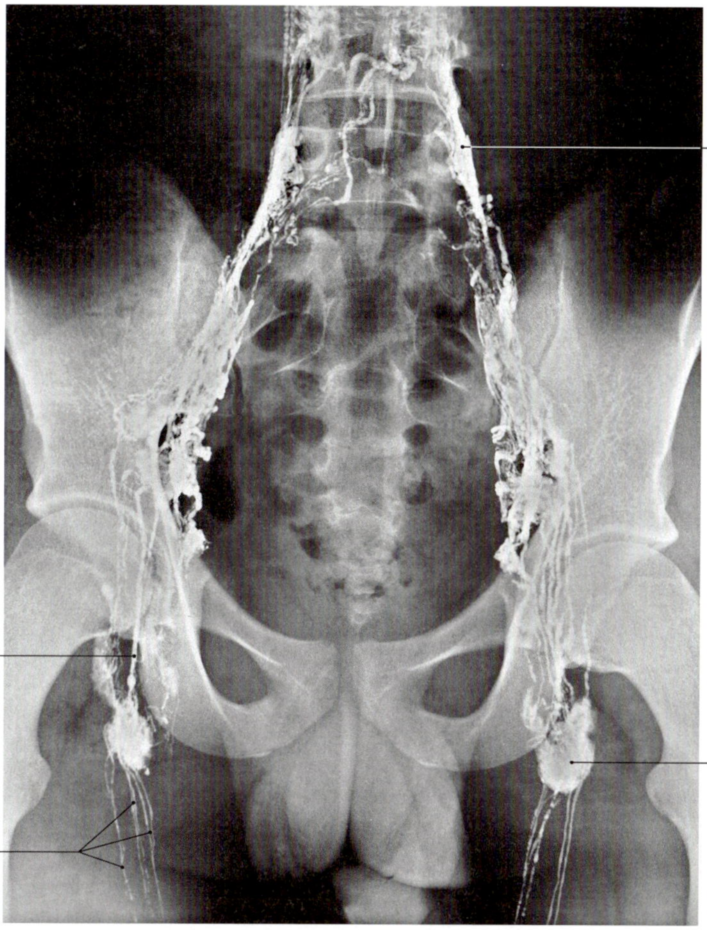

Abb. 889 Lymphgefäße, Vasa lymphatica, und Lymphknoten, Nodi lymphoidei, der Leisten-, Becken- und Lendenregion;
ap-Röntgenbild nach Injektion eines Kontrastmittels in Fußlymphgefäße beiderseits (Lymphographie).
Diese klinisch nicht mehr eingesetzte Methode zeigt Lage und Größe von Lymphgefäßen und Lymphknoten.

Nerven des Retroperitonealraums

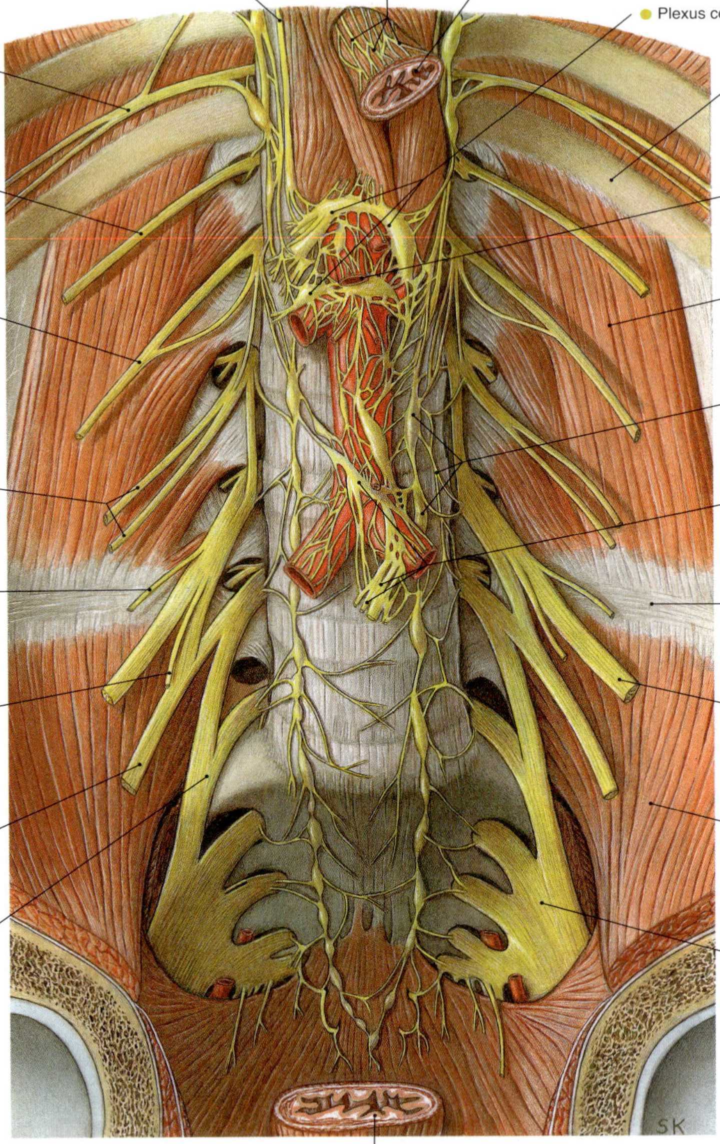

→ 47, 49, 50

Abb. 890 Nerven der hinteren Bauchwand, Plexus lumbosacralis und Pars abdominalis autonomica; von ventral.

Gefäße und Nerven des Retroperitonealraums

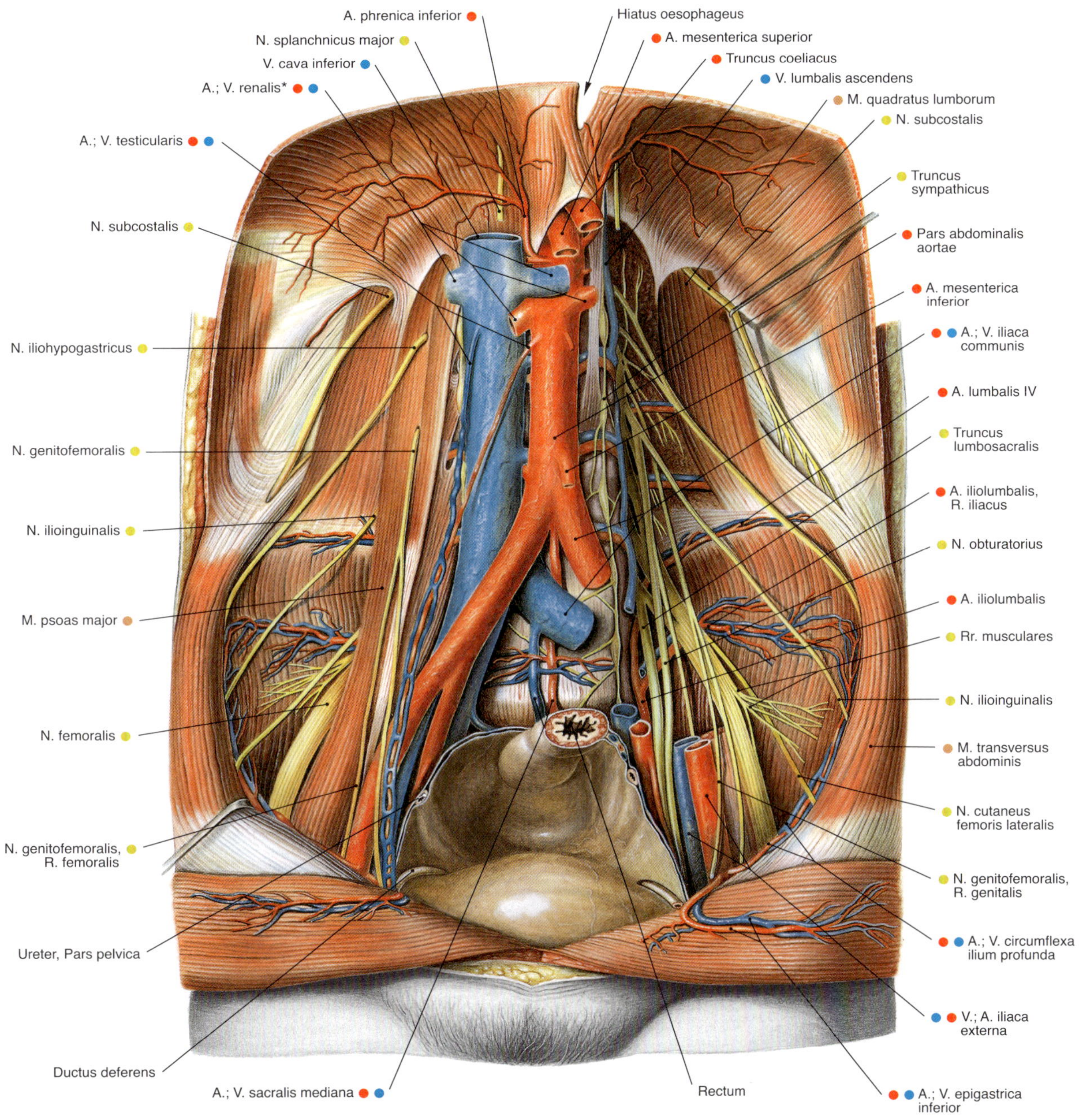

Abb. 891 Gefäße und Nerven der hinteren Bauchwand beim Mann.

* In ~ 10 % verläuft die V. renalis sinistra dorsal der Aorta.

Innervation der männlichen Geschlechtsorgane

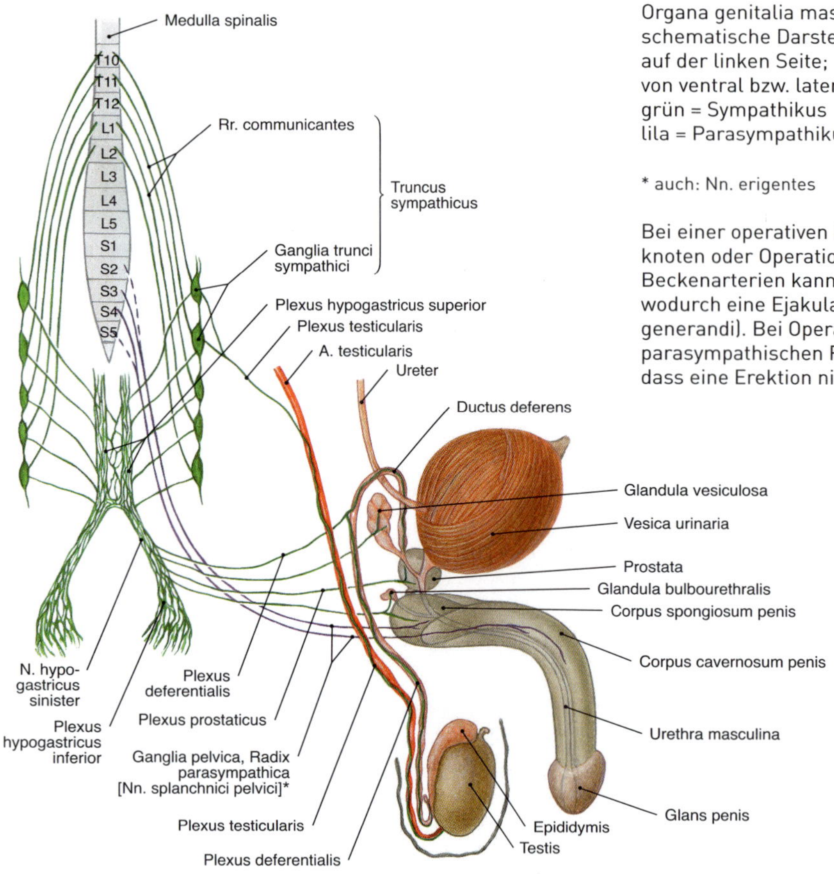

Abb. 892 Männliche Geschlechtsorgane, Organa genitalia masculina; schematische Darstellung der vegetativen Innervation auf der linken Seite; von ventral bzw. lateral.
grün = Sympathikus
lila = Parasympathikus

* auch: Nn. erigentes

Bei einer operativen Entfernung der paraaortalen Lymphknoten oder Operationen an der Bauchaorta und den großen Beckenarterien kann der Sympathikus geschädigt werden, wodurch eine Ejakulation unmöglich werden kann (Impotentia generandi). Bei Operationen der Prostata können die parasympathischen Fasern zum Penis durchtrennt werden, so dass eine Erektion nicht mehr möglich ist (Impotentia coeundi).

Innervation der männlichen Geschlechtsorgane

	Herkunft	Verlauf	Organ	Funktion
Parasympathikus	Sakralmark (S2 – S4)	Ganglia pelvica, Radix parasympathica [Nn. splanchnici pelvici]	Penis Schwellkörper	Vasodilatation Erektion
Sympathikus	Thorakalmark (T10 – T12)	Plexus mesenterici superior et inferior ↓ Truncus sympathicus ↓ Plexus testicularis	Testis	Steuerung der Durchblutung
	Lumbalmark (L1 – L2)	↓ Plexus hypogastricus superior ↓ N. hypogastricus ↓ Plexus hypogastricus inferior	Glandula bulbourethralis	Abgabe des Sekrets
			Ductus deferens	Kontraktion, Transport der Spermien in die Harnröhre
			Glandula vesiculosa Prostata	Ausstoßung des Inhalts in die Harnröhre
Somatomotorisch Somatosensibel	Sakralmark (S2 – S4)	N. pudendus	(M. sphincter vesicae)	Verschluss der Harnblase verhindert retrograde Ejakulation in die Harnblase
			M. ischiocavernosus M. bulbospongiosus	Expulsion des Ejakulats aus der Harnröhre
		Nn. scrotales posteriores N. dorsalis penis	Skrotumhaut Penishaut	

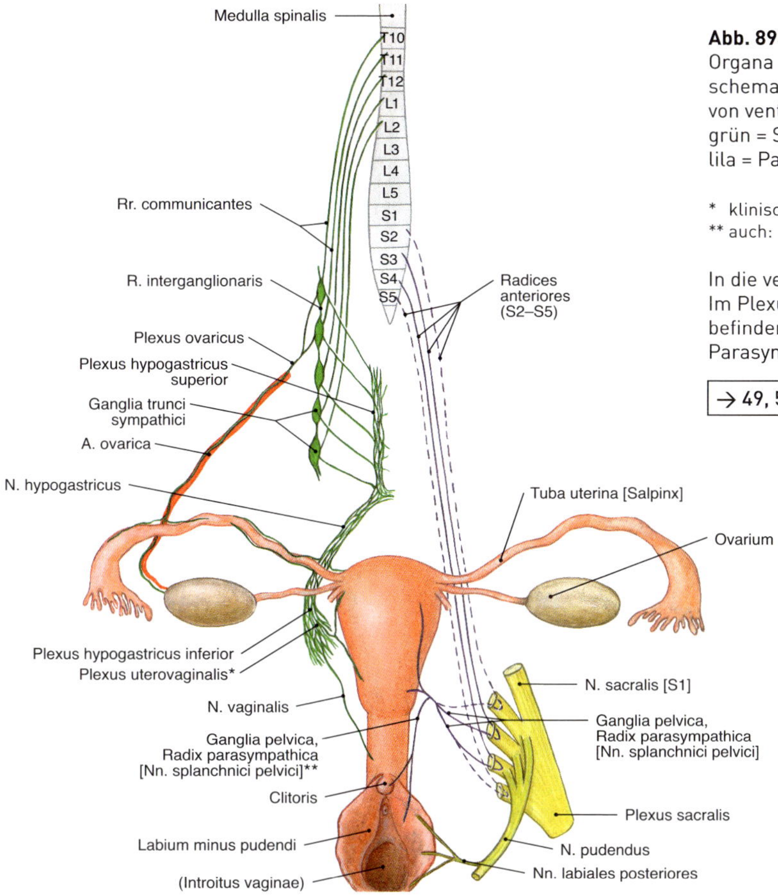

Abb. 893 Weibliche Geschlechtsorgane, Organa genitalia feminina; schematische Darstellung der vegetativen Innervation; von ventral.
grün = Sympathikus
lila = Parasympathikus

* klinisch: FRANKENHÄUSER'scher Plexus
** auch: Nn. erigentes

In die vegetativen Plexus sind Ganglien eingestreut. Im Plexus hypogastricus und im Plexus uterovaginalis befinden sich Fasern des Sympathikus und des Parasympathikus.

→ 49, 50

Innervation der weiblichen Geschlechtsorgane

	Herkunft	Verlauf	Organ	Funktion
Parasympathikus	Sakralmark (S2 – S4)	Ganglia pelvica, Radix parasympathica [Nn. splanchnici pelvici] ↓	Tuba uterina Uterus	Vasodilatation
		Nn. cavernosi clitoridis	Vagina Clitoris	Transsudation Erektion
Sympathikus	Thorakalmark (T10 – T12)	Plexus mesentericus superior ↘ Plexus ovaricus ↗ Plexus renalis	Ovar	Vasokonstriktion
		Truncus sympathicus ↓		
	Lumbalmark (L1 – L2)	Plexus hypogastricus superior ↓ N. hypogastricus		
		Plexus hypogastricus inferior ↓	-	
		Plexus uterovaginalis (FRANKENHÄUSER'scher Plexus)	Tuba uterina Uterus Vagina	Kontraktion
Somatomotorisch **Somatosensibel**	Sakralmark (S2 – S4)	N. pudendus ↗ N. dorsalis clitoridis	Clitoris	
		N. pudendus ↘ Nn. labiales posteriores	große Schamlippen M. ischiocavernosus M. bulbospongiosus	Kontraktion

Arterien des Beckens

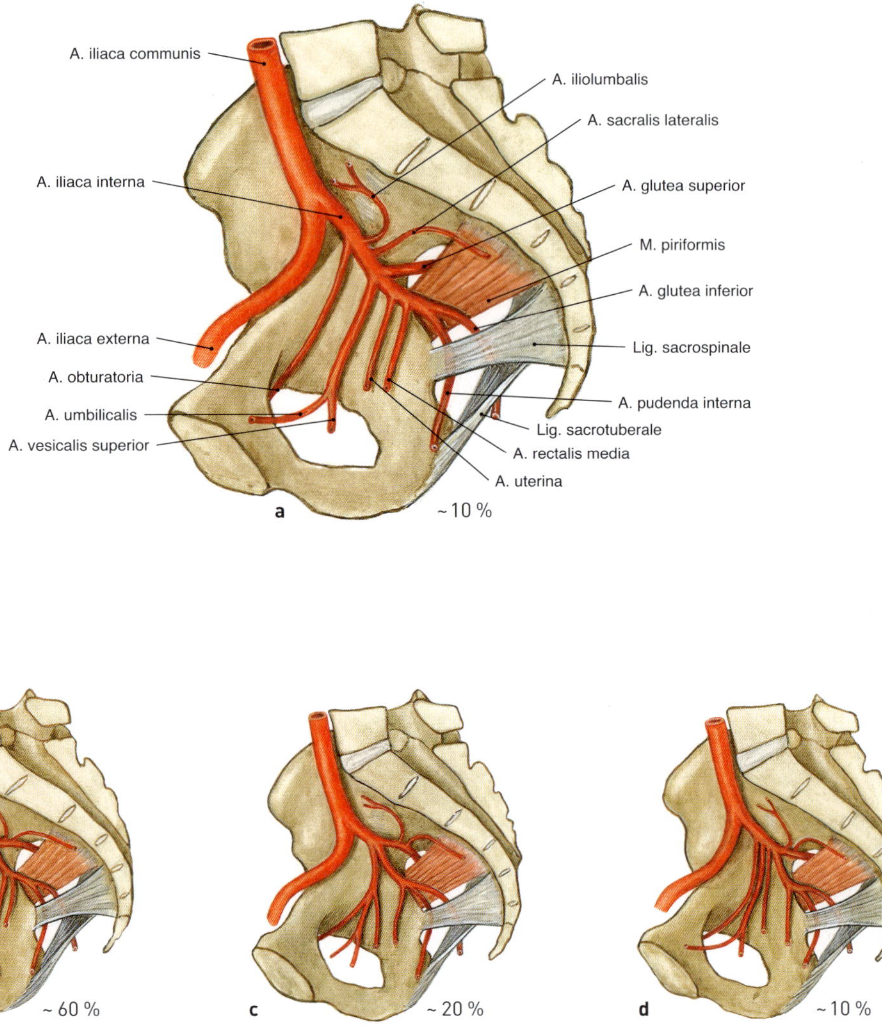

Abb. 894 a–d Varietäten der Verzweigung der A. iliaca interna; von links.

a Ursprung aller Äste vom Stamm der A. iliaca interna
b Aufzweigung der A. iliaca interna in zwei Hauptstämme (Lehrbuchfall)
c Aufzweigung der A. iliaca interna in drei Hauptstämme
d Aufzweigung der A. iliaca interna in mehr als drei Hauptstämme

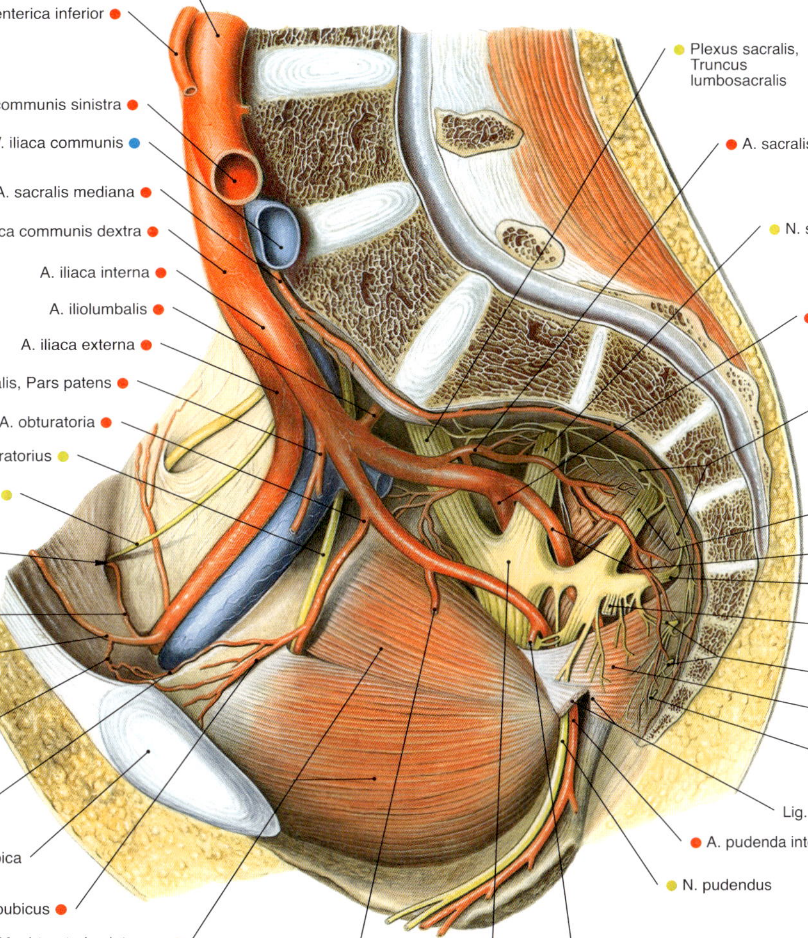

Abb. 895 Innere Beckenarterie, A. iliaca interna, und Kreuzbeinnervengeflecht, Plexus sacralis; von links.

Organe des männlichen Beckens

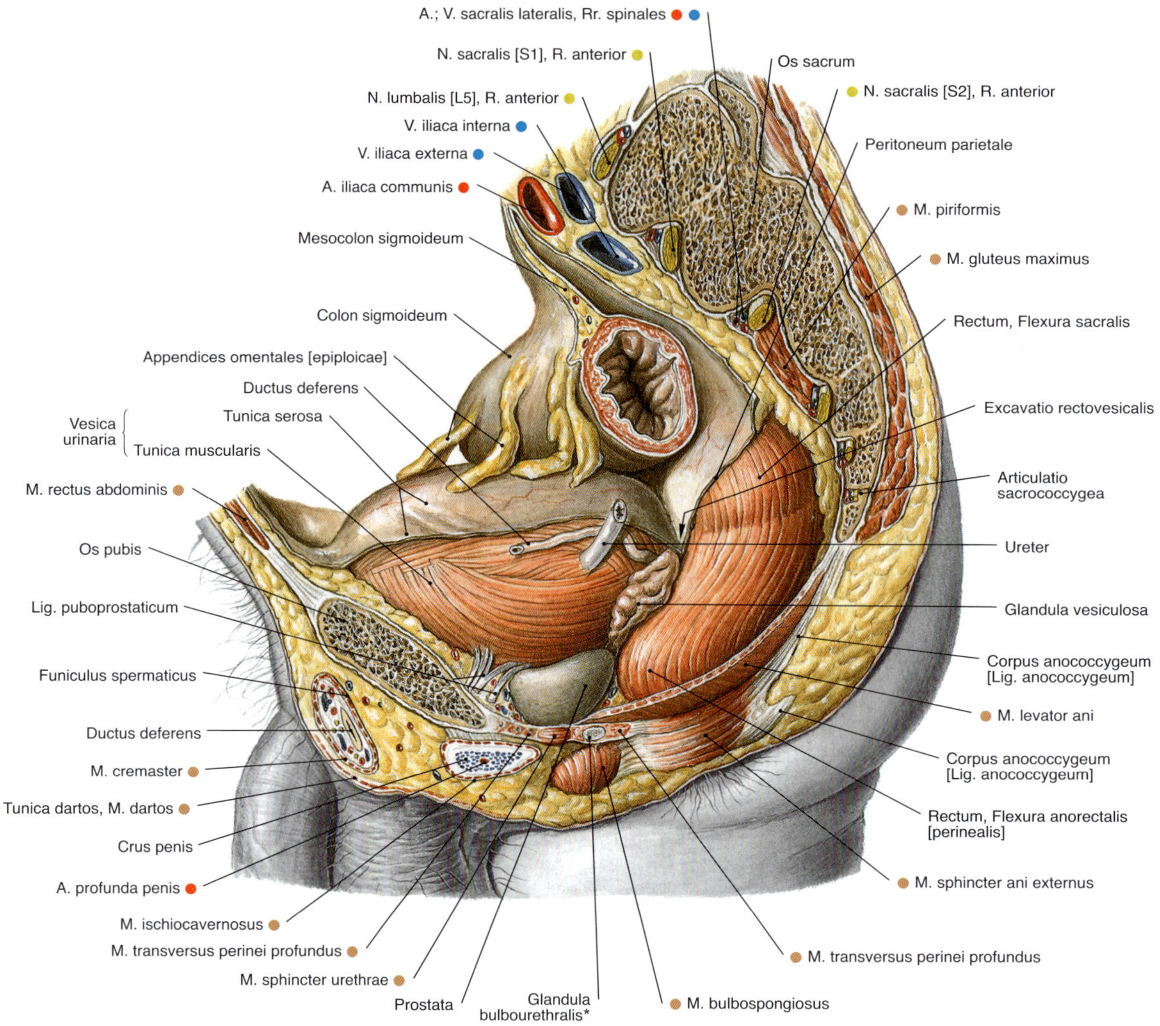

Abb. 896 Beckenorgane beim Mann.
* klinisch: COWPER'sche Drüse

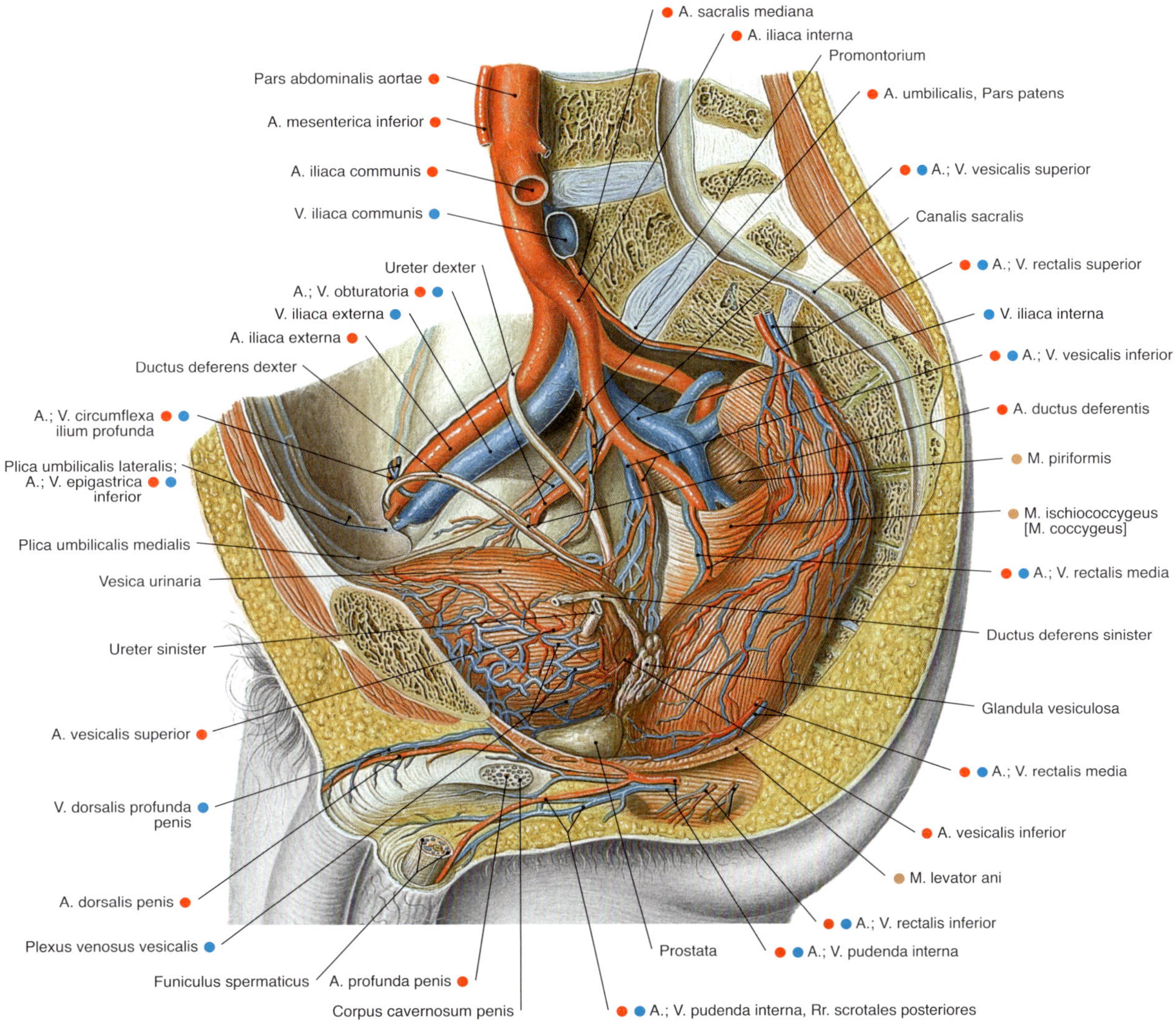

Abb. 897 Blutversorgung der Beckenorgane beim Mann.

Gefäße des weiblichen Beckens

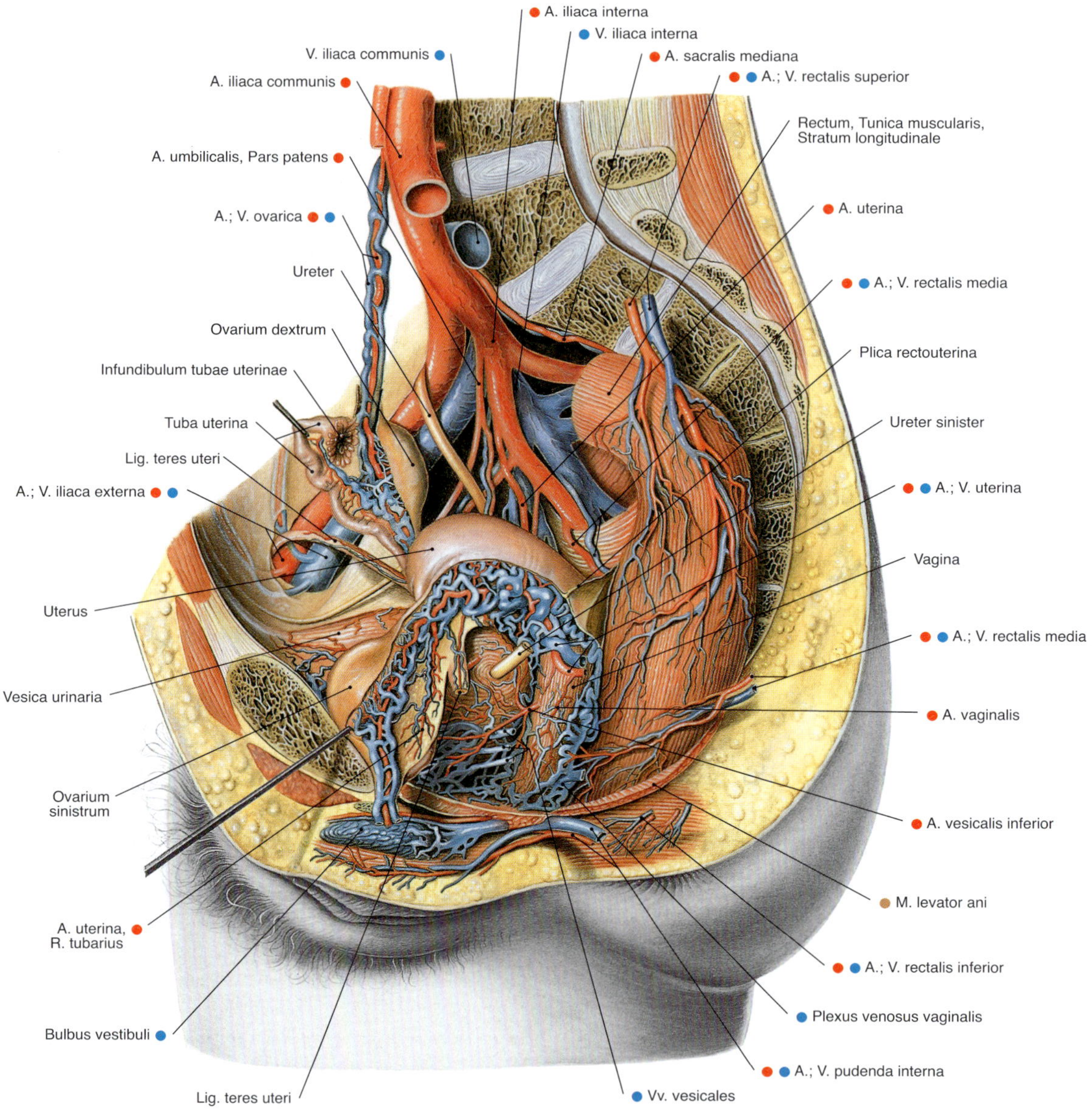

Abb. 898 Blutversorgung der Beckenorgane bei der Frau.

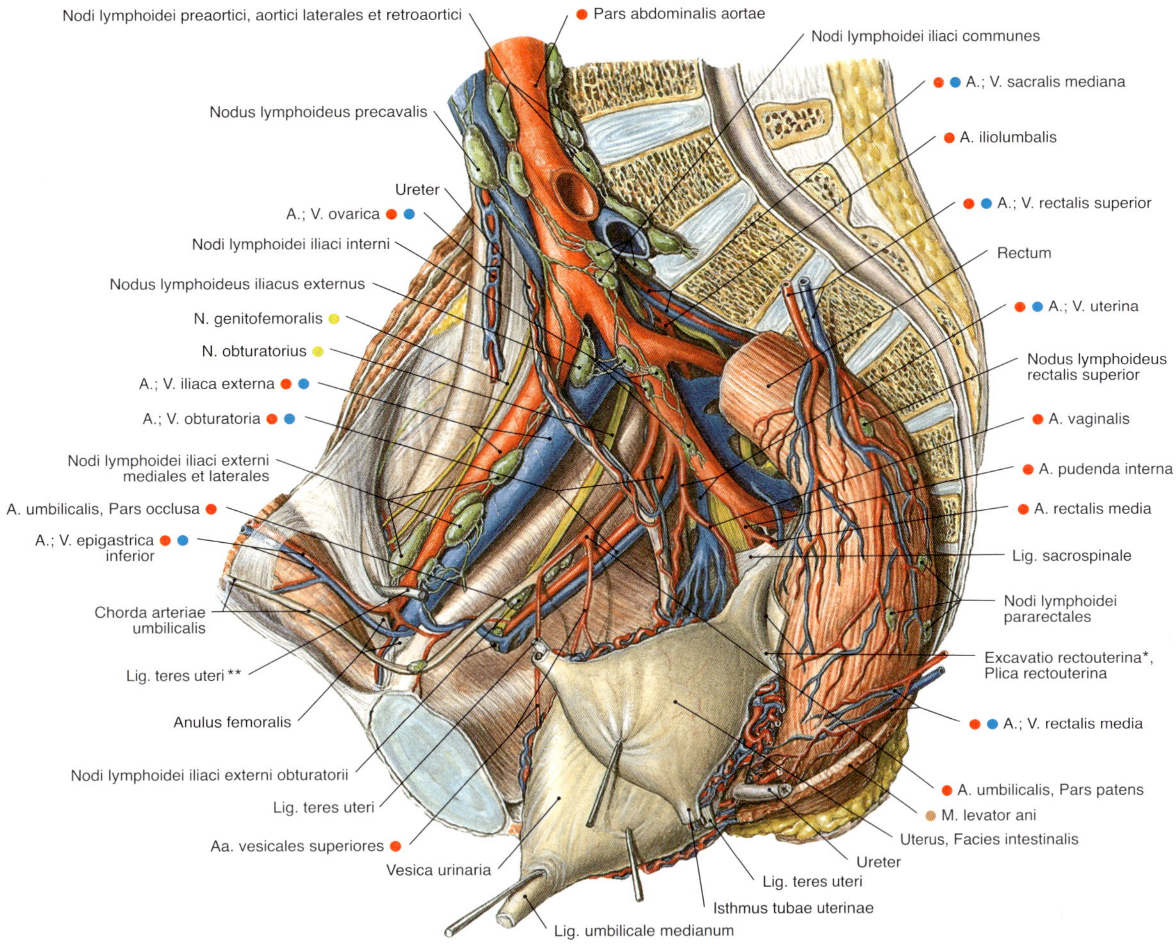

Abb. 899 Lymphgefäße, Vasa lymphatica, und Lymphknoten, Nodi lymphoidei, der Beckenwand bei der Frau.

Die gezeichneten Lymphknoten sind oft viel kleiner, aber stets vorhanden. Über Lymphbahnen im Lig. teres uteri können Tumorzellen vom Uterus in oberflächliche inguinale Lymphknoten gelangen.

* klinisch: DOUGLAS'scher Raum
** klinisch: Lig. rotundum

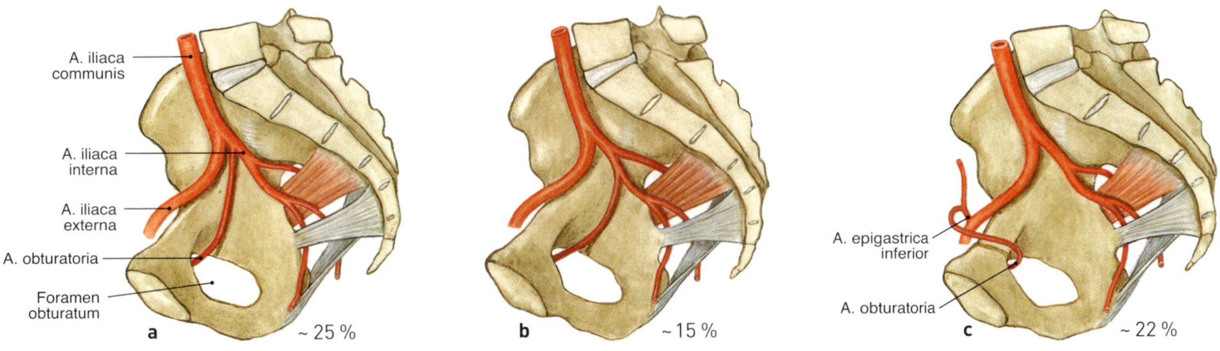

Abb. 900 a–c Varietäten des Ursprungs der A. obturatoria; von medial.

a Ursprung vom vorderen Ast der A. iliaca interna (Lehrbuchfall)
b Ursprung als selbständiger Ast der A. iliaca interna
c Ursprung aus der A. iliaca externa

Nur in 75 % entspringt die A. obturatoria als Ast des Stamms der A. iliaca interna.

Beckenboden der Frau

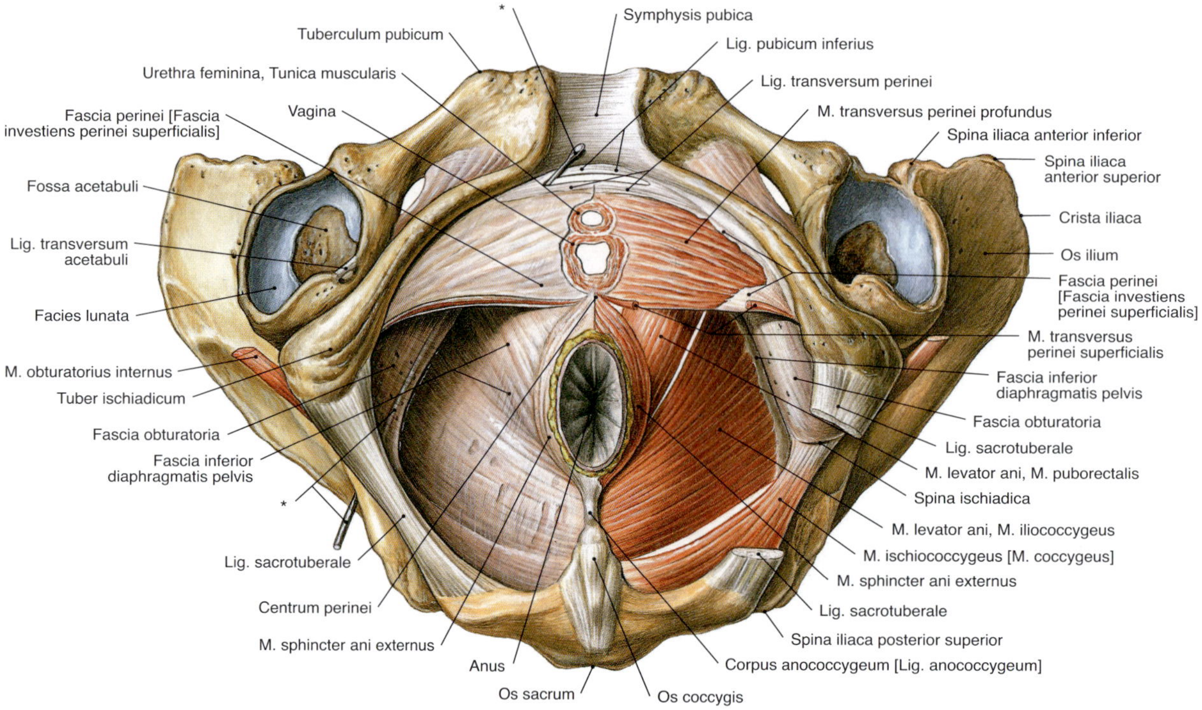

Abb. 901 Muskeln des Damms, Mm. perinei, und Beckenboden, Diaphragma pelvis, bei der Frau; von kaudal.

* Sonde im Canalis pudendalis (ALCOCK'scher Kanal)

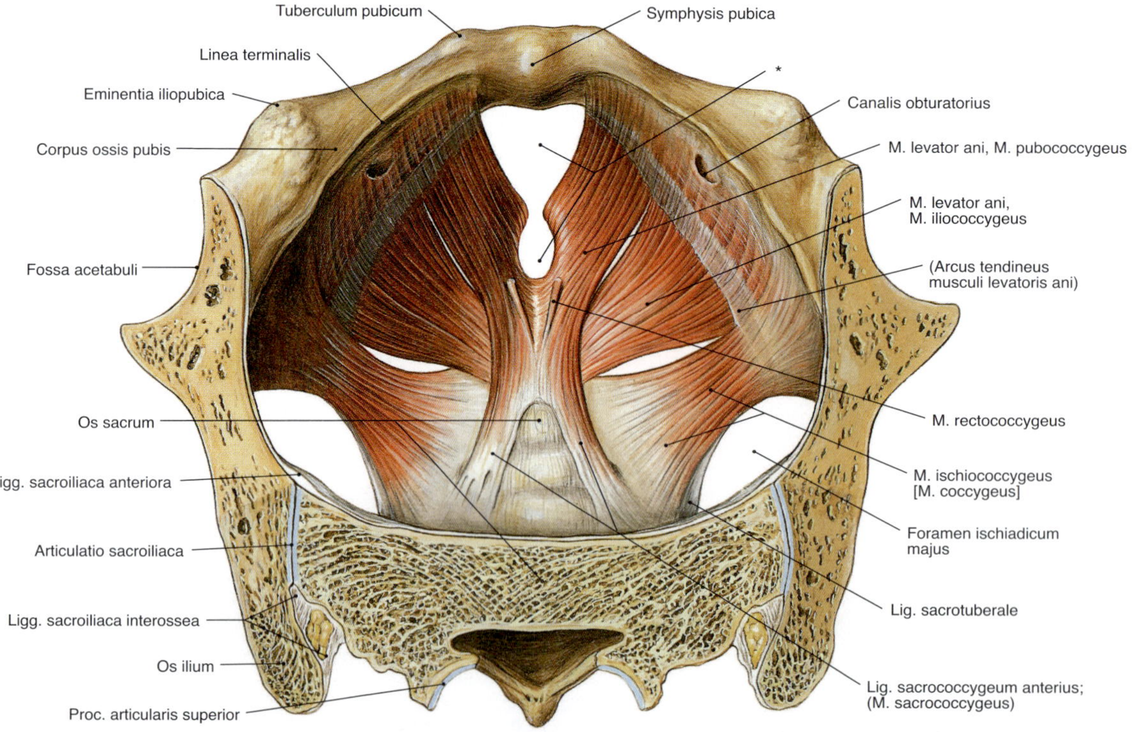

Abb. 902 Beckenboden, Diaphragma pelvis, bei der Frau; von kranial.

* klinisch: Levatortor (Hiatus urogenitalis et ani)

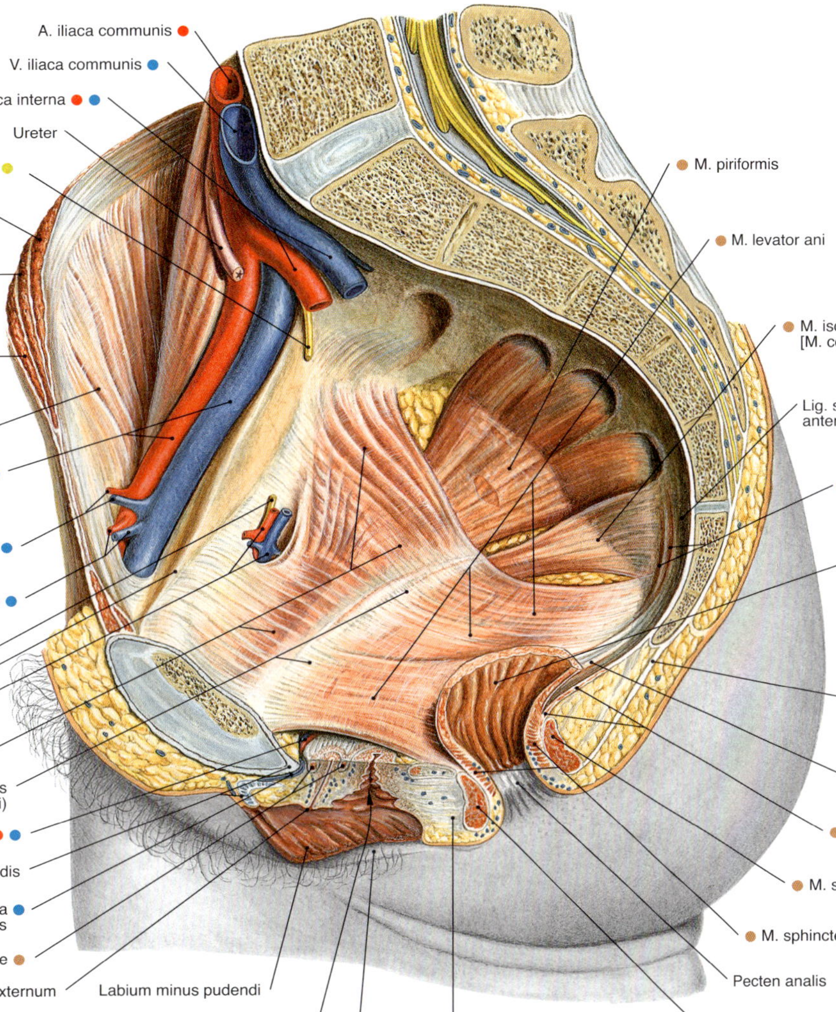

Abb. 903 Muskeln des Beckenbodens, Diaphragma pelvis, bei der Frau.

Beckenboden des Mannes

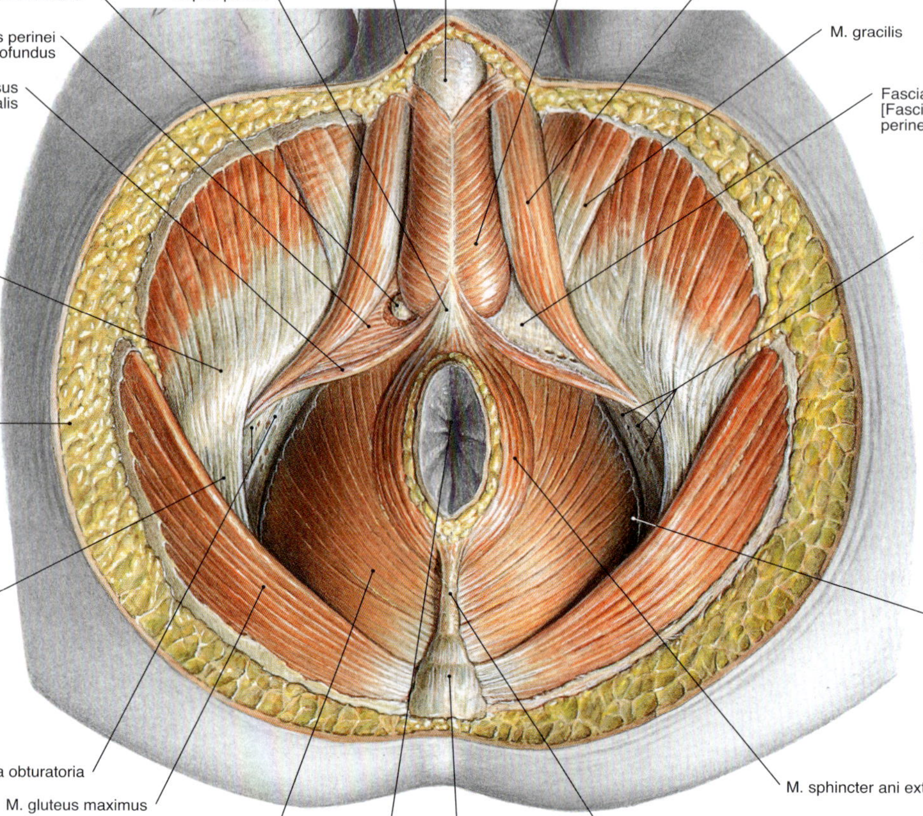

→ T 22

Abb. 904 Damm, Perineum, und Beckenboden, Diaphragma pelvis, beim Mann; von kaudal.

* klinisch: COWPER'sche Drüse

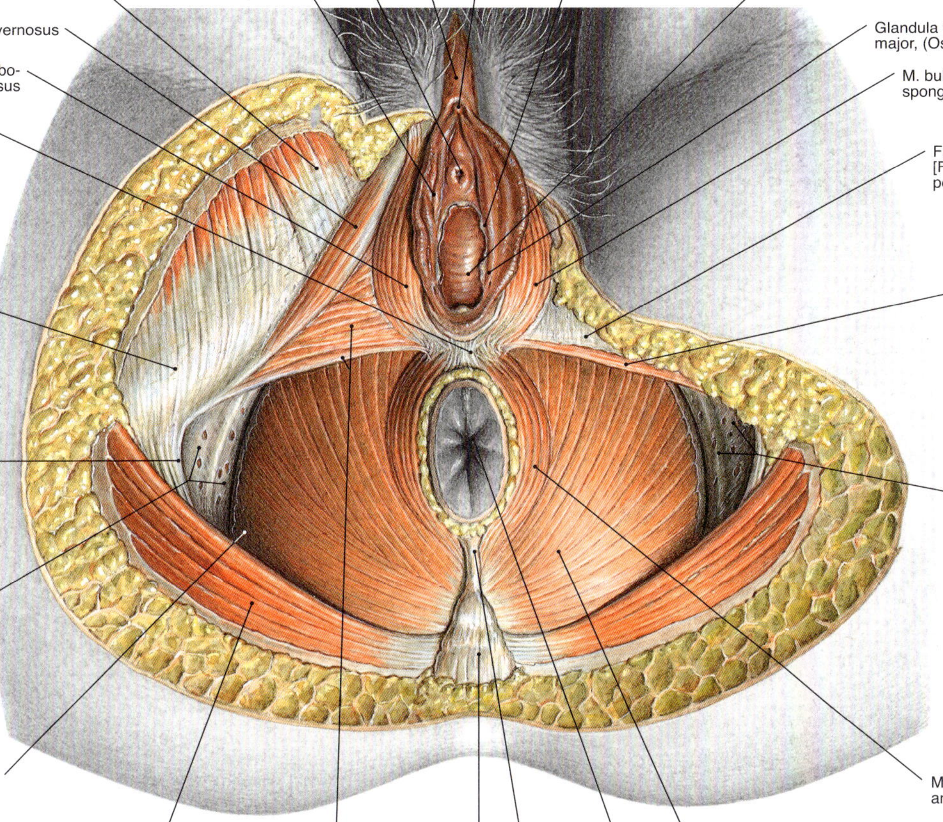

Abb. 905 Damm, Perineum; Beckenboden, Diaphragma pelvis, und äußere weibliche Geschlechtsorgane, Organa genitalia feminina externa; von kaudal.

* klinisch: BARTHOLIN'sche Drüse

→ T 22

Es besteht eine enge topographische Nähe von Ostium vaginae und Anus. Während der Geburt kann es zu Einrissen der Haut und der Muskulatur des Damms bis zur Schließmuskulatur des Anus kommen (Dammrisse I. – III. Grades), denen gegebenenfalls durch gezielten Einschnitt nach lateral oder in der Medianebene vorgebeugt werden kann (Dammschnitt = laterale oder mediale Episiotomie).

Diaphragma urogenitale

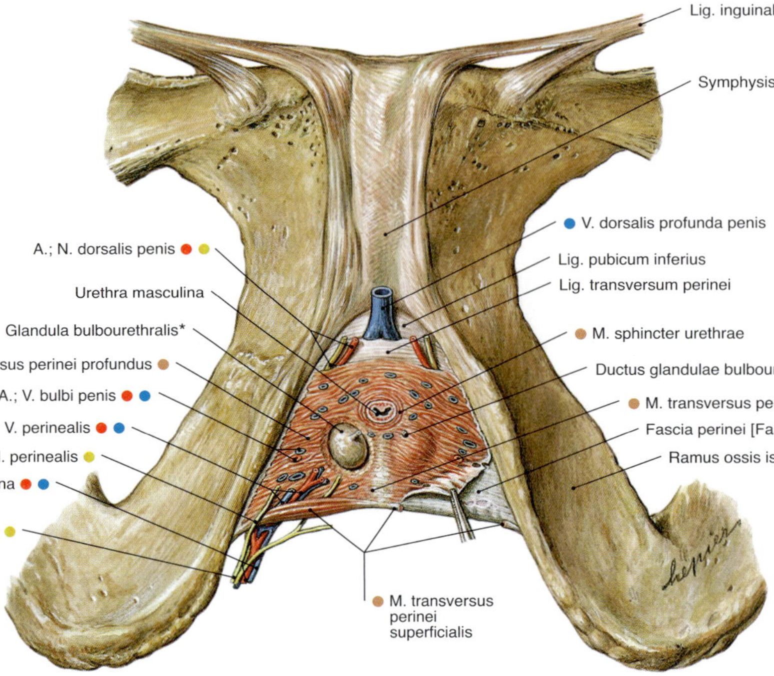

→ T 22

Abb. 906 Diaphragma urogenitale beim Mann; von kaudal.
* klinisch: COWPER'sche Drüse

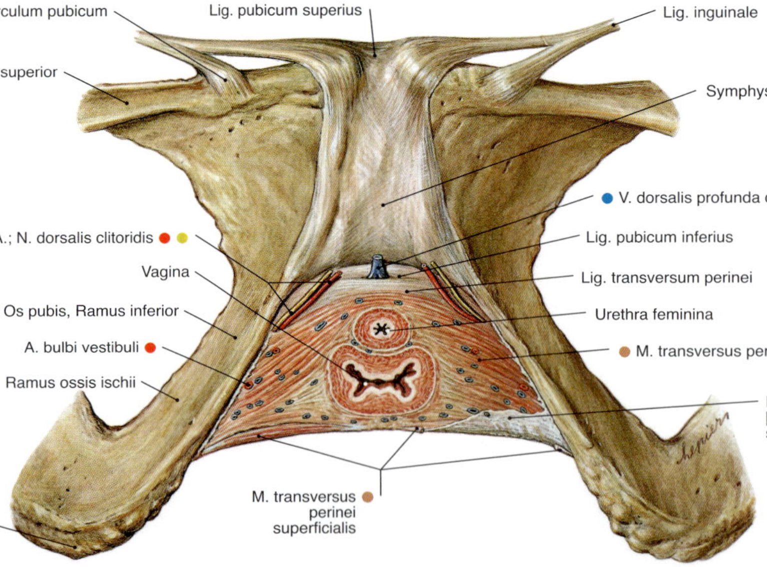

→ T 22

Abb. 907 Diaphragma urogenitale bei der Frau; von kaudal.

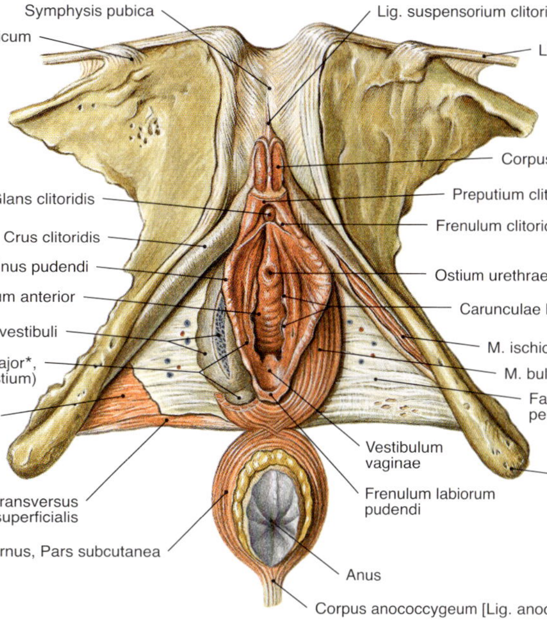

Abb. 908 Äußere weibliche Geschlechtsorgane, Organa genitalia feminina externa; von kaudal ventral.
* klinisch: BARTHOLIN'sche Drüse

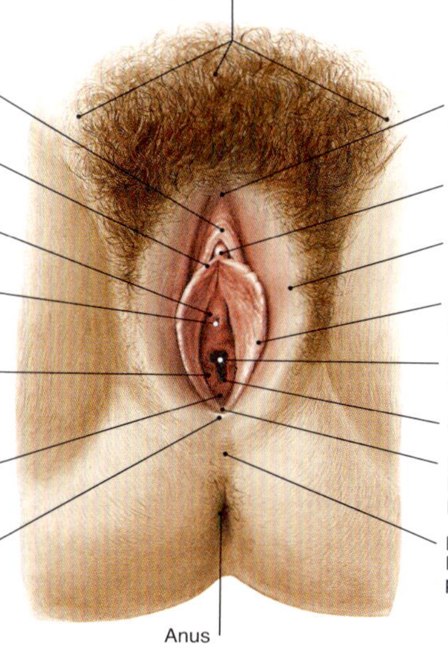

Abb. 909 Äußere weibliche Geschlechtsorgane, Organa genitalia feminina externa; von kaudal.

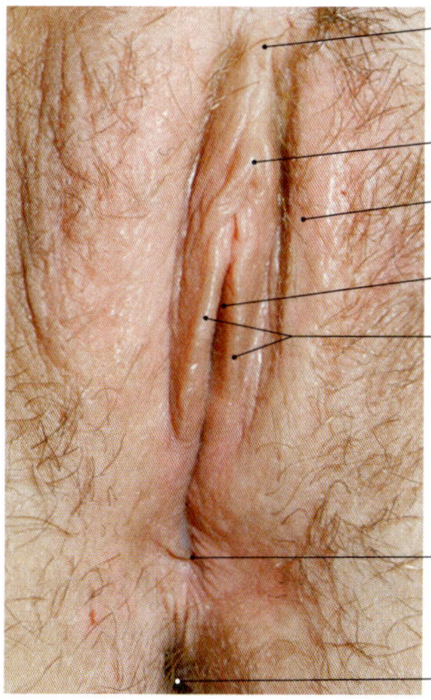

Abb. 910 Äußere weibliche Geschlechtsorgane, Organa genitalia feminina externa; von kaudal.

Beckenorgane und Retroperitoneum des Mannes

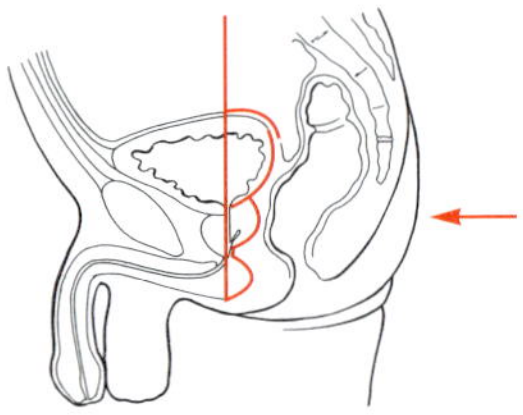

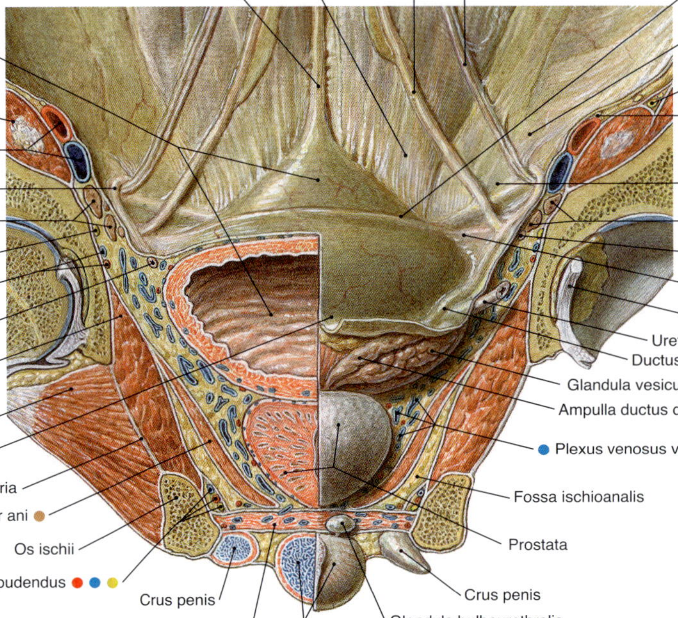

Abb. 911 Beckenboden, Diaphragma pelvis; Beckenorgane und vordere Bauchwand, Organa abdominis et pelvis, beim Mann; links Frontalschnitt durch Hüftkopf und Harnblase; von dorsal.

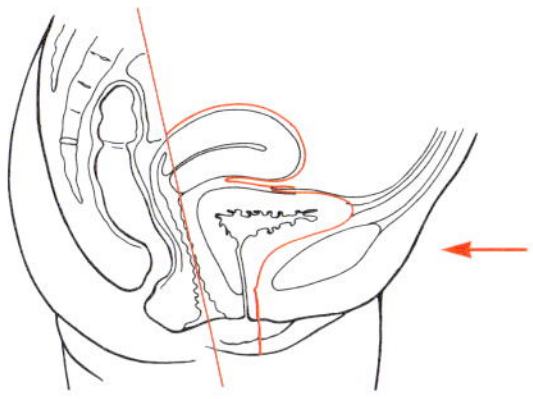

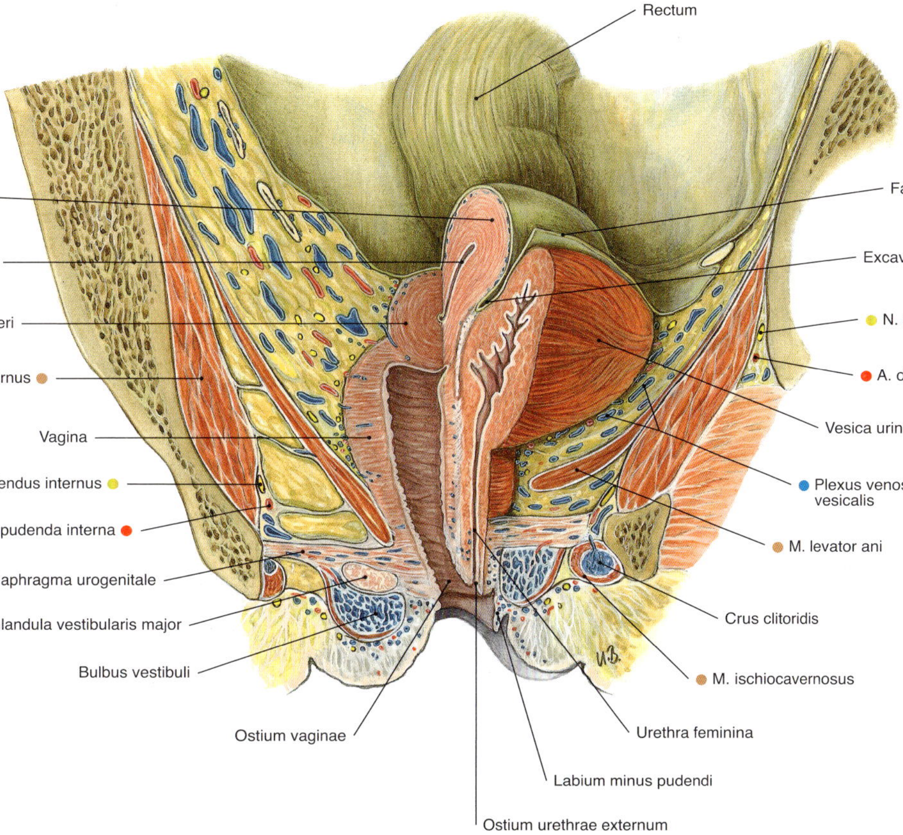

Abb. 912 Beckenboden, Diaphragma pelvis, und Beckenorgane, Organa pelvis, bei der Frau.
Schnitt rechts frontal mit Medianschnitt kombiniert; von ventral.

Äußere männliche Geschlechtsorgane

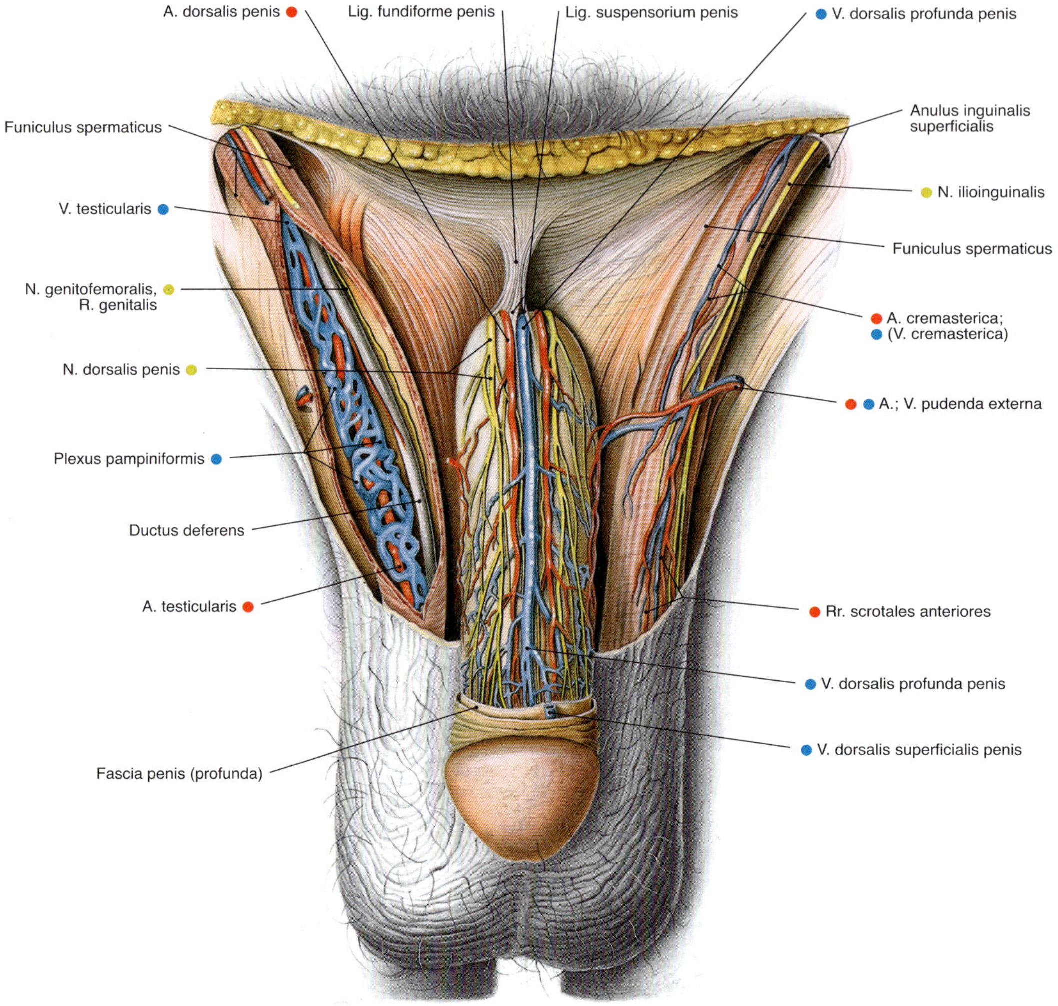

Abb. 913 Äußere männliche Geschlechtsorgane, Organa genitalia masculina externa.

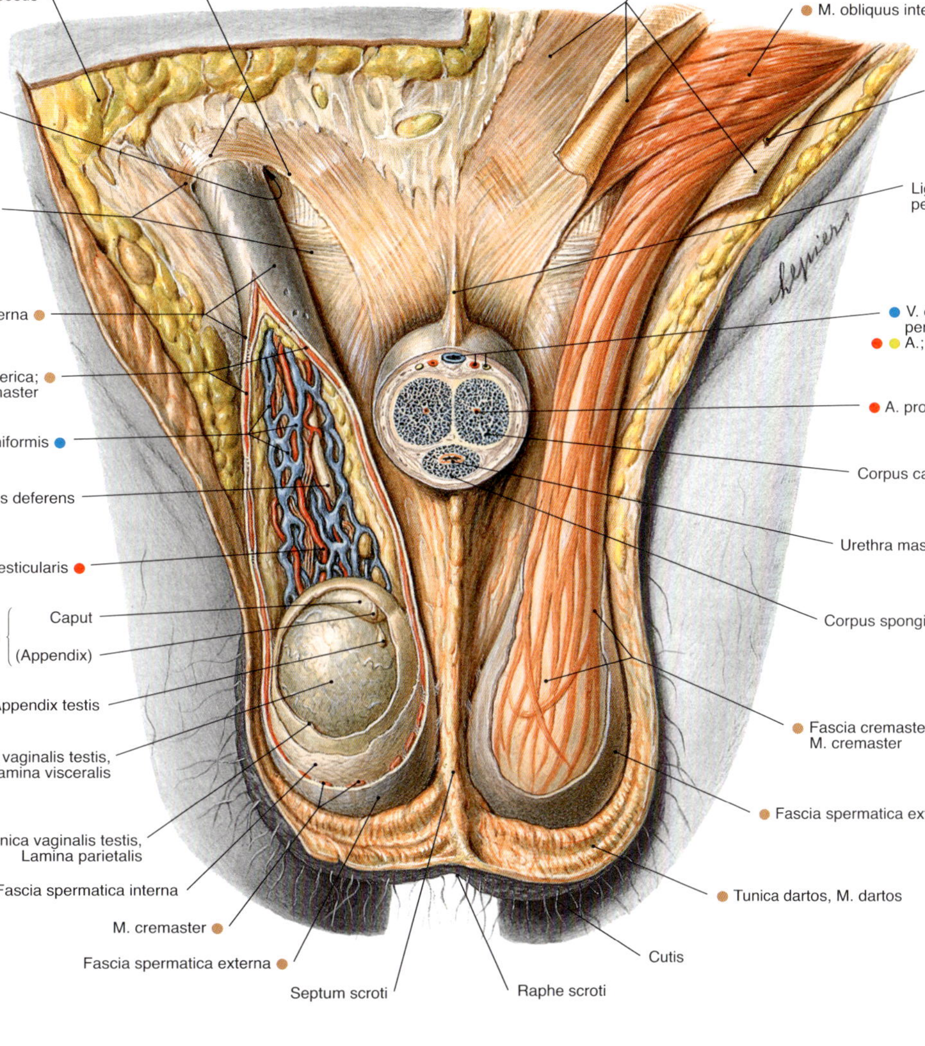

Abb. 914 Männliche Geschlechtsorgane, Organa genitalia masculina.

→ 837, 849

Dammregion des Mannes

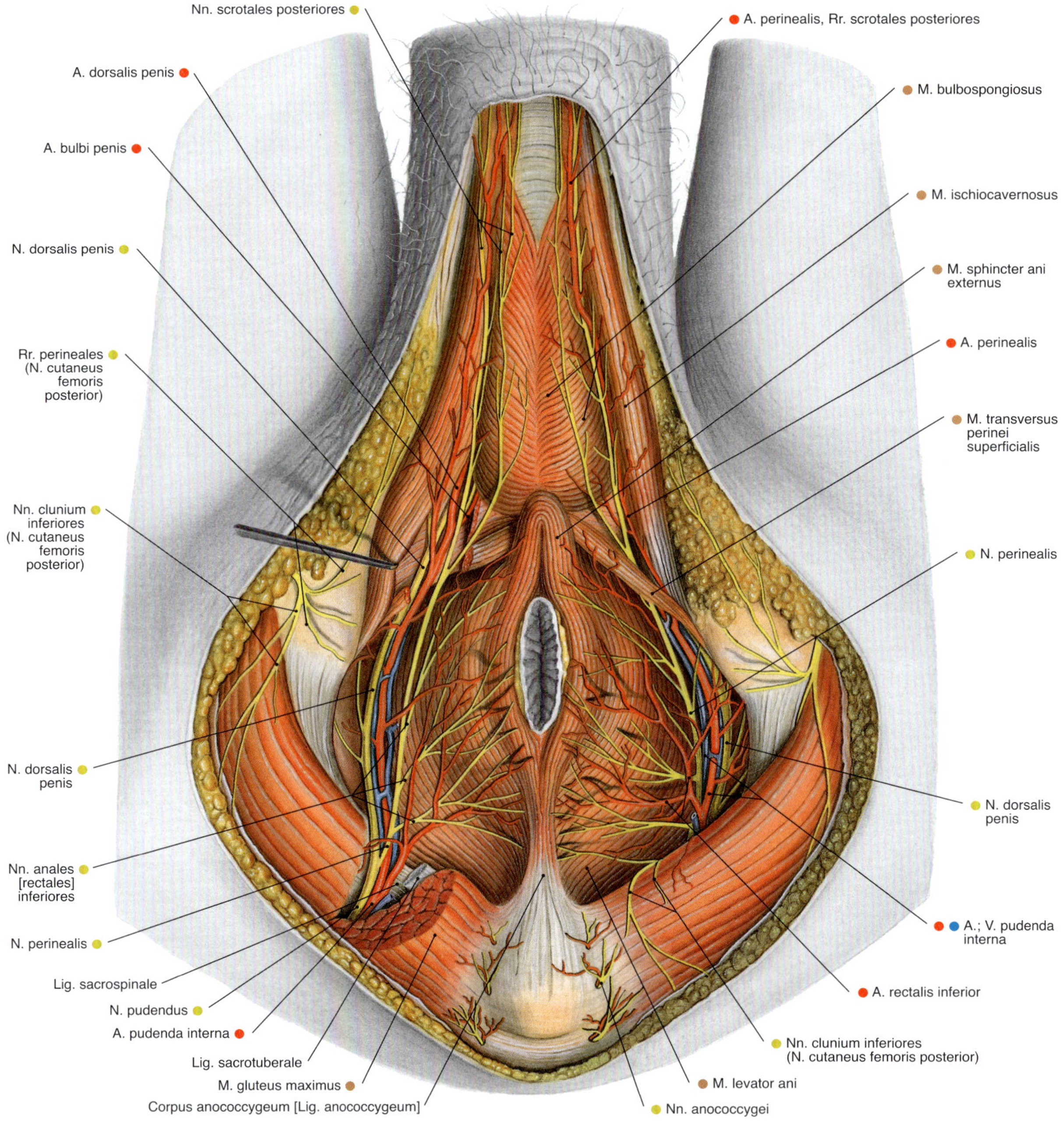

Abb. 915 Gefäße und Nerven der Dammregion, Regio perinealis, und der äußeren männlichen Geschlechtsorgane, Organa genitalia masculina externa.

Dammregion der Frau

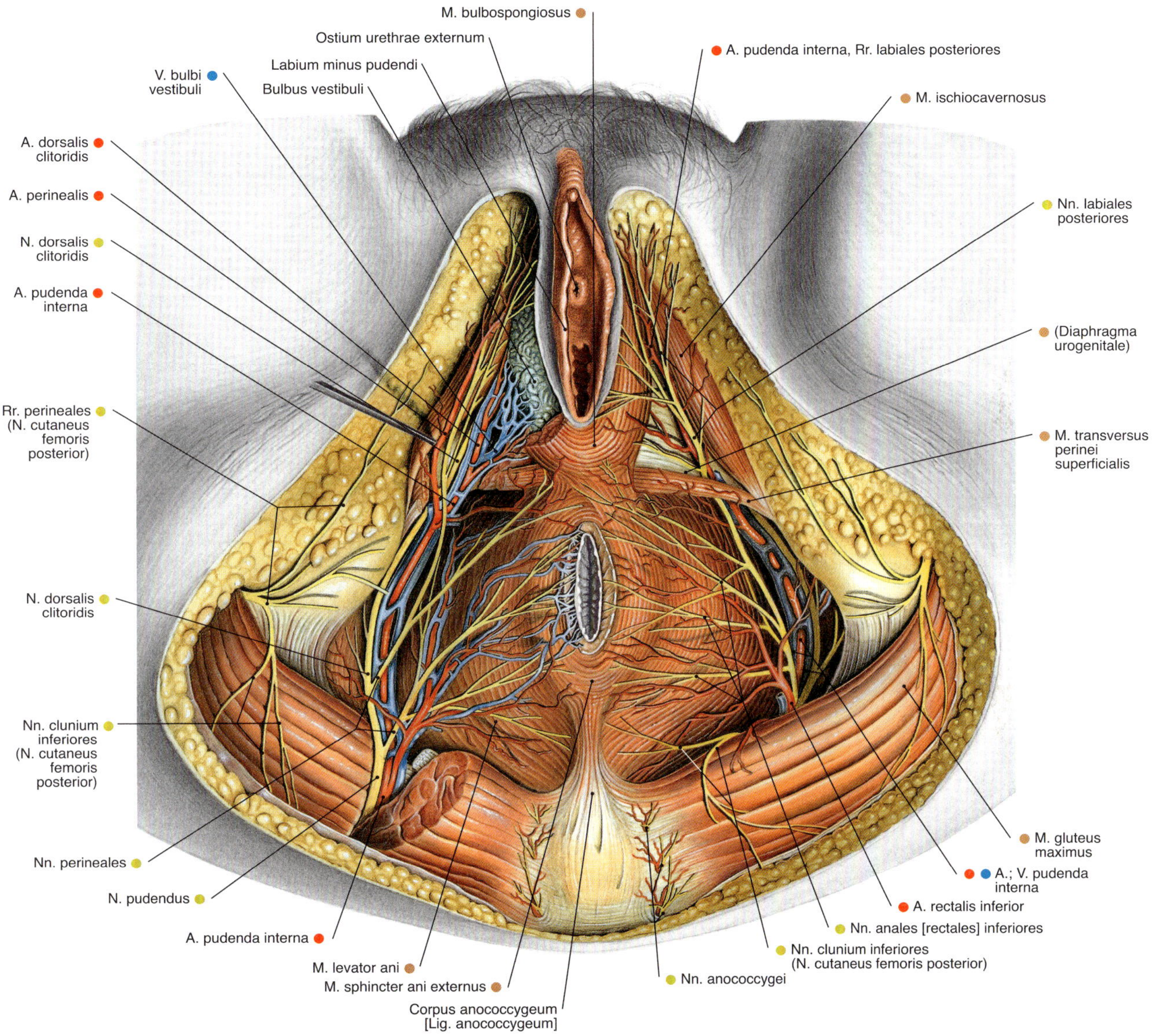

Abb. 916 Gefäße und Nerven der Dammregion, Regio perinealis, und der äußeren weiblichen Geschlechtsorgane, Organa genitalia feminina externa.

Bauch, Medianschnitt

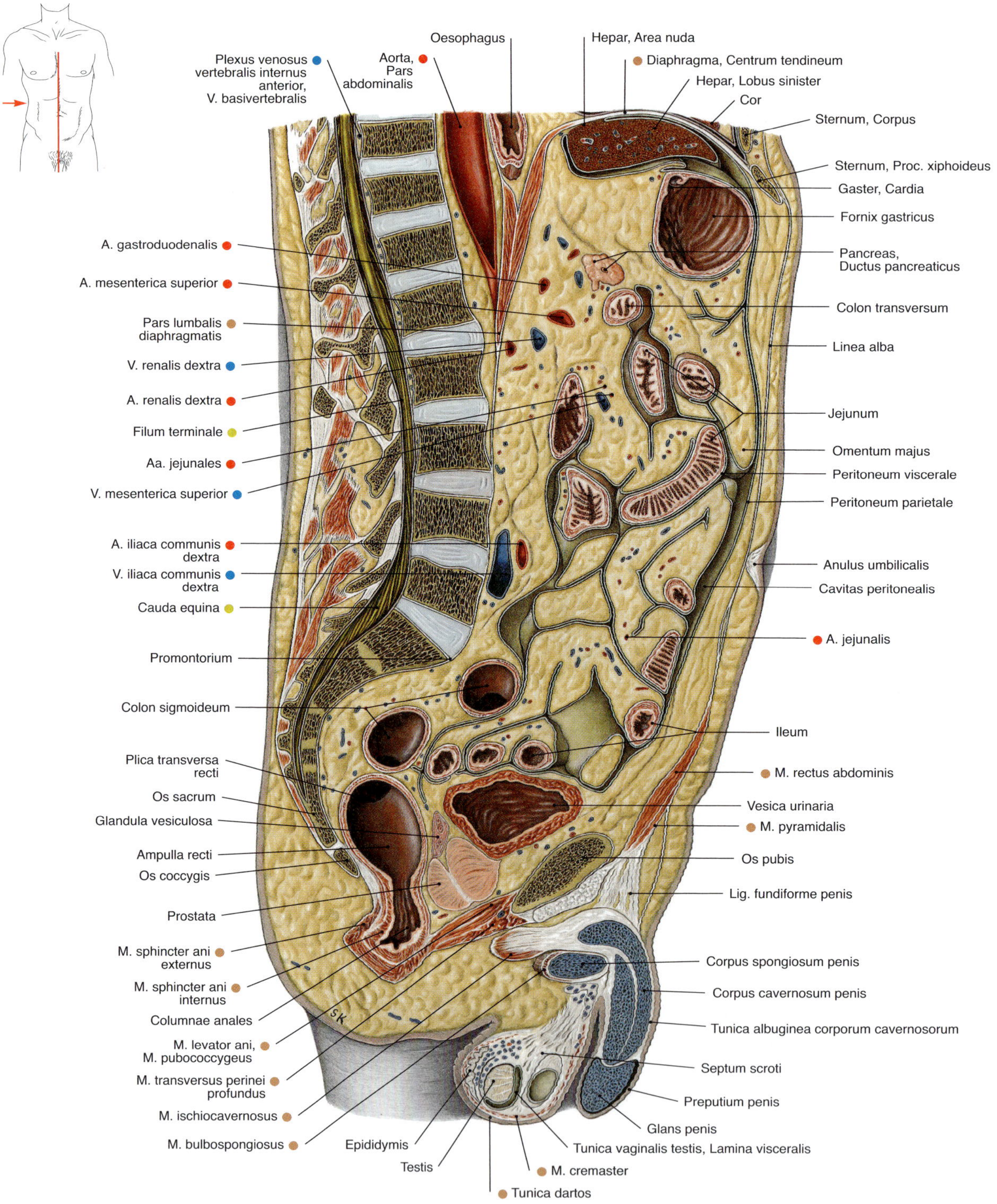

Abb. 917 Bauch, Abdomen, und Becken, Pelvis, eines Mannes; Medianschnitt.

Bauch, Sagittalschnitt

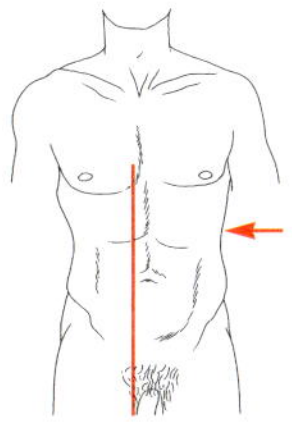

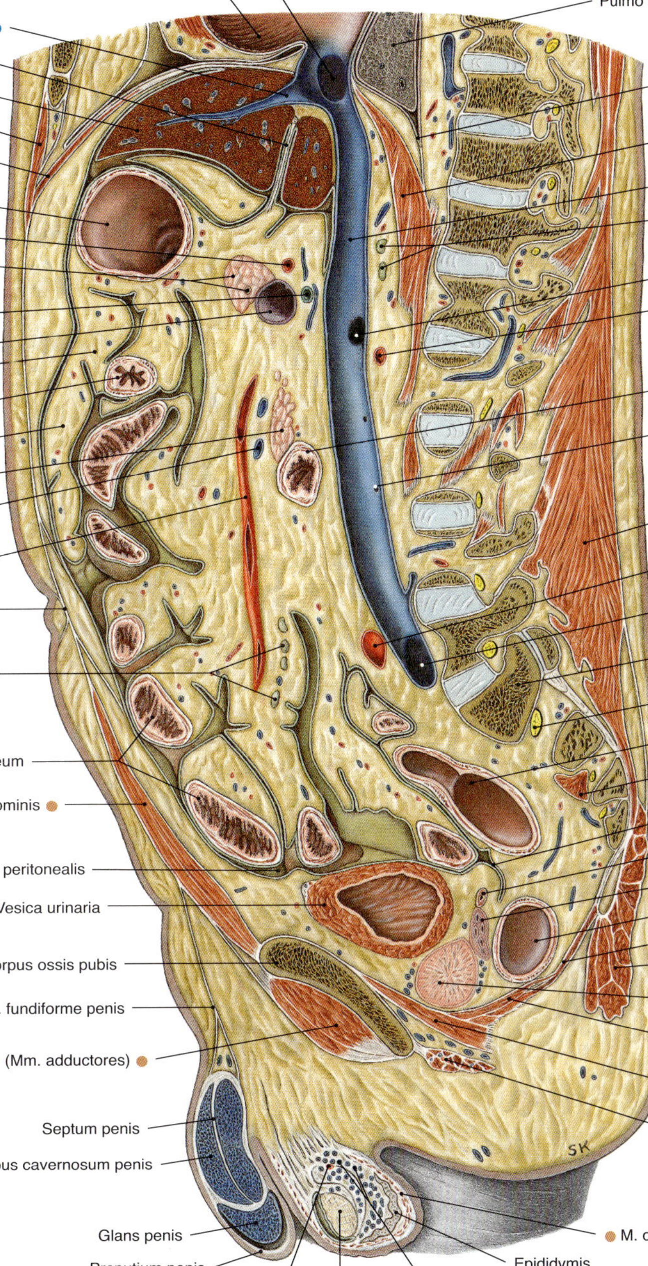

Abb. 918 Bauch, Abdomen, und Becken, Pelvis, eines Mannes;
Sagittalschnitt rechts der Medianebene.

Bauch, Frontalschnitt

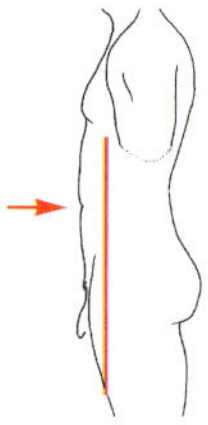

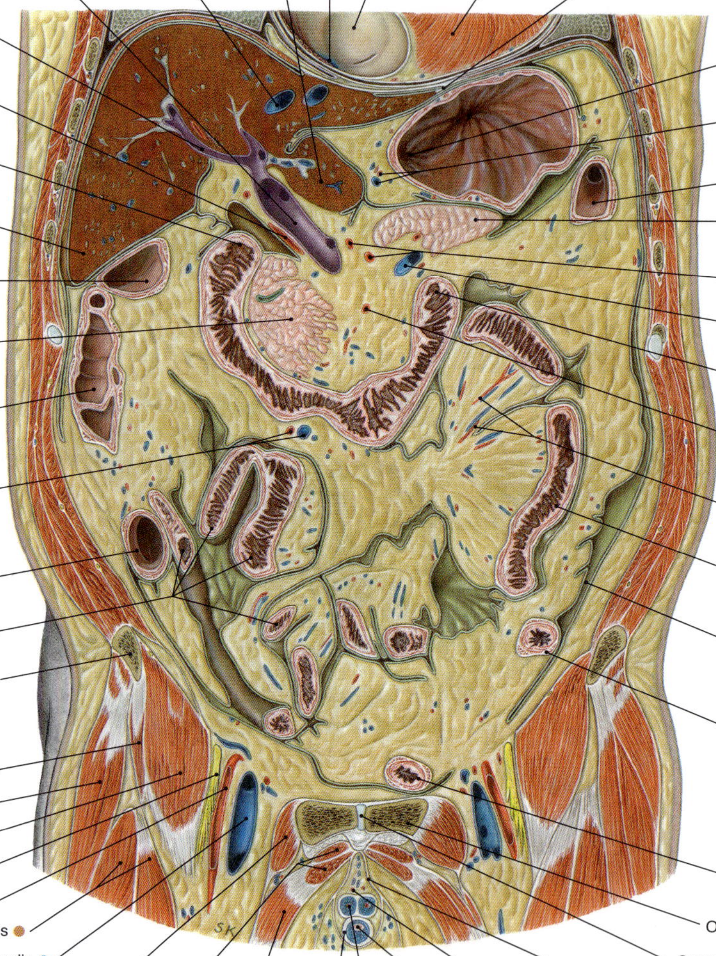

→ 602

Abb. 919 Bauch, Abdomen;
Frontalschnitt durch den vordersten Teil der Bauchhöhle.

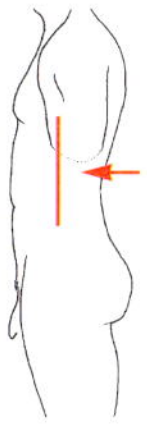

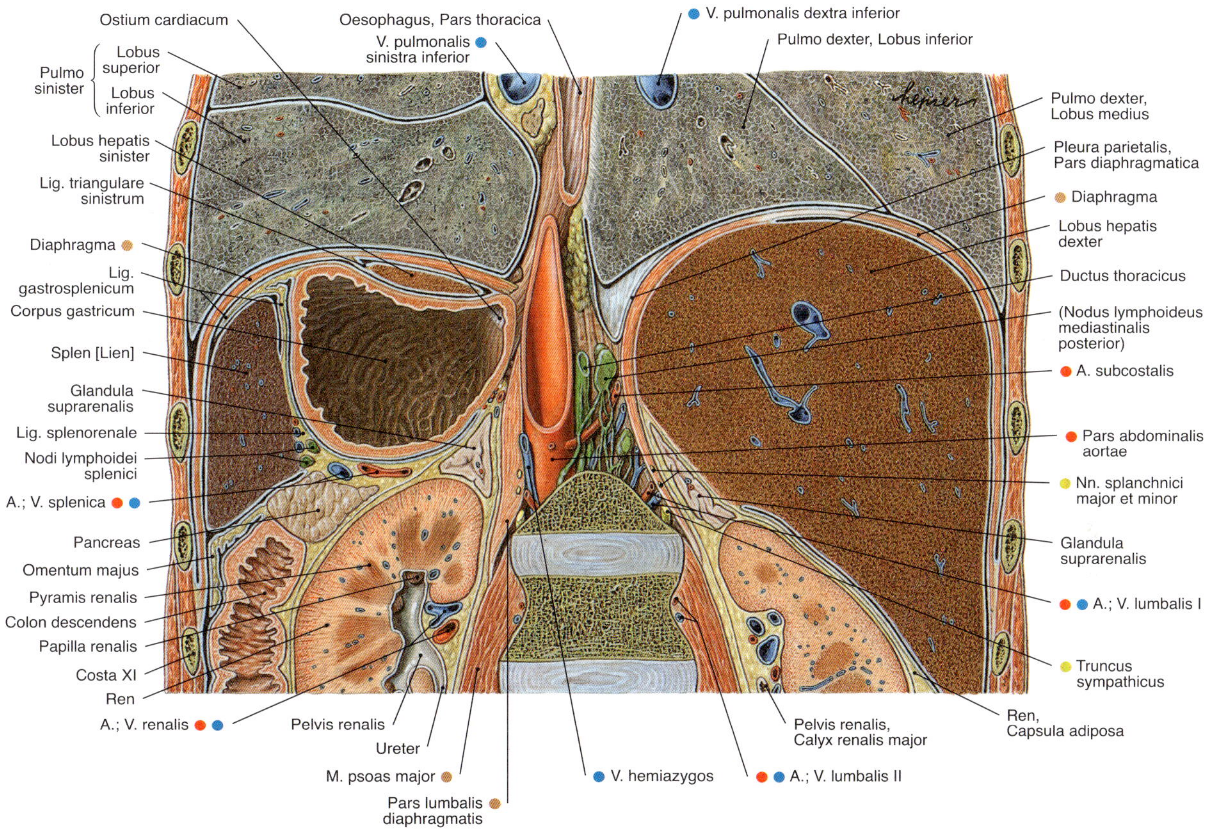

Abb. 920 Bauch, Abdomen;
Frontalschnitt zur Darstellung des Zwerchfells, der Oberbauchorgane und der Nieren;
von dorsal.

Oberbauch, Sagittalschnitt

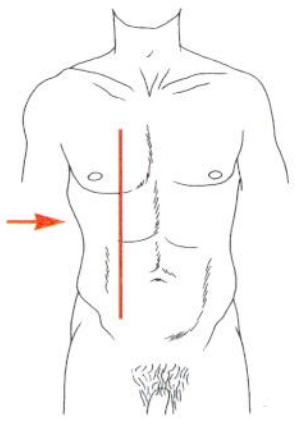

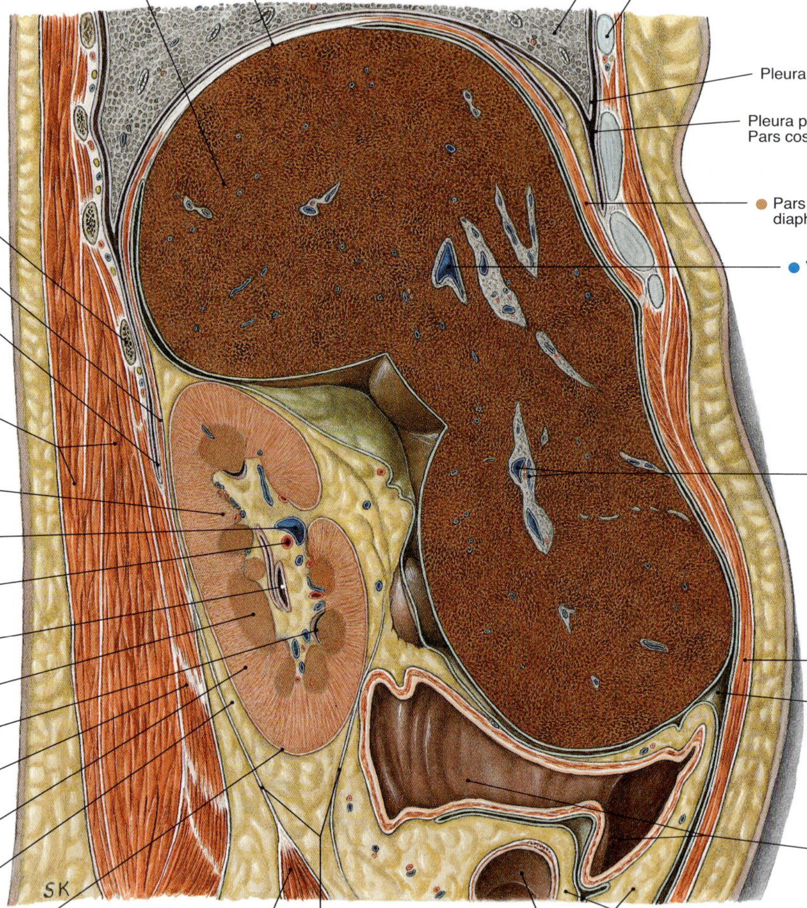

Abb. 921 Bauch, Abdomen;
Sagittalschnitt durch den Oberbauch auf
Höhe der rechten Niere;
von rechts.

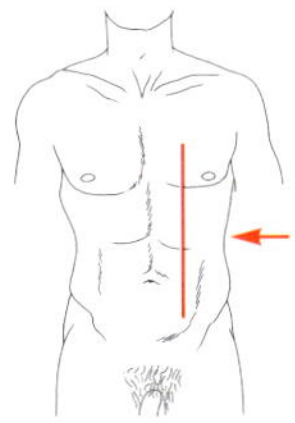

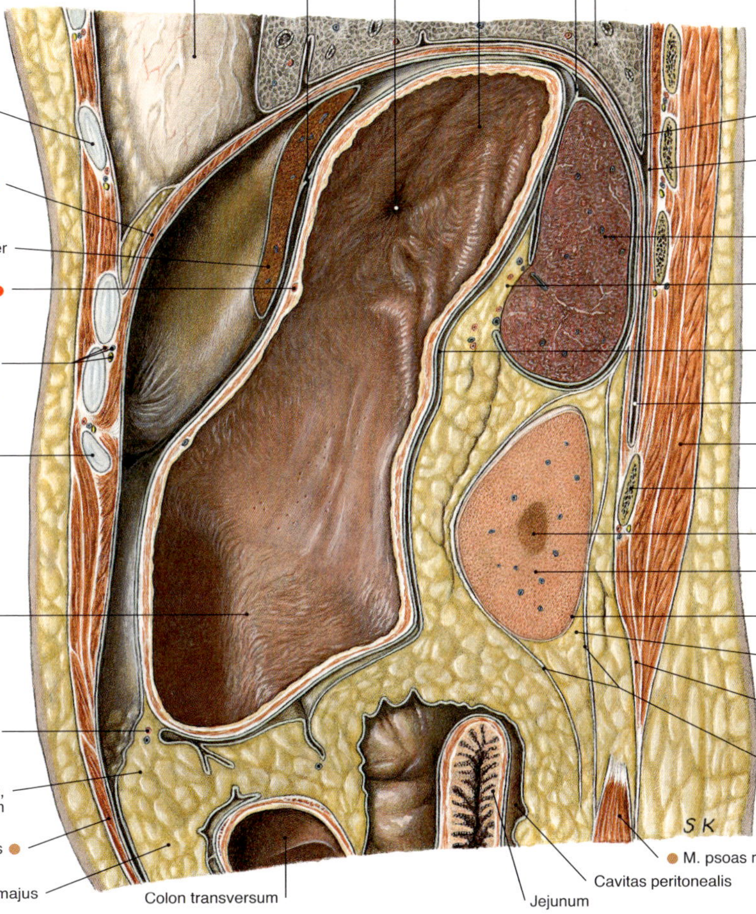

Abb. 922 Bauch, Abdomen;
Sagittalschnitt durch den Oberbauch auf Höhe der Milz;
von links.

Oberbauch, Transversalschnitte

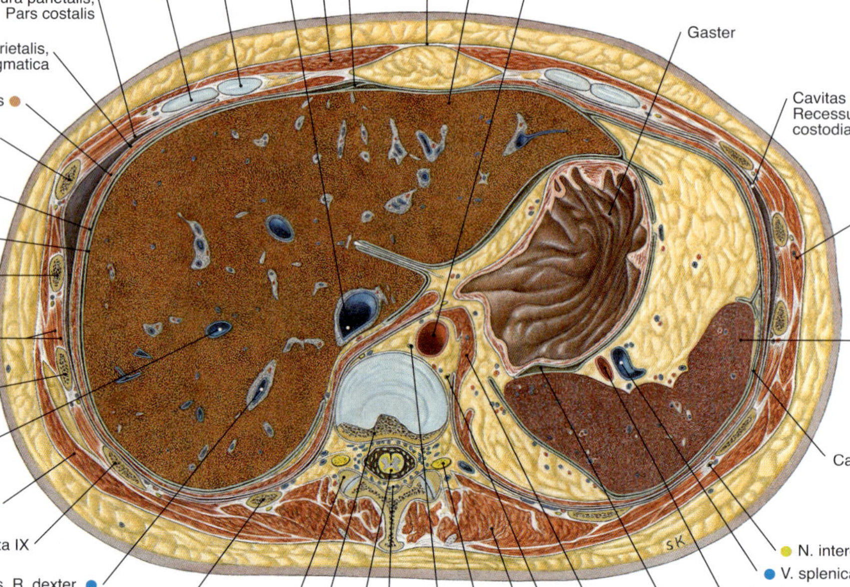

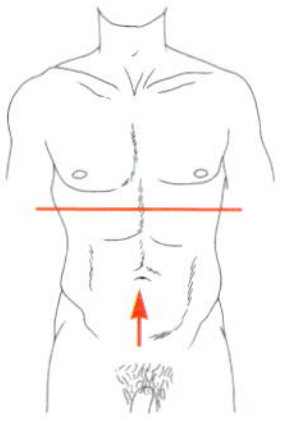

Abb. 923 Bauch, Abdomen; Transversalschnitt durch den Oberbauch auf Höhe des 11. Brustwirbels.

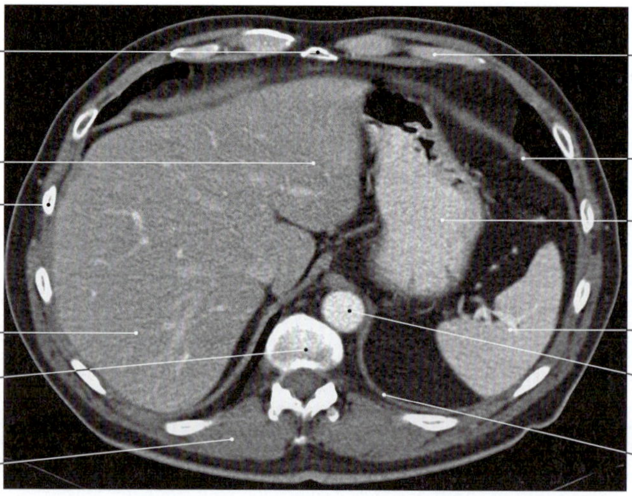

Abb. 924 Bauch, Abdomen; computertomographischer Querschnitt (CT) auf Höhe des 10. Brustwirbels; von kaudal.

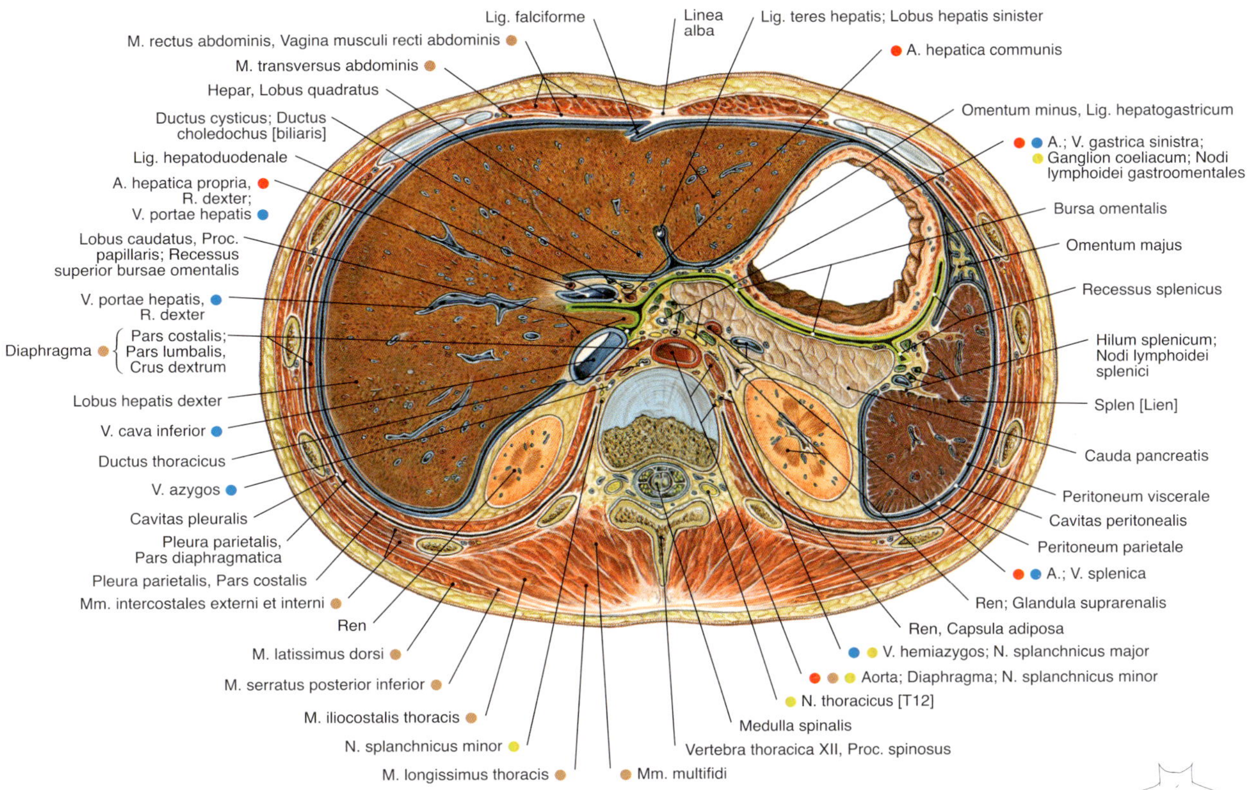

Abb. 925 Bauch, Abdomen;
Transversalschnitt in Höhe der Bandscheibe zwischen dem 12. Brust- und 1. Lendenwirbel; Bauchfell in Blau, im Bereich der Bursa omentalis in Gelbgrün hervorgehoben.

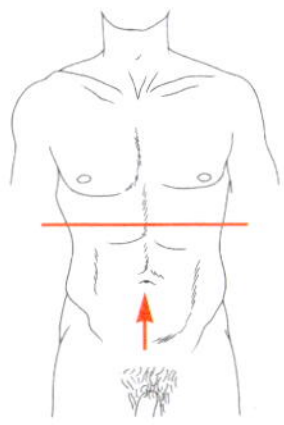

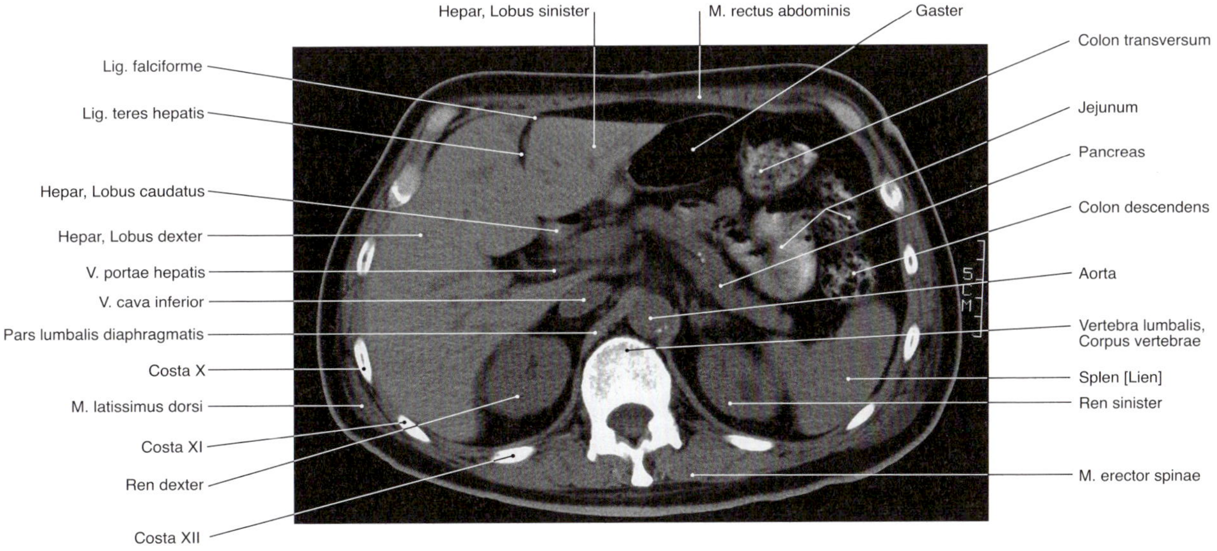

Abb. 926 Bauch, Abdomen;
computertomographischer Querschnitt (CT) auf Höhe des 1. Lendenwirbels.
Der Darm ist z.T. mit Kontrastmittel angefüllt.

Oberbauch, Transversalschnitte

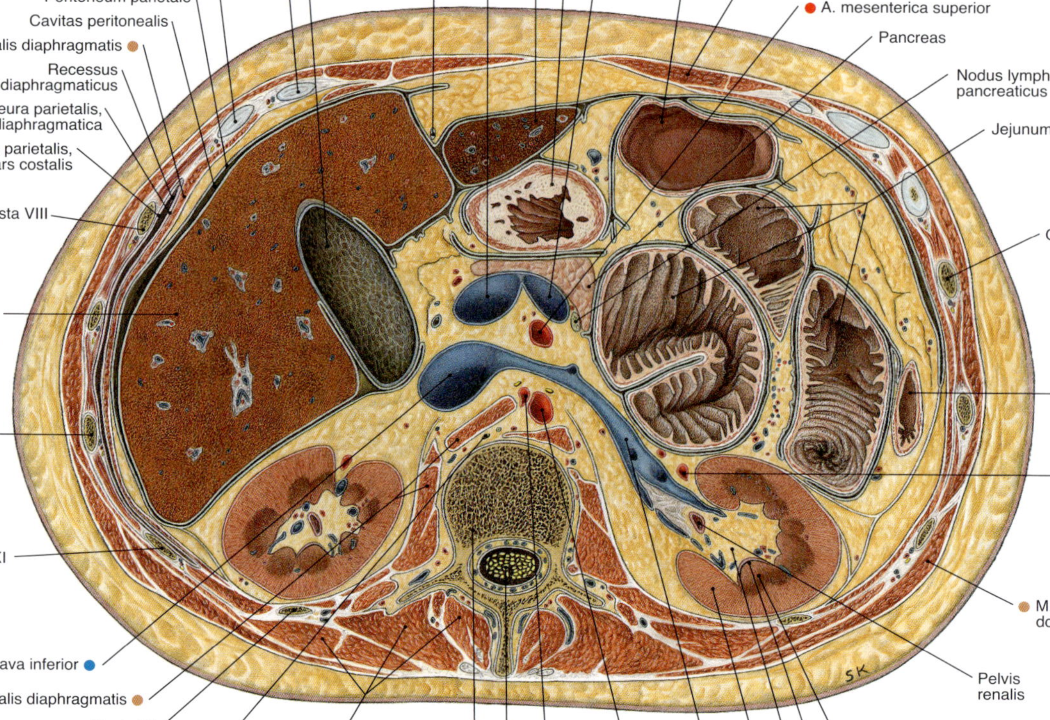

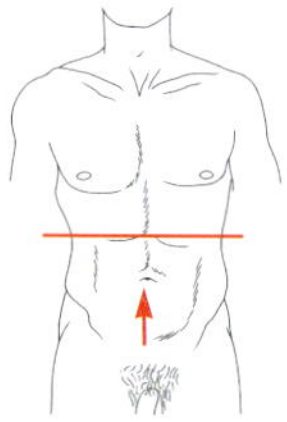

Abb. 927 Bauch, Abdomen;
Transversalschnitt durch den Oberbauch auf Höhe des 1. Lendenwirbels.

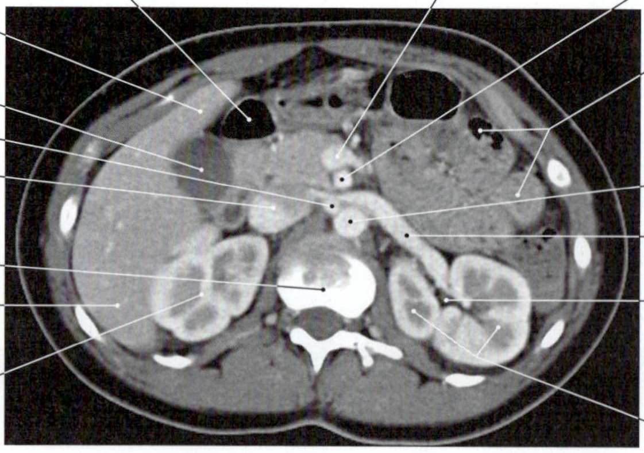

Abb. 928 Bauch, Abdomen;
computertomographischer Querschnitt (CT) auf Höhe des 1. Lendenwirbels;
von kaudal.
* Darmgase

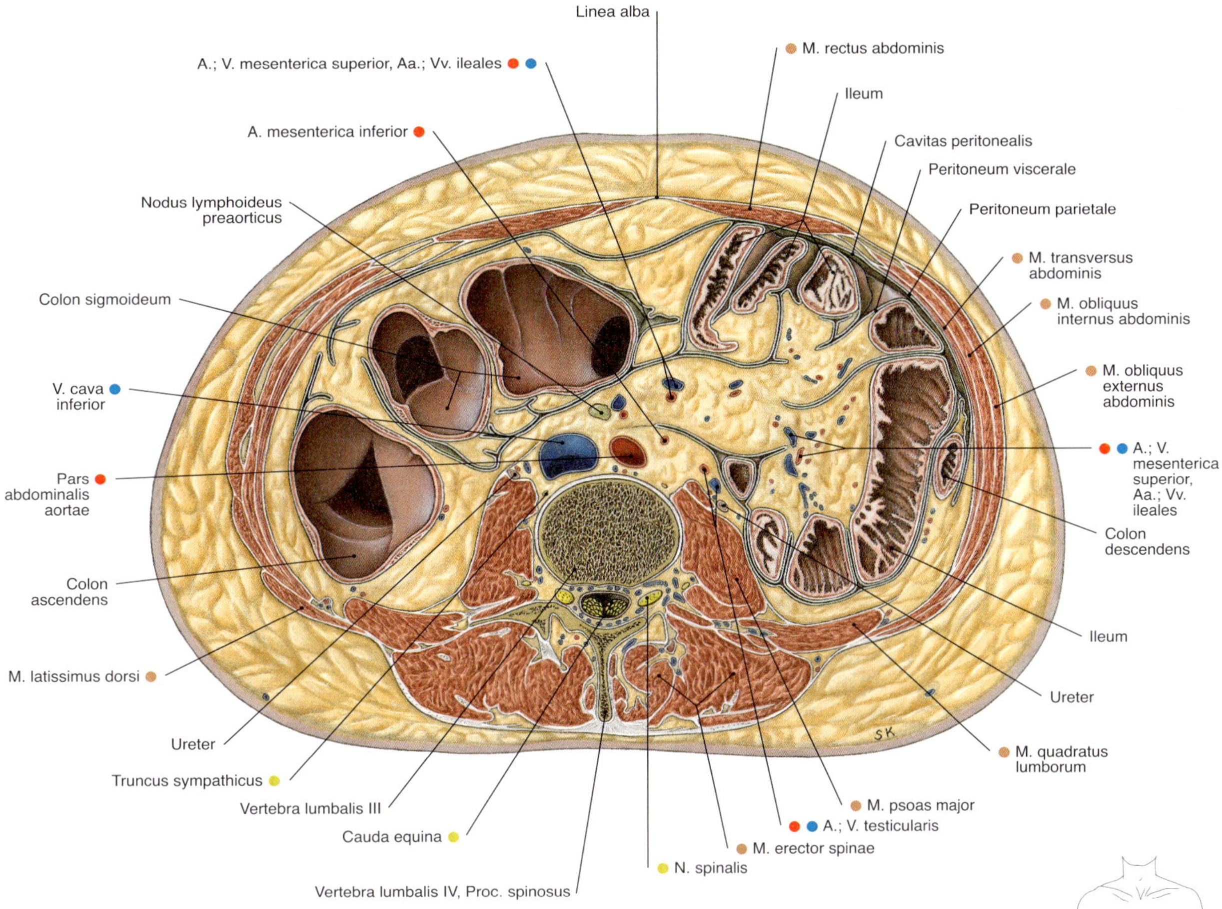

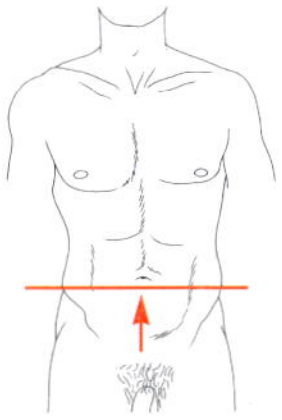

Abb. 929 Bauch, Abdomen; Transversalschnitt durch den Unterbauch auf Höhe des 3. Lendenwirbels.

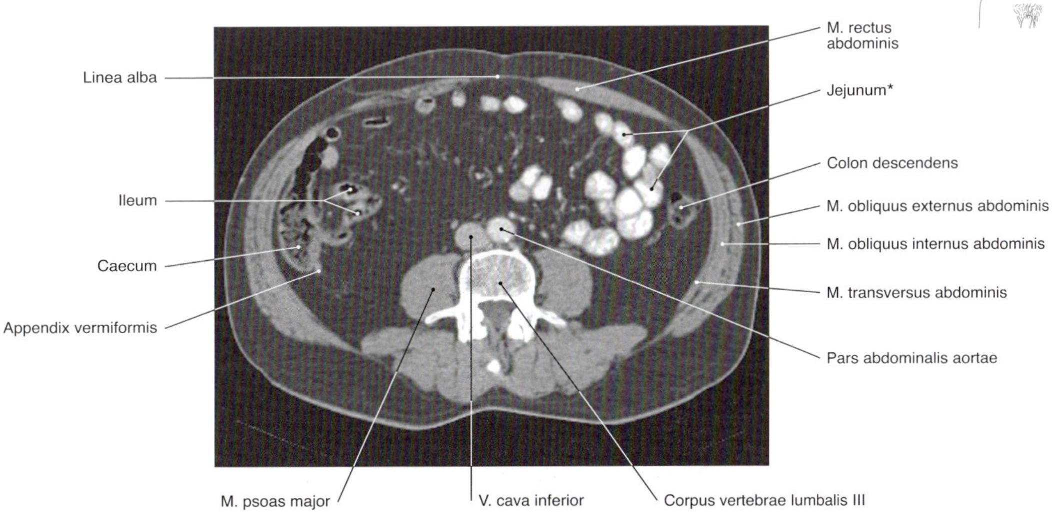

Abb. 930 Bauch, Abdomen; computertomographischer Querschnitt (CT) auf Höhe des 3. Lendenwirbels; von kaudal.

* Das Jejunum ist mit Kontrastmittel gefüllt.

Männliches Becken, Medianschnitte

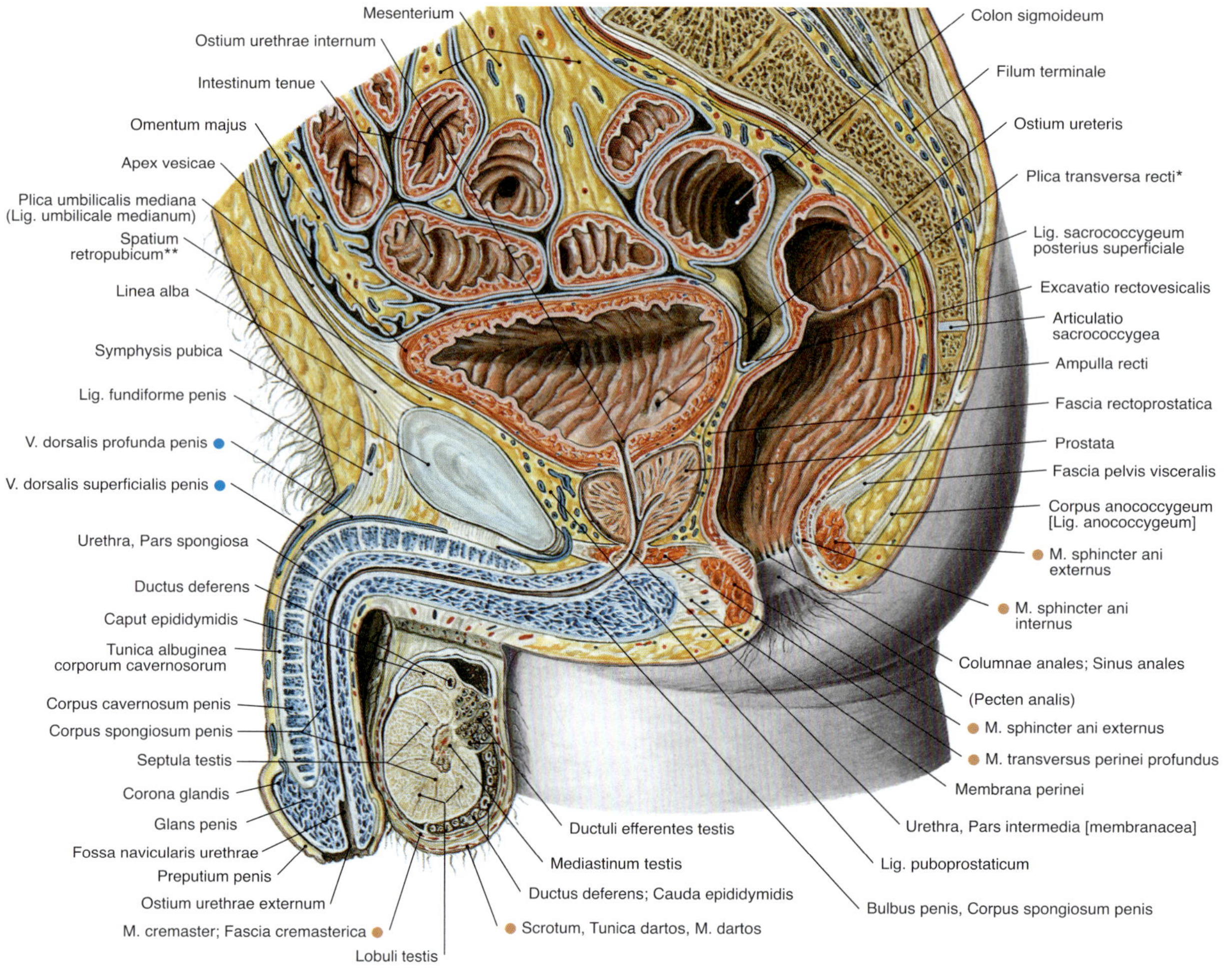

Abb. 931 Becken, Pelvis, eines Mannes; Medianschnitt; von links.

* klinisch: KOHLRAUSCH'sche Falte
** klinisch: RETZIUS'scher Raum

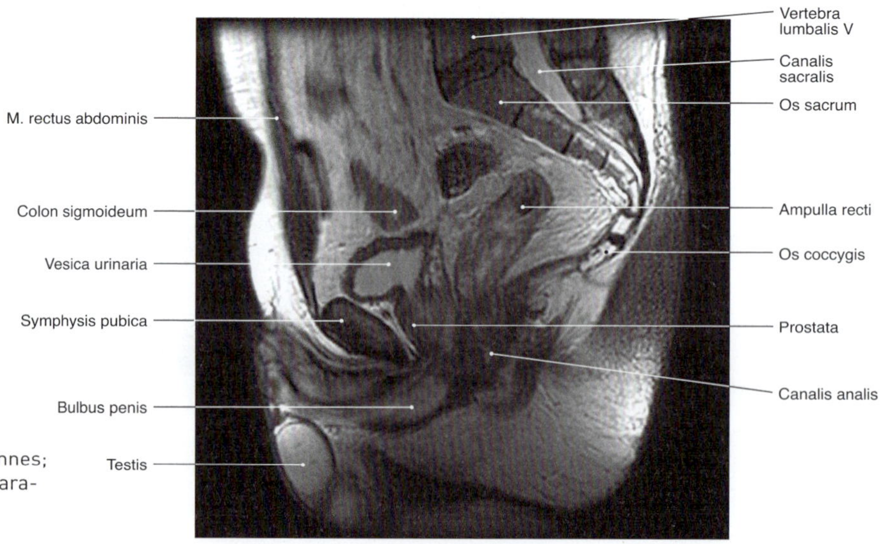

Abb. 932 Becken, Pelvis, eines Mannes; magnetresonanztomographischer Paramedianschnitt (MRT); von links.

Weibliches Becken, Medianschnitte

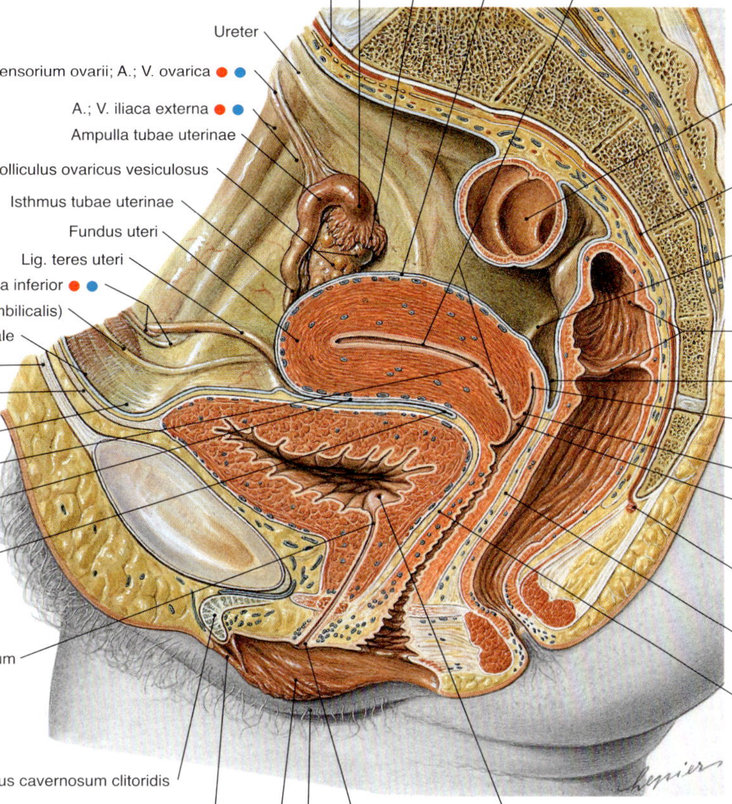

Abb. 933 Becken, Pelvis, einer Frau; Medianschnitt; Darm bis auf Reste von Sigmoid und Rektum entfernt; von links.

* klinisch: Septum vesicovaginale
** klinisch: Lig. sacrouterinum
*** klinisch: DOUGLAS'scher Raum

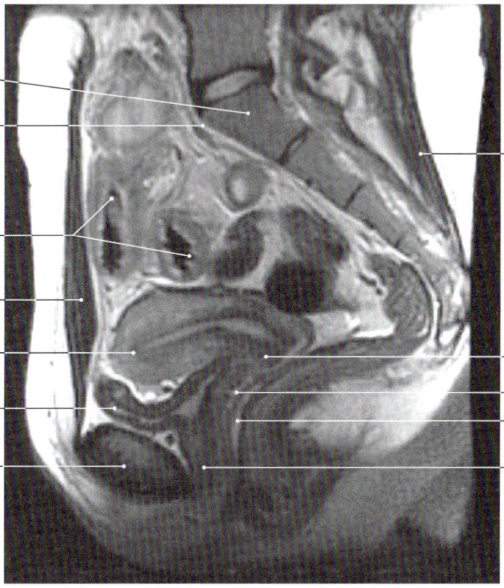

Abb. 934 Becken, Pelvis, einer Frau; magnetresonanztomographischer Paramedianschnitt (MRT); von links.

Unterbauch, Transversalschnitte

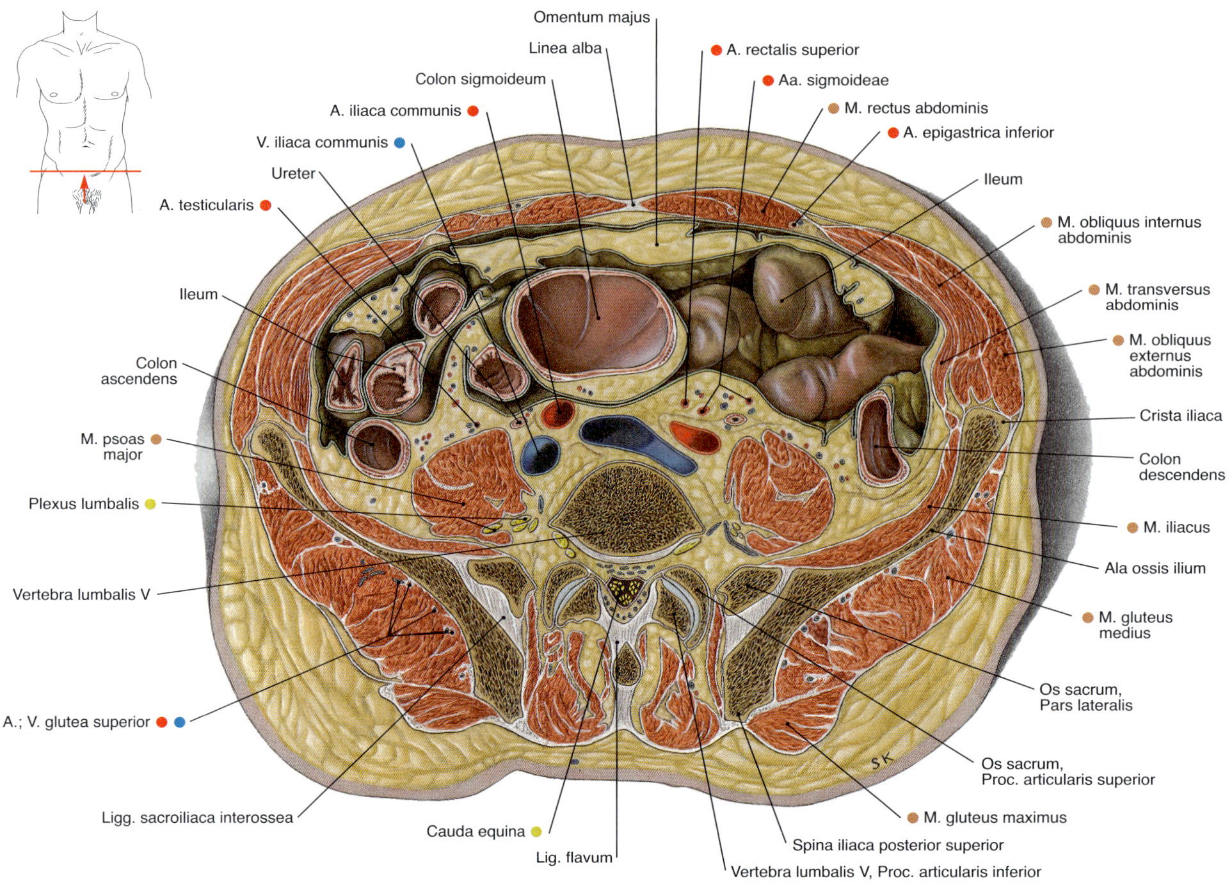

Abb. 935 Becken, Pelvis; Transversalschnitt auf Höhe des 5. Lendenwirbels. Dieser Schnitt stammt von einem anderen Mann als die Schnitte in Abb. 923, 935, 927 und 929.

Das Sigmoid reicht weit nach kranial, die Kuppe der Flexur ist deshalb angeschnitten. Die Dicke des subkutanen Fettgewebes über dem M. gluteus medius muss bei intramuskulären Injektionen berücksichtigt werden.

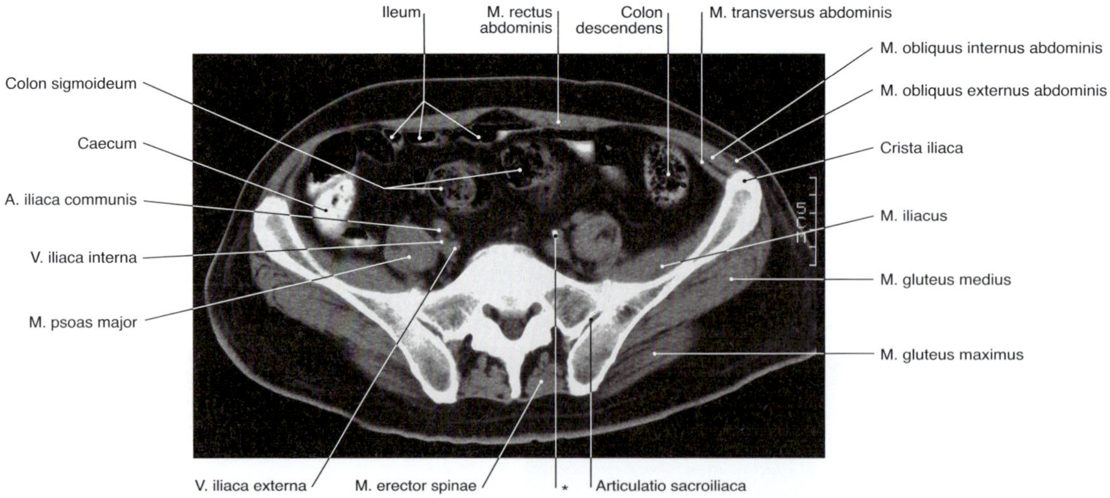

Abb. 936 Becken, Pelvis; computertomographischer Querschnitt auf Höhe des 1. Sakralsegmentes nach Einführen von Kontrastmittel in das Colon in Rückenlage des Patienten; von kaudal.

* Verkalkung in der Wand der A. iliaca communis

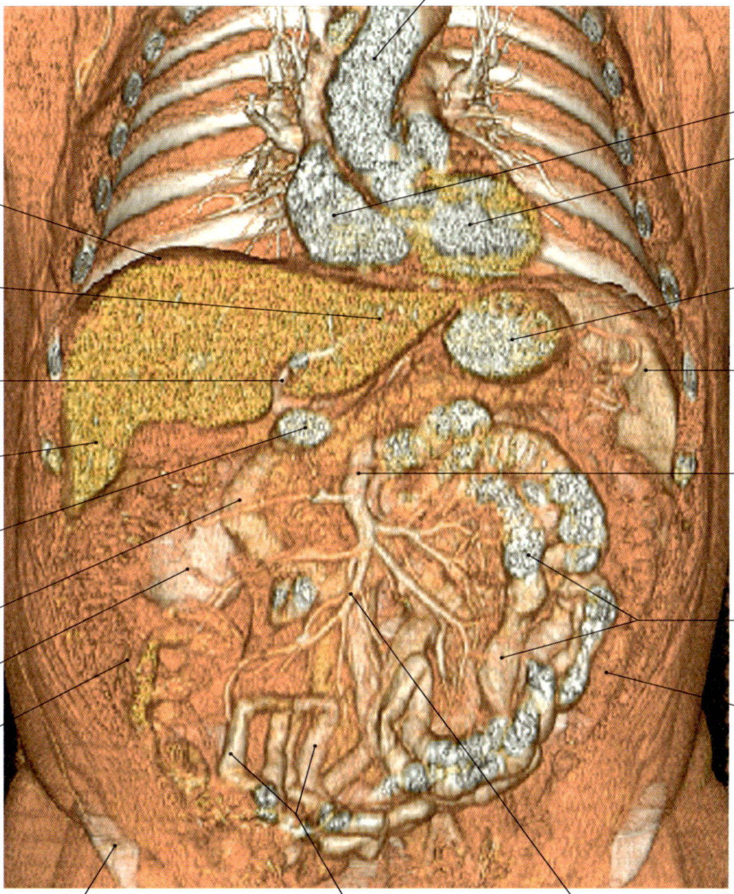

Abb. 937 Abdomen, Bauch; volumengesteuerte Rekonstruktion in der Frontalebene auf der Basis von horizontalen computertomographischen (CT) Schnittserien. Die Schnittflächen, wie bei Herz, Magen, Leber und z.T. Dünndarm wirken grobkörnig.

→ 802, 919

Männliches Becken, Transversalschnitte

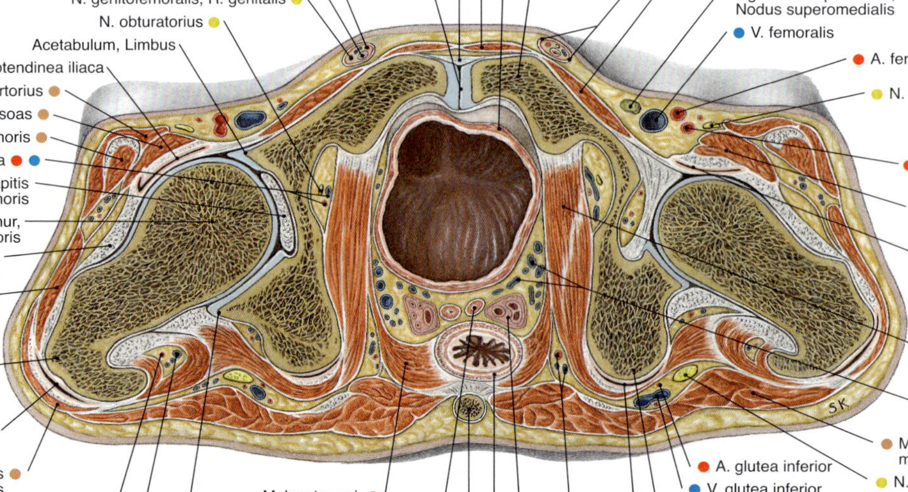

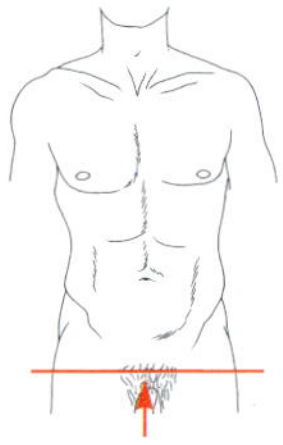

Abb. 938 Becken, Pelvis, eines Mannes; Transversalschnitt durch das kleine Becken.

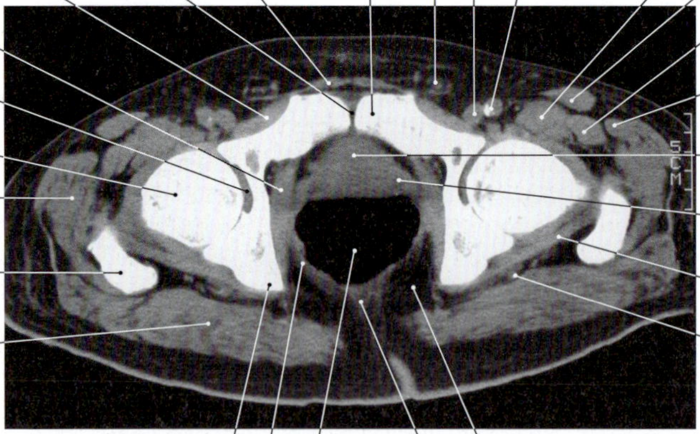

Abb. 939 Becken, Pelvis, eines Mannes; computertomographischer Querschnitt (CT) durch das kleine Becken in Rückenlage des Patienten.
* Verkalkung im medialen Anteil der A. femoralis

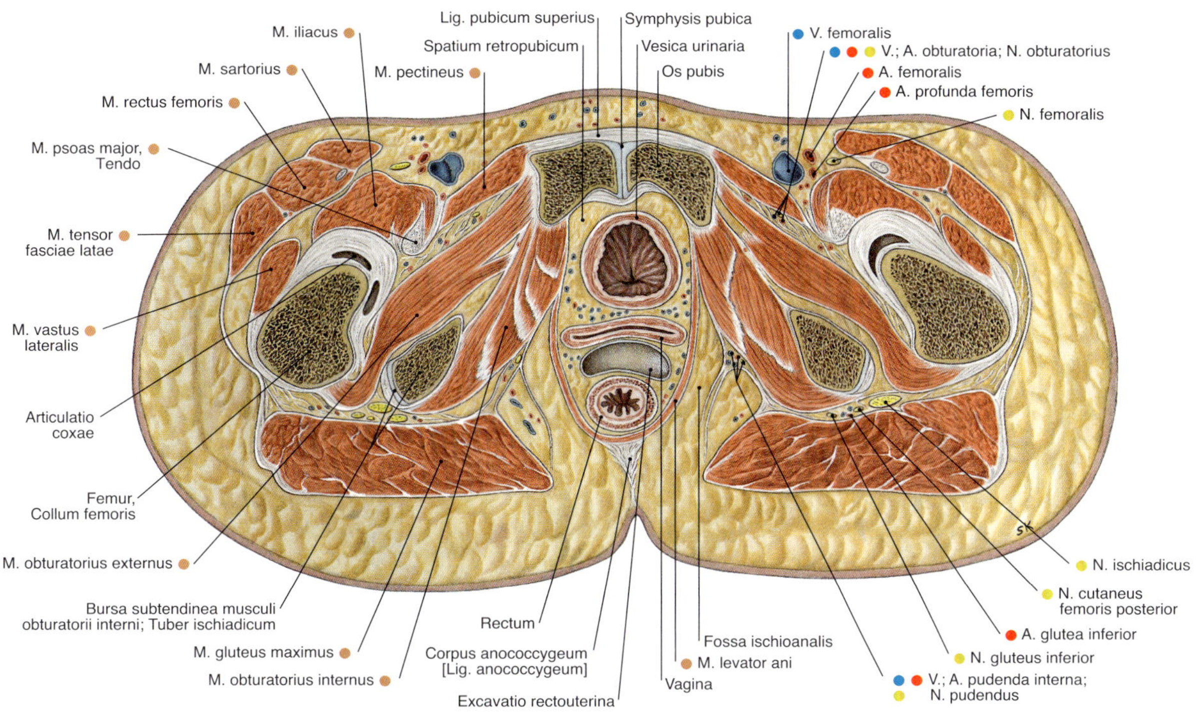

Abb. 940 Becken, Pelvis, einer Frau; Transversalschnitt durch das kleine Becken auf Höhe der Symphyse.

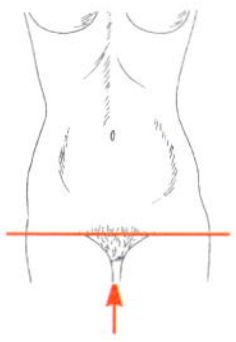

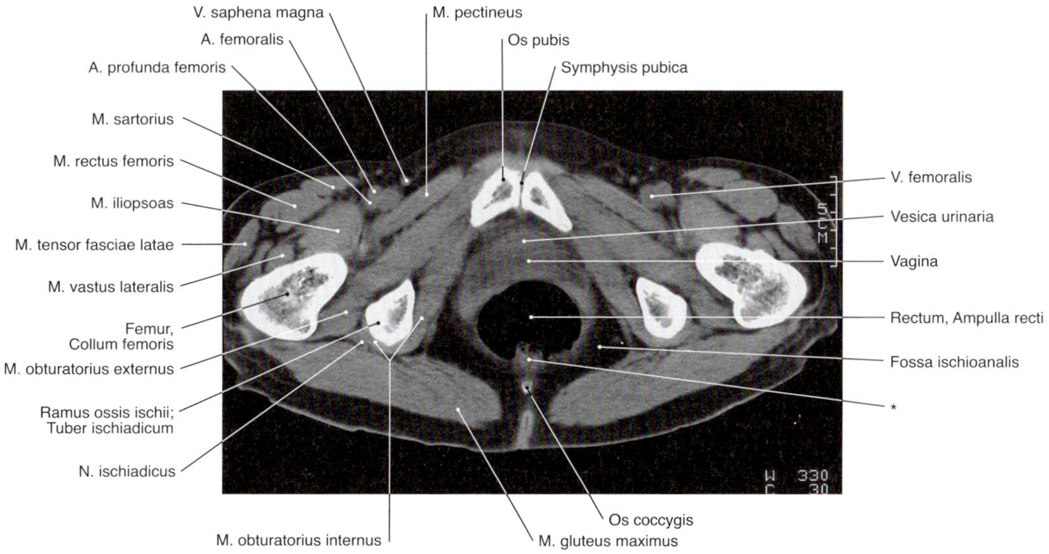

Abb. 941 Becken, Pelvis, einer Frau; computertomographischer Querschnitt (CT) durch das kleine Becken in Rückenlage der Patientin.
* Reste von kontrastgebendem Darminhalt

Männliches Becken, schräger Frontalschnitt

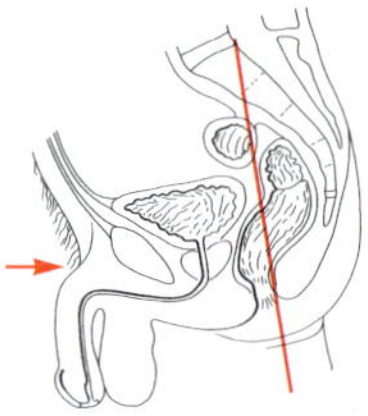

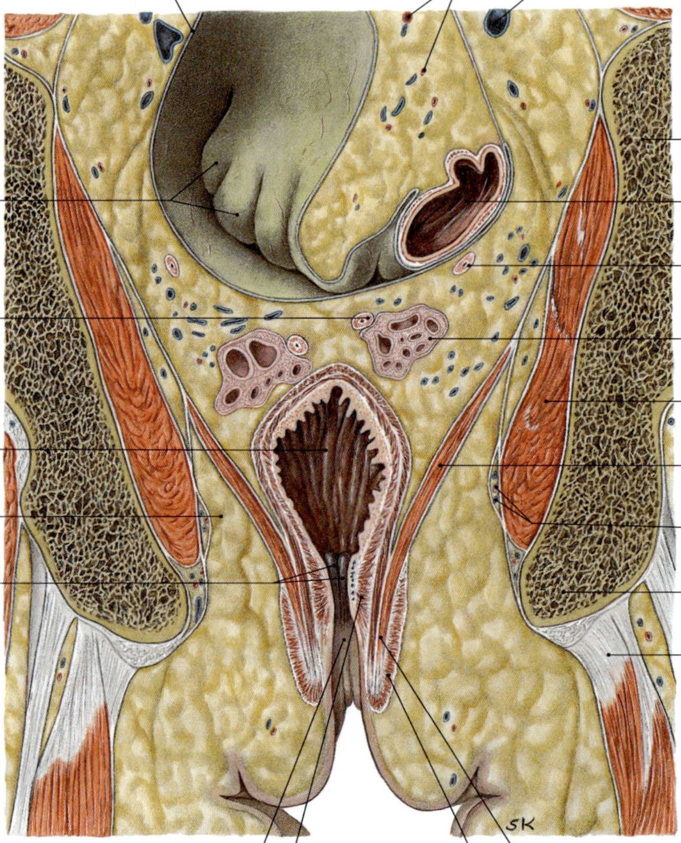

Abb. 942 Becken, Pelvis, eines Mannes; schräger Frontalschnitt durch das kleine Becken.
* klinisch: ALCOCK'scher Kanal

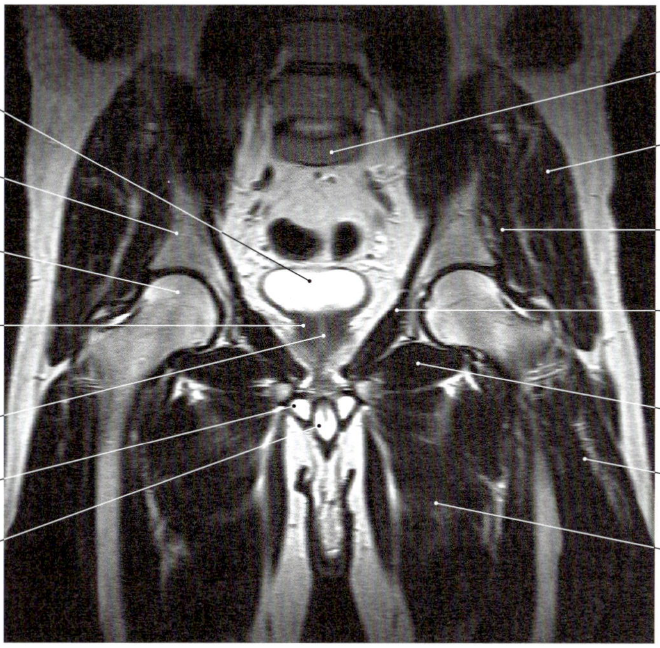

Abb. 943 Becken, Pelvis, eines Mannes; magnetresonanztomographischer Frontalschnitt (MRT) auf Höhe der Hüftgelenke; von ventral.

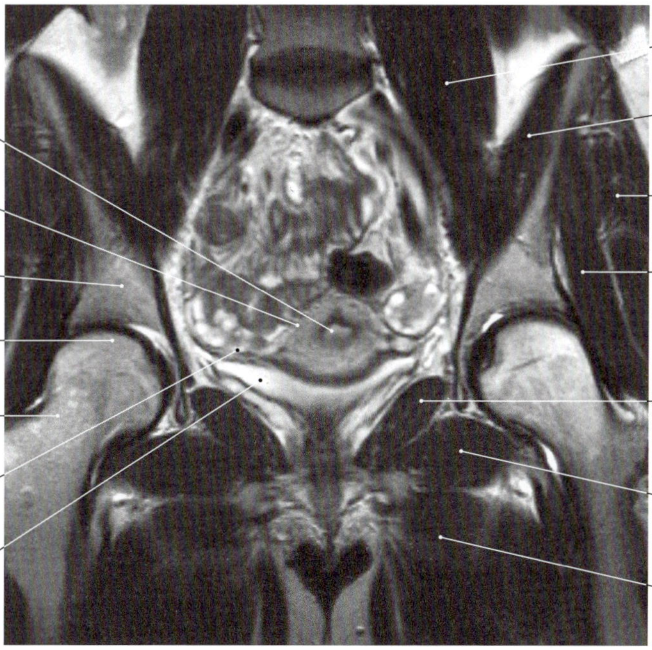

Abb. 944 Becken, Pelvis, einer Frau; magnetresonanztomographischer Frontalschnitt (MRT) auf Höhe der Hüftgelenke; von ventral.

Bei entleerter Harnblase liegt der Uterus wegen der Anteflexion auf dem Blasendach.

Beckenboden des Mannes, gewinkelter Frontalschnitt

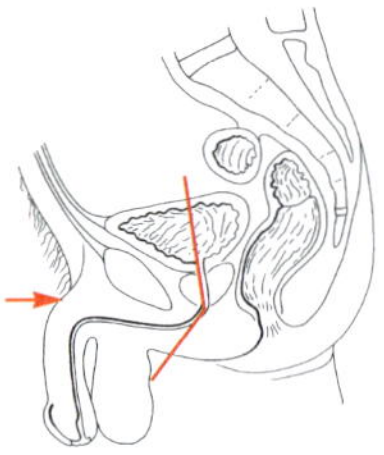

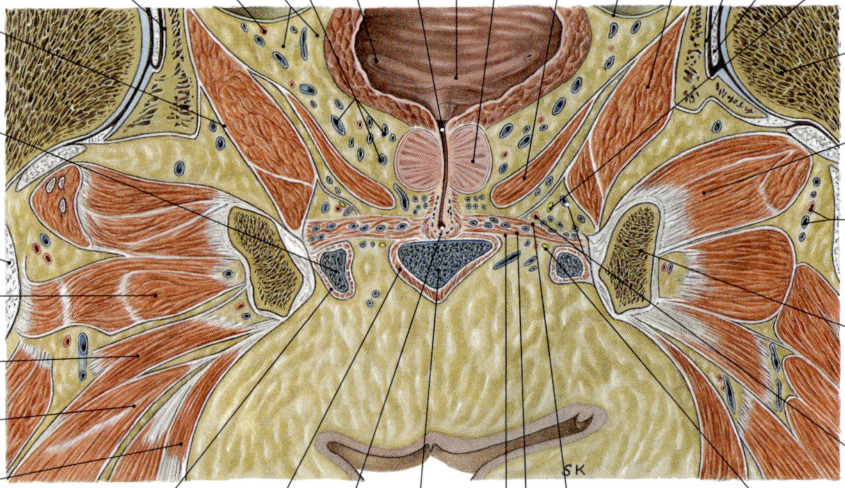

Abb. 945 Becken, Pelvis, eines Mannes; gewinkelter Frontalschnitt durch die Harnblase.

* klinisch: Paracystium

** klinisch: Plexus venosus prostaticus

Beckenboden der Frau, gewinkelter Frontalschnitt

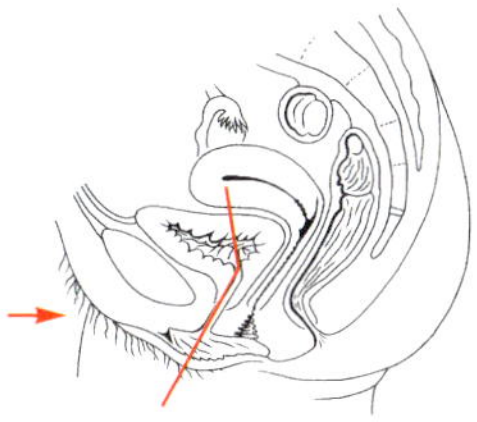

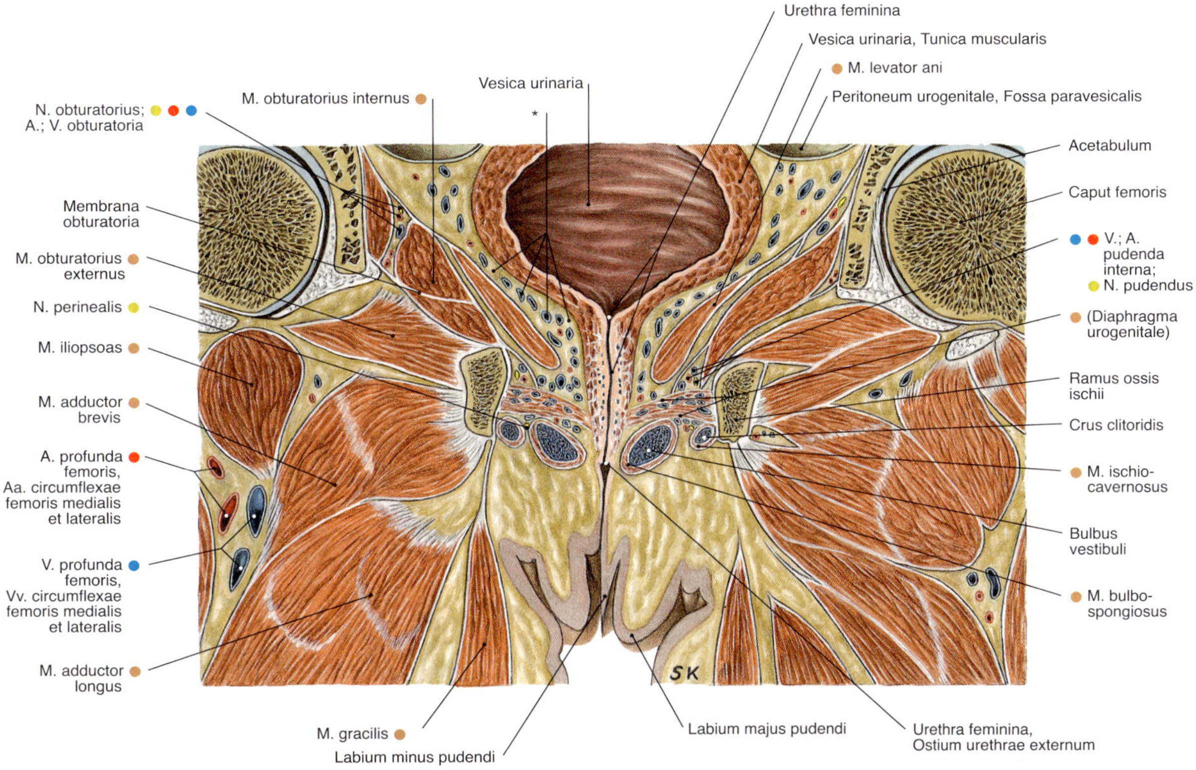

Abb. 946 Becken, Pelvis, einer Frau;
gewinkelter Frontalschnitt durch die Harnblase.
* Paracystium mit Venenplexus

Oberflächenrelief

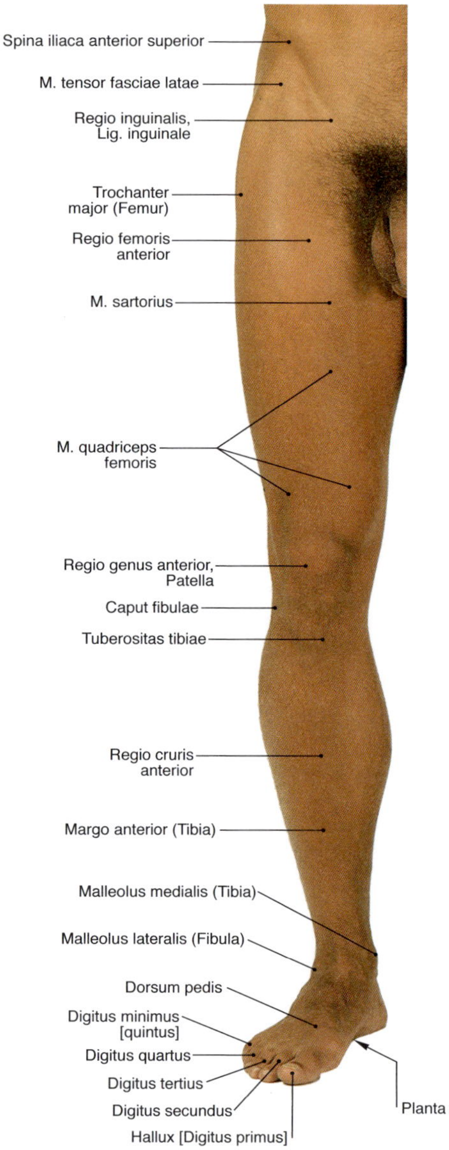

Abb. 947 Bein, Membrum inferius.

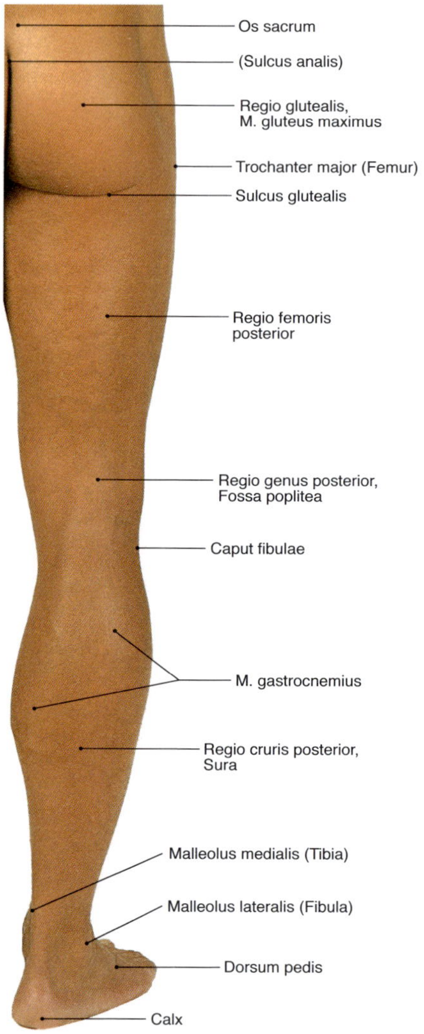

Abb. 948 Bein, Membrum inferius.

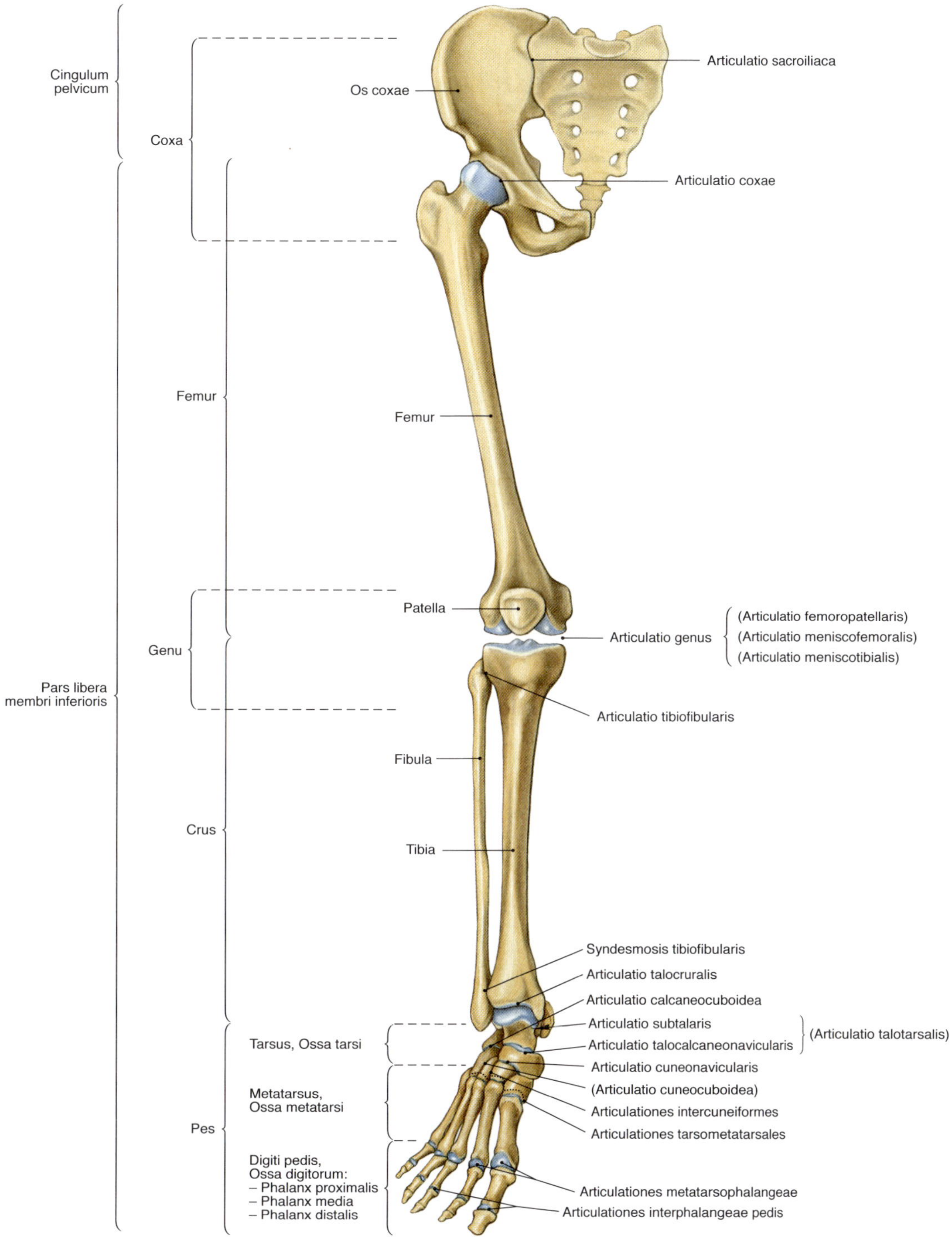

Abb. 949 Untere Gliedmaße, Membrum inferius; Skelett und Gelenkbereiche.

Becken

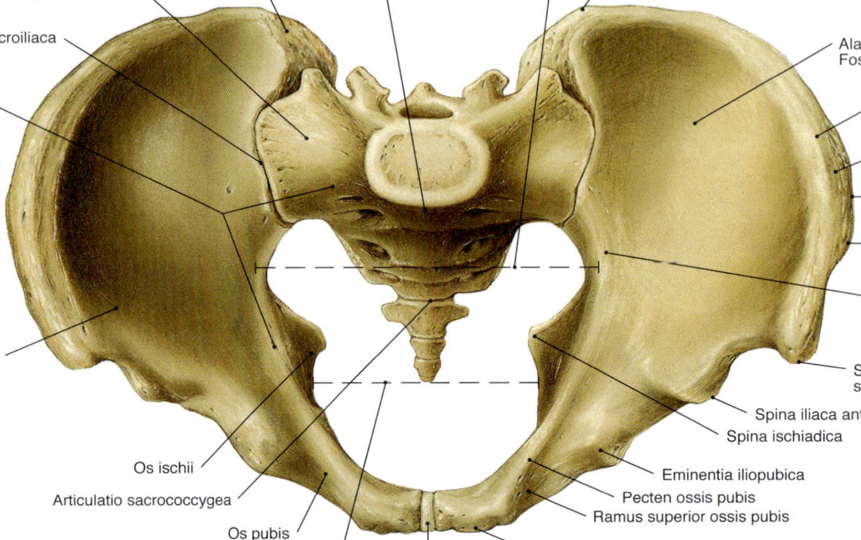

Abb. 950 Kreuzbein, Os sacrum, und Beckengürtel, Cingulum pelvicum.
Der Bereich kranial der Linea terminalis wird als großes Becken, Pelvis major, der Bereich kaudal davon als kleines Becken, Pelvis minor, bezeichnet.

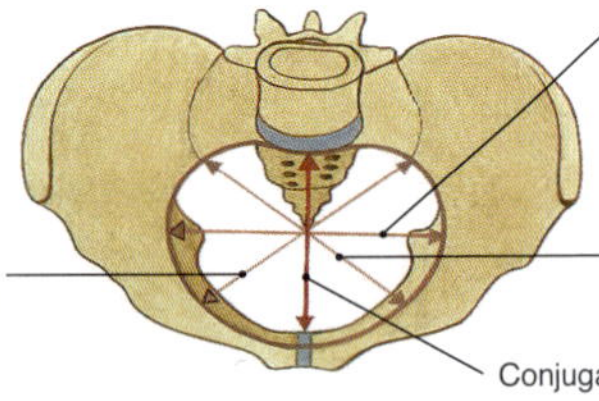

Abb. 951 Becken, Pelvis;
Form und Maße des Beckeneingangs bei der Frau.

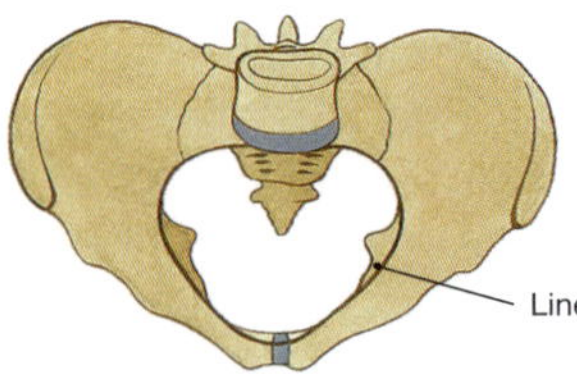

Abb. 952 Becken, Pelvis;
Form des Beckeneingangs beim Mann.

k–k = Axis pelvis
a–b = klinisch: Conjugata anatomica
a–e = klinisch: Conjugata diagonalis 12,5–13 cm
a–c = klinisch: Conjugata vera 10,4–11 cm

h–d = klinisch: Diameter sagittalis der Beckenweite 12–12,5 cm
e–g = klinisch: Diameter sagittalis der Beckenenge 11–11,5 cm
e–f = Diameter sagittalis des Beckenausgangs (= Distantia pubococcygea) 9–10 cm

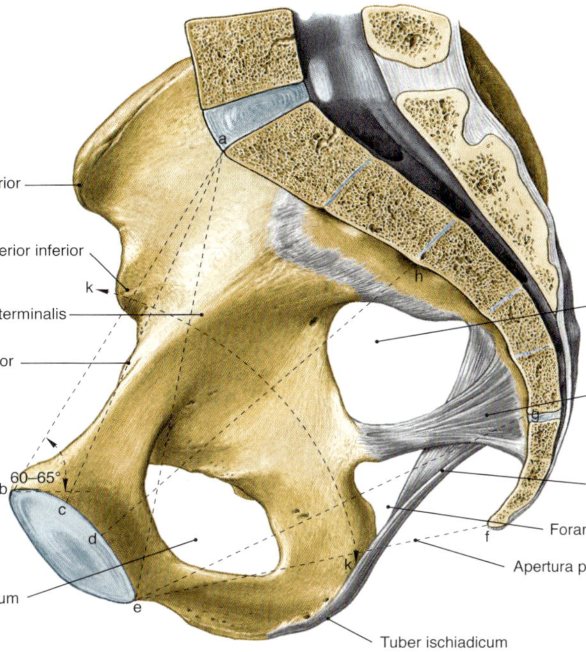

Abb. 953 Becken, Pelvis; Beckenmaße bei der Frau; Medianschnitt.

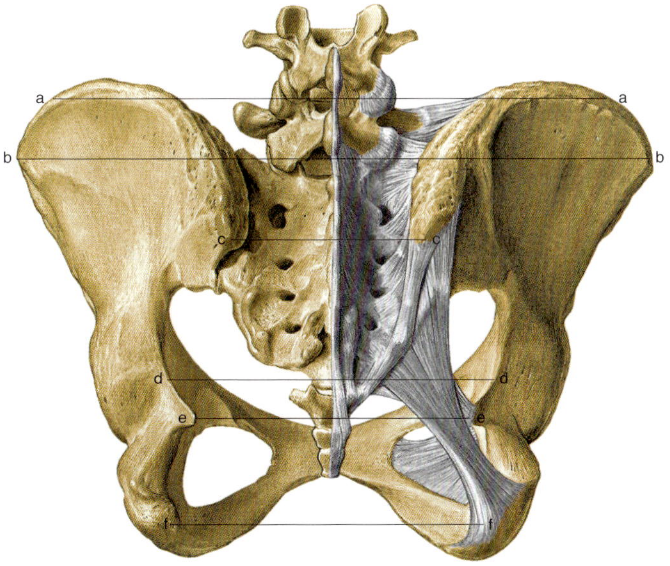

a–a = Distantia intercristalis 28–29 cm*
b–b = Distantia interspinosa anterior 25–26 cm*
c–c = Distantia interspinosa posterior (Sakrumbreite) 10 cm
* Aus perspektivischen Gründen wirkt die Distantia intercristalis kürzer als die Distantia interspinosa anterior.

Abb. 954 Becken, Pelvis; Beckenmaße bei der Frau.

d–d = Diameter transversa der Beckenweite (= Interazetabularlinie) 12–12,5 cm
e–e = Diameter transversa der Beckenenge (= Interspinallinie) 10,5 cm
f–f = Diameter transversa des Beckenausgangs (= Diameter tuberalis) 11–12 cm

Hüftbein

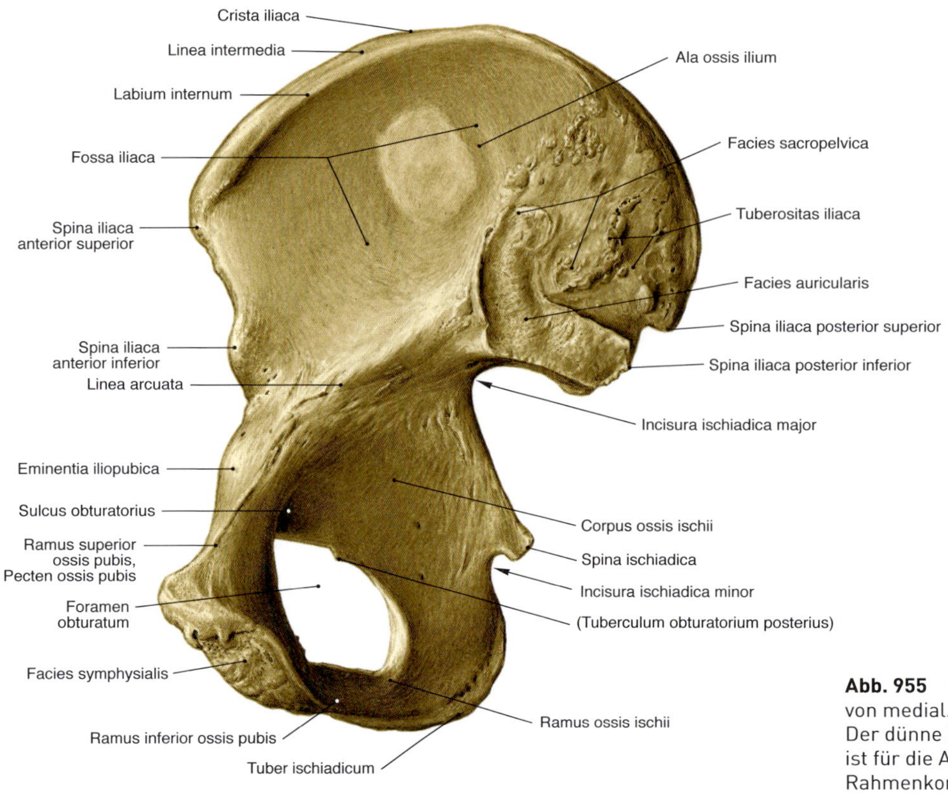

Abb. 955 Hüftbein, Os coxae; von medial.
Der dünne Bereich im Zentrum ist für die Ala ossis ilium als Rahmenkonstruktion charakteristisch.

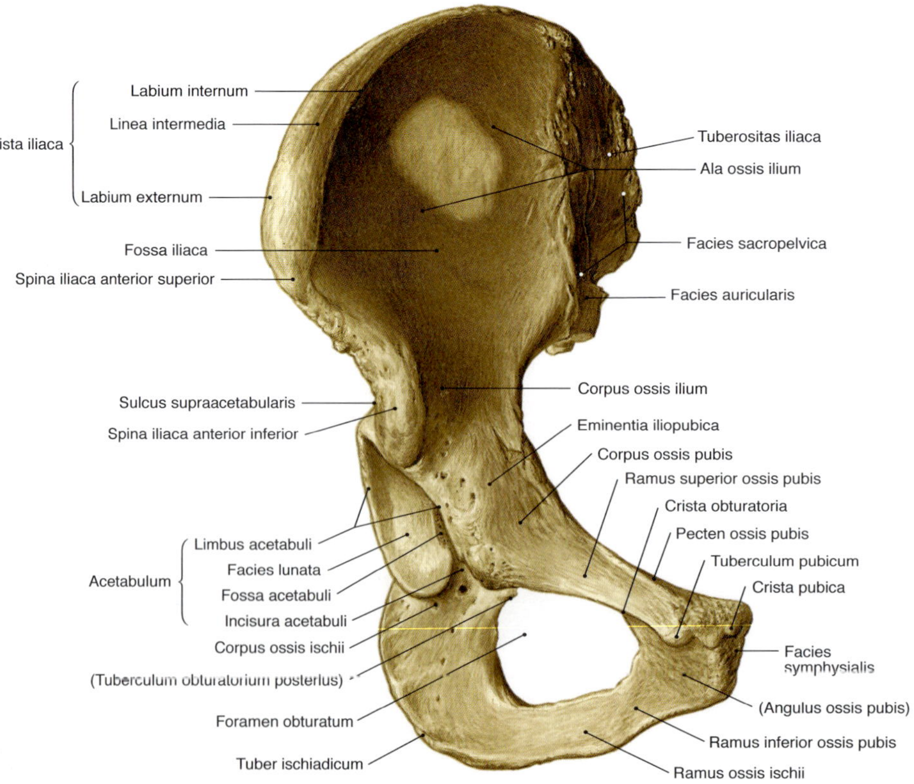

Abb. 956 Hüftbein, Os coxae; von ventral.

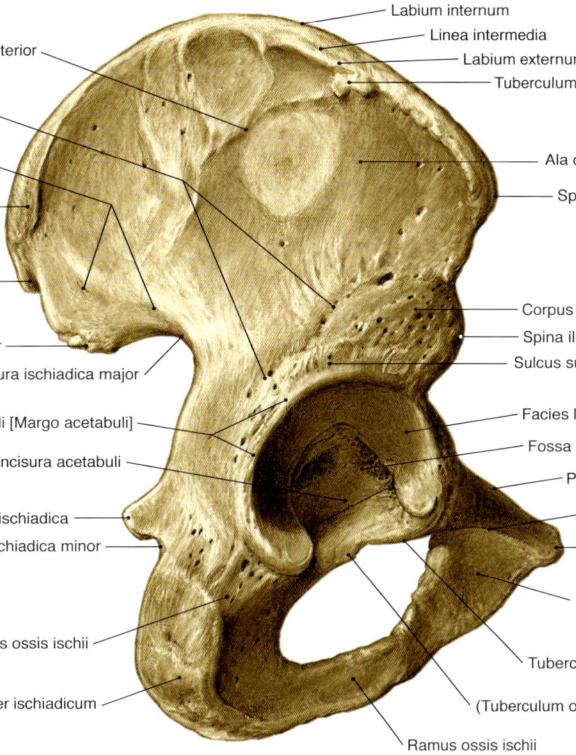

Abb. 957 Hüftbein, Os coxae;
von lateral dorsal.

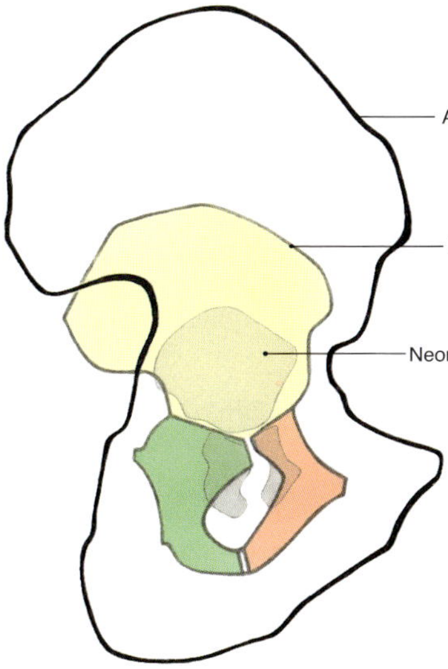

Abb. 958 Hüftbein, Os coxae;
Entwicklung.
* ca. 6. Lebensjahr

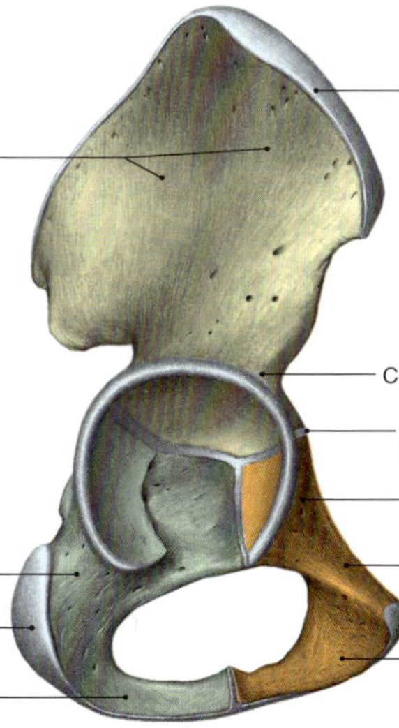

Abb. 959 Hüftbein, Os coxae;
Entwicklungsstadium eines 6-jährigen Kindes.
Die drei Anteile des Hüftbeins sind im Bereich der Hüftpfanne in einer Y-förmigen Knorpelfuge miteinander verbunden, die um das 13.–18. Lebensjahr synostosiert.

Verbindungen des Beckens

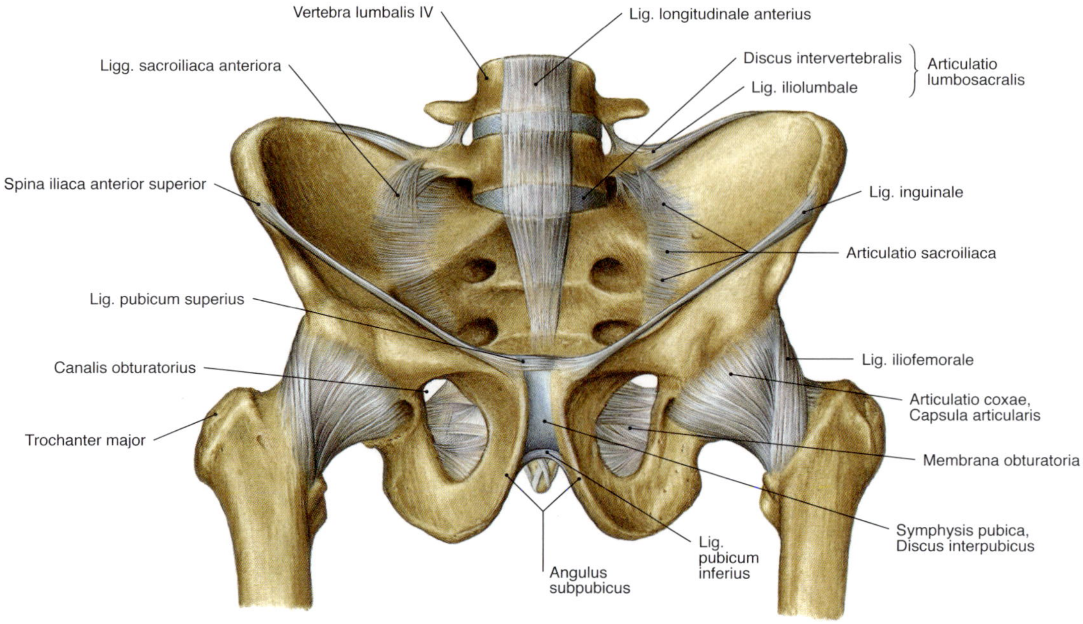

Abb. 960 Knochenverbindungen des Beckens, Juncturae cinguli pelvici, und des lumbosakralen Übergangs, Articulatio lumbosacralis, beim Mann.

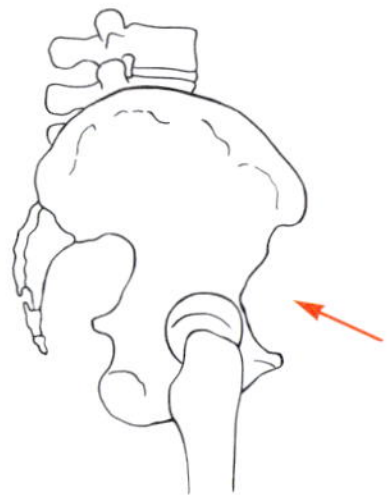

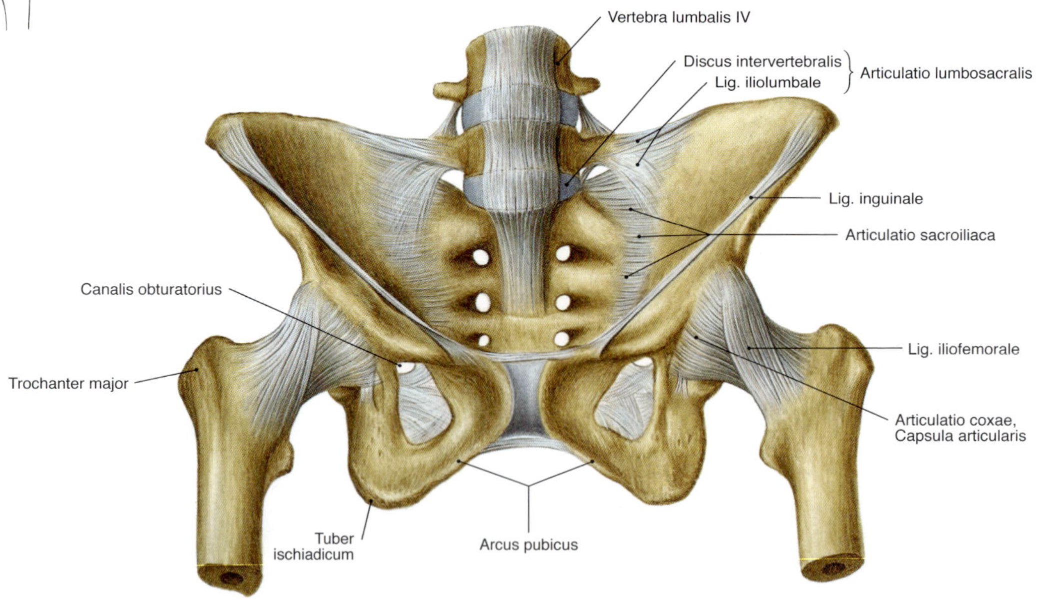

Abb. 961 Knochenverbindungen des Beckens, Juncturae cinguli pelvici, und des lumbosakralen Übergangs, Articulatio lumbosacralis, bei der Frau.

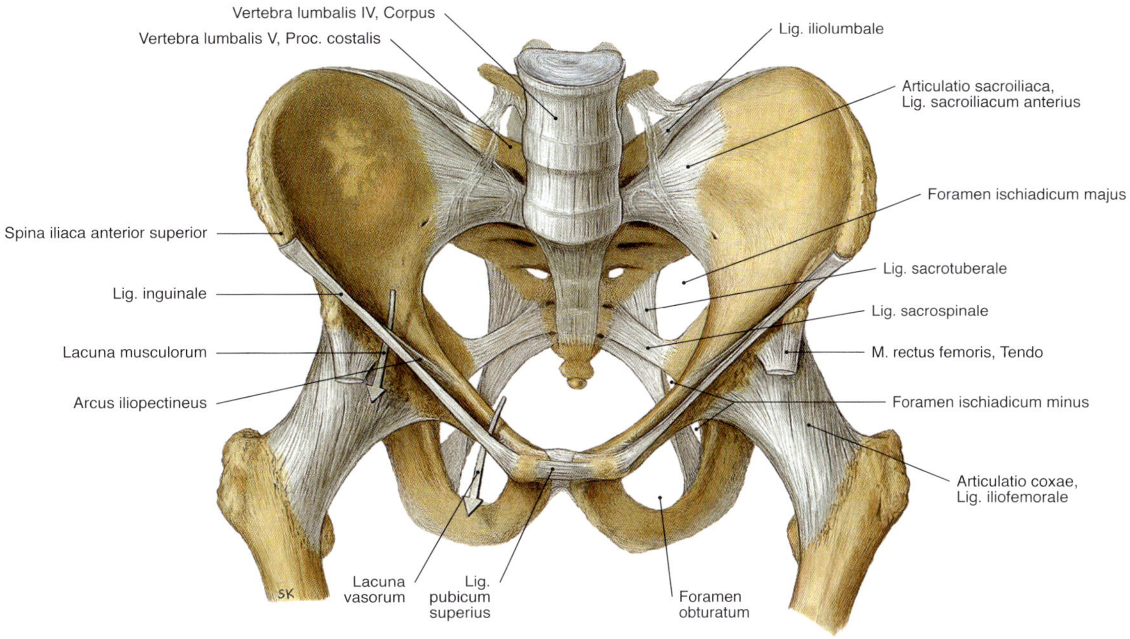

Abb. 962 Knochenverbindungen des Beckens, Juncturae cinguli pelvici, und des lumbosakralen Übergangs, Articulatio lumbosacralis, beim Mann.

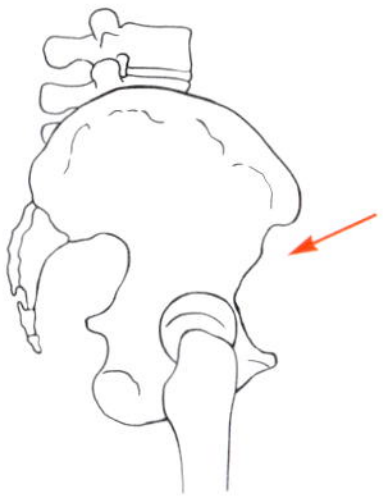

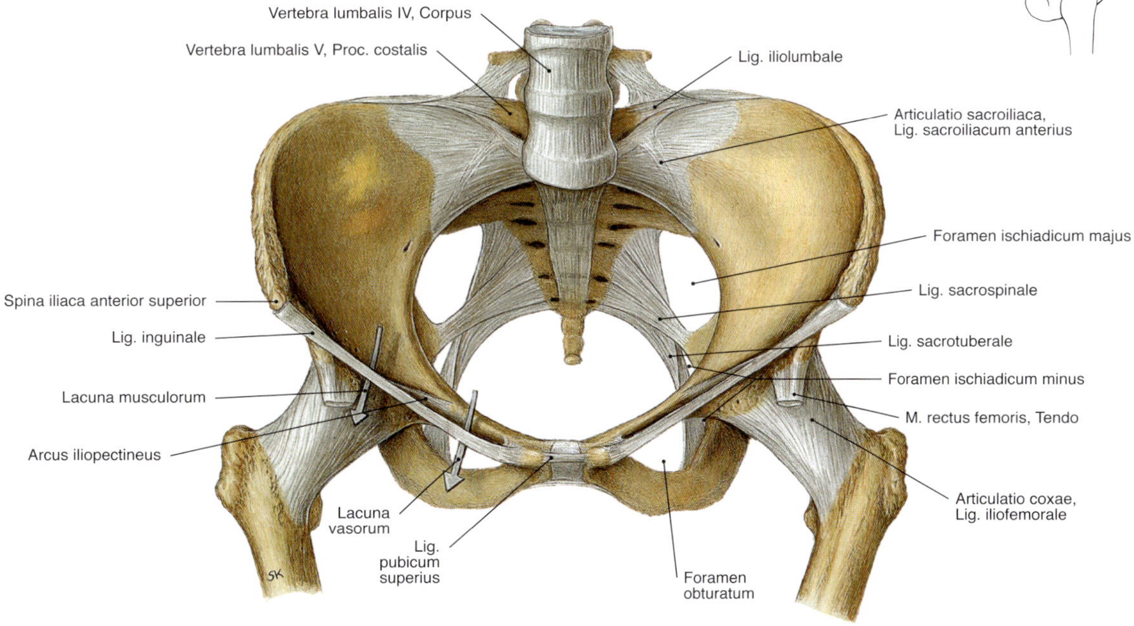

Abb. 963 Knochenverbindungen des Beckens, Juncturae cinguli pelvici, und des lumbosakralen Übergangs, Articulatio lumbosacralis, bei der Frau.

Verbindungen des Beckens

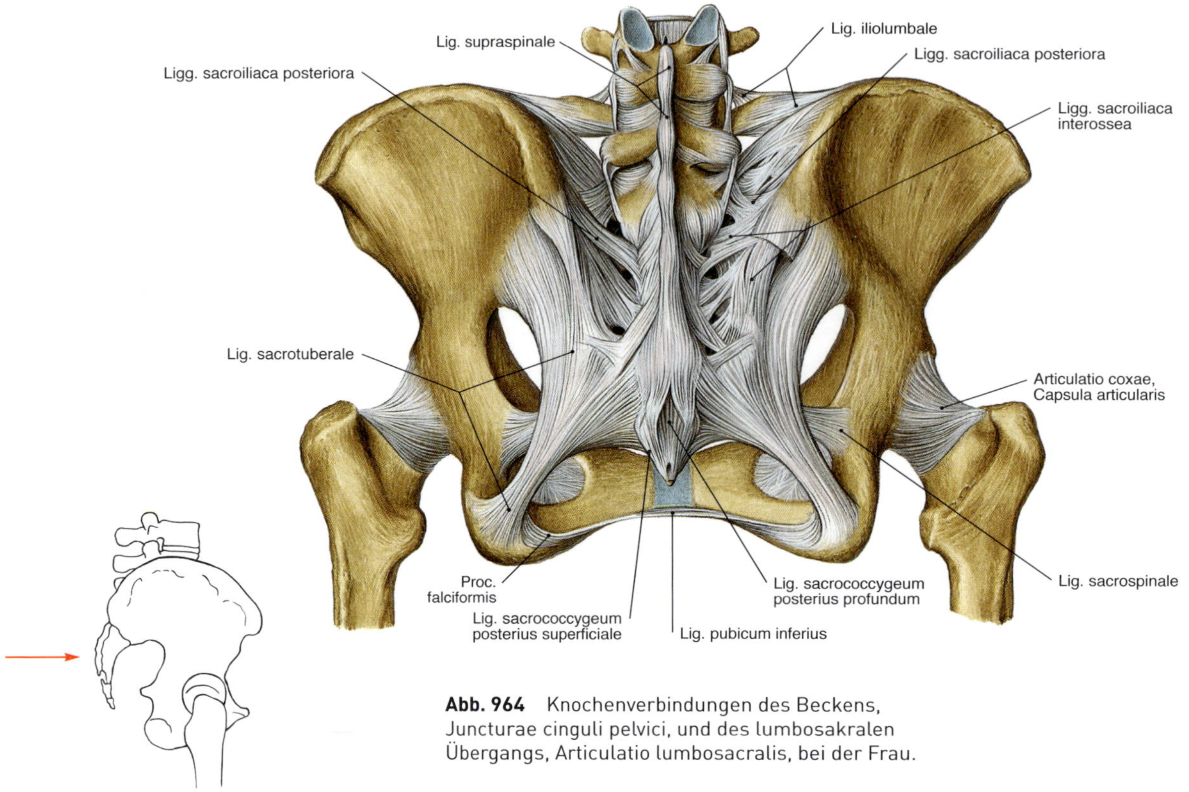

Abb. 964 Knochenverbindungen des Beckens, Juncturae cinguli pelvici, und des lumbosakralen Übergangs, Articulatio lumbosacralis, bei der Frau.

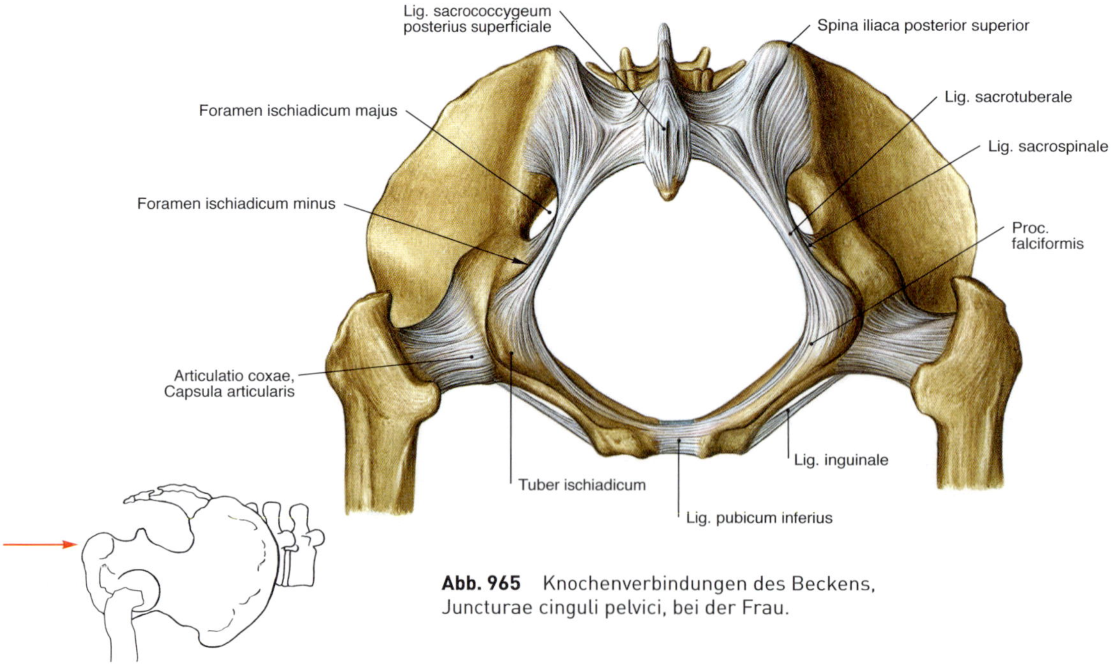

Abb. 965 Knochenverbindungen des Beckens, Juncturae cinguli pelvici, bei der Frau.

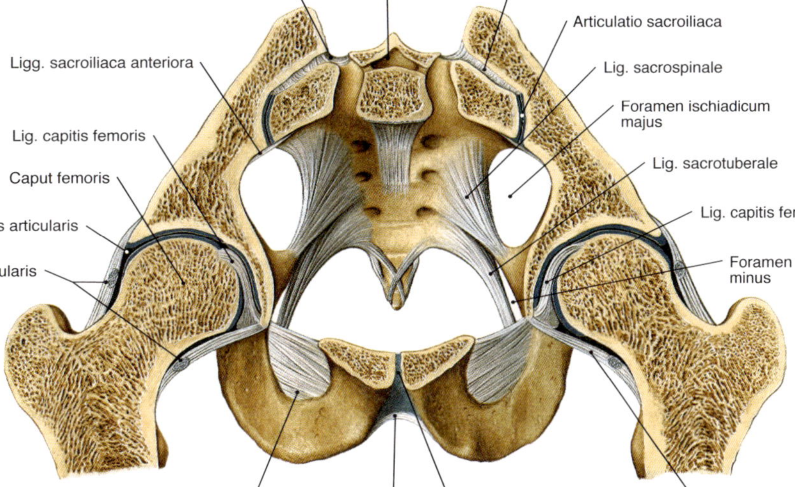

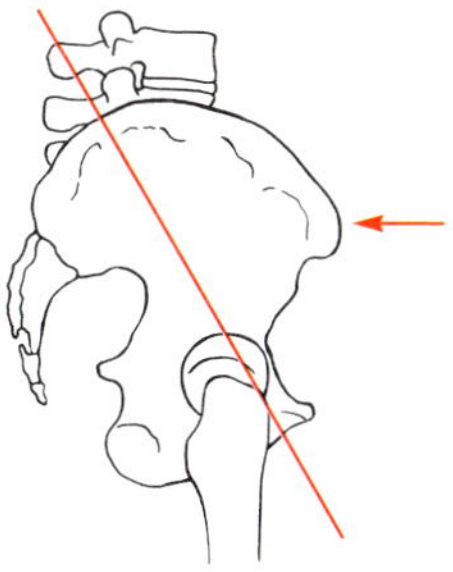

Abb. 966 Knochenverbindungen des Beckens, Juncturae cinguli pelvici, bei der Frau.

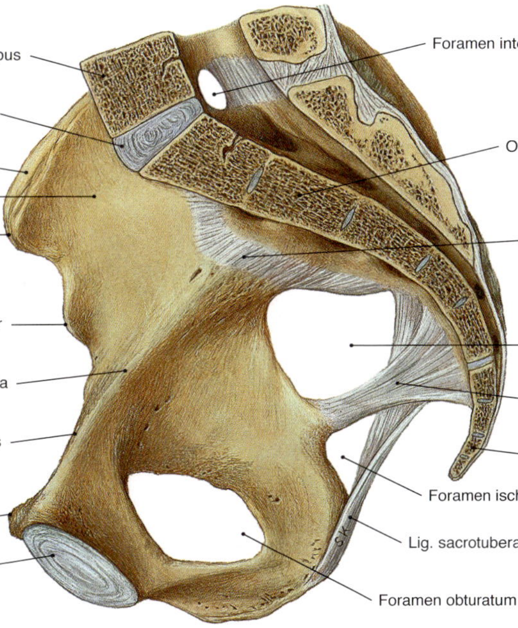

Abb. 967 Knochenverbindungen des Beckens, Juncturae cinguli pelvici, und des lumbosakralen Übergangs, Articulatio lumbosacralis, bei der Frau; Medianschnitt.

Meist springt der Vorderrand der untersten Zwischenwirbelscheibe am weitesten in die obere Beckenöffnung vor. Als Promontorium wird der auch im Röntgenbild sichtbare vorderste Punkt des Kreuzbeins bezeichnet.

Verbindungen des Beckens

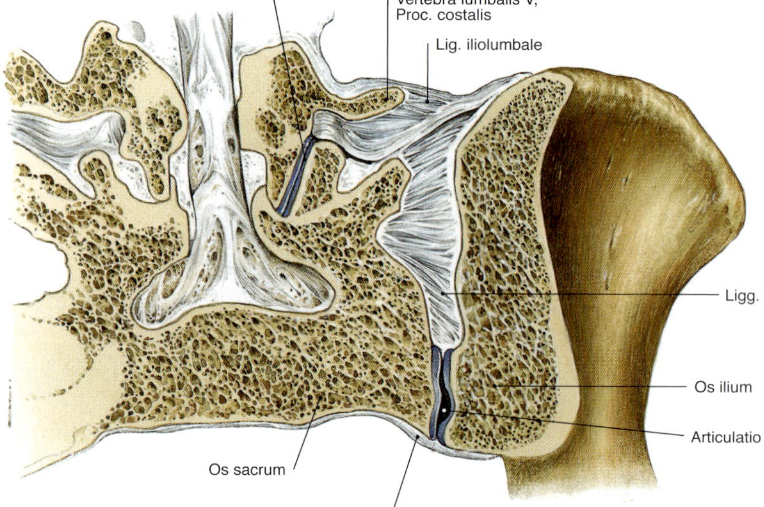

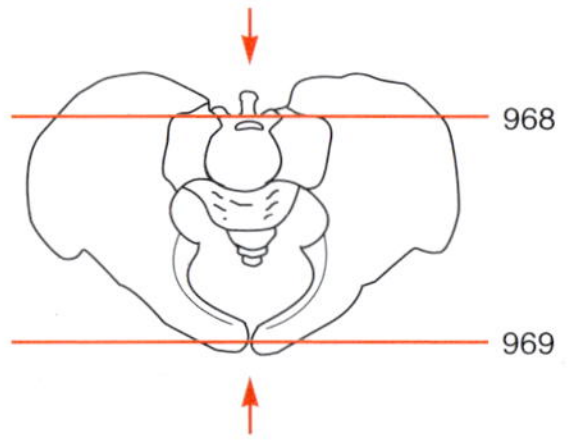

Abb. 968 Kreuzbein-Darmbein-Gelenk, Articulatio sacroiliaca (SIG); Frontalschnitt.

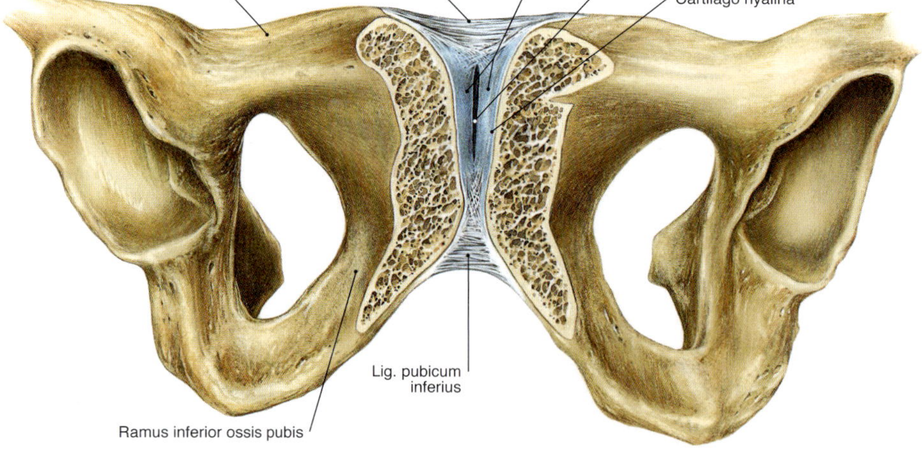

Abb. 969 Schambeinfuge, Symphysis pubica; Schrägschnitt in Richtung der Längsachse der Schambeinfuge.
Der Discus interpubicus ist aus Faserknorpel aufgebaut, nur die Grenzflächen zu den Facies symphysiales der beiden Schambeine bestehen aus hyalinem Knorpel. Ab dem 1. Lebensjahrzehnt findet sich ein länglich flächenhafter Spalt (*).

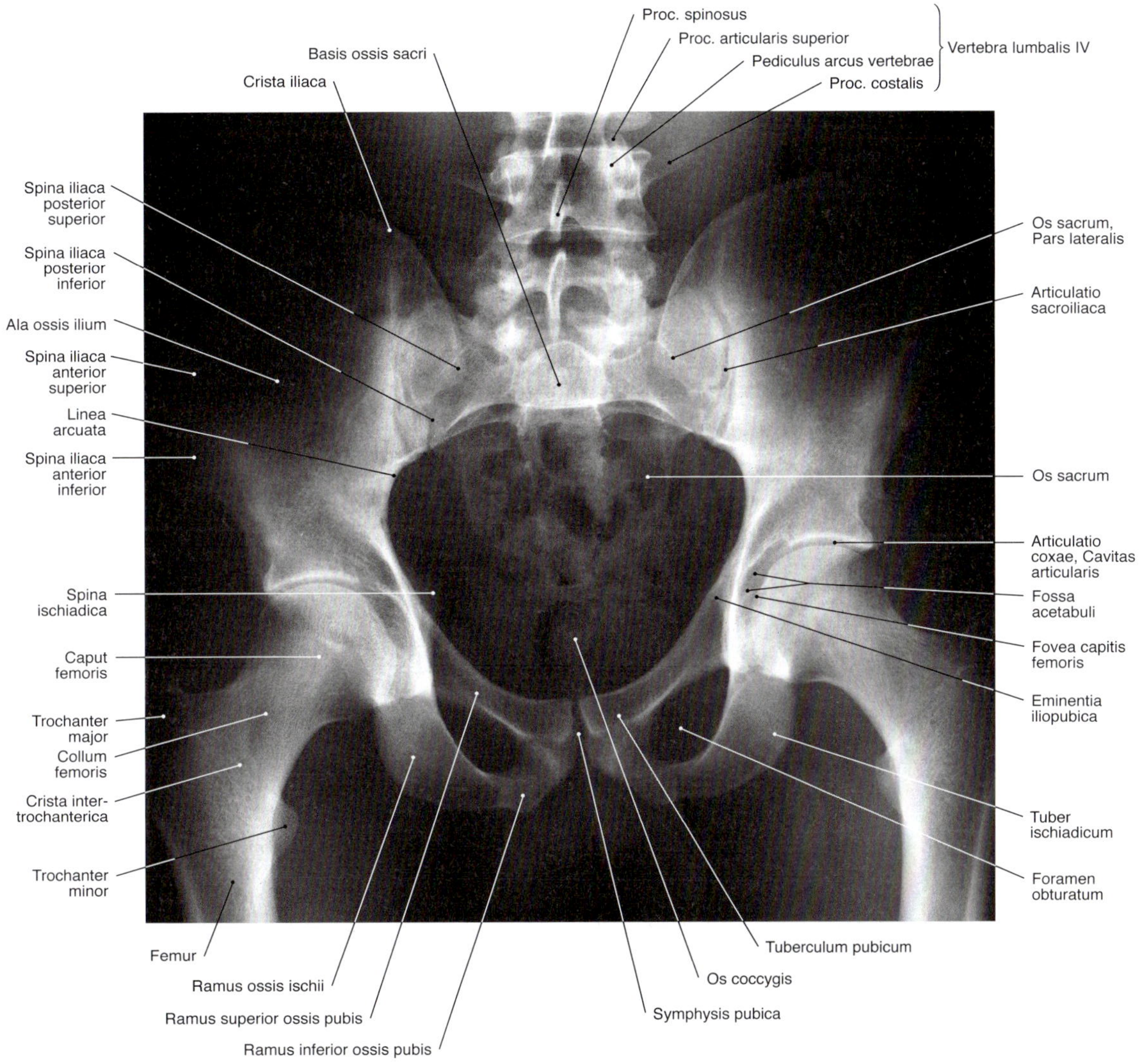

Abb. 970 Becken, Pelvis, eines Mannes; ap-Röntgenbild; Einstellung: aufrechter Stand, Zentralstrahl auf das 3. Sakralsegment gerichtet.

Becken, Entwicklung

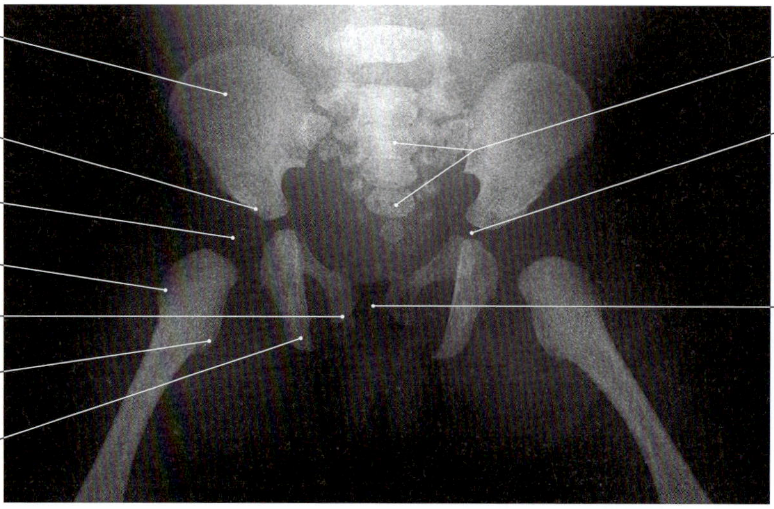

Abb. 971 Becken, Pelvis, und Oberschenkelknochen, Femur;
ap-Röntgenbild eines weiblichen Frühgeborenen (8. Schwangerschaftsmonat).

* knöchernes Dach der Hüftpfanne (Pfannendach)
** Y-Fuge des Pfannenbodens
*** Der Knochenkern im Femurkopf tritt erst zwischen dem 3. und 5. Lebensmonat auf.
\+ Die beiden Trochanteren sind in dieser Altersstufe nur als diaphysäre Knochenvorsprünge angedeutet.

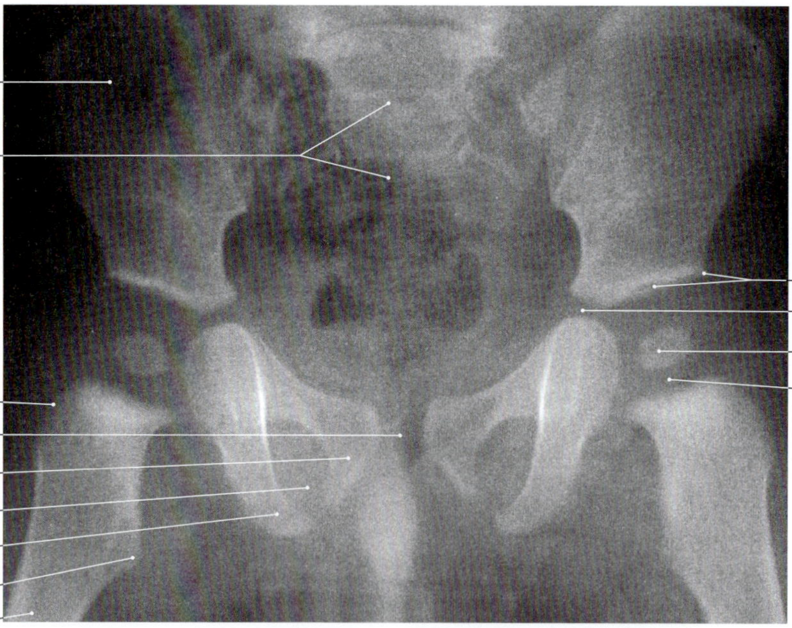

Abb. 972 Becken, Pelvis, und Oberschenkelknochen, Femur;
ap-Röntgenbild eines 12 Monate alten Jungen.

* knöchernes Dach der Hüftpfanne (Pfannendach und Pfannendacherker)
** Y-Fuge des Pfannenbodens
*** Knochenkern der Femurkopfepiphyse
\+ Die beiden Trochanteren sind in dieser Altersstufe nur als diaphysäre Knochenvorsprünge angedeutet.

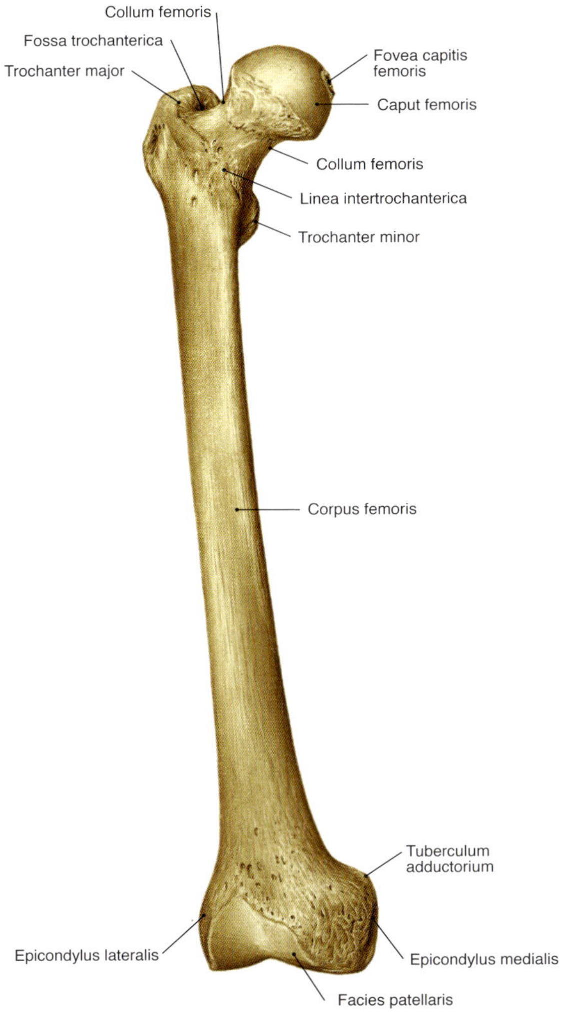

Abb. 973 Oberschenkelknochen, Femur; von ventral.

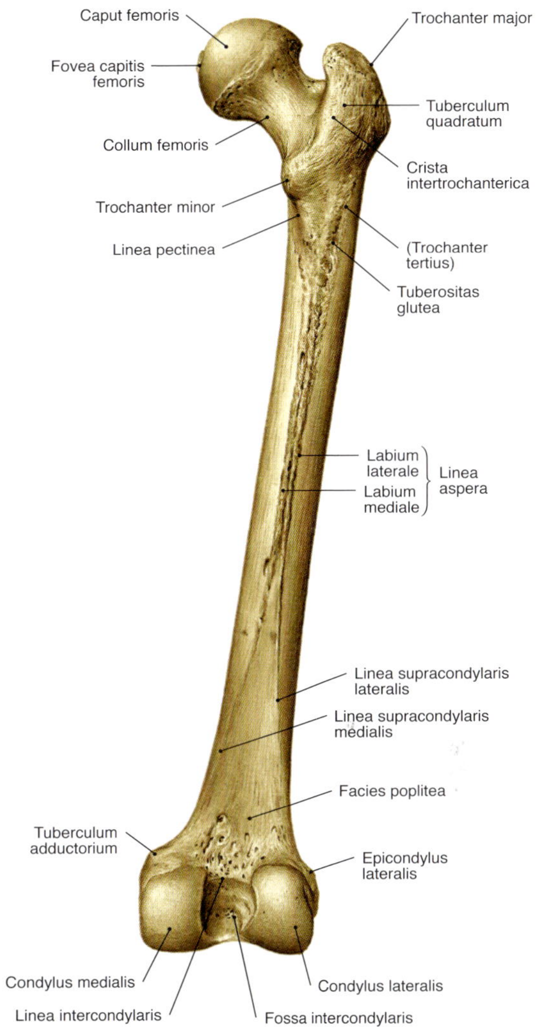

Abb. 974 Oberschenkelknochen, Femur; von dorsal.

Oberschenkelknochen

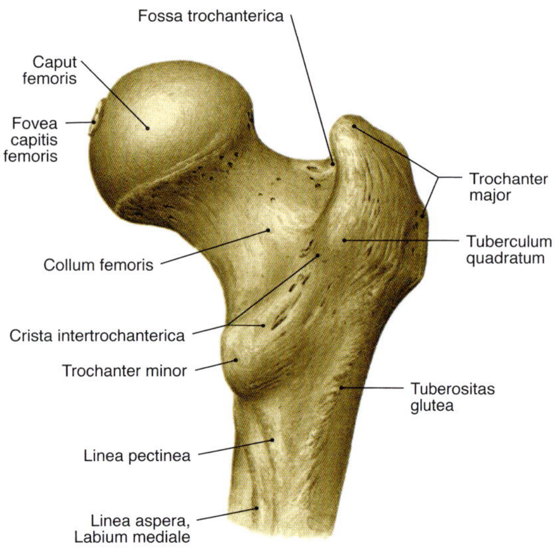

Abb. 975 Oberschenkelknochen, Femur;
proximales Ende;
von dorsal.

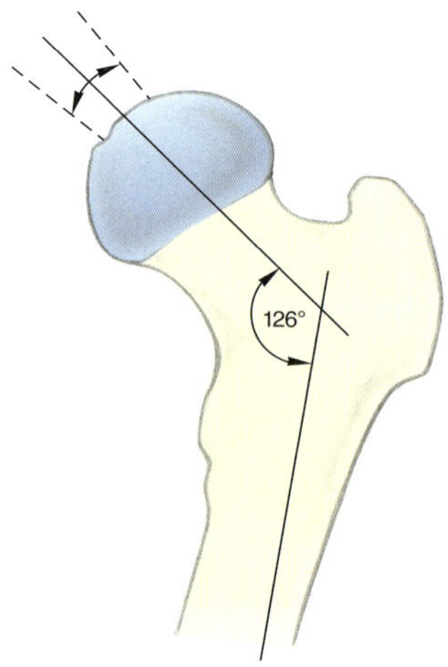

Abb. 976 Oberschenkelknochen, Femur;
Variabilität des Schenkelhalswinkels;
von dorsal.
Der Schenkelhalswinkel wird als Kollodiaphysenwinkel (CCD-Winkel) bezeichnet. Er beträgt beim Neugeborenen 150°, beim Erwachsenen ca. 126°.

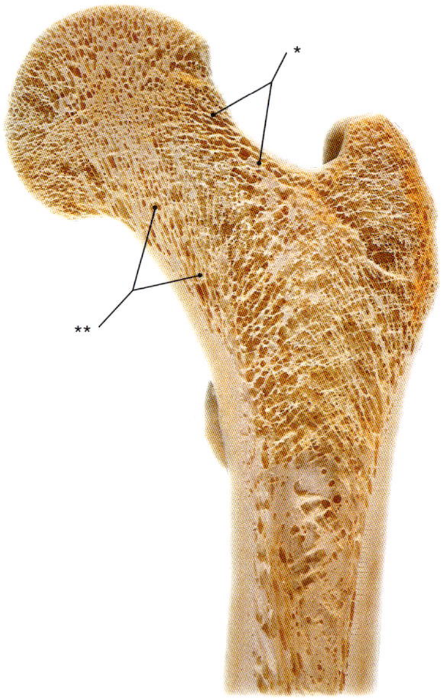

Abb. 977 Oberschenkelknochen, Femur;
Spongiosastruktur bei großem Schenkelhalswinkel (Coxa valga); Schnitt in der Ebene des Antetorsionswinkels. Das lateral gelegene „Zugbündel" (*) der Spongiosa ist vermindert, das medial gelegene „Druckbündel" (**) verstärkt ausgebildet.

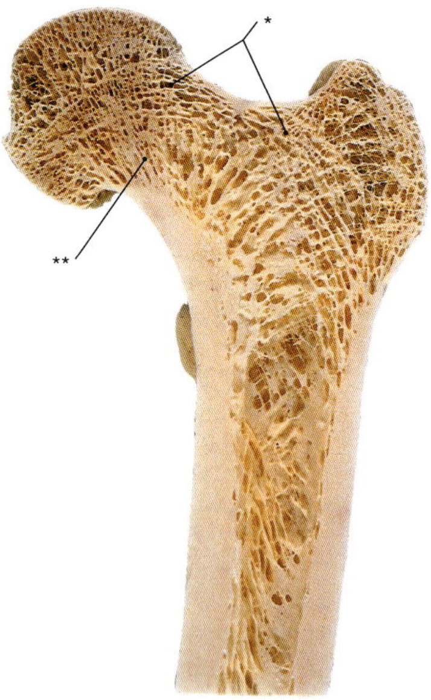

Abb. 978 Oberschenkelknochen, Femur;
Spongiosastruktur bei kleinem Schenkelhalswinkel (Coxa vara); Schnitt in der Ebene des Antetorsionswinkels. Das lateral gelegene „Zugbündel" (*) der Spongiosa ist verstärkt, das medial gelegene „Druckbündel" (**) vermindert ausgebildet. Als Ausdruck einer hohen Biegebeanspruchung ist die Kortikalis an der Innenseite des Schenkelhalses besonders kräftig entwickelt.

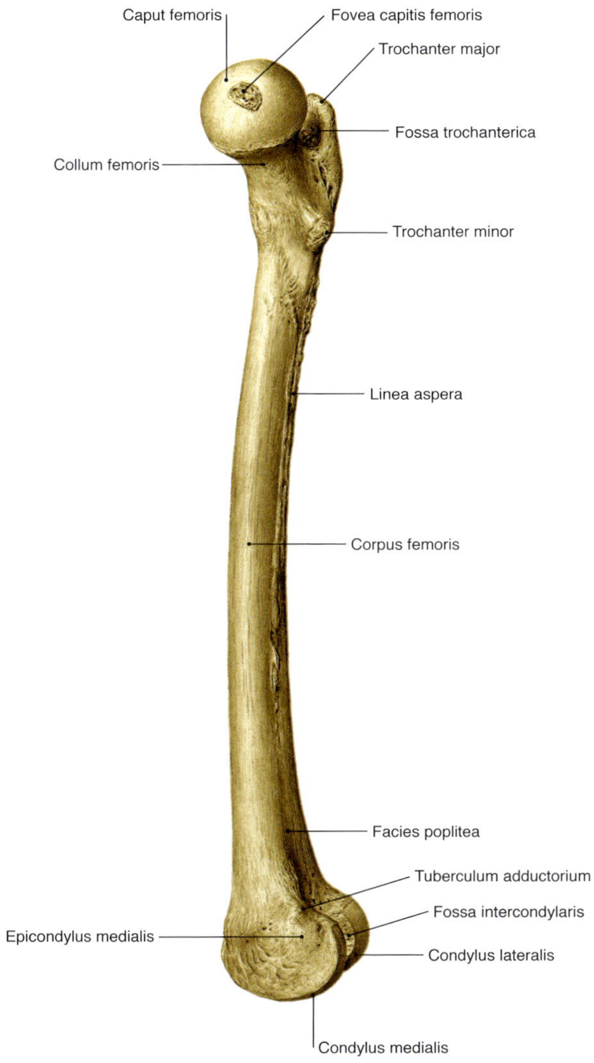

Abb. 979 Oberschenkelknochen, Femur; von medial.

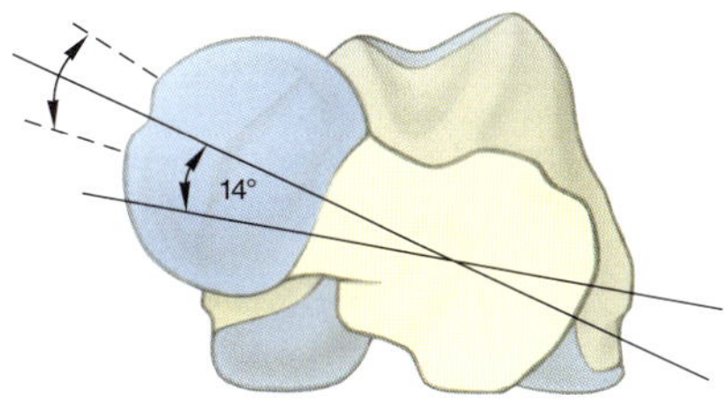

Abb. 980 Oberschenkelknochen, Femur; Variabilität des Antetorsionswinkels; proximales und distales Femurende übereinander projiziert; von proximal.
Beim Kleinkind beträgt der Antetorsionswinkel ca. 30°, beim Erwachsenen ca. 14°.

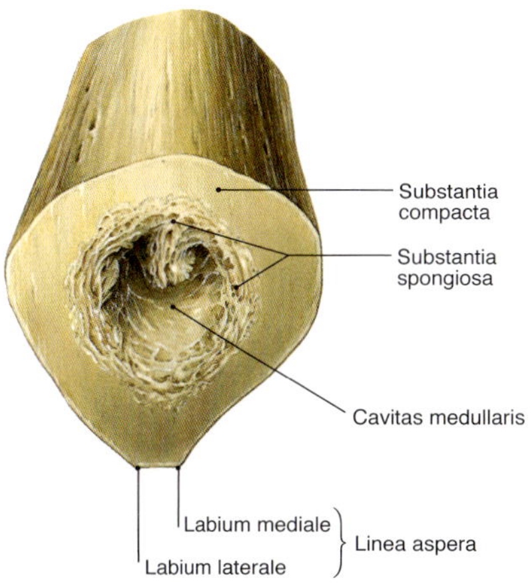

Abb. 981 Oberschenkelknochen, Femur; Querschnitt durch die Mitte des Femurschafts; von distal.

Hüftgelenk

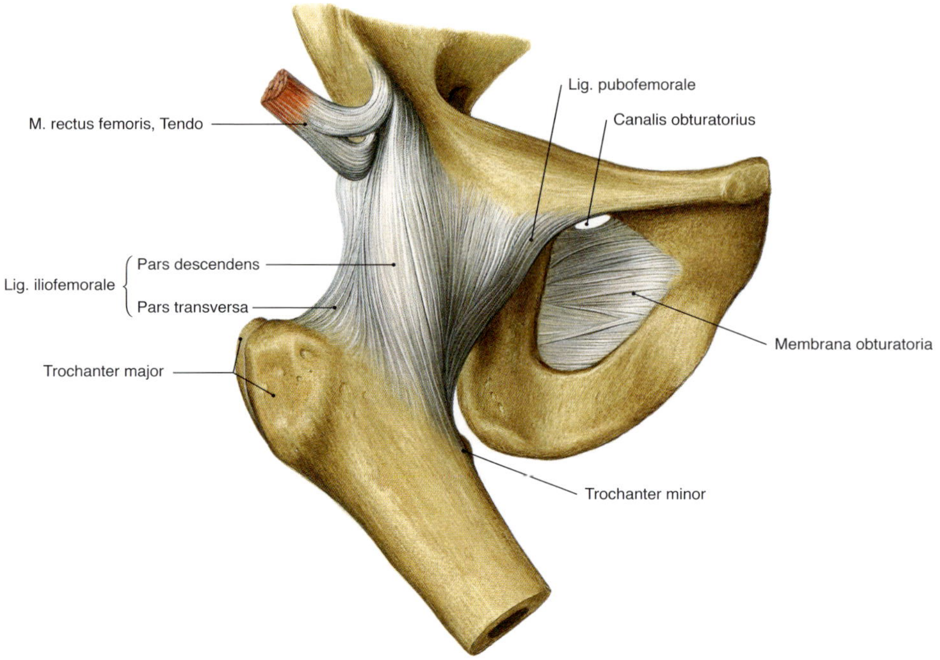

Abb. 982 Hüftgelenk, Articulatio coxae; von ventral distal.

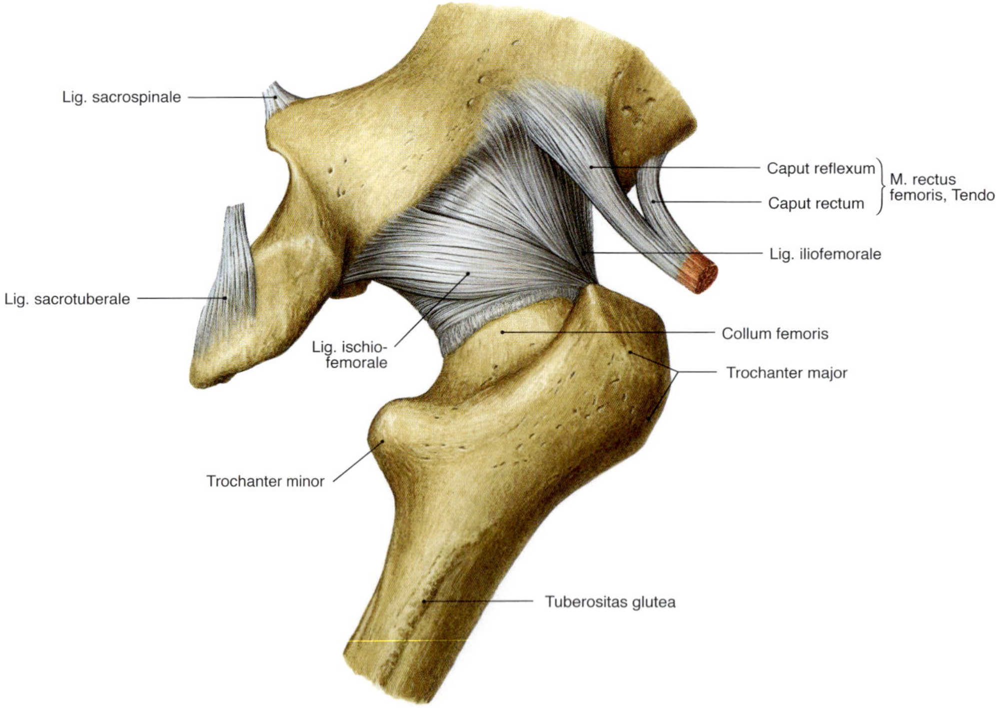

Abb. 983 Hüftgelenk, Articulatio coxae; von dorsal.

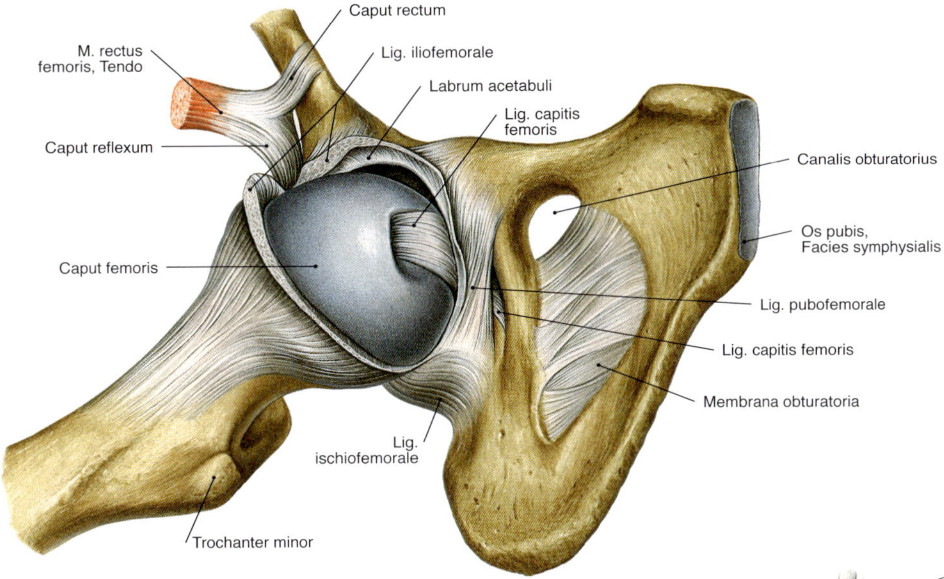

Abb. 984 Hüftgelenk, Articulatio coxae; nach Eröffnung der Gelenkkapsel und teilweiser Exartikulation des Femurkopfes; von lateral distal.

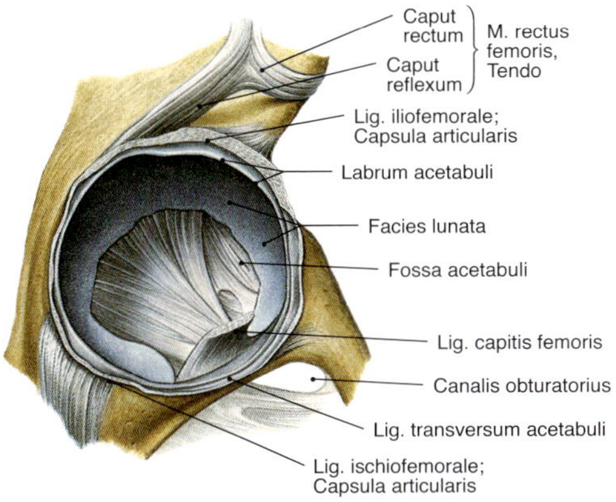

Abb. 985 Hüftgelenk, Articulatio coxae; Hüftpfanne nach Durchtrennung der Gelenkkapsel und Exartikulation des Femurkopfes; von lateral distal.

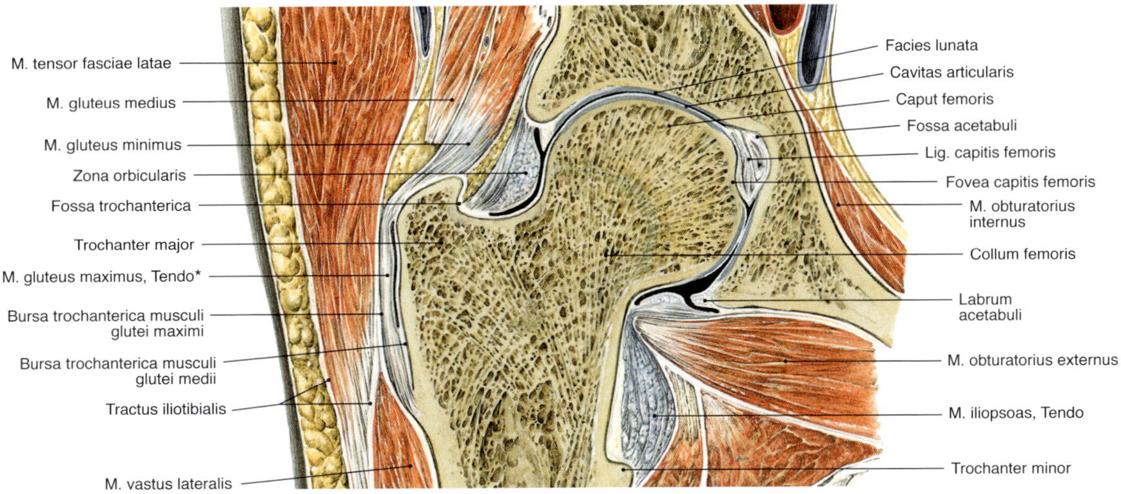

Abb. 986 Hüftgelenk, Articulatio coxae; vertikaler Schnitt in der Ebene des Antetorsionswinkels.
* Einstrahlung in den Tractus iliotibialis

Hüftgelenk, Röntgen

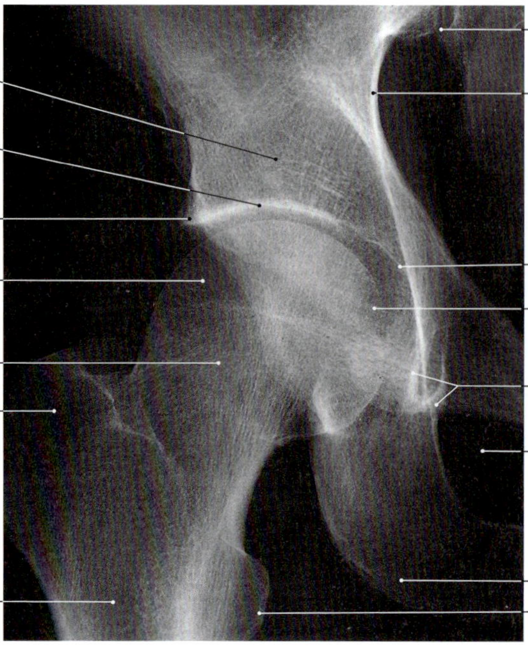

Abb. 987 Hüftgelenk, Articulatio coxae; ap-Röntgenbild; Einstellung: aufrechter Stand auf beiden Beinen.

* klinisch: Pfannendach = die tangentiale Projektion der Facies lunata
** klinisch: Pfannendacherker = der am weitesten nach lateral vorspringende Anteil der Hüftpfanne
*** klinisch: KÖHLER'sche Tränenfigur = die Projektion des Pfannenbodens

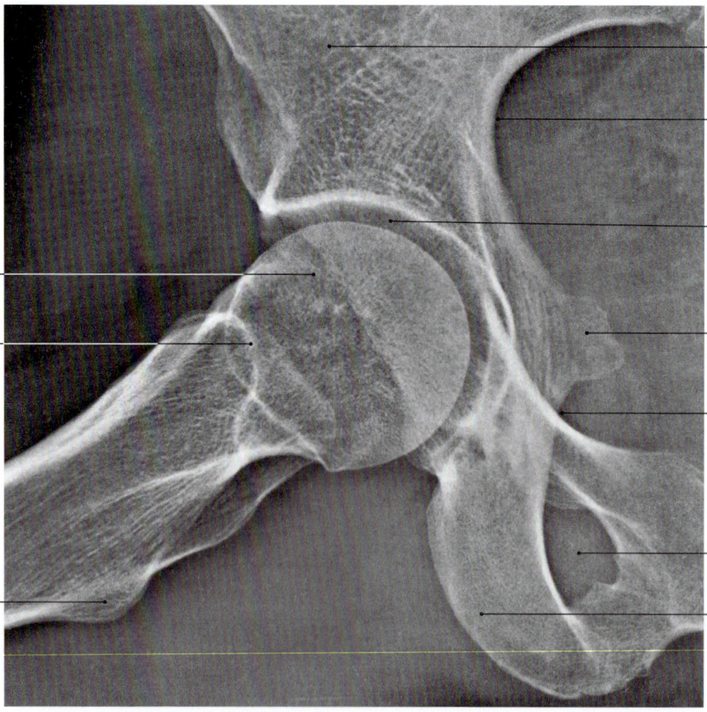

Abb. 988 Hüftgelenk, Articulatio coxae; ap-Röntgenbild; Einstellung: Abduktion und Flexion des Oberschenkels im Liegen (sog. LAUENSTEIN-Projektion).

* radiologischer Gelenkspalt, der auf Grund der geringen Röntgenabsorption durch den Gelenkknorpel relativ breit erscheint

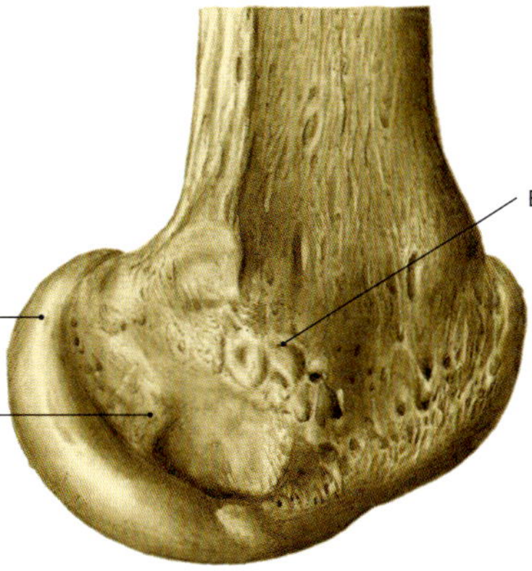

Abb. 989 Oberschenkelknochen, Femur;
distales Ende;
von lateral.

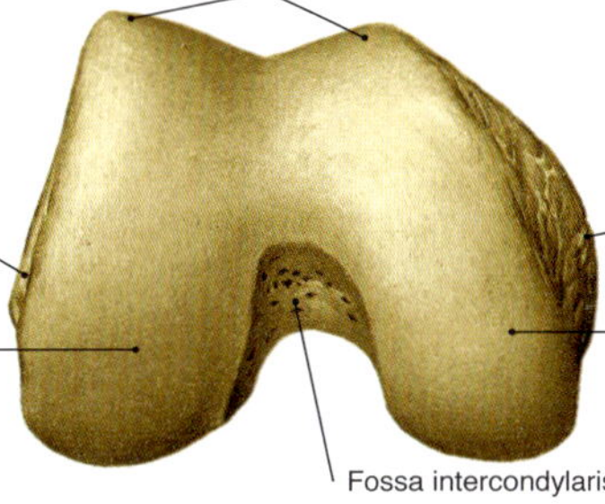

Abb. 990 Oberschenkelknochen, Femur;
distales Ende;
von distal.

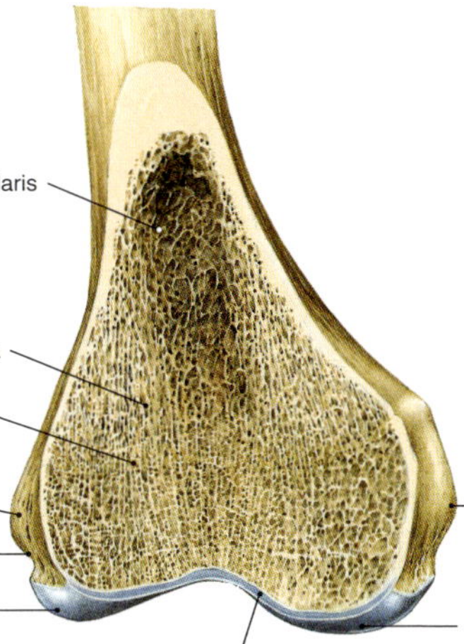

Abb. 991 Oberschenkelknochen, Femur;
Frontalschnitt durch die distalen Gelenkkörper;
von ventral.

Schienbein

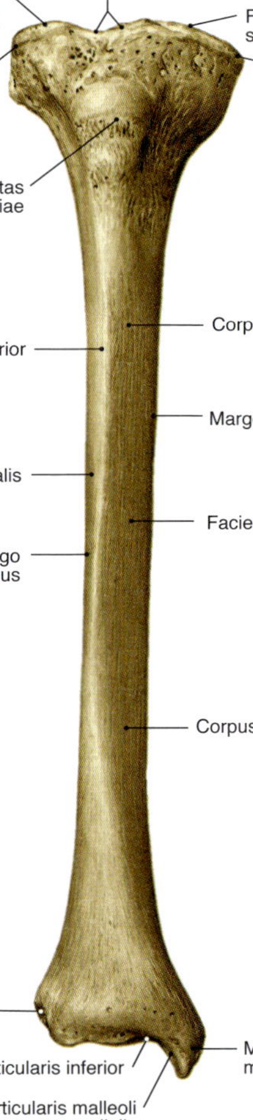

Abb. 992 Schienbein, Tibia; von ventral.

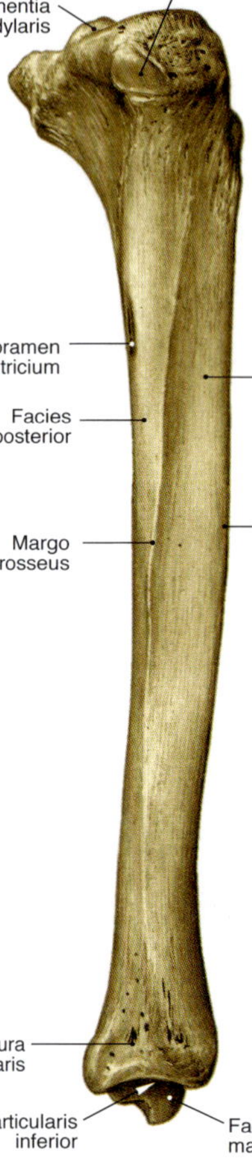

Abb. 993 Schienbein, Tibia; von lateral.

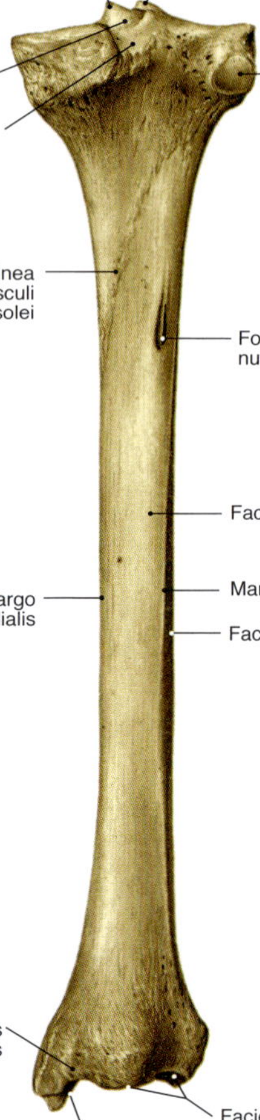

Abb. 994 Schienbein, Tibia; von dorsal.

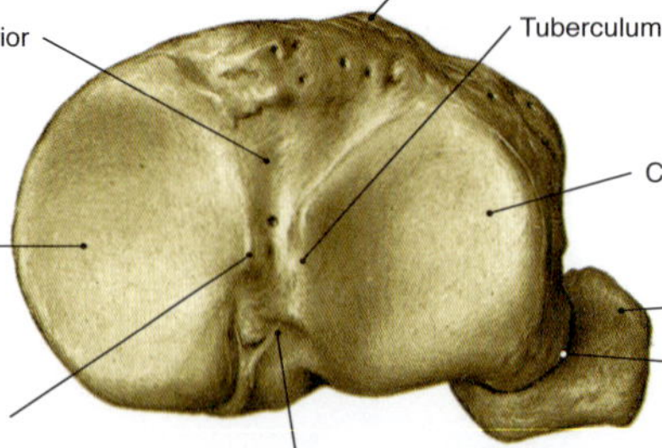

Abb. 995 Schienbein, Tibia, und Wadenbein, Fibula; von proximal.

* Die Gelenkflächen der Kondylen werden zusammen als Facies articularis superior bezeichnet.

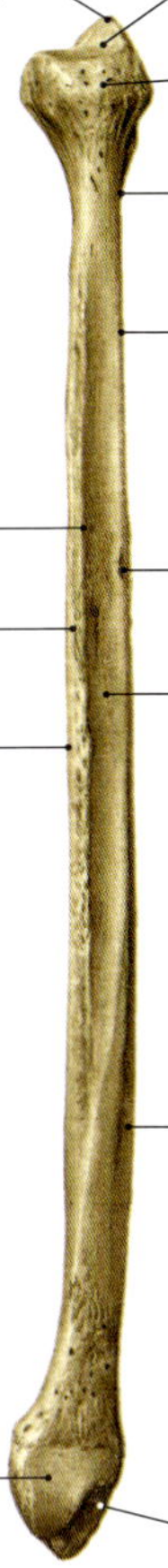

Abb. 996 Wadenbein, Fibula; von medial.

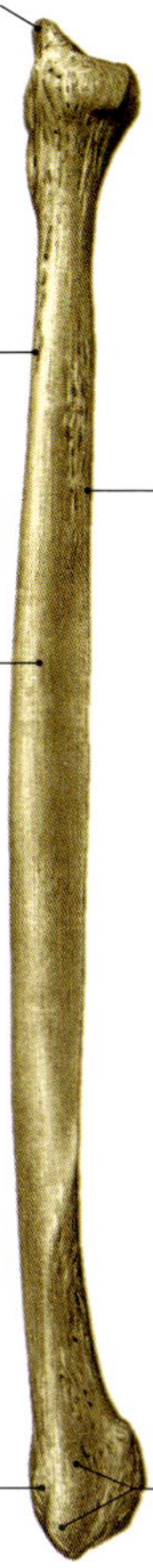

Abb. 997 Wadenbein, Fibula; von lateral.

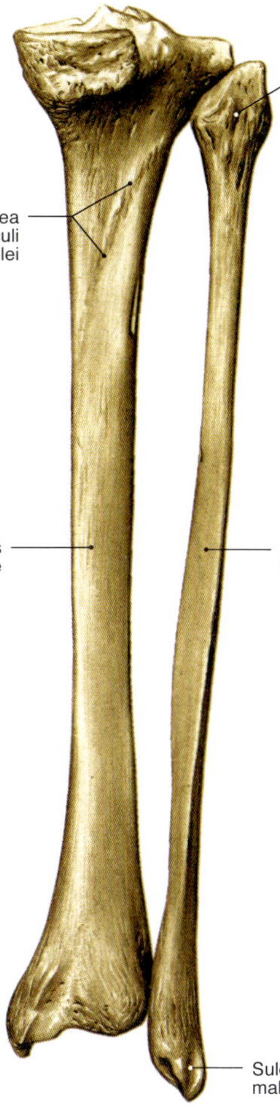

Abb. 998 Schienbein, Tibia, und Wadenbein, Fibula; von dorsal.

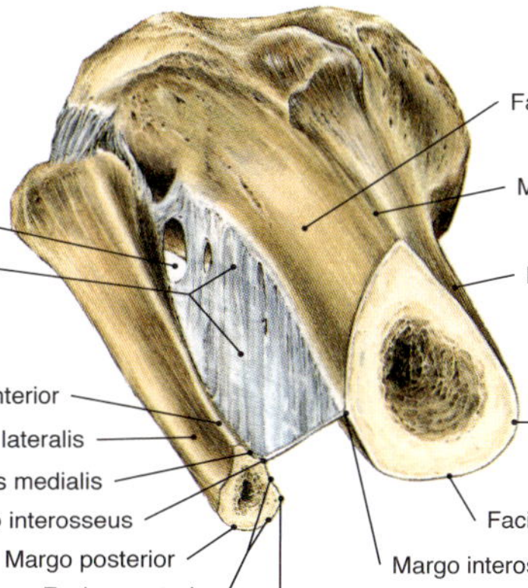

Abb. 999 Schienbein, Tibia, und Wadenbein, Fibula; Querschnitt mit Membrana interossea cruris; von distal.

* Durchtrittsöffnung für die A. tibialis anterior

Kniescheibe und Kniegelenk

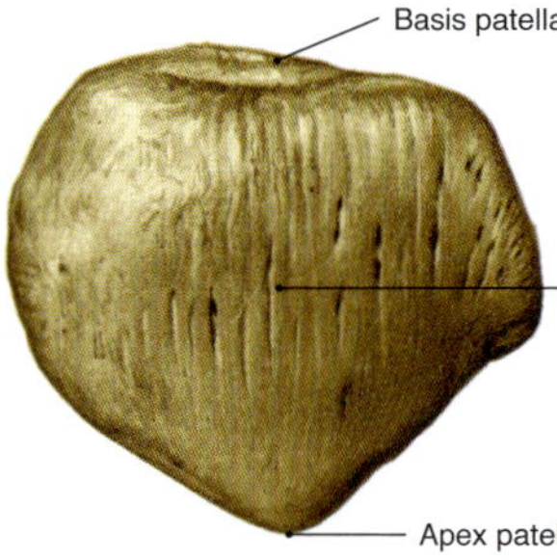

Abb. 1000 Kniescheibe, Patella; von ventral.

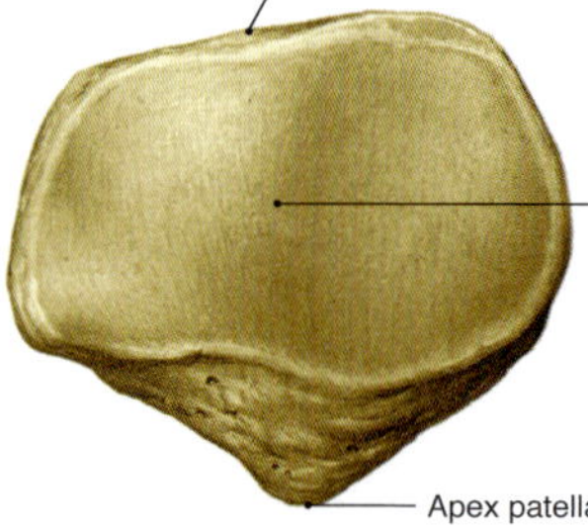

Abb. 1001 Kniescheibe, Patella; von dorsal.

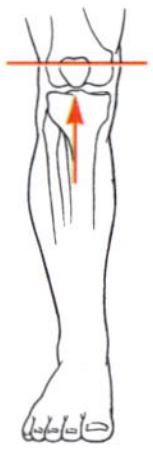

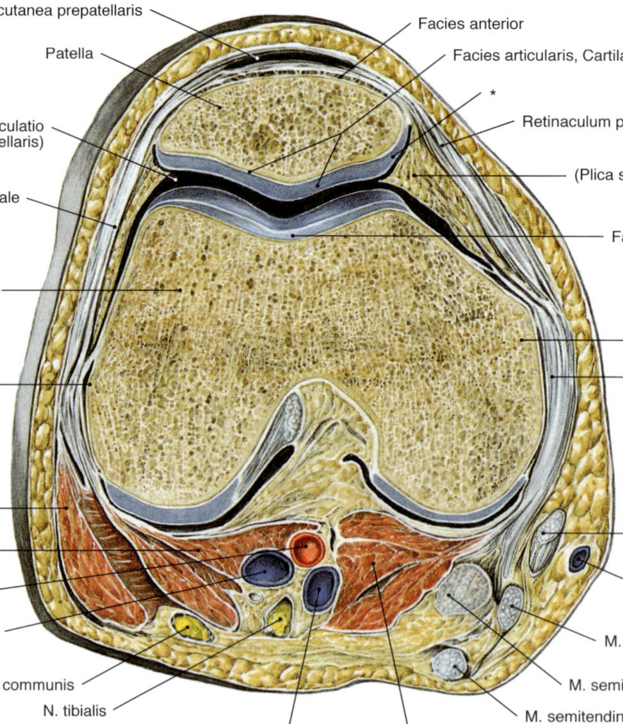

Abb. 1002 Kniegelenk, Articulatio genus; Querschnitt.
* mediale Randfacette

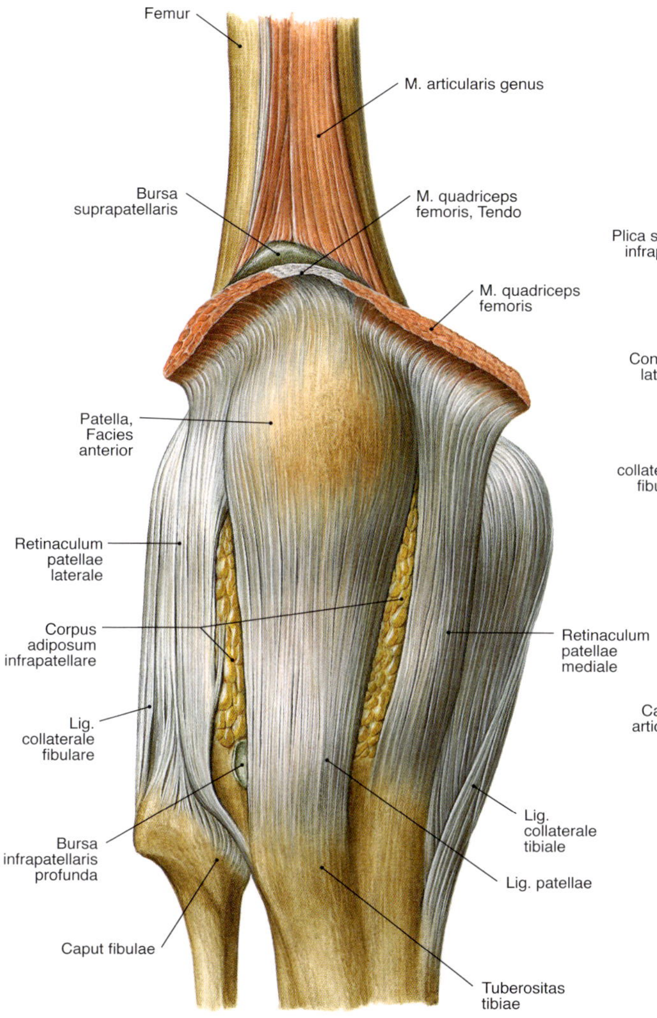

Abb. 1003 Kniegelenk, Articulatio genus; mit geschlossener Gelenkkapsel; von ventral.

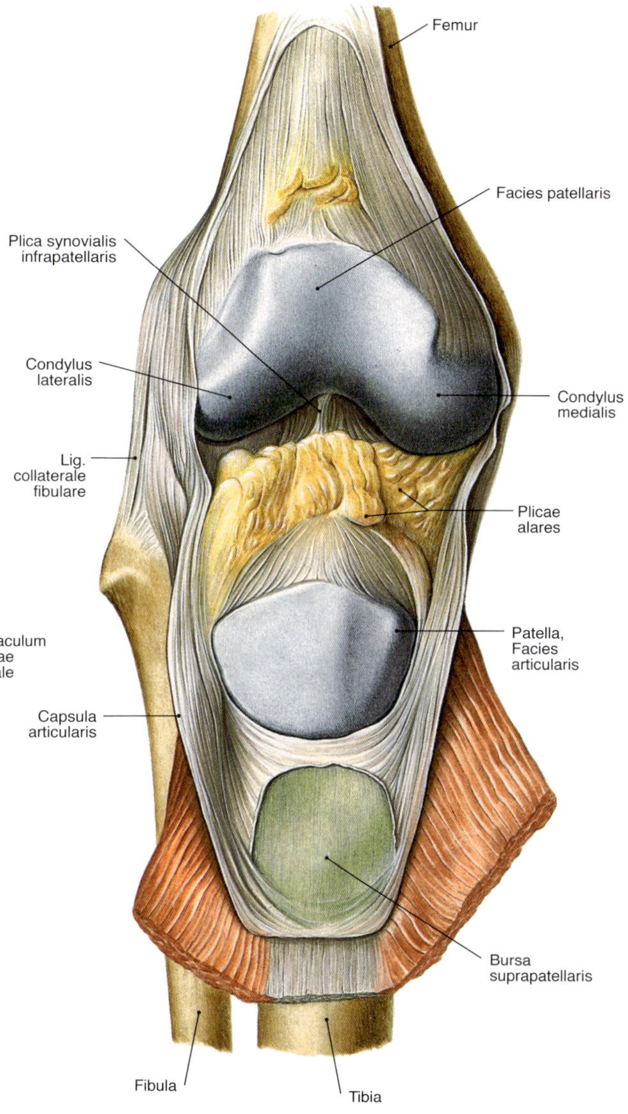

Abb. 1004 Kniegelenk, Articulatio genus; vorderer Kapselanteil nach Durchtrennung des M. quadriceps nach distal geklappt; Bursa suprapatellaris eröffnet; von ventral.

Kniegelenk

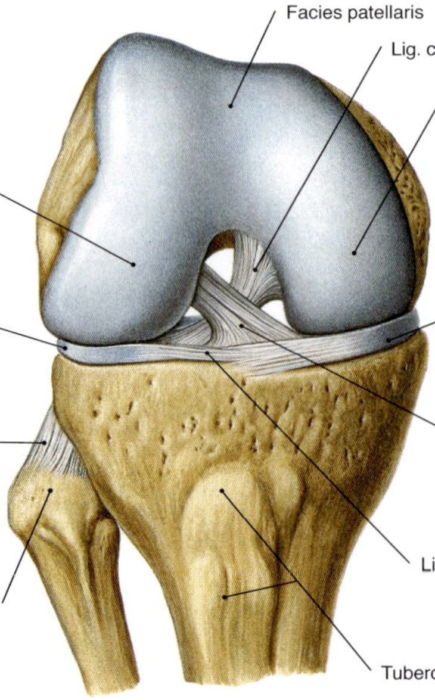

Abb. 1005 Kniegelenk, Articulatio genus;
in 90°-Beugestellung; nach Entfernung der Gelenkkapsel und der Seitenbänder;
von ventral.

* klinisch: LCA
** klinisch: LCP

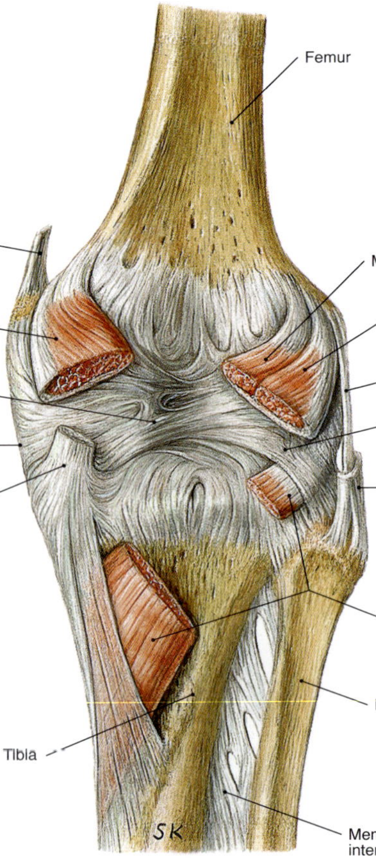

Abb. 1006 Kniegelenk, Articulatio genus;
mit geschlossener Gelenkkapsel und Muskelursprüngen;
von dorsal.

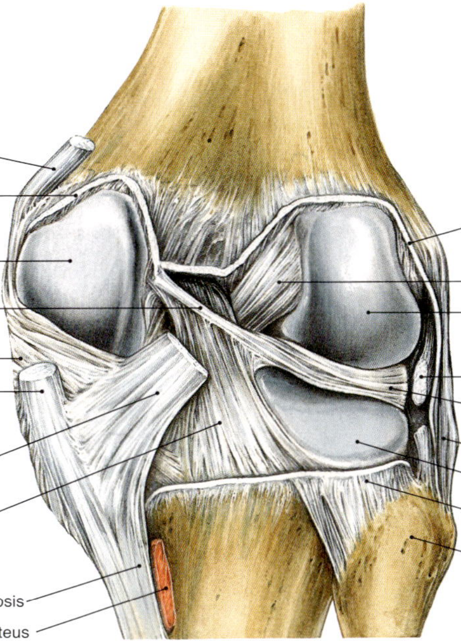

Abb. 1007 Kniegelenk, Articulatio genus;
nach Freilegung der Kreuzbänder und der Menisci;
von dorsal.

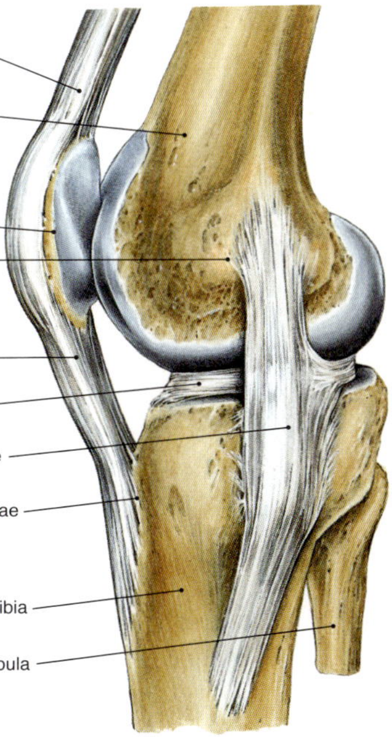

Abb. 1008 Inneres Seitenband, Lig. collaterale mediale;
Streckstellung;
von medial.
Nur die hinteren Fasern des medialen Seitenbandes sind mit dem Meniscus medialis verwachsen.

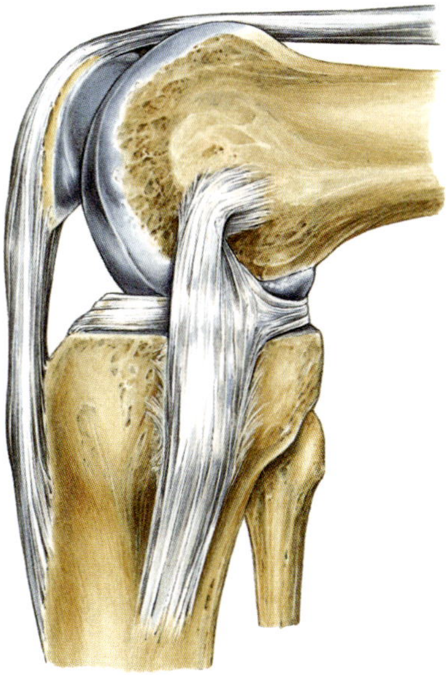

Abb. 1009 Inneres Seitenband, Lig. collaterale mediale;
90°-Beugestellung;
von medial.
Im Ablauf der Beugung kommt es zu einer Verdrehung der hinteren und der proximalen Fasern des inneren Seitenbandes, wodurch der Meniscus medialis stabilisiert wird.

Kniegelenk

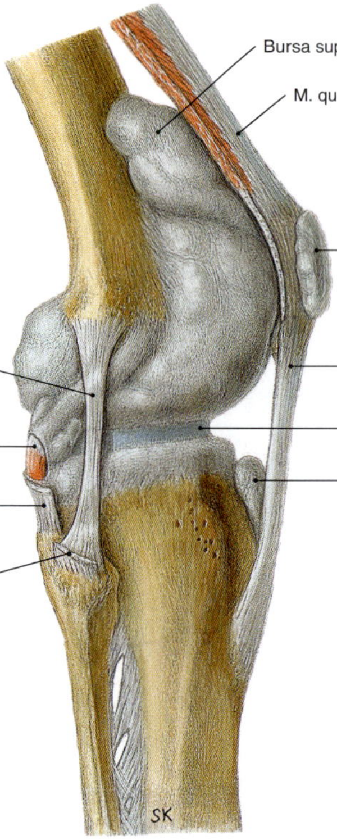

Abb. 1010 Kniegelenk, Articulatio genus;
Membrana synovialis durch Injektionsmasse prall gefüllt;
von lateral.
Recessus subpopliteus nicht dargestellt (vgl. mit Abb. 1011).

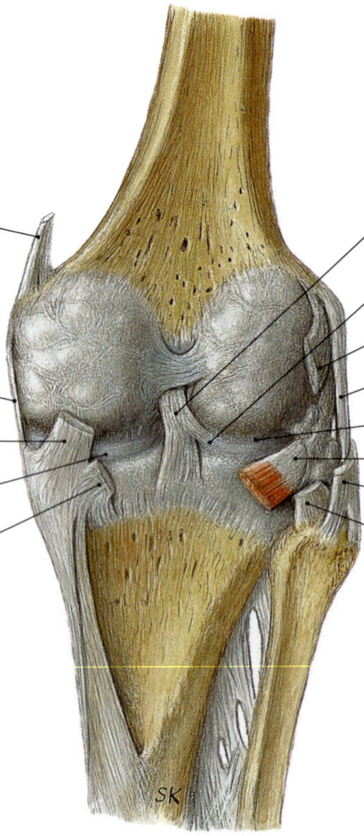

Abb. 1011 Kniegelenk, Articulatio genus;
Membrana synovialis durch Injektionsmasse prall gefüllt;
von dorsal.
* klinisch: LCM (= Lig. collaterale mediale)
** klinisch: LCL (= Lig. collaterale laterale)

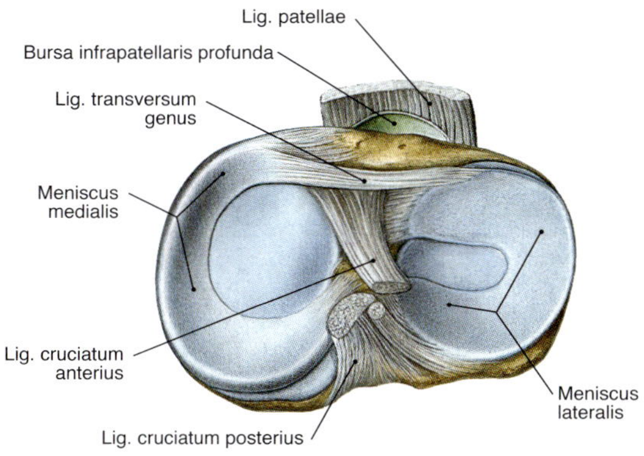

Abb. 1012 Menisci des Kniegelenks, Articulatio genus, und Kreuzbänder, Ligg. cruciata; von proximal.

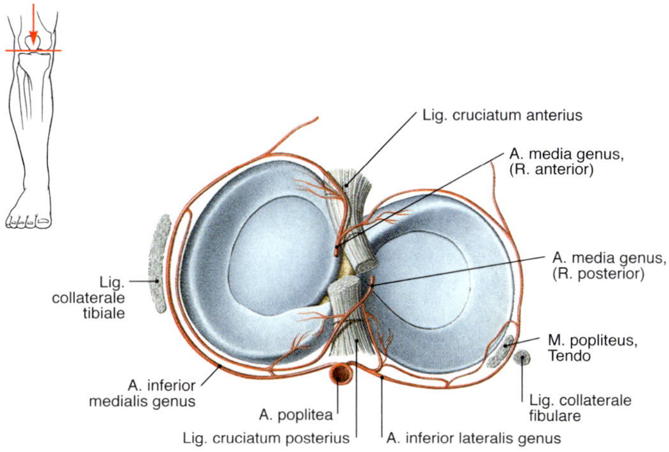

Abb. 1013 Menisci des Kniegelenks, Articulatio genus; arterielle Versorgung; von proximal.

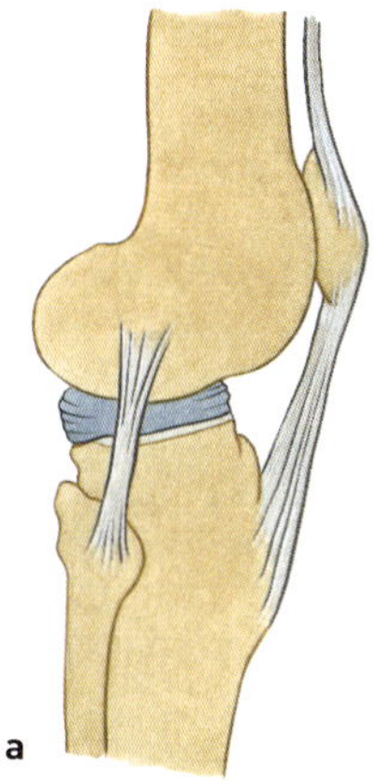
a

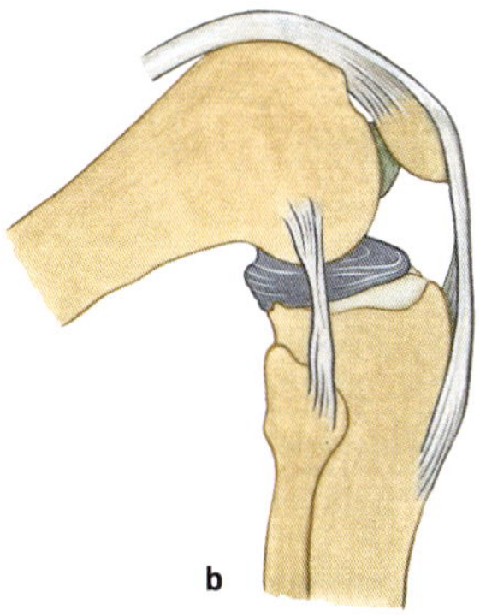
b

Abb. 1014 a, b Verschiebung der Menisci bei der Beugung; von lateral.

a Streckstellung
b Beugestellung

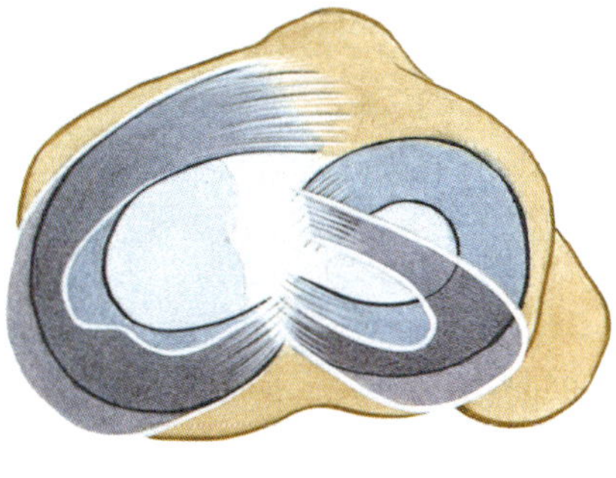

Abb. 1015 Verschieblichkeit der Menisci bei der Beugung; von proximal.
Bei der Beugung werden beide Menisci über die Kanten der Tibiakondylen nach hinten gedrängt. Die geringere Verletzungsgefahr für den lateralen Meniskus wird mit seiner größeren Verschieblichkeit erklärt.

Kniegelenk, Schnitte

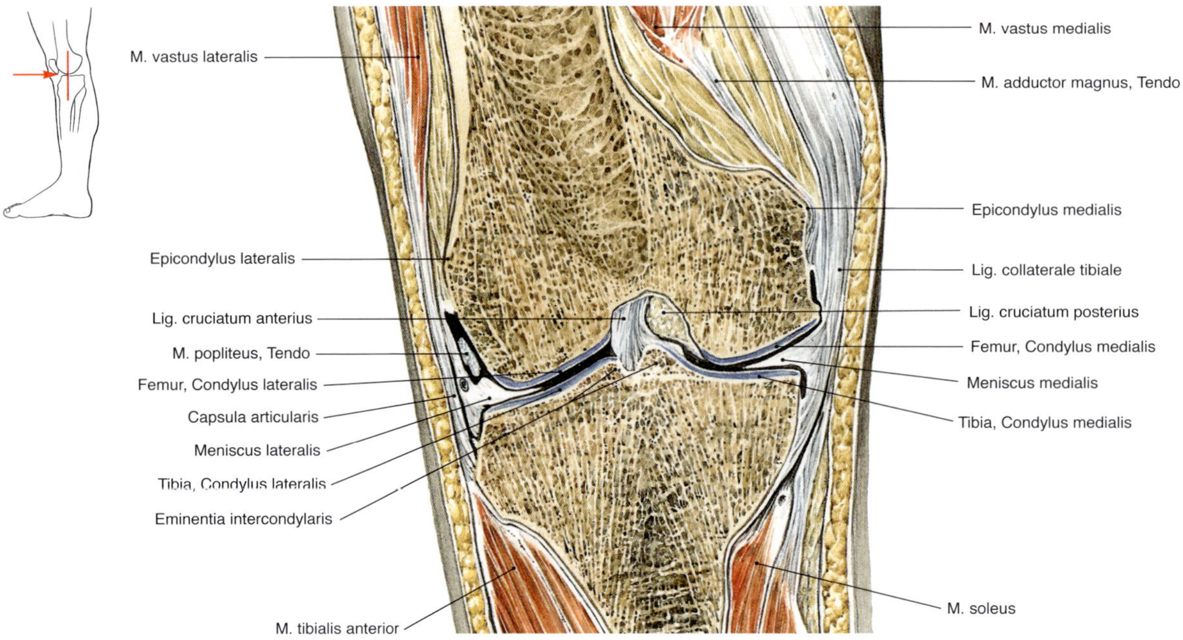

Abb. 1016 Kniegelenk, Articulatio genus; Frontalschnitt.

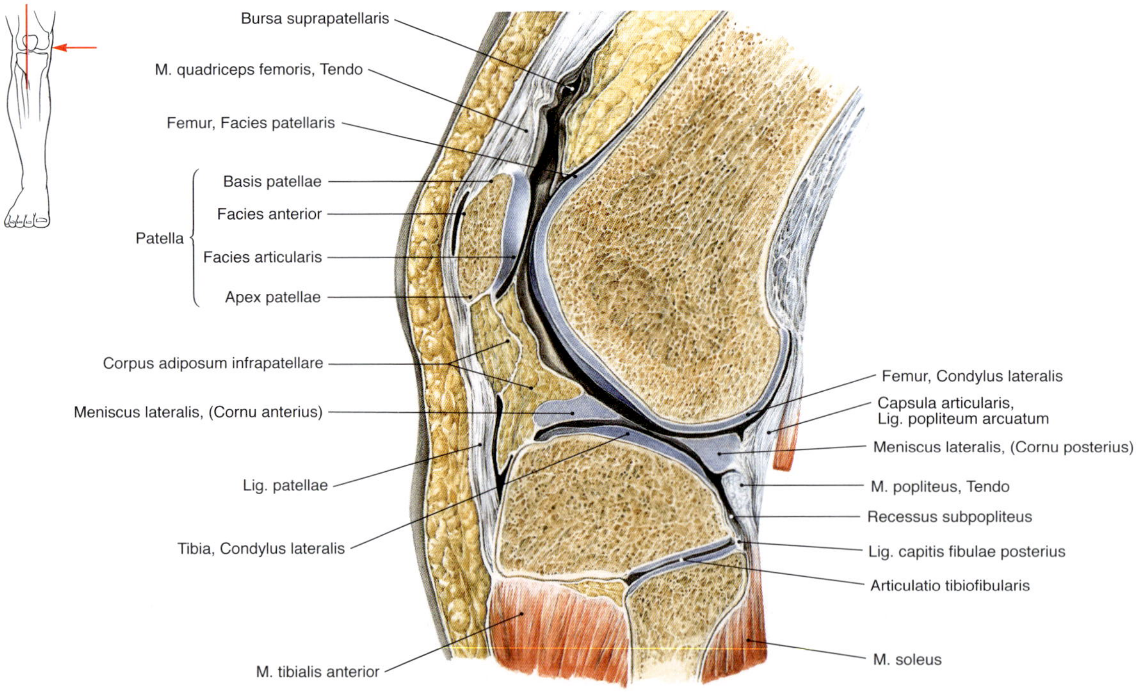

Abb. 1017 Kniegelenk, Articulatio genus; Sagittalschnitt durch den lateralen Gelenkanteil.

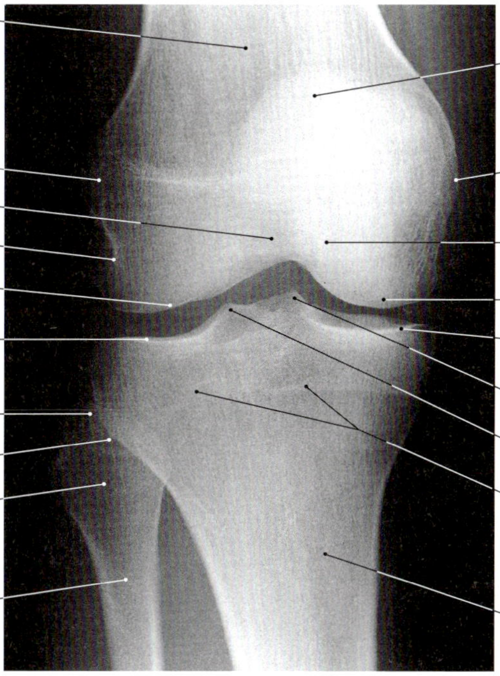

Abb. 1018 Kniegelenk, Articulatio genus; ap-Röntgenbild; Einstellung: Aufnahme im Liegen, Zentralstrahl auf die Gelenkmitte gerichtet.

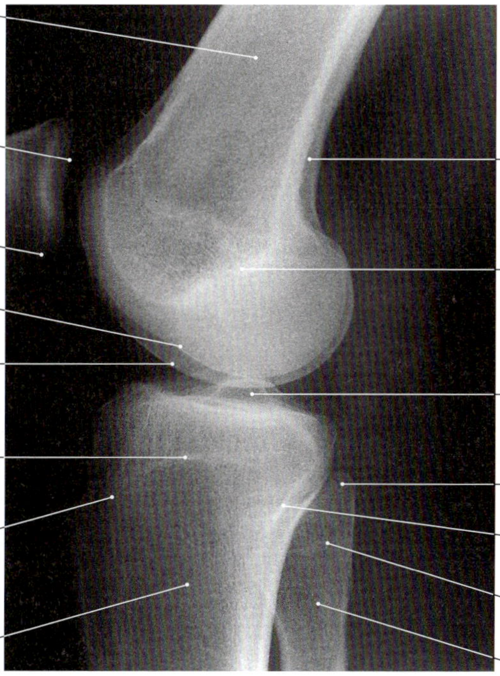

Abb. 1019 Kniegelenk, Articulatio genus; laterales Röntgenbild; Einstellung: Aufnahme im Liegen, Zentralstrahl auf die Gelenkmitte gerichtet.

Kniegelenk, Arthroskopie

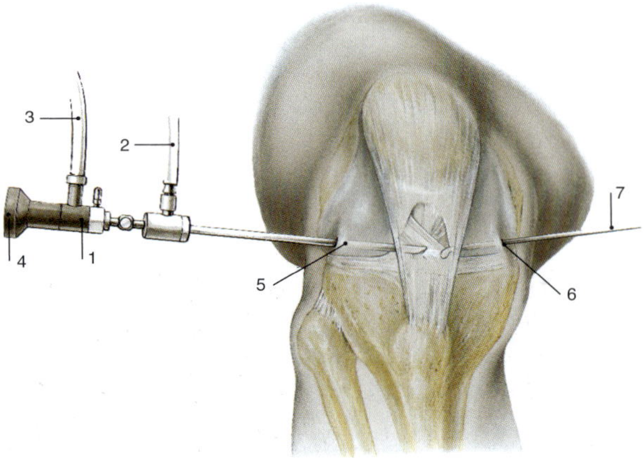

1 Arthroskop
2 Zu- bzw. Ableitung der Spülflüssigkeit
3 Kaltlichtquelle
4 Okular bzw. Ansatz für Videosystem
5 anterolateraler Zugang
6 anteromedialer Zugang
7 zusätzliches Instrument

Abb. 1020 Zugänge bei der Arthroskopie.

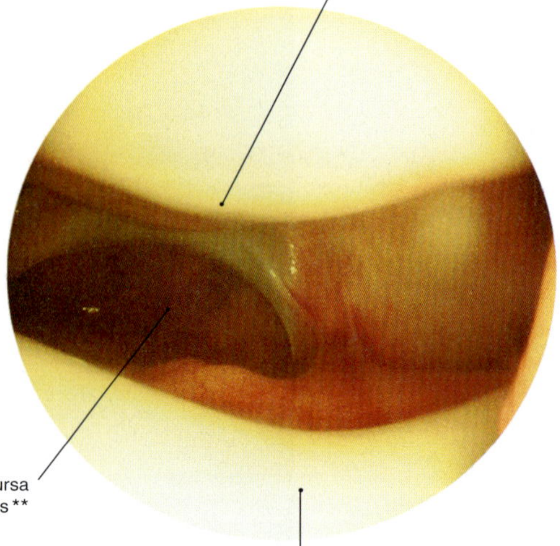

Abb. 1021 a–c Kniegelenk, Articulatio genus; Arthroskopie.

a Blick von distal in das Femoropatellargelenk

* Patellafirst: First zwischen medialer und lateraler Gelenkfläche

** klinisch: Recessus suprapatellaris

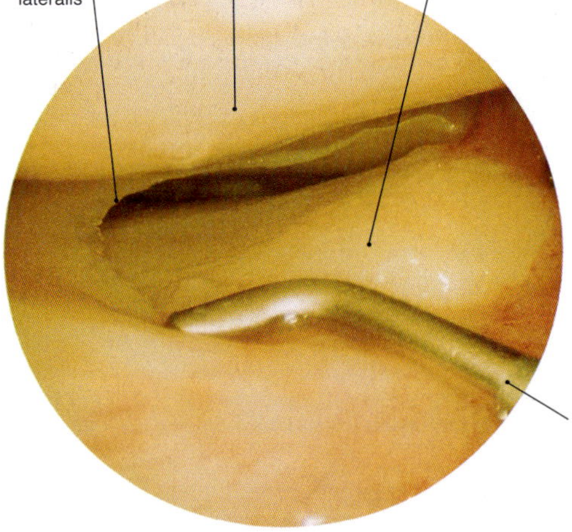

b Blick von medial auf den freien Innenrand des lateralen Meniskus.
Mit dem Tasthaken (*) wird der vordere Teil des Meniskus etwas hinuntergedrückt.

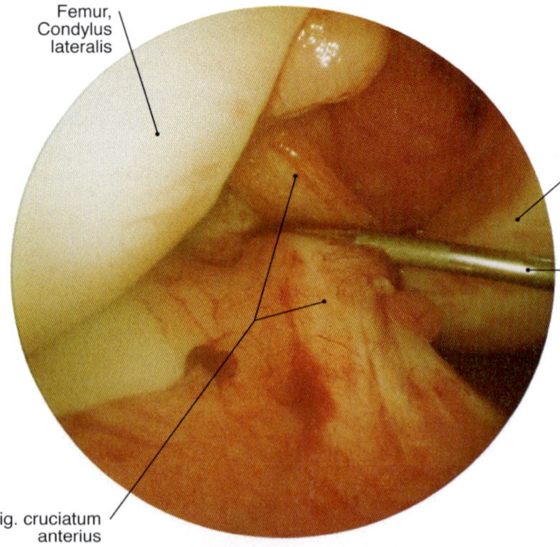

c Blick von anterolateral auf den distalen Anteil des vorderen Kreuzbandes.
Das Band ist mit gefäßreicher Synovialmembran bedeckt; es wird mit dem Tasthaken (*) etwas nach medial gezogen.

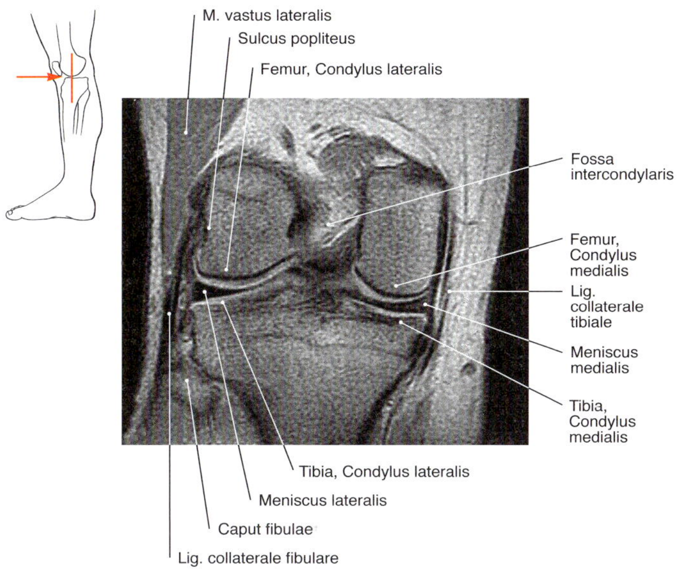

Abb. 1022 Kniegelenk, Articulatio genus; magnetresonanztomographischer Frontalschnitt (MRT); Einstellung: Knie in gestreckter Stellung. Kompakter Knochen stellt sich bei dieser Aufnahmetechnik im MRT schwarz dar.

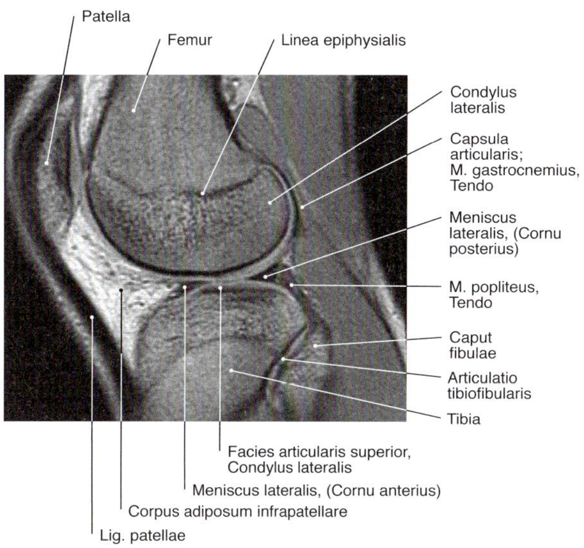

Abb. 1023 Kniegelenk, Articulatio genus; magnetresonanztomographischer Sagittalschnitt (MRT) durch den lateralen Gelenkanteil; Einstellung: Knie in gestreckter Stellung.

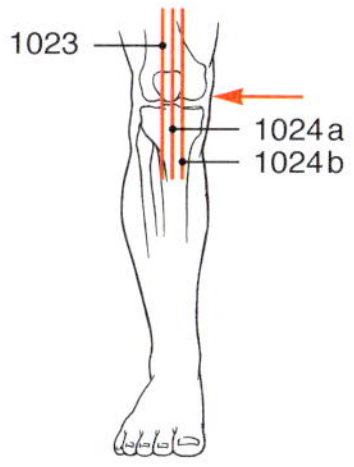

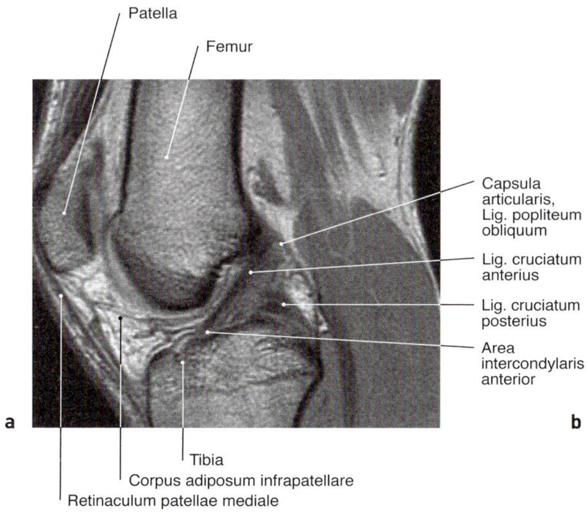

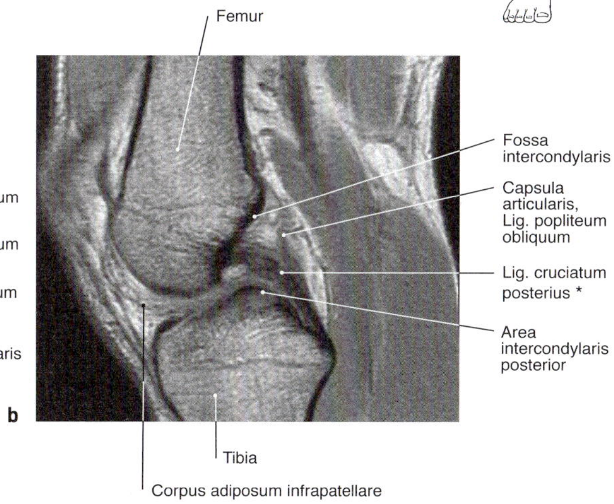

Abb. 1024 a, b Kniegelenk, Articulatio genus; magnetresonanztomographische Sagittalschnitte (MRT) zur Darstellung der Kreuzbänder; Einstellung: Knie in gestreckter Stellung.

a vorderes Kreuzband, Lig. cruciatum anterius (LCA)
b hinteres Kreuzband, Lig. cruciatum posterius (LCP)

* Die Inhomogenität ist durch schräge Anschnitte der Faserbündel zu erklären.

Verbindungen der Unterschenkelknochen

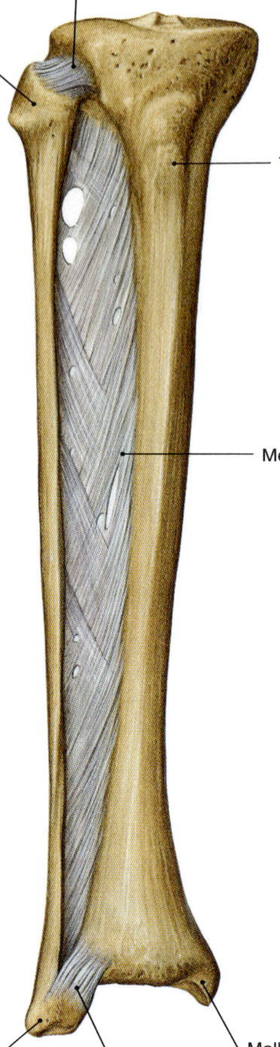

Abb. 1025 Verbindungen der Knochen des Unterschenkels; von ventral.

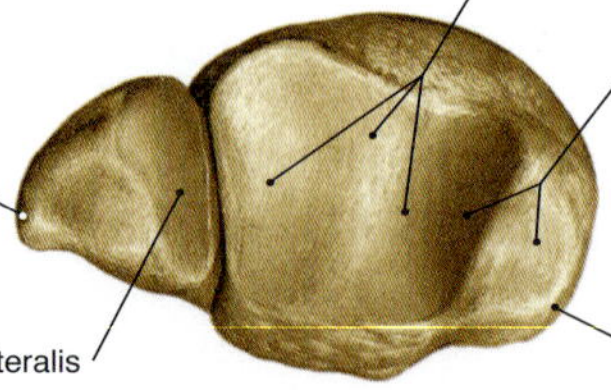

Abb. 1026 Schienbein, Tibia, und Wadenbein, Fibula; von distal.

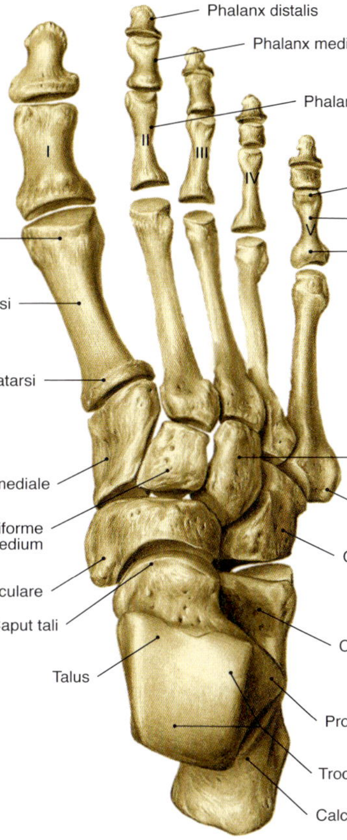

Abb. 1027 Fußskelett, Ossa pedis; von proximal.

I Hallux [Digitus primus]
II Digitus secundus
III Digitus tertius
IV Digitus quartus
V Digitus minimus [quintus]

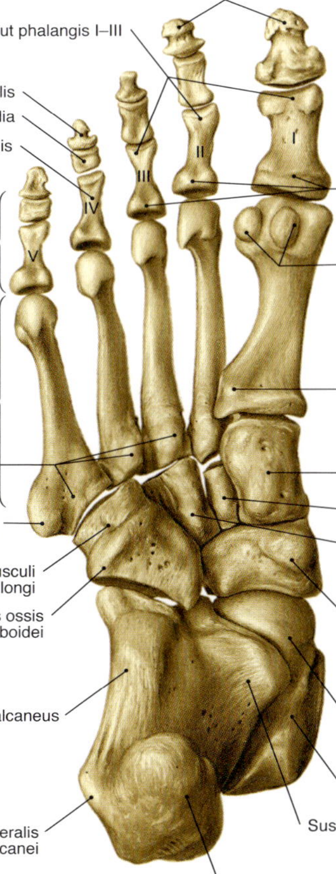

Abb. 1028 Fußskelett, Ossa pedis; von plantar.

Fußskelett

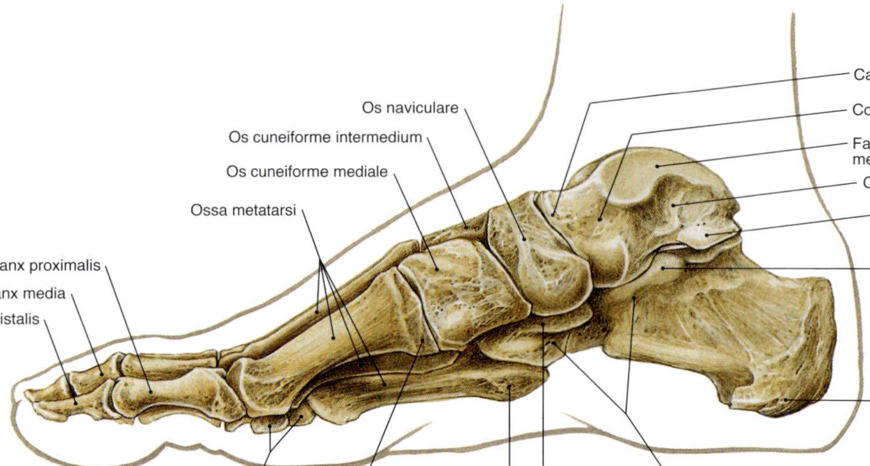

Abb. 1029 Fußskelett, Ossa pedis; von medial.

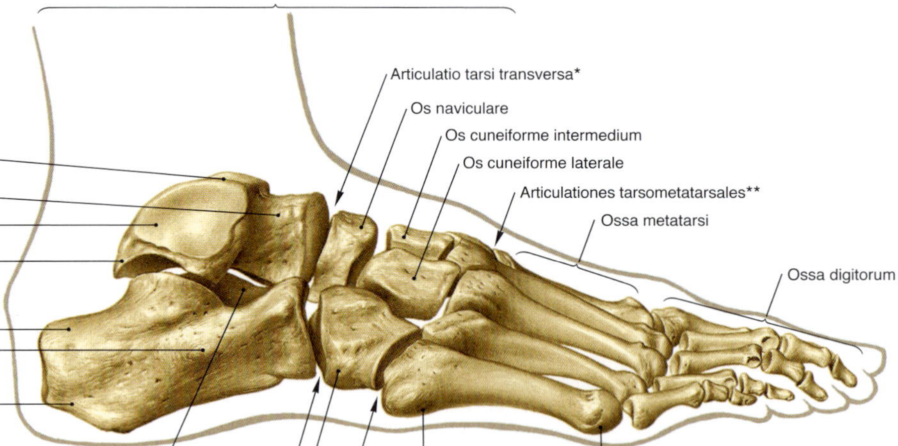

Abb. 1030 Fußskelett, Ossa pedis; von lateral.

* auch: CHOPART'sche Gelenklinie
** auch: LISFRANC'sche Gelenklinie

Sprungbein und Fersenbein

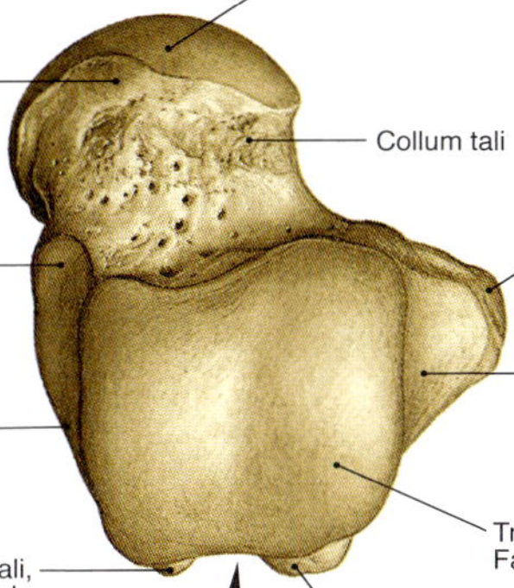

Abb. 1031 Sprungbein, Talus; von proximal.

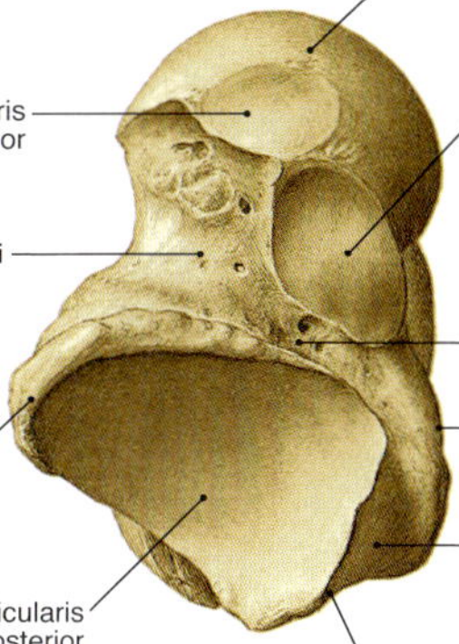

Abb. 1032 Sprungbein, Talus; von plantar.

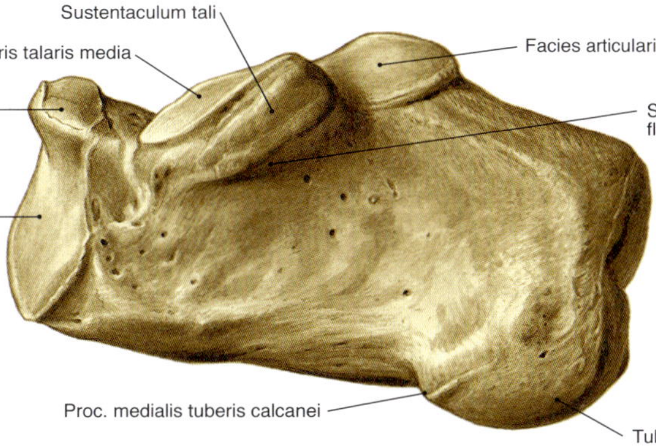

Abb. 1033 Fersenbein, Calcaneus; von medial.

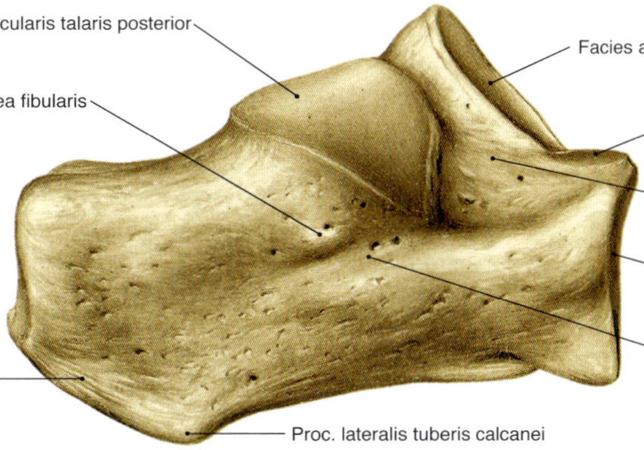

Abb. 1034 Fersenbein, Calcaneus; von lateral.

Fußwurzelknochen

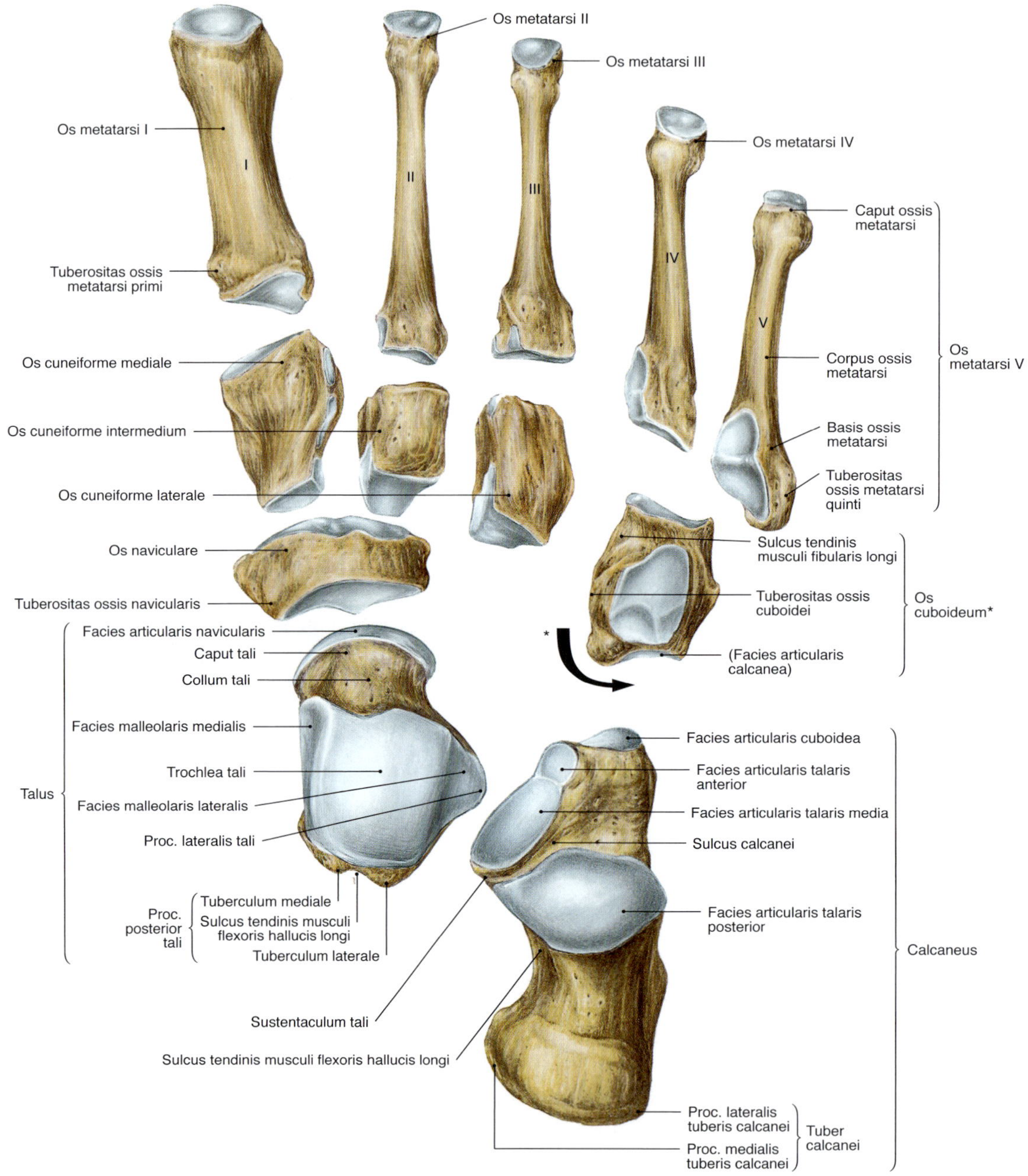

Abb. 1035 Knochen der Fußwurzel, Ossa tarsi, und des Mittelfußes, Ossa metatarsi; von proximal.

* Das Os cuboideum ist von medial dargestellt.

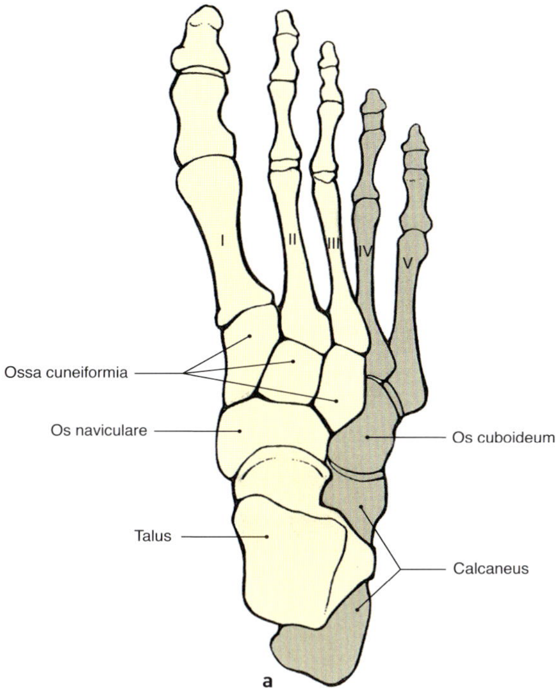

Abb. 1036 a, b Fußskelett, Ossa pedis; Bauplan.
a von proximal
b von plantar

Während die Köpfchen aller Mittelfußknochen in der Plantarebene liegen, lagern sich Keilbeine, Kahnbein und Sprungbein nach hinten zunehmend über die lateralen Skelettanteile, so dass das Sprungbein über dem Fersenbein zu liegen kommt. Nach medial öffnet sich dadurch das Längsgewölbe.
Der keilförmige Querschnitt der Keilbeine und der Basen der Mittelfußknochen führt zum Aufbau des Quergewölbes.

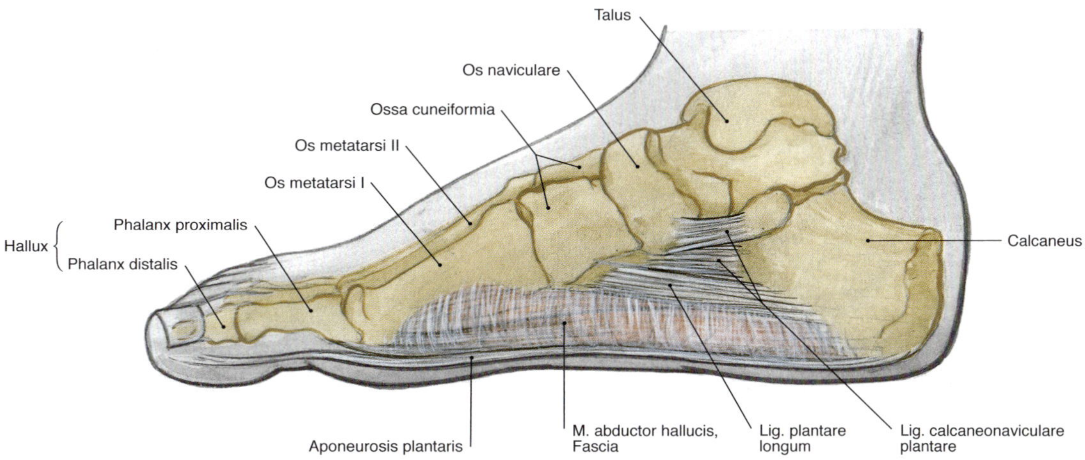

Abb. 1037 Verspannung des Längsgewölbes des Fußes; von medial.

Die in der Abbildung dargestellten, im Wesentlichen in der Längsachse des Fußes ausgerichteten Bandstrukturen verspannen passiv das Längsgewölbe. Sie werden vor allem durch die kurzen Muskeln des Fußes in ihrer Funktion unterstützt.

Verbindungen der Fußknochen

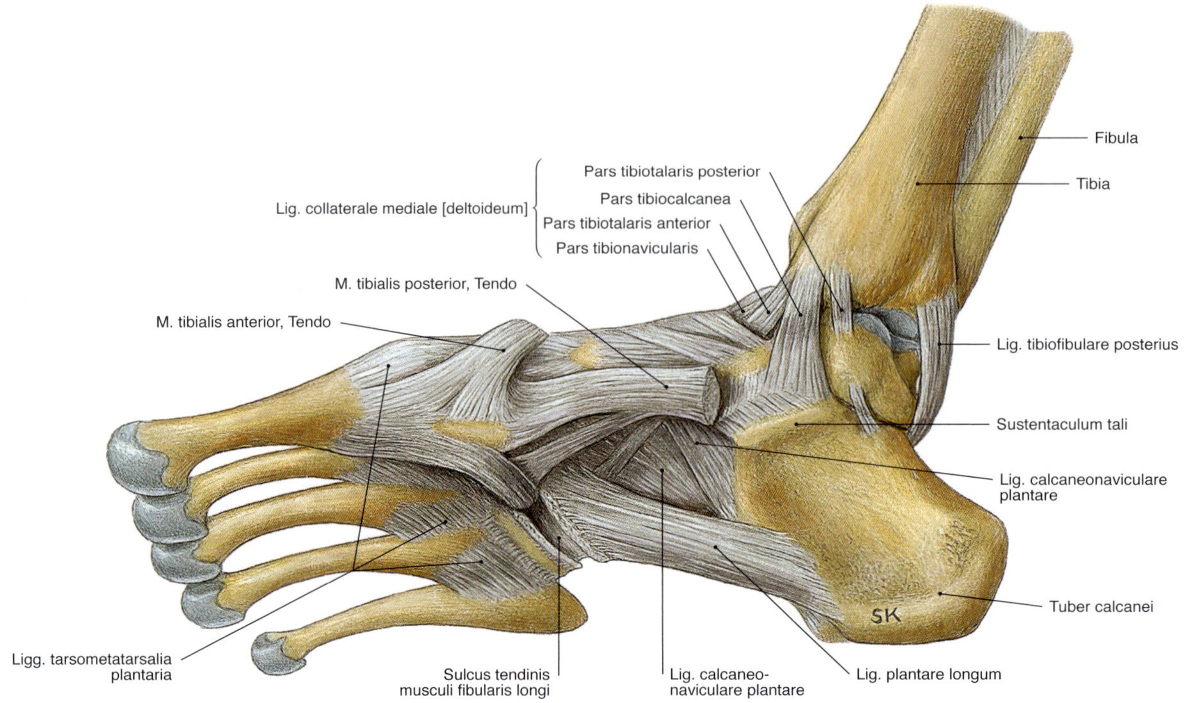

Abb. 1038 Gelenke des Fußes, Articulationes pedis; Bänder und Sehnen; von medial.

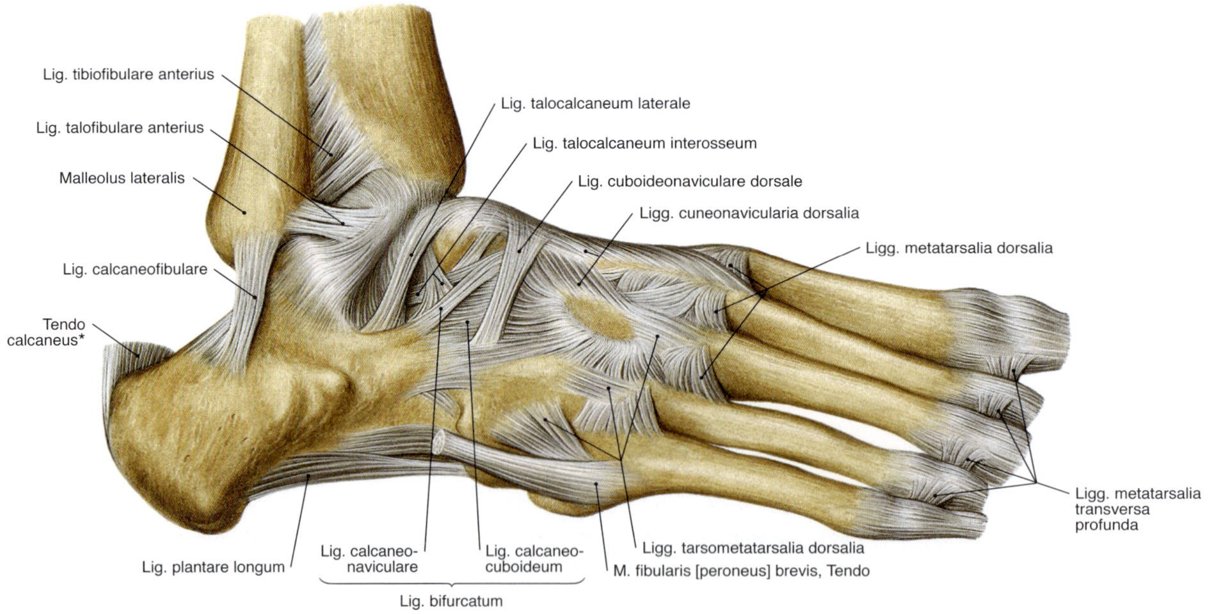

Abb. 1039 Gelenke des Fußes, Articulationes pedis; Bänder und Sehnen; von lateral.
* auch: Achillessehne

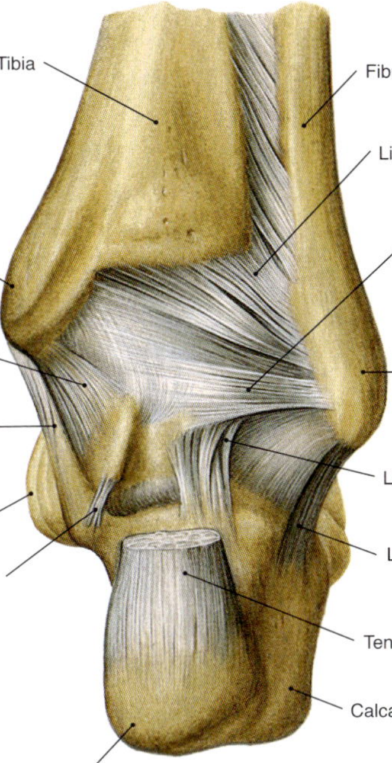

Abb. 1040 Gelenke des Fußes, Articulationes pedis; Bänder und Sehnen im Bereich des Rückfußes.
* auch: Achillessehne

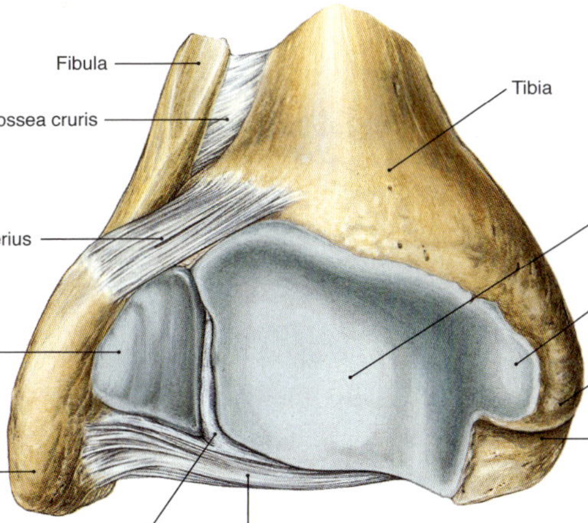

Abb. 1041 Oberes Sprunggelenk, Articulatio talocruralis; proximale Gelenkkörper; von distal.

Verbindungen der Fußknochen

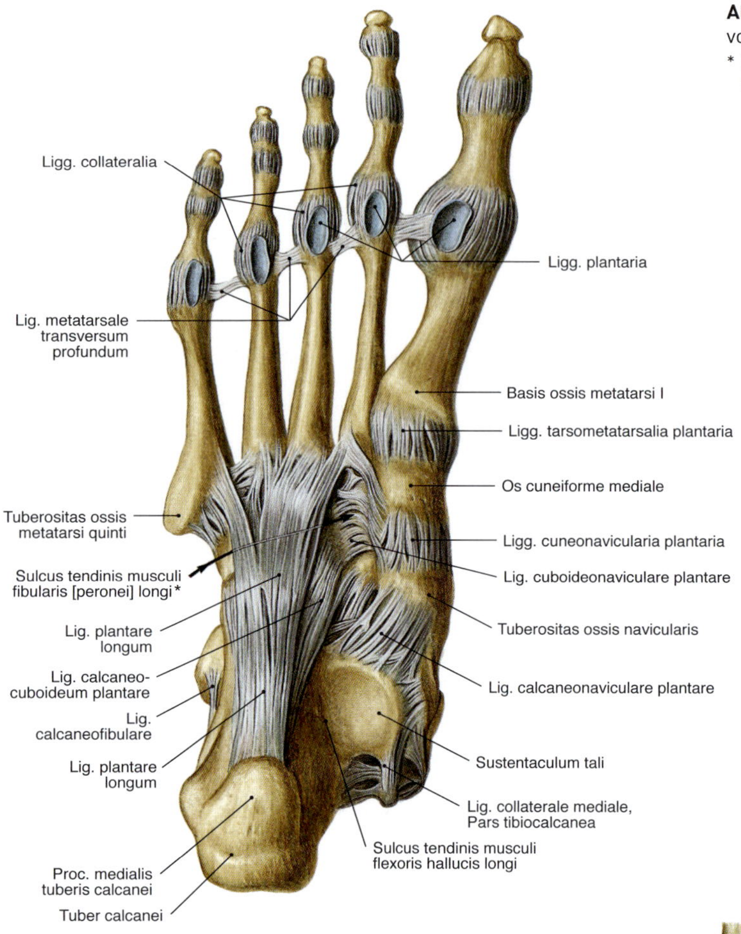

Abb. 1042 Gelenke des Fußes, Articulationes pedis; von plantar.

* Das Lig. plantare longum schließt den Sulcus zu einem Kanal für die Sehne des M. fibularis [peroneus] longus.

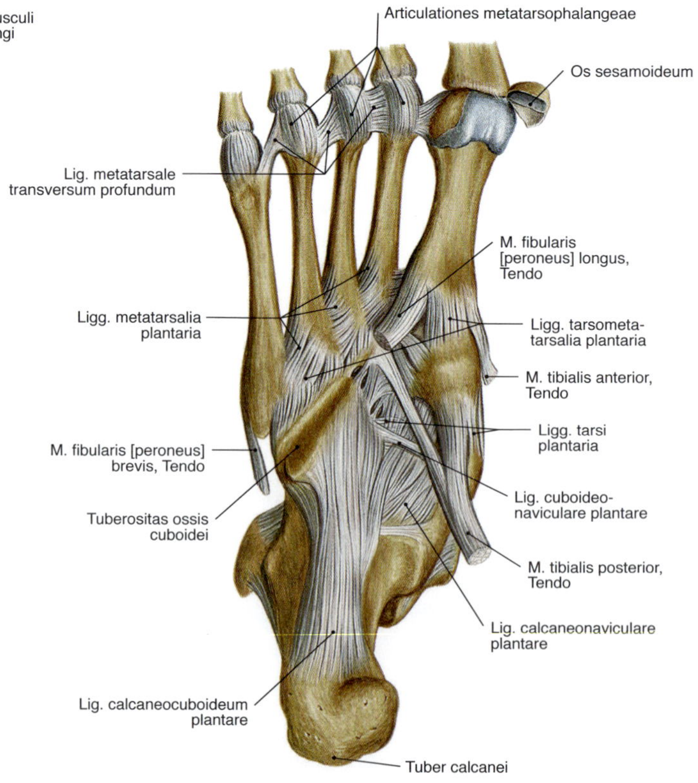

Abb. 1043 Gelenke des Fußes, Articulationes pedis; Bänder und Sehnen im Bereich des Rück- und des Mittelfußes; von plantar.

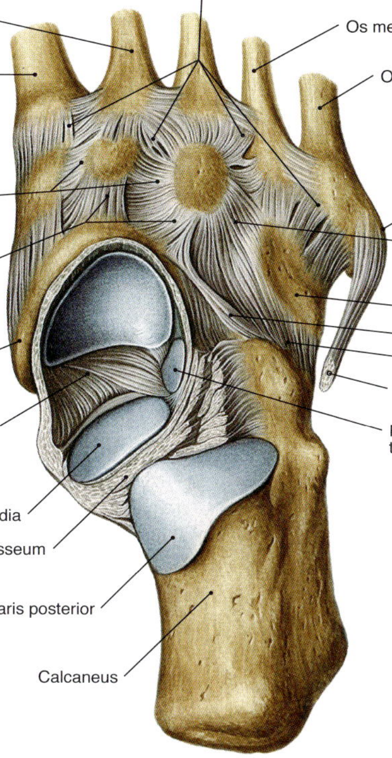

Abb. 1044 Unteres Sprunggelenk, Articulatio talocalcaneonavicularis; distale Gelenkkörper; von proximal.

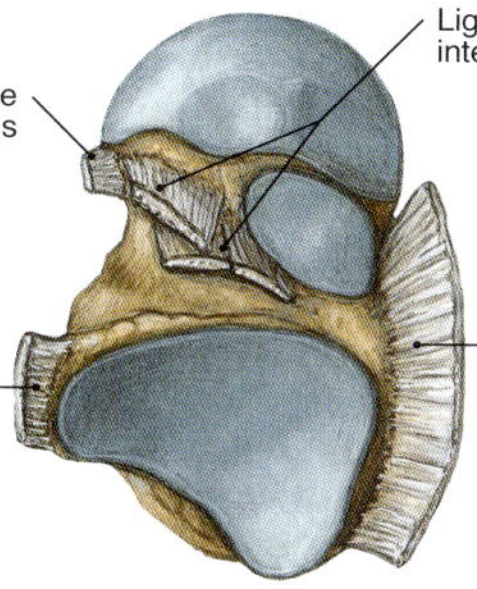

Abb. 1045 Unteres Sprunggelenk, Articulatio talocalcaneonavicularis; proximale Gelenkkörper; von distal.

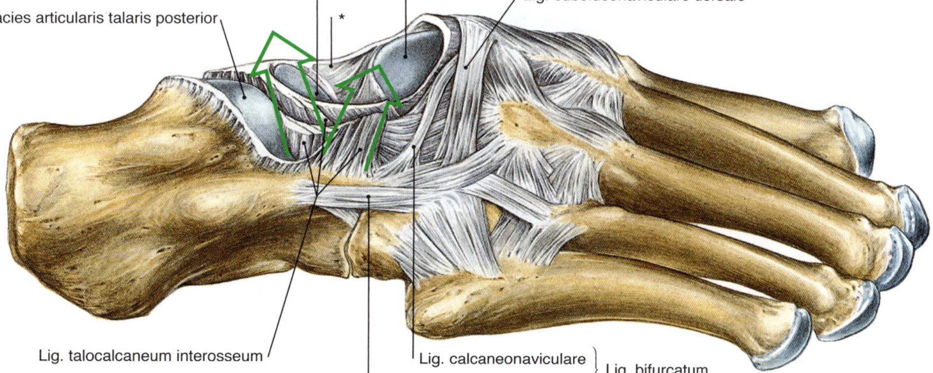

Abb. 1046 Unteres Sprunggelenk, Articulatio talocalcaneonavicularis; nach Abtragung des Talus und der lateralen Bänder; von lateral.
Die beiden Pfeile weisen auf die schraubige Verdrehung des Lig. talocalcaneum interosseum hin.

* straffe Bindegewebsplatte zwischen Lig. calcaneonaviculare plantare und Pars tibionavicularis des Lig. deltoideum, die den nach medial gerichteten Schub des Taluskopfes aufnimmt; ihr Nachgeben führt zur Abflachung des Längsgewölbes (Senk-, Platt- und Knickfuß)

Sprunggelenke, Schnitte

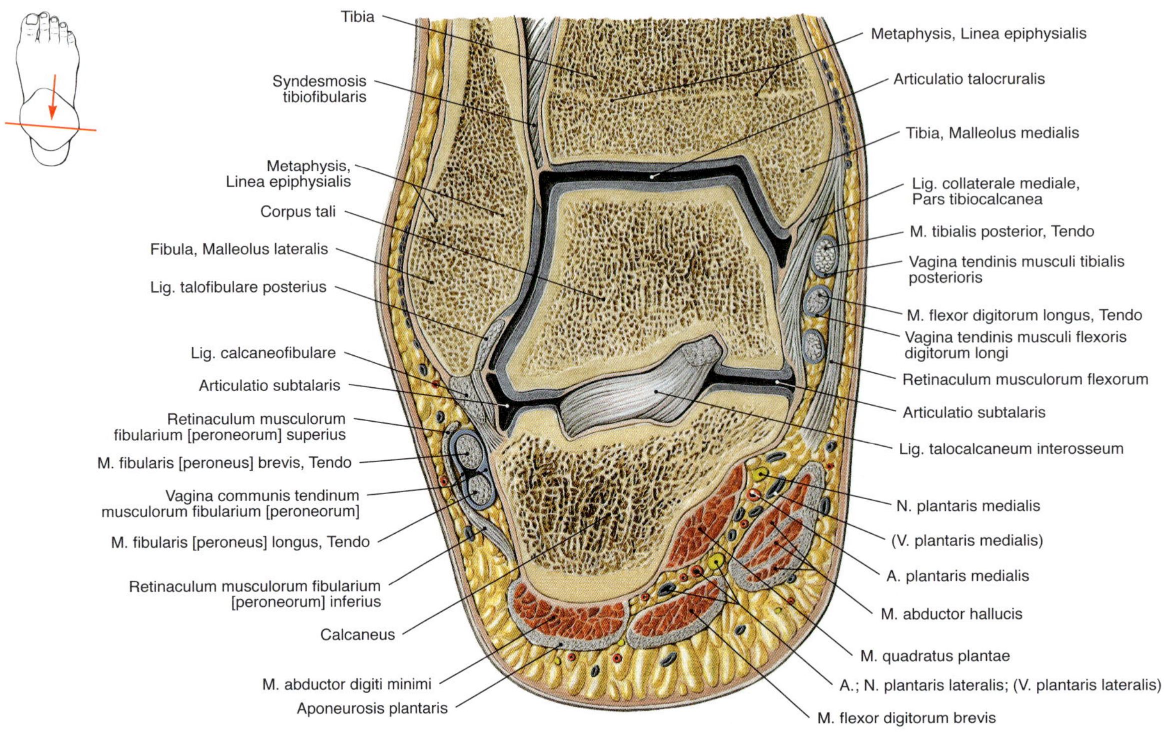

Abb. 1047 Sprunggelenke, Articulationes talocruralis und talocalcaneonavicularis;
Frontalschnitt.

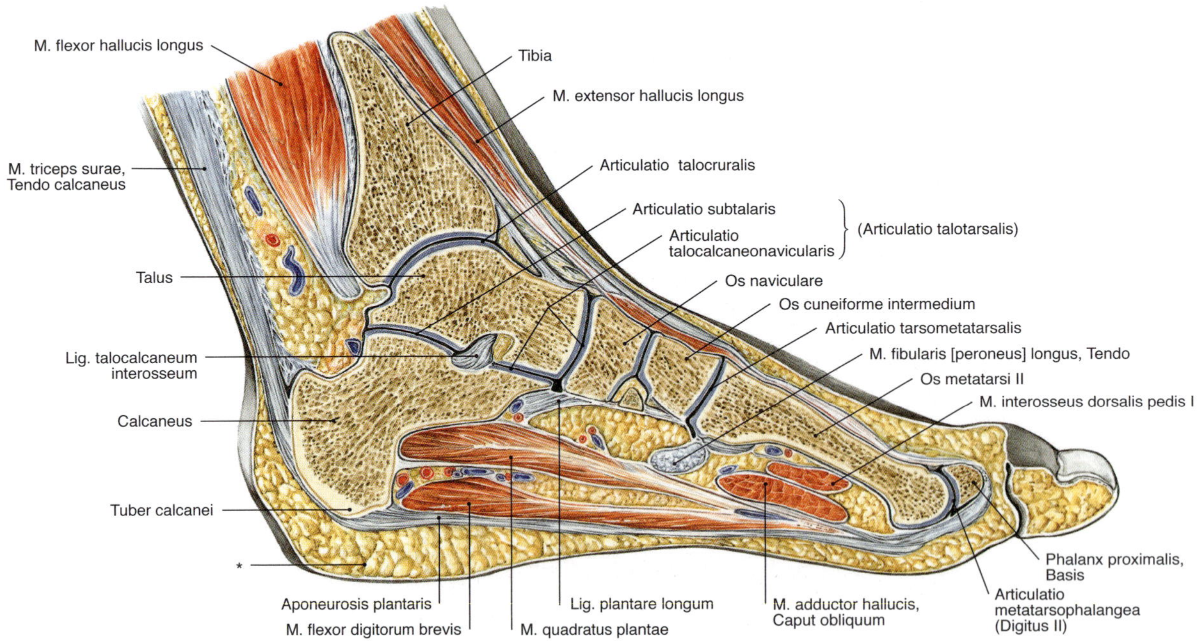

Abb. 1048 Sprunggelenke, Articulationes talocruralis und talocalcaneonavicularis;
Sagittalschnitt.
* Fettpolster der Ferse

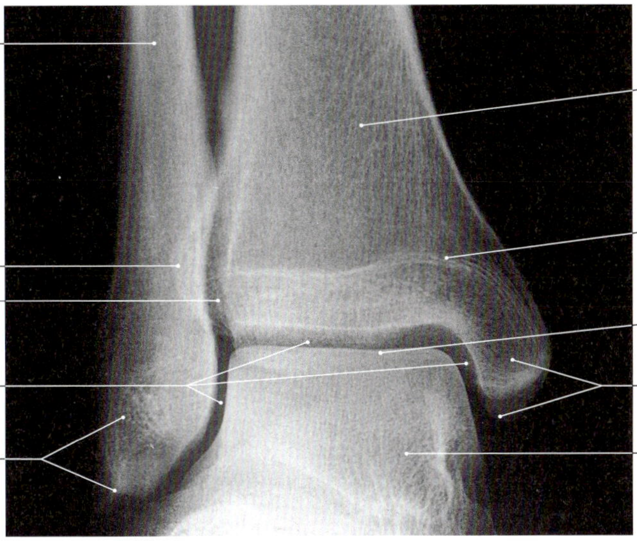

Abb. 1049 Oberes Sprunggelenk, Articulationes talocrurales; ap-Röntgenbild; Einstellung: Aufnahme im Liegen, Zentralstrahl tangential auf die Trochlea tali gerichtet.

* Der Hinterrand der Incisura fibularis wird klinisch auch als Malleolus tertius bezeichnet.

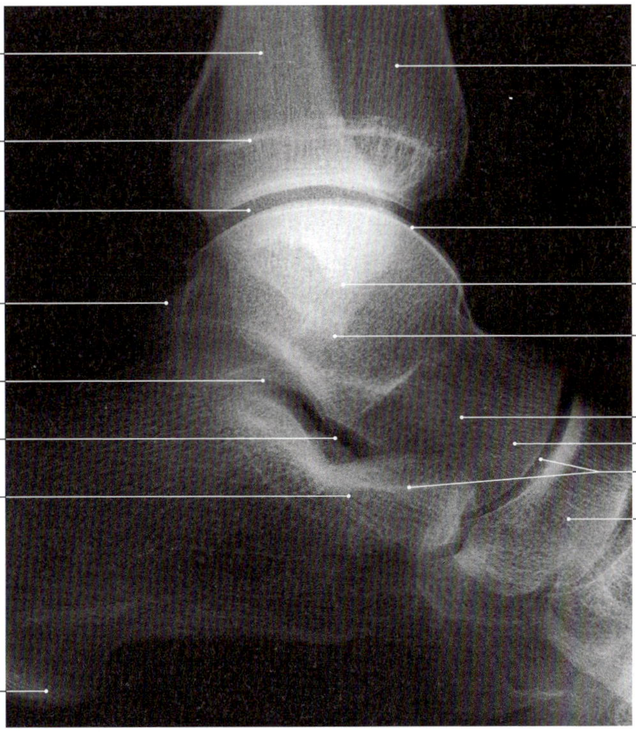

Abb. 1050 Sprunggelenke, Articulationes talocruralis und talocalcaneonavicularis; seitliches Röntgenbild; Einstellung: Aufnahme im Liegen, Zentralstrahl auf den Scheitel der Trochlea tali gerichtet.

* Auf Grund ihrer schraubigen Verdrehung sind die Gelenkspalte nicht orthograd getroffen.
** Überlagerung der Lineae epiphysiales von Tibia und Fibula

→ 1160, 1162

Faszien der Beinmuskeln

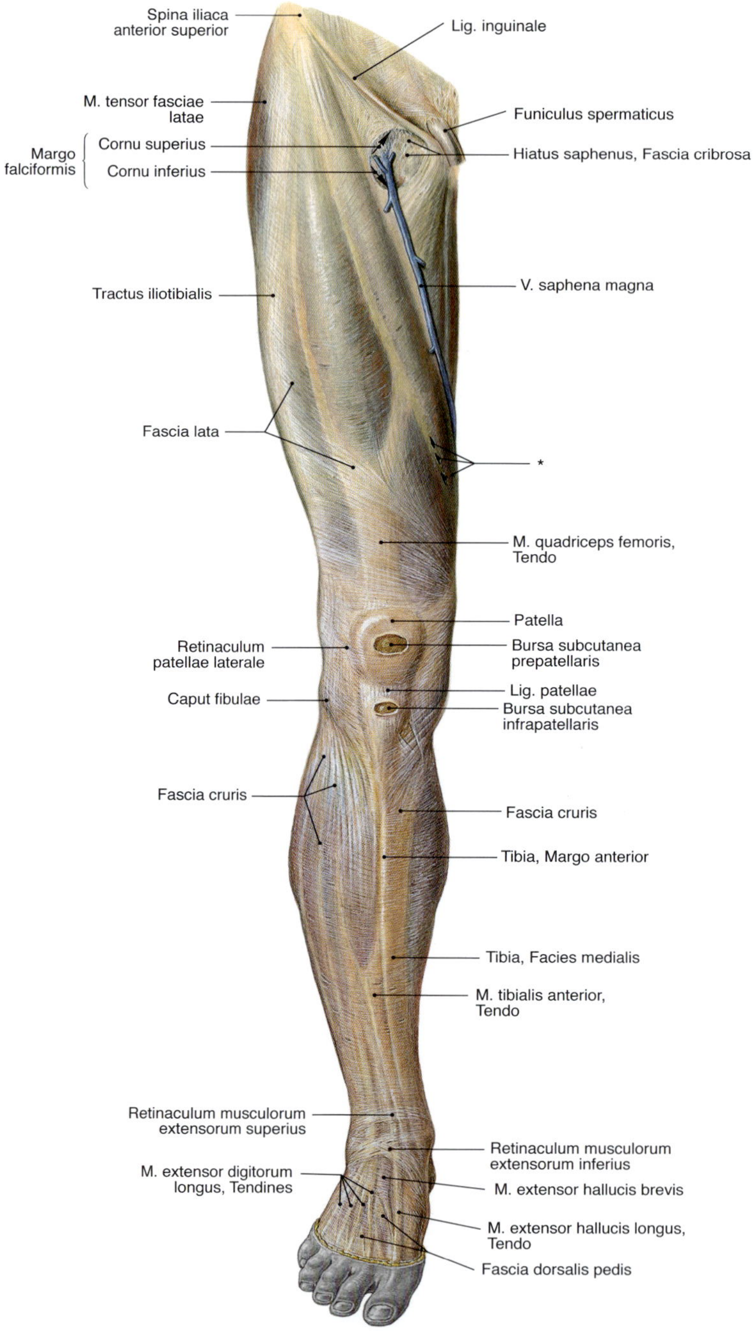

Abb. 1051 Faszie des Oberschenkels, Fascia lata, und des Unterschenkels, Fascia cruris.
Als Leistenband, Lig. inguinale, wird die Übergangszone zwischen der Aponeurose des M. obliquus externus abdominis und der Fascia lata bezeichnet, die lateral an der Spina iliaca anterior superior und medial am Tuberculum pubicum angeheftet ist.
* Faszienlücken für Venae perforantes (DODD'sche Venen)

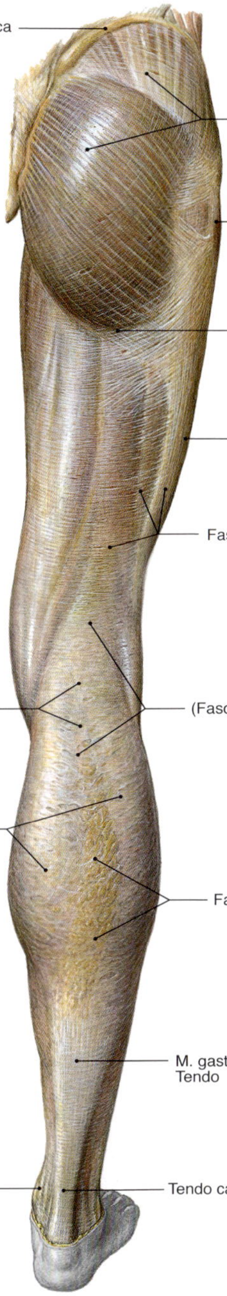

Abb. 1052 Faszie des Oberschenkels, Fascia lata, und des Unterschenkels, Fascia cruris.

Beinmuskeln, Übersicht

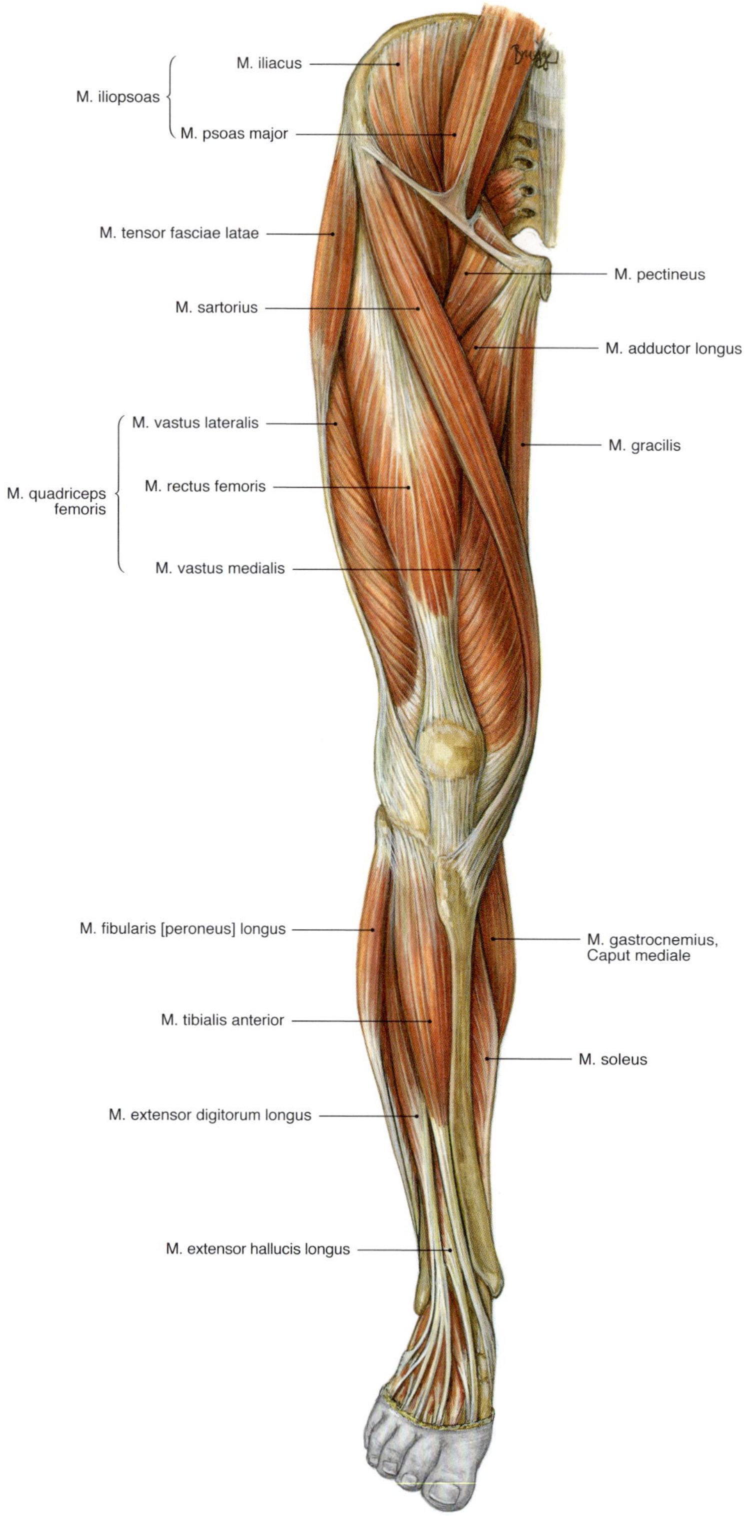

→ T 42, T 44, T 45, T 47, T 48

Abb. 1053 Beinmuskeln, Mm. extremitatis inferioris; Übersicht.

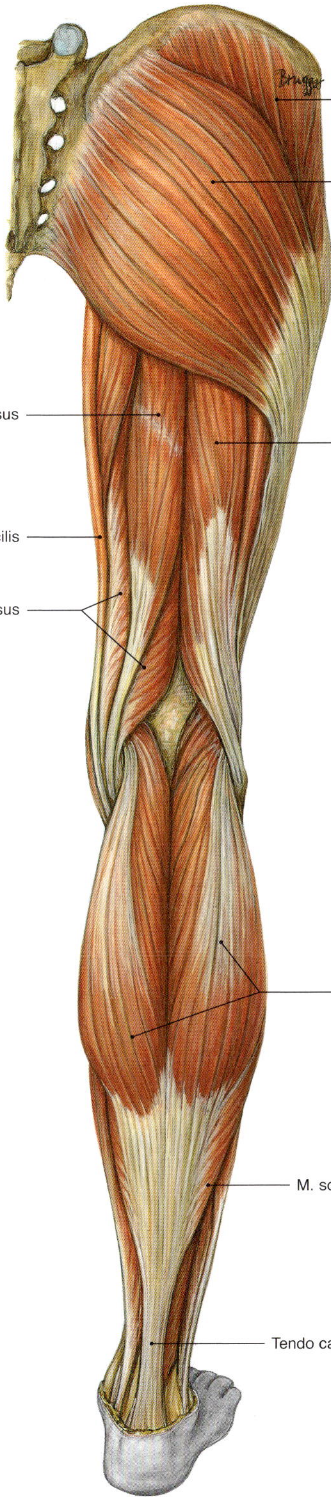

Abb. 1054 Beinmuskeln, Mm. extremitatis inferioris; Übersicht.

→ T 43, T 46, T 49

Ursprünge und Ansätze von Hüft-, Oberschenkel- und Unterschenkelmuskeln

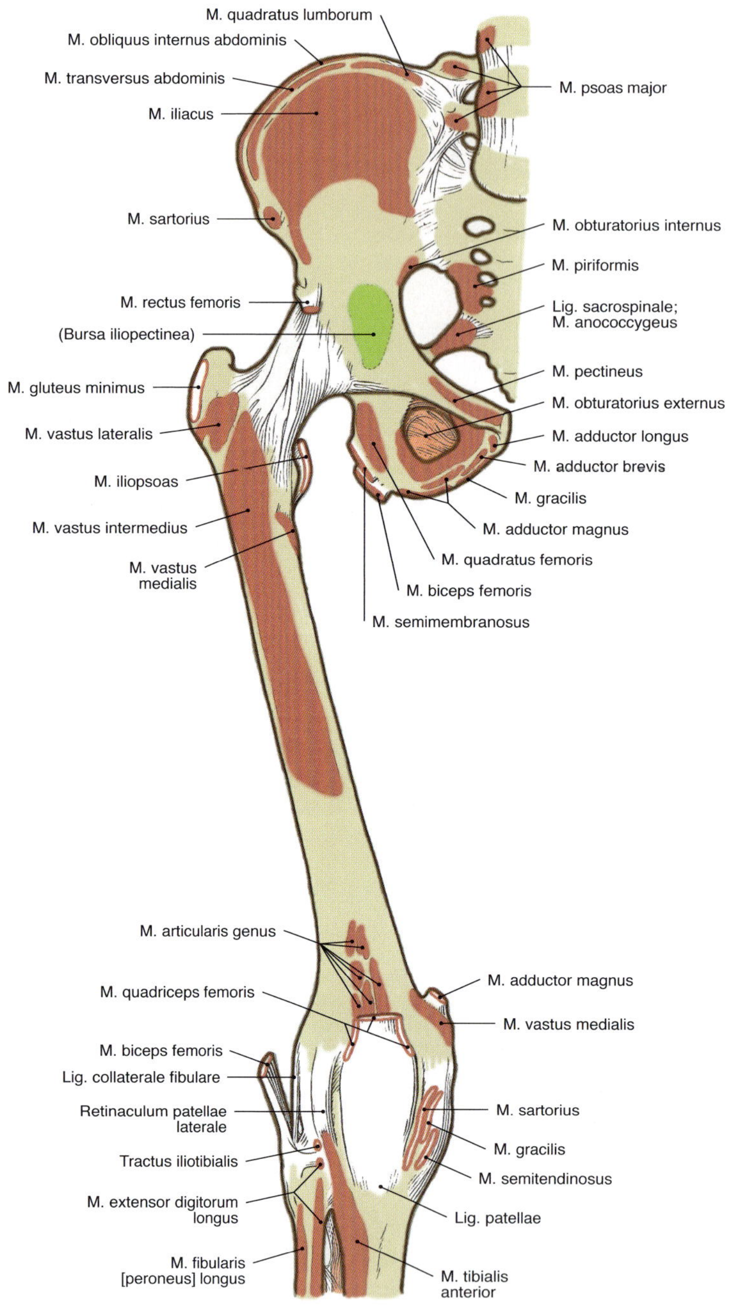

→ T 42–T 48

Abb. 1055 Muskelursprünge und -ansätze an den unteren Lendenwirbeln, den Beckenknochen, dem Femur und den proximalen Enden der Unterschenkelknochen; von ventral.

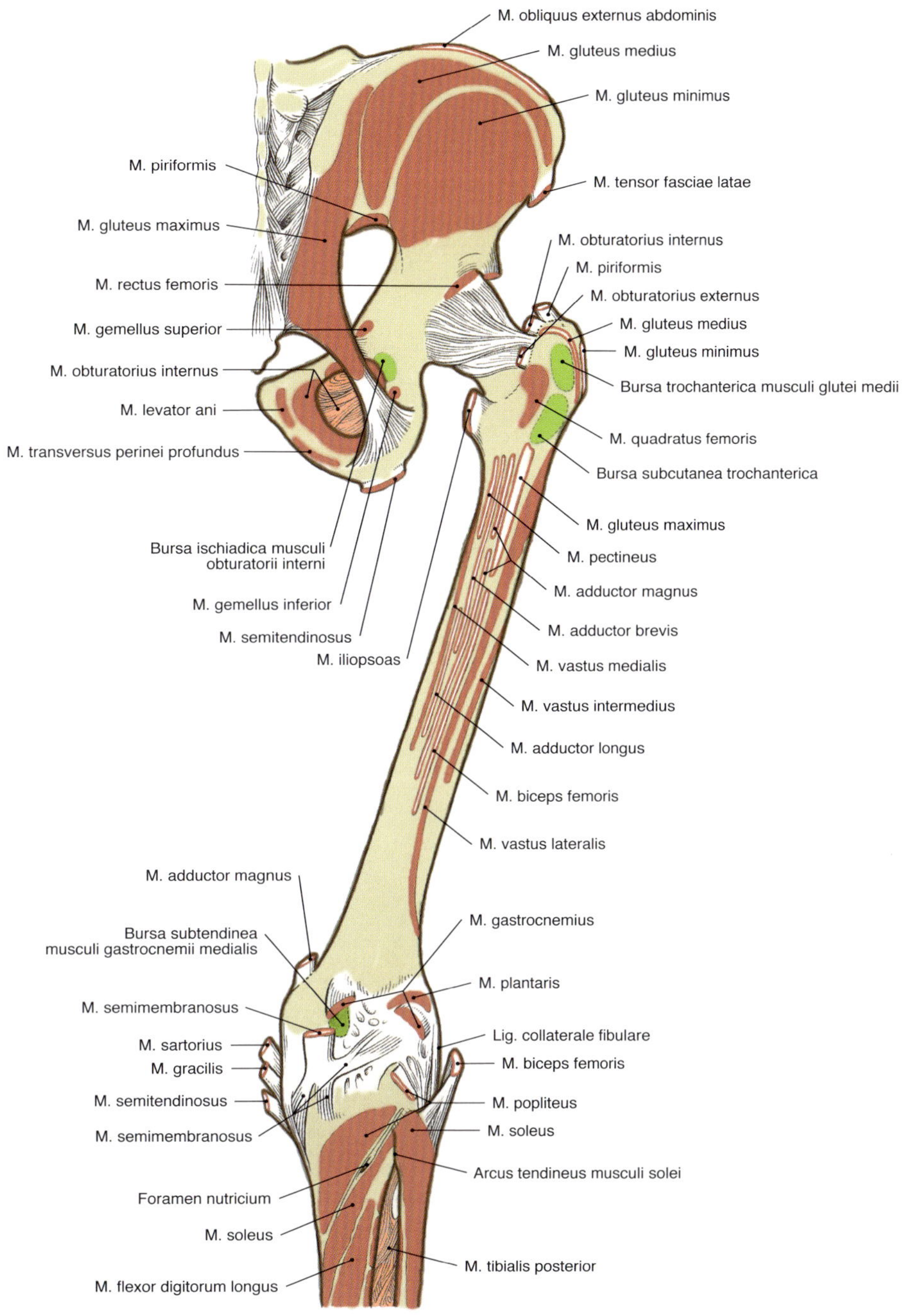

Abb. 1056 Muskelursprünge und -ansätze an den Beckenknochen, dem Femur und den proximalen Enden der Unterschenkelknochen; von dorsal.

→ T 43–T 46, T 49, T 50

Oberschenkelmuskeln

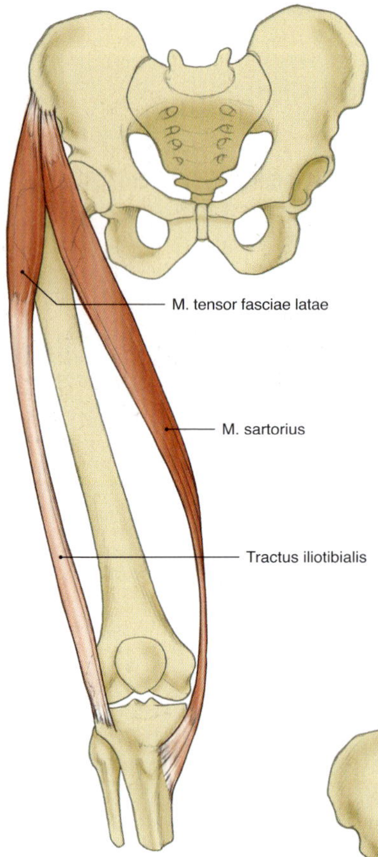

Abb. 1057 M. tensor fasciae latae und M. sartorius.

→ T 44

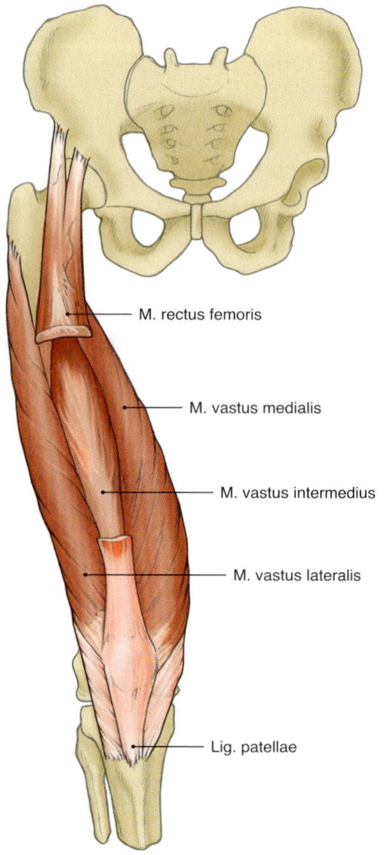

Abb. 1058 M. quadriceps femoris.

→ T 44

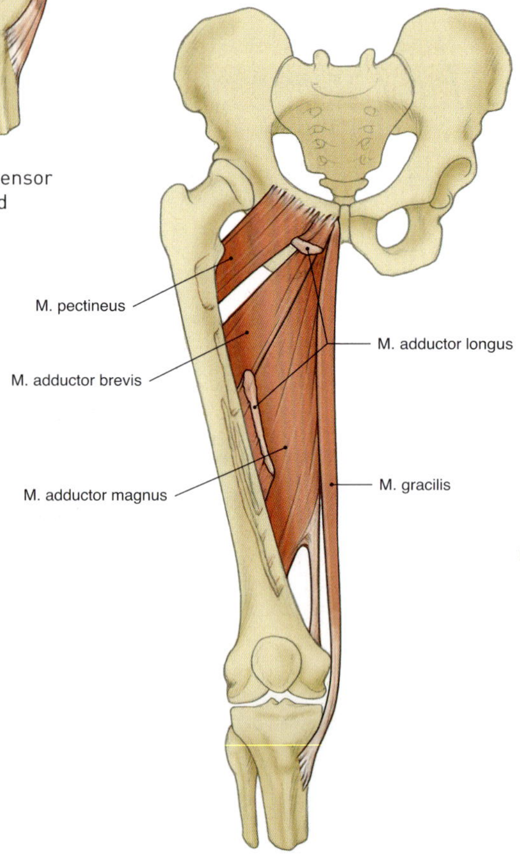

Abb. 1059 Mm. adductores.

→ T 45

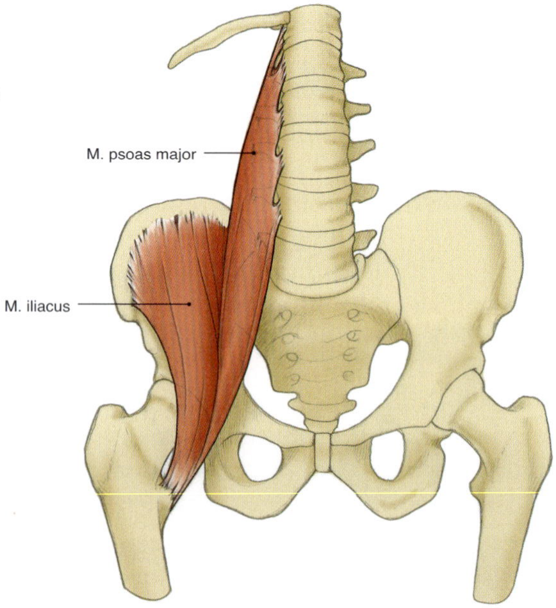

Abb. 1060 M. iliopsoas.

→ T 42

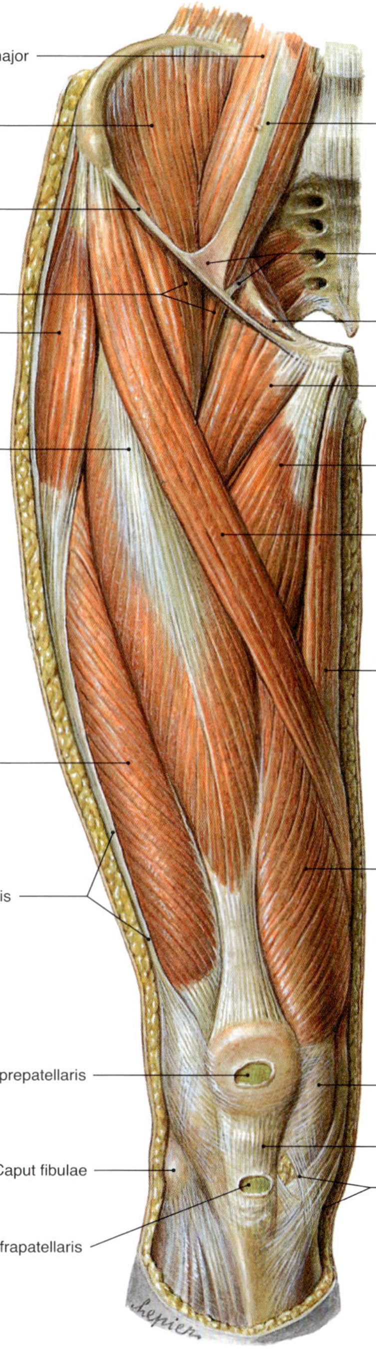

Abb. 1061 Muskeln des Oberschenkels und der Hüfte; nach Abtragung der Fascia lata bis auf den Tractus iliotibialis.

* gemeinsamer Ansatz der Mm. sartorius, gracilis und semitendinosus unterhalb des medialen Tibiakondylus (früher als Pes anserinus superficialis bezeichnet)

→ T 42, T 44, T 45

Oberschenkelmuskeln

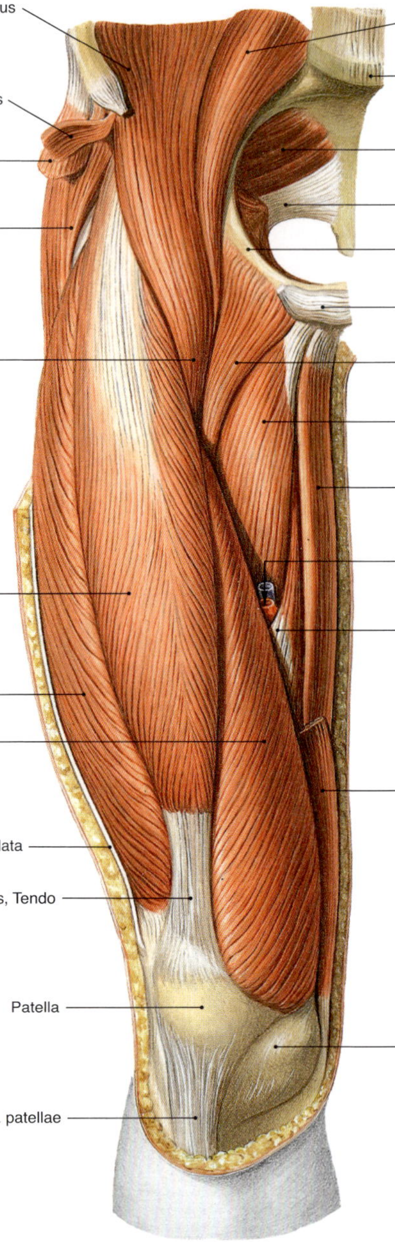

→ T 42, T 44, T 45

Abb. 1062 Muskeln des Oberschenkels und der Hüfte; nach Abtragung der Fascia lata und der Mm. tensor fasciae latae und sartorius.

* Der vierte Kopf des M. quadriceps femoris, der M. vastus intermedius, liegt unter dem M. rectus femoris.

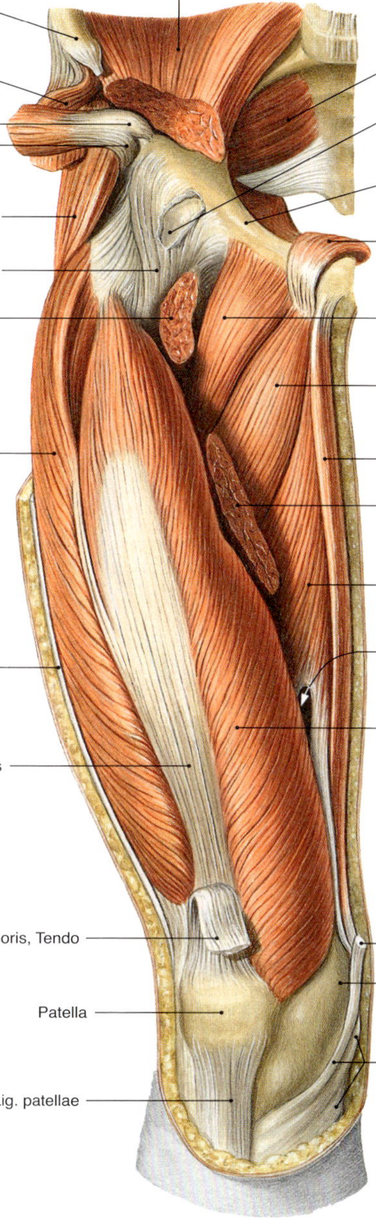

Abb. 1063 Muskeln des Oberschenkels und der Hüfte; tiefe Schicht nach Abtragung der Mm. sartorius, rectus femoris und adductor longus sowie teilweiser Entfernung des M. iliopsoas im Gelenkbereich.

* gemeinsamer Ansatz der Mm. sartorius, gracilis und semitendinosus unterhalb des medialen Tibiakondylus
** Der Ursprungsbereich des M. rectus femoris ist zur Seite weggeklappt.
*** Ein Teil des M. adductor longus ist nach oben zurückgeklappt.

→ T 42, T 44, T 45

Oberschenkelmuskeln

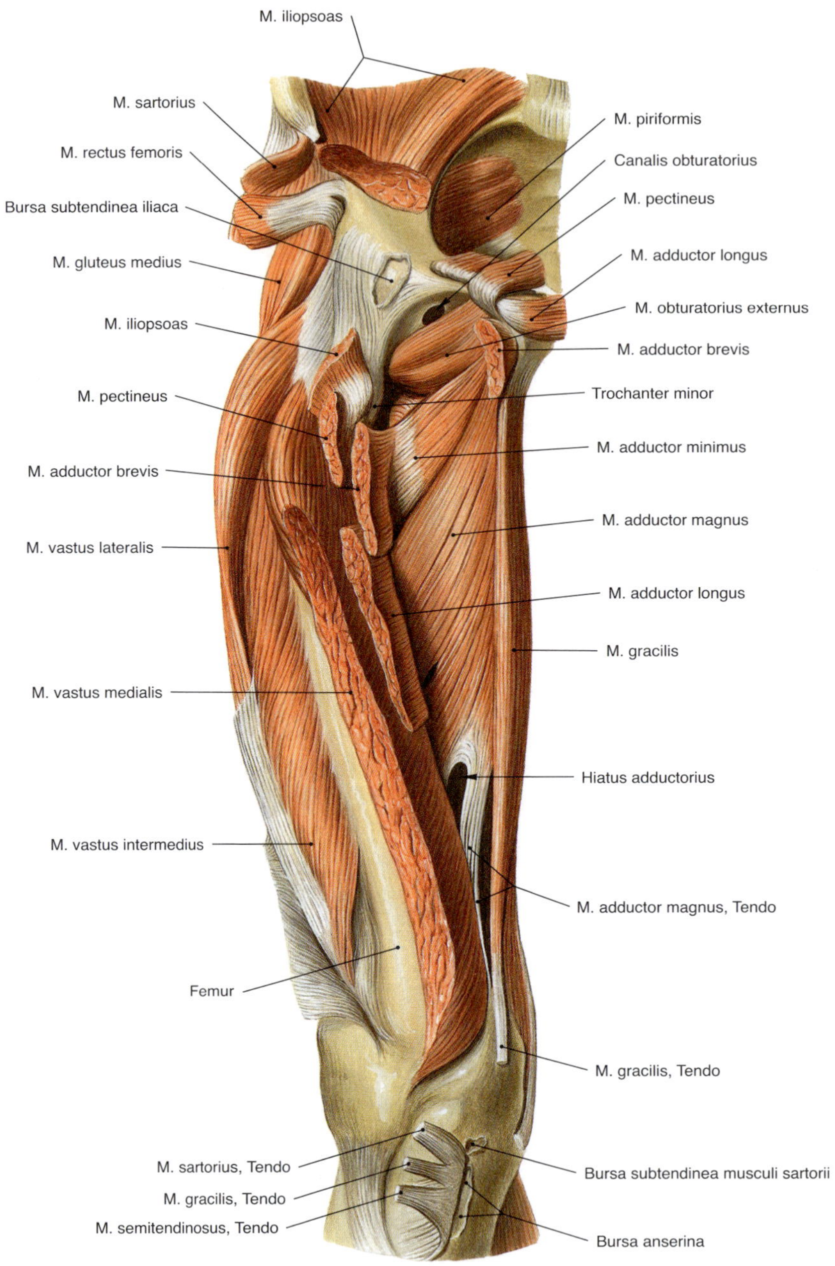

→ T 42, T 44, T 45

Abb. 1064 Muskeln des Oberschenkels und der Hüfte; nach weitgehender Abtragung der oberflächlichen und einiger tiefer gelegener Muskeln; von ventral.

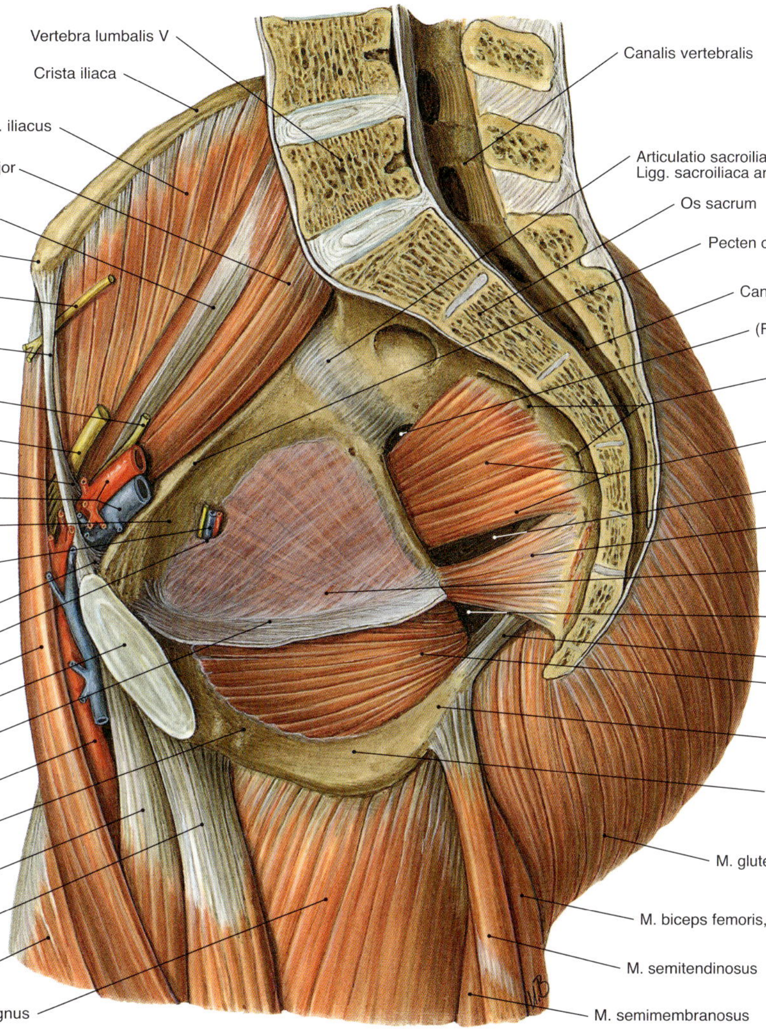

Abb. 1065 Muskeln des Oberschenkels und der Hüfte; von medial.

→ T 22 a, T 42–T 46

Hüft- und Oberschenkelmuskeln

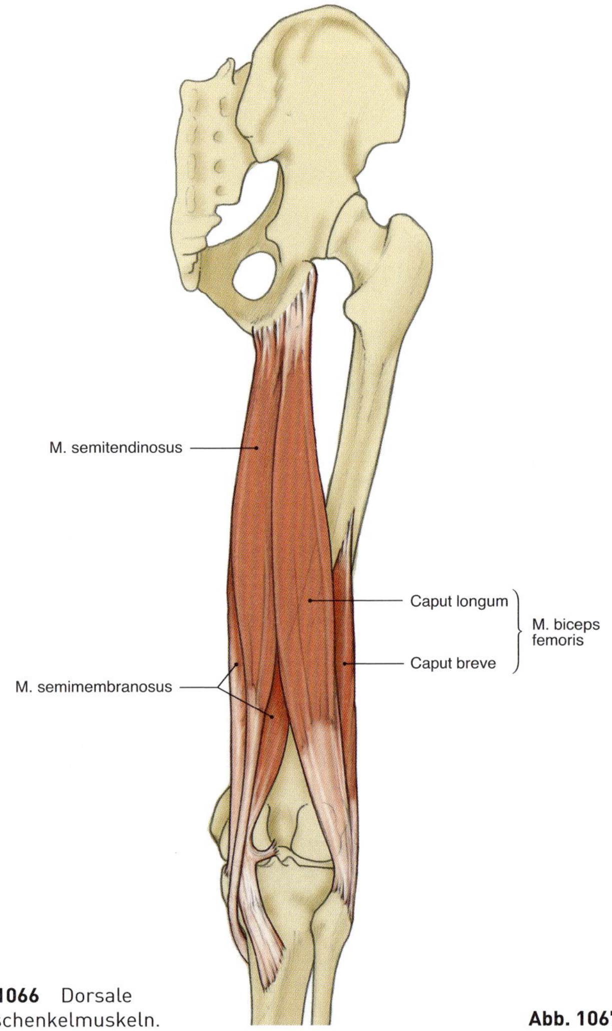

Abb. 1066 Dorsale Oberschenkelmuskeln.

→ T46

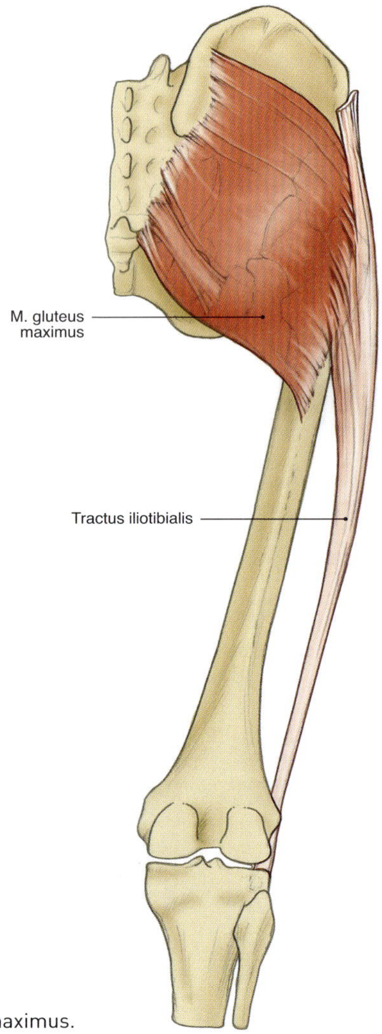

Abb. 1067 M. gluteus maximus.

→ T 43

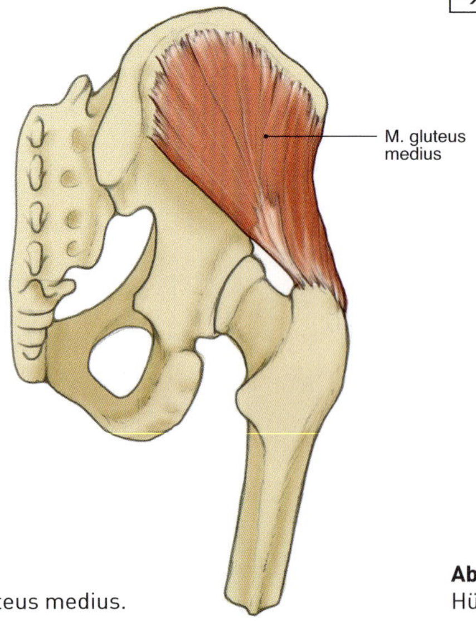

Abb. 1068 M. gluteus medius.

→ T 43

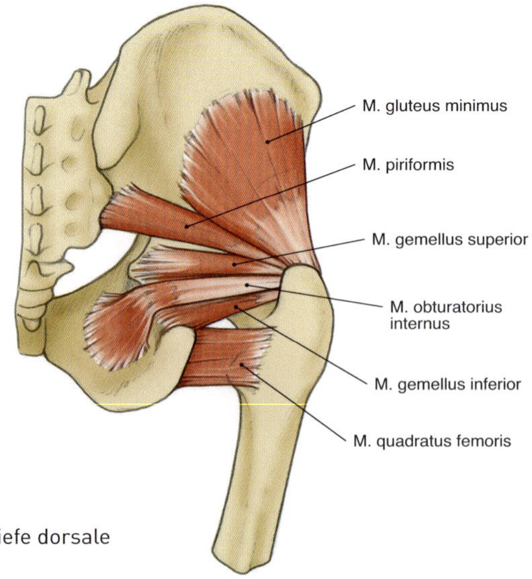

Abb. 1069 Tiefe dorsale Hüftmuskeln.

→ T 43

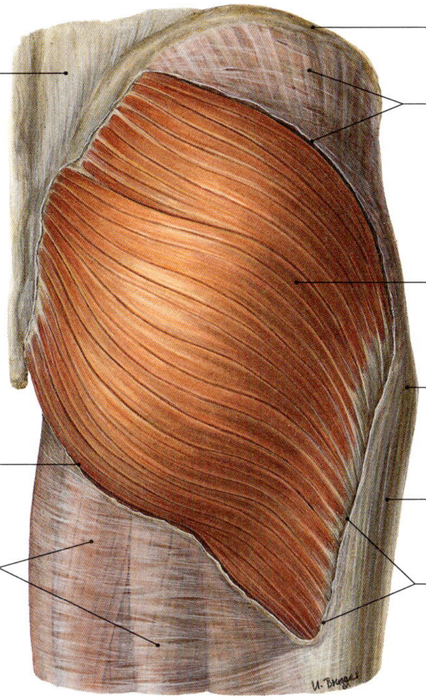

Abb. 1070 Muskeln des Oberschenkels und der Hüfte.

→ T 43

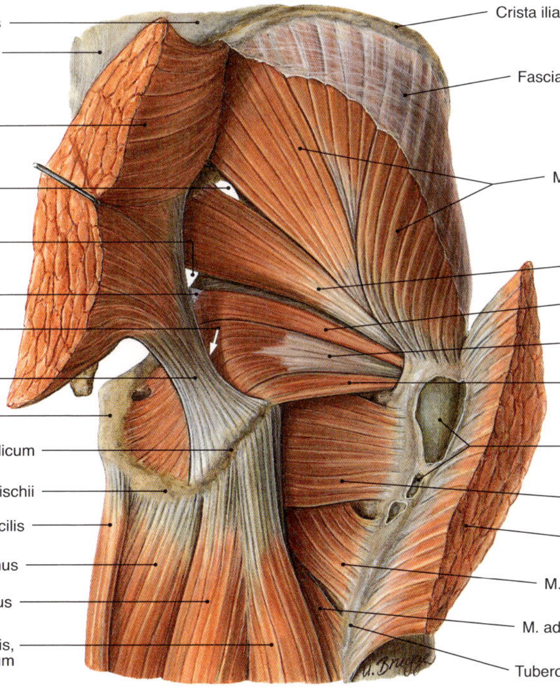

Abb. 1071 Muskeln des Oberschenkels und der Hüfte; nach Durchtrennung des M. gluteus maximus; von dorsal.

* Der Anteil des M. obturatorius internus zwischen Umlenkpunkt in der Incisura ischiadica minor und Ansatz in der Fossa trochanterica ist häufig sehnig ausgebildet.

→ T 43, T 45, T 46

Hüft- und Oberschenkelmuskeln

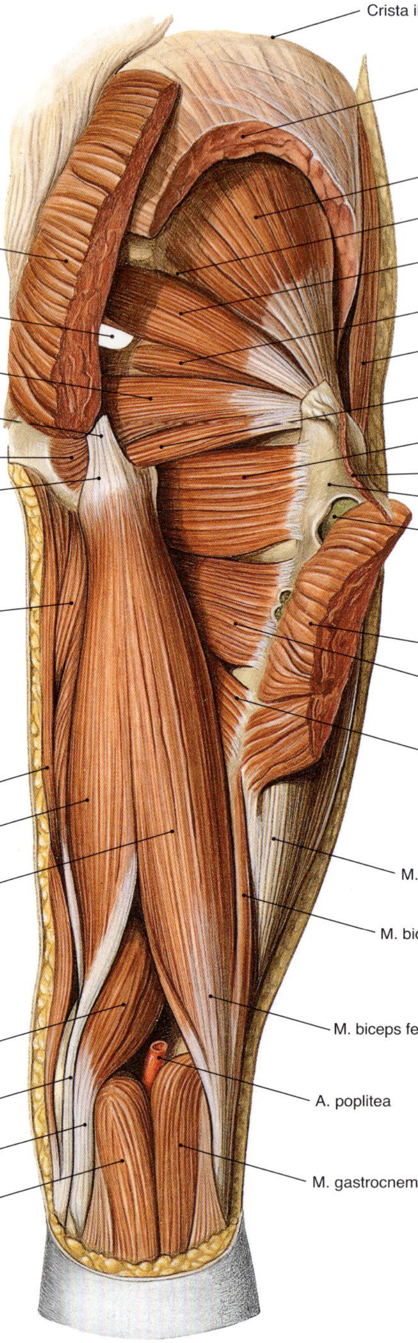

→ T 43, T 45, T 46

Abb. 1072 Muskeln des Oberschenkels und der Hüfte; nach teilweiser Entfernung der Mm. glutei maximus und medius; von dorsal.

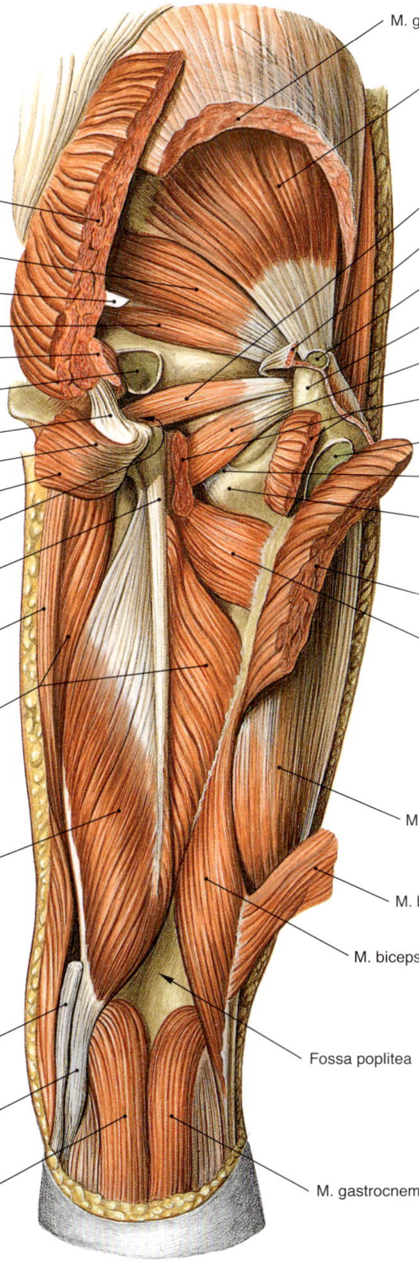

Abb. 1073 Muskeln des Oberschenkels und der Hüfte; tiefe Schicht nach weitgehender Entfernung der oberflächlichen glutealen und der ischiokruralen Muskeln; von dorsal.

→ T 43, T 45, T 46

Hüft- und Oberschenkelmuskeln

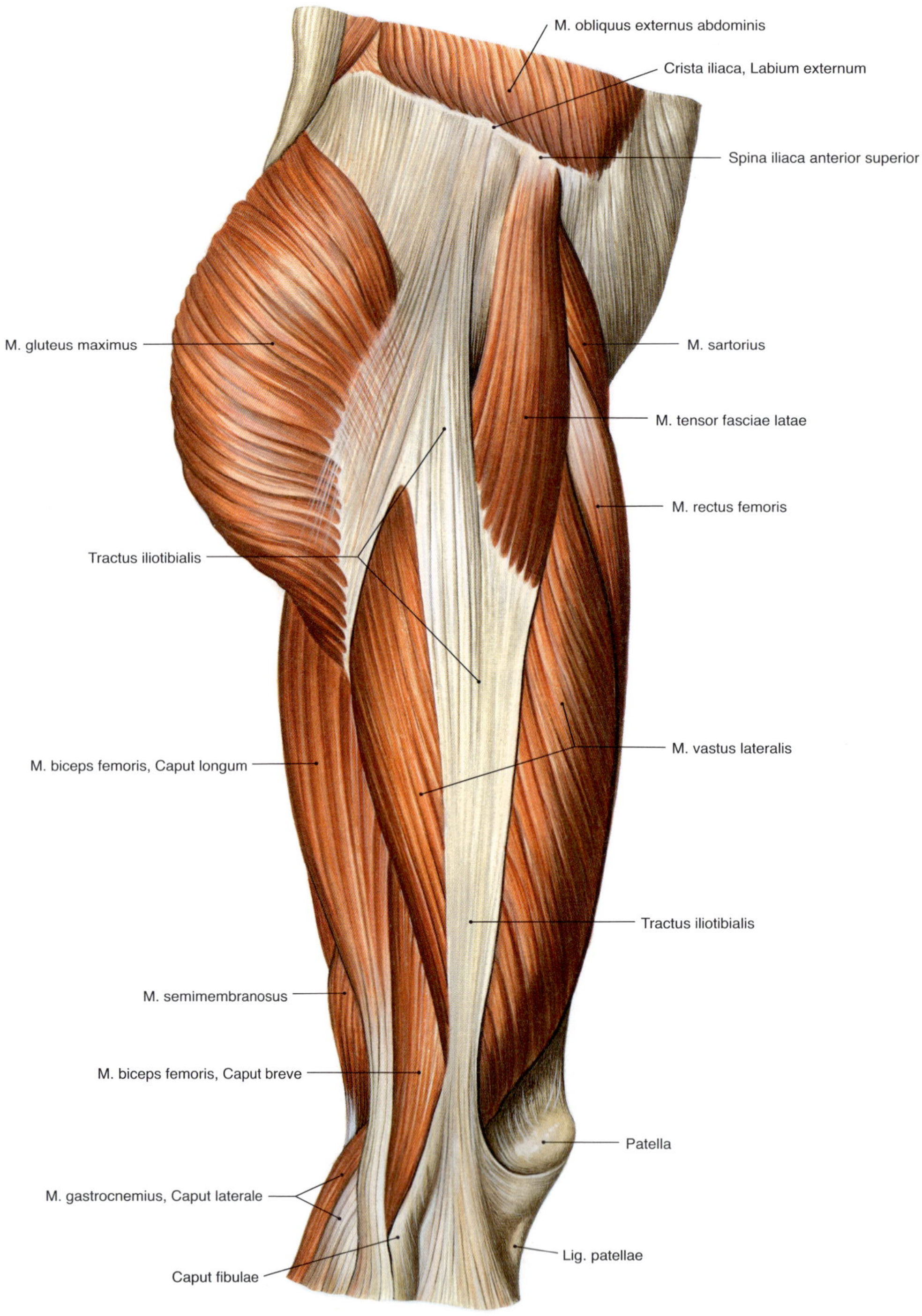

→ T 43, T 44, T 46

Abb. 1074 Muskeln des Oberschenkels und der Hüfte; nach Abtragung der Fascia lata bis auf den Tractus iliotibialis.

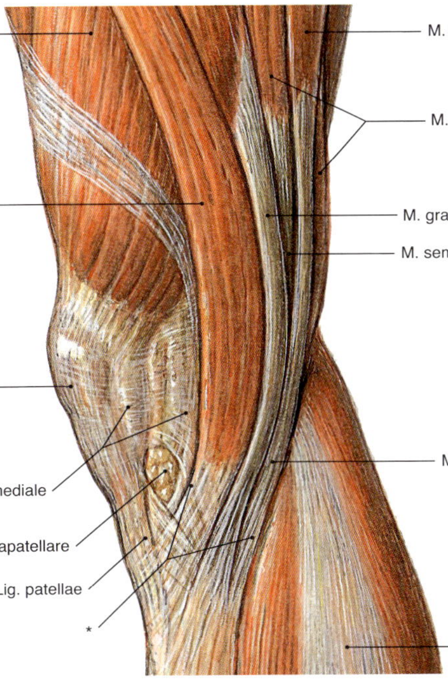

Abb. 1075 Muskeln im Bereich des Kniegelenks; von medial.
* gemeinsamer Ansatz unterhalb des medialen Tibiakondylus (früher als Pes anserinus superficialis bezeichnet)

→ T 44–T 46, T 49

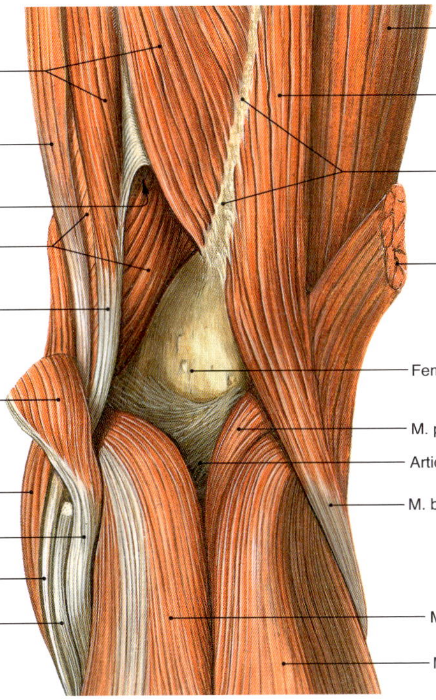

Abb. 1076 Muskeln im Bereich des Kniegelenks; nach weitgehender Entfernung der ischiokruralen Muskeln; von dorsal.

→ T 44–T 46, T 49

Ursprünge und Ansätze von Oberschenkel- und ventralen Unterschenkelmuskeln

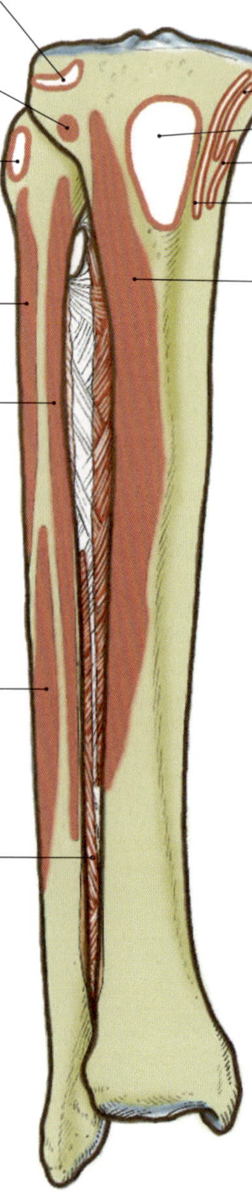

→ T 44–T 47

Abb. 1077 Muskelursprünge und -ansätze an den Unterschenkelknochen; von ventral.

Ursprünge und Ansätze von Oberschenkel- und dorsalen Unterschenkelmuskeln

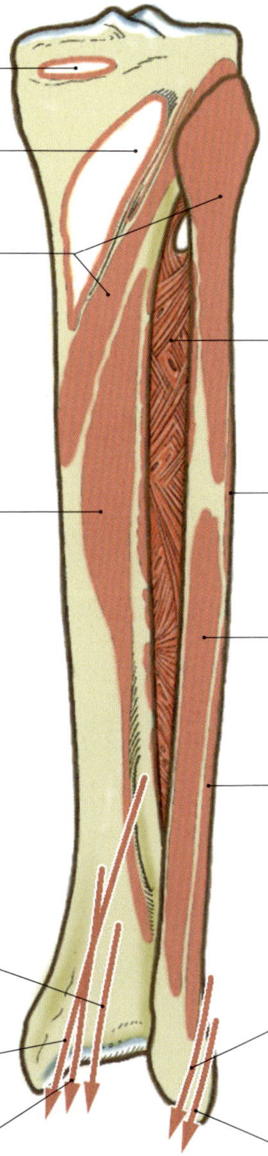

Abb. 1078 Muskelursprünge und -ansätze an den Unterschenkelknochen; von dorsal.

→ T 46, T 48–T 50

Unterschenkelmuskeln

Abb. 1079 Strecker des Unterschenkels.

→ T 47

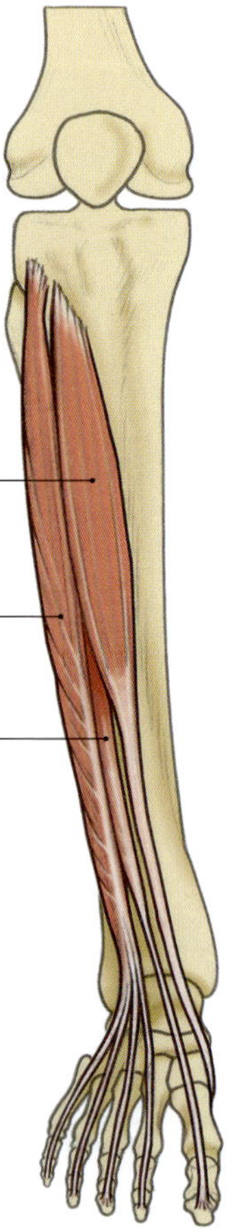

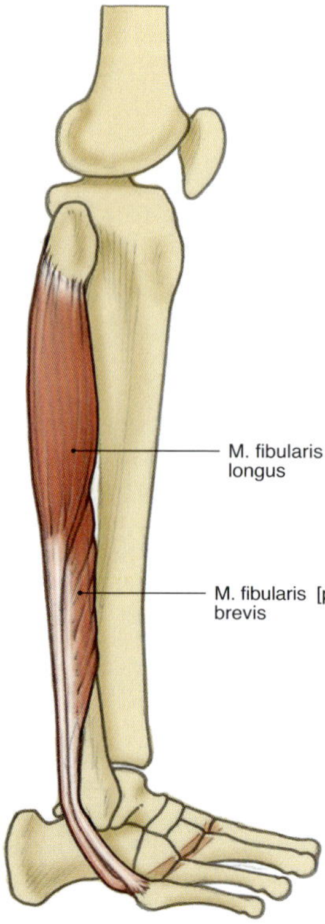

Abb. 1080 Laterale (fibulare) Muskeln.

→ T 48

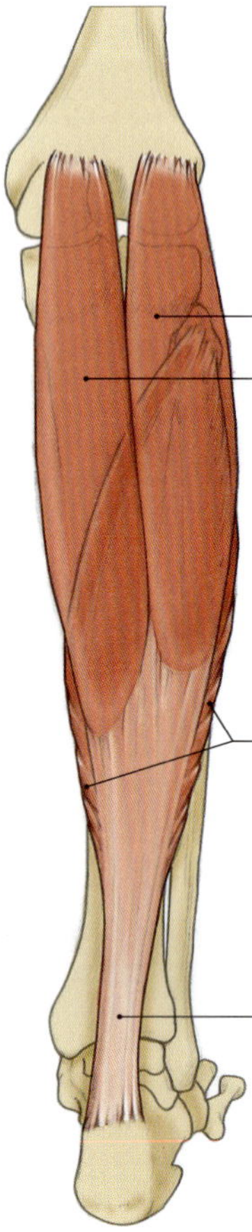

Abb. 1081 M. triceps surae.

→ T 49

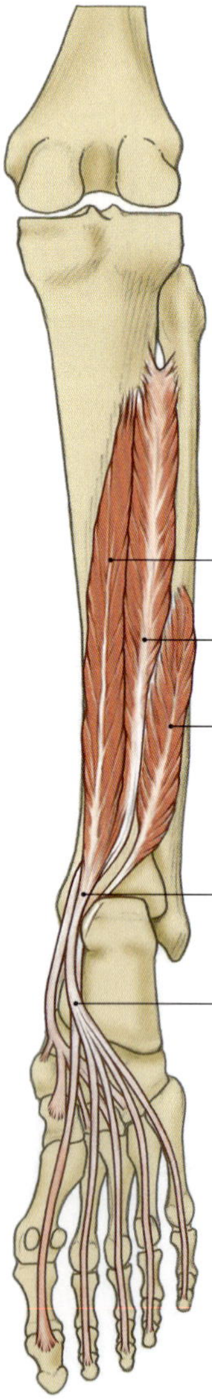

Abb. 1082 Tiefe Beuger des Unterschenkels.

→ T 50

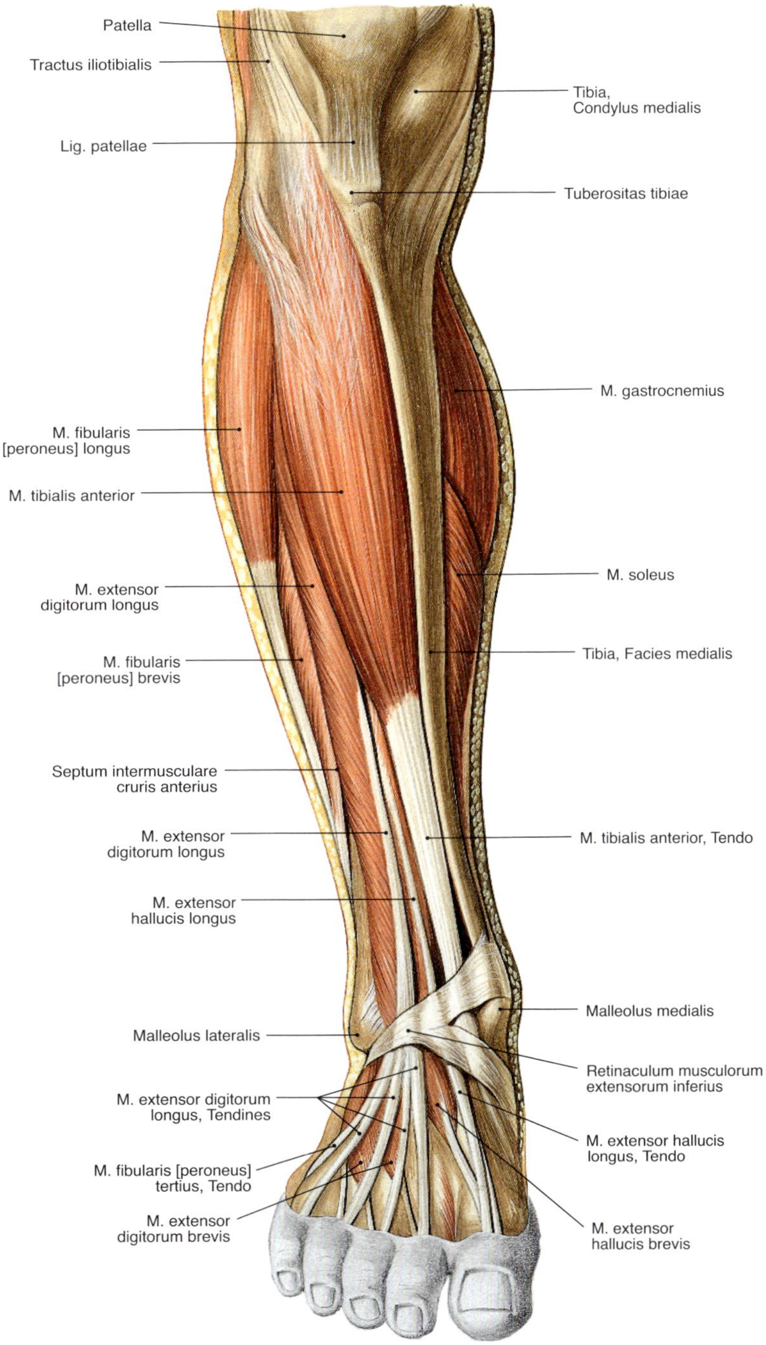

Abb. 1083 Muskeln des Unterschenkels und des Fußes.

→ T 47, T 48

Unterschenkelmuskeln

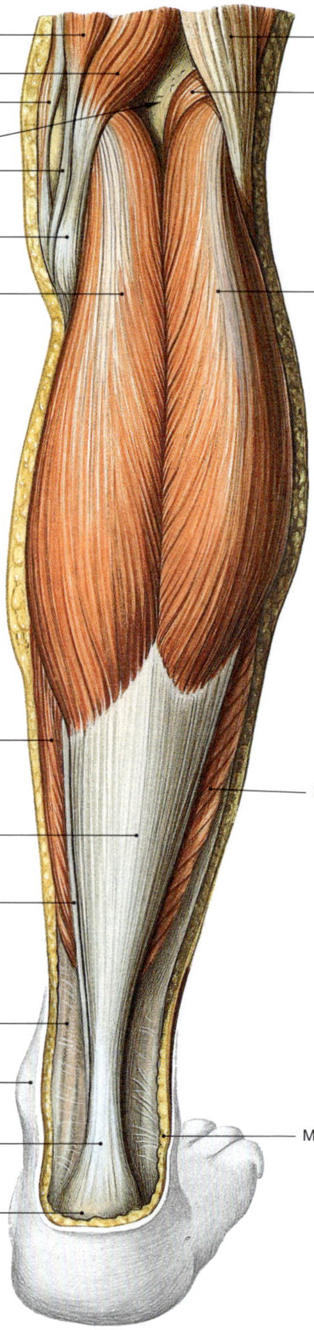

→ T 49

Abb. 1084 Muskeln des Unterschenkels; oberflächliche Schicht.
* auch: Achillessehne

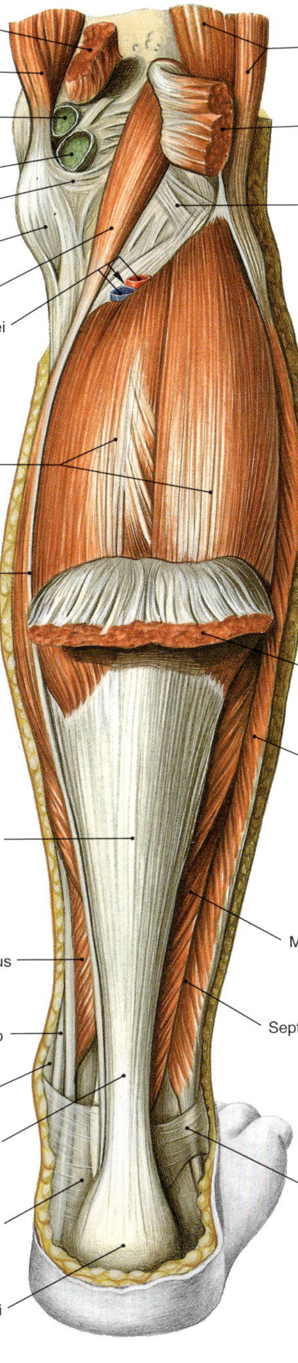

Abb. 1085 Muskeln des Unterschenkels; oberflächliche Schicht nach teilweiser Abtragung des M. gastrocnemius.
* auch: Achillessehne

→ T 49

Unterschenkelmuskeln

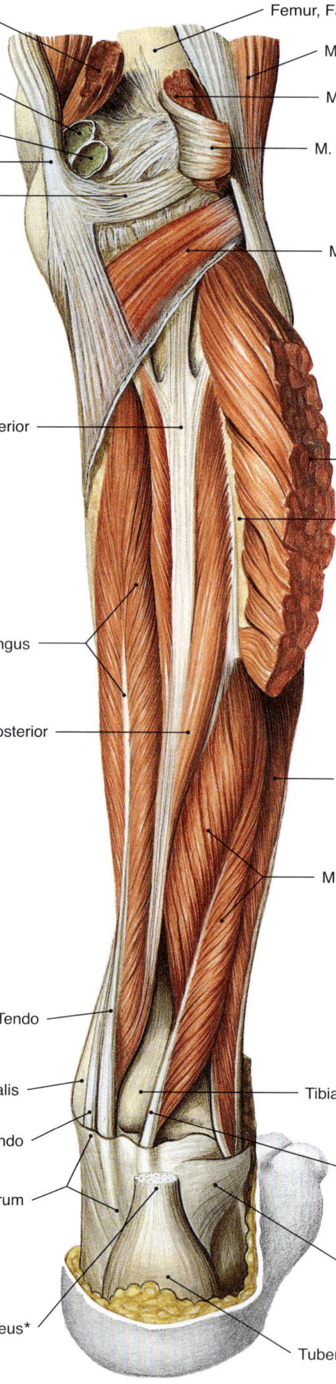

→ T 50

Abb. 1086 Muskeln des Unterschenkels; tiefe Schicht.

* auch: Achillessehne

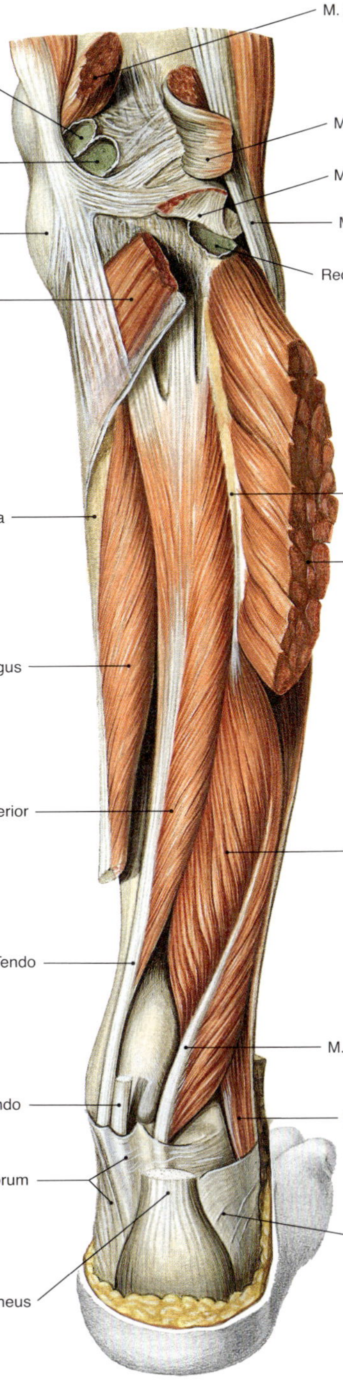

Abb. 1087 Muskeln des Unterschenkels; tiefste Schicht.

→ T 50

Unterschenkelmuskeln

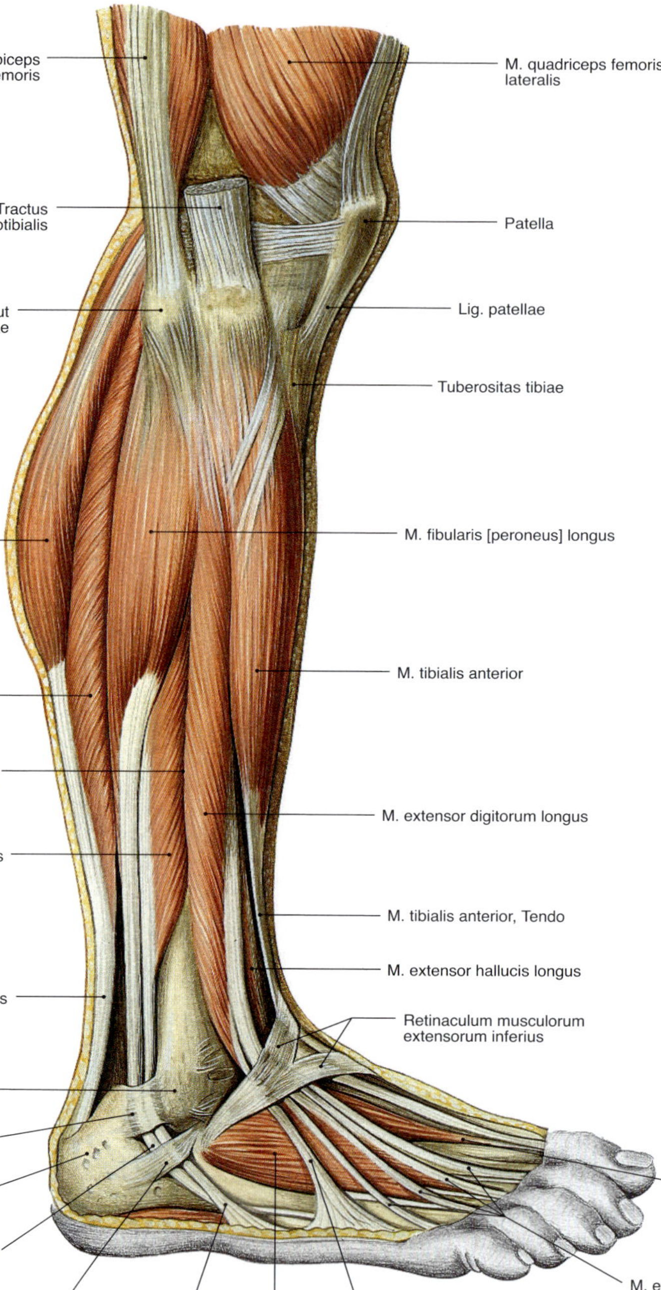

→ T 47 – T 49, T 51

Abb. 1088 Muskeln des Unterschenkels und des Fußes.

Ursprünge und Ansätze von Fuß- und Unterschenkelmuskeln

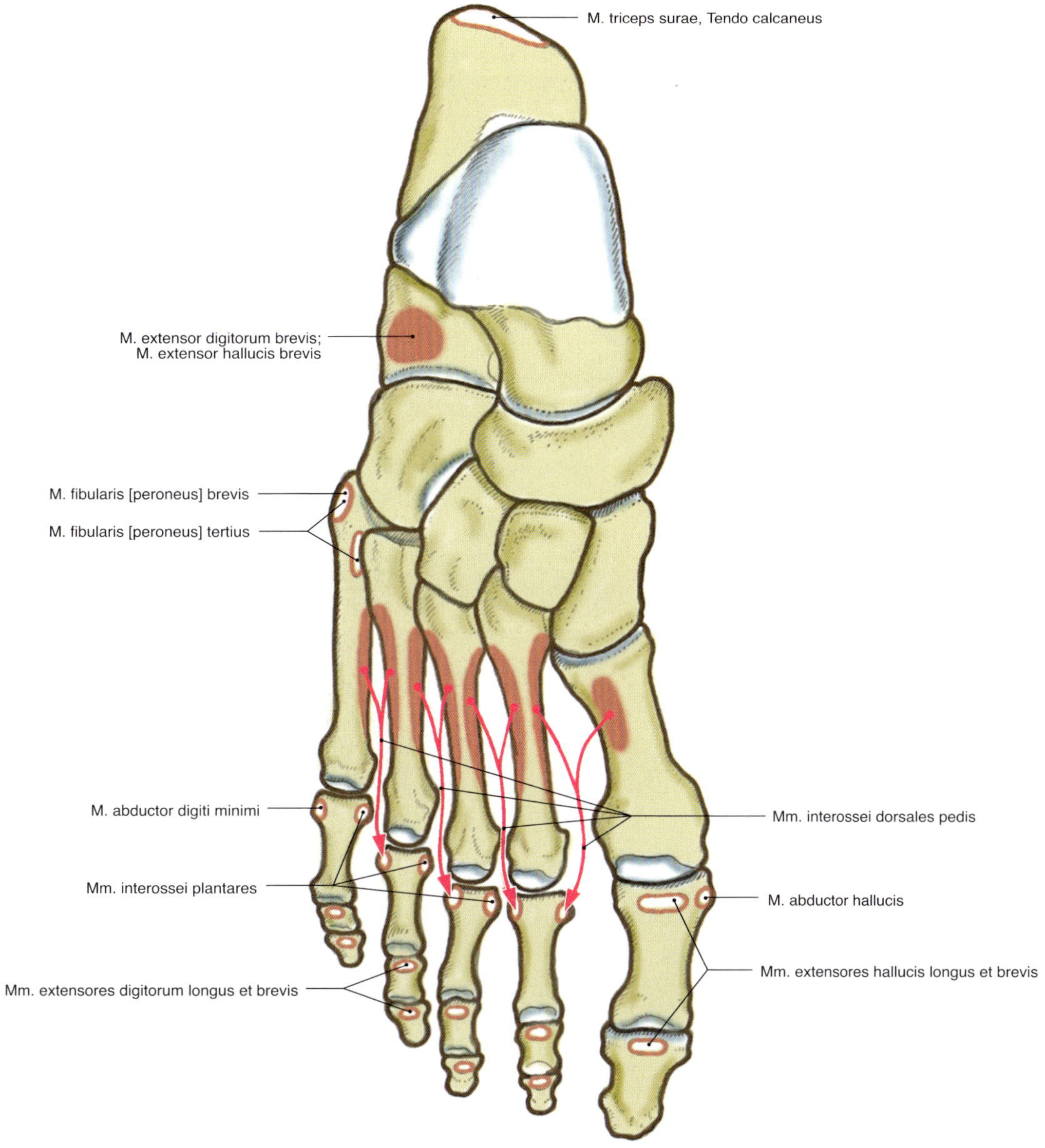

Abb. 1089 Muskelursprünge und -ansätze an den Knochen des Fußes; von dorsal.

→ T 47, T 48, T 51, T 53, T 54

Sehnenscheiden des Fußes

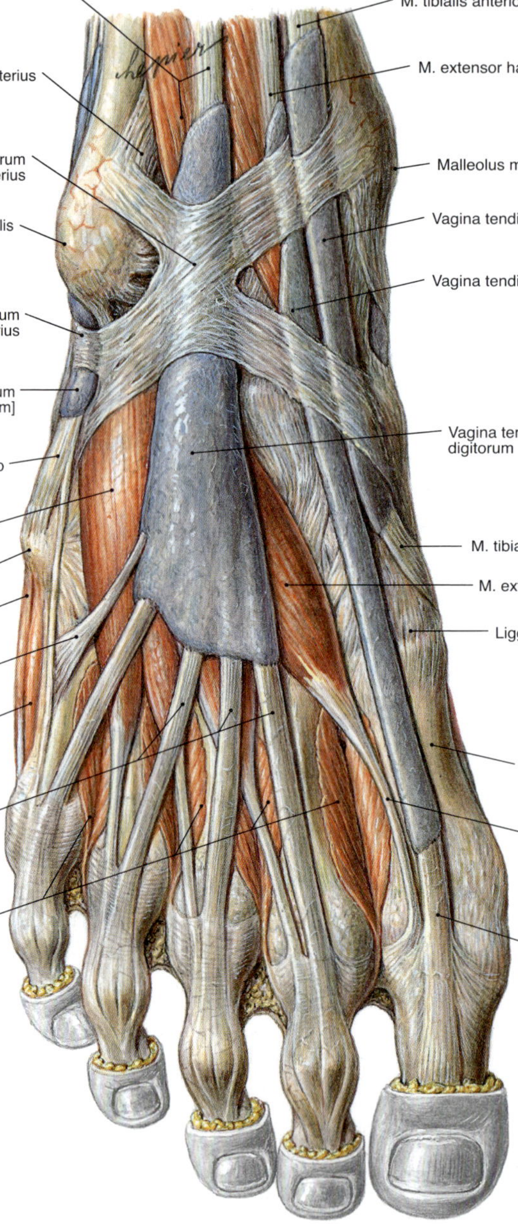

Abb. 1090 Sehnenscheiden, Vaginae tendinum, des Fußes.

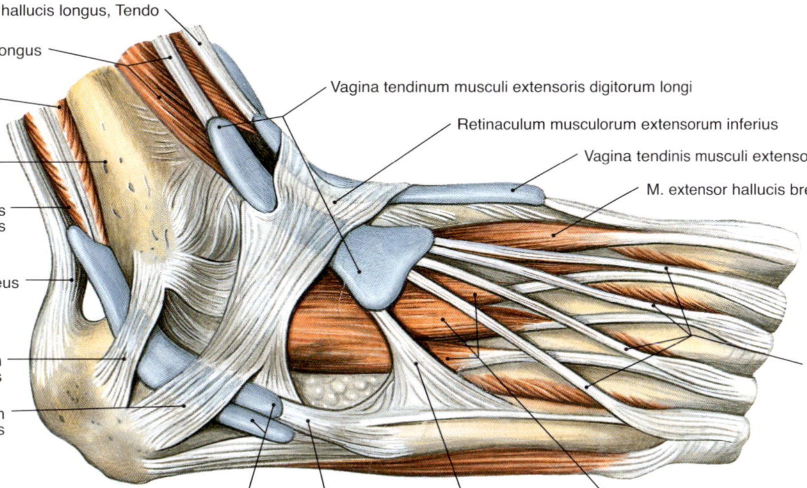

Abb. 1091 Sehnenscheiden, Vaginae tendinum, des Fußes.

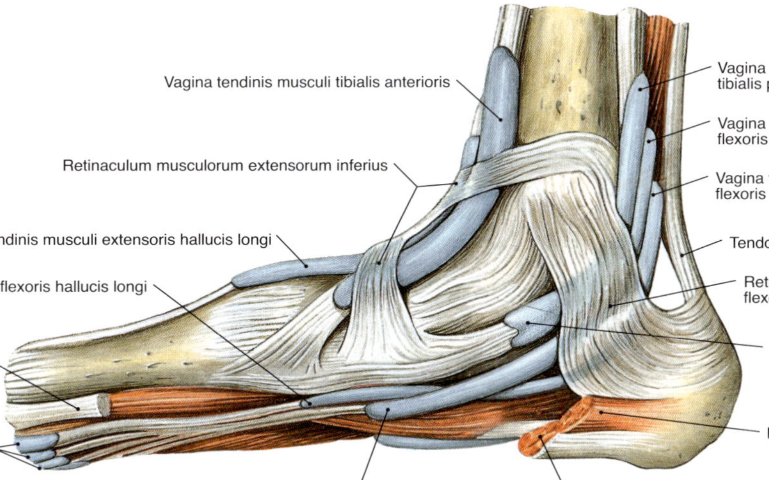

Abb. 1092 Sehnenscheiden, Vaginae tendinum, des Fußes.

Fußmuskeln

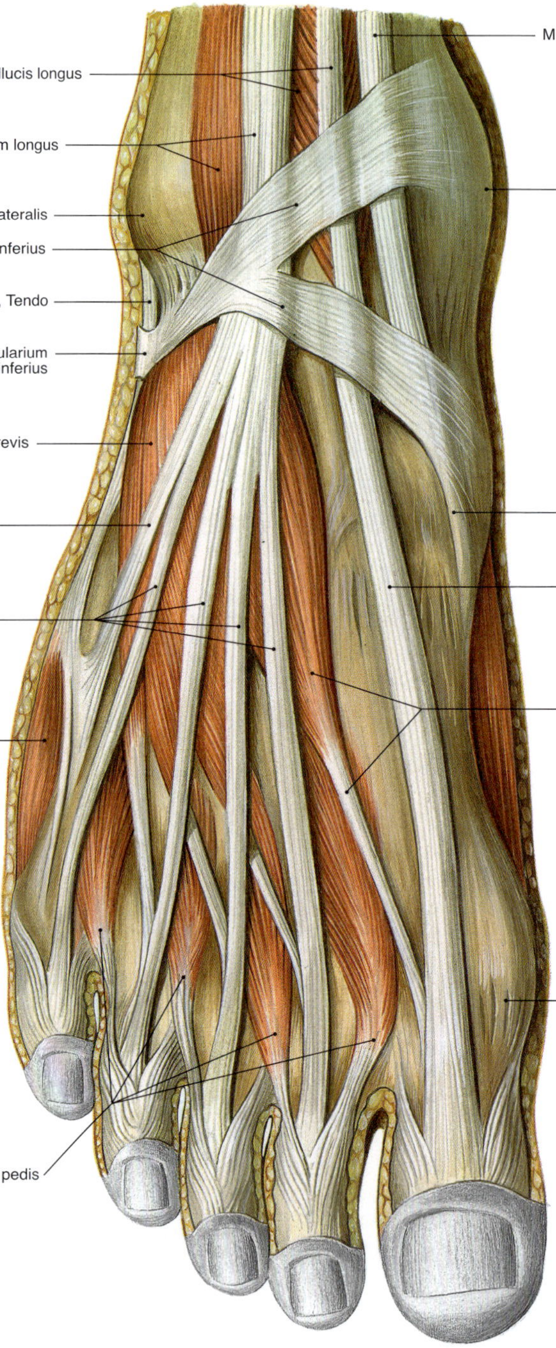

→ T 47, T 51, T 53

Abb. 1093 Muskeln des Fußes;
nach Abtragung der Sehnenscheiden.

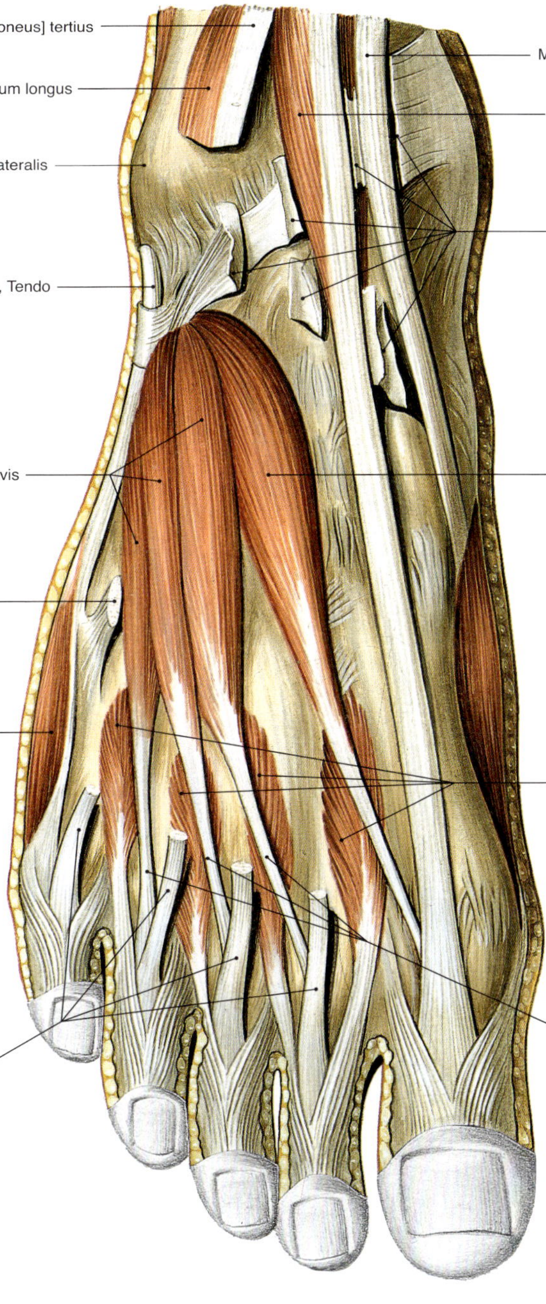

Abb. 1094 Muskeln des Fußes;
nach Spaltung des Retinaculum musculorum extensorum inferius.

→ T 47, T 51, T 53

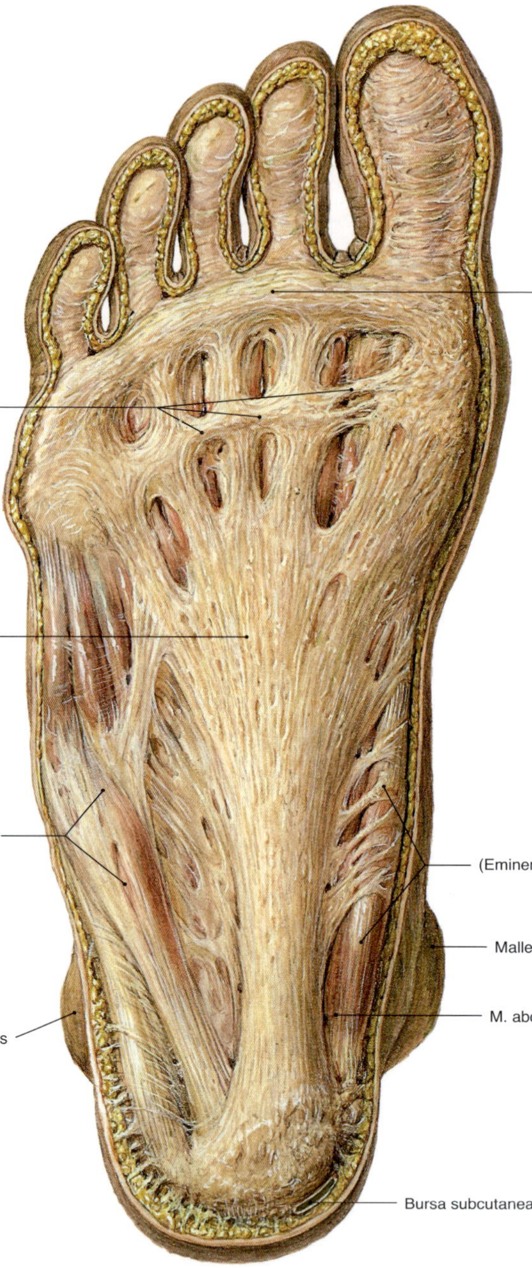

Abb. 1095 Muskeln des Fußes;
Plantaraponeurose, Aponeurosis plantaris.

Ursprünge und Ansätze von Fuß- und Unterschenkelmuskeln

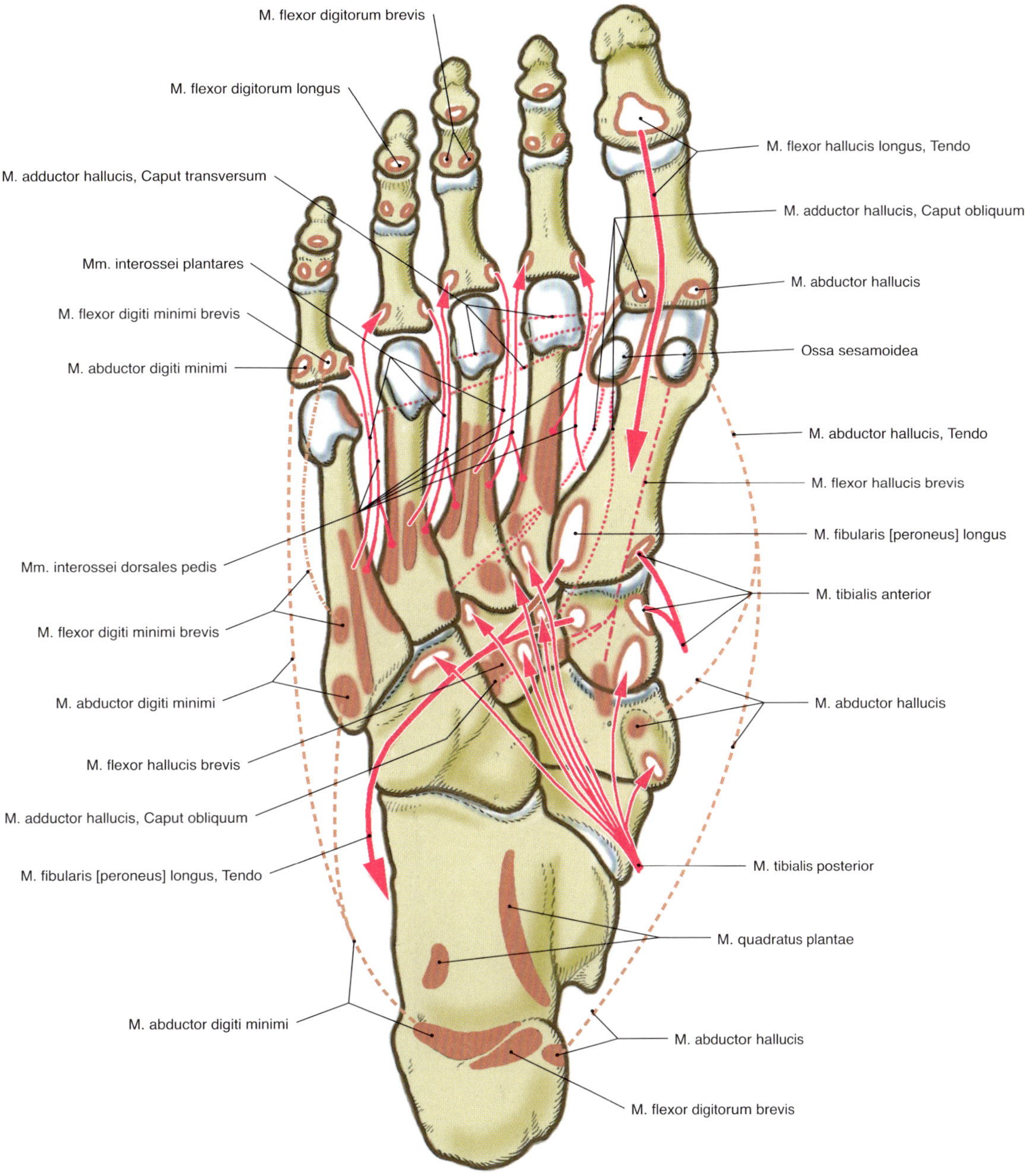

Abb. 1096 Muskelursprünge und -ansätze an den Knochen des Fußes; von plantar.

→ T 47, T 48, T 50, T 52–T 54

Fußmuskeln

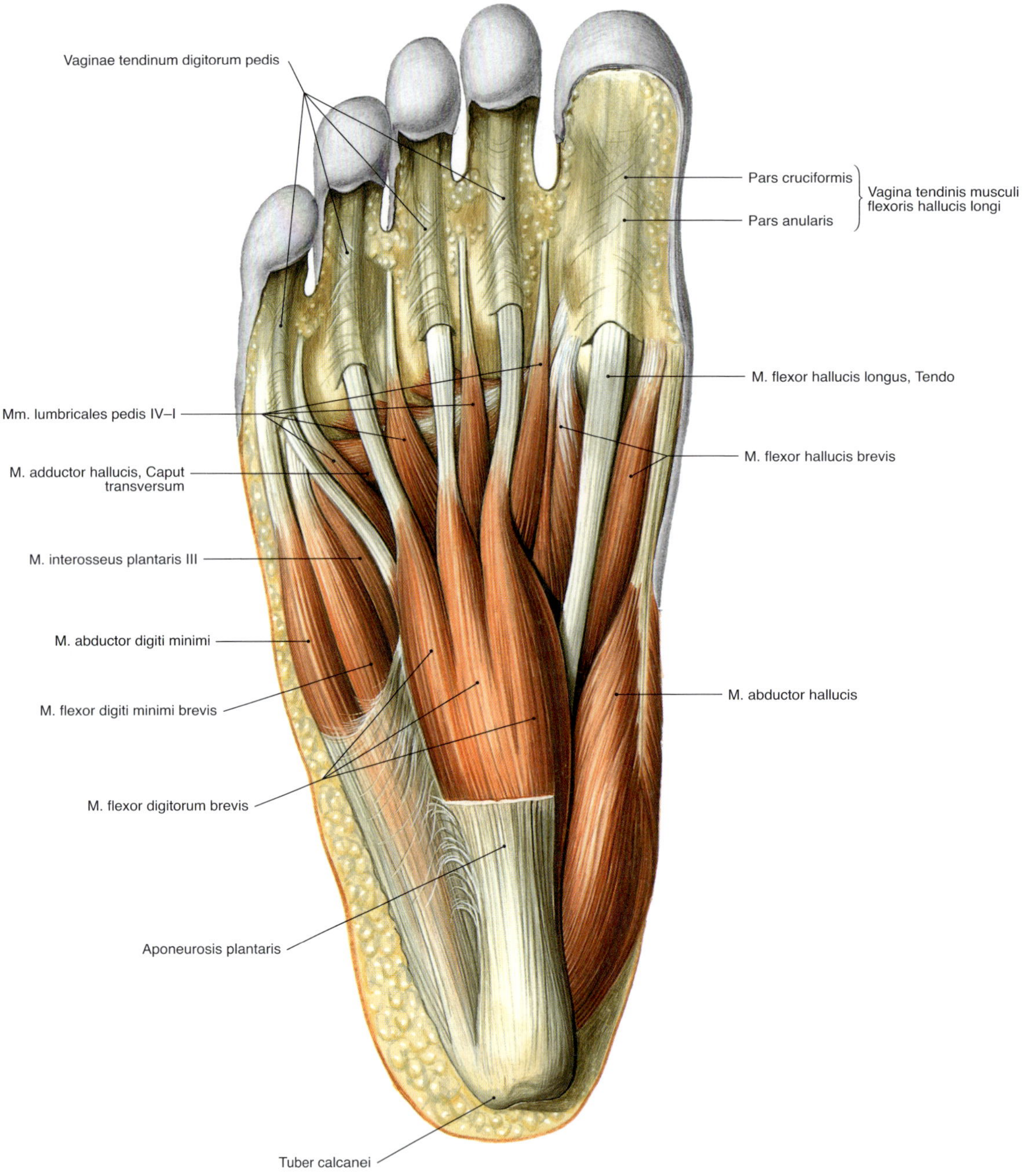

→ T 52 – T 54

Abb. 1097 Muskeln des Fußes; nach Abtragung der Plantaraponeurose.

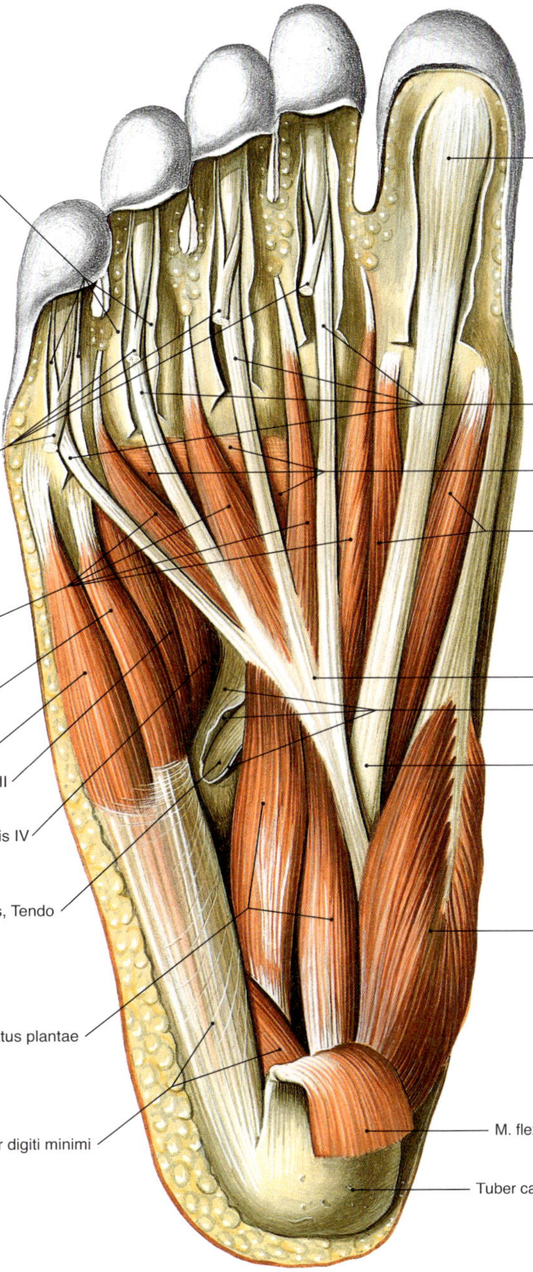

Abb. 1098 Muskeln des Fußes;
mittlere Schicht nach weitgehender Abtragung des M. flexor digitorum brevis.

→ T 50, T 52 – T 54

Fußmuskeln

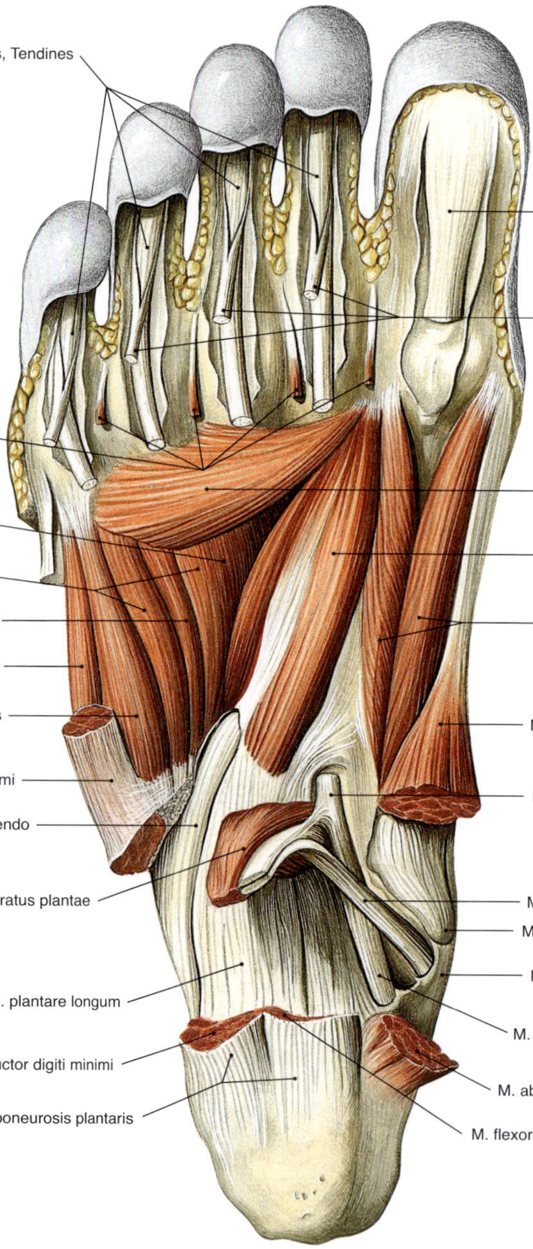

→ T 50, T 52–T 54

Abb. 1099 Muskeln des Fußes;
tiefe Schicht.

* Die Kreuzung der Sehne des M. flexor digitorum longus über die Sehne des M. flexor hallucis longus wird auch als Chiasma plantare bezeichnet.

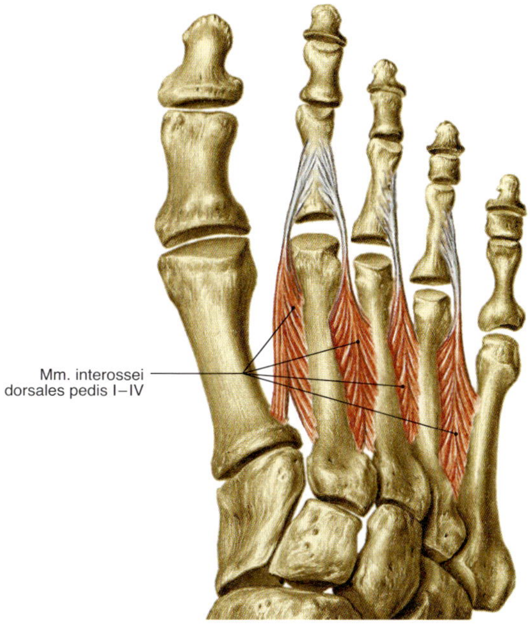

Abb. 1100 Muskeln des Fußes, Mm. interossei dorsales pedis; von dorsal.

→ T 53

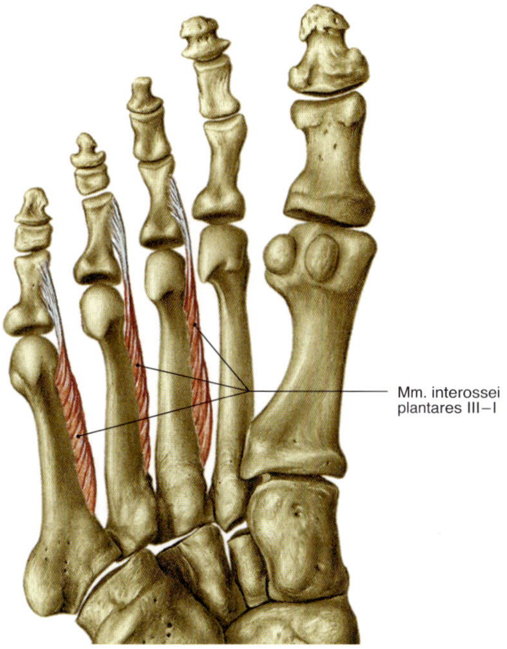

Abb. 1101 Muskeln des Fußes, Mm. interossei plantares; von plantar.

→ T 53

Plexus lumbosacralis

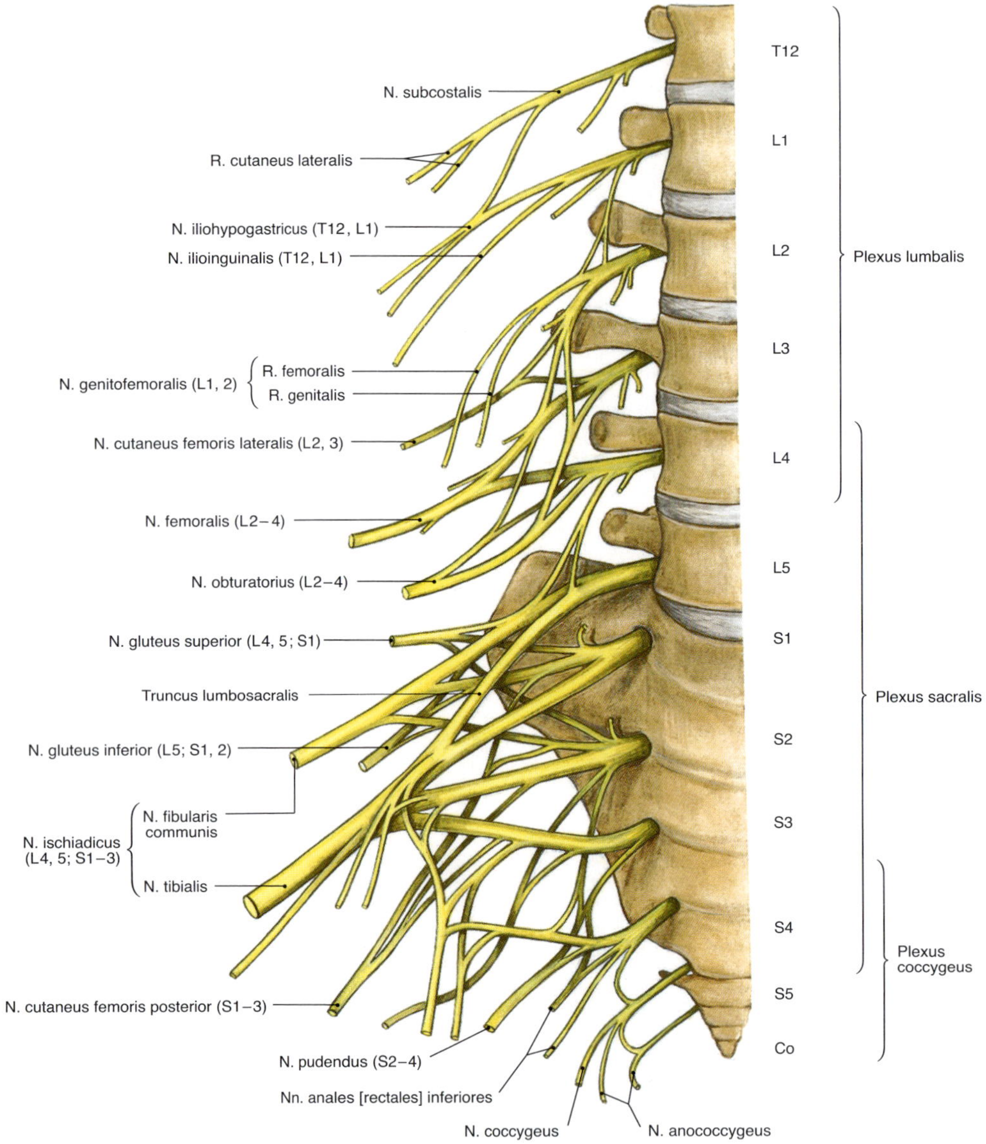

→ 595

Abb. 1102 Plexus lumbosacralis (Plexus lumbalis, Plexus sacralis) und Plexus coccygeus; segmentaler Aufbau der Nerven.

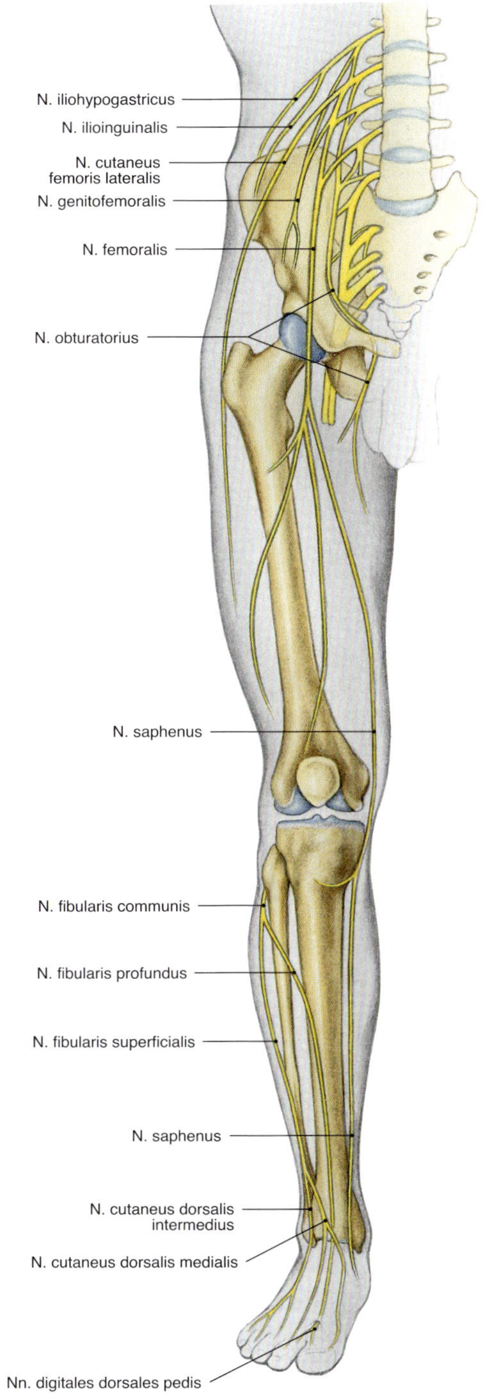

Abb. 1103 Nerven der unteren Extremität; Übersicht.

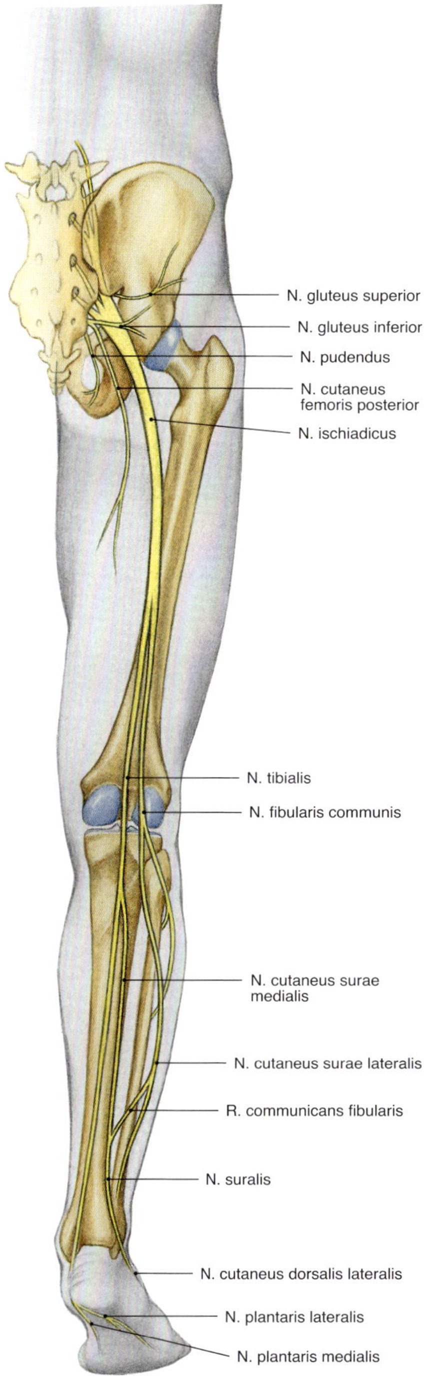

Abb. 1104 Nerven der unteren Extremität; Übersicht.

Hautinnervation

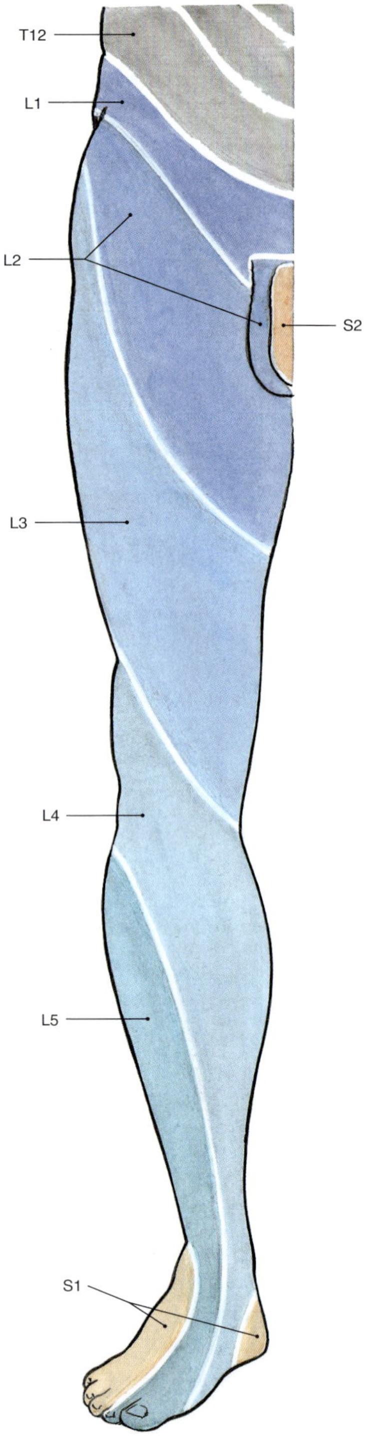

Abb. 1105 Segmentale Hautinnervation (Dermatome) der unteren Extremität.

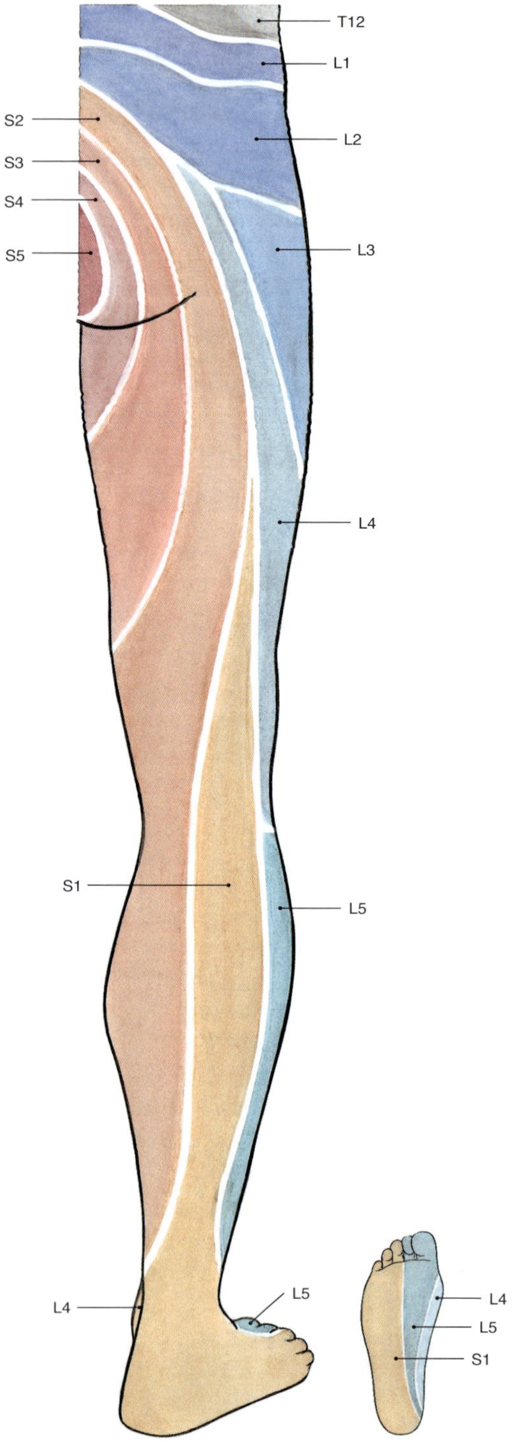

Abb. 1106 Segmentale Hautinnervation (Dermatome) der unteren Extremität.

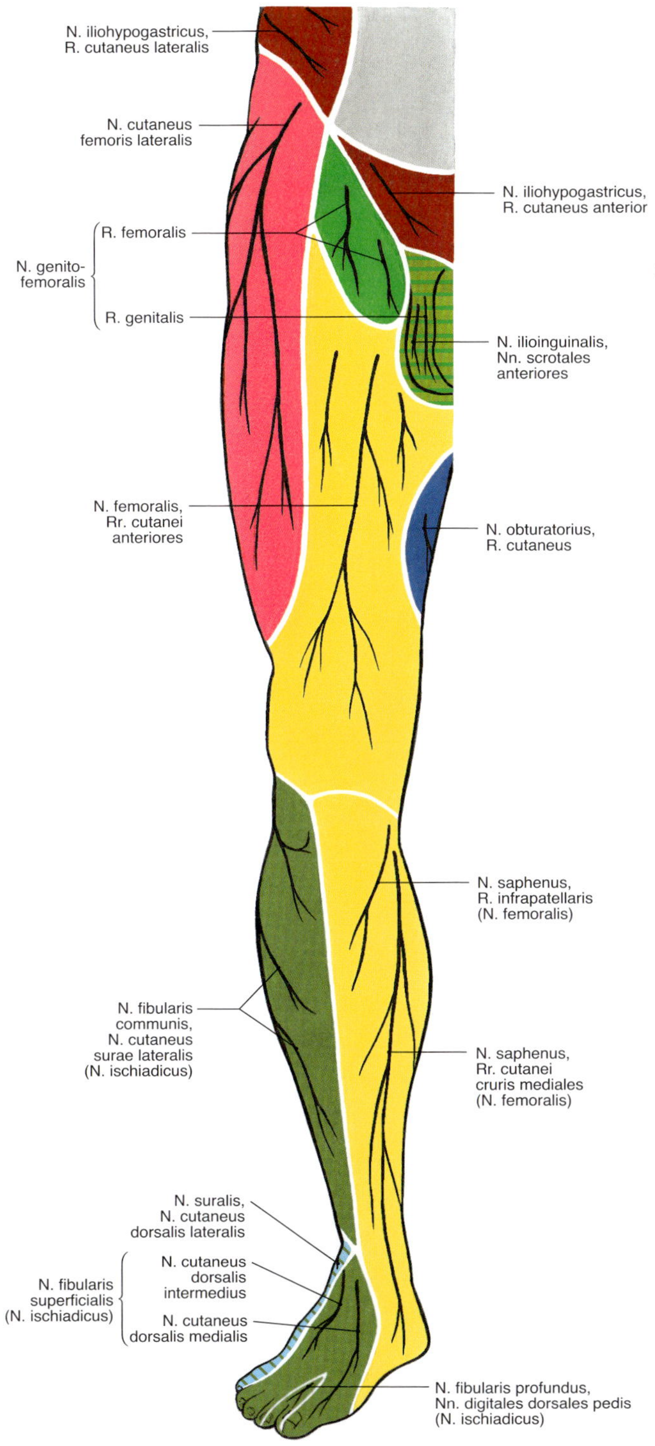

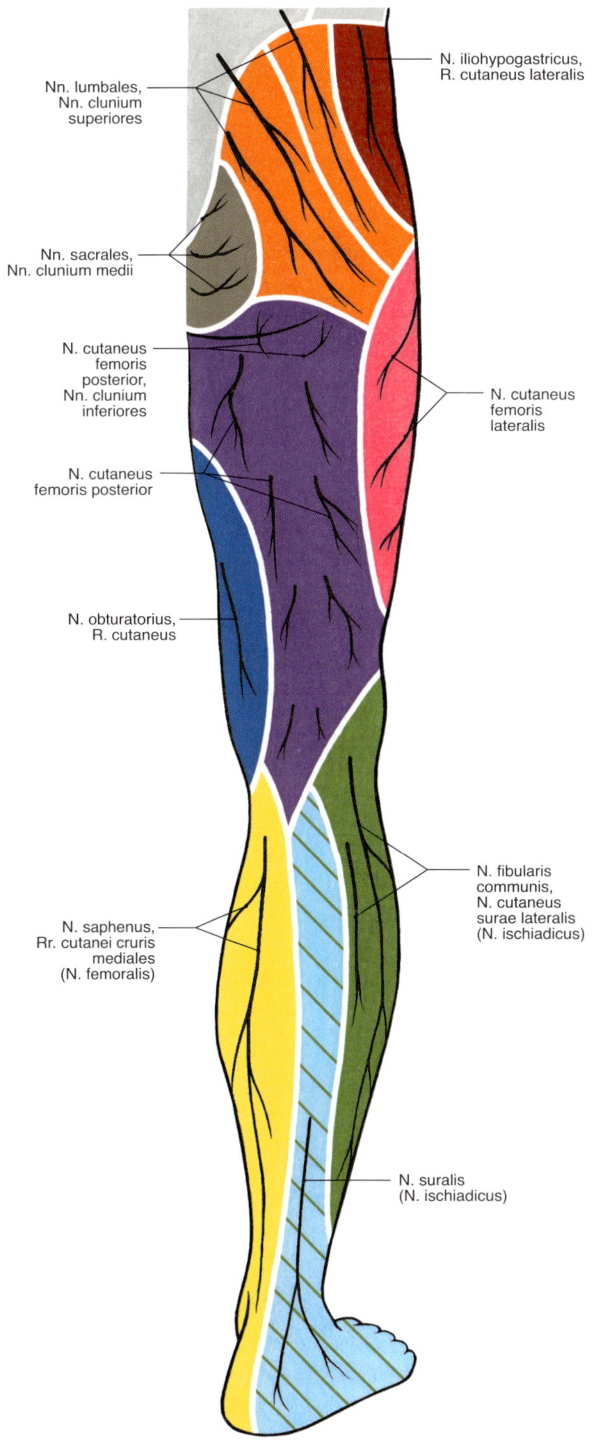

(orange)	Nn. lumbales	(dunkelrot)	N. iliohypogastricus	(grün)	N. genitofemoralis	(blau)	N. obturatorius	(olivgrün)	N. fibularis
(grau)	Nn. sacrales	(rosa)	N. cutaneus femoris lateralis	(gelb)	N. femoralis	(violett)	N. cutaneus femoris posterior	(schraffiert)	N. suralis

Abb. 1107 Hautnerven der unteren Extremität.

Abb. 1108 Hautnerven der unteren Extremität.

N. femoralis und N. obturatorius

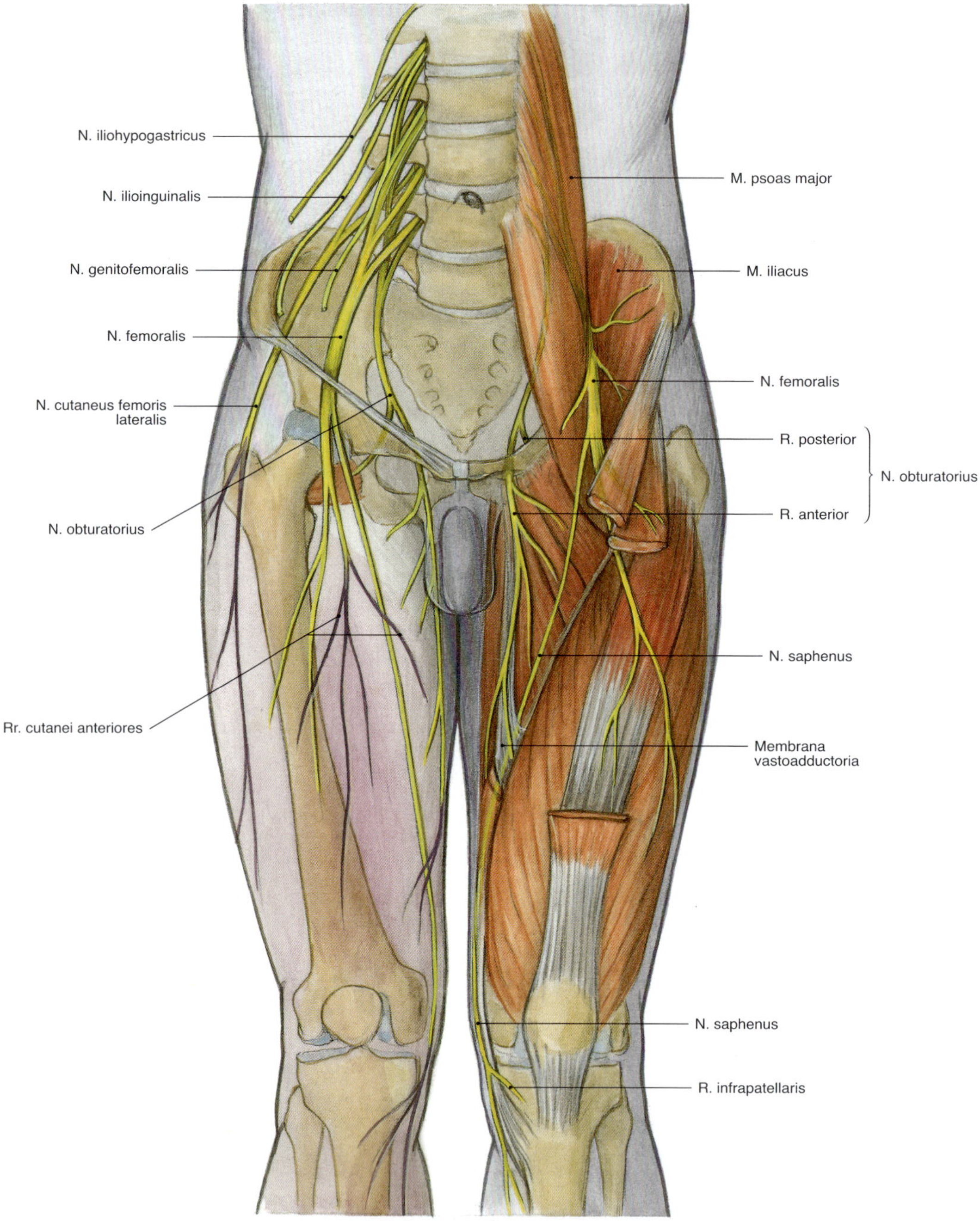

Abb. 1109 N. femoralis und N. obturatorius;
Übersicht;
Hautinnervation in Lila.

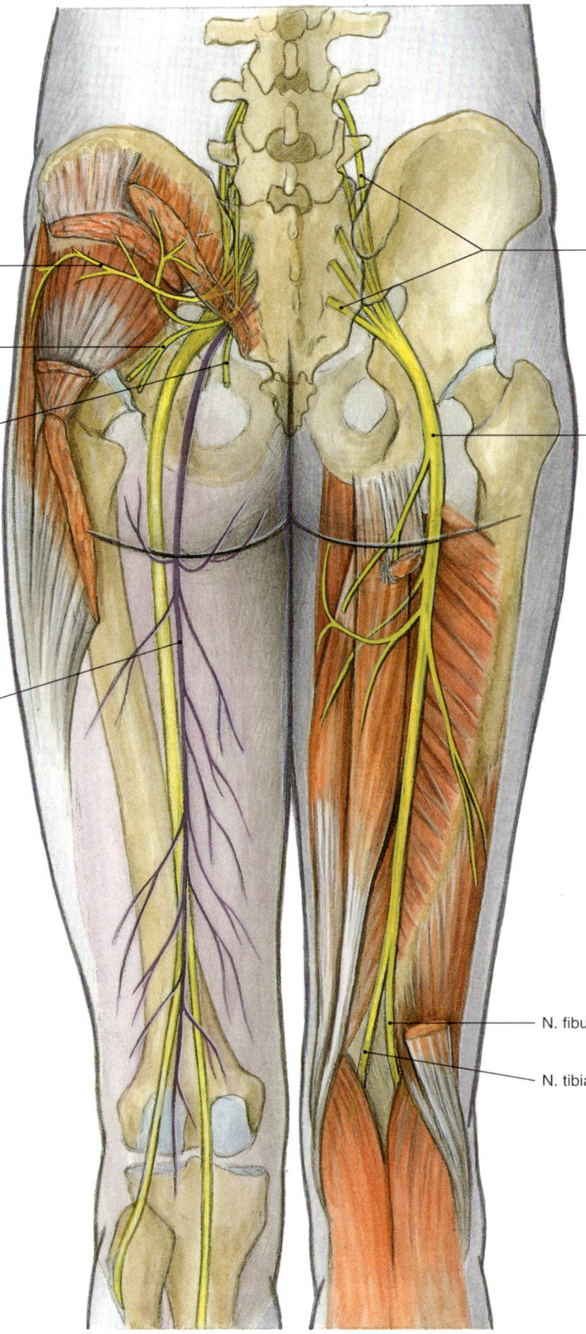

Abb. 1110 Nn. glutei und N. ischiadicus;
Übersicht;
Hautinnervation in Lila.

N. tibialis und N. fibularis

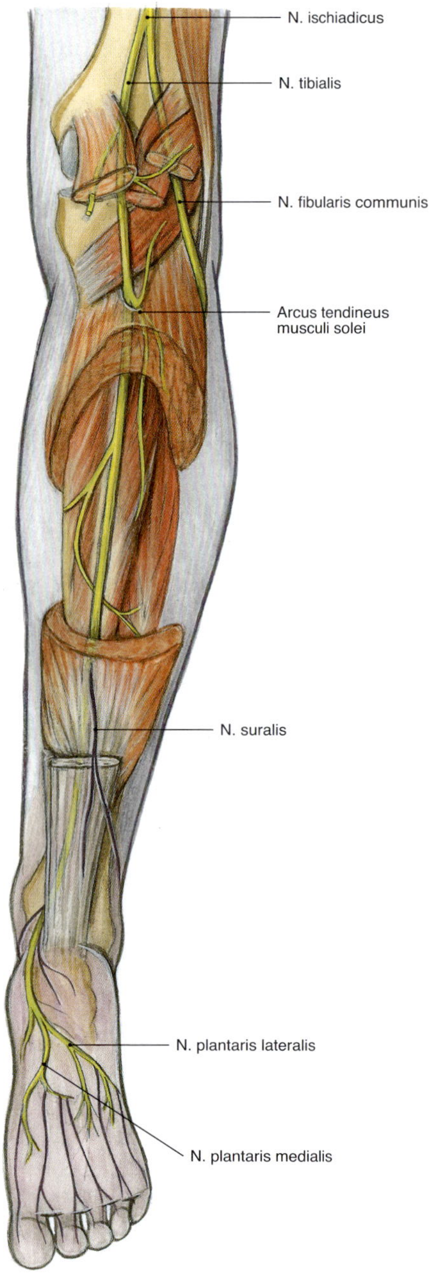

Abb. 1111 N. tibialis;
Übersicht;
Hautinnervation in Lila.

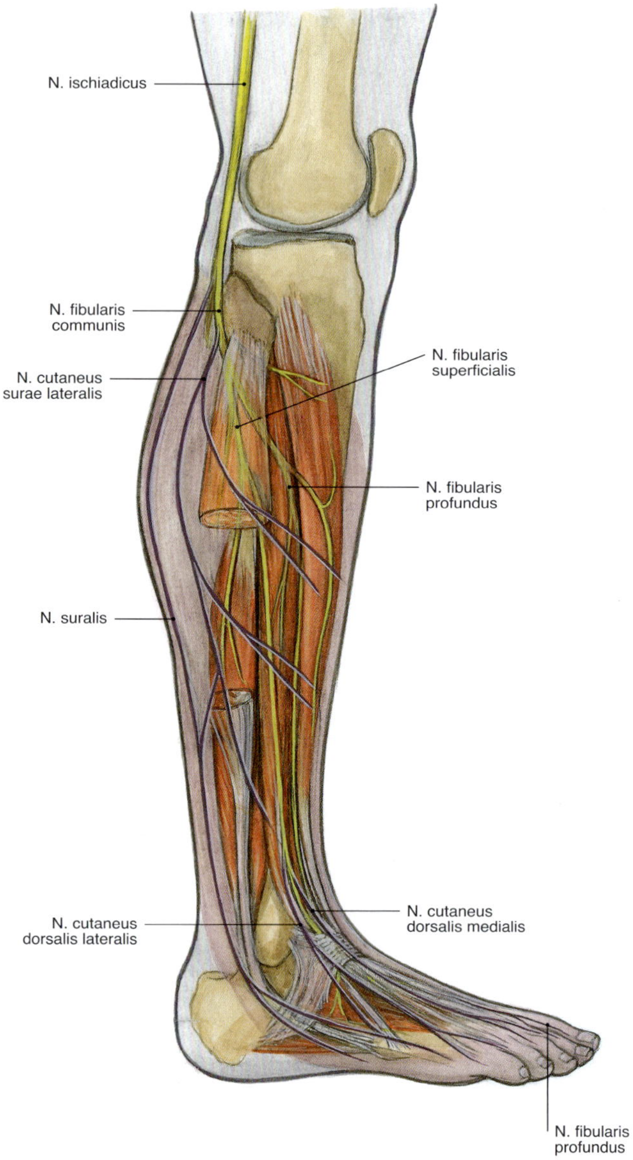

Abb. 1112 N. fibularis;
Übersicht;
Hautinnervation in Lila.

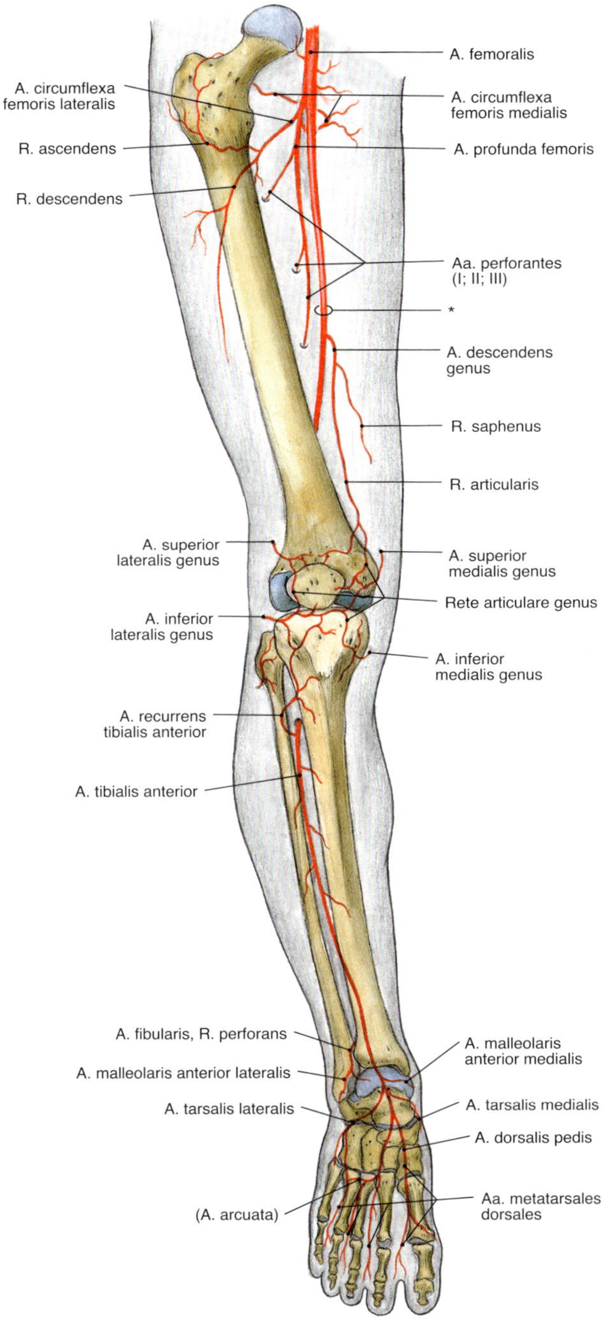

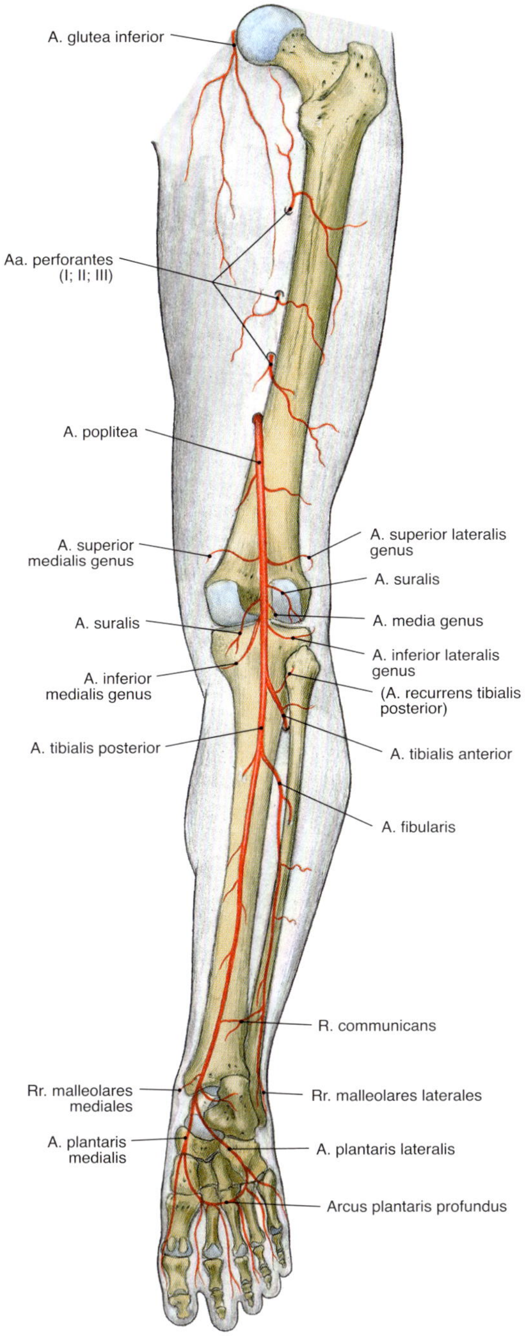

Abb. 1113 Arterien der unteren Extremität;
Übersicht;
von ventral.
Das Teilstück der A. femoralis zwischen dem Abgang der A. profunda femoris und dem Eintritt in den Canalis adductorius (*) wird klinisch auch als A. femoralis superficialis bezeichnet.

Abb. 1114 Arterien der unteren Extremität;
Übersicht;
von dorsal.

Venen und Lymphgefäße des Beins

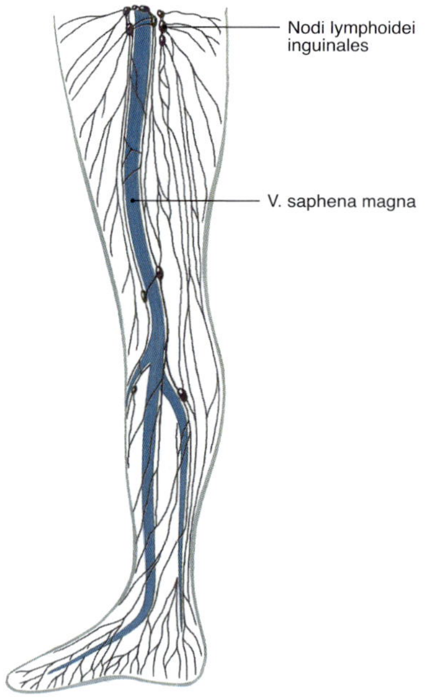

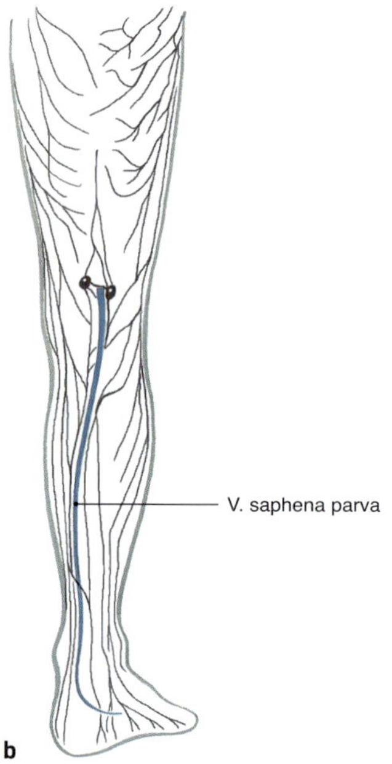

Abb. 1115 a, b Venen und Lymphgefäße des Beins; Übersicht.

a von medial
b von dorsal

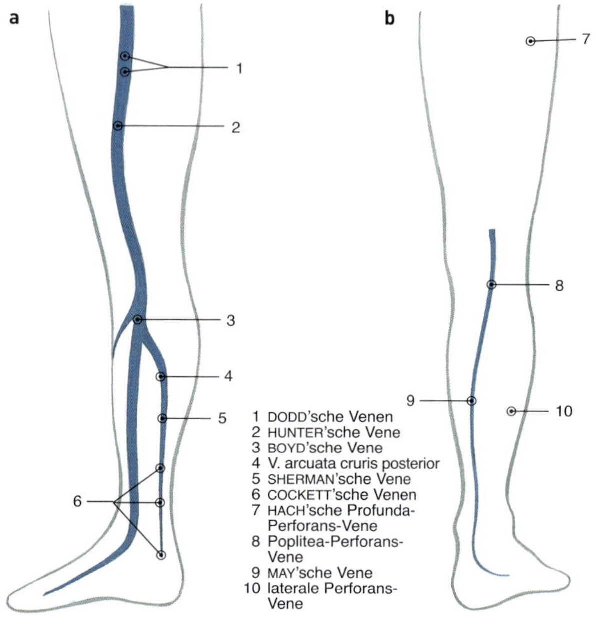

Abb. 1116 a, b Vv. perforantes; Übersicht (nach HACH, 1986).
a von medial
b von dorsal

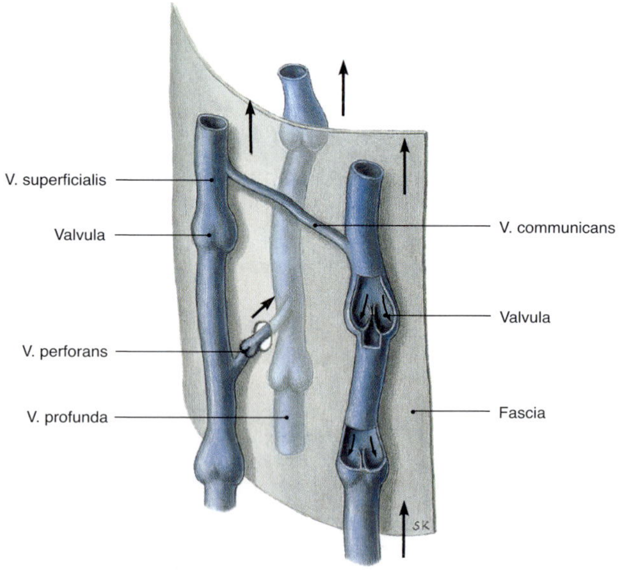

Abb. 1117 Venen der unteren Extremität; Gliederungsprinzip.
Abflussstörungen der Venen der unteren Extremität, insbesondere die Varikosis, gehören zu den häufigen Gefäßerkrankungen. Ist eines der Venensysteme vollständig verschlossen, so kommt den Vv. perforantes zur Gewährleistung der Drainage eine entscheidende Bedeutung zu.

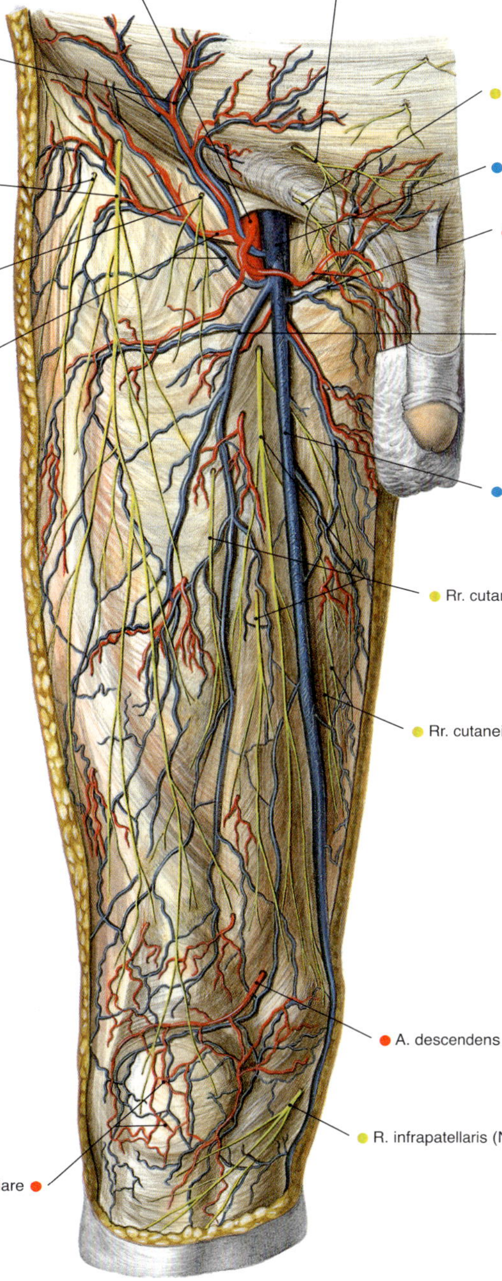

Abb. 1118 Epifasziale Gefäße und Nerven von Leistenregion, Regio inguinalis, Oberschenkel, Regio femoris anterior, und Knie, Regio genus anterior.

592
1123
1135

Lymphgefäße der Leistenregion

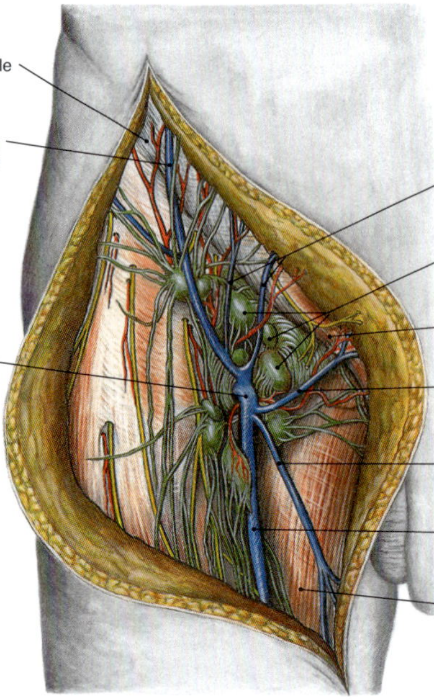

Abb. 1119 Oberflächliche Lymphgefäße, Lymphknoten und Venenstämme der Leistenregion, Regio inguinalis.

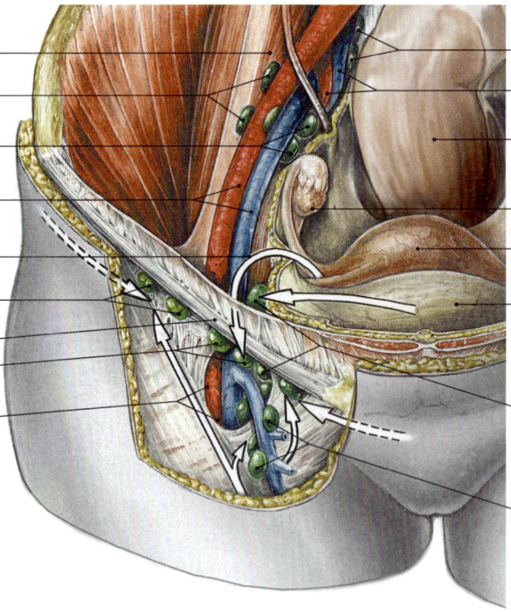

Abb. 1120 Einzugsgebiete der Lymphknoten der Leistenregion, Regio inguinalis, bei der Frau;
Übersicht.
Die Pfeile geben mögliche Flussrichtungen der Lymphe an.
* Aus dem Bereich des medialen Tubenabschnitts und des Fundus uteri kann in seltenen Fällen Lymphe auch über das Lig. teres uteri zu den oberflächlichen Lymphknoten der Leistenregion abfließen.

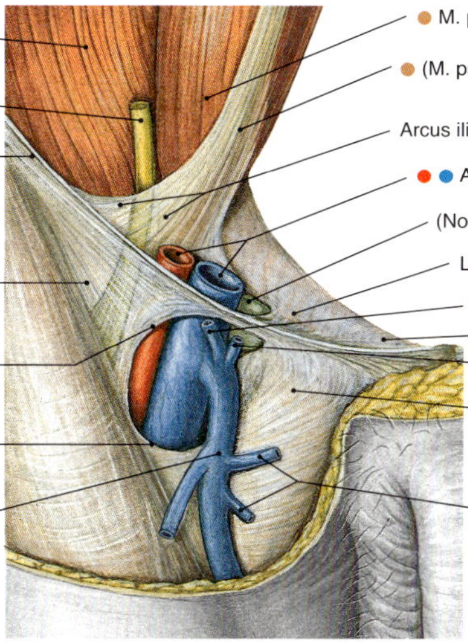

Abb. 1121 Hiatus saphenus und Lacuna vasorum; nach Entfernung der vorderen Bauchwand und des Bauchinhalts sowie Abtragung der Fascia iliaca und des Septum femorale (CLOQUET).

* auch: ROSENMÜLLER'scher Lymphknoten
** auch: GIMBERNATI'sches Band

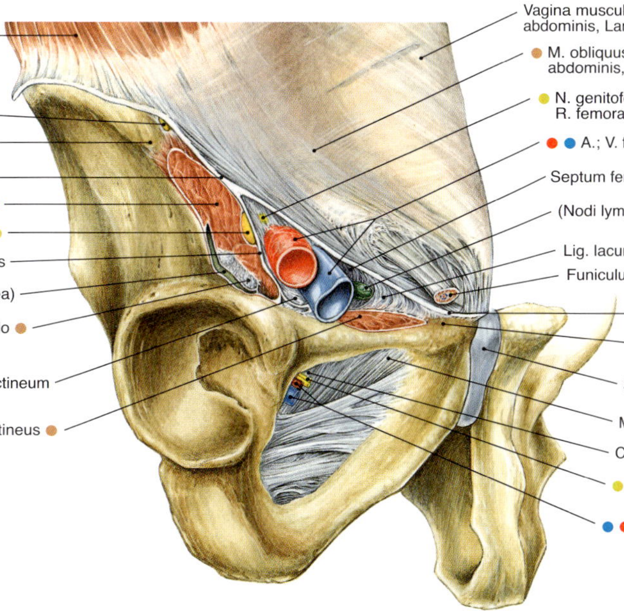

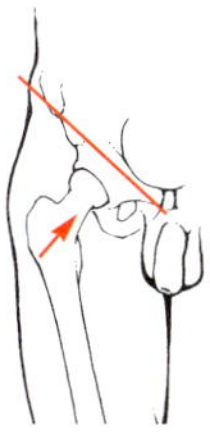

Abb. 1122 Lacunae musculorum et vasorum; schräger Schnitt auf Höhe des Leistenbandes.

Gefäße und Nerven des Oberschenkels

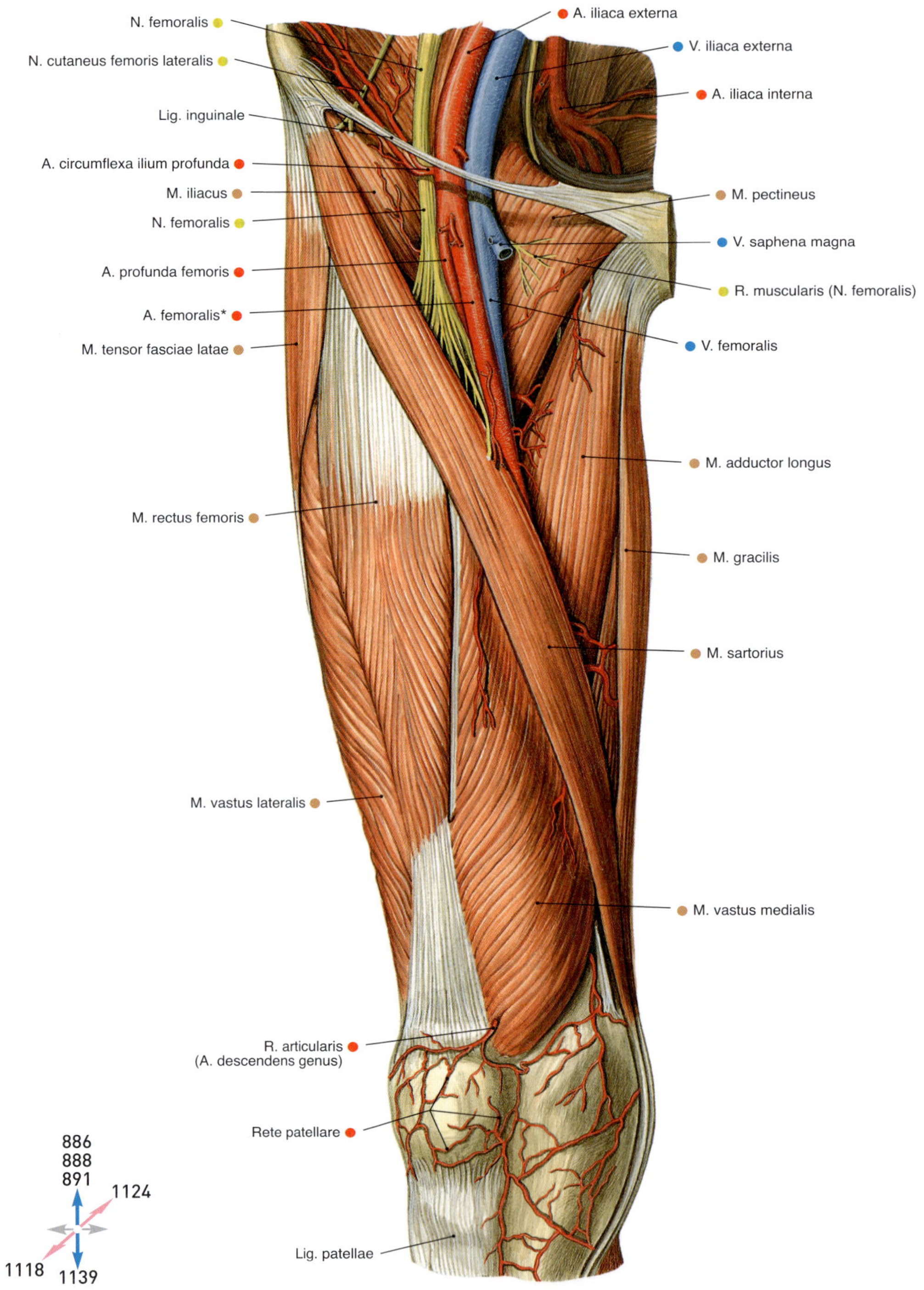

Abb. 1123 Gefäße und Nerven des Oberschenkels, Regio femoris anterior;
nach Abtragung der Fascia lata bis auf den Tractus iliotibialis.

* In Gegenüberstellung zur A. profunda femoris wird die A. femoralis im klinischen Sprachgebrauch häufig als A. femoralis superficialis zeichnet.

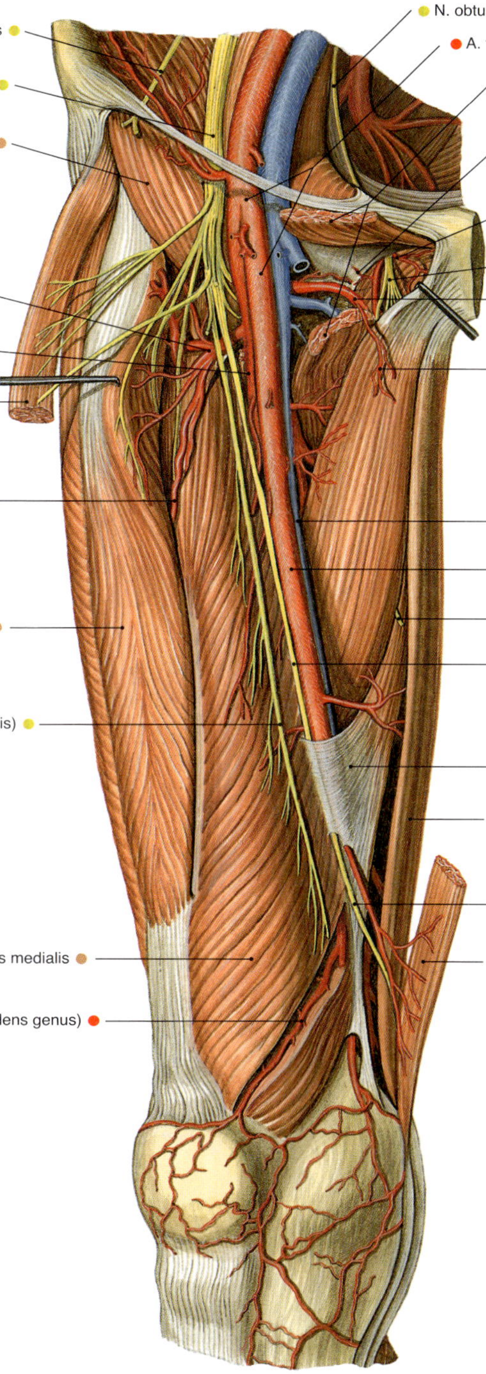

886
888
891
1125
1123
1140

Abb. 1124 Gefäße und Nerven des Oberschenkels, Regio femoris anterior;
nach teilweiser Entfernung des M. sartorius und Durchtrennung des M. pectineus.

* Der Eingang in den Adduktorenkanal wird von den Mm. vastus medialis und adductor longus sowie vom Septum intermusculare vastoadductorium gebildet, das sich zwischen ihnen ausspannt.

Gefäße und Nerven des Oberschenkels

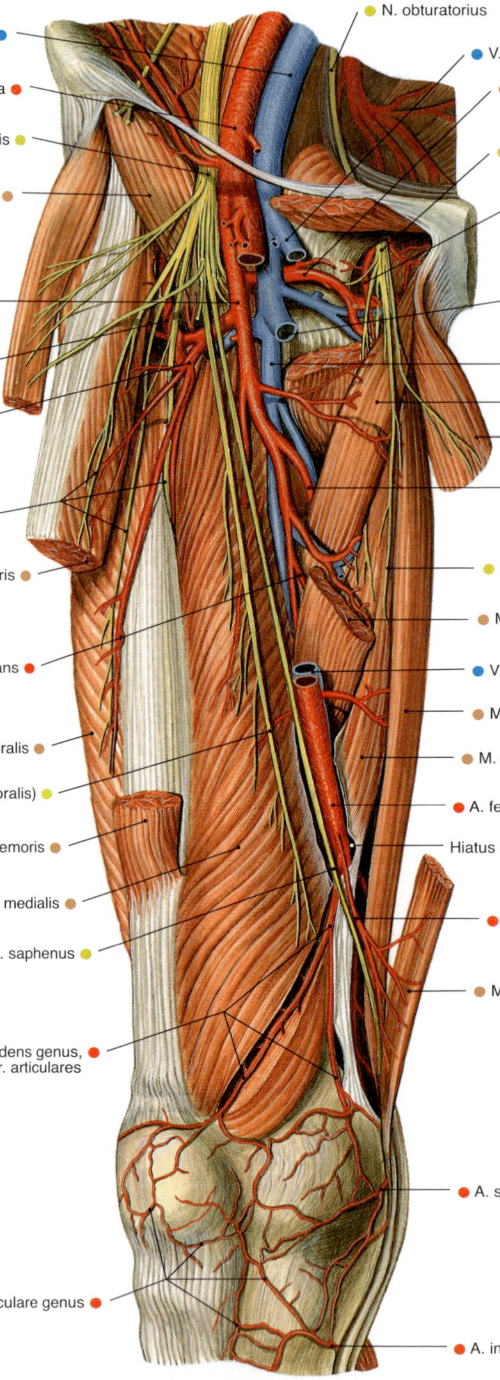

886
888
891
1124 1140

Abb. 1125 Gefäße und Nerven des Oberschenkels, Regio femoris anterior;
tiefe Schicht nach teilweiser Entfernung der Mm. sartorius und rectus femoris sowie Durchtrennung der Mm. pectineus und adductor longus; Adduktorenkanal fast zur Gänze eröffnet.

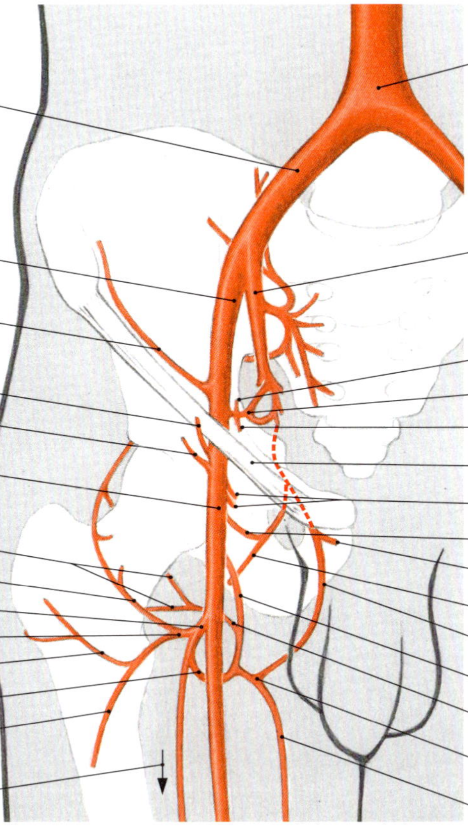

Abb. 1126 Arterien der Hüfte und des Oberschenkels; Übersicht.

Das Verzweigungsmuster dieser Arterien ist sehr variabel. Diese Art des Abgangs und der Verzweigung der A. profunda femoris findet sich in etwa 58 % der Fälle.

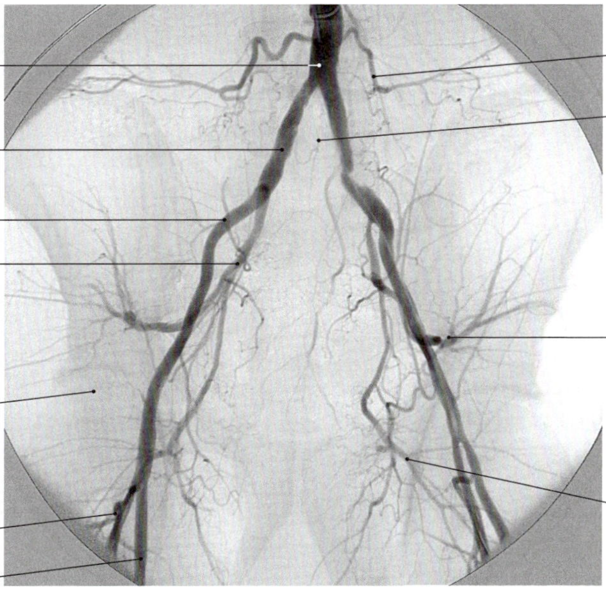

Abb. 1127 Becken- und Oberschenkelarterien; digitale Subtraktionsangiographie (DSA).

Venen und Nerven des Oberschenkels

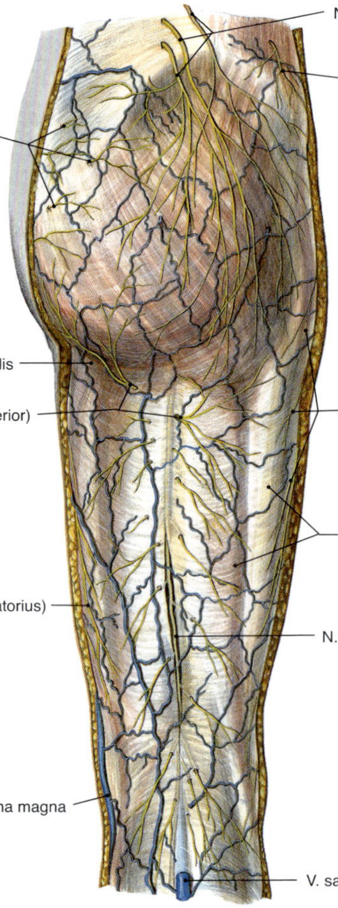

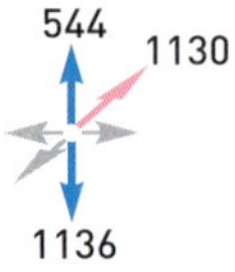

Abb. 1128 Epifasziale Venen und Nerven des Oberschenkels, Regio femoris posterior, der Gesäßregion, Regio glutealis, und der Kniekehle, Fossa poplitea.

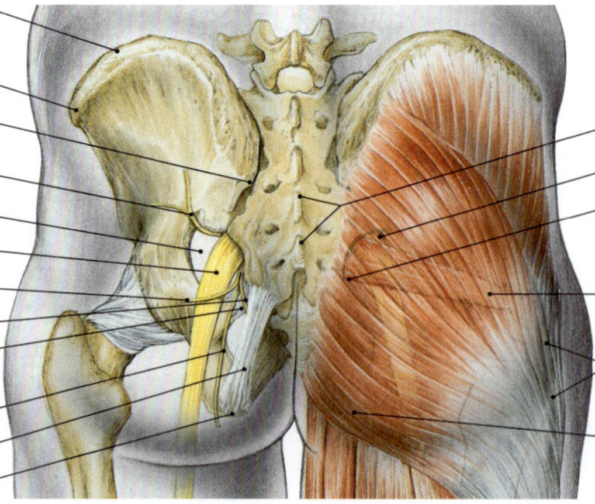

Abb. 1129 Projektion der Skelettkontur und des N. ischiadicus auf die Oberfläche der Gesäßregion, Regio glutealis.

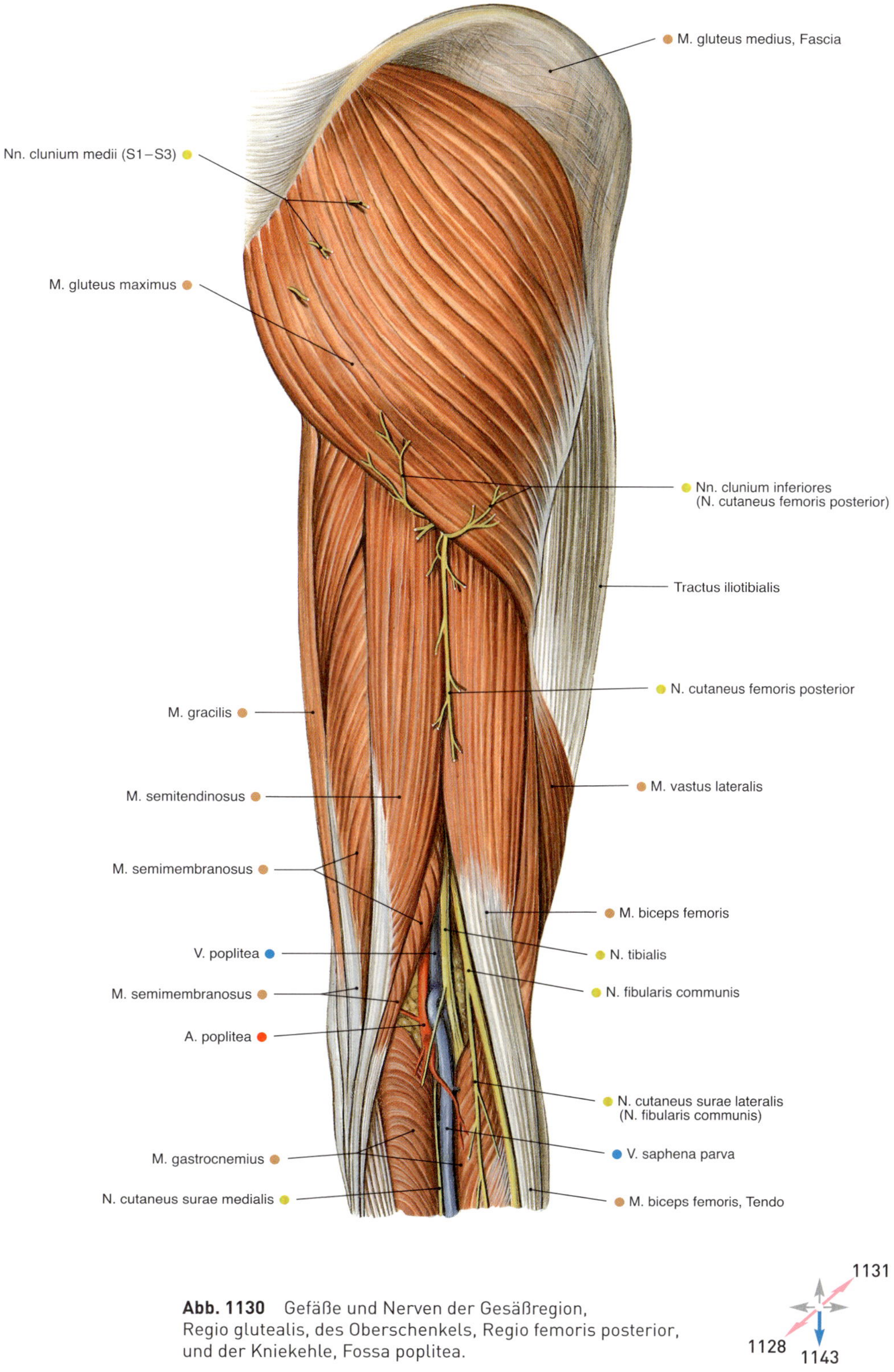

Abb. 1130 Gefäße und Nerven der Gesäßregion, Regio glutealis, des Oberschenkels, Regio femoris posterior, und der Kniekehle, Fossa poplitea.

Gefäße und Nerven des Oberschenkels

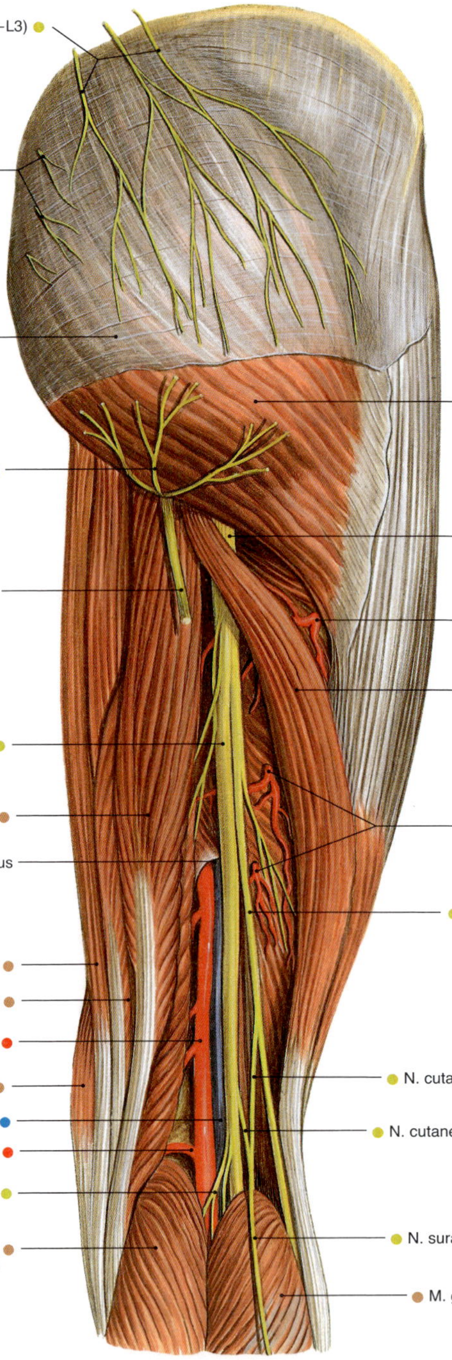

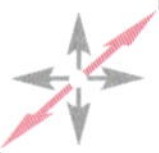

Abb. 1131 Gefäße und Nerven der Gesäßregion, Regio glutealis, des Oberschenkels, Regio femoris posterior, und der Kniekehle, Fossa poplitea;
Caput longum des M. biceps femoris nach lateral weggezogen. Bei diesem Präparat zweigen die Nn. cutanei surae medialis et lateralis relativ weit proximal ab.

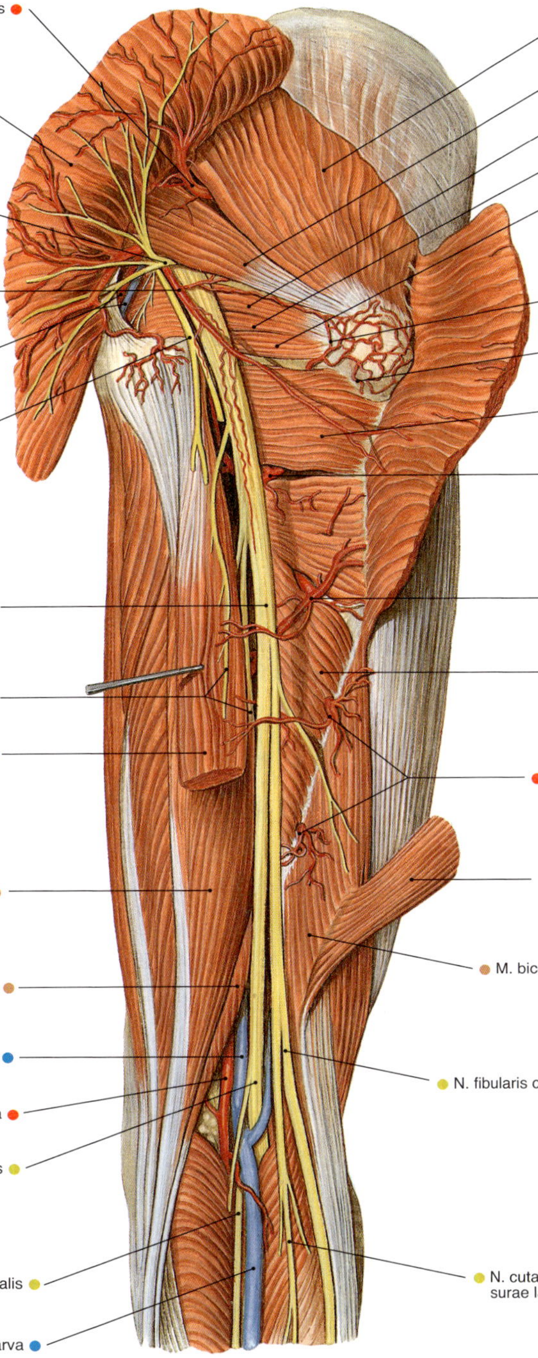

Abb. 1132 Gefäße und Nerven der Gesäßregion, Regio glutealis, des Oberschenkels, Regio femoris posterior, und der Kniekehle, Fossa poplitea;
nach Durchtrennung des M. gluteus maximus und des Caput longum des M. biceps femoris.

1131
1143
1145
1146

Gefäße und Nerven der Gesäßregion

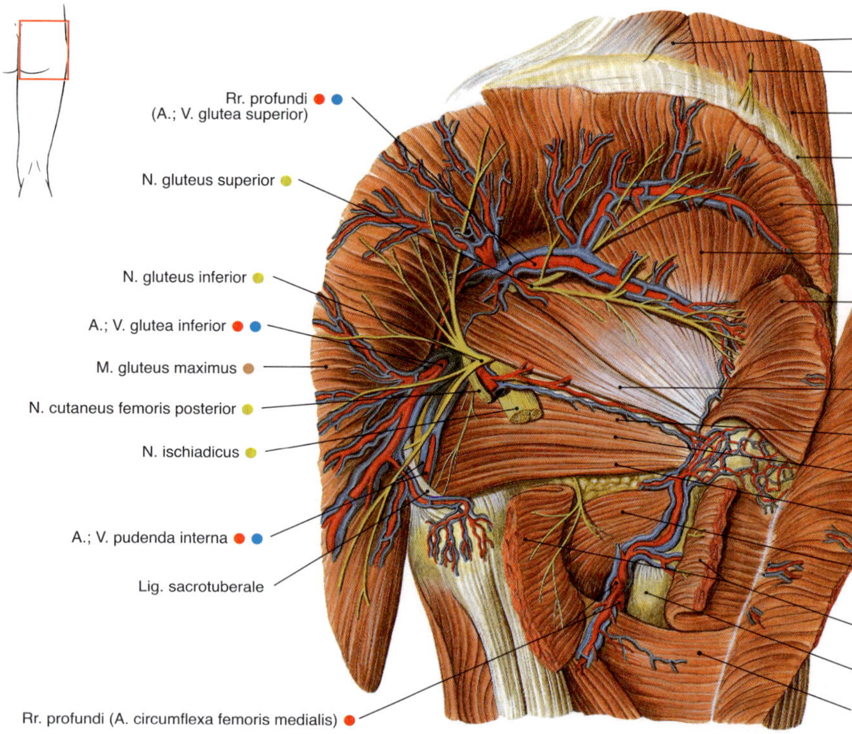

Abb. 1133 Gefäße und Nerven der Gesäßregion, Regio glutealis; nach Durchtrennung und teilweiser Ablösung der Mm. glutei maximus und medius; N. ischiadicus nach seinem Durchtritt durch das Foramen infrapiriforme entfernt.

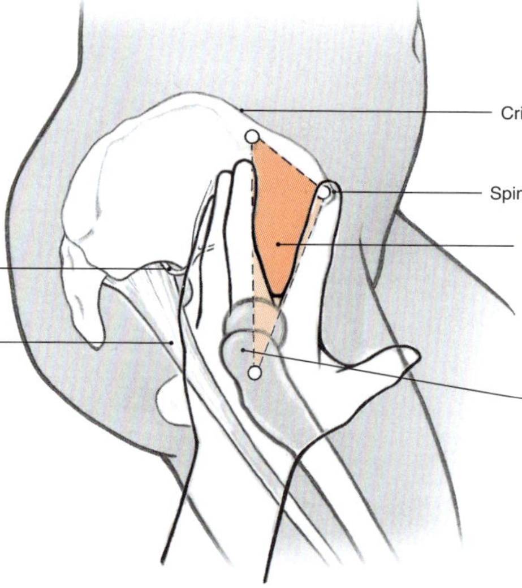

Abb. 1134 Ventrogluteale Injektion (nach A. v. HOCHSTETTER). Um mit größtmöglicher Sicherheit dem N. gluteus superior und besonders der A. glutea superior auszuweichen, wird in das dreieckige Feld injiziert, das sich aus den beiden gespreizten Fingern und der Crista iliaca ergibt. Der Zeigefinger – oder bei Verwendung der rechten Hand der Mittelfinger – liegt dabei der Spina iliaca anterior superior, die Handfläche dem Trochanter major an. Da das Injektionsmittel möglichst gefäßfern im Bauch des M. gluteus medius deponiert werden soll, darf die Richtung der Injektionsnadel die Finger nicht unterkreuzen. Eine gewisse Gefahr bleibt allerdings für den Nervenast bestehen, der aus dem N. gluteus superior zum M. tensor fasciae latae zieht.

Venen und Nerven des Unterschenkels

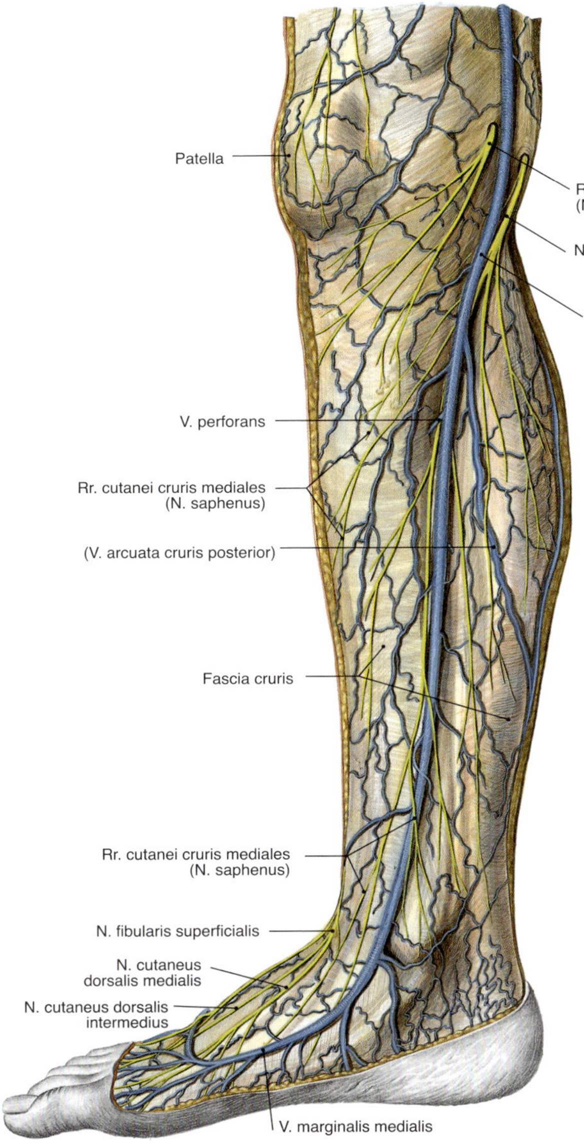

1118

Abb. 1135 Epifasziale Venen und Nerven des Unterschenkels, Regiones cruris und pedis.

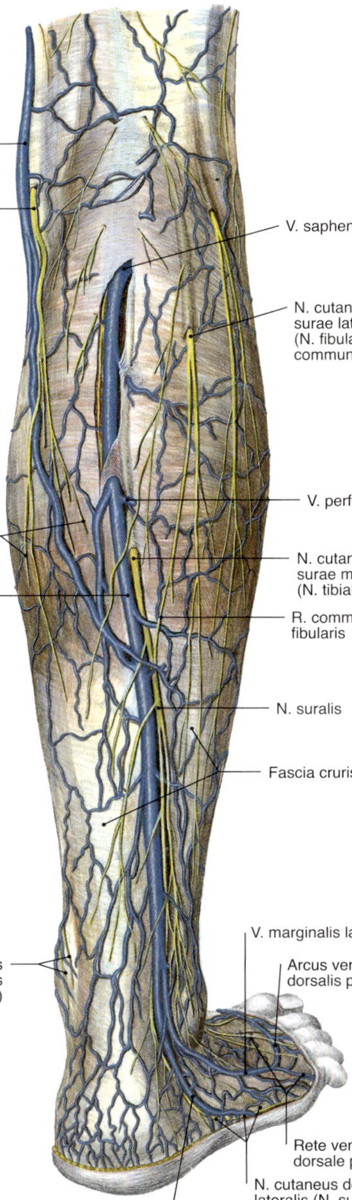

1128

Abb. 1136 Epifasziale Venen und Nerven des Unterschenkels, Regiones cruris und pedis; Fascia cruris proximal gespalten.
* klinisch auch: MAY'sche Vene

Gefäße und Nerven des Unterschenkels

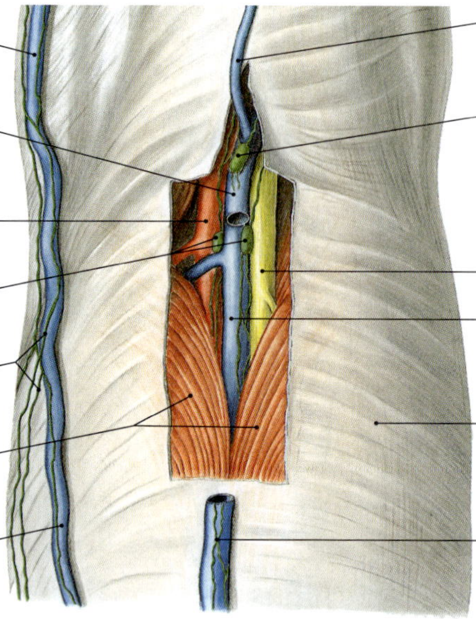

Abb. 1137 Gefäße und Nerven der Kniekehle, Fossa poplitea;
nach Spaltung der Fascia cruris und teilweiser Entfernung der V. saphena parva.

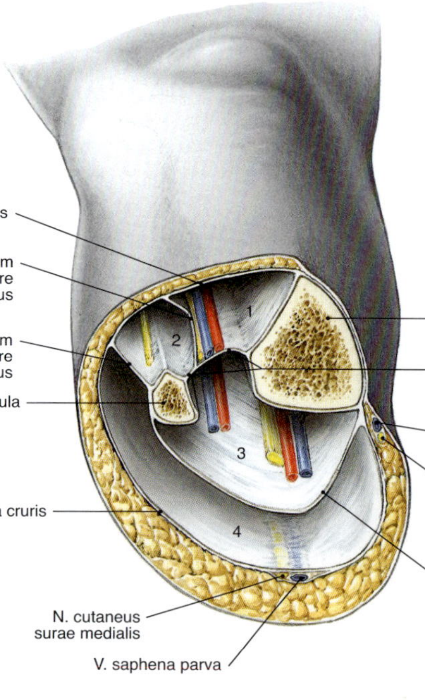

1 Compartimentum cruris anterius:
A.; V. tibialis anterior
N. fibularis profundus
M. tibialis anterior
M. extensor digitorum longus
M. extensor hallucis longus
M. fibularis [peroneus] tertius

2 Compartimentum cruris laterale:
N. fibularis superficialis
M. fibularis [peroneus] longus
M. fibularis [peroneus] brevis

3 Compartimentum cruris posterius, Pars profunda:
A.; V. tibialis posterior
A.; V. fibularis
N. tibialis
M. flexor digitorum longus
M. tibialis posterior
M. flexor hallucis longus

4 Compartimentum cruris posterius, Pars superficialis:
M. triceps surae
M. plantaris

Abb. 1138 Osteofibröse Röhren des Unterschenkels; Querschnitt oberhalb der Mitte des Unterschenkels.
Die osteofibrösen Röhren werden mit ihrem Inhalt klinisch auch als Kompartimente bezeichnet.
* tiefer Anteil der Fascia cruris

→ 1157

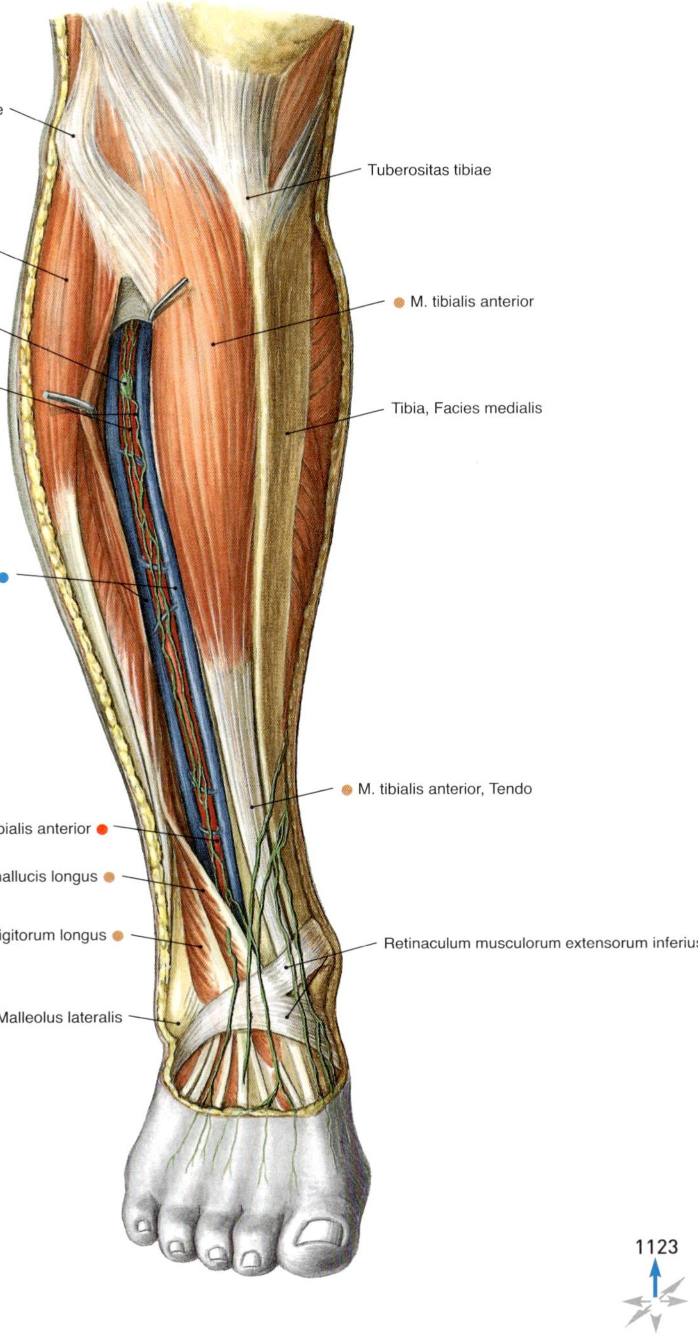

Abb. 1139 Gefäße des Unterschenkels, Regio cruris anterior;
nach Spreizung der Strecker.

Die oberflächlichen Lymphgefäße orientieren sich an den großen epifaszialen Venen. Sie sammeln sich entlang der V. saphena magna zur medialen Seite des Unterschenkels hin. Die tiefen Lymphgefäße verlaufen in den bindegewebigen Scheiden der tiefen Unterschenkelvenen und -arterien.

Arterien und Nerven des Unterschenkels

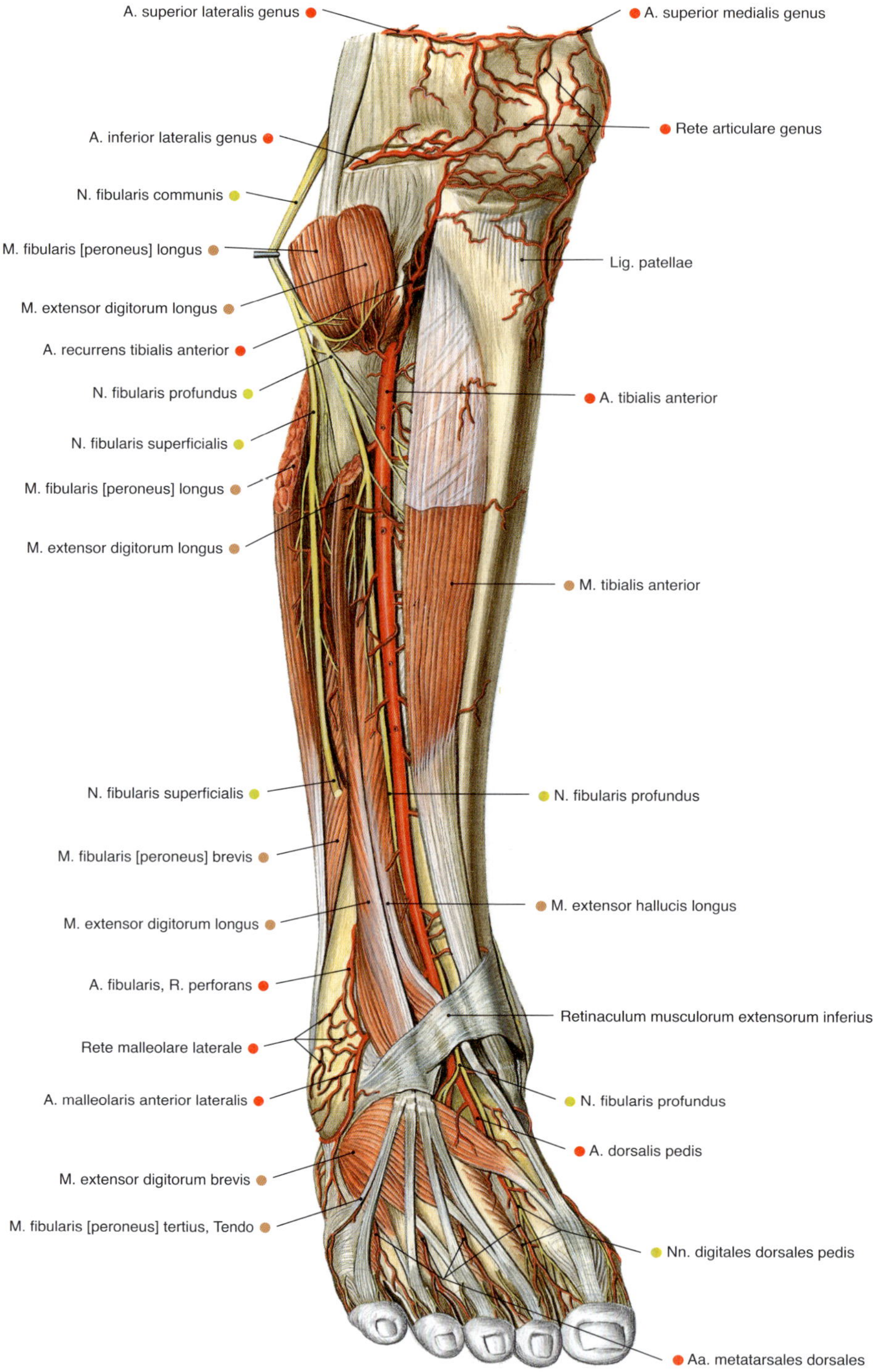

1123
1124
1148
1139

Abb. 1140 Arterien und Nerven des Unterschenkels, Regio cruris anterior, und des Fußes, Dorsum pedis; nach Abtragung der Fascia cruris und Durchtrennung der Mm. extensor digitorum longus und fibularis [peroneus] longus.

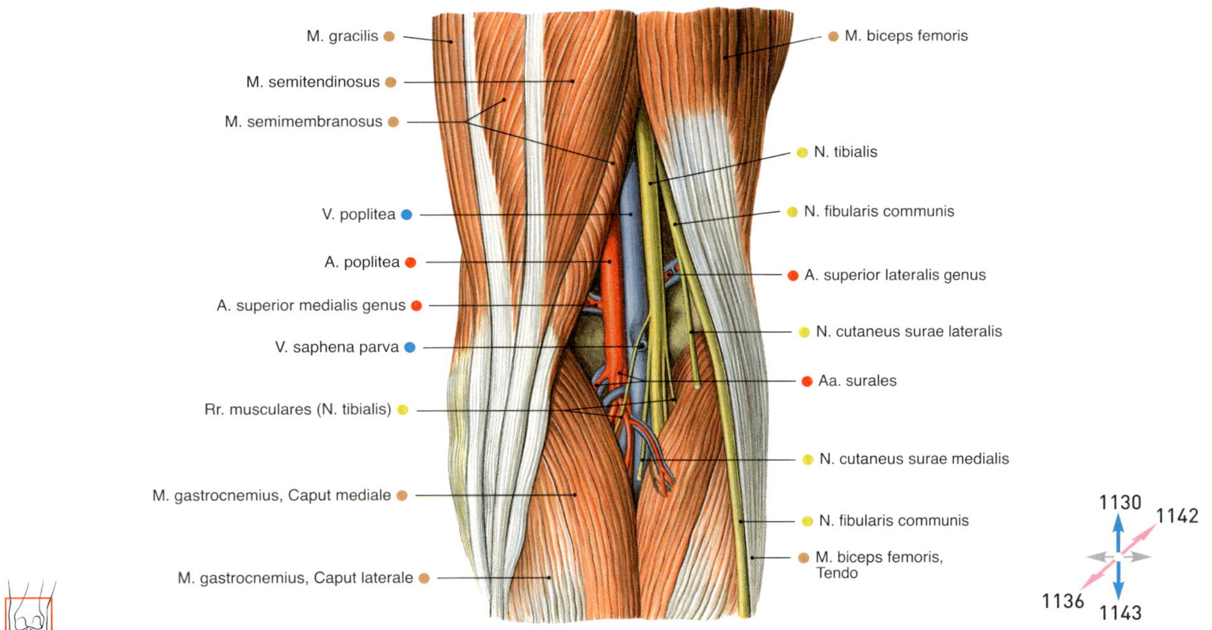

Abb. 1141 Gefäße und Nerven der Kniekehle, Fossa poplitea; nach Abtragung der Fasciae lata et cruris.

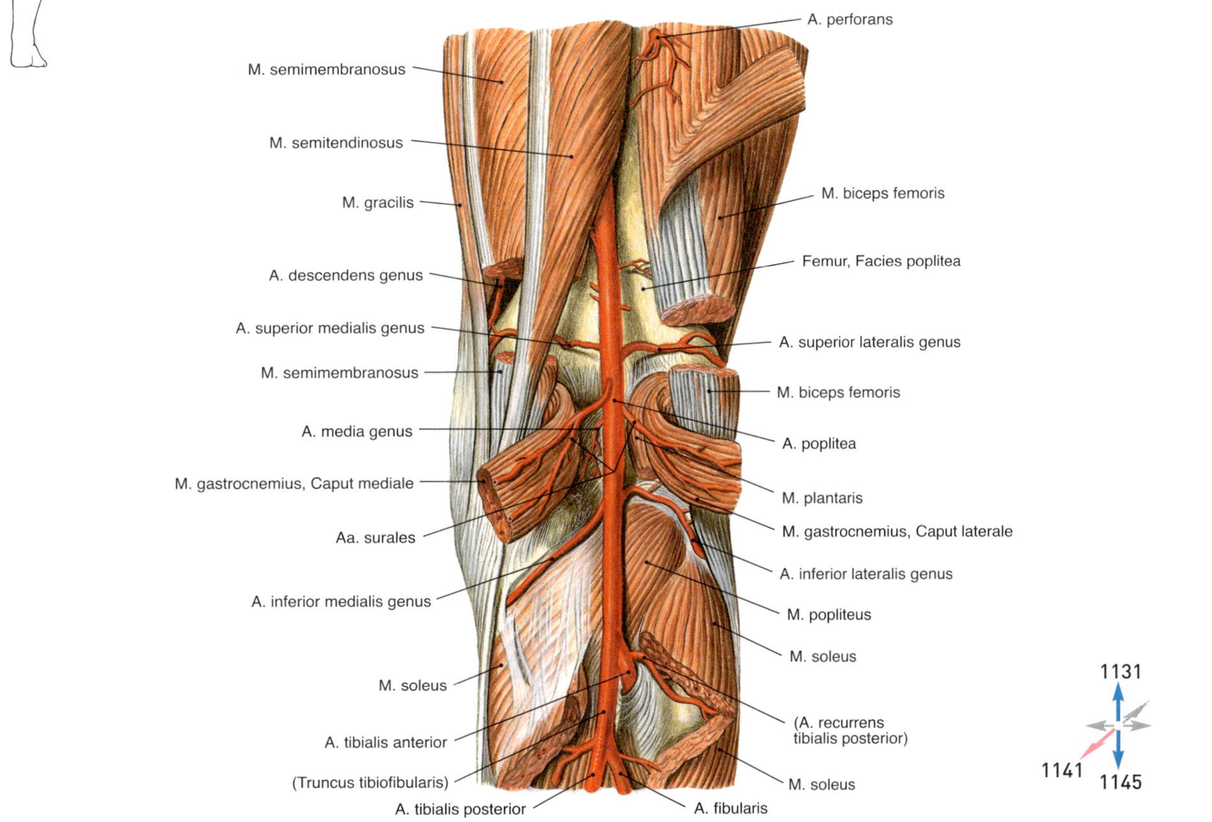

Abb. 1142 Arterien der Kniekehle, Fossa poplitea; Darstellung der arteriellen Versorgung nach teilweiser Entfernung der bedeckenden Muskeln. Dieses Verzweigungsmuster trifft in ca. 90 % zu.

Gefäße und Nerven von Kniekehle und Unterschenkel

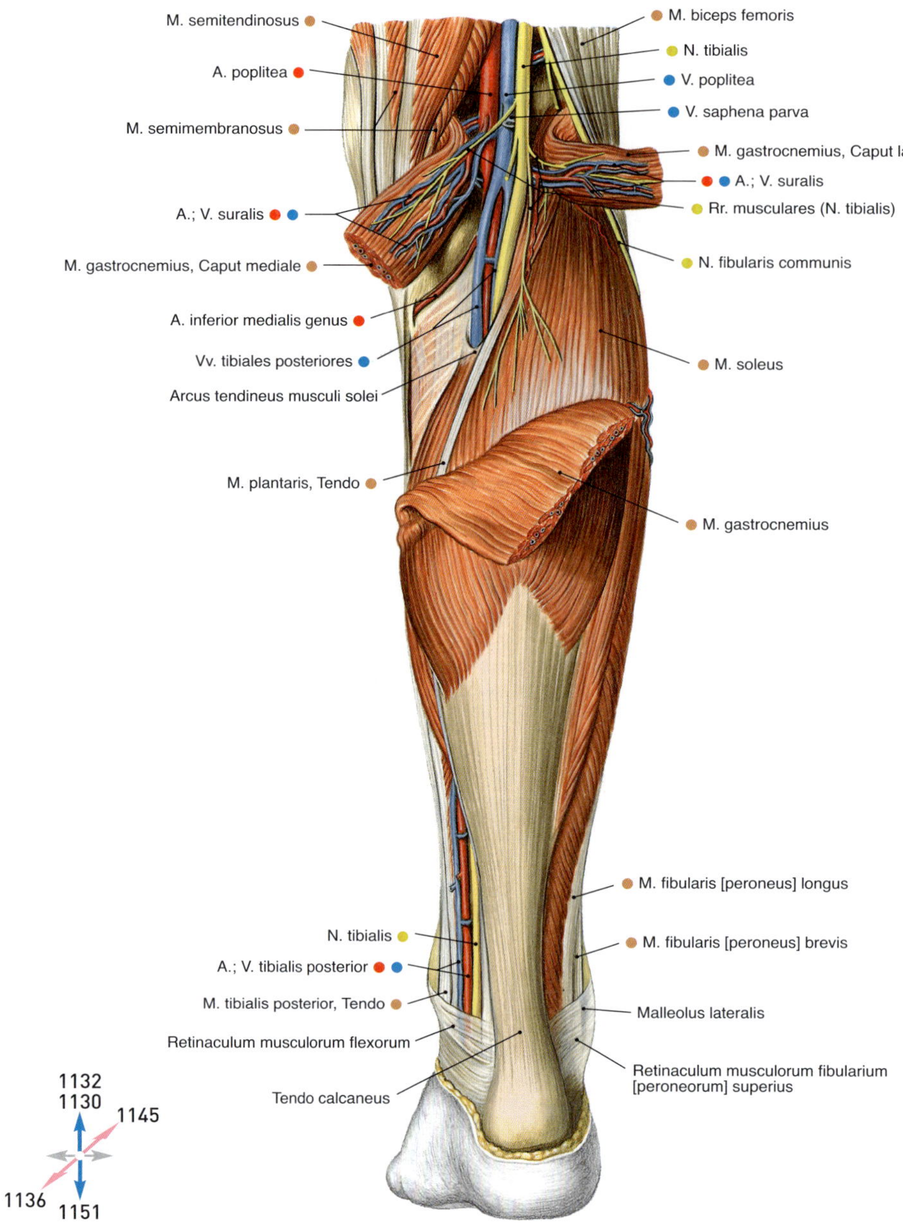

Abb. 1143 Gefäße und Nerven der Kniekehle, Fossa poplitea, und des Unterschenkels, Regio cruris posterior; nach Abtragung der Fascia cruris und Durchtrennung des M. gastrocnemius.

Abb. 1144 a–d Varietäten der Aufzweigung der A. poplitea.
a gemeinsamer Stamm der Aa. tibiales anterior und posterior mit der A. fibularis
b Aufzweigung der A. poplitea proximal des Oberrandes des M. popliteus
c proximale Truncusbildung von A. tibialis posterior und A. fibularis
d ventraler Verlauf der A. tibialis anterior in Bezug auf den M. popliteus

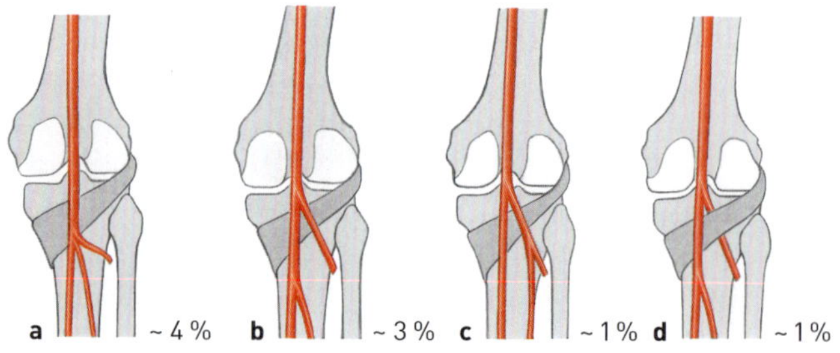

Gefäße und Nerven von Kniekehle und Unterschenkel

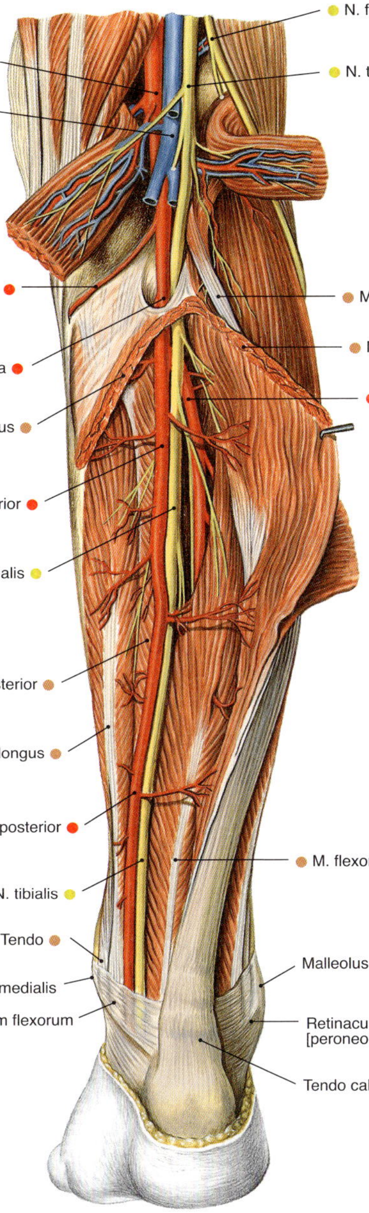

Abb. 1145 Gefäße und Nerven der Kniekehle, Fossa poplitea, und des Unterschenkels, Regio cruris posterior; tiefe Schicht.

1130
1132
1146
1143
1152

Arterien und Nerven des Unterschenkels

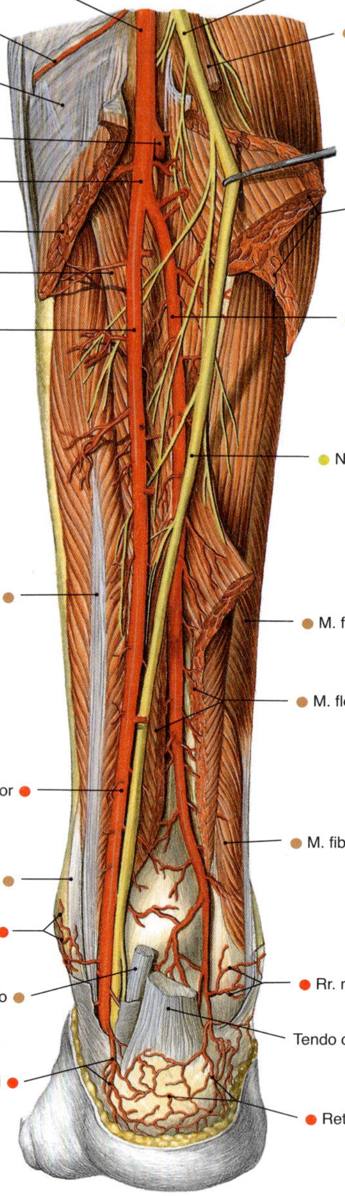

1130
1132
1145
1153

Abb. 1146 Arterien und Nerven der Kniekehle, Fossa poplitea, und des Unterschenkels, Regio cruris posterior; tiefste Schicht.

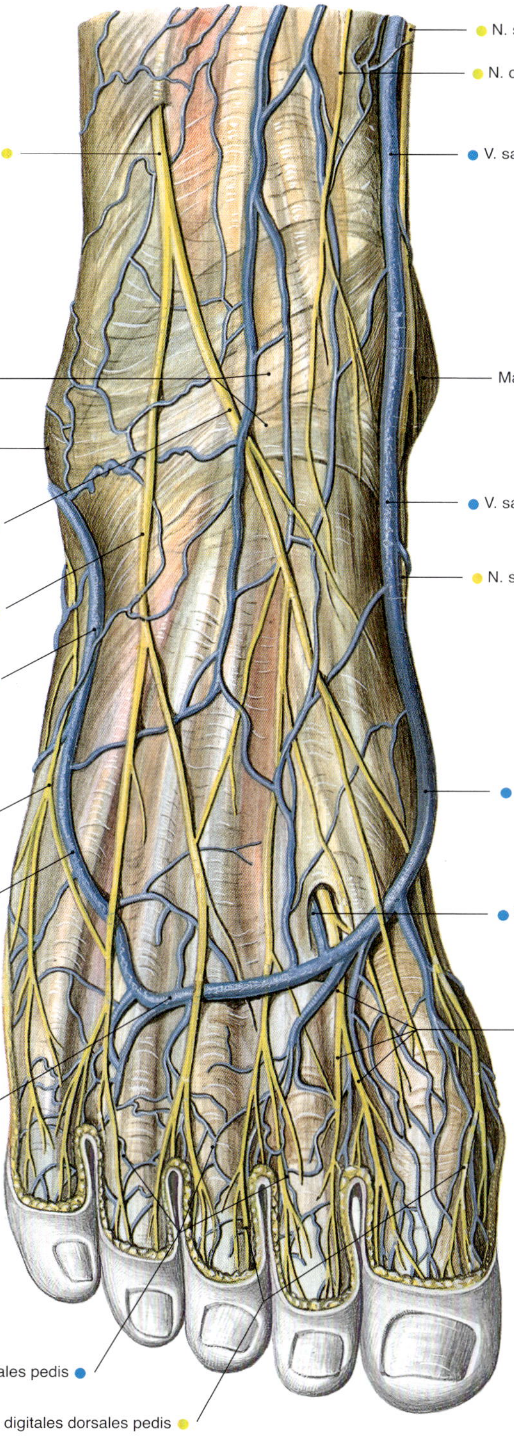

Abb. 1147 Epifasziale Venen und Nerven des Fußrückens, Dorsum pedis.

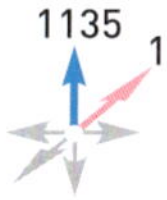

Arterien und Nerven des Fußes

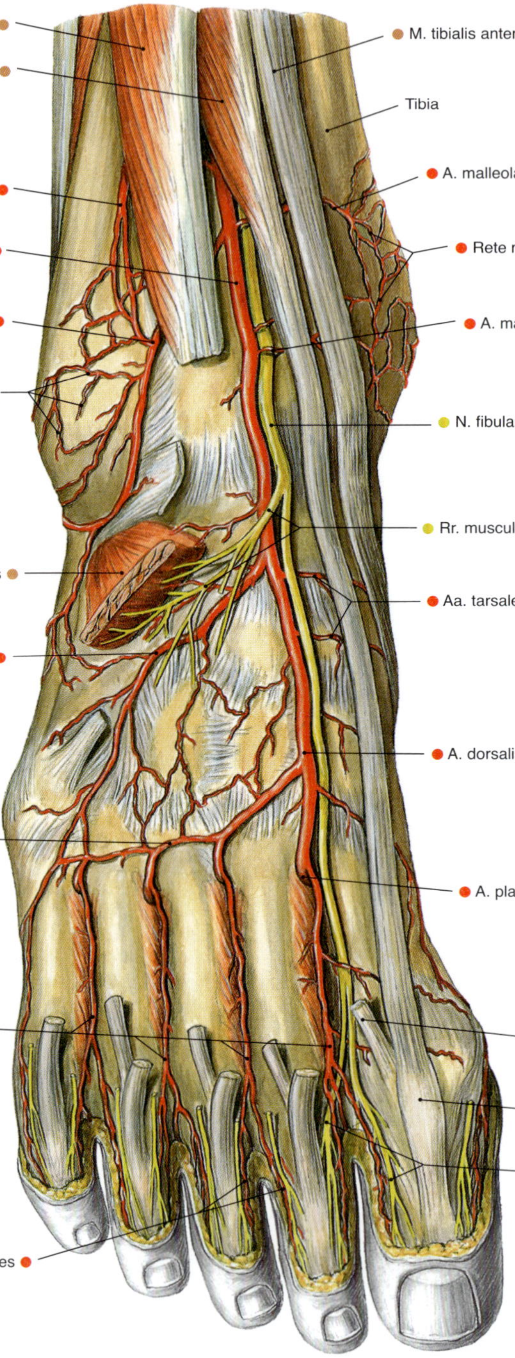

1140
1147

Abb. 1148 Arterien und Nerven des Fußrückens, Dorsum pedis.

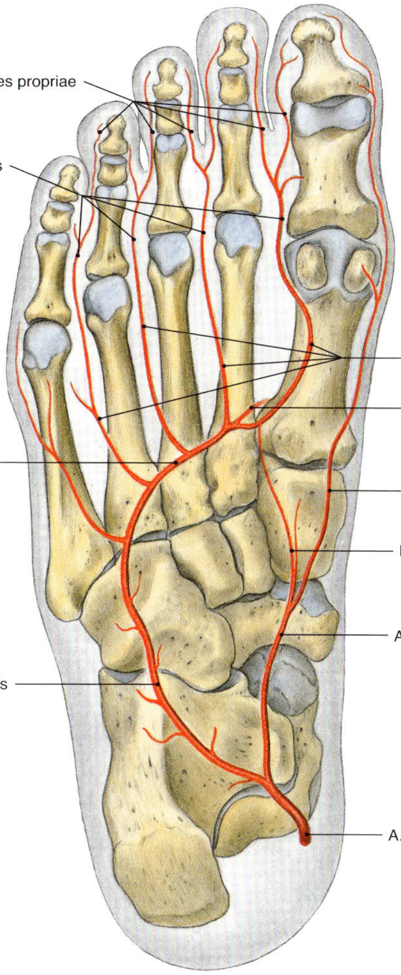

Abb. 1149 Arterien der Fußsohle, Planta; Übersicht.

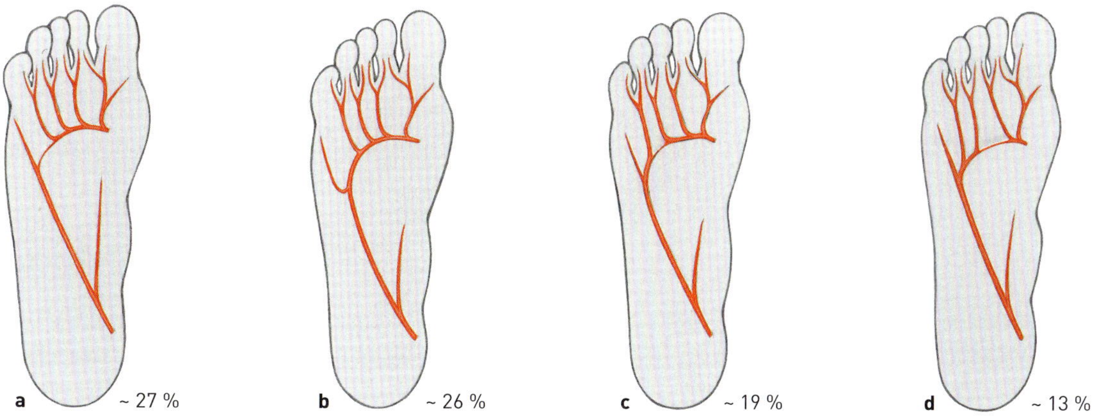

Abb. 1150 a–d Varietäten der Arterien der Fußsohle, Planta.

a Versorgung des Arcus plantaris profundus vornehmlich aus der A. dorsalis pedis

b Versorgung des Arcus plantaris profundus vornehmlich aus der A. tibialis posterior

c Versorgung der Arterien des 5. und des lateralen Anteils des 4. Zehenstrahls aus der A. tibialis posterior, der medial davon gelegenen Zehen aus der A. dorsalis pedis

d Versorgung der Arterien des 5., 4. und des lateralen Anteils des 3. Zehenstrahls aus der A. tibialis posterior, der medial davon gelegenen Zehen aus der A. dorsalis pedis

Arterien und Nerven des Fußes

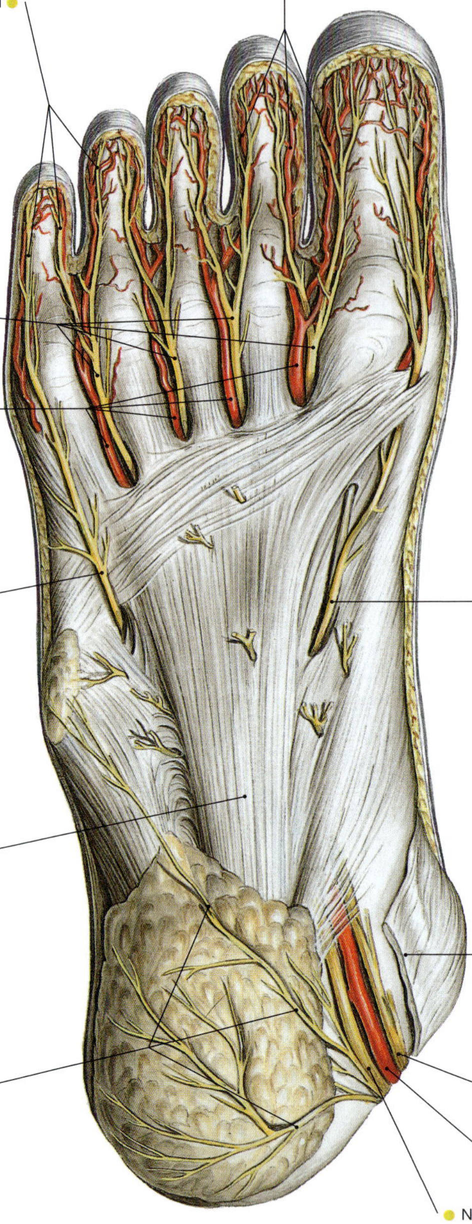

1143 1152

Abb. 1151 Arterien und Nerven der Fußsohle, Planta.

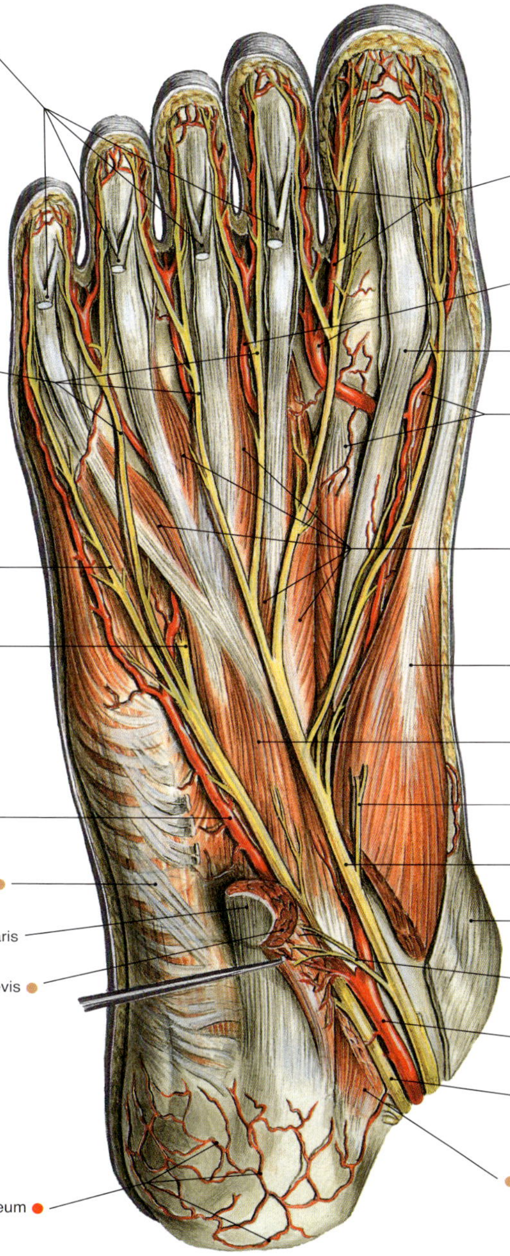

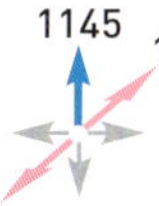

Abb. 1152 Arterien und Nerven der Fußsohle, Planta; tiefe Schicht.

* Die distale Fortsetzung des medialen Retromalleolarraumes unter den M. abductor hallucis wird auch als Tarsaltunnel bezeichnet.

Arterien des Fußes

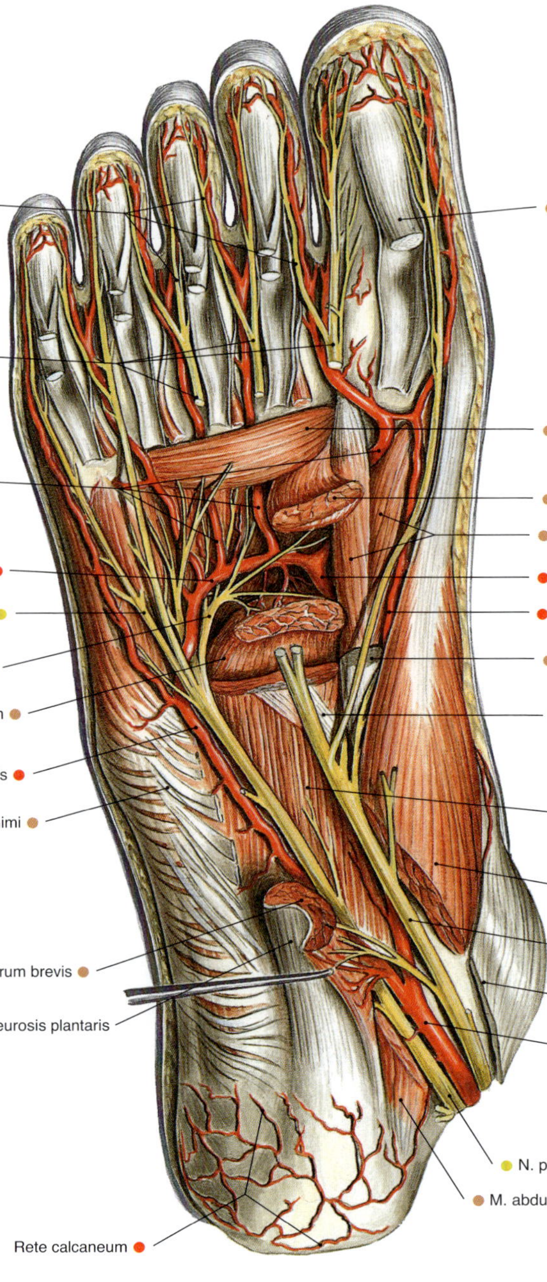

1146
1152

Abb. 1153 Arterien und Nerven der Fußsohle, Planta; tiefste Schicht.
* Anastomose mit der A. dorsalis pedis

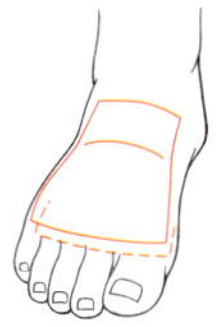

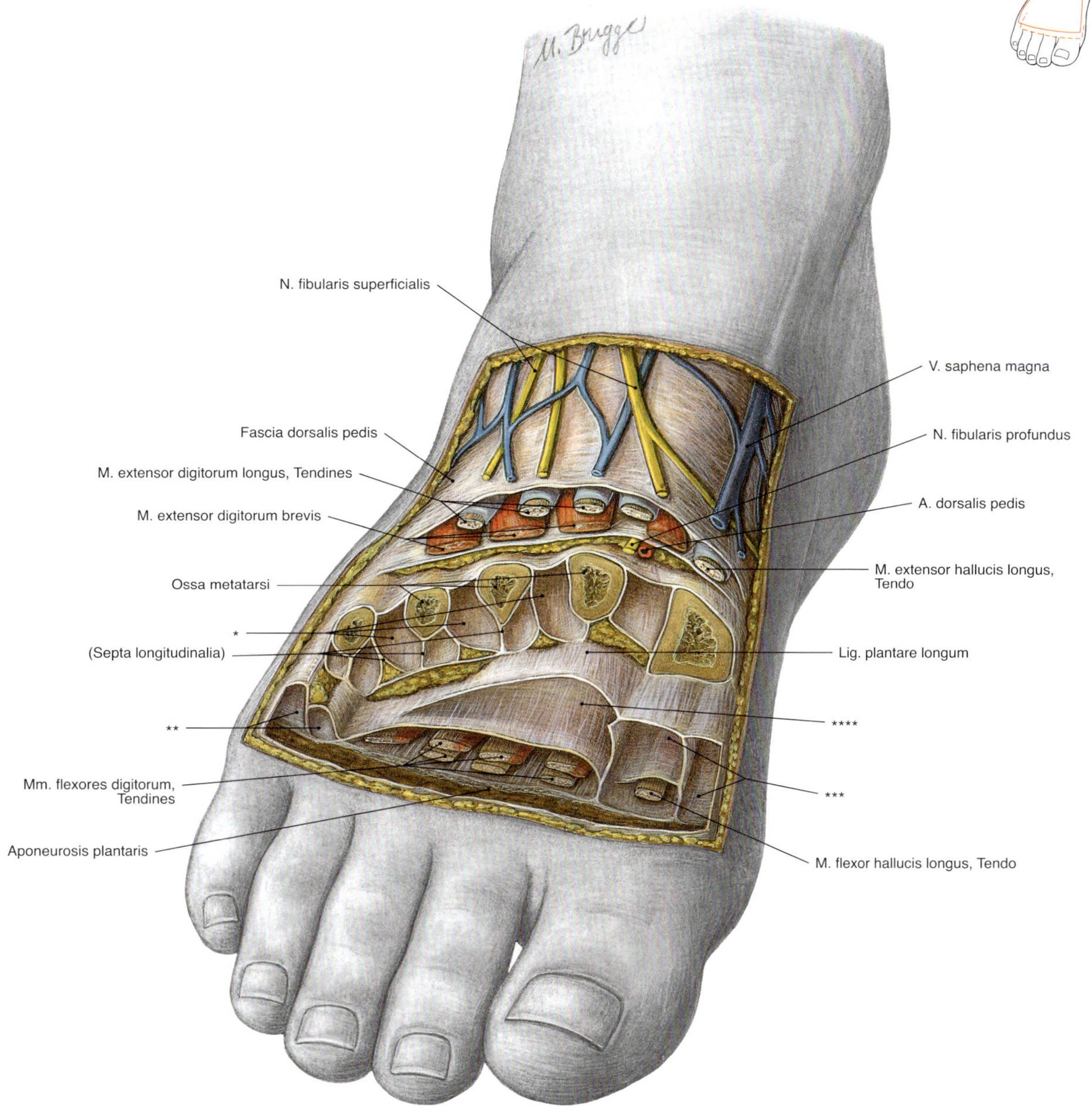

Abb. 1154 Kompartimente des Fußes; schichtenweise Eröffnung.

* Räume der Mm. interossei
** laterales Kompartiment
*** mediales Kompartiment
**** mittleres Kompartiment

Oberschenkel, Schrägschnitt

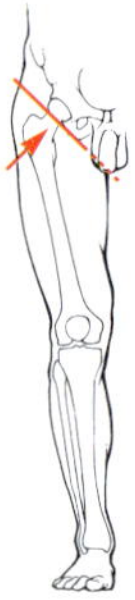

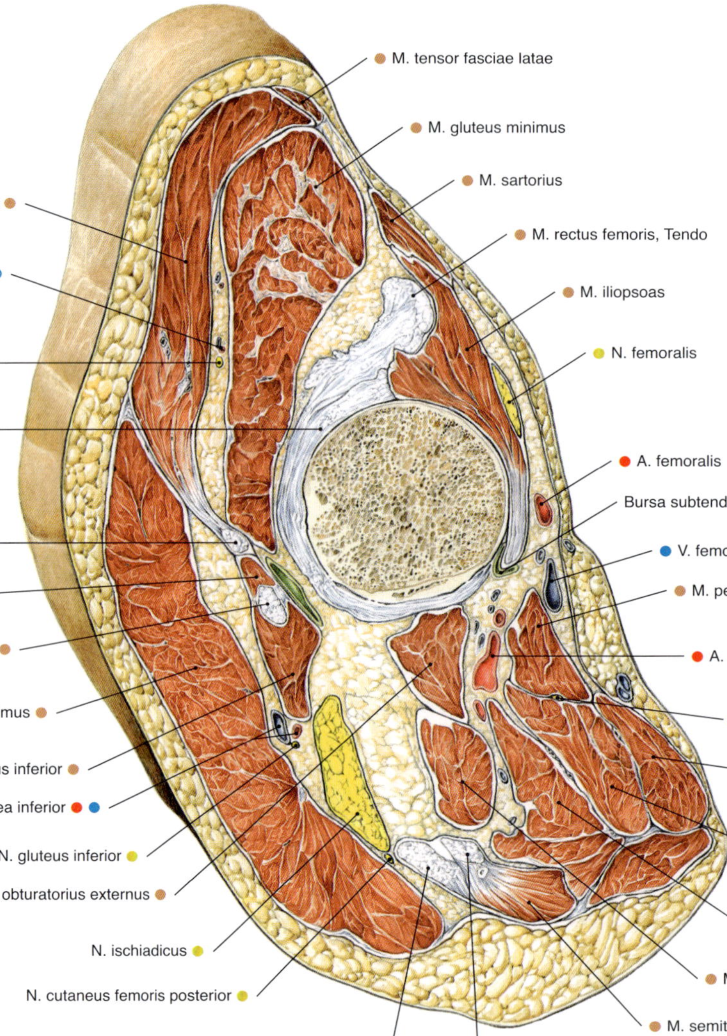

Abb. 1155 Oberschenkel, Femur;
schräger Schnitt durch das Hüftgelenk.

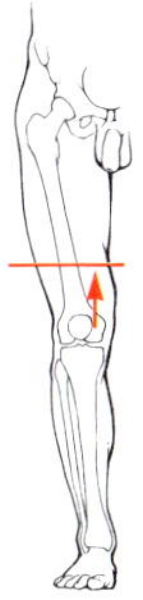

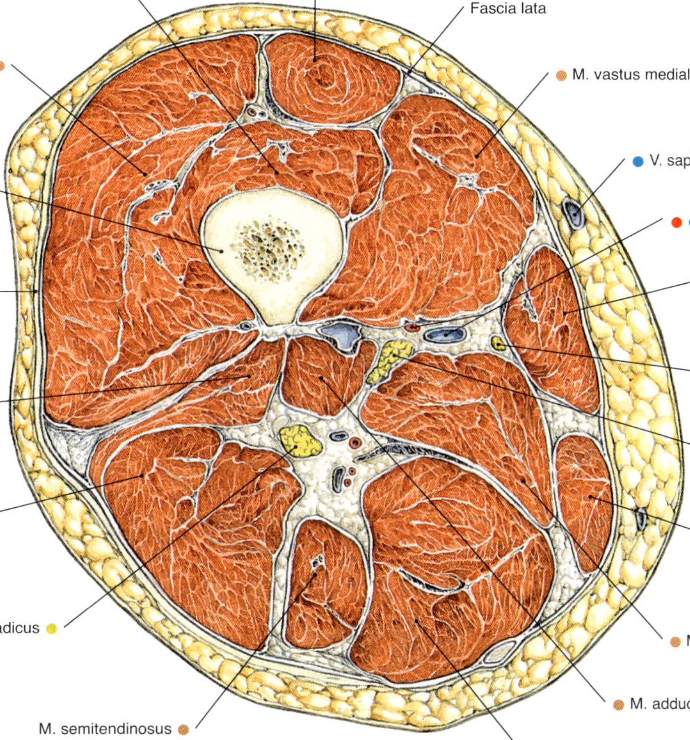

Abb. 1156 Oberschenkel, Femur;
Querschnitt durch die Mitte des Oberschenkels.

Unterschenkel, Querschnitt

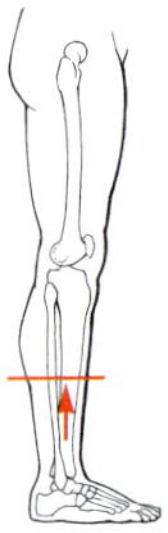

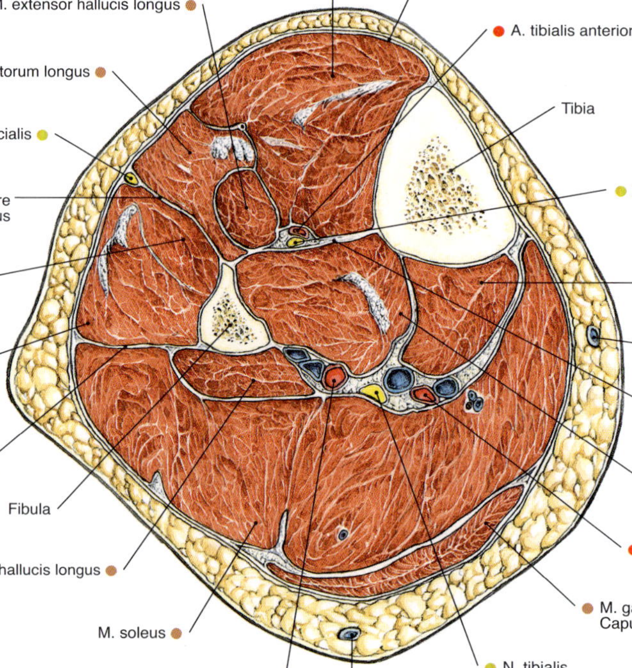

→ 1138

Abb. 1157 Unterschenkel, Crus;
Querschnitt durch die Mitte des Unterschenkels.

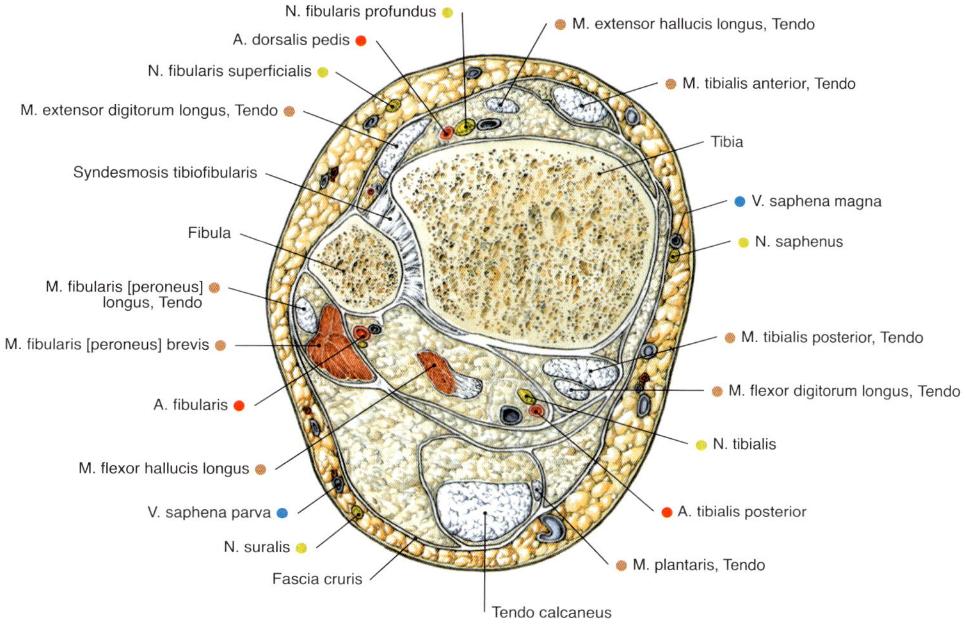

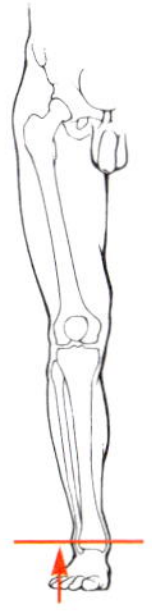

Abb. 1158 Unterschenkel, Crus;
Querschnitt knapp oberhalb des oberen Sprunggelenks.

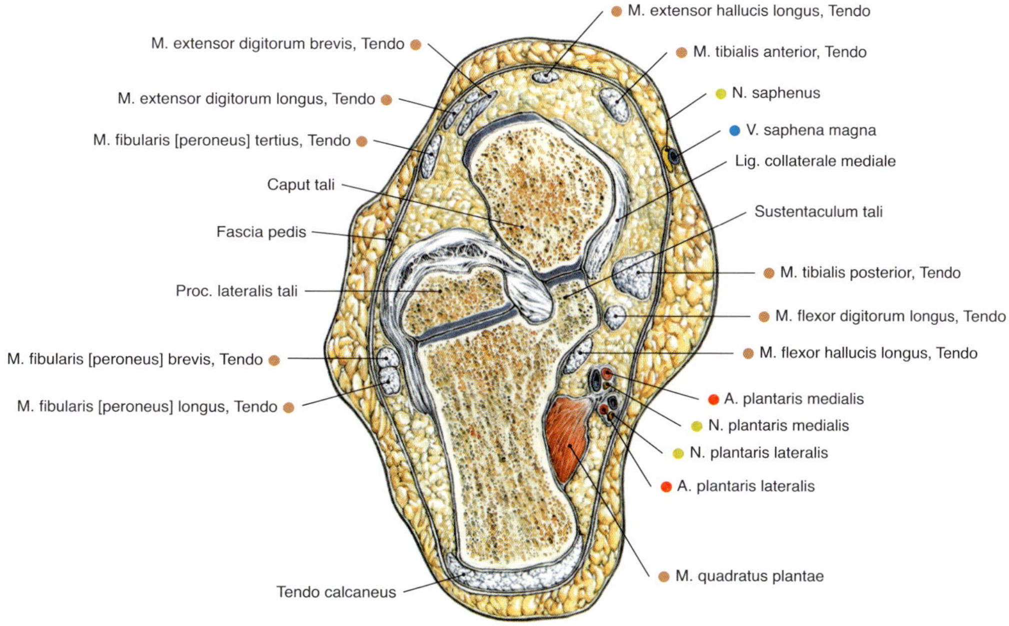

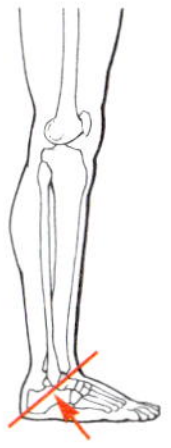

Abb. 1159 Fuß, Pes;
Schrägschnitt durch Calcaneus und Caput tali.

Fuß, Sagittalschnitte

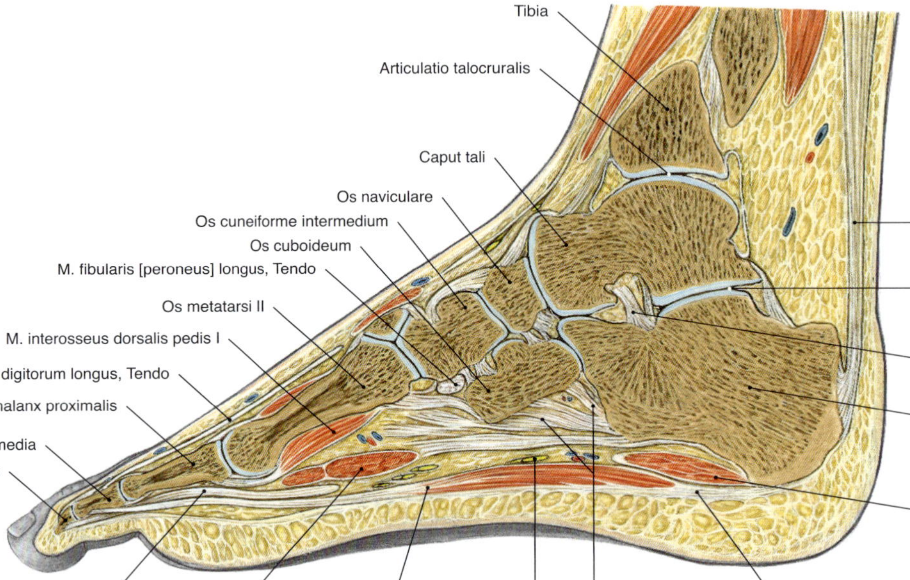

→ 1047, 1048

Abb. 1160 Fuß, Pes;
Sagittalschnitt durch den 2. Zehenstrahl.

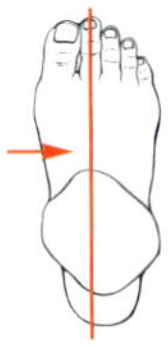

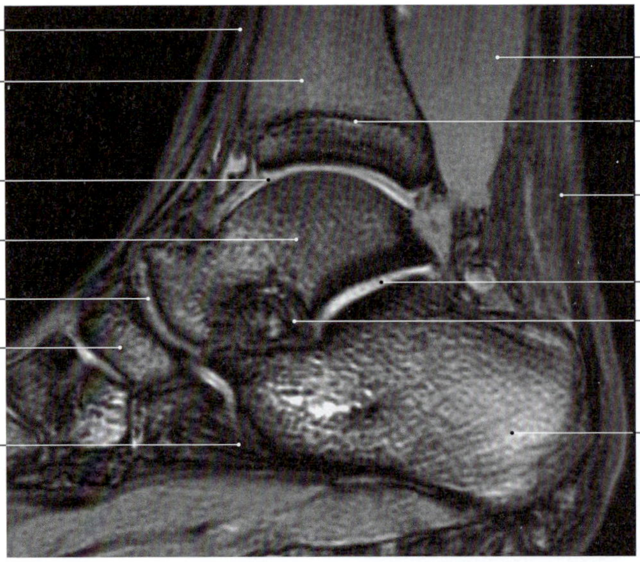

→ 1049, 1050

Abb. 1161 Fuß, Pes;
magnetresonanztomographischer Sagittalschnitt (MRT).

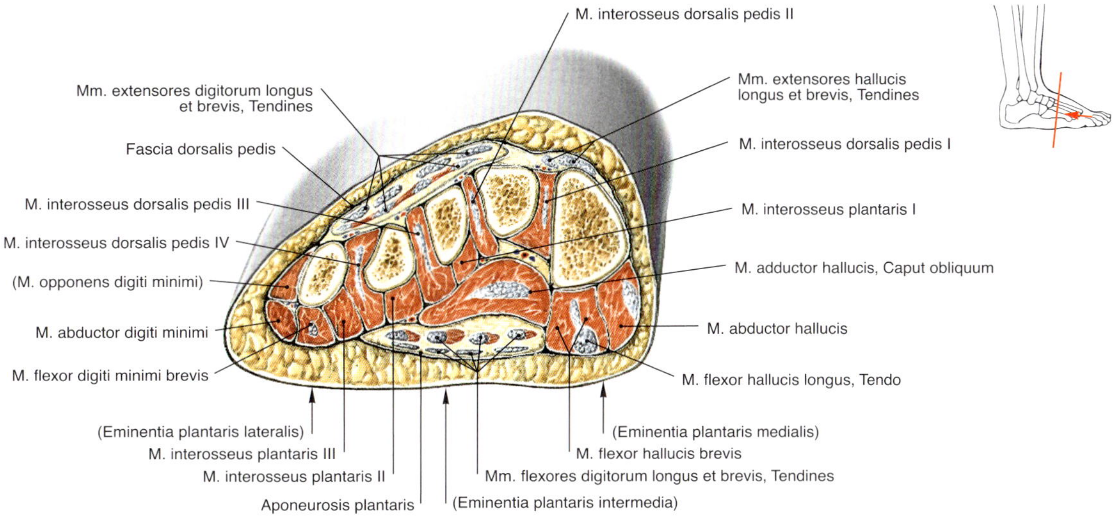

Abb. 1162 Osteofibröse Röhren des Fußes; Frontalschnitt durch den Mittelfuß.

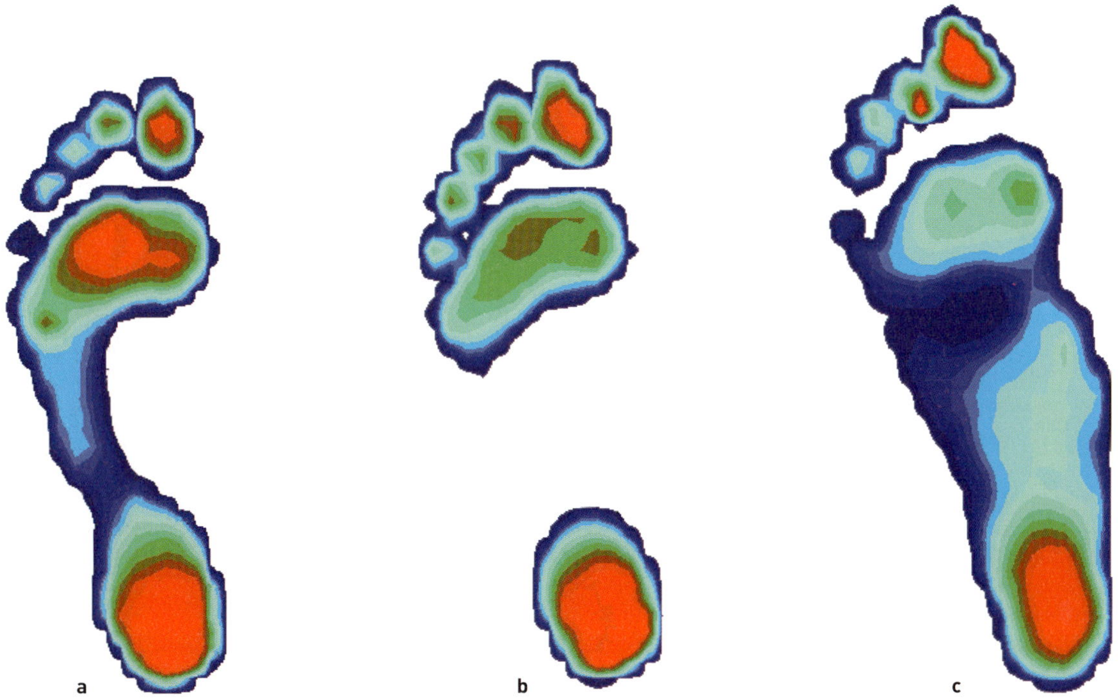

Abb. 1163 a–c Fußabdrücke, Pedogramme.
a normaler Fuß
b Hohlfuß
c Plattfuß

Arterien des Kopfes

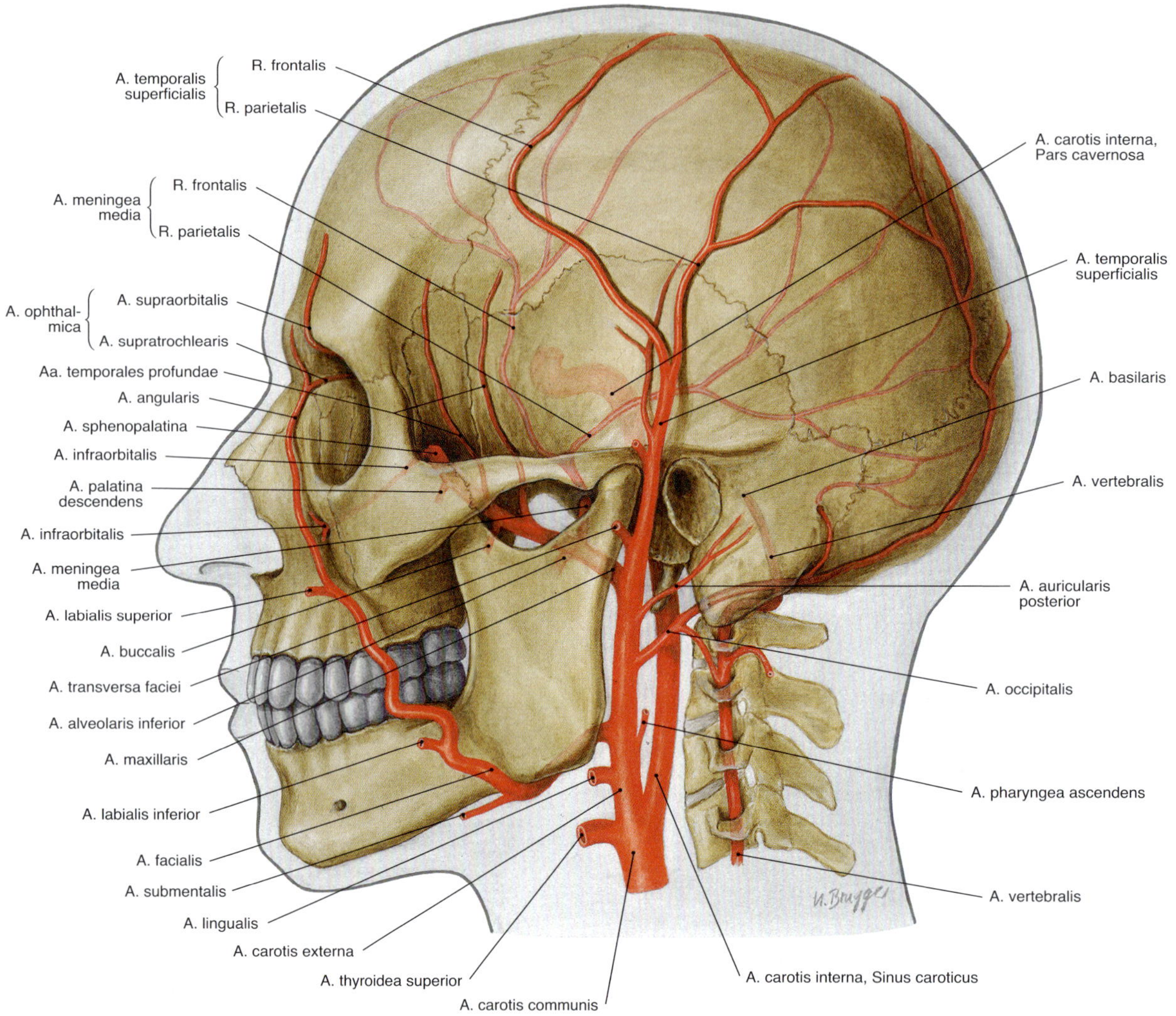

Abb. 1164 Äußere Arterien des Kopfes.

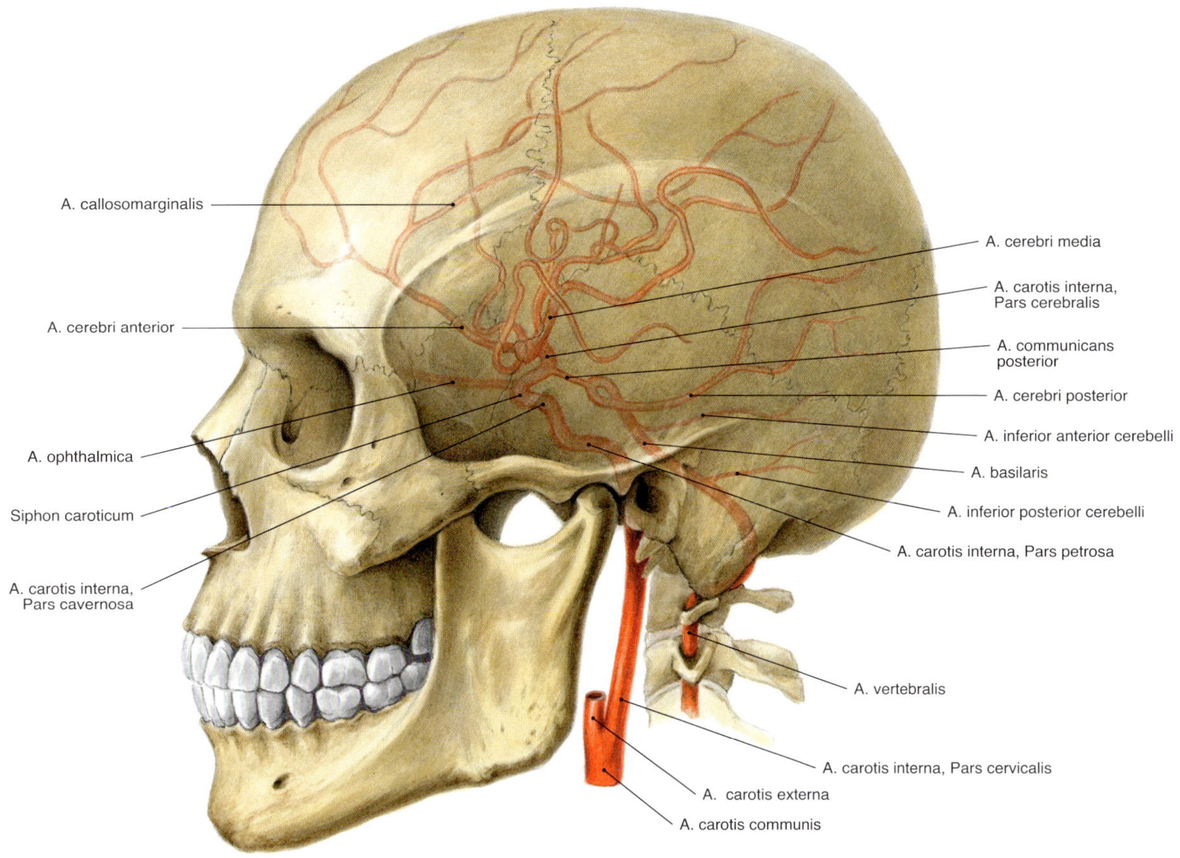

Abb. 1165 Innere Arterien des Kopfes.

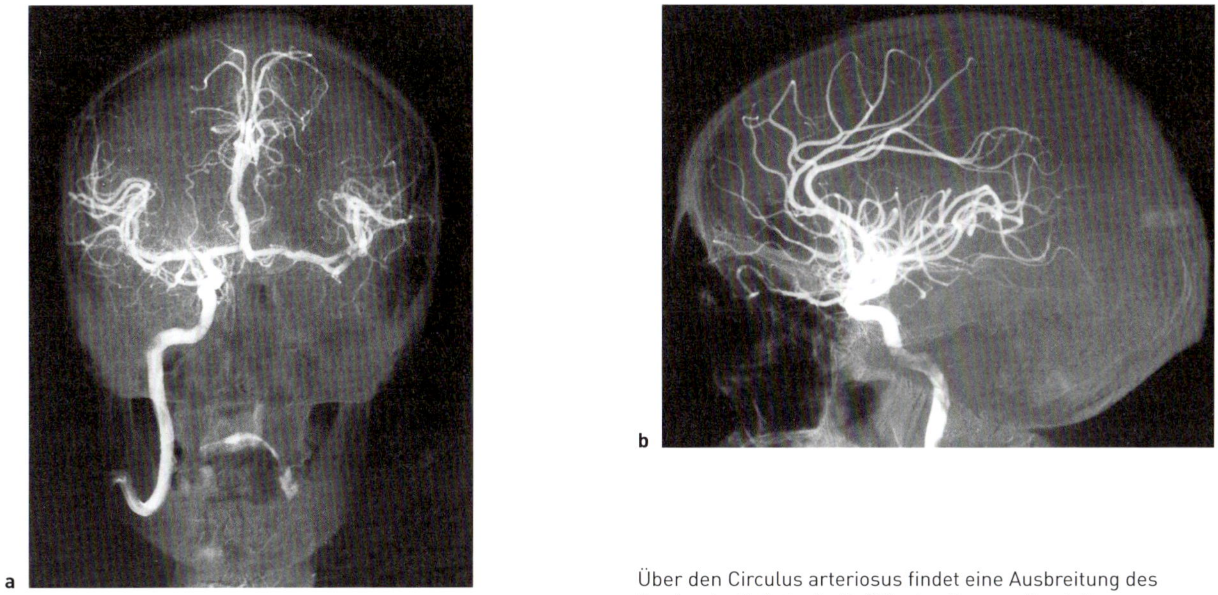

Abb. 1166 a, b Innere Halsschlagader, A. carotis interna; Röntgenbilder nach einseitiger Injektion von Kontrastmittel (Angiogramme).

Über den Circulus arteriosus findet eine Ausbreitung des Kontrastmittels in die Gefäße der Gegenseite statt.

a ap-Röntgenbild, digitale Subtraktionsangiographie (DSA)
b seitliches Röntgenbild, digitale Subtraktionsangiographie (DSA)

Venen des Kopfes

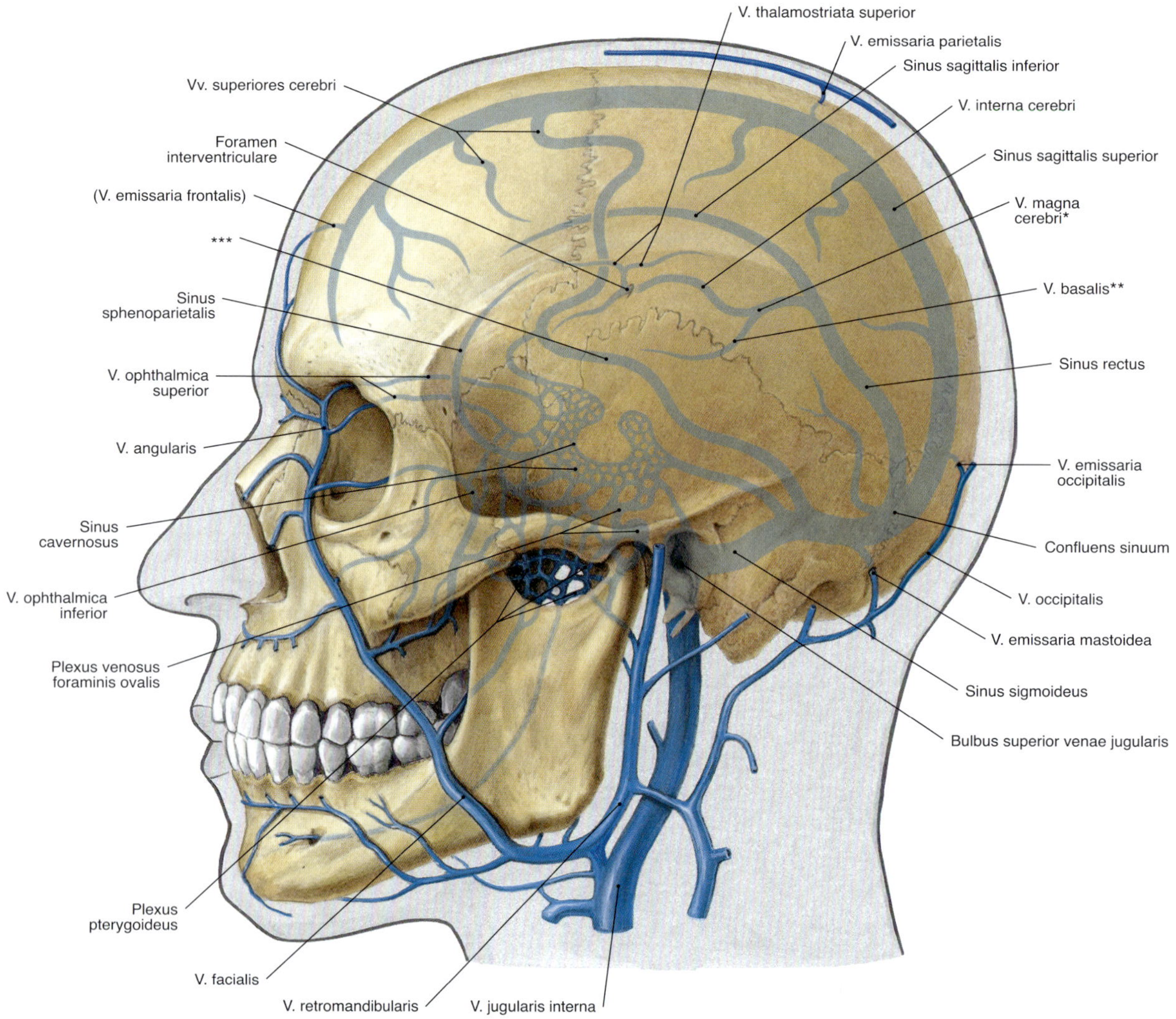

Abb. 1167 Innere und äußere Venen des Kopfes.
* GALEN'sche Vene
** ROSENTHAL'sche Vene
*** LABBÉ'sche Anastomose

Vv. emissariae – Durchtrittsstellen durch den Schädel

V. emissaria parietalis – Foramen parietale
V. emissaria mastoidea – Foramen mastoideum
V. emissaria occipitalis – Öffnung im Bereich der Protuberantia occipitalis externa
V. emissaria condylaris – Canalis condylaris
Plexus venosus canalis nervi hypoglossi – Canalis nervi hypoglossi
Plexus venosus foraminis ovalis – Foramen ovale
Plexus venosus caroticus internus – Canalis caroticus

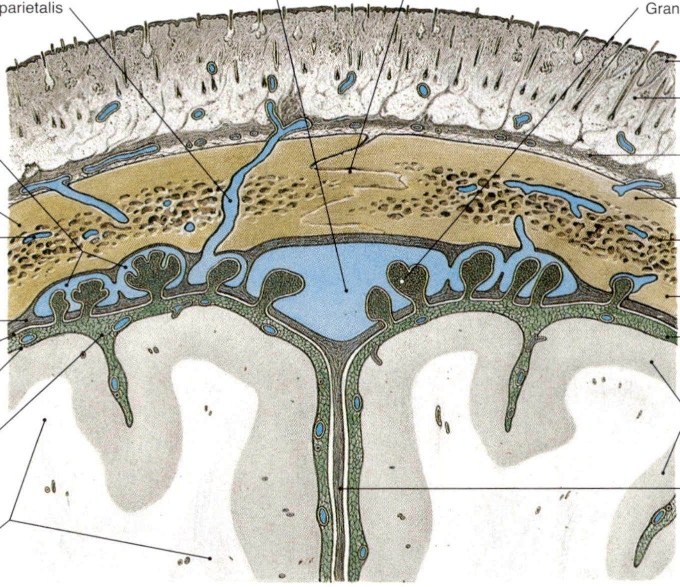

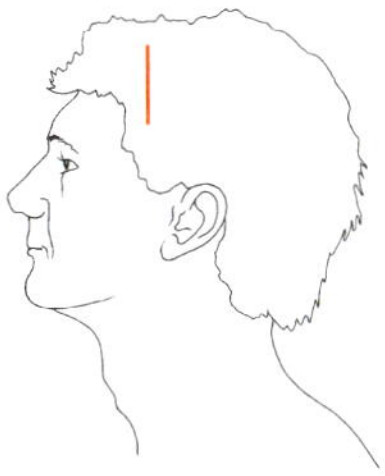

Abb. 1168 Schädeldach, Calvaria; Hirnhäute, Meninges, und Venensinus, Sinus durae matris.
Die Rückresorption des Liquor cerebrospinalis erfolgt beim Erwachsenen zum Großteil über die Granulationes arachnoideae, darüber hinaus auch über die Lymphscheiden der kleinen Gefäße der Pia mater und über die Perineuralscheiden der Hirn- und Rückenmarksnerven.

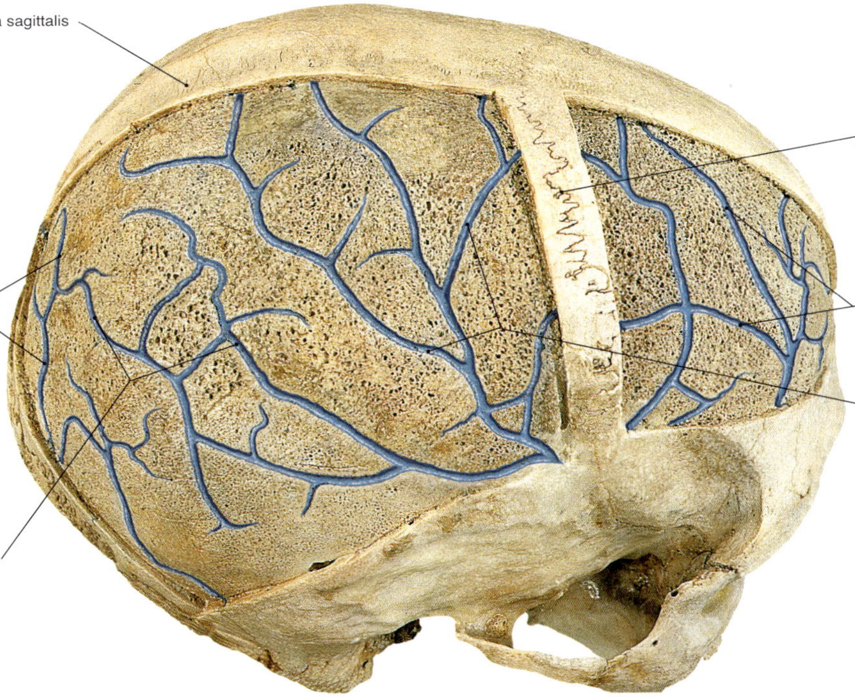

Abb. 1169 Kanäle, Canales diploici, und Venen, Vv. diploicae, des Schädeldaches; nach Abtragung der Außenschicht der Knochen des Schädeldaches.

Blutleiter der harten Hirnhaut

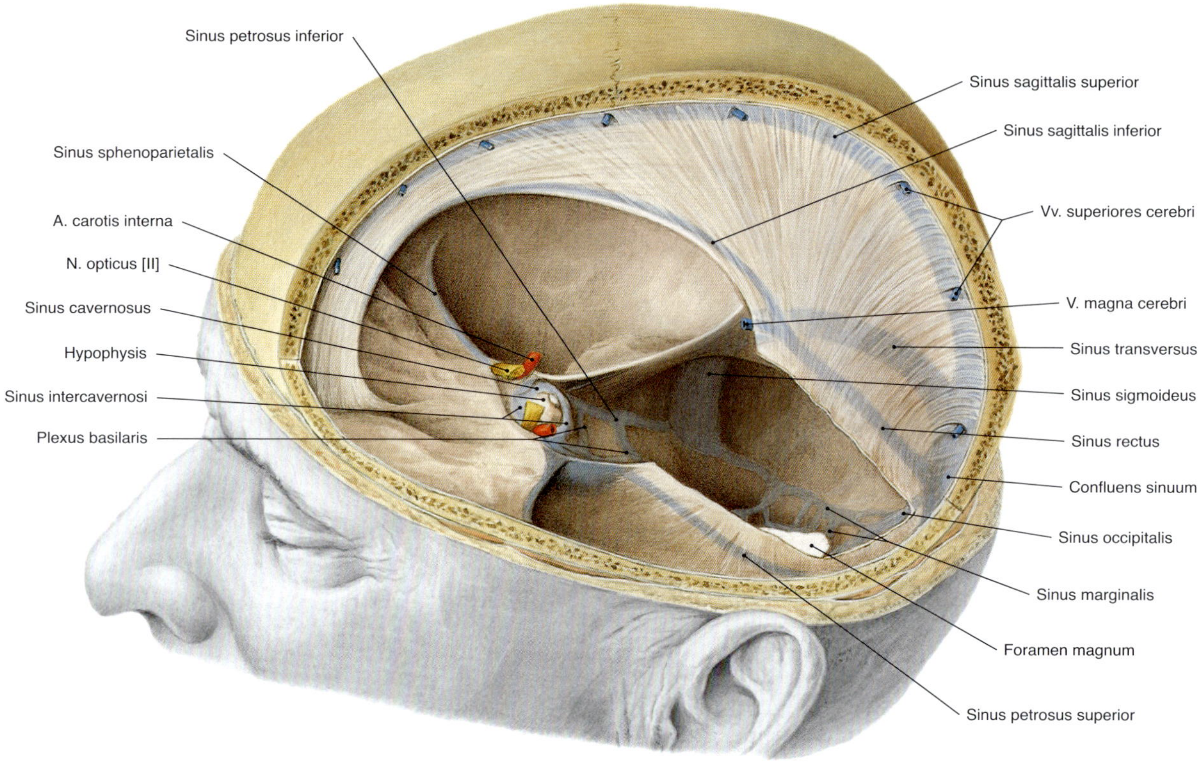

Abb. 1170 Harte Hirnhaut, Dura mater cranialis, und Venensinus, Sinus durae matris;
Tentorium cerebelli teilweise entfernt.

Dura mater cranialis

Die Dura mater cranialis kleidet die Schädelhöhle vollständig aus und ist mit den Schädelknochen fest verwachsen. Die Falx cerebri ragt in der Sagittalebene sichelförmig vor und zieht von der Crista galli bis zum First des Tentorium cerebelli. Dieses wiederum überspannt die hintere Schädelgrube und ist entlang des Sinus transversus und der Pyramidenkante befestigt. Die Ränder der Incisura tentorii umfassen das Mittelhirn und laufen seitlich in die Plicae petroclinoideae anterior und posterior aus, die zu den Procc. clinoidei anterior und posterior ziehen. Durch die Falx cerebri und das Tentorium cerebelli wird die Schädelhöhle in drei unvollständig voneinander getrennte Räume für die beiden Großhirnhemisphären und das Kleinhirn unterteilt.

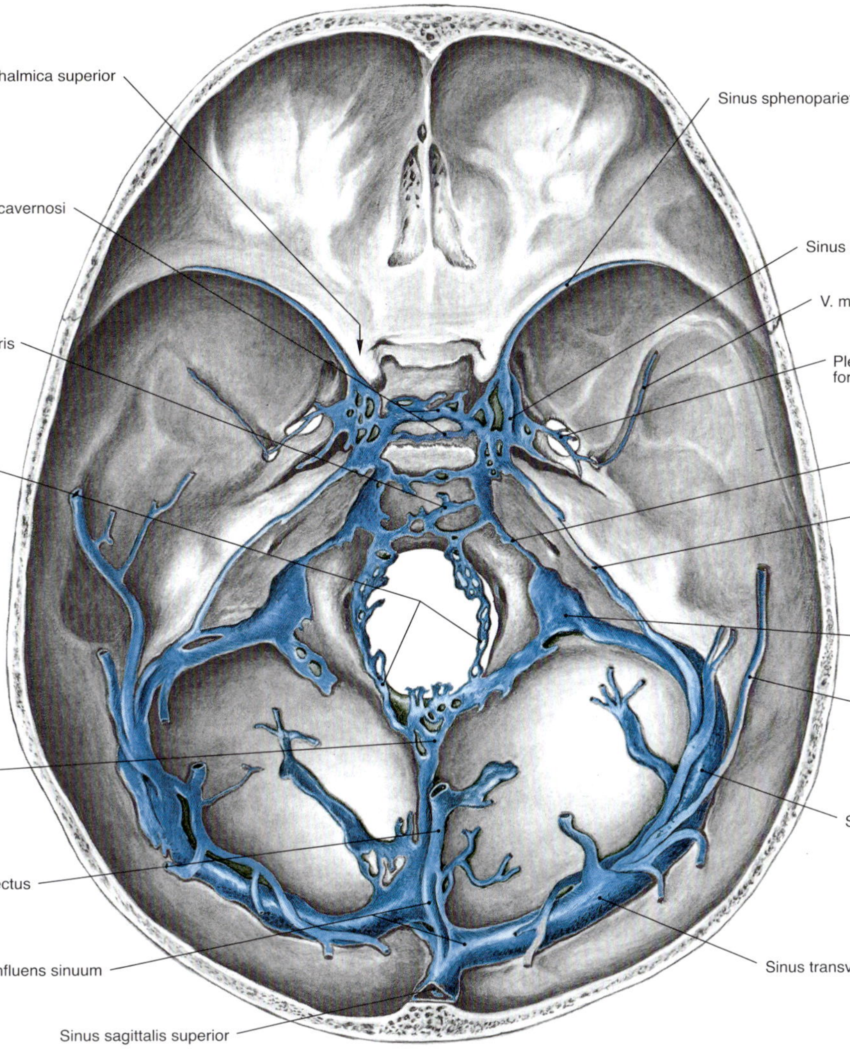

Abb. 1171 Blutleiter der harten Hirnhaut, Sinus durae matris; Ausgusspräparat.
Diese Blutleiter, Venensinus, sind klappenlos und starrwandig.
* LABBÉ'sche Anastomose zu den Vv. mediae superficiales cerebri

Blutleiter der harten Hirnhaut, Sinus durae matris

Die Sinus durae matris sind klappenlose, starrwandige Blutleiter, die über sog. Brückenvenen das Blut aus dem Gehirn aufnehmen.
Der Hauptabfluss aus dem Schädelinneren erfolgt über die Sinus sigmoidei in die Vv. jugulares internae. Daneben gibt es jedoch eine Reihe kleinerer, ebenfalls klappenloser Verbindungen zwischen intra- und extrakraniellem venösem Stromgebiet, zu denen die Vv. ophthalmicae superiores und die sehr variabel ausgebildeten Emissarien gehören. Eine zentrale Stellung nehmen die beiden Sinus cavernosi ein, die in der mittleren Schädelgrube rechts und links neben der Sella turcica liegen und durch die Sinus intercavernosi miteinander kommunizieren. Sie stehen direkt oder indirekt sowohl mit den meisten Sinus als auch mit den Venen der Orbitae und der Fossae infratemporales in Beziehung.

Äußere Schädelbasis

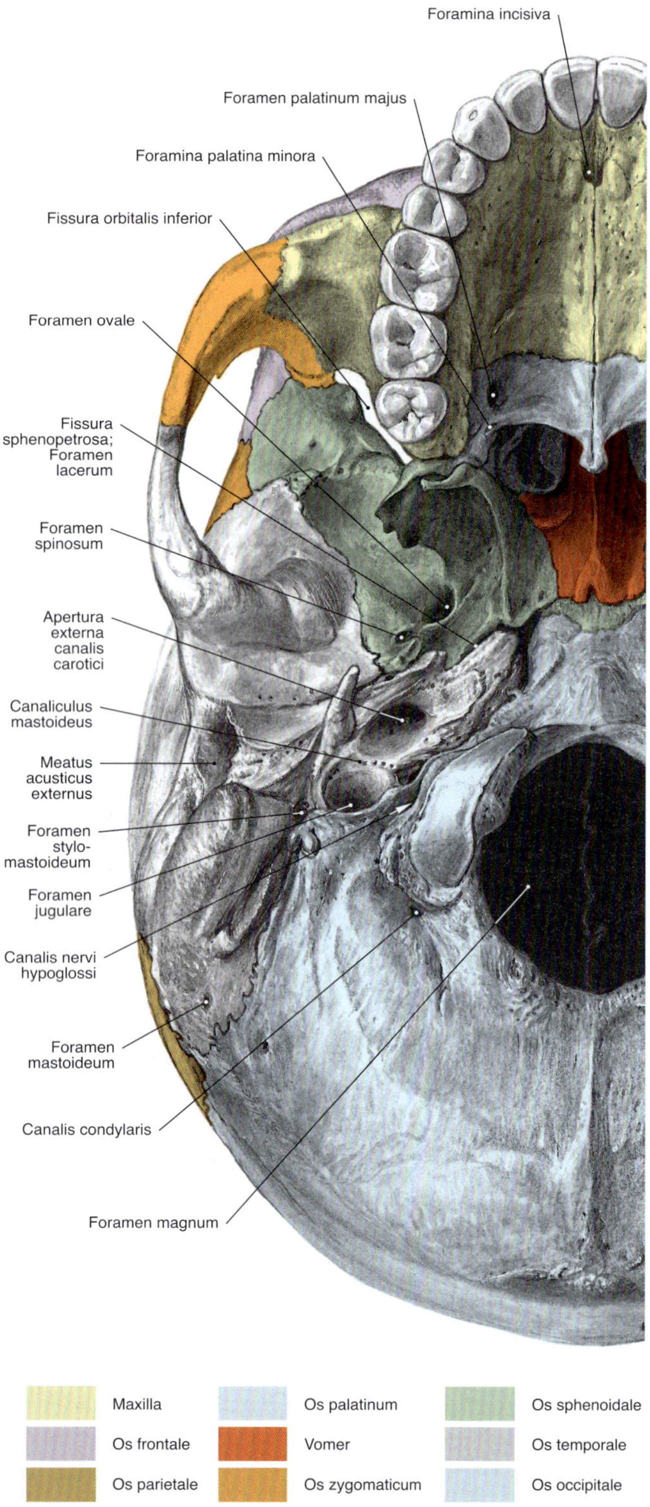

Abb. 1172 Äußere Schädelbasis, Basis cranii externa, und Foramina.

Foramina der äußeren Schädelbasis und deren Inhalt

Foramina incisiva
N. nasopalatinus (N. maxillaris [V/2])

Foramen palatinum majus
N. palatinus major (N. maxillaris [V/2])
A. palatina major (A. palatina descendens)

Foramina palatina minora
Nn. palatini minores (N. maxillaris [V/2])
Aa. palatinae minores (A. palatina descendens)

Fissura orbitalis inferior
A. infraorbitalis (A. maxillaris)
V. ophthalmica inferior
N. infraorbitalis (N. maxillaris [V/2])
N. zygomaticus (N. maxillaris [V/2])

Foramen rotundum *(s. Abb. 91, 93)*
N. maxillaris [V/2]

Foramen ovale
N. mandibularis [V/3]
Plexus venosus foraminis ovalis

Foramen spinosum
R. meningeus (N. mandibularis [V/3])
A. meningea media (A. maxillaris)

Fissura sphenopetrosa, Foramen lacerum
N. petrosus minor (N. glossopharyngeus [IX])
N. petrosus major (N. facialis [VII])
N. petrosus profundus (Plexus caroticus internus)

Apertura externa canalis carotici → Canalis caroticus
A. carotis interna, Pars petrosa
Plexus venosus caroticus internus
Plexus caroticus internus (Truncus sympathicus, Ganglion cervicale superius)

Foramen stylomastoideum
N. facialis [VII]

Foramen jugulare
vorderer Bereich:
Sinus petrosus inferior
N. glossopharyngeus [IX]
hinterer Bereich:
A. meningea posterior (A. pharyngea ascendens)
Sinus sigmoideus (Bulbus superior venae jugularis)
N. vagus [X]
R. meningeus (N. vagus [X])
N. accessorius [XI]

Canaliculus mastoideus
R. auricularis nervi vagi (N. vagus [X])

Canalis nervi hypoglossi
N. hypoglossus [XII]
Plexus venosus canalis nervi hypoglossi

Canalis condylaris
V. emissaria condylaris

Foramen magnum
Meninges
Plexus venosus vertebralis internus (Sinus marginalis)
Aa. vertebrales (Aa. subclaviae)
A. spinalis anterior (Aa. vertebrales)
Medulla oblongata/Medulla spinalis
Radices spinales (N. accessorius [XI])

Foramina der inneren Schädelbasis und deren Inhalt

Lamina cribrosa
Nn. olfactorii [I]
A. ethmoidalis anterior (A. ophthalmica)

Canalis opticus
N. opticus [II]
A. ophthalmica (A. carotis interna)
Meninges; Vaginae nervi optici

Fissura orbitalis superior
medialer Bereich:
N. nasociliaris (N. ophthalmicus [V/1])
N. oculomotorius [III]
N. abducens [VI]
lateraler Bereich:
N. trochlearis [IV]
gemeinsamer Stamm von:
– N. frontalis (N. ophthalmicus [V/1])
– N. lacrimalis (N. ophthalmicus [V/1])
R. orbitalis (A. meningea media)
V. ophthalmica superior

Foramen rotundum
N. maxillaris [V/2]

Foramen ovale
N. mandibularis [V/3]
Plexus venosus foraminis ovalis

Foramen spinosum
R. meningeus (N. mandibularis [V/3])
A. meningea media (A. maxillaris)

Fissura sphenopetrosa, Foramen lacerum
N. petrosus minor (N. glossopharyngeus [IX])
N. petrosus major (N. facialis [VII])
N. petrosus profundus (Plexus caroticus internus)

Apertura interna canalis carotici → Canalis caroticus
A. carotis interna, Pars petrosa
Plexus venosus caroticus internus
Plexus caroticus internus (Truncus sympathicus, Ganglion cervicale superius)

Porus → Meatus acusticus internus
N. facialis [VII]
N. vestibulocochlearis [VIII]
A. labyrinthi (A. basilaris)
Vv. labyrinthi

Foramen jugulare
vorderer Bereich:
Sinus petrosus inferior
N. glossopharyngeus [IX]
hinterer Bereich:
A. meningea posterior (A. pharyngea ascendens)
Sinus sigmoideus (Bulbus superior venae jugularis)
N. vagus [X]
N. accessorius [XI]
R. meningeus (N. vagus [X])

Canalis nervi hypoglossi
N. hypoglossus [XII]
Plexus venosus canalis nervi hypoglossi

Canalis condylaris
V. emissaria condylaris

Foramen magnum
Meninges
Plexus venosus vertebralis internus (Sinus marginalis)
Aa. vertebrales (Aa. subclaviae)
A. spinalis anterior (Aa. vertebrales)
Medulla oblongata/Medulla spinalis
Radices spinales (N. accessorius [XI])

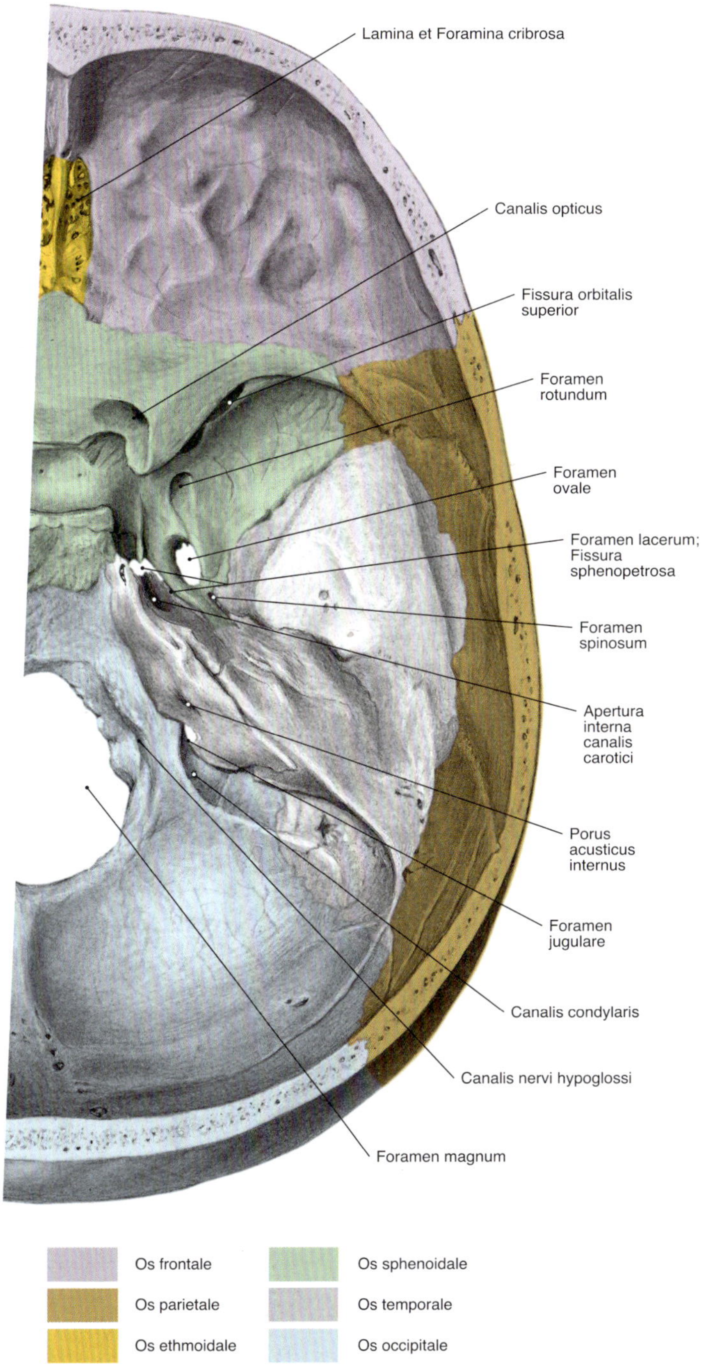

Abb. 1173 Innere Schädelbasis, Basis cranii interna, und Foramina.

Hirnnerven, Übersicht

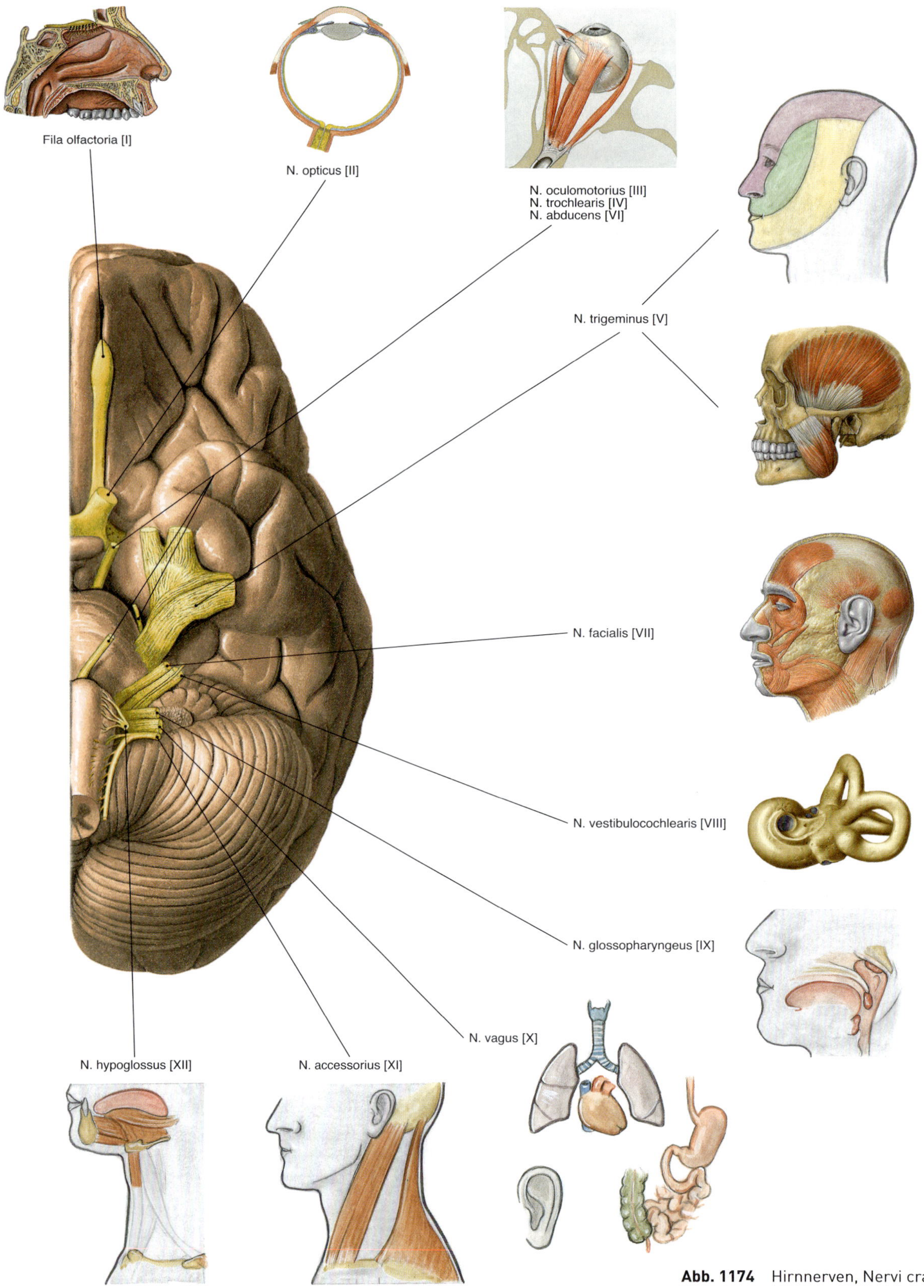

Abb. 1174 Hirnnerven, Nervi craniales.

→ T 55, T 57

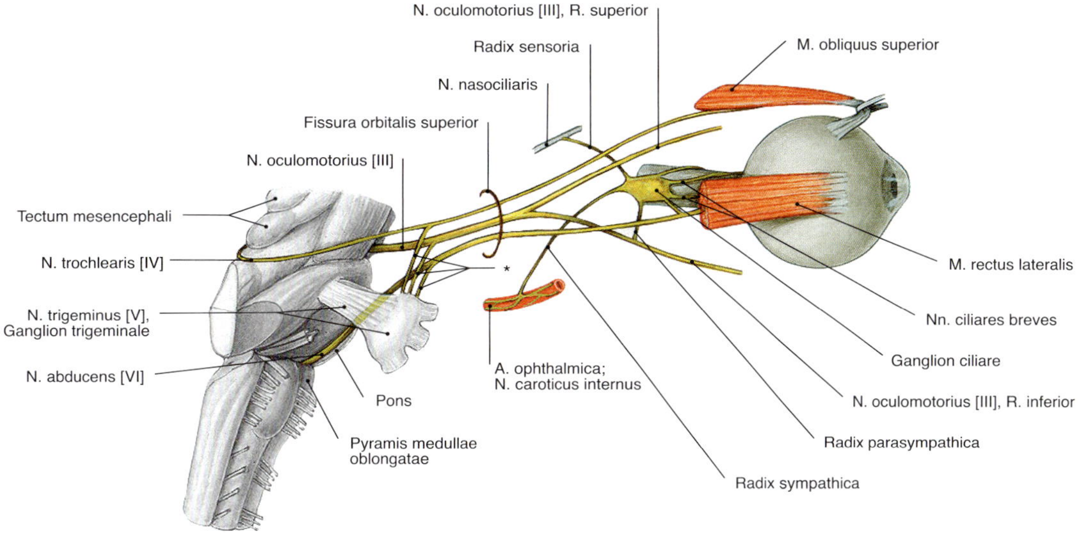

Abb. 1175 N. oculomotorius [III], N. trochlearis [IV] und N. abducens [VI];
von rechts.
* Verbindungen mit dem Ganglion trigeminale

→ T 57 c, d, f

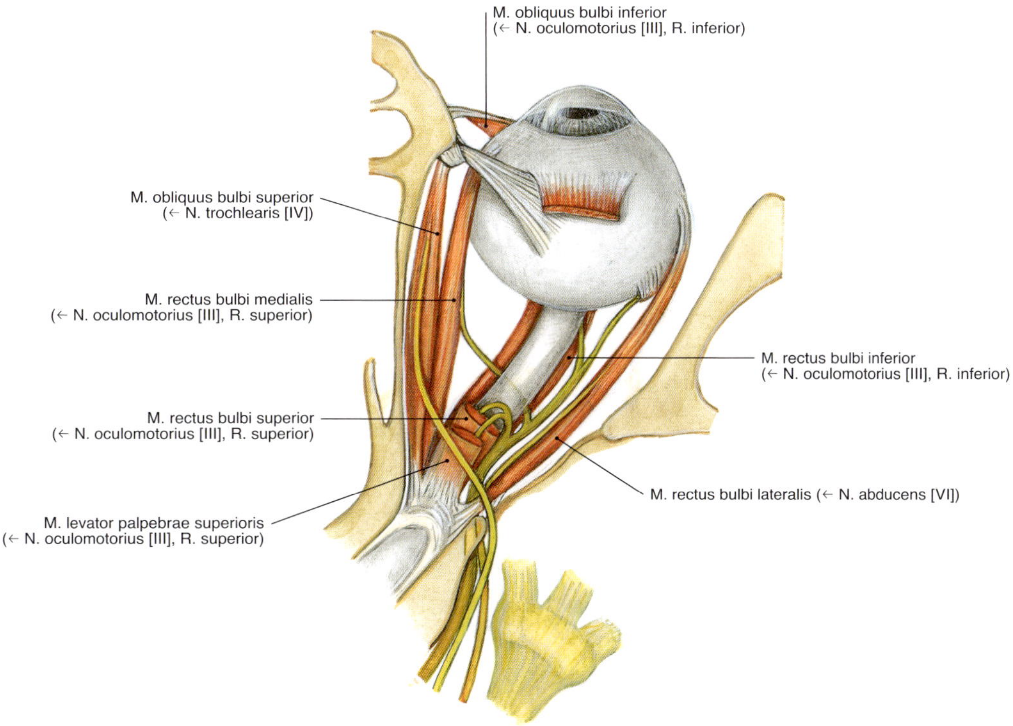

Abb. 1176 Innervation der Augenmuskeln;
von oben.

Hirnnerven

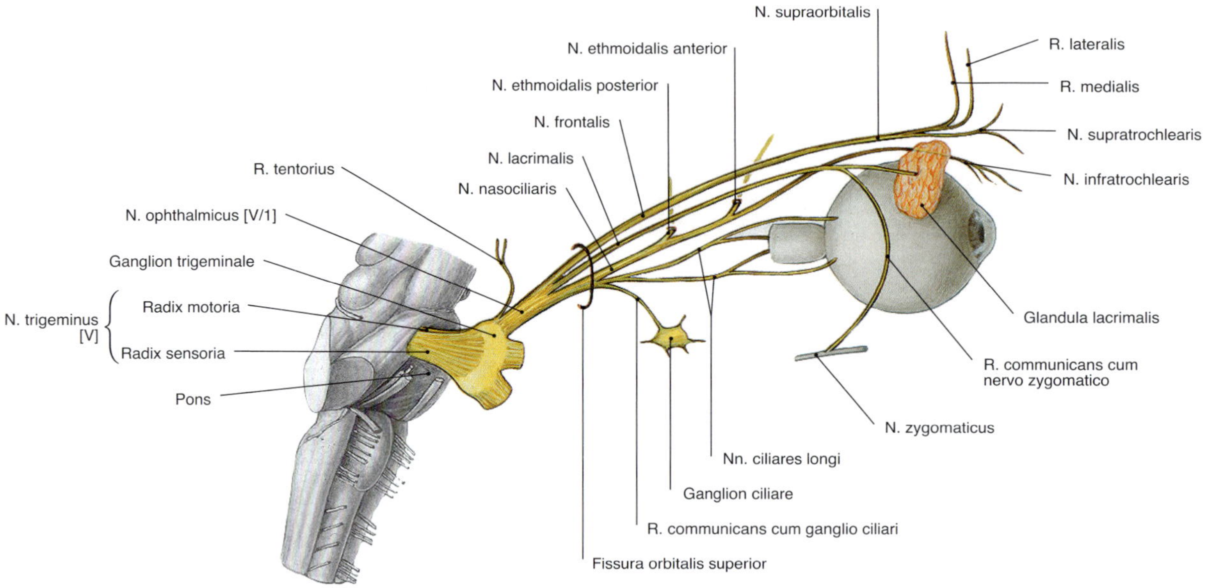

→ T 57 e

Abb. 1177 N. ophthalmicus [V/1]; von rechts.

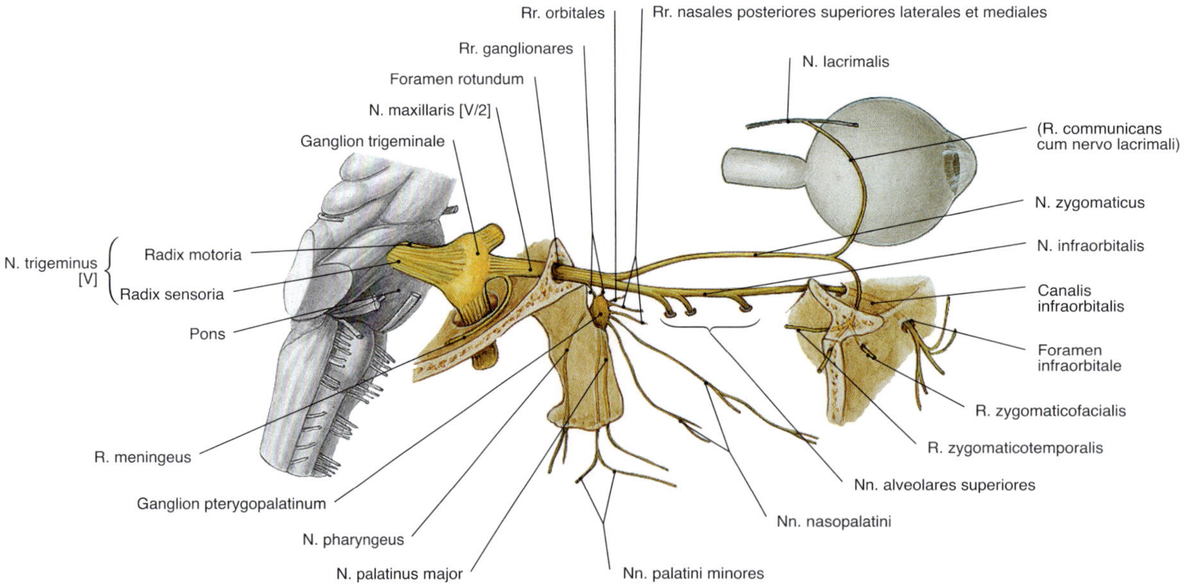

→ T 57 e

Abb. 1178 N. maxillaris [V/2]; von rechts.

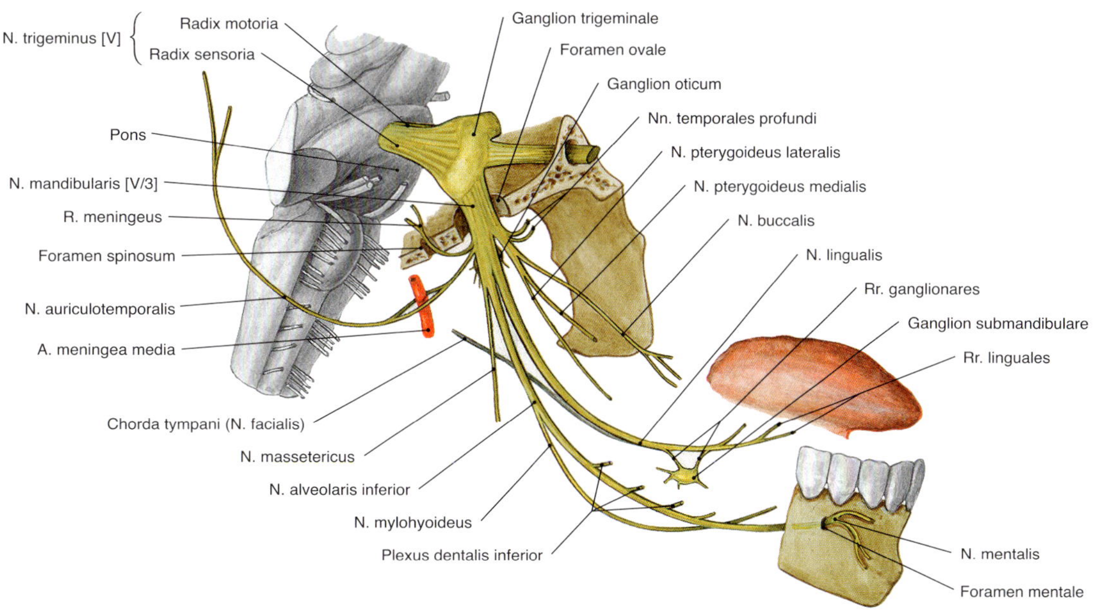

Abb. 1179 N. mandibularis [V/3]; von rechts.

→ T 57 e

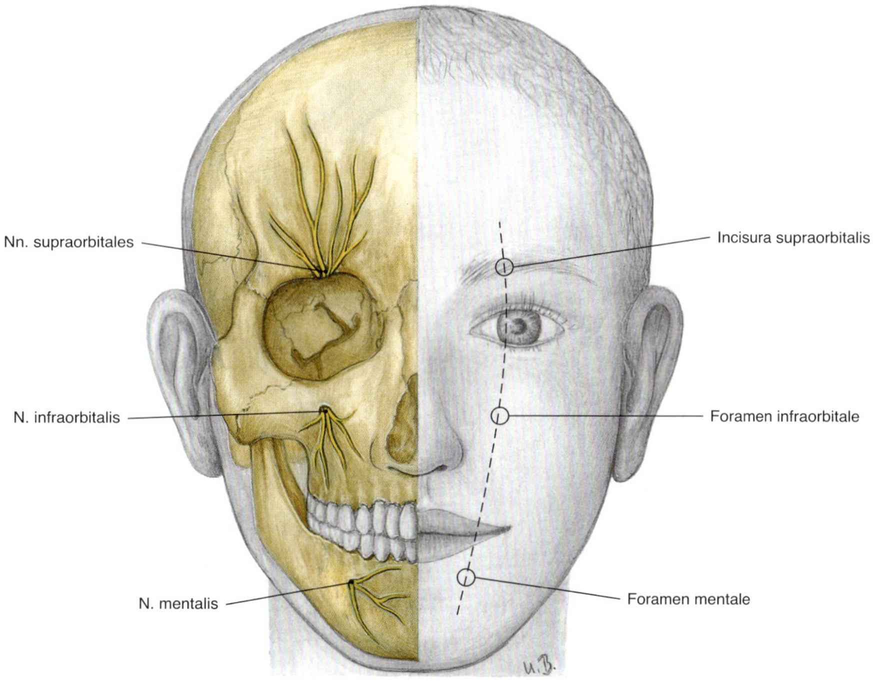

Abb. 1180 Austrittsstellen der Hautäste des N. trigeminus [V]. Sie werden klinisch als Nervenaustrittspunkte (= NAP) bezeichnet.

Hirnnerven

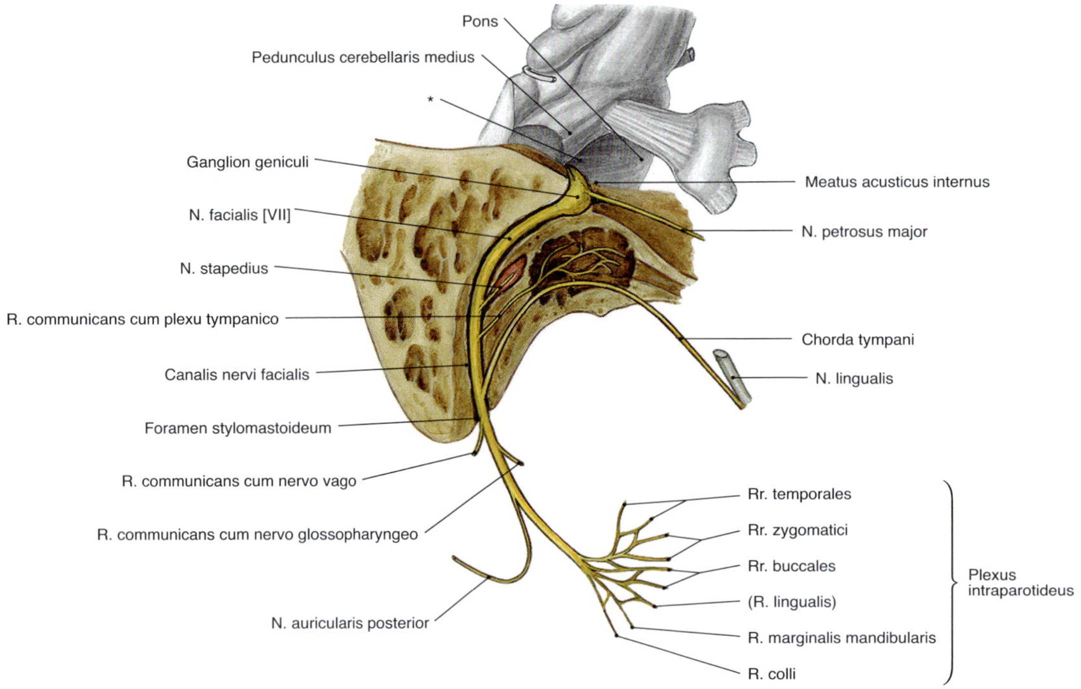

→ T 57 g

Abb. 1181 N. facialis [VII];
Fazialiskanal und Paukenhöhle eröffnet;
von rechts.
* klinisch: Kleinhirnbrückenwinkel

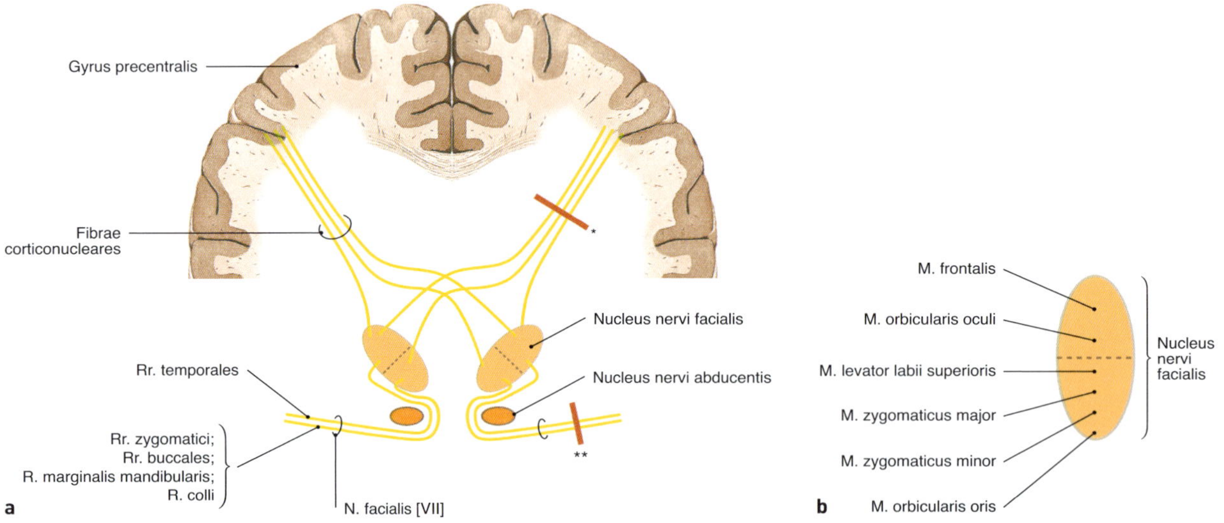

Abb. 1182 a, b Neuronale Gliederung des motorischen Anteils des N. facialis [VII].
a Übersicht
b Repräsentation der Gesichtsmuskeln im Kern des N. facialis
Die Kerne für die Muskeln der oberen Gesichtshälfte werden von beiden Hirnhälften her versorgt, die Kerne für die Muskeln der unteren Gesichtshälfte dagegen nur von der kontralateralen Großhirnrinde. Bei einer zentralen Lähmung (*) kann der Patient daher die Stirn runzeln und die Augenlider gerade ausreichend zum Schutz der Hornhaut schließen, während bei einer peripheren Lähmung (**) alle Muskeln einer Gesichtshälfte betroffen sind.

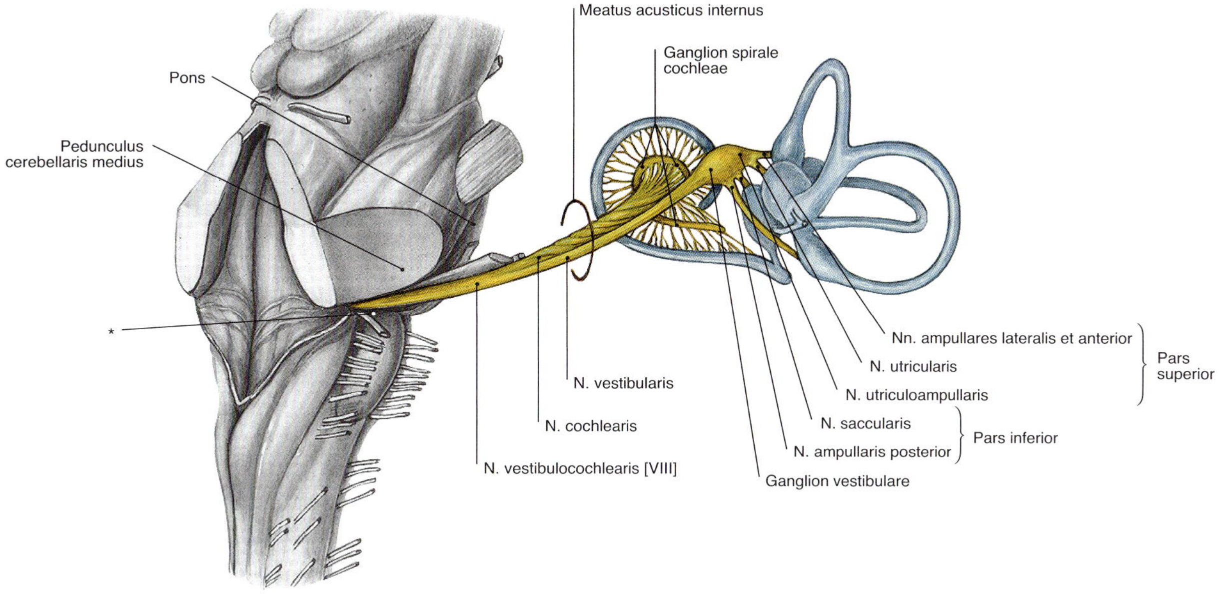

Abb. 1183 N. vestibulocochlearis [VIII]; häutiges Labyrinth stark vergrößert; von dorsal rechts.
* klinisch: Kleinhirnbrückenwinkel

→ T 57 h

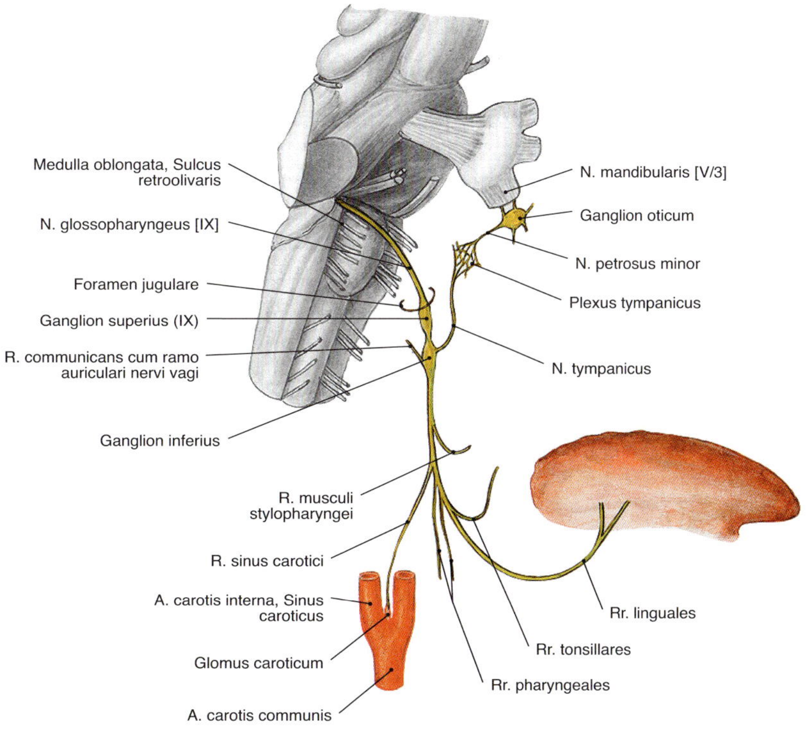

Abb. 1184 N. glossopharyngeus [IX]; von rechts.

→ T 57 i

Hirnnerven

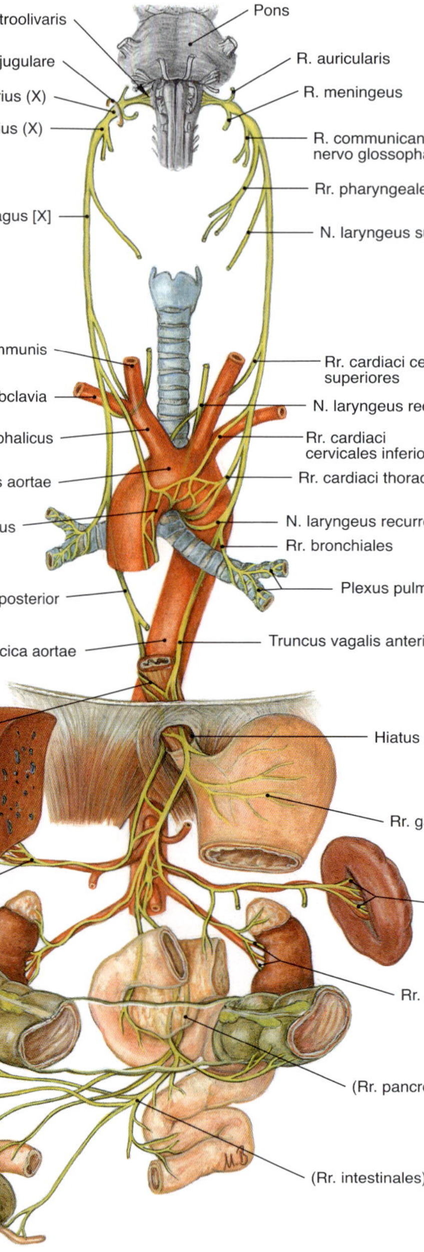

→ T 57j

Abb. 1185 N. vagus [X]; beide Nerven; halbschematisch; von vorn.

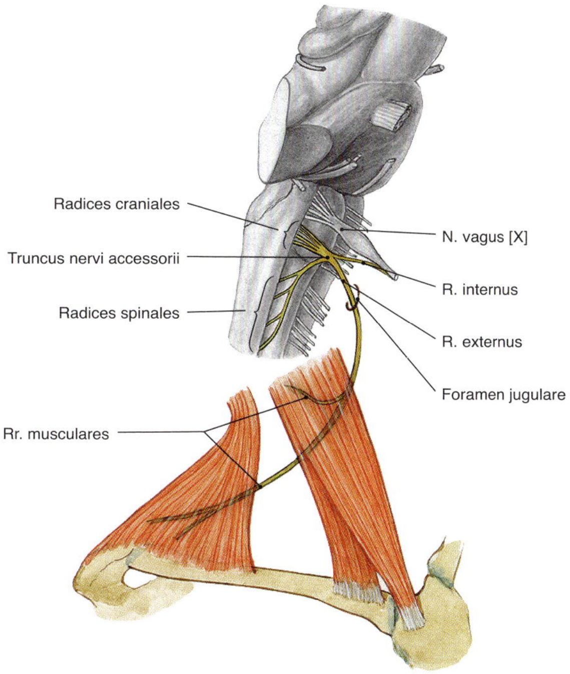

Abb. 1186 N. accessorius [XI]; von rechts.

→ T 57 k

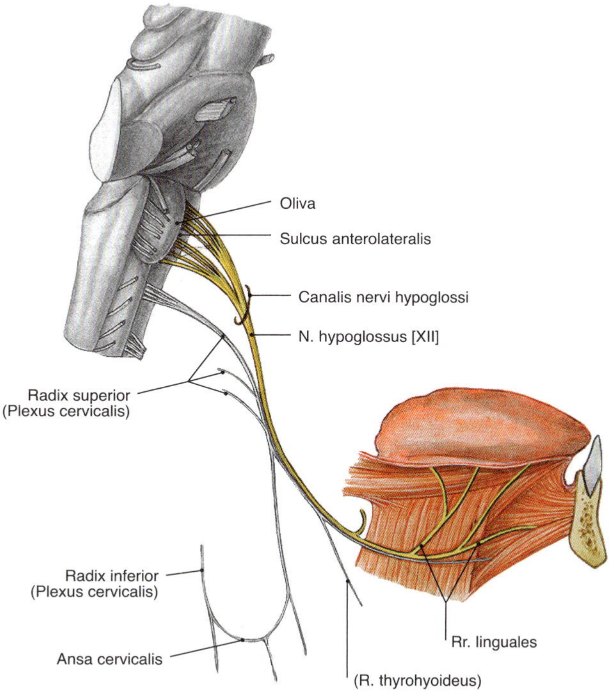

Abb. 1187 N. hypoglossus [XII]; von rechts.

→ T 57 l

Hirnnerven

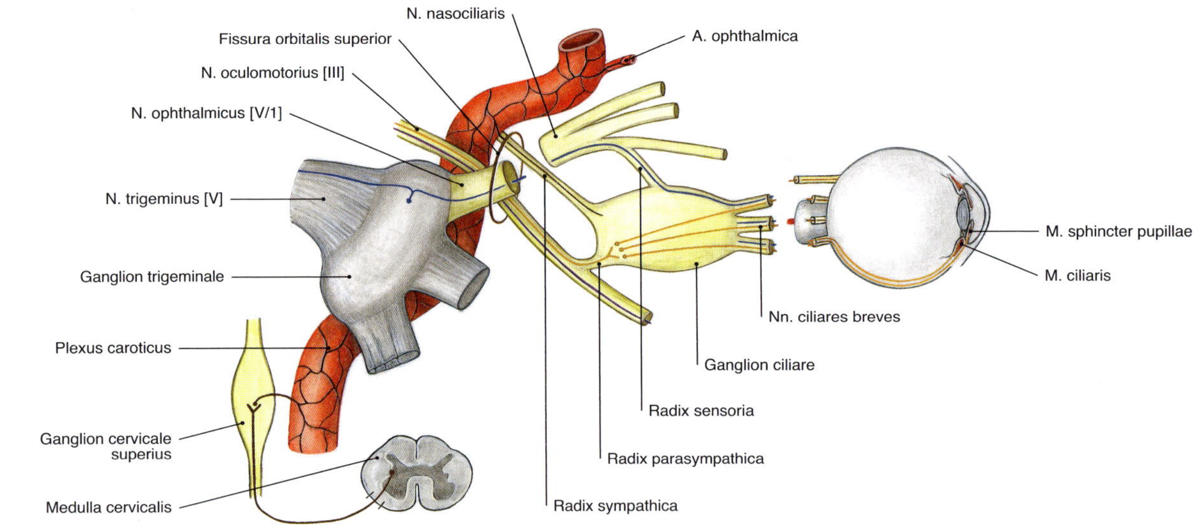

Abb. 1188 Ganglion ciliare; Übersicht.

Kerngebiet:
Nucleus accessorius nervi oculomotorii

- allgemein viszero-efferente Fasern (AVE)
- speziell viszero-efferente Fasern (SVE)
- allgemein und speziell viszero-afferente Fasern (A/SVA)
- allgemein somato-afferente Fasern (ASA)
- sympathische Fasern

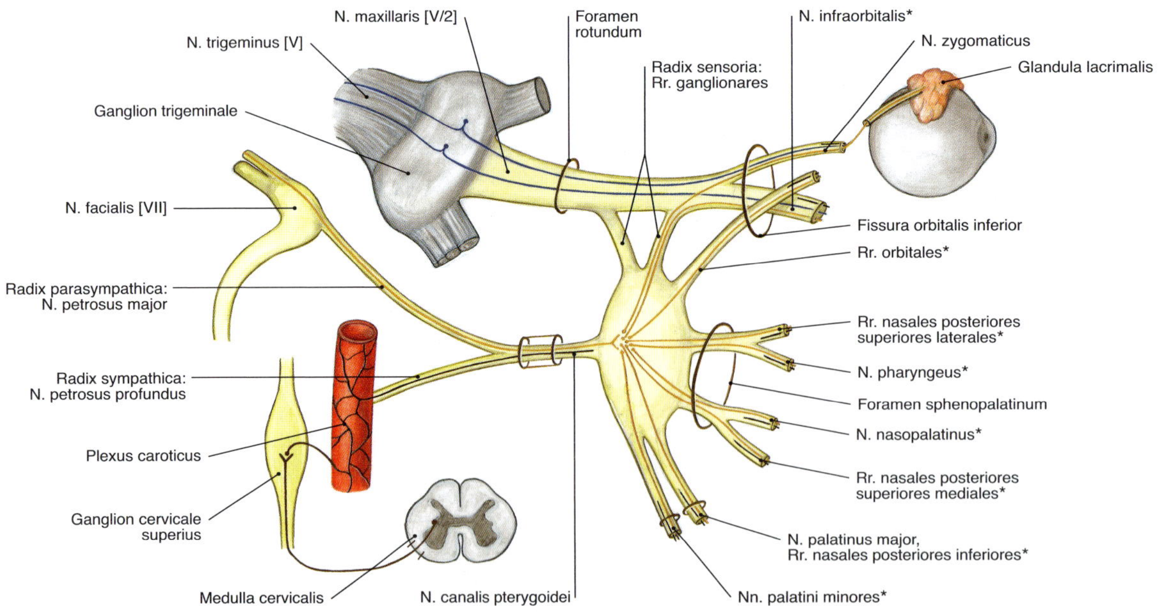

Abb. 1189 Ganglion pterygopalatinum; Übersicht.
* Innervation der Drüsen der Nase und des Gaumens

Kerngebiet:
Nucleus salivatorius superior

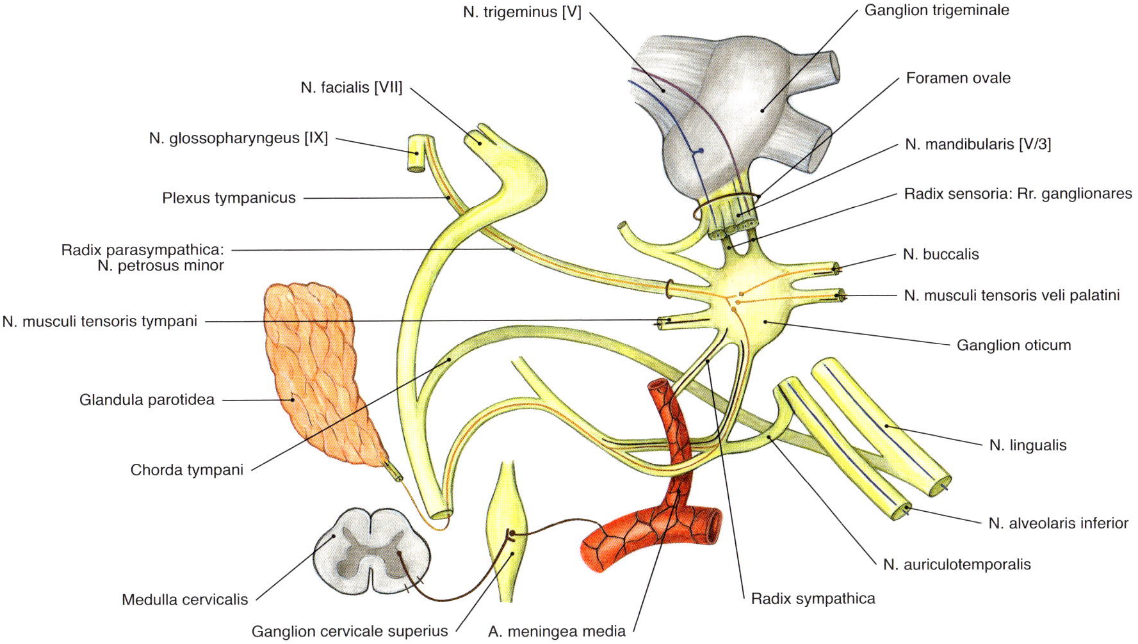

Abb. 1190 Ganglion oticum; Übersicht.

Kerngebiet:
Nucleus salivatorius inferior

- allgemein viszero-efferente Fasern (AVE)
- speziell viszero-efferente Fasern (SVE)
- allgemein und speziell viszero-afferente Fasern (A/SVA)
- allgemein somato-afferente Fasern (ASA)
- sympathische Fasern

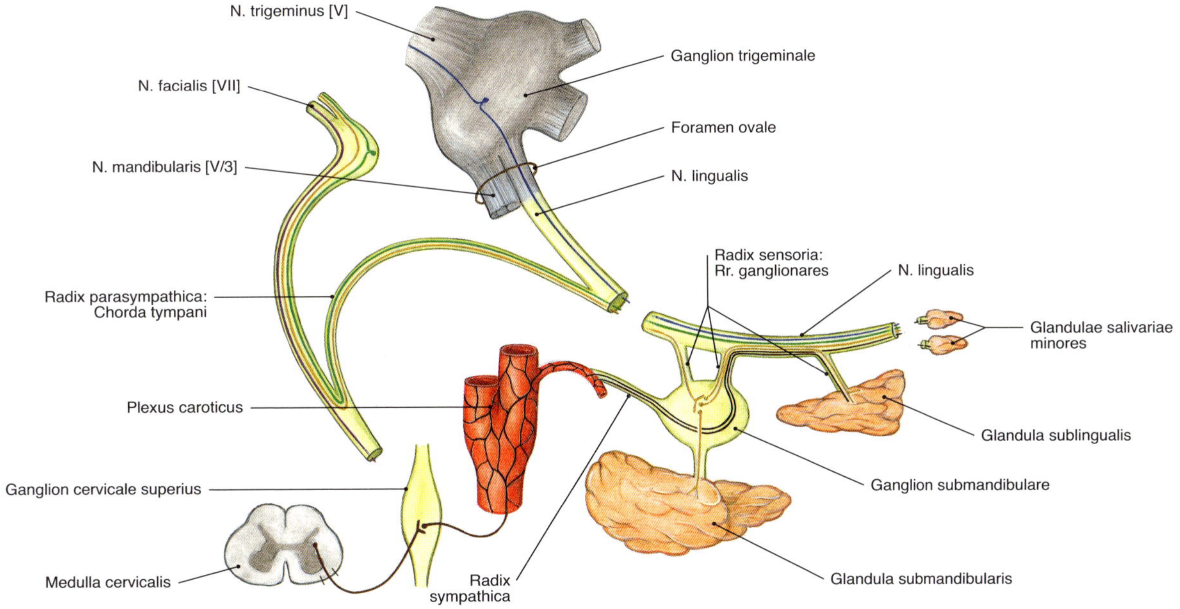

Abb. 1191 Ganglion submandibulare; Übersicht.

Kerngebiet:
Nucleus salivatorius superior

Hirnnerven, Topographie

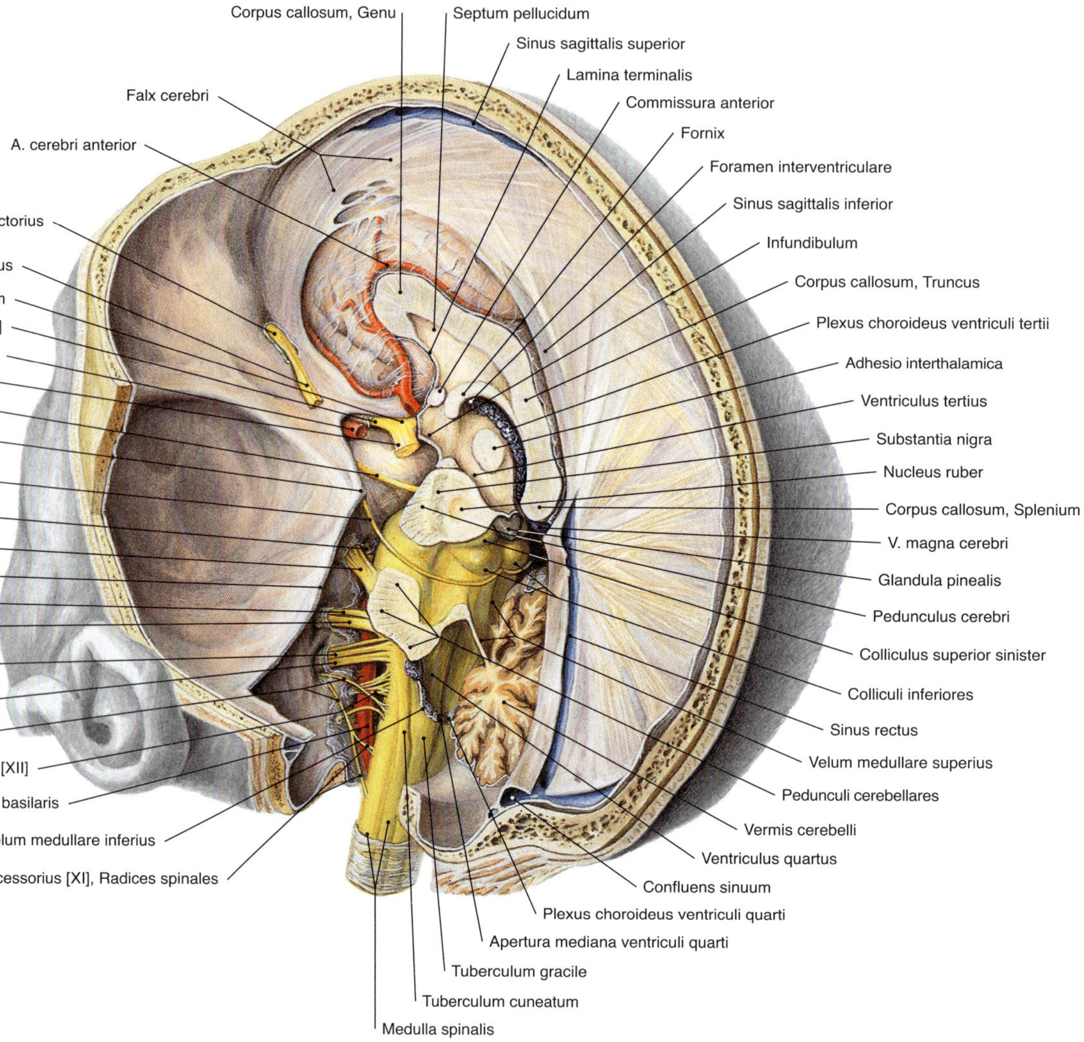

Abb. 1192 Verlauf der Hirnnerven, Nn. craniales, im Subarachnoidealraum;
nach Abtragung der linken Hälften von Groß- und Kleinhirn und des Tentorium cerebelli.

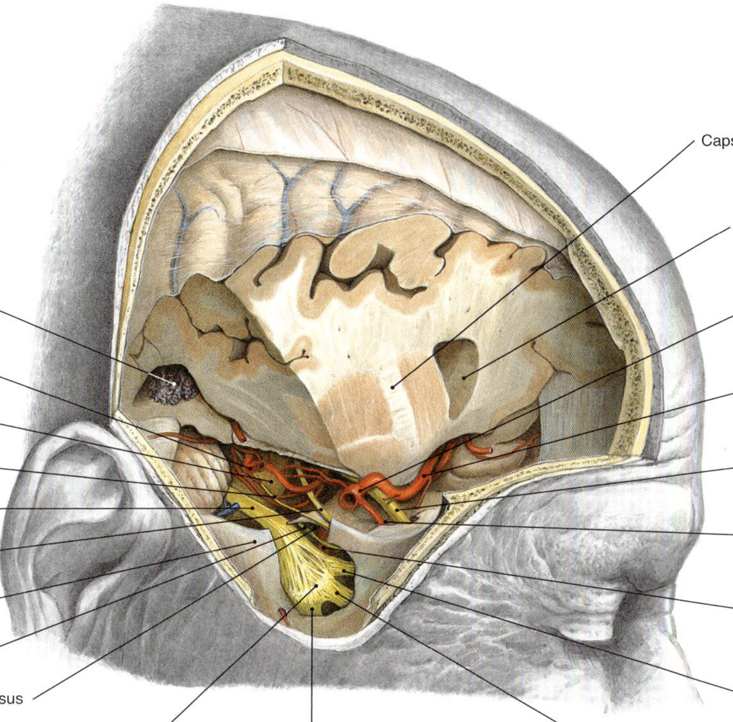

Abb. 1193 Verlauf der Hirnnerven, Nn. craniales, in der mittleren Schädelgrube, Fossa cranii media.

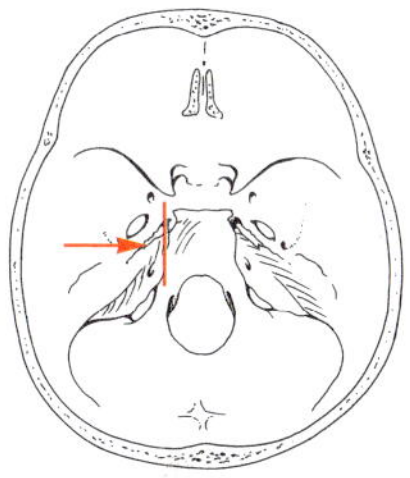

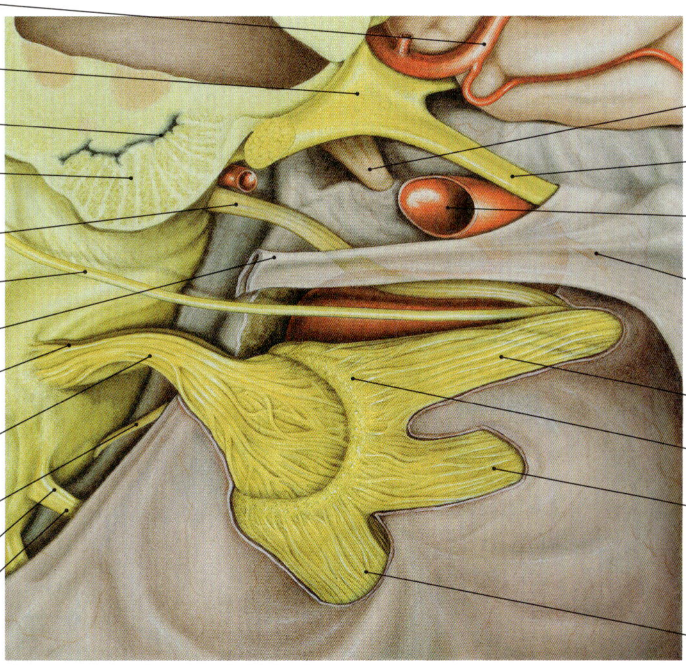

Abb. 1194 Arterien und Nerven im Bereich der Sella turcica und des Sinus cavernosus.
* klinisch: Ganglion GASSERI

Gefäße und Nerven der Schädelbasis

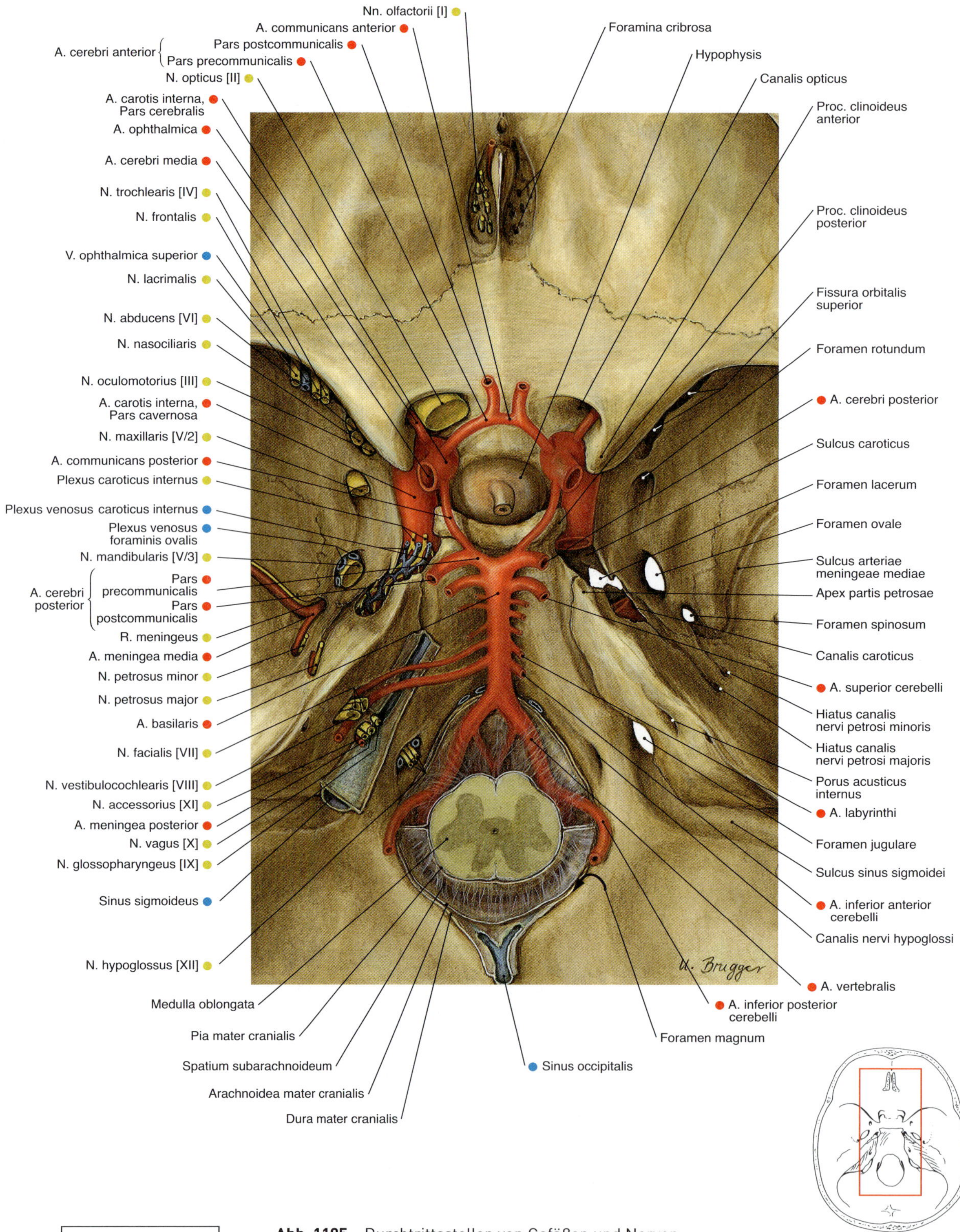

→ 1172, 1173, 1268

Abb. 1195 Durchtrittsstellen von Gefäßen und Nerven durch die innere Schädelbasis, Basis cranii interna, und Arterienring des Gehirns, Circulus arteriosus cerebri (WILLIS); von oben.

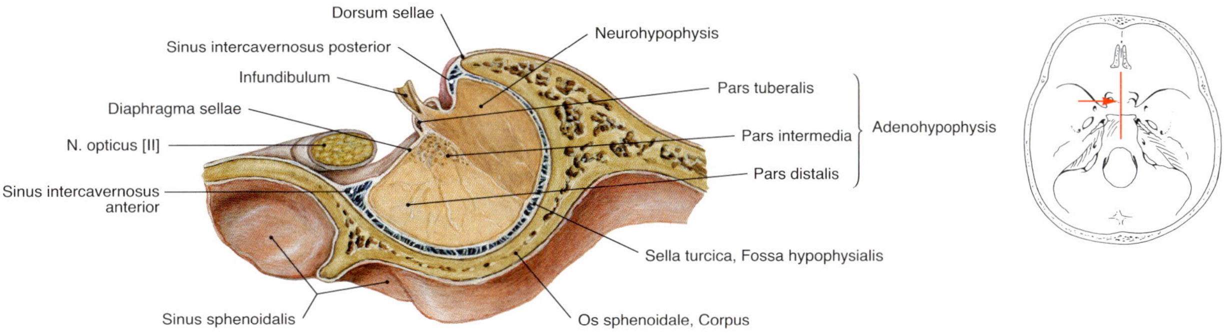

Abb. 1196 Hirnanhangsdrüse, Hypophysis [Glandula pituitaria].

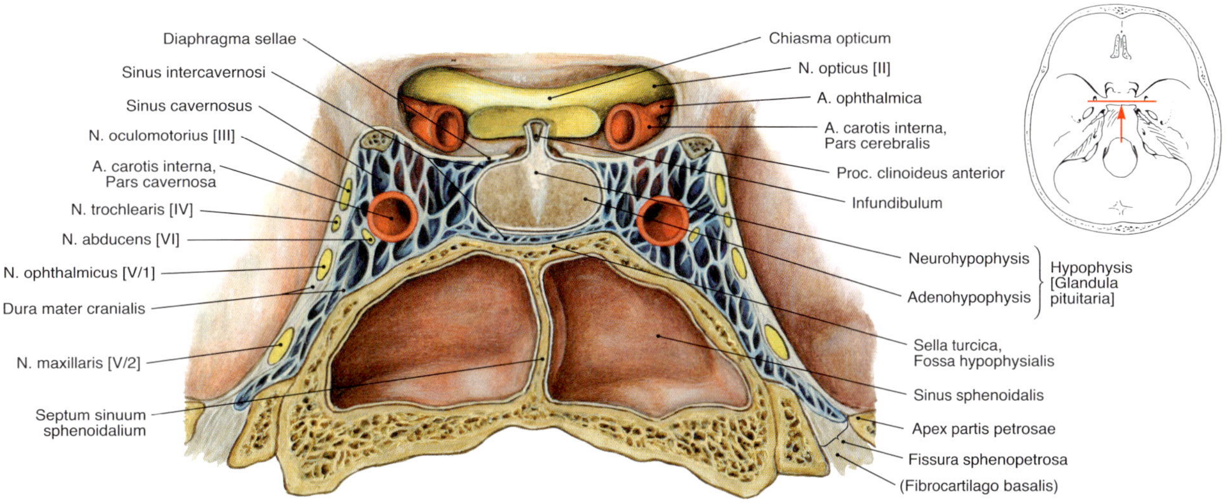

Abb. 1197 Hirnanhangsdrüse, Hypophysis [Glandula pituitaria], und Sinus cavernosus.

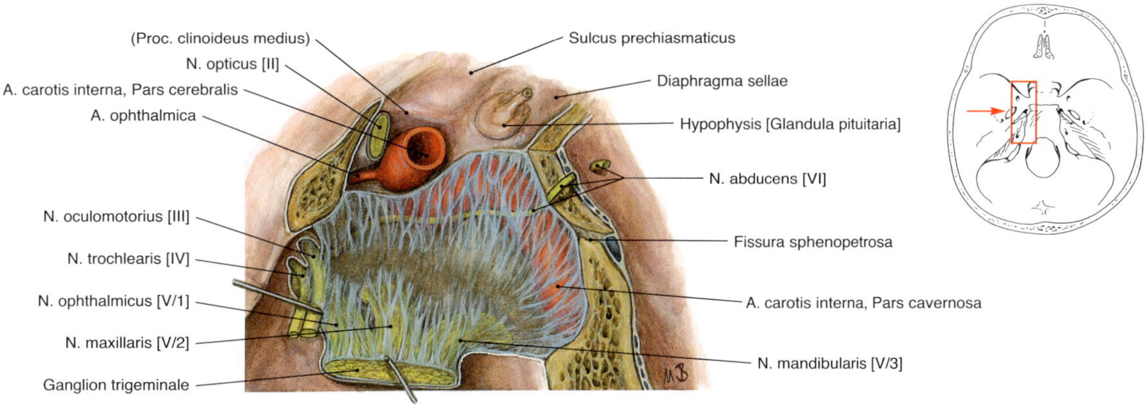

Abb. 1198 Sinus cavernosus;
nach Abtragung des lateral wandbildenden Anteils der harten Hirnhaut;
Ganglion trigeminale nach lateral geklappt.

Harte Hirnhaut und Sinus sagittalis superior

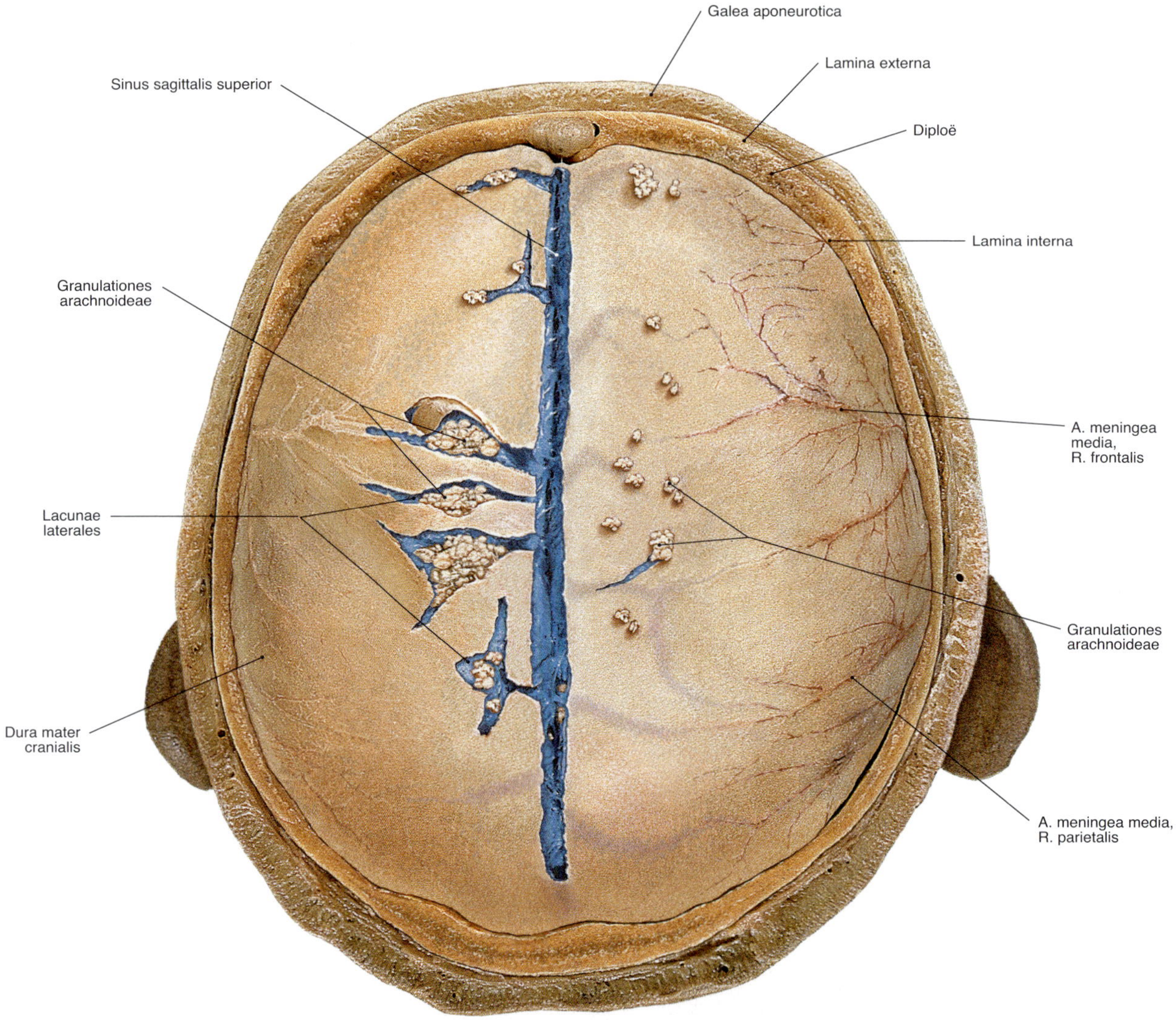

Abb. 1199 Harte Hirnhaut, Dura mater cranialis, und Sinus sagittalis superior mit einigen Lacunae laterales.

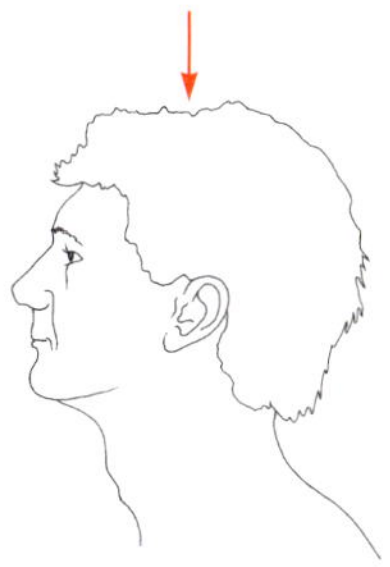

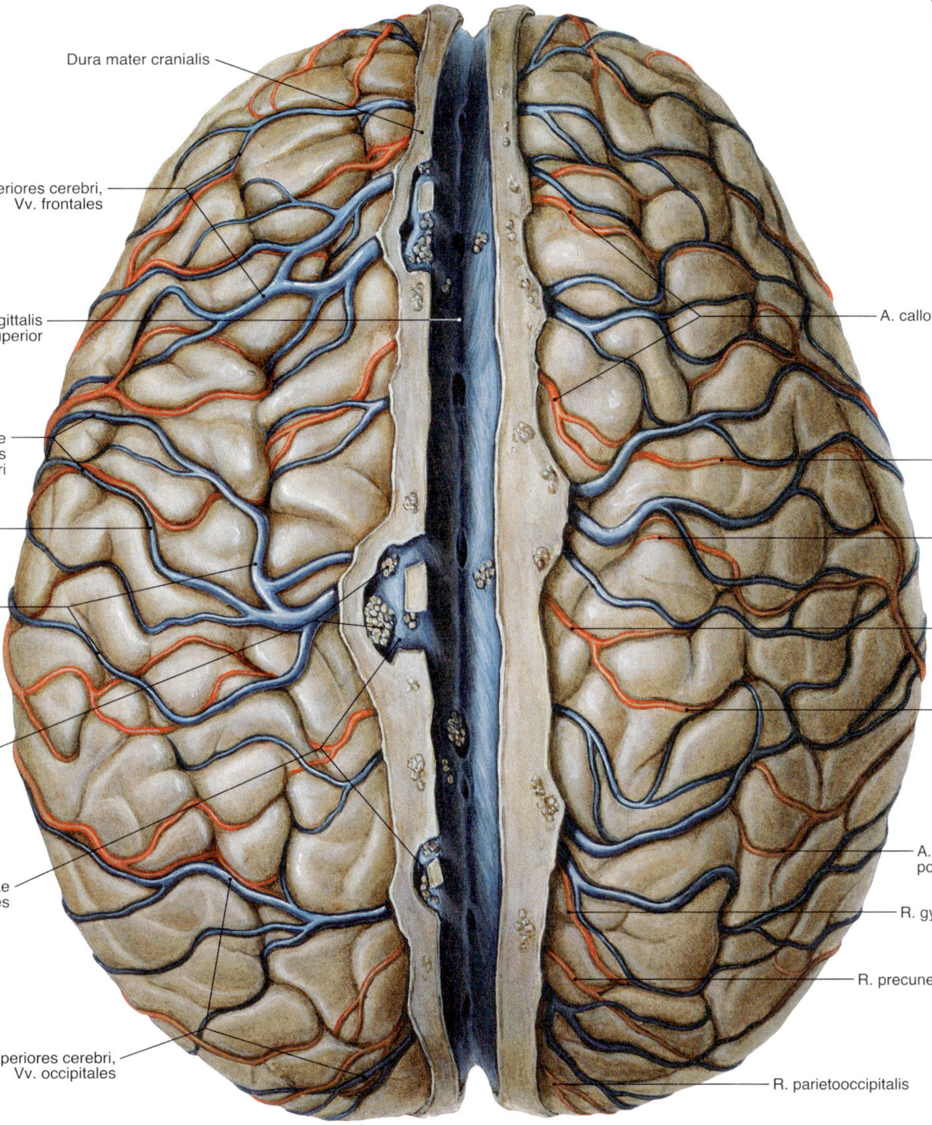

Abb. 1200 Oberflächliche Arterien und Venen des Gehirns; nach Abtragung der harten Hirnhaut und Eröffnung des Sinus sagittalis superior; Spinnwebenhaut entfernt.

Weiche Hirnhaut

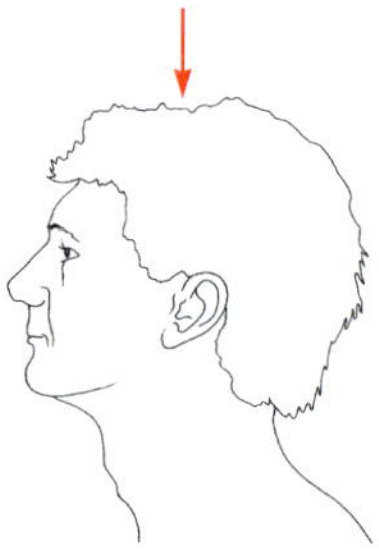

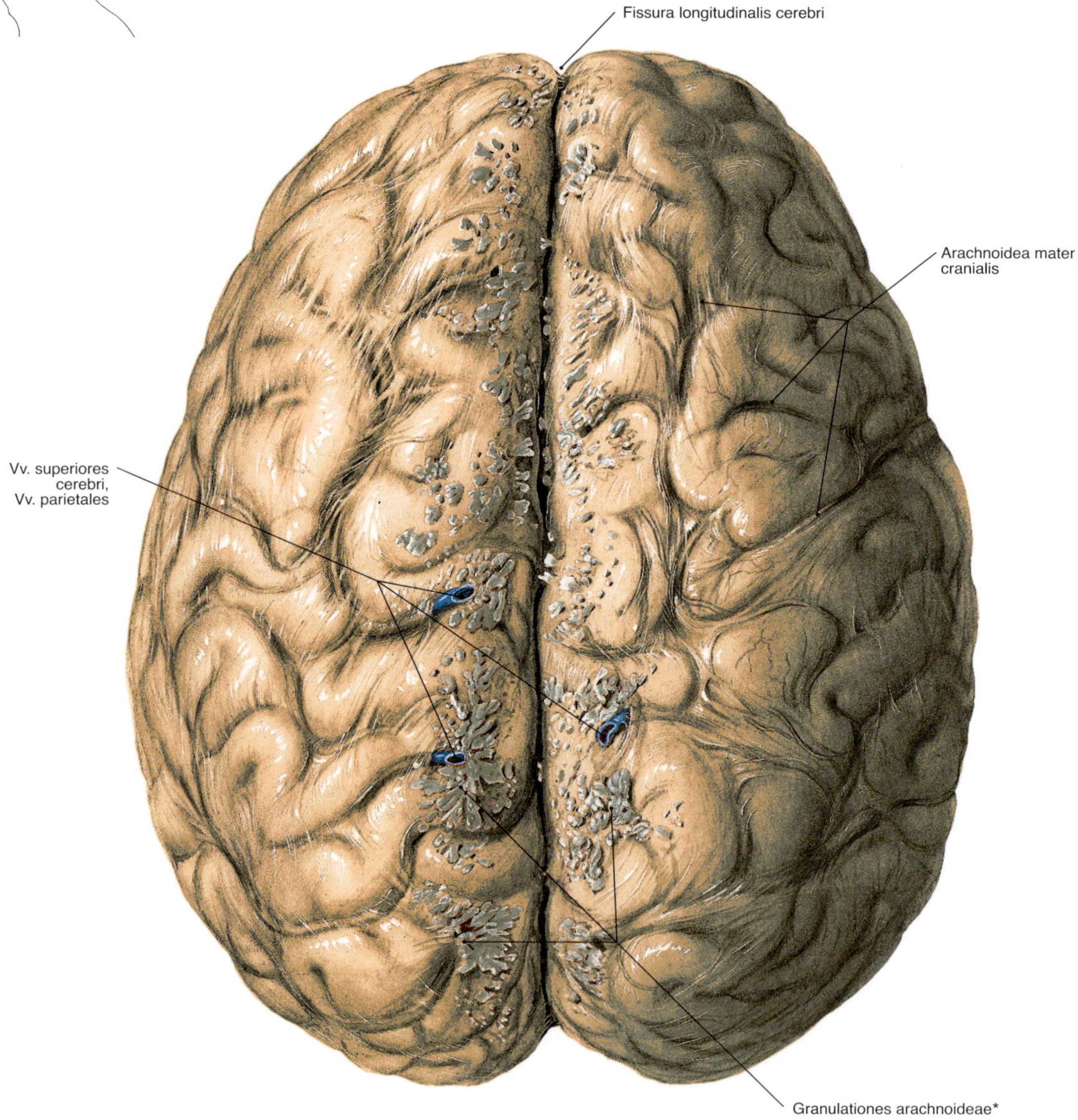

Abb. 1201 Gehirn, Encephalon, mit Spinnwebenhaut, Arachnoidea mater cranialis; von oben.

* auch: PACCHIONI'sche Granulationen

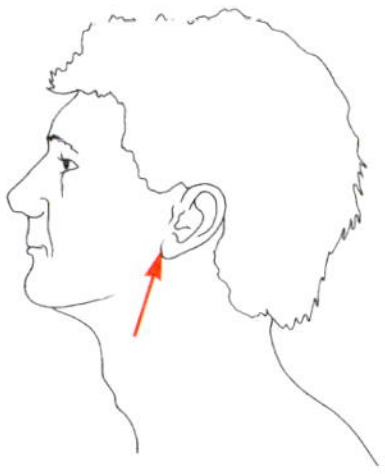

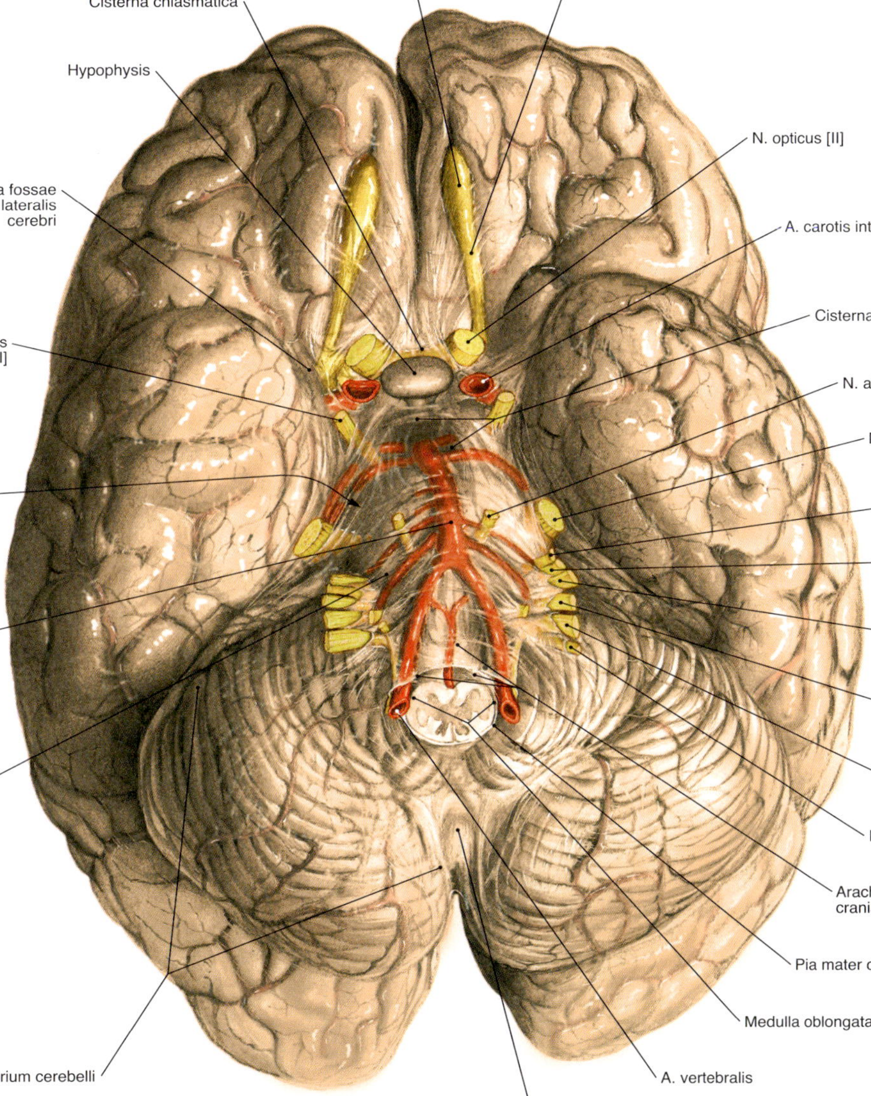

Abb. 1202 Gehirn, Encephalon, mit Spinnwebenhaut, Arachnoidea mater cranialis.

Gliederung des Gehirns

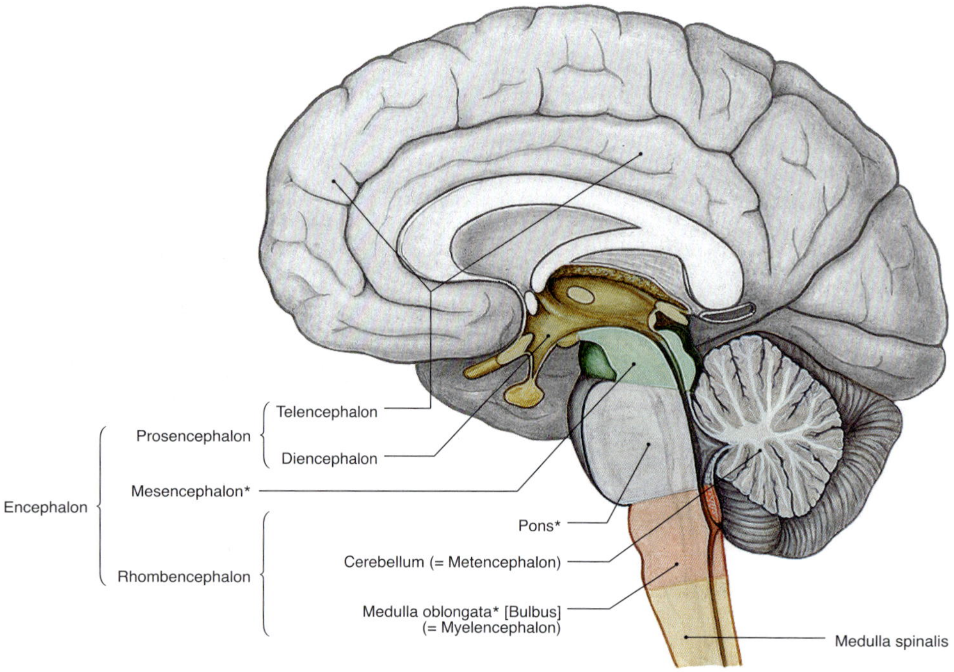

Abb. 1203 Gliederung des zentralen Nervensystems; Medianschnitt; Schema.
Die mit * bezeichneten Teile des Gehirns bilden zusammen den Hirnstamm, Truncus encephali.

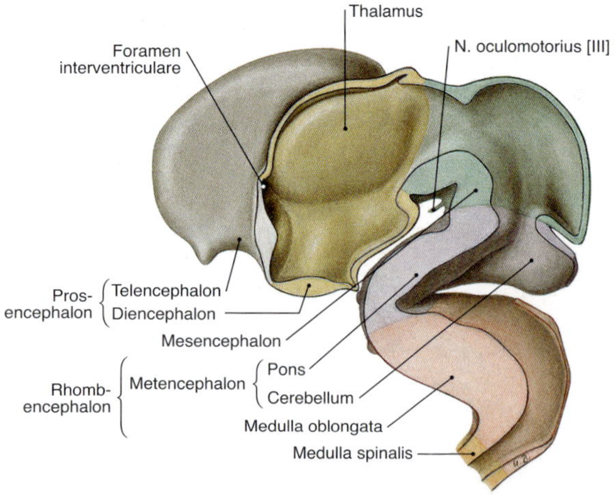

Abb. 1204 Entwicklung des Gehirns;
Modell des Gehirns eines ca. 2 Monate alten Embryos; Medianschnitt.

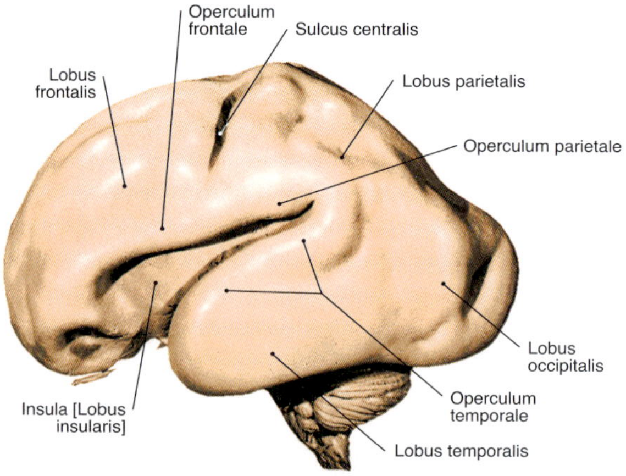

Abb. 1205 Entwicklung des Gehirns;
Gehirn eines ca. 4 Monate alten Fetus (SSL 20 cm); von links.

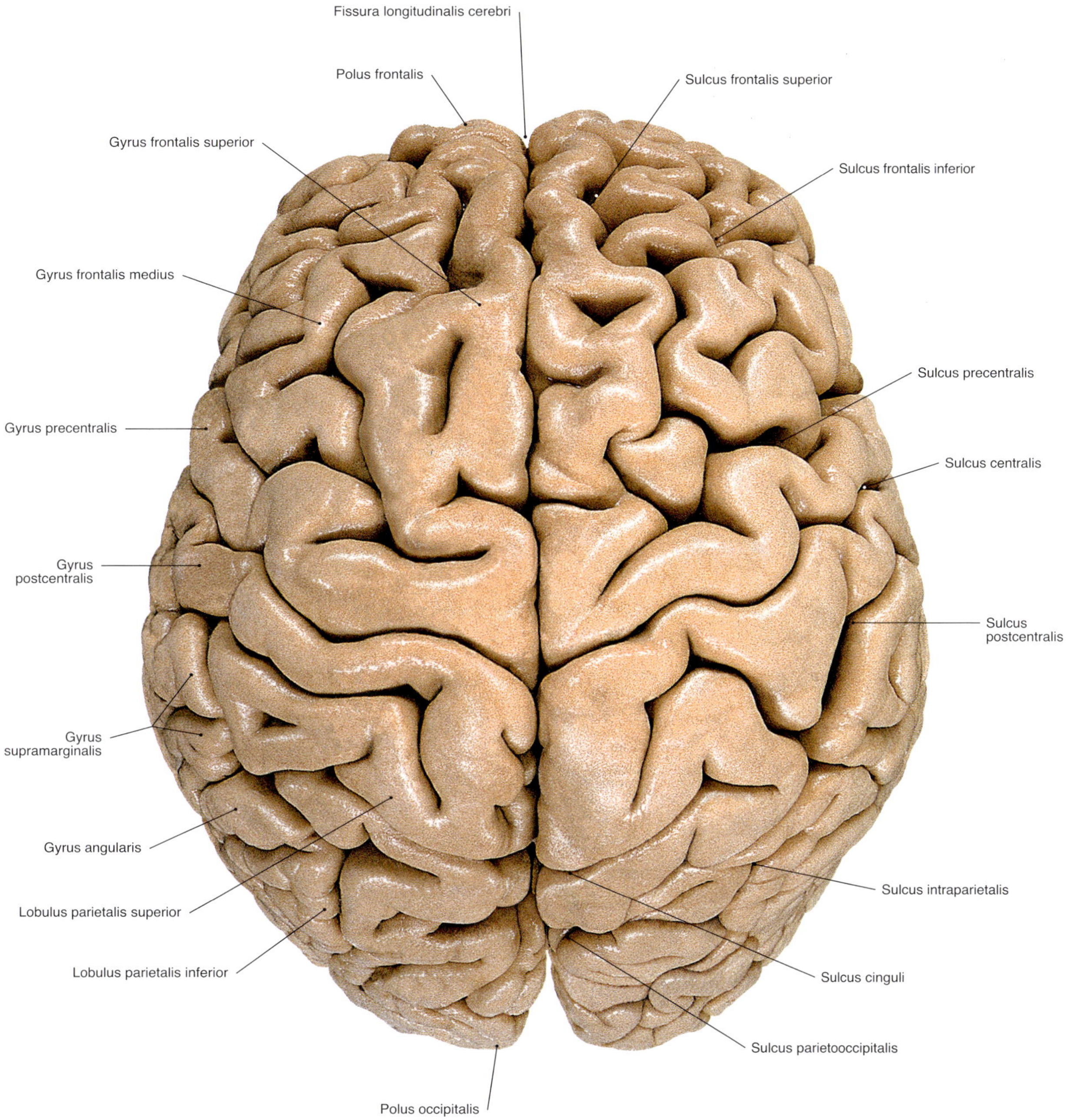

Abb. 1206 Großhirn, Cerebrum;
nach Ablösung der weichen Hirnhäute;
von oben.
Die Ausbildung der Gyri ist sehr variabel.

Hirnbasis

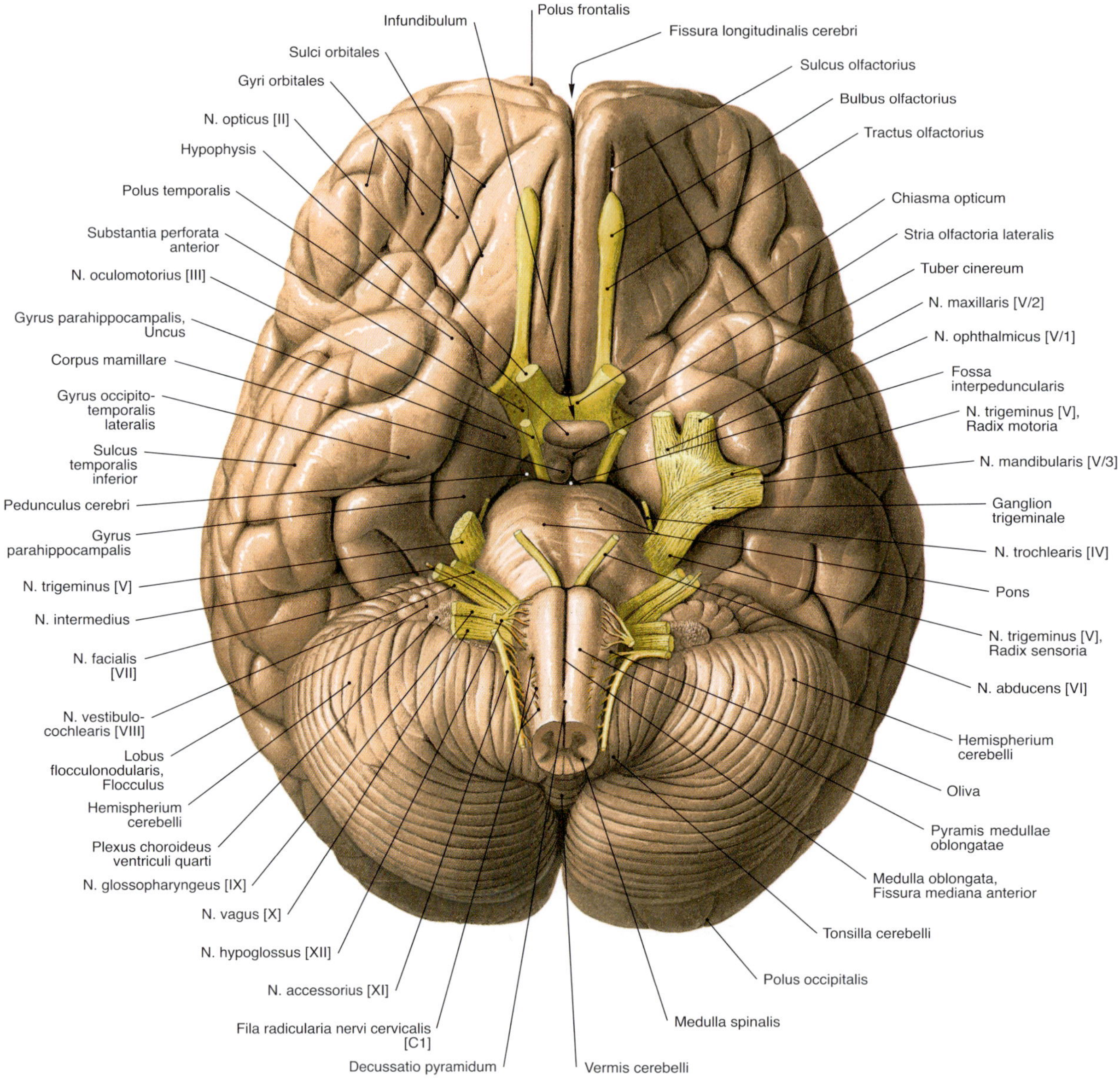

Abb. 1207 Großhirn, Cerebrum;
Hirnstamm, Truncus encephali, mit Kleinhirn, Cerebellum, sowie Hirnnerven, Nervi craniales; von unten.

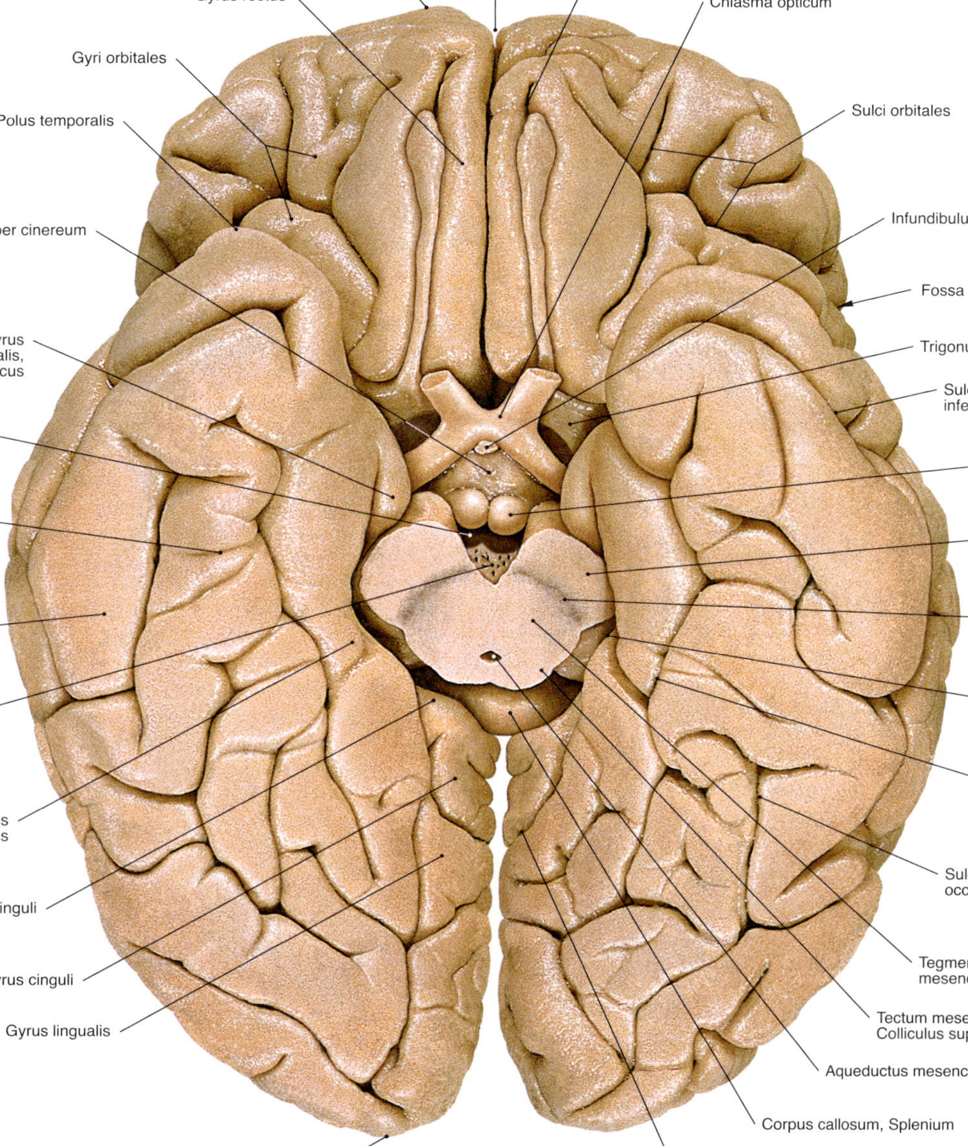

Abb. 1208 Windungen, Gyri, und Furchen, Sulci, der Großhirnhemisphären; nach Durchtrennung des Mittelhirns.

Lappengliederung des Endhirns

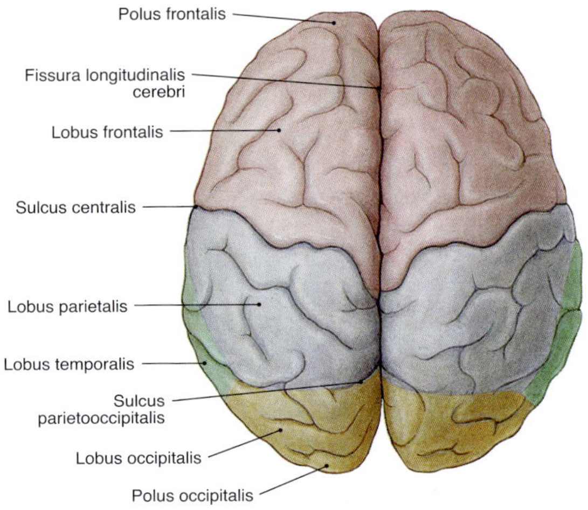

Abb. 1209 Lappen des Großhirns, Lobi cerebri; von oben.

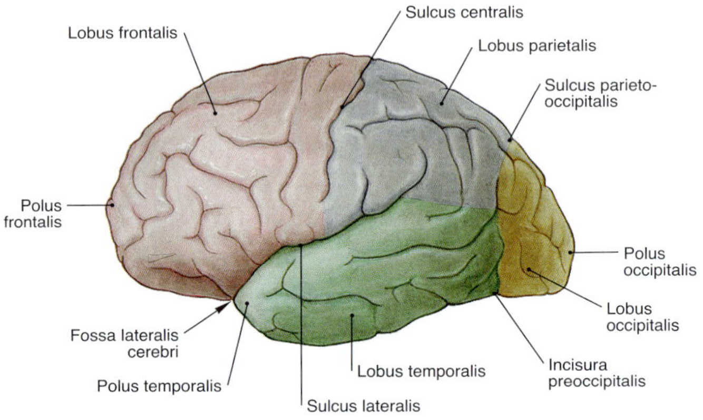

Abb. 1210 Lappen des Großhirns, Lobi cerebri; von links.

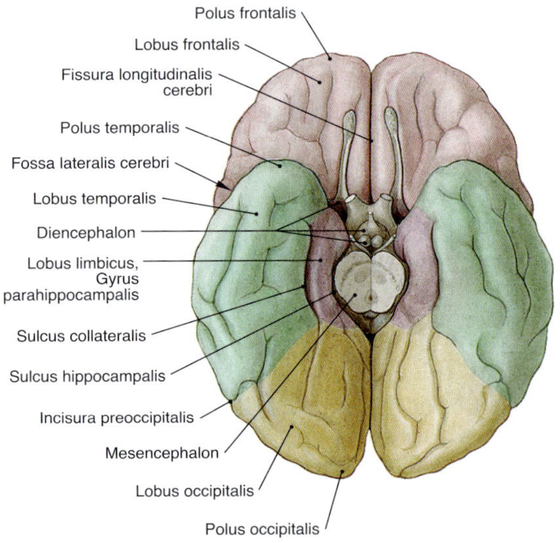

Abb. 1211 Lappen des Großhirns, Lobi cerebri; von unten.

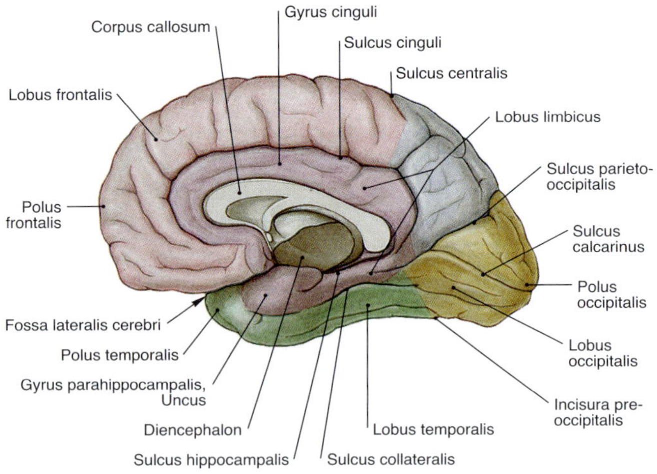

Abb. 1212 Lappen des Großhirns, Lobi cerebri; von medial.

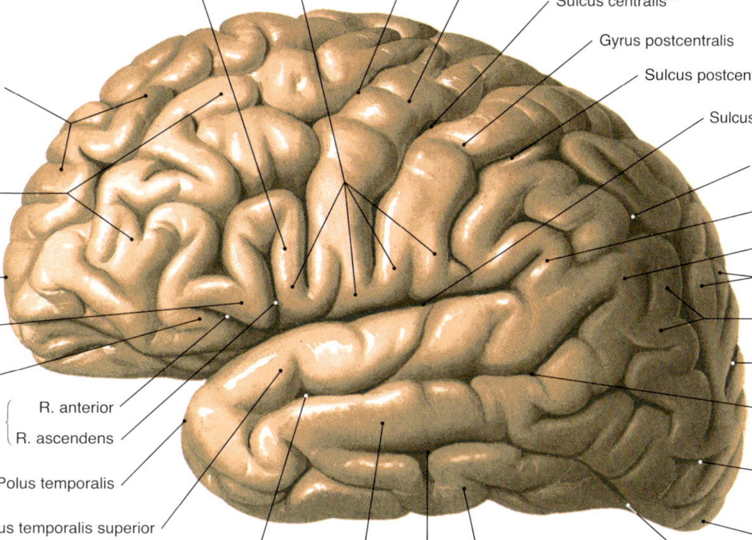

Abb. 1213 Windungen, Gyri, und Furchen, Sulci,

der Großhirnhemisphären;
von links.

* SYLVIUS'sche Furche
** ROLANDO-Furche

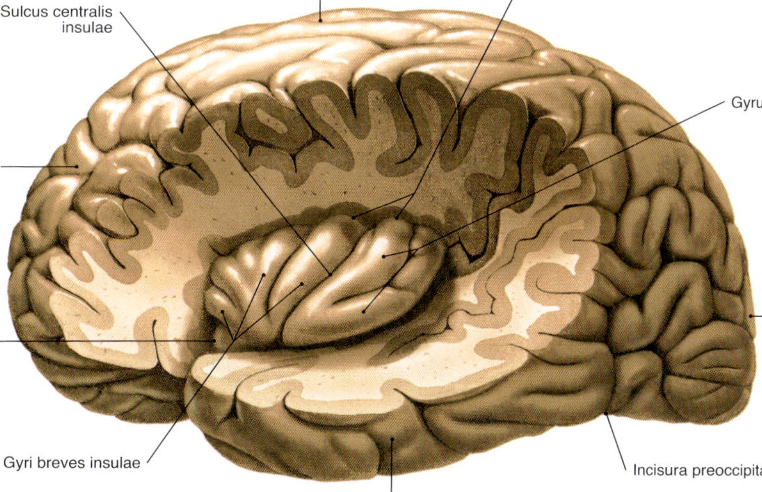

Abb. 1214 Windungen, Gyri, und Furchen, Sulci,
der Großhirnhemisphären;
nach Abtragung der die Insel bedeckenden Anteile,
Opercula, von Stirn-, Scheitel- und Schläfenlappen;
von links.

Hirnwindungen

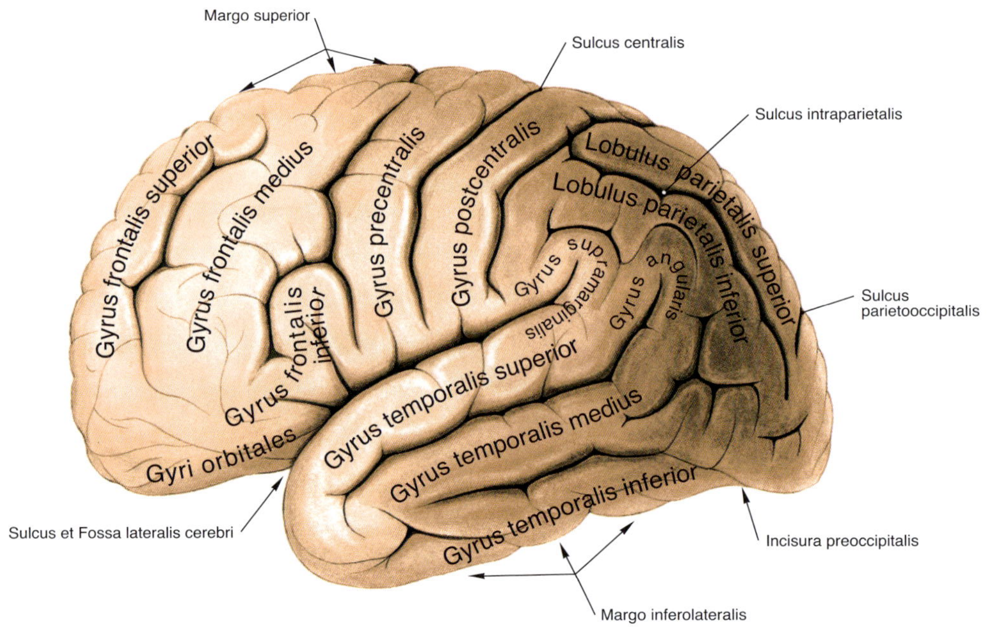

Abb. 1215 Windungen, Gyri, der Großhirnhemisphären; von links.

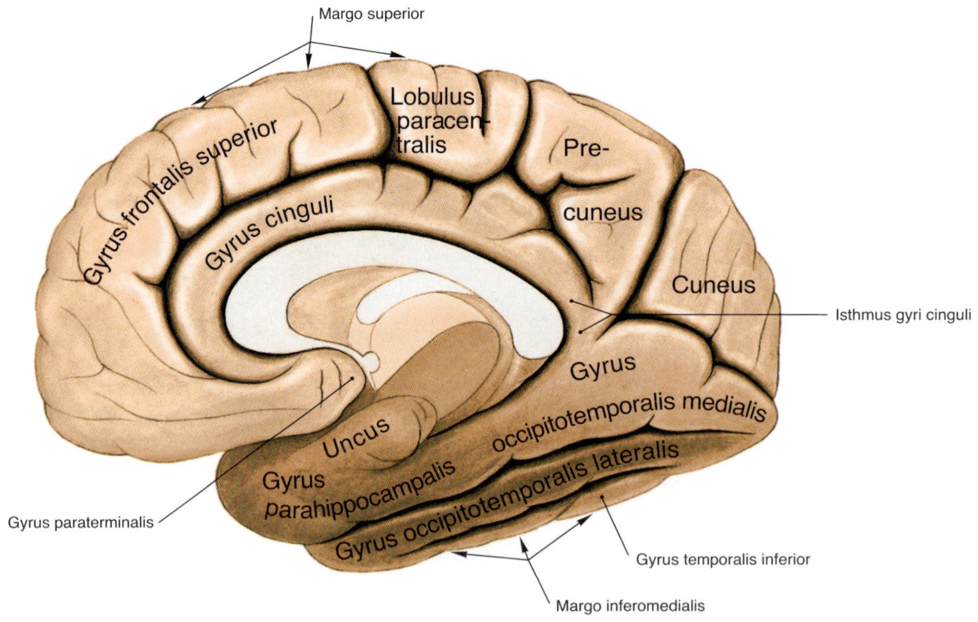

Abb. 1216 Windungen, Gyri, der Großhirnhemisphären; von medial.

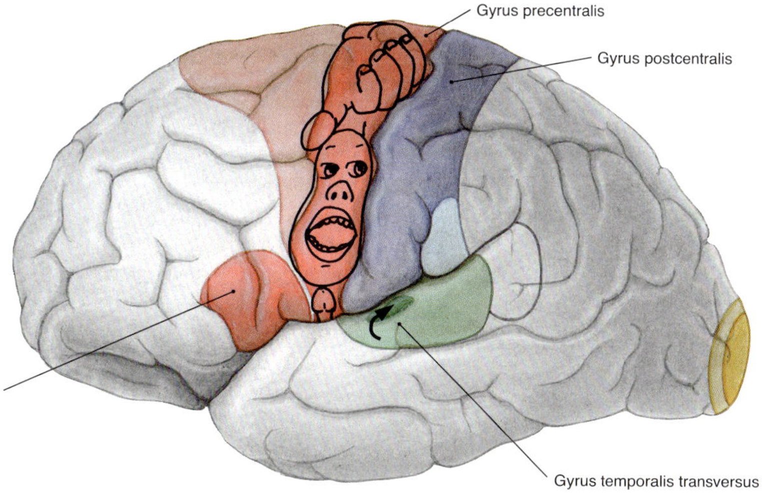

Abb. 1217 Funktionelle Rindenfelder der Großhirnhemisphären nach FOERSTER; von links.

Die eingezeichnete Figur spiegelt die somatotopische Gliederung grob wider.
Das Projektionsfeld des Hörens (↶) erstreckt sich über die Oberkante des Temporallappens hinweg auf dessen Innenfläche.

- Projektionsfeld der Motorik
- Assoziationsfeld der Motorik
- Projektionsfeld der Sensorik
- Assoziationsfeld der Sensorik
- Projektionsfeld des Hörens
- Assoziationsfeld des Hörens
- Projektionsfeld des Sehens
- Assoziationsfeld des Sehens

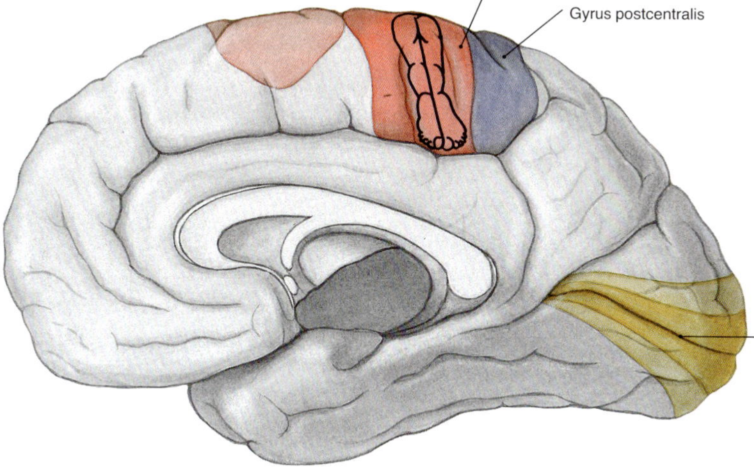

Abb. 1218 Funktionelle Rindenfelder der Großhirnhemisphären nach FOERSTER; von medial.

Die eingezeichnete Figur spiegelt die somatotopische Gliederung grob wider.

Fornix

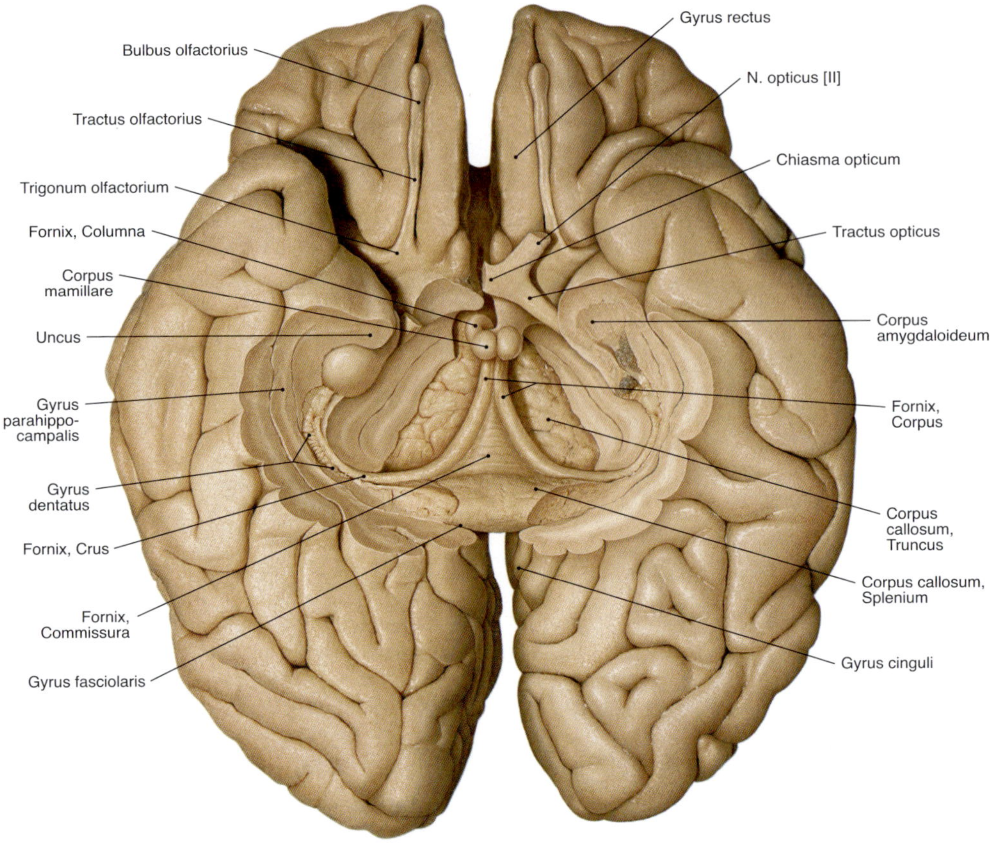

Abb. 1219 Gewölbe, Fornix;
nach Abtragung der basalen Gehirnanteile;
von unten.

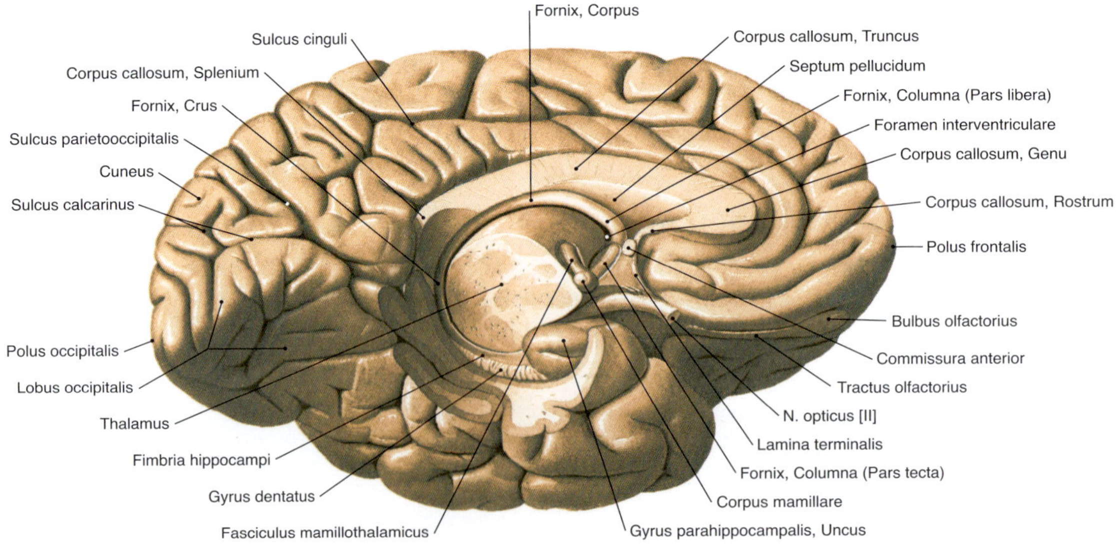

Abb. 1220 Gewölbe, Fornix;
von medial unten.

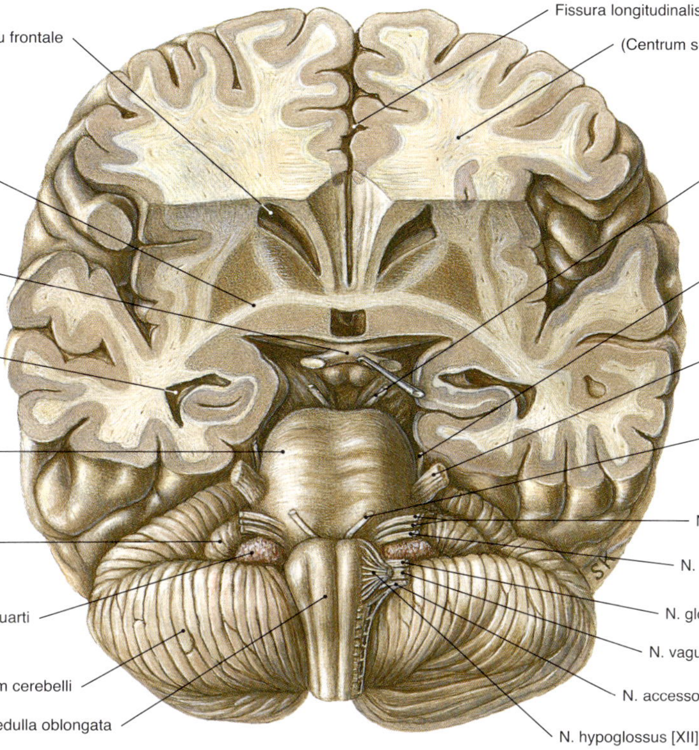

Abb. 1221 Commissura anterior und Hirnstamm, Truncus encephali; nach teilweiser Abtragung der basalen Teile des Großhirns; von vorn unten.

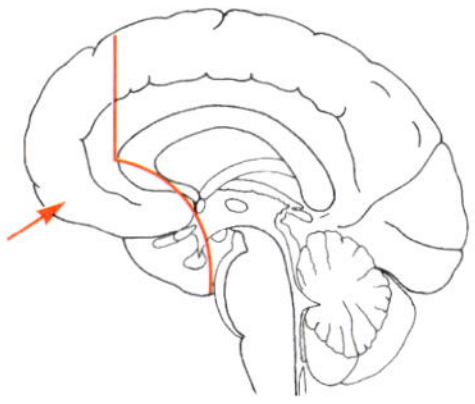

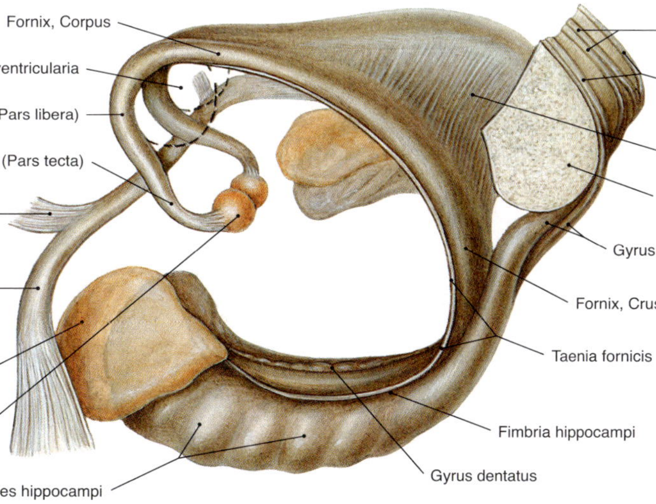

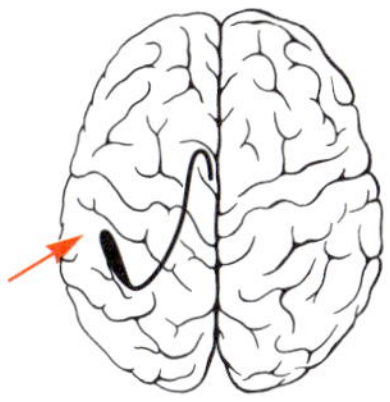

Abb. 1222 Beide Gewölbe, Fornices, und vordere Kommissur, Commissura anterior; von links.

Endhirnkerne

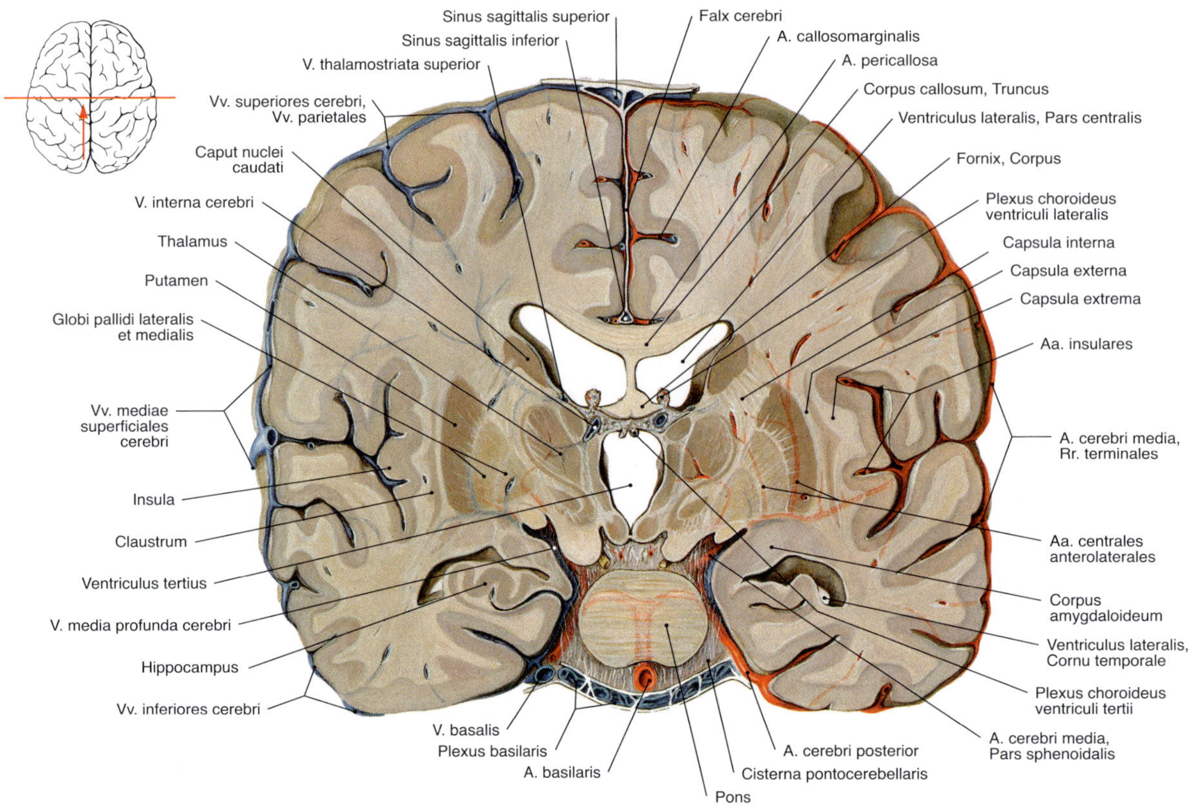

Abb. 1223 Gefäßversorgung der Endhirnkerne; Frontalschnitt; rechts Arterien, links Venen dargestellt; von hinten.

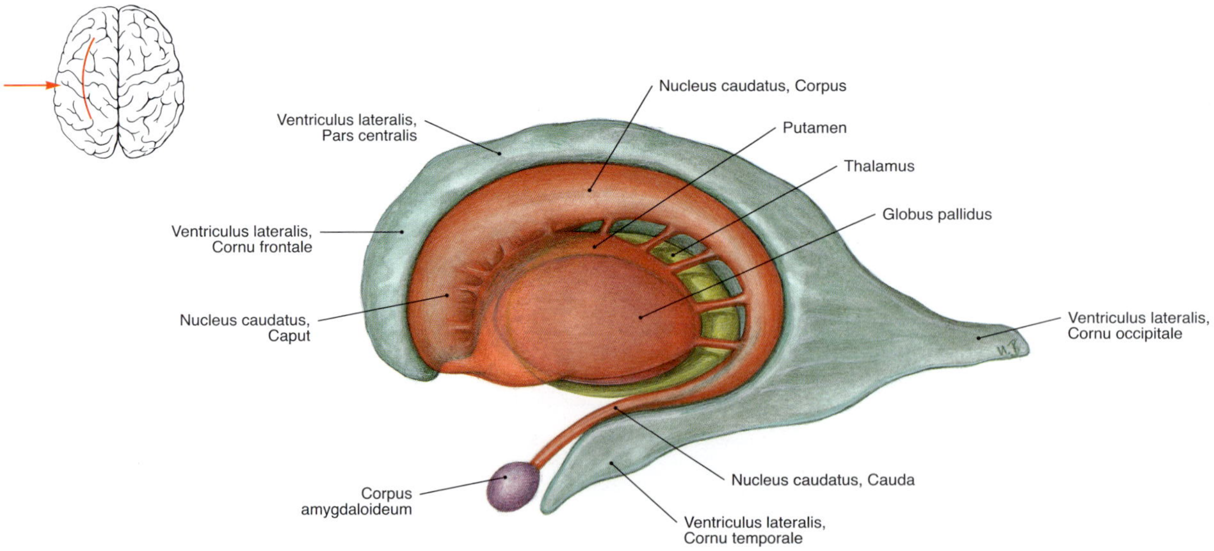

Abb. 1224 Endhirnkerne und Thalamus; von links.

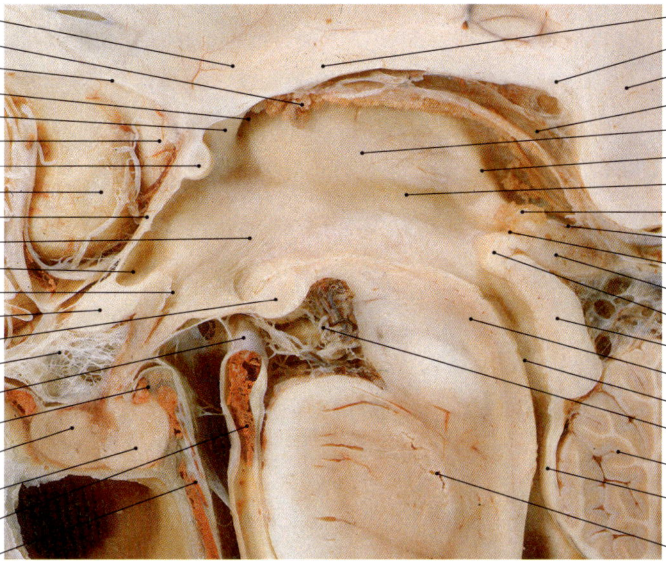

Abb. 1225 Dritter Ventrikel, Ventriculus tertius;
Medianschnitt.

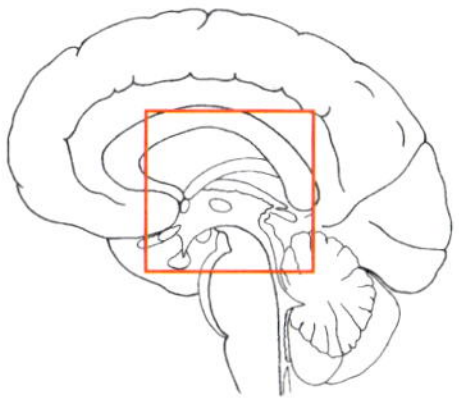

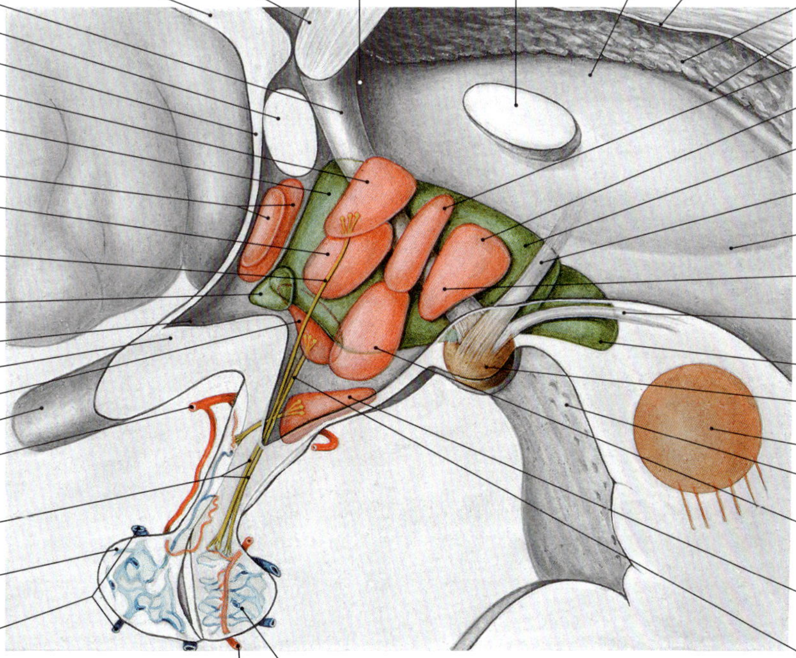

Abb. 1226 Hypothalamus;
Übersicht; Kerngebiete durchscheinend gezeichnet;
von medial.

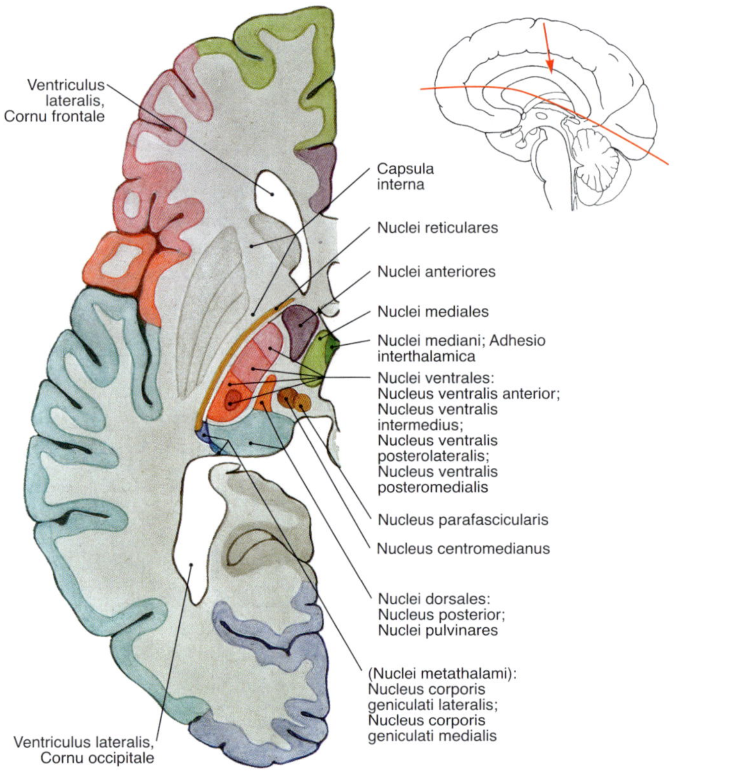

a Horizontalschnitt durch die linke Großhirnhemisphäre

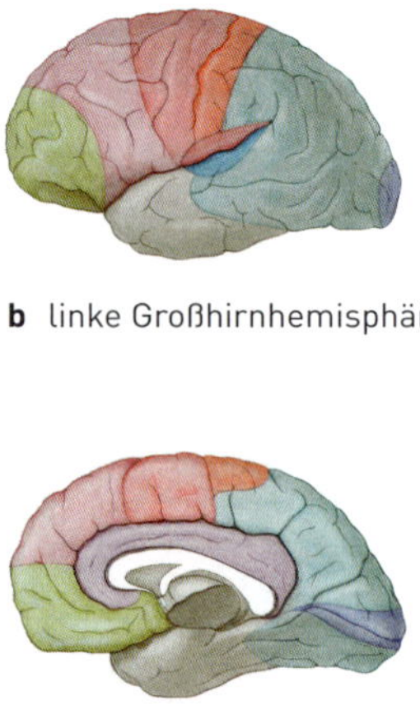

b linke Großhirnhemisphäre; von links

c rechte Großhirnhemisphäre; von medial

Abb. 1227 a–c Kerne und Rindenprojektion des Thalamus. Die zusammengehörigen Kern- und Rindengebiete sind jeweils durch dieselben Farben gekennzeichnet.

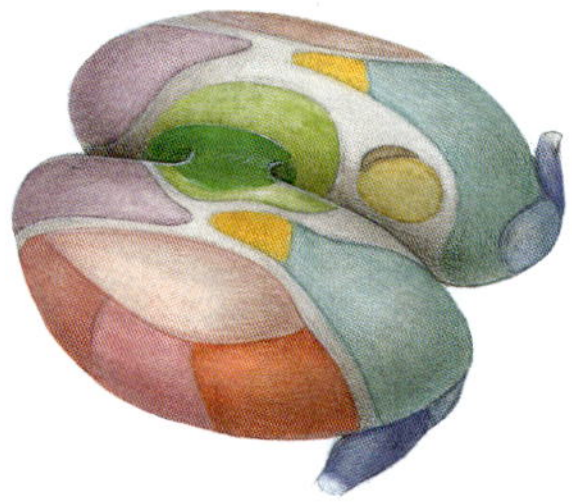

Abb. 1228 Thalamuskerne; von schräg hinten. Farbzuordnung s. Abb. 1227.

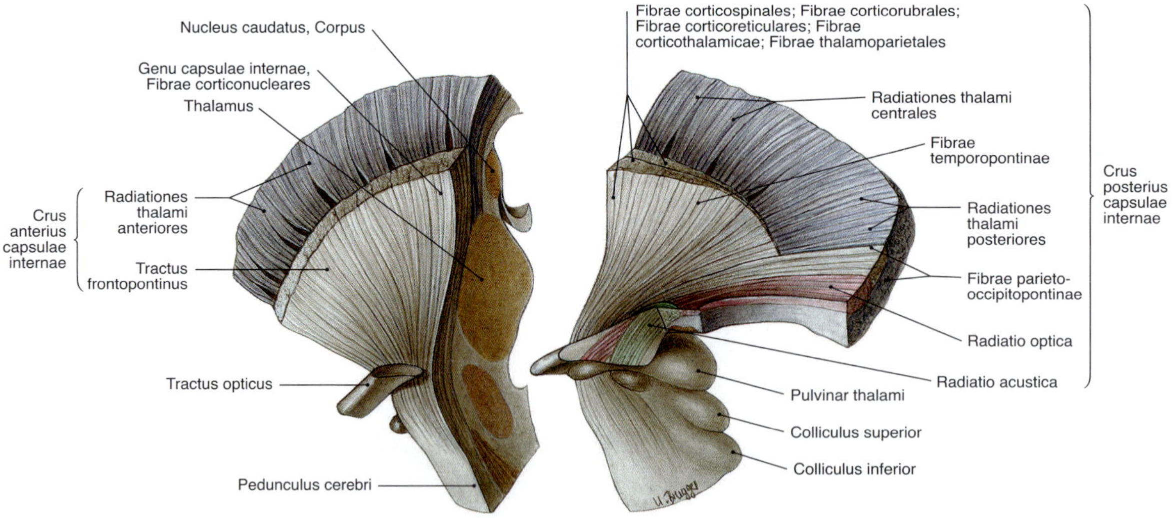

Abb. 1229 Thalamusstrahlung, Radiationes thalami, und innere Kapsel, Capsula interna; durch einen Frontalschnitt in zwei Anteile getrennt; von links.

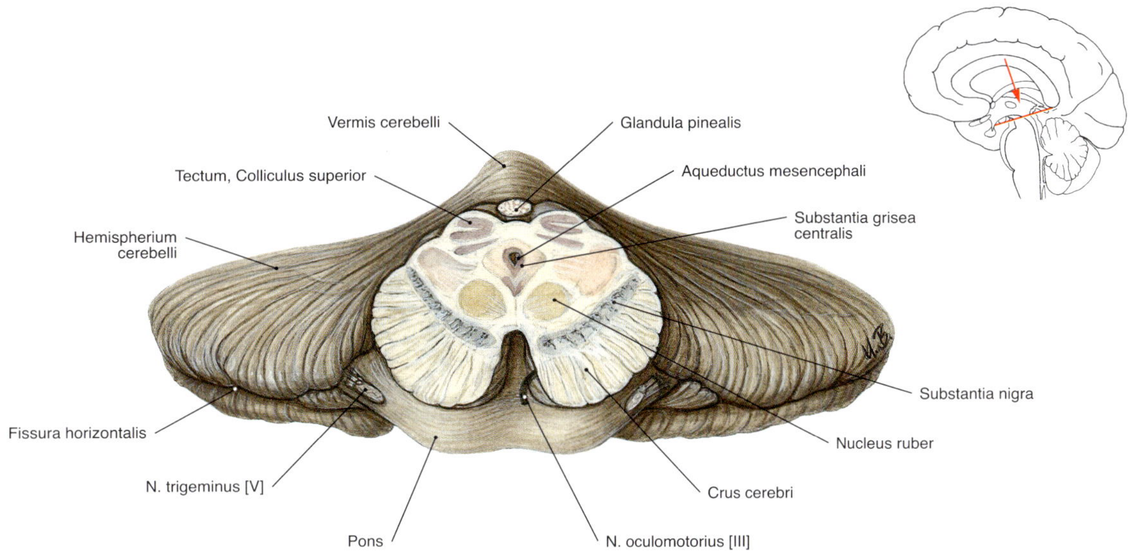

Abb. 1230 Mittelhirn, Mesencephalon; Querschnitt auf Höhe der Colliculi superiores; von vorn.

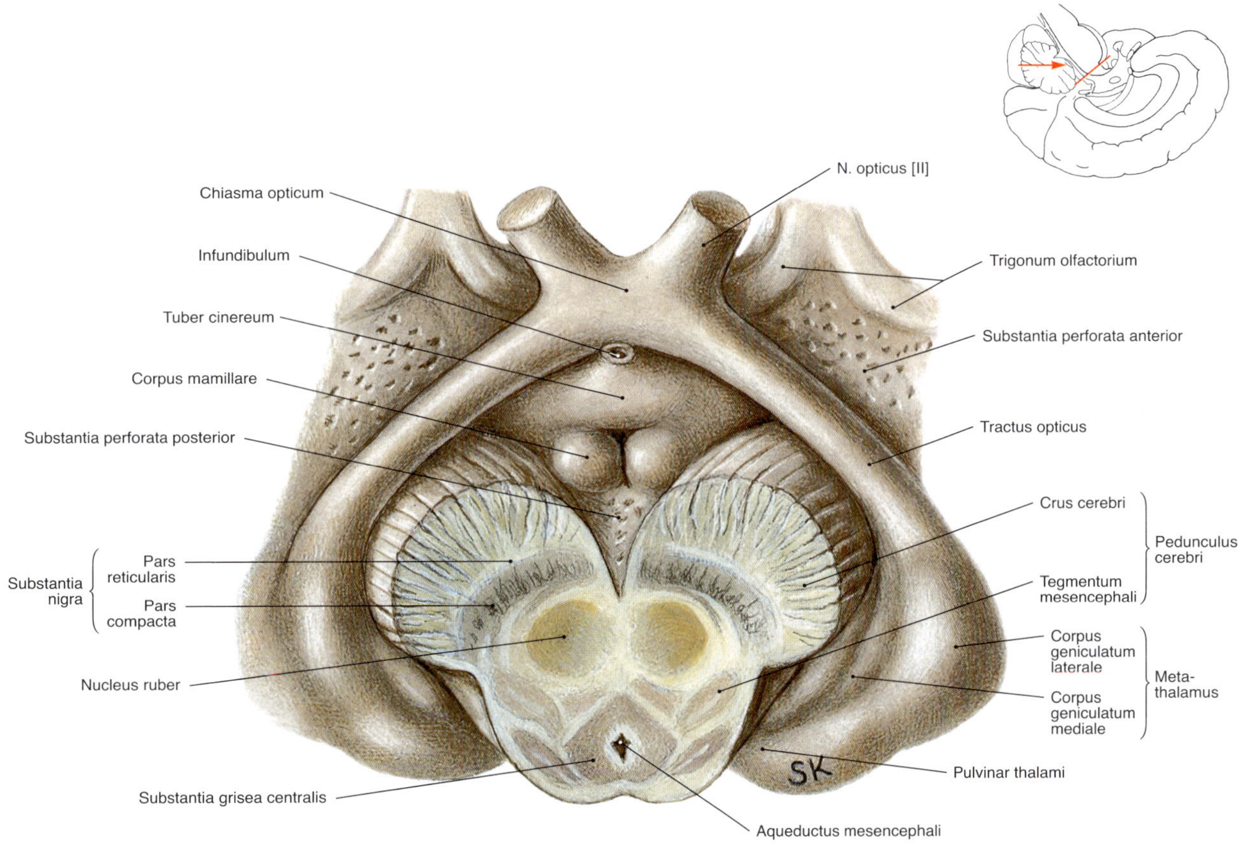

Abb. 1231 Mittelhirn, Mesencephalon, und Zwischenhirn, Diencephalon; nach querer Durchtrennung des Mittelhirns; von unten.

Mittelhirn und verlängertes Mark

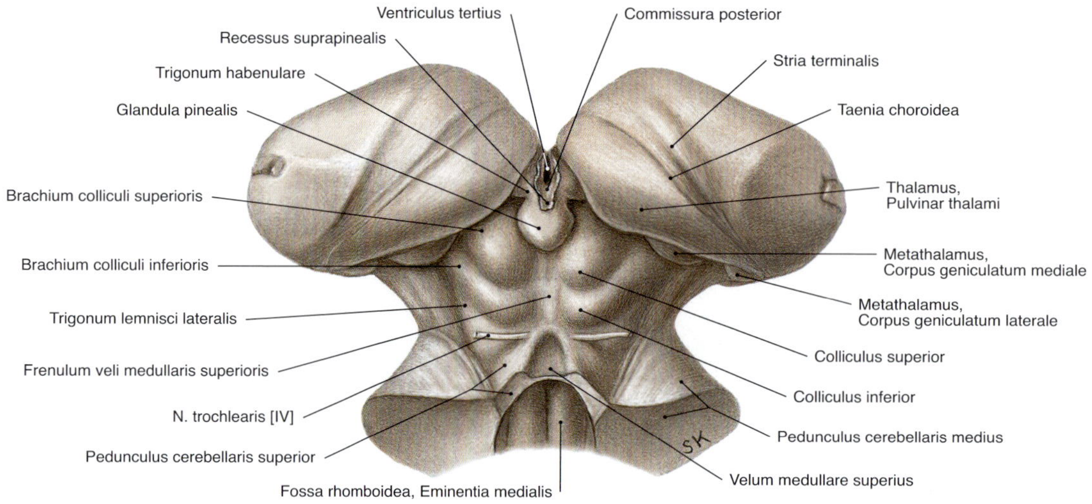

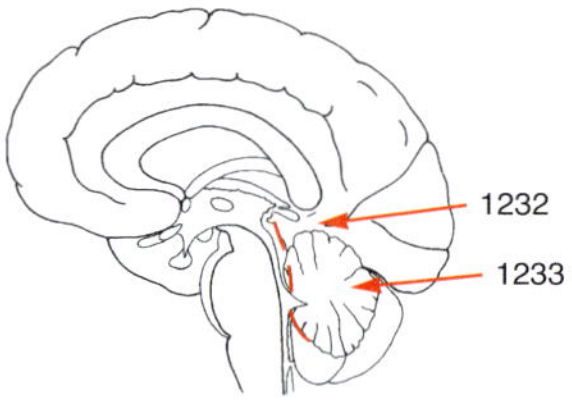

Abb. 1232 Mittelhirn, Mesencephalon, und Zirbeldrüse, Glandula pinealis; von hinten oben.

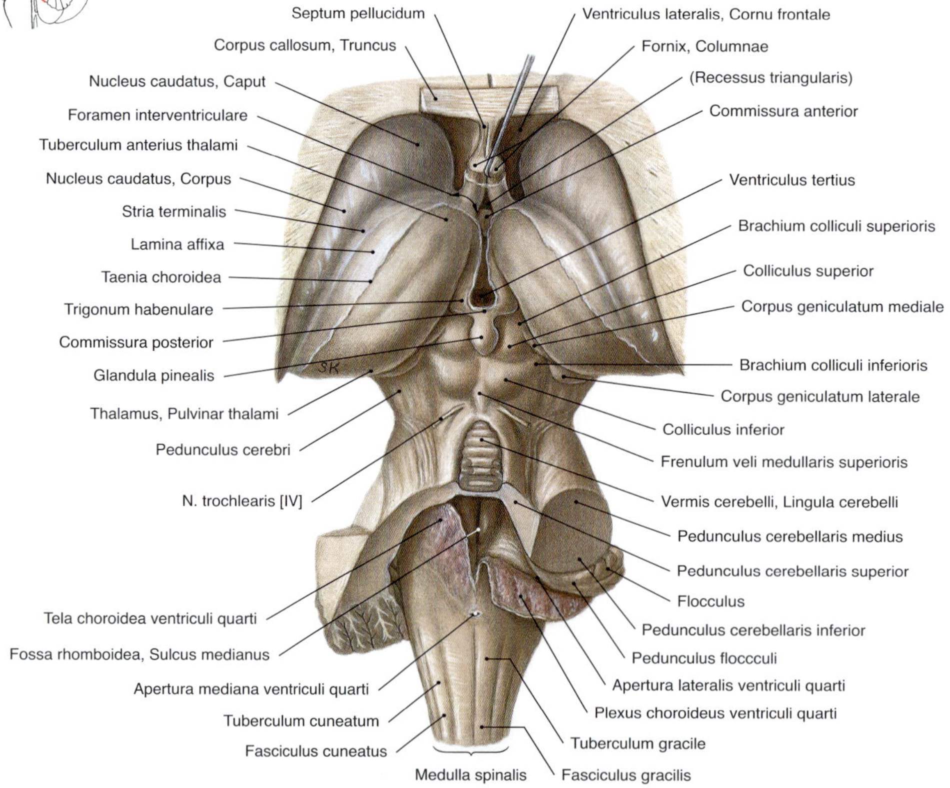

Abb. 1233 Hirnstamm, Truncus encephali; nach Entfernung des Balkens und des Großteils des Kleinhirns; Tela choroidea des vierten Ventrikels in der Mitte gespalten und rechts zurückgeklappt; von hinten oben.

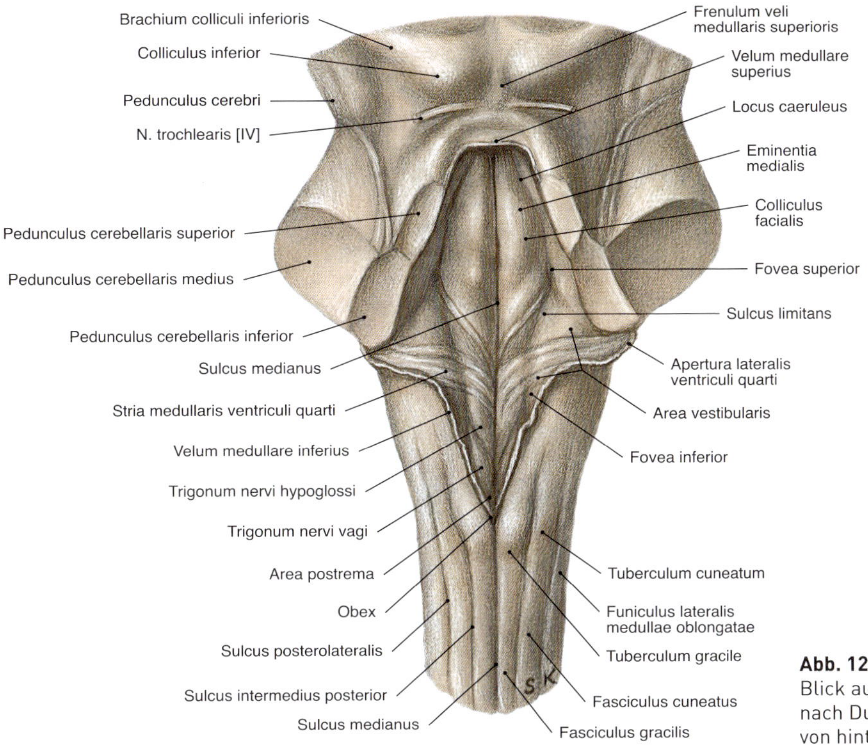

Abb. 1234 Rautengrube, Fossa rhomboidea; Blick auf den Boden des vierten Ventrikels nach Durchtrennung der Kleinhirnstiele; von hinten oben.

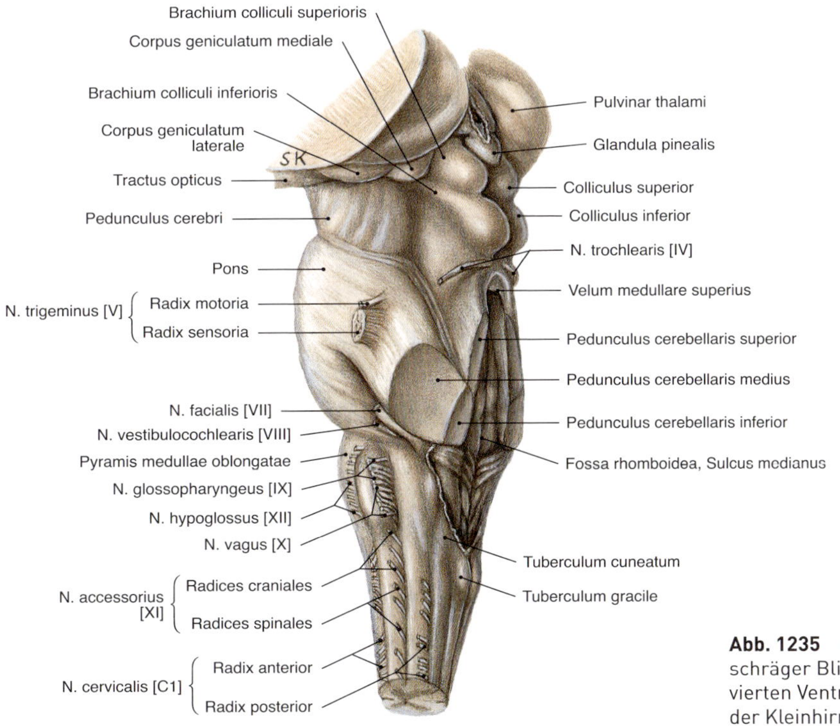

Abb. 1235 Hirnstamm, Truncus encephali; schräger Blick auf den Boden des vierten Ventrikels nach Durchtrennung der Kleinhirnstiele; von lateral.

Hirnnervenkerne

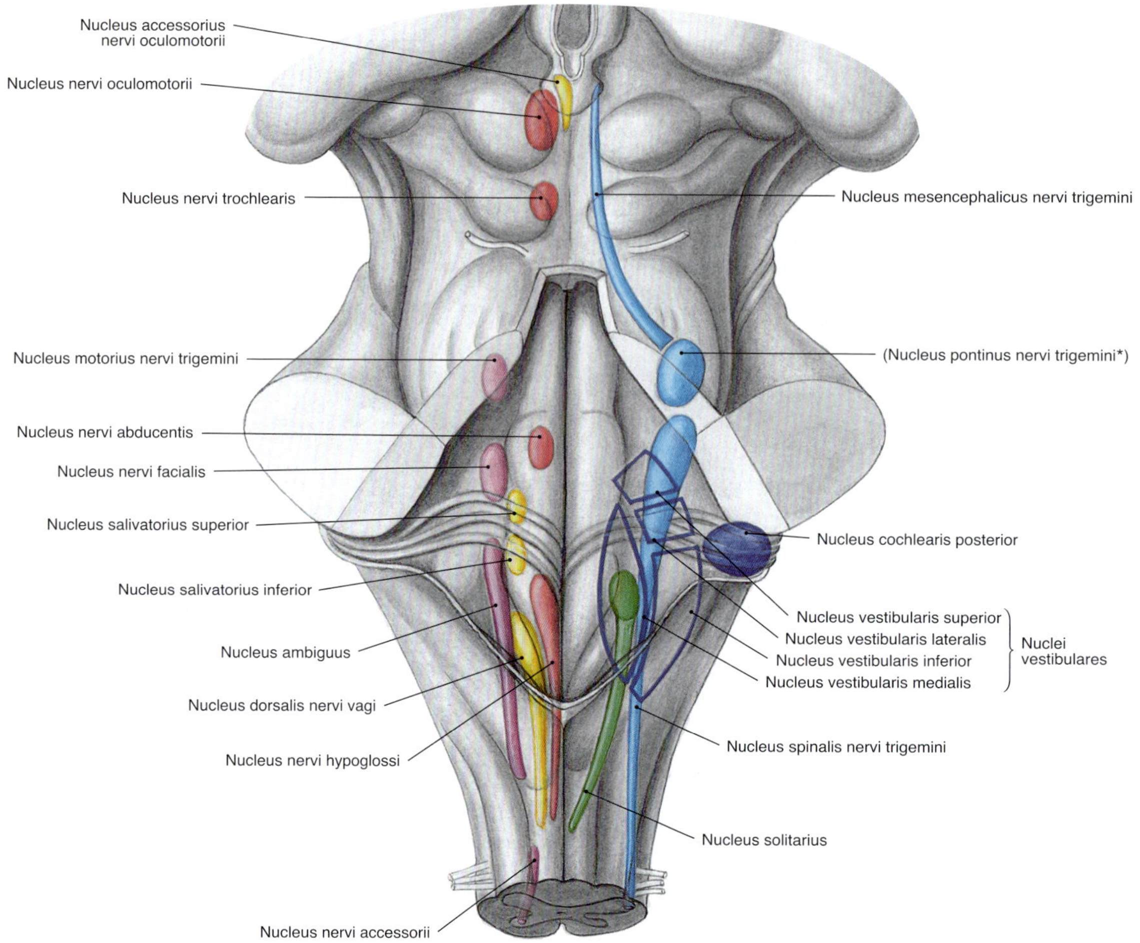

Abb. 1236 Hirnnerven, Nervi craniales; räumliche Übersicht der Kerne; von hinten.

Links sind Ursprungskerne, rechts Endkerne dargestellt.
* klinisch: Nucleus sensorius principalis nervi trigemini

- allgemein somato-efferente Kerne (ASE)
- allgemein viszero-efferente Kerne (AVE)
- speziell viszero-efferente Kerne (SVE)
- allgemein und speziell viszero-afferente Kerne (A/SVA)
- allgemein somato-afferente Kerne (ASA)
- speziell somato-afferente Kerne (SSA)

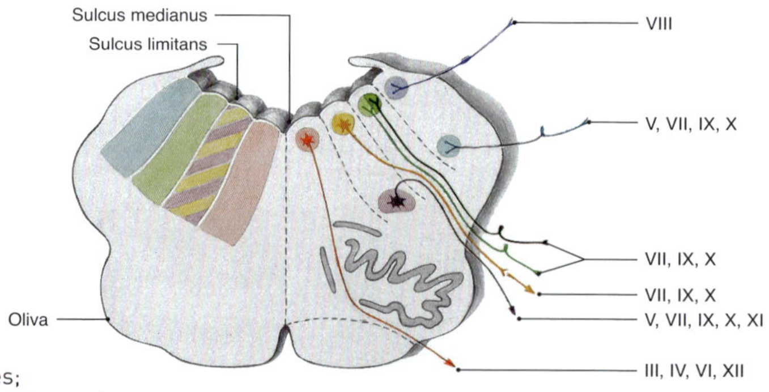

Abb. 1237 Hirnnerven, Nervi craniales; schematischer Querschnitt durch die Rautengrube zur Darstellung der Kerngebiete.

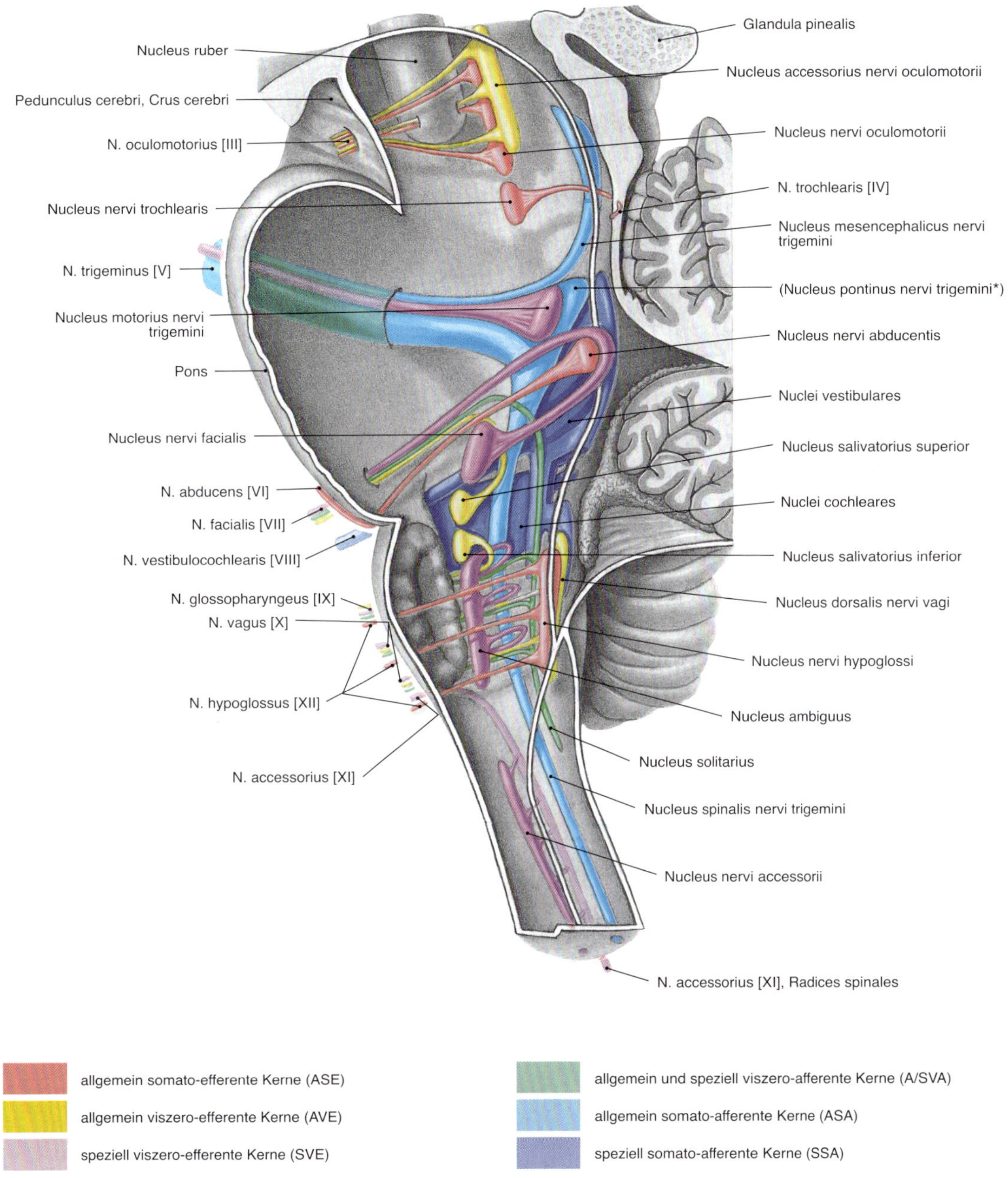

Abb. 1238 Hirnnerven, Nervi craniales;
räumliche Übersicht der Kerne von der Medianebene aus.
* klinisch: Nucleus sensorius principalis nervi trigemini

Kleinhirn

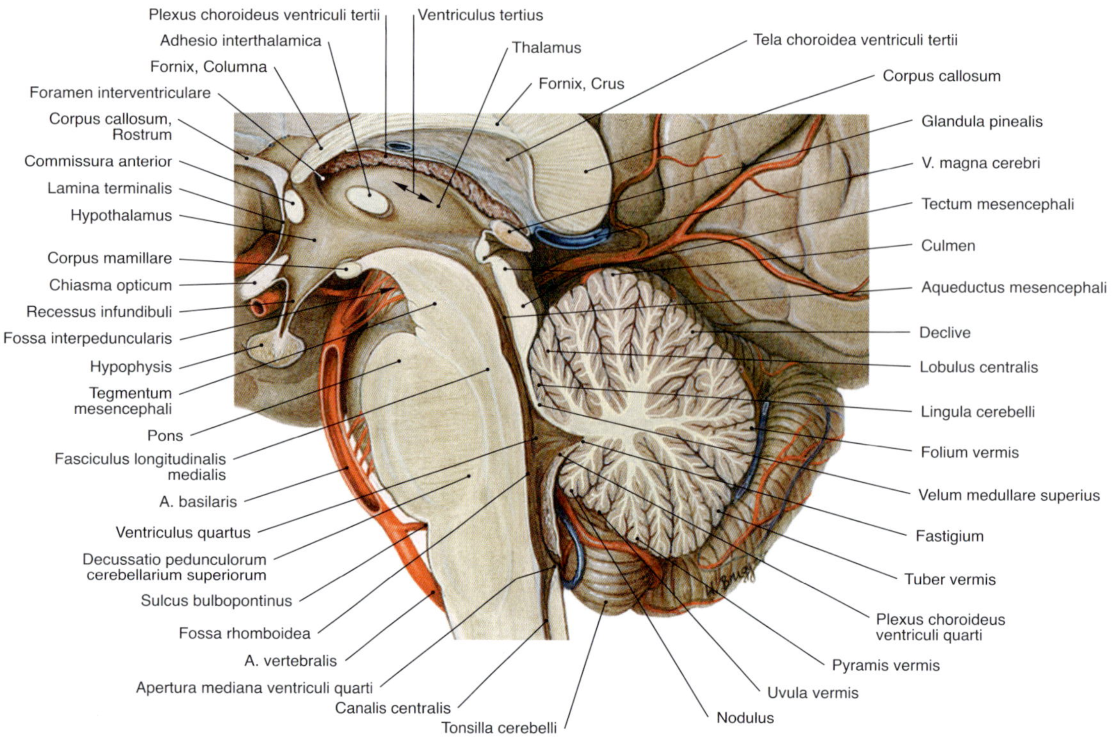

Abb. 1239 Hirnstamm, Truncus encephali, mit Kleinhirn, Cerebellum, und vierter Ventrikel, Ventriculus quartus; Medianschnitt.

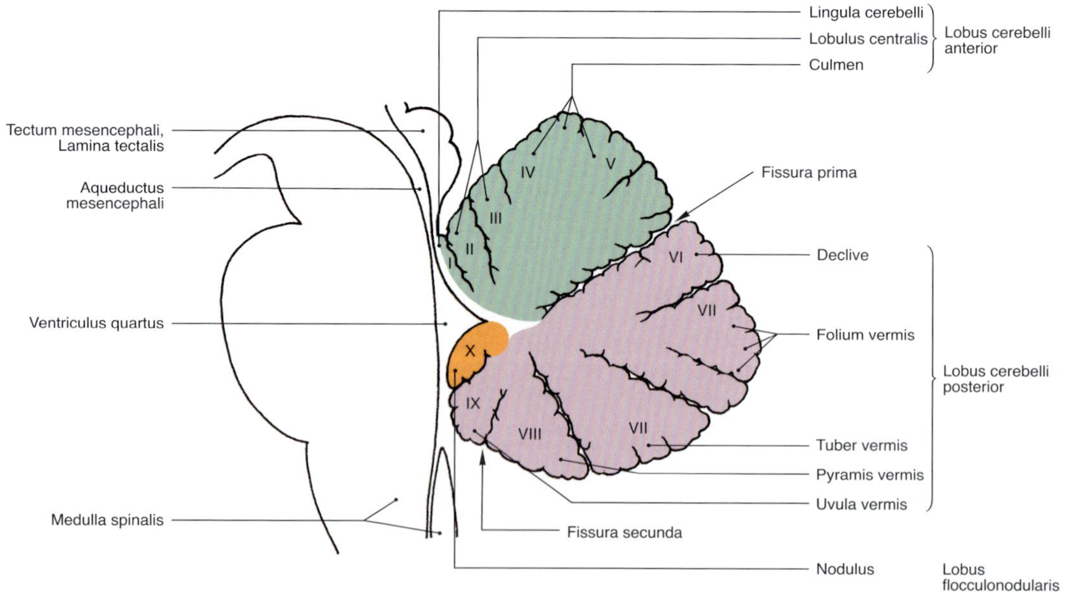

Abb. 1240 Teile des Kleinhirnwurms, Vermis cerebelli; Medianschnitt; Übersicht.

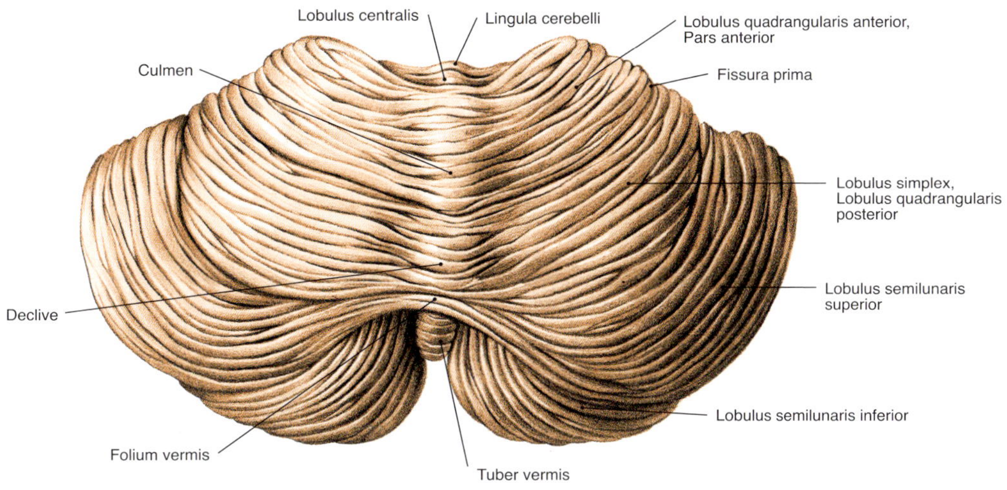

Abb. 1241 Kleinhirn, Cerebellum; von hinten oben.

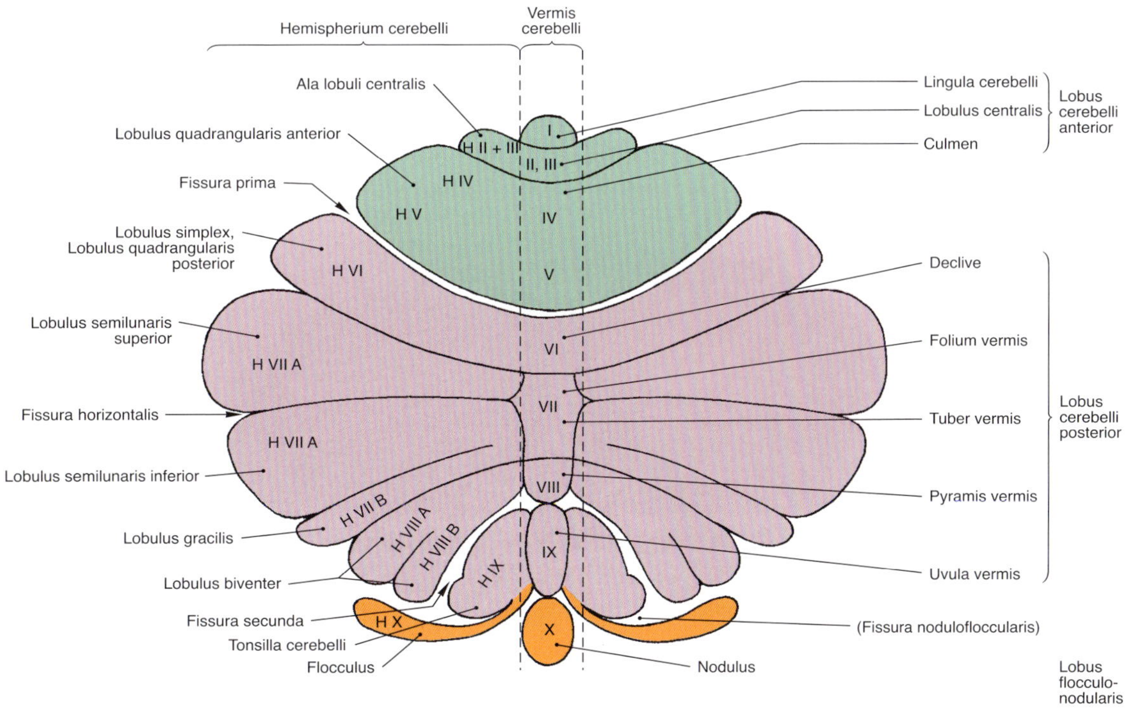

Abb. 1242 Kleinhirn, Cerebellum; Kleinhirnrinde ausgebreitet; Übersicht.

Kleinhirn

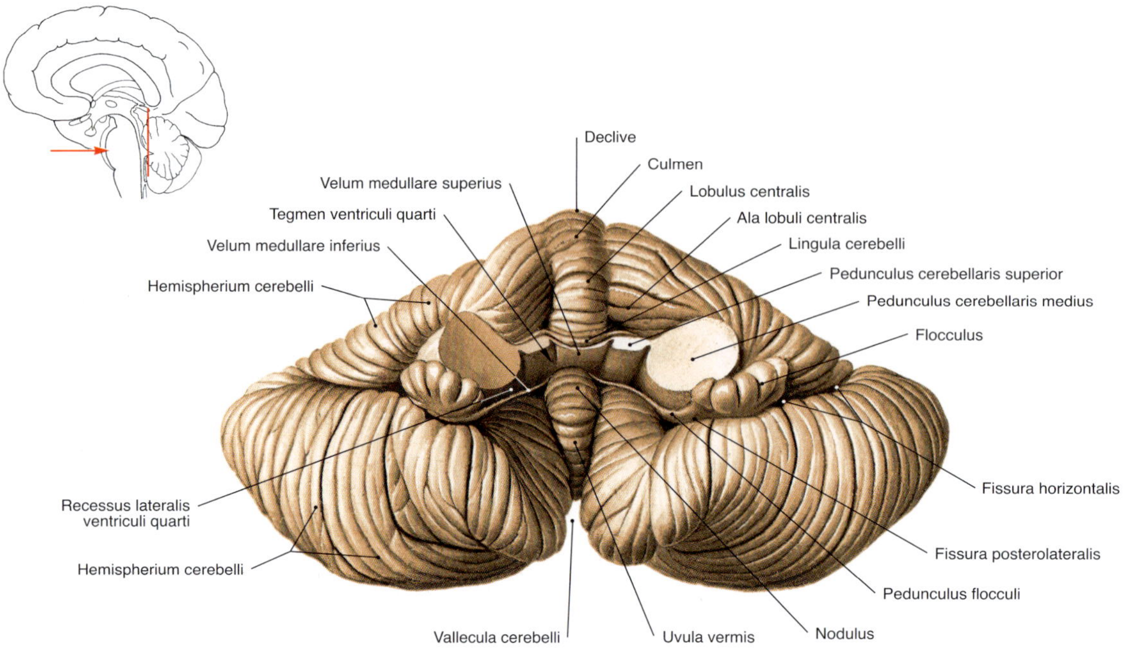

Abb. 1243 Kleinhirn, Cerebellum;
nach Durchtrennung der Kleinhirnstiele;
von vorn.

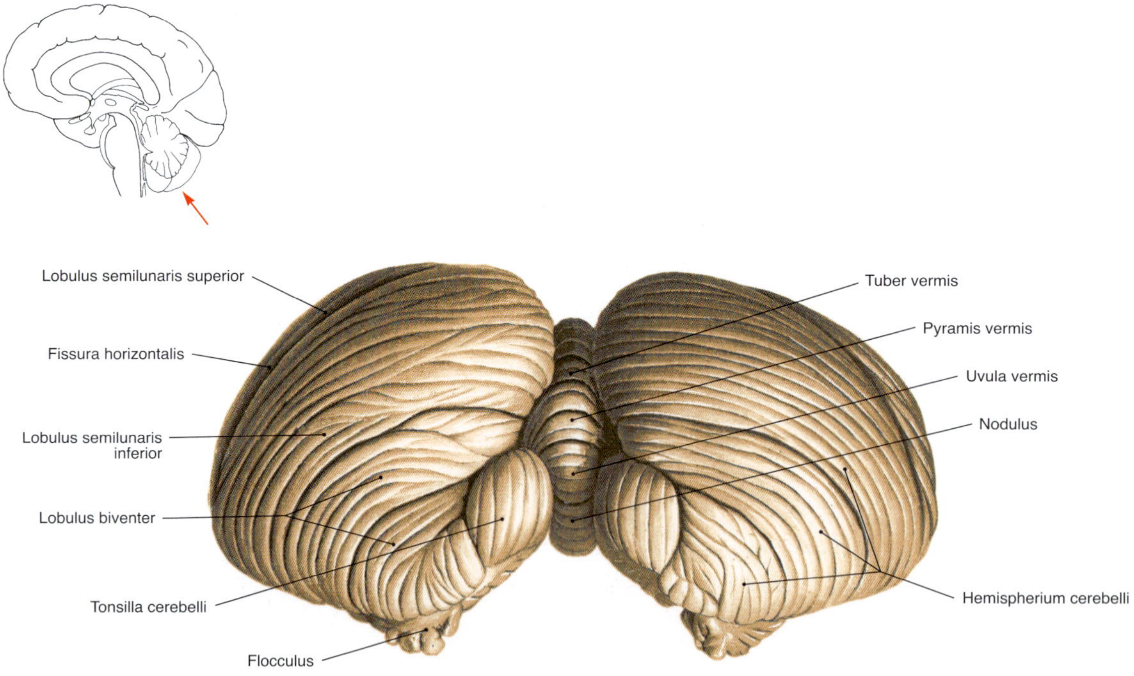

Abb. 1244 Kleinhirn, Cerebellum;
von hinten unten.

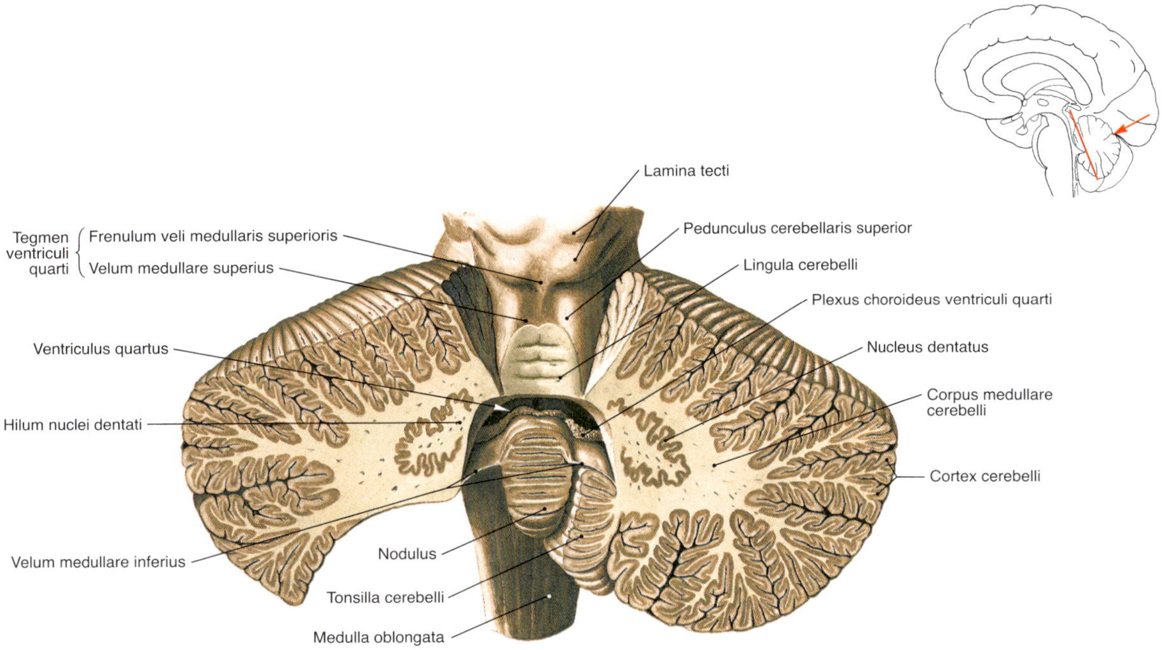

Abb. 1245 Kleinhirn, Cerebellum;
Flachschnitt;
von hinten.

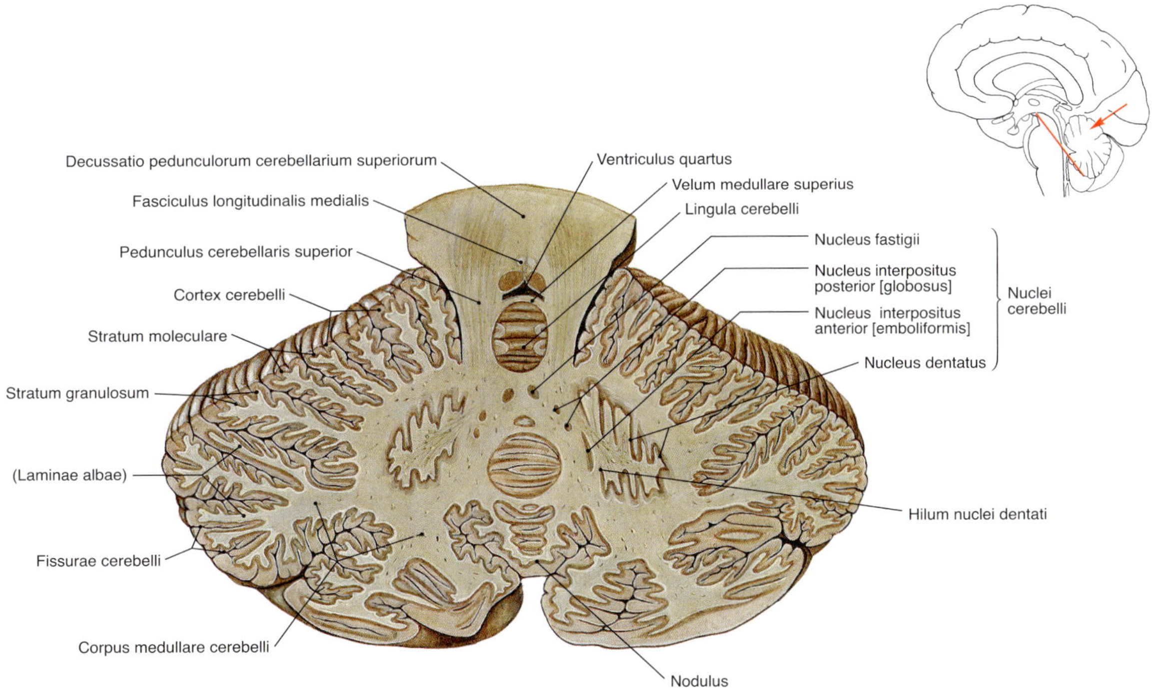

Abb. 1246 Kleinhirn, Cerebellum;
Flachschnitt durch die oberen Kleinhirnstiele;
von hinten.

Assoziations- und Kommissurenbahnen

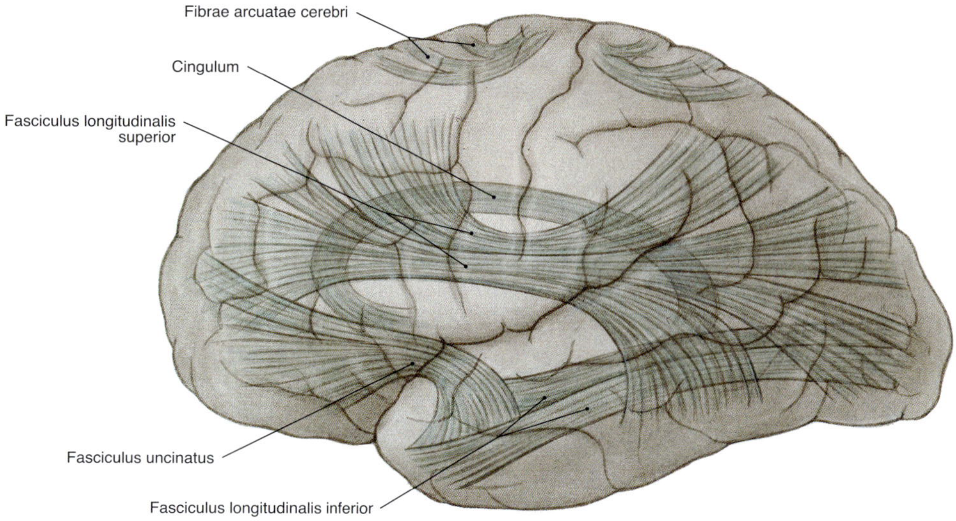

Abb. 1247 Assoziationsbahnen, Neurofibrae associationes; Projektion auf die Großhirnhemisphäre; Übersicht; von links.

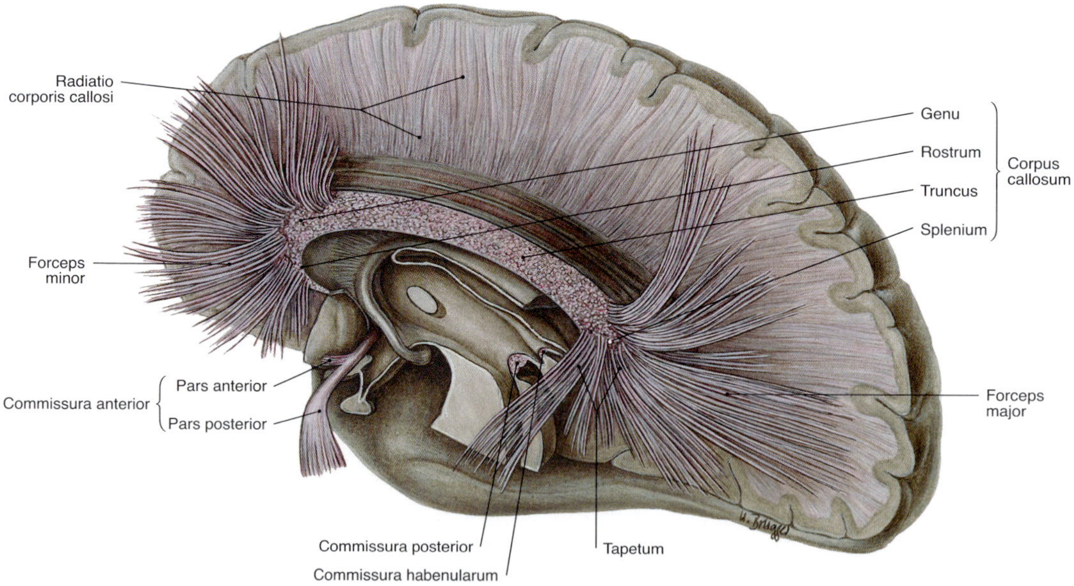

Abb. 1248 Kommissurenbahnen, Neurofibrae commissurales; räumliche Übersicht nach weitgehender Durchtrennung des Balkens neben der Medianebene; einzelne Balkenfasern dargestellt; von links.

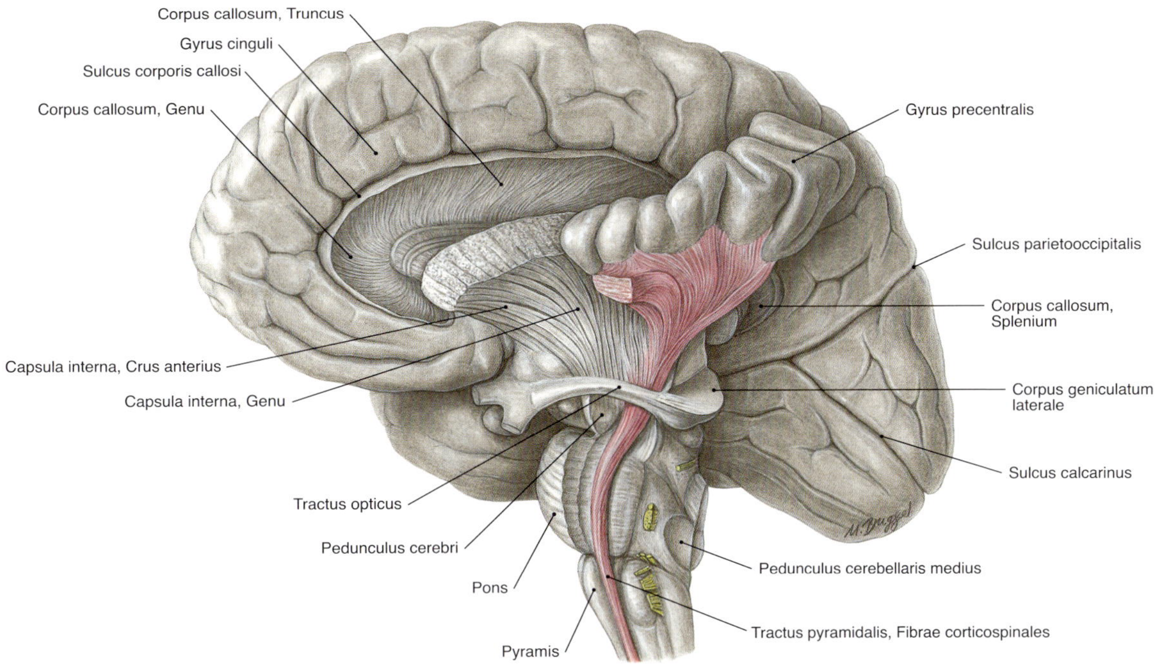

Abb. 1249 Projektionsbahnen, Neurofibrae projectiones; Freilegung der inneren Kapsel, Capsula interna, und der Pyramidenbahn, Tractus pyramidalis; von links.

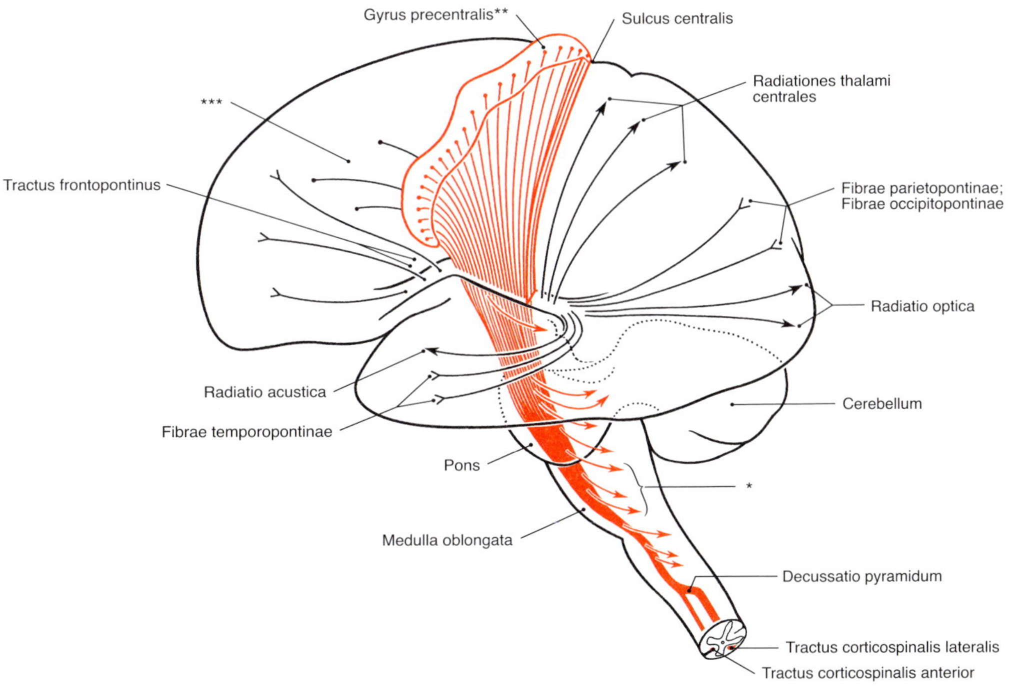

Abb. 1250 Innere Kapsel, Capsula interna, und Pyramidenbahn, Tractus pyramidalis; funktionelle Übersicht; von links.

* Fasern zur Vierhügelplatte und zu den Kernen des Rhombencephalons
** Perikaryen der Pyramidenbahn
*** Perikaryen der Area 6 und 8 (prämotorisches Rindenfeld)

Innere Kapsel

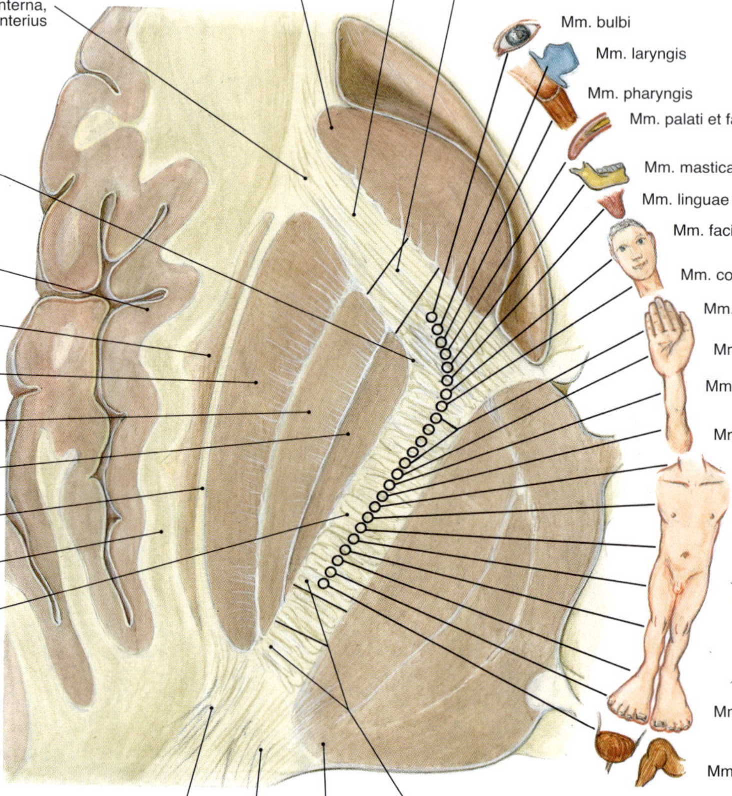

Abb. 1251 Innere Kapsel, Capsula interna; funktionelle Gliederung.

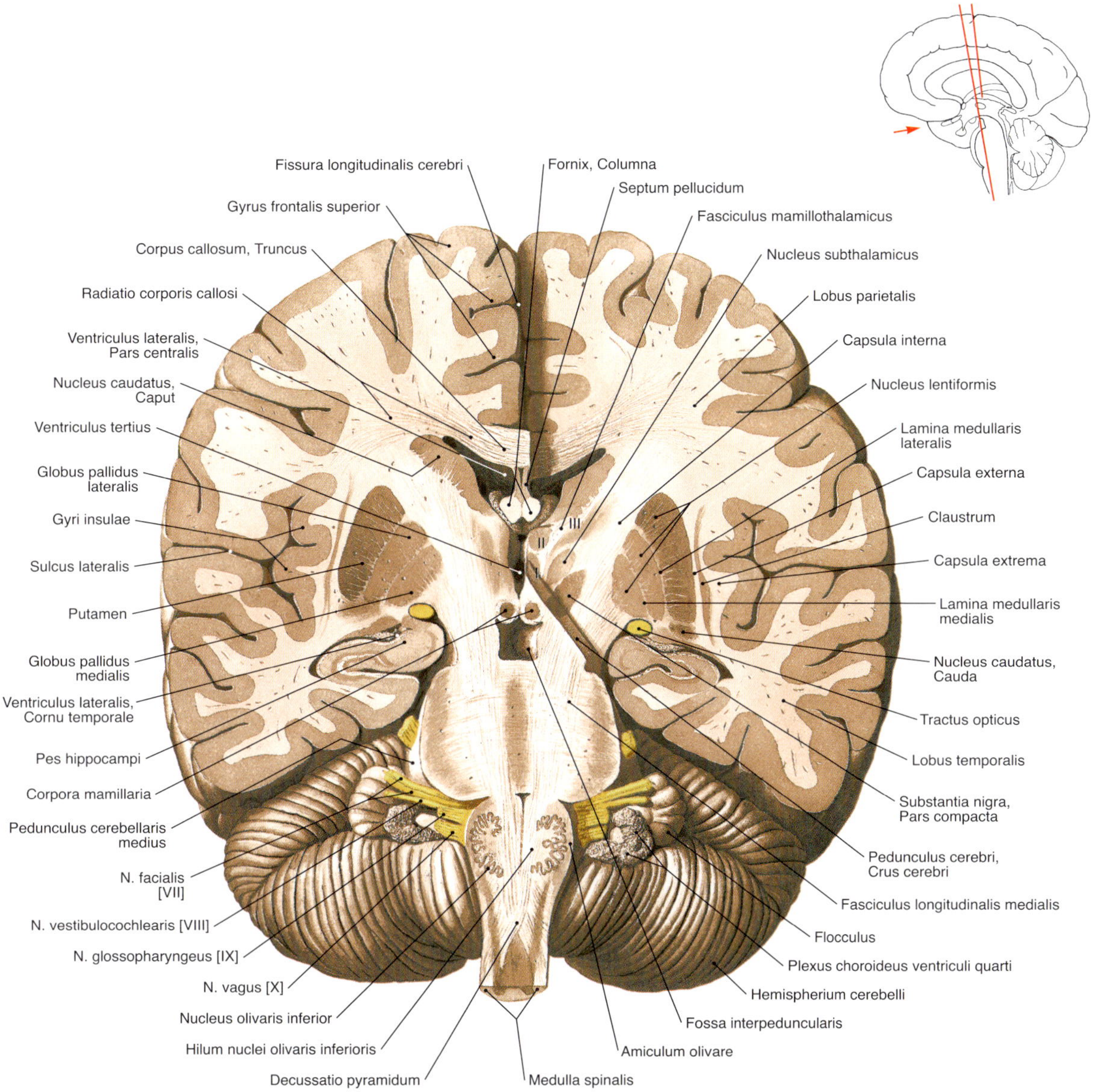

I–III = Thalamuskerne, Nuclei thalami:
I = Nuclei mediani
II = Nuclei anteriores
III = Nuclei ventrales

Abb. 1252 Pyramidenbahn, Tractus pyramidalis, und Basalganglien, Nuclei basales;
schräger Stufenschnitt durch den hinteren Schenkel der inneren Kapsel, die Großhirnstiele und das verlängerte Mark.

Hirnventrikel, Projektion

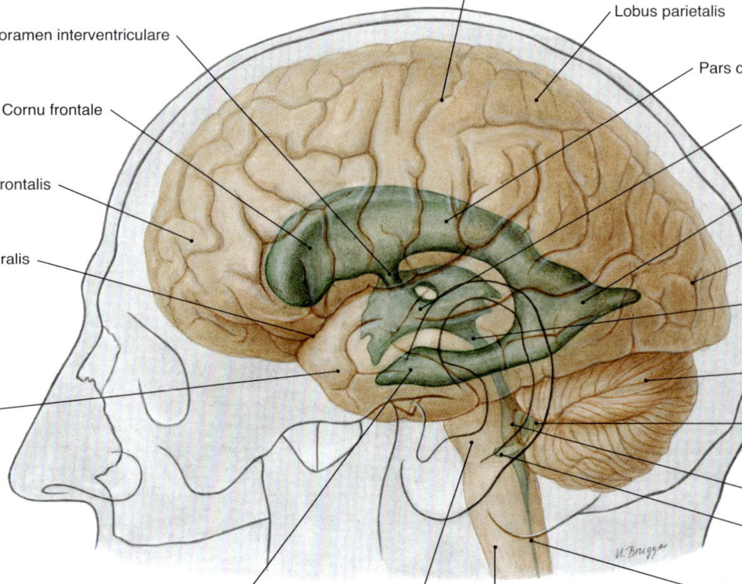

Abb. 1253 Ventrikel des Gehirns, Ventriculi encephali.

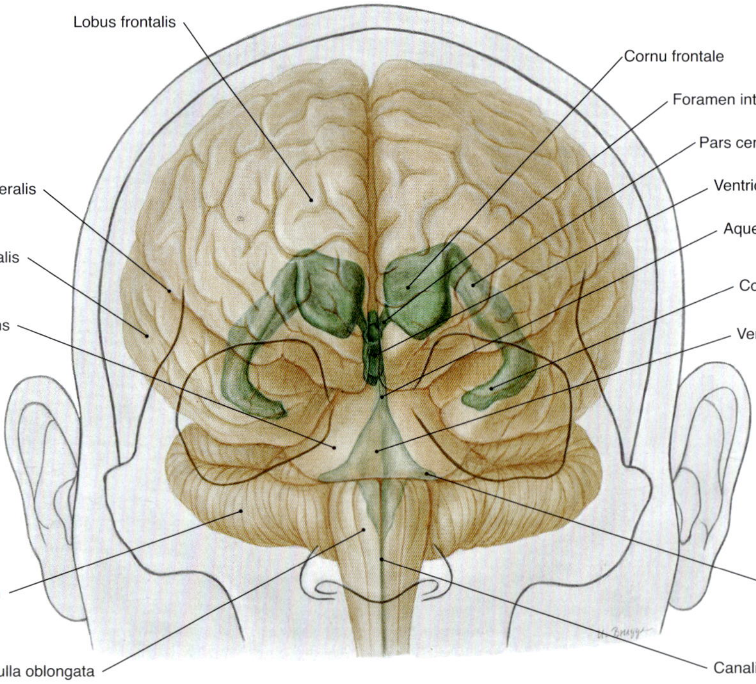

Abb. 1254 Ventrikel des Gehirns, Ventriculi encephali; von vorn.

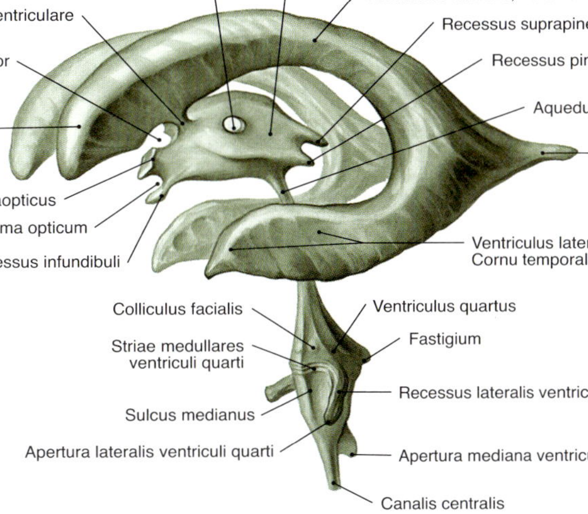

Abb. 1255 Innere Liquorräume, Ventriculi encephali; Ausgusspräparat; von schräg links.

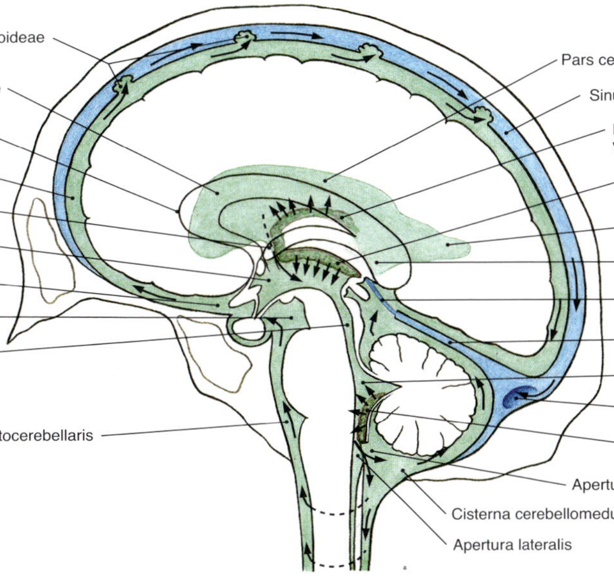

Abb. 1256 Hirnventrikel, Ventriculi encephali, und Subarachnoidealraum, Spatium subarachnoideum; Schema der Zirkulation (Pfeile) der Hirnflüssigkeit, Liquor cerebrospinalis, von den inneren zu den äußeren Liquorräumen.

* klinisch: MONRO'sches Foramen

** klinisch: SYLVIUS'scher Kanal

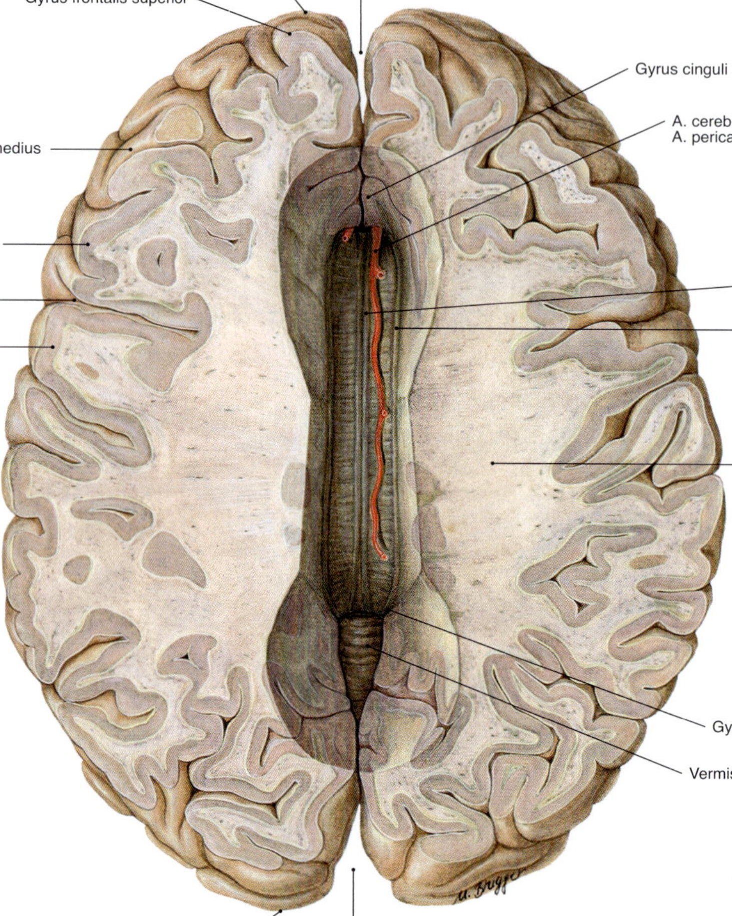

1258

Abb. 1257 Balken, Corpus callosum; nach Abtragung der oberen Anteile der Großhirnhemisphären; von oben.

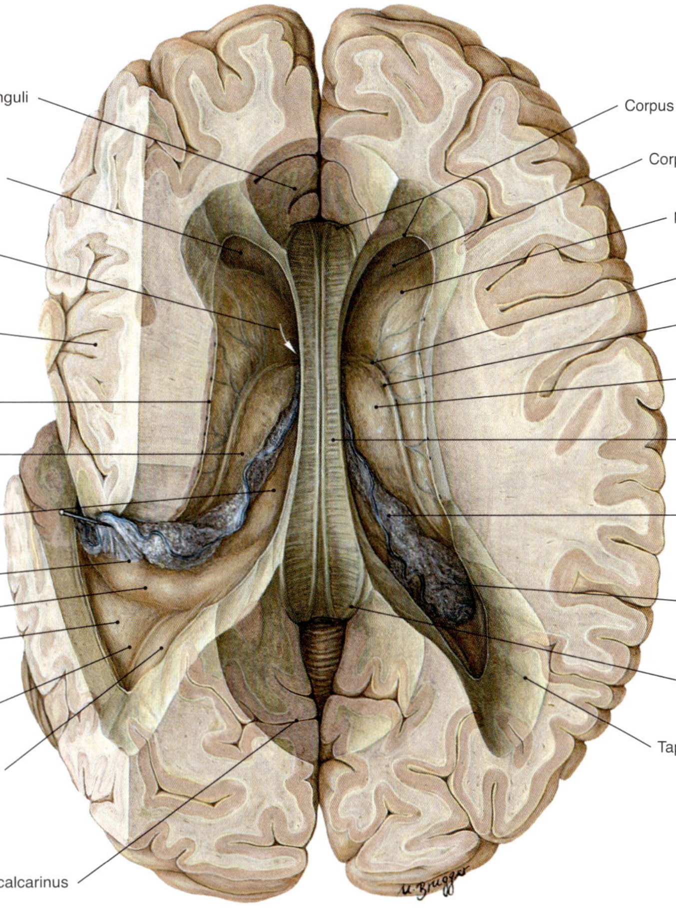

Abb. 1258 Seitenventrikel, Ventriculi laterales; nach Abtragung der oberen Teile der Großhirnhemisphären; von oben.

1254
1257

Gehirn, Topographie

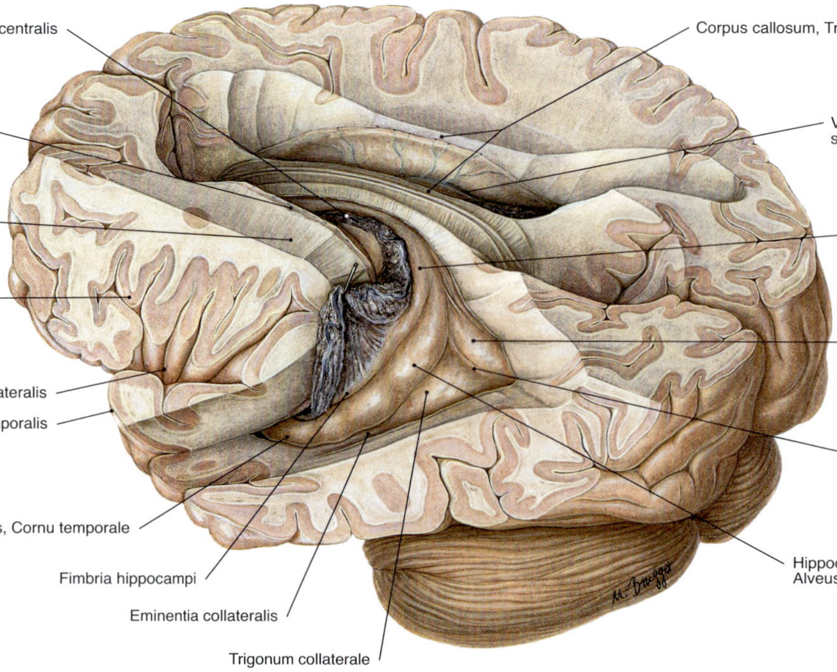

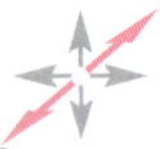

Abb. 1259 Seitenventrikel, Ventriculi laterales; nach Abtragung der oberen Teile der Großhirnhemisphären; von links hinten.

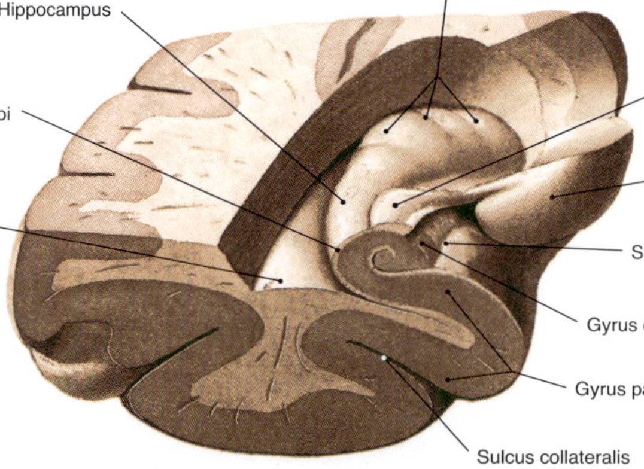

Abb. 1260 Linkes Unterhorn, Cornu temporale, des Seitenventrikels, Ventriculus lateralis; Frontalschnitt nach Abtragung des Daches; von hinten oben.

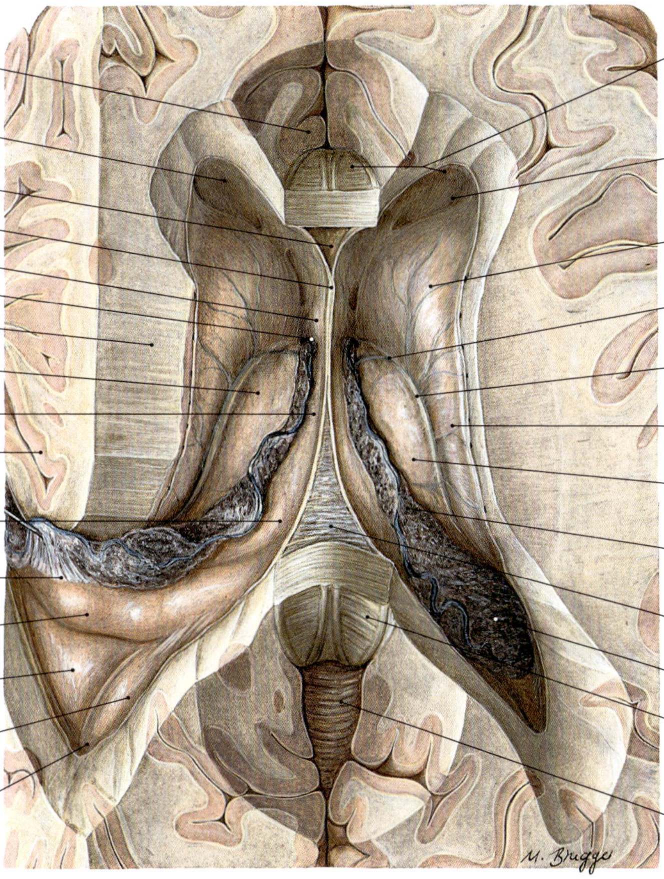

Abb. 1261 Seitenventrikel, Ventriculi laterales; nach Abtragung des oberen Anteils der Großhirnhemisphären und des mittleren Teils des Balkens; von oben.

1263
1259

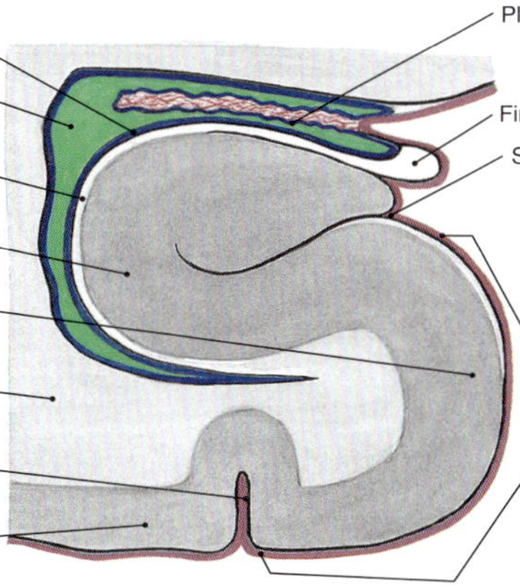

Abb. 1262 Unterhorn, Cornu temporale, des Seitenventrikels, Ventriculus lateralis; schematisierter Frontalschnitt.

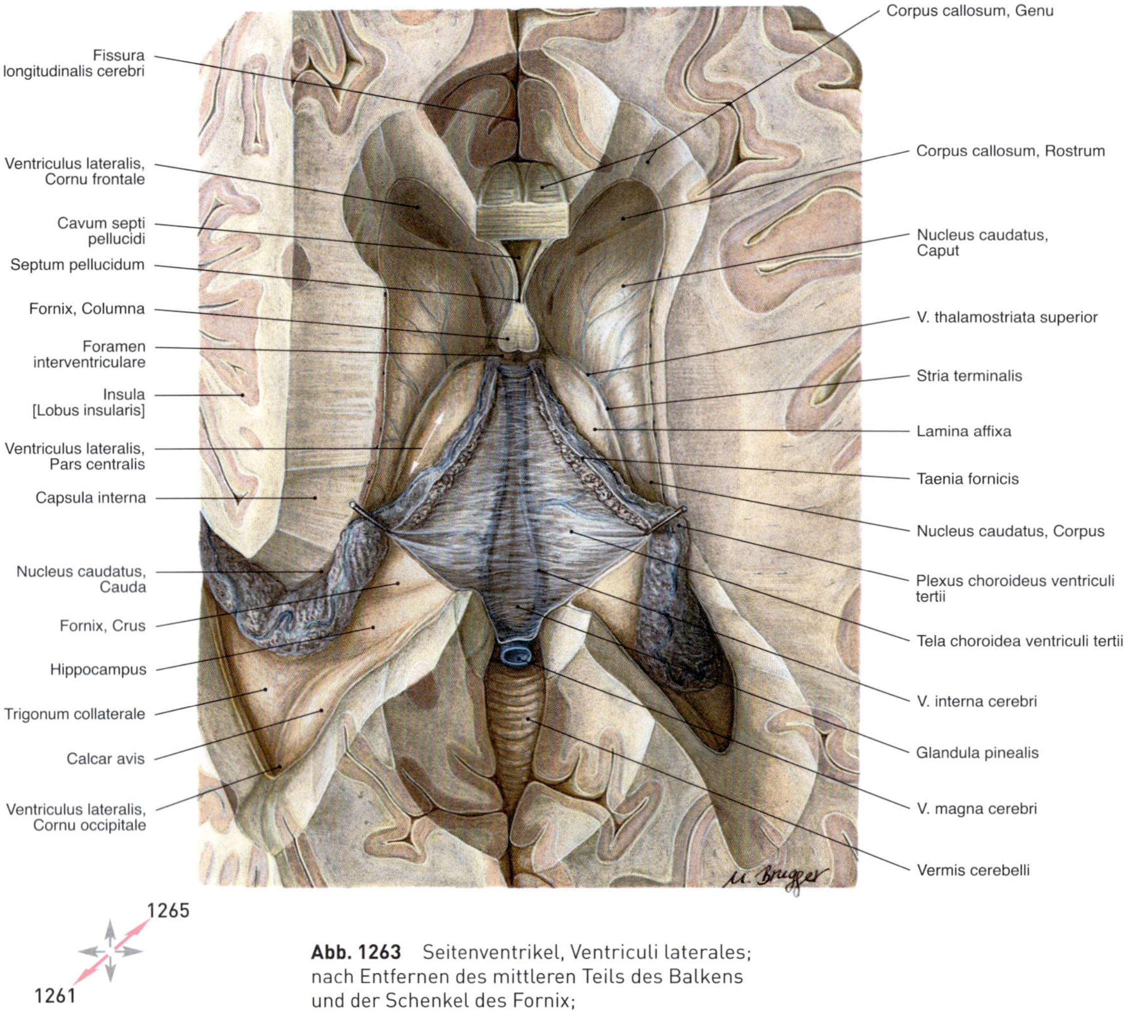

Abb. 1263 Seitenventrikel, Ventriculi laterales; nach Entfernen des mittleren Teils des Balkens und der Schenkel des Fornix; von oben.

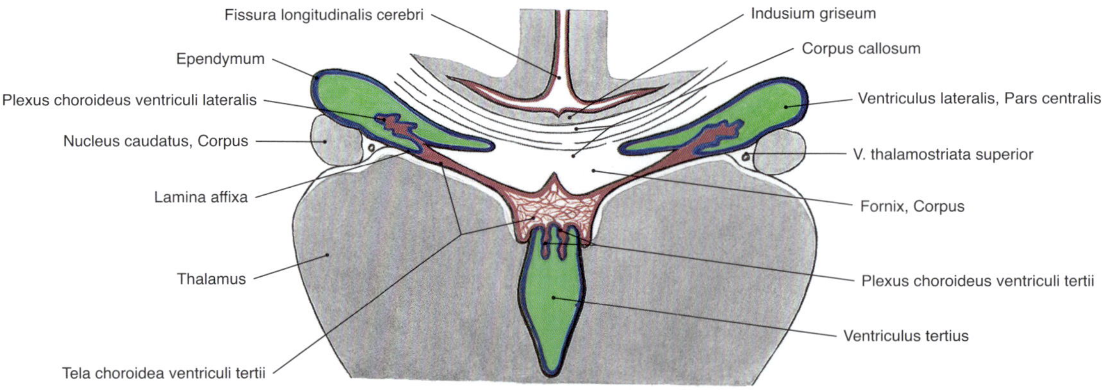

Abb. 1264 Mittelteile, Partes centrales, der Seitenventrikel und dritter Ventrikel, Ventriculus tertius; schematisierter Frontalschnitt.

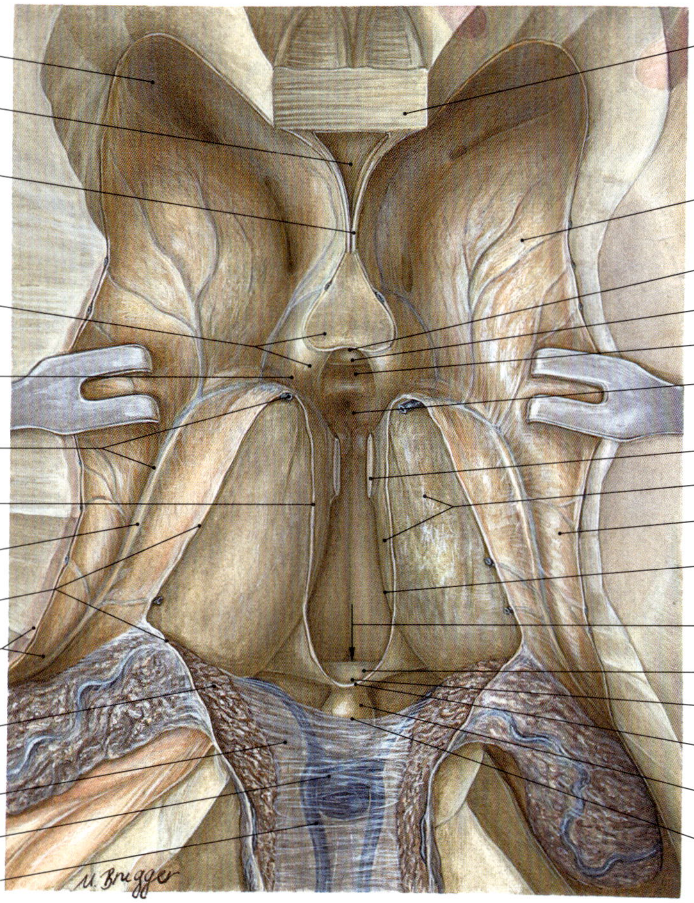

Abb. 1265 Seitenventrikel, Ventriculi laterales, und dritter Ventrikel, Ventriculus tertius;
nach Abtragung eines Teils der Großhirnhemisphären, des mittleren Teils des Balkens, des Fornix sowie des Plexus choroideus und nach Zurückklappen der Tela choroidea des dritten Ventrikels;
von oben.

* Adhesio interthalamica in der Medianebene durchgetrennt

1263

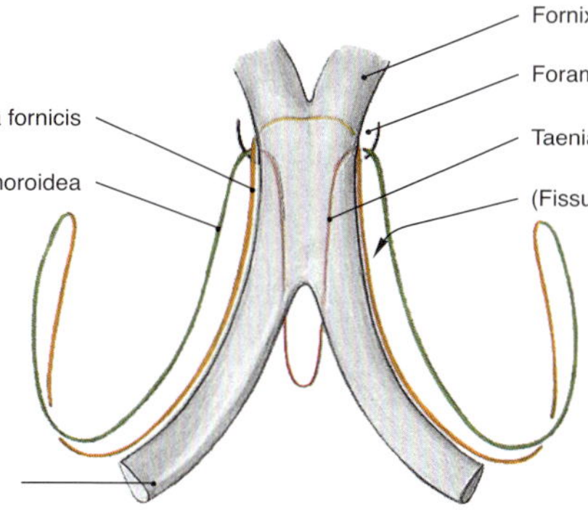

Abb. 1266 Anheftungslinien, Taeniae, des Plexus choroideus des Großhirns;
von oben.

Arterien der Hirnbasis

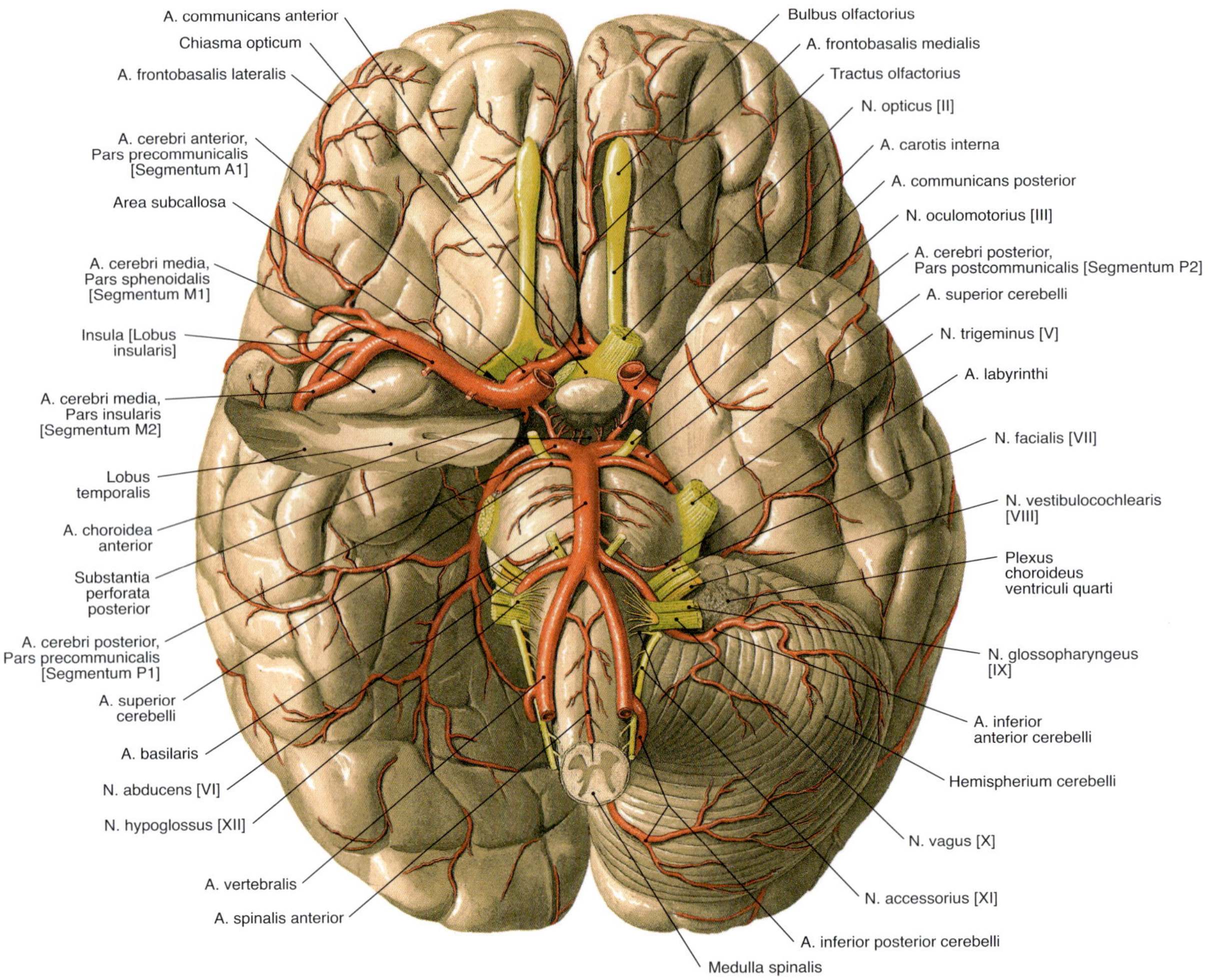

→ 1271, 1272

1195

Abb. 1267 Arterien des Gehirns.

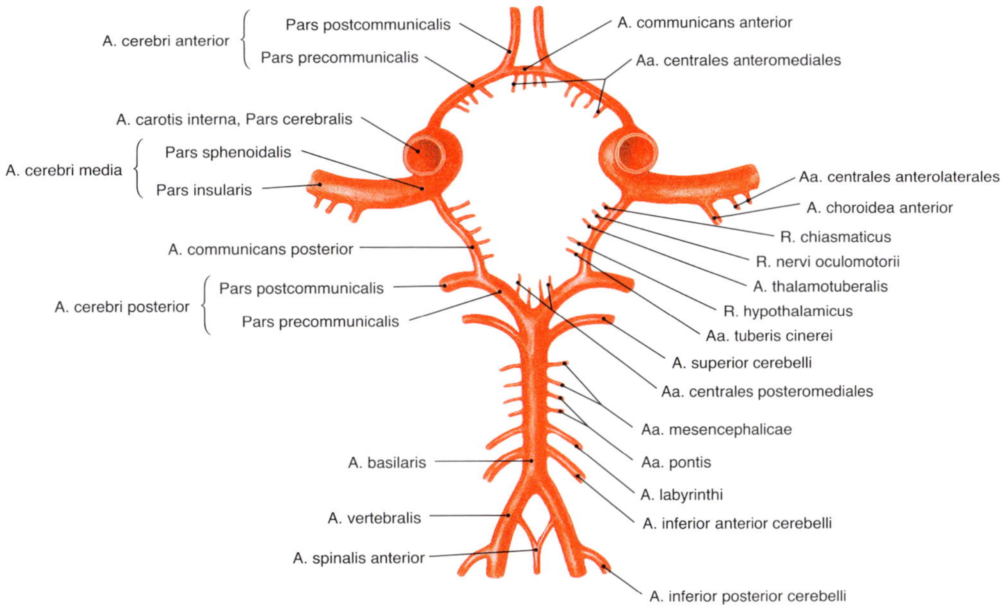

Abb. 1268 Arterienring des Gehirns, Circulus arteriosus cerebri (WILLIS).

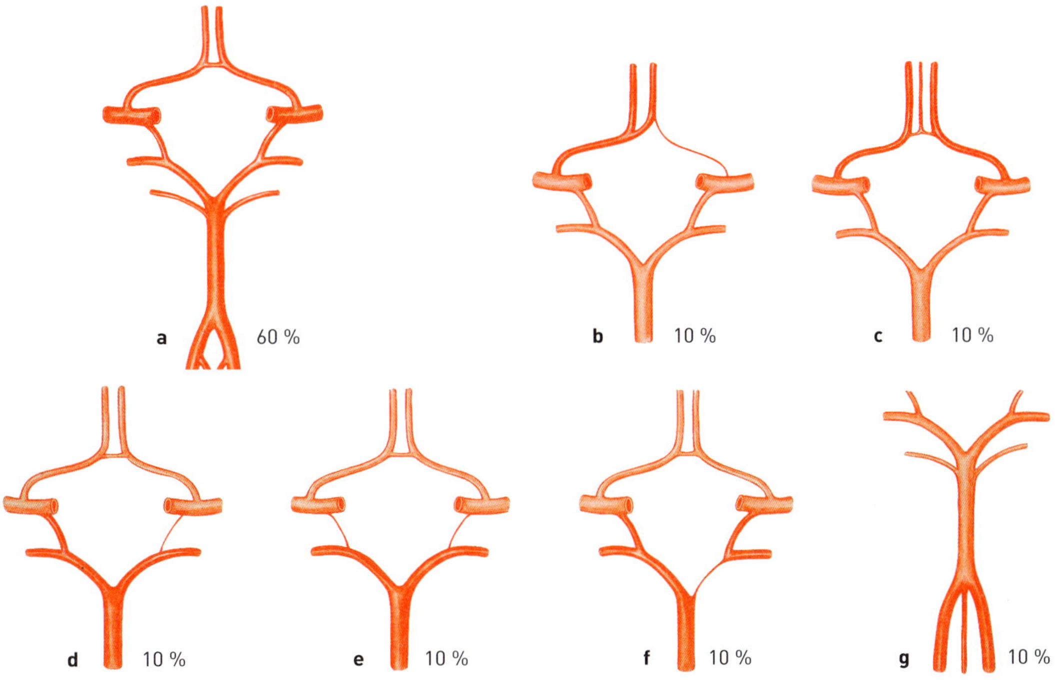

Abb. 1269 a–g Arterienring des Gehirns, Circulus arteriosus cerebri.
a–c Varietäten des vorderen Anteils
d–f Varietäten des hinteren Anteils
g weit kaudale Vereinigung der Aa. vertebrales

Arterien des Gehirns

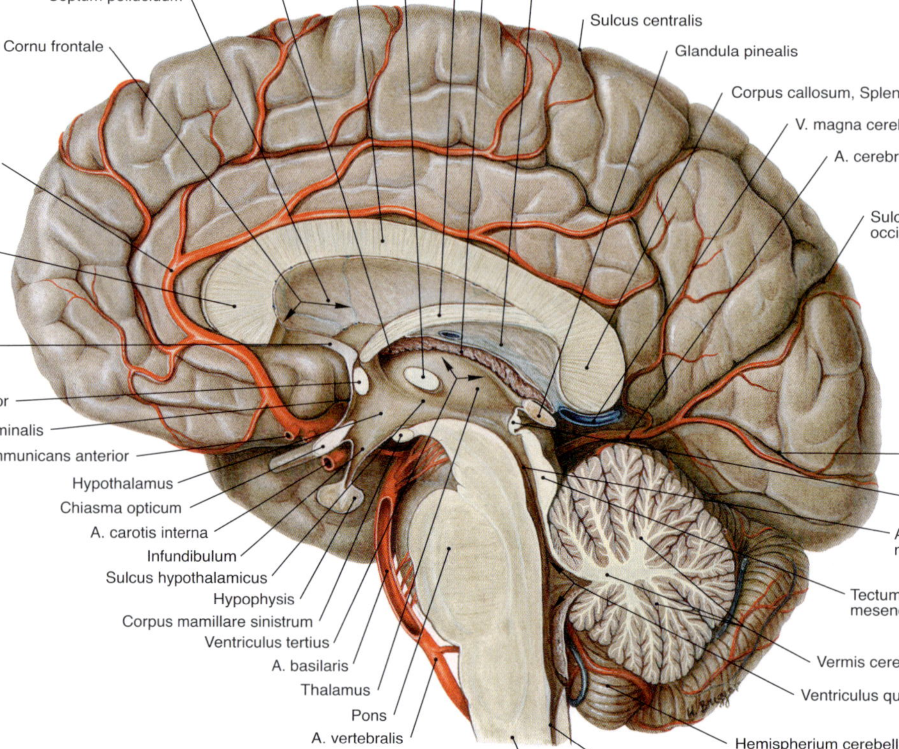

Abb. 1270 Mediale Fläche des Gehirns; Facies medialis hemispherii cerebri; Zwischenhirn, Diencephalon, und Hirnstamm, Truncus encephali; vorn gestufter Medianschnitt; von links.

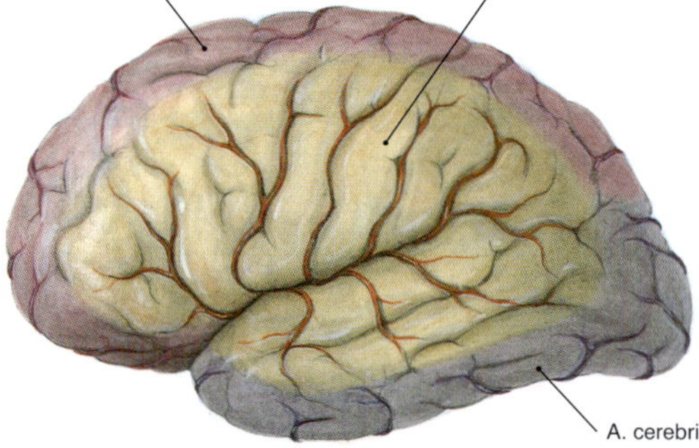

Abb. 1271 Arterielle Versorgung des Großhirns; von links.

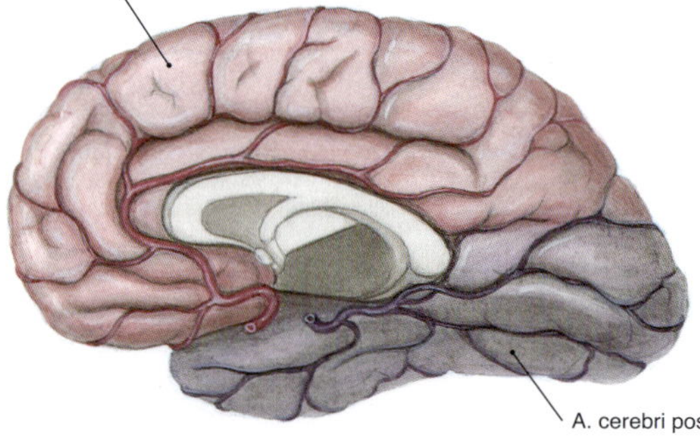

Abb. 1272 Arterielle Versorgung des Großhirns; von medial.

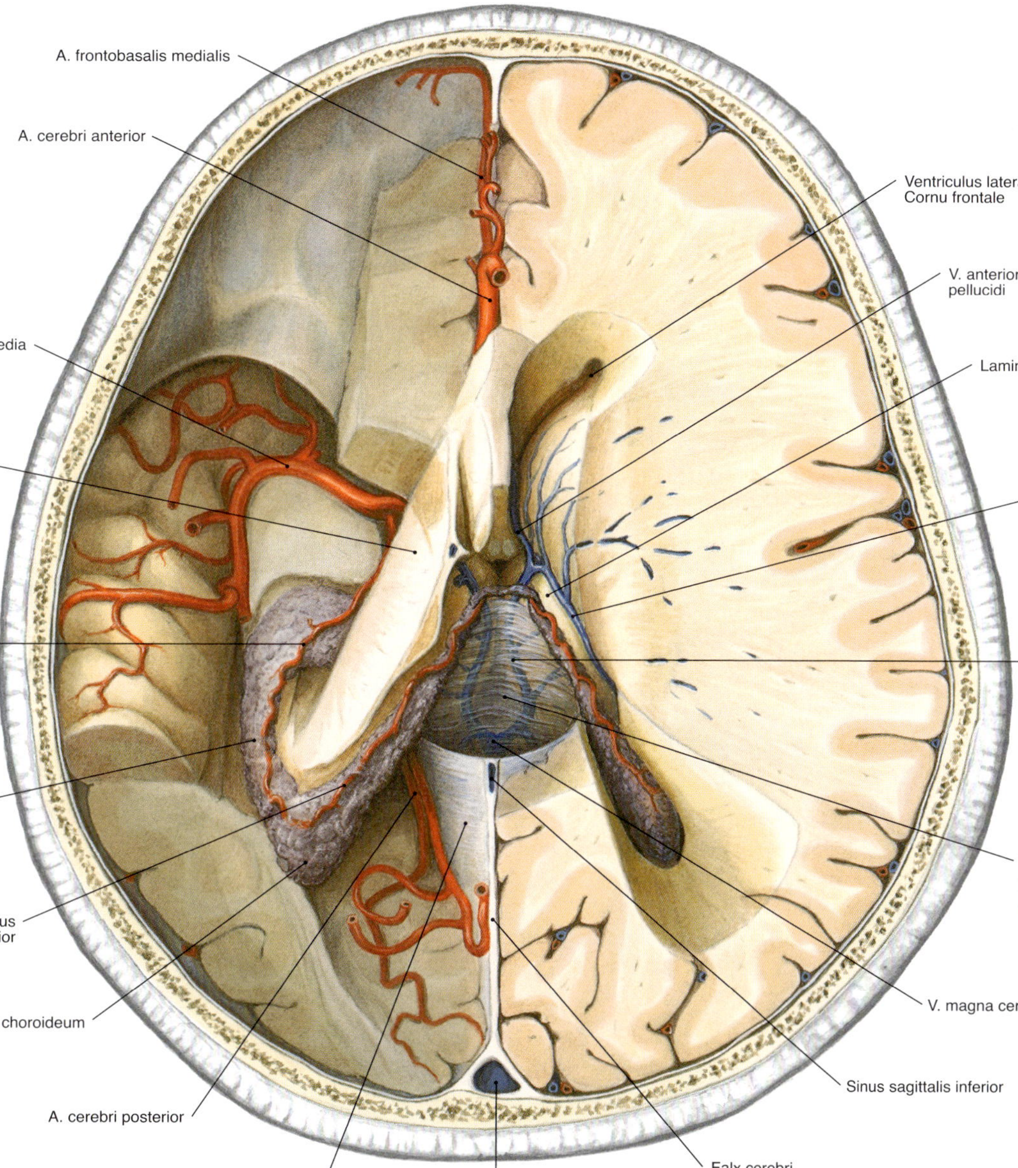

Abb. 1273 Arterien und Venen des Gehirns, Arteriae und Venae cerebri.

Venen des Gehirns

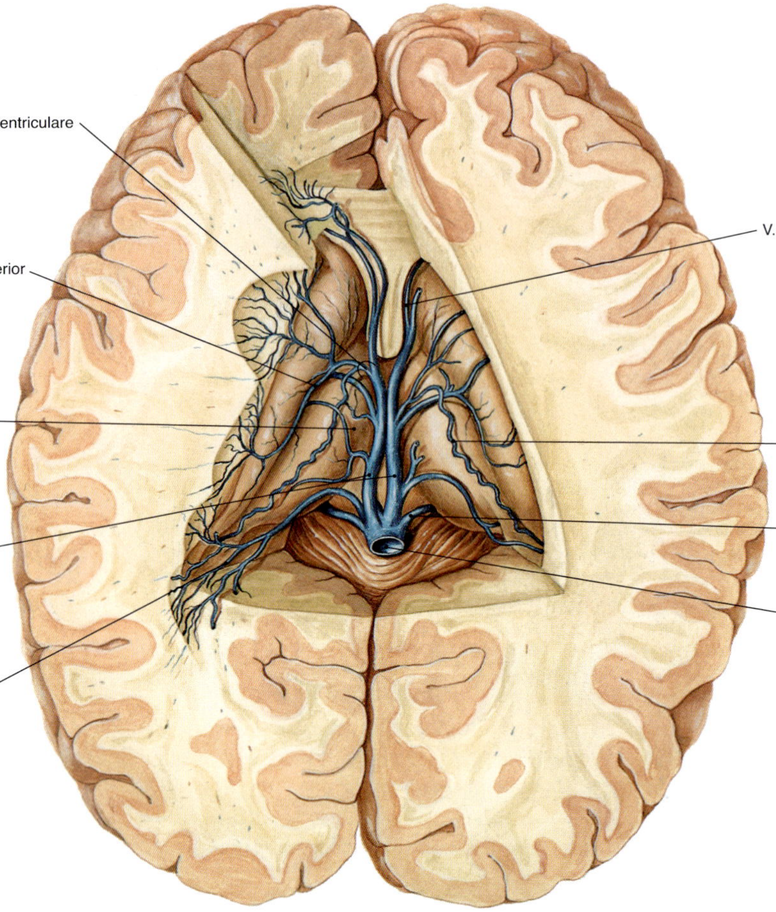

Abb. 1274 Tiefe Hirnvenen, Vv. profundae cerebri.

Die Vv. internae cerebri verlaufen in der Tela choroidea ventriculi tertii.

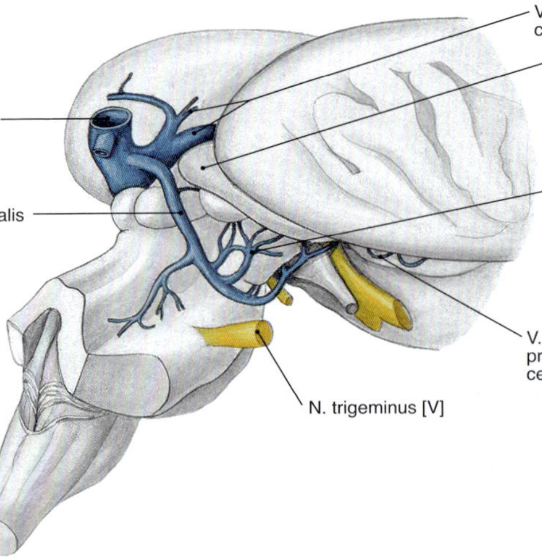

Abb. 1275 Tiefe Hirnvenen, Vv. profundae cerebri; von rechts hinten.

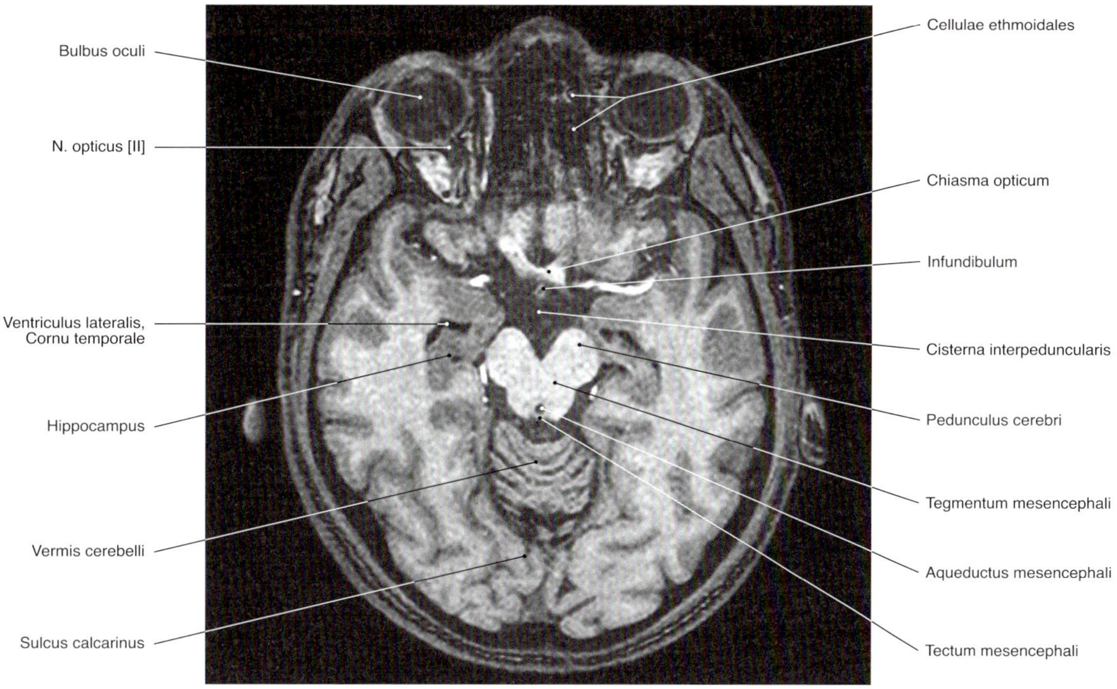

Abb. 1276 Gehirn, Encephalon; magnetresonanztomographischer Horizontalschnitt (MRT) auf Höhe des Mittelhirns und der Unterhörner der Seitenventrikel; von oben.

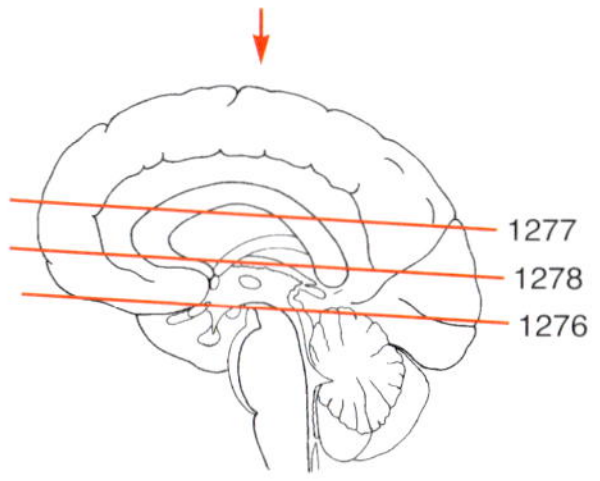

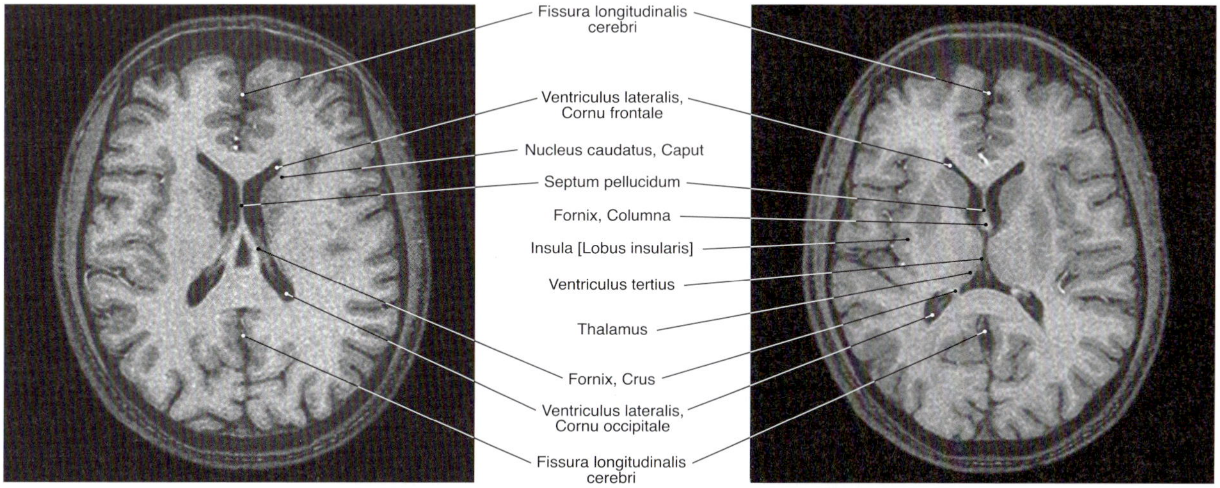

Abb. 1277 Gehirn, Encephalon; magnetresonanztomographischer Horizontalschnitt (MRT) auf Höhe des Bodens der Mittelteile der Seitenventrikel; von oben.

Abb. 1278 Gehirn, Encephalon; magnetresonanztomographischer Horizontalschnitt (MRT) auf Höhe des dritten Ventrikels und des Abgangs der Unterhörner der Seitenventrikel; von oben.

Gehirn, Schnitte

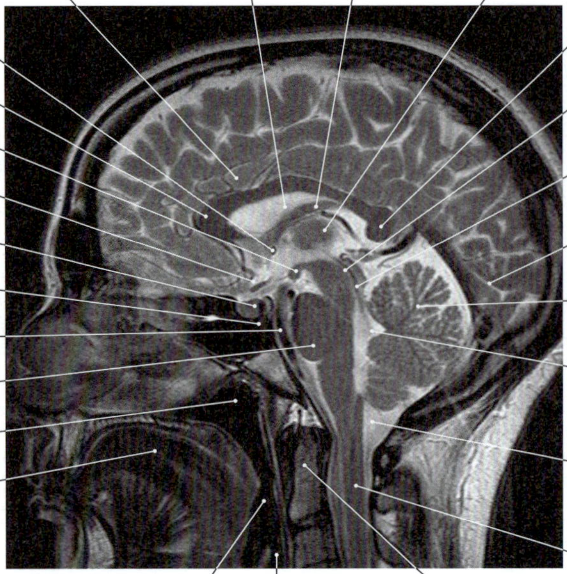

Abb. 1279 Gehirn, Encephalon; magnetresonanztomographischer Medianschnitt (MRT). Aufgrund des „Partial-Volume-Effektes" ist die Kontur der mit * gekennzeichneten Strukturen etwas verfälscht.

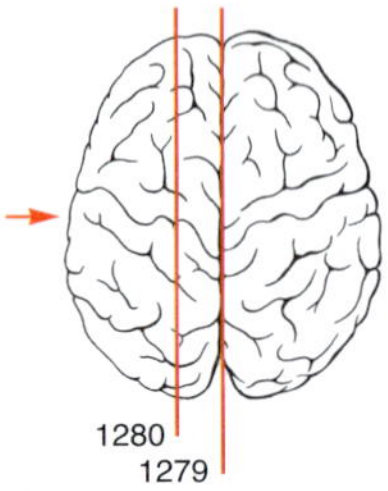

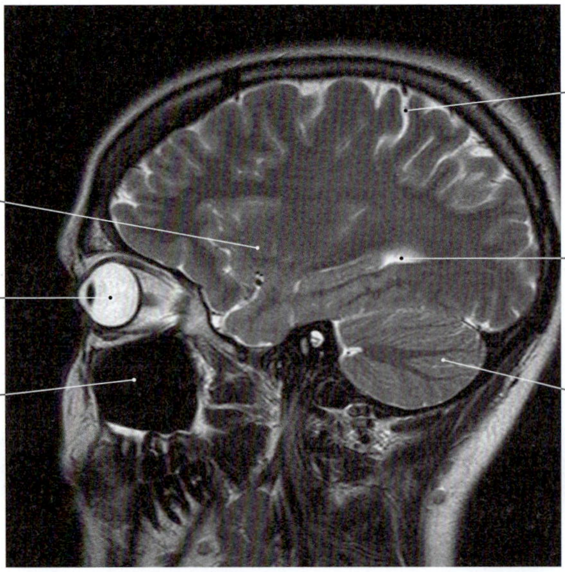

Abb. 1280 Gehirn, Encephalon; magnetresonanztomographischer Sagittalschnitt (MRT).

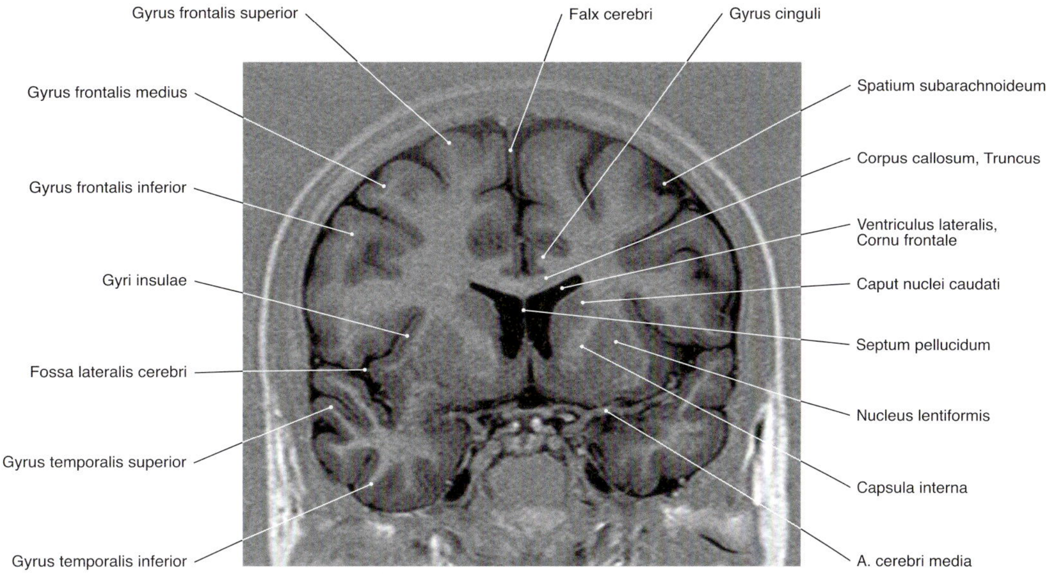

Abb. 1281 Gehirn, Encephalon; magnetresonanztomographischer Frontalschnitt (MRT).

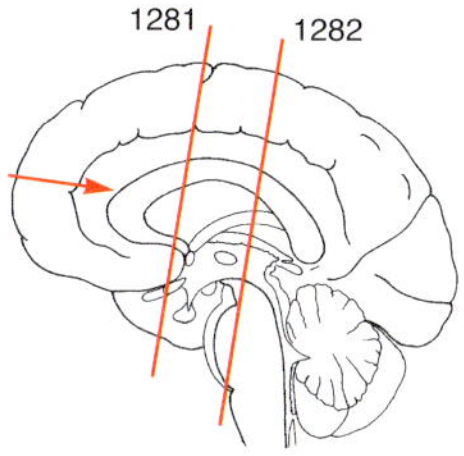

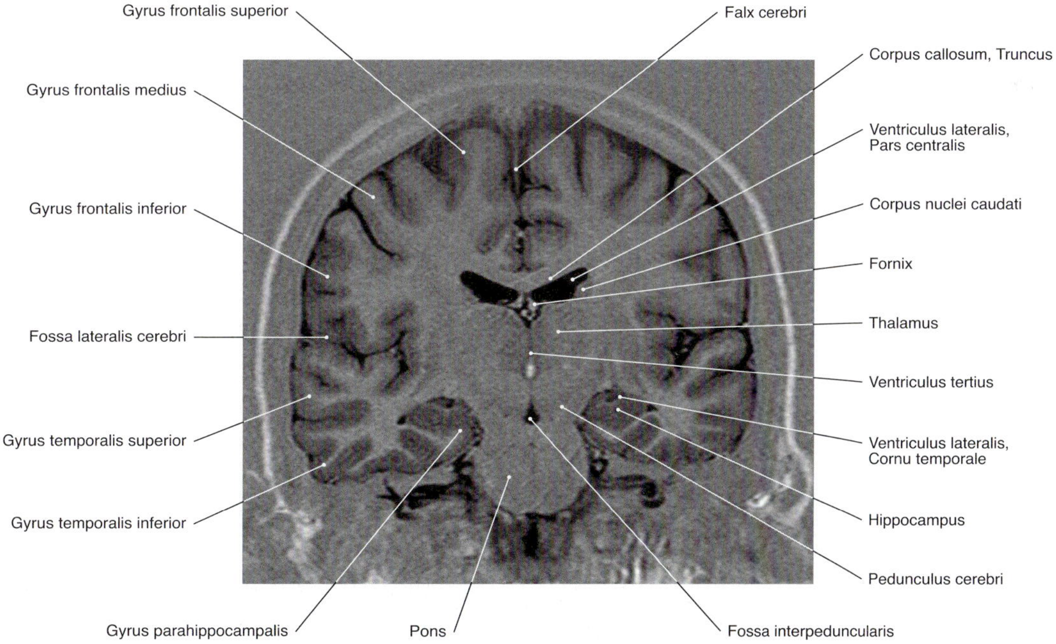

Abb. 1282 Gehirn, Encephalon; magnetresonanztomographischer Frontalschnitt (MRT).

Gehirn, Frontalschnitte

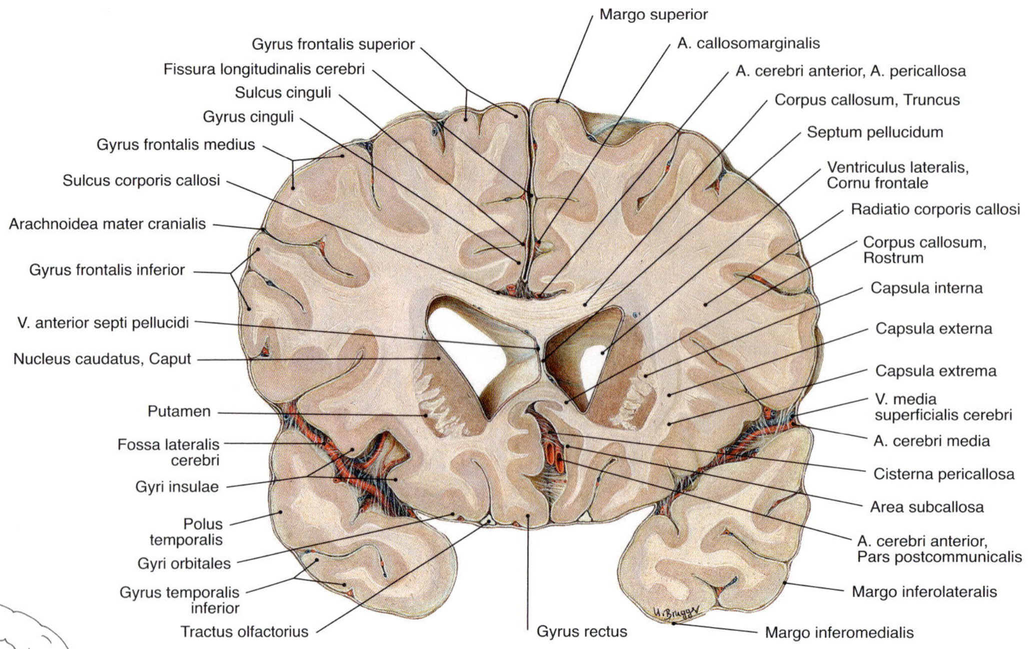

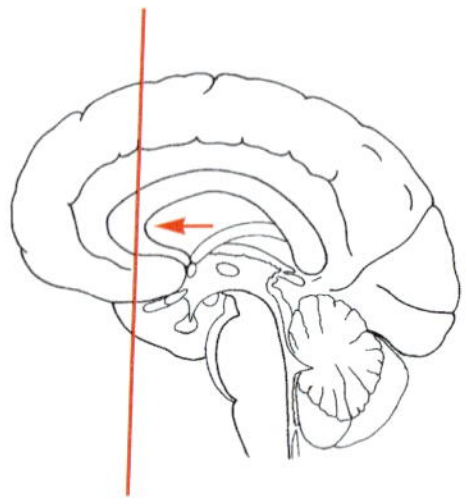

Abb. 1283 Gehirn, Encephalon;
Frontalschnitt auf Höhe des vorderen Anteils der Vorderhörner der Seitenventrikel.

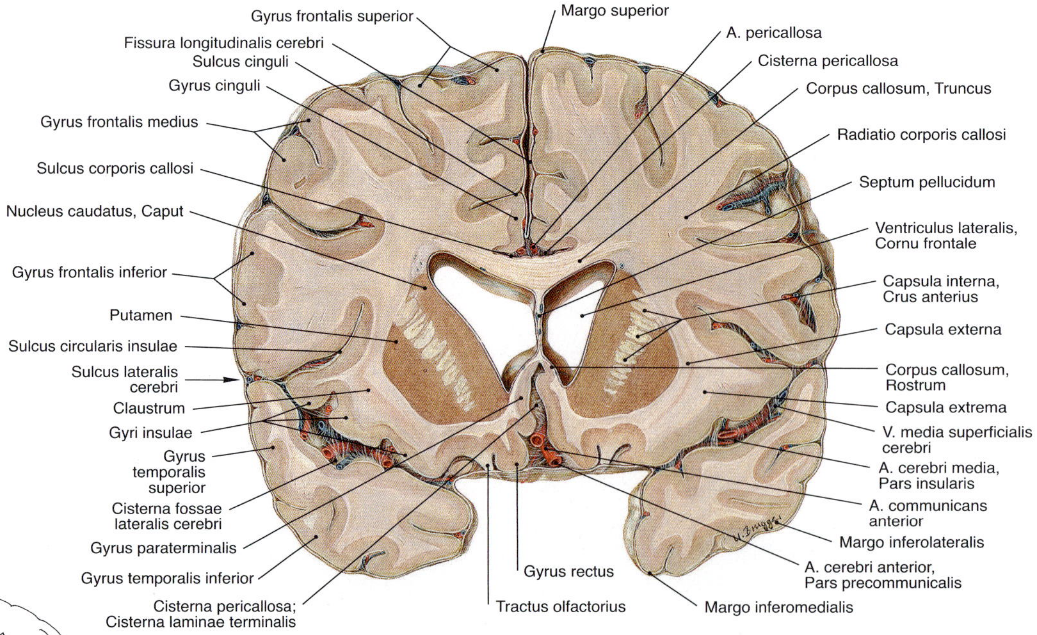

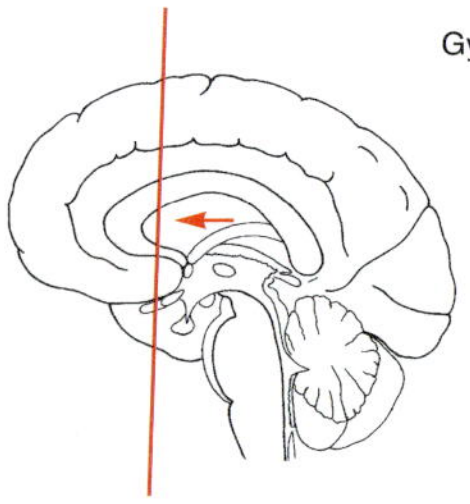

Abb. 1284 Gehirn, Encephalon;
Frontalschnitt auf Höhe des hinteren Anteils der Vorderhörner der Seitenventrikel.

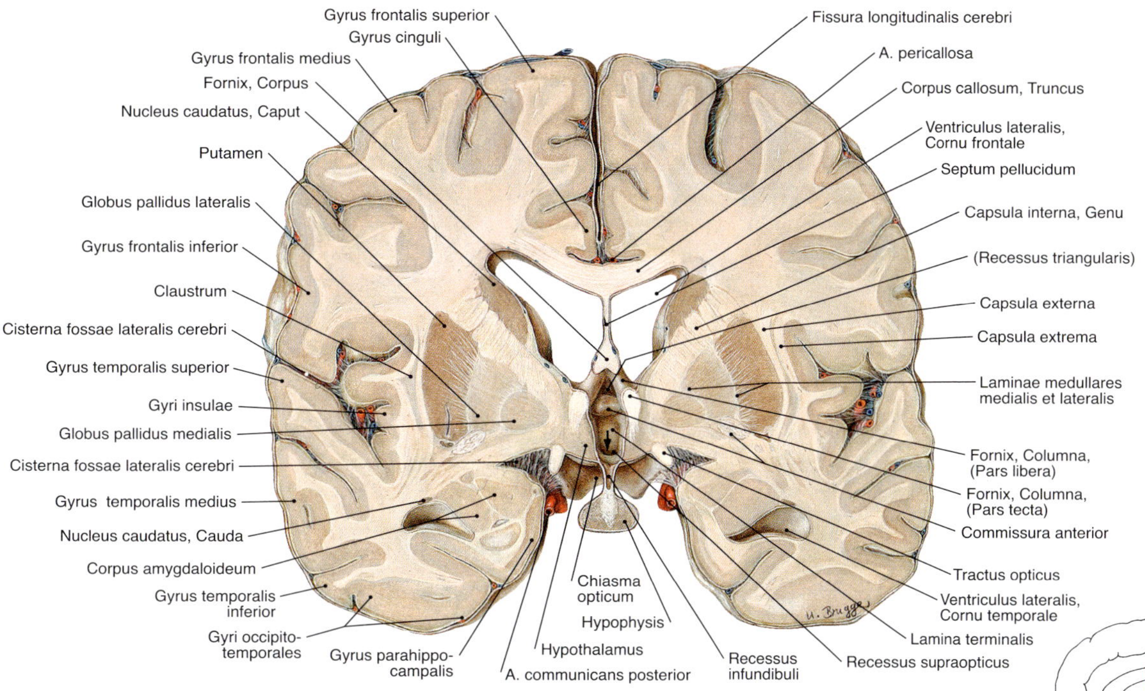

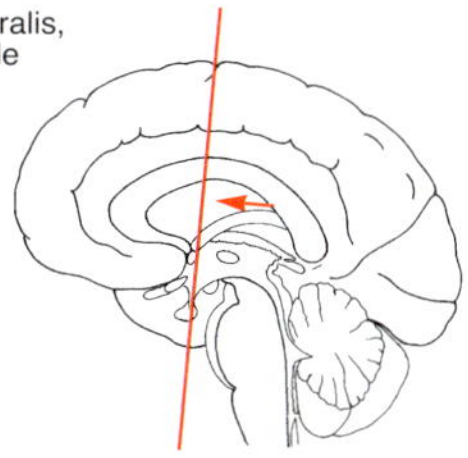

Abb. 1285 Gehirn, Encephalon;
Frontalschnitt auf Höhe der Foramina interventricularia.

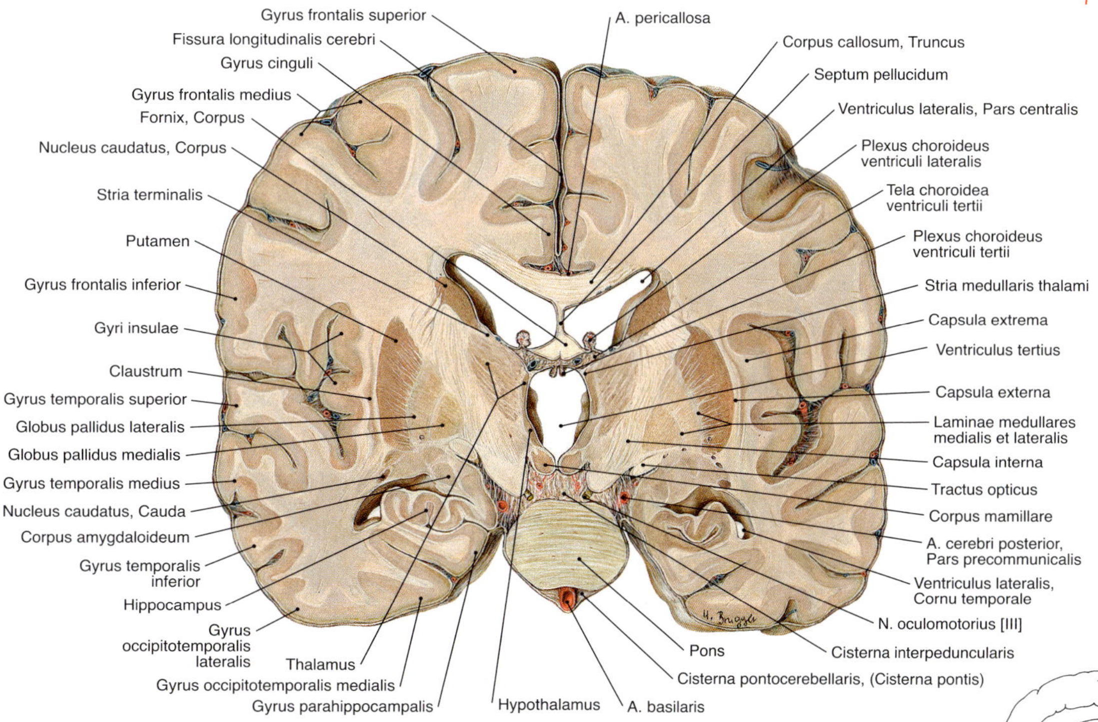

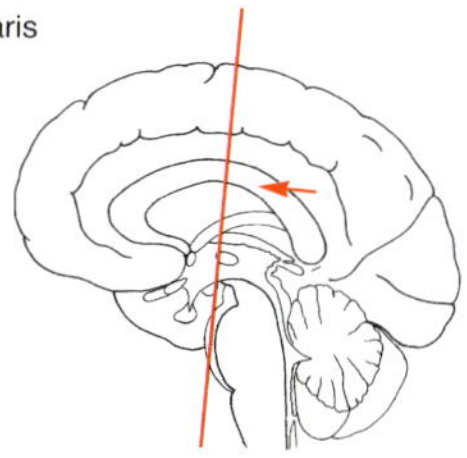

Abb. 1286 Gehirn, Encephalon;
Frontalschnitt auf Höhe der Corpora mamillaria.

Gehirn, Frontalschnitte

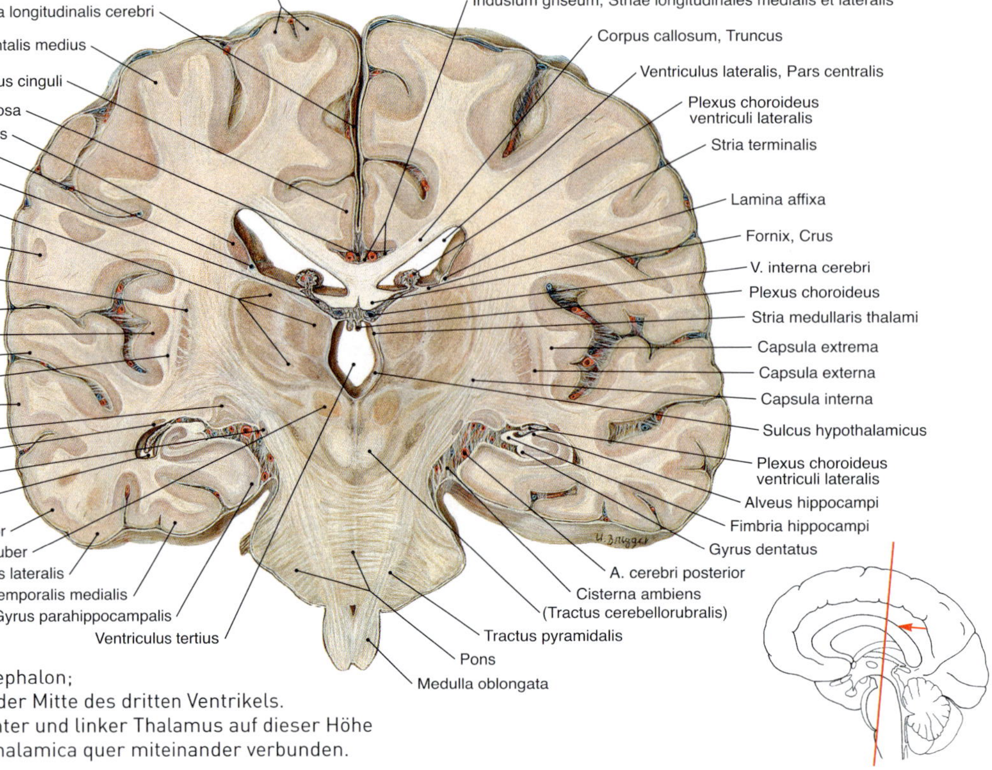

Abb. 1287 Gehirn, Encephalon;
Frontalschnitt auf Höhe der Mitte des dritten Ventrikels.
In vielen Fällen sind rechter und linker Thalamus auf dieser Höhe durch die Adhesio interthalamica quer miteinander verbunden.

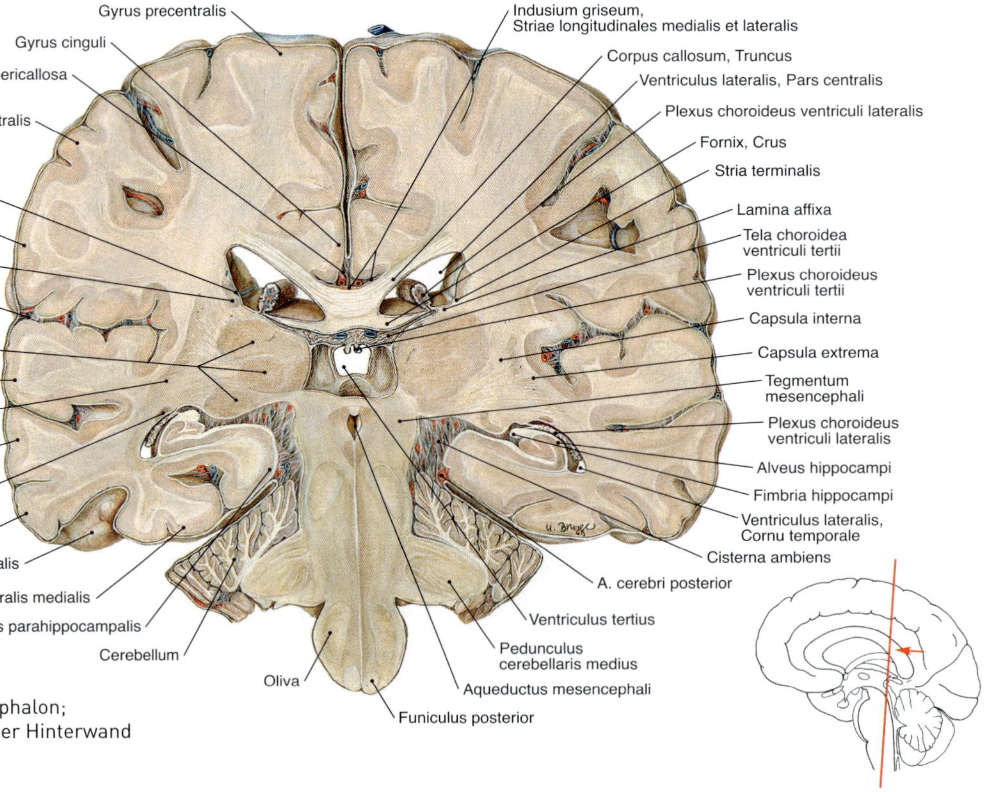

Abb. 1288 Gehirn, Encephalon;
Frontalschnitt auf Höhe der Hinterwand des dritten Ventrikels.

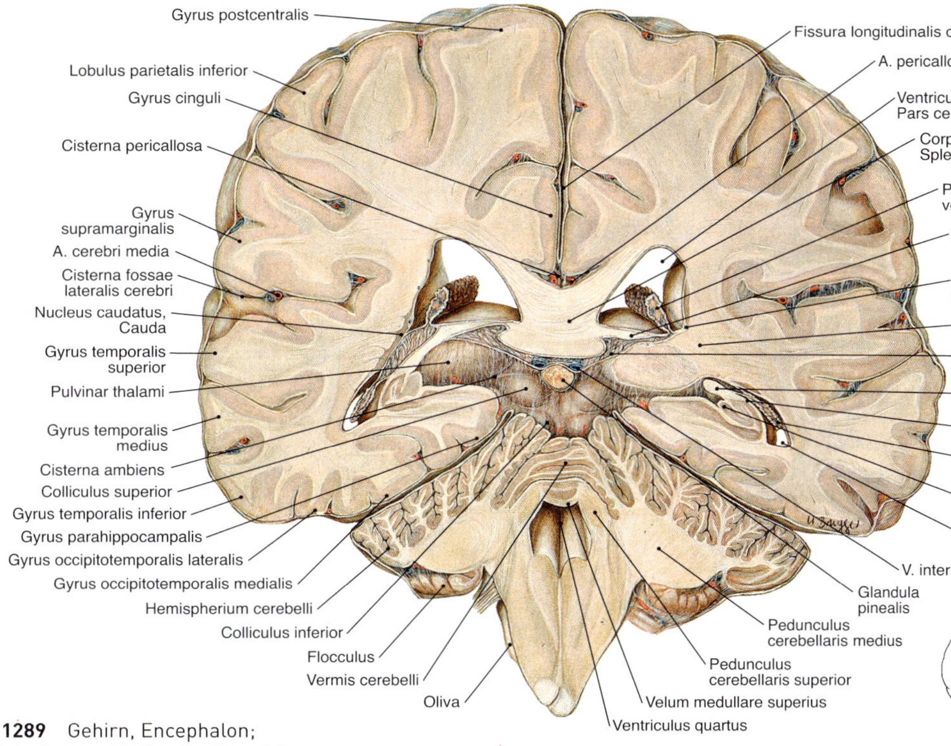

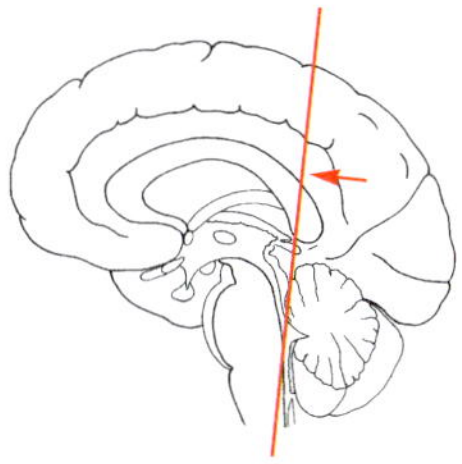

Abb. 1289 Gehirn, Encephalon; Frontalschnitt auf Höhe der Glandula pinealis und des vierten Ventrikels.

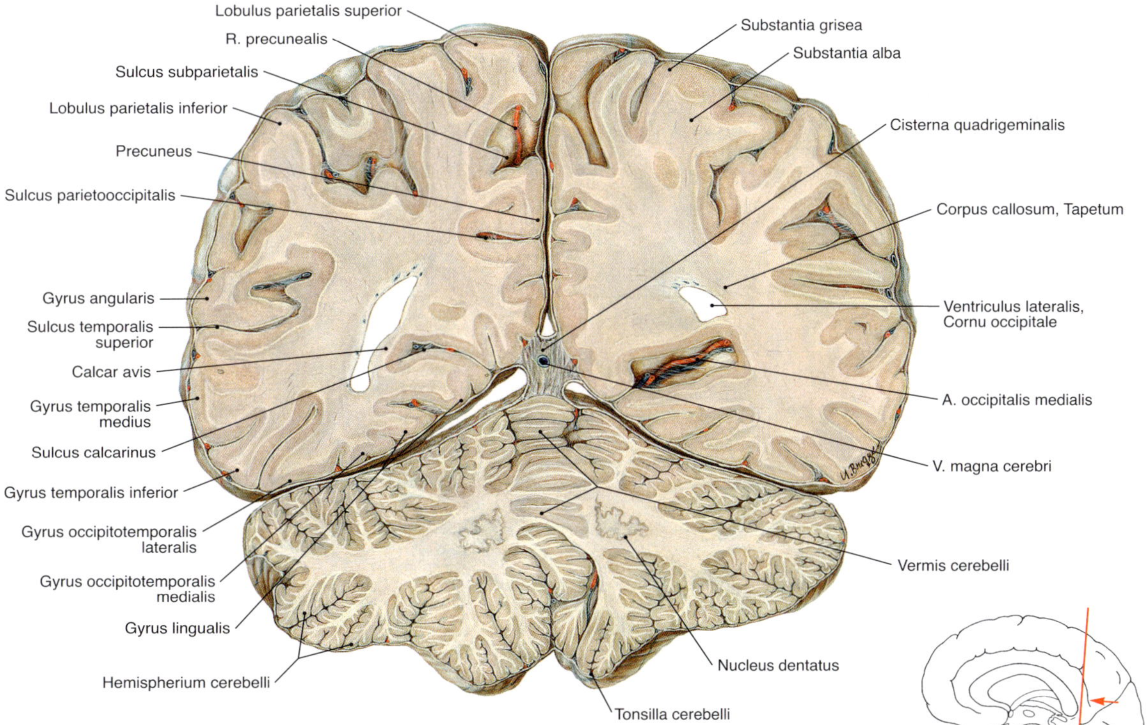

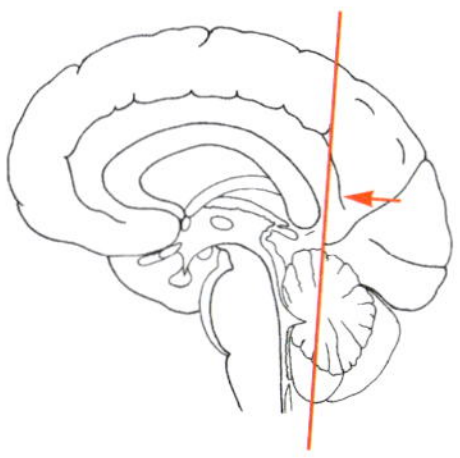

Abb. 1290 Gehirn, Encephalon; Frontalschnitt auf Höhe der Hinterhörner der Seitenventrikel.

Gehirn, Horizontalschnitt

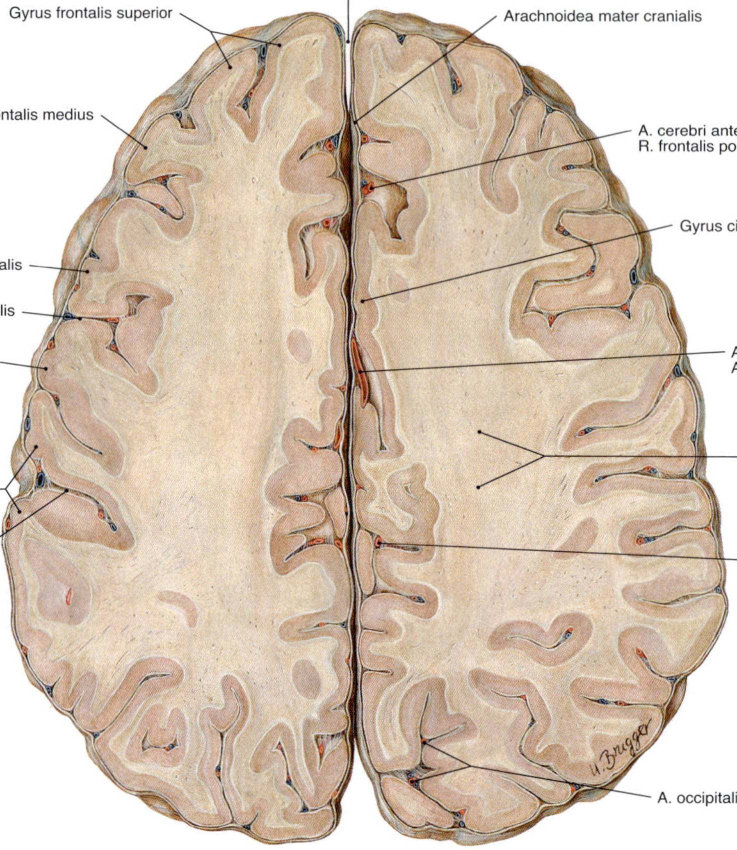

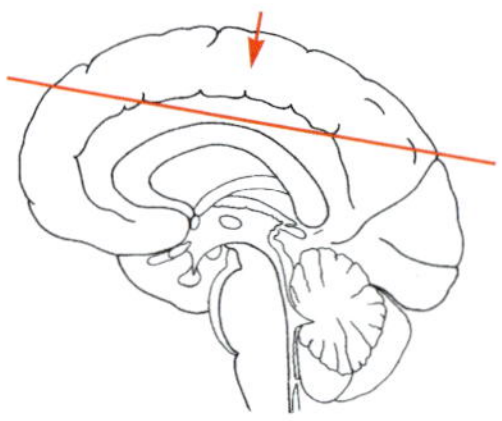

Abb. 1291 Gehirn, Encephalon;
Horizontalschnitt knapp oberhalb des Balkens.
Der Subarachnoidealraum erscheint in den Abbildungen 1283 bis 1303 vor allem im Bereich der Furchen der Hemisphären etwas erweitert, da als Vorlage für die Schnittserien Präparate von älteren Menschen benutzt wurden.

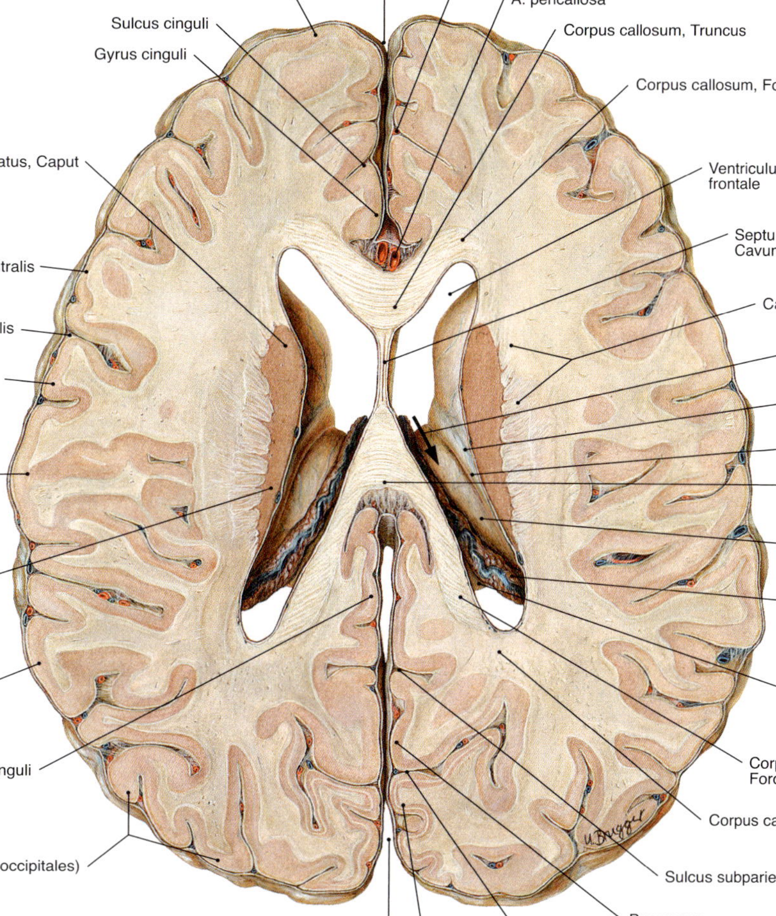

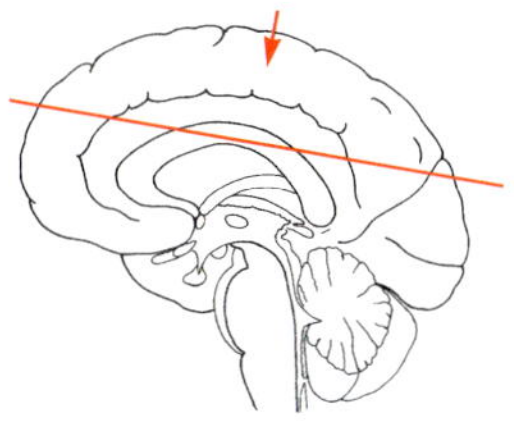

Abb. 1292 Gehirn, Encephalon; Horizontalschnitt auf Höhe des Mittelteils der Seitenventrikel.

Gehirn, Horizontalschnitt

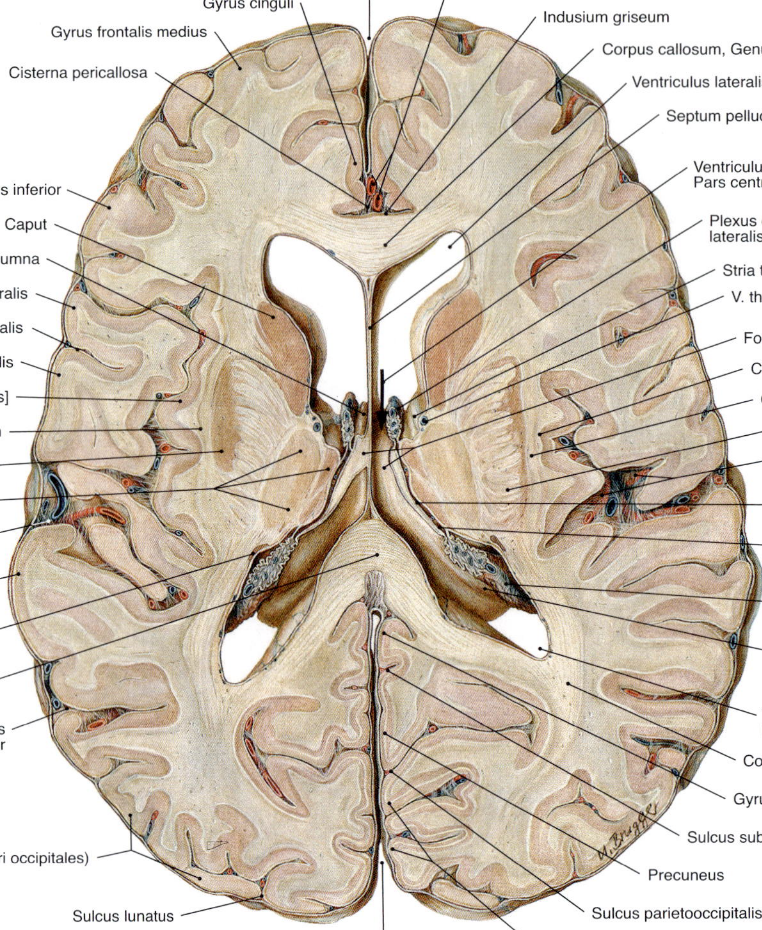

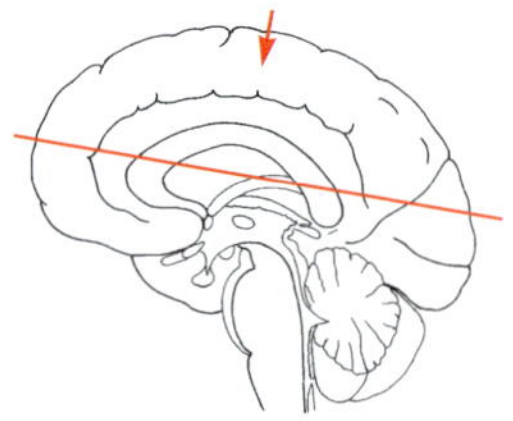

Abb. 1293 Gehirn, Encephalon;
Horizontalschnitt auf Höhe des Bodens des Mittelteils der Seitenventrikel.

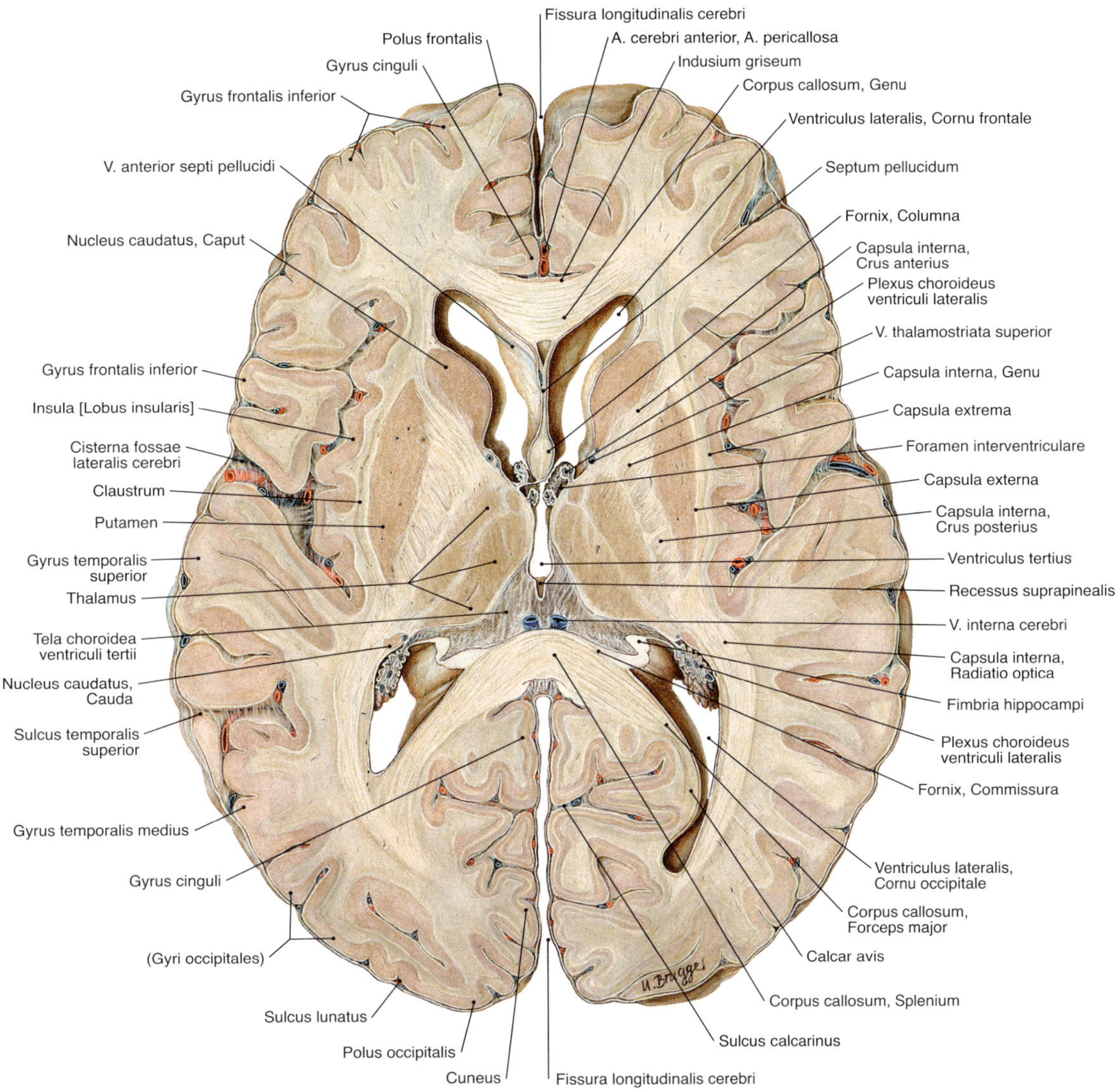

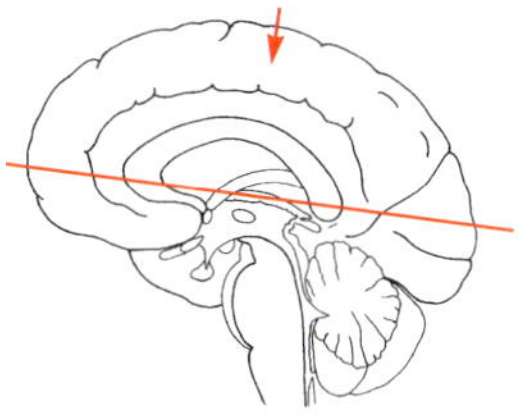

Abb. 1294 Gehirn, Encephalon; Horizontalschnitt auf Höhe der oberen Zone des dritten Ventrikels.

Gehirn, Horizontalschnitt

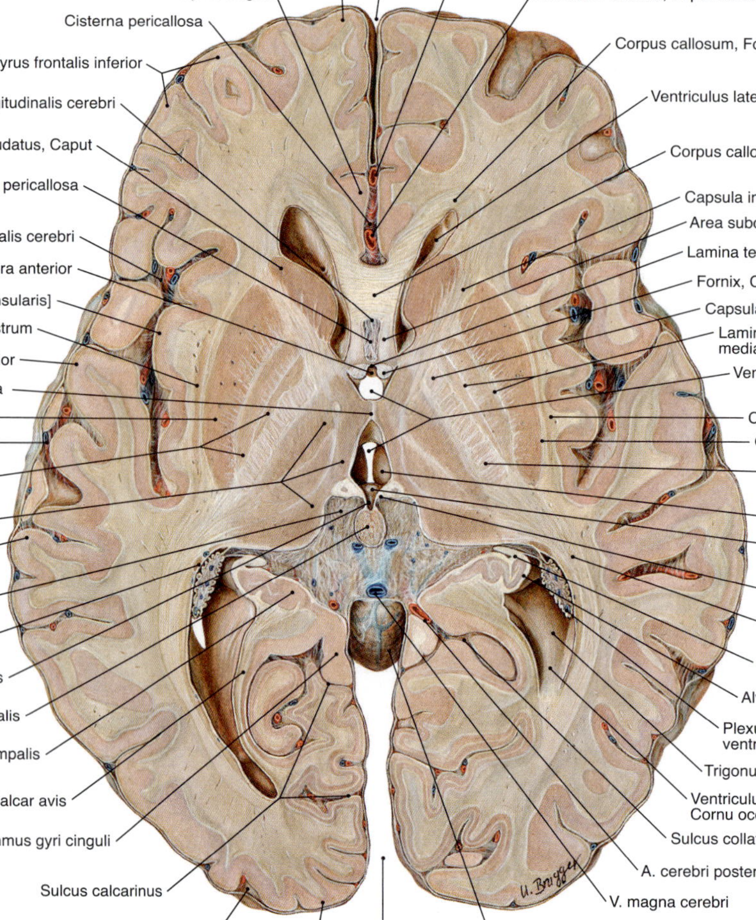

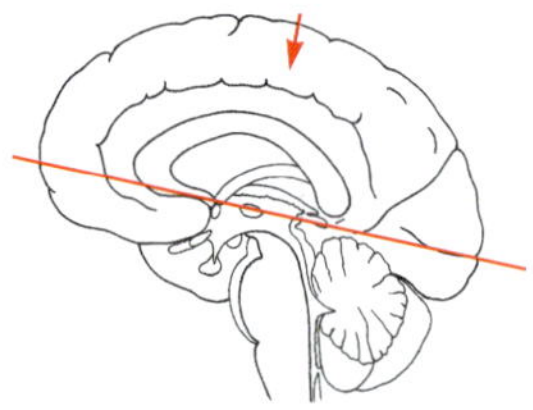

Abb. 1295 Gehirn, Encephalon;
Horizontalschnitt durch die Mitte des dritten
Ventrikels auf Höhe der Adhesio interthalamica.

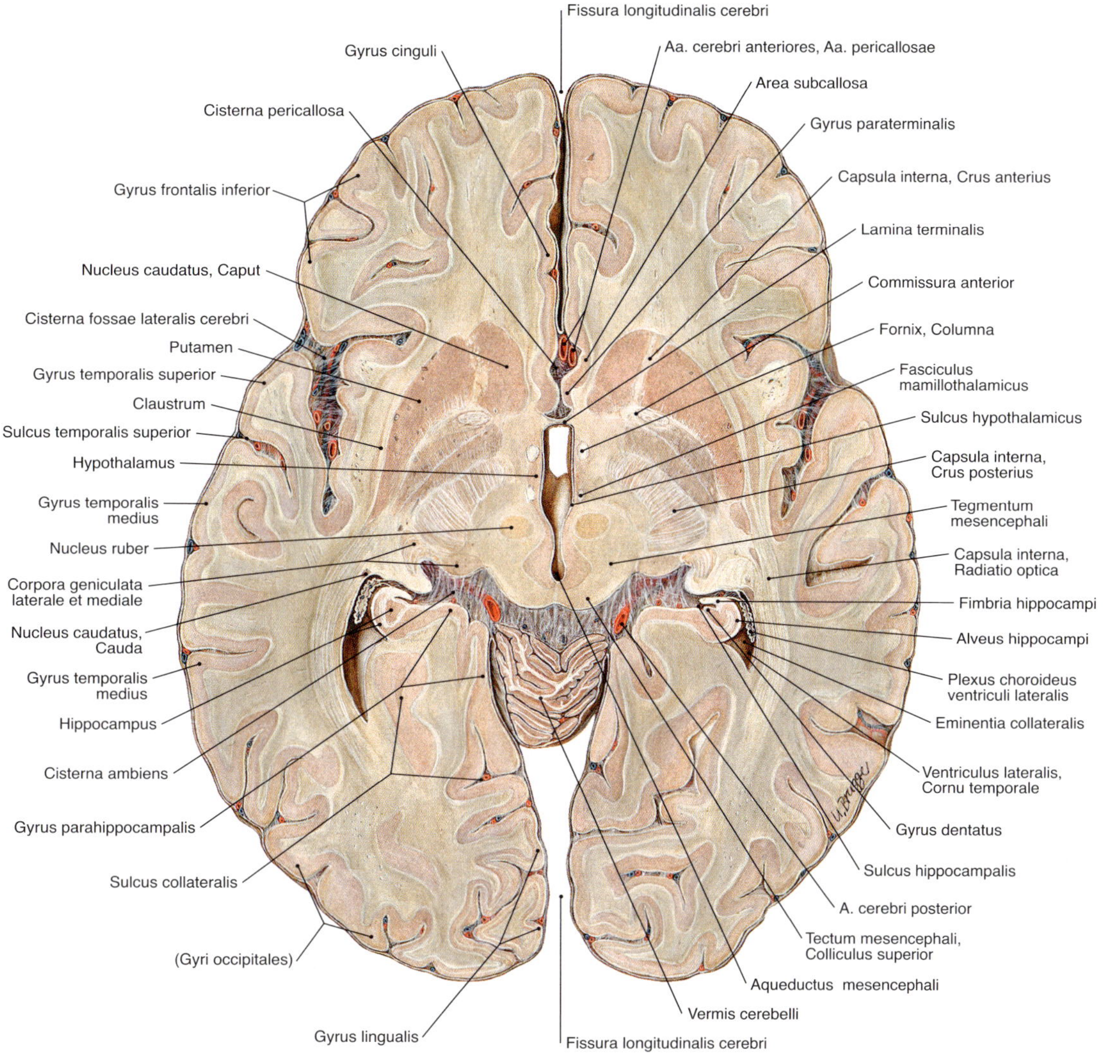

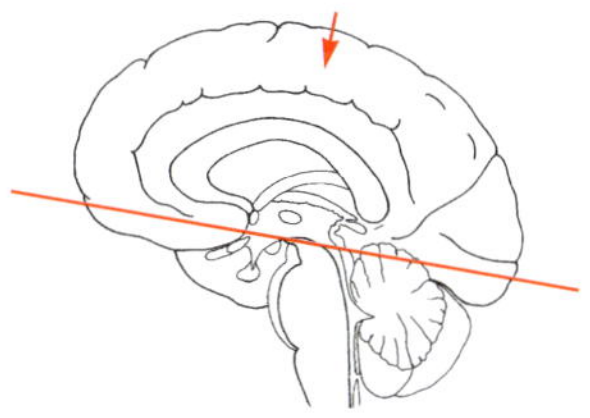

Abb. 1296 Gehirn, Encephalon;
Horizontalschnitt durch den dritten Ventrikel auf Höhe des Abgangs des Aqueductus mesencephali.

Gehirn, Horizontalschnitt

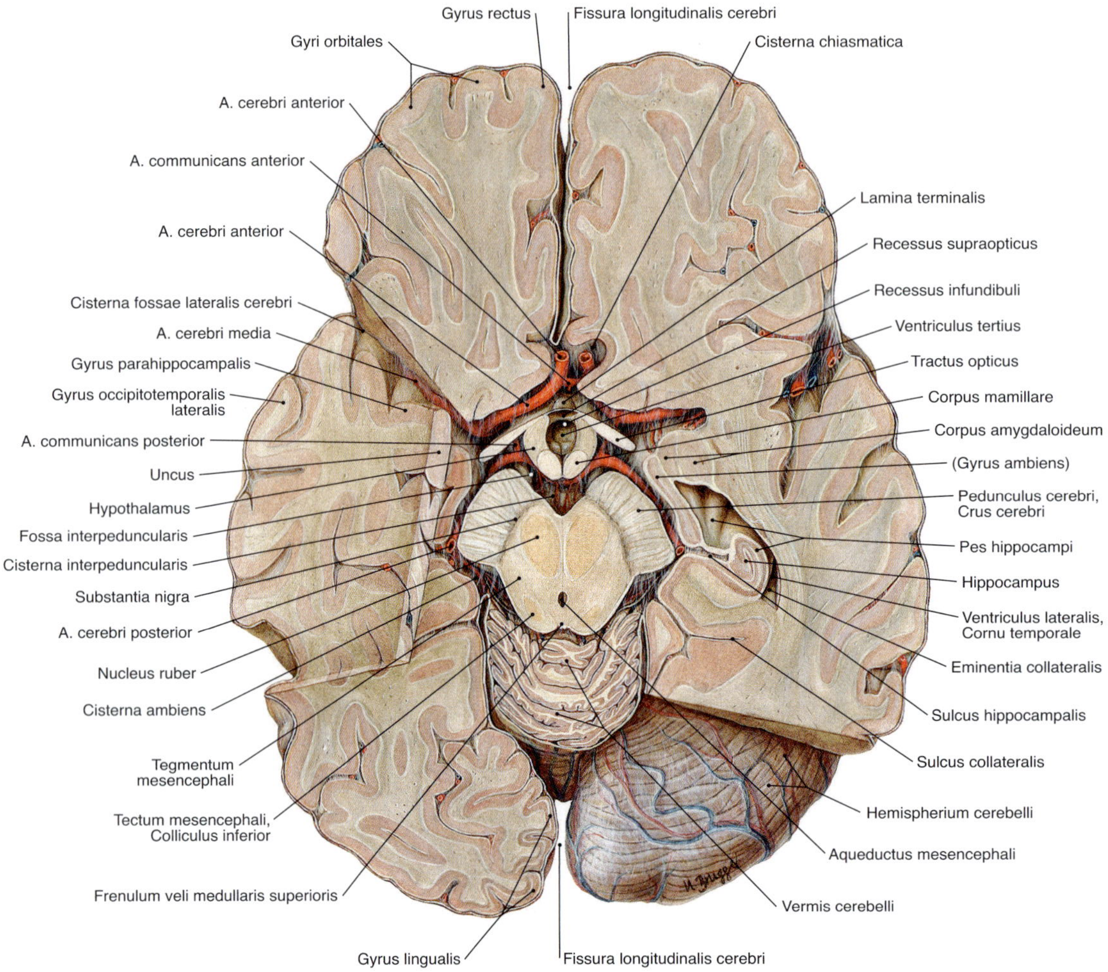

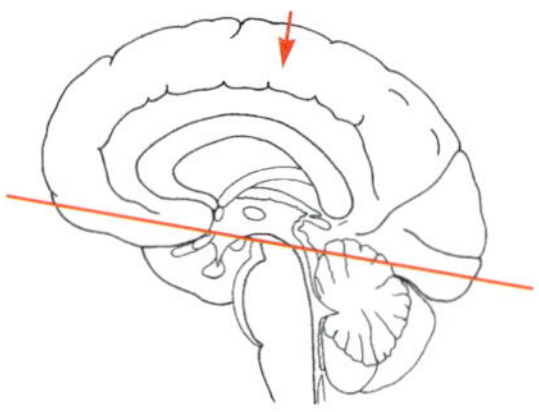

Abb. 1297 Gehirn, Encephalon;
gestufter Horizontalschnitt durch den Boden des dritten Ventrikels auf Höhe der Corpora mamillaria.

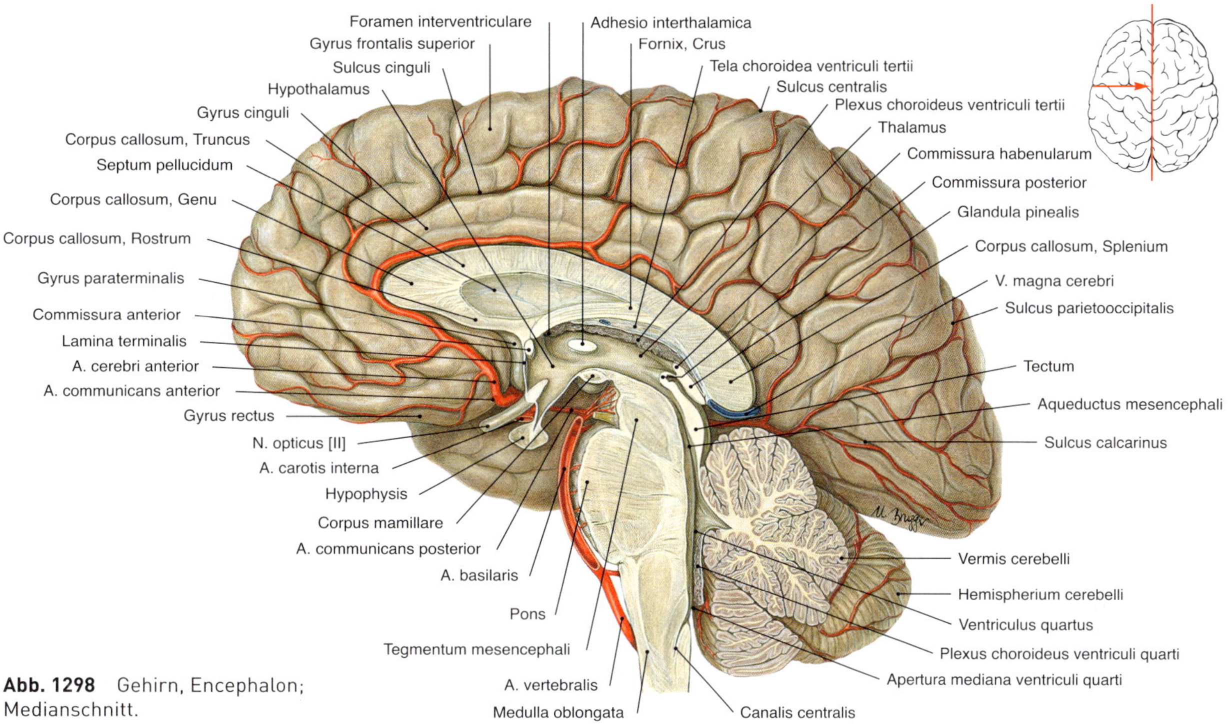

Abb. 1298 Gehirn, Encephalon; Medianschnitt.

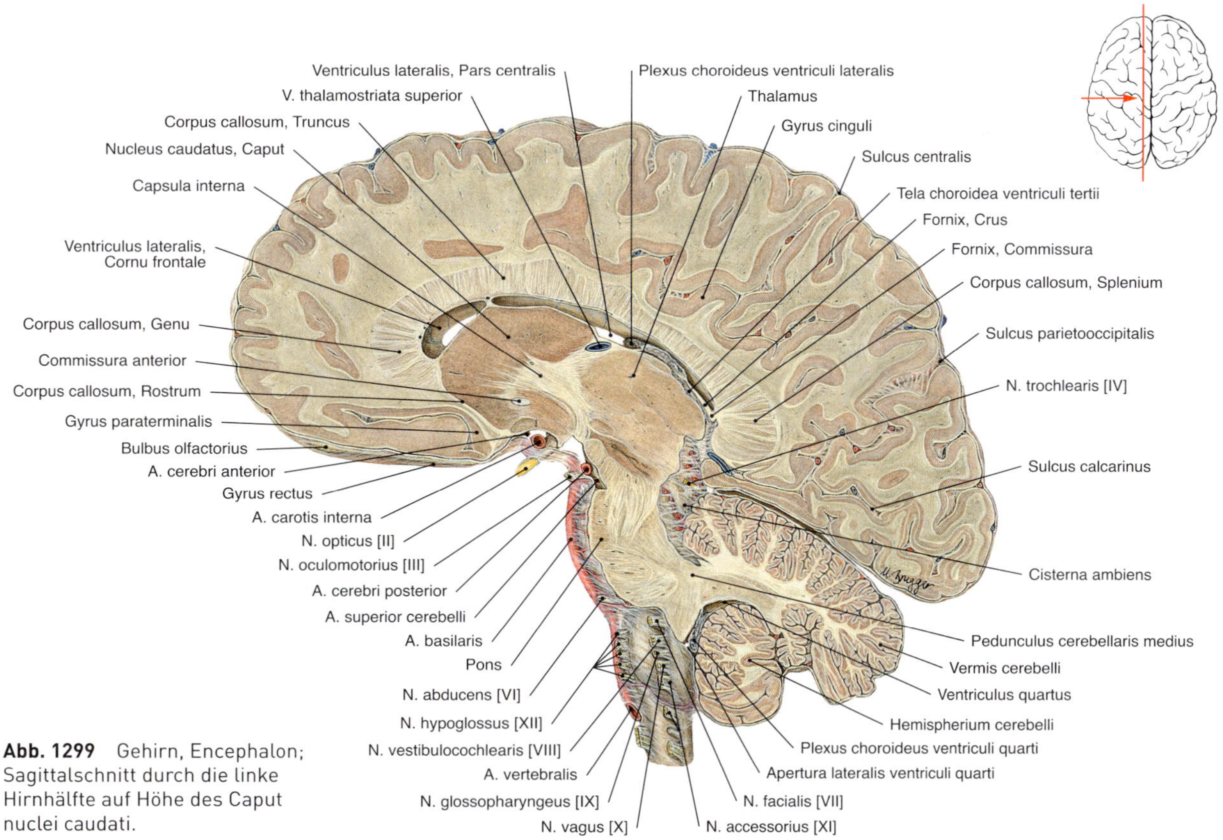

Abb. 1299 Gehirn, Encephalon; Sagittalschnitt durch die linke Hirnhälfte auf Höhe des Caput nuclei caudati.

Gehirn, Sagittalschnitte

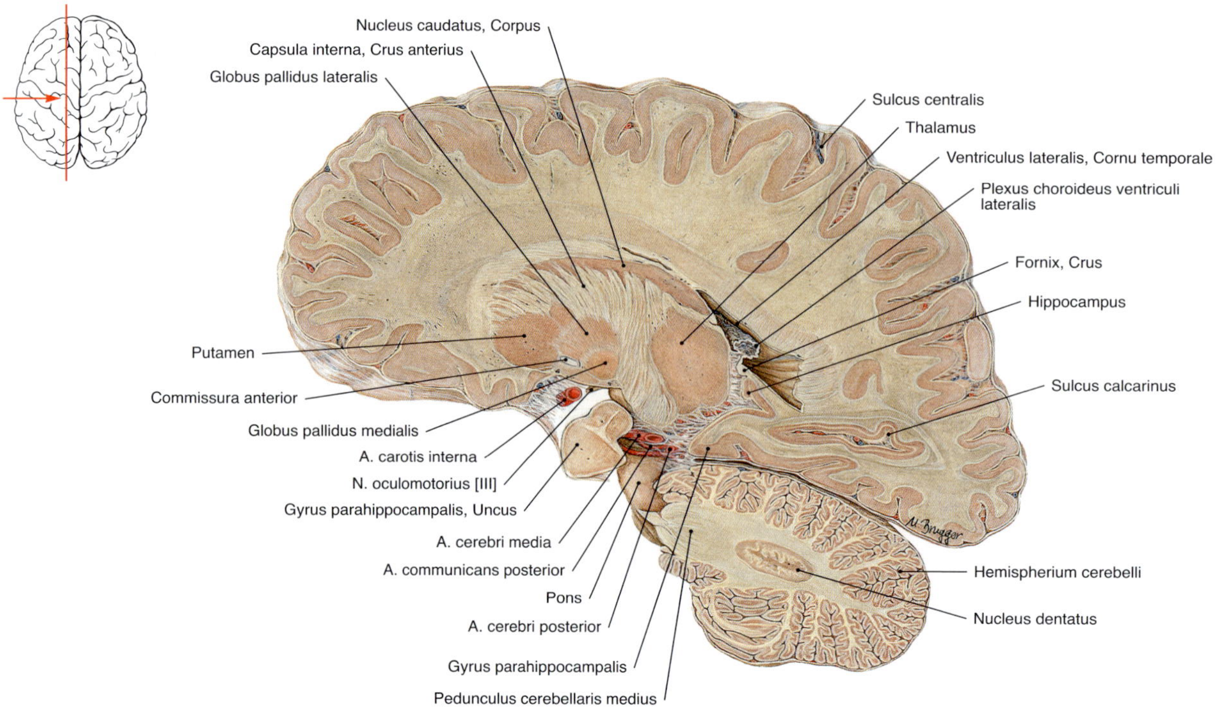

Abb. 1300 Gehirn, Encephalon;
Sagittalschnitt durch die linke Hirnhälfte auf Höhe des Corpus nuclei caudati.

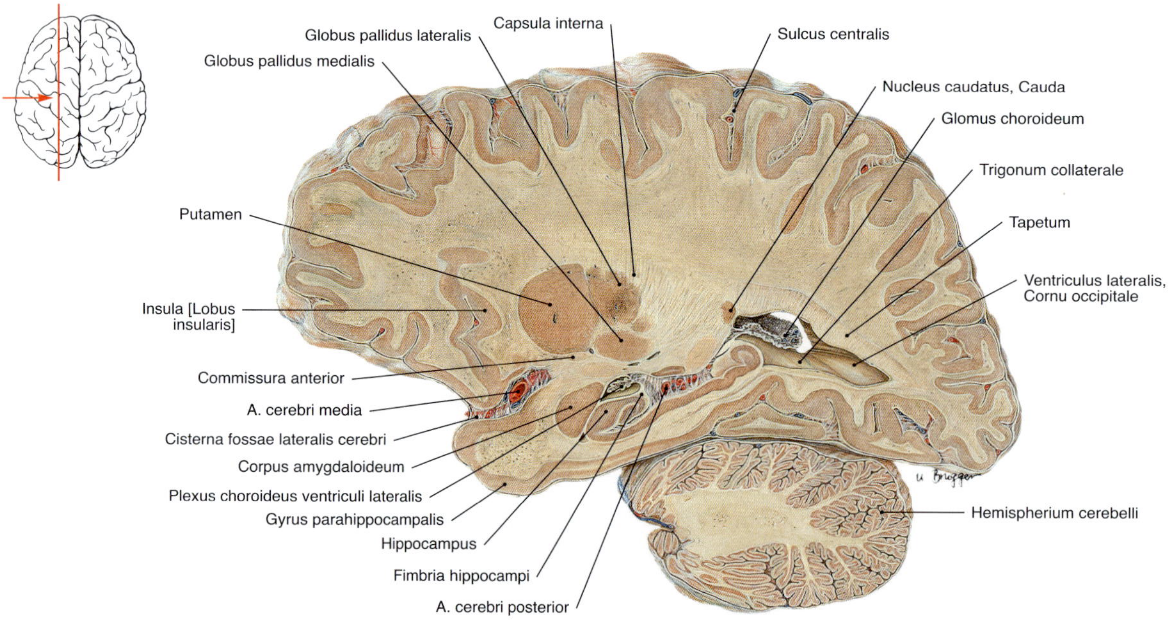

Abb. 1301 Gehirn, Encephalon;
Sagittalschnitt durch die linke Hirnhälfte auf Höhe des Corpus amygdaloideum.

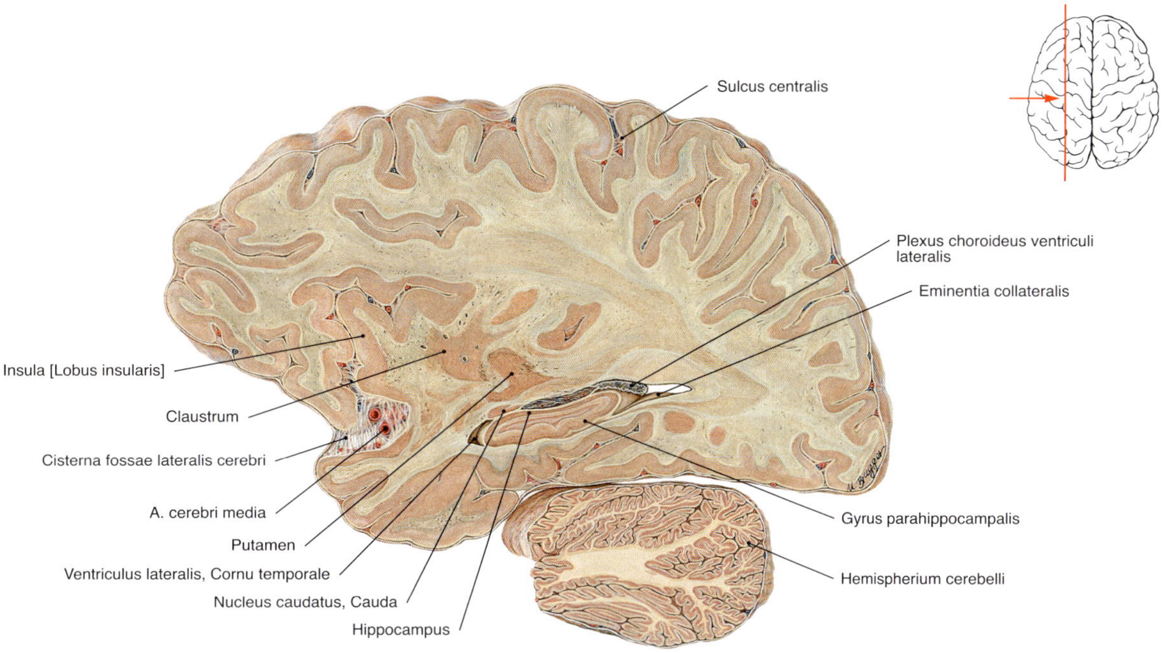

Abb. 1302 Gehirn, Encephalon;
Sagittalschnitt durch die linke Hirnhälfte auf Höhe der Spitze des Cornu temporale.

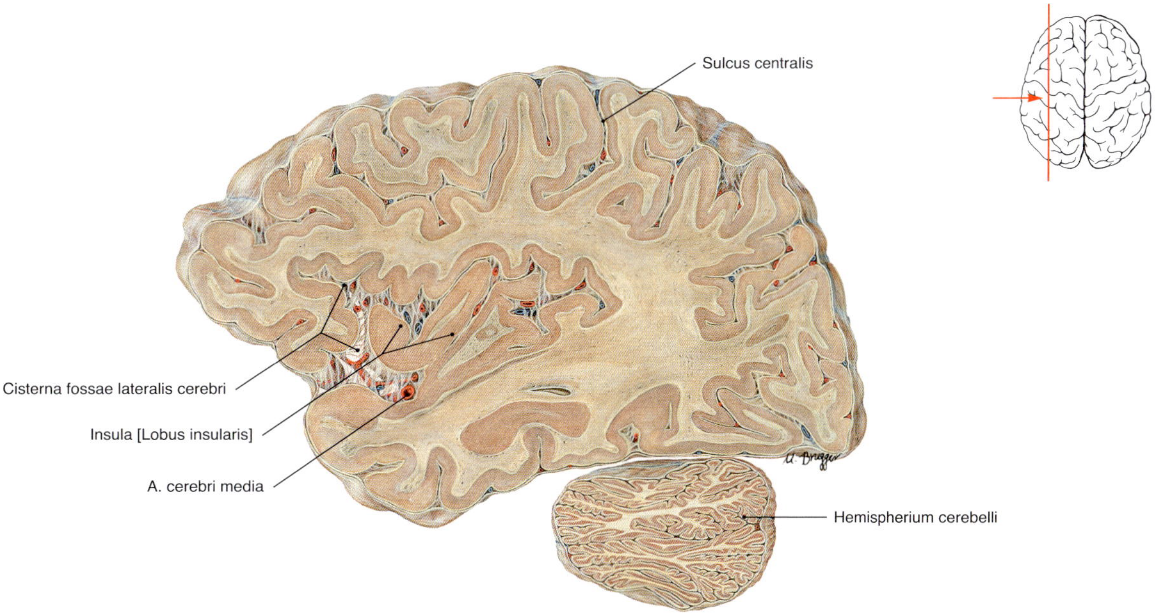

Abb. 1303 Gehirn, Encephalon;
Sagittalschnitt durch die linke Hirnhälfte auf Höhe der Insula.

Rückenmarkssitus

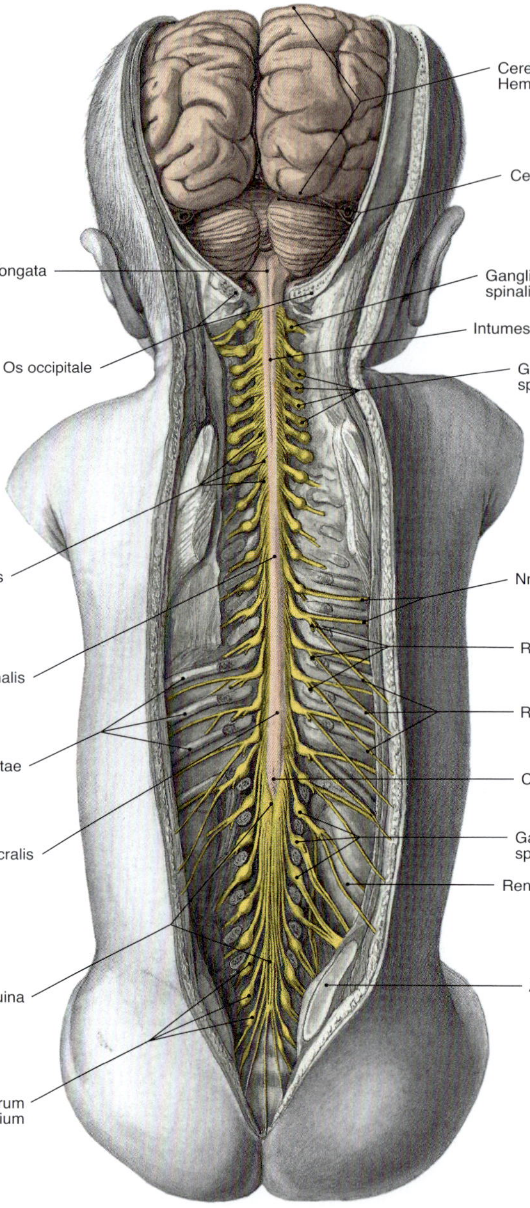

Abb. 1304 Gehirn, Encephalon; Rückenmark, Medulla spinalis, und Spinalnerven, Nervi spinales;
Hirn- und Rückenmarkssitus bei einem Neugeborenen.
Beim Neugeborenen reicht das Rückenmark zwei Wirbelsegmente weiter nach kaudal als beim Erwachsenen.

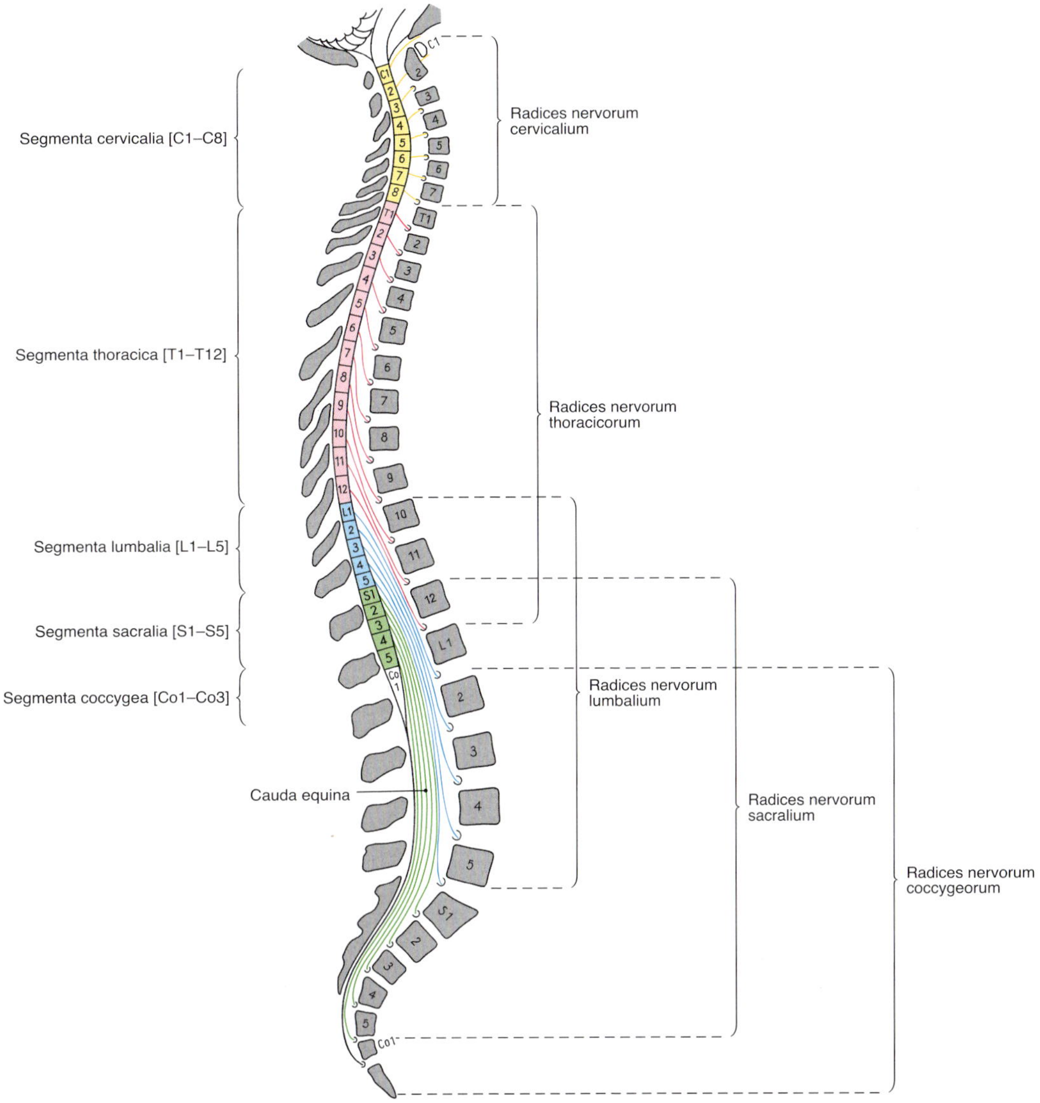

Abb. 1305 Rückenmarksegmente, Segmenta medullae spinalis, und Wurzeln der Spinalnerven, Radices nervorum spinalium; schematisierter Medianschnitt.
Der von kranial nach kaudal zunehmend steil absteigende Verlauf der Wurzeln der Spinalnerven zu den segmental zugehörigen Zwischenwirbellöchern, Foramina intervertebralia, erklärt sich daraus, dass das Rückenmark gegenüber der Wirbelsäule im Wachstum zurückbleibt. Beim Neugeborenen liegt das untere Ende des Rückenmarks auf Höhe des Dornfortsatzes des 4. Lendenwirbels, beim Erwachsenen auf Höhe des Dornfortsatzes des 2. Lendenwirbels.

Rückenmark

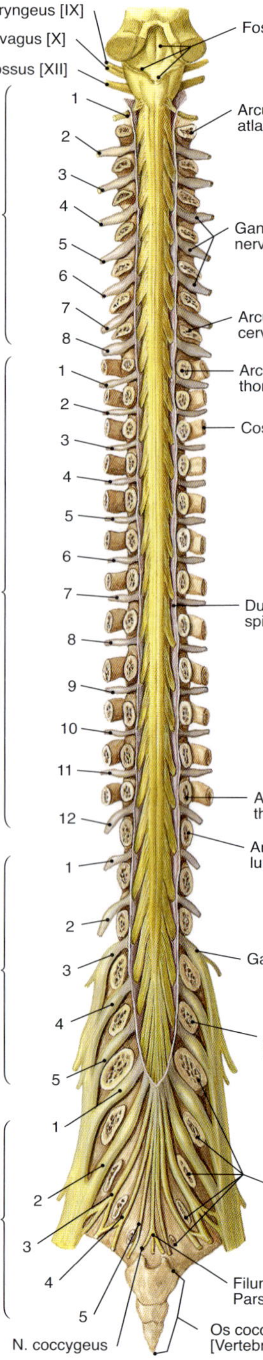

Abb. 1306 Rückenmark, Medulla spinalis, und Spinalnerven, Nervi spinales; Rückenmarkssitus; von dorsal.
Da sich die Benennung der Rückenmarkssegmente nach den Spinalnerven richtet und der oberste Spinalnerv als erster Halsnerv gezählt wird, werden acht Halssegmente unterschieden.

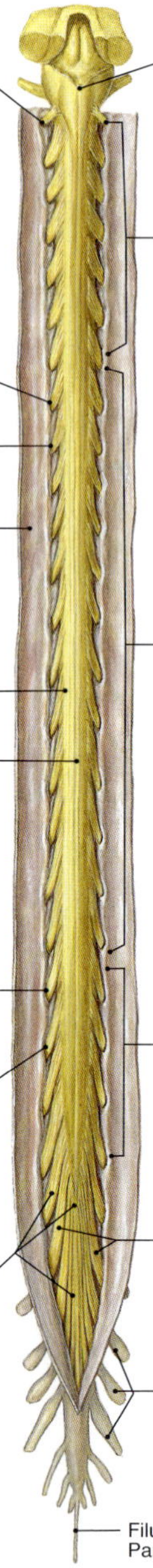

Abb. 1307

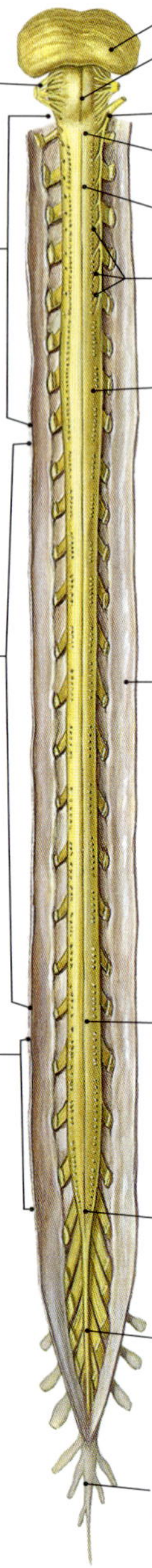

Abb. 1308

Abb. 1307 Rückenmark, Medulla spinalis, und Spinalnerven, Nervi spinales; nach Eröffnung des Duralsackes; von dorsal.

Abb. 1308 Rückenmark, Medulla spinalis, und Spinalnerven, Nervi spinales; nach Eröffnung des Duralsackes; von ventral.

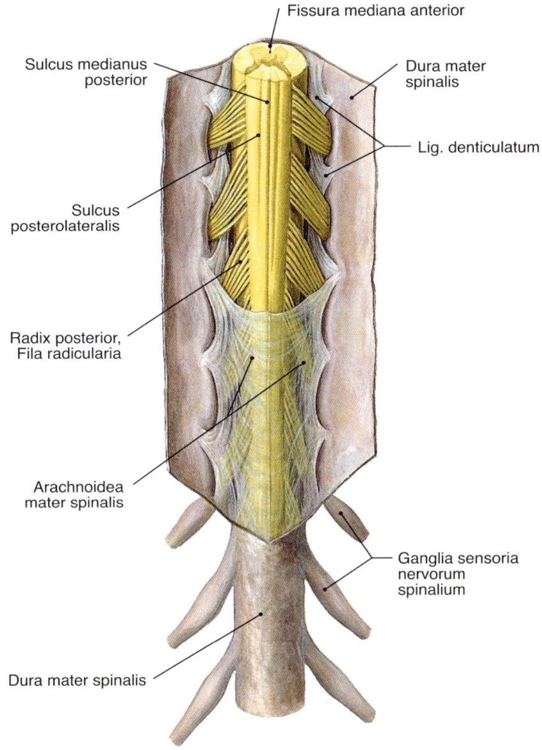

Abb. 1309 Rückenmark, Medulla spinalis, und Rückenmarkshäute, Meninges spinales; von dorsal.

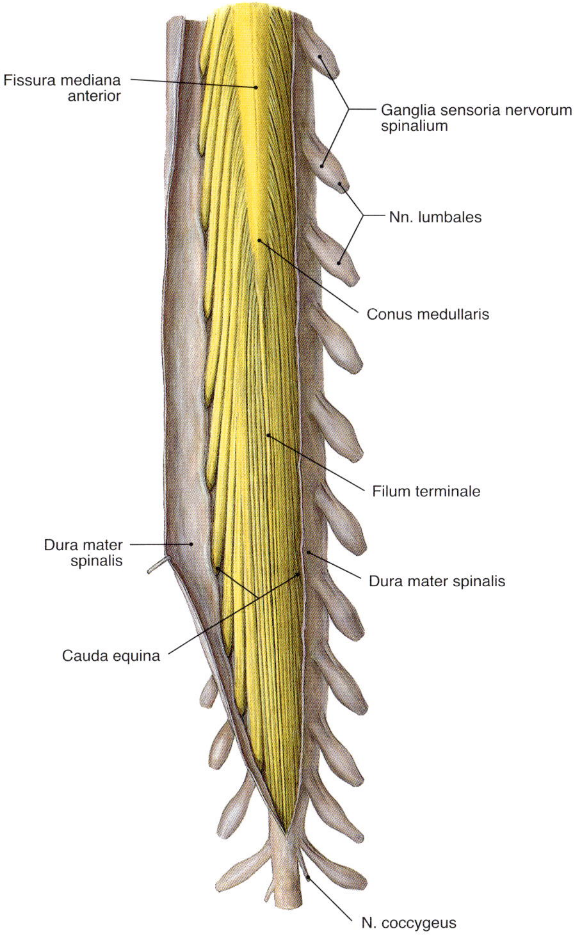

Abb. 1310 Rückenmark, Medulla spinalis; kaudaler Anteil mit Cauda equina; von ventral.

→ 550

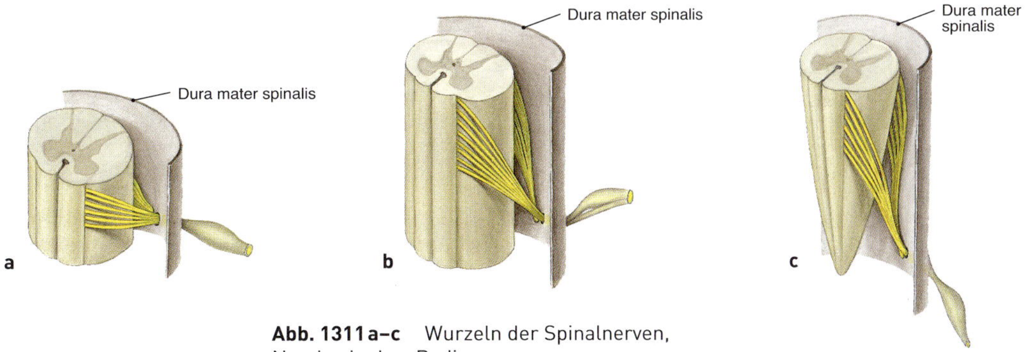

Abb. 1311 a–c Wurzeln der Spinalnerven, Nervi spinales, Radices; typischer Verlauf innerhalb des Duralsackes.
a Zervikalsegment, Segmentum cervicale
b Thorakalsegment, Segmentum thoracicum
c Lumbalsegment, Segmentum lumbale

Arterien des Rückenmarks

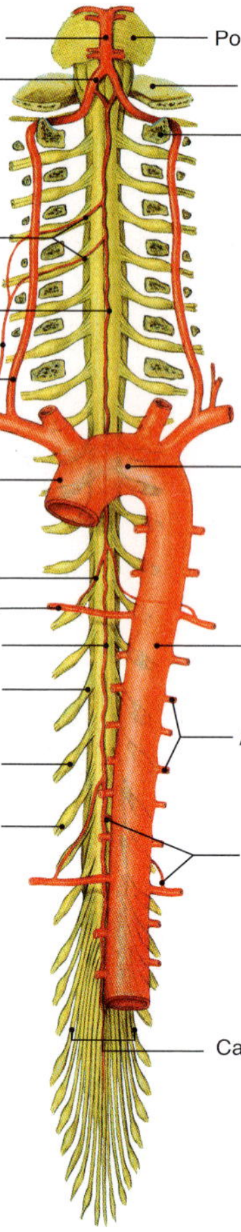

Abb. 1312 Arterien des Rückenmarks, Medulla spinalis.
* klinisch: ADAMKIEWICZ'sche Arterie

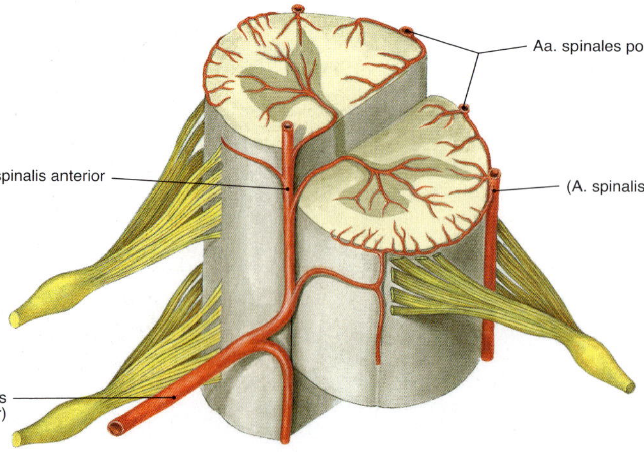

Abb. 1313 Arterien des Rückenmarks, Medulla spinalis.

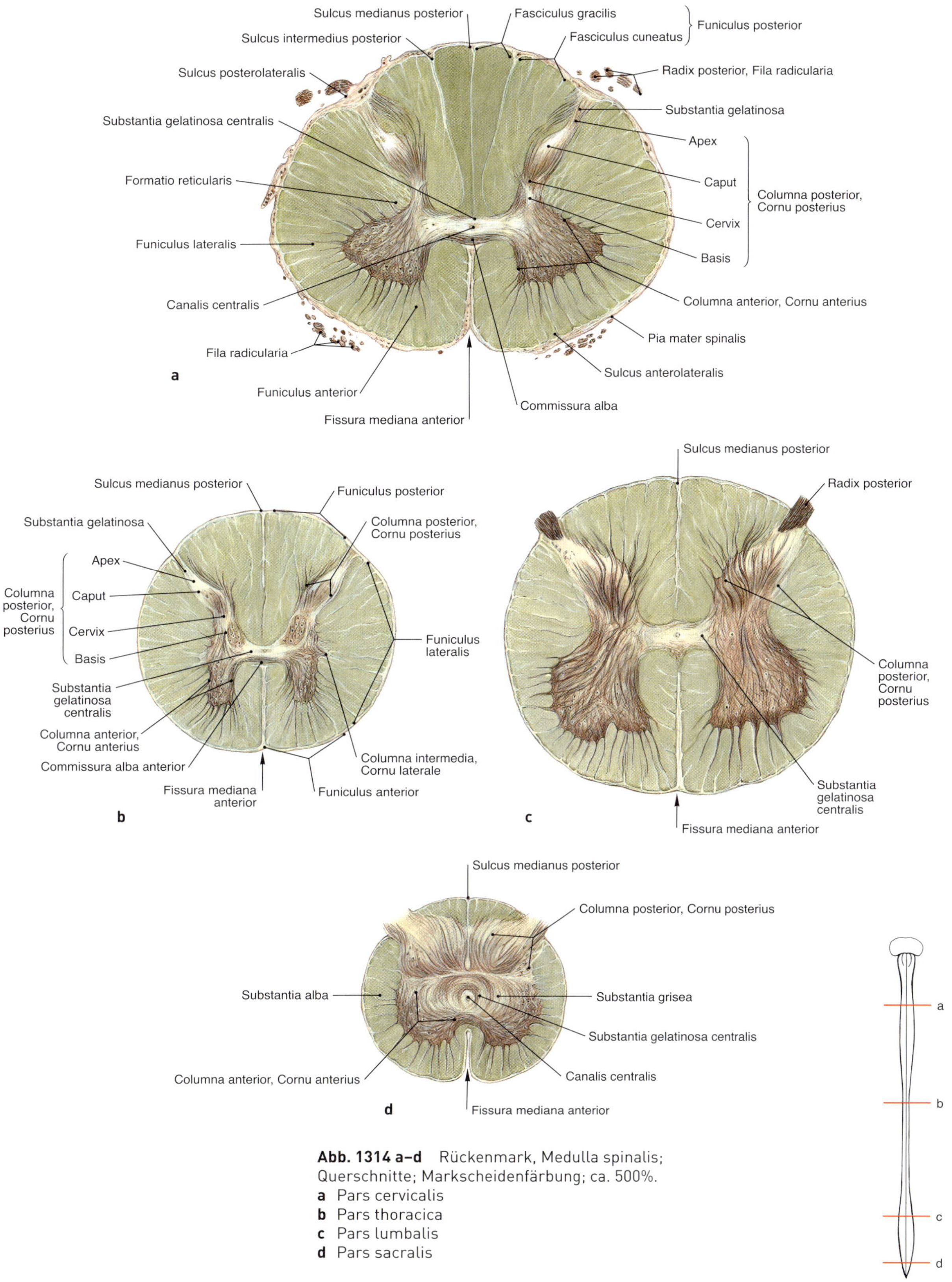

Abb. 1314 a–d Rückenmark, Medulla spinalis; Querschnitte; Markscheidenfärbung; ca. 500%.

a Pars cervicalis
b Pars thoracica
c Pars lumbalis
d Pars sacralis

Funktioneller Bau des Rückenmarks

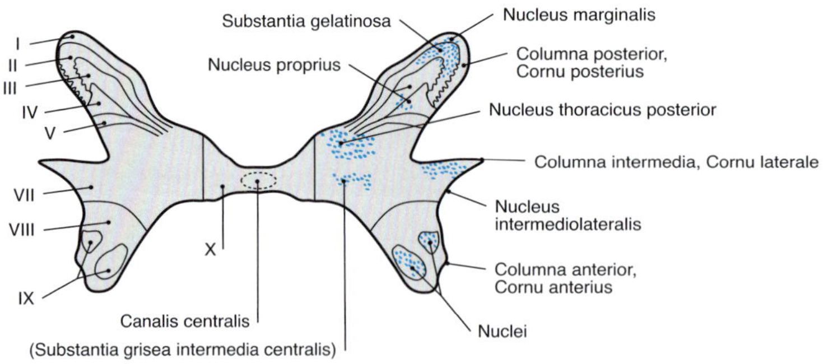

Abb. 1315 Rückenmark, Medulla spinalis; laminäre Gliederung der grauen Substanz nach zytoarchitektonischen Gesichtspunkten (nach REXED, 1952) am Beispiel eines Brustsegments (T 10). Ausbildung und Anzahl der Laminae variieren in den einzelnen Rückenmarksabschnitten.

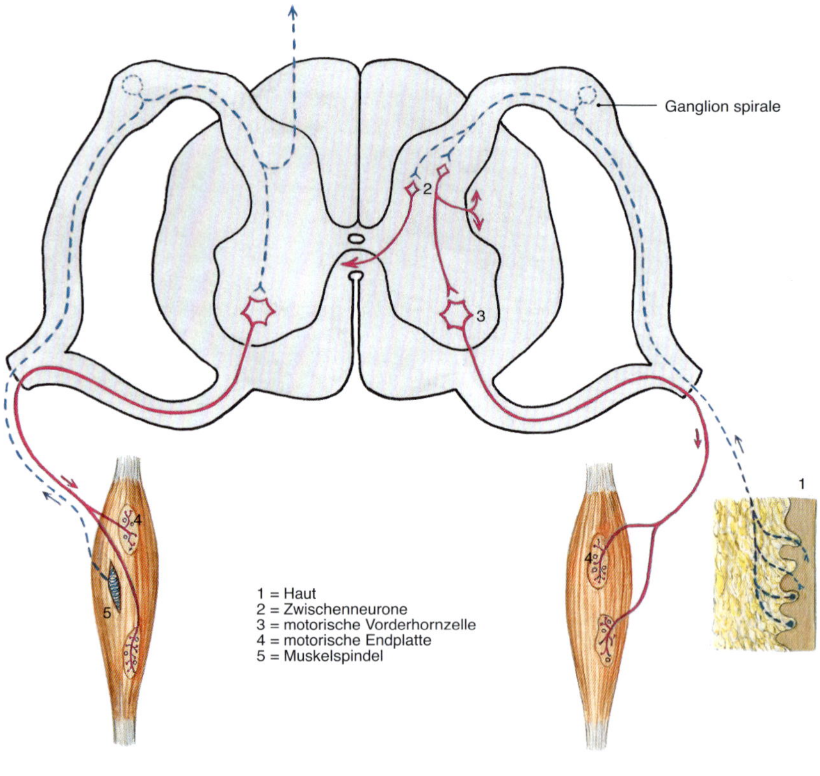

Abb. 1316 Reflexe des Rückenmarks; im Bild links: Eigenreflex (monosynaptisch, bineuronal, propriozeptiv; z. B. Patellarsehnenreflex, Achillessehnenreflex etc.); im Bild rechts: Fremdreflex (polysynaptisch, polyneuronal; z. B. Bauchdeckenreflex, Kremasterreflex, Fußsohlenreflex etc.).

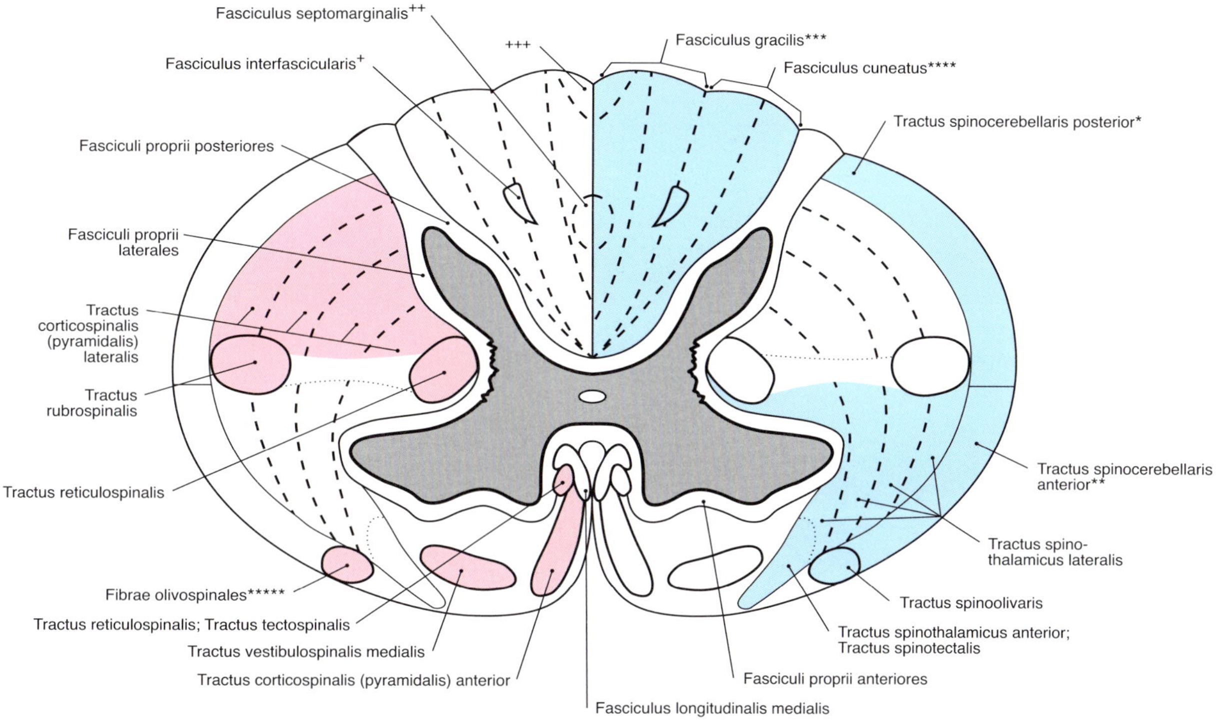

Abb. 1317 Rückenmark, Medulla spinalis; schematisierte Gliederung der weißen Substanz am Beispiel eines unteren Halssegments. Afferente (= aufsteigende) Bahnen sind blau, efferente (= absteigende) rot dargestellt.

* klinisch: FLECHSIG'sches Bündel
** klinisch: GOWERS'sches Bündel
*** klinisch: GOLL'scher Strang
**** klinisch: BURDACH'scher Strang
***** tatsächliches Vorhandensein dieser Fasern noch nicht endgültig geklärt

In den mit +–+++ gekennzeichneten Bereichen liegen absteigende Kollateralen der Hinterstrangbahnen.

\+ SCHULTZE'sches Komma (Pars cervicalis)
++ FLECHSIG'sches ovales Feld (Pars thoracica)
+++ PHILIPPE-GOMBAULT'sches Triangel (Pars lumbalis; Pars sacralis)

Bahnen des Rückenmarks

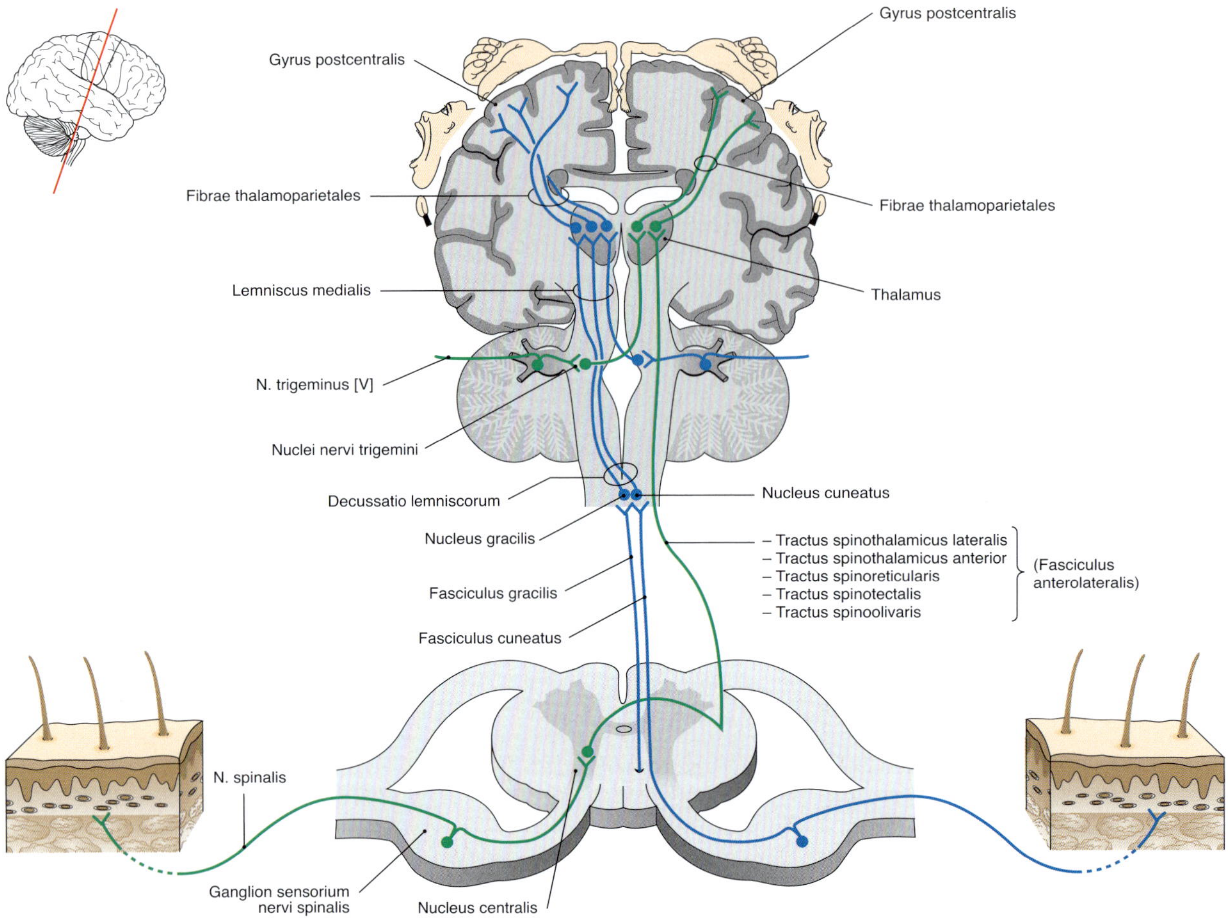

Abb. 1318 Leitung der epikritischen (blau) und der protopathischen (grün) Sensibilität.

Afferente Leitungen

Leitung der epikritischen Sensibilität (Tastbahn)
(genaue Differenzierung von Berührung und Druck)

1. Neuron (ungekreuzt)
   Von Rezeptoren (Exterozeptoren) der Haut und der Schleimhäute, des Periosts, der Gelenke sowie von Muskelspindeln etc. zum Nucleus cuneatus und zum Nucleus gracilis in der Medulla oblongata: Fasciculus gracilis et cuneatus (Wurzelzellen, Perikaryen in den Spinalganglien): absteigende Kollateralen (siehe Abb. 1317).
2. Neuron (gekreuzt)
   Von der Medulla oblongata (Nucleus cuneatus, Nucleus gracilis) zum Thalamus (Lemniscus medialis, Perikaryen im Nucleus cuneatus und im Nucleus gracilis).
3. Neuron (ungekreuzt)
   Vom Thalamus zur Großhirnrinde, besonders zum Gyrus postcentralis (thalamokortikale Fasern, Perikaryen im Thalamus).

Leitung der protopathischen Sensibilität (Schmerzbahn)
(Schmerz, Temperatur, allgemeine Druckempfindung)

1. Neuron (ungekreuzt)
   Von Rezeptoren (Exterozeptoren) der Haut, der Schleimhäute etc. zum Hinterhorn, Laminae I–V (Wurzelzellen, Perikaryen in den Spinalganglien).
2. Neuron (gekreuzt, einige Fasern evtl. ungekreuzt)
   Vom Hinterhorn zum Thalamus, in die Formatio reticularis und zum Tectum mesencephali (Tractus spinothalamici anterior et lateralis, Tractus spinoreticularis, Tractus spinotectalis; Perikaryen in der Hintersäule).
3. Neuron (ungekreuzt)
   Vom Thalamus u.a. zur Großhirnrinde, besonders zum Gyrus postcentralis (thalamokortikale Fasern, Perikaryen im Thalamus).

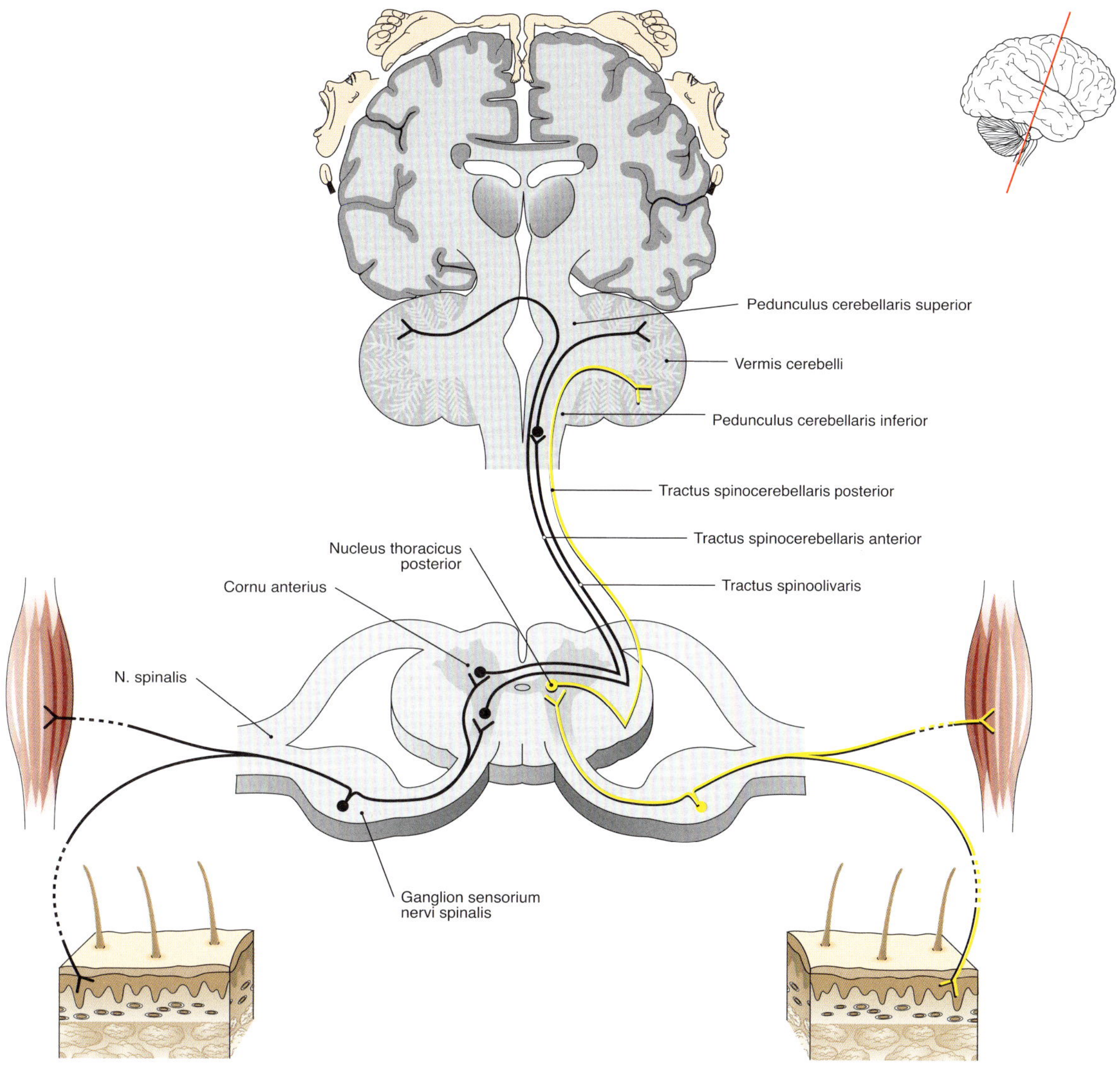

Abb. 1319 Leitung der unbewussten Tiefensensibilität.

Afferente Leitungen

Leitung der unbewussten Tiefensensibilität
(unbewusste, aber exakte räumliche Differenzierung als Voraussetzung für die Bewegungskoordination durch das Kleinhirn)

Zur vorderen Kleinhirnseitenstrangbahn

1. Neuron (ungekreuzt)
   Von Rezeptoren (Propriozeptoren) in Muskeln, Sehnen und im Bindegewebe zu den Kernen der Zona intermedia und zur Vordersäule (Wurzelzellen, Perikaryen in den Spinalganglien).
2. Neuron (gekreuzt)
   Vom Vorderhorn als Tractus spinocerebellaris anterior im Vorderseitenstrang und weiter durch den Pedunculus cerebellaris superior zum Kleinhirn (Strangzellen, Perikaryen in der Zona intermedia und im Vorderhorn).

Zur hinteren Kleinhirnseitenstrangbahn

1. Neuron (ungekreuzt)
   Von den Endorganen (Propriozeptoren) in Muskeln, Sehnen und im Bindegewebe zu den Kernen der Hintersäule und zum Nucleus thoracicus (Wurzelzellen, Perikaryen in den Spinalganglien).
2. Neuron (ungekreuzt)
   Vom Hinterhorn und vom Nucleus thoracicus als Tractus spinocerebellaris posterior im Seitenstrang und weiter durch den Pedunculus cerebellaris inferior zum Kleinhirn (Strangzellen, Perikaryen im Nucleus thoracicus und an der Basis der Hintersäule).

Bahnen des Rückenmarks

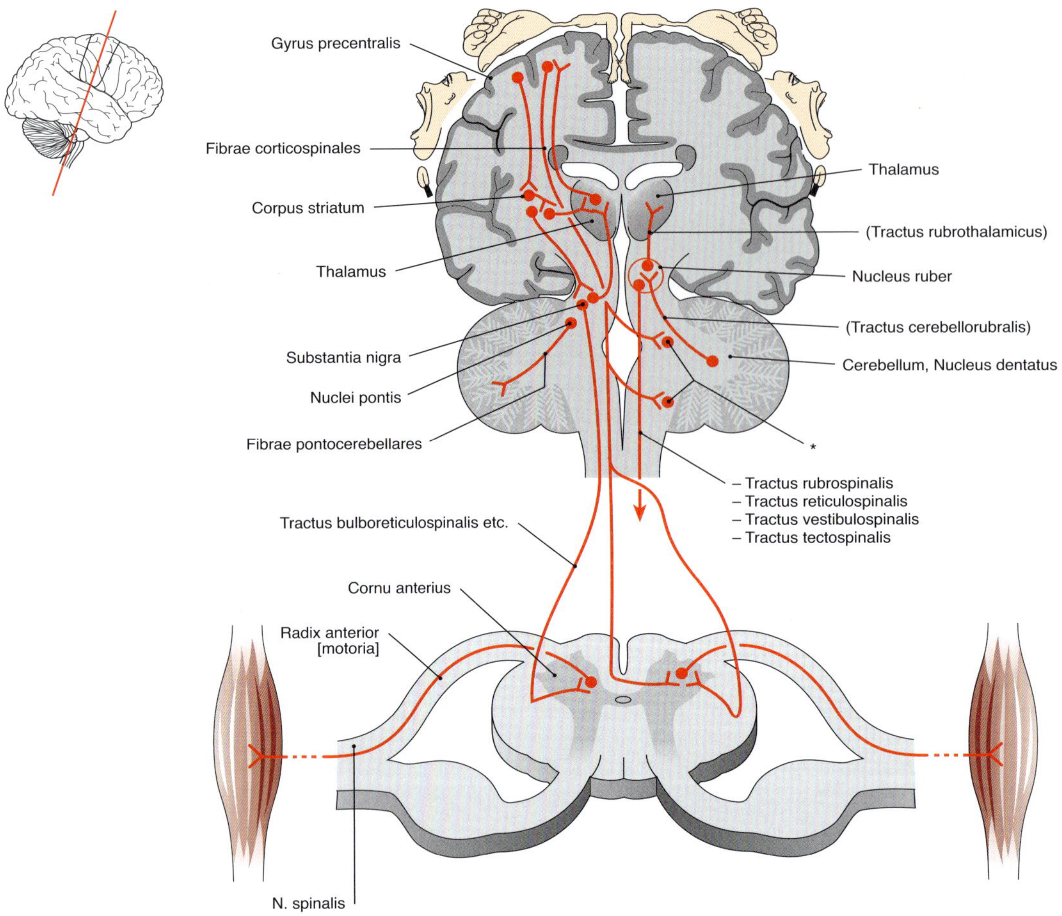

Abb. 1320 Leitungen der Motorik.
* motorische Kerne der Hirnnerven

Efferente Leitungen

Das motorische System umfasst eine Vielzahl von Kerngebieten und Bahnen. Die „letzte gemeinsame Strecke" (motorische Endstrecke) stellen schließlich die Motoneurone dar. Aus didaktischen Gründen wird hier trotz der außerordentlichen Komplexität an der traditionellen Gliederung festgehalten.

(Sog.) Pyramidenbahn

1. (Zentrales) Neuron (gekreuzt)
   Von der Großhirnrinde durch die Capsula interna und die Großhirnstiele zu Interneuronen der Vordersäule und der Hintersäule (Tractus corticospinalis lateralis, Tractus corticospinalis anterior, Perikaryen im Gyrus precentralis). Abzweigung von Fasern für die Hirnnervenkerne (Fibrae corticonucleares und Fibrae corticonucleares bulbi).
2. (Peripheres) Neuron (motorische Endstrecke, α-Motoneurone)
   Vom Vorderhorn zu den motorischen Endplatten in der Skelettmuskulatur (Motoneurone, Perikaryen im Vorderhorn).

(Sog.) extrapyramidalmotorisches System

1. Zentrale Neurone (gekreuzt und ungekreuzt)
   Von der Großhirnrinde, insbesondere dem Gyrus precentralis und den davor liegenden Rindengebieten unter Einschaltung von Endhirnkernen, Thalamus, Nucleus subthalamicus, Nucleus ruber, Substantia nigra, Kleinhirn etc. und der Ausbildung von steuernden Rückkoppelungen zu Interneuronen der Vordersäule (Tractus rubrospinalis, Tractus vestibulospinales medialis et lateralis, Tractus reticulospinalis, Tractus tectospinalis).
2. Peripheres Neuron (motorische Endstrecke, α-Motoneurone)
   Vom Vorderhorn zu den motorischen Endplatten in der Skelettmuskulatur (Motoneurone, Perikaryen im Vorderhorn).

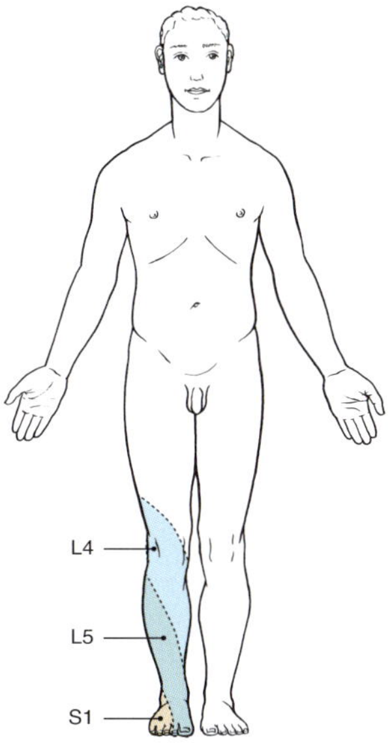

Abb. 1321 Gestörte Hautinnervation bei Lähmung einzelner besonders häufig betroffener Spinalnerven.

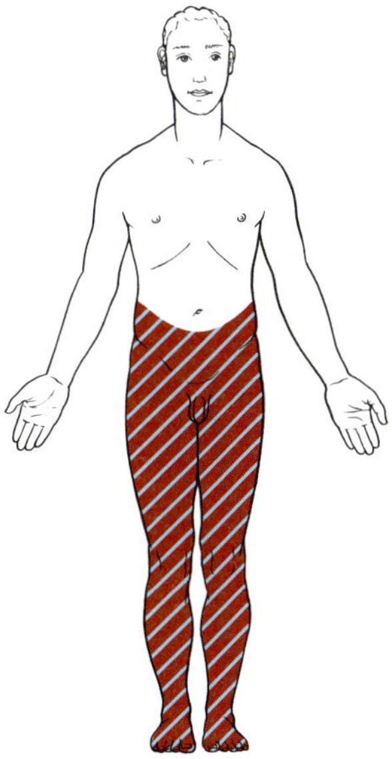

Abb. 1322 Vollständige Querschnittslähmung auf Höhe des 11. Thorakalsegmentes.
Ausfall der gesamten Motorik und der gesamten Sensibilität.

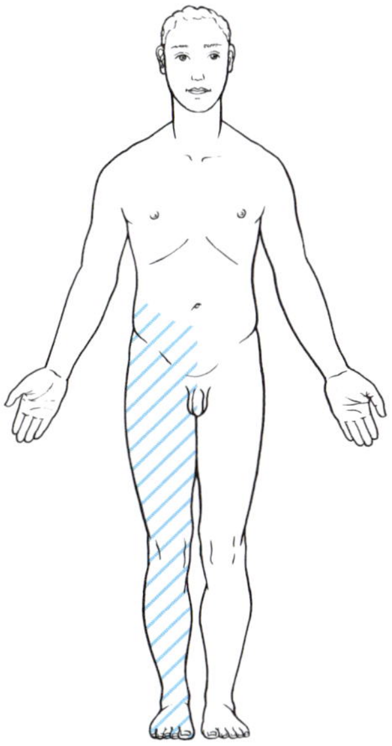

Abb. 1323 Lähmung der rechten Hinterstrangbahnen auf Höhe des 11. Thorakalsegmentes.
Ausfall der feinen Tastempfindung, des Lage- und des Vibrationssinnes (die grobe Berührungsempfindung bleibt erhalten).

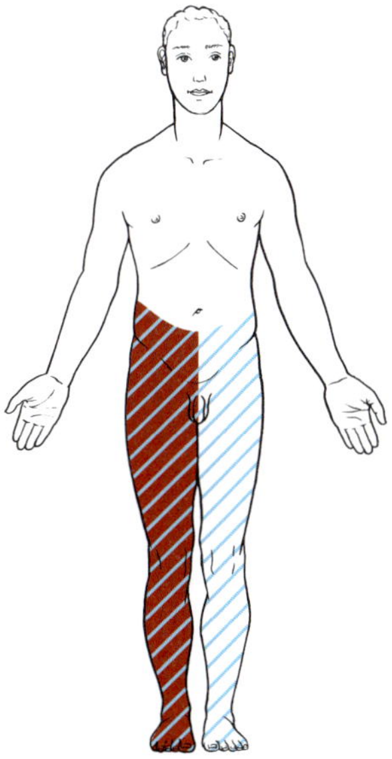

Abb. 1324 Halbseitenlähmung (BROWN-SÉQUARD) bedingt durch eine rechts halbseitige Unterbrechung des Rückenmarks auf Höhe des 11. Thorakalsegmentes.
Rechte Seite (homolateral): Lähmung der Motorik (zuerst schlaff, später spastisch); Ausfall der feinen Tastempfindung, des Lage- und des Vibrationssinnes (die grobe Berührungsempfindung bleibt erhalten).
Linke Seite (kontralateral): Ausfall der Schmerz- und der Temperaturempfindung.

Augenlider

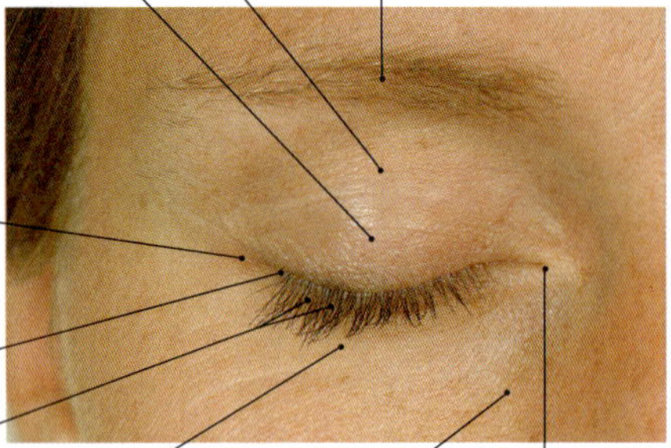

Abb. 1325 Augenlider, Palpebrae.

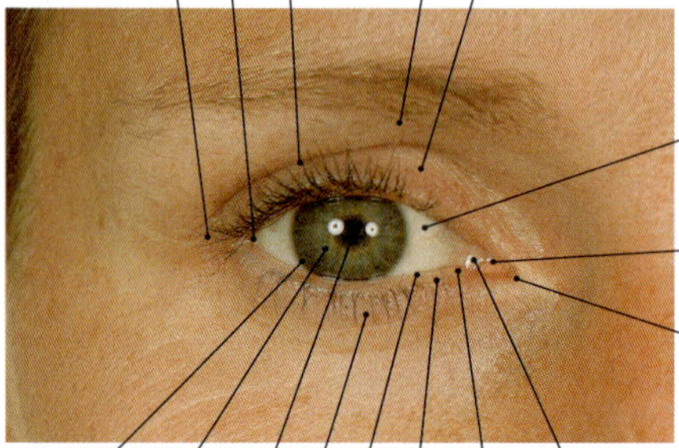

Abb. 1326 Auge, Oculus, und Augenlider, Palpebrae.

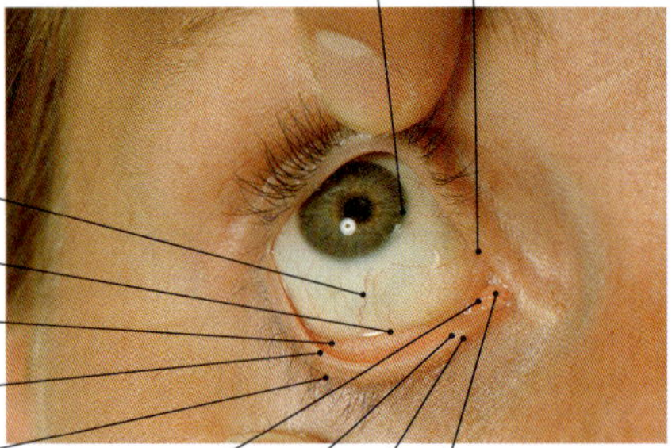

Abb. 1327 Auge, Oculus, und Augenlider, Palpebrae.

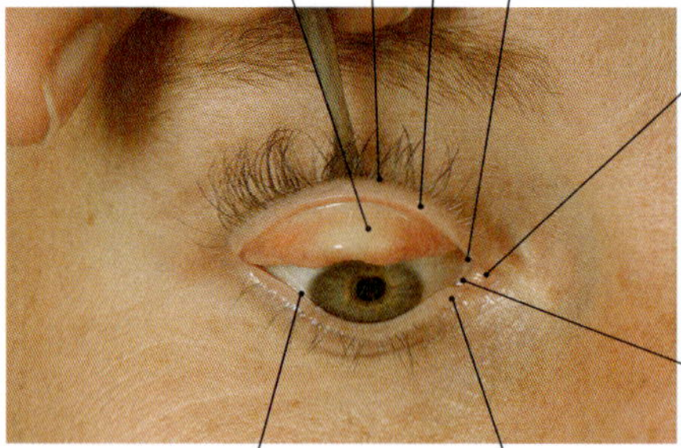

Abb. 1328 Auge, Oculus, und Augenlider, Palpebrae. Die Umstülpung des Oberlids (Extropionieren) wird durch die Steifheit des Tarsus erschwert und am besten unter Zuhilfenahme eines kleinen Hakens durchgeführt.

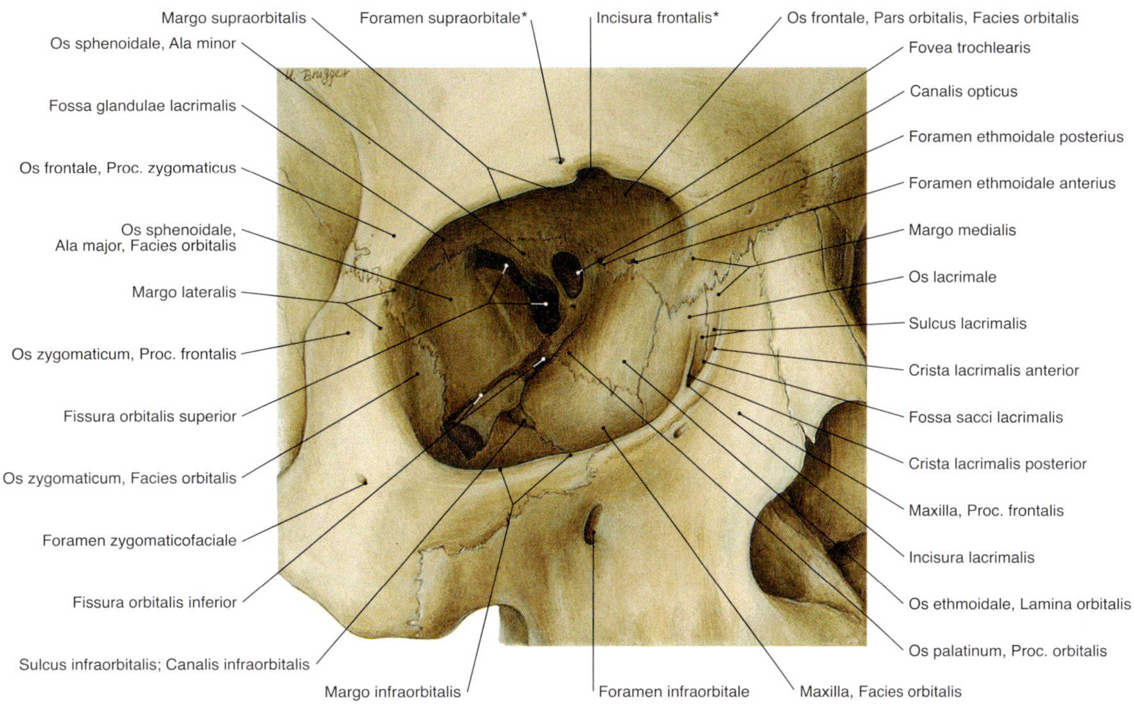

Abb. 1329 Augenhöhle, Orbita;
von schräg lateral.
* Diese Stellen können als Foramina oder als Incisurae ausgebildet sein.

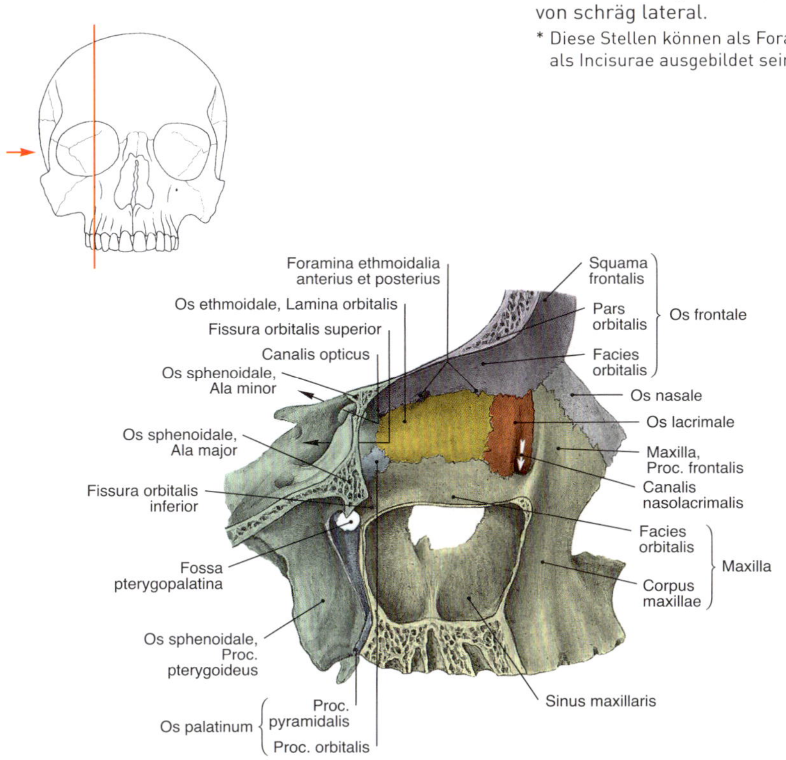

Abb. 1330 Mediale Wand, Paries medialis, der Augenhöhle, Orbita;
von lateral.

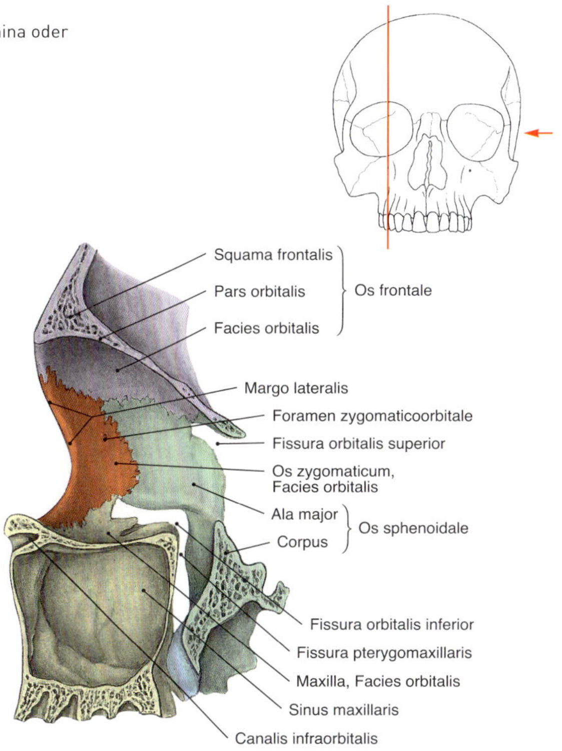

Abb. 1331 Laterale Wand, Paries lateralis, der Augenhöhle, Orbita;
von medial.

Augenlider

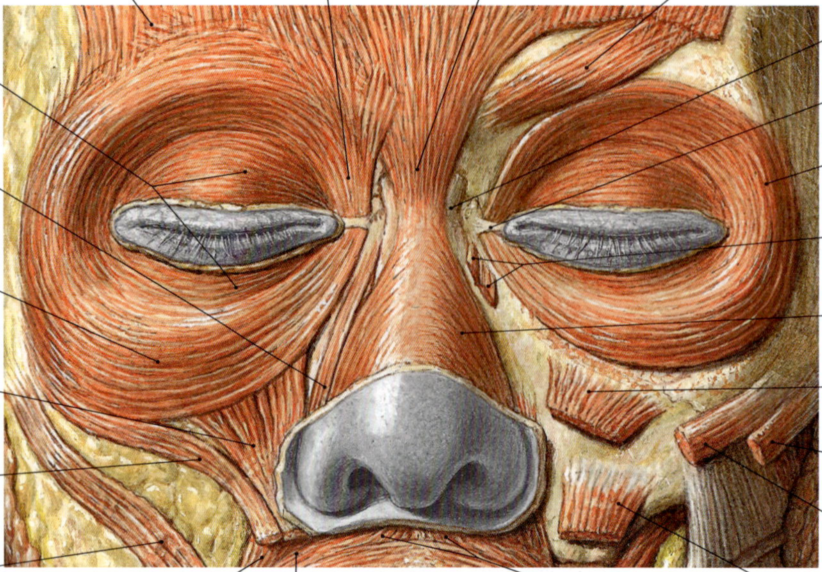

→ 119, 120, T 1 a, c, d, e

Abb. 1332 Gesichtsmuskeln, Mm. faciei.

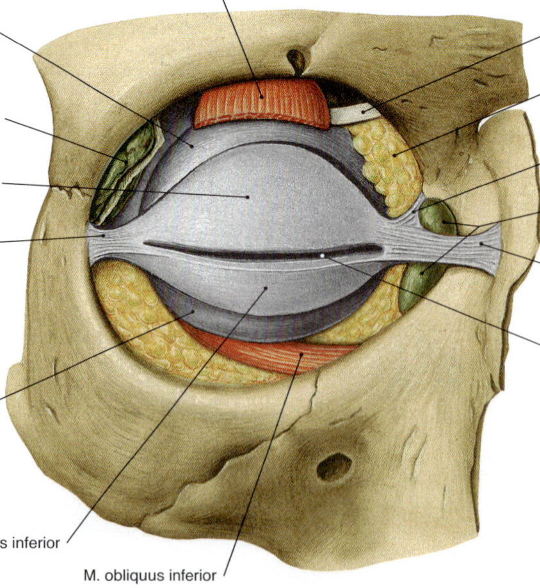

Abb. 1333 Eingang in die Augenhöhle, Aditus orbitalis, mit Augenlidern, Palpebrae.

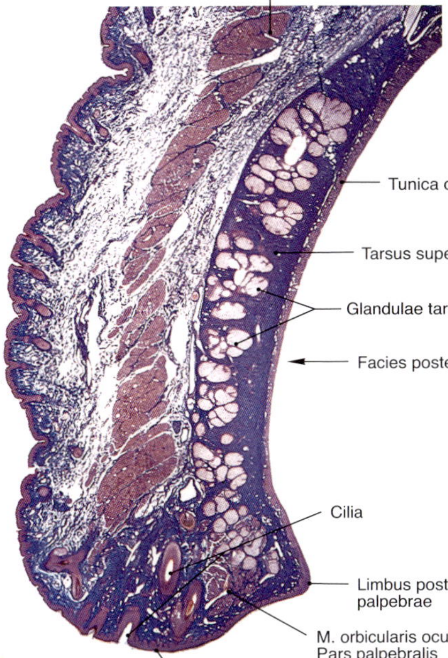

Abb. 1334 Oberlid, Palpebra superior;
Fotografie eines mikroskopischen Präparates;
Azanfärbung;
Sagittalschnitt, Lupenvergrößerung.
* klinisch: MEIBOM'sche Drüsen

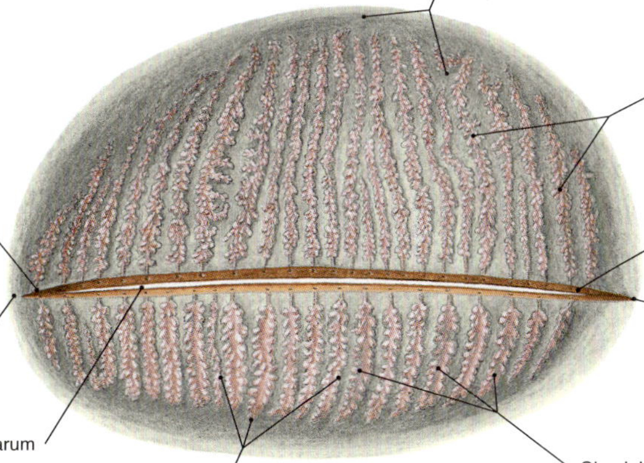

Abb. 1335 Augenlider, Palpebrae;
Drüsenschläuche der Glandulae tarsales in aufgehelltem Präparat;
von hinten.

Tränenapparat

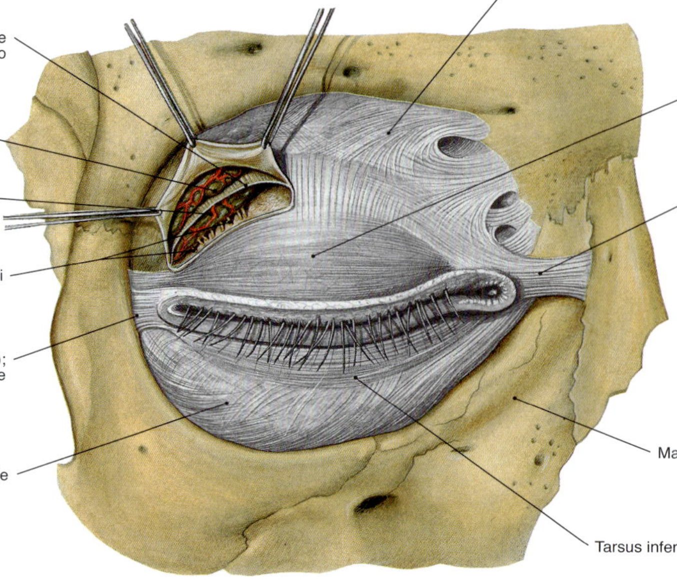

Abb. 1336 Eingang in die Augenhöhle, Aditus orbitalis, mit Augenlidern, Palpebrae, und Tränendrüse, Glandula lacrimalis.

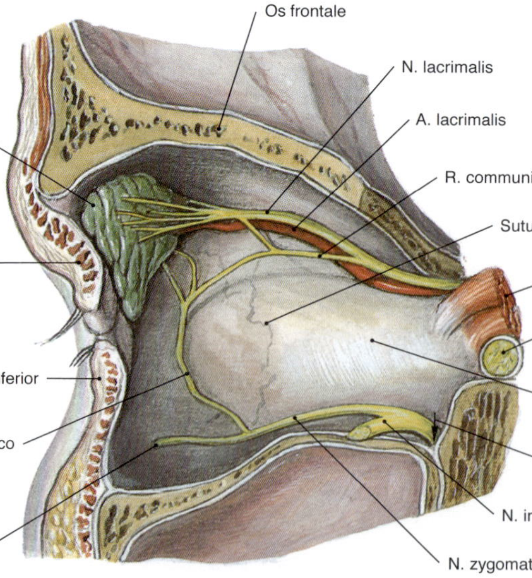

Abb. 1337 Innervation der Tränendrüse, Glandula lacrimalis; von medial.

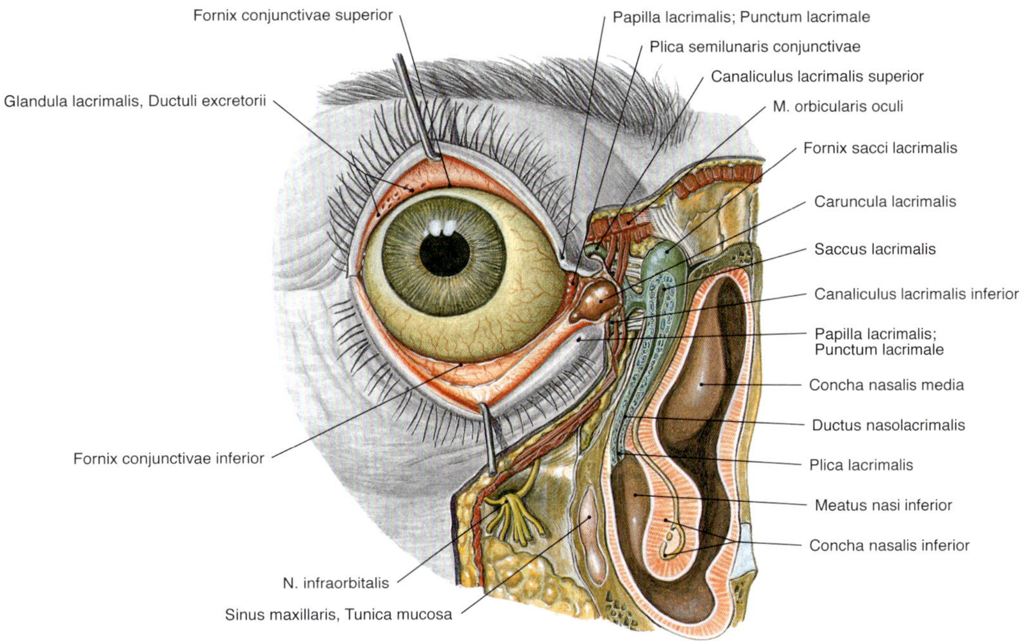

Abb. 1338 Tränenapparat, Apparatus lacrimalis; Augenlider vom Augapfel weggezogen; Tränen-Nasengang bis zu seiner Mündung in den Meatus nasalis inferior eröffnet.

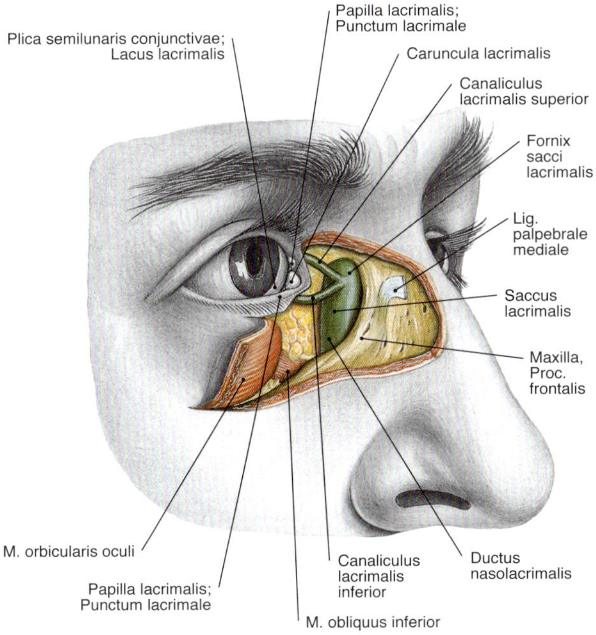

Abb. 1339 Tränenapparat, Apparatus lacrimalis.

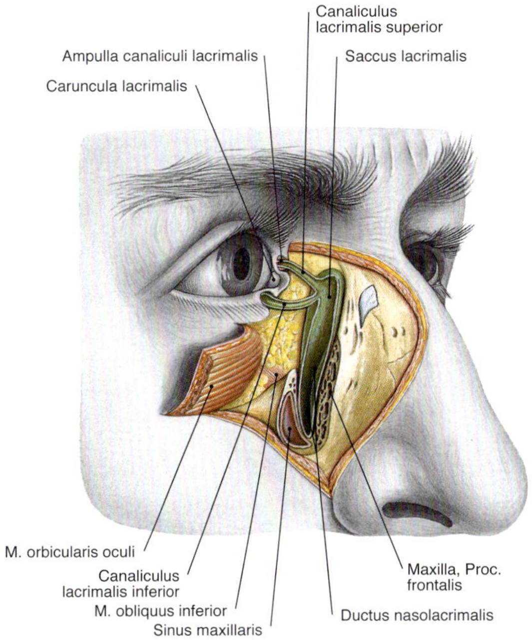

Abb. 1340 Tränenapparat, Apparatus lacrimalis; Tränen-Nasengang und Tränenkanälchen eröffnet.

Äußere Augenmuskeln

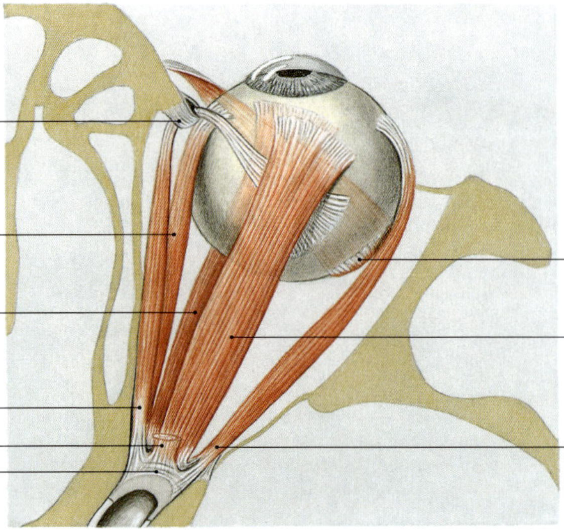

Abb. 1341 Äußere Augenmuskeln, Mm. bulbi; Schema; von oben.

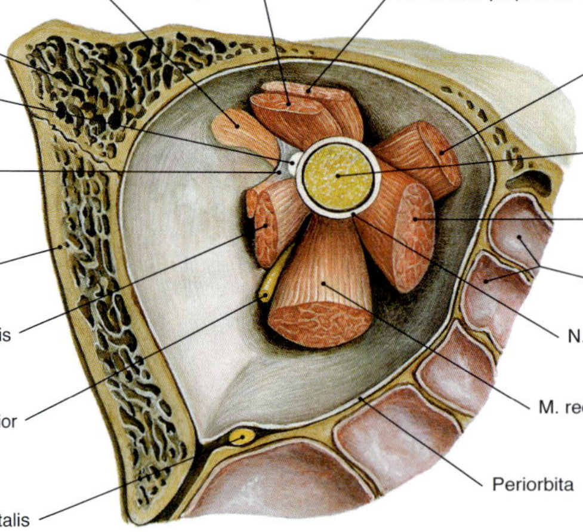

Abb. 1342 Äußere Augenmuskeln, Mm. bulbi; von vorn.

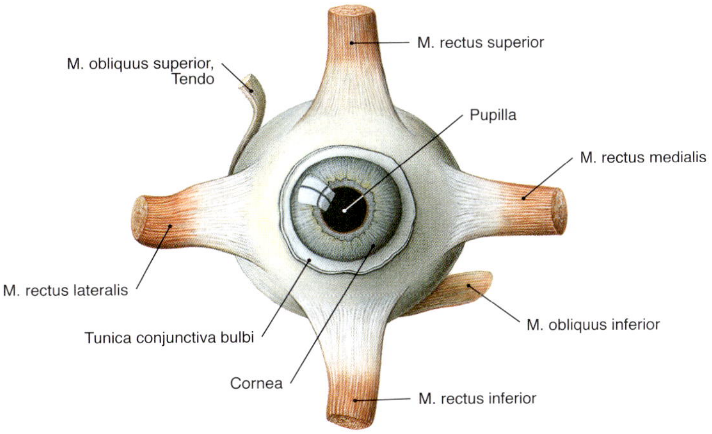

Abb. 1343 Äußere Augenmuskeln, Mm. bulbi.

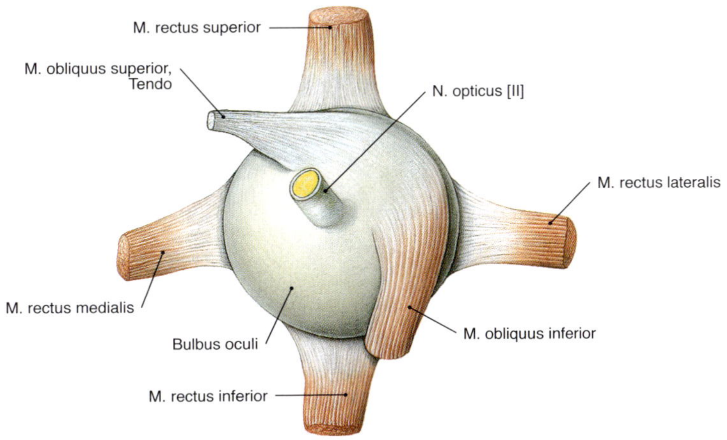

Abb. 1344 Äußere Augenmuskeln, Mm. bulbi; von hinten.

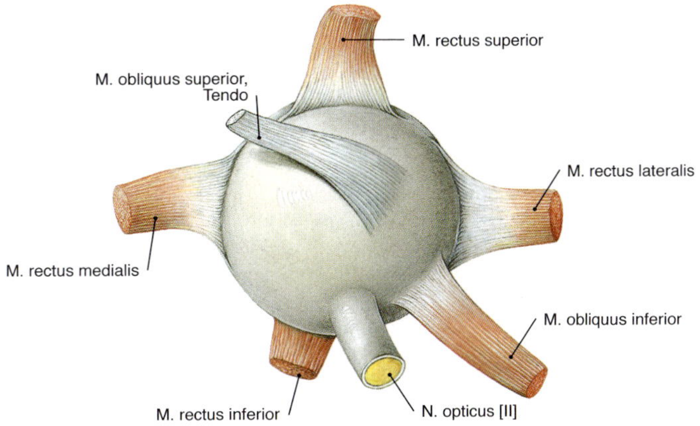

Abb. 1345 Äußere Augenmuskeln, Mm. bulbi; von hinten oben.

Äußere Augenmuskeln

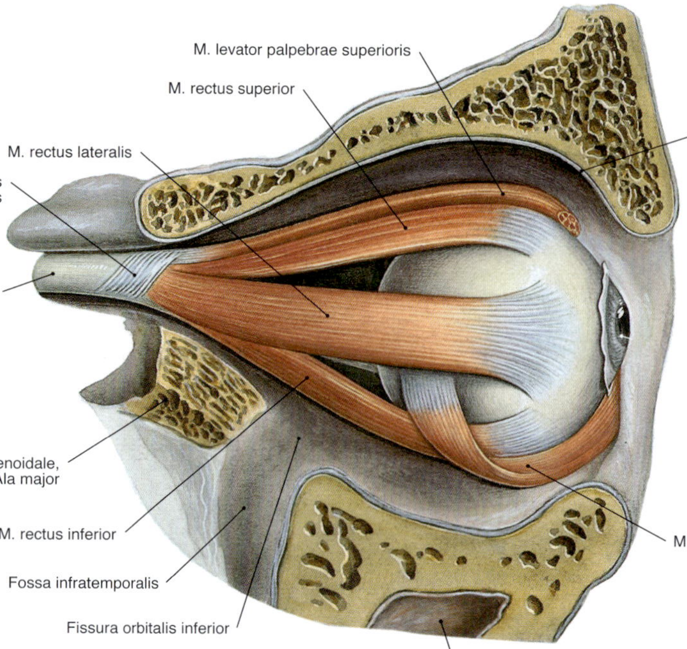

Abb. 1346 Äußere Augenmuskeln, Mm. bulbi; von lateral.

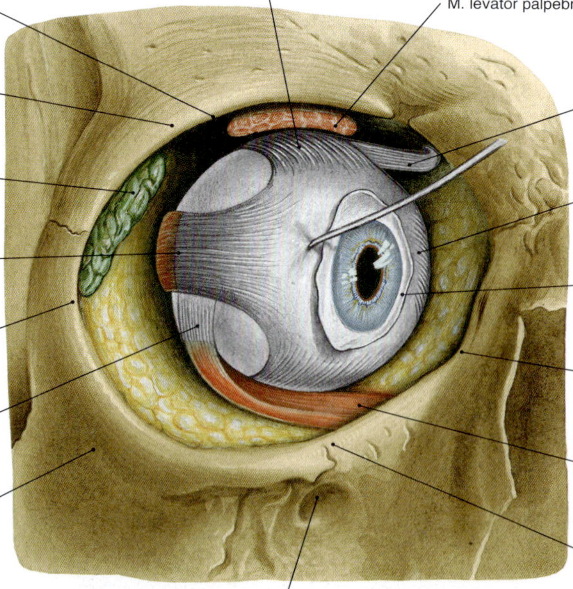

Abb. 1347 Äußere Augenmuskeln, Mm. bulbi; von schräg vorn.

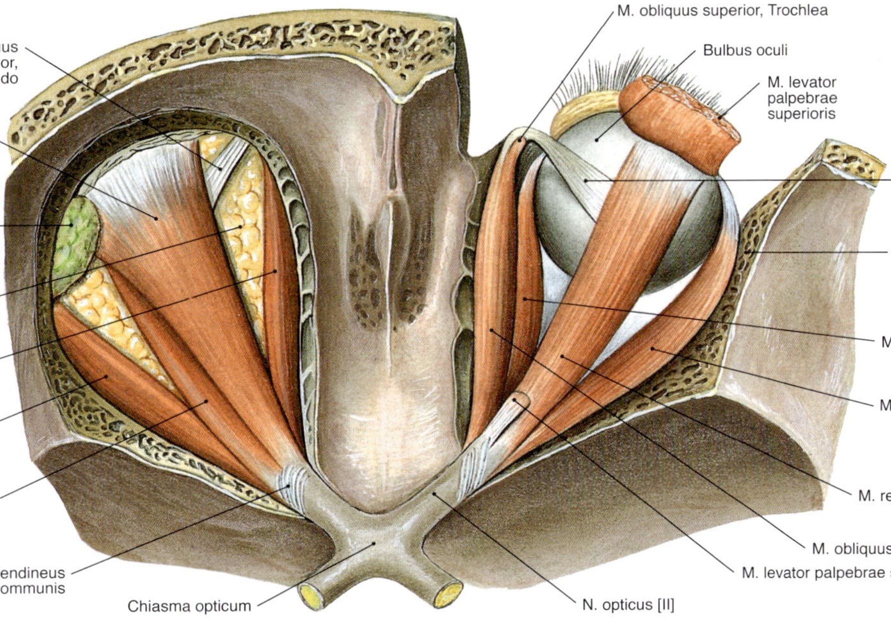

Abb. 1348 Äußere Augenmuskeln, Mm. bulbi; von oben.

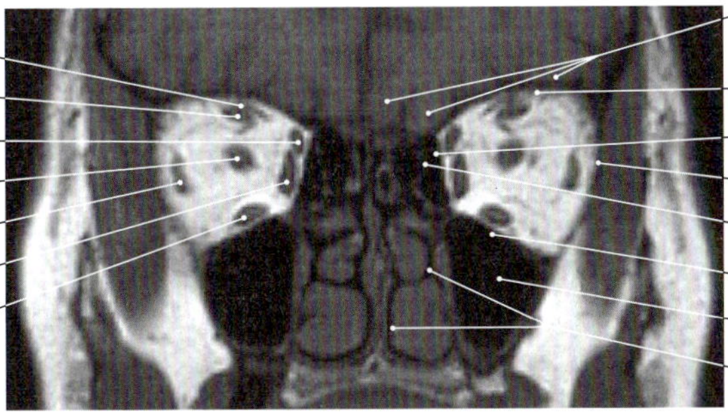

Abb. 1349 Äußere Augenmuskeln, Mm. bulbi; magnetresonanztomographischer Frontalschnitt (MRT) auf Höhe der Mitte der Augenhöhle; von vorn.

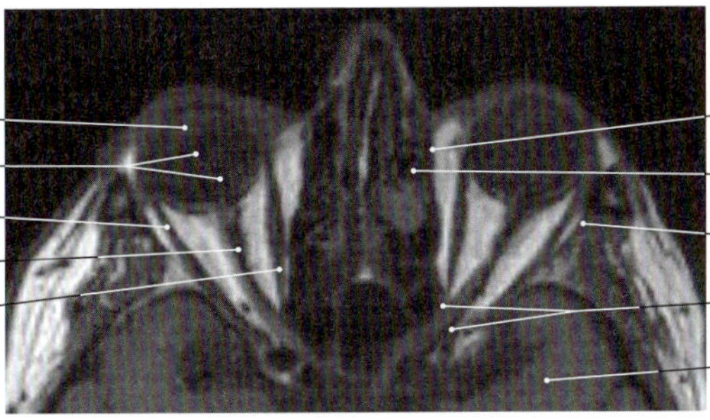

Abb. 1350 Augapfel, Bulbus oculi, und äußere Augenmuskeln, Mm. bulbi; magnetresonanztomographischer Querschnitt (MRT) auf Höhe des Sehnervs; von oben.

Augapfel, Aufbau

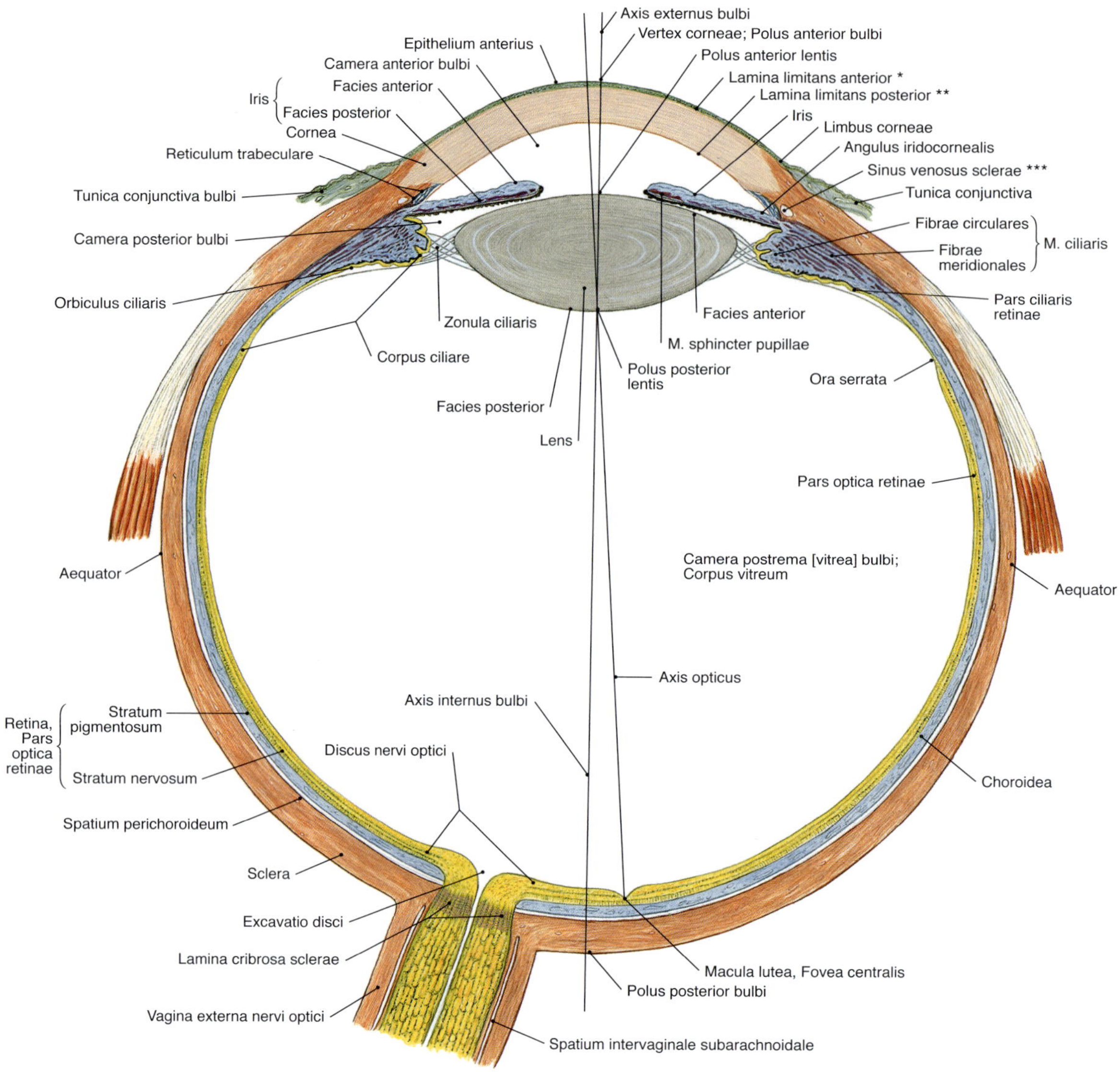

Abb. 1351 Augapfel, Bulbus oculi; schematisierter Horizontalschnitt in Höhe des Abgangs des Sehnervs.

* klinisch: BOWMAN'sche Membran
** klinisch: DESCEMET'sche Membran
*** klinisch: SCHLEMM'scher Kanal

Maße des Augapfels

(Durchschnittswerte nach anatomischer und ophthalmologischer Literatur)

Äußerer Bulbusdurchmesser, Axis externus bulbi	24,0 mm	Krümmungsradius der Sclera	13,0 mm
Innerer Bulbusdurchmesser, Axis internus bulbi	22,5 mm	Krümmungsradius der Cornea	7,8 mm
Dicke der Cornea	0,5 mm	Brechwert des gesamten Auges (Fernsicht)	59 Dioptrien
Tiefe der vorderen Augenkammer	3,6 mm	Brechwert der Cornea	43 Dioptrien
Dicke der Linse	3,6 mm	Brechwert der Linse (Fernsicht)	19 Dioptrien
Abstand zwischen Linse und Netzhaut	15,6 mm	Abstand beider Pupillen	61–69 mm
Dicke der Netzhaut	0,3 mm		

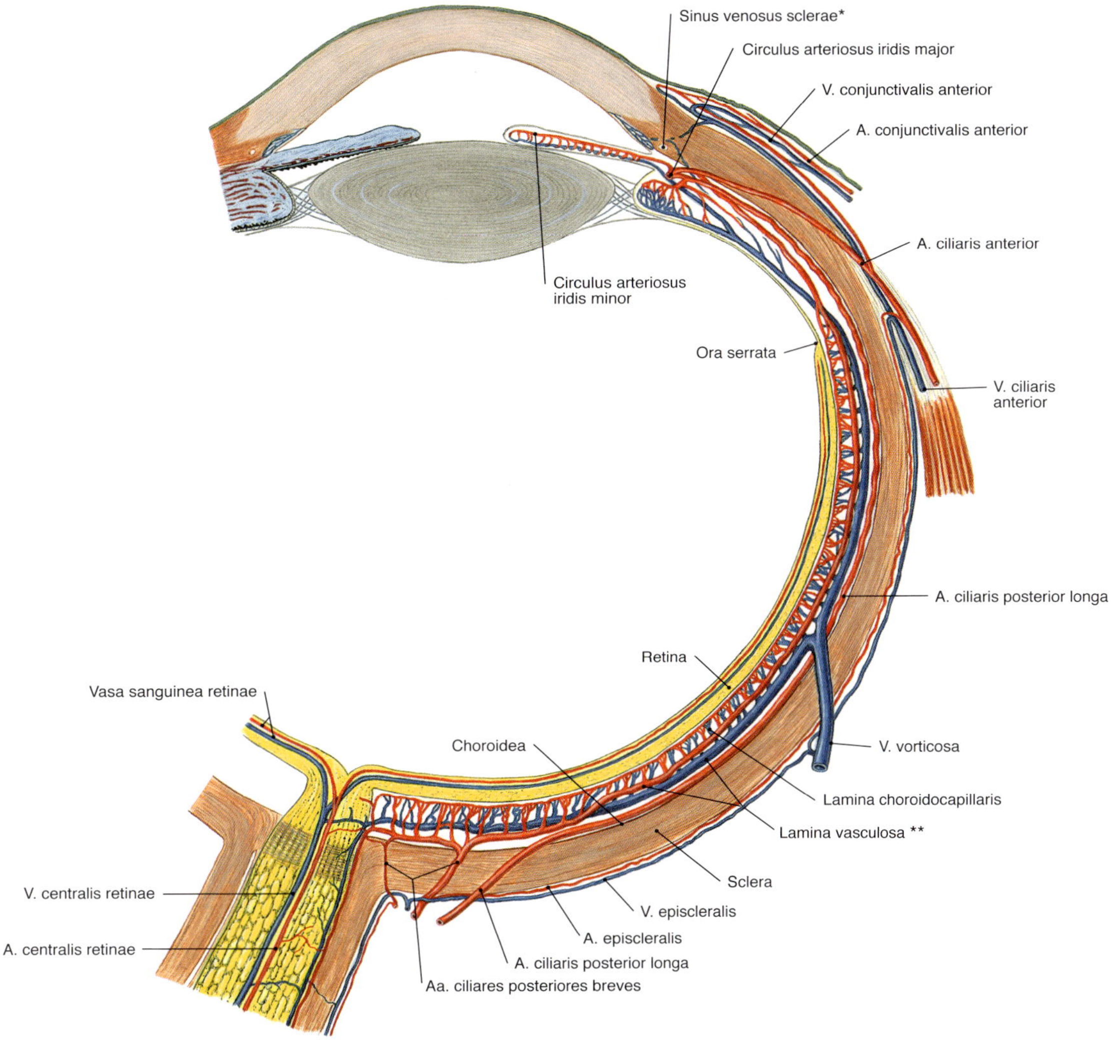

Abb. 1352 Blutgefäße des Augapfels, Bulbus oculi.
* klinisch: SCHLEMM'scher Kanal
** klinisch: Uvea

Augenhäute, Tunicae bulbi

Äußere Augenhaut, Tunica fibrosa bulbi
- Hornhaut, Cornea (stärker gewölbt, glasklar)
- Lederhaut, Sclera (weniger gewölbt, undurchsichtig; beim Kind bläulich weiß, im Alter gelblich weiß)

Mittlere Augenhaut, Tunica vasculosa bulbi
- Regenbogenhaut, Iris, mit zentraler runder Öffnung, Pupille, Pupilla
- Ziliarkörper, Corpus ciliare, mit M. ciliaris, Proc. ciliaris, Zonula ciliaris mit Fibrae zonulares und Spatia zonularia
- Aderhaut, Choroidea

Innere Augenhaut (Netzhaut), Tunica interna bulbi
- Blinder Anteil, Pars caeca retinae (vom Margo pupillaris iridis bis zur Ora serrata)
  Pars iridica retinae (einschichtig, stark pigmentiert)
  Pars ciliaris retinae (einschichtig, unpigmentiert)
- Sehender Anteil, Pars optica retinae (mehrschichtig)
  1. Neuron: Sehzellen (Stäbchenzellen – Helligkeitssehen; Zapfenzellen – Farbsehen)
  2. Neuron: bipolare Ganglienzellen innerhalb der Retina (Ganglion retinae)
  3. Neuron: multipolare Ganglienzellen (Ganglion opticum), deren lange Axone den N. opticus aufbauen und über die Tractus optici zu den Schaltzentren im Gehirn ziehen

Ziliarkörper und Regenbogenhaut

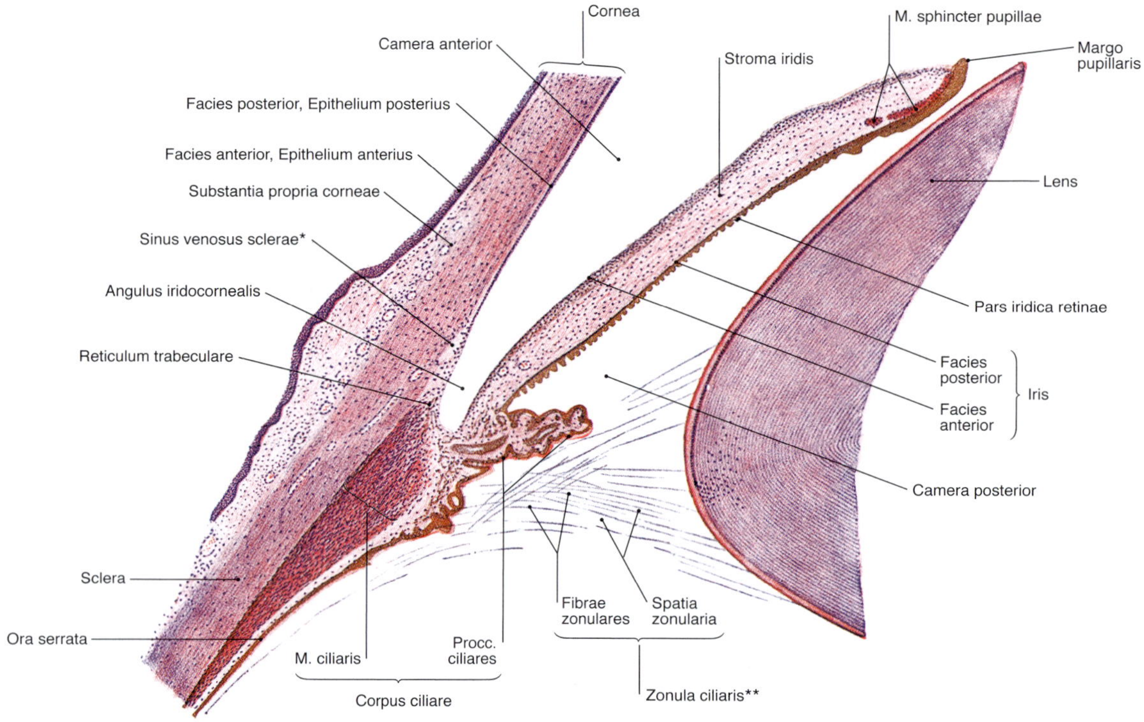

Abb. 1353 Augapfel, Bulbus oculi; schematisierter Horizontalschnitt auf Höhe der Mitte der Pupille.
* klinisch: SCHLEMM'scher Kanal
** klinisch: Zonula ZINNI

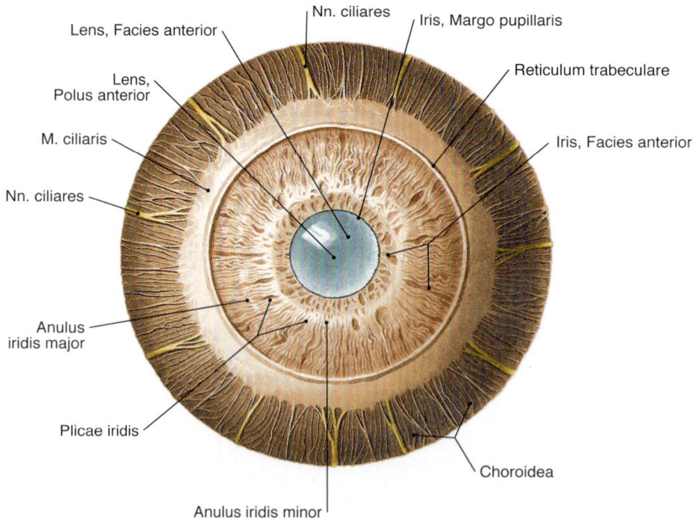

Abb. 1354 Regenbogenhaut, Iris, und Pupille, Pupilla; nach Abtrennung der äußeren Augenhaut samt der Hornhaut; von vorn.

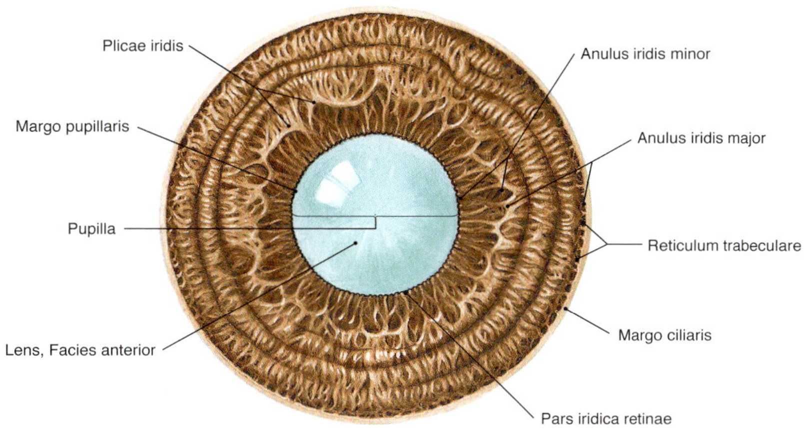

Abb. 1355 Regenbogenhaut, Iris; nach Ablösung der Hornhaut; von vorn.

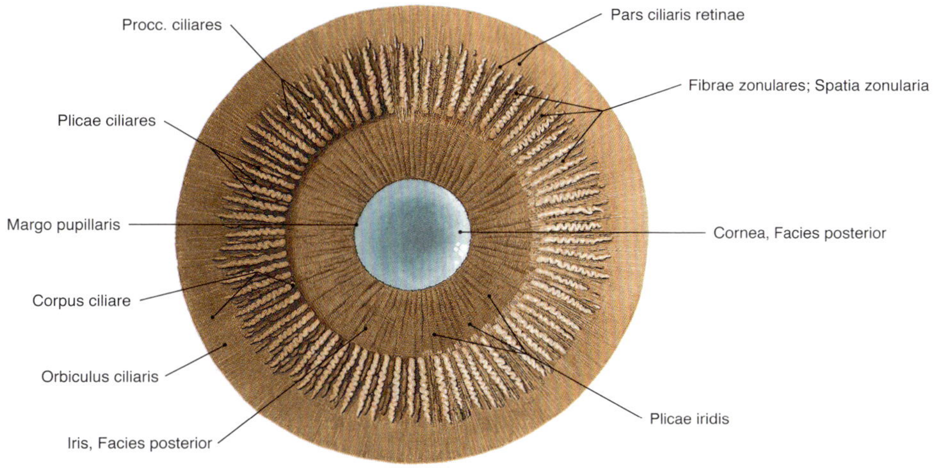

Abb. 1356 Regenbogenhaut, Iris; von hinten.

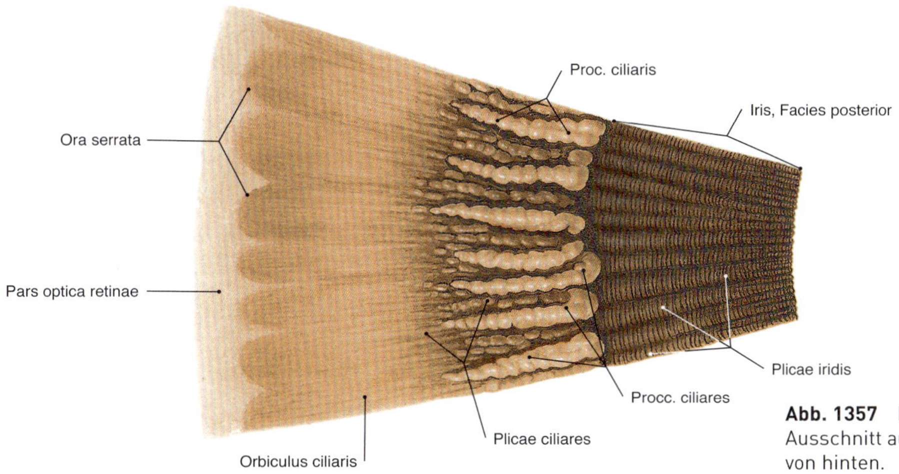

Abb. 1357 Regenbogenhaut, Iris; Ausschnitt aus Abb. 1356; von hinten.

Augenlinse

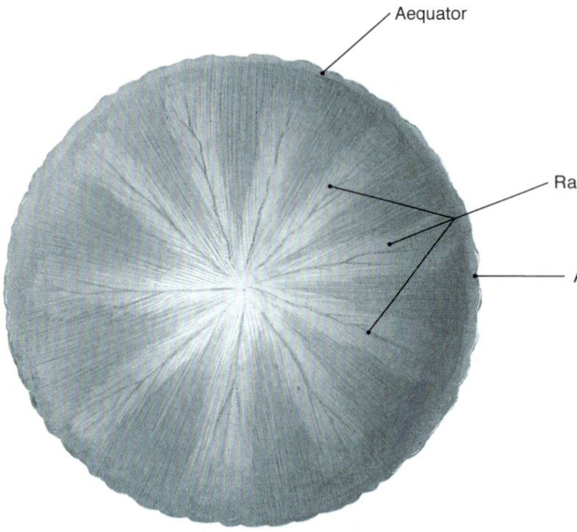

Abb. 1358 Augenlinse, Lens; von vorn.

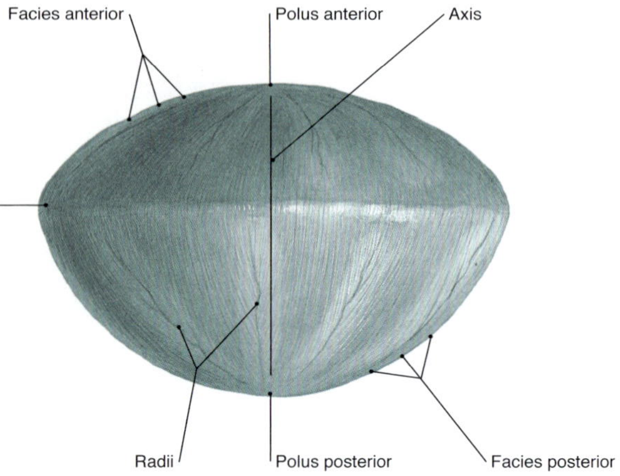

Abb. 1359 Augenlinse, Lens; vom Äquator her.

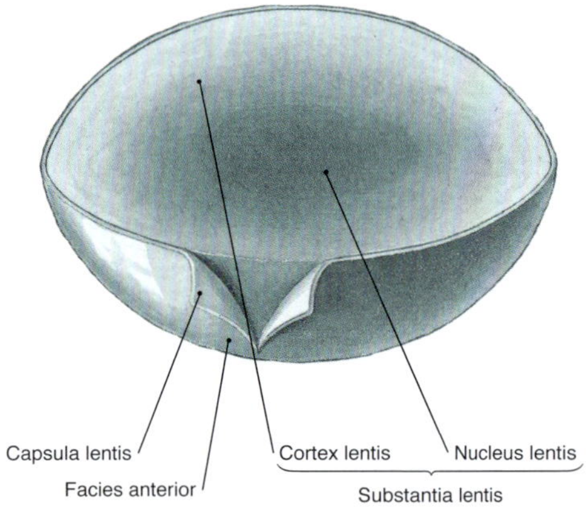

Abb. 1360 Augenlinse, Lens; von schräg vorn.

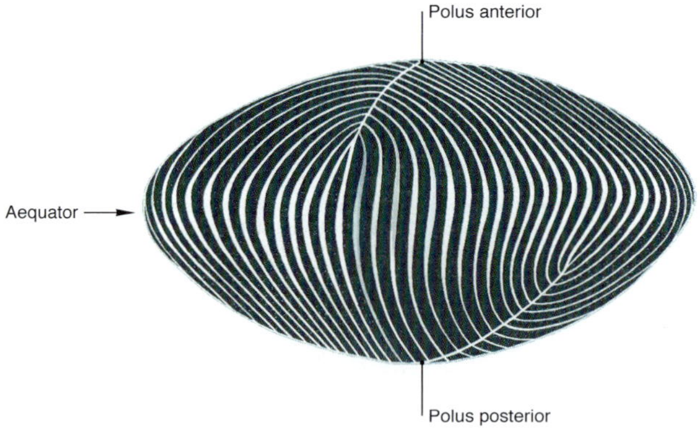

Abb. 1361 Augenlinse, Lens; schematische Darstellung der Linsenfasern beim Neugeborenen; vom Äquator her.

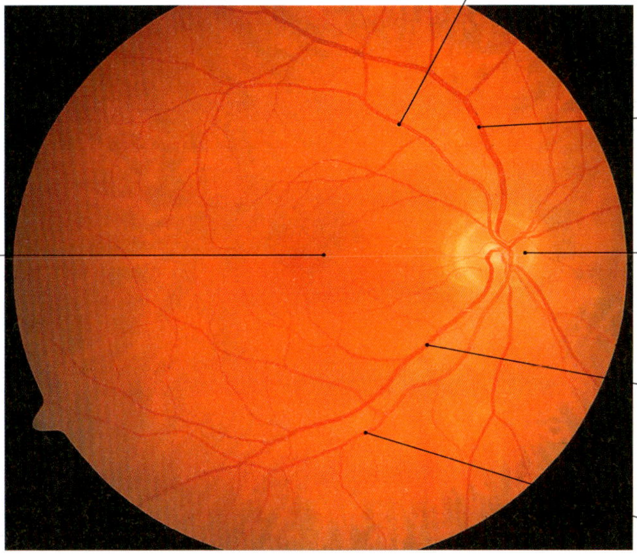

Abb. 1362 Augenhintergrund, Fundus oculi; ophthalmoskopisches Bild des zentralen Bereichs; von vorn.
* klinisch: Gelber Fleck
** klinisch: Papille oder Blinder Fleck

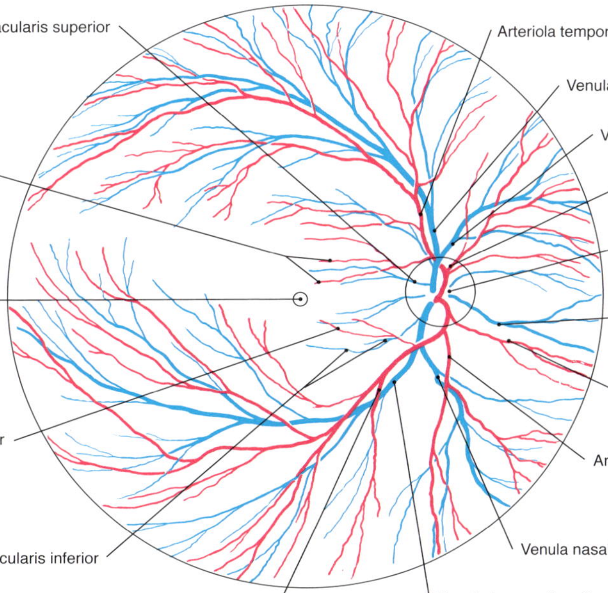

Abb. 1363 Blutgefäße der Netzhaut, Vasa sanguinea retinae; schematische Darstellung des Verlaufs; von vorn.

Sehnerv

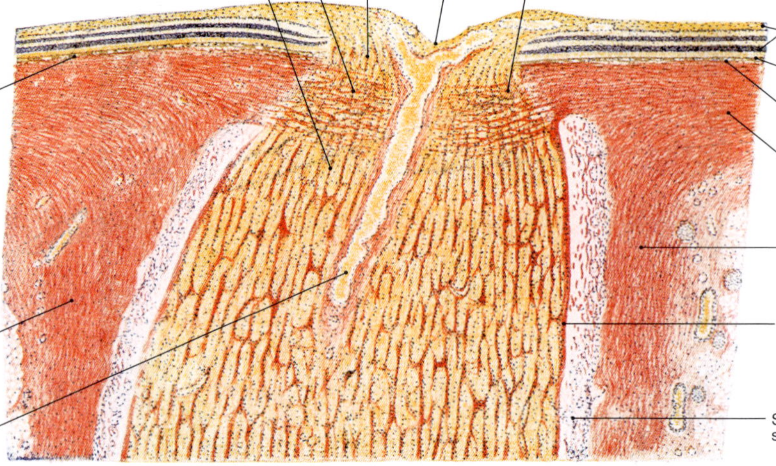

Abb. 1364 Sehnerv, N. opticus [II];
Horizontalschnitt durch die Austrittsstelle aus dem Augapfel.

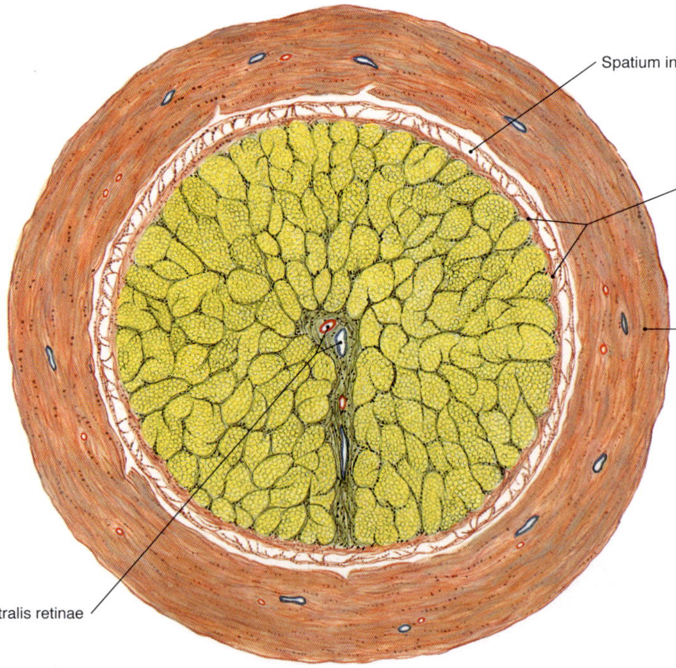

Abb. 1365 Sehnerv, N. opticus [II];
Querschnitt in der Nähe des Augapfels.

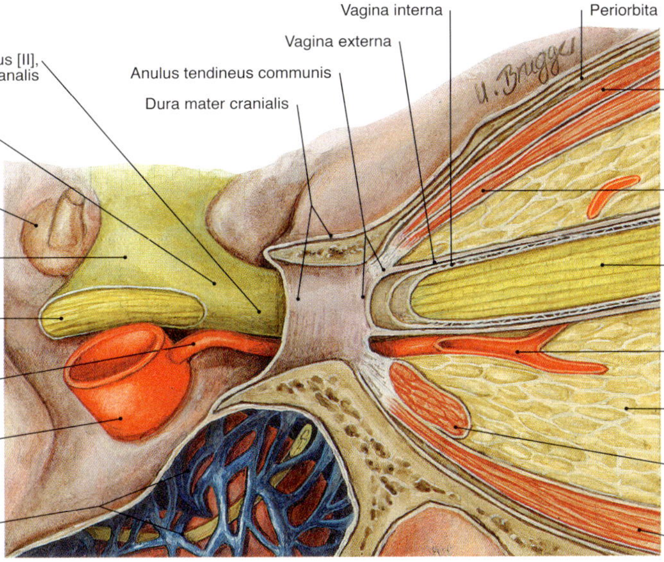

Abb. 1366 Sehnerv, N. opticus [II];
nach Eröffnung des Canalis opticus;
von rechts.

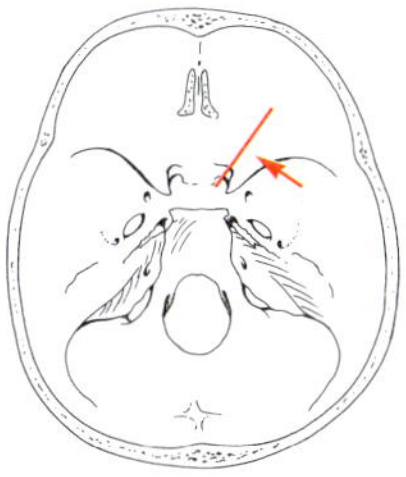

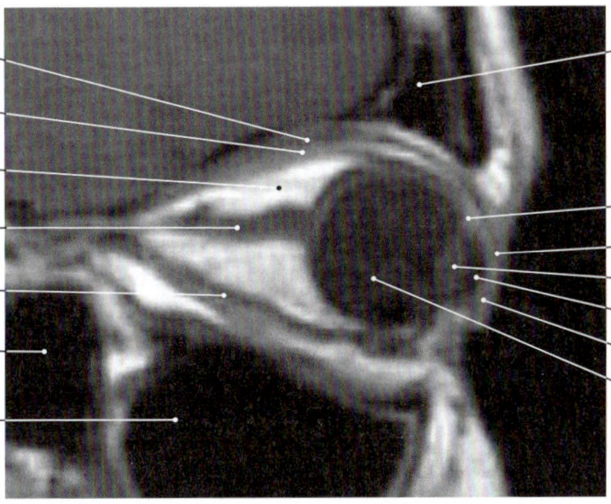

Abb. 1367 Augenhöhle, Orbita;
vertikaler magnetresonanztomographischer Schnitt (MRT)
entlang des Sehnervs;
von rechts.

→ 1379

Sehbahn und Blutgefäße

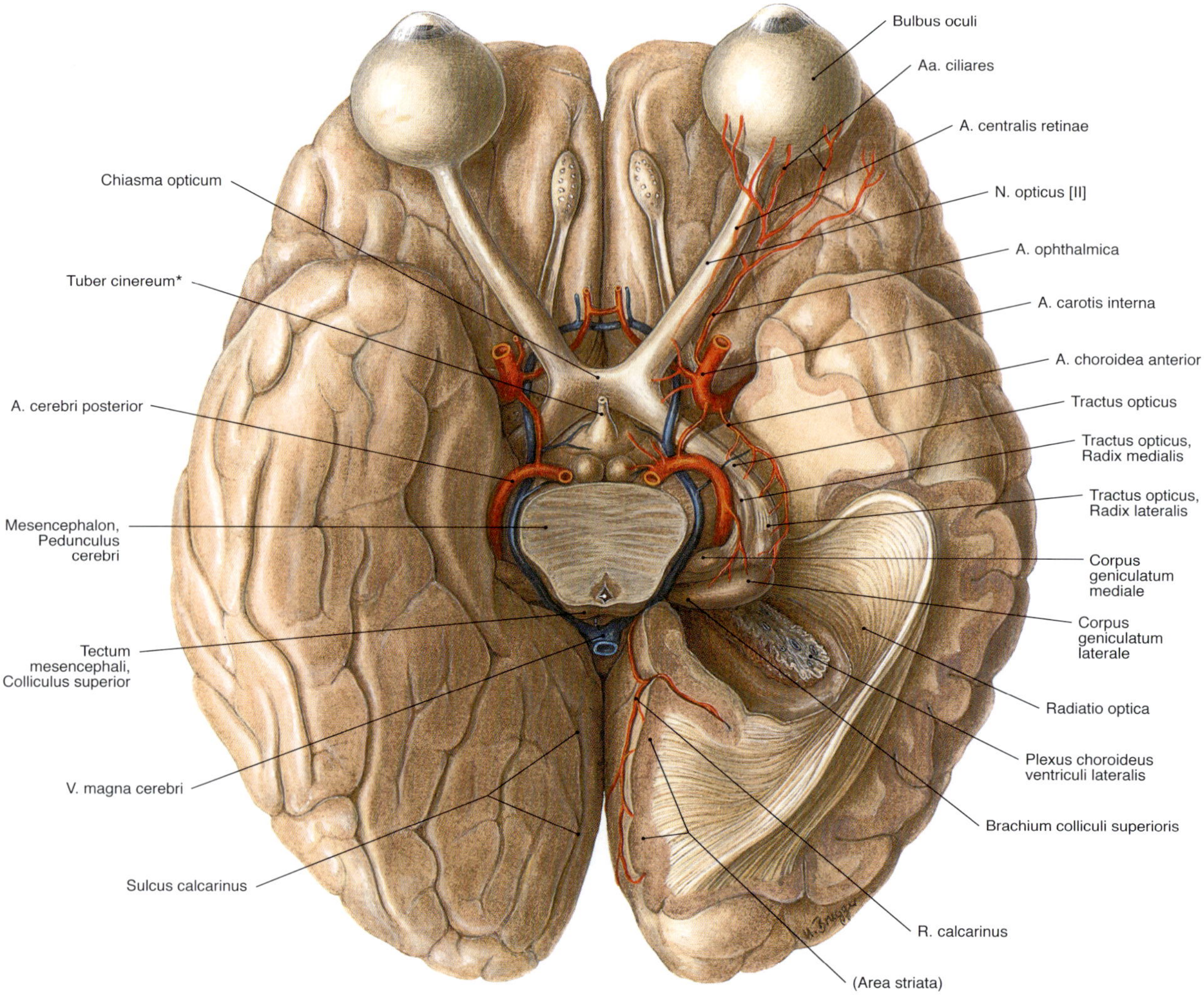

Abb. 1368 Gehirn, Cerebrum, und Gefäßversorgung der Sehbahn; von unten.
Die Hypophyse ist hier an ihrem Stiel (*) abgetrennt. Sie liegt in enger Nähe zum Chiasma opticum, was bei Hypophysentumoren zu Sehstörungen führen kann.

Sehbahn

1. Neuron: Stäbchen- und Zapfenzellen der Netzhaut
2. Neuron: bipolare Ganglienzellen der Netzhaut (Perikaryen im Ganglion retinae)
3. Neuron: multipolare Ganglienzellen der Netzhaut (Perikaryen im Ganglion opticum).
   Die Axone des Ganglion opticum erreichen das Corpus geniculatum laterale (Radix lateralis), einige Fasern ziehen allerdings auch in die Area pretectalis und in den Colliculus superior (Radix medialis) sowie in den Hypothalamus. Sie verlaufen im N. opticus zum Chiasma opticum, wo die Fasern vom nasalen Anteil des Augenhintergrundes zur Gegenseite kreuzen. In jedem Tractus opticus ziehen diejenigen Fasern, die Informationen aus den kontralateralen Gesichtsfeldhälften vermitteln.
4. Neuron: Diese Axone ziehen vom Corpus geniculatum laterale aus in das Gebiet um den Sulcus calcarinus zur Area 17 und Area 18 der Großhirnrinde (Area striata).

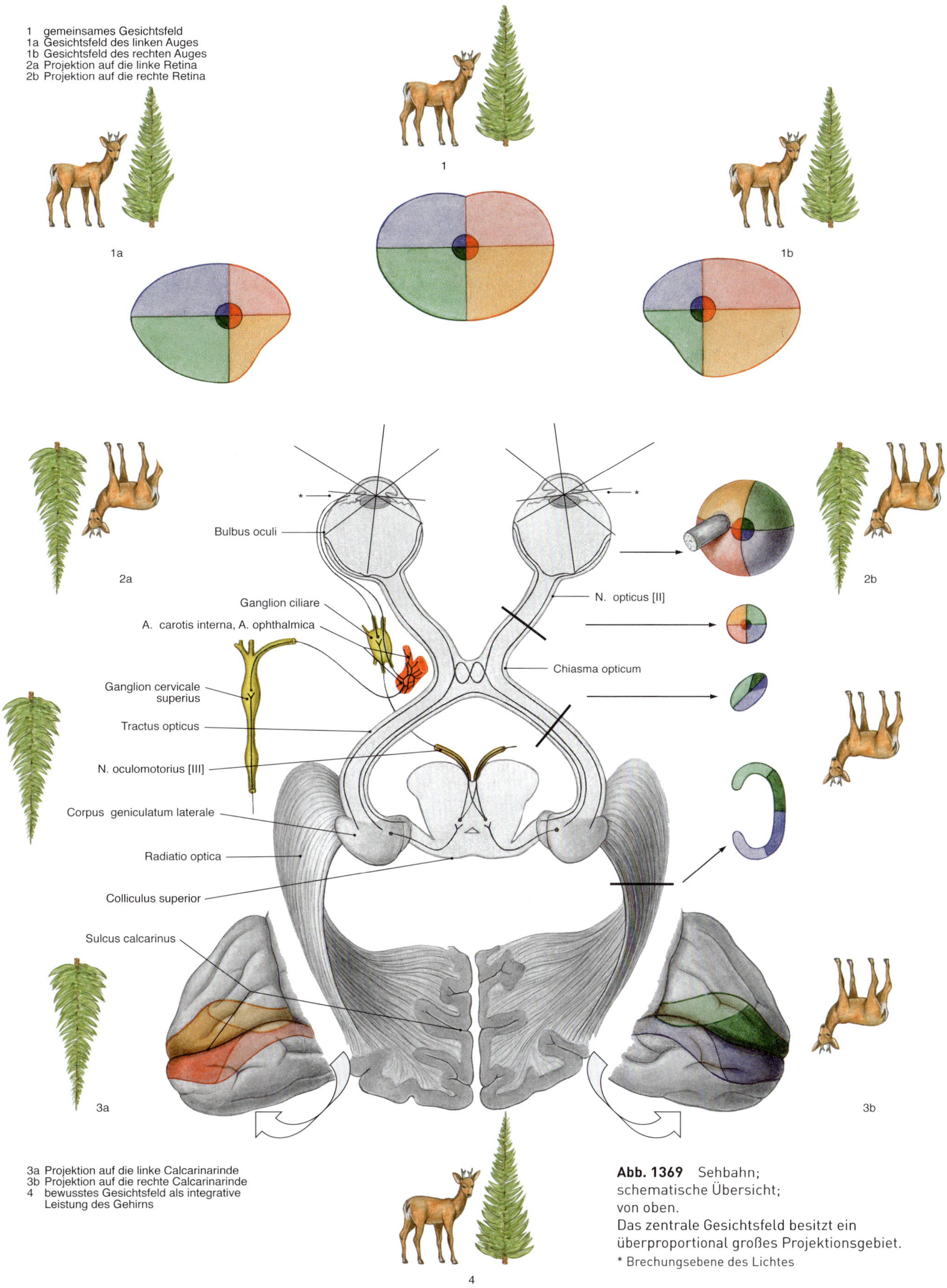

Abb. 1369 Sehbahn; schematische Übersicht; von oben.
Das zentrale Gesichtsfeld besitzt ein überproportional großes Projektionsgebiet.
* Brechungsebene des Lichtes

Augenhöhle, Topographie

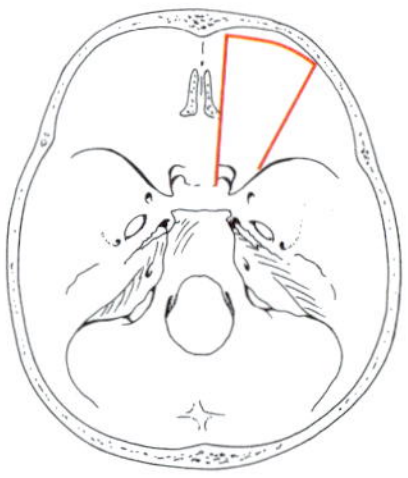

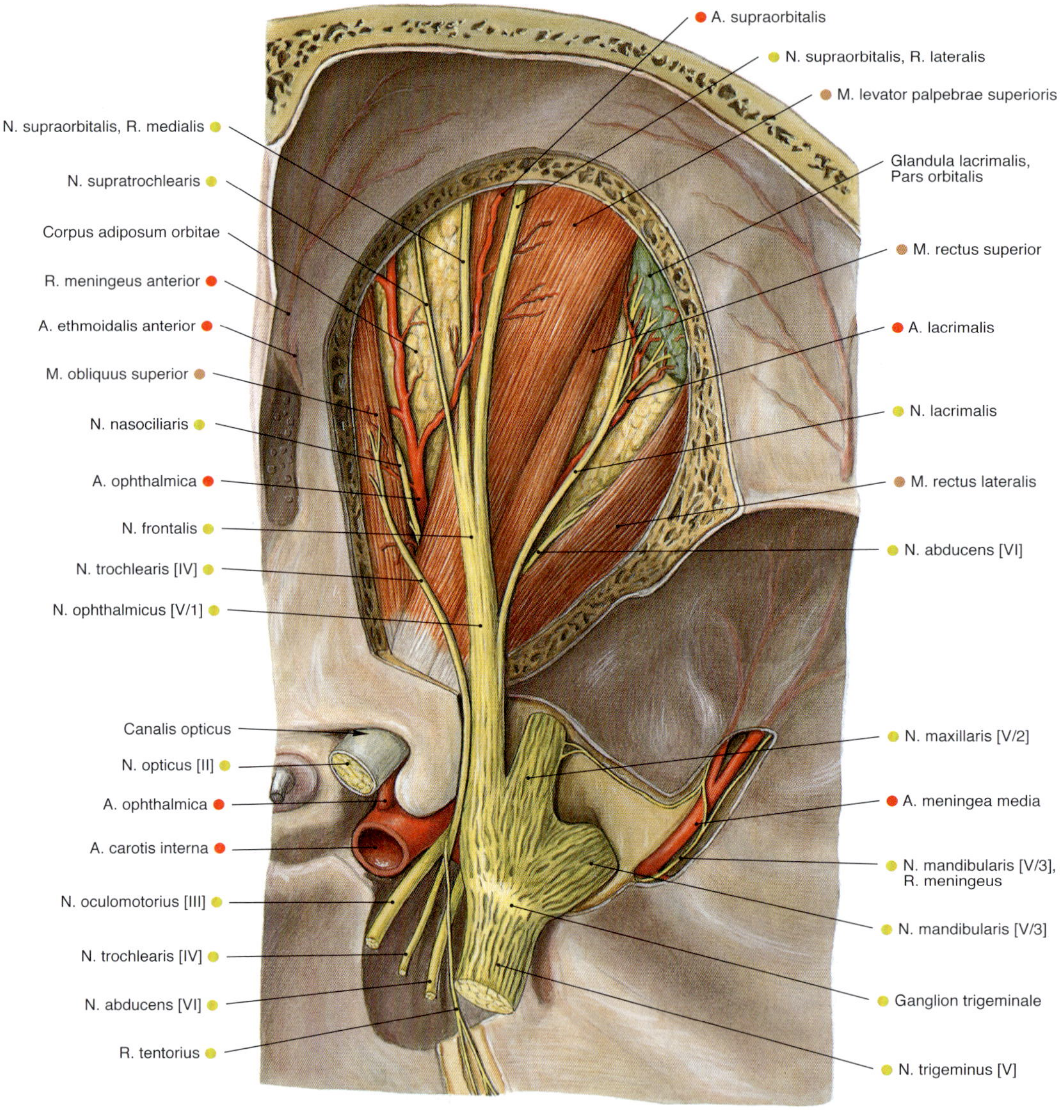

1371

Abb. 1370 Arterien und Nerven der Augenhöhle, Orbita; von oben.

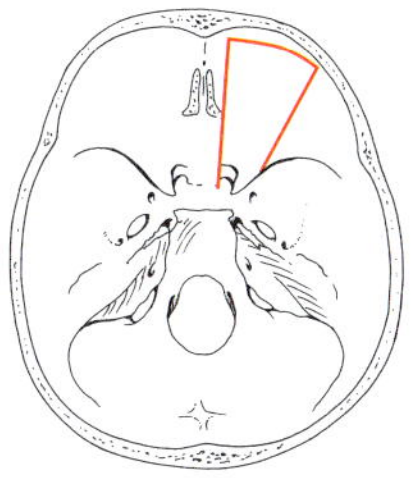

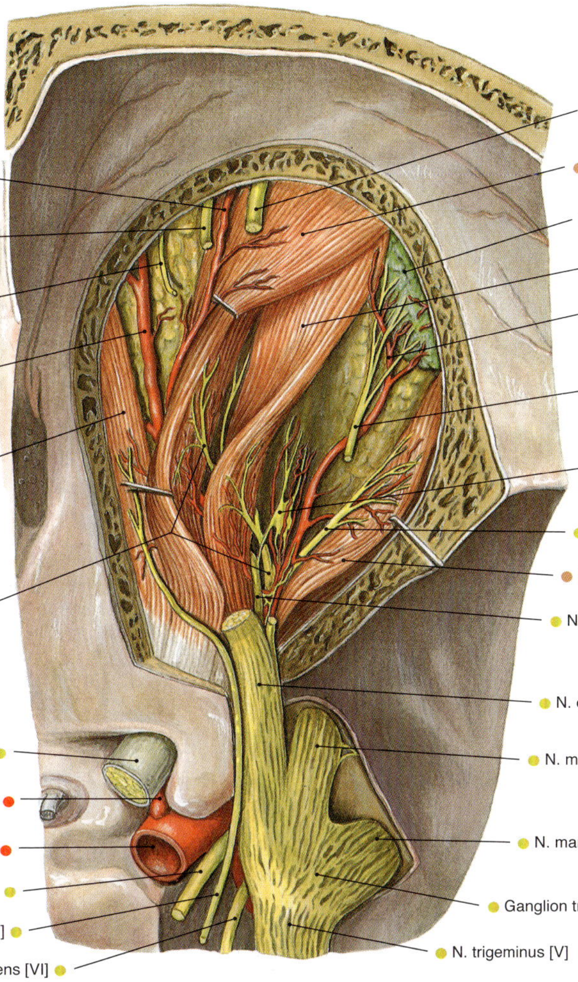

Abb. 1371 Arterien und Nerven der Augenhöhle, Orbita; nach Abtragung des Daches der Augenhöhle; von oben.

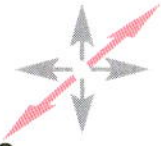
1372
1370

Augenhöhle, Topographie

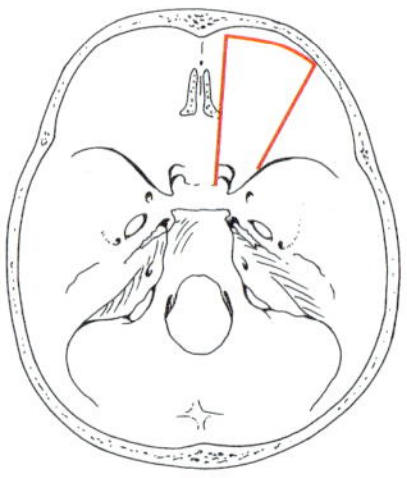

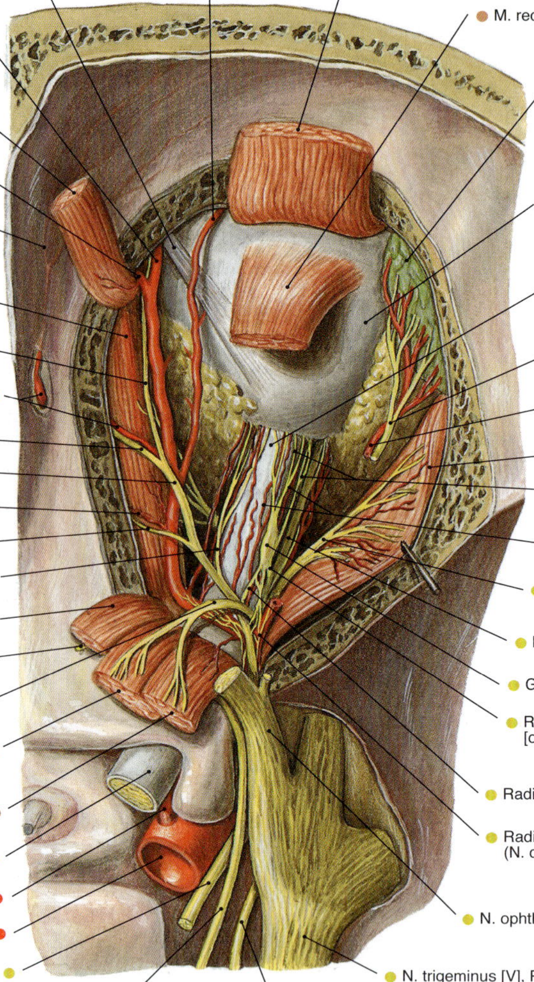

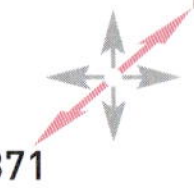

Abb. 1372 Arterien und Nerven der Augenhöhle, Orbita; nach teilweiser Entfernung der Mm. levator palpebrae superioris, rectus superior und obliquus superior; von oben.

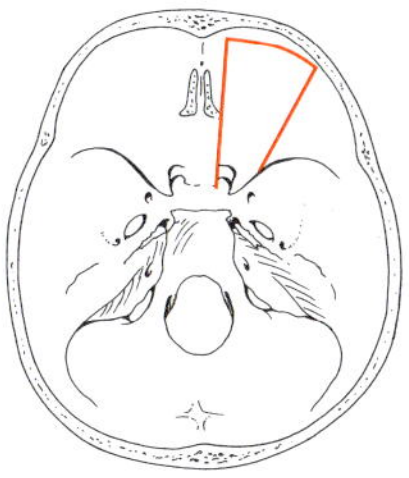

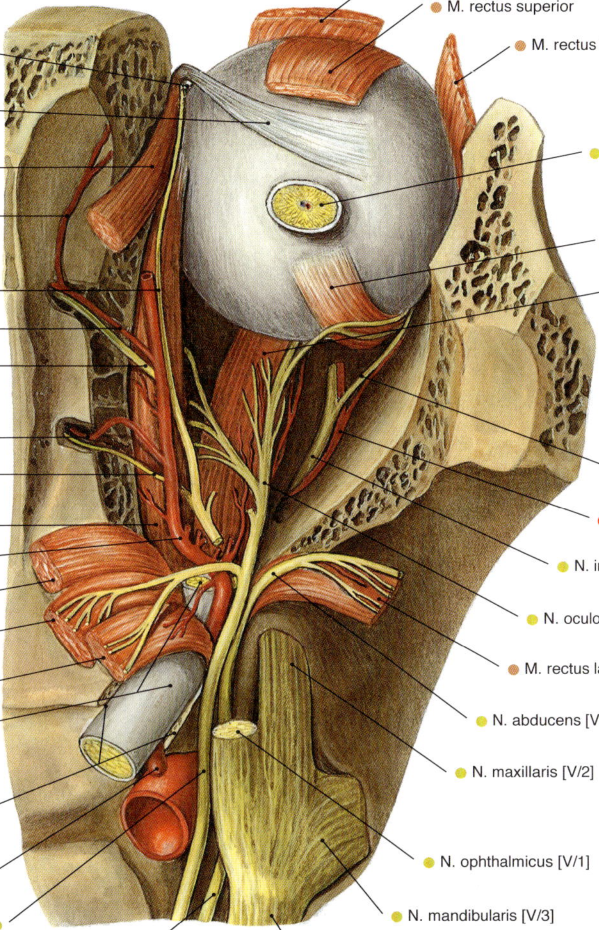

Abb. 1373 Arterien und Nerven der Augenhöhle, Orbita; nach Durchtrennung des N. opticus; von oben.

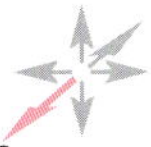
1372

Blutgefäße der Augenhöhle

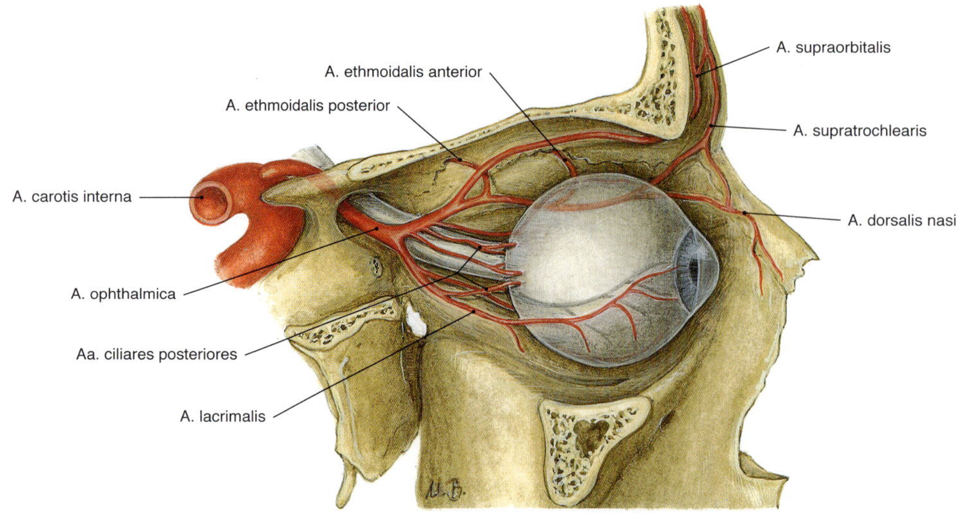

Abb. 1374 Arterien der Augenhöhle, Orbita; von lateral.

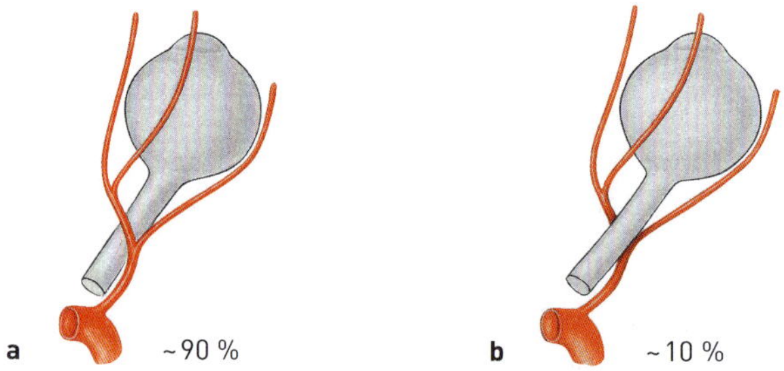

Abb. 1375 a, b Variabilität der A. ophthalmica; von oben.

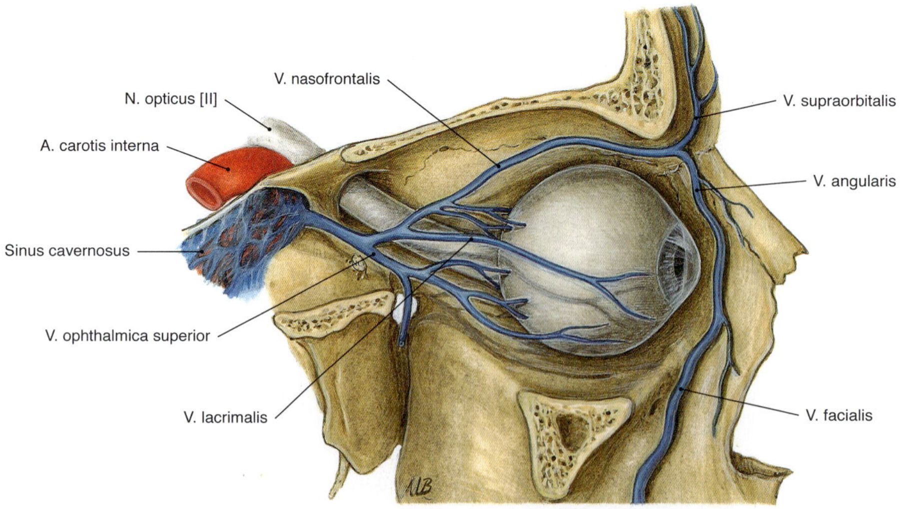

Abb. 1376 Venen der Augenhöhle, Orbita; von lateral.

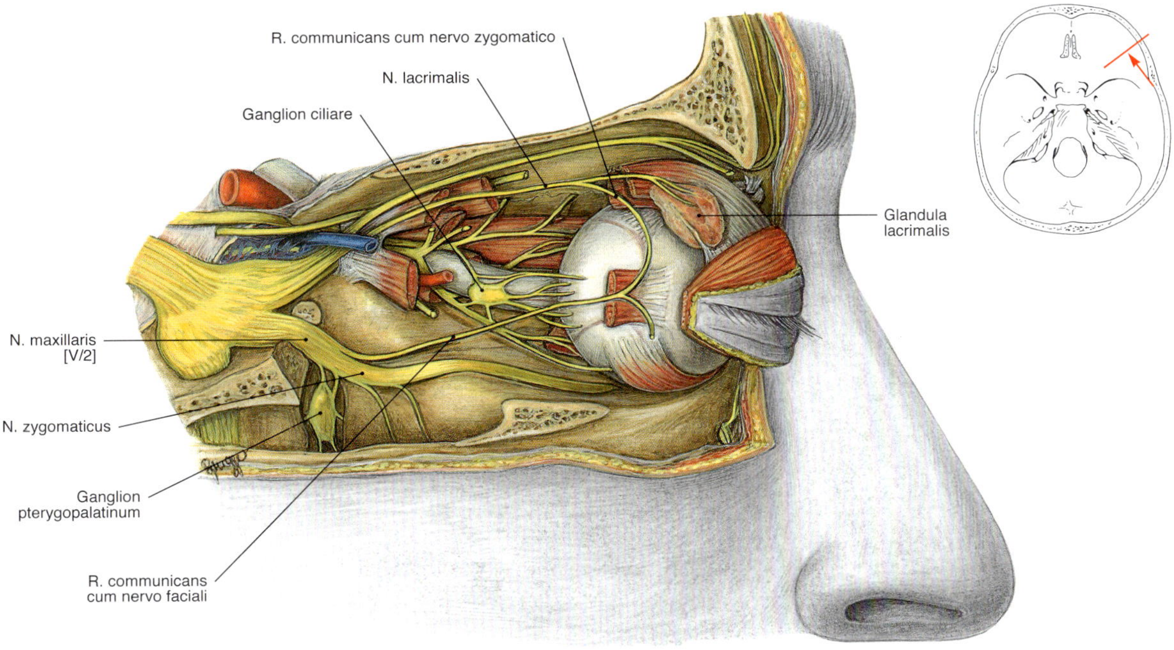

Abb. 1377 Augenhöhle, Orbita;
von rechts.

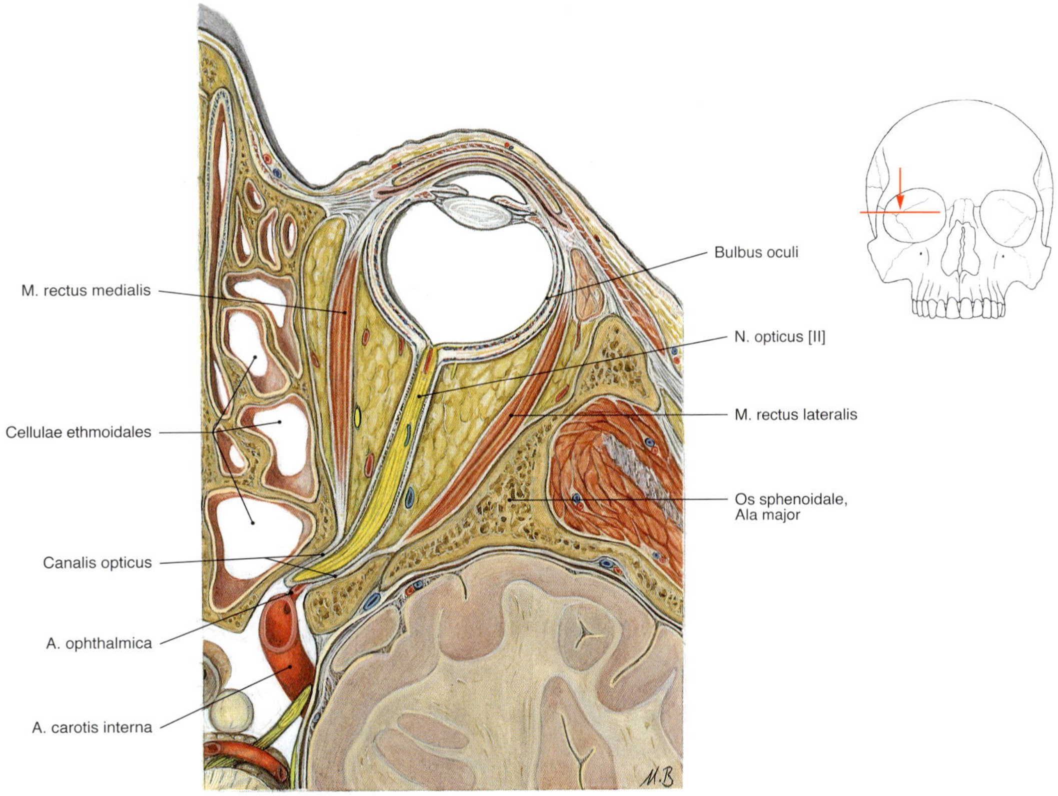

Abb. 1378 Augenhöhle, Orbita;
Horizontalschnitt;
von oben.

Augenhöhle, Schnitte

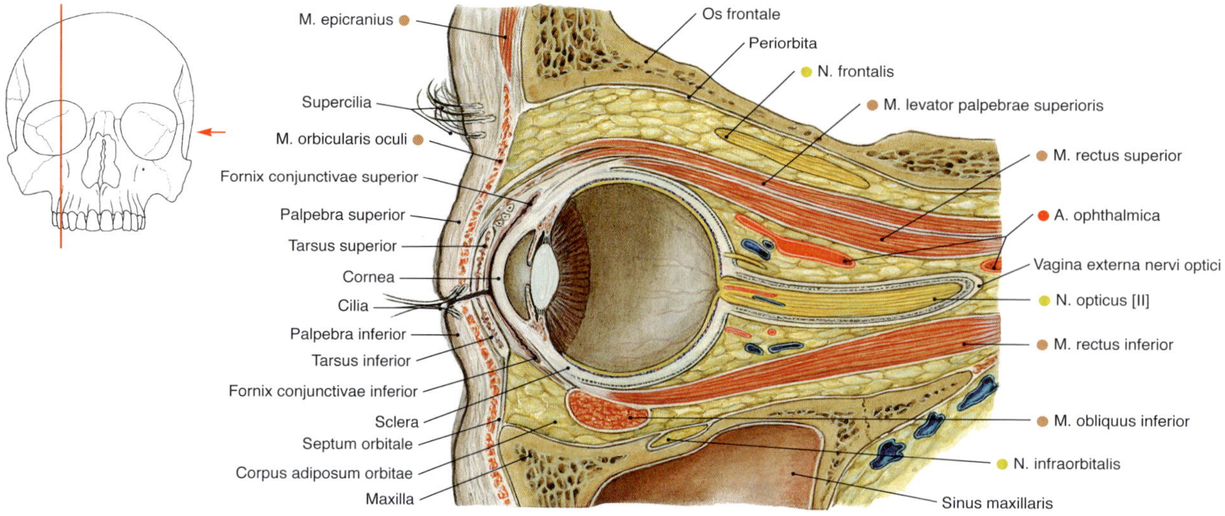

Abb. 1379 Augenhöhle, Orbita;
Vertikalschnitt durch Augapfel und Sehnerv;
von medial.

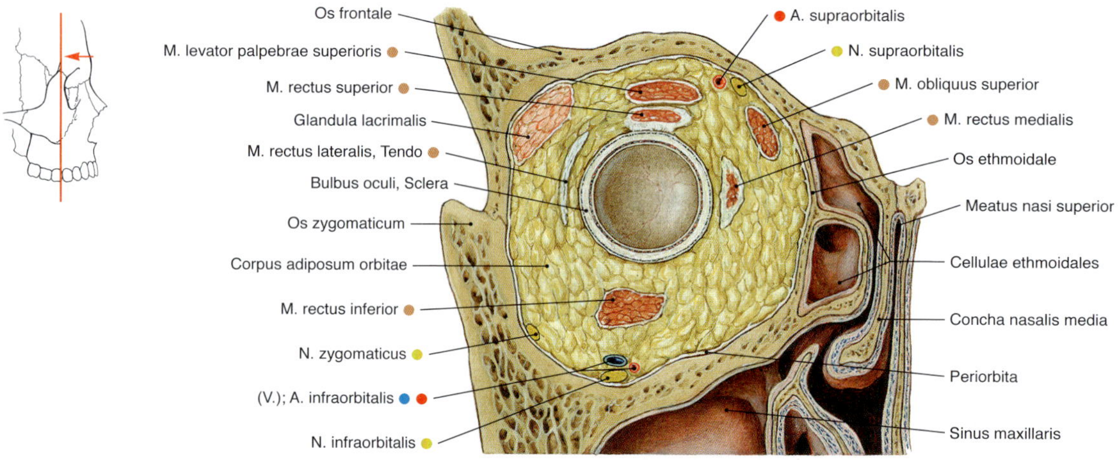

Abb. 1380 Augenhöhle, Orbita;
Frontalschnitt auf Höhe des hinteren Abschnittes des Augapfels;
von ventral.

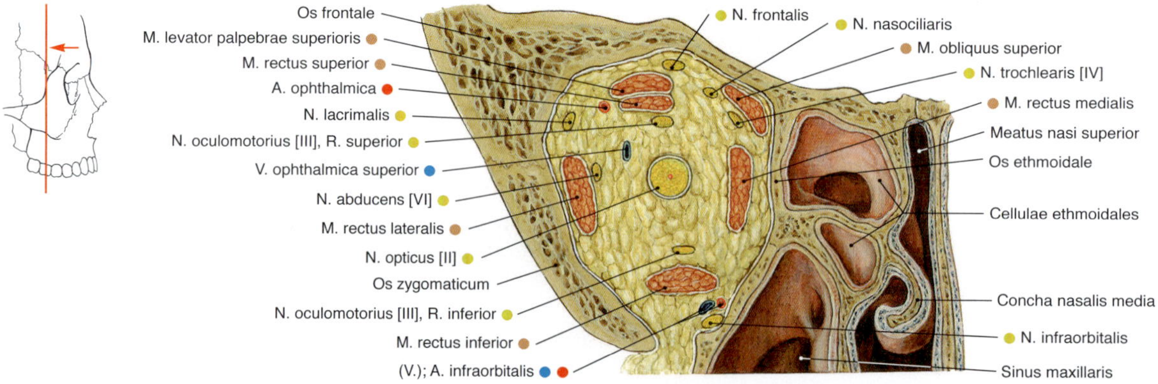

Abb. 1381 Augenhöhle, Orbita;
Frontalschnitt auf Höhe der Mitte der extrakraniellen
Verlaufsstrecke des Nervus opticus;
von ventral.

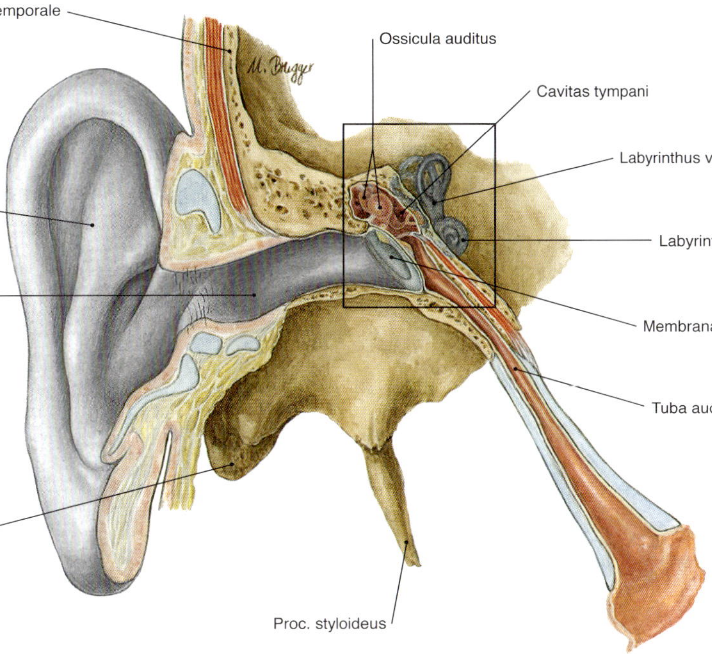

Abb. 1382 Ohr, Auris.

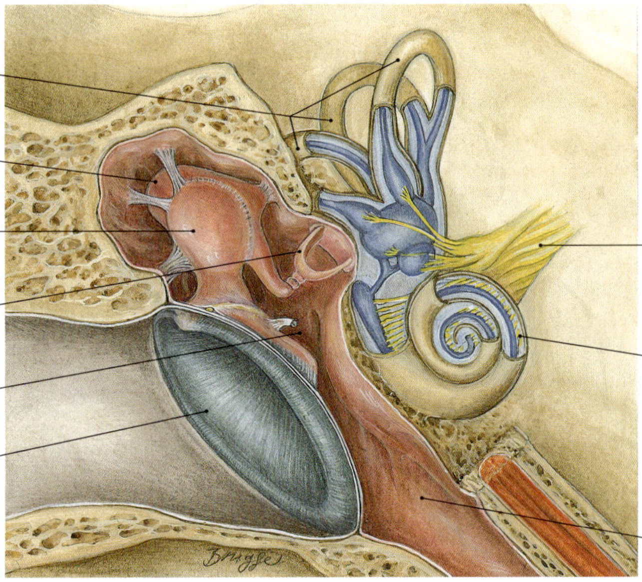

Abb. 1383 Mittel- und Innenohr, Auris media et interna; Ausschnitt aus Abb. 1382; von vorn.

Ohrmuschel

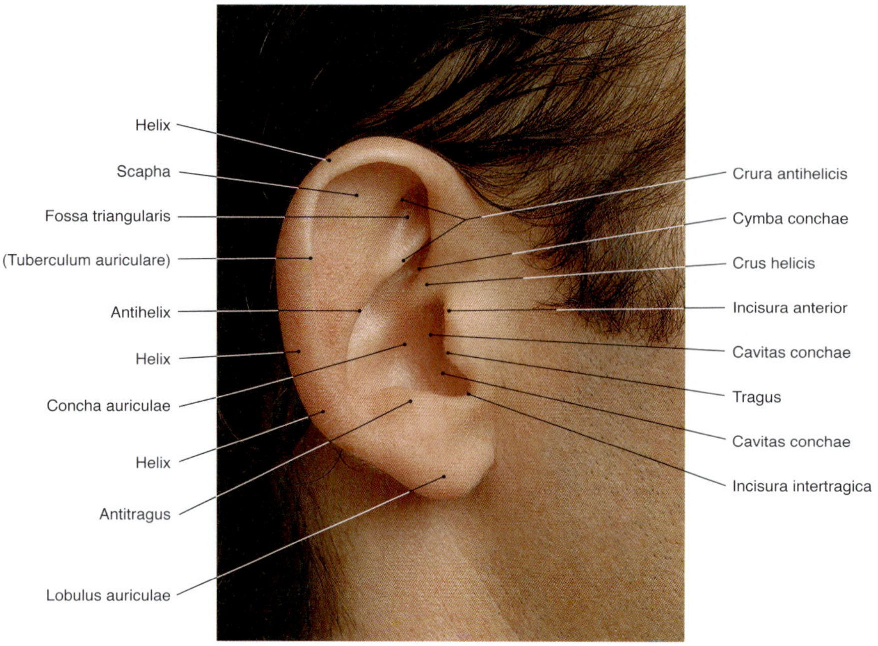

Abb. 1384 Ohrmuschel, Auricula.

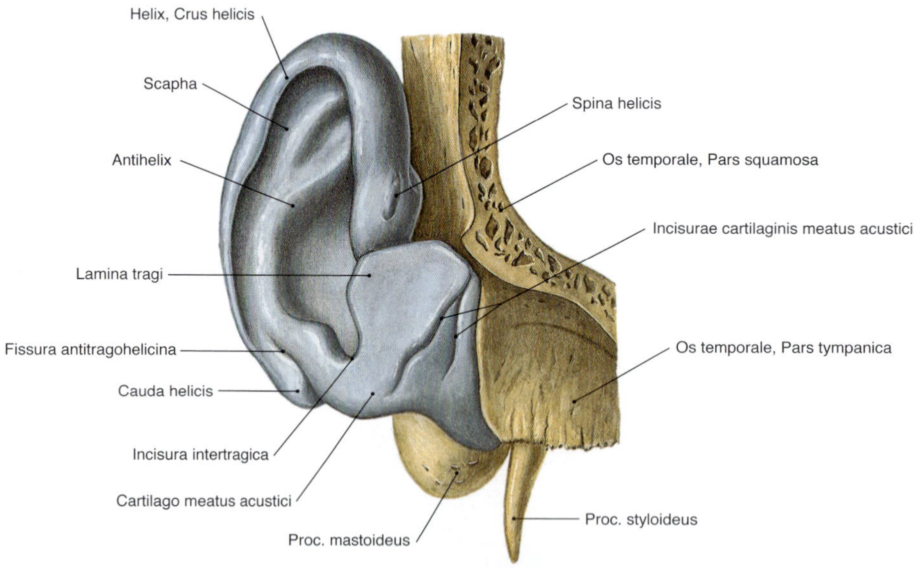

Abb. 1385 Ohrknorpel, Cartilago auricularis.

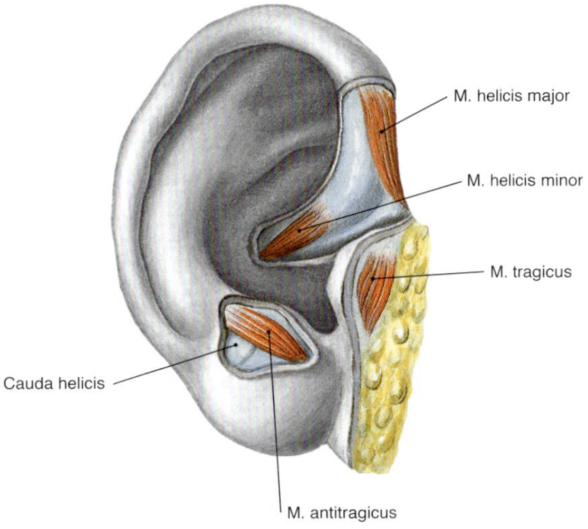

Abb. 1386 Ohrmuskeln, Mm. auriculares.

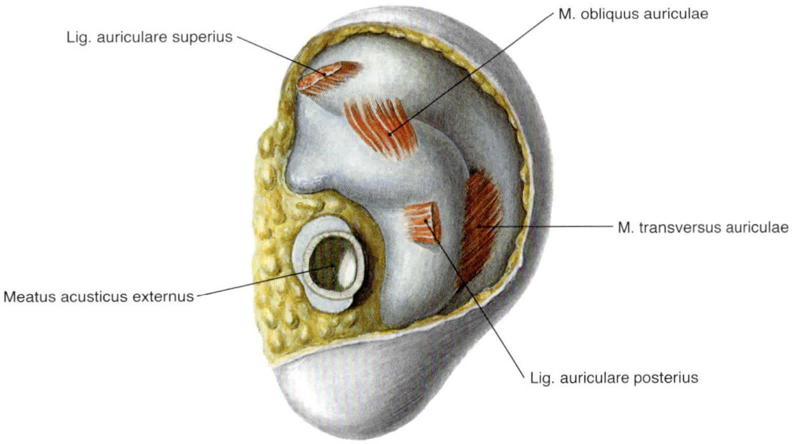

Abb. 1387 Ohrmuskeln, Mm. auriculares.

Äußerer Gehörgang und Trommelfell

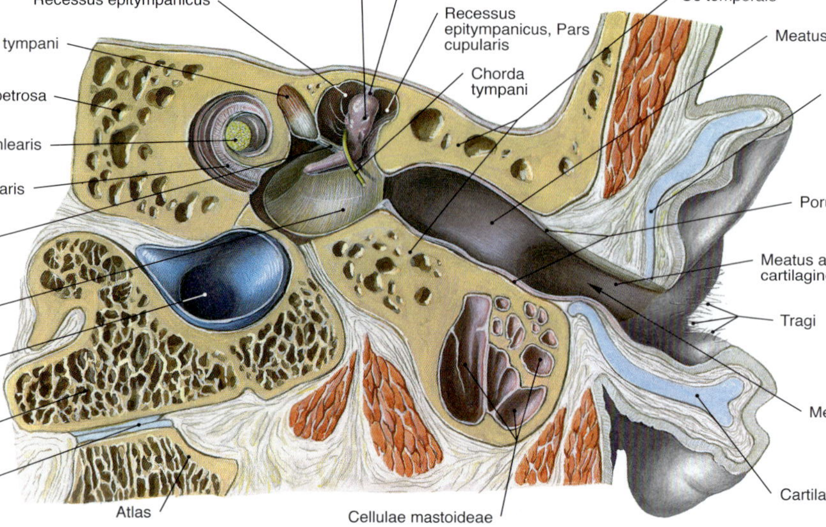

Abb. 1388 Äußerer Gehörgang, Meatus acusticus externus; Paukenhöhle, Cavitas tympani, und Schnecke, Cochlea; Frontalschnitt; von hinten.

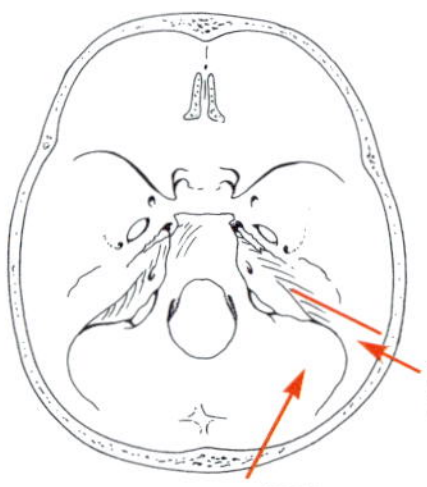

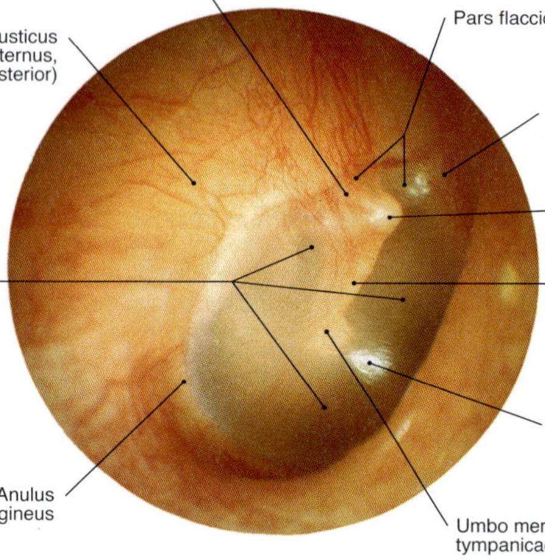

Abb. 1389 Trommelfell, Membrana tympanica; Ohrspiegelbild; von lateral.

* klinisch: SHRAPNELL'sche Membran
** typisch gelegener Lichtreflex

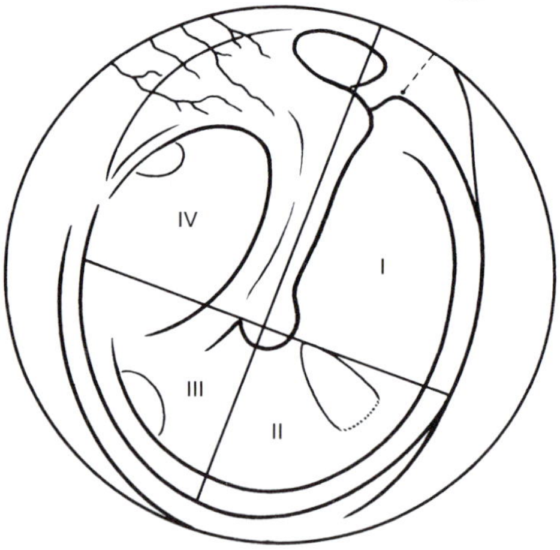

Abb. 1390 Trommelfell, Membrana tympanica; Quadrantenschema;

Um mit dem Ohrspiegel (Otoskop) eine vollständige Übersicht über die kutane Fläche des Trommelfells zu erhalten, muss der äußere Gehörgang gestreckt werden. Dies wird erreicht, indem die Ohrmuschel nach hinten oben gezogen wird.
Zur Erleichterung der Orientierung teilt man das Trommelfell üblicherweise in die Quadranten I–IV ein.
Der längere Durchmesser des Trommelfells beträgt beim Erwachsenen 10–11 mm, der kürzere ca. 9 mm.
Charakteristischerweise spiegelt sich die Lichtquelle des Untersuchers als dreieckiger Lichtreflex vor dem Umbo im Bereich des II. Quadranten.

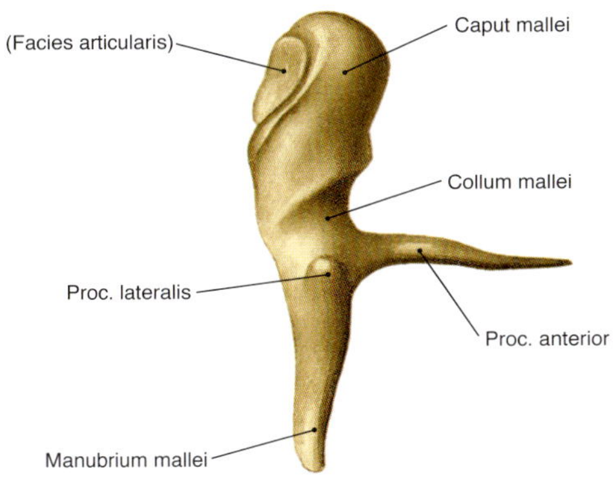

Abb. 1391 Hammer, Malleus; von lateral.

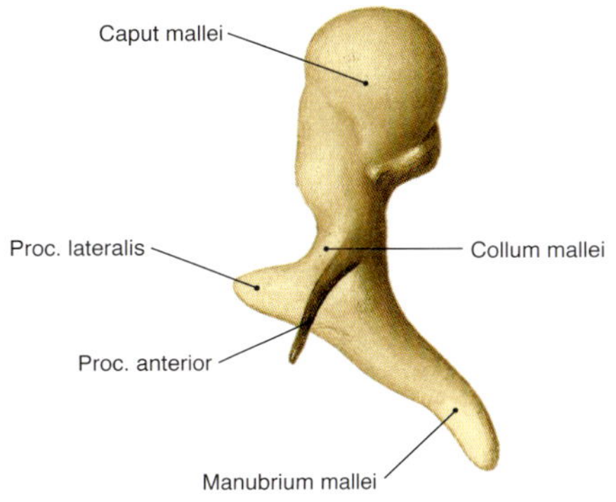

Abb. 1392 Hammer, Malleus; von vorn.

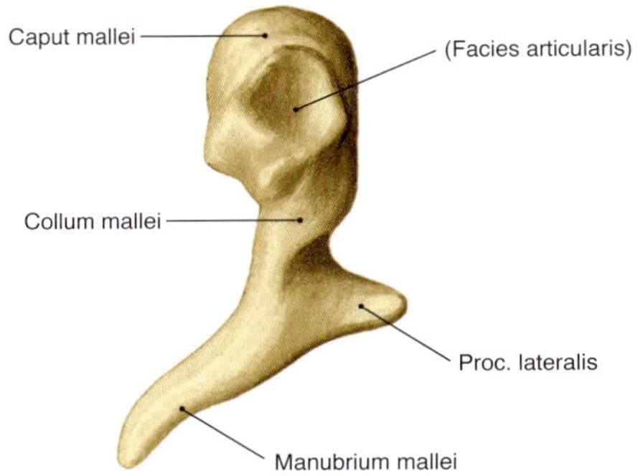

Abb. 1393 Hammer, Malleus; von hinten.

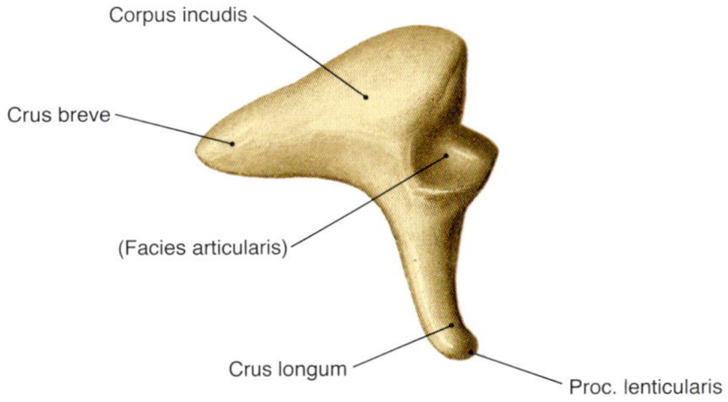

Abb. 1394 Amboss, Incus; von lateral.

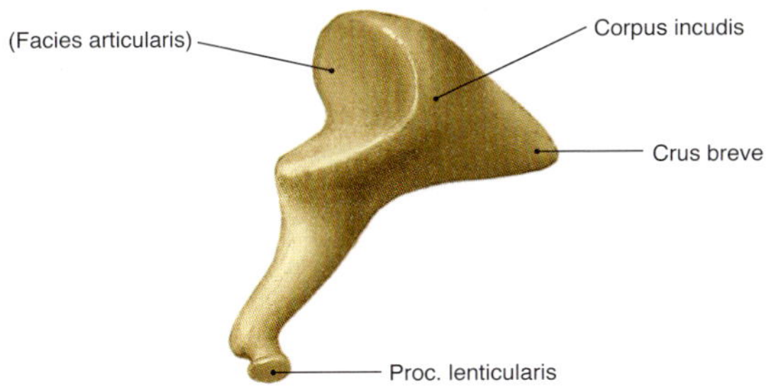

Abb. 1395 Amboss, Incus; von medial.

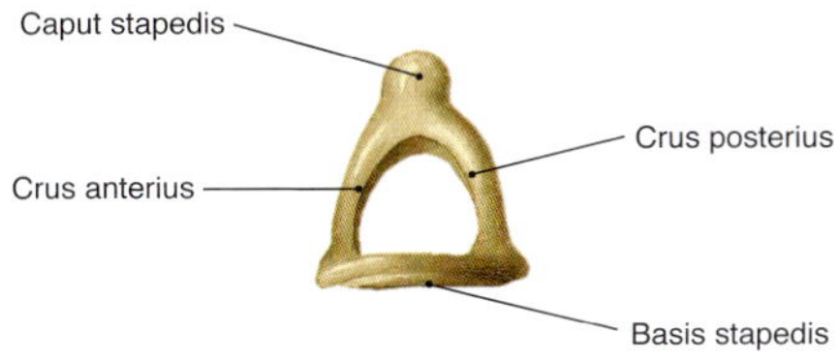

Abb. 1396 Steigbügel, Stapes; von oben.

Gehörknöchelchen

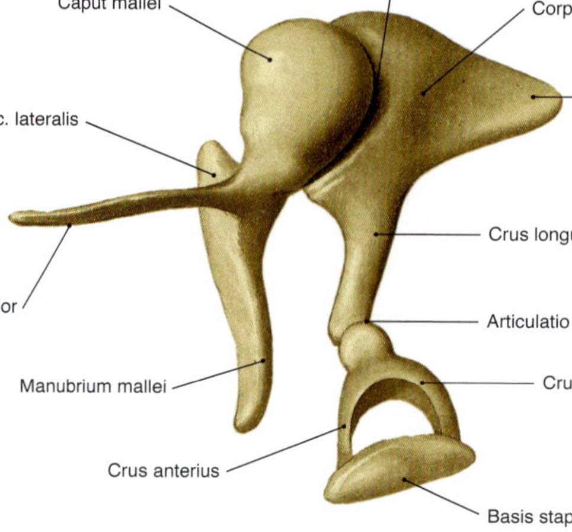

Abb. 1397 Gehörknöchelchen, Ossicula auditus;
von medial oben.

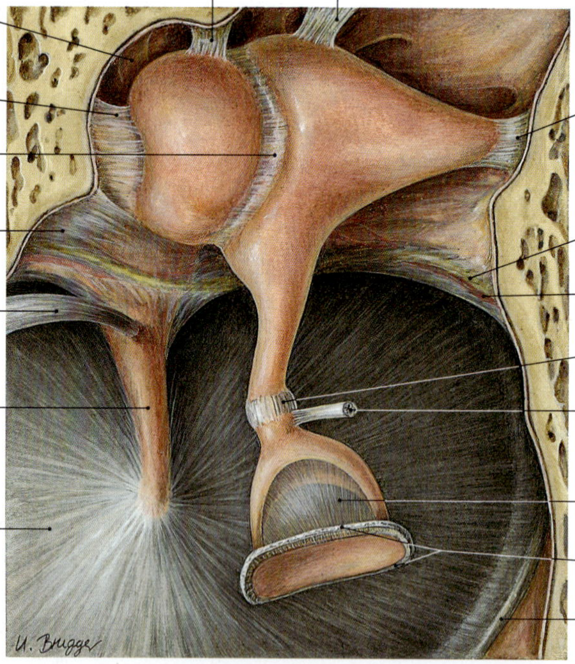

Abb. 1398 Gelenke und Bänder der Gehörknöchelchen,
Articulationes und Ligamenta ossiculorum auditus;
von Schleimhaut bedeckt in situ;
von medial oben.

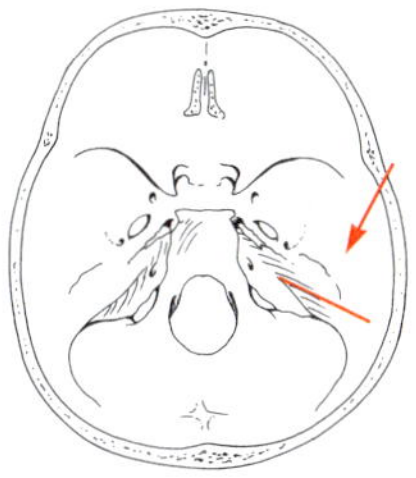

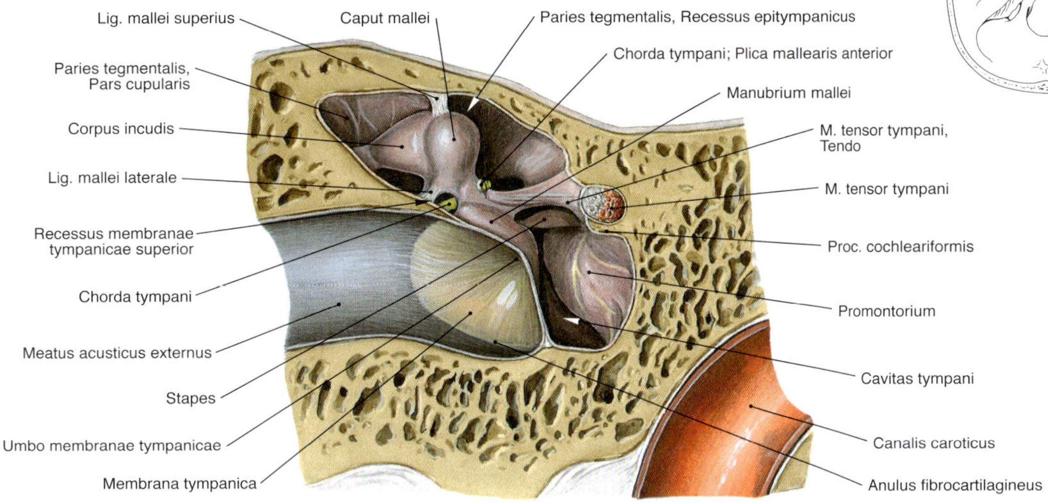

Abb. 1399 Paukenhöhle, Cavitas tympani; Frontalschnitt; von vorn.

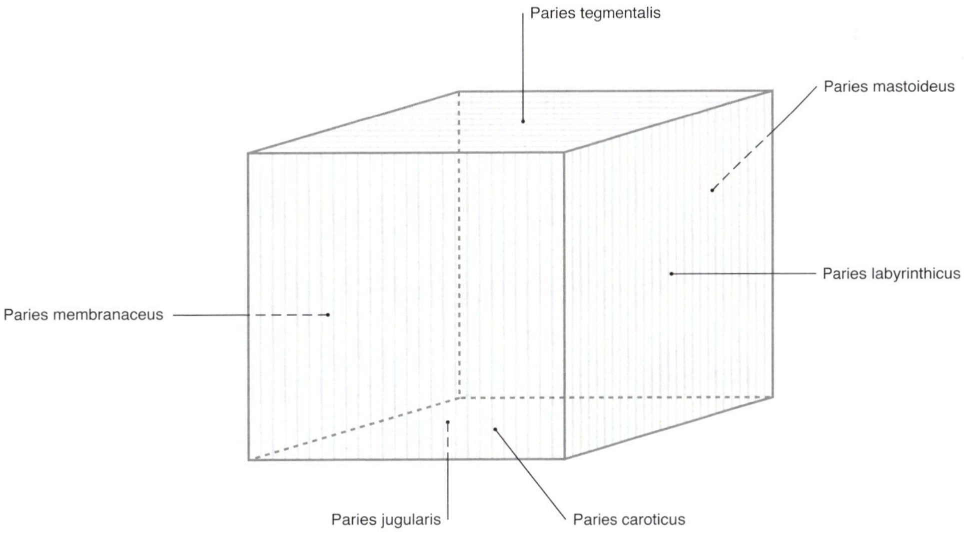

Abb. 1400 Wände der Paukenhöhle, Cavitas tympani; Orientierungsschema.

Paukenhöhle

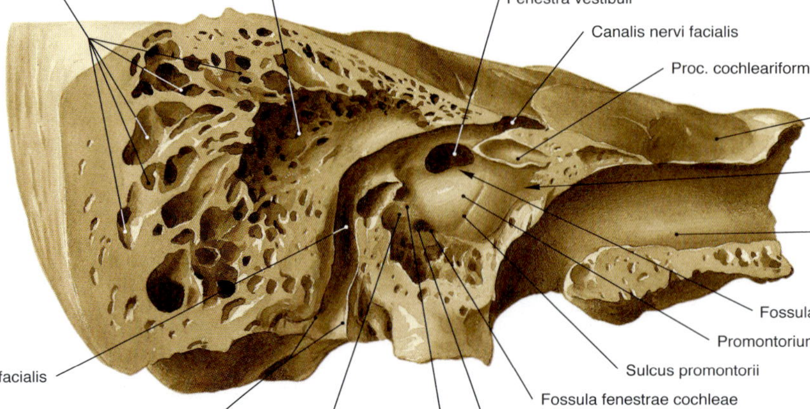

Abb. 1401 Mediale Wand, Paries labyrinthicus, der Paukenhöhle, Cavitas tympani;
nach Abtragung der lateralen Wand und der angrenzenden Teile der vorderen und der oberen Wand; Canalis nervi facialis und Canalis caroticus eröffnet;
von lateral vorn.

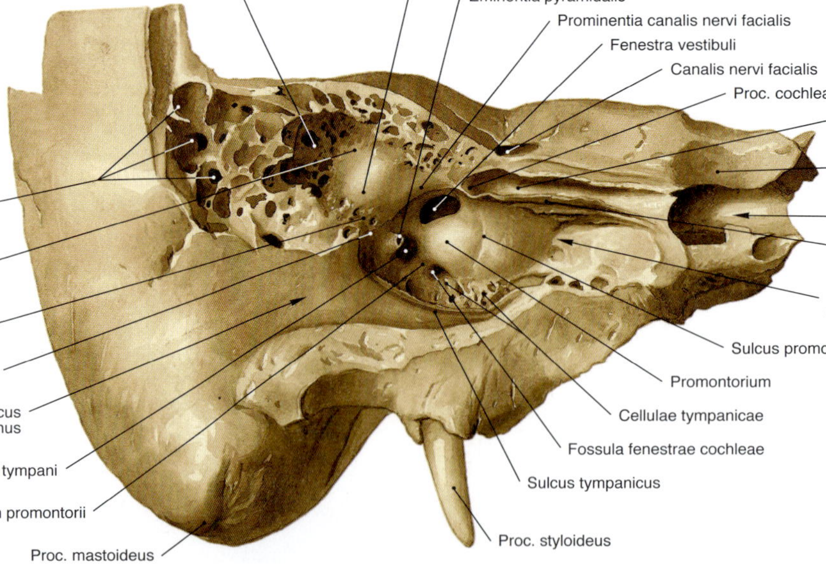

Abb. 1402 Mediale Wand, Paries labyrinthicus, der Paukenhöhle, Cavitas tympani;
vertikaler Schnitt in der Längsachse des Felsenbeins;
von lateral vorn.

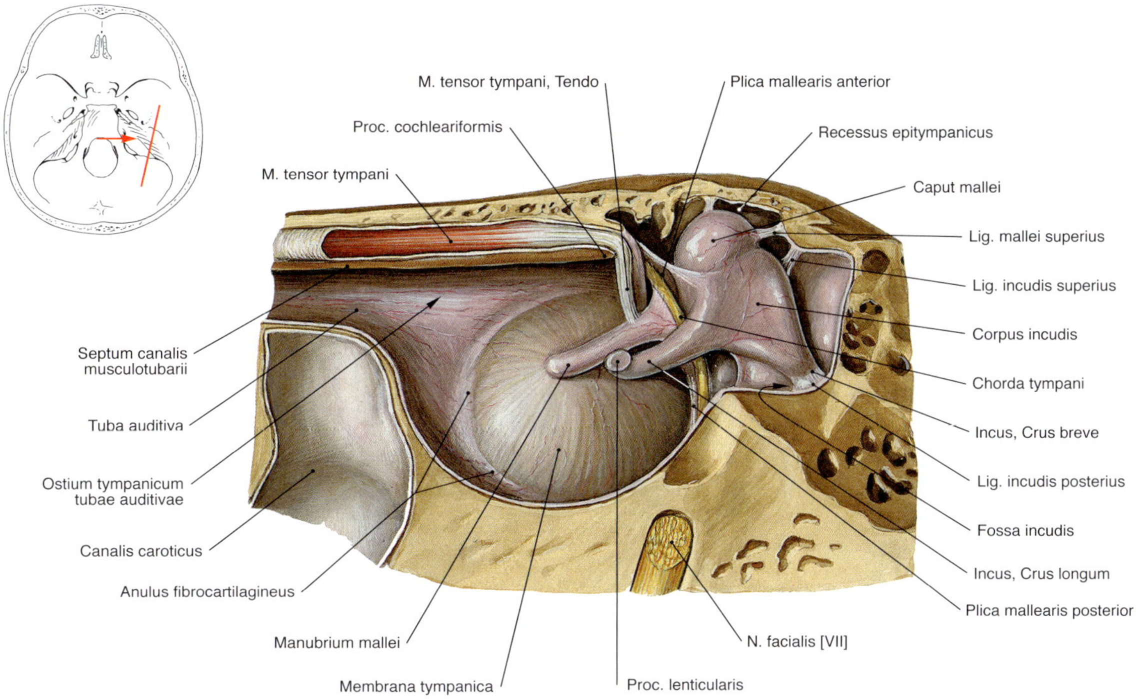

Abb. 1403 Laterale Wand, Paries membranaceus, der Paukenhöhle, Cavitas tympani; von medial.

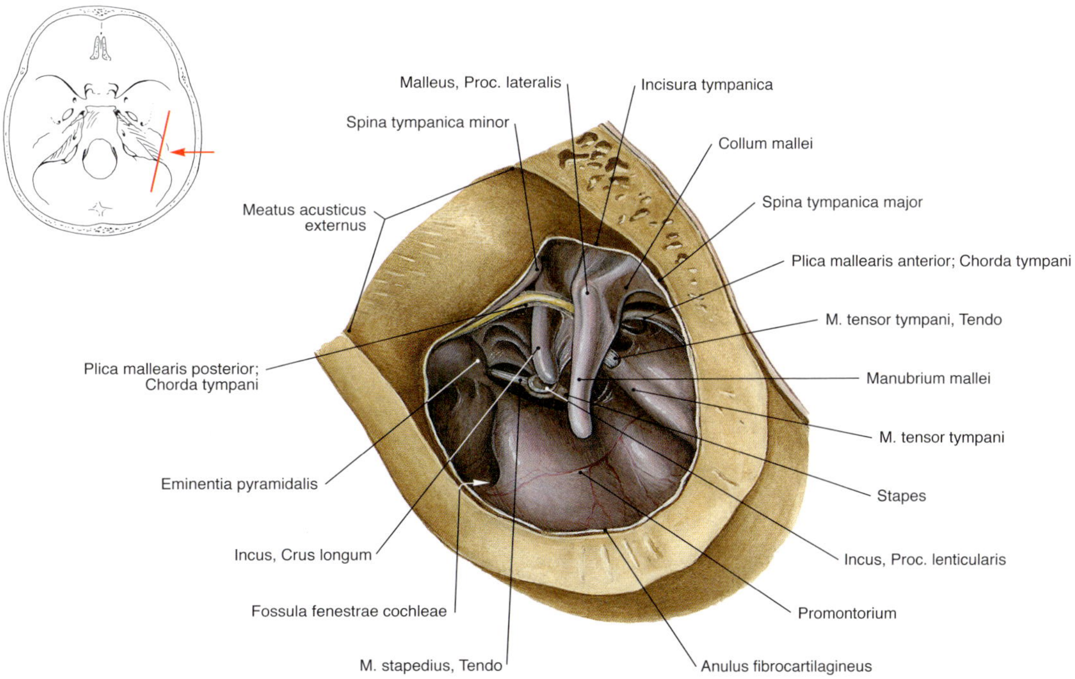

Abb. 1404 Paukenhöhle, Cavitas tympani; nach Entfernung des Trommelfells; von lateral.

Ohrtrompete

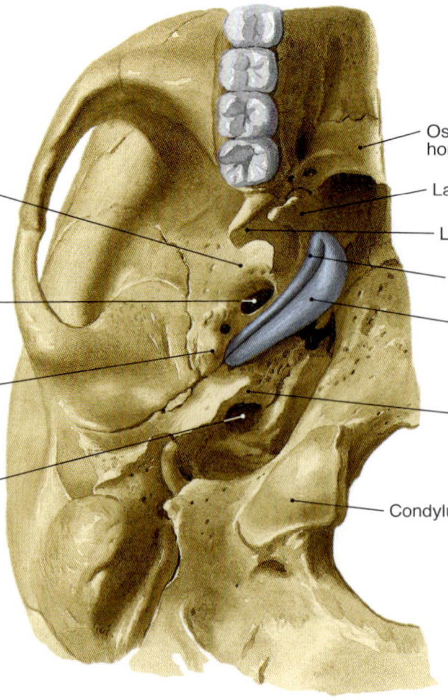

Abb. 1405 Tubenknorpel, Cartilago tubae auditivae; an der Schädelbasis freipräpariert; von unten.

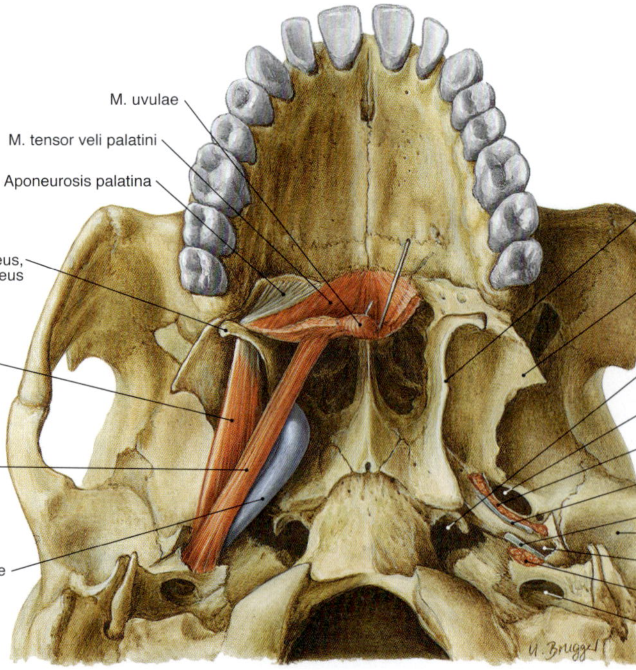

→ 246, 249, T 3

Abb. 1406 Mm. levator et tensor veli palatini und Tubenknorpel, Cartilago tubae auditivae.

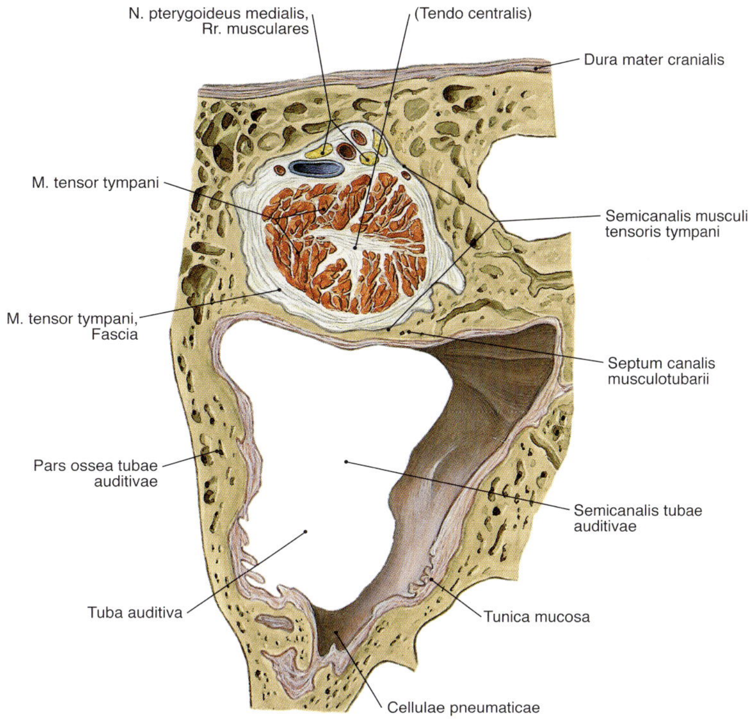

Abb. 1407 Ohrtrompete, Tuba auditiva; Querschnitt auf Höhe der Pars ossea; von lateral.

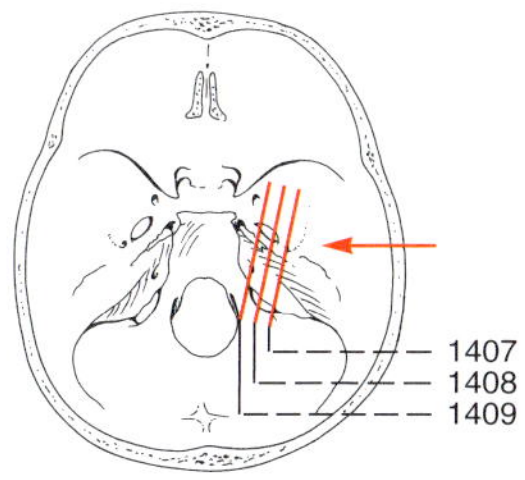

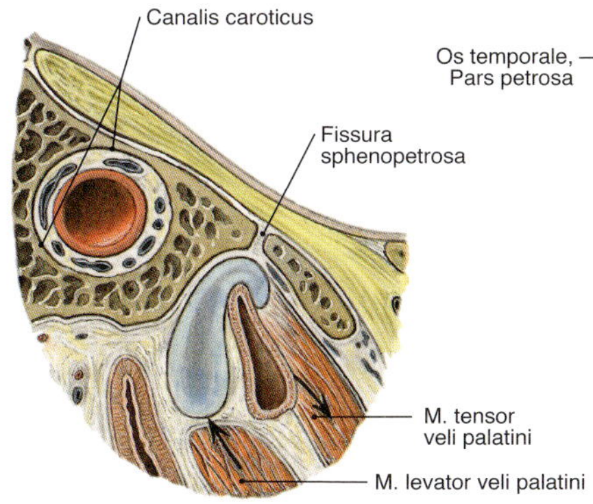

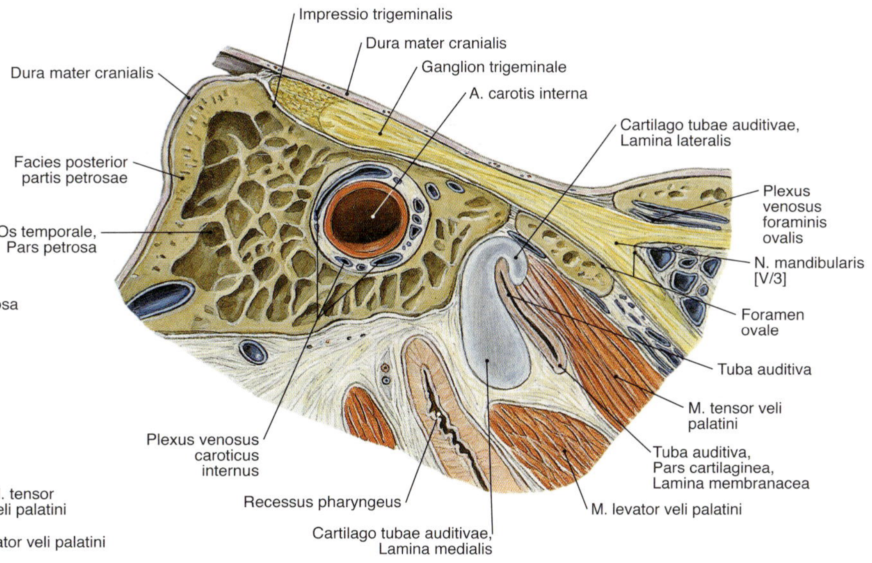

Abb. 1408 Ohrtrompete, Tuba auditiva; Querschnitt auf Höhe des lateralen Anteils der Pars cartilaginea; von lateral.

Abb. 1409 Ohrtrompete, Tuba auditiva; Querschnitt auf Höhe des medialen Anteils der Pars cartilaginea; von lateral.

Knöchernes Labyrinth

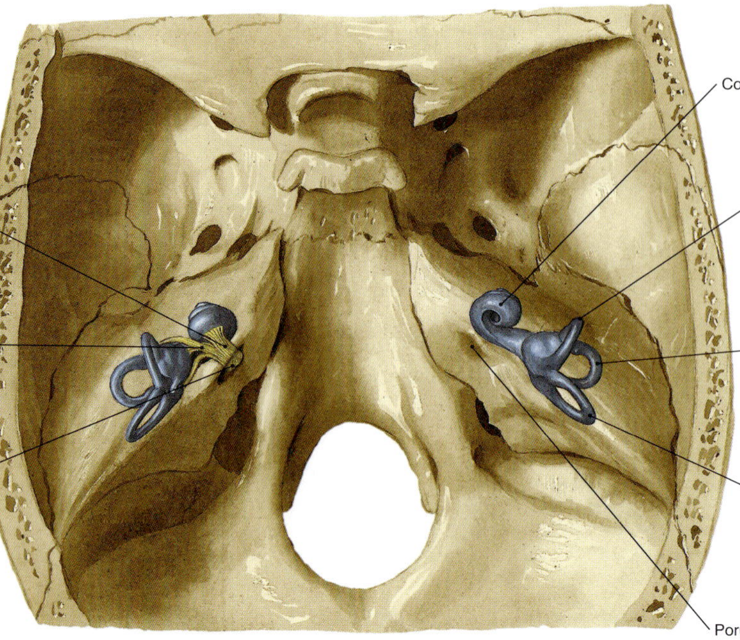

Abb. 1410 Innenohr, Auris interna, und N. vestibulocochlearis [VIII]; Ausgussmodelle in ihrer natürlichen Position auf das Felsenbein projiziert; von oben.

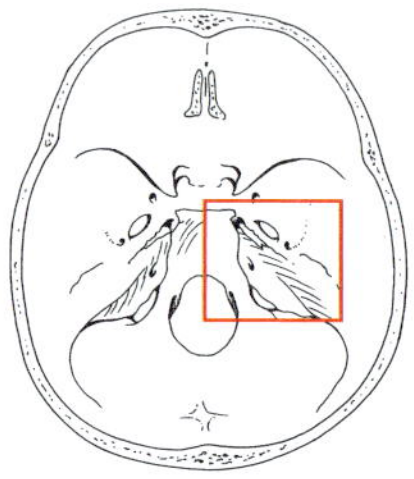

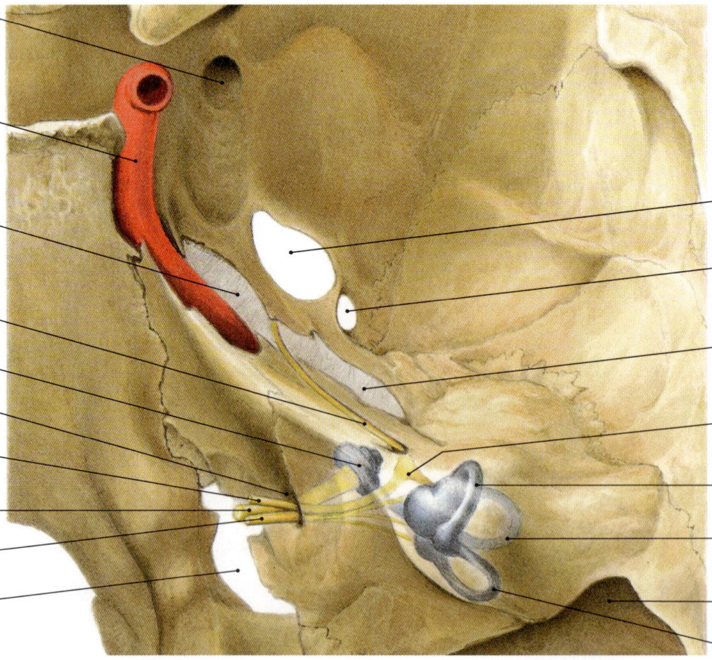

→ 1173

Abb. 1411 Innenohr, Auris interna, mit N. facialis [VII] und N. vestibulocochlearis [VIII]; Projektion nach innen; von oben.

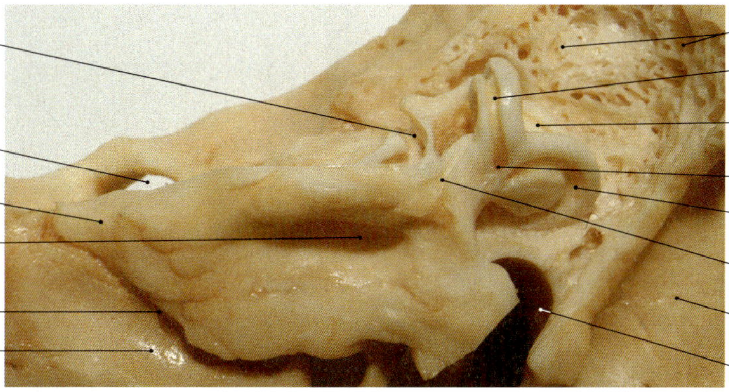

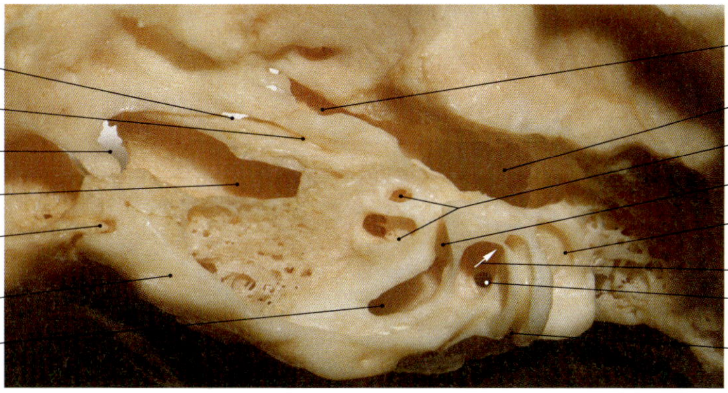

Abb. 1412 a, b Knöchernes Labyrinth, Labyrinthus osseus; aus dem Felsenbein herausgefräst.
a von hinten oben
b von oben
* Öffnung des Canaliculus posterior

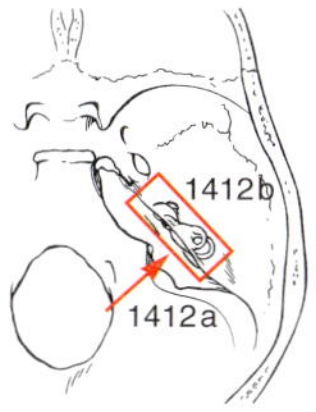

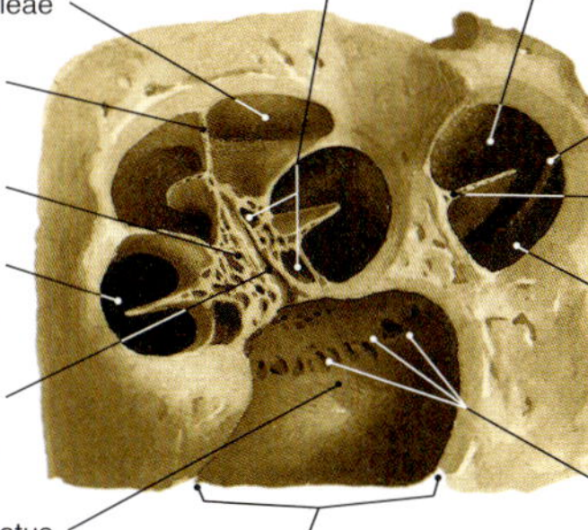

Abb. 1413 Schneckengang, Canalis spiralis cochleae; in der Achse des Modiolus aufgefräst; von oben.

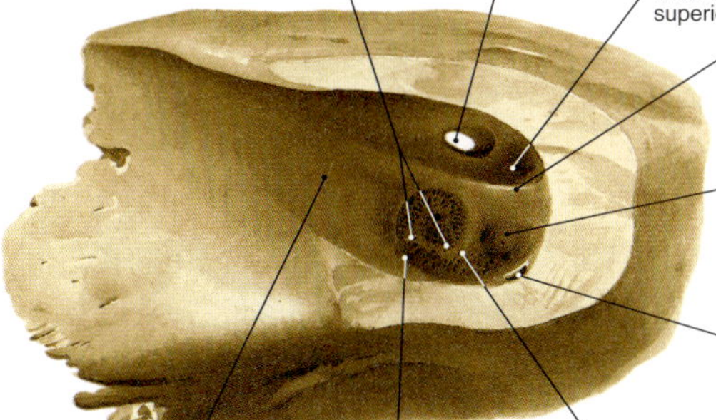

Abb. 1414 Innerer Gehörgang, Meatus acusticus internus, und Boden des inneren Gehörgangs, Fundus meatus acustici interni; nach teilweiser Abtragung der Hinterwand; von medial.

→ 1173

Knöchernes Labyrinth

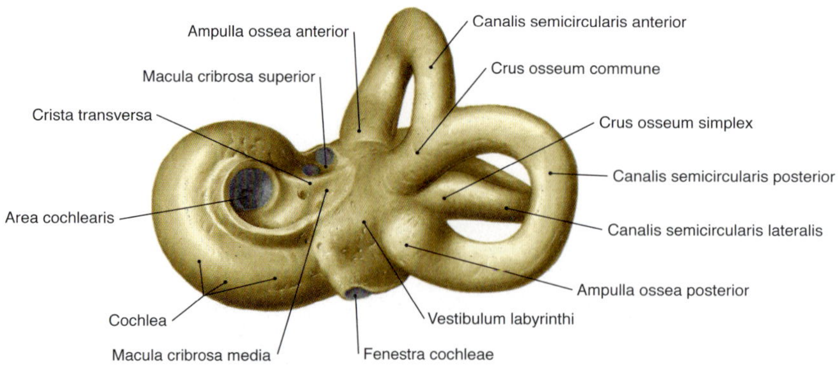

Abb. 1415 Knöchernes Labyrinth, Labyrinthus osseus; knöcherne Umhüllung des häutigen Labyrinths aus dem Felsenbein herausgefräst; von schräg hinten.

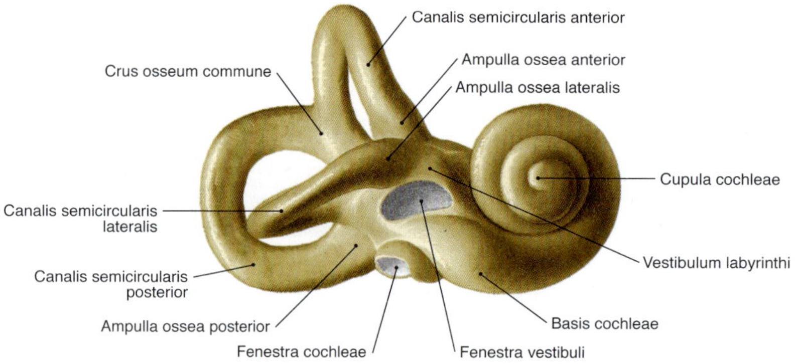

Abb. 1416 Knöchernes Labyrinth, Labyrinthus osseus; knöcherne Umhüllung des häutigen Labyrinths aus dem Felsenbein herausgefräst; von lateral.

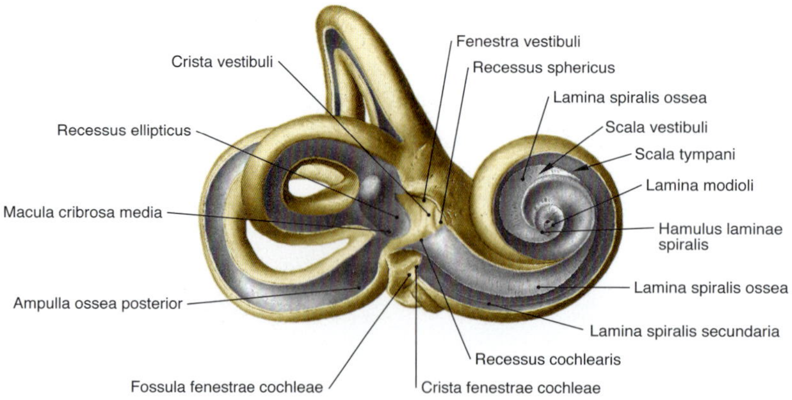

Abb. 1417 Knöchernes Labyrinth, Labyrinthus osseus; Hohlräume aufgefräst; von lateral vorn.

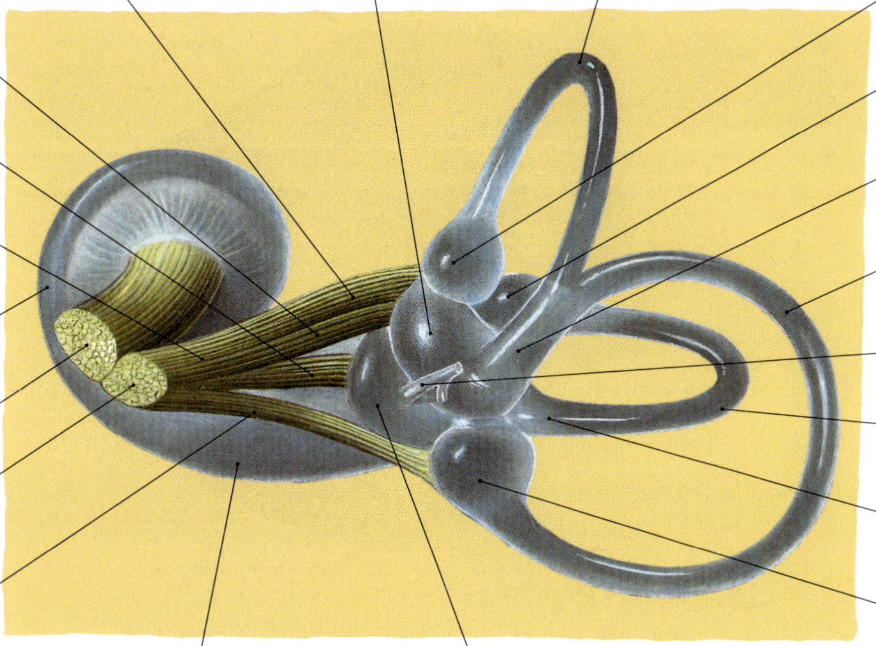

Abb. 1418 N. vestibulocochlearis [VIII] und häutiges Labyrinth, Labyrinthus membranaceus; halbschematische Übersicht; von hinten.

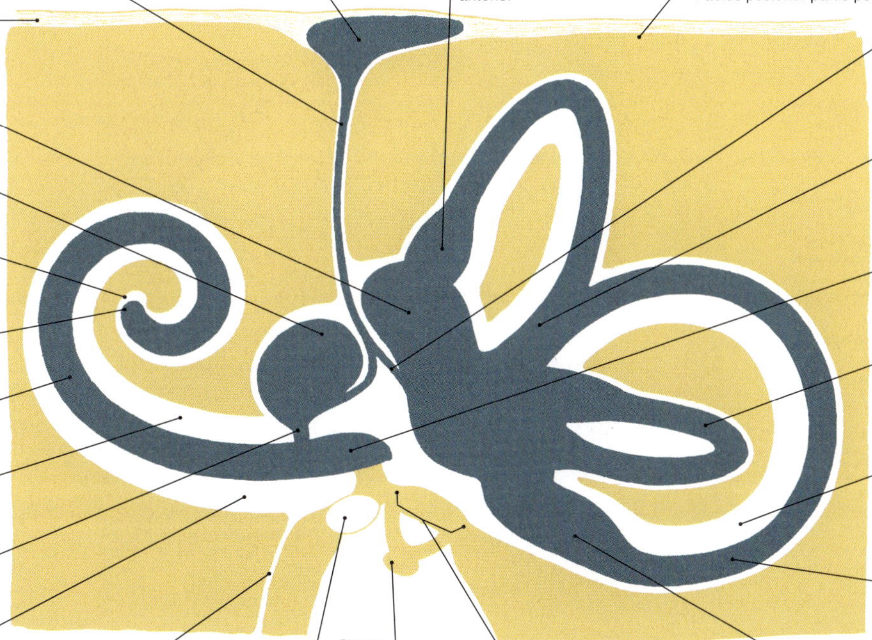

Abb. 1419 Häutiges Labyrinth, Labyrinthus membranaceus; Übersicht.

Schnecke

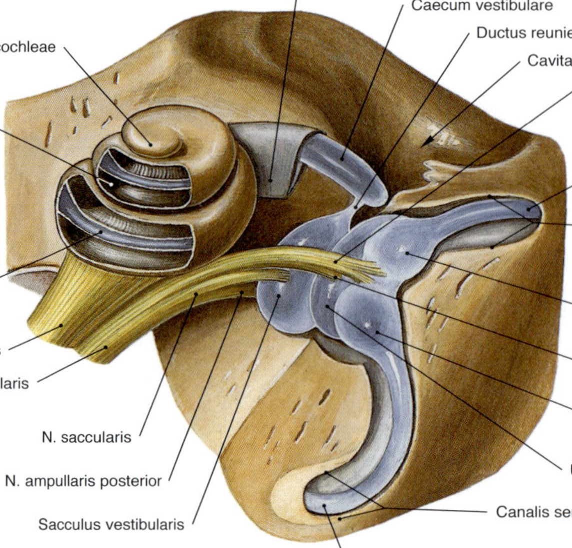

Abb. 1420 N. vestibulocochlearis [VIII] und häutiges Labyrinth, Labyrinthus membranaceus;
von oben.

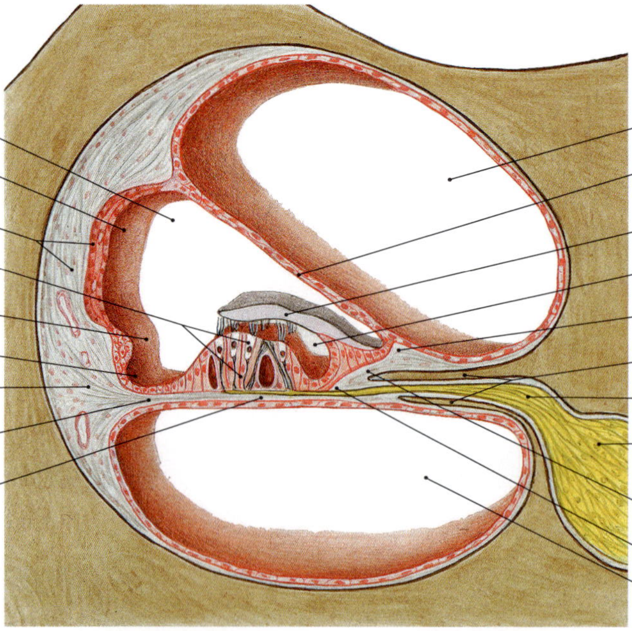

Abb. 1421 Schnecke, Cochlea, mit Gehörorgan, Organum spirale.
* klinisch: CORTI'sches Organ
** klinisch: REISSNER'sche Membran

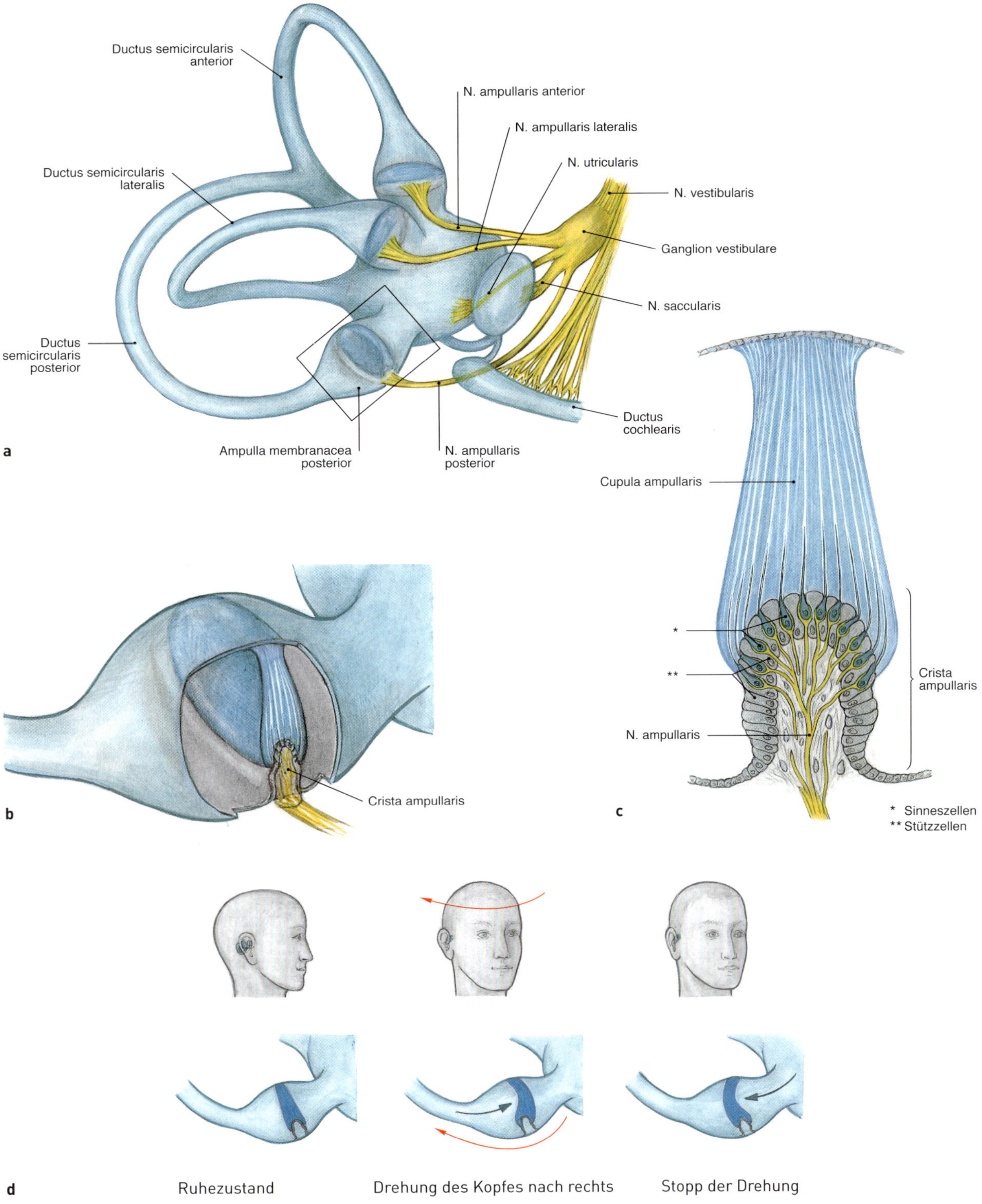

Abb. 1422 a–d Gleichgewichtsorgan, Labyrinthus vestibularis.
a von vorn
b Ausschnitt aus **a:** Ampulla membranacea posterior von vorn aufgeschnitten
c Querschnitt durch eine Crista ampullaris
d Verhalten der Cupula des Ductus semicircularis lateralis bei Drehbewegungen des Kopfes

Hören und Gleichgewicht

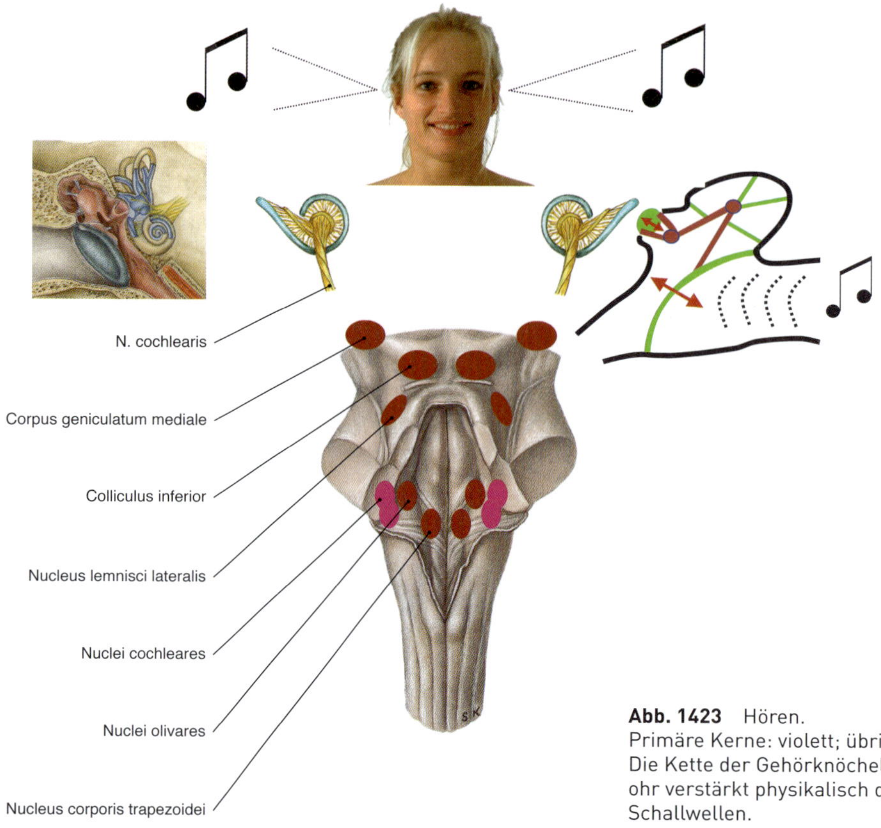

Abb. 1423 Hören.
Primäre Kerne: violett; übrige Kerne: braun. Die Kette der Gehörknöchelchen im Mittelohr verstärkt physikalisch die Amplitude der Schallwellen.

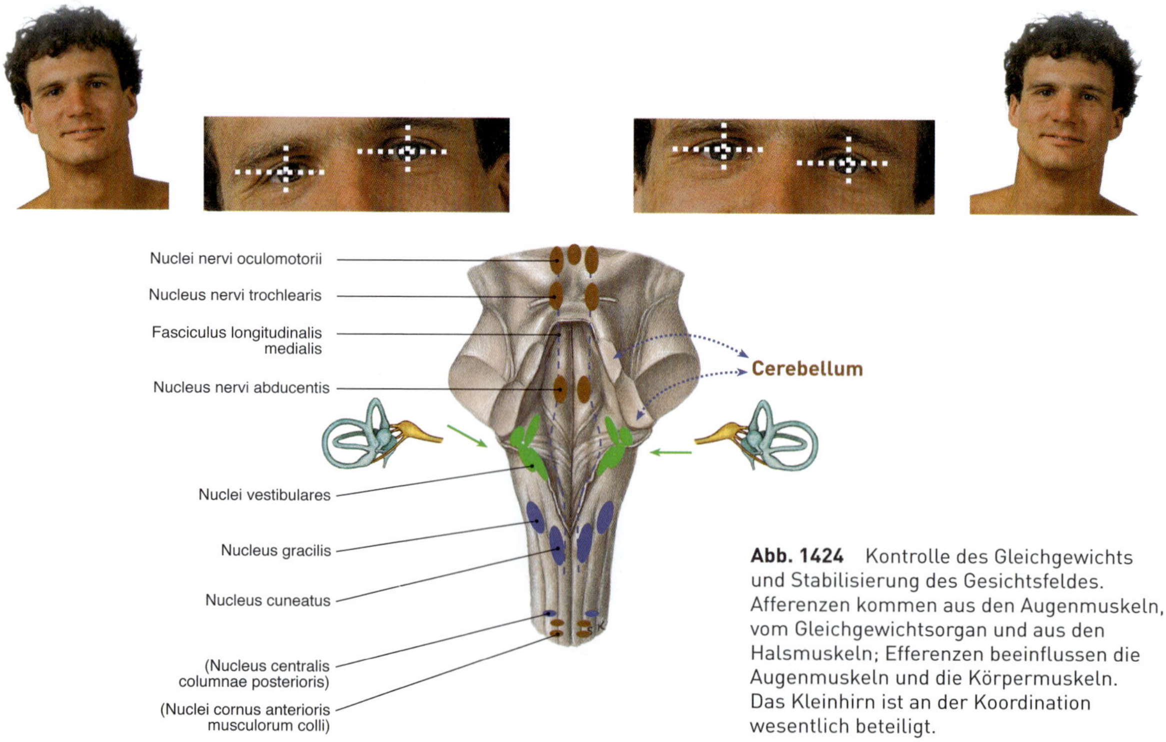

Abb. 1424 Kontrolle des Gleichgewichts und Stabilisierung des Gesichtsfeldes. Afferenzen kommen aus den Augenmuskeln, vom Gleichgewichtsorgan und aus den Halsmuskeln; Efferenzen beeinflussen die Augenmuskeln und die Körpermuskeln. Das Kleinhirn ist an der Koordination wesentlich beteiligt.

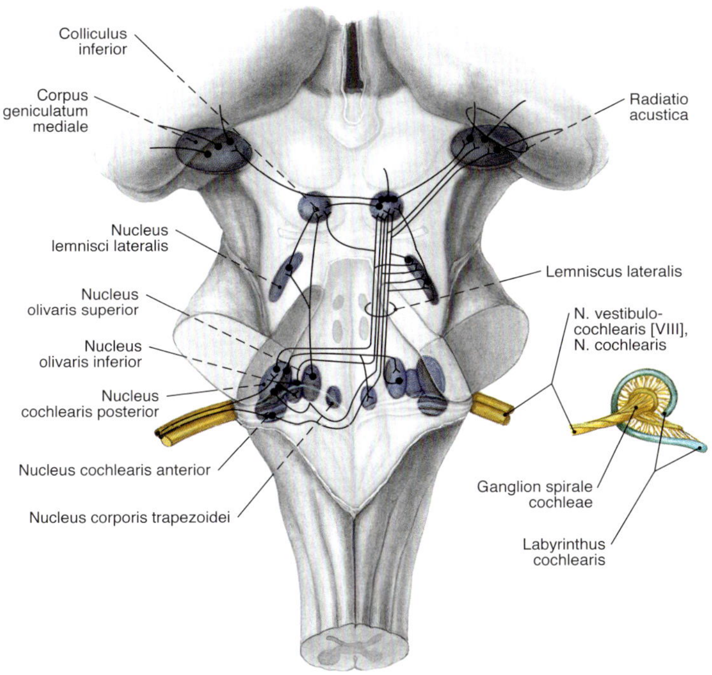

Abb. 1425 Hörbahn; Übersicht.

Hörbahn

1. Neuron: Bipolare Zellen des Ganglion spirale cochleae. Nach Austritt aus den kleinen Öffnungen des Tractus spiralis foraminosus in der Tiefe des inneren Gehörgangs schließen sich die Fasern als N. cochlearis dem N. vestibularis an und bilden mit ihm den am Boden des inneren Gehörgangs verlaufenden N. vestibulocochlearis [VIII]. Die Fasern aus den basalen Anteilen der Schnecke ziehen zum Nucleus cochlearis posterior, die Fasern aus den apikalen Anteilen zum Nucleus cochlearis anterior.
2. Neuron: Multipolare Zellen der Nuclei cochleares. Die Fasern aus dem Nucleus cochlearis anterior ziehen großteils im Corpus trapezoideum zur Gegenseite und bauen dort den Lemniscus lateralis auf, der eine Verbindung zum Colliculus inferior herstellt. Ein Teil der Fasern bleibt ungekreuzt und schließt sich dem Lemniscus lateralis derselben Seite an. Die aus dem Nucleus cochlearis posterior hervorgehenden Fasern kreuzen oberflächlich quer die Fossa rhomboidea und treten ebenfalls in den Lemniscus lateralis der Gegenseite ein.
3. oder 4. Neuron: Vom Colliculus inferior aus werden Verbindungen zum Corpus geniculatum mediale hergestellt.
4. oder 5. Neuron: Die Radiatio acustica verbindet das Corpus geniculatum mediale mit der HESCHL'schen Querwindung und dem WERNICKE'schen Zentrum des Schläfenlappens.

Gleichgewichtsbahn

1. Neuron: Bipolare Zellen des Ganglion vestibulare. Die Neuriten schließen sich nach Durchtritt durch die Areae vestibulares superior et inferior in der Tiefe des inneren Gehörgangs zum N. vestibularis zusammen, der sich am Boden des inneren Gehörgangs dem N. cochlearis anschließt und gemeinsam mit ihm den N. vestibulocochlearis [VIII] bildet. Die Nervenfasern enden an den Nuclei vestibulares im lateralen Winkel des Bodens der Fossa rhomboidea.

2. und folgende Neurone: Vom Nucleus vestibularis lateralis (DEITERS'scher Kern) aus ziehen Fasern als Tractus vestibulospinalis lateralis in die Vordersäule des Rückenmarks.
   Aus dem Nucleus vestibularis superior (BECHTEREW'scher Kern), dem Nucleus vestibularis medialis (SCHWALBE'scher Kern) und dem Nucleus vestibularis inferior (ROLLER'scher Kern) gehen Fasern für das Kleinhirn und Verbindungen zu den motorischen Kernen des III., IV. und VI. Hirnnervs größtenteils über den Fasciculus longitudinalis medialis.
   Vom Nucleus vestibularis medialis und vom Nucleus vestibularis inferior aus ziehen Fasern als Tractus vestibulospinalis medialis ebenfalls in die Vordersäule des Rückenmarks.

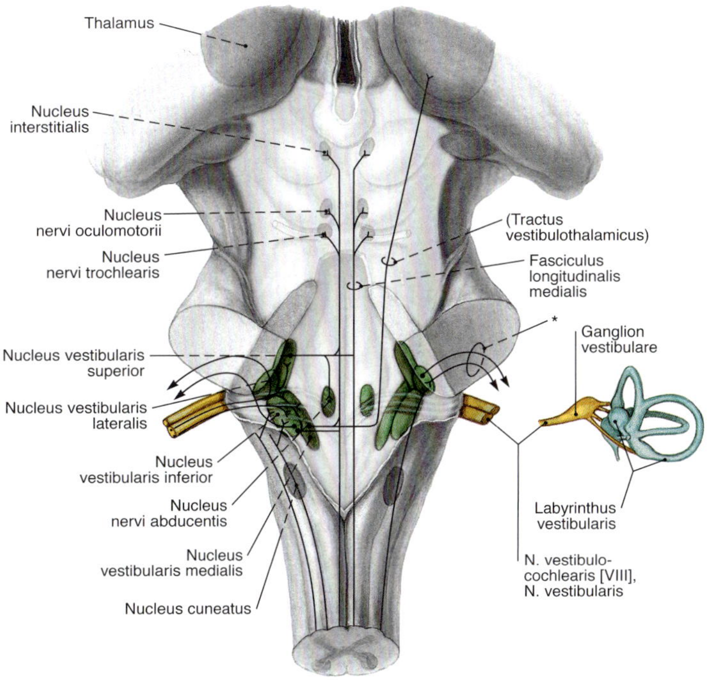

Abb. 1426 Gleichgewichtsbahn; Übersicht.
* Verbindungen zum Kleinhirn

Nerven im Felsenbein

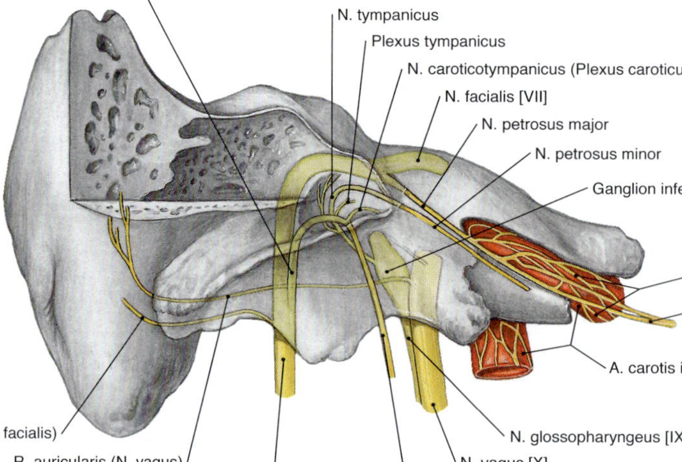

→ 1181

Abb. 1427 Nn. facialis [VII], glossopharyngeus [IX] et vagus [X];
Felsenbein teilweise ausgeschnitten;
Nerven durchscheinend dargestellt;
von vorn.

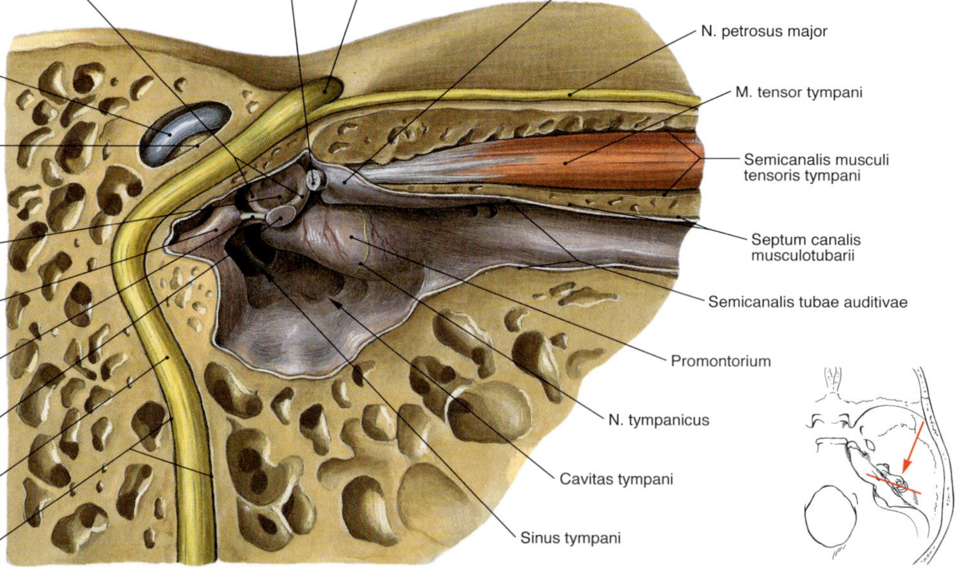

Abb. 1428 N. facialis [VII] und Paukenhöhle, Cavitas tympani;
vertikaler Schnitt in Längsachse des Felsenbeins;
Fazialiskanal eröffnet;
von vorn.

N. facialis

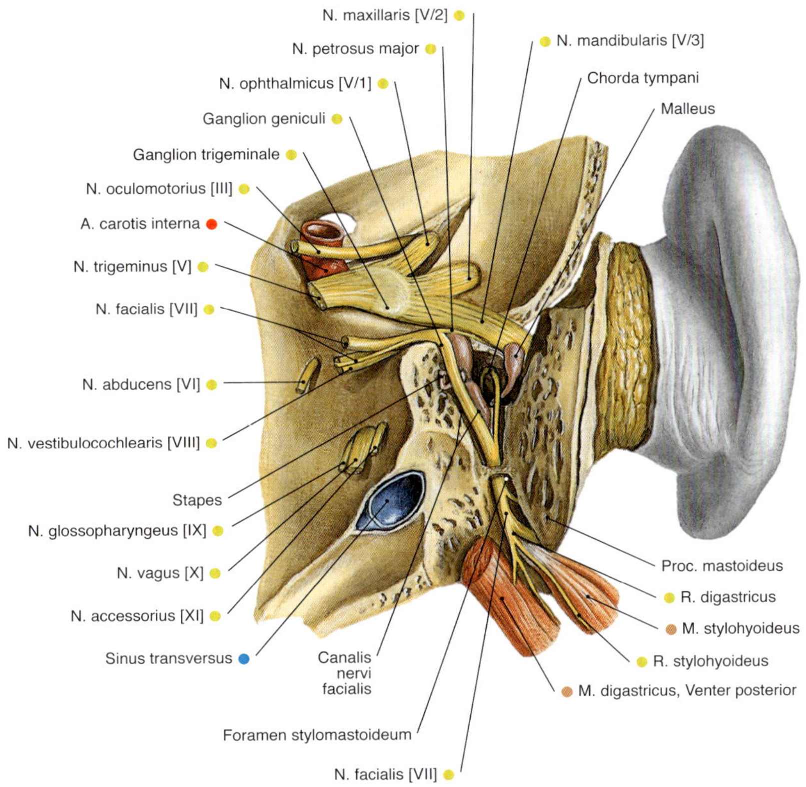

Abb. 1429 N. facialis [VII] im Felsenbein, Os temporale, Pars petrosa; Felsenbein teilweise ausgesägt; Fazialiskanal und Paukenhöhle eröffnet; von hinten.

→ 1181

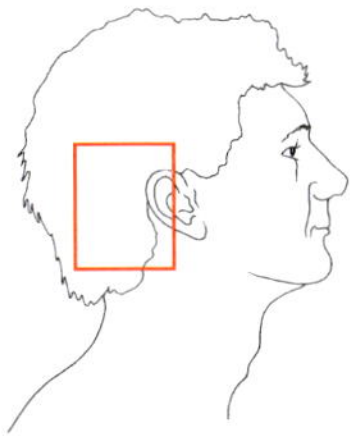

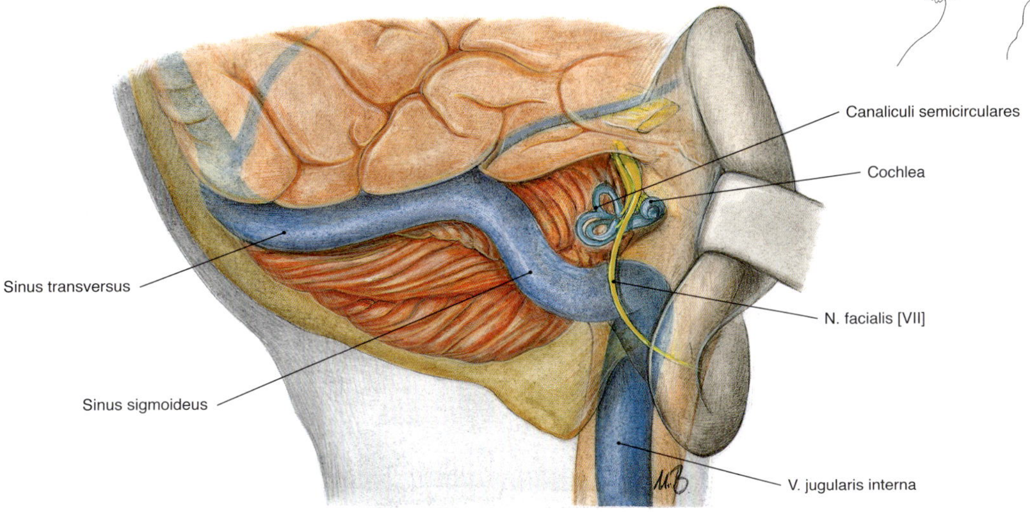

Abb. 1430 Projektion des Innenohres nach lateral.

Felsenbein, Bildgebung

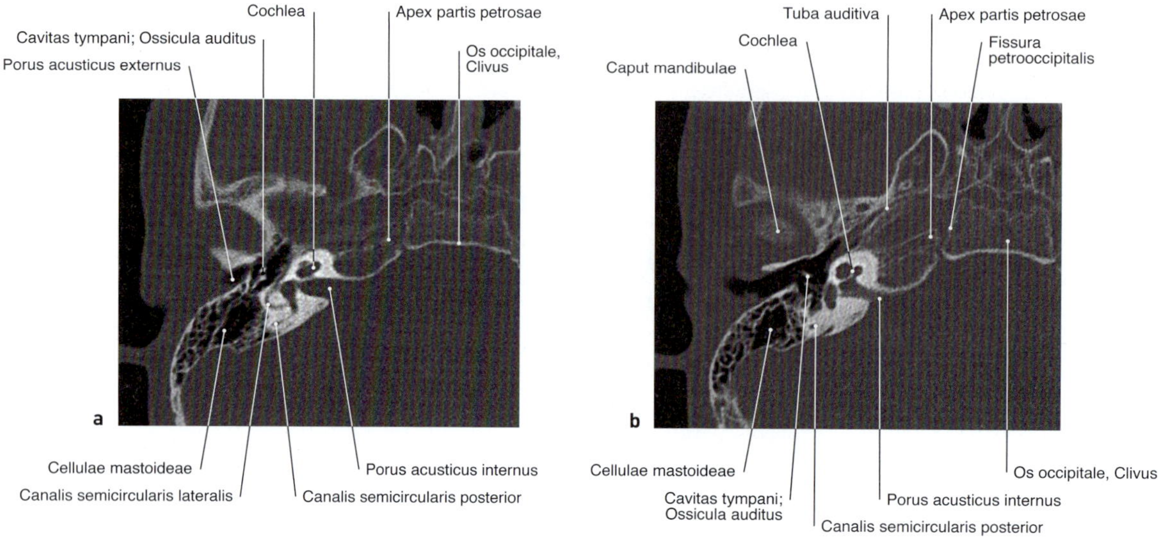

Abb. 1431 a, b Felsenbein, Os temporale, Pars petrosa; hochauflösende computertomographische Horizontalschnitte (HRCT); von unten.
a durch den Canalis semicircularis lateralis
b unterhalb des Canalis semicircularis lateralis

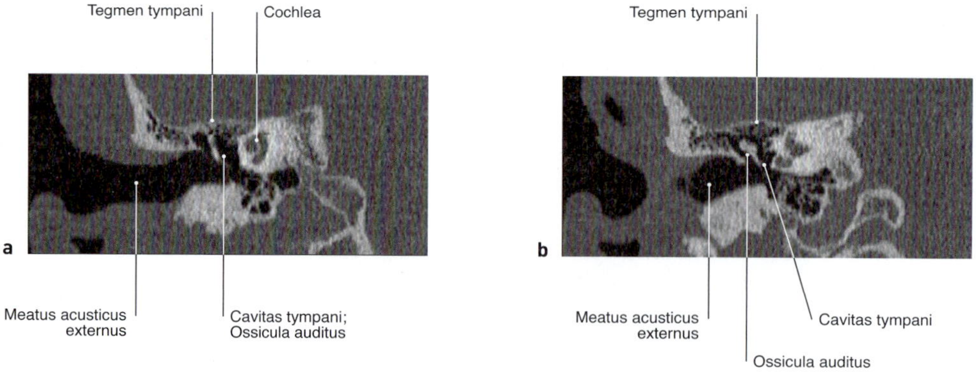

Abb. 1432 a, b Ohr, Auris; hochauflösende computertomographische Frontalschnitte (HRCT); von vorn.
a durch die Basis der Cochlea
b durch den äußeren Gehörgang

Glossar anatomischer Begriffe

Abkürzungen:

f	femininum
m	masculinum
n	neutrum
(Pl)	Plural
P.p.a.	Partizip Präsens aktiv
P.p.p.	Partizip Präsens passiv
Adj.	Adjektiv
Dim.	Diminutiv (Verkleinerungsform)
Komp.	Komparativ
Sup.	Superlativ
(ahd)	althochdeutsch
(altind)	altindisch
(altiran)	altiranisch
(altnord)	altnordisch
(arab)	arabisch
(etrusk)	etruskisch
(got)	gotisch
(gr)	griechisch
(idg)	indogermanisch
(l)	lateinisch
(lit)	litauisch
(mhd)	mittelhochdeutsch

Allgemeine, d.h. nicht fachspezifische Vorsilben (Präfixe):

a- (gr)	(verneinendes Präfix)
a-, ab-, abs- (l)	von, von...her
ac-, ad-, af- (l)	zu, zu...hin, an, bei, heran
amphi- (gr)	ringsum, herum, zu beiden Seiten
ana- (gr)	auf, hinauf
ante- (l)	vor, vorher
anti- (l)	gegen
apo- (gr)	von...weg, von...her, voran, gleich nach
bi- (l)	zweifach
circum- (l)	rundum, um...herum
co-, col-, con-, com- (l)	mit, zusammen
de- (l)	weg, von, herab
dia- (gr)	durch, hindurch, auseinander
di-, dis- (gr)	zwei
e-, ex- (l)	aus, heraus
en- (gr)	innen, drin, hinein
endo- (gr)	innen, drinnen
ep-, epi- (gr)	auf, drauf, über
hemi- (gr)	halb
hyper- (gr)	über, darüber, oberhalb
hypo- (gr)	darunter, unter, unterhalb
infra- (l)	unterhalb von, unten, gering
in-, im- (l)	hinein
inter- (l)	zwischen
intra-, intro- (l)	innerhalb von
meso- (gr)	mittlere, zwischen; Mitte
meta- (gr)	nach, hinter
ob-, op- (l)	entgegen, gegenüber
par-, para- (gr)	neben, bei
per- (l)	durch, hindurch, ganz, völlig
peri- (gr)	um, herum, ringsum
post- (l)	nach, hinter, hinten
prae-, pre- (l)	vor, vorn, wegen, vor...her
pro- (l)	vorne hin, voran, für
pro-, pros- (gr)	vorwärts, vorn
quadri- (l)	vier(fach)
re- (l)	hinten, wieder
retro- (l)	zurück, dahinter
semi- (gr)	halb
sub- (l)	unter, unterhalb
super- (l)	über, nach oben
supra- (l)	oberhalb, über, darüber
syn-, sym- (gr)	mit, zusammen
tri-, tris- (l)	drei(fach)

Allgemeine, d.h. nicht fachspezifische Nachsilben (Suffixe):

-aris, -e (l), -alis, -e (l), -eus, -a, -um (l): -isch, -ig (Herkunft oder Zugehörigkeit ausdrückend)
-ideus, -a, -um (l): -förmig, -artig (Ähnlichkeit ausdrückend)
-icus, -a, -um (l), -ivus, -a, -um (l): (betreffend)
-osus, -a, -um (l): (reich an etwas)
-ulus, -a, -um (l): (Verkleinerungsform)

Abdomen, -inis n *(l)* = Bauch, Unterleib. – abdere *(l)*: wegtun, verbergen.

abducens, -entis *(l)* = wegführend. – P.p.a. von abducere *(l)*: wegführen, wegziehen.

Abductor, -oris m *(l)* = der Abzieher, Wegführer.

aberrans *(l)* = abirrend. – P.p.a. von aberrare *(l)*: abirren, sich irren, abkommen.

accessorius, -a, -um *(l)* = hinzukommend, zusätzlich. – accedere *(l)*: dazugeben, dazutreten; cedere *(l)*: treten, gehen, zuteil werden.

Acetabulum, -i n *(l)* = Hüftgelenkspfanne; urspr. das Essigschälchen.

Achilles, -is m *(l)* = Achilleus: griechischer Held vor Troja; wurde von Paris durch einen von Apoll gelenkten Pfeil an der Ferse tödlich verwundet.

acromialis, -e *(l)* = zur Schulterhöhe gehörend. – Adj. zu Acromion, -ii n *(l)*.

Acromion, -ii n *(l)* = Akrómion *(gr)*: Schulterhöhe, Schulterspitze. – akros *(gr)*: das Äußerste; ômos *(gr)*: die Schulter, die höchstgelegene Stelle an der Schulter.

acusticus, -a, -um *(l)* = das Hören betreffend. – akoúein *(gr)*: hören.

Adductor, -oris m *(l)* = Heranführer, Hinzuziehender. – adducere *(l)*: heranführen, hinzuziehen; ducere *(l)*: führen, ziehen.

Adhesio, -onis f *(l)* = Anhaften. – adhaerere *(l)*: an etwas hängen, festhängen, angrenzen, anhaften.

adiposus, -a, -um *(l)* = fettreich, fetthaltig. – Adeps, -ipis m u. f *(l)*: weiches Fett.

Aditus, -us m *(l)* = Zugang, Eingang. – adire *(l)*: hinzugehen, herangehen.

Adminiculum, -i n *(l)* = Stütze, Beihilfe. – Minae, -arum f *(l)*: die Zinnen, die Mauern.

Aequator [Equator], -oris m *(l)* = größter Breitenkreis, Äquator.

afferens, -entis *(l)* = herbeitragend. – P.p.a. von afferre (ad-ferre) *(l)*: herbeitragen, herbeibringen, herantragen.

affixus, -a, -um *(l)* = angeheftet, befestigt. – P.p.p. von affigere (ad-figere) *(l)*: anheften.

Agger, -eris m *(l)* = Wall, Damm. – aggerere (ad-gerere) *(l)*: aufdämmen, vermehren.

aggregatus, -a, -um *(l)* = zusammengeschart, nahe beieinanderliegend. – P.p.p. von aggregare (ad-gregare) *(l)*: zusammenscharen, beigesellen.

Ala, -ae f *(l)* = 1. der Flügel a) als Bewegungsorgan, b) als Ruder der Segelschiffe, c) als Flanken der Legionen; 2. die Achsel: als Reproduktion der Ala (Flügel) des Vogels.

albicans *(l)* = weiß schimmernd. – P.p.a. von albicare *(l)*: weiß sein, schimmern.

albugineus, -a, -um *(l)* = weiß schimmernd. – Adj. zu Albugo, Tunica albuginea: derbe, weiße Bindegewebshülle.

Albugo, -inis f *(l)* = weißer Fleck. – albus *(l)*: weiß.

albus, -a, -um *(l)* = weiß, weißglänzend. – Alphós *(gr)*: weißer Ausschlag (Hautausschlag).

Allantois f *(gr)* = wurstähnliche Haut, Harnsack. – Állas *(gr)*: Wurst.

Alveolus, -i m *(l)* = kleine Mulde, Bienenzelle.

ambiguus, -a, -um *(l)* = sich nach zwei Seiten neigend. – ambigere *(l)*: nach zwei Seiten treiben, schwanken.

Amnion, -ii n oder **Amnios, -ii** m *(l)* = Schafhaut. – Ámnos *(gr)*: Schaf.

Amphiarthrosis, -is f *(l)* = ringsum bebändertes Gelenk. – amphi *(gr)*: ringsum, herum, zu beiden Seiten; Arthron *(gr)*: Glied, Gelenk.

Ampulla, -ae f *(l)* = Gefäß aus Ton/Glas mit engem Hals und blasig aufgetriebenem Bauch; kolbenförmige Verdickung. – Amphora, -ae f *(l)*: zweihenkeliger Krug mit engem Hals; Amphoreús *(gr)*: zweihenkeliges Gefäß; nach Hyrtl von Ampha, -ae f *(l)* (Griff) und Bulla, -ae f *(l)* (Blase).

amygdaloideus, -a, -um *(l)* = mandelähnlich, zu etwas Mandelähnlichem gehörend. – Amýgdale *(gr)*: Mandel.

analis, -e *(l)* = zum After gehörend. – Adj. zu Anus.

Anastomosis, -is f *(l)* = Vereinigung oder Verbindung zweier Kanäle. – anastomóein *(gr)*: eine Mündung herstellen, öffnen, eröffnen.

Anatomia, -ae f *(l)* = die Kunst des Zergliederns. – anatemnein (gr): zerschneiden, zergliedern.

anconeus, -a, -um *(l)* = zum Ellenbogen gehörig. – Ankōn (gr): der gebogene Arm, Ellenbogen.

Angiologia, -ae f *(l)* = Gefäßlehre. – Angeion *(gr)*: (Blut-)Gefäß; Logos *(gr)*: Wort, Sprache, Lehre.

Ansa, -ae f *(l)* = Öse, Schlinge, Henkel. – Hänia oder Ansia *(gr)*: Zügel, der dem Zugvieh durch die Nase gezogene Zügel.

ante *(l)* = 1. Präp.: vor, voran, voraus; 2. Adv.: vorn, vorwärts, vorher.

Angulus, -i m *(l)* = Winkel, Ecke. – Etym. unsicher; ankylos *(gr)*: krumm.

Antebrachium, -ii n *(l)* = Unterarm, Vorderarm. – Brachium, -ii n *(l)*: Arm.

anterior, -ius *(l)* = vorderer. – Komp. zu ante *(l)*: vor, vorn gelegen.

Anthelix, -icis f *(l)* = Gegenwindung. – antí *(gr)*: gegen; Hélix *(gr)*: Windung.

Antitragus, -i m *(l)* = kleiner Höcker gegenüber dem Tragus. – Trágos *(gr)*: Bock.

Antrum, -i n *(l)* = Grotte, Höhlung, Höhle. – Ántron *(gr)*: Höhle.

Anulus, -i m *(l)* = kleiner Ring.

Anus, -i m *(l)* = Kreis, Ring, After(ring).

Aorta, -ae f *(l)* = Hauptschlagader. – aéirein *(gr)*: etwas in die Höhe heben, um es zu tragen.

Apertura, -ae f *(l)* = Öffnung, Loch. – aperire *(l)*: öffnen, erschließen, aufdecken.

Apex, -icis m *(l)* = äußerste Spitze.

apicalis, -e *(l)* = zur Spitze gehörend. – Adj. zu Apex.

Aponeurosis, -is f *(l)* = flächenhafte, platte Sehne. – neuróein *(gr)*: die Sehne anspannen.

Appendix, -icis f *(l)* = Anhang, Anhängsel, Zugabe. – pendere: hängen, schweben.

Aqu(a)eductus, -us m *(l)* = Wasserleitung. – Aqua, -ae f *(l)*: Wasser; Ductus, -us m *(l)*: Zug, Leitung.

Arachnoidea, -ae f *(l)* = Spinnwebenhaut. – Aráchne *(gr)*: Spinne.

Arbor, -oris f *(l)* = Baum.

arcuatus, -a, -um u. **arcualis, -e** *(l)* = bogenförmig gekrümmt. – Adj. zu Arcus.

Arcus, -us m *(l)* = Bogen, Kreisbogen.

Area, -ae f *(l)* = Bezirk, freie Fläche, Stelle.

Areola, -ae f *(l)*: Dim. zu Area.

Arteria, -ae f *(l)* = Schlagader, Arterie. – von Áer *(gr)*: Luft u. täréein *(gr)*: enthalten, bewahren.

Articulatio, -onis f *(l)* = Gelenk. – Articulus, -i m *(l)*: Fingerglied, Knoten; Dim. zu Artus, -us m *(l)*: Gelenk, Glied; artýein *(gr)*: zusammenfügen, gliedern; Arthron *(gr)*: Glied, Verbindung.

arytenoideus, -a, -um *(l)* = dem Schnabel einer Gießkanne ähnlich. – Arytaina *(gr)*: Gießbecken, Gießkanne.

ascendens *(l)* = aufsteigend. – P.p.a. von ascendere *(l)*: aufsteigen, sich erheben, emporsteigen.

asper, -era, -erum *(l)* = rau, uneben.

Atlas, -antis m *(l)* = 1. Halswirbel. – Atlas: griechischer Heros, der die Säulen des Himmels trug. – tlas: P.p.a. von tlenai *(gr)*: tragen; der starke Träger.

atrioventricularis, -e *(l)* = zum Vorhof und zur Kammer gehörig. – Atrium, -ii n *(l)*: Vorhof, Vorraum; Ventriculus, -i m *(l)*: Dim. zu Venter: Hohlraum, 1. Magen, 2. Herzkammer, 3. Hirnkammer; ventricularis, -e *(l)*: Adj. zu Ventriculus.

Atrium, -ii n *(l)* = Vorhof, Halle. – etrusk. Ursprungs; Atarr *(etrusk)*: befestigtes Gebäude.

auditivus, -a, -um *(l)* = das Hören betreffend. – audire: hören.

Auricula, -ae f *(l)* = „kleines Ohr". 1. Ohrmuschel, 2. Herzohr. – Dim. zu Auris.

Auris, -is f *(l)* = Ohr. – Ous *(gr)*: Ohr.

autonomicus, -a, -um *(l)* = unabhängig. – autó-nomos *(gr)*: selbständig, autonom.

Avis, -is f *(l)* = Vogel, Vorbedeutung.

axillaris, -e *(l)* = zur Achselhöhle gehörig. – Adj. zu Axilla, -ae f *(l)*: die Achselhöhle; Dim. zu Ala.

Axis, -is m *(l)* = 1. Achse, 2. zweiter Halswirbel; er gibt die ruhende Achse an, um welche sich der 1. Halswirbel dreht. – Áxon *(gr)*: Wagenachse, Himmelsachse.

azygos, -on *(gr)* = unpaar, nicht gepaart, nicht verbunden.

basalis, -e u. **basilaris, -e** *(l)* = zur Basis gehörend, an der Basis liegend. – Adj. zu Basis.

basilicus, -a, -um *(l)* = königlich. – basilikos *(gr)*: königlich; *(arab)*: innen. – Basileus *(gr)*: König.

Basis, -eos f *(gr)* = Grundfläche, Untergrund, Grundlage, „Basis".

biceps, -itis m *(l)* = zweiköpfig. – Caput, -itis n *(l)*: der Kopf.

Bifurcatio, -onis f *(l)* = Gabelung. – Furca, -ae f *(l)*: Gabel.

bilifer, -fera, -ferum *(l)* = Galle leitend. – Bilis, -is f *(l)*: Galle; ferre *(l)*: tragen, führen.

biliosus, -a, -um *(l)* = reich an Galle.

bipartitus, -a, -um *(l)* = zweigeteilt. – Pars, -tis f *(l)*: Teil.

Brachium, -ii n *(l)* = Arm, Zweig, Stiel. – Brachion *(gr)*: Oberarm, Arm.

Bregma, -atis n *(l)* = Vereinigungsstelle von Kranz- und Pfeilnaht. – Brégma *(gr)*: Vorderkopf.

brevis, -e *(l)* = kurz, klein, schmal. – brachýs *(gr)*: kurz.

bronchialis, -e *(l)* = zum Bronchus gehörend. – Adj. zu Bronchus.

Bronchus, -i m *(l)* = Hauptast der Luftröhre. – Bronchós *(gr)*: Luftröhre, Kehle.

Bucca, -ae f *(l)* = Wange, Backe, Mund. – byktäs *(gr)*: heulend (vom Wind); bu *(idg)*: aufblasen, schwellen.

Buccinator (richtig: **Bucinator**), **-oris** m *(l)* = Hornbläser. – Bucina, -ae f *(l)* = Hirten- und Waldhorn; Bykánä *(gr)*: Horn, Trompete; Bos, bovis m *(l)*: das Rind; canere *(l)*: singen.

buccopharyngeus, -a, -um *(l)* = von der Wange zum Pharynx verlaufend.

bulbospongiosus, -a, -um *(l)* = zum schwammigen Schwellkörper gehörend.

bulbourethralis, -e *(l)* = zum Schwellkörper und zur Harnröhre gehörig.

Bulbus, -i m *(l)* = zwiebel- oder knollenförmige Anschwellung bzw. Verdickung. – Bólbos *(gr)*: Anschwellung

Bulla, -ae f *(l)* = Blase, Kapsel, Knospe.

Bursa, -ae f *(l)* = Beutel, Tasche, „Börse". – Býrsa *(gr)*: abgezogene Haut, Fell, Schlauch.

Caecum, -i n *(l)* = das Blinde. – caecus, -a, -um *(l)*: blind, dunkel; Kaikias *(gr)*: Nordostwind als der dunkle; kaikos *(idg)*: blind, einäugig.

caeruleus, -a, -um *(l)* = blau, bläulich. – Caelum, -i n *(l)*: Himmel.

Calamus, -i m *(l)* = Rohr, Schreibfeder, Halm, Stängel. – Kálamos *(gr)*: Rohr, Halm.

Calcaneus, -i m, auch Calcaneum, -i n *(l)* = Fersenbein. – Calx, -cis f *(l)*: Ferse, Fuß; calcare *(l)*: mit Füßen treten, stoßen.

calcaneus, -a, -um *(l)* = zum Calcaneus gehörig. – Adj. zu Calcaneus.

Calcar, -aris n *(l)* = Sporn (z.B. des Hahns). – calcare *(l)*: treten, betreten, mit Füßen treten.

callosus, -a, -um *(l)* = schwielig, dickkantig. – Callum, -i n *(l)*: Schwiele, Schwarte.

Calvaria, -ae f *(l)* = Hirnschale, Schädel, Schädeldach. – Calva, -ae f *(l)*: Hirnschale. – calvus, -a, -um *(l)*: kahl, haarlos.

Calyx (richtig: **Calix**), **-icis** f *(l)* = Kelch, Blumenkelch, Knospe. – Kályx *(gr)*: Becher, Trinkbecher.

Camera, -ae f *(l)* = Kammer, Gewölbe. – Kamara *(gr)*: Gewölbe.

Canaliculus, -i m oder **Canalicula, -ae** f *(l)*: Dim. zu Canalis; urspr.: Kánna *(gr)*: Rohr.

canalis, -e *(l)* = röhrenförmig. – Adj. zu Canna, -ae f *(l)*: die Röhre, der Kanal; ebenso

Canalis, -is m u. f *(l)* = Röhre, Kanal, Rinne.

caninus, -a, -um *(l)* = zum Hunde gehörig. – Canis, -is m u. f. *(l)*: Hund.

capitalis, -e u. **capitatus, -a, -um** *(l)*: Adj. zu Caput.

Capitulum, -i n *(l)* = Köpfchen. – Dim. zu Caput.

Capsula, -ae f *(l)* = kleine Kapsel. – Dim. zu Capsa, -ae f *(l)*: Kapsel (für die Bücherrollen); capere *(l)*: fassen, packen; Kápsa *(gr)*: die Kapsel; káptein *(gr)*: fassen, greifen.

Caput, -itis n *(l)* = Kopf, Haupt, Hauptsache. – Kephalé *(gr)*: Kopf.

Cardia, -ae f *(l)* = Magenmund, Öffnung. – Kardía *(gr)*: 1. Herz, 2. Magenmund.

Carina, -ae f *(l)* = Kiel; vorspringende Leiste. – Káronon *(gr)*: Nuss, Nussbaum.

Carotis, -idis f *(l)* = Kopfschlagader. – Kar(a) *(gr)*: Kopf; Karos *(gr)*: Schwindel; karoein *(gr)*: betäuben.

Carpus, -i m *(l)* = Handgelenk, Handwurzel, urspr.: Abgepflücktes, Frucht. – carpere *(l)*: pflücken, ernten; karpízesthai *(gr)*: ernten; Karpós *(gr)*: Stelle, durch welche die Hand mit dem Vorderarm beweglich zusammenhängt.

Cartilago, -inis f *(l)* = Knorpel am menschlichen und tierischen Körper sowie an Pflanzen.

Caruncula, -ae f *(l)* = Fleischwärzchen, warzenförmige Erhebung. – Dim. zu Caro, carnis f *(l)*: das Fleisch; Kréas *(gr)*: Fleisch.

Cauda, -ae f *(l)* = Schwanz, Schweif; anat.: allgemein Endabschnitt (von allen Organen).

caudalis, -e *(l)* = zum Schwanz (nach unten) weisend. – Adj. zu Cauda.

caudatus, -a, -um *(l)* = geschwänzt.

Caverna, -ae f *(l)* = Höhle, Kaverne. – vgl. Cavum.

cavernosus, -a, -um *(l)* = höhlenreich. – Adj. zu Caverna. Corpus cavernosum penis: Penisschwellkörper.

Cavitas, -atis f *(l)* = Höhlung.

Cavum, -i n, auch Cavus, -i m *(l)* = Hohlraum, Höhlung, Loch. – kóilos *(gr)*: hohl.

centralis, -e *(l)* = im Mittelpunkt liegend, in der Mitte befindlich. – Adj. zu Centrum, -i n *(l)*: Mittelpunkt.

cephalicus, -a, -um *(l)* = den Kopf betreffend.

cerato- *(l)* = anat. in Zusammensetzungen für das große Zungenbeinhorn und für das untere Horn des Schildknorpels gebrauchte Bezeichnung. – Kéras *(gr)*: Horn, Bogen, Geweih.

ceratopharyngeus, -a, -um *(l)* = vom Zungenbein zum Pharynx ziehend.

Cerebellum, -i n *(l)* = kleines Gehirn, Kleinhirn. – Dim. zu Cerebrum.

Cerebrum, -i n *(l)* = Gehirn, Großhirn. – Von Karára und Kára *(gr)*: Kopf.

Cervix, -icis f *(l)* = Hals, Nacken. – Kerbikárion *(gr)*: Kopfbänder, Kopfhalter.

Chiasma, -atis n *(l)* = Zeichen eines schiefen Kreuzes ähnlich dem des griechischen Buchstabens Chi: X. – chiazein *(gr)*: spalten, ritzen.

Choana, -ae f *(l)* = hintere Nasenöffnung. – Choáne *(gr)*: Trichter, Schmelzgrube, Schmelztiegel.

choledochus, -a, -um *(l)* = galleführend. – Chole *(gr)*: Galle; déchesthai *(gr)*: aufnehmen, enthalten.

chondro- *(gr)*: Vorsilbe, von Chondros *(gr)*: Knorpel, Korn, Graupe.

chondropharyngeus, -a, -um *(l)* = vom Zungenbein zum Pharynx ziehend; siehe chondro- u. pharyngeus.

Chorda, -ae f *(l)* = Darmsaite; anat.: Strang, Saite. – Chórde *(gr)*: Darm.

Choroidea, -ae f *(l)* = Aderhaut des Auges. – Chórion *(gr)*: Haut; -eidés *(gr)*: ähnlich; Corium, -i n *(l)*: Haut.

Chylus, -i m *(l)* = Darmlymphe. – Chylos *(gr)*: Saft, Brühe, Feuchtigkeit.

ciliaris, -e *(l)* = zum Augenlid, zu den Wimpern gehörend, wimpernähnlich.

Cilium, -ii n *(l)* = Wimper; urspr. Augenlid.

cinereus, -a, -um *(l)* = aschgrau. – Adj. zu Cinis, -eris m *(l)*: Asche, Totenasche; Konis *(gr)*: Staub.

Cingulum, -i n *(l)* = Gürtel. – Kinklís *(gr)*: Gitter, Umfriedung; cingere *(l)*: gürten.

Circulus, -i m *(l)* = Kreis. – Dim. zu Circus, -i m *(l)*: Kreis, Ring; Kirkos *(gr)*: Ring, Kreis.

Circumferentia, -ae f *(l)* = Umkreis, Umfang. – circum *(l)*: Adv. von Circus: im Kreis; Vorsilbe für: ringsumher, ringsum; ferentia von ferre *(l)* u. pherein *(gr)*: tragen, bringen.

circumflexus, -a, -um *(l)* = umgebogen. – als Subst. (Wölbung) oder als P.p.p. von circumflectere *(l)*: umbiegen, umfahren.

Cisterna, -ae f *(l)* = Zisterne, unterirdischer Behälter für Ansammlung des Regenwassers. – Cista, -ae f *(l)*: die Kiste; Kístä *(gr)*: Korb, Kiste.

Claustrum, -i n *(l)* = Schloß, Riegel, Schranke. – claúdere *(l)*: schließen, zumachen; kleíein *(gr)*: absperren.

Clavicula, -ae f *(l)* = Schlüsselchen; anat.: Schlüsselbein. – Dim. von Clavis, -is f *(l)*: der Schlüssel. Kleis *(gr)*: Riegel, hakenförmige Öse, Ruderrolle, Schlüsselbein; kleíein *(gr)*: verschließen mit einem Riegel, Balken.

clinoideus, -a, -um *(l)* = lagerähnlich, bettlägerig. – klinoeides *(gr)*: lagerähnlich; Klínä: Lager, Bett, Sofa; -eidés: ähnlich, -förmig.

Clitoris, -idis f *(l)* = Kitzler. – Kleitoris *(gr)*: Kitzler.

Clivus, -i m *(l)* = Hügel, Abhang. – clivis *(l)*: ansteigend, abschüssig, geneigt; klinein *(gr)*: neigen, beugen.

Clunis, -is m *(l)* = Hinterbacke. – Clunes, -ium (Pl): Gesäß; Klónis *(gr)*: Steißbein.

coccygeus, -a, -um *(l)* = zum Steißbein gehörend. – Adj. zu Coccyx, -igis m *(l)*: der Kuckuck.

Cochlea, -ae f *(l)* = Schnecke mit gewundener Schale, Wendeltreppe. – Kochlías *(gr)*: Schnecke; Cochlear, -aris m *(l)*; Löffel.

cochlearis, -e *(l)* = zur Schnecke gehörend. – Adj. zu Cochlea.

coeliacus, -a, -um *(l)* = zur Bauchhöhle gehörend. – Koilia *(gr)*: Höhle, jede Höhle im menschlichen Leib, Bauchhöhle, Unterleib; koilíakos *(gr)*: Adj. zu Koilia.

colicus, -a, -um *(l)*: Adj. zu Colon.

collateralis, -e *(l)* = seitlich, zusammen auf einer Seite. – lateralis, -e *(l)*: Adj. zu Latus, -eris n *(l)*: Seite, Flanke.

Colliculus, -i m *(l)* = kleiner Hügel. – Dim. zu Collis.

Collis, -is m *(l)* = Anhöhe, Hügel. – Kolonós *(gr)*: Hügel, Gipfel, Spitze.

Collum, -i n oder Collus, -i m *(l)* = Hals von Menschen und Tieren. – Kýklos *(gr)* u. Colxs *(got)*: Kreis, Hals.

Colon, -i n *(l)* = Hauptteil des Dickdarms: der Grimmdarm. Vielleicht von cholázesthai *(gr)*: winden, krümmen (Kolikschmerz) oder von kohlýein *(gr)*: zurückhalten, wehren.

Columna, -ae f *(l)* = kleine Säule, Fuß, Zäpfchen. – Kylindros *(gr)*: Rundholz, Walze.

comitans, -antis *(l)* = begleitend. – P.p.a. von comitare *(l)*: begleiten; Comes, -itis, m u. f *(l)*: Begleiter; ire *(l)*: gehen.

Commissura, -ae f *(l)* = Verbindung. – committere *(l)*: zusammenfügen, vereinigen, verbinden.

communicans: P.p.a. von communicare *(l)*: verbinden.

communis, -e *(l)* = gemeinsam, mitleistend, mitpflichtend. – Adj. zu Commune, -is n *(l)*: gemeinsames Gut, Gemeingut; co-, com- *(l)*: mit, zusammen; Moenia, -ium n *(l)*: Leistungen, Pflichten.

Compages, -is f *(l)* = Zusammenfügung, Gefüge. – compingere *(l)*: zusammenfügen. Compages thoracis: Brustkorb.

Concha, -ae f *(l)* = Muschel, Höhle. – Kónche *(gr)*: Muschel, Schnecke.

Condylus, -i m *(l)* = Gelenkhöcker, Gelenkkopf. – Kondylos *(gr)*: Fingerknöchel, Gelenkkopf; kondos *(gr)*: rundlich.

condyloideus, -a, -um *(l)* = einem Höcker ähnlich.

condylaris, -e *(l)* = höckerig.

Confluens, -entis m *(l)* = Zusammenfluss. – confluere *(l)*: zusammenfließen, zusammenkommen.

conicus, -a, -um *(l)* = kegelförmig, konisch. – Adj. zu Conus.

Coniotomia, -ae f *(l)* = Querschnitt durch das Lig. cricothyroideum medianum zwischen Schild- u. Ringknorpel in den Conus laryngis hinein.

Conjugatio, -onis m u. **Conjugata, -ae** f *(l)* = Verbindung. – conjugare = conjungere *(l)*: verbinden, zusammenhängen; con- *(l)*: zusammen, mit; jugare *(l)*: jochen, paaren.

conjunctivus, -a, -um *(l)* = der Verbindung dienend. – conjungere *(l)*: verbinden, vereinigen.

connexus, -a, -um *(l)* = verbunden, verknüpft. – P.p.p. von connectere *(l)*: verbinden; con- *(l)*: zusammen, mit; nectere *(l)*: knüpfen, binden, fassen.

conoideus, -a, -um *(l)* = kegelförmig. – konoides *(gr)*: kegelähnlich; Kónos: Keil; -eidés: ähnlich.

Constrictor, -oris m *(l)* = Zusammenzieher. – constringere *(l)*: zusammenziehen, zusammenschnüren.

contortus, -a, -um *(l)* = gewunden, schwungvoll, kräftig. – P.p.p. von contorquere *(l)*: winden, herumdrehen, schwingen, herumwenden.

Conus, -i m *(l)* = Kegel, Konus. – Kónos *(gr)*: Kegel.

Cor, cordis n *(l)* = Herz als Organ und als Gemüt; anat.: Herz. – Kár *(idg)*: Herz, Gemüt.

coracobrachialis, -e *(l)* = zum Rabenschnabelfortsatz und zum Arm gehörend.

coracoideus, -a, -um *(l)* = rabenschnabelähnlich. – Korax *(gr)*: Rabe; -eidés *(gr)*: ähnlich.

Corium, -i n *(l)* = Haut, Lederhaut, dicke Haut. – Chórion *(gr)*: Haut, Leder, besonders die Haut der Eingeweide.

Cornea (ergänze Membrana ...) = Hornhaut des Auges. – Cornu, -us n *(l)*: Horn.

corniculatus, -a, -um *(l)* = mit einem Hörnchen versehen. – Corniculus, -i m *(l)*: Hörnchen, Dim. zu Cornu.

Corona, -ae f *(l)* = Kranz, Krone, Haken, – Korṓne *(gr)*: 1. Krähe; 2. Bezeichnung für verschiedene gekrümmte und gerundete Gegenstände; 3. Haken am Ende des Bogens, an welchem die Bogensehne mittels eines Ringes eingehängt wird.

Corpus, -oris n *(l)* = Körper, Leib, Rumpf.

Corrugator, -oris m *(l)* = Runzeler. – corrugare *(l)*: runzelig machen, zusammenrümpfen; cor-, con- *(l)*: zusammen, mit; Ruga, -ae f *(l)*: Hautfalte.

Cortex, -icis m *(l)* = Rinde, Baumrinde, Schale, Kork.

Costa, -ae f *(l)* = Rippe.

costalis, -e *(l)* = zur Rippe gehörend, die Rippe betreffend. – Adj. zu Costa.

costodiaphragmaticus, -a, -um *(l)* = von der Rippe zum Zwerchfell ziehend.

costomediastinalis, -e *(l)* = von der Rippe zum Mittelfell ziehend.

Coxa, -ae f *(l)* = Hüfte; eigentl. Schenkelbein. – Káksa *(altind)*: Achselgrube.

cranialis, -e *(l)* = kopfwärts, zum Schädel gehörend oder weisend. – Adj. zu Cranium.

Cranium, -ii n *(l)* = Schädel, knöcherner Schädel. – Kránion *(gr)*: Schädel, Hirnschale, eigentl.: Helm.

crassus, -a, -um *(l)* = dick, fett, stark. – Vielleicht von: krátos *(gr)*: stark, hart.

Cremaster, -eris m *(l)* = Aufhänger. – kremánnymi *(gr)*: aufhängen, schweben lassen.

crenatus, -a, -um *(l)* = gekerbt. – Crena, -ae f *(l)*: Kerbe, Spalte, Einschnitt.

cribrosus, -a, -um *(l)* = siebartig, reich an Sieben. – Cribrum, -i m *(l)*: Sieb; cernere *(l)* u. krínein *(gr)*: unterscheiden, scheiden, sich entscheiden.

cricoarytenoideus, -a, -um *(l)* = vom Ringknorpel zum Gießbeckenknorpel verlaufend; siehe cricoideus u. arytenoideus.

cricoideus, -a, -um *(l)* = ringförmig. – Kríkos *(gr)*: Ring.

cricopharyngeus, -a, -um *(l)* = vom Ringknorpel zum Pharynx verlaufend; siehe cricoideus u. pharyngeus.

cricothyroideus, -a, -um *(l)* = vom Ringknorpel zum Schildknorpel verlaufend.

cricotrachealis, -e *(l)* = vom Ringknorpel zur Trachea verlaufend; siehe cricoideus u. trachealis.

Crista, -ae f *(l)* = Leiste, Kante, Kamm auf dem Helm, eigentl.: Federbusch auf dem Kamm.

cruciatus, -a, -um *(l)* = gekreuzt; 1. gemartert; 2. anat.: gekreuzt im Sinne des X. – P.p.p. von cruciare *(l)*: kreuzigen, martern; Crux, crucis f *(l)*: Kreuz sowohl in Form eines T als auch X (meist T), Marterholz.

cruciformis, -e = kreuzähnlich, kreuzförmig. – Crux, crucis f *(l)*: Kreuz; Forma, -ae f *(l)*: Form.

Crus, cruris n *(l)* = 1. Unterschenkel, Bein; 2. Gebilde, die nach Form und Anordnung mit Schenkeln verglichen werden.

Cubitus, -i m *(l)* oder **Cubitum, -i** n *(l)* = Ellenbogen, Ellenbogengelenk, Unterarm. – cubare *(l)*: liegen; Kybiton *(gr)*: Ellenbogen, Schale, Schüssel, daraus Cubus, -i m *(l)*: Kubus, Würfel (Kubik); Kybos *(gr)*: Höhlung vor der Hüfte beim Vieh, Wirbelknochen, Würfel, eigentl.: Auge auf dem Würfel.

cuboideus, -a, -um *(l)* = würfelförmig.

Culmen, -inis n *(l)* = Gipfel, Spitze, der höchste Punkt. – Columna, -ae f *(l)*: Säule.

Cumulus, -i m *(l)* = Hügel, Masse, Gipfel, Schwall. – cumulare *(l)*: anhäufen, zunehmen, wachsen; Kýma *(gr)*: Wall; Kymelos *(idg)*: Anschwellung, Zuwachs.

cuneiformis, -e *(l)* = keilförmig. – Cuneus, -i m *(l)*: Keil, keilförmige Anordnung; Forma, -ae f *(l)*: Form.

Cuneus, -i m *(l)* = Keil, keilförmige Anordnung.

Cupula, -ae f *(l)* = Kuppel. – Dim. zu Cupa, -ae f *(l)*: die Tonne, das Grab; Kýpae *(gr)*: Grube, Gewölbe, Dach in Form einer Halbkugel, Kuppe.

Curvatura, -ae f *(l)* = Krümmung, Biegung. – curvare *(l)*: krümmen, biegen, beugen; korónos *(gr)*: gekrümmt; kýrtos *(gr)*: krumm.

Cuspis, -idis f *(l)* = Spitze, Spieß, Stachel; anat.: Zipfel, Segel.

cutaneus, -a, -um: Adj. zu Cutis.

Cutis, -is f *(l)* = Haut, Hülle, Oberfläche. – Kýtos *(gr)*: Hülle, Haut, Gefäß, Urne; Skýtos *(gr)*: Haut, Leder; vgl. Corium.

Cymba, -ae f *(l)* = anat.: nachenartige Vertiefung an der Ohrmuschel. – Kymbe *(gr)*: Nachen.

cysticus, -a, -um *(l)* = zur Blase gehörend. – Adj. zu Cystis, -is f *(l)*: Blase, Gallen-, Harnblase; Kýstis *(gr)*: Harnblase.

dartos *(gr)* = anat.: in Tunica dartos: Fleischhaut des Hodensacks. – dartós *(gr)*: abgehäutet, und zwar abgehäutete Haut; dárein *(gr)*: abhäuten, schinden.

deciduus, -a, -um *(l)* = abfallend, hinfällig. – decidere *(l)*: abfallen, wegfallen.

Declive, -is n *(l)* = Abhang. – declivis, -e *(l)*: abschüssig; de *(l)*: ab, herab; Clivus, -i m *(l)*: Hügel, Lehne; clinare *(l)* u. klínein *(gr)*: lehnen, sich neigen.

Decussatio, -ionis *(l)* = Kreuzung. – decussare *(l)*: in die Form eines X bringen.

decussatus, -a, -um *(l)* = X-geformt. – P.p.p. von decussare *(l)*.

deferens, -entis *(l)* = herabtragend, herabführend. – P.p.a. von deferre *(l)*: herabtragen, herabführen, abführen, wegtragen.

deltoideopectoralis, -e *(l)* = zum M. deltoideus und M. pectoralis gehörend.

deltoideus, -a, -um *(l)* = deltaförmig. – Délta *(gr)*: dreieckiger griech. Buchstabe.

Dens, dentis m *(l)* = Zahn, Zinke. – Odoús *(gr)*: Zahn, Zinke.

dentalis, -e *(l)* = zum Zahn gehörend. – Adj. zu Dens.

dentatus, -a, -um *(l)* = mit Zähnen versehen.

denticulatus, -a, -um *(l)* = mit Zähnchen bzw. Zacken versehen. – Denticulus: Zähnchen, Zacke; Dim. zu Dens.

Dentinum, -i n *(l)* = Zahnbein. – Dens, dentis m *(l)*: der Zahn; Dentinum ist Substantiv. Adj. dentinus, -a, -um *(l)*: zum Zahn gehörig.

depellatus, -a, -um *(l)* = hinabgetrieben, weggeführt. – P.p.p. von depellare *(l)*: hinabtreiben, weg-, fortleiten; de- *(l)*: weg, von, herab; pellere *(l)*: treiben.

Depressor, -oris m *(l)* = Herabdrücker. – deprimere *(l)*: herabdrücken.

descendens, -entis *(l)* = herabsteigend. – P.p.a. von descendere *(l)*: herabsteigen, herabgehen, sich herablassen.

dexter, -tra, -trum *(l)* = rechts, günstig, (der, die, das) Rechte. – dexios *(gr)*: rechts, günstig.

diagonalis, -e *(l)* u. Diagonalis, -is f *(l)* = schräg und die Schräge; diá- *(gr)*: durch, hindurch; Gōnia *(gr)*: Winkel, Ecke.

Diameter, -tri f *(l)* = Durchmesser. – diá- *(gr)*: durch, hindurch; Metron *(gr)*: Maß.

Diaphragma, -atis n *(l)* = Scheidewand, Grenzwand, Zwerchfell. – diaphrássein *(gr)*: durch eine Scheidewand trennen; phrássein: abtrennen, umzäunen.

Diaphysis, -is f *(l)* = Diaphyse, Mittelstück des Röhrenknochens. – diaphýsthai *(gr)*: dazwischenwachsen, durchwachsen, auseinander wachsen.

Diarthrosis, -is f *(l)* = freie Gelenkverbindung. – Diárthrosis *(gr)*: das Zerlegen in Glieder; Árthron *(gr)*: Gelenk, Glied.

Diencephalon, -i n *(l)* = Zwischenhirn. – diá- *(gr)*: durch, zwischen; Enképhalos *(gr)*: das, was im Kopf ist (Gehirn).

Digastricus, -i m *(l)* = der Zweibäuchige. – Gastḗr *(gr)*: Bauch, Magen.

digitalis, -e *(l)* = zum Finger gehörend. – Adj. zu Digitus.

Digitatio, -onis f *(l)* = finger-, (klauen)artige Bildung. – Digitus, -i m *(l)*: Finger, zehenförmige Eindrücke.

digitatus, -a, -um u. **digitus, -a, -um** = mit fingerartigen Gebilden versehen. – Adj. zu Digitus.

Digitus, -i m *(l)* = Finger, Zehe. – Dáktylos *(gr)*: Finger, Zehe.

Dilatator [Dilator], -oris m *(l)* = Erweiterer, Auseinanderzieher. – dilatare *(l)*: erweitern, ausbreiten, ausdehnen.

Diploe, -oes f *(l)* = Diploë. – Diplóä *(gr)*: Doppelteil, das zwischen den Tafeln Liegende.

diploicus, -a, -um *(l)* = zur Diploe gehörend. – Adj. zu Diploe.

Discus, -i m *(l)* = (Wurf-)Scheibe. – Diskos *(gr)*: Scheibe, Wurfscheibe.

distalis, -e *(l)* = distal, weiter vom Rumpf entfernt liegend; Gegensatz zu proximal. – di- *(l)*: auseinander; stare *(l)*: stehen.

Diverticulum, -i n *(l)* = Seitenweg, Abzweigung, Herberge, Divertikel; anat.: Ausstülpung umschriebener Wandteile eines Hohlorgans. – divertere *(l)*: abwenden, vom Weg gehen, einkehren.

dorsalis, -e *(l)* = 1. zum Rücken gehörend; 2. dorsal, zum Rücken hin, rückenwärts. – Adj. zu Dorsum.

Dorsum, -i n *(l)* = Rücken, Bergrücken. – De(i)rás *(gr)*: Anhöhe, Hügel.

Ductus, -us m *(l)* = Führung, Leitung; anat.: Gang, Kanal. – deuco *(idg)* u. ducere *(l)*: führen, leiten, ziehen.

Duodenum, -i n *(l)* = das Zwölffache; anat.: Zwölffingerdarm. – duodenus *(l)*: zwölffach; duodeni *(l)*: je zwölf; dodekadáktylon *(gr)*: zwölf Finger.

durus, -a, -um *(l)* = hart, derb. – Drýs *(gr)*: Eiche.

efferens, -entis *(l)* = herausführend, abführend. – P.p.a. von efferre *(l)*: herausführen, emporsteigen, hervorbringen, abführen.

ejaculatorius, -a, -um *(l)* = dem Herausschleudern dienend. – eiaculári *(l)*: herausschleudern, auswerfen; eicere *(l)*: herauswerfen; vgl.: Ejakulat.

elasticus, -a, -um *(l)* = elastisch im Sinne reversibler Dehnbarkeit. – elaúnein *(gr)*: treiben, in die Länge ziehen.

emboliformis, -e *(l)* = pfropfenförmig. – Émbolos *(gr)*: Pfropf; Forma, -ae f *(l)*: Gestalt, Form.

Eminentia, -ae f *(l)* = Erhöhung, das Hervorragende. – eminere *(l)*: hervor-, herausragen; Mons, -tis m *(l)*: Berg.

Emissarium, -ii n *(l)* = Abflusskanal, Abzugsgraben. – mittere *(l)*: schicken, senden.

enamelum, -i n *(l)* = Zahnschmelz. – Enamel *(engl)*: Schmelz; willkürliche moderne Wortschöpfung über altfranzösisch: esmail und althochdeutsch: smelzen.

encephalicus, -a, -um: Adj. zu Encephalon.

Encephalon, -i n *(l)* = Gehirn, was im Kopf ist. – Kephalé *(gr)*: Kopf.

Endocardium, -ii n *(l)* = Herzinnenhaut, Endokard. – Kardía *(gr)*: Herz.

Endolympha, -ae f *(l)* = Flüssigkeit innerhalb des häutigen Labyrinths. – Lympha: Quellwasser, klare Flüssigkeit.

Endometrium, ii n *(l)* = Schleimhaut der Gebärmutter. – Mā́tra *(gr)*: Gebärmutter.

endothoracicus, -a, -um *(l)* = innerhalb des Brustkorbes gelegen. – Thórax *(gr)*: Brustharnisch.

entericus, -a, -um *(l)* = zu den Eingeweiden gehörend. – Énteron *(gr)*: Darm, Eingeweide.

Ependyma, -atis n *(l)* = gliöse Auskleidung der Binnenräume des Zentralnervensystems. – Epéndyma *(gr)*: Oberkleid, Überzug; endýein *(gr)*: bekleiden.

Epicardium, -ii n *(l)* = dem Herz aufliegendes, viszerales, seröses Blatt des Herzbeutels. – Kardía *(gr)*: Herz.

Epicondylus, -i m *(l)* = der auf dem Condylus liegende Fortsatz. – Kondylos *(gr)*: Knorren, Condylus.

epicranius, -a, -um *(l)* = auf dem Schädel befindlich. – Kraníon *(gr)*: Kopf, Schädel.

Epidermis, -idis f *(l)* = Oberhaut, epithelialer Anteil der Haut. – Dérma *(gr)*: Haut.

Epididymis, -idis f *(l)* = Nebenhoden. – Dídymoi *(gr)*: Zwillinge, Hoden.

epiduralis, -e *(l)* = auf der Dura mater liegend.

Epigastrium, -i n *(l)* = Magengrube. – Gastḗr *(gr)*: Magen.

epigastricus, -a, -um *(l)* = auf dem Magen befindlich, zur Bauchwand gehörend. – gastricus *(l)*: Adj. zu Gaster.

epiglotticus, -a, -um *(l)*: zum Kehldeckel gehörend. – Adj. zu Epiglottis.

Epiglottis, -idis f *(l)* = Kehldeckel. – Glṓtta *(gr)*: Stimmapparat, Sprache.

Epipharynx, -yngis f *(l)* = Nasenrachen.

Epiphysis, -eos f *(l)* = 1. Gelenkende des Röhrenknochens; 2. Zirbeldrüse. – Epiphýsis *(gr)*: Zuwachs, Ansatz; epiphýomai *(gr)*: auf etwas wachsen, anwachsen; phýein: wachsen lassen.

epiploicus, -a, -um *(l)* = zum großen Netz gehörend. – Epiplóon *(gr)*: das darauf Schwimmende; pleéin *(gr)*: schwimmen, segeln.

episcleralis, -e *(l)* = auf der Sclera liegend. – Skléra *(gr)*: feste Hülle des Augapfels; skléros *(gr)*: hart.

Epistropheus, -ei m *(l)* = 2. Halswirbel, jetzt Axis. – Epistrópheus *(gr)*: Umdreher; stréphein *(gr)*: wenden.

Epithalamus, -i m *(l)* = auf dem Thalamus liegender Gehirnabschnitt. – Thálamos *(gr)*: Schlafgemach, Hohlraum.

epitympanicus, -a, -um *(l)* = auf der Paukenhöhle befindlich. – Týmpanon *(gr)*: Handpauke, Tamburin.

Eponychium, -ii n *(l)* = am hinteren Nagelrand liegender Epithelstreifen. – Ónyx *(gr)*: Nagel, Nagelbett, Kralle, Klaue.

Epoophóron, -i n *(l)* = Nebeneierstock. – ōophóros *(gr)*: Eier tragend; Ōón *(gr)*: Ei; phérein *(gr)*: tragen, bringen.

equinus, -a, -um *(l)* = zum Pferde gehörend. – Equus, -i m *(l)*: Pferd; Híppos *(gr)*: Pferd.

Erector, -oris m *(l)* = Aufrichter (Erektion). – erigere *(l)*: aufrichten; regere *(l)*: lenken, richten (regieren).

ethmoidalis, -e *(l)* = siebähnlich, siebartig. – Éthmos *(gr)*: Sieb, Seihetuch.

Excavatio, -onis f *(l)* = Aushöhlung. – excavare *(l)*: aushöhlen.

excretorius, -a, -um *(l)* = der Ausscheidung dienend. – excernere *(l)*: ausscheiden, aussondern, absondern.

Extensor, -oris m *(l)* = Strecker, Ausspanner. – extendere *(l)*: ausstrecken, ausspannen; – tendere *(l)*: spannen, strecken, ziehen; teínein *(gr)*: spannen, strecken, ziehen.

externus, -a, -um *(l)* = äußere, äußerlich. – exter *(l)*: außerhalb, außen.

Extremitas, -atis f *(l)* = äußerster Punkt, Ende. – extremus, -a, -um *(l)*: später, äußerstes Ende, Gliedmaße (extrem).

facialis, -e *(l)*: Adj. zu Facies.

Facies, -ei f *(l)* = Gestalt, Körperbau, Figur, Aussehen, Erscheinung, Gesicht. – facere *(l)*: tun, machen, bewirken, hervorbringen.

falciformis, -e *(l)* = sichelförmig. – Adj. zu Falx.

Falx, falcis f *(l)* = Sichel. – Zánklon *(gr)*: Sichel.

Fascia, -ae f *(l)* = Binde, Band. – Fascis, -is m *(l)*: Bündel, Rutenbündel; Phákelos *(gr)*: Bündel.

Fasciculus, -i m *(l)*: Dim. zu Fascia.

fasciolaris, -e *(l)* = zum Band gehörend, bandähnlich. – Adj. zu Fasciola, -ae f *(l)*: kleine Binde, Bändchen; Dim. zu Fascia.

Fastigium, -i n *(l)* = Giebel, Steigung, Erhebung. – fastigo *(l)* u. farstigo *(idg)*: aufsteigen lassen.

Fauces, faucium f *(l)* = Schlund, Kehle.

felleus, -a, -um *(l)* = gallig. – Adj. zu Fel, Fellis n *(l)*: Galle.

femoralis, -e *(l)*: Adj. zu Femur.

Femur, -oris n *(l)* = Oberschenkel, Oberschenkelbein.

Fenestra, -ae f *(l)* = Fenster, Öffnung, Loch. – phanerós *(gr)*: hell, klar, sichtbar, vor allen Augen sichtbar.

ferrugíneus, -a, -um *(l)* = schwarz, schwärzlich, dunkel, rostfarbig. – Ferrúgo, -inis f *(l)*: Eisenrost, rostbraune Farbe; Ferrum *(l)*: Eisen; Aerugo, -inis f *(l)*: Grünspan.

Fetus, -us m *(l)* = Leibesfrucht, Gebären, Zeugung, Brut, Frucht. – féo *(l)*: trächtig sein, ergiebig sein.

Fibra, -ae f *(l)* = Faser (Pflanzen-, Wurzelfaser).

fibrinus, -a, -um *(l)*: Adj. zu Fiber, -bri m *(l)*: Biber (Fibrin).

Fibrocartilago, -inis m *(l)* = Faserknorpel.

fibrosus, -a, -um *(l)* = faserig, fibrös. – Adj. zu Fibra.

Fibula, -ae f *(l)* = Spange, Klammer, Schnalle, Wadenbein. – fibulare *(l)*: heften; Fibulatio: Verbolzung.

filiformis, -e *(l)* = fadenförmig. – Adj. zu Filum: Faden und Forma, -ae f *(l)*: Gestalt, Form.

Filum, -i n *(l)* = Faden, Saite.

Fimbria, -ae f *(l)* = Franse, Haargekräusel. – evtl.: Fibra.

fimbriatus, -a, -um *(l)*: Adj. zu Fimbria.

Fissura, -ae f *(l)* = Spalte, Ritze, Fissur. – findere *(l)*: spalten.

flaccidus, -a, -um *(l)* = schlaff, welk, mit herabhängenden Ohren, schlapp. – bláx *(gr)*: schlaff.

Flexor, -oris m *(l)* = Beuger. – flectere *(l)*: beugen, biegen.

Flexura, -ae f *(l)* = Biegung, Flexur, Krümmung. – flectere *(l)*: beugen, biegen, krümmen.

Flocculus, -i m *(l)* = (kleine) Flocke. – Dim. zu Floccus, -i m *(l)*: Flocke; phlázo *(gr)*: zerreißen.

Flumen, -inis n *(l)* = Fluss, Strömung, Fluten. – fluere *(l)*: fließen, strömen.

foliatus, -a, -um *(l)* = mit Blättern versehen, blattähnlich. – Adj. zu Folium, -ii n *(l)*: Blatt, Folie; Phýllon *(gr)*: Blatt, Laub.

Folliculus, -i m *(l)* = kleiner Schlauch, Beutel, Ledersack, Bläschen, Knötchen, Follikel. – Dim. zu Follis, -is m *(l)*: Blasebalg; Thýllis *(gr)*: Blasebalg.

Fonticulus, -i m *(l)* = kleine Quelle. – Dim. zu Fons, fontis m *(l)*: Quelle; fundere *(l)*: gießen, strömen.

Foramen, -inis n *(l)* = Loch, gebohrte Öffnung. – forare *(l)*: durchbohren, graben.

Forceps, -ipis m u. f *(l)* = Zange, Feuerzange. – Formus *(idg)* u. Thérmes *(gr)*: Feuerzange.

Formatio, -onis f *(l)* = Bildung; Gestaltung, Formation. – formare *(l)*: bilden, gestalten, formen. – anat.: Formatio reticularis.

Fornix, -icis m *(l)* = Bogen, Gewölbe, Wölbung. – fórnikos *(idg)*: ofenartig gewölbt; Fornus *(idg)*: Ofen, Kuppelform des Ofens.

Fossa, -ae f *(l)* = Graben, Abzugsgraben, Kanal. – fodere *(l)*: stechen, graben, stochern.

Fossula, -ae f *(l)*: Dim. zu Fossa.

Fovea, -ae f *(l)* = (rundliche) Grube, Fallgrube für Wild.

Frenulum, -i n *(l)* = kleiner Zügel; Bändchen. – Dim. zu Frenum, -i n *(l)*: Zaum, Zügel; frénom *(idg)*: das, womit man einhält.

Frons, frontis m *(l)* = Stirn, Stirnseite, Vorderseite, Front. – bhront *(idg)*: hervorstehen.

frontalis, -e *(l)* = 1. zur Stirn gehörig; 2. stirnwärts, frontal. – Adj. zu Frons.

fundiformis, e *(l)* = schleuderförmig. – Adj. zu Funda, -ae f *(l)*: Schleuder, Schleuderriemen; Forma, -ae f *(l)*: Form, Gestalt.

Fundus, -i m *(l)* = Boden, Grund (Fundament). – Pythmãn *(gr)*: Basis von Körperteilen; Pýndax *(gr)*: Grund, Gefäßboden.

fungiformis, -e *(l)* = pilzförmig. – Adj. zu Fungus, -i m *(l)*: Pilz u. Forma, -ae f *(l)*: Gestalt, Aussehen; Spóngos oder Sphóngos *(gr)*: Schwamm, Pilz.

Funiculus, -i m *(l)* = kleiner Strang. – Dim. zu Funis, -is m *(l)*: Seil, Tau, Strick; Dhumis *(idg)* u. Thómis *(gr)*: Strick, Schnur, Bogensehne.

Galea, -ae f *(l)* = (lederner) Helm, Haube. – Galéä *(gr)*: die aus dem Wieselfell gemachte Sturmhaube.

Gallus, -i m *(l)* = Hahn.

Ganglion, -ii n *(l)* = 1. Überbein; 2. anat.: Nervenknoten. – Ganglíon *(gr)*: Überbein, Nervenknoten.

Gaster, gastris f *(l)* = Bauch; anat.: Magen. – Gastãr *(gr)*: Magen, Bauch, Unterleib.

gastricus, -a, -um *(l)* = mit dem Magen in Verbindung stehend. – Adj. zu Gaster.

gastrocnemius, -a, -um *(l)* = zur Wade gehörig. – Gastroknãmion *(gr)*: Wadenmuskel; Gastãr *(gr)*: Bauch; Knemä *(gr)*: Wade.

gelatinosus, -a, -um *(l)* = gallertig. – Gelatina; Gallerte; gelare *(l)*: gefrieren; Gelu, -us n *(l)* u. Gelandrón *(gr)*: Eis, Frost, Erstarrung.

Gemellus, -i m u. **gemellus, -a, -um** *(l)* = Zwillingsbruder; doppelt. – Dim. zu Geminus: Zwilling, zweifach; geminare *(l)*: verdoppeln; Etym. unsicher.

Geniculum, -i n *(l)* = 1. kleines Knie; 2. Knoten. – Dim. zu Genu.

genioglossus, -a, -um *(l)* = vom Kinn zur Zunge verlaufend. – Géneion *(gr)*: Kinn u. Glõssa *(gr)*: Zunge, Sprache.

geniohyoideus, -a, -um *(l)* = vom Kinn zum Zungenbein verlaufend. – Géneion *(gr)*: Kinn; hyoeidés *(gr)*: ypsilonförmig; anat.: zum Zungenbein gehörend.

genitalis, -e *(l)* = zur Zeugung gehörig; anat.: in Zusammensetzungen: genito- = zu den Geschlechtsorganen gehörend. – gignere *(l)* u. gígnomai *(gr)*: erzeugen, zeugen, hervorbringen.

genitofemoralis, -e *(l)* = von den Geschlechtsteilen zum Oberschenkel verlaufend.

Genu, genus n *(l)* = Knie. – Góny *(gr)*: Knie.

Gingiva, -ae f *(l)* = Zahnfleisch. – Geng *(idg)*: Beule, Buckel u. (Sal)iva: Suff.

Glabella, -ae f *(l)* = 1. der unbehaarte Raum zwischen den behaarten Augenbrauen über der Nasenwurzel, 2. Stirnglatze.

Glandula, -ae f *(l)* = kleine Eichel; anat.: Drüse. – Dim. zu Glans, glandis f *(l)*: Eichel, eichelähnliche Früchte.

Glia, -ae f *(l)* = Kitt. – Glía *(gr)*: Leim, Kitt.

Globus, -i m *(l)* = Ball, Kugel, Klumpen. – Gleba, -ae f *(l)*: Erdscholle; globosus, -a, -um *(l)*: kugelförmig, kugelrund.

Glomus, -eris n *(l)* = Knäuel. – glomerare *(l)*: zu einem Knäuel zusammenrollen, ballen; Glãma *(gr)*: Augenbutter.

Glomerulus, -i m u. **Glomerulum, -i** n *(l)* = kleines Knäuel. – Dim. zu Glomus.

glossoepiglotticus, -a, -um *(l)* = von der Zunge zum Kehldeckel verlaufend.

glossopharyngeus, -a, -um *(l)* = von der Zunge zum Pharynx verlaufend.

glossus, -a, -um *(l)* = zur Zunge gehörend. – Glõssa *(gr)*: Zunge.

gluteus, -a, -um *(l)* = zum Gesäß gehörig. – Gloutós *(gr)*: Gesäß, Hinterbacke.

gracilis, -e *(l)* = schlank, dünn, zart (grazil). – sicher nicht von Gratia, -ae f *(l)*: Anmut.

Granulatio, -onis f *(l)* = Körnelung, Granulation.

Granulum, -i n *(l)* = Körnchen. – Dim. zu Granum, -i n *(l)*: Korn, Kern, Granulat.

griseus, -a, -um *(l)* = grau. – gris *(franz)*: grau; greis *(mhd)*: grau.

Gubernaculum, -i n *(l)* = Steuerruder, Lenkung, Leitung. – gubernare *(l)*: steuern, lenken; kybernáein *(gr)*: steuern.

gustatorius, -a, -um *(l)* = dem Schmecken dienend. – gustare *(l)*: schmecken; geúein *(gr)*: u. geúsein *(idg)*: kosten lassen.

Gyrus, -i m *(l)* = Windung. – Gýros *(gr)*: Krümmung, Kreis, Windung.

Habenula, -ae f *(l)* = kleiner Zügel. – Dim. zu Habena, -ae f *(l)*: Zügel, Halter; habere *(l)*: halten.

Hallux, -ucis m *(l)* = Großzehe.

hamatus, -a, -um *(l)* = 1. mit Haken versehen; 2. hakenförmig gekrümmt. – Adj. zu Hamus, -i m *(l)*: Haken, Angelhaken.

Hamulus, -i m *(l)* = kleiner Haken, Häkchen. – Dim. zu Hamus, -i m *(l)*: Haken.

Haustrum, -i n *(l)* = Schöpfrad, Eimer; Ausbuchtung. – haurire *(l)*: schöpfen.

helicinus, -a, -um *(l)* = gewunden, geschraubt. – Adj. zu Helix, -icis f *(l)*: Spirale, Windung, Schnecke.

Helicotrema, -atis n *(l)* = Schneckenloch; Verbindung zwischen Scala vestibuli und Scala tympani. – Hélix *(gr)*: Schnecke; Tréma *(gr)*: Loch.

hemiazygos, -on *(gr)* = der halben Vena azygos entsprechend. – hemí- *(gr)*: halb; azygos *(gr)*: unpaar.

Hemispherium, -i n *(l)* = Halbkugel, Hemisphäre. – Hemisphairion *(gr)*: Halbkugel; hemí- *(gr)*: halb; Sphaíra *(gr)*: Kugel.

hemorrhoidalis, -e *(l)* = zur Hämorrhoide gehörig. – Haimorrhoídes *(gr)*: Gefäße, in denen Blut fließt; Haíma *(gr)*: das Blut; rhéein *(gr)*: fließen.

Hepar, -atis n *(l)* = Leber. – Hãpar *(gr)*: Leber.

hepaticus, -a, -um *(l)* = zur Leber gehörend. – Adj. zu Hepar.

Hernia, -ae f *(l)* = Leibschaden, Bruch, Eingeweidebruch. – Enterokãlä *(gr)*: Darmbruch, Eingeweidebruch; Énteron *(gr)*: Darm, Eingeweide; Kälís *(gr)*: Fleck, Schandfleck.

Hiatus, -us m *(l)* = klaffende Öffnung. – hiare *(l)*: klaffen, offenstehen; chásko *(gr)*: gähnen, klaffen.

Hilus, -i m *(l)* = Eintrittsstelle, Tor. – Wahrscheinlich von Hilum, -i n *(l)*: Faser, Fädchen.

Hippocampus, -i m *(l)* = Fabeltier der griechischen Mythologie (mit Pferdevorderleib und geringeltem Fischschwanz). – Híppos *(gr)*: Pferd; kámptein *(gr)*: biegen.

Hirci, -orum *(Pl)* m *(l)* = Achselhaare – Hircus, -i m *(l)*: Bock (wegen des spezifischen Geruchs des Achselschweißes).

horizontalis, -e *(l)* = horizontal, waagerecht. – Adj. zu Horizon *(gr)*: Gesichtskreis, Horizont; horízo *(gr)*: die Grenze bestimmen, begrenzen.

Humerus, -i m *(l)* = Oberarmbein, Knochen des Oberarms, Oberarm, Schulter. – Ómos *(gr)*: Schulter, Bergrücken; vgl. Brachium: der ganze Arm.

hyaloideus, -a, -um *(l)* = glasartig, zu etwas Glasartigem gehörend. – Hýalos *(gr)*: Glas; -eidés *(gr)*: ähnlich.

Hymen, -enis n *(l)* = Haut, dünne Haut; anat.: Jungfernhäutchen. – Hýmen *(gr)*: Haut, Häutchen, Band.

hyo- Vorsilbe *(gr)* = anat. in Zusammensetzungen: zum Zungenbein gehörig. – Hỹs *(gr)*: Schwein.

hyoepiglotticus, -a, -um *(l)* = vom Zungenbein zum Kehldeckel verlaufend.

hyoideus, -a, -um *(l)* = ypsilonförmig, zum Zungenbein gehörig.

hyothyroideus, -a, -um *(l)* = vom Zungenbein zur Schilddrüse verlaufend.

Hypochondrium, -ii n *(l)* = das unter dem Brustknorpel Befindliche. – hypó- *(gr)* u. sub- *(l)*: unter, darunter, unterhalb; Chóndros *(gr)*: Knorpel. – Hypochonder: Schwermütiger, eingebildeter Kranker.

hypochondriacus, -a, -um *(l)* = zum Hypochondrium gehörig. – Adj. zu Hypochondrium.

Hypogastrium, -i *(l)* = das unter dem Magen Gelegene. – Gastãr *(gr)* = Magen.

hypogastricus, -a, -um *(l)* = unterhalb des Magens gelegen, zum Unterbauch gehörend. – hypó- *(gr)*: unter; Gastãr *(gr)*: Magen, Bauch, Unterleib.

hypoglossus, -a, -um *(l)* = unter der Zunge liegend. – Glõssa *(gr)*: Zunge.

Hyponychium, -i n *(l)* = Nagelbett. – Ónyx *(gr)*: Nagel.

Hypopharynx, -yngis f *(l)* = der hinter dem Kehlkopf gelegene Schlundanteil, die Pars laryngea pharyngis. – Phárynx *(gr)*: Rachen, Schlund; vgl. auch Epipharynx.

Hypophysis, -eos f *(l)* = Hirnanhangsdrüse, Hypophyse. – phyein *(gr)*: wachsen; Hypophysis *(gr)*: Anhängsel an der Unterseite.

Hypothalamus, -i m *(l)* = unterhalb des Thalamus gelegener Teil des Diencephalon. – hypó- *(gr)*: unter; Thálamos *(gr)*: Schlafgemach, Hohlraum.

Hypothenar, -aris m *(l)* = unterhalb der Handfläche, Kleinfingerballen. – Thénar *(gr)*: Handfläche.

ileocaecalis, -e *(l)* = vom Krummdarm zum Blinddarm verlaufend.

Ileum, -ei n *(l)* = Krummdarm. – Ileus = Darmverschlingung. – eileō *(gr)*: winden, krümmen.

Ilia, ilium *(Pl)* n *(l)* = Weiche, Unterleib, Eingeweide. – Ilii = Ilia = Ilei (Nom. Pl) = die breiten Knochen der Bauchweichen. – Íxys *(gr)*: Weichen, Gegend über den Hüften.

iliacus, -a, -um *(l)* = zur Weiche, zum Darmbein gehörend. – Adj. zu Ilia.

Impressio, -onis f *(l)* = Eindruck, Abdruck, Einstellung. – in- *(l)*: hinein; primere *(l)*: drücken, pressen.

imus, -a, -um *(l)* = unterster, letzter.

incisivus, -a, -um *(l)* = zum Schneiden geeignet, zu den Schneidezähnen gehörend.

Incisura, -ae f *(l)* = Einschnitt, Abschnitt. – incidere *(l)*: einschneiden; in- *(l)*: hinein; caedere *(l)*: schneiden, graben, meißeln.

Inclinatio, -onis f *(l)* = Neigung, Biegung, Zuneigung. – inclinere *(l)*: neigen, beugen, hinwenden, hinneigen; klínein *(gr)*: neigen, wenden, beugen.

Incus, -udis f *(l)* = Amboss, das vom Hammer = Malleus getroffene Gehörknöchelchen. – incudere *(l)*: hineinschlagen, hämmern, boxen.

Index, -icis m *(l)* = Angeber, Anzeiger, Verräter; anat.: Zeigefinger. – indicare *(l)*: anzeigen, melden; vgl.: Indikator.

Indusium, -ii n *(l)* = obere Tunika, Schleier. – induere *(l)*: anziehen, anlegen.

inferior, -ius *(l)* = niedriger, tiefer gelegen, geringer, schwächer. – infra *(l)*: unten, unterhalb.

Infundibulum, -i n *(l)* = Trichter. – infundere *(l)*: hineingießen, hineinschütten.

Inguen, -inis m *(l)* = Leistengegend, Schamgegend; eigentl.: die Stelle, wo der Zweig am Stamm sitzt. – inquinare *(l)*: besudeln; unguere *(l)*: beschmieren.

inguinalis, -e *(l)*: Adj. zu Inguen.

Inscriptio, -onis f *(l)* = Aufschrift, Überschrift; anat.: Einzeichnung (figürlich gemeint). – inscribere *(l)*: auf etwas schreiben, betiteln, bezeichnen.

Insertio, -onis f *(l)* = Anzeige, Ansatz, Ansatzstelle eines Muskels.

Insula -ae f *(l)* = Insel, Eiland.

Integumentum, -i n *(l)* = Decke, Hülle. – intégere *(l)*: bedecken; anat.: Integumentum commune: die aus drei Schichten bestehende äußere Haut.

internus, -a, -um *(l)* = innere, innen befindlich. – inter: zwischen.

Intersectio, -onis f *(l)* = Einschnitt; anat.: Zwischensehne. – intersecare *(l)*: ein-, durchschneiden. Intersectiones tendineae: Unterbrechungen des Muskelgewebes (Zwischensehnen).

Intestinum, -i n *(l)* = Darmkanal, Eingeweide. – intus *(l)*: innen, inwendig, innerlich; Énteron *(gr)*: das Innere, Eingeweide.

intimus, -a, -um *(l)* = der Innerste, innerst. – Sup. zu inter.

Intumescentia, -ae f *(l)* = Anschwellung. – intumescere *(l)*: anschwellen; Tumor, -oris m *(l)*: Geschwulst; Týlä *(gr)*: Schwiele, Wulst.

iridicus, -a, -um *(l)*: Adj. zu Iris.

Iris, -idis f *(l)* = Regenbogenhaut des Auges. – Íris *(gr)*: Regenbogen; von Íris: Göttin des Regenbogens.

ischiadicus, -a, -um *(l)* = zum Sitzbein gehörig. – Adj. zu Ischium, -ii n: Gesäß, Sitzhöcker, Sitzbein; Íschion *(gr)*: Gesäß, Sitzbein, Hinterbacke; Íschias *(gr)*: Hüftschmerz.

ischioanalis, -e *(l)* = vom Sitzbein zum After verlaufend.

ischiocavernosus, -a, -um *(l)* = vom Sitzbein zum Schwellkörper verlaufend.

Ischium, -ii n *(l)* = Gesäß, Hüftgelenk. – Íschion *(gr)*: Gesäß, Pfanne des Hüftgelenks, Hinterbacke, Sitzhöcker, Sitzbein.

Isthmus, -i m *(l)* = enge Stelle, enge Verbindung zwischen zwei Räumen. – Isthmós *(gr)*: Landenge, Isthmus, schmale Verbindung.

jejunalis, -e *(l)* = zum Jejunum gehörig; Adj. zu Jejunum.

Jejunum, -i n *(l)* = Leerdarm. – Substant. Adj. von jejunus, -a, -um: nüchtern, leer, hungrig. – Nâstis *(gr)*: Leerdarm.

jugularis, -e *(l)* = zur Drosselgrube gehörend. – Adj. zu Jugulum.

Jugulum, -i n *(l)* = 1. Grube oberhalb des Schlüsselbeins; 2. Schlüsselbein, verglichen mit einem kleinen Joch; 3. vordere Halsgegend, Kehle. – Dim. zu Jugum, -i n *(l)*: Joch; jugulare *(l)*: 1. erstechen (Gefäße); 2. erdrosseln (Luftröhre); Zýgon *(gr)*: Joch.

Junctura, -ae f *(l)* Verbindung. – jungere *(l)*: verbinden.

Labium, -ii n *(l)* oder **Labrum, -i** n *(l)* = 1. Lippe; 2. glatter, umgebogener Rand eines Gefäßes. – lambo *(l)*: lecken, berühren; láptō *(gr)*: lecken.

Labyrinthus, -i m *(l)* = großes Bauwerk mit vielen verschlungenen Gängen, Ohrlabyrinth. – Labýrinthos *(gr)*: Labyrinth; Etym. unsicher.

lacer, -era, -erum *(l)* = zerrissen, zerfetzt. – Lákis *(gr)*: Felsen, Zipfel; lakízō *(gr)*: zerreißen; lacerare *(l)*: zerreißen.

lacinatus, -a, -um *(l)* = in Zipfel auslaufend. – Lacinia, -ae f *(l)*: Zipfel, Fetzen; siehe lacer.

lacrimalis, -e *(l)* = zu den Tränenorganen gehörend. – Adj. zu Lacrima.

lactifer, -fera, -ferum *(l)* = milchführend. – Lac, lactis n *(l)*: Milch; ferre *(l)*: tragen; Glágos *(gr)*: Milch.

Lacuna, -ae f *(l)* = Lücke, Loch; speziell eine mit Wasser gefüllte Vertiefung.

Lacus, -us m *(l)* = See, Lache. – Lákkos *(gr)*: See, Loch, Grube, Teich.

lambdoideus, -a, -um oder **lambdoides, -is** *(l)* = lambdaähnlich. – Lambda: 11. Buchstabe des griech. Alphabets.

Lamella, -ae f *(l)*: Dim. zu Lamina.

Lamina, -ae f *(l)* = Platte, Schicht, Scheibe; Lamelle.

Lanugo, -inis f *(l)* = Wolle, Wollhaar, Flaum. – Lana, -ae f *(l)*: Wolle; Lânos *(gr)* u. Vlana *(idg)*: Wolle.

Laryngotomia, -ae f *(l)* = Eröffnung des Kehlkopfes durch Schnitt. – Lárynx *(gr)*: Kehlkopf; témnein *(gr)*: schneiden, aufschneiden.

Larynx, -yngis f *(l)* = Kehlkopf. – Lárynx *(gr)*: Kehlkopf.

lateralis, -e *(l)* = seitlich. – Adj. zu: Latus.

latissimus, -a, -um *(l)* = der breiteste. – Sup. zu latus, -a, -um.

latus, -a, -um *(l)* = breit. – Adj. zu Latus.

Latus, -eris n *(l)* = Seite, Breite, Brust.

Lemniscus, -i m *(l)* = Schleife; anat.: Faserzüge im Gehirn. – Lǻmnískos *(gr)*: Band.

Lens, lentis f *(l)* = Linse.

lenticularis, -e *(l)*: Adj. zu Lens.

lentiformis, -e = linsenförmig. – Lens, lentis f *(l)*: Linse; Forma, -ae f *(l)*: Gestalt, Form.

Leptomeninx, -ingis f *(l)* = weiche, zarte Hirnhaut; zusammenfassender Begriff für Arachnoidea mater und Pia mater. – leptós *(gr)*: zart; Méninx *(gr)*: Hirnhaut.

Levator, -oris m *(l)* = Heber. – levare *(l)*: heben.

liber, -era, -erum *(l)* = frei, ungebunden, offen. – liberare *(l)*: befreien.

Lien, lienis m *(l)* = Milz.

ligamentosus, -a, -um = bänderreich; anat.: bandartig. – Adj. zu Ligamentum.

Ligamentum, -i n *(l)* = Band, Binde; anat.: 1. bandartige Struktur; 2. häutige Verbindung zweier Gelenke. – ligare *(l)*: binden.

Limbus, -i m *(l)* = Saum, Besatzstreifen, Rand.

Limen, -inis n *(l)* = Schwelle, Grenzwall. – Leímen *(idg)*: Querholz.

limitans, -antis *(l)* = begrenzend. – P. p. a. von limitare *(l)*: begrenzen; Limes, -itis m *(l)*: Grenzrain.

Linea, -ae f *(l)* = 1. Linie, Richtschnur; 2. Strich; 3. anat.: Knochenleiste. – Linus oder Linum, -i n *(l)*: Lein, Flachs, später: leinener Faden, Schnur.

Lingua, -ae f *(l)* = Zunge, Sprache. – lingere *(l)* u. leíchein *(gr)*: lecken, schmecken.

Lingula, -ae f *(l)* = Zünglein, zungenähnliches Gebilde. – Dim. zu Lingua.

Liquor, -oris m *(l)* = Flüssigkeit, flüssiger Zustand. – liquere *(l)* = flüssig, klar sein.

lobaris, -e *(l)* = zum Lappen gehörend. – Adj. zu Lobus.

lobularis, -e *(l)* = zum Läppchen gehörend. – Adj. zu Lobulus.

Lobulus, -i m *(l)* = Läppchen. – Dim. zu Lobus.

Lobus, -i m *(l)* = Lappen, Hülse, Schote. – Lóbos *(gr)*: Lappen.

Locus, -i m *(l)* = Ort, Platz, Stelle. – locare *(l)* = setzen, legen, stellen.

longitudinalis, -e *(l)* = längsgerichtet. – Longitudo, -inis f *(l)*: Länge.

longus, -a, -um *(l)* = lang, weit. – Lónchä *(gr)*: Lanze; laggs *(got)*: lang. longissimus: Superlativ zu longus.

lucidus, -a, -um *(l)* = hell, glänzend, leuchtend. – lucere *(l)*: leuchten; Leukos *(gr)*: Licht, Helle.

lumbalis, -e *(l)* = zur Lende gehörig. – Adj. zu Lumbus *(l)*: Lende; Psóas *(gr)*, Lentin *(ahd)*: Lende.

lunatus, -a, -um *(l)* = mondförmig. – Adj. zu Luna, -ae f *(l)*: Mond; lucere *(l)*: leuchten; Lux *(l)*: Licht.

Lunula, -ae f *(l)* = kleiner Mond. – Dim. zu Luna, -ae f *(l)*: Mond; Luc-sna *(idg)*: Mond, Mondschein.

luteus, -a, -um *(l)* = gelb. – Lutum, -i n *(l)*: Lehm, Kot; luo bzw. polluere *(l)*: verschmutzen.

Lympha, -ae f *(l)* = Quellnymphe, klares Wasser; anat.: Lymphe. – Lýmphä *(gr)*: Wassergöttin, Wasser.

lymphaticus, -a, -um *(l)* = zur Lymphe gehörend. – Adj. zu Lympha.

Macula, -ae f *(l)* = Fleck, Makel. – maculare *(l)*: beflecken, besudeln.

maculosus, -a, -um = reich an Flecken, buntgefleckt, besudelt. – Adj. zu Macula.

magnus, -a, -um *(l)* = groß, gewaltig, stark. – mégas *(gr)*: groß, gewaltig.

maior, -oris = größer, stärker. – Komp. zu magnus.

Mala, -ae f *(l)* = Wange, Kinnbacken, eigentl.: Oberkiefer.

malaris, -e: Adj. zu Mala.

mallearis, -e *(l)* = zum Hammer gehörend. – Adj. zu Malleus, -ei m *(l)*: Hammer.

malleolaris, -e *(l)* = zum kleinen Hammer gehörend, zum Knöchel gehörend. – Adj. zu Malleolus.

Malleolus, -i m *(l)* = 1. kleiner Hammer; 2. Brandpfeil, Ähnlichkeit mit einem rundköpfigen Hammer, Knöchel. – Dim. zu Malleus, -ei m *(l)*: 1. Hammer; 2. Gehörknöchelchen.

Mamilla, -ae f *(l)* = Brustwarze, Mamille. – Dim. zu Mamma.

mamillothalamicus, -a, -um *(l)* = zum Corpus mamillare u. zum Thalamus gehörend. – mamillaris, -e *(l)*: brustwarzenähnlich; Thalamus, -i m *(l)*: Sehhügel.

Mamma, -ae f *(l)* = 1. Mutter, Amme; 2. Mutterbrust, Euter, Zitze; 3. anat.: weibliche Brust (-drüse). – mammare *(l)*: säugen, saugen; mammáein *(gr)*: nach der Mutterbrust verlangen.

Mandibula, -ae f oder **Mandibulum, -i** n *(l)* = Unterkiefer, Kinnlade als Kauwerkzeug. – mandere *(l)*: kauen.

Manubrium, -i n *(l)* = Griff, Stiel, Henkel; der mit der Hand zu fassende Griff, Handgriff. – Manus, -us f *(l)*: Hand.

Manus, -us f *(l)* = Hand, eigentl. Arm.

Margo, -inis m *(l)* = Rand, Einfassung. – Marka *(got)* u. *(ahd)*: Grenze, Mark.

masculinus, -a, -um *(l)* = männlich, groß. – Mas, maris m *(l)*: Mann, männlich.

Massa, -ae f *(l)* = Masse, Klumpen. – Máza *(gr)*: Teig, Brei aus Gerstenmehl.

Masseter, -eris m *(l)* = anat.: der Kaumuskel. – Massetḗr *(gr)*: der Kauende; mássein *(gr)*: kauen, kneten.

masticatorius, -a, -um *(l)* = dem Kauen dienend. – masticare *(l)*: kauen; Mastix, -icis f *(l)*: wohlriechendes Harz vom Mastixbaum, das zum Kauen benutzt wurde; Mastichá *(gr)*: Mastixbaum.

mastoideus, -a, -um *(l)* = brustwarzenähnlich. – Mastós *(gr)*: Mutterbrust, Brustwarze, Anhöhe, Hügel; -eidés: ähnlich.

Mater, -tris f *(l)* = Mutter, anat.: ernährende u. umschützende Umhüllung. – Mḗtār *(gr)* u. Muoter *(ahd)*: Mutter; nach ali al abbas *(arab)*: die beiden Hüllen, die als Mutter des Gehirns bezeichnet wurden: 1. die dickere als Dura mater, die harte Hirnhaut; 2. die dünne als Pia mater, die weiche Hirnhaut.

Matrix, -icis f *(l)* = Mutterboden, Matrix. – Mater, -tris f *(l)*: Mutter; eigentl. Gebärmutter.

Maxilla, -ae f *(l)* = Oberkiefer. – Dim. zu Mala.

maximus, -a, -um *(l)* = größte. – Superlativ zu magnus.

Meatus, -us m *(l)* = Gang, Durchgang. – meare *(l)*: gehen, ziehen, fließen.

medialis, -e *(l)* = in der Mitte befindlich, zur Mitte gehörig; anat.: medial, zur Mitte hin; Gegensatz zu lateral. – Mésos *(gr)*: mittlerer, Mitte.

medianus, -a, -um *(l)* = in der Mitte befindlich, zur Mitte gehörig. – Mésos *(gr)*: mittlerer, Mitte.

Mediastinum, -i n *(l)* = Mittelfell, Raum zwischen rechter und linker Lunge, eigentl. zwei senkrecht stehende Platten (Pleura), welche die Brusthöhle in eine re. u. li. Hälfte teilen und das Herz zwischen sich enthalten.

medius, -a, -um *(l)* = in der Mitte befindlich, zur Mitte gehörig, dazwischenliegend. – Mésos *(gr)*: mittlerer, Mitte.

Medulla, -ae f *(l)* = Mark, Innerstes. – Wohl von medius abzuleiten.

Membrana, -ae f *(l)* = zarte Haut, Häutchen. – Substantiviertes Adj. von Membrum, -i n *(l)*: 1. das fleischige Körperglied; 2. Glied, Teil, Extremität.

meningeus, -a, -um *(l)* = zur Hirnhaut gehörig. – Adj. zu Meninx.

Meninx, -ingis f *(l)* = Hirnhaut. – Mȇninx *(gr)*: Haut.

Meniscus, -i m *(l)* = Halbmond; anat.: Zwischenknorpel. – Menískos *(gr)*: kleiner Mond; Dim. zu Meís *(gr)*: runde Bedeckung über Statuen, gebogenes Schirmdach, Monat, Mond. Meniscus articularis: halbmondförmige Gelenkzwischenscheibe.

mentalis, -e *(l)* = zum Kinn gehörend. – Adj. zu Mentum.

Mentum, -i n *(l)* = Kinn, Kinnbart, hervorragende Ecke. – prominere *(l)*: hervorragen.

Mesencephalon, -i n *(l)* = Mittelhirn. – Mésos *(gr)*: Mitte; Enképhalos *(gr)*: das, was im Kopf ist (Gehirn).

Mesenterium, -ii n *(l)* = Dünndarmgekröse. – Mesenterion *(gr)*: mittleres Eingeweide; Mésos *(gr)*: Mitte; Énteron *(gr)*: Eingeweide.

Mesopharynx, -yngis f *(l)* = Mundrachen.

Metacarpus, -i m *(l)* = Mittelhand, Zwischenhand. – meta- *(gr)*: nach, hinter, zwischen, inmitten; Karpós *(gr)*: Hand.

metatarsalis, -e *(l)* = zum Mittelfuß gehörend. – Adj. zu Metatarsus.

Metatarsus, -i m *(l)* = Mittelfuß, Fußwurzel.

Metencephalon, -i n *(l)* = Hinterhirn.

minor, minus (Gen.: -oris) *(l)* = kleiner, geringer. – Komp. zu parvus *(l)*: klein, gering.

mitralis, -e *(l)* = einer Mitra ähnlich. – Adj. zu Mitra, -ae f *(l)*: Kopfbinde, Turban; Mítra *(gr)*: Leibbinde, Hauptbinde.

Modiolus, -i m *(l)* = die im Innern ausgehöhlte Schneckenachse. – Dim. zu Modius: Hohlkörper, Radnabe, Zylinder, Scheffel.

molaris, -e *(l)* = zum Mahlen gehörend; dem Mahlen dienend. – Adj. zu Mola, -ae f *(l)*: Mühlstein, Mühle; molare *(l)* u. mýllein *(gr)*: mahlen.

mollis, -e *(l)* = weich, lind, sanft; vgl. mollig. – moldvis *(idg)*: weich; molliri *(l)*: weich machen, zähmen.

Mons, montis m *(l)* = Berg, Fels. – men *(idg)*: emporragen.

motorius, -a, -um *(l)* = anat.: zur Bewegung gehörend, der Bewegung dienend. – movere *(l)* = bewegen, in Bewegung setzen.

mucosus, -a, -um *(l)* = schleimig, mukös. – Adj. zu Mucus, -i m oder Muccus, -i m *(l)*: Schleim, Rotz; mýssein *(gr)*: schneuzen.

multifidus, -a, -um *(l)* = vielfach gespalten. – multus, -a, -um *(l)*: viel u. findere *(l)*: spalten.

muscularis, -e *(l)* = zum Muskel gehörend. – Adj. zu Musculus.

musculocutaneus, -a, -um *(l)* = zum Muskel und zur Haut gehörend.

musculotubarius, -a, -um *(l)* = zum Musculus tensor tympani und zur Ohrtrompete gehörend.

Musculus, -i m *(l)* = kleine Maus, Mäuschen, Muskel. – Dim. zu Mus, muris m *(l)* u. Mýs *(gr)*: Maus.

Myelencephalon, -i n *(l)* = Markhirn, verlängertes Mark; Bezeichnung für Medulla oblongata. – Myelós *(gr)*: Mark, Rückenmark.

myentericus, -a, -um *(l)* = zur Darmmuskulatur gehörend. – Mýs *(gr)*: Maus, Muskel; enterikós *(gr)*: zu den Eingeweiden gehörend.

mylohyoideus, -a, -um *(l)* = vom Unterkiefer zum Zungenbein verlaufend. – Mýlos *(gr)*: Mahlstein, Backenzahn.

mylopharyngeus, -a, -um *(l)* = vom Unterkiefer zum Pharynx verlaufend. – Mýlos *(gr)*: Mahlstein; Phárynx *(gr)*: Rachen.

myo- *(gr)* = anat. in Zusammensetzungen: Muskel-. – Mýs *(gr)*: Maus, Muskel.

Myocardium, -ii n *(l)* = Herzmuskulatur.

Myologia, -ae f *(l)* = Muskellehre. – myo- *(gr)*: Muskel-; Lógos *(gr)*: Wort, Sprache, Lehre.

Myometrium, -ii n *(l)* = Gebärmuttermuskulatur. – myo- *(gr)*: Muskel- u. Mḗtra *(gr)*: Gebärmutter.

Naris, -is f *(l)* = Nasenloch.

nasalis, -e *(l)* = zur Nase gehörend. – Adj. zu Nasus.

Nasus, -i m *(l)* = äußere Nase. – Nasos *(idg)* u. Naris *(l)*: Nasenloch.

navicularis, -e *(l)* = kahnförmig, schiffförmig. – Adj. zu Navicula, -ae f *(l)*: kleines Schiff; Dim. zu Navis, -is f *(l)*: Schiff.

neonatus, -a, -um *(l)* = neugeboren. – néos *(gr)*: neu; nasci *(l)*: geboren werden, entstehen.

nervosus, -a, -um *(l)* = nervenreich, zum Nerven gehörig; früher: sehnig, kraftvoll. – Adj. zu Nervus.

Nervus, -i m *(l)* = Nerv; früher für alles weißliche Faserige: Sehne, Band, Flechse verwendet. – Neȗron *(gr)*: Sehne, Band, Nerv.

Nidus, -i m *(l)* = Nest, Wohnsitz, Ursprung. – Nidos *(idg)*: Ruheplatz.

niger, -gra, -grum *(l)* = schwarz, dunkel.

Nodulus, -i m *(l)* = kleiner Knoten. – Dim. zu Nodus.

Nodus, -i m *(l)* = Knoten, Gelenk, Knorren, Verbindung. – nodere *(l)*: in einen Knoten knüpfen; Nódes *(idg)*: großes Netz.

Norma, -ae f *(l)* = Winkelmaß.

Nucha, -ae f *(l)* = Nacken. – Nugrah *(arab)*: Nacken, Nackengrube.

Nucleus, -i m *(l)* = Nuß, kleiner Kern; 1. Zellkern; 2. Anhäufung von Nervenzellen im ZNS. – Dim. zu Nux, nucis f *(l)*: Nuß, Kern.

nutricius [nutritius], -a, -um *(l)* = ernährend, aufziehend. – nutrire *(l)*: säugen, nähren, aufziehen.

Obex, -icis m *(l)* = Riegel, Querbalken, Damm. – obicere *(l)*: entgegenwerfen, entgegentreten.

obliquus, -a, -um *(l)* = schräg, tief, seitwärts gerichtet. – ob-, op- *(l)*: entgegen, gegen, hin; Limen, -inis n *(l)*: Schwelle.

oblongatus, -a, -um *(l)* = verlängert.

oblongus, -a, -um *(l)* = länglich.

obturatorius, -a, -um *(l)* = dem Verstopfen dienend. – obturare *(l)*: verstopfen.

obturatus, -a, -um *(l)* = verstopft. P. p. p. zu obturare *(l)*: verstopfen.

obtusus, -a, -um *(l)* = stumpf, schwach. – P. p. p. zu obtúndere *(l)*: stumpf machen, stumpf werden.

occipitalis, -e *(l)* = zum Hinterhaupt gehörig. – Adj. zu Occiput.

Occiput, -itis n *(l)* = Hinterhaupt. – ob- *(l)*: entgegen, gegenüber; Caput, -itis n *(l)*: Haupt, Kopf.

octavus, -a, -um *(l)* = der (die, das) achte (Hirnnerv). – ógodes *(idg)*: der Achte.

oculomotorius, -a, -um *(l)* = die Augenbewegung betreffend.

Oculus, -i m *(l)* = Auge. – Wahrscheinlich Dim. zu Ocus *(idg)*, Okje *(idg)* u. Óktallos oder Ophthalmós *(gr)*: Auge, Augenhöhle.

Oesophagus, -i m *(l)* = Speiseröhre. – oíso *(gr)*: Futur zu phérein: tragen, transportieren; phageîn *(gr)*: essen, verdauen.

Olecranon, -i n *(l)* = (Haken-)Fortsatz der Elle, Ellenbogen. – Olékranon *(gr)*: Ellenbogenkopf; Olenä/olän *(gr)*: Ellenbogen, Unterarm; Kranon *(gr)*: Kopf.

olfactorius, -a, -um *(l)* = dem Riechen dienend. – ólfacere *(l)*: riechen, wittern; olere *(l)* u. ozein *(gr)*: riechen.

Oliva, -ae f *(l)* = Olive. – Elaía *(gr)*: Olive, Ölbaum.

Omentum, -i n *(l)* = Netzhaut um die Eingeweide, Fette; Eingeweidenetz.

omentalis, -e *(l)* = zum großen Netz gehörig. – Adj. zu Omentum.

omoclavicularis, -e *(l)* = von der Schulter zur Clavicula ziehend. – Ȏmos *(gr)*: Schulter; Clavicula: Schlüsselbein.

omohyoideus, -a, -um *(l)* = von der Schulter zum Zungenbein ziehend. – Ômos *(gr)*: Schulter.

omphaloentericus, -a, -um *(l)* = zum Dottergang gehörig. – Omphalós *(gr)*: Nabel; Énteron *(gr)*: Därme, Eingeweide.

oóphorus, -a, -um *(l)* = eitragend. – Ōón *(gr)*: Ei; phérein *(gr)*: tragen, bringen.

Operculum, -i n *(l)* = Deckel; anat.: die die Insula bedeckenden Gehirnlappenteile. – operire *(l)*: bedecken, verhüllen, zudecken.

opercularis, -e *(l)*: Adj. zu Operculum.

ophthalmicus, -a, -um *(l)* = zum Auge gehörig. – Ophthalmós *(gr)*: Auge.

opponens, -entis *(l)* = gegenüberstehend, gegenüberstellend. – P. p. a. von opponere *(l)*: entgegenstellen, entgegensetzen; ob-, op- *(l)*: entgegen, gegenüber; ponere *(l)*: legen, setzen, stellen.

opticus, -a, -um *(l)* = das Sehen betreffend. – Ópsis *(gr)*: Sehen.

Ora, -ae f *(l)* = Rand, Saum, Küste. – Mit Os, oris n *(l)*: Mund verwandt.

orbicularis, -e *(l)* = kreisförmig. – Adj. zu Orbiculus, -i m *(l)*: kleiner Kreis; Dim. zu Orbis, -is m *(l)*: Kreis.

Orbita, -ae f *(l)* = Augenhöhle; eigentl.: Kreisbahn, Wagengleis, Rad, Kreisfurche.

Orificium, -ii n *(l)* = Öffnung, eigentl.: etwas, das das Aussehen des Mundes hat. – Os, oris n *(l)*: der Mund; Facies, -ei f *(l)*: Gestalt, Aussehen.

Os, oris n *(l)* = Mund, Eingang, Mündung. – ah, asan, ayam *(altind)*: Mund, Öffnung.

Os, ossis n *(l)* = Knochen, Bein, Gebein. – Ostéon oder Óstion *(gr)*: Bein, Knochen.

Osteologia, -ae f *(l)* = Knochenlehre. – Ostéon *(gr)*: Knochen; Lógos *(gr)*: Wort, Lehre.

Ostium, -ii n *(l)* = Mündung, Eingang, Tür. – Os, oris n *(l)*: der Mund.

oticus, -a, -um *(l)* = zum Ohr gehörend. – Oús, otós *(gr)*: Ohr.

ovalis, -e *(l)* = eiförmig, oval. – Adj. zu Ovum.

Ovarium, -ii n *(l)* = Eierstock. – Substant. Adj. zu Ovum.

Ovum, -i n *(l)* = Ei. – Ōón *(gr)*: Ei.

Pachymeninx, -ingis f *(l)* = derbe, faserreiche Hirnhaut. – pachýs *(gr)*: dick, derb; Mâninx *(gr)*: Hirnhaut.

palatinus, -a, -um: *(l)* = zum Gaumen gehörend. – Adj. zu Palatum.

Palato- *(l)* = vom Gaumen entspringend.

Palatum, -i n *(l)* = Gaumen. – Pala *(idg)*: Wölbung.

pallidus, -a, -um *(l)* = blass, bleich. – pallére *(l)*: blass sein, fahl sein; poliós *(gr)*: grau.

Pallium, -ii n *(l)* = Hülle, Mantel; anat.: Hirnmantel. – Palla, -ae f *(l)*: das mantelartige Gewand römischer Frauen.

Palma, -ae f *(l)* = Handfläche. – Pálamä *(gr)*: flache Hand, Hohlhand.

palmaris, -e *(l)* = zur Handfläche gehörend. – Adj. zu Palma.

palmatus, -a, -um *(l)* = palmenzweigähnlich. – Palma, -ae f *(l)*: flache Hand, Palme; Pálamä *(gr)*: flache Hand, Hohlhand.

Palpebra, -ae f *(l)* = Augenlid. – palpitare *(l)*: zucken (wegen des Lidschlags) oder palpari *(l)*: streicheln (das Lid streichelt sanft über den Augapfel).

pampiniformis, -e *(l)* = rankenförmig. – Pampinus, -i m *(l)*: die Weinranke; Forma, -ae f *(l)*: Gestalt, Form.

Pancreas, -atis f *(l)* = Bauchspeicheldrüse. – pân *(gr)*: alles, ganz; Kréas *(gr)*: Fleisch, Drüsensubstanz.

Panniculus, -i m *(l)* = Haut, Schicht. – Dim. zu Pannus, -i m *(l)*: Kleid, Tuch, Lappen; Pânos *(gr)*: Zeug, Tuch.

Papilla, -ae f *(l)* = warzenförmige Erhebung, Papille (der Haut, Niere und Zunge), urspr. nur Brustwarze. – Papula, -ae f *(l)*: Blatter, Bläschen.

Paradidymis, -idis f *(l)* = neben dem Hoden liegendes rudimentäres Organ (Urnierenrest), anat.: beiderseits blind endende Kanälchen oberhalb des Nebenhodenkopfes vor dem Samenstrang. – pará *(gr)*: neben; Dídymoi *(gr)*: Zwillinge, Hoden.

Parametrium, -i n *(l)* = Bereich neben der Gebärmutter. – Mátra *(gr)*: Gebärmutter.

parasympathicus, -a, -um *(l)* = der Pars sympathica des autonomen oder vegetativen Nervensystems entgegenwirkend.

Parenchyma, -atis n *(l)* = organspezifisches Gewebe. – Parénchyma *(gr)*: das daneben Hineingegossene; chéein *(gr)*: gießen.

Paries, -etis m *(l)* = Wand. – Etym. unsicher.

parietalis, -e *(l)* = parietal, seitwärts; anat.: zum Os parietale (Scheitelbein) gehörend. – Adj. zu Paries.

Paroóphoron *(gr)* = medial vom Eierstock liegendes rudimentäres Organ (Urnierenrest).

parotideus, -a, -um *(l)* = zur Ohrspeicheldrüse gehörend. – Adj. zu Parotis.

Parotis, -idis f *(l)* = Anschwellung neben dem Ohr (urspr. Mumps); Glandula parotidea = Ohrspeicheldrüse. – Oús *(gr)*: Ohr.

Pars, partis f *(l)* = Teil, Anteil, Stück, Körperteil, Seite. – partiri *(l)*: teilen.

parvus, -a, -um *(l)* = klein. – pauros *(gr)*: klein, gering, wenig.

Patella, -ae f *(l)* = Schale, Opferschale; anat.: Kniescheibe. – Dim. zu Patera, -ae f *(l)*: flache Schale; patere *(l)*: offenstehen.

Pecten, pectinis m *(l)* = Kamm, Grat. – pectare *(l)* u. pékein *(gr)*: kämmen.

pectinatus, -a, -um u. **pectineus, -a, -um** *(l)*: Adj. zu Pecten.

pectoralis, -e = zur Brust gehörig. – Adj. zu Pectus.

Pectus, -oris n *(l)* = Brust, Herz, Sinn. – Paksa *(altind)*: Flügel, Achsel.

Pedunculus, -i m u. **Pediculus, -i** m *(l)* = Füßchen, Stiel. – Dim. zu Pes, pedis m *(l)*: Fuß.

pellucidus, -a, -um *(l)* = durchsichtig. – perlucere *(l)*: hervorschimmern, durchsichtig sein; per- *(l)*: völlig, hindurch; lucere *(l)*: scheinen, leuchten.

pelvinus, -a, -um *(l)*: Adj. zu Pelvis.

Pelvis, is f *(l)* = Becken, Schüssel. – Pellís *(gr)*: Schüssel, Becken; Pélla *(gr)* u. Palavi *(altind)*: Geschirr.

Penis, -is m *(l)* = Schwanz, männliches Glied. – Pés *(gr)*: männl. Glied.

perforans, -tis *(l)* = durchbohrend. – P. p. a. von perforare *(l)*: durchbohren; per- *(l)*: durch, hindurch; forare *(l)*: bohren, graben.

perforatus, -a, -um *(l)* = durchbohrt. – P. p. p. von perforare *(l)*: durchbohren.

Pericardium, -ii n *(l)* = Herzbeutel.

Perilympha, -ae f *(l)* = die das häutige Gehörlabyrinth umgebende Flüssigkeit. – perí- *(gr)*: um, herum; Lympha *(l)*: Quellwasser.

Perimetrium, -ii n *(l)* = Bauchfellüberzug der Gebärmutter. – Mátra *(gr)*: Gebärmutter.

perinealis, -e *(l)*: Adj. zu Perinéum.

Perinéum, -i n *(l)* = Damm, Mittelfleisch, Gegend zwischen After und Scheide bzw. Hodensack. – Vielleicht von perinéin *(gr)*: anhäufen, aufschichten.

Periodontium, -ii n *(l)* = Wurzelhaut des Zahnes. – Odoús, odóntos *(gr)*: Zahn.

Periorbita, -ae f *(l)* = das die Augenhöhle auskleidende Periost.

Periorchium, -ii n *(l)* = parietales Peritonealblatt des Hodens. – Órchis *(gr)*: Hoden.

Periosteum, -i n *(l)* = Knochenhaut, Periost. – Os, ossis m *(l)*: Knochen.

Peritoneum, -ii n *(l)* = Bauchfell. – Peritonáion *(gr)*: die über die Därme gespannte Haut; teínein *(gr)*: spannen.

permanens, -entis *(l)* = bleibend, verbleibend. – P. p. a. von permanere *(l)*: bleiben, verbleiben, fortdauern.

peroneus, -a, -um u. **peronealis, -e** *(l)* = zum Wadenbein gehörend, auf der Seite des Wadenbeins gelegen. – Pero, -onis m *(l)*: Stiefel aus rohem Leder; Perónä *(gr)*: Spange, Stachel.

perpendicularis, -e *(l)* = senkrecht, lotrecht. – Perpendiculum, -i n *(l)*: Richtblei, Lot; perpendere *(l)*: genau abwägen.

Pes, pedis m *(l)* = Fuß, Bein. – Poús *(gr)*: Fuß, Bein.

Petiolus, -i m *(l)* = Stiel, Füßchen. – Dim. zu Pes; statt Pediolus später Petiolus.

petrosus, -a, -um *(l)* = felsig, steinig. – Pétra *(gr)*: Fels, Stein.

petrotympanicus, -a, -um *(l)* = vom Felsenbein zur Paukenhöhle ziehend.

Phalanx, -angis f *(l)* = Walze, Stamm, Ballen, Schlachtreihe; anat.: Phalanx, Finger-, Zehenglied. – Phálanx *(gr)*: 1. Rundholz, Balken; 2. Finger-, Zehenglied; 3. Schlachtreihe.

pharyngeus, -a, -um *(l)* = zum Rachen gehörend. – Adj. zu Pharynx.

Pharynx, -ngis m u. f *(l)* = Rachen, Schlund. – Phárynx *(gr)*: Rachen, Kehle, Schlund.

Philtrum, -i n *(l)* = Nasen-Lippen-Rinne. – Phíltron *(gr)*: Liebeszauber, Liebestrunk.

phrenicus, -a, -um *(l)* = zum Zwerchfell gehörend. – Phrenes, -um f *(l)*: Zwerchfell; Phrân *(gr)*: Zwerchfell, Sitz des Gemüts.

Pigmentum, -i n *(l)* = Farbstoff; Schminke. – pingere *(l)*: malen; poíkilos *(gr)*: bunt.

Pilus, -i m *(l)* = einzelnes Haar. – Pîlos *(gr)*: Filz.

pinealis, -e *(l)* = zum Fichtenzapfen gehörend, fichtenzapfenähnlich. – Pinus, -us f *(l)* und picsmus *(idg)*: Fichte.

piriformis, -e *(l)* = birnenförmig. – Pirum, -i n *(l)*: Birne; Forma, -ae f *(l)*: Form, Gestalt.

pisiformis, -e *(l)* = erbsenförmig. – Pisum, -i n *(l)* u. Píson *(gr)*: Erbse; Forma, -ae f *(l)*: Form, Gestalt.

pituitarius, -a, -um *(l)* = schleimig. – Pituita, -ae f *(l)*: der Schleim. – Glandula pituitaria.

pius, -a, -um *(l)* = fromm, zart. – Pia mater: weiche Hirnhaut.

Placenta, -ae f *(l)* = Mutterkuchen, Nachgeburt, Plazenta. – Plakoûs *(gr)*: Kuchen, eigentl.: mit Fläche versehen.

Planta pedis *(l)* = Fußsohle. – Planta, -ae f *(l)*: Fußfläche; Pes, pedis m *(l)*: Fuß; Plátos *(gr)*: Breite; platýs *(gr)*: breit, weit.

Planum, -i n *(l)* = Fläche, Ebene. – placére *(l)*: ebnen, glätten; planare *(l)*: platzieren, planieren.

planus, -a, -um *(l)* = flach, eben, plan.

Platysma, -atis n *(l)* = Platte, ausgebreiteter Körper; anat.: großflächiger Hautmuskel am Hals. – platýs *(gr)*: breit, weit.

Pleura, -ae f *(l)* = Seite, Rippe; anat.: Rippenfell, Brustfell. – Pleurá *(gr)*: die Seite eines Gegenstandes.

Plexus, -us m *(l)* = Geflecht. – plectere *(l)* u. plékein *(gr)*: flechten.

Plica, -ae f *(l)* = Falte, alle Faltenbildungen. – plicare *(l)*: falten; plékein *(gr)*: flechten, schlingen oder ptýssein *(gr)*: falten.

Pollex, -icis m *(l)* = Daumen. – pollere *(l)*: vermögen, ausrichten.

Pons, pontis m *(l)* = Brücke, Steg. – Paíos *(gr)*: Pfad.
pontinus, -a, -um = zur Brücke gehörig. – Adj. zu Pons.
Poples, -itis m *(l)* = Kniekehle, Kniebeuge.
popliteus, -a, -um *(l)*: Adj. zu Poples.
Porta, -ae f *(l)* = Pforte, Tür, Eingang. – Póros *(gr)*: Durchgang; peírein *(gr)*: durchdringen.
Portio, -ionis f *(l)* = Teil, Abschnitt, Anteil, Portion. – Pars *(l)* u. Époron *(gr)*: zugemessener Anteil.
Porus, -i m *(l)* = Gang, Kanal, Röhre; anat.: Öffnung eines Ganges. – Póros *(gr)*: Öffnung, Weg, Durchgang; peírein *(gr)*: durchdringen.
postcentralis, -e *(l)* = anat.: hinter der Zentralfurche des Gehirns liegend.
posterior, -ius *(l)* = hinterer, späterer, folgender. – Komp. zu post *(l)*: hinten, hernach.
posterolateralis, -e *(l)* = weiter hinten seitlich.
praecentralis [precentralis], -e *(l)* = vor der Zentralfurche des Gehirns gelegen.
Praeputium [Preputium], -i n *(l)* = Vorhaut. – Pósthion *(gr)* als Dim. zu Pósthä *(gr)*: männliches Glied oder prae- *(l)*: vorn u. putare *(l)*: beschneiden, ins Reine bringen.
Princeps, -ipis m *(l)* = Erster, Wichtigster. – aus primi-ceps: die erste Stelle einnehmend; primus *(l)*: Erster; capere *(l)*: nehmen.
principalis, -e *(l)* = ursprünglich, Erster. – Adj. zu Princeps.
procerus, -a, -um *(l)* = hoch, schlank, gestreckt, lang. – crescere *(l)*: wachsen, entstehen.
Processus, -us m *(l)* = Fortschritt, Fortgang; anat.: Fortsatz. – procedere *(l)*: vorgehen, hervortreten, vorrücken; cedere *(l)*: weichen, gehen.
profundus, -a, -um *(l)* = tief, bodenlos. – siehe pro- *(l)* u. Fundus, -i m *(l)*: in der Nähe des Bodens, in der Tiefe.
Prominentia, -ae f *(l)* = Vorsprung, Erhebung, Prominenz. – prominere *(l)*: hervorspringen, hervorragen; minere *(l)*: ragen, drohen.
Promontorium, -i n *(l)* = Vorgebirge, Vorwölbung.
Pronator, -oris m *(l)* = Neiger; anat.: Muskeln, die bei Drehung des Unterarms die Handfläche nach unten bzw. dorsal richten. – pronare *(l)*: vornüberneigen.
Pronephros, -i m *(l)* = Vorniere, die zuerst gebildete Niere. – Néphros *(gr)*: Niere.
pronus, -a, -um u. **pronatus, -a, -um** = abschüssig, vornübergeneigt. – Adj. zu Pronator.
proprius, -a, -um *(l)* = beständig, dauernd, eigen, wesentlich.
Prosencephalon, -i n *(l)* = Vorderhirn. – Enképhalos *(gr)*: Gehirn.
Prostata, -ae f *(l)* = Vorsteherdrüse. – Prostátäs *(gr)*: Vordermann, Beschützer, Vorsteher.
prostaticus, -a, -um *(l)*: Adj. zu Prostata.
Protuberantia, -ae f *(l)* = Arten von Hervorragungen u. Erhabenheiten, Protuberanz. – protuberare *(l)*: hervorragen.
proximalis, -e *(l)* = anat.: näher zum Rumpf gelegen, rumpfwärts, proximal. – proximus, -a, -um *(l)*: nächster; Sup. zu prope *(l)*: nahe, bei.
Psoas, psoae m *(l)* = Lende. – Psóa *(gr)*: Lende, Lendengegend, Lendenfleisch.
pterygoideus, -a, -um *(l)* = flügelförmig. – Pteryx *(gr)*: Flügel; -eidés *(gr)*: ähnlich in Gestalt, Form.
pudendus, -a, -um *(l)* = zur Scham gehörend, schimpflich, schändlich. – pudére *(l)*: sich schämen.
Pulmo, -onis m *(l)* = Lunge. – Pleumon, Pneumon *(gr)*: die Lunge.
pulmonalis, -e *(l)*: Adj. zu Pulmo.
Pulpa, -ae f *(l)* = Weichheit; anat.: weiche Substanz, Mark, Parenchym.
Pulvinar, -aris n *(l)* = Kissen, Polster.
Pupilla, -ae f *(l)* = Pupille, Augenstern, Sehloch. – Dim. zu Pupa, -ae f *(l)*: Mädchen, Puppe; eigentl.: das verkleinerte Spiegelbild, das man im Auge eines anderen sieht.
Putamen, -inis n *(l)* = Schale; anat.: äußerer Teil des Nucleus lentiformis = Linsenkern. – putare *(l)*: beschneiden, ins Reine bringen, ordnen.
Pýelos *(gr)* = Trog, Mulde, Wanne; anat.: Nierenbecken.
pyloricus, -a, -um *(l)*: Adj. zu Pylorus.
Pylorus, -i m *(l)* = Pförtner, Magenausgang; anat.: Übergang zwischen Magen u. Dünndarm. – Pylōrós *(gr)*: Pförtner, Torhüter.
pyramidalis, -e *(l)*: Adj. zu Pyramis.
Pyramis, -idis f *(l)* = Pyramide; anat.: pyramidenähnl. Gebilde. – Pyramís *(gr)*: Pyramide.

quadrangularis, -e *(l)* = vierwinklig, viereckig. – quattuor *(l)*: vier; Angulus, -i m *(l)*: Winkel.
quadratus, -a, -um *(l)* = viereckig. – quadrare *(l)*: rechteckig machen.
quadriceps, -cipitis *(l)* = vierköpfig.

radialis, -e *(l)* = zur Speiche (Unterarmknochen) gehörig. – Adj. zu Radius.
Radiatio, -onis f *(l)* = Ausstrahlung. – Radius, -ii m *(l)*: Strahl, Lichtstrahlung.
radicularis, -e *(l)* = zur Wurzel gehörend. – Adj. zu Radicula, -ae f *(l)*: kleine Wurzel.
Radius, -ii m *(l)* = Radspeiche, Halbmesser des Kreises, Sonnenstrahl; anat.: Unterarmknochen: Speiche.
Radix, -icis f *(l)* = Wurzel. – Radix *(gr)*: Zweig, Rute, Wurzel.
Ramus, -i m *(l)* = Ast, Zweig.
Raphe, -es f *(l)* = Naht, Hautnaht. – Raphä́ *(gr)*: Naht, Kleidernaht; ráptō *(gr)*: zusammennähen.
Recessus, -us m *(l)* = Zurückgehen, Einbiegung, Vertiefung, Winkel, Nische. – recedere *(l)*: zurückweichen; re-: zurück; cedere: weichen, gehen.
Rectum, -i n *(l)* = Enddarm, Mastdarm. – rectus *(l)*: gerade.
rectus, -a, -um *(l)* = gerade. – regere *(l)*: richten, lenken.
recurrens, -entis *(l)* = zurücklaufend, kreisend. – P. p. a. von recurrere *(l)*: zurücklaufen, zurückkommen, kreisen.
Regio, -onis f *(l)* = Gegend, Lage, Richtung. – regere *(l)*: lenken, richten, regieren; orégō *(gr)*: recken, sich recken.
Ren, renis m *(l)* = Niere.
renalis, -e *(l)*: Adj. zu Ren.
respiratorius, -a, -um *(l)* = der Atmung dienend. – respirare *(l)*: atmen.
Rete, retis n *(l)* = Netz, Fischnetz. – ére *(idg)* u. rarus, -a, -um *(l)*: dünn, locker, undicht.
Retina (ergänze tunica) *(l)* = die Netzhaut des Auges. – evtl.: retinere *(l)*: zurückhalten; oder: Rete, retis n *(l)*: Netz; retinus *(l)*: netzartig.
Retinaculum, -i n *(l)* = Halter, Klammer, Seil, das zum Halten dienende Band; anat.: 1. Werkzeug zum Aufheben und Festhalten von Weichteilen; 2. fibröse Gebilde, welche andere festhalten, damit sie nicht aus der Lage abweichen. – retinere *(l)*: zurückhalten, festhalten.
retroperitonealis, -e *(l)* = hinter dem Bauchfell gelegen.
Rhinencephalon, -i n *(l)* = Riechhirn. – Rhís *(gr)*: Nase; Enképhalos *(gr)*: das, was im Kopf ist (Gehirn).
Rhombencephalon, -i n *(l)* = Rautenhirn; nach der Rautengrube benannt. – Rhómbos *(gr)*: Raute; Enképhalos *(gr)*: das, was im Kopf ist (Gehirn).
rhomboideus, -a, -um *(l)* = rautenähnlich. – Rhómbos *(gr)*: kreisförmiger Körper, Kreisel, später: Raute; -eidés *(gr)*: ähnlich.
Rima, -ae f *(l)* = Spalte, Riss, Strich, Ritze. – Rícoma *(idg)*: Riss; ereíkein *(gr)*: aufreißen.
risorius, -a, -um *(l)* = zum Lachen dienend. – ridere *(l)*: lachen, grinsen; Risor, -oris m *(l)*: Lacher, Spötter.
rostralis, -e *(l)* = zum vorderen Körperende hin gelegen.
Rostrum, -i n *(l)* = Schnabel, Rüssel. – rodere *(l)*: nagen, verzehren.
Rotator, -oris m *(l)* = der (Herum-)Dreher; vgl. Rotation. – rotare *(l)*: herumdrehen, rotieren; Rota, -ae f *(l)*: Rad, Wagenrad.
rotundus, -a, -um *(l)* = rund, kugelrund. – Rota, -ae f *(l)*: Rad; siehe Rotator.
ruber, -bra, -brum *(l)* = rot. – erythrós *(gr)*: rot; rubére *(l)*: rot sein.
Ruga, -ae f *(l)* = Runzel, Hautfalte, Falte. – rúksas *(altind)*: rau; rysós *(gr)*: runzelig.

Saccus, -i m *(l)* = Sack, Tasche. – Sák(k)os *(gr)*: Sack.
sacer, sacra, sacrum *(l)* = heilig. – Sacrum, -i n *(l)*: Heiligtum. – Os sacrum: Kreuzbein.
sacralis, e *(l)* = zum Kreuzbein gehörig. – Adj. zu Sacrum.
sagittalis, -e *(l)* = in Pfeilrichtung, sagittal, von ventral nach dorsal. – Adj. zu Sagitta, -ae f *(l)*: Pfeil.
salivatorius, -a, -um *(l)* = zum Speichel gehörig. – Saliva, -ae f *(l)*: Speichel, Schleim.
Salpinx, -ingis f *(l)* = Trompete; anat.: 1. Eileiter (Tuba uterina [Salpinx]); 2. Ohrtrompete (Tuba auditiva). – Salpinx *(gr)*: Trompete.
saphenus, -a, -um *(l)* = verborgen. – al safin *(arab)*: verborgen, der Verbergende; nicht von saphä́s *(gr)*: deutlich, sichtbar.
sartorius, -a, -um *(l)* = zum Schneidern dienlich. – Sartor, -oris m *(l)*: Schneider; sarcire *(l)*: ausbessern.
Scala, -ae f *(l)* = Treppe, Stufe. – Scalae, -arum *(Pl)*: Treppe, Leiter, Stiege; scand-sla *(idg)*: steigen.
scalenus, -a, -um *(l)* = schief, ungleichseitig, dreieckig. – skalänós *(gr)*: ungerade, schief.
Scapha, -ae f *(l)* = Nachen; anat.: die zwischen Helix und Anthelix liegende Furche der Ohrmuschel. – Skáphä *(gr)*: ausgehöhlter Körper, Kahn, Boot.
scaphoideus, -a, -um *(l)* = kahnförmig. – Skáphä *(gr)*: ausgehöhltes, muldenartiges Gefäß, Wanne, Boot; skáptō *(gr)*: graben.
Scapula, -ae f *(l)* = Schulterblatt, Schulter, Rücken. – Kápetos *(gr)*: Grube, Graben.
Sclera (ergänze tunica oculi) *(l)* = harte oder feste Augenhaut. – sklärós *(gr)*: hart, derb.
scriptorius, -a, -um *(l)* = zum Schreiben dienend. – scribere *(l)*: schreiben, zeichnen.
scrotalis, -e *(l)*: Adj. zu Scrotum.
Scrotum, -i n *(l)* = Sack, Hodensack. – skrýdda *(altnord)*: geschrumpfte Haut.
secundarius, -a, -um *(l)* = der (die, das) Zweite. – secundus, -a, -um *(l)*: der (die, das) Zweite, Folgende; sequi *(l)*: folgen, nachfolgen, nachsetzen.
segmentalis, -e *(l)*: Adj. zu Segmentum.
Segmentum, -i n *(l)* = Abschnitt, Teilbereich, Segment. – secare *(l)*: schneiden, teilen.
Sella, -ae f *(l)* = Sattel, Stuhl, Sessel. – sedere *(l)*: sitzen, setzen; Hélla *(gr)*: Sitz.
Semicanalis, -is m *(l)* = Halbkanal, Rinne.
semicircularis, -e *(l)* = halbkreisförmig.
semilunaris, -e *(l)* = halbmondförmig. – semi- *(l)*: halb; Luna, -ae f *(l)*: Mond.
semimembranosus, -a, -um *(l)* = halbhäutig.
seminalis, -e *(l)* = zum Samen gehörig. – Adj. zu Semen, -inis n *(l)*: Same, Stamm; se, saen *(idg)* u. serere *(l)*: säen, pflanzen.

semiovalis, -e *(l)* = halbeiförmig.

semispinalis, -e *(l)* = zur Hälfte zum Dorn(fortsatz der Wirbel) gehörend; Bezeichnung für Muskeln, die von den Querfortsätzen der Wirbel zu Dornfortsätzen anderer Wirbel ziehen.

semitendinosus, -a, -um *(l)* = halbsehnig.

septalis, -e *(l)*: Adj. zu Septum.

Septum, -i n *(l)* = Scheidewand, eigentl. Umzäunung, Einfriedung. – saepire *(l)*: umzäunen, umhegen, einfrieden.

serratus, -a, -um *(l)* = gezähnt, gesägt. – P. p. p. von serrare *(l)*: sägen; Serra, -ae f *(l)*: Säge.

sesamoideus, -a, -um *(l)* = sesamkornähnlich. – Sĕsamon *(gr)*: Schotenfrucht der aus Ägypten und Arabien stammenden Sesampflanze.

sigmoideus, -a, -um *(l)* = sigmaähnlich. – Sígma *(gr)*: halbmondförmiges Gebilde.

simplex, -icis *(l)* = einfach, unvermischt, einzeln. – sém *(idg)*: eins.

sinister, -tra, -trum *(l)* = links, ungünstig.

sinuatrialis, -e *(l)* = zum Sinus venarum cavarum u. zum Vorhof des Herzens gehörend.

Sinus, -us m *(l)* = Busen, Vertiefung, Bucht, Biegung, Krümmung. – sinuáre *(l)*: krümmen, bogenförmig machen.

soleus, -a, -um *(l)* = seezungenähnlich, schollenähnlich. – Solea, -ae f *(l)*: Seezunge, Scholle; urspr.: Sandale, Sohle.

solitarius, -a, -um *(l)* = alleinstehend, abgesondert, einsam. – solus, -a, -um *(l)*: allein.

Spatium, -ii n *(l)* = Zwischenraum, Raum, Bahn, Rennbahn. – Spádion, Stadion *(gr)*: Rennbahn.

spermaticus, -a, -um *(l)* = zum Samen gehörig. – Adj. zu Spérma *(gr)*: Same, Keim; speírein *(gr)*: aussäen, ausstreuen.

sphenoidalis, -e *(l)* = keilförmig. – Sphḗn *(gr)*: Keil.

Sphincter, -eris m *(l)* = Schnürer, Schnürmuskel. – sphingein *(gr)*: zusammenschnüren, würgen, zusammenziehen; Sphinx: zusammenschnürende Todesdämonin.

Spina, -ae f *(l)* = Dorn, Rückgrat, Wirbelsäule.

spinalis, -e u. **spinosus, -a, -um** *(l)*: Adj. zu Spina.

spinocostalis, -e *(l)* = vom Rückgrat zur Rippe verlaufend.

spiralis, -e *(l)* = gewunden. – Adj. zu Spira, -ae f *(l)*: Windung, Spirale; Speîra *(gr)*: Windung.

splanchnicus, -a, -um *(l)* = zu den Eingeweiden gehörend. – Splánchnon *(gr)*: Eingeweide.

Splanchnologia, -ae f *(l)* = Eingeweidelehre. – Splánchnon *(gr)*: Eingeweide; Lógos *(gr)*: Wort, Sprache, Lehre.

Splen, -enis m *(l)* = Milz. – Splḗn *(gr)*: Milz.

Splenium, -ii n *(l)* = Wulst, Bausch, Schönheitspflästerchen. – Splenion *(gr)*: Wundverband, Pflasterstreifen, Kompresse.

splenius, -ia, -ium *(l)* = pflasterförmig, bauschig.

spongiosus, -a, -um *(l)* = schwammig, porös. – Spongiá *(gr)*: Schwamm.

Squama, -ae f *(l)* = Schuppe (des Fisches, der Schlange). – squaleo *(l)*: schuppig, rau sein.

squamosus, -a, -um *(l)*: Adj. zu Squama.

stapedius, -a, -um *(l)*: Adj. zu Stapes.

Stapes, -edis m *(l)* = Steigbügel, das kleinste der drei Gehörknöchelchen.

stellatus, -a, -um *(l)* = sternförmig. – Stella, -ae f *(l)*: Stern, Gestirn; Astḗr *(gr)*: Stern.

sternalis, -e *(l)*: Adj. zu Sternum.

sternoclavicularis, -e *(l)* = vom Brust- zum Schlüsselbein verlaufend.

sternocleidomastoideus, -a, -um *(l)* = Brustbein und Schlüsselbein mit dem Warzenfortsatz verbindend. – Sternum, -i n *(l)*: Brustbein; Kleís *(gr)*: Riegel, Schlüssel, Schlüsselbein; mastoideus *(l)*: brustwarzenähnlich.

sternocostalis, -e *(l)* = vom Brustbein zur Rippe verlaufend.

sternohyoideus, -a, -um *(l)* = vom Brust- zum Zungenbein verlaufend.

sternothyroideus, -a, -um *(l)* = vom Brustbein zur Schilddrüse ziehend.

Sternum, -i n *(l)* = Brustbein. – sternere *(l)*: ausbreiten, glätten; Stérnon *(gr)*: Brust, Brustbein.

Stratum, -i n *(l)* = Zone, Decke, Ausgebreitetes, Schicht. – sternere *(l)* u. stórnymi *(gr)*: ausbreiten, bedecken.

Stria, -ae f *(l)* = Streifen, Furche.

striatus, -a, -um *(l)* = gestreift. – Adj. zu Stria.

styloglossus, -a, -um *(l)* = vom Griffelfortsatz zur Zunge verlaufend.

stylohyoideus, -a, -um *(l)* = vom Griffelfortsatz zum Zungenbein verlaufend.

styloideus, -a, -um *(l)* = griffelförmig. – Stŷlos *(gr)*: Griffel, Stiel.

stylomastoideus, -a, -um *(l)* = vom Griffel- zum Warzenfortsatz verlaufend.

stylopharyngeus, -a, -um *(l)* = vom Griffelfortsatz zum Rachen verlaufend.

subcutaneus, -a, -um *(l)* = unter der Haut gelegen.

submucosus, -a, -um *(l)* = unter der Schleimhaut gelegen.

Substantia, -ae f *(l)* = Wesen, Beschaffenheit; anat.: Substanz, stoffliche Grundlage. – substare *(l)*: darunter sein, existieren, standhalten.

Sulcus, -i m *(l)* = Furche, Einschnitt. – Holkós *(gr)*: Zug, Zügel, gezogene Furche; hélkō *(gr)*: ziehen.

Supercilium, -ii n *(l)* = Augenbraue, das über dem Augenlid Befindliche.

superficialis, -e *(l)* = an der Oberfläche liegend, oberflächlich. – Facies, -ei f *(l)*: äußere Gestalt.

superior, -ius *(l)* = oberer, höher, weiter oben gelegen. – Komp. zu super.

Supinator, -oris m *(l)* = Aufwärtsdreher. – supinare *(l)*: rücklings beugen, nach oben drehen; durch Drehung des Unterarms wird die Handfläche nach oben bzw. vorn gerichtet; hýptios *(gr)*: zurückgelehnt, rücklings.

supremus, -a, -um *(l)* = der Oberste, Äußerste, Höchste. – Sup. zu super.

suralis, -e *(l)* = zum Wadenbein gehörig. – Adj. zu Sura, -ae f *(l)*: Wade, Unterschenkel.

suspensorius, -a, -um *(l)* = zum Aufhängen dienend. – suspéndere *(l)*: aufhängen, emporheben.

Sustentaculum, -i n *(l)* = Stütze, Hilfe, Unterstützung. – sustenare *(l)*: unterstützen, aufrechthalten, stützen, helfen.

Sutura, -ae f *(l)* = Naht, chirurg. Naht, Nahtverbindung zweier Schädelknochen, Wundnaht.

sympathicus, -a, -um *(l)* = sympathisch; anat.: sympathischer Teil des autonomen oder vegetativen Nervensystems. – Páthōs *(gr)*: Leiden, Empfindung.

Symphysis, -eos u. **-is** f *(l)* = Knochenverbindung durch Faserknorpel, vgl. Junctura cartilaginea. – symphýein *(gr)*: zusammenwachsen, vereinigen.

Synarthrosis, -eos u. **-is** f *(l)* = Knochenfuge. – Árthron *(gr)*: Gelenk.

Synchondrosis, -eos u. **-is** *(l)* = knorpelige Knochenverbindung. – Chóndros *(gr)*: der Knorpel.

Syndesmosis, -eos u. **-is** *(l)* = bindegewebige Knochenverbindung. – Desmós *(gr)*: Band, Verbindung.

Synostosis, -eos u. **-is** *(l)* = knöcherne Verbindung zweier Knochen. – Ostéon *(gr)*: Knochen.

Synovia, -ae f *(l)* = Gelenkschmiere.

Taenia, -ae f *(l)* = Streifen, schmales Band, Binde. – Tainía *(gr)*: Band, Binde; teínein *(gr)*: drehen, spannen, strecken.

talaris, -e *(l)*: Adj. zu Talus.

talocalcaneonavicularis, -e *(l)* = vom Sprung- u. Fersenbein zum Kahnbein verlaufend.

talocruralis, -e *(l)* = vom Sprungbein zum Unterschenkel ziehend.

talonavicularis, -e *(l)* = vom Sprung- zum Kahnbein verlaufend.

Talus, -i m *(l)* = Sprungbein; urspr.: der Würfel.

Tapetum, -i n *(l)* = Teppich, Vorhang. – Tapes, -itis m *(l)* u. Tápäs *(altiran)*: Teppich.

tarseus, -a, -um *(l)*: Adj. zu Tarsus.

tarsometatarsalis, -e *(l)* = von der Fußwurzel zum Mittelfuß verlaufend.

Tarsus, -i m *(l)* = 1. Fußwurzel; 2. Lidplatte. – Tarsós *(gr)*: flach ausgebreiteter Gegenstand.

tectorius, -a, -um *(l)* = dem Bedecken dienend; zum Decken. – Adj. zu Tectum.

Tectum, -i n *(l)* = Dach. – tegere *(l)* u. stégein *(gr)*: decken; Tégos *(gr)*: Dach; Stégä *(gr)*: Haus, Dach; Decchin *(ahd)*: Decke.

Tegmen, -inis n u. **Tegmentum, -i** n *(l)* = Decke, Haube, Dach. – tegere *(l)*: bedecken u. stégein *(gr)*: decken, bedecken, verbergen.

tegmentalis, -e *(l)*: Adj. zu Tegmentum.

Tela, -ae f *(l)* = Gewebe, Gewebeschicht. – téxere *(l)*: weben, flechten; Téxla *(idg)*: Gewebe.

Telencephalon, -i n *(l)* = Endhirn. – Télos *(gr)*: Ende; Enképhalos *(gr)*: das, was im Kopf ist (Gehirn).

temporalis, -e *(l)*: Adj. zu Tempus.

Tempus, -oris n *(l)* = Schläfe; Zeit.

tendineus, -a, -um *(l)*: Adj. zu Tendo.

Tendo, -inis m *(l)* = Sehne. – téndere *(l)* u. teínein *(gr)*: ziehen, spannen, strecken.

Tensor, -oris m *(l)* = Spanner, Strecker. – téndere *(l)* u. teínein *(gr)*: strecken, ziehen, spannen.

Tentorium, -i n *(l)* = Zelt. – téndere *(l)*: spannen, straff anziehen, zelten, lagern.

tenuis, -e *(l)* = dünn, fein. – téndere *(l)*: spannen, auseinanderziehen; tánus *(altind)* u. dúnni *(ahd)*: dünn, ausgedehnt.

teres, -etis *(l)* = rund, gedreht, länglich rund. – terere *(l)*: reiben, zerreiben; teírō u. tríbō *(gr)*: reiben, zerreiben.

terminalis, -e *(l)* = zur Grenze gehörig, die Grenze bzw. das Ende bezeichnend; vgl. Termin. – terminare *(l)*: begrenzen, abgrenzen, bestimmen.

testicularis, -e *(l)*: Adj. zu Testis.

Testis, -is m *(l)* = anat.: Hoden.

thalamicus, -a, -um *(l)*: Adj. zu Thalamus.

Thalamus, -i m *(l)* = anat.: sog. Sehhügel. – Thálamos *(gr)*: Gemach, Höhle, Schlafgemach.

Theca, -ae f *(l)* = Kapsel, Hülle, Kuppel. – Thḗkā *(gr)* = Behälter.

Thenar, -aris n *(l)* = Daumenballen. – Thénar *(gr)*: Handfläche, flache Hand, auch Vertiefung; theínō *(gr)*: schlagen.

thoracicus, -a, -um *(l)*: Adj. zu Thorax.

thoracoacromialis, -e *(l)* = vom Brustkorb zur Schulterhöhe verlaufend.

thoracolumbalis, -e *(l)* = vom Brustkorb zur Lende ziehend.

Thorax, -acis m *(l)* = Brustkorb. – Thṓrax *(gr)*: Brustkorb, Brustharnisch, Rüstung, die Brust und Bauch bedeckt.

thymicus, -a, -um *(l)*: Adj. zu Thymus.

Thymus, -i m *(l)* = Thymusdrüse, Bries – Thymós *(gr)*: Leben, Lebenskraft, Gemüt, Mut, Herz, Geist, Verstand.

thyroarytenoideus, -a, -um *(l)* = von der Schilddrüse zu den Gießbeckenknorpeln verlaufend.

thyroepiglotticus, -a, -um *(l)* = von der Schilddrüse zum Kehldeckel verlaufend.

thyrohyoideus, -a, -um *(l)* = von der Schilddrüse zum Zungenbein verlaufend.

thyroideus, -a, -um *(l)* = schildförmig. – thyreoídes *(gr)*: schildähnlich; Thyreós *(gr)*: der lange, viereckige türähnliche Schild.

thyropharyngeus, -a, -um *(l)* = von der Schilddrüse zum Pharynx verlaufend.

Tibia, -ae f *(l)* = Pfeife, Flöte; anat.: Schienbein.

tibialis, -e *(l)*: Adj. zu Tibia.

Tonsilla, -ae f *(l)* = Mandel im Halse. – Dim. zu Toles, -ium f *(l)*: Kropf am Halse; tónsles *(idg)*: dehnen, ausdehnen.

Torus, -i m *(l)* = Wulst, Polster; ein Teilstrick, aus deren mehreren das Tau zusammengedreht wird.

Trabecula, -ae f *(l)* = Bälkchen. – Dim. zu Trabs, -is f *(l)*: der Balken.

Trachea, -ae f *(l)* = Luftröhre. – trachýs *(gr)*: rau.

tracheobronchialis, -e *(l)* = zur Luftröhre u. ihren (Haupt-)Ästen gehörig.

Tractus, -us m *(l)* = Verlauf, Strang, Bahn; vgl. Traktor. – trahere *(l)*: ziehen, schleifen, schleppen.

Tragus, -i m *(l)* = anat. die vor der Öffnung des äußeren Gehörganges liegende Erhebung. – Trágos *(gr)*: Bock, Ziegenbock, vgl. Tragi: Ohrhaare.

transversus, -a, -um *(l)* = querverlaufend, querliegend. – transvertere *(l)*: wenden, sich wenden, hinwenden, von einem zum anderen wenden, hinüberwenden.

trapezius, -a, -um *(l)* = trapezförmig, tischförmig. – Trápeza *(gr)*: Tisch, Speise, Tafel.

triangularis, -e *(l)* = dreieckig. – tres, tri- *(l)*: drei; angularis, -e *(l)*: winkelig, eckig.

Triceps, -itis m *(l)* = dreiköpfig. – tres, tri- *(l)*: drei; Caput, -itis n *(l)*: Kopf.

tricuspidalis, -e *(l)* = mit drei Spitzen oder Zipfeln versehen. – tres, tri- *(l)*: drei; Cuspis, -idis f *(l)*: Spitze, Zipfel; anat.: Klappensegel einer Segelklappe.

trigeminus, -a, -um *(l)* = dreifach; anat.: aus drei Teilen bestehend. – tres, tri- *(l)*: drei; geminus *(l)*: doppelt, Zwilling.

Trigonum, -i n *(l)* = Dreieck. – tres, tri- *(l)*: drei; Gōnía *(gr)*: Winkel, Ecke.

Tripus, -odis m *(l)* = Dreifuß. – tres, tri- *(l)*: drei; Poús *(gr)*: Fuß.

triquetrus, -a, -um *(l)* = dreieckig. – tres, tri- *(l)*: drei; quartus bzw. quadrus *(l)*: eckig, eigentl.: viereckig.

triticeus, -a, -um *(l)* = weizenkornähnlich. – Adj. zu Triticum, -i n *(l)*: Weizen.

Trochanter, -eris m *(l)* = Rollhügel. – Trochus, -i m *(l)*: Rad; Tróchos *(gr)*: Lauf, Umlauf; trochazo *(gr)*: laufen, rennen, sich im Kreise drehen.

Trochlea, -ae f *(l)* = Rolle, Winde. – Trochilía *(gr)*: Rolle, Walze, Winde.

Truncus, -i m *(l)* = Stamm, Stock, Rumpf eines Menschen. – truncáre *(l)*: verstümmeln, der Glieder berauben.

Tuba, -ae f *(l)* = Trompete, Tuba.

tubarius, -a, -um *(l)*: Adj. zu Tuba.

Tuber, -eris n *(l)* = Höcker, Knorren, Beule. – tumére *(l)*: anschwellen.

Tuberculum, -i n *(l)*: Dim. zu Tuber.

Tuberositas, -atis f *(l)* = Vorsprung, Rauigkeit am Knochen.

Tunica, -ae f *(l)* = Hemd, Unterkleid, Tunica, Haut, Hülle; anat.: Gewebeschicht.

turcicus, -a, -um *(neulat)* = türkisch. – Sella turcica: Türkensattel.

tympanicus, -a, -um *(l)* = zum Trommelfell (Membrana tympanica) oder zur Paukenhöhle (Cavitas tympani) gehörend. – Adj. zu Tympanum.

Tympanum, -i n *(l)* = Trommel, Handpauke. – Týmpanon *(gr)*: Handpauke, Tamburin.

Ulna, -ae f *(l)* = Elle, einer der Unterarmknochen. – Ōlénä *(gr)*: ganzer Arm, Elle als Maß, Unterarm.

umbilicalis, -e *(l)*: Adj. zu Umbilicus.

Umbilicus, -i m *(l)* = Nabel, Mittelpunkt. – Omphalós *(gr)*: Nabel, nabelähnliche Erhöhung, Mittelpunkt.

Umbo, -onis m *(l)* = Buckel, Nabel. – Umbalus *(idg)* u. Omphalós *(gr)*: Nabel, Mittelpunkt.

uncinatus, -a, -um *(l)*: Adj. zu Uncus.

Uncus, -i m *(l)* = Haken, Klammer. – Ónkos *(gr)*: Haken, Widerhaken.

unguicularis, -e *(l)*: Adj. zu Unguis (auch unguliformis = hufeisenförmig).

Unguis, -is m *(l)* = Nagel, Kralle. – Onyx *(gr)*: Kralle, Klaue, Fingernagel.

Urachus, -i m *(l)* = Harngang, Verbindung zwischen Blase und Allantois. – Oûron *(gr)*: Harn; chéein *(gr)*: gießen oder échein *(gr)*: enthalten.

Ureter, -eris m *(l)* = Harnleiter. – ouréein *(gr)*: Harn lassen.

Urethra, -ae f *(l)* = Harnröhre. – Ouréthra *(gr)*: Harnröhre.

urethralis, -e *(l)*: Adj. zu Urethra.

urinarius, -a, -um *(l)* = zum Harn gehörend. – Adj. zu Urina, -ae f *(l)*: Harn.

urogenitalis, -e *(l)* = die Harn- und Geschlechtsorgane betreffend. – Oûron *(gr)*: Harn, Urin; genitalis *(l)*: die Geschlechtsorgane betreffend; genere u. gignere *(l)*: zeugen, erzeugen.

uterinus, -a, -um *(l)* = zur Gebärmutter gehörend. – Adj. zu Uterus.

Uterus, -i m *(l)* = Gebärmutter, Unterleib. – Udáram *(altind)*: Bauch.

Utriculus, -i m *(l)* = kleiner Schlauch; anat. z.B. Teil des häutigen Labyrinths. – Dim. zu Uter, utris m *(l)* = Schlauch; Hydría *(gr)*: Wasserkrug.

Uvula, -ae f *(l)* = Zäpfchen. – Dim. zu Uva, -ae f *(l)*: Traube; Ůga *(lit)*: Beere.

Vagina, -ae f *(l)* = Scheide des Schwertes, Hülle; anat.: weibl. Scheide.

vagus, -a, -um *(l)* = umherschweifend, ungenau, vage.

vallatus, -a, -um *(l)* = von einem Wall umgeben. – Adj. zu Vallum, -i n *(l)*: Wall; vallare *(l)*: umwallen, verschanzen.

Vallecula, -ae f *(l)* = kleines Tal; anat.: 1. Einsenkung zwischen Zunge u. Kehldeckel, 2. Einsenkungen am Gehirn. – Dim. zu Vallis, -is f *(l)*: das Tal.

Valvula, -ae f *(l)* = kleine Klappe. – Dim. zu Valva, -ae f *(l)*: Klappe, im Plural Türflügel, Doppeltür.

Vas, vasis n *(l)* = Gefäß, Gerät.

vascularis, -e *(l)* = zum Gefäß gehörend. – Adj. zu Vasculum, -i n *(l)*: kleines Gefäß; – Dim. zu Vas.

vastus, -a, -um *(l)* = groß, weit, gewaltig, plump. – vastare *(l)*: verwüsten.

Velum, -i n *(l)* = Segel, Tuch, Hülle. – velare *(l)*: verbergen, verhüllen.

Vena, -ae f *(l)* = Blutader, Vene; Blutgefäß, das Blut zum Herzen hinführt.

Venter, -tris m *(l)* = Bauch, Magen, Leib, Wanst.

ventralis, -e *(l)* = 1. zum Bauch gehörend; 2. bauchwärts liegend, ventral (Gegensatz zu dorsalis). – Adj. zu Venter.

Ventriculus, -i m *(l)* = kleiner Magen; anat.: 1. Magen, 2. Herzkammer, 3. Hirnkammer, 4. als Ventriculus laryngis: seitliche Aussackung des Kehlkopfraumes. – Dim. zu Venter.

vermiformis, -e *(l)* = wurmförmig. – Vermis, -is f *(l)*: Wurm; Forma, -ae f *(l)*: Gestalt, Form.

Vermis, -is f *(l)* = Wurm; anat.: mittlerer Abschnitt des Kleinhirns.

Vertebra, -ae f *(l)* = Wirbel; urspr.: Gelenk. – vertere *(l)*: drehen, wirbeln, sich im Kreise drehen.

verticalis, -e *(l)* = vertikal, senkrecht, scheitelrecht. – Vertex, -icis f *(l)*: Scheitel, Wirbel, Haarwirbel des Hauptes; vertere *(l)*: drehen, kreisen.

Vesica, -ae *(l)* = Blase. – vesicare *(l)*: Blasen werfen.

vesicalis, -e *(l)*: Adj. zu Vesica.

Vesicula, -ae f *(l)* = Bläschen. – Dim. zu Vesica.

vestibularis, -e *(l)* = zum Vorhof des knöchernen Labyrinths gehörend. – Adj. zu Vestibulum.

vestibulocochlearis, -e *(l)* = zum Gleichgewichts- und Hörorgan gehörend.

Vestibulum, -i n *(l)* = Vorhof, Vorplatz, Vorraum, Eingang.

Vibrissae, -arum *(Pl)* f *(l)* = Schnurrhaare; anat.: Haare im Vestibulum nasi. – vibrare *(l)*: zittern, schnurren.

villosus, -a, -um *(l)* = zottenreich, zottig. – Adj. zu Villus.

Villus, -i m *(l)* = Zotte, zottiges Haar. – Vellus, -eris n *(l)*: Wolle, Vlies; vellere *(l)*: zupfen, rupfen.

Vinculum, -i n *(l)* = Band, Fessel. – vincire *(l)*: binden, fesseln.

visceralis, -e *(l)* = zu den Eingeweiden gehörend. – Adj. zu Viscera: Eingeweide.

Viscus, -eris (meist im Plural: **Viscera**) n *(l)* = Eingeweide, die edlen Eingeweide, das Innerste.

vitreus, -a, -um *(l)* = gläsern, glasartig. – Adj. zu Vitrum, -i n *(l)*: Glas.

vocalis, -e *(l)* = tönend, zur Stimme gehörend. – Adj. zu Vox, vocis f *(l)*: Stimme, Ton, Laut; Vac *(altind)*: Stimme, Sprache; vocare *(l)*: rufen, nennen.

Vomer, -eris m *(l)* = Pflugscharbein.

vomeronasalis, -e *(l)* = vom Pflugscharbein zur Nase verlaufend.

Vulva, -ae f *(l)* = 1. Hülle, 2. Gebärmutter; anat.: äußeres weibliches Genitale. – Volva, -ae f *(l)*: die Gebärmutter eines zum ersten Mal trächtigen Schweins; vólvere *(l)*: wälzen, rollen; letzteres bezieht sich auf die Eihäute.

xiphoideus, -a, -um *(l)* = schwertförmig. – Xíphos *(gr)*: Schwert.

Zona, -ae f *(l)* = Gürtel, Zone. – Zṓnä *(gr)*: Gürtel, der das Untergewand am Leibe festhält, Zone.

Zonula, -ae *(l)* = kleiner Gürtel. – Dim. zu Zona.

zygomaticus, -a, -um *(l)* = zum Jochbogen gehörig. – Adj. zu Zygón *(gr)*: Joch, Jochbein.

Register

Die Fundstellen beziehen sich auf die Seitenzahlen.
Die mit „T" bezeichneten Fundstellen beziehen sich auf die Nummer der Tabelle im Tabellenheft, das dem Band beiliegt.

A

C

E

F

M

Q

R

S

T

V

1. Abkürzungsverzeichnis

Singular:
A. = Arteria
Lig. = Ligamentum
M. = Musculus
N. = Nervus
Proc. = Processus
R. = Ramus
V. = Vena

Var. = Variation
re = rechts
li = links

Plural:
Aa. = Arteriae
Ligg. = Ligamenta
Mm. = Musculi
Nn. = Nervi
Procc. = Processus
Rr. = Rami
Vv. = Venae

♀ = weiblich
♂ = männlich

Prozentangaben: Angesichts der großen Streubreite individueller Körpermaße sind die prozentualen Größenangaben nur als grobe Richtwerte aufzufassen.

2. Allgemeine Richtungs- und Lagebezeichnungen des Körpers

Die folgenden Termini bezeichnen die gegenseitige Lage von Organen und Teilen des Körpers zueinander, z. T. ohne Rücksicht auf die Stellung des Körpers im Raum, sowie Lage und Richtung an den Extremitäten. Diese Begriffe werden nicht nur der menschlichen Anatomie, sondern auch der praktischen Medizin und der vergleichenden Anatomie gerecht.

Allgemeine Bezeichnungen

anterior – posterior = vorn – hinten (z. B. Arteriae tibiales anterior et posterior)
ventralis – dorsalis = bauchwärts – rückenwärts gelegen
superior – inferior = oben – unten (z. B. Conchae nasales superior et inferior)
cranialis – caudalis = kopfwärts – schwanzwärts gelegen
dexter – sinister = rechts – links (z. B. Arteriae iliacae communes dextra et sinistra)
internus – externus = innen liegend – außen liegend
superficialis – profundus = oberflächlich gelegen – tief gelegen (z. B. Musculi flexores digitorum superficialis et profundus)
medius, intermedius = in der Mitte zwischen zwei anderen Gebilden liegend (Die Concha nasalis media z. B. liegt in der Mitte zwischen Concha nasalis superior und inferior)
medianus = in der Mittellinie gelegen (Fissura mediana anterior des Rückenmarks). Durch einen „medianen Sagittalschnitt" wird der Körper in zwei spiegelbildlich gleiche Teile zerlegt.
medialis – lateralis = gegen die Mitte des Körpers gelegen, gegen die Seite zu gelegen (z. B. Fossae inguinales medialis et lateralis)
frontalis = in der Stirnebene (Frontalebene) liegend, auch zur Stirn ziehend (z. B. Processus frontalis der Maxilla)
longitudinalis = längs verlaufend (z. B. Musculus longitudinalis superior der Zunge)
sagittalis = in einer Sagittalebene liegend
transversalis = in einer Transversalebene liegend
transversus = quer verlaufend (z. B. Processus transversus des Brustwirbels)

Richtungs- und Lagebezeichnungen für die Extremitäten

proximalis – distalis = gegen die Extremitätenwurzel zu gelegen – gegen das Extremitätenende zu gelegen (z. B. Articulationes radioulnares proximalis et distalis)

für die Brustgliedmaße:
radialis – ulnaris = auf der Radialseite – auf der Ulnarseite gelegen (z. B. Arteriae radialis et ulnaris)

für die Hand:
palmaris – dorsalis = hohlhandwärts – handrückenwärts gelegen (z. B. Aponeurosis palmaris, Musculus interosseus dorsalis)

für die Beckengliedmaße:
tibialis – fibularis = auf der Tibial-, auf der Fibularseite gelegen (z. B. Arteria tibialis anterior)

für den Fuß:
plantaris – dorsalis = fußsohlenwärts – fußrückenwärts gelegen (z. B. Arteriae plantares lateralis et medialis, Arteria dorsalis pedis)

3. Verwendung von Klammern

[ ]: In eckige Klammern gesetzte lateinische Namen sind Alternativbegriffe, wie sie in der Terminologia Anatomica (1998) angegeben sind, z. B.: Ren [Nephros]. Um aber die Bildlegenden nicht zu sehr zu überladen, sind im Wesentlichen nur solche Alternativbegriffe aufgenommen, die Abweichungen in den Wortstämmen beinhalten und auch international zum Verständnis notwendig erscheinen. Ihre Verwendung wurde weitgehend auf die Abbildungen beschränkt, in denen sie Hauptinhalte bezeichnen.

( ): Runde Klammern wurden mit unterschiedlicher Zielsetzung verwendet:
- Für Fachbegriffe, die auch in der Terminologia Anatomica in runden Klammern aufgeführt sind, z. B.: (M. psoas minor).
- Für Fachbegriffe, die zwar nicht in der offiziell gültigen Auflistung der Nomenklatur enthalten sind, die von den Herausgebern aber als praktisch notwendige und hilfreiche lateinische Begriffe betrachtet werden, z. B.: (Crista zygomatico-alveolaris).
- Für Angaben zur näheren Beschreibung des übergeordneten Bezugs, z. B.: R. spinalis (A. vertebralis).
- Für Hinweise auf die Seitenansicht rechts (re) bzw. links (li) sowie fallweise Prozentangabe, z. B. (400%).